· 现代主治医生提高丛书 ·

呼吸内科主治医生 760 问

（第 3 版）

主　　编　俞森洋　蔡柏蔷
副 主 编　林明贵　张　力　李洪霞
编者（以书中内容出现的先后次序排序）：
解放军总医院：
　王　节　王新明　孙　红　孙宝君　张文娟
　张进川　俞森洋　蔡少华　蔡幼铨　李洪霞
　张伟华
中国医学科学院北京协和医院呼吸内科：
　蔡柏蔷　肖　毅　韩江娜　柳　涛　张　力
　陆慰萱　朱元珏　郭子健　孙雪峰
解放军第 309 医院：
　李国利　王　巍　张灵霞　程小星　吴雪琼
　黎　立　王仲元　梁建琴　林明贵　张敦熔
上海交通大学附属第六人民医院肺内科：
　徐　凌
北京军区总医院：
　罗继征

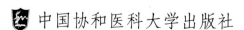

中国协和医科大学出版社

图书在版编目（CIP）数据

呼吸内科主治医生 760 问／俞森洋，蔡柏蔷主编. —3 版. —北京：中国协和医科大学出版社，2017. 10

ISBN 978-7-5679-0642-6

Ⅰ. ①呼…　Ⅱ. ①俞… ②蔡…　Ⅲ. ①呼吸系统疾病-诊疗-问题解答　Ⅳ. ①R56-44

中国版本图书馆 CIP 数据核字（2017）第 176333 号

现代主治医生提高丛书

呼吸内科主治医生 760 问（第 3 版）

主　　编：俞森洋　蔡柏蔷
责任编辑：吴桂梅

出版发行：**中国协和医科大学出版社**
（北京市东城区东单三条 9 号　邮编 100730　电话 010-65260431）
网　　址：www. pumcp. com
经　　销：新华书店总店北京发行所
印　　刷：北京新华印刷有限公司

开　　本：787×1092　　1/16
印　　张：72. 25
字　　数：1600 千字
版　　次：2017 年 10 月第 1 版
印　　次：2020 年 10 月第 2 次印刷
定　　价：186. 00 元

ISBN 978-7-5679-0642-6

（凡购本书，如有缺页、倒页、脱页及其他质量问题，由本社发行部调换）

主编简介

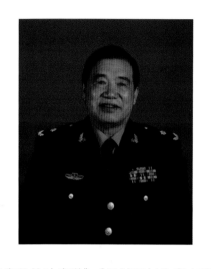

俞森洋，男，1946 年生，现为解放军总医院教授、主任医师、博士生导师、南楼临床部保健专家组组长。享受国务院颁发的政府特殊津贴。主要从事老年呼吸病和危重病学的医教研和医疗保健工作，在老年肺炎、肺肿瘤、哮喘、呼吸衰竭和机械通气、呼吸危重病的抢救和监护等方面有较丰富经验和较深入地研究。至今，已发表医学论文 220 余篇，获全军医疗成果一等奖 1 项、二等奖 2 项。主编专著有《现代机械通气的监护和临床应用》《危重病监护治疗学》《机械通气临床实践》等 11 部。另任副主编专著 5 部，参写专著 23 部。现任《中华保健医学杂志》《中国呼吸与危重监护杂志》《临床肺科杂志》副主编，《中国危重病急救医学》等 8 种杂志的编委；并任中国老年学学会老年医学委员会副主任委员，老年医学委员会呼吸和危重病委员会主任委员，北京中西医结合学会呼吸专业委员会顾问等 8 种学术职务；美国胸科学会会员。2001 年被评为解放军总后勤部优秀教师，2005 年被评为解放军总医院优秀教学个人，2008 年被评为解放军军医进修学院 50 周年院庆育才奖，2009 年 11 月获中国医师学会第四届中国呼吸医师奖。先后 3 次荣立三等功。2001 年获总后勤部先进基层干部、总后勤部优秀支部书记，先后 3 次被评为总医院"模范党支部书记"，先后 3 次获中央保健委员会的奖状或荣誉证书，2016 年被中央保健委员会、中国人力资源和社会保障部授予"中央保健工作突出贡献者"称号。作为课题第一负责人，先后承担国家和军队科研课题 9 项。

主编简介

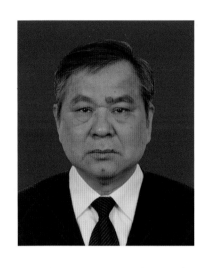

蔡柏蔷，男，教授，主任医师，博士生导师。1946年5月出生，上海市人。1970年毕业于中国协和医科大学，1978年考入中国协和医科大学研究生，师从著名呼吸内科病专家朱贵卿教授，1981年获硕士学位。1989~1994年于美国路易斯安那州医学中心呼吸和监护医学科作博士后研究工作。1995年学成回国，1997年晋升为教授，同年担任硕士研究生导师，2000年晋升博士研究生导师。现为北京协和医学院/北京协和医院呼吸内科教授。曾任北京协和医院呼吸内科副主任、主任，中华医学会呼吸病分会委员和慢阻肺学组副组长。

从事呼吸内科疾病诊断、治疗的医疗、教学和研究工作47年，对呼吸系统的疾病有相当深厚的造诣。主要研究方向为慢性阻塞性肺疾病的发病机制和治疗。研究课题有：慢性阻塞性肺部疾病、医院内获得性肺炎、一氧化氮和内皮素等。曾参与《急诊医学》《内科学新进展》《内科疑难病症》《现代呼吸治疗学》《呼吸病学》《感染病学》等多部著作的撰写，发表论文202篇。主编《高级医师案头丛书——呼吸内科学》《结缔组织疾病肺部表现》《呼吸系统疾病诊断和治疗常规》《当代呼吸病学进展》《协和呼吸病学》等12部呼吸内科学术专著。2003年授予"北京市统战系统防治非典型肺炎先进个人"称号。2004年获得"北京协和医院医疗成果特等奖"。2010年中国医师协会授予"中国呼吸医师奖"。2013年获得"中国人民解放军总后勤部医疗成果二等奖"。

"现代主治医生提高丛书" 出版说明

　　主治医生是医院中最主要的技术骨干，承担着大量的临床工作，他们迫切需要提高自身的业务素质，而紧张的工作又不可能让他们有充裕的时间通览专著，有鉴于此，我们邀请了部分长期从事临床工作，并在相应学科有一定造诣的临床医生编写了这套《现代主治医生提高丛书》，以满足主治医生和相关读者的需要。

　　这套丛书以临床分科作为分册依据，以主治医生在工作中最常遇到的疑难问题为线索，以提问的形式作为标题。全书力求反映出主治医生这一层次的读者所代表的学术水平，并适当介绍临床诊疗工作的新进展、新观念，促进主治医生的知识更新。

　　由于国内医学图书中尚未有专门针对主治医生编写的图书，因此无从参考这方面的经验，全套丛书的深度把握未必准确，疏漏之处也在所难免，所以敬请广大读者不吝指教，以便我们在今后工作中不断改进。

中国协和医科大学出版社总编室

第 3 版前言

《呼吸内科主治医生 660 问》出版至今已有 8 年多，这 8 年来，呼吸内科学领域又有了很大进展，各种呼吸病的诊断治疗新技术、新方法、新药物的不断涌现，是此学科发展的显著特点。此外，对呼吸系统某些重要疾病，国内外开展了大量的前瞻性多中心的随机双盲对比临床研究（RCT），基于 RCT 的研究结果，相关学会或专业组制定了不少针对某些特定疾病的指南、专家共识、诊治方案以及患者管理计划等。为了学习新知识，更新观念，及时了解本专业的最新进展以指导临床实践，我们对第 2 版进行了全面更新和改写，并增加了不少新内容。

前两版《呼吸内科主治医生××问》深受国内呼吸内科医生的欢迎和好评。第 3 版撰稿，秉承前两版的宗旨和特点：紧密结合临床实际，科学解答呼吸疾病的常见和疑难问题，重点介绍呼吸内科领域近年来的新技术、新经验和新进展；力求内容新颖，临床实用。希望本书可作为国内广大的呼吸内科主治医生的工具书，及时为他们解疑释难。

由于增加了不少新内容，本版的篇幅也相应增加，故本书改为《呼吸内科主治医生 760 问》。为保证第 3 版内容的质量，撰稿也力求由前两版作者完成。

限于作者水平，书中疏漏或不当之处，敬请读者指正。

俞森洋　蔡柏蔷
北京
2017 年 2 月

第 1 版前言

  《呼吸内科主治医生 410 问》一书，系根据具有相当临床经验的呼吸科医生更新知识、提高诊治能力、了解本专业国内外进展、寻求进一步发展的需要精心选题编写的，全书共有 410 个问答，以答疑形式撰写。内容涉及呼吸科常用诊疗技术、呼吸支持技术及各种呼吸系统疾病诊断和治疗的相关知识。在近年出版的呼吸内科教科书中已有详细明确叙述的内容不作为本书重点，以避免重复。本书着重介绍呼吸内科领域近年来的新技术、新经验和新进展，对日常医疗实践中诊断困难、治疗矛盾，常困惑临床医生的一些问题，也根据作者的临床经验并参考近年国内外文献予以设题解答。答题陈述力求既全面系统，又简明扼要、新颖实用。读者如不满足于所述内容，或想进一步作详细了解，还可参考答题后所附近年有代表性的参考文献。

  限于时间和作者水平，书中若有不当之处，恳请指正。

俞森洋　蔡柏蔷

1998 年 1 月北京

目　　录

一、临床诊断技术及其相关知识

二、呼吸支持技术

三、肺感染性疾病

四、流行性感冒

五、人禽流行性感冒

六、重症急性呼吸综合征

七、呼吸衰竭

十一、支气管哮喘

十二、慢性阻塞性肺部疾病

十三、肺心病

十四、支气管扩张

十五、肺动脉高压

十六、肺血栓栓塞

二十一、胸膜疾病

二十二、间质性肺疾病

二十三、隐源性机化性肺炎

二十四、闭塞性细支气管炎综合征

二十五、弥漫性泛细支气管炎

二十六、肺朗格汉斯细胞组织细胞增多症

二十七、淋巴管平滑肌瘤病

二十八、过敏性肺炎与嗜酸性肺部疾病

二十九、变态反应性支气管肺曲菌病

三十、结缔组织疾病的肺部表现

三十一、特发性肺含铁血黄素沉着症

三十二、肺泡蛋白沉着症

三十三、呼吸道淀粉样变性

三十四、结节病

三十九、其 他

四十、通气调节功能障碍疾病

四十一、肺　癌

四十二、结核病

一、临床诊断技术及其相关知识

 ● 影像学检查对胸部疾病诊断有何重要性？

与其他各系统疾病相比较，胸部疾病诊断中的一大有利处是可以充分利用影像学检查来帮助诊断。由于胸部有较其他器官、组织得天独厚的良好对比度和密度上的天然差别，使得它们的变化可较容易地从影像学的改变上得到反映，因此，影像学检查在胸部疾病诊断、鉴别诊断和治疗上的重要性是不言而喻的。绝大部分胸部疾病、全部呼吸系统疾病都要做胸部影像学检查，据统计，在综合医院放射科中胸部影像学检查要占全部工作的40%以上。

大部分胸部疾病都可见到有胸部影像学上的改变，如一叶或多叶的肺实变、孤立性肺结节、胸膜积液、心脏或纵隔异常等。当无或仅有少许胸部症状和体征时，胸部影像学的改变提供了唯一客观的存在胸部疾病的证据。在有的病例中，影像学表现的特征性足以做出对疾病的诊断。在临床症状和体征都不能肯定有无胸部疾病时，胸部影像学检查可以正确地显示病变的部位和范围，并提示了几种最可能的疾病诊断线索。即使在有症状的患者中，选择有意义的影像学表现作为进一步研究的切入点也常是诊断与鉴别诊断中有用的策略。连续几次影像学复查能发现病变有无轻度进展或好转，这也是其他诊断所不及的，后者多只能发现较明显的变化。当然，症状和体征也非常重要，它们有助于判明哪些疾病是形成胸部影像学异常的原因。在无或仅有少许胸部影像学异常或有和症状无关的异常时，则要以症状和体征作为鉴别诊断的基础。

（孙　红　王新明）

 ● 如何评价胸片在胸部疾病诊断中的作用？

在 CT 问世并得到普及应用以前，胸片是胸部疾病诊断中的首选检查方法，具有良好对比度、清晰度。体位标准的胸片常是发现病变、对病变做正确定位和定性的先导；即使胸片表现并未能对病变做出决定性的诊断时，它的表现也是进一步做其他影像学检查的基础；由于胸片同时包括了较大范围的胸部结构，价格又相对低廉，迄今仍是许多胸部疾病检查、复查、观察病变有无变化中的首选方法。胸片对于较常见的基本影像，如肺内球形病灶、肺段、肺叶阴影、肺门肿块、纵隔肿块的显示具有重要价值。应当指出确定这些基本影像除胸部正位片外，胸部侧位片不可缺少。但是，毋庸讳言，胸片也有其局限性，主要表现在它的密度分辨率较低和是一张由许多正常和异常胸部结构前后重叠的图像；前者使得胸片很难分辨较微细的正常和异常结构，后者又使人们有时难以确定所见究竟是正常结构抑或病变表现，对异常所见也不易正确地定位和定性。胸片正常而在CT上见到异常，胸片仅表现为炎性渗出或纤维改变而CT证实为肿块者的例子并不少见。胸片的上述局限性在弥漫性肺病的诊断上表现得更为明显。有作者研究发现10%~16%的病理已确诊的弥漫性肺病的胸片完全正常，胸片有异常者的X线诊断和病理诊断比较仅半数一致。

（孙　红　王新明）

3 • 床旁前后位胸片和常规后前位胸片有何异同？

胸部摄片最常用的投照位置有后前位（正位）和侧位。前后位胸部摄片多用于仅能取仰卧位或半卧位检查的患者。直立位远距离后前位胸部摄片是最基本的投照位置，投照时前胸紧贴胶片和远距离投照的目的是尽可能地减少心脏投影的放大，有利于进行心脏、大血管各径线的测量和随访观察对比。为充分显示肺野摄片应于深吸气后停止呼吸时曝光，直立位时横膈位置低，便于深吸气。对于无法到放射科检查的患者，床旁胸片检查往往也能提供有价值的资料。然而由于床旁照相机功率一般较小，加之重病患者常不能满意地配合，往往会使床旁胸片的质量受到影响。另外，当卧位投照时，因横膈位置高，心脏呈横位，使肺的可视面积减少，还有，由于床旁胸片是心脏远离胶片（背部贴片）的前后位近距离投照，以及心脏投影有一定程度的放大，对心脏增大的判断有一定影响。

（孙　红　王新明）

4 • 在胸部正位平片上，应如何鉴别一侧肺野不透明的性质？

一侧肺野不透明可见于肺不张（肺癌所致的肺不张、手术后或咯血后肺不张、外伤支气管断裂所致的肺不张等）、肺炎、肺硬变、胸水（结核性胸膜炎、肿瘤引起的大量胸水等）、胸膜广泛肥厚，一侧肺发育不全等。在X线诊断方面要注意下述各点。

（1）阴影出现时间：大量咯血或手术后形成的肺不张出现得很快，几小时或1~2天，甚至更快些。而出现胸腔大量积液一般需较长时间，若1~2天即出现大量胸水，多为特殊原因，如出血等。

（2）胸廓形状改变：当患侧的胸廓明显塌陷时，常为肺不张、肺硬变、广泛胸膜增厚所致。当患侧胸廓膨胀饱满时，多为胸腔积液或巨大肿物表现。如有肋骨破坏多为恶性肿瘤引起。

（3）阴影密度：密度较均匀者多见于肺不张、大量胸腔积液和广泛胸膜肥厚，密度不均匀者可见于肺硬变、肺炎，沿胸壁可见结节状病灶者则见于胸膜肿瘤。

（4）纵隔移位：气管和心脏这两个器官中的一个器官发生移位，而另一器官的位置无变化时称纵隔非一致性移位。发生纵隔一致性移位时，一般来说纵隔向健侧移位表示胸腔有占位性病变（积液或肿物），纵隔向患侧移位表示有肺不张或广泛胸膜增厚。有人认为非一致性移位多为肺癌引起。

（5）支气管改变：肺癌所致的肺不张可显示支气管狭窄或截断，外伤性支气管断裂时可见支气管中断，肺硬变时可见气管移位及支气管扩张。

（6）对侧胸部改变：结核，转移瘤引起一侧肺野不透明时，往往在对侧肺野内可见病灶。

（7）横膈改变：右侧一侧肺野不透明一般不能看见横膈，但左侧一侧肺野不透明时借充气的胃泡往往可以观察横膈位置。如肺癌致左全肺不张及左膈神经麻痹时可见左膈升高，大量胸腔积液时可见左膈略低。

（孙　红　王新明）

5 • 单侧膈肌升高有哪些原因？如何鉴别？

引起一侧膈肌升高的原因很多，可见腹部、胸部或膈本身病变而引起。

（1）腹部原因

1）胃底部或结肠胀气：多发生于左侧，可使左膈发生轻度或中度的升高，但膈动度正常。间位结肠可使右膈升高并见胀气的结肠位于膈与肝之间。

2）肝、脾大：任何原因引起的肝脾大均可使一侧膈升高。如肝脾同时大，或并发腹水，则可使两侧膈升高。常见的有肝硬化、肝肿瘤、肝囊肿、肝脓肿等。一般不影响膈的活动度，但肝脓肿时多同时伴有活动度受限，并常伴有胸腔积液。

3）任何邻近膈肌的炎症和引起疼痛的病变，均可使患侧膈升高，活动度受限，如膈下脓肿及急性胆囊炎。急性胆囊炎多使左膈升高，活动度受限。有时肾周围脓肿也可使患侧膈升高。

4）巨大的肾肿瘤或囊肿：可使患侧膈的后部升高。

（2）膈肌的原因

1）膈膨升：为一侧膈发育不良，位置升高，膈肌可薄如膜状而透明，膈升高可达一侧胸腔的 1/2 至全部，并可伴有纵隔移位。以左侧多见。

2）膈疝：为腹腔脏器经膈的裂孔或创伤性裂孔而疝入胸腔。表现为胸腔内含有气体及液体的胃肠道阴影。

3）膈麻痹：多由膈神经受压、侵蚀或损伤而引起，可见于肺癌、纵隔肿瘤以及胸部手术等，表现为患侧膈升高并示矛盾运动。

（3）胸部原因

1）肺不张及一侧无肺或肺发育不全。下叶肺不张时常使患侧膈升高。一侧性无肺或肺发育不全时表现为患侧肺野密实及膈升高。

2）胸膜增厚粘连：轻度者表现为膈轻度升高、平直、肋膈角消失及运动受限。严重者膈中度升高、运动受限。

3）广泛性肺纤维化：肺的广泛纤维化、硬变，使肺容积缩小，可将患侧膈牵引向上移位，见于慢性肺结核及放射性肺炎等。

4）肺底积液：这种情况所形成的影像有时颇似"横膈升高"，但并不是真正的横膈升高。胸片上常可见"膈圆顶"最高点偏外侧 1/3，前外肋膈角变深、变锐。

上述原因根据胸片表现多能够大致鉴别，进一步诊断可行 CT 检查，必要时可透视下观察横膈运动，如矛盾运动见于膈神经麻痹。

（孙　红　王新明）

6 • 如何评估气胸量的大小？

空气进入胸腔则形成气胸。在 X 线表现上，患侧胸腔内有高度透明的空气腔，其中无肺纹理。气腔大小与进入胸腔内气体的多少成正比。进入少量气体的气胸首先自外围将肺向肺门方向压缩，可显示被压缩的边缘，于呼气时较清楚。进入胸腔的气体越多，肺组织萎陷程度越大，其外围的透光带也越宽。大量气体的气胸可将肺完全压缩在肺门区，呈密度均匀的软组织阴影。肺萎陷程度代表了气胸量的大小，肺萎陷程度的估计，为放射科医生协助临床观察病程好转与恶化的重要标志。其估计方法目前尚不统一，一般认为压缩的肺若占一侧肺野的 1/3，即有 50% 肺组织萎陷。肺压缩若占全肺野的 1/2，则约有 75% 肺组织萎陷。

（孙　红　王新明）

7 • 胸部 X 线片对于被疑为肺炎的患者能起到什么样的作用？

胸部 X 线片检查对于被疑为肺炎的患者是必不可少的检查手段之一，它主要有如下几方面的作用。

（1）明确肺内有无与感染有关的病变存在。

（2）评价肺受累的程度与特征：如病变局限单发、多发或弥漫受累，病变呈肺段分布还是呈肺小叶分布等，病灶的形态，有无空洞形成等。

（3）根据系列片评价病变变化的速度。

（4）结合临床资料尽可能做鉴别诊断，按其可能性大小的顺序列出可能的诊断。X 线胸片反映的是病变的大体病理，肺炎的组织病理学改变可部分反映在大体病理上，不同病原的肺炎可有不同的组织病理学改变，也可有相同的组织病理学改变，甚至有时与非感染性病变的 X 线胸片难以鉴别。尽管如此，在密切结合临床的情况下，有时 X 线也能根据其特点做出一些提示性的诊断，如某些机遇性感染或提示非感染性病变存在可能，如肺水肿。

（5）辅助选择有创性的诊断方法。在病情需要、患者情况允许的条件下，根据 X 线胸片（结合 CT）可选择适当的有创性诊断方法。如疑为支气管受累的病变，行支气管镜检查，肺野外围病变可经皮穿刺肺活检，某些病变在必要时需开胸活检。

（6）允许辨认同时存在或并发的一些情况，如胸腔积液、脓胸、支气管胸膜瘘、气胸、支气管扩张、引起支气管阻塞的肿块、肺门和纵隔淋巴结肿块、肋骨和椎体的受累。详细情况常需 CT 检查。

（7）对由其他资料做出的可能诊断提出疑问。在少数情况下，放射学和临床诊断与实验室检查诊断如痰培养不一致，这时需迅速采取进一步措施来明确是否有另一种疾病存在还是最初诊断有误。

（8）评估病变的吸收情况及记录残留和瘢痕组织。

（孙　红　王新明）

8 ● 在胸部 CT 片上如何确定病灶在哪一肺段？

在 CT 图像上肺段的定位主要根据肺段支气管、肺段动脉的分支和边缘静脉分支的走行及肺裂来判定。虽然 CT 像也可显示肺静脉作为区分肺段的标志，但因为静脉走行在肺段间，而且变异较多，但不易识别。肺动脉位于肺段中心伴随着相应的支气管，容易辨认。肺段大致区分如图 1-1 所示。

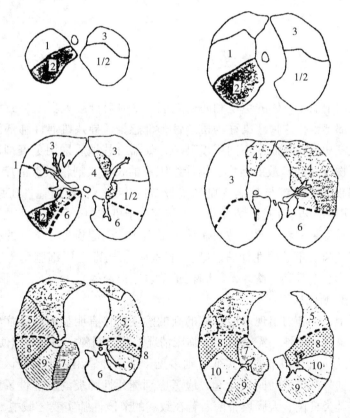

图 1-1　肺段区位示意图

1：上叶尖段；2：上叶后段；3：上叶前段；4：右中叶内侧段与左舌叶上段；5：右中叶外侧段与左舌叶下段；6：下叶背段；7：下叶内基底；8：下叶前基底段；9：下叶外基底段；10：下叶后基底段

（孙　红　王新明）

9 • 呼吸系统疾病行 CT 检查的适应证有哪些？

（1）在胸片有异常者中：①胸片发现异常，要进一步评价其纵隔或胸膜者；②对胸片上的异常不易确定其性质或范围者；③疑为或已确诊肺癌者进一步确诊或分期，决定治疗方案；④胸片诊断为炎症，经治疗无效者；⑤有胸腔积液或胸膜增厚、钙化不能除外肺内病变者；⑥肺气肿的分型和定量；⑦确定支气管扩张的范围；⑧研究肺不张的病因；⑨疑为或已确定为气管、大支气管占位病变者，进一步确诊或了解其范围；⑩寻找肺门增大的原因；⑪孤立性肺结节不能定性者；⑫膈上下病变的鉴别；⑬疑为或已确定为弥漫性肺病者；⑭引导肺穿刺或其他介入治疗。

（2）在胸片正常者中：①检出隐蔽的弥漫性肺病；②在已知有胸外恶性肿瘤者中发现肺转移瘤；③生化或内分泌学证据提示可能有小的胸内肿瘤（如支气管类癌等）者；④用螺旋增强扫描显示肺栓塞；⑤有咯血、咳嗽、呼吸困难、血嗜酸性粒细胞增多等症状和体征者。

（孙 红 王新明）

10 • 如何应用影像学手段（X 线、CT）诊断机遇性肺感染？

由于种种原因削弱了机体的免疫和防御功能，平时对健康人群不易致病的低毒力病原体此时可引起肺部感染，这种感染称为机遇性肺部感染。导致机遇性肺部感染的原因有体液性和细胞性免疫功能的降低或不同程度破坏，如器官移植后采用免疫抑制疗法、恶性肿瘤的细胞毒性药物或（和）放射治疗、结缔组织病的长期大剂量激素治疗、免疫机制先天性和获得性缺损疾患、骨髓与其他造血系统异常的疾患、长期消耗性疾患（如恶病质状态）、严重糖尿病等情况。在这些情况下，正常存在于机体内非致病微生物可引起疾患；或在正常情况下不易受感染者，此时易被病菌乘虚而入，引起疾患。常见的机遇性肺部感染的各种微生物有细菌（革兰阴性杆菌、结核杆菌等）、病毒（巨细胞病毒、水痘病毒等）、真菌（曲霉菌、白色念珠菌、隐球菌、肺孢子菌、毛霉菌等）、原虫（弓形虫等）。机遇性肺部感染的 X 线诊断概括如下。

在上述患者中，如肺内出现发展迅速的新的病变，伴有明显的感染症状及征象，应想到机遇性肺部感染的可能性，需密切结合临床情况，及时明确疾病性质以便采取相应措施。

若 X 线表现为大叶性或节段性实变，则多见于细菌性感染。当实变区密度甚高，体积增大，如边缘处向外凸出或叶间裂隆起，应考虑到坏死性肺炎的可能性，此时多为革兰阴性菌所致，例如肺炎杆菌、大肠埃希菌。若在致病的节段性肺实变区域中，很快出现空洞，则常见于厌氧菌感染。

若肺内病变表现为多发的结节状阴影，且发展很快，或出现空洞，则常为霉菌感染，特别是曲霉菌。据报道，空气半月征——结节状浸润伴有中心坏死和周围新月状或环状空洞，对诊断侵袭性肺曲霉菌病具有高度提示性价值。本征为空洞内包含坏死组织及霉菌成分所形成，坏死的组织内均可见受累的血管，说明与肺梗死有关。因此，除曲霉菌外，其他易侵犯血管的病原菌也可能出现此征。

双肺弥漫性模糊不清的肺实质浸润，表现为多发的小结节或网状结节影，常由多种致病菌的混合感染所致，如肺孢子菌、弓形虫、巨细胞病毒、麻疹病毒或水痘病毒等。

肺的机遇性感染，尤其曲霉菌、毛霉菌可侵犯肺内血管壁，使血管闭塞，引起肺梗死。若临床出现肺梗死症状，X 线上也出现相应的改变时，应及时做出诊断。

在诊断机遇性肺感染时要注意基础疾病。有些机遇性肺感染好发于一定条件下，出现在某些类型的患者中，如骨髓移植患者易患病毒感染。艾滋病患者易感染肺孢子菌肺炎。长期服用激素患者易得肺奴卡菌病。另外，还要与病变本身所引起肺改变或继发肺改变相鉴别，如恶性淋巴瘤的肺浸润，白血病肺浸润或肺出血。

CT 在诊断机遇性肺感染中的作用在于：①早期发现病变；②更准确地估计病变受累的范围；③CT 晕征——软组织结节周围环以浅淡的、磨玻璃样的晕，对侵犯性肺曲霉菌病的早期诊断（较空气半月征出现早）有重要意义。此征亦可见于多种其他情况，如念珠菌、巨细胞病毒、单纯疱疹病毒、球孢子菌感染以及其他出血性结节（韦格肉芽肿、转移性血管肉瘤、Aaposi 肉瘤等）。

（孙　红　王新明）

 ● 肺结核的不典型 X 线与 CT 表现主要有哪些？

肺结核的诊断以痰液检查结核菌为主要方法，但 X 线诊断也有重要诊断价值。典型的肺结核，X 线或 CT 不难诊断，然而不典型肺结核的 X 线或 CT 改变，就常常容易被误诊，因此认识肺结核的不典型影像学改变是必要的。这些不典型改变概括起来主要有以下几种。

（1）原发性肺结核：原发性肺结核最常见于儿童，近年来成年人原发性肺结核的发病率有升高趋势。有人称成人原发性肺结核为不典型肺结核，原因如下。①发病部位不同：继发性肺结核好发于上叶尖段、下叶背段，而原发性肺结核常累及上叶前段及下肺野。②肺内病变合并肺门淋巴结肿大时，容易首先想到肺癌合并肺门淋巴结转移。③肺门、纵隔淋巴结结核易误诊为淋巴瘤、结节病、肺癌或转移癌。纵隔淋巴结结核，右侧多于左侧，围绕气管及隆突分布。前纵隔淋巴结结核，特别是包绕大血管时，极易误诊为淋巴瘤。④气管支气管淋巴结结核破溃穿入邻近支气管后肺内播散，使其 X 线与 CT 表现复杂化。

（2）不典型粟粒型肺结核：急性血行播散性粟粒型肺结核典型 X 线改变是三均匀（大小、分布、密度均匀）。然而有人指出；在粟粒型肺结核患者中，有典型改变者只占 57.9%，有相当数量患者粟粒阴影为局限型，其病灶大小不等。此外，粟粒型肺结核伴有间质网状改变亦是其不典型改变。

（3）不典型结核球：一般认为肺结核球多小于 3cm，4cm 以上的结核球误诊率比较高。此外呈分叶状、毛刺状和胸膜外粘连带影像的结核球亦容易误诊为肺癌。结核球直径越大，呈分叶征者越多，大结核瘤的形成多为病灶融合所致有关。少数结核球呈多发性，边缘光，易误诊为转移瘤。

（4）不典型的空洞型肺结核：结核性空洞常因洞壁的厚薄不同，以及空洞的引流支气管的通畅程度，邻近组织的病变情况不同而表现为各种不同的 X 线表现，常见结核性空洞有无壁空洞、薄壁空洞、张力性空洞与厚壁空洞等，各种类型的空洞也常在不同时期、随着病变的发展以及感染程度不同而发生不同变化。不典型的结核空洞，常在空洞四周有固有厚干酪层围绕，且可使洞腔呈偏心性，空洞内缘有多个结节突起，以及空洞周围有炎性粘连如毛刺状，易误诊为癌性空洞。

（孙 红 王新明）

12 • 早期肺癌的 X 线与 CT 表现主要有哪些？

（1）中央型早期肺癌：X 线与 CT 表现主要有以下几种：

1）局限性肺气肿：亦称阻塞性肺气肿。在肿瘤早期支气管管腔变窄，发生活瓣性阻塞，吸气时空气可以进入，但呼气时气体难以排出，形成局限性肺气肿。此改变以呼气相明显，吸气相不太明显。但实际工作中，此种现象较为少见。

2）阻塞性黏液嵌塞：当癌组织从支气管黏膜面向支气管腔生长时，可形成乳头状肿块，将支气管管腔阻塞，有的病例有支气管远端黏液潴留，同时有支气管扩张现象。分泌物较黏稠，当其充满支气管时，形成黏液嵌塞。胸片表现为肺门附近的棒状及叉状密度增高影。此种阻塞性黏液嵌塞与支气管哮喘中的黏液分泌物过多不同，前者为持久性，局限于一个肺段，常伴有肺不张的 X 线特征，这种变化在病理标本上经常可以看到，但胸片上较少发现。

3）肺不张：向腔内发展的息肉型中央型支气管肺癌，早期就可出现肺不张。

4）肿瘤直接征象：早期中央型支气管肺癌在胸片上一般不能显示肿瘤阴影，在 CT 像上可见肿瘤部位支气管壁不规则增厚、狭窄或腔内结节影，向腔外发展者较难早期发现。

（2）周围型早期支气管肺癌：是指病灶直径≤2cm，无肺门及纵隔淋巴结转移者。在 X 线上可分为结节型、浸润型及空洞型。结节型在胸片上病灶阴影呈结节形或球形，阴影边缘清楚整齐，毛刺或模糊。此型占早期周围型肺癌的 72%~83%。浸润型者在胸片肿瘤是不规则的边缘模糊的条索状、羽毛状、斑片状阴影。此型占早期肺癌的 17.7%~20%。空洞型更为少见，占 2.4%。空洞壁厚，其外面有分叶，内面凹凸不平。早期周围型肺癌具有特征的表现有：①分叶征或切迹征；②边缘毛刺；③空泡征或小泡征：肿瘤阴影内小泡状透亮区；④胸膜凹陷征：肿瘤阴影与胸膜之间的线形或幕状阴影；⑤血管集束征：血管影向肿瘤方向集聚止于肿瘤内。上述特征性改变的出现率与肿瘤大小有关系，肿瘤越小，特征性改变越少。高分辨率 CT 扫描，可增加特征性改变的显示率。

（孙 红 王新明）

13 • 肺门、纵隔淋巴结肿大可见于哪些疾病？如何鉴别？

肺门、纵隔淋巴结增大原因较多，常见者有以下几种。

（1）肺门、纵隔淋巴结结核：常见于青年人，肺门淋巴结肿大多发生在一侧，纵隔淋巴结受累时各组淋巴结均可肿大，以右侧气管旁组淋巴结肿大最为多见，前纵隔胸骨后组淋巴结是否受累，是结核与淋巴瘤的鉴别点之一，前者较少累及这组淋巴结。在增强 CT 扫描时，有些可见肿大的淋巴结呈环形增强，中心未增强的为干酪样坏死。

（2）结节病：常见于中年女性，胸部淋巴结肿大以两肺门对称性淋巴结肿大为多见之表现，单侧肺门淋巴结肿大或单纯纵隔淋巴结肿大者均少见。当肺部病变出现时，肺门淋巴结常停止发展和逐渐缩小，甚至完全消失。部分慢性患者的肿大淋巴结可持续存在，少数可发生钙化或蛋壳样钙化。

（3）恶性淋巴瘤：恶性淋巴瘤多以侵犯纵隔淋巴结为主，主要侵犯血管前间隙及气管周围淋巴结。纵隔各组淋巴结也均可受累。肺门淋巴结常在纵隔淋巴结病变的同时或以后出现，单独出现肺门淋巴结肿大者少见。受累的淋巴结可大可小，变异很大，可呈一个融合的巨大团块，密度均匀或有中央低密度坏死区，增强 CT 扫描时坏死区尤易显示，也可以是多个孤立的淋巴结。一般对融合的大肿块诊断多无困难，但须与结核相鉴别，后者较少有血管前间隙淋巴结肿大。鉴别时应注意结合临床情况。

（4）肺癌并肺门、纵隔淋巴结转移：肺门或支气管可找到原发病灶。有的肺癌原发灶很小即已有转移，特别是小细胞癌恶性程度较高，病灶易向腔外生长，有时原发病灶可与转移的肺门淋巴结融为一体。

（5）转移癌来自肺外其他部位的转移，也可引起肺门、纵隔淋巴结肿大。转移癌肺门、纵隔淋巴结肿大无明显特点，须结合病史。

（孙　红　王新明）

14. 在 X 线胸片上，如何鉴别肺门淋巴结增大与肺门血管扩张？

在 X 线诊断中，肺门的概念是指肺动脉、肺静脉、支气管、淋巴管投影的总和。肺门淋巴结肿大及肺门血管增粗、扩张，是引起肺门阴影增大最常见的原因。怎样判断肺门阴影是否增大呢？首先应该熟悉肺门的 X 线解剖，熟悉和掌握各种体型、不同年龄的正常人的肺门影像；另外采用两侧对比方法，较易判断单侧肺门增大。

发现肺门阴影增大时，应鉴别是肺门血管扩张还是淋巴结肿大。肺门血管阴影增粗多继发于心脏疾患，凡是可引起肺循环压力增高的心脏病均可引起两侧肺门增大，如左向右分流的先天性心脏病、肺源性心脏病、二尖瓣病变及左心衰竭等。某些血管病变可引起一侧肺门阴影增大，如肺动脉栓塞及肺动脉瓣狭窄，后者肺门阴影增大发生在左侧，由狭窄后扩张引起。凡血管性肺门增大，保持血管分支特征，严重时扩大呈瘤状，透视下有搏动是其另一特点。

肺门淋巴结肿大，可表现为超出血管边界的圆形、椭圆形或分叶状肿块影。此外，中央型支气管肺癌引起支气管壁的改变亦可引起肺门阴影增大。

鉴别困难时，有必要进行 CT 增强扫描以明确诊断。

（孙　红　王新明）

15 • 肺内球形阴影的鉴别诊断主要有哪些？

肺内球形阴影一般指直径为 1~5cm 的圆形病变，具有完整的边缘，周围肺组织基本正常。判断肺内球形变的性质是 X 线诊断中经常遇到的较困难问题。表现为肺内球形阴影的病变较多，较常见者有以下几种。

（1）球形肺炎：急性及慢性肺炎均可呈球块形状，肺炎的边缘一般比较模糊，甚至有浸润性的毛刺状改变，但也可能整齐清晰。病灶密度一般较淡，由于周围充血，常有不同程度的血管纹理增强改变，称"局部充血征"，病灶邻近胸膜时，附近胸膜增厚常较明显。临床上可有急性肺炎病史，但少数无明确病史。抗感染治疗 1~4 周多可吸收，少数 1~1.5 年才完全吸收。慢性炎症球块边缘可呈浅波浪状，但无典型分叶，有时与周围形肺癌不易鉴别。

（2）结核：结核瘤和浸润性结核病灶均可呈球块状。结核病灶大小一般 2~3cm，结核瘤边缘清楚整齐，浸润性结核病灶边缘不很清楚。均好发生在上叶尖后段、下叶背段，病灶周围见到卫星灶有助于帮助诊断。抗结核治疗 1~3 个月后浸润性病灶可缩小；结核瘤变化不明显，1 年或几年无动态变化。

（3）周围型肺癌：45 岁以上特别是 55~65 岁男性，若发现分叶征、胸膜凹陷征，则诊断更有根据。此外，小泡征及边缘毛刺对于 2cm 及 2cm 以下的早期周围型肺癌有诊断价值。

（4）错构癌错构瘤：比结核、周围型肺癌少见。错构瘤 X 线表现为孤立性圆形或卵圆形阴影，边缘光滑锐利，可是浅波浪状。诊断主要根据是瘤内有钙化，典型的为瘤灶中心爆米花样钙化。无典型钙化时与肺腺瘤（低度恶性肿瘤）、其他良性肿瘤、甚至周围型肺癌难以鉴别。与结核瘤鉴别主要依靠有无卫星灶。

（5）炎性假瘤：炎性假瘤是一种慢性增生性炎症，组织学改变比较复杂，癌变者偶见。其影像无特征，呈边缘光滑的圆形阴影，也可边缘不清，形状稍不规则，肿块周围可有长毛刺，局部胸膜可增厚，确诊比较困难，常误诊为结核、肺癌等。重视追踪检查和肺内感染史，可以提高本病的诊断准确率。

（6）转移瘤：肺部转移瘤常为多发性，少数也可单发。肺转移瘤一般呈边缘整齐，密度均匀的球形阴影，但有些来自骨肿瘤或甲状腺癌的偶见骨样组织或钙化。少数转移瘤因中心坏死而形成空洞。

（7）先天性肺囊肿：先天性肺囊肿的 X 线表现为密度较低且均匀、边缘清楚光滑的阴影。偶可见深分叶征（细支气管囊肿）。

（孙 红 王新明）

16 • 如何鉴别直径≤3cm 的周围型肺癌和结核瘤？

直径≤3cm 周围型肺癌与结核瘤的鉴别要点如下。

（1）年龄：发生在 40 岁以上常以肺癌多见，年龄越大，肺癌的可能性也越大。

（2）病变部位：结核好发于上叶尖段、下叶背段。肺癌无一定好发部位。

（3）X线和CT表现：①形态：有分叶，特别是深分叶，支持肺癌的诊断，≤3cm的结核瘤多无分叶，很少病灶可见浅分叶。②边缘：肺癌多表现为边缘毛糙、毛刺，少数病灶表现为边缘清楚、整齐，结核瘤绝大多数表现为边缘光滑、锐利，少数可见粗长毛刺，与肺癌细短毛刺不同。③病灶内钙化：病灶中心钙化或边缘分层钙化支持结核瘤。边缘钙化或病变内部轻微的钙化（CT像显示的少量的、CT值不很高的钙化）不可除外肺癌。④密度：从胸部平片看，与肋骨相比，密度偏淡者肺癌多见。肺癌结节内可见小泡状透亮区（小泡征），结核瘤极少有类似征象。⑤空洞：肺癌空洞壁厚薄不均，内壁不规则；结核瘤空洞内壁多光滑。⑥肺癌胸膜皱缩征系由于病灶内瘢痕组织收缩牵拉所致。结核瘤的胸膜尾征为胸膜粘连所致。⑦卫星病灶：大多数结核瘤有卫星病灶；肺癌一般无卫星灶。

（孙　红　王新明）

17 • 如何鉴别肺内空洞影像？

肺内空洞影像常见者有肺结核、肺脓肿、肺癌，少见的有肺囊肿合并感染、肺隔离症、肺包虫病、韦氏肉芽肿、金黄色葡萄球菌感染等。

鉴别肺内空洞影像主要依据以下几个方面。

（1）空洞部位：结核性空洞好发生在上叶尖后段与下叶背段；癌性空洞可发生于肺野任何部位；肺脓肿多见于上叶后段、下叶背段与各基底段；霉菌多发生在中下肺野；肺隔离症多发生于下叶后基底段，左侧占2/3；包虫囊肿以右下多见。

（2）空洞大小：结核空洞直径多在2~3cm；癌性空洞3cm以上多见；肺脓肿空洞大小不一；肺囊肿空洞直径多数为3~5cm，大者可达10cm以上。

（3）单发与多发：癌性空洞、肺结核与肺脓肿单发多见，结核空洞也可多发；肺脓肿空洞可单发也可多发；金黄色葡萄球菌肺炎、血行迁徙性肺脓肿、霉菌病与韦氏肉芽肿所致空洞常为多发。

（4）空洞边缘：癌性空洞、肺结核与肺囊肿空洞均可形成分叶征象，以肺癌多见。急性结核空洞边缘模糊，慢性结核空洞边缘光整，内壁光滑；肺囊肿空洞边缘光滑，合并感染时壁增厚而边缘模糊；肺脓肿空洞边缘模糊，周围有广泛浸润；癌性空洞毛糙，内壁凹凸不平。

（5）空洞内液平面：肺脓肿急性期可见中等量或大量脓液；金黄色葡萄球菌肺炎洞内液体较少；肺结核空洞内一般无液体或仅见少量液体，当其继发感染时洞内可见较大液平面；癌性空洞较少有液体，合并感染时形似肺脓肿。

（6）空洞内球形内容物形态：癌性空洞内球呈分叶状，并与洞壁的某一部分相连；结核空洞内球边缘不整，较模糊，球形内容物密度不均匀；霉菌病时的空洞内球形内容物边缘光滑，密度均匀，可随体位的变动而移动。

（7）卫星灶或播散灶：结核空洞周围常有卫星灶，下肺野多有经支气管播散的病灶，癌性空洞在肺野内有时可见转移性病灶。

（8）引流支气管：有 31.8% 的结核空洞可见引向肺门的引流支气管，支气管壁增厚；肺脓肿时由于支气管与血管周围炎症浸润，在脓肿与肺门间可见数条索条状影。

（9）淋巴结肿大：癌性空洞常见同侧肺门淋巴结肿大；肺结核与肺脓肿偶见肺门淋巴结肿大。

（10）胸膜病变：肺结核可伴有少许胸膜肥厚；癌性空洞有时可见胸膜转移；肺脓肿可有少量胸腔积液；金黄色葡萄球菌肺炎常合并脓胸与脓气胸。

（11）动态变化：金黄色葡萄球菌肺炎的多发空洞变化快，常在 1~2 天即可由少变多，由厚壁变薄壁；韦氏肉芽肿性空洞可随全身病情的好坏时大时小；转移性空洞逐渐增大；肺结核空洞变化慢；肺脓肿动态变化快；癌性空洞逐渐增大。

（孙　红　王新明）

18 • 胸片发现肺内多发结节影主要考虑哪些疾病？

（1）转移瘤：转移瘤是肺内多发结节最常见的原因。任何器官的肿瘤都可以转移到肺。淋巴瘤和肉瘤也可以发生结节性的肺转移。转移瘤可大可小，但通常为球形，边缘清楚。仅有少数边缘模糊。转移结节内钙化罕见，原发灶可能为卵巢、乳腺、睾丸、骨肉瘤和软骨肉瘤。

（2）肺泡细胞癌：肺泡细胞癌约 60% 为局限型，约 40% 为播散型。后者有早期播散与晚期播散两种。晚期播散与一般晚期癌肿的肺内广泛转移无异。早期播散则肺内看不到显著较大的原发灶，即一开始就是广泛分布的、大小大致相同的多发性颗粒状或结节阴影，但分布不一定均匀。常在肺门附近比较密集，甚至有融合的倾向。病变大小 0.5~2.0cm，有人将这种表现称之为肺泡癌的典型改变。肺泡细胞癌也可能发生单侧性播散。

（3）结核：亚急性或慢性血行播散性肺结核在 X 线上可表现为大小不等、形态不一的结节影。主要分布在两上肺。除血行播散性肺结核外，多发性结核瘤也可表现为多发结节影，且非少见。这种多发性肺结核瘤的形成可能与机体抵抗力较强和结核菌致病力较低有关。其表现与单个结核瘤相似，在有些瘤灶附近仍具有卫星灶的特点，对结核的诊断有很大帮助。

（4）多发性血源性肺脓疡：多见于金黄色葡萄球菌肺炎，是细菌栓子造成的肺内多发性肺栓塞。后期病变边缘比较清楚，可表现为散在性多发性的球形阴影。病变的大小不一，直径为 1~4cm，其轮廓一般不很清楚。随着中心坏死，如出现空洞及液平面，或出现薄壁囊状的肺大疱，诊断就比较明确。有时在出现球形阴影的同时，其他肺野还有点状或小片阴影夹杂出现。患者发病比较急剧，临床上有严重的脓毒血症症状及体征，血培养阳性有助于明确诊断。

（5）机遇性肺感染：免疫抑制患者的肺感染可能表现为两个或多个结节状病灶。它们可能为两种不同的病原菌，如革兰阴性杆菌、厌氧菌、奴卡菌、曲霉菌、念珠菌等。诊断主要依据痰培养或组织学检查。这些病灶易发生空洞。在侵入性曲霉菌病，可表现空气半月征——结节状浸润伴有中心坏死和周围新月状或环形空洞。

（6）肺水肿：有时肺水肿患者可表现为弥漫性对称性分布的或大或小的团絮状阴影，呈边缘模糊的软性病灶，以肺门周围及内侧基底部较为密集，外侧肺野则比较清晰。这种表现的肺水肿也可见于高原性肺水肿、严重溺水的患者等。

此外其他少见的情况还有肺寄生虫感染，如肺包虫囊肿、肺猪囊虫病、结节病、先天性多发性肺囊肿、结缔组织病等，都可以有肺内多发结节，鉴别诊断时需加以注意。

（孙　红　王新明）

19 ● 肺弥漫性病变可以靠影像学方法来鉴别吗？

很多疾病能在肺部形成较广泛的多灶性或弥漫性病变，反映在胸片上有各种各样的病灶阴影。致病原因很多，有感染性、吸入性、肿瘤性、药物反应性、血管结缔组织病、呼吸道疾病以及一些不明原因引起的肺间质和（或）实质病变的疾病，这些统称为肺部弥漫性病变。按病程分急性、亚急性和慢性；按病变累及的主要肺部解剖结构分间质性和实质性（空气腔隙）。

有些疾病主要累及肺实质，有些是先以实质影响为主，以后有间质受累，有些疾病主要累及肺间质。主要累及间质的病变在经过较长时间的慢性病程后，有各种纤维化改变，属病程的晚期表现。而早期的 X 线征象最能反映疾病的主要病理特征。

引起肺部弥漫性改变的疾病有 150 余种，其中 20 种左右占弥漫性病变的绝大多数。弥漫性病变的 X 线与 CT 征象各有异同，鉴别诊断相当困难，但紧密结合临床、X 线胸片和 CT 表现加以综合分析，熟悉每种疾病的常见表现，尤其是某些特征性改变，以及病变的 X 线表现变化特点，对多数疾病做出诊断和拟似诊断还是可能的。

为便于鉴别诊断，按肺部弥漫性病变的几种常见 X 线与 CT 表现加以分类，罗列造成这些表现的常见和可能病因与疾病，对缩小鉴别范围是有益的。

（1）弥漫性小结节影：许多疾病可引起肺部弥漫性小结节或网状结节影。见于粟粒型肺结核、尘肺、血行转移瘤、细支气管肺泡癌、淋巴道转移癌、结节病、霉菌病、弥漫性泛细支气管炎、嗜酸性肉芽肿、支气管播散性肺结核、过敏性肺炎等。这些病变在胸片、CT 特别是高分辨率 CT（HRCT）图像上有一些共同特点，主要表现为形态特点（如呈树芽状，边缘是否清晰等）和分布特点（如胸片上的上下肺野、HRCT 上的随机分布、淋巴管周围分布以及小叶中心分布）上。进一步鉴别可根据这些特点结合其他伴随 CT 征象和临床表现及实验室检查进行。

（2）弥漫性线网状阴影：弥漫性线网状阴影的主要 HRCT 表现为：小叶内间质增厚、小叶间隔增厚、支气管血管束异常、胸膜下弧线影、小叶内细支气管扩张及蜂窝影像等。临床上有许多疾病可产生肺线网状阴影，主要包括慢性支气管炎、特发性肺间质纤维化、胶原血管病的肺内的纤维化、石棉肺、放射性肺炎、结节病及过敏性肺泡炎等，此外，还有一些可以引起间质增厚的疾病如癌性淋巴管炎、肺水肿等。进一步鉴别需结合分布特点、是否伴随结节影或磨玻璃样密度影等以及临床进行。

（3）磨玻璃样阴影和肺实变阴影：本型常见于各种肺泡水肿性和出血性疾病、细菌性和吸入性肺炎、过敏性肺炎、肺结核支气管播散、休克肺、真菌肺及风湿性肺炎等。多数急性发生，变化快，持续几周或数月不变者可考虑为肺泡蛋白沉积症、结节病、肺泡微石症、脱屑性间质性肺炎等。不断缓慢发展者，应考虑弥漫性肺泡癌和淋巴瘤。

（4）弥漫性囊状改变与密度减低性病变：多种异常可造成肺密度减低或囊性充气性病变，包括蜂窝征、细支气管扩张、肺气肿、肺囊肿，镶嵌性灌注和呼吸道疾病引起的气体滞留。能产生弥漫性囊性低密度病变的最重要的疾病有淋巴管肌瘤病，组织细胞病，肺气肿，支气管扩张，特发性肺间质纤维化以及寻常性间质性肺炎末期表现的蜂窝肺。鉴别诊断需要根据病变的形态，分布特点，伴随的其他 CT 征象，以及临床表现进行综合分析。

（孙 红 王新明）

20 • CT 在胸部疾病诊断中有何作用及其研究进展？

CT 和 HRCT（高分辨率计算机断层成像）的出现弥补了胸片的不足。它们有较高的密度分辨率，并能消除前后组织的重叠、对正常解剖结构和病理表现有在横断面上断层显示的能力，有利于检出和特征化病理变化的过程。近年发展的电子束 CT（EBCT）、螺旋 CT、多层螺旋 CT 均已用于胸部疾病的诊断。

在胸部 CT 影像质量不断提高的同时，检出胸内病变、认识其特征并做出诊断的能力也随之提升，CT 已从 20 世纪 70 年代末时只能用于检出肺内大结节和研究肺和胸膜病变的鉴别上，发展到今天可用于绝大多数实质性和间质性肺病的诊断。高分辨率 CT（HRCT）是迄今为止分辨肺的微细结构最敏感的无创性成像方法。螺旋 CT 的容积扫描收集了更多的胸部 CT 的信息，它具备被检者屏住一口气时扫描全肺的能力，消灭了在常规 CT 中容易发生的呼吸性错位记录，利用容积扫描所得的信息可以分离出完整的血管解剖结构，并能重建可与标准血管造影媲美的二维或三维图像。在一些医疗单位中，这种螺旋 CT 血管造影已在诸如肺栓塞等血管疾病的诊断中，取代了标准血管造影。由于容积扫描中的空间分辨率得到不断地改进，通过容积扫描重建的模拟支气管镜等，就可进一步了解肺周围部的支气管血管结构。螺旋 CT 和电子束 CT 也开创了用 CT 做呼吸道功能成像的先河，应用呼吸门控的螺旋 CT 所提供的静态容积资料能正确地了解患者的肺容积和（或）压力情况。螺旋 CT 和电子束 CT 也可以用来观察支气管管腔大小、管壁厚度、肺密度、肺结构和胸壁运动的定量改变。与传统的肺功能检查比较，这种生理性的 CT 检查更容易发现肺内不均匀的局部肺功能异常区。在螺旋 CT 后的最重要的 CT 进展莫过于多层螺旋 CT（MSCT），它的优点在于扫描速度快和空间分辨率高。多层螺旋 CT 的多平面重建可得出高质量的各向同性成像图像，如从冠状位、矢状位或其他任何一个角度的平面显示肺内结节的形态及肺门、纵隔淋巴结的分布。高分辨 MSCT 的影像质量与单层扫描的 HRCT 相似，而伪影明显减少，在弥漫性肺病的诊断中基本可以取代常规 CT 加 HRCT 或螺旋 CT 加 HRCT 的扫描方法。如曝光条件为 120kV，50mAs 时，其 X 线剂量大大低于常规 CT 扫描。用它作为查体的工具以检出早期肺癌，已取得良好的结果。

得到公认和日益普及的 CT 已和其他新技术一起，取代了某些常规诊断技术，如一些部位的 X 线平片和断层。在许多胸部疾病的诊断中，CT 不再是胸片后的一种可选择的补充方法，而是一种重要的、首选的、无创性诊断方法。以咯血为例，其常见原因为肺癌和支气管扩张，此时，如胸片所见正常，并不能排除上述病变，需要进一步作 CT 检查；当胸片疑为肺癌或支气管扩张时更要进一步作 CT 检查以确诊或排除其他病变；如胸片可确诊为肺癌或支气管扩张时，也仍需作 CT 检查，以制订治疗方案，因为局限性支气管扩张可用手术治疗，肺癌则需要根据纵隔内淋巴结情况决定能否手术，而胸片在确定支气管扩张的范围和纵隔淋巴结情况上的作用是十分有限的。由此可见，在咯血的患者中 CT 实为诊断中的首选方法。

（孙　红　王新明）

21 • 影像医师是如何对胸部疾病进行 CT 诊断与鉴别诊断的？

胸部疾病 CT 诊断的原则：全面、仔细地观察 CT 片上呈现的各种 CT 征象，提取其中的特征性改变，并联系它们与大体和镜下的病理之间的关系，以正确解释 CT 表现的意义。一个 CT 征象可能是一个或几个甚至多个原因的结果，对其加以鉴别诊断以尽量减少诊断中的"可能"，从而取得最后的诊断。因此，一个 CT 的诊断过程也就是一个鉴别诊断的过程。根据以上思路，CT 的鉴别诊断应当先从认识 CT 征象开始，再从有哪几种主要疾病可发生该征象来考虑。

（1）首先考虑是否为常见病中的典型或不典型征象，如不符合，再考虑是否为少见或罕见病中的典型或不典型征象；如为非首次检查，在鉴别中要尽可能地和老片对比，进行动态观察；经过上述考虑后，取其中最符合的疾病为最可能的诊断；如均不符合，只得存疑，有可能是征象太不典型或是尚未被人们认识的新疾病、新征象，不过这种情况不是经常发生的。

（2）在得出上述 CT 的初步印象后，再结合临床表现和实验室检查进行综合分析，做出尽可能正确的 CT 诊断。这一点很重要，有作者在对 50 例患者的研究中表明，当知道临床资料后，19 例改变了原来的 CT 初步印象。其中 10 例的最后诊断较初步印象更正确；另 5 例最后诊断却不正确，其中 3 例是因为听信了不正确的临床资料而做出了错误诊断。这除了说明在 CT 诊断中结合临床资料的重要性外，同时也指出了当所提供的临床资料与 CT 表现有明显差异时，CT 诊断者的独立思考是十分重要的。要强调的是结合临床资料应在根据 CT 征象的特征做出 CT 的初步印象后进行，否则很可能受临床资料先入为主的影响，而妨碍了 CT 诊断者的独立思考。如现有资料不足以做出正确诊断时，要与临床医师会商，提出进一步检查的步骤和方法。

（孙　红　王新明）

22 • 在应用 CT 诊断肺动脉栓塞方面近年有何进展？

近年，由于多排（如 4 排、16 排及 64 排等）螺旋 CT（MSCT）的临床应用，使肺动脉栓塞（PE）的诊断进入一个新阶段，并成为诊断肺栓塞的首选方法。多层螺旋 CT 优于单层螺旋 CT 主要在于使用较薄的层厚，覆盖较长的扫描范围，改善了图像的分辨率，缩短了扫描时间，减少了伪影。对于急诊肺栓塞患者或不能合作者的中心型肺栓塞使用多层螺旋 CT 可在几秒内诊断。MSCT 后处理技术操作简单，能多方位、多角度地重建观察，充分显示血管的解剖结构及病变形态。据文献报道，螺旋 CT 检测肺动脉主干、肺叶和肺段动脉血栓栓塞的敏感性为 86%~100%，特异性达 92%~100%。随着螺旋 CT 技术的不断改进，分辨率的提高，肺亚段动脉水平栓塞的正确诊断率也在不断提高，特别是 64 层 CT 可以显示 1~2mm 的 5~6 级肺亚段动脉分支内的栓子。

因为下肢血栓形成是肺栓塞的主要原因，90%~95% 的 PE 患者的栓子来自下肢静脉系统血栓。MSCT 对肺动脉和下肢静脉联合成像技术采用 100ml 造影剂，当扫描完肺部后，利用静脉期显示膈下的静脉系统，可通过 1 次静脉注射对比剂达到诊断 PE 及下肢静脉血栓的目的。

（孙 红 王新明）

23 • 介入放射学技术在胸部疾病治疗中主要有哪些应用？

介入放射学技术在胸部疾病治疗中的应用主要有以下几个方面。

（1）肺癌的介入治疗：综合疗法已成为当今治疗肺癌的主流，介入治疗以其本身的特点在肺癌的综合治疗中日益受到人们的重视。从最早的、经典的支气管动脉灌注化疗和栓塞治疗，到以后经皮穿刺肿块内药物注射、双介入疗法、气管支气管或上腔静脉阻塞的支架治疗等，使得肺癌介入治疗本身也正逐渐形成以经支气管动脉途径为主的多途径（血管性和非血管性）、多目的（肺癌本身和并发症的治疗）的综合治疗。常用的介入治疗方法有支气管动脉灌注化疗术、支气管动脉灌注化疗加栓塞术或药物微球栓塞术、支气管动脉免疫制剂灌注化疗术、经皮支气管动脉或肺动脉插管皮下埋置导管药盒系统化疗法、双介入疗法、经皮癌肿局部注药术等。

（2）支气管动脉栓塞术（BAE）治疗大咯血：BAE 是在选择性支气管动脉插管和造影的基础上发展起来的一项治疗措施。一般来说，任何支气管大咯血经内科治疗无效，怀疑出血来自支气管动脉而无血管造影禁忌证均可考虑行 BAE 治疗。如支气管动脉造影显示脊髓前动脉者不宜做栓塞疗法，以免栓塞剂进入脊髓引起截瘫。BAE 用于治疗大咯血已取得明显效果。据报道，出血有效控制率达 85%~90%。少数病例有复发。BAE 治疗后未获得止血原因可能与引起出血的原发疾病、栓塞剂种类及栓塞技术有关，多数复发则来自支气管动脉以外的血管。肺结核、支扩等引起的出血栓塞后容易复发，短期栓塞剂较长期栓塞容易复发。对出血动脉的近远端采取联合栓塞可减少复发。

（3）肺栓塞的介入治疗：急性肺栓塞的介入治疗包括：①抗凝与溶栓治疗；②导管真空吸取栓子；③经导管机械碎栓法；④下腔静脉滤器。有研究表明，对于急性肺栓塞患者通过介入行动脉插管局部给药与全身给药疗效无明显差异；但也有研究表明局部给药再通率较高。局部给药方法的要点为：①行肺动脉选择性插管造影以确定血栓的范围、数量；②直接于左右肺动脉水平或行超选插管将导管插至肺叶或肺段动脉，而后经导管灌注溶栓药物，具体剂量根据血栓的数量及范围而定；③再次行肺动脉造影了解疗效，并于数日内加用肝素及溶栓药物进行全身抗凝及溶栓。

除此之外，胸部介入放射学已开展的工作还有影像导向（超声、CT）经皮胸导管引流胸水、肺脓肿和气胸等。

（孙　红　王新明）

24 • 肺部局限性磨玻璃密度影应如何诊断？

磨玻璃密度影（ground glass opacity，GGO）在薄层或高分辨CT上表现为肺密度轻度增加，但仍可清晰分辨血管和支气管影，可分为纯GGO和部分伴有实性结节的混合性GGO两类。由多种原因造成肺泡含气量下降或肺泡未被完全充填均可形成GGO。局限性GGO是一种非特异性的影像学表现，可由多种病变引起，包括炎症性病变、局限性纤维化、出血、不典型腺瘤样增生、早期肺腺癌（细支气管肺泡癌）等，鉴别诊断的目的主要是区分肿瘤性病变与炎性反应和纤维化等良性病变，以及鉴别不典型性腺瘤样增生与早期肺癌。

病灶的边缘形态、内部结构对于病灶良、恶性的鉴别有重要价值。病灶边缘清楚、毛刺、胸膜凹陷征、支气管征及含气腔隙在肿瘤性病灶明显高于非瘤性病灶，有清楚边缘和含气腔隙的局灶性GGO或GGO为主的病灶很可能是肿瘤性病灶。毛刺和分叶等征象常见于肿瘤性病变，而分叶仅见于呈现为实性结节的腺癌。病灶大小对于肿瘤良、恶性鉴别的价值有限。

磨玻璃密度肺腺癌（细支气管肺泡癌）与不典型腺瘤样增生的鉴别困难，后者为癌前病变，常常呈现为纯GGO，而肺腺癌（细支气管肺泡癌）在纯GGO和混合性GGO的出现概率相近，因此，根据GGO病灶内部实性成分的多少在一定程度上可以鉴别肺腺癌和不典型腺瘤样增生。另外，不典型腺瘤样增生往往边缘清楚，病灶较小。

对于小的局限性GGO病灶，通过定期随访有助于鉴别诊断，炎性病灶经过数月可自行消失或经抗感染治疗后消散。随访数月至数年稳定或缓慢增长的结节状GGO很可能是不典型腺瘤样增生或早期肺腺癌，另外1cm的结节状纯GGO或混合性GGO可能是恶性，随访期间GGO中出现实性成分，常提示已转变为腺癌，应积极手术切除。

（孙　红　王新明）

25 • 超声影像学在呼吸病诊断中有哪些应用？

超声诊断是一项简便易行、无电离辐射损伤、定位准确的检查方法。对于不透X光的肺胸疾病，超声显像具有良好的定性作用，可以弥补X线检查在这方面的不足。由于胸骨、肋骨对超声波的吸收衰减，肺内气体对超声波的极大反射，超声声束难以穿透骨和含气肺组织，从而使超声波对胸部疾病的诊断受到很大限制。然而现代超声显像技术的发展可以实时清晰地显示从胸壁皮肤至壁层胸膜的各层结构，能通过狭窄的肋间隙声窗获得较大范围的声像图域。当肺内含气量减少或消失，胸膜腔有积液时，液体和无气肺组织则成为良好的透声窗，大大提高了超声显像率，从而使不透 X 线的肺胸疾病得以诊断。用 5~10MHz 高频率超声探头可以清晰显示皮肤至壁层胸膜各层的组织结构回声，因此有助于了解胸壁有无肿瘤，胸膜增厚与否，胸膜有无转移癌、间皮瘤，周围型肺癌是否侵及胸壁。2.0~5.0MHz 频率超声穿透力强，通过无气肺组织可以显示肺组织深部至肺门的病变。彩色双功多普勒超声检查可以识别无气肺组织内的动、静脉血管和含液性支气管。超声显像有助于了解胸腔积液的部位、性质以及量的多少；有助于诊断气胸、液气胸、肺脓肿、肺结节病、肺梗死；有助于区别肺不张与肺实变；中心型肺癌伴节段性阻塞性肺炎与肺炎；还有助于纵隔疾病的初步判别。经食管超声检查并在超声引导下对纵隔内淋巴结采用细针针吸活检有助于肺癌的诊断和分期。彩色双功多普勒超声检查还有助于肺部良、恶性病变的判别和胎儿肺部疾病的诊断。肺实变区内血流再灌注的检出可预测病变的转归，从而指导抗生素的合理应用。在实时超声显像引导下进行胸膜活检、肺活检、纵隔肿物活检、胸腔积液的抽吸及血胸、脓胸的置管引流、肺脓肿的介入性治疗都更为安全和准确。随着超声显像技术、设备的不断更新和发展，超声影像学在呼吸病诊断和治疗中将会得到更广泛的临床应用。

（王 节）

26 • 如何进行超声引导下的胸膜活检和肺活检？

超声引导下胸膜活检和肺活检是一种方法简单、定位准确、安全实用的技术，它能迅速获得病理定性诊断。进行该项检查，首先要掌握好适应证。一般来说，凡是超声能够显示的无气肺组织均可以穿刺，换言之，只要穿刺针道无正常含气肺组织，穿刺就是安全的。另外，避开大血管减少出血是必要的，尤其是靠近肺门的病变，穿刺前应使用彩色双功多普勒超声检查确保穿刺途径无大血管。术前应查血常规、血小板、出凝血时间、凝血酶原时间及活动度。根据病变部位患者采用仰卧、俯卧或侧卧位。术前超声检查定位选择好最佳穿刺途径，做好穿刺点皮肤标记，常规消毒铺盖无菌巾，局麻成功后用消毒橡皮套包裹探头，涂布无菌超声耦合剂，再次确定穿刺目标，测量病灶与皮肤表面距离。在超声引导下通过定位器将引导针经皮穿入胸腔，将选择好的切割针穿刺到病灶边缘停针，提拉针栓并锁住于负压状态，此时针芯回缩，露出针尖切割缘、针腔，然后把针推入病灶内旋转断离组织，出针后将所取组织芯置于一小片干净消毒滤纸上，固定后送组织学检查。做细胞学检查时标本直接涂片、固定，送检。若标本有脓性分泌物可送细菌培养、药敏试验等检查。注意应尽量减少穿刺次数，取材满意的标本可一针两用，将碎片做组织学检查，血性内容物涂片细胞学检查。术后嘱患者卧床休息，观察有无咯血、气急、呼吸困难。有症状者应做 X 线、超声等检查，并做相应处理。常见的并发症有气胸、出血、感染等。术前、术中和术后应进行仔细的医疗监护，发现问题，及时给予相应处理。

（王 节）

27 • 肺胸活检有哪几种？其适应证、禁忌证和并发症是什么？

经常规检查，包括临床体格检查、胸部 X 线胸片和体层摄影、肺 CT 和磁共振、各种实验室检查、纤维支气管镜等，均不能确定肺实质病变的性质，而确定诊断对选择治疗措施和预后又具有十分重要的价值时，为避免贻误诊断，失去早期和有效治疗的机会，应考虑直接从肺胸部病变处取活体组织，根据组织病理学做出诊断。

当前用于临床的活组织检查技术有多种，恰当的选择有利于肺疾病的确定诊断（表1-1）。活检技术可分为"闭合性"和"开放性"两大类，闭合性胸部活检技术有：用 Cope 或 Abrams 针行胸膜活检，用吸引或切割针行经皮（经胸）肺活检，环状空气针活检（已弃用），用 Abrams 针（很少应用）或 Vim-Silverman 型切割针，Franklin-Silverma 型切割针行针吸–切割肺活检，支气管刷检，硬质支气管镜检查和活检，以及目前最常用的可曲式纤维支气管镜（FFB）检查和活检。其他闭合性活检技术还有经 FFB 经支气管针吸活检、胸腔穿刺、胸腔镜检查和活检、斜角肌淋巴结活检。开放性胸部活检包括纵隔镜检查和活检、前纵隔切开和剖胸活检。

表 1-1　胸部疾病的活检技术

肺疾病类型	优先选择的活检方法
1. 弥漫性病变	
肺实质或肺泡	经 FFB 经支气管活检
	剖胸肺活检
	环状空气针（已废用）
肺孢子菌	经 FFB 经支气管活检
	支气管肺泡灌洗（BAL）
	针吸活检
	剖胸肺活检
肺泡蛋白沉积症	BAL
	经 FFB 经支气管活检
2. 局限性病变	
胸膜	Abrams 或 Cope 针活检
	经胸腔镜（也可用 FFB 代替）活检
邻近胸膜	剖胸活检
	切割针活检（改进的 Vim 型）
周边（硬币样病灶）	针吸活检
中肺	剖胸活检
	剖胸活检或针吸活检

续　表

肺疾病类型	优先选择的活检方法
中心部	透视引导下经 FFB 用活检
	钳或刷检
	针吸活检
	经 FFB 活检钳或刷检
	经硬质支气管镜活检
3. 咯血或出血	
轻至中度	纤支镜检查
大量	硬质支气管镜检查
4. 肺门淋巴结肿大	斜角肌淋巴结活检（若可触及淋巴结）纵隔镜检查或纵隔切开术
	剖胸活检
5. 胸腔积液	胸腔穿刺（或同时行胸膜活检）
	胸腔镜检查（或同时活检）
	剖胸活检

注：FFB：可曲式纤维支气管镜

　　临床医生应了解这些活检技术，以便根据患者的疾病性质、病变部位和全身情况，选择最安全而又能满足取材要求的活检技术。在选择活检技术时，医生应权衡利弊、考虑患者的利益，究竟从活检中收益如何？风险多大？因此，严格掌握活组织检查的适应证和禁忌证是必要的。

　　临床上进行胸部活体组织检查的适应证有：①不能确定性质的胸膜病变，邻近胸壁或支气管的肺内肿物；②原因不明的肺部弥漫性病变；③诊断不清楚的纵隔和肺门病变。

　　胸部活检的禁忌证有：①患者不合作，拒绝该项检查，也不在活检手术单上签字；②操作者没有活检经验；③患者存在出血倾向且未能纠正；④严重的心律失常；⑤近期内（6 周内）发生过心肌梗死；⑥肺动脉高压；⑦患有不稳定的支气管哮喘；⑧严重低氧血症和急性高碳酸血症；⑨活动性肺结核除非有紧急指征，一般应在适当的抗结核药物治疗3 周后才能进行支气管镜检查和活检。肝炎病毒、艾滋病病毒携带者确需活检，应特别注明，以便采取特殊的隔离消毒措施；⑩在活检区域若存在肺大疱、肺囊肿应避免针吸活检，但可进行纤支镜检查、支气管刷检或剖胸肺活检；⑪病变邻近心脏和大血管，或怀疑为肺血管病变、肺动静脉瘘或血管瘤。

　　胸部活检的常见并发症有：①气胸，较常见，多为少量气胸，一般无需处理，发生大量气胸或张力性气胸时应及时抽气或胸腔引流；②血胸与咯血，发生于少数病例，大出血者少见；③胸腔感染或结核播散，多见于原有肺感染或活动性肺结核者；④沿穿刺途径发生肿瘤种植，十分少见。几种临床常用肺活检的特点总结见表 1-2。

表1-2　几种临床常用肺活检的特点

	经气管支气管活检	活检针针吸	活检针切割	剖胸肺活检
用于哪一种病变	结节性和弥漫性	结节性；肺炎	弥漫性；结节性	所有类型
麻醉方法	表面麻醉	局部麻醉	局部麻醉	全身麻醉
对麻醉的不良反应（低血压、癫痫发作、心律失常）	1%~3%	罕见	罕见	与平时外科手术相同
获取的标本类型	2mm×2mm组织，3~5块	细胞和培养	2mm×10mm组织	所需要的组织
需留观时间	2~24小时	2~24小时	1~2天	3~5天
疼痛和不适感觉	轻微至轻度	轻微	轻微	中至重度
满足诊断率	50%~80%	70%~80%	70%~80%	90%~100%
气胸发生率	5%	10%~20%	20%~40%	可控制
大量出血血丝痰	5%~10%	5%~10%	5%~10%	可控制
	1%	1%	2%~3%	
PaO_2降低	降低1.33~4.0kPa（10~20mmHg）	轻微	轻微	降低1.33~4.0kPa（10~20mmHg）
操作诱发哮喘	偶见	不发生	不发生	偶见
气体栓塞	非常罕见	非常罕见	罕见	极罕见
病死率	0.1%~0.3%	0.1%~0.3%	≈1%	≈1%

（俞森洋）

28 · 如何进行手术前的肺功能评价？

肺部并发症是术后发生并发症的常见原因，因此肺功能评价已成为很多患者手术前处理的不可缺少部分。外科手术的主要肺部并发症有肺炎、肺不张、低氧血症和通气衰竭。很多研究主要探讨哪些患者需要术前肺功能测定和哪些肺功能试验是手术后发生并发症的最好预计指标。一般说来，外科手术对患者的肺损害的危险性越大，患者就越需要术前肺功能试验。手术后易发生肺部并发症的危险因素包括年龄、肥胖、吸烟、麻醉方式、基础疾病（尤其是患有慢性支气管炎、肺气肿、心血管疾病和心力衰竭、氮质血症、低氧血症和高碳酸血症）和外科手术类型。老年患者（年龄>70岁）手术后肺部并发症的危险显然也显著增加。虽然肺容量、呼气流速、PaO_2和咳嗽反射随年龄增大而降低，但这些变化并不能完全解释老年人术后并发症增加的原因。

肥胖者主要是由于呼气残气容积（ERV）降低而使功能残气量（FRC）降低，因此闭合容积（closing volume）可超过 ERV，导致正常潮气呼吸时气道闭合。腹部外科手术后引起的肺生理学改变与肥胖者类似，故这些患者好发基底部肺不张，通气/血流（V/Q）比值降低和低氧血症。

全身麻醉导致 FRC 降低 20%，这是由于胸壁肌和膈肌张力活动丧失，导致膈肌升高。肺不张的出现可解释 FRC 的降低，麻醉时胸部 CT 检查可证明肺不张的存在。低氧血症的发生可由麻醉时低氧性血管收缩丧失来解释，也可以用 FRC 的减低来解释。加用肌松剂可增加术后肺并发症发生率。有些生理学异常也可以在局部麻醉时出现。

手术操作在胸腔内或邻近膈肌，例如胸科和上腹部外科手术时最容易发生术后肺功能明显减低。以前曾认为手术后疼痛是其最重要因素，但最近已证明这与膈肌功能障碍有关，然而导致术后膈肌功能障碍的原因并不清楚。腹部切口如果切断肌群则可引起患者肺功能不全。当然，上述因素虽增加外科手术危险，但一般说来，如果外科操作正确，术后心脏呼吸医疗恰当，那么患者的肺功能仍可恢复到术前水平。需进行肺切除的患者问题比较特殊，大多数手术是因肺癌行肺切除术，这些患者常同时患有慢性阻塞性肺病（COPD）。需进行全肺或部分肺切除时，应评估被切除肺组织对呼吸功能的影响，因此除了常规肺功能试验，有条件还应通过支气管肺量计进行分侧肺功能检查，以及进行肺扫描、侧位肺功能试验和肺动脉闭合试验等，这些检查都已经作为手术后并发症发生率和肺功能的预计指标。虽然生理学异常，例如肺高压（休息或运动时）、高碳酸血症或 $FEV_1<1L$ 等因为可能引发严重的手术后并发症而应引起医生高度警惕。但肯定不适合做肺切除手术的标准还没有建立。肺部手术患者的检查项目及其意义见表 1-3。与上腹部手术和肺切除术高手术病死率相关的因素见表 1-4。但如果是经腹腔镜和胸腔镜进行手术则对这些标准会有明显影响，一般说来，可酌情放松限制。

表 1-3　对实施肺部手术患者进行评估

检查项目	对手术的评估
常规肺功能试验	指示外科手术总的危险性
局部肺功能实验	指示将被切除的肺区域的功能，能估计术后 FEV_1 的情况
a. 通气扫描	
b. 灌注扫描	
平均肺动脉压	平均压>32mmHg，提示肺切除会有危险
运动时肺动脉压	"好"肺的压力>35mmHg，禁忌对"坏"肺进行切除
运动时将漂浮气囊阻塞	$PO_2<45mmHg$，提示肺切除存在着高度危险性
肺动脉后的 PO_2	
弥散功能	$D_LCO<50\%$ 预计值，提示肺切除存在高度危险性
RV/TLC 比例	RV/TLC 比例>50%，提示肺切除存在高度危险性

表 1-4　与高手术病死率相关的因素[a]

相关因素或检查指标	上腹部手术	肺切除术[b]
年龄>70 岁	+	+
异常心电图	+	+
FEV_1<40%预计值	+	++
FEV_1/VC<40%	++	++
$FEF_{200 \sim 1200}$<2L/s（120L/min）	++	++
MVV<50%预计值	+	+++
D_LCO<50%预计值	+	++
$PaCO_2$>45mmHg	++	+++
PaO_2<60mmHg	+	±
$\dot{V}O_2$max<15ml/(min·kg)	++	+++

注：±：表示病死率可能增加；+：病死率轻度增加；++：病死率相当增加；+++：病死率明显增加。a：当有手术的绝对禁忌证时，这些因素或指标都不能应用。b：术前 FEV_1、MVV、D_LCO 和 $\dot{V}O_2$max 检测值与术前定量灌注扫描结合有助于预测肺切除术后相同指标的检测值

（俞森洋）

 29 · **哪些因素可影响血气分析的结果？如何保证血气分析测定结果的准确无误？**

（1）了解测定误差的来源，并注意在实际操作步骤中杜绝其发生。动脉血气和酸碱测定的准确性和精密性是非常重要的。为了保证测定结果的准确无误，必须认真寻找误差的来源。误差可以发生在测定前、测定中和测定之后。

测定前发生误差的原因有：①收集到的患者情况和信息错误；②误采静脉血样当作动脉血；③样本中含有气泡；④肝素过多稀释血样本；⑤导管输注的液体混入血样；⑥血样采集后放置时间过长（采血后 20 分钟内测定，或放置在 4℃ 冰箱 2 小时内测定不影响结果）；⑦样本里血凝块形成；⑧白细胞增多症（白细胞窃氧）；⑨血样过少；⑩血样没有贴患者标签，或互相混淆。

测定时发生误差的原因有：①传感器准确性的偏移（两次仪器校准的间隔时间过长）；②传感器的校准不当；③血气分析仪内有血凝块进入或形成；④气泡进入血气分析仪；⑤PO_2 电极的氧耗；⑥传感器膜或窗上有蛋白聚积；⑦传感器的功能故障；⑧不恰当的信息进入血气分析仪；⑨压力计测定的压力不准确；⑩没有维持传感器于 37℃。

测定后误差可发生于：①结果的抄录或传送错误；②错报了别人的测定结果；③资料丢失。

（2）做好血气分析仪的维护和校准，以保证每一份血气分析报告的准确无误。在解释

血气分析和酸碱测定结果时应想到测定误差的可能性，尤其是测定指标与临床情况和无创性血气监测结果互相矛盾的时候。血气分析实验室操作规程应严格按照有关规定执行，应建立一套完整的质控指标以保证每一份血气分析报告的准确性，精密度和所报告测定指标的准确无误。

为了保持血气分析仪的正常功能，样本进出通道，血气、pH 和血红蛋白等传感器必须按照生产厂家的要求给予适当的维护。这包括在每次血气分析以后均要用去蛋白溶液（如盐酸，胃蛋白酶和表面活性溶液）冲洗样本通道，有时还应该用抗菌剂（例如氢氧化钾液）来冲洗通道以减少细菌或真菌对分析仪的污染。经过一定的时间或当电极的灵敏度减低或发生系统性误差时应更换电极膜。电极的内部电解质溶液也应定期更换。所有为维护机器所采取的措施及其结果均应记录在该分析仪的维护记录本上。

传感器的校准应经常进行以避免传感器的准确性偏移过大和时间过长。校准过程是在传感器的电输出（电压或安培）和分析物（例如氧、二氧化碳、H^+ 或 O_2Hb 百分浓度）实际存在的量两者之间建立适当的关系。校准的方法是将传感器与已知含量的标准气体或溶液接触，这可用手工操作或由微处理机操纵的自动分析仪来进行。在短暂的平衡阶段以后，将传感器输出量或读数调到校准值。

（俞森洋）

30 • 何谓三重酸碱失衡？如何判断三重酸碱失衡？

三重酸碱失衡（triad acid-base disarrange，TABD）是一种新型混合性酸碱失衡。它是指一种呼吸性酸碱失衡+代谢性碱中毒（代碱）+高阴离子隙（AG）代谢性酸中毒（代酸）。其中因呼吸性酸碱失衡可分为呼吸性酸中毒（呼酸）和呼吸性碱中毒（呼碱），故可将 TABD 分为呼酸型 TABD 和呼碱型 TABD。则呼酸型 TABD = 呼酸+代碱+高 AG 代酸；呼碱型 TABD = 呼碱+代碱+高 AG 代酸。

要判断有无 TABD，首先要判断有无呼吸性酸碱失衡。呼酸时，$PaCO_2$ 升高，呼碱时，$PaCO_2$ 降低，若 $PaCO_2$ 正常范围，则无 TABD。

呼吸性酸碱失衡可引起 [HCO_3^-] 的代偿性改变，其变化规律如下。

呼酸时，[HCO_3^-] ↑，代偿公式为：$\triangle[HCO_3^-] = 0.35 \times \triangle PCO_2$（mmol/L）

呼碱时，[HCO_3^-] ↓，代偿公式为：$\triangle[HCO_3^-] = 0.50 \times \triangle PCO_2$（mmol/L）

其次，要判断有无高 AG 代酸，AG>16mmol/L 可判断为高 AG 代酸。高 AG 代酸时实际上是有机酸根增多，当体内有机酸根积累时，血液内缓冲对发挥代偿作用，中和 H^+，此时消耗 HCO_3^-，引起 HCO_3^- 降低。根据电中和原理，$\triangle HCO_3^- \downarrow = \triangle AG \uparrow$。

最后，要确定 TABD 中的代碱，这比较复杂，因为实测 [HCO_3^-] 既受呼吸性酸碱失衡时 [HCO_3^-] 代偿性改变的影响，又受高 AG 时 $\triangle[HCO_3^-]$ 降低的影响。只有排除这两种影响后才可确定 [HCO_3^-] 是否处于代碱水平。

综上所述，各型 TABD 的动脉血气和 AG 特点分别如下。

（1）呼酸型 TABD：①$PaCO_2$ 升高；②AG 升高；③$\triangle AG \neq \triangle [HCO_3^-]$；④实测 $[HCO_3^-]>$正常 $[HCO_3^-]$（24）$+0.35\times\triangle PaCO_2-\triangle AG$；⑤pH 可下降或正常，偶见升高。

（2）呼碱型 TABD：①$PaCO_2$ 下降；②AG 升高；③$\triangle AG \neq \triangle [HCO_3^-]$；④实测 $[HCO_3^-]>$正常 $[HCO_3^-]$（24）$+0.5\times\triangle PaCO_2-\triangle AG$；⑤pH 可升高或正常，偶见下降。

举例一，pH 7.33，$PaCO_2$ 70mmHg，HCO_3^-36mmol/L，Na^+140mmol/L，Cl^-80mmol/L

判断方法：①$PaCO_2$（70mmHg）>40mmHg，pH（7.33）<7.40，示呼酸；②AG=140-（80+36）=24>16，示高 AG 代酸；③$\triangle AG$=24-16=8，$\triangle[HCO_3^-]$=36-24=12，$\triangle AG \neq \triangle[HCO_3^-]$；④正常 $[HCO_3^-]$（24）$+0.35\times\triangle PaCO_2-\triangle AG$=24+0.35×（70-40）-8=26.5<实测 $[HCO_3^-]$（36），示代碱；⑤pH 7.33<7.40。

结论：本例存在呼酸型 TABD（呼酸+代碱+高 AG 代酸）。

举例二，pH 7.48，$PaCO_2$ 30mmHg，HCO_3^-23mmol/L，Na^+142mmol/L，Cl^-95mmol/L

判断方法：①$PaCO_2$（30mmHg）<40mmHg，pH>7.48，示呼碱；②AG=142-（95+23）=24>16，示高 AG 代酸；③$\triangle AG$=24-16=8，$\triangle[HCO_3^-]$=23-24=-1，$\triangle AG \neq \triangle[HCO_3^-]$；④正常 $[HCO_3^-]$（24）$+0.5\times\triangle PaCO_2-\triangle AG$=24+0.5（30-40）-8=11<实测 $[HCO_3^-]$（23），示代碱；⑤pH7.48>7.40。

结论：本例存在呼碱型 TABD（呼碱+代碱+高 AG 代酸）。

（俞森洋）

31 • 纤维支气管镜检查在呼吸病诊断中有哪些应用？

纤维支气管镜（简称纤支镜）系日本池田茂人于 1964 年创制。其优点为：管径细、可弯曲、照明采光好，一般可插入 3~4 级支气管，可视范围大、视野清晰，可在直视下活检、刷检或灌洗、操作简便、安全、患者痛苦少。经多年改进，并采用电子技术，制成电子支气管镜，进一步提高了其性能并拓宽了临床应用范围，如今不仅可利用纤支镜进行摄影、录像，也可进行各种治疗。纤支镜已成为诊治呼吸病的重要手段。

纤支镜检查在呼吸病诊断中主要有以下应用。

（1）肺癌：纤支镜检查是国内外对肺癌诊断的主要检查手段，诊断肺癌的阳性率较高，为 60%~90%。用钳夹、刷检、刮匙、针吸及术后痰液检查或支气管肺泡灌洗等综合措施，常可提高阳性率，是获得组织病理学诊断的唯一检查手段。但受各种因素（如肿瘤部位、大小等）影响，对镜下可见的中心型肺癌阳性率可达 94%，肿瘤向管腔内生长者阳性率也高。而对周围型肺癌、病灶过小（<1cm）、包膜过厚、活检钳难以穿透病灶的，阳性率较低，可采用针吸法提高阳性率。纤支镜检查能较快地确定病灶部位与细胞类型，是明确手术切除部位（包括切除范围）、制订放疗、化疗方案，以及判断预后和治疗效果等不可缺少的检查方法。对痰内找到癌细胞，而胸片正常的隐性肺癌，纤支镜检查的确诊率可达 90%。

（2）咯血：纤支镜检查常可确定出血的原因和部位。Smiddy 报道 77 例咯血患者，其中

66 例（86%）确定了出血部位，对活动出血的患者，93%确定了出血部位。对咯血的常见原因，如肺癌、肺结核、支气管扩张、支气管结石、肺切除术后反复小量咯血、外伤后咯血等，经支气管镜检查，均有较高的阳性发现率。在大咯血的情况下做纤支镜有较大危险，需做好抢救准备，尽量在手术室进行，做好床旁心电图、血压和血氧饱和度监测。大咯血时一般主张用硬质气管镜，或先行气管插管再插入纤支镜检查，以保持气道通畅，避免窒息。

（3）肺结核：Willcox 报道 275 例痰菌阴性而胸片可疑患者，60 例证明为肺结核，活检阳性率为 75%。对支气管内膜结核的阳性率更高。结核引起的支气管变化形态多样，包括黏膜充血、水肿，黏膜下小结节，干酪样斑块，溃疡，息肉，糜烂，瘢痕形成和管腔狭窄等。凭肉眼观察有时难以与肺癌区别，可通过病灶处活检、刷检、灌洗及术后收集痰涂片和培养来提高确诊率。通常涂片检查的阳性率为 20%~37%，培养的阳性率为 44%~55%。支气管肺泡灌洗液结核菌涂片阳性率为 17%~50%，培养的阳性率为 88%左右。

（4）弥漫性肺疾病：对肺间质纤维化、结节病、粟粒型肺结核、肺泡癌、肺泡蛋白沉着症、肺假性淋巴瘤、肺泡微结石症、白血病肺浸润等，纤支镜检查均是安全、有效的方法，确诊率一般为 73%~79%。但由于经纤支镜肺活检取材过小，有时对肺弥漫性病变难以作出特异性的诊断，对于这些患者必要时仍需剖胸肺活检。经纤支镜行支气管肺泡灌洗（BAL），将灌洗液（BALF）送实验室检测（包括一般性细胞学检查、T 淋巴细胞亚群、酶学、生物化学、免疫学或细胞和分子生物学检查、电镜检查等），为弥漫性肺疾病的病因、发病机制、诊断和治疗研究开辟了一条途径。

（5）下呼吸道-肺感染：应用纤支镜收集标本做病原学检查是确定难治性支气管肺感染病因学的重要手段，具体方法如下。①吸引气管、支气管内分泌物做细菌学检查；②带塞导管保护性毛刷（PSB）收集标本做细菌定量培养；③支气管灌洗（BL）或支气管肺泡灌洗（BAL），灌洗液做细菌定量培养；尤其是 PSB 和保护性 BAL 可避免上气道寄殖菌群的污染，对确定下呼吸道感染病原的特异性很高。对重症肺炎或抗生素治疗无明显疗效；免疫受损或器官移植后肺感染，如肺孢子菌、巨细胞病毒、分枝杆菌、肺炎军团病菌等，均有很大的诊断意义。对呼吸机相关肺炎的诊断，PSB 的敏感性和特异性可达 60%~100%。BAL 的敏感性和特异性可达 60%与 70%~80%。

（俞森洋）

32 • 肺胸疾病的介入治疗有哪几个方面的应用？

疾病的治疗总的可分为两大类：即内科治疗和外科治疗，两者的基本区别是看"动不动刀"。近 10 多年来，随着边缘和交叉学科的迅速发展，两者的界线已逐渐模糊。在外科学领域，腔镜（如电视胸腔镜，腹腔镜，纵隔镜，关节镜等）手术和微创外科在临床上普遍应用并取得了良好效果。在内科学领域，介入治疗学各项操作技术日臻完善，治疗病例成倍增加。肺胸疾病的介入治疗近 10 多年也发展迅速，治疗的项目不断增多，技术水平不断提高，并发症逐渐减少，疗效已有显著提高。已形成了"介入肺病学（interentional pulmonology）"专门学科，并建立了一支训练有素的专门从事肺病介入治疗的操作队伍。

　　肺胸疾病的介入治疗按照其所用医疗器械和操作技术的不同，可分为以下四个方面：①应用支气管镜（包括可曲式纤维支气管镜和硬质支气管镜）进行的各种治疗，又称治疗性支气管镜操作（therapeutic bronchoscopy）；②应用胸腔镜进行的各种治疗；③应用各种导管经血管途径和数字减影技术进行的各种治疗；④其他介入治疗。

（俞森洋）

((33 • 介入治疗时如何选择支气管镜？

　　常用的支气管镜介入治疗有激光辅助切除异常组织，如肿瘤、阻塞气道的狭窄区域，气道内恶性肿瘤的腔内近距离放疗，为改善和维持气道通畅的气管支气管内支架置入，狭窄气道的球囊或机械性扩张，气道冷冻治疗和电凝治疗等。不少介入治疗既可用硬管镜，也可用可曲式支气管镜来进行，但随着介入治疗越来越专业化和更普遍的开展，有时选择某种支气管镜可比另一种具有更充分的理由和优势。为实施各种特殊的介入治疗，人们常优先选择的支气管镜类型见表1-5。

表1-5　介入治疗时支气管镜的选择

介入治疗名称	优先选择的支气管镜	另外所需的设备
CO_2 激光治疗	硬管镜	CO_2 激光
YAG 或 KTP 激光治疗	硬管镜	YAG 或 KTP 激光
光敏治疗	可曲式支气管镜	氩和可调谐染料激光，光敏制剂
近距放疗	可曲式支气管镜	放射源（通常为[191]铱）
硅橡胶支架置入	硬管镜	特殊的硬管镜，引导器，不同规格的支架
金属支架置入	可曲式支气管镜	各种金属支架
机械或球囊扩张	硬管镜（机械性扩张）	逐渐增加尺寸的硬管镜
	硬管镜或可曲式支气管镜	不同规格和长度的球囊
		配套的高压充气注射器
支气管镜肺减容术治疗	可曲式支气管镜	单向活瓣封堵器
重度肺气肿	可曲式支气管镜	Alair 射频消融系统
支气管热成形术治疗哮喘		

　　注：在我国，能应用硬管镜的医生和单位较少，故不少介入治疗（如激光治疗、支架置入和狭窄气道扩张等）仍用可曲式支气管镜来进行

（俞森洋）

34 • 支气管镜在介入治疗方面有哪些应用？

近 20 多年来，尤其是近 10 多年，支气管镜的应用范围不断扩大，治疗病例成倍增加，操作技术也日臻完善。如今已将支气管镜操作分为两大类：为诊断目的的称为诊断性支气管镜（diagnostic bronchoscopy），为治疗目的的称为治疗性支气管镜。当然有时诊断和治疗密不可分，可同时兼有两方面目的。支气管镜的应用也已经不限于耳鼻喉科和呼吸内科，在胸外科、小儿科、手术室、急诊科、加强治疗或监护病房（ICU，CCU）、放疗科、激光科和烧伤科等，凡是有危重急症抢救，需要呼吸管理和气道紧急处理的场所，均已有应用支气管镜进行治疗的报告。

支气管镜治疗各种疾病的效果及并发症，与患者的选择，操作者的知识、方法选用、技术熟练程度、监护措施等密切相关。为了提高支气管镜治疗的疗效，妥善处理各种复杂情况和拓展新技术，在有条件的医院，应建立训练有素的专门支气管镜操作队伍，以从事一些技术难度较大，并发症较多又很有意义的支气管镜治疗（如激光疗法、冷冻疗法、腔内放疗、放置气管支气管内支架、支气管肺泡灌洗等）以不断提高操作水平。另一方面，还要进一步普及支气管镜治疗的有关知识和技能，如 Dellinger，Jolliet 等就主张，凡在 ICU 或 CCU 工作的医生均应掌握支气管镜管理气道的技术。

尽管至今对治疗性支气管镜的某些方面仍有争论，但它确实治疗了很多过去不能治疗的疾病并取得良好疗效。今后随着技术的提高和方法的完善，必将扩大应用范围，并进一步提高疗效。

治疗性支气管镜的临床应用概况见表 1-6。

表 1-6　支气管镜治疗应用概况

疾　　病	纤支镜的治疗方法
1. 气管支气管异物	用异物钳、活检钳经硬质或纤维支支气管镜取出；用激光将异物汽化
2. 支气管肺癌或肺转移癌腔内浸润生长	可用激光疗法、光敏疗法、冷冻疗法、透热疗法、腔内放疗、放置气道支架或切除
肺内恶性肿瘤	向肿瘤内注射化疗药物，无水乙醇
3. 气管支气管良性肿瘤	激光疗法、冷冻疗法、透热疗法、放置气道支架
4. 气管支气管良性狭窄	激光疗法、冷冻疗法、透热疗法、放置气道支架
5. 支气管内膜结核	激光疗法
6. 气管软化	放置气管内支架

疾 病	纤支镜的治疗方法
7. 紧急气管插管困难，插双腔管更换气管插管，拔管困难	利用纤支镜和气管插管术配合
8. 上气道的阻塞和窒息	用纤支镜清洗和吸出痰液，血凝块，瘤栓等
胃内容的误吸	纤支镜检查证实并行清洁处理
9. 咯血	经纤支镜注入凝血剂，插入 Fogarty 气囊导管进行压迫，插双腔管预防窒息
10. 肺不张	吸引堵塞气道的血块或黏稠分泌物，行支气管灌洗，选择性支气管内加压吹气
11. 支气管胸膜瘘	纤支镜找到瘘口以后，注入组织粘合剂，硬化剂，栓塞剂等进行修补
12. 呼吸道烧伤	鉴定早期炎症，进行预防性气管插管，清洁气道，必要时经气管镜给药
13. 胸腔积液，顽固性气胸	以纤支镜代替胸腔镜，给予硬化剂、抗肿瘤药、免疫制剂，生物调节剂等行胸膜粘连治疗
14. 支气管肺炎，支气管扩张合并感染，急性或慢性肺脓肿，肺囊肿囊性纤维化合并感染	支气管肺泡灌洗，注入抗菌药物，扩张狭窄变形的支气管开口
15. 呼吸衰竭	吸出气道痰液，行支气管肺泡灌洗注入抗生素，肾上腺皮质激素
16. 肺泡蛋白沉着症	支气管肺泡灌洗清除肺泡内磷脂类物质，改善换气功能
17. 严重支气管哮喘伴有黏液栓阻塞	支气管肺泡灌洗清除小气道黏液栓
18. 尘肺（矽肺、煤矽肺）	支气管肺泡灌洗清除肺内粉尘或含粉尘的巨噬细胞
19. 肺内吸入相对不溶性放射物质	以支气管肺泡灌洗的方法来清除肺内放射性颗粒
20. 支气管镜肺减容术治疗重度肺气肿	在支气管镜引导下将专用的单向活瓣封堵器置入肺气肿明显的靶区引流支气管内，导致相关肺组织萎陷
21. 支气管热成形术治疗哮喘	经支气管镜将射频能量传递到气道，通过射频消融减少气道平滑肌的过度增生，减轻气道的痉挛

（俞森洋）

35 • 肺介入治疗有哪些新进展？

近年来在介入肺病学领域有不少新进展，其中较有临床意义的新方法和新技术有以下几方面。

（1）支气管腔内超声（endobronchial ultrasound，EBUS）：EBUS 技术是将特制的微型超声探头经支气管镜送入气管-支气管，通过对病变部位的超声检查，获得管壁及管腔周围结构的超声图像，帮助医生了解纤维支气管镜不能看见的支气管壁、支气管周围及纵隔内病变的形态、性质和范围。新型的扇形超声扫描探头，不仅可在支气管内进行超声检查，还可在超声引导下进行经支气管针吸活检术（transbronchial needle aspiration，TBNA），拓展了 EBUS 的临床应用范围。

采用 EBUS 探测支气管肿瘤侵犯管壁的深度和范围，具有很高的准确性和特异性，可帮助支气管肿瘤治疗方案的选择。如有学者认为：对于 EBUS 确认病变仅侵犯支气管黏膜层的早期肺癌，可采用腔内介入治疗（如激光或光动力治疗）而获得根治。但如果肿瘤已侵犯支气管软骨层，则应采取外科手术治疗。

对支气管周围及纵隔内病变，纤维支气管镜通常看不见，TBNA 的阳性率低。EBUS 引导下进行 TBNA，能准确实施对病变的穿刺，与常规的经纤支镜不能直视病灶情况下的 TBNA 比较，显著提高了阳性诊断准确率。

对周围性肺病变的诊断，目前的常规诊断技术要确定性质比较困难，EBUS 的微型超声探头直径很小，可进入亚段以远的支气管，与支气管壁紧密接触，不需要水囊就可超声探到周围病灶（文献报道 85.1% 的周围病变可被 EBUS 探及），依据病变内部回声、血流和血管开放情况，判断病变的良恶性。与传统的经支气管肺活检（TBLB）比较，若在 EBUS 引导下进行经支气管肺活检，可显著提高肺周围轻微病变（尤其是肺外周型结节病灶）的诊断准确性，而且操作的安全性也提高。

（2）支气管镜肺减容术（bronchoscopic lung volume reduction，BLVR）治疗重度肺气肿：自 1995 年美国 Cooper 报道采用肺减容术（lung volume reduction surgery，LVRS）治疗了一组有适应证的严重肺气肿，从而改善了患者的肺功能和存活时间以来，世界各地相继开展此项手术，取得了一定的疗效。美国国家卫生研究院组织的"国家肺气肿治疗试验（National Emphysema Treatment Trial，NETT）"从 3777 例 COPD 患者中筛选了 1142 例患者，随机分为 LVRS（580 例）和常规药物治疗组（562 例），分别在接受治疗后的 6 个月、1 年、2 年、3 年对两组患者的疗效进行了全面评价。结果显示：LVRS 组患者，无论在生活质量、运动能力、肺功能改善及生存率等方面，均优于常规药物治疗组。尽管疗效肯定，但手术的复杂性和安全性，如适应证的严格选择，手术后持续漏气的发生率高，若并发呼吸衰竭，有一定的病死率等因素制约着 LVRS 手术的广泛开展。这也迫使人们寻求新的肺减容方法。

近年开展起来的"支气管镜肺减容术（BLVR）"，采用支气管镜引导下，将专用的支气管封堵器或具有单向活瓣功效的封堵器置入到肺气肿明显的靶区引流支气管腔内，引起靶区肺组织的萎陷从而获得 LVRS 的类似疗效。自 2006 年 Innes 等首次报道 BLVR 以来，国内外均已开展此项治疗。总的看来，此技术方法简单，严重并发症的发生率要远低于外科手术肺减容的发生率，近期疗效尚称满意。但远期效果尚待观察。该技术正在不断的研究和完善过程中。

（3）支气管热成形术（bronchial thermoplasty，BT）治疗支气管哮喘：支气管哮喘是一种慢性气道炎症性疾病，长期的慢性气道炎症可导致气道内结构的重塑，气道平滑肌的增生和肥厚，致使哮喘症状的持续和对药物治疗的反应减低。所谓"支气管热成形术（BT）"即是一种将射频能量传递给气道，通过射频消融减少传导性气道过度增生的气道平滑肌数量，以达到削弱支气管平滑肌在受到刺激后的痉挛程度，从而缓解支气管哮喘的症状。

目前临床上采用的射频消融系统是加拿大一家公司生产的 Alair 射频消融系统。操作通过支气管镜进行。已有随机对照的多中心研究显示，中重度哮喘患者经 BT 治疗，与对照组比较，治疗组患者在哮喘发作频次，晨起 PEF 值，哮喘症状评分及无症状天数等方面均有显著改善。但两组的 FEV_1 和气道反应性的改善无显著的统计学差异。6 周内咳嗽、喘息等不良反应较多。BT 治疗哮喘在推荐广泛临床应用之前尚需更多的研究。

（俞森洋）

36 • 纤维支气管镜检查和治疗有哪些并发症？如何防治？

纤维支气管镜检查（纤支镜）的开展在我国已 20 多年，临床实践表明其安全性是可靠的，并发症的发生率很低。Credle 收集美国 193 位专家所做纤维支气管镜检查共 24521 例次，其中 22 例有严重并发症，占 8/万，轻的并发症为 0.2%，病死率为 1/万。我国上海地区 1995 年统计 21 家医院纤支镜检查 80998 例次，病死 6 例（0.7/万）、心跳呼吸骤停 5 例（0.6/万）、气胸 22 例（2.7/万）、喉痉挛 44 例（5.4/万）、结核播散 15 例（1.9/万）、继发感染 48 例（5.9/万），严重并发症共计 218 例，总的发生率为 26.9/万。发生并发症的主要原因及防治方法如下。

（1）术前用药或麻醉药引起的并发症：Suratt 等报道 4 例因注射吗啡后出现通气不足或低血压后发生心搏骤停而死亡，2 例用地卡因局麻于镜检前死亡。对麻醉前是否需要镇静药、止咳药或镇痛药目前国内外仍意见不一。近 10 多年，国内不少医院已主张术前不给任何药。局麻药的选择：1% 地卡因有被利多卡因所替代的趋势。利多卡因雾化吸入的安全性高于气管内注入，虽也有中毒和过敏反应，但实属罕见。用药前需询问过敏史，麻醉时不要超过常规用量，对老年和患有心血管病者应在检查中给予心电图监护，并吸氧、保持气道通畅。

（2）纤支镜检查过程中发生的并发症：喉痉挛多为局麻不充分，镜管通过声门时发生。大多数患者在检查过程中 PaO_2 可降低约 10mmHg，故应加强氧疗，必要时可给予高频通气，并用脉氧计密切监测低氧血症的发生，如 SaO_2 下降至 90% 以下应停止操作和抽吸，待加强氧疗，SaO_2>95% 才能继续进行。

（3）出血：经纤支镜行支气管黏膜活检或行肺组织活检，出现轻度、短暂性少量咯血是正常现象，可自行停止，无需特殊处理。而大咯血出现则可能与凝血功能不佳、病变组织富含血管、活检钳不锐利，钳夹时不果断有关。为避免大咯血的发生，术前应检查出凝血时间；活检时窥清组织，如搏动甚强，则可单做刷检；注意既往有无大咯血、肝肾功能不全病史，局部充血明显可先用 1∶5000 肾上腺素收缩血管后活检；每次检查前均要备好抢救器械（如气管插管、氧气等）。严重出血不易通过纤支镜管迅速吸出，可危及生命，此时应换以气管插管或硬质支气管镜吸引，并及时采用各种止血措施，患者侧卧于患侧，以防血液流入健侧支气管而窒息。

（4）心跳骤停：心跳骤停的发生原因可能有：原患有心血管疾病、情绪不稳定、麻醉不充分、操作手法生硬。因此，术前应做好谈话，术前术后应有半小时以上休息时间，麻醉要充分、操作熟练，并通过术中监护，病史询问并有重点地进行观察，有意外则立即采用复苏措施，可避免致死结果的发生。

（5）气胸：气胸大多发生于经纤支镜肺组织活检时，一般无生命危险，但若基础肺功能很差也可危及生命。因此，在肺活检时位置不能过深，活检钳不宜扣得太紧，拉力不可过猛，应轻柔地钳取后再拔出。肺活检后应留观半小时，以便及早发现气胸，即时做出处理。

（6）继发感染或感染灶的扩散：部分病例在纤支镜检查后发热，血白细胞增高，少数患者出现肺浸润影。其原因可能有上呼吸道细菌带入或消毒不严格，也可能系体内感染灶的播散，尤其是感染性肺疾病进行支气管灌洗或支气管肺泡灌洗时更容易发生。因此，应严格消毒纤支镜及辅助设备；术中充分吸除分泌物；灌洗时每次注射液量不宜过多，以免灌洗液流入其他部位的支气管；术后数天给抗生素治疗等，常可减少继发感染。

（7）结核播散：术前应对疑似结核病者痰中找抗酸杆菌，对于痰菌阴性的结核球或空洞，经活检后可产生播散加重病情，但对于病灶引流及诊断却有好处，可给予合适的抗结核药后操作。

总之，纤支镜的检查和治疗与硬质支气管镜比较有很多优越性，并发症的发生率要低得多。但随着纤支镜越来越广泛的应用，并发症也在增多。其安全性应予以高度重视，预先防范。应严格掌握其检查和治疗的适应证和禁忌证，术前充分准备，术中熟练操作和严密监护，术后加强护理和必要的治疗。以便把并发症，尤其是严重并发症控制在最低的水平。

（俞森洋）

37. 支气管灌洗和支气管肺泡灌洗有何不同？各有哪些临床应用价值？

将支气管肺泡灌洗（bronchoalveolar lavage，BAL）和支气管灌洗（bronchial lavage，BL）加以区别是有必要的，因为两者在应用目的、适应证、操作方法诸方面均有不同。BAL 的实质为肺泡灌洗，灌洗液要求到达肺泡，因灌洗时必须通过支气管，故称 BAL，BAL 主要用于诊断治疗肺实质病变。而 BL 的灌洗部位是气管或支气管，因此它主要用于诊治气道疾病。例如，当黏稠分泌物或血块堵塞气道，引起肺不张的时候，可用 BL 来治疗，灌洗时可用纤支镜，找到病变的气道，进行选择性的 BL，每回灌入的液量不能多，以避免灌洗液内流将感染的病原菌自支气管带入肺泡而致逆行感染。

根据病变的性质和部位不同，BAL 的范围和目的也有差别，治疗性 BAL 又可分为肺段性、肺叶性或全肺性灌洗。肺炎、肺脓肿常采用肺段或肺叶灌洗，而肺泡蛋白沉着症、肺尘病常采用全肺灌洗。根据病因不同，可选用不同的灌洗液和灌洗量，采用不同的灌洗方法。

为了区别 BAL 和 BL 的有关概念，特列图 1-2。

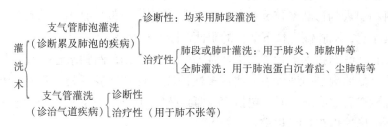

图 1-2　灌洗术的分类

（俞森洋）

38 ● 胸腔镜检查在临床诊断上有哪些应用？

胸腔镜检查是呼吸科医生了解和治疗胸膜疾病的重要工具之一。胸腔积液，气胸和胸膜增厚是临床常见病，虽然 X 线胸片可发现胸膜异常病变，但要确定其病因有时会遇到困难。据统计，在胸腔穿刺、胸水检查和闭合性胸膜活检以后，仍约有 25% 的胸膜异常难以确定诊断。为确定病因，临床医生必须选择其他更有效的检查方法，胸腔镜检查已成功地被应用于对原因不明的胸膜疾病和某些肺实质病变的评价。

胸腔镜检查对胸膜和肺疾病的病理学诊断是有帮助的。文献报道，在结核病和癌症，经胸腔镜活检和刷检所得胸膜标本的诊断阳性率为 93%~97%。在乳癌或卵巢癌，用胸腔镜获得的标本做激素受体测定可为治疗措施的确定提供重要信息。在支气管肺癌，胸腔镜检查可回答肿瘤是否已扩散到胸膜，或胸水是否继发于静脉或淋巴管阻塞或是肺旁（parapneumonic）积液，因此可避免探查性胸廓切开术和确定是否适宜肺切除手术。Weissberg 等用胸腔镜为 45 例肺癌和胸腔积液患者进行了检查，结果表明 37 例为肿瘤侵犯胸膜，3 例为纵隔疾病，其余 5 例没有明显的转移病变，因此也没有肺切除术的禁忌证。

（1）胸腔积液：Algorithms 对原因不明的胸水进行研究，按常规先做胸腔穿刺，抽取的胸水做生化、微生物学或细胞学检查。大量胸水的反复细胞学检查，理想情况下可使 60%~80% 的转移性恶性病得以诊断，但对间皮瘤患者的诊断率小于 20%，而且存在少数假阳性（0.5%~1.5%）。如果反复胸穿不能确定诊断，那么随后可进行经皮胸膜活检。恶性胸腔积液患者经胸膜活检的确诊率为 59%。

文献报道，经过应用各种无创伤性技术的详细检查以后，仍有 20% 的胸腔积液难以明确病因。这些病例必须继续进行检查，尽管有并发症，但胸腔镜检查往往是有决定性意义的。文献报道，胸腔积液中结核菌的检出率为 14%～59%，恶性胸腔积液中细胞学的阳性率为 42%～73%，至于其他试验，即很少提供特异性诊断，在渗出性胸腔积液的诊断和鉴别诊断中，胸膜组织的病理学检查发挥着重要作用。

在对 201 例恶性胸腔积液的前瞻性研究中，胸腔镜检查、细胞学和针穿活检的诊断敏感性分别为 95%、62% 和 44%。另一报道 4 年中对 250 例胸腔积液进行前瞻性研究，所有患者均进行了抽胸水、闭合性胸膜活检和胸腔镜检查，结果，结核患者针穿活检的诊断率为 52%，而肿瘤患者的诊断率仅为 35%，两组结果的差异也许是因为结核累及胸膜的范围更广泛，与其相比，胸腔镜直视下活检的阳性诊断率是 92%。

Bouth 等对 1000 例胸水患者进行了连续研究，其中 215 例胸水已持续 4 周以上没有确定原因，尽管反复抽胸水和进行了一次或多次的经皮针穿胸膜活检，仍有 150 例恶性胸水在进行胸腔镜检查后才明确诊断，包括 35 例间皮瘤。其他研究者的结果也与此类似，胸腔镜检查的诊断准确性均在 88% 以上。

（2）转移性胸膜恶性肿瘤：转移性胸膜恶性肿瘤经针穿活检的成功诊断率仅为 50%。闭合性胸膜活检对于局限性肿瘤或只有膈、脏层和纵隔胸膜转移的患者价值很小。闭合性胸膜活检的成功率取决于肿瘤扩展的范围，扩展的范围越大，成功率越高，因此文献报道肿瘤越处晚期，针穿活检的阳性率越高。胸水细胞学检查的结果也是这样，其阳性率一般为 50%～60%。

胸腔镜检查的主要好处是当胸膜针穿活检和胸水细胞学检查阴性时能较早确定诊断。胸腔镜检查所见能提示恶性病变的特征性改变有：直径 1～5mm 结节，较大的息肉样病变，局限性肿块，粗糙、苍白、增厚的胸膜表面，僵硬、血管化差的肥厚性胸膜炎。但肉眼所见必须经组织病理学证实，因为有些恶性病变酷似非特异性炎性反应，而有些炎性反应病变外观像肿瘤。如间皮瘤可呈通常的炎性反应改变，而不是具特征性的葡萄状结节形态。Boutin's 的研究报道中，活检阳性率逐年增加，从初始时的 72% 增至现在的 97%，发生假阴性结果是由于粘连使肿瘤组织不能侵及。

（3）恶性胸膜间皮瘤：虽然临床上常怀疑恶性胸膜间皮瘤，但往往难以确诊。闭合性针穿活检因获得的标本小，常不足以做出间皮瘤的明确诊断。胸腔镜检查可使 75% 的胸膜腔暴露，在直视下可获取较大的活检标本，但因广泛的粘连妨碍观察，或因病理学鉴定的固有困难而使胸腔镜检查对间皮瘤诊断的准确性降低。大多数文献报道的胸腔镜对间皮瘤诊断的阳性率为 60%～75%，而剖胸探查的诊断率为 88%。

胸腔镜检查可直接观察病变，便于选择活检部位，并可对间皮瘤进行与生存时间相关的分期。最近有文献回顾了 153 例弥漫性恶性间皮瘤胸腔镜检查的结果，88% 患者有慢性胸膜炎症状，脓胸占 2%，慢性自发性气胸占 1%，放射学发现胸膜结节而无胸水占 9%。3/4 患者的胸膜腔是游离的或仅显示松散的纤维性粘连，并不妨碍胸腔镜检查，1/4 患者操作因粘连受妨碍，分离粘连时需要电凝。在壁层胸膜或膈肌观察到的病变有：①49% 患者中可见 5mm～10cm 的结节或肿块；②13% 可见葡萄样特征性病变；③11% 可见隆起、苍白、血管化差的肥厚胸膜；④33.5%可见与结节或肿块有关的肥厚性胸膜炎；⑤6.5%见非特异性的炎性反应伴细小肉芽（直径1~2mm）、淋巴管炎和局限性胸膜肥厚。胸腔镜活检在153例中有150例（98.4%）阳性。与胸腔镜检查的高阳性率相反，胸水细胞学和针穿活检联用的敏感性仅38.2%。

胸腔镜检查所见可较准确地估计预后，对恶性间皮瘤进行分期。Boutin根据多位作者有关胸腔镜检查的报告，所主张的分期方法为：ⅠA期、壁层和膈胸膜受累，但脏层胸膜和纵隔胸膜正常；ⅠB期、壁层、横膈和脏层胸膜受累，但纵隔胸膜正常。ⅠA期患者的中位生存期为30个月，ⅠB期为11个月，Ⅱ期以病变侵犯纵隔为特征，平均生存期10个月，提示脏层胸膜受侵犯后纵隔胸膜的受侵犯也很快发生。

（4）结核性胸腔积液：在美国，结核性胸腔积液占渗出性胸腔积液的10%，在我国则占渗出性胸腔积液的大多数。常规诊断方法，包括针穿活检可使70%~90%的患者确诊，并不需要都做胸腔镜检查。胸腔镜检查的发现为壁层胸膜上广泛的灰白色肉芽肿，有明显粘连，病变常集中于肋脊角。胸腔镜检查不应代替胸腔积液生化、微生物、细胞学和经皮针穿活检作为初步诊断措施。闭合性针穿胸膜活检确诊率为28%~88%，平均69%。文献报道，胸腔镜检查活检可提供多块、有选择性的标本，确诊率可显著增高，达94%。此外，胸腔镜活检标本（包括取自纤维粘连组织）的结核菌培养阳性率可达78%，是胸腔积液和穿刺活检联合应用的培养阳性率（39%）的2倍。78例阳性培养者中检出5例（6.4%）对一种或多种抗结核药物原发性耐药，这对治疗和预后有一定影响。

典型的结核性胸膜病变胸腔镜下所见：整个壁层和膈胸膜，尤其是肋脊沟有白葡萄样肉芽肿增厚。胸腔镜检查时病变经常失去其特征性改变而酷似炎性变，血管增多，红色，有时为出血性纤维素反应和多处粘连。

（5）弥漫性肺疾病：弥漫性肺疾病由于近年来治疗上的进展，使得需要明确病理诊断的患者增加，这成为诊断性胸腔镜检查的很好指征。当其他轻度有创性技术，如纤支镜检查和经支气管肺活检，支气管肺泡灌洗或经皮细针抽吸活检不能明确诊断时，则提倡应用胸腔镜肺活检。胸腔镜检查能获得相当大的肺实质活检标本，有助于诊断弥漫性肺疾病、肺感染、石棉沉着病纤维的矿物学研究、或原因不明的周边病变。Boutin等报道75例弥漫性肺实质疾病和局限性肺病变，经胸腔镜肺活检，活检钳烧灼止血，所获得的肺标本均具组织结构，并发症有气胸8例、低热11例。总阳性率92%，范围从周围病变的70%至弥漫疾病的100%。Kapsenberg对115例弥漫性肺疾病行胸腔镜肺活检，弥漫性肺疾病的阳性率为92%~100%，而周边局限性病灶仅70%。Rodgers等为86例儿童进行胸腔镜肺活检，其中42例是免疫功能受损者，确定肺孢子菌感染23例，各种细菌性感染8例、病毒感染4例、间质纤维化7例。Bonniot等用冷冻电极封闭钳取活检部位，为18例患者成功获取肺标本而没有发生出血和肺漏气。大多数进行胸腔镜检查的患者均在几天内可以出院，并发症发生率很低，活检肺组织后局部以烧灼、冷冻等方法处理，故不会发生出血、漏气等情况。而剖胸肺活检的手术病死率至少为1.7%。胸腔镜活检所取活检组织标本比经纤支镜支气管肺活检的要大，一般可满足病理或细菌学检查的需要。

文献报道应用诊断性胸腔镜引导活检的适应证还包括怀疑"非外科的"纵隔肿瘤，例如淋巴瘤、隆突下以及主动脉-肺窗肿大淋巴结。

可以用各种内镜，如纤维支气管镜、腹腔镜、食管镜、纵隔镜等代替胸腔镜用于胸膜腔检查。国内使用各种内窥镜代替胸腔镜检查的结果见表 1-7。

表 1-7　使用各种内镜代替胸腔镜检查的结果

作者	报告年代	内窥镜种类	活检阳性率
徐树德	1987	腹腔镜	肿瘤 100%，结核 94.1%，平均 96.3%
薛立福	1990	纤支镜	胸膜转移瘤 96.3%
张敦华等	1992	纤支镜、胸腔镜	89.2%

（俞森洋）

39 • 内科胸腔镜在治疗上有哪些应用？

这里讲的胸腔镜是指由内科医生操作的设备较简单的普通胸腔镜，不包括由胸外科医生执行的电视辅助胸腔外科手术（VATS），其治疗上的应用有以下几方面。

（1）自发性气胸：自发性气胸的常规治疗有卧床休息观察、胸腔穿刺抽气、胸腔气体闭塞引流等。但常规治疗，胸腔内气体完全吸收的时间较长，治愈后的自发气胸复发率高达 28%。应用胸腔镜可在直视下清楚观察和检查气胸的原因，如肺大疱、胸膜下疱或支气管胸膜瘘等。发现漏气口可用生物粘合剂进行粘合，复发性气胸可经胸腔镜注入各种致胸膜粘连的药物，或将滑石粉均匀地吹散于病变处的胸膜表面，使胸膜粘连胸腔闭合。

日本武野良仁 1973 年始就经胸腔镜涂擦粘连剂于肺破口治疗自发性气胸，并不断改进方法，1988、1989 年确定电凝后涂擦纤维蛋白胶（SPECT）法及改良的 SPECT-II 法共治疗自发性气胸 1143 例，复发率 17%。我国吴振雄（1992 年）报告：用纤维支气管镜代替胸腔镜，在胸膜破口（漏气口）喷涂快速医用 ZT 胶（α-氰基丙烯酸高级烷基酯）治疗 6 例顽固漏气的自发性气胸，结果术后 7~48 小时，6 例均气胸消失患肺复张，平均治愈时间为 21.8 小时。

哪些自发性气胸患者需要进行胸腔镜治疗？西方国家有些医疗中心对所有自发气胸患者均进行胸腔镜检查以评定患者基础肺疾病情况和明确气胸原因，这种做法过于积极，因为大多数自发气胸患者用其他无创检查也可明确病因，并至少有 50% 的自发性气胸患者在第一次发作以后不经任何治疗而不再复发。Light 认为应用胸腔镜的指征是：①吸引治疗 7 天后肺没有复张；②7 天治疗后支气管胸膜瘘持续存在；③应用胸膜粘连法治疗后气胸又复发；④某些人的职业或特殊情况所要求，如飞机驾驶员、深水潜水员等。

胸腔镜治疗在临床应用上也有一定限度，对于严重心肺功能不全、广泛胸膜粘连和患有明显出凝血功能障碍者不宜施行。

（2）恶性胸水：顽固性恶性胸水，经胸腔穿刺给药或胸导管闭式引流给药，若疗效不佳，可考虑胸腔镜（或以纤维支气管镜代替胸腔镜）用药，经胸腔镜给药有以下明显的好处：可通过胸腔镜观察胸膜表面，并可在直视下活检，从而显著提高尚无病理学证据的渗出性胸水的诊断准确性。如见胸腔有纤维粘连可用器械分离，电凝止血，然后将滑石粉或其他黏合剂均匀地喷洒到每一部位的胸膜表面。有时也可发现被纤维化的脏层胸膜紧紧包裹的所谓"陷闭肺"（trapped lung），即可避免通常无效的硬化剂治疗尝试。国内凌春华等以纤维支气管镜代替胸腔镜治疗癌性胸水 4 例，取得满意疗效。

（3）脓胸：脓胸渗出期时，积液稀薄，粘连尚未形成，此期可安放胸腔内导管引流。然而过了此期，积液变黏稠，多处粘连形成小脓腔，胸腔镜检查可做纤维样粘连的清创术，以便排出局限性液体，化脓性脓胸因黏滞度高难以导管引流出来时，经胸腔镜可将其吸引或冲洗出来。将腔内的积脓排除后，还可分割粘连使小腔变成一大腔，放入引流管吸引和清创，以便让肺紧贴胸壁重新膨胀。脓胸的治疗应在粘连不紧，没有完全纤维化之前尽早开始。

Hutter 等建议在胸腔镜检查清创和直视下分割小腔后，插入双管进行灌洗，直到液体清亮，培养阴性。此法可缩短住院时间，避免胸廓切开术。如果胸膜粘连已机化，"脓池"形成，则需手术切开脓胸。因此进行胸腔镜介入治疗的时机很重要，可以根据临床病史和 CT 检查结果判断。

（俞森洋）

⑷⓪ • 胸腔镜检查的并发症和禁忌证有哪些？

（1）并发症：胸腔镜检查的病死率十分罕见，Viskum 等复习 8000 例胸腔镜检查者仅死亡 1 例。Boutin 复习 4300 例，病死率是 0.09%。另外 2 篇文献报道的胸腔镜检查的病死率（0.24%）与经支气管活检差不多（0.22%~0.66%）。Viskum 等发现，在所有研究中均未提到创口感染，脓胸发生率 1.84%（12/652），出血 2.34%（6/256），局麻下行胸腔镜检查时发生低氧血症<2%。Menzies 等报道重要并发症发生率 1.9%，小并发症发生率 5.6%。Boutin 等报道 817 例胸腔镜检查，持续漏气大于 7 天者为 2%，皮下气肿 2%，术后发热 16%。有 14 例在胸腔镜检查后 30 天内死亡，但没有 1 例死因与胸腔镜检查有关。虽然该项检查的危险性很小，但在操作时还是应注意监护患者的心律和氧合情况，在钳取活检标本以后必须彻底止血。

（2）禁忌证：最重要的禁忌证是由于胸膜粘连而引起的胸腔闭合。其他相对禁忌证有：没有控制的剧烈咳嗽、低氧血症（不是由于显著的胸水）、凝血功能障碍和严重的心脏疾患。考虑进行肺活检时，禁忌证还应包括肺动脉高压、蜂窝肺和血管性肿瘤。和进行任何其他有创性检查一样，我们都必须认真评价该项操作的好处和风险，权衡利弊。原患有严重基础肺疾病者，在局麻下进行胸腔镜检查可发生显著低氧血症，故应列为相对禁忌证，但若改用全麻，在手术室进行，即可能相对安全些。

（俞森洋）

41 • 电视辅助胸腔外科和胸腔镜检查有何区别？

呼吸内科医生可利用胸腔镜直接观察胸膜表面，较好地了解胸膜疾病的范围、病变程度，并将肉眼所见与活检标本的病理结果相结合来判断病变的性质。可视及范围包括整个胸腔和肺表面，偶然的还可看见引起自发气胸的胸膜下疱，而这在肺 CT 片上有时是看不见的。但呼吸内科医生的目的与胸外科医生的目的是非常不同的，胸外科医生的目的是以微小创伤方式进行胸外科手术。电视辅助胸腔外科手术（videoassisted thoracic surgery，VATS）是在手术室内，几乎总是全麻和单肺通气的情况下进行的，允许受检查侧的肺萎陷。通常采用多个进口和应用不同的一次性使用的装置。为切除大的肿瘤或大块组织，必要时需要另外的大切口。VATS 已被用于大块的肺活检、结节切除、肺叶切除和肺切除术。它也已被用于心包开窗、经胸迷走神经切断术以及周围性良性或恶性结节切除术、在恶性肺结节患者、若肺功能储备不佳，在不开胸情况下也可以做到宽边楔形切除。但 VATS 这种方式，包括局部复发率现仍在研究之中。此外，还可利用 VATS 进行支气管胸膜瘘的修补，对纵隔肿瘤或腺病进行评价。

与此相对照，胸腔镜检查是由呼吸内科医生来操作，在内镜室或手术室来进行的，这取决于所在医院或科室可利用的条件。局部麻醉，清醒状态下镇静，用简单的非一次性使用的装置开 1 或 2 个孔，目的主要是明确胸膜疾病的诊断。在治疗胸膜疾病方面，胸腔镜检查可以对新式的生物治疗方法进行评价，此外，也可利用胸腔镜进行胸膜粘连治疗。

总之，胸腔镜是由呼吸内科医生来操作，主要用于胸膜疾病的诊断和进行胸膜粘连治疗的。而 VATS 是胸外科医生为减小手术创伤，凭借与电视摄像机连接的望远镜来进行胸外科手术的，有必要将两者加以区别。

（俞森洋）

42 • 电视辅助胸腔镜外科有哪些临床应用？

电视辅助胸腔镜外科手术是 20 世纪 90 年代胸心外科学上的一大进步。其特点是：充分利用现代影像技术，改进了的手术机械、电子和超声技术以及先进的内镜系统，部分改变了传统胸心外科以手工操作为主，以手术刀为工具的手术方法，给胸外科医生带来了挑战。与传统开胸手术比较，VATS 仅需数个小切口，插入与电视影像相结合的胸腔镜即可实施不同的胸腔手术。为一些高龄老年，心肺功能不佳或不适宜大切口开胸患者提供了另一种手术选择。与常规开胸手术比较，VATS 的切口小，手术创伤小，手术时间短，失血少，对患者的呼吸功能影响减小，术后疼痛减轻，并发症减少，恢复快。经过近 10 多年的临床实践和经验积累，VATS 技术已逐步成熟，临床应用逐渐增多。

VATS 的临床应用范围包括两方面，疾病诊断上的应用和治疗上的应用。应用 VATS 来明确诊断的胸部疾病有：胸膜疾病（如胸腔积液、胸膜炎、胸膜肿瘤等）、肺实质病变（如单一或多发肺结节、肺肿瘤等）、肺间质病变（如弥漫性肺间质纤维化等）、纵隔病变

（纵隔肿瘤或肿大淋巴结等）、横膈病变以及胸部外伤、胸腔内探查及组织取材进行病理检查等。采用 VATS 来治疗的胸部疾病有：胸膜疾病（脓胸引流、血胸探查及清除、胸腔积液时的胸膜粘连术、胸膜剥脱术等）、肺疾病（复发性气胸、肺大疱、肺脓肿切开引流、肺楔形切除、肺叶切除、早期肺癌的切除、肺减容手术、肺包虫病的治疗等）、纵隔疾病（小于 5cm 的肿瘤切除、胸腺瘤切除、纵隔囊肿切除、胸导管的结扎等）、胸部外伤（胸腔探查、控制出血、清除血块、肺叶损伤的修补、取异物等）。心包膜及心脏微创手术（心包积液引流、心包切除、动脉导管未闭结扎、内乳动脉分离、房或室间隔缺损的修补、二尖瓣置换、冠脉搭桥等）食管手术（食管息肉、食管良性或恶性肿瘤切除、食管肌肉切开等）以及自主神经系统的手术（胸交感神经链截断术、迷走神经截断术）等。

　　VATS 的并发症发生率不高，通常与适应证的选择、麻醉和手术操作方式、手术者的经验有关。常见并发症有出血、皮下气肿、胸腔或伤口感染、持续漏气、肿瘤沿导管途径种植，最严重的并发症是术后死亡，美国 VATS 协作组报道的 1820 例患者的病死率为 2.5%。

（俞森洋）

43 • 支气管动脉栓塞疗法有哪些临床应用？

　　（1）支气管动脉栓塞疗法治疗大咯血：数字减影血管造影技术的进步，使选择性支气管动脉造影术有了很大的发展，这为支气管动脉栓塞疗法（bronchial artery embolization，BAE）治疗大咯血奠定了良好基础。自 20 世纪 70 年代 Remy 首先开创此治疗方法以来，支气管动脉栓塞治疗目前在我国已较普遍地开展，并取得良好的治疗效果。其方法为：根据临床资料（如症状，体征，胸片，肺 CT 片及支气管镜检查等）估计咯血病变的部位和范围。在内科常规治疗效果不佳，咯血不止时，可应用 BAE。经股动脉穿刺插管，进入支气管动脉后注射造影剂，找到出血动脉或畸变血管后经导管注入栓塞材料（如明胶海绵，聚乙烯醇或钢丝圈），绝大多数患者经 BAE 可即时止血。远期效果与咯血的原发病有关，为达根治目的，在 BAE 治疗后，仍应积极治疗基础疾病，必要时手术治疗。

　　（2）支气管动脉灌注（BAI）疗法治疗肺癌：原发性肺癌的血供主要来源于支气管动脉，在选择性支气管动脉造影的基础上经导管注入化疗药物。可增加肺癌局部的化疗药物浓度，减轻全身的不良反应。文献报道 BAI 的主要适应证有：①晚期不能手术的肺癌，无远处转移；②计划手术切除，行术前局部化疗；③肺癌术后复发；④配合放疗。

　　BAI 的疗效各家报告不一，差异很大。可能与肺癌的类型，所用化疗药物的种类和剂量，肿瘤血供特点，灌注技术等有关。不良反应和并发症少见，与导管操作，化疗药物的不良反应有关。偶有 BAI 后发生肺纤维化的报道，罕见但严重的并发症为脊髓损伤，系支气管动脉与脊髓动脉有吻合，化疗药物经吻合流入脊髓动脉所致。BAI 治疗肺癌的远期疗效有待进一步观察。

（俞森洋）

44 • 如何正确留取合格的痰标本？

留取患者咳出的痰做涂片镜检和培养是诊断呼吸系统感染病原最常用的方法。然而在解释其结果时，对它的价值始终争论颇大，因为咳出的痰常被口咽部寄殖的细菌污染。在冬春季，在人群密集区、医院，尤其是危重病监护病房，患者口咽部的致病菌寄殖率可高达 50%~70%。细菌在痰标本里分布不均匀，选择其中一部分做培养，不一定含有病原菌。某些病菌生活条件要求高，难以培养，或需要特殊的培养条件，如肺炎军团病菌、厌氧菌或支原体等。某些生活条件要求低的细菌如铜绿假单胞菌的体外生长，又可掩盖真正致病菌的生长。因此，正确留取真正来自下呼吸道的痰标本并及时送检是非常重要的。

正确的留痰方法是：嘱患者在准备咳痰留标本之前拿掉义齿，以无菌 0.9%氯化钠注射液嗽口 2~3 次，吐出口咽部的唾液和分泌物，做深咳嗽，或给予拍背，采取不同体位让深部的痰排出。应让能合作的患者努力多咳几次痰以取得满意的标本。无痰者可用 0.9%氯化钠注射液或 3%~10%的高渗盐水雾化吸入后再嘱其深咳排痰。将咳出的痰收集于无菌器皿中，用无菌 0.9%氯化钠注射液冲洗痰液表面 3 次，如痰液黏稠或稠脓状，则移至研钵内加等量 pH 7.2 N-乙酰半胱氨酸（痰易净）研磨。气管切口处取得的深部黏稠痰液也宜经上述方法处理。痰液采集后应尽快，最好在数分钟内送实验室。有人报告：痰液如不及时送检，在室温下放置 2~5 小时，将会减少肺炎球菌、葡萄球菌和革兰阴性杆菌的分离率并增加上呼吸道固有菌的数量。若为了细菌性肺炎的诊断，那么获得一份理想的痰标本一般就够了，如能在应用抗生素之前留取标本，可提高细菌培养的阳性率。但若为了分枝杆菌（包括结核菌）和深部真菌感染的诊断，一般推荐连续 3~5 日留取早晨的痰标本。为做分枝杆菌培养，以往通常的作法是留取 12~24 小时的痰，但此法现已废弃，因为正常口咽部细菌的过度生长可降低分枝杆菌培养的阳性率。

如简单地要求患者留痰，大多数患者均会将唾液或上呼吸道分泌物吐入痰盒内就以为可以了，文献表明，唾液中的细菌学培养是很容易阳性的，但培养结果对确定下呼吸道感染的病原没有临床价值。

如今许多实验室用以下方法来判断痰标本的质量并决定是否可用其作细菌培养。将痰液放在显微镜下观察，标本中鳞状上皮细胞的存在意味着唾液的污染，因鳞状上皮细胞生长在口咽部。污染较小的标本每个低倍视野应少于 10 个鳞状上皮细胞和 25 个以上的中性粒细胞或脓细胞。镜下无肺泡巨噬细胞或支气管上皮细胞表明标本中缺乏下呼吸道分泌物。Bartlett 推荐的对下呼吸道分泌物（痰）的评分标准（表 1-8）值得采用。根据此标准，只有评上 1~3 分的痰标本才合格和进行痰培养，不合格的痰标本应通知病房和患者重新再送痰。为了保证留取痰标本的质量，护士或呼吸治疗师应对每例患者进行详细指导，讲解留痰的正确方法并监督执行。

表 1-8　下呼吸道分泌物（痰）的评分标准

显微镜下每个低倍视野的细胞数或特征	评分
10~25 个白细胞	+1
>25 个白细胞	+2
黏液	+1
10~25 个鳞状上皮细胞	−1
>25 个鳞状上皮细胞	−2

（俞森洋）

45 • 痰涂片和细菌培养有什么意义？

不管留取痰标本的质量如何，如果在痰涂片中发现分枝杆菌（如结核分枝杆菌）、真菌（如芽生菌荚膜）、肺吸虫卵、阿米巴滋养体、肺孢子菌等，则具有临床意义，因为这些病原通常不在上呼吸道寄殖，当然，来自下呼吸道的标本检出它们的阳性率要高得多。

对合格的痰标本可进行涂片和革兰染色检查，合格标本中如检查发现被中性粒细胞或吞噬细胞吞食的细菌，此菌即可能是致病菌，如在每个高倍视野下见到 10 个以上的革兰阳性卵圆形双球菌，提示病原菌为肺炎球菌，如革兰阳性球菌成堆，可疑为葡萄球菌，但需培养证实。肺炎球菌在镜下有时易与其他革兰阳性球菌混淆，荚膜肿胀反应（quellung re-action）阳性可证明存在肺炎球菌感染。如在油镜下发现较多革兰阳性和革兰阴性球菌或杆菌，则有混合感染的可能。

如痰涂片中找到真菌的孢子或菌丝，对肺真菌感染有提示作用。如果痰标本取得后立即送检，有经验的细菌学技师凭氢氧化钾湿片法在几分钟内就可对芽生菌病、隐球菌病和球孢子菌病做出明确诊断。丝状的真菌也可用此法查出。

痰涂片革兰染色检查方法简单而经济，结果快速，可据此初步推测细菌性肺炎的病原，并最初指导抗生素的选用，但需要进一步做细菌培养来证实。

痰细菌培养可分为常规培养和定量培养。定量培养的方法是：搜集一段时间较大量的痰，经清洗和加等量 pH 7.2 痰易净研磨后，取已均化的痰标本 0.05ml，加无菌 0.9%氯化钠注射液 0.45ml，做适当稀释后进行培养和菌落计数，并算出各菌种所占的百分比，菌群菌落数$>10^7$/ml 时可认为系致病菌群，$<10^7$/ml 但$>10^4$/ml 时可能为致病菌群，并结合涂片、是否纯培养等做出判断，$<10^4$/ml 时提示为口腔污染菌群，据统计痰液菌落计数的结果与经气管穿刺的痰液培养结果基本一致，故具有重要的参考和诊断价值。

如确定为患者的致病菌群，可进一步做临床常用抗生素的药物敏感试验，有条件的实验室，还可测定该菌对某些抗生素的最小抑菌浓度（MIC）和最小杀菌浓度（MBC）以较好地指导临床选用抗生素。

（俞森洋）

参 考 文 献

［1］董宝玮. 临床介入性超声学. 北京：中国科学技术出版社，1990.

［2］钱桂生. 现代临床血气分析. 北京：人民军医出版社，2002.

［3］会议纪要. 第一届全国纤维支气管镜学术会议纪要. 中华结核和呼吸杂志，1994，17（6）：326-328.

［4］金发光. 介入性肺脏病学技术的发展现状与进展. 解放军医学杂志，2008，33：785-789.

［5］俞森洋. 气管支气管病变的内窥镜治疗. 国外医学呼吸系统分册，1992，12（2）：79-81.

［6］Bolliger CT, Mathur PN, Beamis JF, et al. ERS/ATS statement on interventional pulmonology. ERS/ATS. Eur Respir J, 2002, 19（2）：356.

［7］李强. 介入肺脏病学. //蔡柏蔷，肖毅. 当代呼吸病学进展. 北京：中国协和医科大学出版社，2008.

［8］童朝辉，王臻. 内科胸腔镜的临床应用. 中国实用内科杂志，2008，28：104-106.

［9］Gardiner N, Jogai S, Wallis A. The revised lung adenocarcinoma classification-an imaging guide. J Thorac Dis, 2014, 6（Suppl 5）：S537-S546.

［10］Ogata H. The chest CT findings and pathologic findings of pulmonary tuberculosis. Kekkaku, 2009, 84：559-568.

［11］DePew ZS, Wigle D, Mullon JJ, et al. Feasibility and safety of outpatient medical thoracoscopy at a large tertiary medical center：a collaborative medical-surgical initiative. Chest, 2014, 146：398-405.

［12］Fan L, Liu SY, Li QC, et al. Multidetector CT features of pulmonary focal ground-glass opacity：differences between benign and malignant. Br J Radiol, 2012, 85：897-904.

［13］Ueda K, Hayashi M, Tanaka N, et al. Surgery for undiagnosed ground glass pulmonary nodules：decision making using serial computed tomography. World J Surg, 2015, 39：1452-1459.

［14］曹晓明，邓朝胜，林其昌，等. 肺部磨玻璃样病变的诊治进展. 中华结核和呼吸杂志，2015，38：298-301.

［15］Niehaus R, Raicu DS, Furst J, et al. Toward Understanding the size dependence of shape features for predicting spiculation in lung nodules for computer-aided diagnosis. J Digit Imaging, 2015, 28：1-14.

［16］Siemienowicz ML, Kruger SJ, Goh NSL, et al. Agreement and mortality prediction in high-resolution CT of diffuse fibrotic lung disease. J Med Imag Radiat On, 2015, 9：555-563.

［17］Miyashita N, Akaike H, Teranishi H, et al. Chest computed tomography for the diagnosis of Mycoplasma pneumoniae infection. Respirology, 2014, 19：144-145.

［18］Nishino M, Itoh H, Hatabu H. A practical approach to high-resolution CT of diffuse disease? Eur J Radiol, 2013, 83：6-19.

［19］Sperandeo M, Rotondo A, Guglielmi G, et al. Transthoracic ultrasound in the assessment of pleural and pulmonary diseases：use and limitations. Radiol Med, 2014, 119：729-740.

［20］Sartori S, Tombesi P. Emerging roles for transthoracic ultrasonography in pulmonary diseases. World J Radiol, 2010, 2：203-214.

［21］Buderus S, Sonderkötter H, Fleischhack G, et al. Diagnostic and Therapeutic Endoscopy in Children and Adolescents with Cancer. Pediatr Hematol Oncol, 2012, 29：450-460.

［22］Mahmood K, Wahidi MM, Thomas S, et al. Therapeutic bronchoscopy improves spirometry, quality of life, and survival in central airway obstruction. Respiration, 2015, 89：404-413.

［23］Handa H, Huang J, Murgu SD, et al. Assessment of central airway obstruction using impulse oscillometry before and after interventional bronchoscopy. Resp Care, 2013, 59：231-240.

[24] Beheshtirouy S, Kakaei F, Mirzaaghazadeh M. Video assisted rigid thoracoscopy in the diagnosis of unexplained exudative pleural effusion. J Cardiovasc Thorac Res, 2013, 5：87-90.

[25] Noppen M. The utility of thoracoscopy in the diagnosis and management of pleural disease. Semin Respir Crit Care Med, 2010, 31：751-759.

[26] Rozman A, Camlek L, Kern I, et al. Semirigid thoracoscopy：an effective method for diagnosing pleural malignancies. Radiol Oncol, 2014, 48：67-71.

[27] Kern RM, Depew ZS, Maldonado F. Outpatient thoracoscopy：safety and practical consider-ations. Curr Opin Pulm Med, 2015, 21：357-362.

二、呼吸支持技术

46 • 机械通气的目的、生理和临床目标有哪些？

机械通气是一种呼吸支持技术，它不能消除呼吸衰竭病因，只能为采取针对呼吸衰竭病因的各种治疗争取时间和创造条件。在危重病的抢救过程中，明确机械通气的目的是必要的。不仅在建立机械通气时，而且在应用机械通气的整个阶段均应时时牢记以下目的。无论什么时候，当建立机械通气的病理生理基础不再存在时，机械通气应尽早撤除。

机械通气的主要目的见表 2-1，机械通气的生理和临床目标见表 2-2。

表 2-1 机械通气的目的

改善肺的气体交换	其 他
纠正严重的呼吸性酸中毒	保障应用镇静剂和肌松剂的安全
纠正严重低氧血症，缓解组织缺氧	降低颅内压（过度通气疗法）
缓解呼吸窘迫	维持胸壁的稳定性
降低呼吸氧耗	有利于肺和气道的愈合
逆转呼吸肌的疲劳	避免并发症
改善压力-容量关系	
预防和治疗肺不张	
改善顺应性	
预防进一步的损伤	

表 2-2 机械通气的生理和临床目标

生理学目标	理由或评论
支持或增加肺的气体交换	
肺泡通气	使肺泡通气正常，或其他特殊情况，如颅内压增高时，有意过度通气
动脉氧合	维持可接受的 SaO_2（>90%）和 PaO_2（>60mmHg）

续　表

生理学目标	理由或评论
增加肺容量	
吸气末肺容量	达到足够的肺扩张以防止或治疗肺不张和它的不良影响
呼气末肺容量	当肺的功能残气量（FRC）减低而带来危害时，增加 FRC
减少呼吸功	
减轻呼吸肌负荷	由于气道阻力增加或顺应性减低，患者的呼吸功增加时，可减轻呼吸肌负荷

临床目标	理由或评论
纠正严重低氧血症	缓解可能危及生命的严重组织缺氧
纠正急性呼吸性酸中毒	纠正马上危及生命的酸血症，而不是必须达到正常的 $PaCO_2$
缓解呼吸窘迫	使患者严重的呼吸窘迫和痛苦得到缓解，同时治疗原发病，改善症状
预防或治疗肺不张	避免或纠正肺不完全充气引起的不良反应
逆转呼吸肌疲劳	在呼吸负荷急性增加和不能忍受情况下减轻呼吸肌的负荷
为了应用镇静剂或（和）肌松剂	因为某些操作或疾病状态，需要镇静或肌肉松弛时，防治自主呼吸能力的抑制或丧失
减少全身或心肌的氧耗	当呼吸功增加或其他肌肉的剧烈活动导致机体的氧输送受损或过高的心脏功能负荷时，可降低全身或心肌的氧需
降低颅内压	在急性颅内压增高的情况下通过控制性过度通气减少颅内血容量
稳定胸壁	代偿由于胸廓完整性的丧失而引起的肺膨胀不全和胸腔塌陷

（1）改善肺的气体交换

1）纠正急性呼吸性酸中毒：通过通气量的调整，可迅速逆转严重呼吸性酸中毒，但并不要求必须达到 $PaCO_2$ 正常，而 pH 则必须维持 7.30 以上，力求维持正常水平。在某些特殊情况下，如急性呼吸窘迫综合征（ARDS）患者，为避免呼吸机相关肺损伤（ventilator-associated lung injury，VALI）而实施允许高碳酸血症策略时，pH 的目标值 7.15~7.20 现也认为是可以接受的。

2）纠正严重低氧血症，缓解组织缺氧：通过增加肺泡通气量和呼气末肺容积（加用适当的 PEEP），增加吸氧浓度，降低氧耗或其他措施，缓解严重组织缺氧，增加 PaO_2（一般高于 60mmHg）和 SaO_2（一般大于 90%）。

遇某些特殊情况，若为改善 PaO_2 或纠正 pH 达正常范围将导致呼吸机相关肺损伤（VALI）或给患者带来其他较严重危害时（如氧中毒等），适当降低 PaO_2 和 SaO_2 的目标值（例如 PaO_2 达 55mmHg，SaO_2 达 87%）是恰当的。

（2）缓解呼吸窘迫：高气道阻力、严重呼吸困难或浅快呼吸可给患者带来难以忍受的痛苦，给予机械通气并采用其他适当措施可改善呼吸窘迫症状，直至基础疾病的改善和恢复。

1）降低呼吸氧耗：呼吸功耗过高或其他肌肉活动致使机体组织缺氧，或增加已受损心脏的过度负荷时（如心源性休克、严重 ARDS 等），机械通气可降低心肌或机体组织的氧耗，改善机体组织氧的输送。

2）逆转呼吸肌的疲劳：临床上有很多原因可引起呼吸肌负荷增加，致使呼吸肌疲劳和衰竭。呼吸机可提供机械辅助功，有利于呼吸肌休息和疲劳的恢复。

（3）改善压力-容量关系

1）预防或治疗肺不张：胸腹手术或创伤后，或神经肌肉疾病患者易发生肺膨胀不全和肺不张，正压通气可有效防治其发生并纠正肺不张引起的对机体不良影响。

2）改善顺应性：某些严重心肺疾病，如心源性或非心源性肺水肿，急性肺损伤（如急性呼吸窘迫综合征）、严重肺感染等均可使肺顺应性降低，从而增加呼吸功耗和导致严重低氧血症。正压通气，尤其是加用适当水平的呼气末正压（PEEP），可阻止或减轻肺泡内高蛋白水肿液的渗出，吸气时打开萎陷的肺泡并维持呼气时肺泡的开放，显著改善肺顺应性，从而改善氧合。

3）预防进一步的损伤：机械通气能改善肺胸的压力-容量关系，改善氧合，因此理论上可预防和避免肺的进一步损伤。但实际上，机械通气能否预防肺进一步损伤与呼吸机的设置参数和通气策略相关。如果潮气量过大或呼吸机输送的压力过高，加用的 PEEP 水平过低或过高均可诱发或加重肺损伤，对有适应证患者（如 ARDS，严重型哮喘等）应用肺保护策略可减轻和避免呼吸机相关肺损伤（VALI）。

（4）有利于肺和气道的愈合：对已有损伤的肺，机械通气时如何在提供适当气体交换的同时，能有利于肺和气道的愈合，是近年来机械通气追求的重要目标之一。"肺休息策略"，如体外 CO_2 去除（$ECCO_2R$）加低频通气，或腔静脉氧合（IVOX）则是希望以体外气体交换技术来代替或大部分代替肺的工作，让肺能有适当的"休息"愈合时间，但至今临床应用的效果并不理想。部分液体通气技术据有些研究提示，所用的液体全氟溴辛烷对肺内的炎性细胞有抑制其释放炎性介质，协助其排出气道并清除的作用，但确切作用尚待进一步研究。

（5）其他

1）保障应用镇静剂和肌松剂的安全：在重症监护病房（ICU）进行某些技术操作、手术麻醉或某些疾病状态，需要应用镇静剂、镇痛剂或神经肌肉阻断剂，但可能给患者带来危险，机械通气可为这些患者应用此类药物提供安全保障而不必担心自主呼吸受抑制的危险。

2）降低颅内压（ICP）：急性闭合性颅脑损伤、脑血管意外等导致颅内压增高时，通过控制性过度通气可有效降低升高的颅内压。

3）维持胸壁的稳定性：在胸廓的完整性丧失，如胸壁切除术、大面积连枷胸等情况时，应用机械通气可起"内支撑"的作用，维持肺的"风箱"样功能以提供适当的通气和肺的膨胀。

（6）避免并发症：机械通气确实可以为严重呼吸衰竭患者提供有效呼吸支持，待呼吸衰竭的病因去除以后顺利撤机，从而挽救患者的生命。但机械通气也可发生许多并发症，如气压伤、低血压、呼吸机相关肺炎、呼吸机相关肺损伤等，严重的并发症甚至危及患者生命。近年来，机械通气的专家们已十分重视并发症的防治，并将其视为机械通气的最重要目的之一。为有效防治机械通气的各种并发症，提出了各种新通气策略和合理方法，重新修改通气治疗的目标值和治疗终点（therapeutic endpoint）。

（俞森洋）

47 • 机械通气的适应证有哪些?

有创正压通气（invasive positive-pressure ventilation，IPPV）广泛用于临床已 40 多年，但最基本的问题：具体到某个患者，什么时候应该进行气管插管和建立 IPPV？这一基本问题还没有完全解决。

以往许多文献将机械通气的适应证总结为表 2-3 内所述内容，实际上，表 2-3 中总结的是呼吸衰竭的病因，并不是选择建立机械通气的时机。欲正确掌握机械通气的适应证，尤其是准确把握患者气管插管机械通气的时机，需根据患者病情、疾病发展趋势、参考生理学指标以及医院条件、医务人员经验等综合考虑。不仅要求医生对导致呼吸衰竭的各种基础疾病的病因、发病机制、病情轻重的判断及发展转归的一般规律有深刻了解，而且更要求医生要深入临床，详细观察患者的病情变化，评估患者对各种常规治疗的反应，并对患者是否必须气管插管和机械通气才能度过危险期，即机械通气的必要性和紧迫性做出正确判断。这有赖于医生对各种呼吸疾病病理生理的了解，而且在很大程度上也依赖于医生的经验。而医生的经验只能依靠大量的临床实践和不断总结才能积累起来。

表 2-3　以往的常规正压通气的适应证

中枢神经系统疾病	外伤、出血、感染、水肿、镇痛或安定药物中毒、特发性中枢性肺泡通气不足
神经肌肉疾病	多发性肌炎、吉兰-巴雷综合征、重症肌无力、肌肉弛缓症、有机磷中毒
骨骼肌肉疾病	胸部外伤（连枷胸）、脊柱侧弯后凸、肌营养不良、皮肌炎、严重营养不良
肺部疾病	包括各种肺实质或气道的病变，如婴儿或成人急性呼吸窘迫综合征，限制性肺疾病，阻塞性肺疾病，肺栓塞，肺炎，弥漫性肺间质纤维化，慢性支气管炎，肺气肿，肺心病的急性恶化，重症哮喘
围手术期	各外科手术的常规麻醉和术后管理的需要；心、胸、腹部和神经外科手术；手术时间延长或需特殊体位；体弱或患有心、肺疾病者需行手术治疗

原则上说，凡呼吸系统不能维持正常通气，发生的呼吸衰竭经常规治疗效果不佳而且在继续发展者，就应予以机械通气。但在临床实际应用中，即应根据患者通气治疗的目的，呼吸衰竭发展趋势，机械通气的益处和害处的利弊权衡，以及患者的病情是否可逆，有无

撤机可能，本医院（或ICU）的设备和技术等因素综合考虑。

成年患者应用机械通气的生理学标准见表2-4；以往认为只要具备表2-4中的数项指标即应考虑给予机械通气治疗。但多年的机械通气临床实际应用经验表明：这些指标不实用，有些指标是需要在肺功能室、患者自主呼吸情况下测定的，危重病患者难以配合和准确测量，事实上，有些指标的测定比较复杂，应用于危重患者，测量值也欠准确。如肺活量（VC）、最大吸气压（MIP）等测定时需要患者配合，对于严重呼吸衰竭患者来说可能是困难的；而生理无效腔气量、心排出量的测定则比较复杂；有些指标是撤机指标，不一定适用于建立机械通气的情况；定这些指标时，CPAP和无创通气还没有广泛应用；此外，这些指标是"专家"的意见，没有循证医学的证明。所推荐的生理学标准仅供临床参考，并不要求患者具备所有的生理学指标才给予机械通气。在通常情况下，一般ICU也没有在建立机械通气前去测定这些生理学指标。

不同基础疾病情况下应用气管插管和机械通气的适应证有很大的不同，各种不同病因所致急性呼吸衰竭成人患者有创机械通气的适应证见表2-5。牛津循证医学中心将适用于机械通气适应证的循证医学证据分为3类：Ⅰ类：来自随机对照研究的证据；Ⅱ类：有说服力的非经验性的证据；Ⅲ类：没有可靠证据。

表2-4　成人应用机械通气的呼吸生理学指标（括号内为正常值范围）

通气力学		
潮气量（ml/kg）	<3	（5~7）
呼吸频率（次/分）	>35	（12~20）
每分通气量（L/min）	<3 或>20	（6~10）
肺活量（ml/kg）	<10~15	（65~75）
第1秒钟用力呼气量（ml/kg）	<10	
最大吸气压力（cmH_2O）	>-20~-25	（-75~-100）
生理无效腔气量/潮气量	>0.6	（0.25~0.4）
气体交换指标		
PaO_2（吸氧浓度>0.5）	<50mmHg	（>80mmHg）
$P(A-a)O_2$[※]（吸氧浓度1.0）	>350~450mmHg	（25~65mmHg）
$PaCO_2$[△]	>50~60mmHg	（35~45mmHg）
PaO_2/FiO_2	<200	（>300）
循环指标		
心排出量（L/min）	<2	
心脏指数 [L/（min/m²）]	<1.2	

注：※：$P(A-a)O_2$=肺泡-动脉血氧分压差

　　△：掌握$PaCO_2$指标尚需根据临床情况，已如上述

表2-5 急性呼吸衰竭成人患者有创机械通气的适应证

符合下列情况之一即有创通气适应证

呼吸骤停或即将呼吸停止

COPD 急性加重患者有呼吸困难，呼吸急促和急性呼吸性酸中毒（高碳酸血症和动脉血 pH 降低），并加上以下至少一项：

　　急性心血管功能不稳定

　　意识改变或持续不配合

　　大量或高度黏稠的气管分泌物

　　面部或上气道异常妨碍进行有效的无创正压通气（NPPV）

　　虽加强治疗，包括 NPPV，但呼吸性酸中毒进行性加重或病情恶化

神经肌肉疾病患者发生急性通气功能不全，有下列情况之一者：

　　急性呼吸性酸中毒（高碳酸血症和动脉血 pH 降低）

　　肺活量进行性减低至 $10\sim15ml/kg$ 以下

　　最大吸气压进行性减低至 $20\sim30cmH_2O$（绝对值）以下

急性低氧性呼吸衰竭，伴呼吸急促，呼吸窘迫，尽管经高流量氧疗系统给予高 FiO_2，仍持续低氧血症或存在下列情况之一：

　　急性心血管不稳定

　　意识改变或持续不配合

　　不能保护下气道

需要气管插管来维持气道的通畅或保护气道，吸引分泌物，有下列情况：

　　气管插管内径≤7.0mm 和每分通气量>10L/min

　　气管插管内径≤8.0mm 和每分通气量>15L/min

有以下疾病，若没有以上情况，并不是紧急气管插管和 IPPV 的指征，直至已试用了其他治疗仍未见效：

　　呼吸困难，急性呼吸窘迫

　　COPD 急性加重

　　急性严重哮喘

　　免疫缺损患者发生急性低氧性呼吸衰竭

　　低氧血症作为孤立的发现

　　颅脑创伤，连枷胸

注：COPD：慢性阻塞性肺病；IPPV：间歇正压通气

　　临床上是否应用机械通气，尚须考虑的因素见表2-6。

表 2-6 应用机械通气尚需考虑的因素

A. 临床相关因素	B. 急性呼吸衰竭患者是否应用机械通气的影响因素
清醒患者对气管插管，机械通气接受的程度，永久的智力损害或其他永久的严重病残程度。既往住入监护病房和应用间歇正压通气的结果 基础疾病是否可逆 成功撤离呼吸机的可能性 是否为多器官衰竭	生理学指标的迅速恶化 心力衰竭的迹象——血压下降、心率增快、尿量减少等 存在严重的呼吸困难和出汗 明显应用辅助呼吸肌，腹部的矛盾运动 分泌物咳出困难 呼吸肌的严重疲劳——通常由呼吸频率和 $PaCO_2$ 的上升趋势来预告 意识模糊、烦躁不安和衰竭程度增加

不同疾病和临床情况下有创通气的适应证如下。

（1）呼吸骤停或即将呼吸停止：呼吸骤停如果能及时插管，应用呼吸机，无疑对挽救患者有极大作用。"即将呼吸停止"判定比较困难，一般认为突然发生"叹气样呼吸、抽泣样呼吸、呼吸节律不等、呼吸暂停伴昏迷、呼吸微弱、极度烦躁难以控制、心率很慢、严重的低血压等情况，预示着呼吸即将停止，是紧急气管插管和机械通气的适应证。

（2）急性低氧性呼吸衰竭：纠正低氧血症可以用氧疗、无创正压通气（NPPV，主要是 CPAP）和间歇正压通气（IPPV），近年来已对这 3 种治疗的适应证进行了一些研究，但尚无明确结论，也难以用氧合指标的阈值将它们截然区分。基本的结论是：经面罩 CPAP，与常压下氧疗比较，虽然开始时可更好地改善氧合，但气管插管率并未减少，不良反应实际上反而增高。有 2 个研究显示，急性低氧性呼吸衰竭伴免疫功能受损患者应用 NPPV 后可减少气管插管率，结果提示，这类患者也许应优先使用 NPPV。但尚不清楚其他急性低氧性呼吸衰竭人群（不包括 COPD 致急性呼吸衰竭）是否可用 NPPV 来避免气管插管的需要，按照现有的少数研究资料，应用 NPPV 的存活率并没有增加。

根据现有的研究资料，还不能确定急性低氧血症患者何时需要气管插管，也没有证据表明，PaO_2/FiO_2 或其他氧合衰竭指标的阈值可用以指导气管插管。但大多数严重急性低氧血症患者常存在心动过速、呼吸窘迫、意识状态的改变和低血压等，可作为医生是否需要选用 IPPV 的重要指导性指标。

以下是所推荐的常规评价。

呼吸停止时，显然需要马上予以机械通气。但在其他时候，决定是否紧急应用机械通气则通常应对患者的动脉血氧合状况进行评价（测定动脉血气或用脉氧计），如果血氧饱和度>90%（在急性疾病）或>85%（慢性疾病），或如果给予低浓度氧疗后达到这样的水平，那么就说明病情还不是十分紧急，还允许进行更全面的评价。

应简单扼要地采集病史，特别注意呼吸困难的严重程度、持续时间、发展的速度、是否存在咳嗽、咳痰、痰的性状和量、是否伴有胸痛、头晕、心悸及其严重程度、睡眠紊乱或白天嗜睡、完整的治疗情况、任何呼吸疾病的过去病史、吸烟史。

除了胸部的听诊和叩诊以外，物理检查应包括仔细评估患者的意识状态、呼吸频率、呼吸方式、呼吸时辅助呼吸肌的应用及其严重程度，胸-腹的呼吸矛盾运动。检查肢体的一些体征，如发绀、杵状指（趾）、水肿和深静脉血栓，应检查并复习比较 X 线胸片和心电图，所有最近的实验室检查结果均应详细分析以便为呼吸衰竭的病因提供线索。检查可逆性呼吸衰竭诱因时，应特别注意白细胞计数和分类、血红蛋白和电解质。如有可能应进行床旁肺量计和最大吸气压（MIP）测定。

当诊断证实为严重失代偿性急性呼吸衰竭时，一般可决定进行气管插管和机械通气。然而在慢性呼吸衰竭，患者的基础呼吸功能已经异常，决定何时开始机械通气是比较复杂的，它通常基于急性添加的呼吸疾病是否已进一步损害呼吸肌功能，或已经增加呼吸功，或全身性疾病已经增加代谢需要到明显的呼吸衰竭不久即将发生的程度。患者不适的主观和客观证据和呼吸功能下降的速度是最好的需要机械通气的指征。

处在边缘情况下，专家们的意见可能有争论，有的专家认为早期机械通气应予避免，因为潜在正压通气引起的气压伤、心脏血管抑制、通气/灌注（$\dot{V}/\dot{Q}$）比例失衡、呼吸机与患者自主呼吸的不协调及以后撤机困难或不能撤机等。而有些专家则认为，为了改善肺的廓清，有利于气体交换，减少肺不张、减少呼吸能耗，预防吸气肌疲劳应尽早开始机械通气。虽然没有充分的资料能回答这些主要问题，但我们的倾向是如果预期患者不进行机械通气就难以渡过危险阶段，或处于随时有窒息可能的危险状态，那么还是应较早进行气管插管和机械通气，据此将机械呼吸机作为主动的治疗，而不是简单的作为被动的生命支持。我们的经验是，主动的择期气管插管和机械通气比被动的紧急插管机械通气，并发症要少得多。有的医生以患者的神志状况作为气管插管机械通气的标准，认为患者没有昏迷就不必机械通气。有的医生机械地以患者生理学测定指标作为气管插管的指征，而不重视患者已出现的窒息危象或顽固的致命性缺氧，导致患者完全窒息或心跳呼吸骤停时才紧急插管机械通气，这是应该避免的。

（3）每一位机械通气者是否都需要气管插管？20 年前答案也许是肯定的，但今天，无创通气已较普遍应用，并已有前瞻性对照研究证明，COPD 急性加重患者，有相当一部分经 NPPV 后可避免 IPPV，并缩短住 ICU 时间，减少费用。

（4）每一位气管插管患者是否都需要机械通气？有些患者，例如上气道阻塞（急性会厌炎等）和不能有效廓清气道（严重球麻痹，不能有效咳痰等），也许需要建立人工气道，但其通气能力是基本正常的，并不需要通气辅助。但要考虑气管插管阻力增加对患者的影响。有些 ICU 在插管后常规给予机械通气，加用低水平（5 ~ 8cmH$_2$O）的压力支持（PSV）。研究显示：如果插管导管 ≥7mm，即使需要较大的每分通气量，一般也不必使用呼吸机（图 2-1）。

（5）正压通气的禁忌证和适应证的关系：有创通气是容易发生并发症的，且患者感觉不舒适的，昂贵费用，因此，不需要应用它时就不应该应用。和 IPPV 相关的并发症，包括气胸、呼吸机相关肺炎、呼吸机相关肺损伤等虽然发生率尚不清楚，但它们对患者的危害已越来越受到医生的重视。例如，COPD 急性加重当存在机械通气指征时，应首先考虑应用 NPPV，此时有些医生就将其视为 IPPV 的禁忌证，除非存在 NPPV 的反指征或应用

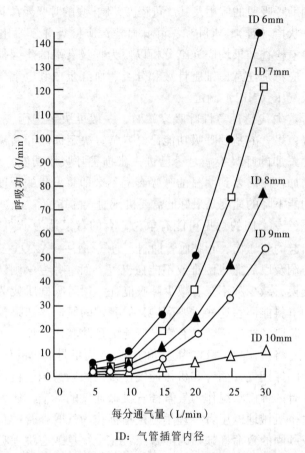

ID：气管插管内径

图 2-1　插管导管内径、每分通气量对增加呼吸辅助功的影响

注：研究显示：插管导管内径≥7mm，$\dot{V}_E \leq 10L/min$；内径≥8mm，$\dot{V}_E \leq 10L/min$ 所增加的呼吸辅助功是不大的。因此可以推断，如果插管导管≥7mm，即使需要较大的每分通气量，一般也不必使用呼吸机

NPPV 疗效不佳。但对 NPPV 也不要过度信任和过度依靠，当存在不适宜应用 NPPV 的情况时，应直接选用 IPPV，不要把氧疗→NPPV→IPPV 作为常规。

（俞森洋）

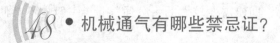 **• 机械通气有哪些禁忌证？**

有些教科书仍将肺大疱、肺气囊肿、急性心肌梗死、休克、咯血等列为机械通气的禁忌证。1994 年在烟台召开的"全国呼吸衰竭和机械通气研讨会"上，我们报告了"对机械通气禁忌证的探讨（附 48 例临床分析）"，引起了与会者的很大兴趣和热烈讨论。通过讨论，不少学者认识到，一些所谓"禁忌证"，并不是绝对的。经过近 10 多年的临床实践，

我们认为：患有这些所谓"禁忌证"的患者，是否需要及是否可以进行机械通气，需要进行利弊权衡，如果有强烈的机械通气适应证，例如发生致命性缺氧和严重的呼吸性酸中毒，经其他治疗措施未能奏效，此时如判断为患者机械通气的利大于弊，即可采用机械通气，并只要采取相应的防治措施和合理的通气策略，仍可取得良好的治疗效果。机械正压通气的真正禁忌证是没有引流的气胸，但如果放置了胸腔引流导管，正压通气即仍可照常进行。

（1）肺大疱和肺气囊肿：肺大疱和肺气囊肿患者机械通气的主要顾忌是正压通气时由于气道压和肺泡压的升高，导致肺大疱和气囊肿的破裂引起气胸、纵隔气肿、皮下气肿等气压伤而危及患者生命。根据我们的实践经验，只要肺大疱不是巨大型（例如直径少于15cm），没有反复发生自发性气胸的病史，那么只要病情需要，经气管插管或气管切开进行正压机械通气，仍是相对安全的。在我们的经验中，曾有多例严重肺气肿合并肺大疱病例，因发生严重Ⅱ型呼吸衰竭，而反复多次行气管插管正压通气长达3~6年而始终没有发生气压伤。尽管这组患者通气的结果令人满意，但考虑到肺大疱和肺气囊肿患者是机械通气后发生气压伤的高危人群，尤其是如果并发气胸，可迅速发展为张力性气胸而致死，因此采取防治措施是十分重要的。

肺大疱或肺气囊肿患者的机械通气对策如下。

1）严格掌握机械通气适应证，尤其是巨大型薄壁肺大疱或近期内发生过肺大疱破裂、自发性气胸者，一般不采用正压常规通气、但可应用负压通气，高频通气。

2）凡肺大疱或肺气囊肿患者应用正压通气，应严密监测，设置好气道高压报警限。及时处理可能诱发气道高压的各种临床情况：例如气道内痰液潴留或黏稠，呼吸机管路内液体过多，管道扭曲，人-机对抗，气管插管或气管切开导管管径过细，气道痉挛，狭窄或异物等。

3）实施压力标限通气（pressure target ventilation）和肺保护策略。可采用压力支持通气（PSV）、定压型SIMV、压力控制通气（PCV）、成比例辅助通气（PAV）等定压型通气模式，维持通气过程中肺泡峰压（平台压）始终不超过$30cmH_2O$。采用小潮气量，避免过高的PEEP和内源性PEEP（PEEPi）。必要时实施"允许高碳酸血症"，吸呼气（I:E）时比不超过1:2。

4）可采用补充自主呼吸用力的通气新模式，如气道压力释放通气（APRV），双相气道正压通气（BiPAP），成比例辅助通气（PAV）等，避免患者-呼吸机的不协调和对抗。

5）加强护理。防止误吸，预防吸入性肺炎的发生。病室内常备气胸穿刺和引流装置，以便一旦发生气胸，根据临床表现早期诊断并及时穿刺引流。Steir等报道，根据临床表现早期诊断的45/74例气胸患者中，病死率仅7%。而诊断延迟0.5~8小时的29例中，31%死于气胸。

已发生气胸或纵隔气肿的患者，只有先安放胸腔引流管，在保证引流通畅的情况下才能应用常规正压通气。

（2）急性心肌梗死：急性心肌梗死患者通常情况下，确实应该绝对卧床，避免一切有创伤性的医疗措施，包括气管插管和机械通气。但如果患者同时伴发严重的缺氧和呼吸性酸中毒，重度呼吸衰竭成为治疗中挽救生命的主要矛盾时，权衡利弊，仍可慎重选用机械通气治疗。根据我们的经验，急性心肌梗死患者应用机械通气的适应证有：①心跳呼吸骤停，为了心肺复苏时给予有效的呼吸支持；②急性肺水肿、常规治疗未能纠正、严重缺氧。或在应用吗啡，哌替啶等药物后出现呼吸缓慢、不规则、呼吸暂停等呼吸中枢受抑制征象；③严重的急性呼吸衰竭（如 ARDS、AECOPD、严重肺感染等导致顽固性低氧血症或严重的呼吸性酸中毒）并发急性心肌梗死，不缓解呼吸衰竭心脏情况就难以稳定。

对急性心肌梗死患者实施气管插管机械通气时，为预防严重并发症的发生，可采取以下措施。

1）对于急性肺水肿所致严重缺氧，在加强利尿扩血管和适当的强心治疗同时，可先试用经面罩正压通气，给予持续气道正压（CPAP）或双水平气道正压（PSV+PEEP）通气。但也有专家主张，急性心肌梗死合并呼吸衰竭时，应避免无创正压通气，直接应用有创正压通气。

2）必须行气管插管时，应由富有临床实践经验的医师操作，插管过程在严密监视心电示波情况下进行。若患者已心跳骤停而进行心肺复苏，在不耽误心脏复苏或心脏初步复跳，而呼吸没有恢复，或呼吸恢复后不稳定的情况下，可紧急经口插管，以赢得复苏时间。其他情况则可经纤维支气管镜引导经鼻插管，以保证快速准确地插管成功，避免插管过程中对患者的有害刺激。

3）插管后应采用控制性通气（容量控制或压力控制），初始可给予高浓度氧，待患者缺氧情况缓解后再逐渐减低 FiO_2 至低于 50%。给予完全的而不是部分的通气支持可最大程度地减少患者的呼吸功和呼吸氧耗，减轻心脏的负担。

4）急性肺水肿患者机械通气时可加用适当的 PEEP，以改善氧合，减轻左室后负荷。

5）若无急性肺水肿，采用较小的潮气量，较快的通气频率，较低的吸呼气时比和避免过高的 PEEP 水平，尽量减少通气过程中血压的波动和正压通气对血流动力学的不良影响。

6）撤机和减低 PEEP 水平时，应逐步进行。随着 PEEP 或平均气道压的降低，回心血流增加，心脏的前负荷增加。呼吸功的增加导致氧耗的增多，也加重心脏的负荷，可能导致心力衰竭，应加强对心脏功能的监测和治疗。

（3）低血压和休克：休克合并严重呼吸衰竭的患者进行机械通气，一般说来并无禁忌，有些专家认为，不仅不是禁忌证，而且是机械通气的适应证。但有的学者强调应该在升高血压和纠正休克后进行机械通气。有的即主张失血性或低血容量性休克属于机械通气的禁忌证。我们的做法是，如果病情允许，可以先纠正休克后行机械通气。但如果情况紧急，也可以抗休克和机械通气同时进行，即使是失血性或低血容量性休克也如此。实际上，即使是感染性休克，也存在有效循环血量不足的问题。过分强调扩容补液抗休克而忽视患者的呼吸支持，有时会耽误抢救时机。

低血压或休克患者应用正压通气的主要顾虑是：因正压通气增加胸内压，减少回心血流，可减少心排出量，引起低血压，使休克加重。我们采用以下对策和方法。

1）正压通气引起低血压，往往与应用大潮气量、延长吸气和吸气暂停时间、增加吸呼时比、或加用过高 PEEP 有关，为减少正压通气对血流动力学的影响，可采用小潮气量（6~8ml/kg），较快频率，正常吸呼气时比，尽量采用结合自主呼吸的辅助或支持通气模式，避免加用外源性 PEEP。密切监测平均气道压和内源性 PEEP（PEEPi），若发现平均气道压过高和产生 PEEPi，及时寻找原因并采取对策解决。最大限度地减低正压通气对血流动力学的影响。

2）机械通气的同时，积极补液扩容，如可先快速输注低分子右旋糖酐，4%碳酸氢钠等。加用适量的血管活性药物（如多巴胺等）。实际上，机械通气后可提高 PaO_2，增加呼吸肌尤其是膈肌的氧供，增加机体各重要脏器和组织的氧供。排出二氧化碳，有利于酸中毒的纠正，也增加机体对血管活性物质的反应性，对尽快纠正休克有利。

我们的临床应用经验表明，休克伴严重呼吸衰竭患者应用机械通气后病情均获改善，并没有加重休克或导致休克的不可逆。近年来，国内也已有多篇文章报道了休克合并严重呼吸衰竭患者，经应用机械通气后，取得了呼吸衰竭和休克均获纠正，抢救成功的良好效果。

（4）咯血：咯血患者应用气管插管和机械通气的主要危险和顾虑是：①气管插管时可诱发患者强烈的咳嗽，导致患者咯血加重或大咯血；②机械通气不利于患者排出气道内的凝血块，且有将其送入更远一级的支气管和肺泡的可能。

为避免气管插管加重咯血，我们通常在插管前给予患者充分的咽喉部局部麻醉，使咳嗽反射消失或明显减弱，由技术熟练者实施气管插管操作，或以纤维支气管镜作引导。

至于正压通气不利于排出气道内血块，且可将其送到气道远端的说法，缺乏科学根据。研究表明，只要吸入气体湿化恰当，正压通气并不影响气道黏膜纤毛黏液毯的廓清功能。相反，保留气管插管，可随时经导管吸出大气道内的积血，保持气道的通畅，避免窒息。此外，如果有必要，还可经特殊接口，在不停止机械通气的情况下，插入纤维支气管镜，吸出支气管内的积血，查清出血部位，并局部喷洒止血药物止血。

（5）活动浸润性肺结核：有些学者将活动性浸润性肺结核列为机械通气的禁忌证，是担心结核经机械通气播散的问题。至今尚未见有研究证明，正压通气可导致患者的肺结核播散。我们曾有数例活动性肺结核患者经正压通气数周至数月，也未见有肺内播散的现象。肺结核患者应用过的呼吸机及管道，在应用后应单独分置，严格消毒，也可杜绝经呼吸机及其管道传染给他人的危险。

总之，传统的教科书和机械通气书籍中所规定的以上种种禁忌证，我们认为不是绝对的，有的甚至早已被丰富的机械通气经验和实践所打破，已不再是禁忌证。我们姑且可以把这些患者视为需要采用较特殊的机械通气方法和策略的一组人群。只要我们实施正确的机械通气方法和策略，有针对性地采取相应措施，那么这些患者不仅可以采用机械通气，而且可以避免机械通气的各种严重并发症的发生，取得与其他人群一样的良好效果。

（俞森洋）

49 · 机械通气时如何选择人工气道？经鼻或经口气管插管各有哪些优缺点？

机械通气时常选择应用的人工气道有经鼻或经口气管插管，或气管切开。虽然近年来倡导经口而不是经鼻气管插管和早期气管切开，但仍有不同意见。经鼻或经口气管插管两者各有优缺点（表 2-7）。经鼻气管插管的优点是：清醒的患者容易忍受，易于进行口腔清洁，便于颈椎损伤的患者行气管插管，减小自行拔管的可能性。然而经鼻插管也有其缺点：因经鼻插管只能插入较细管径的导管，故增加气道阻力，使得吸引和纤支镜检查较难进行，增加鼻窦炎和中耳炎的可能性。

表 2-7　经鼻与经口插管的优缺点比较

经鼻插管	经口插管
优点：	优点：
1. 易耐受，增加患者舒适感，保留时间较长	1. 插入容易，适用于急救场合
2. 易于固定，可提供较稳定的人工气道	2. 插管的管腔较大，气流阻力较小
3. 便于口腔护理，允许口腔闭合	3. 吸痰容易，不易发生中心气道的分泌物潴留
缺点：	缺点：
1. 管腔较小，气流阻力较大	1. 容易移位，脱出
2. 吸痰不方便，管腔容易阻塞	2. 不易长期耐受
3. 不易迅速插入，不适用于急救场合	3. 不能闭口，口腔护理不便
4. 易产生鼻出血，出血素质者禁用	4. 可发生牙齿、口咽损伤
5. 易发生鼻窦炎、中耳炎等	5. 插管管腔较大，易损伤声门，拔管后易遗留声门功能异常

（俞森洋）

50 • 提倡经口而不是经鼻气管插管，能减少 VAP 的发生率吗？

近年较少采用经鼻气管插管，而多采用经口插管的理由是：国外有些研究显示：经鼻气管插管的鼻窦炎发生率很高，而鼻窦炎是 VAP 的危险因素，因此推断经鼻气管插管增加 VAP 发生率。故有些国家的机械通气指南或 VAP 预防指南提倡应用经口插管而反对经鼻插管。对此问题，国外的专家们意见也非一致。

如 Chastre 等在 VAP 的专论（Hall JB, ed. Principles of Critical Care. Third ed. New York：McGRAW-Hill. 2005：599–623）中指出：已有许多研究（回顾了 17 篇论文）比较了经鼻和经口气管插管的鼻窦炎发生率，以及鼻窦炎与 VAP 的关系。但只有少数研究得出明确的答案。有一研究报道，300 例需要机械通气至少 7 天的患者随机分为经鼻和经口插管两组，所有患者都用 CT 对鼻窦进行了检查，结果鼻窦炎的发现率经鼻插管组略多于经口插管组（$P = 0.08$）。但如果只考虑细菌学证实的鼻窦炎，那么两组的差别就消失了。另一有关感染性鼻窦炎与临床相关性的前瞻性研究，共连续有 162 例入组前已气管插管和机械通气 1 小时至 12 天的危重症患者，所有患者在入院的 48 小时内都做了鼻窦的 CT 扫描，根据扫描结果将他们分为 3 组（无、中度和重度鼻窦炎），在入院时没有鼻窦炎的患者（$n=40$）被随机分为经鼻或经口气管插管和插胃管。根据放射影像学证据，鼻窦炎的发生率分别是 96% 和 23%（$P<0.03$）。但如果以感染性鼻窦炎的发生率来计算，即在两种不同途径患者之间没有差别。然而，VAP 是在感染性鼻窦炎患者中较常见，这些患者中有 67% 在诊断鼻窦炎后的数日内发生肺感染。因此，似乎是这样一种情况，感染性鼻窦炎是 VAP 的危险因素，但至今还没有一项研究能证明，和经鼻气管插管比较，经口气管插管能够减少感染性鼻窦炎的发生率，因此没有研究证实一些指南中的推荐：为防止 VAP，最好的气管插管途径是经口。

1987 年始我们即对高龄患者采用纤维支气管镜引导下经鼻气管插管，减少或避免了与插管操作有关的各种并发症。20 多年来，纤支镜引导经鼻气管插管行机械通气者逾 1000例，临床上发现并诊断鼻窦炎的十分少见。经鼻插管后延长了导管保留时间。

最近我们总结了 110 例高龄机械通气患者，其中经鼻气管插管 108 例，插管时间>21 天的有 73 例，占该组患者的 66.4%，这 73 例插管时间为 60.38±31.96 天。临床上发现有鼻窦炎表现的仅 3 人次，占 2.8%。经换另一鼻腔插管或气管切开，同时给以抗生素而治愈。保留气管插管最长时间 160 天。与国外文献报道的经鼻气管插管有很高的鼻窦炎和呼吸机相关肺炎发生率差别显著。是否我们过去在临床上漏诊了大量鼻窦炎患者？鼻窦炎，尤其是上颌窦炎的诊断并不困难，如果漏诊了，不去治疗，并继续保留经鼻插管，鼻窦炎应该会发展，并可能发生并发症。但我们也没有发现鼻窦炎的各种并发症。自从看到国外文献报道经鼻插管有很高的鼻窦炎发生率以来，我们对每 1 例经鼻插管者均进行密切临床观察，包括体温、血象、全身感染情况，每天检查鼻黏膜有无糜烂、溃疡、鼻腔分泌物，上颌窦及各鼻窦区有无红肿、压痛，发现可疑，请耳鼻喉科会诊。结果也并没有显示经鼻插管者继发感染性鼻窦炎发生率的增加。

为什么我们的经鼻气管插管患者感染性鼻窦炎的发生率很低，我们推测可能有以下原因：①采用了经纤支镜引导插管，减少了鼻道的损伤；②气管导管（ETT）的管径较细（国外要求 ETT 管径 8mm 以上，我们采用男性 7.5mm，女性 7.0mm）；③绝大多数患者气管插管机械通气的原因都是因感染诱发或加重呼吸衰竭，故都应用了抗生素；④大多数患者为预防食物反流和误吸，采取了高枕卧位或斜坡卧位，这对鼻腔分泌物的引流和预防呼吸机相关鼻窦炎也是有利的，至于是否与人种、年龄（我们的患者均为老年）或其他因素相关，尚无证据。

总之，关于应用经鼻气管插管和鼻胃管增加感染性上颌窦炎发生率，并进而增加 VAP 发生率的研究，尚缺乏可靠的研究结果充分证实。今后凡需有创通气或需鼻饲营养者均改为经口途径，临床上实践起来也有许多问题，如不容易固定经口气管导管，不容易实施口腔护理，患者舒适度和依从性差，增加口咽部分泌物和误吸危险，增加意外脱管发生率，而重新插管又增加患者危险和 VAP 发生率。鉴于我们自己许多年来的临床实践经验，至今我们在救治老年呼吸衰竭需要气管插管机械通气时，仍应用纤维支气管镜引导经鼻气管插管。

在保留经鼻气管插管和鼻胃管期间，经常检查鼻腔和鼻窦区，看是否有脓性分泌物、窦区的压痛和叩击痛，如有阳性发现，或患者有不明原因的发热，再进一步行鼻窦超声、

CT 或必要时再拔除气管导管，进行鼻窦镜检查或穿刺。

（俞森洋）

51 • 如何评价气管插管插入的位置？

气管内插管后应立即检查导管位置，可通过手控人工通气听诊两肺呼吸音，与插管前听诊情况对比，或连接麻醉机以观察呼吸囊有无扩张和收缩，以确认气管导管是否位于主气管内。有条件最好进行呼出气二氧化碳监测鉴定。导管插入的位置，还可通过拍 X 线胸片来评价。评价导管插入的位置应在气管插管以后立即进行（表 2-8）。在证实气管插管的位置是恰当的以后，应在导管的牙列处或鼻孔处做好标记。并应经常检查。

表 2-8　评价气管插管位置的技术

听诊：听诊胸部和上腹部来鉴别是气管插管还是食管插管；听诊右胸和左胸来鉴别是气管插管还是支气管插管

望诊：如果导管在气管内，双侧胸部的扩张是均等的；气管导管内可见水蒸气的凝结

CO_2 的发现：呼出气中没有 CO_2 或含量很低（分压<5mmHg），表明导管插入食管；可用低价的 CO_2 检测器来检查，不需要用昂贵的 CO_2 图

支气管镜检查：可直接观察气管导管放置的位置；遇插管困难时，可用纤支镜来引导插管

发光条（荧光探条）：通过气管导管尖部时，如果导管的位置是恰当的，那么在胸骨上窝可见透光区

食管探测器装置：这是一个压缩的球形装置，当将它接到位于气管内的气管导管时，可迅速重新充气

胸部 X 线：气管导管的尖部应在隆突以上，气管的中段；在主动脉弓水平

（俞森洋）

52 • 现在有一种银包裹的气管内导管，有什么用处？

在近几年，为减少器具相关感染（通过减少细菌性生物膜的形成），已进行了许多有益的尝试，如抗菌药物包埋的中心静脉导管，银包裹的导尿管均已在一些医院中应用。埋入体内的装置在植入后数小时内，在内表面和外表面可形成生物膜，如气管内导管上生物膜的形成，在下呼吸道感染发病机制中起重要作用。这些生物膜可以藏匿大量致病菌，而抗菌药物难以到达并将其杀灭。

气管内导管（ETT）用银来包裹，因为银有杀菌活性，可防止生物膜的形成，从而减少细菌的数量，减轻炎性反应。已有研究证明，应用银包裹的导尿管，对于预防尿路感染是有效的。至于用银包裹的 ETT 是否能减少气道内细菌的数量，也已有一些动物实验和临床研究的结果。Olson 等对 11 只狗进行机械通气，5 只狗应用银包裹的 ETT，另 6 只狗作为对照组，应用普通的 ETT，结果用银包裹的 ETT 延长了嗜氧菌，尤其是铜绿假单胞菌在

ETT 表面定植的时间，肺实质内细菌的负荷量也较低，肺的炎症程度也较轻。临床前瞻性随机对照研究显示：应用银包裹的 ETT 可以减少导管表面细菌定植的发生率和延长开始定植的时间。拔出 ETT 后，计算细菌的负荷量，结果用银包裹的 ETT 为 $38.8 \times 10^6 CFU/ml$，而对照组为 $55.9 \times 10^6 CFU/ml$。ETT 内表面生物膜中的细菌浓度越高，当生物膜破裂时，发生晚发性 VAP 的概率就越大，而在吸引气管内分泌物时，生物膜的破裂是容易发生的（图 2-2）。在机械通气的第 1 天和拔管时测定患者血中银的浓度，结果并没有增加，ETT 管上包裹的银也没有脱落。这些资料证明，应用银包裹的 ETT 是安全的，可减少细菌性生物被膜，延迟细菌的定植。当然，这还有待于更多的前瞻性随机对照临床研究，来证明银包裹的 ETT 对预防 VAP 的效果。

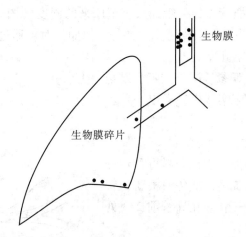

图 2-2　在吸引气管内分泌物时，容易发生生物膜的破裂，碎片脱落并吸入肺内

（俞森洋）

53. 什么情况下需要更换气管插管？更换气管插管的方法有哪些？

（1）更换气管插管的适应证：在呼吸衰竭尚未缓解，患者尚不能完全撤机之前，不要轻易地更换气管插管，因为更换气管插管可导致患者停机缺氧，增加感染机会，甚至发生危险。但若发生以下情况，即有换管的适应证：①气囊漏气或破裂，不能有效封密气道，或选用的导管和气囊与气管比较相对过小，完全充气后仍漏气过多；②导管被痰痂或黏液栓堵塞，经滴注 2% 碳酸氢钠或 0.9% 氯化钠注射液后多次吸痰仍无明显效果，吸痰管不能插入；③插管保留一段时间后该侧发生鼻窦炎，中耳炎或插管持久压迫后鼻道严重溃烂，需引流分泌物；④为了重新放置较粗的导管以减低过高的气流阻力，或为了经气管导管插入纤维支气管镜进行必要的检查和治疗，而原来的气管导管过细，不能容纳纤支镜的插入。

（2）更换气管插管的方法

1）常规方法：先经呼吸机给患者吸入高浓度氧，并吸净气道内和气囊以上潴留的分泌物，做好新插管径路的局部麻醉（一般用利多卡因喷雾或沿鼻道滴入）。必要时给予镇静剂（罕有需要用肌松剂）。然后，放松气囊，拔出旧管，在直视下插入新管。需要两位术者配合进行，一位拔出旧管，另一位立即插入新管。当患者不能忍受较长时间停机或正在应用高水平的呼气末正压（PEEP）时，这尤为重要，以便减轻低氧血症的程度和持续时间。

2）导引式换管法：市场上可购到专门用来更换气管插管的导引管。需要更换气管插管时，将导引管喷涂润滑剂后插入气管插管并固定位置和插入的深度。然后松气囊，将气管插管拔出。再将新的气管插管沿导引管插入直至原来的深度（图 2-3），最后拔出导引管，并检查导管的位置是否恰当。导引管是中空的，以便操作时可通过它通气。也有医生用黏胶弹性探条作为换管时的导引管。

北京朝阳医院姜超美等参考国外文献，以塑料胃管作为导引管，在临床实践中摸索出一种新式换管法。具体方法如下。

经鼻或经口气管插管的更换方法：

a. 准备导引管（可使用一次性塑料胃管）一根，在表面涂好润滑剂后备用；准备一根新的管径恰当的气管插管，检测气囊并在导管前 2/3 处涂以润滑剂。

b. 充分吸引气管内及口咽部的痰液及滞留物。

c. 记录原气管插管外端距门齿或外鼻孔的距离。

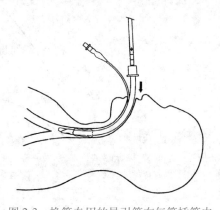

图 2-3　换管专用的导引管在气管插管内

d. 使用手工简易呼吸器接纯氧辅助呼吸 2 分钟，提高 PaO_2 值。

e. 断开手工简易呼吸器，将导引管尽可能深地插入气管插管内腔。

f. 放气囊，一手扶住导引管使其位置不变，另一手将气管插管拔出。

g. 将导引管引入新的气管插管内腔，在导引管的引导下将新的气管插管送入气管内。插管深度以其外端达到原插管外端距门齿或外鼻孔的距离为参考。

h. 拔出导引管。

i. 充气囊，接手工简易呼吸器用纯氧辅助呼吸的同时听诊双肺的呼吸音，确认气管插管位于气管内。

3）也可用经纤维支气管镜引导更换气管插管法。

（俞森洋）

54 · 经喉气管插管和气管切开比较，各有哪些优点和缺点？

气管插管与气管切开比较，既有优点也有缺点（表2-9）。许多患者可耐受气管插管数周而没有并发症。然而长期气管插管增加会厌损伤的危险，而气管切开增加气管狭窄的危险。与气管插管比较，气管切开的好处是：易于气道处理，可比气管插管提供更可靠的气道、减少意外拔管率，改善患者的舒适感。患者对气管切开的耐受性要比经口气管插管好，因此可减少镇静剂的应用而获益。早期改用经口喂食，减少口咽创伤和便于与患者交流，减少镇静剂的应用。虽然有一些研究报道，与经口气管插管比较，气管切开患者的呼吸机相关肺炎（VAP）的发生率降低，但这种作用在不同的研究中是不一致的。大多数研究在方法学上存在问题。有些不能撤机的患者在气管切开后可能成功完全撤离呼吸机。这可能与通过气管切开套管的阻力较小、无效腔较小、增加气道分泌物去除的能力和改善患者的舒适感有关。气管切开可改善患者呼吸力学，从而减少呼吸功，但没有证据证明，这与较早撤离呼吸支持，减少撤机时间和缩短住ICU时间有关。不良反应包括气管导管移位、阻塞、错位、出血、吞咽反射受损、气管黏膜糜烂，切口处肉芽肿增生、甚至发生气管侧壁的狭窄。气管切开常应用于需要长期机械通气，需要长期气道保护（如神经疾病）或不能撤机（多次拔管尝试失败）的患者。医生应该考虑的问题是，气管切开可能仅提高短期的存活率和增加呼吸机依赖患者在存活者中的比例，而承受慢性病的沉重负担。

表2-9　延长机械通气期间经喉气管插管和气管切开的好处比较

经喉插管的好处	气管切开的好处
较容易和快速地插入	如果套管脱出，较容易重新插入
避免外科手术	减少喉损伤
插管的费用较低	可较好地吸引分泌物
插管的次数不受限制	较少发生套管的阻塞
较低的呼吸机相关肺炎的危险	口腔损伤较少
	改善患者的舒适感
	容易口腔护理和清洁
	改善说话的能力
	保留声门的功能
	较好的吞咽，允许经口进食
	对气流的阻力较低
	较小的导管死腔
	较低的自主呼吸功
	较快的撤机

　　气管切开的应用范围已有较大扩展，除用于上呼吸道梗阻所致呼吸困难外，还可为了预防和治疗目的用于其他疾病。根据病情缓急等不同可采用常规气管切开、环甲膜切开、紧急气管切开、快速气管切开以及支气管镜或麻醉插管下气管切开。经皮扩张气管切开，作为常规外科气管切开术的替代，其应用越来越多，最近的荟萃分析表明，与外科气管切开术比较，经皮气管切开的并发症较少。但在与操作技术相关的总的并发症发生率方面没有差异。近年的前瞻性随机对照研究显示，经皮扩张气管切开有较好的价效比，但住 ICU 和住院时间没有差别。

　　有资料表明，随着 ICU 医师在床旁进行经皮扩张气管切开术的开展，气管切开患者明显增加，已成为 ICU 常见的治疗措施，在美国和我国一些大医院的 ICU，遇撤机困难的患者，若没有气管切开的禁忌证，而医生又坚持经口气管插管的情况现已不常见。但这种做法和趋势是否合理，值得商榷。

（俞森洋）

55. 气管插管保留多长时间需要气管切开？气管切开究竟是早切还是晚切好？

　　撤机困难和神志障碍的患者是气管切开的最常见适应证。至于危重病患者气管插管机械通气后究竟气管插管保留多长时间是"合适"的？何时做气管切开？20 多年来专家们意见不一。Pingleton 认为：一般可安全保留 7～14 天，而大多数学者则主张可保留 2～3 周。我们的临床实践：应用组织相容性好的气管导管，有些患者经鼻插管保留长达 30 多天而无并发症，大多数患者可安全保留 2～3 周，但也有少数患者气管插管不到 1 周则出现插管相关并发症的。因此，应根据每个患者气管插管后的具体情况，判断气管插管的"合适"保留时间。气管插管的目的是为了保持一个通畅的气道，便于吸痰和（或）为了与呼吸机相接，进行正压通气。应抓紧基础疾病的治疗，争取病情稳定后迅速拔管。所有患者在气管插管 2 周以后，应仔细地进行评估，再过 1～2 周是否病情能取得明确稳定的进展和是否有拔管的可能，如果有可能，则继续保留气管插管，如果基础疾病不能逆转，病程会延长并超过此期限，或怀疑鼻窦炎等并发症，则推荐行气管切开，气管切开可减少解剖死腔，部分恢复声带功能，改善气道分泌物廓清，增加患者的舒适感和有可能允许患者经口喂食。

　　气管导管的气囊压力若超过毛细血管的灌注压（≈25cmH$_2$O），可能引起气管黏膜缺血性溃疡或更严重的黏膜损伤形成。自应用高容低压气囊和组织相容性好的气管插管以来，可使气管导管保留相当长时间（有的病例我们曾保留数月），但大多数学者认为：若保留插管 2～3 周后，患者病情仍未取得明确和稳定的进展，或怀疑上气道异常，即应做气管切开术。

　　虽然延长气管插管引起组织损伤，促进细菌的移行和感染，通常需要镇静以减轻患者的痛苦，但几乎没有证据来证明何时行气管切开最好，部分原因是研究方法学上的差异性。有 15 个这方面的研究报道和一篇综述（表 2-10）。只有 8 个研究是随机对照的，1997 年以来已发表 4 篇。Rumbak 等筛选了 135 例内科 ICU 患者来做前瞻性随机对照研究，在 2 组之间用相同的撤机方法和镇静剂标准方案，早期气管切开（住院后 2 天内）使 30 天病死率减半，减少肺炎，意外拔管和住 ICU 时间。然而，随机分配到气管切开组的 60 例患者中有 10 例的撤机与早期气管切开无关，该文强调的是对呼吸机依赖较好预计指标的需要。而这些预计指标需要考虑可变的撤机技术、机械通气不同人群撤机可能性差异和病例掺杂的变异的影响。对 44 例烧伤患者的随机对照研究显示，在平均烧伤后 4 天进行气管切开，未显示有任何好处。

表 2-10　气管切开时机的研究

第一作者	发表年份	研究主题	设计	例数	患者特征	比较指标
Rumbak	2004	早期对晚期	随机对照	120	MICU	2 天~16 天
Bouderka	2004	早期对晚期	随机对照	62	头部受伤	5 天对插管
Saffle	2002	早期对晚期	随机对照	44	烧伤	4 天对 14.8
Teoh	2001	早期对晚期	回顾性	30	神经 ICU	
Brook	2000	早期对晚期	前瞻性观察	90	MICU	<11 天
Maziak	1998	切开时间	系统回顾			
Armstrong	1998	早期对晚期	回顾性	157	钝伤	
Koh	1997	切开时间	回顾性	17	神经 ICU	
Sugerman	1997	早期对晚期	随机对照	155	创伤	3~5 天对 10~14 天
Blot	1995	早期对晚期	回顾性	53		
D'Amelio	1994	早 PEG 对晚期	前瞻性病例	31	头部受伤	≤7 天对>7 天
Lesnik	1992	早期对晚期	回顾性	101	钝伤	
Rodriquez	1990	早期对晚期	随机对照	106	钝伤	1~7 天对>7 天
Dunham	1984	早期对晚期	随机对照	74	钝伤	
Stauffer	1981	早切对插管	随机对照	150	综合 ICU	5 天切开对插管
El-Nagger	1976	早切对插管	随机对照	52	急性呼吸衰竭	3 天切开对插管

关于气管切开是否降低 VAP 发生率和有利于较早撤机的问题，研究的结果并不一致。这是因为 VAP 的诊断标准不统一，诱发因素多；气管切开何谓"早"与"晚"不一致，撤机受病例掺杂的变异和不同人群撤机可能性差异的影响。系列研究报道，在气管切开患者有较长的机械通气时间，较长的住 ICU 和住院时间。对病死率的影响不一致。对 549 例气管切开患者 3 年回顾性分析，报道有很差的存活率和功能结果。美国北卡罗来纳州医疗保险资料库的统计，气管切开率过去 10 年已从 8.3/10 万增至 24.2/10 万，25% 的患者死于医院，23% 出院到专门护理机构，35% 转到康复或长期治疗病房，只有 8% 出院回家。

为确定气管切开最适时机的前瞻性随机研究需要确保病例要随机分组，在开始研究之前就统一规定"早期"的定义，考虑病例掺杂所带来的撤机难易程度的变异。评价应包括以患者为中心的结果。

2015 年朱林燕等应用 Meta 分析方法对国内外关于早期和晚期气管切开/延迟气管插管对需长期机械通气重症患者的预后影响进行定量的综合分析。根据纳入排除标准，最终纳入 10 篇随机对照试验，共 2121 例患者，其中 5 篇 RCT 是比较早期和晚期气管切开，5 篇 RCT 是比较早期气管切开/延迟气管插管对需长期机械通气重症患者的预后影响。纳入文献的基本特征详见表 2-11。

表 2-11　纳入研究的基本资料（$\bar{x}+s$）

纳入研究	研究对象	ET 组	LT/PI 组	结局指标	基线水平
Saffle 等/2003	烧伤患者	21	23	①③④⑦	相似
Rurnbak 等/2004	内科重症患者	60	60	①③④⑦	相似
Bouderka 等/2004	脑挫伤患者	31	31	①③④⑦	相似
Barquist 等/2006	创伤患者	29	31	①③④⑦	相似
Blot 等/2008	重症术后患者	61	62	①③⑦	相似
Terragni 等/2010	重症患者	209	210	①②③⑤⑥⑦	相似
Trouillet 等/2011	重症心脏术后患者	109	107	①③④⑦	相似
Zheng 等/2012	重症手术后患者	58	61	①③④⑤⑥⑦	相似
Young 等/2013	重症患者	451	448	①②④⑦	相似
Bosel 等/2013	脑卒中患者	30	30	①⑦	相似

注：ET 组：早期气管切开组；LT/PI：晚期气管切开/延长气管插管组；①短期病死率；②长期病死率；③呼吸机相关肺炎发生率；④机械通气时间；⑤撤机成功率；⑥ICU 转出率；⑦并发症

Meta 分析结果显示：早期气管切开（<10 天）均不能降低长期机械通气患者的短期病死率（$P=0.07$）、长期病死率（$P=0.47$）、机械通气时间（$P=0.29$）及并发症（$P=0.73$）。但仅与晚期气管切开比较，早期气管切开可以提高患者成功撤机率（$P=0.004$）、ICU 转出率（$P=0.005$），降低呼吸机相关肺炎的发生率（$P=0.0003$）。

结论：早期气管切开不能降低患者病死率、机械通气时间及并发症，但可提高成功撤机率、ICU 转出率同时降低呼吸机相关肺炎发生率。最后意见：临床医生需根据危重患者的实际情况决定是否需长期辅助机械通气治疗而行早期气管切开。

本研究不足之处：①纳入的研究中，有些研究的样本量较小，不同研究之间的样本量存在差异；②各研究对早晚期气管切开的具体时间点不同，对呼吸机相关肺炎等定义采用了国际不同的标准；③Meta 分析本身的局限性：Meta 分析为二次分析，存在一些不可避免的偏倚，其分析结果的有效性和真实性在很大程度上依赖原始文献的质量。

（俞森洋）

56 • 如何设置常用通气参数？

呼吸机常规参数所包括的内容见表 2-12。不分患者的基础病理生理状况和呼吸力学，机械地规定一套呼吸机参数让初学者套用是不可取的，两位患者即便年龄和身材相仿，一位患 ARDS，一位患 COPD，就不应该设置相同的参数为患者通气。一般说来，开始通气时预设呼吸机参数，依据患者身材（身高体重）、疾病和病情，通气需要；以后呼吸机参数的调整依据通气疗效，动脉血气值、心肺监测结果及临床病情的进展。现代呼吸机有以下参数可供选择。

表 2-12　呼吸机常规参数的设置

1. 潮气量（V_T）	6. 吸氧浓度（FiO_2）
2. 频率（f）	7. 呼气末正压（PEEP）
3. 吸气流速（$\dot{V}_I$）	8. 通气模式
4. 吸气时间（T_I）或吸呼时比（I:E）	9. 湿化器温度
5. 触发敏感度	10. 报警范围

（1）潮气量（V_T）和通气频率（f）：成人预设的 V_T 一般为 5～15ml/kg，f 15～25 次/分，将 V_T 和 f 一起考虑是合理的，因 $V_T \times f = \dot{V}_{min}$，$\dot{V}_{min}$ 为每分通气量。预设 $\dot{V}_{min}$ 需考虑患者的通气需要和 $PaCO_2$ 的目标水平。V_T 的设置要根据患者的气道阻力，顺应性以及个体的病理生理学。具有正常肺（如药物过量、手术后）的患者可以设置较大的 V_T 和较慢的 f，而慢性或急性限制性肺病的患者可能需要设置较小的潮气量和较快的频率（表 2-13）。此外还要考虑呼吸机的类型。当应用对管路的可压缩容量能自动代偿的呼吸机时，比应用不能自动代偿的呼吸机 V_T 要减小，因为此时设置的 V_T 就是实际输送给患者的 V_T。V_T 过大，可导致气道压过高（平台压通常不应超过 $30cmH_2O$，除非胸壁顺应性降低）和肺泡过度扩张，诱发呼吸机相关肺损伤，这在急性呼吸窘迫综合征（ARDS）患者尤易发生。V_T 过小，易引起通气不足。f 过快，易致呼气时间不足而诱发气体陷闭和内源性 PEEP（PEEPi）。此外，在固定 $\dot{V}_{min}$ 的情况下，f 过快，必然使 V_T 减小，有效 V_T 和有效 $\dot{V}_{min}$ 随之减小而致通气不足。从气体交换的效率考虑，有效 $\dot{V}_{min}$ 是比 $\dot{V}_{min}$ 更重要的。

表 2-13　不同病理生理学患者初始 V_T 和 f 的设置建议

不同患者	初始 V_T（ml/kg）	初始 f（次/分）
正常呼吸力学的患者	10～12	10～14
限制性肺疾病患者	4～8	15～25
阻塞性肺疾病患者	8～10	12～18

注：如果没有胸壁顺应性的减低，应维持平台压 $\leq 30cmH_2O$

预设 V_T 和 f 时，还要考虑所用的通气模式，如用辅助-控制通气（A-CV）模式时，预设 f 与触发的频率不要相差太大，否则可导致呼气时间不足和反比通气。因为此时预设的 f 是备用 f，而实际上 f 是由患者触发的。例如，预设 $\dot{V}_{min}=8L/min$，f = 20 次/分，吸/呼（I/E）时比 = 1:2；那么此时 $V_T=0.4L$，每个呼吸周期是 3 秒，吸气时间（T_I）1 秒，呼气时间（T_E）2 秒。如果患者触发的 f 是 30 次/分，那么实际 $\dot{V}_{min}$［即每分呼出气量（$\dot{V}_E$）］是 $V_T×f=0.4×30=12L$，T_I 1 秒，T_E 1 秒，I/E 时比为 1:1。这不仅导致 $\dot{V}_E$ 过大，也使 I/E 时比近于反比通气了。所以设置了 V_T 和 f 以后，还要看监测显示的 $\dot{V}_E$、实际 f 和 PEEPi 结果。应用同步间歇指令通气（SIMV）时，设置的 V_T 和 f 是指令通气的 V_T 和 f，自主呼吸的 V_T 和 f 则取决于患者的呼吸能力。有些呼吸机可分别自动显示指令通气和自主呼吸的每分气量。设置的 V_T 和 f 是否恰当，还要考虑到人-机协调的问题，不恰当的 V_T 和 f 会引起人-机对抗和患者的不适感。定压型通气通过设置吸气压力来预设 V_T，并与气道阻力、顺应性和自主呼吸用力相关。

（2）吸气流速：只有定容型通气模式才需要和可以设置吸气流速，临床上常用的吸气流速，成人 40~100L/min，平均约 60L/min，婴儿 4~10L/min，吸气流速取决于 V_T、患者的吸气用力和通气驱动。有些呼吸机通过选择流速波型（如方波、减速波或正弦波）来设置吸气流速。吸气流速可影响：①气体在肺内的分布；②CO_2 排出量；③V_D/V_T 和 $\dot{Q}_S/\dot{Q}_T$，因此也影响 PaO_2；④与吸气峰压和 T_I 相关。峰流速的设置应能保证吸气时间≤1 秒，如果呼吸机是由患者触发的，这尤为重要，因为吸气流速和时间应与自主呼吸的吸气需要相一致，主动呼吸的患者的吸气时间罕有需要超过 1 秒的，大多仅需要 0.7~1 秒。近年提倡应用较高的吸气流速或减速波形以增加人-机协调。定压型通气时，其流速均呈成指数的减速波形以便迅速达到预设压力并维持吸气期压力的恒定。近年有些呼吸机建立了"压力上升时间"可调的功能，以控制定压通气吸气初期的过快流速。

（3）吸气时间（或吸呼气时比）：正常的呼吸方式均是吸气时间（T_I）短，呼气时间（T_E）长，故吸呼（I:E）比通常设置为 1:(1.5~2.5)，平均 1:2。延长 T_I 即会增加平均气道压，改善动脉血氧合，但在 f 不变情况下，必然减少 T_E，可能引起气体陷闭和内源性呼气末正压（PEEPi）。当 I:E 时比≥1 时，称为反比通气，应用延长吸气时间策略或反比通气时，虽可改善氧合，但会导致人-机对抗和血流动力学的损害，并需监测 PEEPi。

（4）触发敏感度：应用辅助或支持通气时，呼吸机送气要靠患者触发，不敏感或无反应的触发系统可显著增加患者的吸气负荷，消耗额外呼吸功。现代呼吸机有压力触发和流量触发两种系统。压力触发是对气道内压力降低所发生的反应。理想的情况，压力触发的延迟时间（从患者吸气用力到呼吸机输送气体的时间）是 110~120 毫秒，但实际上有些呼吸机的触发延迟时间要长得多（>200ms），这取决于呼吸机系统和设置的触发压力。

呼吸机的触发敏感度应设置于最灵敏但又不致引起与患者用力无关的自发切换。因为患者呼气末气道压通常为零，故触发敏感度常设于 $-2~-0.5cmH_2O$。气管插管管径过小或狭窄、气道阻塞、肺实质僵硬等均可增加触发系统的不敏感性。近年来，有些呼吸机已应用流量触发系统，应用流量触发时，呼吸机是对吸气流量而不是气道内压力减低发生反应。如有些系统，将呼吸速度测定器放置于呼吸机回路和患者之间来测定吸气流量。而在另一些系统，则设置基础流量（base flow）和流量触发敏感性，当呼气管路内流量减少到流量触发敏感性阈值时，则触发呼吸机。例如，如果基础流量被设定为 10L/min，流量触发敏感性被设定为 3L/min，当呼吸机呼气管路内流量降至 7L/min（假定患者吸气 3L/min），呼吸机则被触发。Bench 对流量触发的研究发现，用这种系统的延迟时间<100ms，研究还表明流量触发可减少应用 CPAP 时的呼吸功。然而，应用压力支持通气，SIMV 指令呼吸，或 A/CV 时，流量触发并没有优于压力触发。除 CPAP 以外，$-1.0 \sim -0.5cmH_2O$ 的压力触发可能等于流量触发。流量触发敏感度一般设置于最敏感水平：$1 \sim 3L/min$。

如果存在内源性 PEEP（PEEPi），那么无论压力或流量触发，其设置的触发敏感度都将减低，在存在 PEEPi 的情况下，患者的吸气用力在压力或流量改变在气道内被发现之前，必须先抵消 PEEPi 的影响（克服 PEEPi 的水平）。为克服 PEEPi 引起的触发灵敏度降低问题，可加用适当水平的外源性 PEEP（所加 PEEP 通常为 PEEPi 的 70% ~ 80%，例如，PEEPi 为 $10cmH_2O$，那么加 $7 \sim 8cmH_2O$ 的 PEEP）。但如果 PEEPi 是由于高分钟通气量或呼气时间不足引起的，那么采用这种技术是无效的。如果不能测定 PEEPi，也可以采用一些简单的方法来估计需加用的 PEEP 值。①逐渐增加 PEEP，直至吸气峰压（PIP）开始增加。PIP 的增加表明已有更多的压力和容量添加于肺。②另一估计需加 PEEP 值的方法是，随着 PEEP 的增加，辅助呼吸肌（如胸锁乳突肌）的活动是否减低；③还有一种方法是比较触发呼吸的次数与患者吸气用力的次数，随着所加 PEEP 的增加，触发呼吸的次数应逐渐接近直至等于患者吸气用力的次数。

触发灵敏度也受湿化系统类型的影响，如果湿化器是安装在患者和呼吸机触发检测装置两者之间的，患者必须做更多触发功才能触发呼吸，但若触发检测装置靠近患者气道，那么触发就容易。

（5）吸氧浓度（FiO_2）：选择 FiO_2 需考虑患者的氧合状况、PaO_2 目标值、PEEP 水平、平均气道压和血流动力学状态。机械通气初始阶段，可给高 FiO_2 以迅速纠正严重缺氧，使 PaO_2 达 60 ~ 100mmHg，以后酌情降低 FiO_2 至 0.6 以下并设法维持 $SaO_2>90\%$（约等于 PaO_2 60mmHg）。若氧合十分困难，0.6 的 FiO_2 不能维持 $SaO_2>90\%$，即可加用 PEEP，增加平均气道压，应用镇静或肌肉松弛剂，在保证适当心排出量情况下也可适当降低 SaO_2 目标值<90%，但不能低于 85%。高于 0.6 的 FiO_2 是有氧毒性的，时间过长可引起氧中毒，应尽量避免。但如果病情严重，那么在吸痰前，纤维支气管镜操作过程中可给予短时间的高浓度氧。

（6）呼气末正压（PEEP）：应用 PEEP 的好处是：①增加肺泡内压和功能残气量，使肺泡-动脉氧分压差减少，改善 $\dot{V}/\dot{Q}$ 比例，有利于氧向血液内弥散，增加氧合；②对容量和血管外肺水的肺内分布产生有利影响；③使萎陷的肺泡复张，并在呼气末保持肺泡的开放；④增加肺顺应性，减少呼吸功。应用 PEEP 的不利影响有：减少回心血量和心排出量，因而减少重要脏器的血流灌注。增加中心静脉压和颅内压。

自首次倡用 PEEP 至今，虽然有关 PEEP 应用的英文文章就有 2000 多篇，但对于最佳 PEEP 的选择仍意见不一。目前临床上较常用的选择 PEEP 的方法有以下儿种：①对于 COPD 或肺感染导致呼吸衰竭的患者，如果吸氧浓度（FiO_2）<0.5，能保留 $SaO_2>90\%$ 的目标值，可加或仅加 $3 \sim 5cmH_2O$ 的 PEEP；近年来主张，如果没有明显的心血管不稳定，应常规加用 3~5cmH₂O 的 PEEP 来维持必要的功能残气量和防止肺不张。若不能达氧合目标值，可加 PEEP，先加 2~3cmH₂O，以后逐渐增加，每次增加 2~3cmH₂O，直至 SaO₂ 达目标值或达 PEEP10~15cmH₂O，每次增加 PEEP，要看患者的血压和气道平台压的改变，若血压无变化，气道平台压的增加少于 PEEP 的增加，则可继续增加 PEEP；若血压降低，或气道平台压的增加大于 PEEP 的增加，则不宜再增加 PEEP。一般情况下，很少需要PEEP>15cmH₂O。②因气流阻塞产生 PEEPi，可加用约 75% PEEPi 的 PEEP 以减轻吸气负荷。③急性心源性肺水肿时，为改善氧合和减少肺水肿，可逐渐加用 PEEP，一般达 5~10cmH₂O。④ARDS 患者机械通气时均需加用中等水平以上的 PEEP，但选择最佳 PEEP 的方法比较困难。ARDS 时加用 PEEP 主要有两个目的：一是为了达到最大的组织氧输送；二是为了保持肺的复张，避免呼气末肺泡的萎陷，以避免呼吸机相关肺损伤。因加用 PEEP 在增加 PaO₂ 的同时可减少心排出量（也因此减少组织的血流），因此可根据以下公式计算加用 PEEP 后是增加或实际减少了组织氧输送（ḊO₂）：ḊO₂ = 1.39 Hb×SaO₂×Qt + 0.003×PaO₂（公式中 Hb 为血红蛋白，SaO₂ 为血氧饱和度，Qt 为心排出量，需通过 Swin-Gas 导管计算）。根据大多数临床研究结果，ARDS 患者在加用<10~15cmH₂O PEEP 时，DO₂ 通常是增加的。但若进一步增加 PEEP 水平，即应监测ḊO₂以判断其利弊。

因为 ARDS 患者的末梢气道和肺在呼气末有萎陷趋势，吸气时的肺泡开放和呼气时的关闭反复进行会引起"剪切力"所致的呼吸机相关肺损伤（VALI），故近年主张应用恰当的 PEEP 来保持肺开放。曾有些学者提倡描绘 ARDS 患者的静态（或近似静态）压力-容量（P-V）曲线，加用略高于 P-V 曲线低拐点的 PEEP 值。另有些学者主张以 P-V 曲线呼气支上的拐点（闭合压）来定 PEEP 值，加用 PEEP 略高于闭合压。还有学者主张以胸部 X 线或CT，P-V 曲线以及 PEEP 试验来选择最佳 PEEP 值。也可单独用 PEEP 试验的方法来设置。

（7）通气模式：可供选择的通气模式很多，建立机械通气的初始阶段，大多数人选择常用的传统通气模式。常用通气模式有容量控制、压力控制通气、辅助控制通气（A/CV）、同步间歇指令通气（SIMV）、压力支持通气（PSV），或 SIMV+PSV。新通气模式有：双重控制模式（dual control modes），如容量保障压力支持通气（VAPSV）、压力调节容量控制通气（PRVCV）、容量支持通气（VSV）等，闭合环通气（closed loop ventiation，CLV），如适应性肺通气（adaptive lung ventilation，ALV）、指令频率通气（madatory rate ventilation，MRV）和可变吸气辅助通气（variabe inspiratory aids ventilation，VAIV）等。还没有科学证据来指导通气模式的选择。需要考虑的重要问题有：①为患者提供什么水平的通气支持？初始时也许应提供完全或几乎完全的通气支持，随后再提供适合患者自主呼吸能力的部分通气支持；②是否保留患者的自主呼吸，如果保留，如何达到人-机协调；③不同的通气模式，需要预设和调整不同的呼吸机参数。

（8）湿化器：当经人工气道（气管插管或气管切开）进行机械通气时，必须进行吸入气体的湿化。常用湿化器有热湿交换器（HME）或称"人工鼻"和加热湿化器两种。应用HME 的禁忌证有：患者气道有大量分泌物、且黏稠或为血性。呼出气量少于输送 V_T 的 70%（例如存在漏气量大的支气管胸膜瘘，气管套囊漏气），体温低于 32℃。自主每分通气量>10L/min。当需要雾化治疗，在患者管路内安置雾化器时，应从通气管路中卸下 HME。短期机械通气（≤96 小时）或在患者运输时较多应用 HME。而需要长期机械通气（>96 小时）或应用 HME 有禁忌证时应该用加热湿化器。加用湿化器后应观察患者的气管分泌物，如果仍黏稠结痂，说明湿化不足，如痰液稀薄量多，需要频繁吸引，即提示湿化过度。

加热湿化器的温度设置应根据环境温度、患者所需湿化量而定，一般应设置于使输入气体的温度达（33±2）℃，应提供至少 30mg/L 水蒸气的绝对湿度，即使 $\dot{V}_E$ 达 20~30L/min 也能达到此湿度，成人的湿化量约每日 500ml 为宜。有些治疗师喜欢输送的温度范围为 35~37℃。应用 HME 时，如果分泌物变多或黏稠度增加，应改用加热湿化器来代替 HME。或增加加热湿化器的温度。可以根据分泌物的情况（表 2-14）来调整加热湿化器的温度。

表 2-14　气道分泌物黏稠度的评估

分泌物黏稠度描述	与吸引导管清洁度的关系
稀薄	吸引后，吸引导管是干净的，管壁没有分泌物
中等	吸引后分泌物黏附在吸引管的管壁上，但吸引水冲洗容易去除
稠浓	吸引后用水冲洗导管，黏附在吸引管壁上的分泌物不容易冲洗去除

（9）报警：呼吸机上所有的报警都应该正确予以设置。最重要的报警是管道脱节报警，敏感的报警不仅应该发现管道脱节，而且也应该发现通气系统和管路的漏气。发现漏气的能力取决于测定容量的部位。呼吸机上的其他报警设置还有高压报警、I∶E 比例报警、PEEP 丧失报警，温度过高报警。在定容型通气时，气道峰压报警是重要的，以便能及时发现阻力和顺应性的改变。在压力限制通气时，低呼出气量报警是重要的。

（俞森洋）

57 • 如何调整常用呼吸机参数？

呼吸机根据初始参数为患者进行机械通气治疗以后，应严密观察患者病情变化，根据呼吸机上的监测和报警参数，尤其是定期测定的动脉血气结果来调整呼吸机参数。不仅要注意即时的血气指标和各种监测结果，更重要的是要与以前的测定结果进行分析比较，应根据其发展趋势和变化速度来调整通气参数，调整参数的目标仍是为了达到并维持"治疗终点"（或称目标值）。

（1）为达到并维持 PaO_2 目标值的呼吸机参数调整：严重呼吸衰竭机械通气患者氧合的目标值通常为在吸氧浓度（FiO_2）<0.6 情况下，PaO_2>60mmHg，氧饱和度（SaO_2）>90%；若为慢性呼吸衰竭，因机体已有一定的适应和代偿能力，故目标值可改为在 FiO_2<0.6 情况下，PaO_2>50mmHg，SaO_2>85%。更高的 PaO_2 和 SaO_2 常无必要，因为>60mmHg 的 PaO_2 已处于氧合解离曲线的平坦段，再增加 PaO_2，氧饱和度的增加也很有限。若为了更高 PaO_2 而增加 FiO_2，就可能面临氧中毒的危险；为了增加 PaO_2 而增加 PEEP，就可能面临 PEEP

影响的血流动力学改变，显著减少心排出量可使向组织输送的氧含量减少；以扩大 $\dot{V}_T$ 或增加压力来进一步提高 PaO_2，即可能导致局部肺区带的过度扩张，诱发或加重呼吸机相关肺损伤。

机械通气时影响 PaO_2 的因素见表 2-15。纠正严重低氧血症的措施见表 2-16。

表 2-15　机械通气时影响 PaO_2 的因素

肺疾病：分泌物潴留、感染、支气管痉挛、肺不张、ARDS、充血性心衰、液体过度负荷
心脏疾病：混合静脉血 $P\bar{v}O_2$ 降低
药物：血管扩张剂（如硝普钠）
气道压：平均气道压、PEEP
吸氧浓度（FiO_2）

表 2-16　纠正严重低氧血症的措施

目标值：$FiO_2 < 0.6$，$PaO_2 > 60mmHg$，$SaO_2 > 90\%$

措施：1. 增加 FiO_2，尽快纠正严重缺氧，使 PaO_2 和 SaO_2 达目标值以后，再逐渐降低 FiO_2

2. 加用 PEEP，从 $3 \sim 5cmH_2O$ 开始逐渐增加，直至达目标值，一般 ARDS $8 \sim 12cmH_2O$，非 ARDS $3 \sim 5cmH_2O$

3. 延长吸气时间，增加吸：呼气时比，直至反比通气

4. 增加潮气量

5. 降低氧耗（止惊、高温者退热，烦躁者给予镇静）

6. 增加氧输送量（纠正严重贫血、纠正休克、心力衰竭、心律失常，增加心排出量）

1）增加 FiO_2：持续的严重低氧血症可引起心脏及各重要脏器的严重损害，甚至心脏呼吸骤停而死亡，必须尽快纠正。提高 PaO_2 的最直接方法是增加 FiO_2，但不少医生对氧中毒的危害印象很深，顾虑增加 FiO_2 会引起氧中毒。实际上，对于大多数正常人说来，如 FiO_2 为 100%，持续给氧时间不超过 24 小时，$FiO_2 > 0.6$，持续给氧时间不超过 48 小时，一般是安全的。虽然危重患者在正压通气情况下，氧中毒的阈值和可持续时间尚未确定，但给予高浓度的 FiO_2 数小时，通常是安全的。所以在机械通气开始时或遇危重性暂时缺氧，先给予高浓度氧予以纠正，尽快使 PaO_2 达安全限度以上，再在纠正导致缺氧病因的同时，逐步减低 FiO_2，是切实可行的方法。经过数小时或 10 多小时后，若降低 $FiO_2 < 0.6$，仍不能维持 PaO_2 达安全阈值，则应采用其他增加 PaO_2 的方法，如加用 PEEP 等。

2）加用恰当的 PEEP：加用 PEEP 可增加肺的呼气末肺容量，减少肺内分流，增加氧合。加用 PEEP 的方法，一般是先给 $3 \sim 5cmH_2O$，以后逐渐增加。在调整 PEEP 过程中，既要观察增加 PaO_2 的良好反应，也要观察它对心血管系统的不良影响。一般说来，PEEP 超过 $15cmH_2O$ 是很少有必要的。有些学者主张，若需要加用 $>15cmH_2O$ 的 PEEP，应插入漂浮导管监测心排出量，计算氧输送量来判断增加 PEEP 的利弊。

3）延长吸气时间：当增加 FiO_2 已达 0.6，加用 PEEP 已达 $15cmH_2O$，而氧合尚未达到目标值，尤其是伴有气道峰压和平台压过高时，可适当延长吸气时间，直至反比通气。延

长吸气时间后可使气体在肺内的交换时间延长，增加 PaO_2。但可能潜在发生 PEEPi 和动态过度充气，因增加平均气道压而影响血流动力学。故在延长吸气时间同时应监测 PEEPi 和血压，若发生人-机对抗，可酌情应用镇静剂。

4）降低氧耗和增加氧输送：在调整呼吸机参数的同时，应采取各种临床措施降低机体的氧耗，尽力增加氧的输送。如高热者予以退热，抽搐者应予镇静止惊，纠正严重的休克、心力衰竭、心律失常等。

（2）为维持恰当 $PaCO_2$ 和 pH 目标值的呼吸机参数调整：建立机械通气以后，如果不是实行控制性低通气和容许高碳酸血症，患者的 $PaCO_2$ 通常能下降，pH 能逐渐回升。一般说来 $PaCO_2$ 只要能下降到 60mmHg 以下，pH ≥7.30，对于慢性呼吸性酸中毒患者来说，已可认为达目标值。$PaCO_2$ 下降的速度不宜过快，在 2~3 天内让 $PaCO_2$ 降至目标值即可，以避免 CO_2 过快地排出，而慢性贮存的碳酸氢盐来不及排出，致使发生代谢性碱中毒，或发生呼吸性碱中毒。希望 pH 能尽快达 7.30~7.45。pH<7.30 或>7.45 对患者均不利。调节 pH 和 $PaCO_2$ 的最直接方法是调整通气量，可以在 V_T 不变情况下，通过调节通气频率来增加（或降低）每分通气量；也可在频率不变情况下改变 V_T，或 V_T 和频率同时改变。$PaCO_2$ 下降过慢可上调通气量，$PaCO_2$ 下降过快可减小通气量，让 $PaCO_2$ 和 pH 的变化速度控制在理想水平并最终达目标值。

在 ARDS、危重型哮喘等实行控制性低通气时，允许 $PaCO_2$ 逐渐增加，但希望增加的速度最好控制在每小时上升少于 10mmHg 的水平，以便肾能较好地发挥代偿作用，而不致使 pH 严重降低。在颅脑创伤，颅内压增高的患者实行有意过度通气时，希望维持 $PaCO_2$ 在 25~30mmHg，以便降低颅内压。这都需要精确地调整通气量来达到。

（3）为加强患者-呼吸机协调的呼吸机参数调整：应用机械通气后，如果患者的自主呼吸与呼吸机的机械呼吸不协调甚至对抗，可增加患者的呼吸功耗，增高气道压，减少通气量，并给患者的血流动力学带来不良影响，增加患者的不适感觉。发生人-机不协调的原因很多，总的说来，不外乎两方面的因素：患者方面的因素和呼吸机方面的因素。从通气参数调整的角度说，发生人-机不协调的原因主要有：触发敏感度设置不当，吸气流量过高或过低，与患者的吸气流量需要不相配，潮气量过大或过小，吸呼气时比不当以及通气频率过快或过慢。改进人-机协调性的措施见表 2-17。必要时还可酌情应用镇静剂或肌肉松弛剂。但我们反对不认真查清原因，盲目地给患者应用镇静剂。原则上说，凡能通过呼吸机参数调整来改善人-机协调的，就尽量不用或少用镇静剂。

表 2-17　改进机械通气时人-机协调性的措施

触发敏感度：增加触发敏感度或用流量触发
吸气流量：增加设置的峰流速，试用不同的吸气流量波形、试用压力控制或压力支持通气
潮气量：试用较高或较低的 V_T
呼吸频率：试用较高或较低的通气频率
烦躁不安：给予适当水平的镇静

（俞森洋）

58 • 机械通气有哪些最常用的通气模式？

呼吸类型和相时变量两者的关系称之为"通气模式"。机械通气时，通气模式是主要的需要预设的呼吸机参数之一，只有先选定通气模式，有些呼吸机参数才能随之选择。通气模式的选择通常基于医生的经验和应用习惯，但还要根据患者的病情以及初始通气模式使用后患者的适应情况。这里介绍最常用的（传统的）通气模式（表 2-18）。

表 2-18　呼吸机的传统通气模式

模式名称	指令呼吸控制的参数	自主呼吸控制的参数	其他名称
持续指令通气	容量	无	容量控制持续指令通气（VC-CMV）
（CMV）	压力	无	压力控制持续指令通气（PC-CMV）
持续自主呼吸	无	压力	持续气道正压（CPAP）或
（CSV）			压力支持通气（PSV）
同步间歇指令	容量	压力	定容型同步间歇指令通气（VC-SIMV）
通气（SIMV）	压力	压力	定压型同步间歇指令通气（PC-SIMV）

机械呼吸类型可分为四类：指令（控制）、辅助、支持和自主呼吸。分类依据有 3 点（表 2-19）：由什么来启动（触发）通气，通气期间吸气流速由什么来管理（限制），通气由什么来终止（切换）。"触发"可由机器定时（控制通气）或由患者用力来启动（辅助、支持或自主通气）。"限制"一般是靠设置流量（压力可变）或设置压力（流量可变）来进行。"切换"一般是靠设置容量、时间或流量来进行。所谓"机械通气模式"，也可以说就是指令、辅助、支持和自主呼吸的理想结合和不同组合。呼吸机的关键部件——模式控制器，即是按照设置参数（设定参数）和反馈信息（制约参数）来提供通气方式适当组合的电动、气动或微处理机系统。新式的模式控制器将先进的监测（用高精度微量传感器）和反馈功能也结合进来，追随患者的变化情况，对模式参数进行连续自动调整，从而发展出许多伺服（serve，即自动反馈调节）控制通气模式（表 2-19）。

表 2-19　由机器和患者控制时相的变化特殊结合来定义呼吸类型

通气方式	触发	限制	切换
指令（控制）	机器	机器	机器
辅助	患者	机器	机器
支持	患者	机器	患者
自主	患者	患者	患者

通气模式的增多,为我们救治呼吸衰竭的复杂病理生理情况提供了便利和增加成功的机会,同时也对医生提出了更高的要求,如能恰当应用这些通气模式,就能提高机械通气的疗效,降低其并发症。

(1) 定压和定容通气模式:通气模式总的说来可分为两大类,定容型通气模式和定压型通气模式。应用定容型通气模式时,每次通气的潮气量是恒定的,气道压力即随患者的阻力和顺应性不同而改变;定压通气时,呼吸机每次通气的压力是恒定的,潮气量即随患者的阻力和顺应性不同而改变。虽然称为"定容"通气,但实际上呼吸机控制的是吸气流量。定压通气时,吸气流量随着肺泡压达到预定的水平而迅速降低。

(2) 辅助通气 (assisted ventilation,AV),控制通气 (controlled ventilation,CV),辅助-控制通气 (assist-control ventilation,A-CV)。

1) 辅助通气 (assisted ventilation,AV):AV 是在患者吸气用力时依靠气道压的降低 (压力触发) 或流量的改变 (流量触发) 来触发,触发后呼吸机即按预设潮气量 (或吸气压力)、频率、吸气和呼气时间将气体传送给患者 (图 2-4)。AV 的主要优点是:患者自主呼吸的吸气易与呼吸机的送气同步。

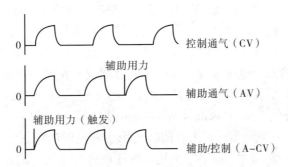

图 2-4　辅助通气、控制通气、辅助-控制通气的压力时间曲线

正确应用 AV 的关键是预设潮气量和触发灵敏度要恰当。预设潮气量过大或自主呼吸频率过快可导致通气过度。压力触发敏感度一般设置于 $-1.5 \sim -0.5 cmH_2O$ 水平,采用流量触发时设置触发敏感度 $1 \sim 3 L/min$。发生内源性 PEEP (PEEPi) 时,无论压力或流量触发,均可降低触发灵敏度,增加患者触发用功,应做相应调整以提高触发灵敏度。过去曾倡导,为减少患者过快的呼吸频率,故意将触发灵敏度设置很低,此做法因增加患者呼吸功和不适感现已弃用。因为呼吸机触发和启开吸气活瓣需要用力,故 AV 为部分通气支持方式,患者吸气用功约占通常呼吸功的 $20\% \sim 30\%$,与呼吸机的活瓣性能及触发灵敏度相关。但也要避免触发灵敏度设置过高导致自动切换 (self-cycling)。

AV 靠患者吸气来启动,如果无自主呼吸,呼吸机因无"触发"就不提供通气辅助,故 AV 不能用于自主呼吸停止或呼吸中枢驱动不稳定的患者。现代呼吸机已不单设 AV 模式。

2) 控制通气 (controlled ventilation,CV):控制通气 (CV) 又称持续指令通气 (con-

tinuous mandatory ventilation，CMV），呼吸机以预设频率定时触发，并输送预定潮气量。即呼吸机完全代替患者的自主呼吸。换句话说，患者的呼吸方式（呼吸频率、潮气量、吸呼时比和吸气流速）完全由呼吸机控制，由呼吸机来提供全部呼吸功（图 2-4）。实行 CV 时，呼吸机对自主呼吸是无反应的，患者不能通过增加自主呼吸频率来增加机械通气频率。

CV 主要用于：①严重呼吸抑制或呼吸暂停，如麻醉、中枢神经系统功能障碍、神经肌肉疾病、胸部外伤或药物过量等。②在呼吸肌疲劳或衰竭情况下应用 CV，可最大限度减轻呼吸肌负荷，降低呼吸氧耗，有利于呼吸肌休息和消除疲劳。③为心肺功能储备差的患者提供最大呼吸支持，以减少患者的呼吸用力和焦虑，缓解急性冠状动脉缺血。④在实施"非生理性"特殊通气方式，如反比通气、分侧肺通气、低频通气以及在闭合性颅脑损伤时，为减少脑血流和降低颅内压故意采用的过度通气等。⑤对患者呼吸力学的监测，如呼吸阻力、顺应性、内源性 PEEP（PEEPi）、潮气末 CO_2 浓度、呼吸功等，只有在控制通气时测定才准确可靠。

采用 CV 模式时，如预设参数不当，通气不足或通气过度均可发生。也常发生人-机不同步或对抗，反而增加呼吸功或气道压，诱发气压伤。为了使人-机协调，临床上往往给患者应用安定剂或肌肉松弛剂，从而导致药物的不良反应。若呼吸机发生故障，在自主呼吸受抑制情况下容易发生危险。应用 CV 时间过长，易致呼吸肌萎缩和呼吸机依赖。故只有在指征明确的情况下才应用 CV，应用 CV 应确定治疗目标和治疗终点。

应用控制通气时，频率（f）和潮气量（V_T）是预设的，不会被患者的呼吸所改变，应用此模式时，因为患者必须过度通气，或应用镇静剂或肌松剂来抑制中枢呼吸驱动，所以此模式是不理想的，只能在有指征时选择应用。

3）辅助-控制通气（assist-control ventilation，A/CV）：辅助—控制通气是将 AV 和 CV 的特点结合应用。如 AV 那样，患者的吸气用力触发呼吸机送气而决定通气频率。然而又如 CV，预设通气频率的"程序"也输入呼吸机作为备用。因此，患者依靠吸气用力的触发可选择高于预设频率的任何频率进行通气、如果患者无力触发或自主呼吸频率低于预设频率，呼吸机即以预设频率取代和传送潮气量。结果，触发时为辅助通气，没有触发时为控制通气（图 2-4）。应用 CMV 时，医生设置的频率是最低频率，患者可以以更快的频率来触发呼吸机，但每次呼吸输送的都是指令性的呼吸类型，指令呼吸可以是定容型（恒定潮气量）（图 2-5）或定压型（恒定吸气压力）的。它既可提供与自主呼吸基本同步的通气，又能保证自主呼吸不稳定患者的通气安全，提供不低于预设水平的通气频率和通气量。

A/CV 模式大多以容量转换型通气（V-A/CV）来实行，应用容量转换 A/CV 时，需预设触发敏感度、潮气量（V_T）、频率（备用频率）、吸气流速或流速波型。近年来已有呼吸机以压力转换型通气来实现 A/CV（P-A/CV）。此时需预设的呼吸机参数有：触发敏感度、压力水平、吸气时间（Ti）和通气频率（备用频率）。

实行容量转换型 A/CV 时，若触发敏感度和吸气流速预设不当（流速低于 40L/min），可增加患者呼吸功。若应用压力转换型 A/CV，呼吸机一旦触发就提供足够流量以迅速达到预设压力，可减少呼吸功。但在气道阻力、肺顺应性、自主呼吸用力发生变化或人-机不同

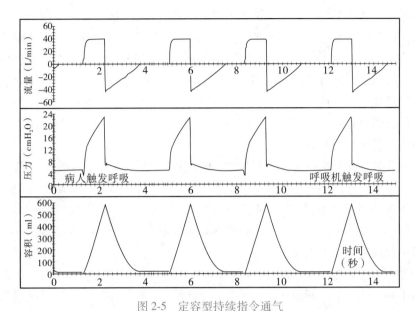

图 2-5　定容型持续指令通气

注：呼吸可以由患者或呼吸机来触发，在呼吸被触发后，每次呼吸的类型是指令的

步时，潮气量可随之改变。COPD 患者可因应用 A/CV（过快触发频率）而加重气体陷闭（air trapping）。在自主触发频率过快时，要注意监测实际吸/呼比是否已经变为反比通气，还要注意监测 auto-PEEP 是否产生及它的水平。如果答案是肯定的，即应设法予以调整，调整方法：①适当增加设置的频率，使之接近自主呼吸频率，同时减少潮气量以避免过度通气；②增加吸气流速，减少吸气时间（Ti）或吸/呼比，以便延长呼气时间，减轻或避免 auto-PEEP 的产生。增加人-机协调性；③给患者适当的镇静，以抑制过快的自主呼吸。如果不想用镇静剂或麻醉剂抑制自主呼吸，又想纠正患者因过快触发引起的人-机不协调和过度通气，那么，一方面可寻找引起患者呼吸急促的原因，尽量去除原因；另一方面，可换用其他通气模式，如 SIMV 加低水平 PSV 模式，或适应性支持通气（adaptive support ventilation，ASV）。

A/CV 模式和其他由患者触发模式一样均涉及两个问题，触发敏感度和吸气反应时间。①如果呼吸机的触发敏感度设置过高，呼吸可快速触发（自动触发）而不输送预设的潮气量或压力。这只要降低触发敏感度就很容易解决。如果设置的压力触发阈值是 −5 ~ −3cmH$_2$O，或更低值，那么呼吸机对患者的呼吸用力就不敏感，必然增加患者的触发功。此时应调高触发敏感度。②吸气反应时间是指呼吸机感知患者的吸气用力到将气送到患者的时间，此时间过长可明显引起患者的不舒适，甚至发生人-机不协调。呼吸机制造商们都已作出努力，尽量缩短吸气反应时间。

曾经以为定容型 A/CV 时患者只做很少的呼吸功，但已有研究显示，患者做功达完全自主呼吸功的 33%~50%，甚至更多。这在主动吸气、设置的流量不能适应患者的需要时更加明显。

在应用定压型 A/CV 时，其流速波形均为减速波，因为潮气量的大部分在吸气早期进入肺内，故可改善气体的分布，而且吸气流量能较好适应患者的需要，且在患者自主呼吸用力时发生流量改变，故人-机协调较好。最高压力限常设置于目标压力或设置压力以上 $10cmH_2O$，当达到最大压力限（如患者咳嗽增加管路内压力）时，大多数呼吸机均会自动中止吸气，以避免管路内压力过高。但新型呼吸机（如 Servoi、Drager Evita XL 等），其呼气阀是浮动的，当管路内达高压力（如咳嗽）时，阀自动开放释放过高压力，而呼吸机仍维持设置的压力目标，没有必要中止吸气。

应用 A/CV 时，呼吸机以医生预设的 V_T 和预设的最低频率输送给患者，而患者也可以通过吸气用力触发高于最低频率的额外呼吸，但 V_T 或压力（对于压力限制通气）维持预设水平不变。现代呼吸机都已不单设辅助（A）或控制（C）通气模式，而以辅助-控制（A/C）通气模式来代替，故 A/C 又常称持续指令通气（continuous mandatory ventilation，CMV），CMV 和 A/C 可互换称呼。

（3）间歇指令通气（intermittent mandatory ventilation，IMV）和同步间歇指令通气（synchronized intermittent mandatory ventilation，SIMV）：IMV 是指呼吸机以预设指令频率向患者传送常规通气，在两次机械呼吸之间允许患者自由呼吸。指令通气可以和患者的自主呼吸不完全同步（IMV）或同步进行（SIMV）（图 2-6）。老式的 SIMV 系统需要消耗较高的呼吸附加功，新一代呼吸机在这方面已得到改进。呼吸机输送的指令呼吸与患者的吸气用力同步，这通常是靠辅助窗的应用来达到的（图 2-7）。这个窗间歇地开放，间歇的时间

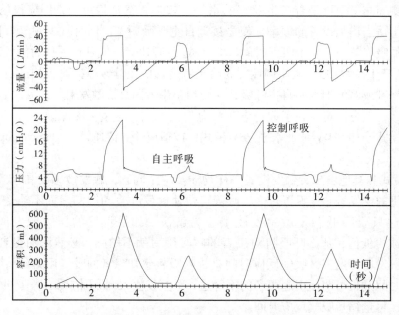

图 2-6　同步间歇指令通气（SIMV）

注：有指令也有自主呼吸，指令呼吸是定容的

由设置的 SIMV 频率决定，辅助窗保留开放的时间是呼吸机制造商设定的。当辅助窗开放时，如果发现患者的吸气用力，呼吸机就在吸气用力达触发阈值后输送指令呼吸。如果在辅助窗开放的时间内没有发现患者的吸气用力，呼吸机就直接输送指令呼吸。从 0~100% 的任何通气支持水平均可由 SIMV 来传送。增加指令通气频率和潮气量即增加通气支持的比例，直至达到完全控制通气。逐渐减少 SIMV 的频率即逐步增加患者的自主呼吸用力，有利于撤机的进行。如果在患者刚建立机械通气时就仅需部分通气支持，那么一开始就应用 SIMV 可比应用完全控制通气对患者的心血管系统，肝、肾血流等影响要小，更少发生机械通气并发症。

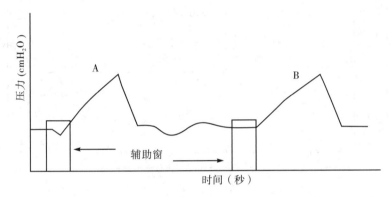

图 2-7　SIMV 的压力波形

注：为指令呼吸的同步所设计的辅助窗。A、B 为呼吸周期

大多数呼吸机的 SIMV 模式，指令通气以容量切换方式来实现，此时需预设：潮气量（V_T）、流速或（和）吸气时间（T_I）、指令通气频率和触发敏感度。已有一些呼吸机增加以压力切换方式来实行指令通气（P-SIMV）。此时需预设：压力水平、T_I、指令通气频率及触发敏感度。

SIMV 的优点：①降低平均气道压；②呼吸肌的连续应用，使呼吸肌功能得到维持和锻炼，避免呼吸肌萎缩，有利于适时脱机；③改善 $\dot{V}/\dot{Q}$ 比例；④应用 SIMV 时，自主呼吸易与呼吸机协调，减少对镇静剂的需要；⑤增加患者的舒适感；⑥能较好维持酸碱平衡，减少呼吸性碱中毒的发生；⑦可根据患者需要，提供不同的通气辅助功，并具有不低于预设指令通气水平的安全性。

临床上应用 IMV 和 SIMV，主要是在撤机时，作为控制通气到完全自主呼吸之间的过渡。近年来，在很多情况下，只要患者具备一定的自主呼吸功能，就可将 IMV 和 SIMV 作为自始至终的标准通气支持技术来应用。

SIMV 的缺点：指令通气之外的自主呼吸也通过呼吸机进行，并没有得到机械辅助，需克服按需阀开放和呼吸机回路阻力做功。

如果呼吸机的按需阀功能不佳，那么持久应用 SIMV 就可能加重呼吸肌疲劳，增加氧耗，甚至使循环功能恶化。为了克服呼吸机回路的阻力，可加用 $5cmH_2O$ 的吸气压力支持（图 2-8）。

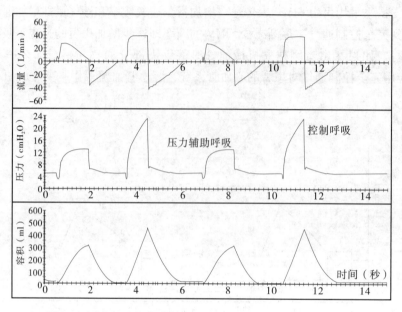

图 2-8　同步间歇指令通气（SIMV）加压力支持通气（PSV）

注：指令呼吸是容量控制，自主呼吸是压力支持通气

　　应用 IMV 时，医生设置 V_T（或压力限制水平）和频率，但患者决定两次机械呼吸之间的自主呼吸 V_T 和频率。应用 IMV 时，机械呼吸以规律的间歇时间来输送，而 SIMV 时，机械呼吸则与患者自主吸气用力协调（同步）。实际上，如果呼吸机上设置的频率是高的，足以满足患者的全部通气需要，那么 IMV 和 A/CV 通气是相似的。研究表明：应用 A/CV 模式时，容易发生过度通气，尤其是在用机的初始阶段，患者的高通气驱动频繁触发呼吸机时是这样。与 A/CV 相比，SIMV 时，只要参数调节恰当，过度通气较少发生。自 20 世纪 70 年代介绍到临床以来，IMV 和 SIMV 已成为受欢迎的通气模式，虽然开始时将其作为撤机模式推荐，但现在 SIMV 已常用于 A/CV 的替代，即使是没有考虑撤机时也经常应用。安装有 SIMV 模式的呼吸机常用—按需阀或连续流量系统来执行 IMV 功能。控制通气和同步间歇指令通气的优缺点及可能危险见表 2-20。

　　1）持续自主通气（continuous spontaneous ventilation，CSV）：所谓 CSV，是指每次呼吸都是自主的，即每次通气都是由患者自己的吸气来触发的，也由患者自主主导来进行吸-呼气切换。CSV 的两种最常用方式是持续气道正压（continuous positive airway pressure，CPAP）和压力支持通气（pressure support ventilation，PSV）。

表 2-20　控制通气和同步间歇指令通气的优缺点及可能危险

通气模式	优点	缺点和可能危险
定压型或定容型控制通气（V-A/CV，P-A/CV）	1. 可直接设置每分通气量（$\dot{V}_E$） 2. 保证每次呼吸的容量或压力 3. 可以与患者的用力同步 4. 患者可以通过触发来决定频率 5. 如果患者没有自主呼吸，可以给予完全的通气支持	1. 如果患者触发的呼吸频率过快，可致呼吸性碱中毒 2. 高平均气道压和相关的并发症 3. 如果流速或触发灵敏度设置不当，可致人-机不协调 4. 没有用镇静剂的清醒患者，可能不能很好耐受 5. 高频率可导致 auto-PEEP 6. 呼吸肌萎缩可能发生
定压型或定容型同步间歇指令通气（V-SIMV，P-SIMV）	1. 与 A/CV 比较，可降低平均气道压 2. 患者承担不同程度的呼吸功，可维持呼吸肌的强度和减少肌萎缩的可能性 3. 可用以撤机过程的呼吸肌锻炼 4. 可减低与控制通气相关的碱中毒 5. 可根据患者的通气能力和需要给予完全或部分通气支持 6. 不需要应用镇静剂或肌松剂（不像 A/CV）	1. SIMV+PSV 可增加平均气道压 2. 自主呼吸的患者可显著增加呼吸功 3. 如果频率、流量和触发灵敏度设置不当，可发生高碳酸血症和呼吸肌疲劳 4. 可能增加撤机时间 5. 对设置的指令频率，患者可能难以适应；如果应用低频率（<6 次/分指令频率）可发生急性低通气 6. 当设置的指令频率减少时，可显著增加自主呼吸功 7. 设置的频率减低时，如果在指令频率期间患者主动呼吸，即可发生人-机不协调 8. 在自主呼吸阶段可发生浅快呼吸

　　2）持续气道正压（CPAP）：这是一种完全自主呼吸模式，不输送任何指令呼吸。在整个呼吸周期均维持医生选定的正压水平（图 2-9）。当然医生也可以选 CPAP=0，此时施加于气道的压力为大气压。CPAP 模式是最常用于评价拔管可能性的。值得注意的是，许多新一代呼吸机的功能中，在实施 CPAP 期间应用 1~2cmH$_2$O 的 PSV。在 CPAP 期间，应用流量触发比应用压力触发要好，故当应用 CPAP 时，推荐应用流量触发。

　　（4）压力支持通气（pressure support ventilation，PSV）或称吸气压力支持（inspiratory pressure support，IPS）、在 Drager Evita 4 中 PSV 又称为辅助自主呼吸（assisted sporntaneous breathing，ASB）或称吸气流量辅助（inspiratory flow assis，IFA）。应用 PSV 时，呼吸机以预设的吸气压力水平来辅助患者的吸气用力。根据选择恰当的压力支持水平，患者能得到所需的呼吸辅助，而吸气触发和吸-呼切换均靠患者用力。在 PSV 期间，患者仍能自己决定呼吸频率、吸气时间和潮气量（图 2-10）。V$_T$是由压力支持的水平、患者自己的吸气

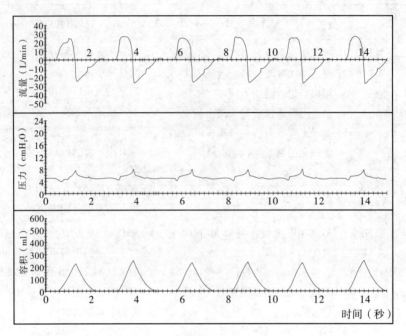

图 2-9　持续气道正压（CPAP）

注：注意每次呼吸是自主的

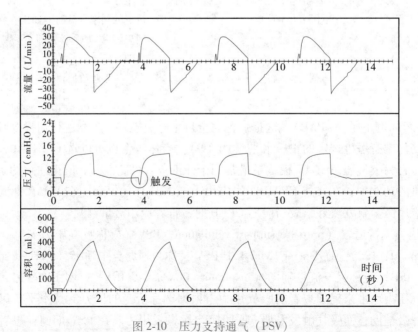

图 2-10　压力支持通气（PSV）

注：注意每次呼吸是由患者触发和流量切换的

用力，以及呼吸系统的阻力和顺应性决定的。在应用高水平（>20cmH$_2$O）的压力支持时，PSV 类似于压力限制辅助通气。PSV 通常是流量切换的，PSV 的第 2 个切换机制是压力或时间切换。换句话说，当吸气流量减小到呼吸机确定的水平时，或当压力上升到呼吸机确定的水平时，或当吸气时间达到呼吸机确定的限度时，PSV 将从吸气相切换为呼气相。呼吸机的流量切换阈值可以是固定的绝对流量（如 5L/min），也可以是基于峰流速的百分数（如峰流速的 25%）和消耗的吸气时间。新一代呼吸机可以让医生根据患者的情况，调节呼气触发灵敏度（即吸-呼切换的流量阈值），也可以让医生调节吸气压力上升时间，以进一步改善人-机协调。

为了用好 PSV，需仔细调整两个参数：吸气触发灵敏度和压力支持（PS）水平。恰当的触发灵敏度通常为-1.5~-0.5cmH$_2$O，遇 PEEPi 或应用 PEEP 时应作相应调整。常用的 PS 水平为 5~30cmH$_2$O，偶有需更高者，选用 PS 的高低取决于患者的通气需要、自主呼吸能力、气道阻力和肺顺应性。不同肺疾病或疾病的不同阶段，所需 PS 水平可有较大差异。过高的 PS 可导致过度通气或（和）呼吸暂停，过低的 PS 可致呼吸困难和呼吸肌疲劳，导致二氧化碳潴留或严重低氧血症。故应恰当地选用 PS 水平。在选用 PS 水平时，医生需在床旁边选用边监测。主要监测潮气量和通气频率，调整 PS 水平后两指标的改变常在 1~2 分钟内观察到。开始时，通常调整 PS 使潮气量达 8~10ml/kg，呼吸频率 15~25 次/分，同时观察患者是否有呼吸困难体征，如吸气时有无胸锁乳头肌收缩等。随后的观察可借助于设置每分通气量和通气频率的报警限。

近年来受到关注的一个问题是：吸气初呼吸机送气的流量，流量太快可引起压力急剧过度升高，引起压力切换呼吸，即吸气流量过早的终止。有一个所谓的"流量相关吸气终止反射（a flow-related inspiratory termination reflex）"，此反射的刺激可缩短吸气，导致短暂的，浅快吸气用力。这在应用 PS 模式，设置的压力较低时容易发生。在临床上这种反射的意义尚不清楚。流量设置过低，不能适应患者的需要，可引起人-机不协调。新一代呼吸机已设有"吸气上升时间（inspiratory rise time）"可调节的功能。所谓"上升时间"是指呼吸机从吸气开始将压力提升到预设水平所需的时间。不同品牌呼吸机应用不同的名称，如上升时间（rise time），流量加速百分数（flow acceleration percent），吸气上升时间百分数（inspiratory rise time percent），斜坡调整（slope adjustment）等，实际上指的是同一种功能。医生可根据流速和压力波形来决定和调节呼吸机输送的流量。如果患者是清醒的，也可在调整这种功能时，问患者输送哪种流量时感觉舒适。

随着患者病情好转和呼吸肌疲劳的恢复，应及时降低 PS 水平，以便让患者的呼吸肌得到锻炼，当 PS 水平降至 5cmH$_2$O（COPD 行气管插管患者 8~10cmH$_2$O）时，一般认为此时所提供的 PS 仅够用于克服呼吸机活瓣和回路的阻力所需的额外呼吸功。因此，如能以这样的 PS 水平维持理想通气数小时，即可认为患者已可撤机和拔管。

PSV 既可作为患者的长期通气支持，也可作为撤机技术应用。借助良好的面罩，还可进行无创性通气。PSV 的最重要特点是：提供的气流方式可与患者的吸气流速需要相协调，可根据患者的病理生理及自主呼吸能力改变调整 PS 水平，提供恰当的呼吸辅助功。同步性能良好，通气时气道峰压和平均气道压较低，可减少气压伤等机械通气的并发症。

PSV 的主要缺点是，当患者气道阻力增加或肺顺应性降低时，如不及时增加 PS 水平，就不能保证足够潮气量，因此，呼吸力学不稳定或病情在短期内可能迅速变化者应慎用 PSV。此外，PSV 时的吸气靠患者触发，患者没有触发，呼吸机就不提供通气支持，而可引起窒息。因此，呼吸中枢驱动受抑制或不稳定的患者也应避免应用 PSV。为了通气安全，新一代呼吸机常设有"窒息通气（apnea ventilation）"功能，或称"后备通气（back-up）"，当患者无力触发或预定时间（通常是成人在 20 秒，婴儿在 12 秒；或 15~60 秒内可调）内未触发时，呼吸机自动转换到"窒息通气"，为患者输送预定潮气量、频率、吸呼比和吸氧浓度的指令通气（定容型或定压型 CMV）。同时发出报警。PSV 也可以和 SIMV，双相气道正压（BIPAP）、压力释放通气（APRV）等模式联合应用。PSV 可以和 SIMV 一起应用，此时在两次指令呼吸之间的自主呼吸是压力支持。低水平的压力支持（合用或不合用 SIMV）可用以克服气管内导管或老一代呼吸机中反应性差的按需阀引起的阻力。

在常用通气模式中，应用 PSV 模式通气时的人-机协调性是最好的，且可根据患者的通气需要和自主呼吸能力，设置不同的压力支持水平，从而为患者提供不同水平的通气支持。近年研发的一些通气新模式，如容量支持通气（VSV）、容量保障压力支持（VAPS）、适应性支持通气（ASV）、成比例辅助通气（PAV）等，都是以 PSV 为实际工作模式，利用微电脑对监测指标和通气目标参数进行快速准确的计算，不断调整 PS 水平来达到通气目标值的。

（5）完全对部分通气支持：完全通气支持时，患者不触发呼吸机，也无自主呼吸，这可以是患者原发病（例如四肢瘫）或用药（如肌松剂）的结果，或由于每分通气量过高足以抑制患者的自主呼吸用力（例如过度通气）。完全通气支持可以用 CMV 或 SIMV 来实施。完全通气支持最常应用于危重病患者以降低呼吸氧耗和达到对患者通气方式的控制。

在部分通气支持时，呼吸机仅提供一部分呼吸功，其余由患者自己做功。部分通气支持常在撤机阶段应用，很多临床医生在非撤机阶段也喜欢应用，是认为这种通气方式可维持呼吸肌的张力，以便让患者对自己的通气方式能维持一定的控制能力，改善患者的舒适感。部分通气支持可以用 CMV，SIMV 或 PSV 来实施。应用 CMV 时，大部分呼吸功是由呼吸机提供的，而应用 SIMV 和 PSV 时，患者提供和呼吸机提供的呼吸功比例可由医生来选择，并通过呼吸机参数的调整来实施。

（6）最常用的通气模式：随着呼吸机的不断更新换代，通气新模式也层出不穷。其实，迄今为止，最常用的通气模式，还是早期的几种传统通气模式。2000 年美国呼吸和危重病学杂志（Am J Respir Crit Care Med）发表了 Esteban 等的一份调查报道，该调查范围包括北美、南美、西班牙和葡萄牙的 412 个内科、外科 ICU（不包括儿科 ICU，术后恢复病房和 CCU），在调查时正在接受机械通气的共有 1638 例患者，占 ICU 患者的 39%。对这些患者所用通气模式的调查结果是：47% 应用辅助-控制通气（A/CV）模式、6% 用同步间歇指令通气（SIMV）、15% 用压力支持通气（PSV）、25% 用 SIMV+PSV。应用 SIMV、PSV 或 SIMV+PSV 三种模式者占 46%。仅有 7% 用其他模式。对撤机方法的调查结果：最常用的撤机方法是 PSV，36% 的患者用此法，28% 的患者联合应用 SIMV 和 PSV，5% 患者单用 SIMV。17% 患者用间歇自主呼吸试验（包括用 T 型管，CPAP 或 flow-by），4% 患者用每天自主呼吸试验，另9%用其他方法（如 BIPAP、2 种或 2 种以上方法联用）。在 2226 位医生完成的问卷调查中，62%的医生选择 A/CV 为最喜欢应用的通气模式（各国之间有较大差别）。最喜欢用的撤机方法有：34%医生选择 PSV，35%选择 SIMV 加或不加 PSV。与临床实际应用的情况一致。从该调查可见，尽管近年来已发展了许多通气新模式，但无论在常规通气过程或撤机阶段，临床医生最常用的仍是 A/CV，PSV，SIMV 或 SIMV+PSV 这几种传统通气模式。此现象说明，在研究证明各种通气新模式的确切效果之前，人们还是喜欢应用传统模式，各种通气新模式的研究和较普遍应用尚待时日。

（7）其他通气模式：除上述通气模式外，尚有连续气道正压（CPAP）、指令每分钟气量通气（MMV）、反比通气（IRV）、分侧肺通气（ILV）、气道压力释放通气（APRV）、压力调节容积控制通气（PRVCV）、容积支持通气（VSV）、容积保障压力支持通气（VAPSV）、液体通气（LV）和成比率通气（PAV）等通气模式。各种通气模式的定义及优缺点，总结见表 2-21。

在各种通气模式的研究中，尚没有严格随机的前瞻性多中心研究证明哪一种通气模式是最好的、可以取代其他各种通气模式，而是各有特点，应结合患者的病情、应用后的反应和应用者的经验、现有呼吸机的条件等综合因素，认真选择。当病情变化，或初步应用的模式经临床观察和各种监测证明患者不适应时，及时换用别的模式。

表 2-21　各种通气模式的定义及优缺点比较

通气方式	定义	特点	缺点
1. 辅助通气（AV）	靠患者触发，呼吸机以预设参数提供通气辅助	自主吸气易与呼吸机同步送气	呼吸机送气靠患者触发，需仔细调整触发敏感度。呼吸机现已不单设此模式
2. 控制通气（CV）	完全由呼吸机来控制通气的频率、潮气量和吸呼时间比	恰当应用可最大程度减少或完全替代患者的呼吸功	易发生通气过度或不足，自主呼吸与呼吸机不同步，长期应用易致呼吸肌萎缩
3. 辅助-控制通气（A/CV）	结合 AV 和 CV 的特点，通气靠患者触发，并以 CV 的预设频率作为备用	当吸气用力不能触发，或触发通气频率低于备用频率时，呼吸机以备用频率取代。可保证每次通气的容量（或压力）。如触发敏感度和流量设置恰当，降低患者呼吸功	如辅助频率过快，可致通气过度，发生 auto-PEEP，久用易致呼吸肌萎缩
4. 持续气道正压（CPAP）	自主呼吸条件下，维持整个呼吸周期均气道正压	增加功能残气量，增加肺泡内压，改善 $\dot{V}/\dot{Q}$ 比例失调，改善氧合，易于监测通气状态	对心血管系统有抑制作用，降低血压和心排出量；呼吸机没有提供通气辅助功。老式呼吸机的按需阀消耗较多呼吸功

续 表

通气方式	定义	特点	缺点
5. 间歇指令通气（IMV）和同步间歇指令通气（SIMV）	呼吸机按照指令、间歇对患者提供正压通气，间歇期间患者行自主呼吸	避免呼吸性碱中毒，降低平均气道压，避免患者呼吸肌萎缩和对呼吸机的依赖，利于撤机	自主呼吸时不提供通气辅助，需克服呼吸机回路阻力进行。频率设置过慢，可致疲劳、自主呼吸急促和高碳酸血症。老式呼吸机的按需阀消耗较多呼吸功
6. 指令每分钟气量通气（MMV）	呼吸机以预设的每分通气量送气，存在自主呼吸时，呼吸机仅补充不足的通气量	保证患者每分通气量不低于预设水平	呼吸浅快者可发生有效通气量不足
7. 压力支持通气（PSV）	患者吸气时，呼吸机提供一恒定的气道正压以帮助克服吸气阻力和扩张肺脏	配合患者吸气流速需要，减少呼吸肌用力。可增加潮气量，减慢呼吸频率。人-机协调好，较舒适、较低的 $\overline{Paw}$，防止呼吸肌萎缩，有利于撤机	压力支持水平需恰当，否则不能保证适当通气量，中枢驱动受抑制者不宜应用。PSV 过高时引起呼气肌活动。需有窒息通气或后备通气作通气安全保障
8. 同步间歇指令通气加压力支持通气（SIMV+PSV）	SIMV 和 PSV 两种模式联合应用	保证最小的通气频率，以低水平 PSV 来克服气管导管阻力，增加自主呼吸时的潮气量	在 SIMV 和 PSV 呼吸间协调较差，若 SIMV 和 PSV 水平设置过高，可致呼吸性碱中毒
9. 反比通气（IRV）	呼吸机的吸气时间大于呼气时间	增加功能残气量，降低气道峰压，改善氧合，减少对高 PEEP 的需要	与自主呼吸难以同步，需用镇静剂或肌松剂；易产生 auto-PEEP 和气体陷闭
10. 分侧肺通气（ILV）	用两个不同的通气参数或两个呼吸机分别对两侧肺行独立通气	单侧肺病变或两肺不同病理改变时，可提供不同通气条件，以改善 $\dot{V}/\dot{Q}$ 比值，提高氧合	需行双腔气管插管；双机协调应用难度较大
11. 气道压力释放通气（APRV）	靠预设的周期性的压力释放来提供部分通气支持	降低气道峰压和气压伤的危险，增加潮气量和每分通气量	高气道阻力产生 auto-PEEP 的 COPD 患者，应用 APRV 可能导致肺过度扩张
12. 压力调节容量控制通气（PRVC）	以压力控制通气方式来工作，呼吸机连续测定顺应性，自动调整压力水平以保证潮气量	保证较恒定的潮气量，吸气流速波型为减速型，有利于降低气道峰压，减少吸气阻力	预设压力高限水平不能太低，否则达不到预设潮气量

通气方式	定义	特点	缺点
13. 容量支持通气（VSV）	以 PSV 方式来工作，呼吸机随顺应性和气道阻力的变化，自动调整 PS 水平以保证潮气量	具有 PSV 的特点并保证潮气量恒定。呼吸暂停超过 20 秒，自动转换为 PRVC	如预设压力高限水平过低，不能达到预设潮气量
14. 自动转换模式（Automode）	有能力触发时以支持模式通气，无力触发时自动转换成控制通气，如容积控制→容积支持，压力控制→压力支持，PRVC→VS 间的自动转换	能适应患者的自主呼吸，尽多应用支持通气模式，以控制通气模式作后备，有利于防止呼吸肌萎缩，加快撤机过程	预设压力水平过低时不能保证潮气量
15. 双相气道正压（BIPAP）	自主呼吸时交替给予两种不同水平的气道正压	利用高-低压力水平的定时切换所产生的 FRC 改变，增加呼出气量，提供通气辅助，保留和扶持患者的自主呼吸	患者需有较稳定的自主呼吸，提供的机械辅助功较低
16. 容量保障压力支持通气（VAPS）	为容量辅助通气（VAV）与 PSV 的结合，双气流一同作用，当 PSV 不能达到预设潮气量时，VAV 气流补充潮气量的不足部分	具有 PSV 和 VAV 的共同特点，保证潮气量恒定并降低患者的通气负荷和呼吸驱动，改善自主呼吸和机械通气的协调性	临床应用病例不多，尚待更多研究
17. 液体通气（LV）	经气管先适量注入一种对 O_2 和 CO_2 高度可溶和低表面张力的液体（全氟碳类化合物），然后进行常规通气	可显著增加 PaO_2，降低 $PaCO_2$，增加肺顺应性	尚处于实验阶段，临床应用经验有限，能否长期应用，肺外毒性等尚待评价
18. 成比例通气（PAV）	吸气时给患者提供与吸气气道压成比例的辅助压力，而不控制呼吸方式	改善呼吸力学和自主呼吸能力的储备，提高通气效率。患者通过增加自主呼吸用力，可成比例地增加呼吸机的通气辅助功，使呼吸机成为自主呼吸能力的扩展	如果容量辅助或流量辅助设置不当，可发生"脱逸"。若管道漏气可误认为患者用力增加。没有基本容量保障

续 表

通气方式	定义	特点	缺点
19. 适应性支持通气（ASV）	通过自动调节来适应患者的呼吸需求及能力，以合理的功效达到预定通气量。相当于 MMV+PSV+PCV	自动应用自主及指令通气，能适应患者的呼吸能力，尽早应用部分通气支持，有利于尽早撤机和预防气压伤	在患者因某些临床情况（如寒战，高热）增强自主呼吸时，会误以为患者自主呼吸能力增强而降低压力辅助，导致呼吸肌疲劳
20. 适应性压力通气（APV）	根据监测的顺应性，自动调整吸气压及流量来达到预定潮气量，与 PRVC 相似	与 PRVC 相同	与 PRVC 相似
21. 自动导管补偿（ATC）	自动提供 PSV，提供的 PS 水平始终与气管导管的阻力相同，以补偿阻力功	在气管插管的情况下，可忽略其阻力不计，宛如"电子拔管"	ATC 是否能完全补偿气管导管阻力而又不过分补偿，取决于呼吸机的功能

（俞森洋）

59 · 何谓 Smartcare 撤机模式和 Knowledge-based system 的闭合环通气模式？

Drugger 公司推出的 Smartcare 是一种智能化撤机模式，采用的是 Knowledge-based system（KBS）闭合环通气原理，它能根据患者在机械通气过程中的潮气量、呼吸频率以及呼气末 CO_2 分压的变化，自动调节压力支持水平，缩短撤机时间。

KBS 又称知识库系统或决策支持系统。它实际上是一个专家诊断和分析处理软件。它既可以应用于机械通气的开始阶段，对呼吸机模式和参数的设置提供意见，也可以用在撤机阶段，对患者是否可以撤机做出诊断并对呼吸机压力支持水平进行调节。

目前使用 KBS 的基本模式主要是 SIMV+PSV 和 PSV 模式两种。Dojat 设计了一种 KBS 程序，其基本模式是 PSV。监测指标是潮气量（V_T）、呼气末 CO_2 分压（$PetCO_2$）和呼吸频率（R），同时规定了一个 V_T、$PetCO_2$ 和 R 的安全范围。将这一程序应用到患者撤机中，发现它可以按照患者通气需要改变辅助支持水平，可以使患者机械通气的 95% 时间稳定在"安全范围"内。在 1996 年，Dojat 进一步优化了这一程序，提出了具体的使用原则和操作流程。将安全范围设定为 R：12~28 次/分，V_T>250ml（体重<50kg），或>300ml（体重>50kg），$PetCO_2$<55mmHg（非 COPD 患者）或<65mmHg（COPD 患者）。电脑每两分钟自动检测患者的 R、V_T 和 $PetCO_2$，如果患者在某一个压力支持水平这 3 个指标均在上述安全范围内，稳定 30 分钟，电脑就自动下调压力支持水平 $2cmH_2O$，反之只要有一个指标在安全范围之外，连续观察 4 分钟仍然不回到安全范围，电脑就自动上调压力支持水平 $2cmH_2O$。

最后如果患者在气管插管或气管切开时，分别在 7 或 $5cmH_2O$ 的压力支持下，能维持呼吸频率、潮气量和呼气末 CO_2 分压在上述安全范围内 1~2 小时时，呼吸机就自动显示患者可以撤机。作者在一组患者持续运行这一程序 2~24 小时后，电脑得出的撤机建议阳性预测值是89%，而浅快呼吸指数的阳性预测值是 81%。两者相差不大。表明这一系统对撤机诊断的预测是可靠的。

Dojat 又用这一系统与人工控制 PSV 对另一组患者分别通气 24 小时，研究开始时的PSV 压力支持水平相同，结果发现人工控制 PSV 上述三个指标在安全范围内的时间占总通气时间的 66%±24%，KBS 控制的 PSV 是 93%±8%，吸气阻断压（$P_{0.1}$，间接反映呼吸功）>4 cmH_2O 时间在人工和 KBS 控制 PSV 分别占总通气时间的 34%±35%和 11%±17%，提示电脑控制较人工控制使患者呼吸在安全范围的时间更长，压力支持不足而过度做功的时间更短。

最近 Dragger 公司推出的 EvitaXL 呼吸机完全参照 Dojat 的研究成果，第一次将这一程序直接装入呼吸机中，舍弃了与之相连的电脑，形成了 Smartcare 模式用于撤机过程。我们在试用这一呼吸模式的过程中，发现 Smartcare 模式除有上述优点外，它还可以在机械通气的更早阶段，识别患者是否已具备停机条件，同时这一模式自动变换压力支持水平，使得压力支持水平刚刚满足患者当时的需要，减少了人工设置 PS 可能出现的压力支持不足和支持过度的现象。

2006 年我们报道结果：应用 Smartcare 脱机模式组的脱机时间〔（8.54±2.09）天〕短于传统的间断停用呼吸机法的脱机时间〔（13.32±2.9）天〕，且可明显减少血气分析的次数。虽然，我们的经验应用 Smartcare 可加快撤机，但对这些自动撤机模式还需进一步研究。

（俞森洋）

60 • 何谓神经调节通气辅助（NAVA）模式？它有什么优越性？

神经调节通气辅助（neurally adjusted ventilatory assist，NAVA）是机械通气的一种新模式，严格来说，"神经调节"并不准确，而应该是由膈肌的电活动（the diaphragm electrical activity，Edi）来控制呼吸机。

其基本工作原理是：通过微创法采集人体内与呼吸相关的最早信号——膈肌的电兴奋信号（Edi），并将 Edi 与呼吸机连通，让持续采集到的 Edi 来控制呼吸机的工作，也就是说，让呼吸机输送的通气辅助与患者的 Edi 信号同步并成比例。从而实现将呼吸机与呼吸中枢相连接的目标。这也就等于将呼吸机变成膈肌的一部分，来承担或减轻由于疾病引起的呼吸功负荷的增加。

其具体实施方法是：将多个（8~12 个）微电极安装在一条电缆（称 Edi 电缆）线上，Edi 电缆可通过一根特制的"胃管"（称 Edi 导管）经食管插入，Edi 电缆上的电极放置于食管内于膈肌水平，电极采集 Edi 信号被增强，滤去心脏和食管的电子信号、高频杂波和其他干扰；通过独立的放大器，A/D 转换器，信号被转换为数字，数字信号经计算机处理，传送给呼吸机，呼吸机持续工作以维持呼吸管路内的压力与 Edi 信号强度乘以固定的增益常数，辅助水平靠改变增益常数来获得。

为什么选用膈肌而不是其他呼吸肌的电活动来控制呼吸机？因为膈肌是主要的吸气肌，膈肌也不参与其他的活动。膈肌的电活动（Edi），是患者身上能发现的最早的呼吸信号。选择食管来记录膈肌的肌电活动，与皮肤表面电极比较，它靠膈肌近，比较敏感，不受肥胖等影响，干扰较少，不受肺容量改变的影响。测定 Edi 的电极安装在"鼻胃管"上，放置比较方便，不额外增加患者的痛苦和不便。不同尺寸的 Edi 管可根据患者的身高不同来选择，可用于成人或儿童。

NAVA 经过 10 多年的研究，技术已逐渐成熟，已装备于 Servoi 呼吸机用于临床，2007 年已先后通过美国 FDA、欧洲和我国相关单位批准，现市场上已有成品销售。

NAVA 与以往的通气模式，包括 PAV，存在明显不同：以往通气模式的触发和所提供通气辅助依赖于呼吸回路内流量和容量的计算，而 NAVA 不管肺和胸廓弹性、流量阻力、内源性 PEEP、管道漏气或腹部的顺应性。膈肌和呼吸机的工作用的是相同的信号，在两者之间的耦合实际上是同时的。

应用 NAVA 的优越性有：①改善患者与呼吸机的同步性；②避免通气辅助的过度或不足，有利于肺保护；③改善人-机同步和协调，减少患者的不适和焦虑，同时促进自主呼吸；④医生可根据 Edi 信号，对为患者减轻呼吸负荷而提供多大的气道压或是否拔管做出决定；⑤可用 Edi 信号作为独特的监测工具，提供患者呼吸驱动的信息、通气容量的需要，通气设置的作用，获得应用镇静剂和撤机的适应证的相关信息；⑥对于医生解释新生儿常见的紊乱呼吸方式的背景，提供了一个有效的工具。

应用 NAVA 的必要条件：膈神经的传导通路和肌电的耦合必须是正常的。电极的敏感性会受放置的位置和放置时间长短的影响，受深度镇静和肌肉松弛剂影响，因此需要有后备通气以保证患者的安全。目前 NAVA 已应用于成人、儿童或新生儿的有创或无创通气，但还需更多的临床应用，以积累经验。

（俞森洋）

61 • 何谓"部分"或"完全通气支持"？

正压通气可提供肺泡通气量（$\dot{V}_A$）的部分或全部，在供应 $\dot{V}_A$ 的全部时，机械通气承担的是全部呼吸功，据此可让呼吸肌休息，这称之为完全通气支持。在应用镇静剂或肌松剂患者，当所用的机械通气是容量控制通气（VCV）或压力控制通气（PCV）模式时，呼吸机提供的是完全通气支持。当应用辅助-控制通气（A/CV）模式时，设置的后备频率和潮气量大于或等于患者的通气需要，并与患者的流速需要恰当协调，那么输送的也几乎是完全的通气支持。应用压力支持通气模式时，如果呼吸机的触发敏感性很高（如用流量触发和 flow-by），机器支持的水平对于每次呼吸功是适当的，那么输送的也几乎是完全通气支持。应用同步间歇指令通气（SIMV）时，如果指令通气的频率和潮气量能完全满足患者的通气需要，那么输送的也几乎是完全通气支持。

另一方面，如果只用正压通气供应$\dot{V}_A$的一部分和因此只提供部分呼吸功，另一部分呼吸功由患者自己承担，那么称之为部分通气支持。部分通气支持常用以下 3 种方式中的任何一种来提供：①应用辅助通气（AV）或辅助-控制通气（A/CV）时，吸气靠患者触发，因此消耗患者触发所需的功，而触发后的通气完全由呼吸机控制，不需患者做功，患者承担的触发功大小由触发敏感度（取决于呼吸机）和通气频率（取决于患者的通气需要）决定，不能由医生根据需要来调整，因此属不可调性部分通气支持。有学者测定，AV 或 A/CV 时患者所做的呼吸功约是完全自主呼吸时的 60%，这比原来我们预想的做功似乎要多。近年来有些呼吸机应用的流量触发，可能会减少触发功。但是否可因此明显降低 AV 或 A/CV 时的呼吸功，则尚待研究。②应用同步间歇指令通气（SIMV）、压力支持通气（PSV）或 SIMV+PSV 时，属可调性部分通气支持，医生可根据患者自主呼吸能力的改变提供不同水平的通气功辅助，更具优越性。SIMV 期间，理论上说，可简单地以改变每分钟指令通气的频率来调整患者的呼吸功，但 Marini 等的研究表明，随着 SIMV 指令频率的增加，虽然患者的呼吸功趋于减少，但呼吸功的减少与 SIMV 的增加并不成比例，而且，在机械呼吸和自主呼吸时患者所做的呼吸功相似或仅有微小差别。Imsand 等应用肌电图来进一步检测 SIMV 期间吸气肌的肌电活动来反映患者的呼吸功，结果发现，当呼吸机提供中等水平的通气支持（呼吸机提供总呼吸功的 20%～50%）时，吸气肌的累计活动不变，只有当呼吸机提供较高水平的通气支持时，累计活动才减少至 40% 以下。这表明 SIMV 时，呼吸肌的休息程度是远低于人们所期待的水平的。研究表明，应用压力支持通气（PSV）时，提供的通气辅助功随吸气压力的增加而增加。因此 PSV 时所能达到的患者呼吸肌休息程度，比应用其他常用部分通气支持模式（如 AV、A/CV、SIMV）时要理想。③自动调节性部分通气支持。理论上说，一些智能化的呼吸机所提供的通气模式可根据患者的需要自动为患者提供通气辅助功，如每分钟气量通气（MMV）、成比例辅助通气（PAV）、压力调节容量控制通气（PRVC）、容量支持通气（VS）、容量保障压力支持通气（VAPS）、自动转换模式（auto-mode）、适应性支持通气（ASV）和适应性压力通气（APV）等。但这些通气新模式提供的辅助功大小是否刚好就是患者所需要的大小，还有待进一步研究。

在严重呼吸衰竭应用机械通气的初始阶段，呼吸肌疲劳或衰竭，或当患者的中枢通气驱动缺乏或不可靠时，通常应用完全通气支持为患者提供全部呼吸功以代替呼吸肌的工作是必要的。但在患者呼吸肌疲劳有了恢复，已具备部分自主呼吸能力时，就应及时改用部分通气支持。有些患者也许在开始建立机械通气时就可应用部分通气支持的方法。近年来各国学者都十分强调部分通气支持的合理性，这不仅可避免患者的呼吸肌萎缩并因此导致的呼吸机依赖，也是防治机械通气并发症的良好方法。呼吸机易于和自主呼吸同步，正压通气的不良血流动力学影响，如心搏出量和心排出量降低，肝肾等重要脏器的血流灌注减少等，可因应用恰当的部分通气支持而减轻。并可适应患者通气能力的改变逐步调整通气水平，在患者具备完全自主呼吸能力时及时撤机。因此，选择部分或完全通气支持的主要依据，除了根据患者的呼吸能力和通气需要，究竟想为患者提供多少呼吸功以外，也要同时考虑到所采用的机械通气支持水平对其他生理学参数的各种影响。

部分通气支持也常应用于撤机过程。当患者基础疾病的病因已去除，病情稳定，患者的通气能力已有一定的恢复以后，就可逐渐减低通气支持的水平，在患者具备完全自主呼吸能力时适时撤机。

在撤机过程，至少有以下几种方法来提供部分通气支持：①间歇应用自主呼吸（T-型管试验）和完全通气支持；②应用 SIMV 通气模式；或 SIMV 和低水平的 PSV（$5 \sim 10 cmH_2O$ 的吸气压）模式；③应用 PSV 模式，逐渐降低压力支持水平；④应用伺服-控制的各种通气模式。在应用部分通气支持时应监测患者对所承担呼吸功的耐受性，观察指标见表 2-22。呼吸频率是特别有用的体征。心动过速也是呼吸肌过度负荷和疲劳的早期体征，是设置的部分通气支持水平是否恰当的良好指标。在撤机过程中监测动脉血气也是有用的，但值得注意的是，$PaCO_2$ 和 PaO_2 的改变可能要在呼吸肌开始疲劳以后很久时间才发生。患者是否耐受部分通气支持的间接指标，还包括血流动力学的稳定情况，感觉舒适程度和规律的呼吸方式。

表 2-22　监测患者对部分通气支持耐受性的指标

呼吸频率
动脉血气
呼吸功（正常<10J/min）
压力-时间乘积（如果少于最大跨膈压的 15% 而没有疲劳）
对患者的舒适感、心动过速、血压稳定情况的评估

在评价通气模式的应用是否合适时，还有许多需要考虑的因素，首先通气模式应该是使患者舒适，触发所需的用力很小，呼吸机的流量应该与患者的需要相一致，所用模式应该是人-机协调较好的。随着患者的适应，逐渐降低通气支持的水平，每天降低的速度根据患者的情况掌握，一般每天降低 $1 \sim 2$ 次，遵循循序渐进的原则，直至完全撤机。

（俞森洋）

62 • 在机械通气时的人-机协调方面，有哪些观念已经改变？

在机械通气发展过程的很长一段时间里，人们认为机械通气的目的就是为了让患者达到正常的气体交换和氧合。那时的通气模式很少，对各种危重疾病和呼吸衰竭的病理生理学缺乏深入了解。因此，不得不以简单的通气模式和方法来千篇一律地处理复杂的病理生理学情况，结果人-机不协调的情况常常发生。为了使人-机"协调"，临床医生常用大量的镇静剂和肌松剂，抑制或废除患者的自主呼吸，以实现患者"安静"，动脉血气值（pH、$PaCO_2$、PaO_2、BE 等）正常的目标。

随着机械通气技术的进步，呼吸机的更新换代，通气模式不断增多，通气监测技术的完善，加上对引起呼吸衰竭不同疾病的呼吸生理和病理生理的研究深入，机械通气的策略和治疗观念已经改变。现代的观念认为：新的通气模式和通气策略的发展趋势，应致力于让呼吸机去更好地配合患者，而不是让患者去配合呼吸机。这意味着：①允许患者自主呼

吸，用呼吸机去辅助之，通气模式将自主的和机械的呼吸有机结合，达到人-机协调，减少或完全避免镇静剂的需要。②能以患者的病理学和病理生理学为基础，通过呼吸力学来管理通气，当通气需要和呼吸力学发生改变时，呼吸机能迅速自动调节来适应患者呼吸能力的改变，一旦条件具备就自动平稳地过渡到撤机过程直至完全撤机，缩短撤机过程和住院时间。③不仅能满足患者对氧合和通气的需要，而且能满足患者心理上的需要，通气过程中患者应感觉舒适而不是呼吸窘迫、痛苦或强制性的。近年来充分利用电子计算机技术所开发研制的各种通气新模式（伺服-控制模式）如 PRVC、VS、VAPS、auto-mode、ASV 和 APV 较好地体现了"呼吸机不当患者老板而当患者助手"的现代通气观念。如应用 auto-mode 时，允许患者从控制模式自动切换到支持模式，增加自主呼吸，而患者呼吸疲劳，自己不能完成所需呼吸功时又自动转换回控制模式。又如适应性支持通气（ASV），能广泛适应各种病理情况和患者的通气需要、通气能力的改变，让患者通气时感觉舒适，并缩短撤机过程。

（俞森洋）

63. 为什么要实施"肺保护策略"？如何用常规呼吸机的功能实施"肺保护策略"？

很久以来人们就已认识到，正压通气时过度的肺泡扩张可引起肺泡破裂（肺间质气肿和气胸）。然而，最近几年越来越多的资料显示：仅略高于最大自主呼吸经肺压 [2.94~3.92kPa（30~40cmH$_2$O）] 即可引起肺泡过度扩张，并引起肺损伤，这种损伤并不是肺泡破裂，而是以累及肺泡-毛细血管界面的组织损伤为特点，其发生机制被认为是：肺泡的牵拉（stretch）超过了它正常最大限度导致肺泡毛细血管膜破裂，值得注意的是这种损伤大多发生于相对健康的肺单位，这是因为弥漫性肺损伤（如 ARDS）经常是异质性的，即某些肺单位被严重损伤和不张，而其他单位保持相对正常，结果以 2.94~3.92kPa（30~40cmH$_2$O）以上的扩张压力来希望使异常肺单位达复张和通气目的，却使较健康的剩留肺单位面临过度扩张（牵拉）和损伤的危险。

动物实验研究表明，导致这种牵拉性损伤的众多因素中，牵拉力的大小是最重要因素，其次受牵拉频率增加和持续时间延长则进一步增加损伤。在发生牵拉性损伤的成因中，PEEP 的作用比较复杂，如果 PEEP 增加呼气末肺容积（功能残气量，FRC）、主要牵拉已经畅通的肺泡，对于既定潮气量来说，进一步增高 PEEP 水平，将增加最大（吸气末）的牵拉和加重肺损伤。然而，PEEP 也可通过复原已萎陷的肺泡而增加功能残气量，从而减少牵拉损伤，因为呼气时肺泡萎陷需要下一次正压呼吸在肺泡进气之前的"猛开（snap open）"、这种反复的萎陷和猛烈的启开则可引起正压呼吸的反复牵拉性损伤。为减少机械通气时肺泡的过度牵拉，可采取以下方法：呼气时保持一个最低的基础压力（最低 PEEP）以维持肺泡的通畅，吸气时以最低限度的容积来扩张肺泡（最小潮气量），但采用这些方法后也必然带来相应的问题。

低水平 PEEP 好处——较低的基础容积和压力以减少潮气呼吸时的过度扩张；带来的问题——较高的 FiO$_2$，较低的 SaO$_2$，如 PEEP 过低，则不能避免呼气时的肺泡萎陷；小潮气量好处——较低潮气量和压力以预防过度扩张；带来的问题——较高的 $PaCO_2$，较低的 pH 和 SaO_2。

（1）维持低水平的基础压力和一定的基础肺容积（低水平 PEEP 和功能残气量）：为预防肺泡萎陷和减少肺损伤，加用一定水平的 PEEP 是需要的。没有萎陷的肺泡可提供较好的气体交换，因此所需 FiO_2 较低。但若为使 PaO_2 正常，加用高水平的 PEEP 引起肺泡的过度扩张反而起反作用。一个理想的策略是用静态压力−容量曲线来测定能使肺泡复张所需要的最小的 PEEP，这一般略高于 P-V 曲线的低拐点［一般 $0.49 \sim 1.47$ kPa（$5 \sim 15$ cmH_2O）］，用这种方法来选择 PEEP 的临床有效性尚在研究过程中。

（2）小潮气量：肺泡扩张的第 2 个成分是潮气扩张。传统的机械通气书籍中经常推荐的潮气量是 $15 \sim 20$ ml/kg，这种超生理的大潮气量方法实际上是在发明 PEEP 之前基于手术麻醉实践的产物。减少潮气量至 $6 \sim 8$ ml/kg 可显著减小肺泡压和肺泡扩张，相应增加呼吸频率可维持足够的每分通气量从而维持肺泡通气量于某一水平。然而，过快的呼吸频率最终不能代偿潮气量的丢失，此时肺泡通气量降低，$PaCO_2$ 升高，动脉血 pH 下降。这种高碳酸血症常称之为"允许高碳酸血症（permissive hypercapnia）"，有文献报道实施此策略 pH 可降至 7，对这种正常血氧的高碳酸血症情况也仅仅在近几年才开始了解。然而，一般说来，人类对 7.15 的 pH 和 10.7 kPa（80 mmHg）的 $PaCO_2$ 似乎是能很好忍受的，$PaCO_2$ 允许升高的速度应是缓慢的［例如 1.33 kPa/h（10 mmHg/h）］以便细胞内的 pH 可得到调整。

颅内肿瘤或血肿、近期的心肌梗死、肺动脉高压或胃肠道出血患者在实施许可呼吸性酸中毒时必须谨慎。呼吸性酸中毒还可引起危重患者的呼吸困难和烦躁，这可能需要用大剂量镇静剂或肌肉松弛剂。实施许可高碳酸血症策略与既往病理改变和病情严重性相似的对照组比较，初步结果有较低的病死率。更引起人们兴趣的是，根据 P-V 曲线应用小潮气量和略高于低拐点的 PEEP 与对照组比较，对实施肺保护策略有更多的好处。

（俞森洋）

64. 近年来为什么提倡应用压力限制型通气？压力限制型通气的扩增技术有哪些进展？

压力限制通气按照医生选择的气道压力目标传送气体流量，此通气类型的好处是：吸气时肺泡迅速充盈，因而可望增加气体混合，更重要的是，因为具有流量可变的特点，患者与呼吸机的协调性将得到改善。当患者存在自主呼吸活动，应用部分通气支持的模式时，后一特点使得压力限制通气尤有吸引力。常规压力限制通气包括压力控制通气（机械触发，时间切换）和压力支持通气（患者触发，流量切换）。已用于临床的压力限制通气的扩增技术有以下三种：压力辅助通气（pressure-assist ventilation）、压力上升时间调节和压力限制容积切换通气（pressure-limited-volume-cycled ventilation）。

压力辅助通气是患者触发、压力限制、时间切换通气（图 2-11），它可以按压力控制模式预设参数由呼吸机来传送，然后降低指令通气的频率使之低于患者自主呼吸的频率。理论上此模式作为部分通气支持模式来应用，与压力支持通气模式相类似。此方法超过压力支持通气的优点是可以设置有保证的吸气时间和提供一个备用（back-up）通气频率。这一受保证的吸气时间有助于压力支持通气时吸气无力和过早结束吸气的患者在应用部分通气支持时的协调。如果有了可保证的吸气时间，对于那些吸气时间短，几乎是抽泣样吸气，已判断不能应用压力支持通气的患者可以更加舒适地用力。应用压力辅助来撤机类似于PSV传统方法。尤其是开始时以较高的压力辅助水平足以保证呼吸频率低于 30 次／分，V_T 一般为 7~10ml/kg，然后，在患者能耐受的范围内，逐步降低吸气压力辅助水平以便撤机。如压力支持通气时那样，呼吸频率可作为患者耐受性的指标，至今尚无临床研究资料来比较压力辅助和压力支持通气在撤机时的应用效果，但判断患者与呼吸机是否更好的协调这是较简单的，压力辅助通气时患者与呼吸机两者的关系是理想的。

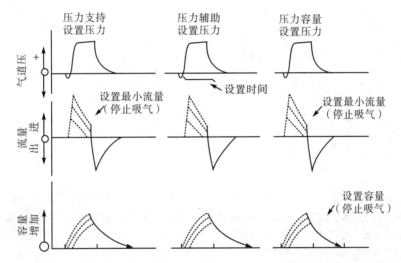

图 2-11　三种不同类型的患者触发、压力限制通气时的气道压、流量和潮气量

注：根据吸气停止时的标准来区别这三种通气类型

　　压力限制通气的第二个特点：为加强人-机协调性，可以调整压力上升时间，这种调节通过设置呼吸机达到所定压力目标值的速度来进行。在不同呼吸机，此功能调节钮被冠以不同名称，如称之为"反应时间""压力斜率"和"吸气上升时间"，这种调节并不影响选定的压力标限值，它只调整以多快的速度达到呼吸机的预定压力标限（图 2-12）。应用压力上升时间调节器的理论上的好处是：医师可根据患者的中枢驱动来调节呼吸机吸气流，这比制造厂家事先人为设置的与频率无关的压力上升时间要好。研究表明：有很强的通气驱动者易与快速的压力上升速率协调，而中枢驱动功能低下者用较慢的压力上升速率较舒适。

　　虽然上升时间不影响压力目标值，但影响获得的最大流量。若选用的最大压力标限值相同，快速上升时间比慢速上升时间获得更高的峰流速。而峰流速影响压力支持通气时的终止标准，因为大多数压力支持系统的切换标准，以峰流速的百分率作为切换标准。高的峰流速可引起较高的流速终止标准，与缓慢上升速度时的流速终止点不同。而应用压力辅助通气或压力控制模式时，吸气时间是固定的（由医生设置），并不随吸气流速而改变。

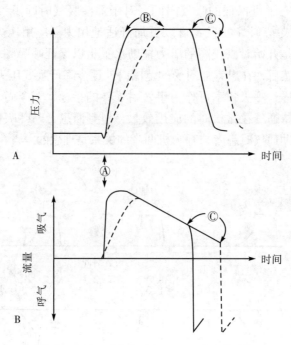

图 2-12　不同吸气流量和吸气终止标准对压力支持自主呼吸的影响

注：A. 描绘气道压力；B. 单次呼吸时描绘的流量。Ⓐ点，为自主吸气用力开始和压力支持开始；Ⓑ点表示压力支持水平已达到。实线表示呼吸机的初始流量迅速输送并达到压力支持水平；虚线表示初始气流的缓慢输送，较慢达到压力支持水平。注意：选定的压力支持水平达到以后，通过呼吸机在吸气流方面的调整来维持气道压力平台。Ⓒ点表示压力支持的结束，因结束标准常固定于峰流速的分数，因此较慢的上升时间（产生较低的峰流速）将导致较长的吸气时间

　　压力限制通气的第三个新特点是能增添容量保障功能，有两种基本方法来做到这点，第一种方法，如果压力支持通气时峰流速过低，导致吸气过早终止和潮气量不足，则可用一备用（back-up）最低流速，当患者的吸气峰流速低于备用最低流速时，呼吸机则以备用流速代替，从而保障吸气不过早终止，潮气量也因此得到保障。达到容量保障的第二种方法是实际设置的吸气压力辅助水平用伺服（自动反馈）控制以保证预设潮气量（如压力调节容积控制、容积支持通气模式），维持初始时的快速流量和随后调节压力限制通气的吸气流量的目的都是为了保证一定的潮气量。用第一种方法，压力限制特点和容量切换特点的相对作用大小取决于医生的设置条件。尤其是高压力限制和低容量保障的参数设置使呼吸动作非常像压力支持通气。低压力限制和高容量保障的参数设置使得呼吸动作非常像容量辅助通气呼吸。用第二种方法，呼吸动作总是以压力支持通气的方式进行，压力支持水平自动增加或降低，以保证潮气量。

　　对于这三型通气有两种潜在的临床应用：①在完全机械通气支持期间，提供压力限制的特点于容量辅助通气；②在以压力支持通气来实施撤机方案期间提供容量保障。

　　压力限制呼吸应用于完全通气支持时，呼吸机按传统的容量辅助参数来设置。尤其是设置的潮气量、PEEP、呼吸频率和吸气流量都要能为患者提供完全的机械支持。然后，我们以应用迅速的初始吸气流量和随后调整流量为其增添压力限制特点（一提示的参数也许是平台压）。其想法是在完全机械通气支持期间，把压力限制呼吸的气体混合好和人-机协调的特点添加入容量辅助呼吸。

　　在撤机应用中，这种压力-限制容量-切换方法用得稍微不同，压力-限制通气的基本方式是压力支持，当患者耐受它时逐渐降低压力支持水平，撤机一般以患者的耐受（以呼吸频率为表现）性来指导。用这种方法容量切换特点的理论上的好处是，如果患者突然改变用力（阻抗改变、镇静剂改变等），呼吸机可提供有保障的"备用"潮气量。应用这种方法必须注意不设置过高的潮气量，过高的潮气量将妨碍患者撤机。

（俞森洋）

65 · 何谓"允许高碳酸血症（PHC）"策略？

　　所谓"允许高碳酸血症（permissive hypercapnia，PHC）"是指机械通气期间，为了治疗的目的和防止机械通气并发症，即为避免气压-容量伤，故意限制气道压或潮气量，允许$PaCO_2$逐渐增高>50mmHg，但不一定必须伴随发生酸血症。

　　机械通气期间，人们调节呼吸机参数通常以纠正过低的 pH 和尽力维持正常碳酸血症为目标，因为相信酸血症是有害的，纠正高碳酸血症是理想的。为实现这种通气目标，有时需要应用大潮气量（V_T 10～15ml/kg），高每分通气量（$\dot{V}_E$），高气道峰压（PIP）和平台压（Pplat）。多年来，这些需要成为认可的严重肺疾病的通气支持的标准。直到 20 世纪 80 年代才逐渐有较多学者认识到，在某些疾病，如急性呼吸窘迫综合征（ARDS）和危重型哮喘，这样做的结果会导致 VALI，而应用控制性低通气可避免肺损伤。

　　将 PHC 作为通气策略，涉及对呼吸机相关肺损伤的性质和机制的考虑，高碳酸血症的影响和实施 PHC 的方法。

（俞森洋）

66 · 为什么要实施 PHC 策略？

　　（1）为避免呼吸机所致肺损伤：大量的研究和临床实践表明，VALI 与患者的基础肺疾病密切相关。ARDS、危重型哮喘、坏死性肺炎、肺和胸壁结构发育不全的婴儿在进行常规通气时，VALI 的发生率显著增加，从而导致病死率的增加。

　　为提高这些疾病机械通气的抢救成功率，避免 VALI，必须对 VALI 的致伤因素：高压力、大 V_T 或高 FiO_2 进行严格限制。在有些患者，这就不可避免地导致通气量的减少，体内代谢产生的 CO_2 不能完全排出，终至发生高碳酸血症。

　　（2）为减轻循环抑制：机械通气时肺容量的增加，尤其是发生动态过度充气（DHI）或加用 PEEP 时，可升高平均胸内压，引起心脏抑制，减少静脉血回心血量，因此减少心排出量和降低血压。为了防止低血压和心血管抑制，必须减少 $\dot{V}_E$ 和 PEEP，因此可能引起高碳酸血症。

（3）为了顺利撤机：重症 COPD 患者平时就有慢性高碳酸血症，从开始通气时就给予低通气量，允许维持一定程度的高碳酸血症（如 $PaCO_2$ 在 50~60mmHg）而不是使 $PaCO_2$ 正常，即可避免撤机时患者体内酸碱状态的波动，避免忽酸忽碱的情况发生，有利于撤机的顺利进行。

（俞森洋）

67. 允许高碳酸血症（PHC）策略在 ARDS 机械通气中如何实施？

实施 PHC 的对象主要是 VALI 的高危人群，如 ARDS 的早期、危重型哮喘等。PHC 时，$PaCO_2$ 大多在 50~100mmHg，最好在 70~80mmHg。

采用小潮气量（5~8ml/kg）或低通气压（平台压<30cmH_2O）允许动脉血二氧化碳分压（$PaCO_2$）逐渐增高的所谓"允许高碳酸血症"策略主要是为了避免大潮气量或高吸气压通气引起的局部或普遍的肺泡过度扩张。由于严格限制潮气量，代谢产生的二氧化碳不能完全排出，必然导致 $PaCO_2$ 增高。这是在权衡 VALI 和高碳酸血症两者的危害性之后，在不能两全的情况下，把防治 VALI 放在优先地位的策略。随着 $PaCO_2$ 的升高，pH 随之降低，其降低程度与肾的代偿能力相关。

研究表明，高碳酸血症对身体的损害取决于 $PaCO_2$ 的增加速度和伴随的 pH 降低程度，尤其是与脑脊液、细胞内 pH 降低相关。高碳酸血症对人体生理的不利影响，主要涉及心脑血管系统，如引起心脏血管功能障碍、增高颅内压等。有意识改变、头痛、视盘水肿、高血压、肺血管阻力增加、明显心肌缺血、心律失常、心功能不全、颅脑外伤或近期有脑血管意外者应慎用或禁用 PHC。但近几年的临床实践表明，大多数患者对 PHC 的耐受性比预想的要好，如果能限制 $PaCO_2 \leqslant 80mmHg$，让 $PaCO_2$ 逐渐增高（每小时增加 5~10mmHg），pH$\geqslant$7.20~7.25，患者严重不良反应的发生率很低。

如果 $PaCO_2$ 增加过快过高，可采用以下方法：①适当增加通气频率以增加分钟有效通气量。②减少 CO_2 产量：加用镇静剂，必要时同时应用肌松剂，以改进人-机协调，高脂低碳水化合物饮食摄入，减少总能量的摄取和控制体温。③加用气管内吹气技术，减小死腔通气量。④pH 过低（如 pH<7.10）时可给予碱性药物，如碳酸氢钠、三羟甲基氨基甲烷（THAM）等，但疗效欠佳。⑤除了给予镇静剂让患者感觉舒适以外，不做任何其他处理，让机体的代偿机制发挥作用。这是最典型的 PHC 形式。以上这些技术中哪一种应该和 PHC 联合应用还有待于确定。

自 1991 年 Hicking 报道小潮气量通气显著减低 ARDS 患者病死率以来，人们对 ARDS 实施 PHC 策略进行了大量临床研究，其中有 5 篇是前瞻性的随机分组对照的研究，5 篇中有 3 篇的结果，在小潮气量和大潮气量通气组之间的病死率并无明显差别。从而在相当一段时间内加剧了人们对 PHC 策略的争论。2000 年美国国立心肺血液研究所（NHLBI）

ARDS 协作组发表了多中心随机对照临床研究，证明了 PHC 的优越性。该研究包括 841 例符合标准的 ARDS 患者，随机分为小潮气量（6ml/kg，按理想体重计算）组和常规通气组（12ml/kg 理想体重），结果小潮气量组的病死率为 31.0%，常规通气组为 39.8%（前者较后者降低 22%），小潮气量组患者 28 天内的平均脱机天数，低于常规组（$P = 0.007$），1~3 天的平均潮气量（$P<0.001$）以及平均气道平台压（$P<0.001$）均显著低于常规通气组。此研究为什么与前 3 篇研究的结果不同？最主要的原因：①可能是此研究包括的病例数较多，而前 3 篇所包括的病例数（3 篇病例数分别为 108 例，52 例和 120 例）少，大样本研究可提供小样本研究所不能发现的差异显著性。②在 NHLBI 研究中两组患者输送潮气量的差异更加显著。③NHLBI 研究中，小潮气量组患者的 PEEP 水平明显高于大潮气量组。由 NHLBI 组织，共有 10 所大学医学中心参加的研究以其权威性和科学性证明了 ARDS 患者实施 PHC 的有效性。由于是权威部门组织的以循证医学为依据的研究，影响很大。如今专家们较一致的意见是，应该避免≥12ml/kg 的大潮气量通气，但对于是否必须用小潮气量（≤6ml/kg）仍有不同意见。

Eisner 等在 ARDS 网络研究中发现，在 ARDS 不同危险因素的各亚组，6ml/kg 潮气量通气是同样有效的。因此认为，6ml/kg 的潮气量应广泛应用于 ARDS 患者。为了避免小潮气量通气时 $PaCO_2$ 上升和 pH 降低过快，Amato 等主张采用减少器械死腔的方法，如缩短 Y 型管以下的导管，停用 CO_2 监测，以加热湿化器代替人工鼻，剪掉气管插管的外露部分等，共可减少死腔 70~140ml，相当于增加 1~2ml/kg 的有效潮气量，同时增加通气频率至 25~30 次/分甚至更高，直至产生 PEEPi。另有人主张加用气管内吹气或死腔内气体吸出（ASPIDS）。然而，应用 6ml/kg 的潮气量仍存在许多问题，除难免发生高碳酸血症和呼吸性酸中毒之外，还意味着为使患者能适应呼吸机必须增加应用镇静剂和肌松剂而可能带来药物的不良反应，此外还可进行性加重肺不张和复张后的重新萎陷。Gattinoni 等认为：虽然大潮气量增加病死率，但中等潮气量（即 8~10ml/kg）通气的作用仍不清楚，需要进一步分析。

对以上 5 个研究进行荟萃分析（表 2-23）后，得出不少有意义的结果：为什么 5 个研究结果不同（结果可分为两类：有好处或无好处）？①各个研究所用的 V_T 不同（数值和表示方法均不同）；②每个研究 V_T 以外的其他措施不同，如气道压，加 PEEP 的水平和方法，呼吸性酸中毒的处理等不一样；③每个研究的病例数不一样，荟萃分析时权重不一样。

表 2-23　ALI/ARDS 肺保护通气策略所用的 V_T

研究者	潮气量		病死率		例数	P 值	结果分类
	传统法	小 V_T	传统法	小 V_T			
Amato	12[a]	≤ 6[b]	71	38	53	= 0.005	有好处
NHLBI ARDS	11.8[b]	6.2[b]	40	31	861	<0.001	有好处
Brochard	10.3[c]	7.1[c]	38	47	116	0.38	无好处

续　表

研究者	潮气量		病死率		例数	P 值	结果分类
	传统法	小 V_T	传统法	小 V_T			
Stewart	10.8	7.2[d]	47	50	120	0.72	无好处
Brower	10.2[b]	7.3[b]	46	50	52	>0.05	无好处

注：a. V_T 的表示：ml/kg 实测体重 　　　　　　c. V_T 的表示：ml/kg 干体重
　　b. V_T 的表示：ml/kg 预测体重（PBW）　　　　（测定体重-估计的水钠潴留量）
　　　男 PBW（kg）= 50+2.3 [（身高以英寸表示）-60]　　d. V_T 的表示：ml/kg 理想体重（IBW）
　　　女 PBW（kg）= 45.5+2.3 [（身高以英寸表示）-60]　　IBW = 25×（身高以英寸表示）²

颇有价值的是在对 ALI/ARDS 的随机临床对照研究资料进行重新分析后发现，在用潮气量<12ml/kg 的任何潮气量，病死率是相似的，只有潮气量≥12ml/kg 时病死率显著增加。所以 Gattinoni 等的观点认为，大潮气量通气确实必须避免，但中等潮气量应予考虑。如果以 8~10ml/kg 的潮气量给患者通气而引起的跨肺压或气道压在安全范围（低平台压 P_{plat}<30cmH₂O），没有任何证据表明不能应用。但最近 Terragni 和 Grasso 等的两个研究表明，以 ARDS 网上研究推荐的策略来通气，还是可以引起某些患者的肺过度扩张。在 CT 扫描为"早期局限 ARDS"的患者中，以"牵张指数"指导机械通气，接受比 ARDS 网上研究推荐方案更低的潮气量和低 PEEP 的患者，有较轻的系统性炎症。而照 ARDS 网上研究提出的以 6ml/kg 潮气量和≤30cmH₂O 平台压进行通气的患者中，1/3 有潮气性过度充气证据和炎症加重，提示为防止呼吸机相关肺损伤，保持平台压≤28cmH₂O 是必要的。专家们的不同意见，实际上反映了这样的事实：ARDS 患者的病情越重，潮气量和平台压的安全范围越小。

（俞森洋）

68. 实施"允许高碳酸血症"策略时，有哪些病理生理学影响？

$PaCO_2$ 升高的潜在不良作用见表 2-24。比较重要的临床问题大多数发生在 $PaCO_2$ 水平高于 150mmHg 时。然而，$PaCO_2$ 即使少量的增加，也增加脑血流，因此当颅内压增高（例如急性头颅损伤）时，"允许高碳酸血症"策略一般是禁忌的。$PaCO_2$ 的增高也刺激通气，但在实施"允许高碳酸血症"策略时，患者通常已应用镇静剂，故刺激通气的作用在临床上常不明显。

允许高碳酸血症对某些患者的氧合有不良影响。$PaCO_2$ 增高和 pH 降低使氧合解离曲线右移，这降低了血红蛋白对氧的亲和力，也就减少了肺内血流的携氧量，但有利于氧在血红蛋白中解离，便于组织摄取。根据肺泡气体等式可以说明，肺泡 PCO_2 的增高可导致肺泡 PO_2 的降低，$PaCO_2$ 每增高 1mmHg，PaO_2 就降低约 1mmHg。实施允许高碳酸血症时，理想的话，应努力使氧合达到最大。

表 2-24　允许高碳酸血症的病理生理学作用

氧合血红蛋白解离曲线右移

降低肺泡 PO_2

对心血管系统的刺激和抑制

对中枢神经系统的抑制

对通气的刺激

血管床的扩张

增加颅内压

二氧化碳麻醉（$PaCO_2>200mmHg$）

肾血流减少（$PaCO_2>150mmHg$）

细胞内钾漏出（$PaCO_2>150mmHg$）

改变药物的作用（细胞内酸中毒的结果）

　　二氧化碳对心血管系统的影响难以预测，如图 2-13 所说明的，二氧化碳诱发对心血管系统的互相对抗性反应，二氧化碳直接刺激或抑制心血管系统的某些部分，经过对自主神经系统的刺激而发生相反的作用，因此难以准确预计心血管系统对允许性高碳酸血症的反应。我们的经验，$PaCO_2$ 的增高最常引起肺动脉高压，心排出量增加，作用于心血管和自主神经系统的药物剂量在允许高碳酸血症时需要调整，但这是酸中毒而不是 $PaCO_2$ 升高的结果。

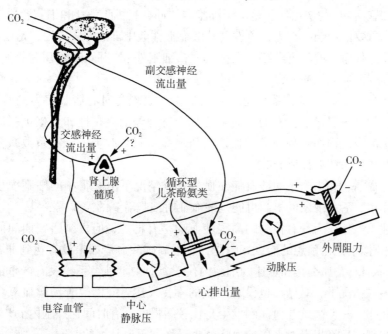

图 2-13　二氧化碳影响心血管系统的复杂机制

　　限制允许性高碳酸血症的主要因素是 pH 的改变。没有原发心血管疾病或肾衰竭的患者常能耐受 7.20~7.25 的 pH，年轻患者甚至可耐受更低的 pH，但究竟能耐受多低的 pH 则依每位患者的基础状况而定。应努力设法让 $PaCO_2$ 从机械通气开始实施允许高碳酸血症策略时起逐渐增加，而不是突然迅速增加，以便让肾能逐渐代偿。通气策略（呼吸机参数）的突然大幅改变，会导致 $PaCO_2$ 的明显增高和 pH 的迅速降低，增加患者的不耐受性。

　　在处理允许高碳酸血症引起的酸中毒时，对是否应用碱性药物尚有争论。在心脏骤停时，碳酸氢钠是禁用的，因为这可导致细胞内酸中毒的加重。然而在允许高碳酸血症时能否应用，则还没有广泛的研究。当给予碳酸氢钠时，我们希望的是，二氧化碳负荷只是短时间的增加，如果通气水平保持不变，在经过一段时间后，二氧化碳就会被呼出。但是，应用碱性缓冲剂，对允许高碳酸血症整个耐受性是否有任何影响尚不清楚。有人主张以 THAM 代替碳酸氢钠，因为 THAM 不产生 CO_2，而对细胞内和细胞外的酸中毒有缓冲作用。

　　只有当气道压已达高限阈值（平台压<30cmH$_2$O），通气频率已达到最大（如 f 达 30~35 次／分，直至产生内源性 PEEP）时才推荐应用允许高碳酸血症策略。在大多数患者，实施允许性高碳酸血症对中枢神经系统在短期内似乎没有明显的不良反应，但是否有长期的不良反应则不清楚。

　　PHC 的明显好处和良好耐受性已引起了对高碳酸血症后果的重新评价。高碳酸血症的重要作用是由细胞内 pH 调节的。现已明确，细胞内 pH 的改变，与急性高碳酸血症后细胞外 pH 改变比较，有明显不同的时间过程。CO_2 弥散自由通过细胞外和细胞内腔，在这两个腔内，急性高碳酸血症引起的 $PaCO_2$ 和 pH 改变在初始时是类似的，然而，细胞内 pH 在 3 小时内恢复正常的 90%，而肾对细胞外 pH 的代偿性纠正缓慢发生，在 3 天后仍保持不完全代偿。这种细胞内 pH 的快速纠正是由于细胞内缓冲、有机酸消耗和细胞壁质子泵作用的结果。这有两个重要的影响：首先，急性高碳酸血症性酸中毒的许多作用，是由细胞内 pH 介导的，一旦发生代偿，即不再继续存在；其次，细胞外 pH 并不准确反映细胞内 pH，因此它不是急性高碳酸血症性酸中毒作用的可靠指标。

　　急性高碳酸血症对心血管系统也有重要影响，表现为对心肌收缩力的直接抑制作用，以增加肾上腺素和去甲肾上腺素的释放来增加交感神经的兴奋性和直接扩张周围血管。多数有关对正常的或受损伤肺的高碳酸血症的研究显示氧合改善，分流系数减少，肺血管阻力增加，这些作用由酸血症所介导。

　　还有研究提示，相当严重的酸血症在血氧正常情况下引起很小的细胞损伤和对缺氧性损伤有保护作用，后一现象的机制可能是酸血症时细胞对氧的需要减少。

　　综上所述，虽然认为没有控制的高碳酸血症是有害的，但机械通气期间的控制性高碳酸血症或 PHC 似乎是比预想的能更好耐受，急性高碳酸血症如果没有达到非常高的 $PaCO_2$ 水平（>150mmHg），那么是和迅速的细胞内代偿，对中枢神经系统没有严重的不良反应相关的，在大多数情况下，对循环也没有严重的不良反应，并能改善动脉血氧合和可能减轻缺氧的细胞损伤。只要高碳酸血症的发生是比较缓慢的，有时间让细胞内 pH 发生代偿和应用适量的镇静剂，那么患者对高碳酸血症的耐受性似乎也是好的。

（俞森洋）

69 · 实施"允许高碳酸血症"策略的禁忌证和不良反应是什么?

综合近年研究,PHC 有以下的禁忌证和不良反应:①脑水肿或颅内高压;②抽搐;③心功能抑制;④心律失常;⑤增加肺血管阻力;⑥呼吸急促和呼吸功增加;⑦呼吸困难,呼吸窘迫,头痛和出汗;⑧生化方面的紊乱。详细见表 2-25。

表 2-25　允许高碳酸血症和急性呼吸性酸中毒的禁忌证

任何原因(创伤、大面积病灶、恶性高血压等)引起的颅内压增高
急性脑血管病(例如卒中)
急性或慢性心肌缺血
严重肺动脉高压
右心室衰竭
未纠正的严重代谢性酸中毒
Sickle 细胞贫血
三环类抗抑郁药物过量
应用 β 受体阻断剂的患者
妊娠(可能因血管扩张致窃血综合征,可能发生胎儿血流减少,氧解离曲线右移,减小母体-胎儿氧梯度)

(俞森洋)

70 · 何谓"开放肺"策略?"开放肺"的好处有哪些?

虽然 20 多年前 Lachmanni 就提出了"打开肺(open lung)"(复张肺)和"保持肺开放"(避免重新萎陷)的通气策略,但直至近几年才得到人们的重视。尤其是推荐小 V_T 通气后,因为小 V_T 通气可促进肺泡的重新萎陷。所谓"开放肺",就是让有萎陷趋势的肺复张并在整个呼吸周期保持复张状态。"开放肺"以理想的气体交换为特征。以肺内分流<10%为理想水平,这相当于吸纯氧情况下,PaO_2>450mmHg,同时能在较低气道压情况下保证适当的气体交换,并减少对血流动力学的不良影响。

研究显示,"开放肺"的好处有:①减少分流,改善氧合,降低 FiO_2 至安全范围;②减小肺泡因潮气性反复开-关引起的高剪切力和对肺表面活性物质的"挤奶样"作用,避免 VALI;③减轻生物伤;④减少或阻止肺间质的液体向肺泡内的渗透,减轻肺水肿。

(俞森洋)

71 • 如何进行肺复张操作？

肺复张操作（recruitment maneuvers，RM）是指持续增加肺内压，以达到使尽可能多的萎陷肺单位复张的目的。在 ALI/ARDS 的通气治疗中，已有越来越多的医生进行 RM 操作，它也被用于手术麻醉后肺不张的治疗。也有人建议，机械通气患者在吸引动作后也可应用 RM。

近年来有关肺复张操作的研究报道不少，但迄今尚无一致的"开放肺"方法。文献中报道较多的方法有：持续充气（sustained inflation，SI）、叹气（sigh）、自主呼吸及其相关通气模式（CPAP、BIPAP 或 APRV）、高频震荡通气（HFOV）、俯卧位通气等。其基本做法，都是应用一较高的吸气压（或平均气道压）和呼气末正压（PEEP）使萎陷的肺组织开放。大多数肺复张操作方法已有研究证明能改善 ARDS 患者的氧合，但尚无研究来比较各复张方法之间的优劣。

（1）SI 法：对气道施加高压力并持续较长时间，称为 SI。SI 是目前多种肺复张操作技术中最受关注、也最常用的方法。呼吸机被设置为 CPAP/自主呼吸模式（指令频率 = 0），CPAP 增加到 $30\sim40cmH_2O$ 并持续 40 秒。也有人建议采用高达 $50cmH_2O$ 的 PEEP 水平来达到最大的肺复张以便最大程度地减少肺内分流，但这种方法并没有被普遍接受。

（2）压力控制通气和逐渐增加 PEEP 法：此方法是应用压力控制通气（PCV）模式，逐渐增加 PEEP 水平，每次增加 $5cmH_2O$，每次增加 PEEP 后维持数分钟（如 $2\sim5$ 分钟）。例如 PC 水平设置为 $20cmH_2O$，基线 $PEEP15cmH_2O$，$PIP = 35cmH_2O$，指令频率 10 次/分，I/E 比 = 1∶1 或 1∶2，然后逐步增加 PEEP，其他参数保持不变。

（3）压力控制通气和高 PEEP 水平法：设置通气模式为 PCV，设置吸气压力大约是 PEEP 以上 $20cmH_2O$，指令频率 $10\sim12$ 次/分，然后增加 PEEP 直至 PIP 至少达 $40cmH_2O$，高 PEEP 持续保持 $40\sim60$ 秒，然后降低到适当的持续充气水平，防止肺重新萎陷。然后继续以 PCV 模式进行通气（以上 3 种肺复张操作方法见图 2-14）。

（4）叹气法：叹气（sighs）呼吸原来是在 20 世纪 60 年代提倡应用来防止与低潮气量通气相关的肺不张的，后来逐渐被弃用，可能是因为后来提倡应用大潮气量（$V_T 10\sim15ml/kg$）后，肺不张减少了；也可能是因为叹气呼吸所用的潮气量或压力太小，持续时间太短，效果不明显的缘故。多数学者认为，传统的叹气方式，即在许多次（常为 100 次）小潮气量（V_T）通气以后，仅有一次叹气（$1.5\sim2.0$ 倍的预定 V_T）难以使萎陷肺复张，近年来有一些学者应用以下新的叹气方法。

1）Pelosi 等采用 $45cmH_2O$ 的平台压，每分钟连续 3 次叹气。

2）Foti 等以增加 PEEP（从约 $9cmH_2O$ 增加到 $16cmH_2O$），V_T 不变，每 30 秒连续 2 次叹气，均显示可改善患者的氧合（注意：此法在持续改善氧合方面，不如持续应用 $16cmH_2O$ 的高 PEEP 那样有效）。

3）以减少 V_T 的同时逐步增加 PEEP 的方式，引起数分钟的气道压增高（步骤：以下每一步设置持续 1 分钟的间歇，然后重复第 2 次）：

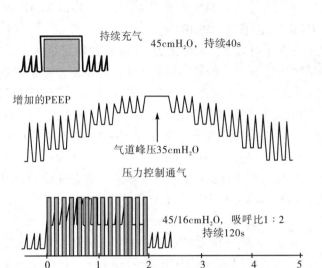

图 2-14　高压力和延长应用时间相结合进行肺复张操作的 3 种方法

注：上面一种方法用 CPAP 模式，增加 CPAP 至 45cmH$_2$O，持续 40 秒，然后恢复基线。中间一种方法为 PCV 和逐步增加 PEEP 法，每次增加 PEEP 5cmH$_2$O，持续 2 分钟，然后逐步降低 PEEP；下面一种方法为 PCV 和高 PEEP 法

$$V_T = 8ml/kg，PEEP = 10cmH_2O$$
$$V_T = 6ml/kg，PEEP = 15cmH_2O$$
$$V_T = 4ml/kg，PEEP = 20cmH_2O$$
$$V_T = 2ml/kg，PEEP = 25cmH_2O$$
$$V_T = 0，CPAP = 30cmH_2O$$

注：这种叹气技术显示，PaO$_2$ 和呼吸系统顺应性获得中度的持续改善。

4）增加吸气压至 20~30cmH$_2$O，持续 1~3 秒，频率 2~3 次/分，这种技术已应用于给予压力支持通气而恢复的 ARDS 患者。此种叹气方法可在 Drager Evita 4 呼吸机的 PCV$^+$ 模式中设置或用 Puritaw Bennett 840 呼吸机的 Bilevel 模式来实施。

（5）自主呼吸及其相关通气模式：研究显示：仰卧位患者在清醒和自主呼吸状态，其基底区的膈肌动度最大；在麻醉或麻痹时，膈肌的头向移动在基底区最明显；而麻痹和被动正压通气时，主要是非基底区的膈肌移动。因此设想，被动通气（无自主呼吸）可导致基底区肺泡萎陷，而保持自主呼吸（即保持膈肌的主动收缩）有利于防止或逆转基底区肺泡的萎陷。持续气道正压（CPAP）、双相气道正压（BIPAP）和气道压力释放通气（APRV）均保留自主呼吸，并可减少应用镇静剂的需求和改善血流动力学。已有研究表明，恰当地应用这些模式，可改善肺的复张。只是对如何设置高、低压力水平及其持续时间、压力释放频率尚缺乏经验。通常将高 CPAP 设于容量控制通气时的平台压水平，而将低

CPAP 设于理想 PEEP 水平。在没有自主呼吸的情况下，BIPAP 和 APRV 即相当于压力控制通气（PCV）和压力控制反比通气（PCIRV）。

（6）增加呼气末正压（PEEP）：通常认为，PEEP 的作用是防止已复张的肺泡在呼气时重新萎陷，但近年的研究显示，PEEP 本身也具有增加复张肺组织的作用。Miller 等主张，为了使外科术后 ARDS 患者的肺达到最大复张（将肺内分流降至最低），应加用高达 $50cmH_2O$ 的 PEEP。此法虽复张肺组织的作用显著，但因顾虑对血流动力学的影响过大而未被普遍接受。Gattinoni 等在 8 例 ARDS 患者中应用胸部 CT 对 PEEP 的肺复张作用进行了研究，随着 PEEP 从 1 逐渐增至 $20cmH_2O$，PEEP 引起的肺泡复张明显增加，对于各种水平 PEEP，平台压引起的复张并没有明显差别，承受萎陷和重新开放的肺组织随 PEEP 的增加而明显减少。因此，PEEP 既有保持由平台压所复张的肺泡的开放作用，也具有协助平台压增加肺复张作用。

（7）高频震荡（HFO）法：具体做法是：先将平均气道压调至比常规机械通气时的平均气道压高 $1\sim2cmH_2O$，然后将平均气道压升至 $30cmH_2O$ 进行持续肺充气，同时停止高频振荡，一般持续 15 秒。待平均气道压恢复至充气前水平再开始震动，每隔 20 分钟或更长时间进行一次。

（8）其他方法：已证明俯卧位通气、部分液体通气（液性复张）有利于基底区萎陷的肺泡复张和保持呼气末时的开放。此外，也有人应用生物性变化通气（biologically variable ventilation），即阶段时间内通气频率和潮气量可变，每分钟通气量不变，来为动物模型通气，证明可复张萎陷的肺泡，改善氧合。也可将以上方法（如俯卧位通气与 SI）联合应用。

肺复张发生于全肺，从残气量到肺总量的肺容积范围。肺一旦复张，就加用适当的 PEEP 使其保持开放状态，这种适当 PEEP 水平，有的是用静态 P-V 曲线的吸气支的低拐点以上 $2\sim4cmH_2O$，有的是用 P-V 曲线呼气支的高拐点以上水平。为保护肺避免过度扩张，保持 PIP 低于 P-V 曲线的高拐点。如今认为，如果萎陷的肺确实是进一步损伤和炎性反应的发源地（中心），那么在 ARDS 中的新的范例可能是用复张动作开放肺，然后用 PEEP 保持肺的开放，这 PEEP 应设置于相当多肺单位开始重新萎陷水平以上的压力。

RM 由 3 个部分组成，第 1 部分是吹气动作以打开尽可能多的肺单位，第 2 部分是放气动作以确定大多数肺单位开始萎陷的那个点，这是确定放气时的高拐点，加用的 PEEP 必须高于此点。第 3 部分是另一次吹气 RM 以便使萎陷后的肺重新开放。

（俞森洋）

72 • ARDS 肺复张操作应注意哪些问题？

根据 ARDS 患者应用 RM 的文献报告，总结以下值得注意的问题。

（1）RMs 依靠加压使萎陷肺单位开放来改善氧合，减少分流，增加肺的顺应性。

（2）肺复张应该在 ARDS 的早期进行和胸壁力学没有受损害的患者中进行。在肺损伤后的初始阶段，水肿液容易在加压后移动，气道也容易开放。但在后期肺泡水肿逐渐机化，P-V 曲线上的低拐点消失，加压时肺复张的有效性减低而容易使肺泡过度扩张，因此肺复张动作应在 ARDS 早期实施。

（3）避免任何不必要的呼吸机断离或改变已建立的呼吸机设置；无论何时断离呼吸机或改变已有的设置，均可引起肺萎陷，应重复上述重新开放和保持开放的步骤。

（4）原发性（肺内疾病，如肺炎、误吸等引起的）ARDS 患者进行 RMs 的复张效果不如继发性（肺外疾病，如脓毒症、急性胰腺炎等引起的）ARDS 效果明显。

（5）执行 RMs 的方法没有统一和规范。

（6）RMs 可减少全身麻醉后患者的肺不张。

（7）至今所报道的研究资料显示 RMs 操作一般是安全的，然而在操作过程中，由于增加 PIP 和 PEEP，可发生低血压和低氧血症，并具有气压伤的潜在危险。此时应密切观察血压和心血管功能，必要时给予补液和血管活性药物以维持血流动力学的稳定。

（8）根据 CT 扫描进行的肺复张不产生肺的过度充气。

（9）重要的是设置一个高于去复张曲线高拐点水平的 PEEP 以防止肺泡萎陷。

（10）仅有 RMs 而没有加恰当的 PEEP 可导致肺泡的不稳定和可能引起 VILI。

（11）RMs 加上维持高于拐点的 PEEP，当与俯卧位联合应用时，对于改善肺呼吸力学和增加氧合是更有效的。

（俞森洋）

73 • 如何评估"肺开放"效果？

至今还没有一个评价"开放肺"效果的理想指标，用 CT 测密度是较常采用的方法，谓之"金标准"，但临床上不可能将每例 ARDS 患者都送到 CT 室，在 CT 的监视下实施肺复张。较简单实用的方法是测定动脉血氧合状况，如果发生肺复张，那么随着肺内分流减少，动脉血氧合（PaO_2 和 SpO_2）会改善，而血流动力学和 $PaCO_2$ 不变。但影响 PaO_2 的因素很多，单以氧合作为"开放肺"的指标并不可靠。Ranieri 等的研究提示：分析恒定流量通气时的压力-时间曲线形态可监测肺组织的萎陷或复张状态，但这有待于临床验证。电阻抗层面相（electrical impedance tomography）评价肺开放效果尚处于实验阶段。因此有人主张：根据肺的形态学（评估胸片，CT 等）、P-V 曲线特征和试用不同肺复张动作所致气体交换的改变三方面资料综合评价"开放肺"效果可能是较好的方法。

（俞森洋）

74 • 关于"肺开放"策略，至今还有哪些争论？

"完全的肺保护"应同时实施 PHC 和"肺开放"策略，但至今有些问题尚未找到答案。"开放肺"的关键参数，如开放压（复张压）、闭合压（最佳 PEEP）和驱动压（V_T）如何选择？根据患者的具体情况，哪一种肺复张方法和复张效果监测技术最适合？这些问题均有待于进一步研究回答。

不少医生抱有疑问：复张的肺单位还不到 CT 片上可见高密度影的 10%，复张这 10% 那么重要吗？肺应该总是开放的吗？有些肺单位即使加用较高的 PEEP（例如 35cmH$_2$O）也不能保持开放，有些肺单位用 RMs 也不能开放，它们在萎陷状态有什么危害？肺不张就必须复张吗？如果患者的氧合指标尚好，是否可保持肺"闭合"状态而不去复张（因为有实验显示，保持肺关闭的部分，与对照组比较，肺的损害减轻）？日常临床工作中，在肥胖患者的两肺底部经常可以听到细湿啰音，这些细湿啰音代表着肺单位的开放和闭合，这种反复的开放和闭合是有害的吗？会引起不良后果吗？

在 ARDS 的治疗中，虽有不少患者经过肺复张改善了肺顺应性和氧合，但还需要进一步研究，它是否能减少并发症发生率和提高生存率。

最近美国国立卫生研究院（NIH）组织了有关 ARDS 应用肺复张操作的多中心前瞻性随机对照研究，所用的肺复张操作是：应用 40~45cmH$_2$O 的 CPAP，每次持续 40~45 秒，每天不多于 4 次。研究组的通气以高呼气末肺容量+低吸氧浓度+肺复张操作来进行；对照组的通气以低呼气末肺容量+高吸氧浓度来进行。通过调节通气参数使两组的平台压和氧合指标基本相同。共有 550 例 ARDS 患者纳入研究。但中期分析的结果显示，两组患者的生存率无统计学差异。该研究被迫在 2002 年 2 月提前结束。其中原因值得进一步分析。实施肺复张操作的 ARDS 组未能改善预后的原因，究竟是该复张操作法效果不佳，还是由于不同病因和病情的 ARDS，这样笼统分组比较难见其效，值得深入研究。

至今有一些医生也没有将 RMs 作为 ARDS 机械通气的标准方法。学术上的争论仍在继续。但如果用各种方法（包括增加 FiO$_2$ 和加用 PEEP）均不能使 ARDS 患者的氧合达目标水平时，试用 RMs 也许是有强烈指征的。

（俞森洋）

75 · 机械通气对人体生理有哪些影响？

正压通气不同于人的自主呼吸，它增加肺内压和胸腔压，根据预设的通气量、通气频率、吸呼时比和通气方式对患者呼吸进行辅助或控制，故对人体生理产生一系列影响。

（1）对呼吸生理影响：升高肺泡内压，使气道和肺泡扩张，增加肺容积。若加用 PEEP，则增加功能残气量，有利于肺泡毛细血管膜两侧的气体交换。人工气道的建立，减少了解剖死腔，使 V$_D$/V$_T$ 比值减小，改善肺顺应性，机械通气可部分或全部代替呼吸肌做功，减少呼吸肌的氧耗。通过调整吸气时间，PEEP 和吸气流速可改善肺内气体的分布和交换，改善通气/血流（$\dot{V}/\dot{Q}$）比值，改善弥散功能。并通过潮气量的改变和 FiO$_2$ 的调整影响呼吸中枢功能。过大的通气量可抑制呼吸中枢的兴奋性，甚至引起呼吸暂停。

（2）对心血管循环功能的影响：恰当地应用机械通气，能使继发于缺氧和 CO$_2$ 潴留的心功能不全得到改善，缓解心肌缺血。然而正压通气引起的胸内压增加常给心血管循环功能带来不良影响，它减少静脉回流量和心排出量，其减少程度受吸气压、吸气时间、PEEP 和平均气道压的影响。正压通气也影响肺循环血量和肺内血流的分布，过高的平均气道压可减少肺循环血量，使肺上部血流愈加减少，并降低周围动脉压，减少周围组织的血流灌注。

（3）对胸腔外脏器功能的影响：①对肾功能的影响：一方面，因改善缺氧和高碳酸血症，可缓解由其引起的反射性肾血管收缩和水钠潴留，增加肾小球滤过率、改善肾功能、增加尿量。另一方面，机械通气时若输入压力过高，则因降低心排出量和血压，可导致肾灌注不良，促发肾功能减退。此外，正压通气还可引起体内抗利尿激素分泌的增加，加重水肿。②对肝和胃肠功能的影响：也有正负两方面影响，一方面可解除因缺氧和酸中毒引起的肝细胞代谢功能损害，另一方面，正压通气因增加下腔静脉回流障碍，使胃肠静脉淤血和门脉压增加，可引起肝功能障碍，胆汁淤积、腹胀和消化道应激性溃疡出血。③对脑血流和颅内压的影响：这主要与 $PaCO_2$ 相关。$PaCO_2$ 过高，增加脑血流和颅内压，反之则减少。临床上对已有颅内高压（如脑外伤、脑水肿）者进行有意过度通气（维持 $PaCO_2$ 于 25～30mmHg 水平）来减低颅内压和减轻脑水肿。PEEP 过高时，也可因影响颈内静脉回流而使颅内压升高。④对周围组织器官的影响：输入不适当的正压或加用过高的 PEEP，引起心排出量下降，可使周围组织器官血流量减少，因而影响组织的供氧，严重者导致多器官功能不全。

（俞森洋）

76 • 危重患者呼吸监护的目的有哪些?

（1）对危重患者的呼吸功能进行评价：包括通气泵功能（呼吸中枢的兴奋性和呼吸调整，肋间肌、膈肌等呼吸肌的强度和耐力，呼吸功及氧耗）、肺摄取氧和排出 CO_2 的能力和有效性、系统性疾病和各重要脏器功能对呼吸功能的影响。

（2）为呼吸衰竭、睡眠呼吸暂停综合征等疾病的诊断和分型提供客观依据，也为氧疗和其他各种呼吸治疗的疗效观察提供可靠的评价指标。

（3）机械通气时的呼吸监护的目的：①初始的基础监测可用以制订治疗方案和作为今后测定指标的参考；开始机械通气时，自主呼吸功能的监测是应用呼吸机和预设通气参数，通气模式的重要参考指标；②机械通气过程中的呼吸功能监测是检查通气效果，调节呼吸机参数的重要依据，监测结果所显示的趋势有助于判断病情的进展，加重或减轻；按照监测获得的资料可修改或中止治疗计划；③撤机时的呼吸功能监测对预测撤机成功的可能性具有重要价值。④在呼吸机上设置高限和低限报警便于保障患者的通气安全。

（俞森洋）

77 • 理想监护系统应具备哪些特点?

理想的监护系统应具备的特点见表 2-26。目前呼吸系统的监测尚未能全面符合以上要求，因此，监护强度，从简单的临床观察到应用各种复杂和有创性技术，应根据患者的需要认真选择。力求达到较好的临床监护效果，并避免过多监护而增加患者的负担。在讨论各种监护方法之前，有必要强调：各种监护技术和措施都是辅助性的，并不能代替医护人员在患者床旁的仔细检查和观察。

表 2-26　理想的监护系统的特点

监测数据确能指导治疗
监测资料易于解释
技术上的高度准确性
所测指标的特异性
敏感性足以检测出细微的变化
所测结果可重复性好
操作简易方便
不增加患者的风险和痛苦
效益与价格比佳

（俞森洋）

78 · 目前临床上应用的呼吸监护项目有哪些？

目前临床上应用的呼吸监测项目总结见表 2-27。

表 2-27　临床上应用的呼吸功能监测项目

1. 通常情况下的呼吸功能监测
   （1）临床观察
   （2）胸部 X 线
   （3）血气监测：①动脉血气分析；②脉搏血氧饱和度连续监测；③经皮氧和经皮 CO_2 分压监测
   （4）床旁肺功能测定：小型便携式肺功能仪测定、峰流速仪

2. 机械通气时的呼吸功能监测
   （1）呼出气量、终末潮气 CO_2 浓度、每分钟 CO_2 产量、无效潮气量、有效潮气量、每分有效通气量、潮气 CO_2 产量
   （2）通气频率、气道压力、峰压、暂停压（平台压）、平均气道压、吸气阻力、呼气阻力、顺应性、呼气末肺内压（PEEP 和 PEEPi）
   （3）呼吸功、A-aDO_2、$P\bar{v}O_2$、PAWP、V_D/V_T、肺内分流量（$\dot{Q}_S/\dot{Q}_T$）
   （4）吸入氧浓度、气道温度和湿度、肺泡氧分压（P_AO_2）

3. 撤机时的呼吸功能监测
   （1）呼吸肌功能：最大吸气压力
   （2）通气需要：自主呼吸频率、每分通气量（$\dot{V}_E$）、V_D/V_T、气道闭合压、顺应性、呼吸功、肺活量（VC）、最大自主通气量
   （3）氧合：肺泡-动脉氧分压差，肺内右至左分流

（俞森洋）

79 • 如何选择呼吸监护项目？

不仅是呼吸衰竭患者，所有危重患者都应该进行呼吸监护、因为其他各系统的严重疾病都可并发或继发呼吸功能不全。也不仅已进行机械通气的患者必须呼吸监护，尚未建立机械通气或已撤机（尤其刚撤机不久）的呼吸衰竭患者也需要密切的呼吸监护，这对于恰当掌握气管插管和应用机械通气的时机，或患者撤机后是否需要重新机械通气具有重要意义。

然而，呼吸监护的项目很多，本章各节已对其进行了较详细的叙述，图 2-15 以图解形式简要显示了呼吸监护的项目以及通过对氧运输和组织氧合状态的监测来评价心肺功能的各种方法和指标。一个患者没有必要也不可能进行全部呼吸监护项目的监测，只能有选择地应用。选择呼吸监护项目的原则是：①患者的病情和监测的需要；②可利用的监测条件和技术水平；③考虑患者对监测项目的耐受程度，优先采用无创性监测指标；④良好的价格-效益比。

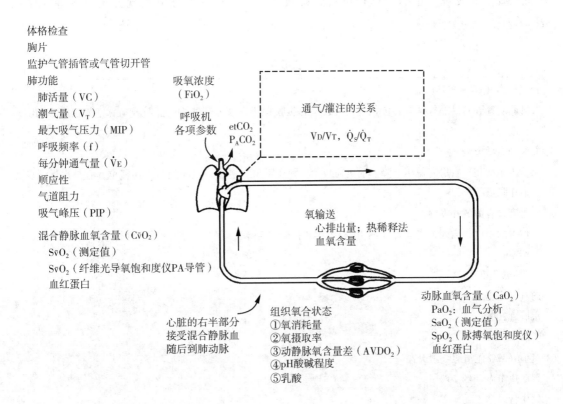

图 2-15　呼吸监护示意图，通过监测内外呼吸过程来评价心肺功能

表2-27将呼吸监测项目分为三类：临床常规应用的、偶然应用的和临床应用结果不确切的。这种分类是相对的，不同原因的呼吸衰竭或在机械通气的不同阶段，选用的呼吸监测项目常不相同。例如，急性呼吸窘迫综合征患者主要需监测组织氧合状况，加用PEEP后的顺应性改变；而神经肌肉疾病所致呼吸衰竭患者则主要需监测呼吸肌的功能及其对气体交换的影响。刚建立机械通气时，重点监测血气变化和呼吸力学指标，目的是为了选用和调整呼吸机的设置参数，而在撤机试验时，重点监测呼吸肌的强度和耐力，以便判断撤机的时机和可能性。

（俞森洋）

80 • 机械通气有哪些并发症？如何发现和处理？

机械通气与自主呼吸不同，吸气时的气道正压对呼吸生理、血流动力学及重要脏器的血流灌注均可产生不利影响。机械通气的常见并发症见表2-28。文献报告的并发症发生率结果不一，显然与统计标准、应用技术、通气方式以及发现并发症的方法有关。大多数并发症只要及时发现，正确处理均可得到有效防治。常见并发症的发现方法及处理建议见表2-29。

表2-28　机械通气的并发症

肺气压伤（1%~30%）
　肺间质气肿、纵隔气肿、心包积气、气腹及后腹膜积气、张力性气胸、静脉或动脉空气栓塞、ARDS
　样改变
血流动力学影响
　胸内压增高、右房充盈压下降、前负荷减少、肺血管阻力增加、室间隔右→左移位、心排出量减少、
　血压降低
气管套管有关的并发症
　位置的错误、插入主支气管（约10%）、困难插管（30%）、气管狭窄、气管-食管瘘、出血、黏液栓
　堵塞
气管-肺感染
通气不足 通气过度
水肿（20%）
腹胀
黄疸（32%血清胆红素升高）
胃肠道出血（约20%）
氧中毒
机械故障
其他

注：括号内发生率为国外文献报告，仅供参考

表 2-29　通气支持疗法常见并发症、发现方法和处理建议

并发症	发现方法	处理建议
1. 与气管插管（或气管切开套管）相关的并发症		
插管过深进入右主支气管	右肺呼吸音减低，呼吸动度两侧不对称	将气管插管稍往外拔并固定
与呼吸机管道脱离	呼吸机吸气压低限报警、呼出气量低限报警，潮气末 CO_2 浓度重度降低	重新将插管与呼吸机连接牢固
气囊漏气	呼出气量低限报警，潮气末 CO_2 浓度升高，气囊测压下降，可听见异常粗糙的附加音	如气囊压力不够，可往气囊内再少量注气，如气囊破损，即更换插管（或套管）。应急措施，可暂时增加通气量或改用压力控制通气
气囊压力过高	每 8 小时测气囊内压	抽出气囊内少量气体
管腔内阻塞	吸气峰压高限报警	清除管腔内异物、痰痂等
经鼻插管所致的中耳炎，鼻窦炎	临床上相应症状，如发热，局部疼痛等。窦部 X 线摄片	改换插管方式或气管切开，治疗相应部位炎症
气管软化	需增加气囊内注气量，胸部 X 线可见气管膨出	采用低压气囊，气囊内注气量不要过多，避免呼吸机依赖以减少气囊封闭时间
2. 呼吸机及其管道回路的并发症		
回路内漏气	呼出气量低限报警，吸气压低限报警	检修回路
吸入气湿化不当	气道分泌物黏度增加	调整湿化器温度，注意湿化器内水量，如湿化器故障应予更换
呼气阀漏气	呼出气量低限报警	检修呼气阀
呼气阀粘在闭合位	吸气压高限报警，心动过速	迅速移开呼吸机，检修呼气阀
触发灵敏度过高致使呼吸频率快	吸气压降低，潮气末 CO_2 下降，呼吸频率高限报警	降低触发灵敏度
3. 患者的并发症		
通气过度	通气量高限报警，潮气末 CO_2 浓度或 $PaCO_2$ 降低，呼吸性碱中毒	降低预置通气量
通气不足	潮气末 CO_2 浓度或 $PaCO_2$ 增高，重新发生呼吸性酸中毒	增加预置通气量
肺不张	相应部位呼吸音降低，胸部 X 线片	体位排痰，抗生素。必要时气管镜吸引和冲洗

续　表

并发症	发现方法	处理建议
自主呼吸与呼吸机不同步	临床观察发现，峰压报警	短时增加通气量；改变通气方式；酌情应用镇静或安定剂
液体潴留	皮下可凹性水肿，体重增加，出入量不平衡	限制水、钠入量，酌情补充清蛋白和应用利尿剂
肺炎（医院内感染）	临床发现，胸部 X 线片	抗生素治疗，加强排痰，避免食管反流
张力性气胸	临床发现：气管移位，患侧呼吸音消失，叩诊过清音，心或肝浊音界消失，静态顺应性降低，胸部 X 线改变	穿刺或插管抽气后置水封瓶引流
低血压	面色苍白，四肢湿冷，脉搏细速，通过测血压发现	补充血容量，降低通气量或吸呼时比，必要时输注多巴胺等
低氧血症	发绀、出汗、心率增快，耳脉氧计或经皮氧，PaO_2 下降	适当增加氧浓度或加用 PEEP，反比通气

（俞森洋）

81 · 如何及时正确诊断呼吸机相关肺炎?

呼吸机相关肺炎（ventilator-associated pnuemonia，VAP）是急性呼吸衰竭患者在接受机械通气至少 48 小时以后发生的肺炎，主要是细菌性肺炎。因此，所谓 VAP，应排除原来诱发急性呼吸衰竭的肺炎，也不包括气管插管后不久（少于 48 小时）发生的肺炎。应将气管插管和机械通气前已存在或处于潜伏期的肺炎除外。VAP 是医院内肺炎的一种特殊类型，是机械通气的主要并发症之一，有很高的发生率和病死率。文献报道，气管插管和机械通气使肺炎的发生率增加 4~21 倍，10%~65% 的机械通气患者可发生 VAP，这取决于所观察的不同人群，在内科-外科综合监护病房，每 1000 用机一天发生 VAP 15 例次，发生率随机械通气时间的延长而增加。VAP 的发生也显著增加病死率，文献报道 VAP 的病死率为 37.2%，而没有 VAP 的机械通气患者的病死率为 8.5%。

肺炎的通常诊断标准为发热、咳脓性痰、白细胞增加以及胸片上出现新的浸润影。很多患者在建立机械通气之前就存在肺炎，这应与 VAP 加以区别。1993 年美国有关机械通气专题研讨会提出要诊断 VAP，X 线胸片上必须要有新的浸润影，并至少具备下列之一表现：肺炎的组织学证据、阳性血或胸水培养并与气管内吸引发现的致病原一致、新的发热和白细胞增高，和脓性气管吸引物。为了证明肺炎与应用呼吸机相关，新的浸润影必须在建立机械通气至少 48 小时后发生。

在诊断 VAP 时，临床医生应考虑到胸片上出现新浸润影的众多原因及各种影响因素，并做好鉴别诊断。首先，危重患者常只能照床旁胸片，由于技术上限制，不理想的胸片质量可能对"浸润影"做出过度评价。胸片上原有的慢性基础病变也可混淆或掩盖新浸润影的 X 线征象。此外，危重患者出现新的肺浸润影也可由许多其他非感染性原因引起，如肺不张、胃液误吸、肺梗死、肺出血、ARDS、不典型肺水肿、胸腔积液和闭塞性细支气管炎。

Meduri 等报道，严格符合 VAP 标准者只有 42% 有发热和新的肺阴影。而机械通气患者发热也可以是其他部位感染，如鼻窦炎、血管内置管部位和泌尿道感染。更值得注意的是，ARDS 患者发热的非感染性原因也十分常见（图 2-16）。因此，应将 VAP 与可引起发热和肺阴影的各种原因进行鉴别。C 反应蛋白和降钙素原的升高有利于感染的诊断，并用来追随

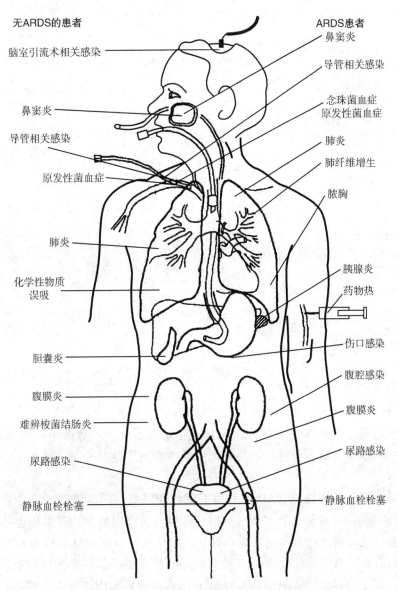

图 2-16　ARDS 和非 ARDS 患者发热的感染性和非感染性原因（引自 Meduri Gu）

抗感染治疗的反应。对机械通气发热患者的系统诊治程序见图 2-17。

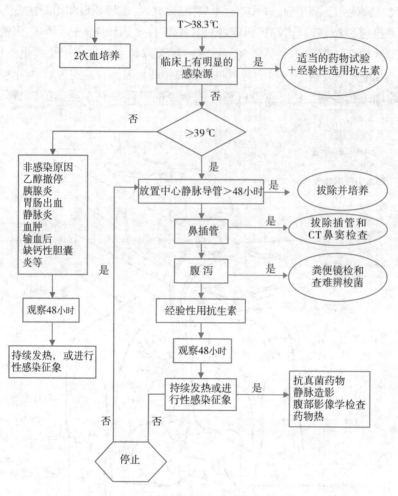

图 2-17 机械通气患者发热的诊断程序

机械通气患者发热的非感染性原因：肾上腺功能不全、乙醇撤停、脑出血、药物热、急性肺损伤的纤维增生期、血肿、心肌梗死、精神抑制恶性综合征、胰腺炎、输血反应和静脉血栓栓塞。

单凭一般临床资料来诊断 VAP 似乎并不理想和可靠，在前瞻性研究中，作者将怀疑 VAP 患者的有关临床、放射学和实验室资料（包括气管吸引物涂片革兰染色结果）分发给一些医生，要求他们做出诊断和制订治疗计划。结果临床诊断的准确性为 62%，仅有 33% 的治疗计划符合实际有效治疗。有 16% 没有肺炎的患者给予不必要的抗生素。一个特别困难的问题是：确定培养出的病原菌是否为 VAP 的真正致病菌或仅仅是定植菌。此外，虽然脓性气道分泌物可能表明存在肺炎，但也可发生于其他原因，其中大多数是感染，如气管支气管炎、鼻窦炎、局部气管切口处感染或误吸。

因为临床上鉴别发热和肺新浸润影原因方面存在困难，故需采用多种措施和技术来帮助诊断 VAP，以便指导抗生素的选择和不必要的长期应用广谱抗生素，从而减少抗生素的不良反应并降低住院费用。

（俞森洋）

82 ● 为诊断呼吸机相关肺炎的病原，可采用哪些检查技术和方法？

鉴于呼吸机相关肺炎（VAP）诊断和治疗上的困难，以及指导合理应用抗生素的需要，近年来国内外学者均推荐应用一些特殊的检查技术来明确 VAP 的致病原。这些检查技术和方法有以下几种。

（1）气管内吸引：最简便易行的方法是在吸痰管上接一根弯管（或标本收集瓶），经气管插管或气管切开导管吸引，然后将标本送实验室做革兰染色和培养。其理论根据是认为上气道的分泌物含有下气道的致病原。单独应用气管内吸引物来诊断 VAP 的主要缺点是潜在口咽部和上气道定植菌污染的可能性。一些对照研究结果表明：吸引物仅做涂片和普通细菌培养，则敏感性和特异性均较差，但若进行定量细菌培养则可达到较好的特异性，定量培养有助于区别感染（高菌落计数）和定植（低菌落计数），可费用也相应增加。另有些研究者主张应用其他改进方法，如检测细胞内致病原及其数量，结果虽提高特异性，但敏感性较差（50%的敏感性）。

（2）微小支气管肺泡灌洗（mini-bronchoalveolar lavage，mini-BAL）：对吸出的分泌物培养结果解释方面的固有困难，导致人们去寻找一些新方法。这些新方法均是为了减少口咽部定植菌污染和提高培养的敏感性和特异性的。其中有一近年报道的方法：微小-支气管肺泡灌洗。具体步骤为：经气管内导管将望远镜导管（telescoping catheter）插入直到遇到阻力，然后插入内导管至楔入位，经导管注入无菌盐水 25ml，吸出灌洗液后作细菌定量培养。Kollef 等报道了此法的前瞻性研究结果：mini-BAL 和经支气管镜保护性毛刷取样比较，有很好的符合率（诊断性培养的符合率为 83.3%）。然而 mini-BAL 虽有简便和安全（较少发生心动过速和低氧血症，不需要支气管镜操作）的优点，但缺点为标本采取区域范围较小，且为盲取，一般难以选择性地直接从感染区域采样。

（3）盲目保护性标本刷（blind protected specimen brush，blind PSB）已有少数几篇报道评价了盲目 PSB。典型 PSB 应用双导管系统，一为望远镜套管（telescoping cannulas），另一为末端用生物保护塞封闭的导管，导管经望远镜套管插入远端气道后推去保护塞，将导管嵌入支气管，转动毛刷刷取气道分泌物，然后将毛刷撤回内导管，导管撤回套管后一起拔出，卸下毛刷送去做定量培养。虽然盲目 PSB 法快速、患者易耐受和较小可能被上气道定植菌污染，但也有与 mini-BAL 类似的缺点。

（4）保护性标本刷（PSB）、支气管肺泡灌洗（BAL）和保护性支气管肺泡灌洗：这些技术都是经纤维支气管镜进行的，检查者可以直接看到气道，可以在胸片上显示的浸润影区域直接取样。在 BAL 时，盐水是通过楔入支气管的纤支镜注入的，反复吸引，灌洗液作革兰染色和定量细菌培养。灌洗液量可较大，这有助于排除污染菌的干扰。主要缺点是纤支镜通过上气道时可能被上气道定植菌丛污染。为了克服此缺点，乃发展了保护性 BAL（PBAL）和 PSB。在进行保护性 BAL 时，带塞导管是通过支气管镜的吸引管道插入的，嵌入感染区亚段支气管并气囊充气固定，然后推去远端保护塞，通过没有受污染的导管腔进行 BAL。已有少数研究比较了 PBAL 和 BAL，Meduri 总结的资料表明 PBAL 的结果满意，从而可避免不必要的抗生素治疗，当然检查费用也相应增加。

至今最广泛应用的诊断方法是 PSB，该技术与上述盲目 PSB 方法类似，不同之处为 PSB 导管是通过纤支镜选择性地插入相应感染区域的支气管的，故可提高诊断的准确性（72%～100%）。研究表明，重复取样时在发现类似致病菌方面也有较好的可重复性。定量培养的阳性值标准为 10^3 CFU/ml，这已经在多个研究中得到验证。诊断 VAP 病原学的各种检查技术和方法比较见表 2-30。

表 2-30　呼吸机相关肺炎的诊断方法比较

方法	阳性培养	敏感性（%）	特异性（%）	不良反应	费用	好处
临床标准	>10^6 CFU/ml	38～91	52～92	无	★	
经气管导管吸引	>10^5 CFU/ml	57～88	0～33	气管损伤	★	操作简便易行
mini-BAL	>10^3 CFU/ml	70	69	咳嗽，支气管出血	★★	定量培养，不需要支气管镜操作，不是医生也可完成
盲目保护性标本刷（PSB）	≥10^3 CFU/ml	75～100	75～100		★★	同上
PSB	≥10^3 CFU/ml	64～100	69～100	支气管镜检查：气胸、镇静剂、低氧血症，出血	★★★	定量，最大量的研究报告
BAL	≥10^4 CFU/ml	72～100	69～100	同上	★★★	定量、操作较容易
保护性 BAL（PBAL）	≥10^4 CFU/ml	82～92	86～97	同上	★★★★	

注：CFU/ml：每毫升菌落形成单位

经支气管镜进行的各项诊断技术也有一些局限性：①肺片有新浸润影而应用抗生素已 24 小时者，PSB 的应用价值有限，因为这种情况下的培养阴性可能是治疗肺炎的抗生素适当，也可能肺浸润影并非肺炎；若在非受累的肺段取样、标本处理不当或取样时气道分泌物中的细菌浓度过低，假阴性结果也可能发生。②支气管镜检查，PSB 取样和定量培养均增加诊断费用，也给患者带来一定的痛苦和风险。③不治疗假阴性结果给患者带来的危害和过度治疗假阳性结果的代价、在做决定的过程中必须认真权衡利弊。

在诊断 VAP 时，是否应用有创（支气管镜）或无创技术现仍在争论中，可想而知，有创性检查方法有较好的敏感性和特异性。然而这些研究都是非常依靠阳性培养的阈值的。例如，Mar-quette 等发现，当以 $10^6CFU/ml$ 作为经气管吸引的阳性培养标准时，即与 PSB 有相似的诊断准确性，假阴性结果也显著降低，使更多的 VAP 得到确诊和合理的抗生素治疗。然而，至今尚缺乏前瞻性的研究结果来评价这些诊断方法对患者预后的影响，即根据患者临床情况来治疗或根据有创检查结果来治疗，两者的病死率有何不同。

（俞森洋）

83 ● 如何进行呼吸机相关肺炎常见病原体的选择性抗菌治疗？

呼吸机相关肺炎常见病原体及其抗菌选择见表 2-31。

表 2-31　呼吸机相关肺炎常见病原体的选择性抗菌治疗

病原体	首选药物	可选药物
肺炎链球菌		
青霉素敏感（MIC < 0.1μg/ml）	青霉素 G 或 V，阿莫西林	头孢菌素*，大环内酯△，克林霉素，新喹诺酮类#，多西环素
青霉素中度耐药（MIC 0.1~1μg/ml）	青霉素（胃肠外给药），头孢曲松或头孢噻肟，阿莫西林，新喹诺酮类#，其他按体外药敏试验选择	克林霉素，多西环素，口服头孢菌素*
青霉素高度耐药（MIC ≥ 2μg/ml）	按体外药敏试验选择，新喹诺酮类#，万古霉素	
流感嗜血杆菌	第二或第三代头孢菌素，多西环素，β 内酰胺类/β 内酰胺酶抑制剂，氟喹诺酮类	阿奇霉素，SMZ_{CO}
卡他莫拉菌	第二或第三代头孢菌素，SMZ_{CO}，阿莫西林/克拉维酸	大环内酯类，喹诺酮类，β 内酰胺类/β 内酰胺酶抑制
金黄色葡萄球菌		
MSSA	甲氧西林或苯唑西林±利福平或庆大霉素	头孢唑啉或头孢呋辛，万古霉素，克林霉素，SMZ_{CO}，喹诺酮类（环丙沙星）
MRSA	万古霉素±利福平或庆大霉素	替考拉宁，利奈唑胺、SMZ_{CO}

续 表

病原体	首选药物	可选药物
肠杆菌科（大肠杆菌，克雷伯杆菌，变形杆菌）	第三代头孢菌素±氨基糖苷类，碳青霉烯类	氨曲南，β 内酰胺类/β 内酰胺酶抑制剂，喹诺酮类（环丙沙星）
肠杆菌属（阴沟杆菌）	第四代头孢菌素	替卡西林/克拉维酸，环丙沙星，碳青霉烯类
铜绿假单胞菌	氨基糖苷类+抗假单胞菌 β 内酰胺类：替卡西林，哌拉西林，美洛西林，头孢他啶，头孢吡肟，氨曲南，或碳青霉烯类	氨基糖苷类+环丙沙星，环丙沙星+抗假单胞菌 β 内酰胺类
不动杆菌	碳青霉烯类，喹诺酮类+阿米卡星或头孢他啶	含舒巴坦复方制剂+环丙沙星
沙雷菌	阿米卡星，第三或第四代头孢菌素，碳青霉烯类，喹诺酮类	氨曲南
军团杆菌	大环内酯类±利福平，喹诺酮类[#]	多西环素±利福平
厌氧菌	克林霉素、甲硝唑	替硝唑、青霉素、头孢西丁
肺炎支原体	多西环素、大环内酯类、喹诺酮类	
肺炎衣原体	同上	
真菌	氟康唑、伊曲康唑、伏立康唑卡泊芬净	酮康唑、5 氟胞嘧啶、两性霉素 B

注：*：静脉给药：头孢唑啉、头孢呋辛、头孢噻肟、头孢曲松；口服：头孢泊肟、头孢丙烯、头孢呋辛
△：红霉素、克拉霉素或阿奇霉素
#：左氧氟沙星、加替沙星或莫西沙星

（俞森洋）

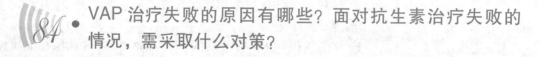

84 · VAP 治疗失败的原因有哪些？面对抗生素治疗失败的情况，需采取什么对策？

VAP 的病死率很高，初始治疗效果不佳，甚至失败是经常可能发生的，遇此情况应积极寻找原因，针对原因采取相应措施，而不是仅仅依靠频繁地更换抗生素或盲目地升高抗生素档次，或大量联合用药。只有这样才能提高 VAP 的治疗效果，降低其病死率。常见治疗失败的原因有：病原学的诊断错误，抗菌药物选用不当，药物剂量不足，细菌产生耐药性，治疗过程中发生继发感染，二重感染，或发生药物毒性反应和过敏反应（如药物热）；没有采取综合治疗，如没有采取措施治疗患者的心力衰竭、糖尿病、水电解质失衡和酸碱紊乱等。

（1）抗生素治疗的失败原因：抗生素治疗 VAP 失败的原因见表 2-32。

表 2-32　抗生素治疗 VAP 失败的原因

1. VAP 的诊断错误
   不存在肺炎
   其他感染问题
   　不同的抗生素敏感性
   　需要引流或移去装置（如血管内置入的导管）
   其他非感染性问题
   怀疑的致病原错误
2. 原来的致病原持续存在
   致病菌对选用的抗生素不敏感
   局部的抗生素浓度不足
   　药理学问题
   　解剖上的限制
   感染的转移灶
   宿主防御缺陷
3. 继发感染性肺炎
   反复发生肺炎
   不同的致病菌
4. 肺外感染
   同时发生的感染
   继发感染
5. 器官功能不全
   SIRS
   　败血症休克
   　多器官功能障碍综合征
   纤维增生期的 ARDS
6. 药物毒性
   药物热
   过敏
   器官功能不全

　　（2）抗生素治疗失败的对策：临床医生面对抗生素治疗失败的情况，通常需采取两种对策：全面检查分析，重新作诊断；调整抗生素的应用。

　　1）全面检查分析，重新作诊断：因为 VAP 的诊断十分困难，仅凭临床资料是不准确的，因此，在遇到治疗效果不佳时，应重新分析所有临床资料，包括重新全面体检，摄 X 线胸片，分析气管吸引物的培养结果和药敏试验报告。必要时还可做胸部 CT 检查，经纤支镜 PSB 和定量细菌培养。理论上说，如果气管吸引物，包括 PSB 细菌定量培养无菌生长，将表明持续存在致病原，反复发生肺炎或继发感染性肺炎都不是治疗失败的原因，选用的抗生素抗菌谱已能包括致病菌。但临床上仍需具体分析，考虑到技术操作因素引起假阴性的可能。尤其要注意肺外感染病灶，如鼻窦炎、导管相关感染、气管插管后鼻腔咽后壁的糜烂溃疡或脓肿等。复查胸片的价值，除评价肺炎的阴影变化情况以外，更重要的是要明确有没有解剖分隔的病灶，如肺脓肿、胸腔积液、脓胸和气道阻塞后肺不张，必要时加摄侧位胸片和 CT 片对鉴别这些病变是有帮助的。除感染因素以外，一些非感染因素如肺栓塞或肺梗死、纤维增生期 ARDS、闭塞性细支气管炎伴机化性肺炎（brochiolitis obliterans with organizing pneumonia，BOOP）等也应注意鉴别。

2）抗生素的调整：只有经过全面的检查，重新确定 VAP 的诊断，并且最好是明确致病菌以后，才进行抗生素的调整。应尽量避免经验性的用药。所有经验性的应用抗生素，几乎都是广谱的、有毒性的，也是更昂贵的。只有明确致病菌，才可能有针对性地选择窄谱抗生素，减少抗生素的毒性和费用，这种观点无疑是正确的。但在我国大多数的医院，由于条件和设备的限制，要明确 VAP 的致病菌存在困难，况且 VAP 的确切病原学诊断还需经纤支镜保护性毛刷取样，定量细菌培养等，限于病情，患者接受程度等种种原因，难以对每一例 VAP 都普遍应用。故我们目前的做法，仍主要是全面复习和分析临床资料，包括实验室的病原学检查资料，综合判断和进行抗生素调整。

如果 VAP 患者在治疗 48~72 小时后迅速恶化，尤其是在开始时选药并无病原学依据的情况下，抗生素的调整或增加应主要根据原来抗生素抗菌谱中的漏洞，予以弥补或加强。若患者初始病情改善而后来又恶化，那么要考虑肺内或肺外的继发感染，解剖因素或非感染性疾病，找出恶化的原因后再考虑更换、增加、减少或甚至停用抗生素。当然还要考虑到病情恶化的程度和速度。若患者治疗后缓慢但进行性改善，那么只要密切观察，并不需要改变抗生素治疗，可适当地延长疗程。改善营养，提高机体免疫力对这些患者也颇有益处。

（俞森洋）

85 • 如何预防呼吸机相关肺炎？

呼吸机相关肺炎（ventilator-associated pneumonia，VAP）是重症监护病房（ICU）内最常见的感染，导致高病死率、高致残率和高医疗费用，建立人工气道 3 天者发病率为 8.3%，超过 14 天者上升至 33%~46%，VAP 的累计发病率可高达 54%，占 ICU 内所有感染的 25%，VAP 归因病死率可达 26%~71%，ICU 内超过 50% 的抗生素用于 VAP。平均每个 VAP 患者需要花费 4 万美元或以上的额外医疗费。虽然近年来 VAP 的诊断技术和抗生素应用均有很大进展，但 VAP 的病死率仍居高不下，所以采用相应的预防对策，防治结合是尤其重要的。发生 VAP 的危险因素主要包括病菌侵袭机会增多和宿主免疫机制减弱两方面，因此必须针对性地制定有效的预防措施。但预防 VAP 需要集中于有循证医学证据的干预措施上，即集中于该领域临床研究和专家支持的成本-效益高的有效干预措施上。

（1）感染控制措施：包括医务人员培训教育、ICU 感染调查、多重耐药菌的严格筛查和根除措施、抗生素控制计划、环境干预措施等。医护人员的手是传播 VAP 病原菌的重要途径，所带病原菌的量可达 $10^3 \sim 10^5 cfu/cm^2$，所以要特别强调，洗手是阻断细菌传播、预防院内感染的有效方法，跟患者接触时穿隔离衣、戴口罩、戴手套也能降低院内感染的发病率，且对耐药病原（如 MRSA）更有效，也免除了这些病原对医务人员本身的潜在威胁；要切断感染细菌经器械传播的途径，所有器械或装置均应彻底清洗，凡直接或间接接触下呼吸道黏膜的物品均要采用灭菌或高水平消毒（巴氏消毒法或环氧乙烷消毒或化学消毒），一次性器械不重复使用，除非证明复用对患者无害、成本/效益比高，并且器械的完整性和功能没有改变；通过 ICU 感染调查以确定地区性和新的多重耐药菌以及药敏反馈极为重要，对不同多重耐药菌（如铜绿假单胞菌、MRSA 和糖肽类耐药菌）采用不同的更严格控制根除策略和抗生素控制计划；当医院内感染暴发时，特别是多重耐药菌或不容易清除的耐药菌，应该给予一些特殊的干预措施，包括特定环境采样和消毒；目前对病毒性肺炎还缺乏有效的治疗措施，各种病毒的传入，往往来源于暴露于社会流行期间的医务人员、看护人员及探视人员，所以对患者的隔离，来自疫区人员的更换等可有效地预防呼吸道病毒等的传播和感染。

（2）体位性措施和经胃肠道营养支持：随机对照的临床研究证实，患者采用半卧位与 VAP 发生率下降相关，各国相关指南均建议，没有禁忌证的患者应采取半卧位，抬高床头 $30° \sim 45°$，半卧位可能对一些患者不安全，但相对于其他措施，保持半卧位是最容易、成本最低的可行措施。

经胃肠道营养支持（鼻饲）是机械通气患者综合治疗的主要组成部分，当患者处于平卧位、留置胃管或胃内有大量内容物时，胃内容物反流和被误吸的发生率高达 74%，而导致 VAP 的发生率上升。选用易弯曲小口径的胃管持续喂食能显著减少胃内容物反流和肺吸入，并尽可能采用半卧位。有一种新型胃管，它较普通胃管新增加一个气囊，充气后可堵塞贲门，经动物和临床试用，可避免胃内容物反流及肺吸入。空肠喂养（胃管顶端通过幽门）可减少胃内容量，并可使肠道内细菌的上行迁移减少且血浆前清蛋白显著升高。

机械通气患者多伴有胃动力障碍，同时鼻胃管本身也削弱了食管下端括约肌的功能，使得易于发生胃内容物的反流和误吸，所以理论上，增加胃动力，可以减少误吸及预防 VAP 的发生。临床研究也证实，机械通气患者口服西沙必利可减少胃内具放射活性注入物在支气管分泌物中的累积活性，提示机械通气患者应用胃肠道动力药物是预防 VAP 的有效措施之一。

临床研究显示，胃内 pH 升高，是肠道菌在胃内过度生长的危险因素，当胃液 pH>4 时，胃内容物的需氧 G$^-$ 菌增生达 $10^7 \sim 10^9/ml$；当胃液 pH<4.0 时，NP 患病率为 14.0%，而当胃液 pH>4.0 时，有 59.0% 的患者胃内有 G$^-$ 菌丛生，其中有 70.0% 将发展为肺炎。应激性胃溃疡出血是机械通气患者的易发并发症之一，在高危患者中（需要机械通气>48 小时者或有凝血疾病者），必须对出血危险与 VAP 危险进行权衡。应激性溃疡的预防用药包括四类：解酸剂、H$_2$ 受体拮抗剂、质子泵抑制剂及硫糖铝。根据可靠的临床试验，预防应激性溃疡出血，硫糖铝很少有效，与硫糖铝相比，H$_2$ 受体拮抗剂和质子泵抑制剂能更有效减少消化道出血，而且与安慰剂相比，使用硫糖铝不影响 VAP 的发生率，所以与以前的观点不同，新指南意见是在有应激性溃疡出血高危因素的患者中，建议不要使用硫糖铝来降低 VAP 危险。

胃肠道营养液的污染是 VAP 重要来源之一，曾发现在 68% 营养液中被高达 10^4 克雷伯菌属/ml 所污染，所以在给患者喂食之前，必须经过重新高温消毒。常规酸化胃饲液体和免疫强化胃饲液体尚无定论。

（3）无创机械通气应用和气管插管的管理：无创机械通气（NIMV）不使用气管插管，保留了上呼吸道的完整性以及气道的防御功能，并允许患者饮食、交流以及排出分泌物，因此在合理筛选患者的基础上正确使用 NIMV，就可能避免气管插管和有创机械通气相关的不利影响，尤其是减少 VAP 发生。而对于已经气管插管和有创机械通气的患者，建议根据患者对自主呼吸试验的耐受以及上呼吸道情况认真评估后撤机，避免重复插管以及患者自行拔管，重复插管可能使口咽部分泌物中微生物以及胃内容物直接吸入下呼吸道，为 VAP 的危险因素，再次插管患者发生院内肺炎的危险性增加 6 倍，所以合理的撤机时机选择及撤机策略应用能够安全有效地缩短 ICU 患者机械通气时间，降低 VAP 的发病率。有研究表明，有创-无创机械通气序贯撤机方法，以 NPPV 模式提前拔管能够缩短机械通气时间，并保持呼吸以及循环功能基本稳定，平稳过渡到完全撤机，减少住院时间，降低并发症的发生率，改善生存率。由于还没有证据可显示定期更换气管插管可减少肺炎的发生，而且再插管本身就增加肺炎发生的危险性，所以这种做法应设法避免。

气管插管和有创机械通气能够高效、可靠地支持肺通气，但往往也意味着有发生并发症的危险。气管插管跨越咽喉部自然屏障，同时削弱气道纤毛清除系统功能以及咳嗽机制，减低了上呼吸道的过滤和防御功能，起到病菌直接移植入肺的导管作用，寄居于插管内的病菌形成生物被膜（BF）即不受宿主防御机制的影响，又逃避了抗生素的杀灭，插管充当了病菌的庇护所和放大器作用，而气管导管内气体和液体流动、吸痰时吸痰管的机械碰撞可能导致 BF 脱落，碎片进入下呼吸道，容易引发 VAP 且反复发生和难治。目前已采用新的生物材料来制作气管插管，可减少生物膜的形成及细菌的大量繁殖。

如果必须采用气管插管，应根据患者的情况尽量选用经口插管而不是经鼻插管。鼻窦炎是 VAP 的危险因素之一，应避免长期经鼻气管插管（>48 小时），患者可能吸入鼻窦的炎性分泌物而造成肺部感染。此外，插管导管堵塞和狭窄、导管内容物流入等因素都可能引发 VAP，患者方面会有因插管引起的不舒适感以及饮食和交流受限。护士应定时检查气管导管的位置以及固定情况，避免导管移位造成的单肺通气、声带受损、通气障碍或意外脱管；要保持人工气管通畅，避免湿化不足等原因造成的堵塞。气管切开者切口周围应每日换药，并及时清理口咽部分泌物。

（4）口咽腔护理和气道分泌物的清除：口咽部正常菌群以草绿色链球菌、嗜血杆菌和厌氧菌为主，随着机械通气的实施，革兰阴性肠杆菌属和假单胞菌属细菌的定植不断增加，牙菌斑上也积聚了大量的细菌，通过对 VAP 病原的分析鉴定发现，大部分细菌来源于口咽部常住菌。所以通过口腔常规洁净护理来预防 VAP 有直接益处，而且费用低、易于操作。临床研究表明，用消毒剂氯己定（洗必泰）口咽部去污染可以显著降低手术患者 VAP 的发病率，对预防由耐抗生素细菌引起的 VAP 有效，气管插管或气管切开的患者根据口腔 pH

值，选择 0.02%氯己定、2%碳酸氢钠或 0.9%氯化钠注射液清洁口腔 1~3 次/天，不失为一种方便、实用和廉价的预防 VAP 的手段。

还有研究发现，口腔局部预防性应用抗生素凝胶（庆大霉素/多黏菌素 E/万古霉素，每 6 小时 1 次），或氯己定加多黏菌素漱口，或万古霉素凝胶，可有效预防下呼吸道细菌，包括金黄色葡萄球菌和肠球菌感染的发生，但其长期安全性及是否会导致细菌耐药问题仍需进一步研究，还不宜常规应用。定植阻滞剂 Iseganan HCl（IB367）是一种新的局部抗微生物多肽，具有广谱活性，能够抑制需氧和厌氧的革兰阳性或阴性细菌及真菌生长，能明显地减少微生物定植，能克服耐药性问题，但对 VAP 的发生率和近期病死率没有影响。

在机械通气（MV）的危重患者，纤毛运动减弱起了滞留病菌的作用。传统的清除气道分泌物方法包括廓清技术（体位引流、胸部叩拍、咳嗽训练）、黏液促进剂应用等，这些方法方便易行且有效。目前使用的低压高容气囊插管已大大降低了吸入的发生率，但仍不能完全预防气道吸入，一些高污染的分泌物积聚在气囊与声门之间，该腔隙容量在气管切开者为 10.5±5.0ml，在经鼻气管插管者为 3.6±2.0ml，这些分泌物中细菌浓度可达 10^8~10^{10}/ml，即使少量吸入下气道亦可造成大量细菌定植，为了在这些分泌物到达支气管树之前及时清除，一种特殊的背侧附加吸引腔的气管导管开始应用临床，这种插管在其背侧增加一条单行腔道直通气囊上缘，在 MV 时，可通过此腔直接吸出积聚在声门下气囊之上的分泌物及进行冲洗（声门下分泌物引流，subglottic secretion drainage，SSD），研究表明可使肺炎发生率减少 43.4%，延长 VAP 发病日达 2 倍以上，所以有条件时可应用声门下分泌物引流，对预防 VAP 具有明显效果。

活动受限的危重患者可能有肺不张和呼吸道清理功能受损，从而增加 VAP 以及其他院内感染的危险。使用自动翻身床与 VAP 发生率下降相关，建议临床医生考虑使用自动翻身床治疗，但使用自动翻身床的可行性和费用问题可能成为实施这种措施的障碍。一种新型的摆动气垫床（oscillating bed）可对长期卧床患者行连续转动体位治疗，这种床通过调节气垫内局部充气程度不同而改变气垫表面的弧度，使患者身体长轴以每 7 分钟 90°弧度持续侧位摆动，每天约 8~10 小时，经与手动摇床常规翻身随机对照比较表明，在患者进住 ICU 最初 5 天内，使用摇摆床可使肺炎发生率减少 59%。

呼吸道分泌物吸引是采用开放式或封闭式吸痰器对 VAP 发生率没有影响，每天一次定期更换和不定期更换封闭式吸痰器对 VAP 发生率也没有影响。国外指南从费用方面考虑建议使用封闭式气管吸痰器，每例新患者和有临床指征时都要更换。但国内的封闭式吸痰器使用成本并不低，肯定的推荐意见是开放吸引必须使用一次性吸痰管，清除导管内分泌物必须使用灭菌液体。

（5）呼吸机回路及相关设备的管理：呼吸机回路是细菌寄居的又一个主要部位，环路的污染可能主要来源于患者，较频繁地更换呼吸机通气管道（24 小时或 48 小时）不仅无益于减少污染，反而与肺炎的发生率增加有关，且增加费用，还发现每周更换一次管道，不仅没有增加 VAP 发生率，还可节省大量人力物力。近期的指南提出，呼吸机通气管道的更换频率不影响 VAP 的发生率，较少更换呼吸机通气管道并无不利，建议每例患者都使用新的通气管道，如果管道可见污染物或发生故障时，则要进行更换，但不要定期更换通气管道。

呼吸机回路中冷凝液是高污染的物质，平均细菌浓度达 2×10^5 CFU/ml，其中 67% 为革兰阴性杆菌，必须防止冷凝液意外倒流进入患者下呼吸道或雾化器，应保持集水杯方向向下，且处于最低点，并定期排空，且这种冷凝液应按感染性废物处理，操作时必须戴手套，严禁随地乱倒（最好倒入盛有配制好的含氯消毒液的容器内），以减少可能的交叉感染。

湿化器是呼吸机回路中的重要部件，加热湿化器（heated humidifier）可有效地清除空气细菌污染，但易形成较多的冷凝液及回路中细菌定植，装置有吸湿滤膜的新型温湿交换器（heat and moisture exchanger，人工鼻）同样具有良好的湿化效果，不仅具有过滤作用，而且环路内相对干燥，不利于病原微生物定植，可保持环路清洁免除污染，并没有证实有关使用温湿交换器引起气管插管阻塞的担忧，长期应用安全，从费用方面考虑倾向于使用温湿交换器，有关指南也建议，在没有禁忌证（如咯血或需要大的分钟通气量）的患者中，可以使用温湿交换器；降低湿化器更换频率可能与 VAP 发生率略有下降相关，也是降低费用的一项措施，所以建议每周一次更换温湿交换器。如使用加热湿化器，湿化液必须使用灭菌水。使用定量雾化吸入器较使用呼吸机上的串联雾化器安全。

（6）预防性抗生素应用和免疫学预防：全身应用抗生素及经气管插管注入庆大霉素并不能减少院内肺炎的发生率，而且长期应用可产生耐药性，已不主张使用。减少口咽部黏膜的细菌和真菌定植是预防 VAP 的重要环节，除强调一般的口咽腔洁净护理外，近年来的争论焦点是选择性消化道去污染（selective digestive decontamination，SDD），SDD 可包括两方面，一为全身用药，在最初几天静脉注射头孢噻肟等广谱抗生素；二为局部用药，将多黏菌素 E100mg、妥布霉素 80mg 及两性霉素 B500mg 制成凝胶，胃内注入，4 次/天，或 2% 软膏涂擦口咽部，6 小时 1 次。国外 10 项荟萃分析的证据表明，局部使用抗生素（鼻内或口服）或静脉滴注加局部使用抗生素进行 SDD 与 VAP 发生率下降相关，只有静脉滴注联合局部使用抗生素才与病死率下降相关。SDD 作用主要包括：①清除患者入院时带入的潜在病原菌；②预防院内潜在病原菌的获得和携带；③减少细菌定植和感染率；④减少全身抗生素用量；⑤控制多种耐药菌株的暴发感染等。铜绿假单胞菌能直接进入肺而与口咽分泌物吸入无关，它能逃避 SDD 作用。但 SDD 的费用-效应比资料不足，在消化道或气管中局部使用抗生素而导致耐药菌出现的远期危险也不清楚。所以目前建议，不要单纯局部使用抗生素，也不建议常规静脉和局部使用抗生素进行 SDD，仅选择性应用于免疫力低下的易感患者及患 VAP 后危险性很大、病死率很高的高危人群。对于单纯静脉预防性使用抗生素，也不做任何建议。

由于 VAP 多发生于有免疫缺陷的易感和高危人群，所以免疫调节可能对减少 VAP 发病率及病死率是有效的。传统的主动免疫方法是应用各种疫苗以升高宿主体内能对抗特殊致病菌的特异抗体的浓度，已证实流感病毒疫苗、肺炎球菌疫苗、细菌溶解产物胶囊（泛福舒）等的预防作用是肯定的，但疫苗的预防应用仍受到其抗菌谱窄、免疫时效短及广谱疫苗制备困难等限制。这就需要采用能更迅速提高机体免疫活性的被动免疫法，如高免疫性的免疫球蛋白、胸腺肽、粒细胞集落刺激因子（G-CSF）、γ-干扰素等。

综上所述，虽然多数 VAP 预防措施的有效性尚存在一定的争议，但一些指南建议、有循证医学支持的预防措施的综合应用，可能会减少 VAP 的发生率和病死率。下一步尚需完善临床试验来验证和评价目前的 VAP 预防措施。为进一步预防 VAP，我国也应建立一个由权威专家领导的多学科预防团队，尽快制定出一套规范合理且适合国情的预防方案，以指导临床实践。

（蔡少华）

86 • 近年推荐的 VAP 的预防措施有哪些?

由于 VAP 的病死率很高，VAP 患者即使救治后存活，也会延长住院时间，极大增加医疗费用。因此，如何采取切实有效的预防措施，降低 VAP 的发生率，是保障机械通气取得成功，提高患者存活率的重要环节。如前所述，VAP 的发生有许多高危因素，其中有些因素，如高龄、肥胖、基础疾病的严重性和患者已有的器官功能障碍是不可能改变的。但是，绝大多数 VAP 的危险因素则是可以通过努力使之减低或去除的，VAP 的预防策略应针对可以改变的 VAP 致病危险因素。近些年来，不少学者对此进行了很多的研究，并取得了一些成果。这些预防 VAP 的措施包括全面控制感染，减少口咽部，气管和胃内的细菌定植和吸入，切断其感染途径，清洁环境，隔离已感染或已有高度传染性或多重耐药性致病菌（如耐甲氧西林金葡菌和耐万古霉素肠球菌）定植的患者，严格无菌操作，医护人员经常洗手，避免交叉感染以及保证呼吸治疗装置的严密消毒，以加强对感染源的控制；以及增强宿主的防御免疫功能等，详见表 2-33。

表 2-33　呼吸机相关肺炎的预防措施

预 防 措 施	临床推荐应用	分级	美国 CDC 推荐
1. 全面的感染控制			
实施正规的感染控制方案	是	C	是
检查每个患者和执行每项操作前洗手	是	A	是
屏障式护理预防（barrier nursing precation）措施	否	B	否
操作时的无菌技术	是	A	是
机械通气患者的细菌监控	是	A	是
VAP 或定植高度传染性病菌者的隔离	是	A	是
2. 减少口咽部、气管和胃内的细菌定植			
局部细菌干扰法	否	B	否
仔细地选择预防应激性溃疡的制剂	是	A	是
消化道去污染	否	A	否
尽早肠饲，预防细菌污染肠饲物	否	D	否

续　表

预 防 措 施	临床推荐应用	分级	美国 CDC 推荐
适时去除有创性装置和器具（尽早拔除鼻胃管和气管插管，避免不必要的重新插管）	是	C	是
3. 减少口咽部、气管和胃内定植菌的吸入			
半卧位或坐立位	是	B	是
经常口咽部和气管内吸引，推荐应用封闭式吸引系统	是	A	没有特别强调
持续的声门下吸引	是	A	否
推荐应用适当的气囊内压力	是	C	是
管饲前检查导管位置	是	U	没有特别强调
避免大容量管饲，按照食物潴留情况调整管饲的频度	是	B	是
避免胃过度扩张	是	B	是
考虑用细管和口-胃途径	否	B	否
肠饲液酸化	否	U	否
4. 严格消毒呼吸治疗器具			
呼吸机，呼吸回路管道，湿化器，热湿交换器和雾化器的消毒	是	A	是
吸引管，复苏袋，氧分析仪，呼吸机气量计的消毒	是	A	是
肺功能测定仪的消毒	是	A	是
规定更换呼吸机管道的频度	是	A	否
5. 增加宿主廓清功能，减少对宿主防御功能的侵害			
适当的镇痛，鼓励咳嗽	是	D	否
胸部生理疗法和呼吸锻炼	否	A	否
应用特制床实施生理疗法和体位引流	是	B	否
提供适当的营养支持	是	C	没有特别强调
6. 其他			
疫苗接种和免疫预防（免疫球蛋白）	是	D	没有特别强调
综合性预防措施	是	A	是
联合应用抗菌药物	否	U	没有特别强调
昏迷患者常规预防性静脉应用抗生素	是	B	没有特别强调

注：A：至少有 2 个随机对照研究支持；B：至少有 1 个随机对照研究支持；C：有非随机的同时或不同时组间对照或回顾性研究支持；D：有其他医院内感染的随机对照研究支持；U：尚无研究支持或不确定

2004 年加拿大危重病试验组和危重病学会的专家们制定了一个以循证医学研究结果为基础的预防 VAP 临床实用指南（参见 Ann Intern Med，2004，141∶305-313），该指南通过全面检索了 Medline、EMBASE 和 Cochrane Database of Systematic Reviews 数据库中 2003 年 4 月 1 日前的资料，对预防 VAP 的各项措施进行了严格的评估，评估按临床试验的可靠性、措施的有效性、同质性（精确度）、措施的安全性、可行性以及费用等 6 方面进行半定量评级，评级的标准如下。

1 级：临床试验具备以下 4 项标准：隐蔽式随机分组，盲法转归判定，意向性治疗分析，VAP 的明确定义。

2 级：缺乏以上标准的任何一项。

3 级：未严格随机分组的试验。

根据评级的综合结果，提出结论性意见（评述）：是推荐、考虑或不推荐。结论性意见见表 2-34。

表 2-34　预防 VAP 方法的结论性意见

一、建议使用的预防 VAP 的方法
　1. 物理治疗措施
　　（1）气管插管途径：建议经口途径的气管插管
　　（2）呼吸机通气管道的更换频率：建议每例患者都使用新的通气管道；如果管道被污染，则也要进行更换；但不必定期更换通气管道
　　（3）气道湿化：在没有禁忌证的患者中，建议使用热湿交换器，热湿交换器更换频率每周一次即可，不必频繁更换
　　（4）气管吸痰器：建议使用封闭式气管吸痰器，不必每天更换，每例新患者和有临床指征时更换
　　（5）声门下分泌物引流：建议进行声门下分泌物引流
　2. 体位性措施
　　（1）采用自动翻身床治疗：建议临床医师考虑使用自动翻身床
　　（2）半卧位：建议没有禁忌证的患者采用与水平面成 45°的半卧位
二、不建议使用或需进一步研究证实的预防 VAP 的方法
　1. 物理性措施
　　（1）系统查找上颌窦炎
　　（2）胸部物理治疗
　　（3）气管切开时间
　2. 体位性措施
　　俯卧位
　3. 药物性措施
　　（1）应激性溃疡的预防用药
　　（2）预防使用抗生素，包括选择性肠道脱污染

（俞森洋）

87 • 机械通气患者突发呼吸困难有哪些原因？

机械通气患者可突然发生呼吸窘迫，其特征是患者严重的呼吸困难、大量出汗、自主呼吸与机械通气不合拍，或"人-机对抗"。严重人-机不协调的表现有：呼吸急促、心动过速、低血压或高血压、心律失常、大汗、鼻翼扇动、辅助呼吸肌的应用、肋间肌收缩以及胸-腹矛盾运动等。定容通气时吸气峰压增高或定压通气时潮气量增大，并随每次呼吸变化不定。气道压力、流速和容积波形发生改变并离开基线。患者焦虑，烦躁，则呼吸窘迫状态，此情况常突然发生，原因复杂。没有经验的临床医生遇此情况，为恢复患者的"安静用机"，往往马上给患者注射镇静安定剂或肌肉松弛剂。而实际上，患者的呼吸窘迫和烦躁不安可能是更严重，甚至可致命问题开始时的征象，需要更特殊的处理。呼吸窘迫原因可能与基础疾病的发展变化有关，也可能是机械通气本身的问题。应尽可能快速查清呼吸窘迫的原因并予以去除，然后才考虑给予控制患者呼吸的药物。

寻找突然发生呼吸窘迫的原因，需要对呼吸机、气道、人-机的相互关系和患者进行系统评价。

（1）呼吸机：当患者突然发生呼吸窘迫时，应查找呼吸机方面的原因（表 2-35）。这方面常见的问题有：呼吸机参数设置不恰当，或呼吸机管道系统漏气，回路脱接，呼气阀功能障碍或湿化器的故障。

表 2-35　患者突然发生呼吸窘迫的呼吸机方面原因

呼吸机参数设置不恰当
触发灵敏度
压力控制或压力支持水平
吸气时间
峰流速或流速
吸气上升时间
呼气触发灵敏度（吸-呼切换）
报警参数和报警限
FiO_2
PEEP
潮气量
通气频率不当
吸呼气时比
通气模式
闭合环通气时的问题
自生 PEEP（auto-PEEP）
呼吸机管路脱接或漏气
湿化器故障
呼气阀功能障碍
呼吸机的总的功能不良
热-湿交换器的功能不适合

（2）气道：气管插管的患者，突然发生呼吸窘迫的常见原因是气管导管的移位或阻塞（表2-36）。经口气管插管可以下移进入主支气管或上移到咽部。气管导管向头部方向移动可将气囊移到声门部位，导管也可以在鼻咽部扭结。分泌物可以阻塞气道，尤其是湿化不充分时。气囊可以由于充气量过大或不足而成为呼吸窘迫的原因。气囊可以破裂或疝入导管口的尖端。尤其是气管切开套管，套管的远端可以紧贴气管壁而发生阻塞，套管也可以侵蚀或刺激气管。尤其是气管切开的切口不正或气管套管的质量不佳时，更容易发生。

表 2-36　突然呼吸窘迫的气道方面原因

气管内插管的移位

　　移入主支气管，或 ET 管触碰隆突或气道

　　向头部方向移动——气囊在声门位置

气囊的问题

　　破裂

　　疝（疝入患者 ET 管的开口）

气管插管扭结

气管内插管阻塞（气道分泌物、黏液栓）

气管切开套管引起的气道的损伤

气管-食管瘘

气管套管尖部的气管狭窄

无名动脉瘘

（3）患者-呼吸机不同步：呼吸机参数设置不恰当和患者-呼吸不同步的原因见表2-37。触发灵敏度应设置在对发现患者的呼吸用力足够敏感又不会引起自动触发的状态。但如果存在 auto-PEEP，即使原来设置的触发灵敏度是恰当的，患者也可发生触发的不协调。应用定容型通气时，如果峰流速设置过低，可发生呼吸机流速不能满足患者的需要而发生人-机不协调。在需要高吸气流速的患者，峰流速应设置为 $60\sim100L/min$。应用压力控制通气（PCV）时，设置适当的压力控制水平和吸气时间是重要的，压力设置太低和吸气上升时间设置太长（或太短），均可产生人-机不协调。压力支持通气（PSV）时，压力设置的水平，吸气上升时间和吸-呼切换的阈值均应仔细地评价，压力支持设置太高和吸-呼切换阈值太高均可导致人-机不协调。SIMV 的频率太低是人-机不协调的另外原因，可能需要改换通气模式，增加 SIMV 频率或加上压力支持。FiO_2 和 PEEP 的适当调整可降低缺氧性驱动的水平和改善人-机的协调。

表 2-37 突发呼吸窘迫原因：患者-呼吸机不同步

不恰当的呼吸机参数选择
　　定容通气时，V_T 或 T_I 不恰当
　　定压通气时，压力或 T_I 不恰当
不恰当的触发灵敏度设置
不恰当的触发类型（压力或流量触发）
定压通气时不恰当的压力上升时间
压力支持通气时，不恰当的呼气触发灵敏度
不恰当的 FiO_2
不恰当的 PEEP 水平
不恰当的 SIMV 频率

（4）患者方面的原因：突然发生呼吸窘迫可以是患者疾病的进展或生理功能的改变，包括气道、肺实质、胸腔、心血管系统和通气驱动等方面的疾病和功能紊乱（表 2-38）。气道分泌物、水肿和支气管痉挛会增加通气需要。肺不张和实变可引起呼吸窘迫。auto-PEEP 增加触发用力。突发呼吸窘迫，还应考虑是否发生气胸？气管和纵隔移位（移向健侧）、心血管抑制、叩诊鼓音、容量控制通气时气道压增高（或压力控制通气时潮气量减少）是张力性气胸的表现。胸腔积液、脓胸、液体过度负荷、充血性心力衰竭、急性心肌梗死均可引起突然呼吸窘迫。酸-碱和电解质失衡、体温和营养的变化可改变通气驱动。疼痛、焦虑、抽搐可增加通气驱动，引起突然的呼吸窘迫。

表 2-38 突然发生呼吸窘迫的患者方面的原因

气道	胸腔	通气驱动改变
分泌物浓缩潴留	气胸	发热、疼痛
气流阻塞	支气管胸膜瘘	焦虑烦躁
黏膜水肿	胸腔积液	寒战、抽搐
支气管痉挛	脓胸	急性低氧血症
异物或积血	心血管功能不全	过高的碳水化合物负荷
肺实质	急性心肌梗死	不恰当的营养支持
肺不张	充血性心力衰竭	代谢性酸碱失衡
肺炎	液体过度负荷	电解质失衡
实变	严重心律失常	其他
水肿：心源性和非心源性	循环障碍	腹部病变（腹胀、腹痛等）、胃扩张
动态过度充气		药物引起的问题
肺栓塞		医疗操作，用电冰毯等引起患者疼痛或不适感觉

（俞森洋）

88 · 如何判断呼吸窘迫的原因？如何处理？

患者突然发生呼吸窘迫应按程序来处理。在病情尚稳定的患者可用连接100%氧的手捏皮球进行人工通气，同时检查和排除呼吸机方面的问题。此时医生可以判断是否有气囊漏气和通气时阻力增加。如果通气时需要很高的压力，就应该下吸痰管看是否有气道阻塞。根据物理检查和胸部X线片可确定是否存在气胸。一旦手控通气后患者病情稳定，可以更仔细地分析突然发生呼吸窘迫的可能原因。

（1）识别：当机械通气患者突然发生呼吸窘迫时，医生必须一方面保障患者继续适当的通气和氧合，另一方面同时迅速查清和纠正发生呼吸窘迫的基本原因。机械通气患者在发生新的症状时，由于气管内导管的存在，难以陈述和交流，而且患者常常因识别力障碍或半昏迷状态难以作出正确反应。突然发生的呼吸窘迫常引起呼吸困难的发生，伴或不伴胸痛。患者常表现为痛苦、焦虑和躁动。对神志清楚的患者，可向患者直接询问，让患者用手势、书写纸条等方式表达主诉，陪伴人员有时也可提供较多的有关症状的信息，护士也常常比医生有更多的与患者交流信息的耐心和技巧，可协助医生获得更多的临床资料。明显的病情恶化之前往往有更细微的物理体征可发现，来提示或将发生的呼吸衰竭：呼吸频率增加、呼吸方式改变、鼻翼扇动、出汗或增加交感神经兴奋性的其他体征、辅助呼吸肌的应用、呼吸音不对称、胸-腹不协调或矛盾运动。如果医生对这些早期体征有充分警惕，并及时处置，就可避免某些急性严重情况的发生。

在提供早期呼吸衰竭征兆和评价呼吸机装置工作状态方面，监护装置发挥重要作用。所有机械通气患者都应持续进行心电图监护，许多患者应持续脉氧计（pulse oximetry）监测，因为应用脉氧计比物理检查能更准确评估氧合情况。呼吸机的压力和流量显示可监护患者气道峰压和平台压（肺泡压），呼出潮气量和呼吸系统顺应性等指示。有些呼吸机或应用独立呼吸监护仪还可以连续监测气道压力并描记出压力曲线，自动存储打印。在气道口处安放压力阀并与连有标准压力传感器的床旁监护仪相连，可达到监测气道压力的类似作用。压力曲线的畸形往往是患者用力增加和呼吸机-患者不协调的指标。呼吸机上显示的流量曲线可显示呼气末时仍有持续的呼气流量——auto-PEEP存在的指标。呼吸感应体积描记器能连续监测患者的呼吸频率和胸腹运动方式，然而，这种监护系统究竟比物理检查和临床密切观察有哪些更多好处还有待证明，并且还需要经常对监护仪进行维护和校正。在RICU，常应用CO_2图来观察潮气末PCO_2，在呼吸机管道脱接，肺栓塞，$\dot{V}/\dot{Q}$比例失调或其他问题时潮气末PCO_2可发生改变。但此检查在ICU内的价值/效益比还需进一步评价。

监护仪并不能代替物理检查，有时甚至误导。例如，因触发敏感度太差，肌肉疲劳致使吸气用力减弱，或存在auto-PEEP，均可使呼吸机不能感知患者的呼吸用力，导致呼吸机发现的呼吸频率假性降低。当患者的胸壁扩张而没有伴随呼吸机送气时，表明患者的吸气用力不能触发呼吸机。高 PaO_2 的患者，当他们的 PaO_2 有较大降低时，氧饱和度没有相应改变，或可能有进行性呼吸性酸中毒，"正常的"脉氧计血氧饱和度显示可能会造成让人放心的假象。动脉血气初始时也可以没有恶化直到呼吸衰竭晚期，因此，要判断患者呼吸用力是否适当，动脉血气并不是敏感可靠指标。

（2）初始的评估和处理：突然呼吸窘迫的处理程序见图 2-18 和表 2-39。未能接受有效通气的呼吸窘迫患者，紧急的是首先保障适当的氧合和通气（表 2-40），应迅速检查呼出潮气量、通气回路和气管插管，看有无管道脱接。注视床旁监护仪可迅速查清新的心律失常、血压变化等紧急情况。如果听见气管内有分泌物，应给予吸引，若患者严重缺氧，可先给高浓度氧数分钟后再吸引。若不能迅速查清原因，患者应断离呼吸机，用连接于 100% 氧、贮袋或 PEEP 活瓣的皮球来手控通气。此措施能决定是否呼吸机或外部管路是问题根源，若患者呼吸窘迫随之缓解，应更仔细检查呼吸机和管路系统是否漏气，触发敏感度不当或其他故障，必要时修复或替换。如果用手控通气后，仍存在呼吸窘迫，那么重点应检查患者情况。

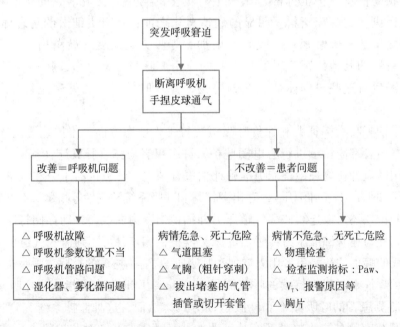

图 2-18　突发呼吸窘迫时的处理程序

注：让患者脱离呼吸机，用皮球进行手控通气（接 100% 氧），既有诊断又有治疗价值。患者改善表明呼吸机是呼吸窘迫的原因；无改善表明是患者的问题。如果出现死亡危险，医生应快速检查是否有气道阻塞（插吸痰管），如吸引不能使之通畅，应拔出堵塞的气管插管或气管切开套管；气胸（如认为高度可能，应用针插入排气）；若无死亡危险，医生可进一步仔细体检，评价监测指标，进行床旁胸片检查

表 2-39　机械通气患者突发严重呼吸窘迫的处理程序

1. 让患者脱离呼吸机
2. 用手捏皮球连接 80%～100% 氧开始为患者通气，维持正常的通气压力，如果患者在机械通气时已加高 PEEP（≥10cmH₂O），手控通气时也应设法给予 PEEP（有些手捏皮球上有 PEEP 活瓣）
3. 通过手控通气，可人工评估顺应性和阻力
4. 进行快速的物理检查，评估监护参数和报警指标
5. 插入吸痰管，检查气道的通畅性
6. 如果病情危急，面临死亡危险，应考虑和处理最可能的问题：气胸和气道阻塞
7. 患者情况一旦稳定，可进行更详细的检查和评估，提供患者需要的其他任何治疗

表 2-40　呼吸窘迫患者初始时的评价和处理

初始时
　　检查呼出潮气量，观察通气回路有无明显脱接
　　查看床旁监护仪，看有无心律失常、血压和氧饱和度改变
　　检查气道分泌物，必要时增加 FiO₂ 后吸痰
如果不能马上明确原因
　　让患者脱离呼吸机，用 100% 氧接皮球作手控通气，排除呼吸机或回路问题作为呼吸窘迫的原因
　　应用胸部听诊，胸部 X 线照相，呼出气 CO₂ 监测或支气管镜等检查人工气道错位的可能
　　插入吸痰管以排除气道阻塞
　　检查血流动力学状态
　　若时间和临床状况许可，可摄 X 线胸片以评价气胸的可能。如果前后位胸片不能确定，可考虑摄侧卧位胸片

　　机械通气时对呼吸窘迫患者的评价应有条不紊，最初先看生命体征，心电图，脉氧计，然后检查人工气道是否通畅，位置是否正确，听诊胸部呼吸音是否对称，有否支气管痉挛体征（哮鸣音）。有时，医生还可听到气过口声、腹部膨胀。然后插入吸痰管吸痰，若插入顺利，无阻力，可排除气道被分泌物阻塞，导管扭转或气囊内陷。吸引可清除气道内黏液栓或分泌物。需注意插入导管的深度标记，如果对人工气道的位置或完好有怀疑，应重新调整位置或更换。如果为新气管切开（气管切开 1 周内）套管脱出，患者应经口或经鼻重新气管插管，直到有经验的医生来重新放置气管切开套管。

　　确定人工气道通畅和位置正确以后，医生应测定患者血压和检查周围循环来迅速评价血流动力学状态，如果患者的组织氧合不足，应给予 100% 的 FiO₂。应对休克作鉴别诊断，原因包括低血容量、心源性休克、脓毒症和急性肾上腺皮质功能不全。对气流阻塞的患者，医生应确定其是否存在动态过度充气和高水平 auto-PEEP。在以 100% FiO₂ 预先氧合后，可以进行通气暂停试验重测血压。如果血压改善，通气可以重新开始，并给予支气管舒张剂治疗，酌情降低每分通气量，或调整通气频率和吸呼气时比。

　　如果患者持续低血压，物理检查难以下结论，应摄胸片以确定有无张力性气胸。在

ICU 条件下摄床旁胸片对早期气胸较难作放射学诊断。气胸的传统放射学标记：气体在肺尖前部积聚，在上半胸出现一薄白线为脏层胸膜则"气胸线"，在仰卧位床旁胸片中经常是不存在的。游离气体经常被证实在前肋膈沟，因为这是仰卧位患者胸腔内的最高部位。此外，合并存在的肺或胸膜疾病可能引起与正常患者不同的游离气体分布。而且，胸腔可能在张力之下，由于渗出或阻塞而没有明显肺萎陷。因为这些理由，医生必须警惕气胸的微小的放射线图像改变：①上腹部之上的较高透光度；②深肋膈角（深沟征）；③可见前肋膈沟引起腹部之上曲线形密度改变。极严重患者没有时间允许进行 X 线摄片。只要临床表现和物理检查高度怀疑，可用 14~16 号塑料导管在前胸第二肋间锁骨中线处插入，接水封瓶引流。必要时换用管径较大的导管引流。并应更仔细地评价患者的呼吸循环状况，看是否存在体内液体过度负荷和支气管痉挛，因为这是呼吸状态恶化的常见原因。仔细检查患者的呼吸用力，气道压力波形，自主呼吸和机械通气的协调性。如果患者有呼吸用力增加迹象，应采取以下步骤（表 2-41）：①测定 auto-PEEP，尤其是存在气流阻塞的患者。②评价呼吸机的触发敏感度；③调整吸气流速以适合或超过患者的需要，在恒定流量通气期间，峰流量（以 L/min 表示）应设置于所需每分通气量的 3 倍，然而，高流量增加气道吸气峰压。减速气流波形能较好地与患者自己的吸气流速方式相适应，减速波形在吸气相开始时流速高，随后迅速减低，因此，应用减速波形时，峰流速应设置稍高些。与恒定流速波形比较，减速气流不会导致呼吸机呼气时间的缩短，因为平均吸气流量是减低的。

表 2-41　改善患者-呼吸机协调性的步骤

首先检查患者呼吸用力情况和气道压力的变化
是否有以下情况增加患者的呼吸用力或导致人-机不协调：
测定 auto-PEEP，若其值>5cmH$_2$O：调整呼吸机参数，考虑应用支气管舒张剂
检查呼吸机的触发敏感度和管路是否漏气
中止任何在连的连续用雾化器
调整吸气流速以适应患者的需要：考虑应用减速吸气流速波形，并调整峰流速
增加呼吸机支持水平：增加 IMV 的频率，压力支持水平或重新应用辅助-控制（A-C）模式
判断并设法消除导致呼吸驱动增加的可能原因：增加每分通气量的需要，疼痛或焦虑、烦躁

定压型通气模式（如压力支持通气）提供了成指数的减速气流波形。流量驱动压是呼吸机在气道开口处所施加压力和肺泡压两者之差。因此，患者可因不同的胸内压而影响流量。当患者的吸气用力减少和肺泡压随肺容量而增高时，吸气流速逐渐减小，标志着呼吸机将停止加压。理论上说，压力支持通气易改善患者和呼吸机的协调性，但实际上因为各种原因，并不总是这种情况。首先，呼吸机产生与患者初始吸气用力相匹配的高流速的反应时间的能力存在差异。呼吸急促时，少数呼吸机不能以满意的方式给气道加压。其次，在任何既定的吸气压力水平，呼吸机传送的潮气量随呼吸系统的阻力而改变。如果分泌物潴留，支气管痉挛或发生肺水肿，或如果每分通气量的需要增加，呼吸机并不能保障适当的通气支持。相反，如果呼吸阻力降低，在原定吸气压力不变情况下，潮气量就可能变得

过大。最后，压力支持通气与患者自主呼气用力结束的协调性也可能存在问题。COPD 患者的流量波形倾向于方形波，当患者想开始呼气时，吸气流速并没有降低到指示呼吸机关闭吸气流的水平。然后患者作主动的呼气用力（增加肌肉用力），这实际上可增加气流阻力。

新型通气模式希望以压力预设型通气的吸气流速波形来进行通气，同时保障潮气量。如容积保障压力支持通气，它用两个流量发生器来输送吸气流量：一个用方形流速波，另一个用按需流量系统，按需流量发生器可适应患者的初始吸气流量需要，而方形波流速发生器保持作用直到预设潮气量被输送完毕。文献报道，与恒定流量的容量控制通气比较，此模式可显著减少患者的吸气功。然而，欲使此模式工作有效，则要求按需流量系统必须具有阻抗低，触发敏感性好和峰流速高的能力（200L/min），因为有些患者有很高的初始吸气流量的需要（155L/min）。

SIMV 是另一种部分通气支持模式，也常用于撤机过程。理论上说来，SIMV 时呼吸机提供预设每分呼吸次数，指令通气时患者只需触发呼吸机时耗功，非指令通气时需要患者自主呼吸做功。但已有两个研究显示，在整个 SIMV 期间，患者在每次呼吸时呼吸肌都用力做基本类似的功，无论是有或没有机械辅助，只是在有机械辅助呼吸时，潮气量较大。随着机械辅助呼吸次数的减少，患者每次呼吸所用的力增加。因此，随着指令通气的频率减少，患者的通气负荷增加。在应用其他容积控制通气模式期间，如果流速和潮气量不能满足患者的需要，肌肉用力是很大的，即使应用了很高的指令通气频率。故目前均主张加用 $5 \sim 10cmH_2O$ 的 PSV 以克服气管插管和呼吸机管路阻力。

（俞森洋）

89 · 应用镇静剂和肌松剂的指征有哪些？

在排除了特殊的医疗问题或并发症以后，就可以应用镇静剂，镇痛剂，甚至在某些情况下应用神经肌肉阻滞剂。应用镇静剂或肌肉松弛剂的指征是：①为缓解与外科操作、创伤或医疗等有关的疼痛和焦虑；②患者对机械通气引起的精神痛苦不能耐受；③严重的气流阻塞伴显著的动态肺过度充气；④实行"允许高碳酸血症"策略；⑤急性呼吸窘迫综合征，顽固的低氧血症，需实行允许高碳酸血症策略以限制过高的气道压和过大的潮气量。或需要应用体外 CO_2 去除（$ECCO_2R$）和低频通气，或需要进行反比通气。

重要的是缓解因外科手术，创伤或其他紧急医疗问题引起的疼痛和患者的焦虑，有些患者对机械通气不能耐受或精神紧张。疼痛和焦虑增加中枢的呼吸驱动和每分通气量，因此加重呼吸机-患者的不协调，呼吸性碱中毒和动态肺过度充气。审慎地应用镇静剂和镇痛剂有利于患者的一般治疗，减少患者损伤的危险，减轻通气的不协调。允许呼吸肌休息和消除疲劳。在选择药物时，重要的是认识到苯二氮䓬类并无镇痛性质，麻醉剂不提供逆行性遗忘。肌肉松弛剂并没有镇静作用，必要时可与镇静剂（苯二氮䓬类）联合应用。对机械通气时有急性精神症状的患者应用氟哌啶醇可能是有用的。

急性气流阻塞患者，经常有必要用镇静剂来控制呼吸频率和潮气量，有时甚至应用肌松剂以避免可引起过高动态过度充气的每分通气量水平。某些严重哮喘或 COPD 患者，有必要维持每分通气量于较低水平，即使此水平可能引起呼吸性酸中毒。此策略称之为"允许高碳酸血症（permissive hypercapnia）"，随着气流阻塞的缓解，首先应停用肌肉松弛剂，以后再停用镇静剂以允许患者恢复自主呼吸。

ARDS 和顽固性低氧血症患者，应用镇静剂或肌松剂可通过以下机制改善动脉氧合：降低呼吸肌的氧耗，减少心排出量和分流系数，通过松弛胸部的肌肉来改善肺容量的复张。肌松剂和镇静剂的应用也有利于实施某些可进一步减小肺损伤的通气策略（例如，允许高碳酸血症、体外 CO_2 去除加低频正压通气）或改善氧合的策略（例如，延长吸气时间直至反比通气策略）。

应用镇静剂，镇痛剂和肌松剂，应权衡其利弊。镇痛剂因其有扩张血管的作用可引起低血压，也可引起组胺的释放。某些镇痛剂的代谢产物，尤其是哌替啶在肾衰竭时可引起体内蓄积和抽搐。频繁或连续注射苯二氮䓬类药物能引起镇静作用时间的延长和呼吸抑制。因为这些制剂的代谢产物也有活性，或如咪唑二氮唑那样，可在脂肪内蓄积。应用苯二氮䓬类药物后也可迅速发生耐受性，尤其是短半衰期的药物，为保持适当的镇静作用，需用较大剂量，然后药物剂量的撤减需缓慢以避免出现全身性抑制撤停综合征。深度镇静（用或不用肌松剂）可引起压疮和血栓栓塞的发生。这些制剂也可掩盖发热，严重腹部或中枢神经系统的疾病。一旦呼吸机脱接，患者无自御能力，若不能及时发现和处理可招致严重后果。已有一些前瞻性研究表明，延长应用神经肌肉阻断剂，有持续性神经肌肉无力的显著发生率，可阻止拔管或出现类似神志不清或紧张症的表现。在有些患者，遗留的肌肉无力甚至需要数月才可恢复。现认为发生持续肌肉软弱无力有 2 种机制：①积蓄的药物及其代谢产物持续阻断神经肌肉的接合处，尤其是肝、肾衰竭者。②发生全身性的急性肌病，其组织病理学改变的特征包括肌萎缩和肌细胞的坏死。

研究发现许多发生急性肌病的患者，在应用神经肌肉阻断剂时都接受大剂量激素治疗，提示这两类药物之间可产生相互不良作用，更详细的作用机制尚不清楚。故对于尽管给予适量苯二氮䓬类和（或）镇痛剂尚不能适当通气的患者，应审慎地限制应用神经肌肉阻断剂。在应用神经肌肉阻断剂期间应避免应用激素，除非应用激素有十分明确而强烈的指征。神经肌肉阻断剂的应用剂量应仔细确定，或应用周围神经刺激剂或允许部分恢复肌肉功能。每 24~48 小时应停用神经肌肉阻断剂，来重新评价应用肌松剂的需要。如不能确定应用肌肉松弛剂是否有益处，合理的是给予短效制剂。在准备进行较长期的肌肉松弛之前，重新评价患者的通气和氧合状态。

（俞森洋）

90. 如何加强呼吸机和自主呼吸的协调？机械通气中如何恰当应用镇静剂和肌松剂？

无论在刚建立机械通气时或在机械通气过程中，均要求呼吸机与患者的自主呼吸基本或完全协调，如果两者不协调，甚至严重对抗，可招致一系列不良后果：①患者会感到严重不适、焦虑、憋气、呼吸困难或烦躁不安；②影响通气和氧合，导致缺氧和（或）二氧化碳潴留；③加重循环负荷，甚至发生低血压、心肌缺血、心律失常；④增加呼吸功消耗，诱发或加重呼吸肌疲劳。有文献报道，严重的呼吸机与自主呼吸对抗，可完全抵销呼吸机提供的机械辅助功；⑤增加气道峰压和平台压，易招致气压伤（如气胸等）。

发生呼吸机与自主呼吸对抗时，首先应查明原因，分别针对不同情况给予处理。以下一些措施是临床上为患者实施通气治疗时经常采用的。

（1）做好思想工作，争取患者的配合：对神志清醒，需要机械通气的患者，治疗前应向患者讲清气管插管、机械通气的目的意义，方法步骤，并提出具体要求，争取患者的同意和密切配合，消除其恐惧和紧张心理。

（2）逐渐过渡法：对呼吸急促、躁动不安、神志恍惚、不能充分合作者，在连接呼吸机之前，可先用手控简易呼吸器（呼吸皮囊）按照患者自发呼吸的频率和呼吸动度手控辅助呼吸，逐渐增大挤入的气量。待患者的缺氧缓解、$PaCO_2$ 降低到一定程度、呼吸中枢的兴奋性减低、自主呼吸减弱或消失时，再接上呼吸机，并调整呼吸机参数与之适应。

也可将呼吸机与患者连接后，先采用压力支持通气模式。给予 100% 的吸氧浓度和较高的吸气辅助压力，迅速解除患者的缺氧和较快地排出二氧化碳，使患者的呼吸中枢受抑制以后，再调整拟采用的通气模式和呼吸机参数。

（3）镇静镇痛剂的应用：患者烦躁、紧张、疼痛等引起的呼吸机与自主呼吸对抗，可给予镇静、镇痛剂。如地西泮 5～20mg 静脉注射，哌替啶 25～50mg 静脉注射，杜非合剂（哌替啶 100mg+异丙嗪 25mg）每次静脉注射 1/3～1/2 量，吗啡 5～10mg 静脉注射，根据患者情况选用。

（4）镇咳治疗：因气管内刺激性呛咳反射导致人-机对抗者，除给予镇静剂以外，可向气管内注入 2%～4% 利多卡因 1～2ml 或 1% 丁卡因 1～2ml 行表面麻醉。

（5）选用易同步的通气模式，调整呼吸机参数：在诸多通气模式中，同步性较好的模式有压力辅助-控制（PA-CV）、压力支持（PSV）、压力调节容积控制（PRVCV）、容积支持（VSV）和成比率通气。容易发生呼吸机与自主呼吸不同步的模式有容量控制（VCV）和反比通气（IRV）。同步间歇指令通气（SIMV）理论上同步性很好，但实际上与呼吸机吸气按需阀的性能关系密切，性能不良的按需阀，有一个较长的吸气时间（从吸气开始触发到吸入气体的时间）延迟，明显增加患者的不适感和人-机的不协调。应用 flow-by 系统的 SIMV 可显著提高人-机的协调性。呼吸机基本参数［如潮气量、通气频率、吸/呼（I/E）时间比、PEEP 水平、吸气流速、吸气上升时间等］的设置也与人-机协调性密切相关，有时通过改变其中的一个或数个参数则可明显改变人-机的协调性。

（6）肌松剂的应用：用肌肉松弛剂抑制患者自主呼吸的办法宜慎重，因为①患者没有自主呼吸以后，若呼吸机发生故障，可马上面临呼吸停止的危险。故应用肌松剂后应加强护理，床旁预备有手控简易呼吸器，并且最好多备一台呼吸机。②尽管此类药物作用时间较短，但少数患者应用肌松剂后数日，甚至数月仍可遗留肌肉软弱无力、呼吸动力不足，给以后撤离呼吸机带来困难。③不少肌松剂都有不良反应，如抑制咳嗽反射，影响呼吸道分泌物的引流，扩张血管，降低血压或使血压升高，心率增快，诱发心律失常等。因此，应严格掌握应用肌松剂的指征。临床上应用肌松剂的指征有：①经常规处理，包括应用镇静镇痛剂后，患者的自主呼吸频率仍过快，与呼吸机严重对抗，通气治疗进行困难或不能达到目标值；②需实行肺保护策略和许可高碳酸血症以避免呼吸机所致肺损伤，常应用于 ARDS 或危重型哮喘患者；③行体外二氧化碳去除（$ECCO_2R$）和低频（$2\sim4$ 次/分）通气；④实行反比通气。

可供选择应用的肌肉松弛剂有：①泮库溴铵（潘可罗宁）（pancuronium）：$2\sim4mg$ 静脉注射。$2\sim3$ 分钟生效，维持作用时间 $30\sim40$ 分钟。不良反应有血压轻度升高，心率增快。②筒箭毒碱：$5\sim10mg$ 静脉注射。$2\sim3$ 分钟起效，维持 30 分钟左右，该药可引起组胺释放，导致支气管痉挛和低血压，故禁用于哮喘患者。③万可松（vecuronium）：$2\sim4mg$ 静脉注射。$1\sim2$ 分钟起效，维持 $10\sim20$ 分钟。它对循环的影响较小。④卡肌宁（atracurium）：$0.3mg/kg$ 静脉注射，$1\sim2$ 分钟起效，维持 $15\sim20$ 分钟，它对循环的影响较小，且在体内自行分解，肝肾功能不良时可以选用。⑤琥珀胆碱：$50\sim100mg$ 加入 5% 葡萄糖溶液内静脉滴注，用药速度 $2\sim3mg/min$，$1\sim2$ 分钟起效，但维持时间短，一旦停止静脉滴注，作用迅速消失。必须根据患者反应情况控制滴速，以达到满意的肌肉松弛效果。

应用肌松剂后应密切观察肌肉松弛情况和可能出现的不良反应，根据患者的反应情况来调整用药剂量和间歇时间，并及时处理已发生的各种不良反应。

（俞森洋）

((()) 91 • 为什么说撤机时机的掌握很重要？

机械通气实际上是一种呼吸支持技术，它不能消除呼吸衰竭病因，而只能为针对呼吸衰竭病因的各种治疗争取时间和创造条件。当呼衰病因去除，患者自主呼吸能力恢复适当水平时，就应及时撤机。

撤机时机的掌握很重要，过早易招致撤机失败，多个循证医学研究的结果表明：快速撤机，必须与过早地进行自主呼吸试验（trials of spontaneous breathing，SBTs）的危险进行权衡。动物研究和对患者的临床观察显示：不成功的撤机可诱发呼吸肌疲劳，可引起呼吸肌结构的损伤，延长机械通气时间。撤机失败也可诱发心功能不全和患者的心理障碍，以致对以后的撤机丧失信心。过迟则增加机械通气并发症，延长住 ICU 时间和增加费用。Esteban 等的研究证明：过迟撤机会延长通气时间而增加病死率。在美国，每位机械通气患者的费用约每天 2000 美元，延长通气者占总机械通气患者的 6%，但消耗 ICU 的资源 37%。我国的撤机现状与之类似，日益增多的撤机困难患者占用各 ICU 的有限资源，成为医疗费用和床位周转的沉重负担。机械通气撤离的研究亟待加强。

撤机时机的决定主要靠临床综合判断和撤机前的自主呼吸试验，撤机指标和功能测定参数可作为参考。

（俞森洋）

92 ● 撤离呼吸机前应做哪些准备？

（1）患者临床情况：医生需对患者病情作全面分析和客观评价，患者临床情况的改善包括：呼吸衰竭病因已基本纠正，血流动力学相对稳定，没有频繁或致命的心律失常，休克和低血容量已彻底纠正，感染基本控制，体温正常，神志清醒或已恢复机械通气前较好时状态，自主呼吸平稳，呼吸动作有力，具有足够的吞咽和咳嗽反射。吸氧浓度应逐渐降至 40% 以下而无明显呼吸困难或发绀，撤机前 12 小时应停用镇静安定药物。经过积极准备，医生需对患者病情作全面分析和客观评价，并做出是否撤机的决定。

（2）有效治疗呼吸衰竭原发病：控制肺感染，解除支气管痉挛，使气道保持通畅和有效廓清。

（3）纠正电解质和酸碱失衡：撤机前代谢性或呼吸性碱中毒是导致撤机困难的重要因素，应积极予以纠正。要求 COPD 患者维持 $PaCO_2$ 和 PaO_2 达通气前的理想水平（并不要求达正常水平）。

（4）各重要脏器功能改善：心、肝、肾、胃肠、脑等脏器的功能对撤机能否成功有重要影响，机械通气过程中应注意保护并给予必要治疗。如治疗心力衰竭，争取撤机前患者的心排出量、血压、心率能大致正常并保持稳定，胃肠出血停止，贫血基本纠正，肝肾功能达较好水平。

（5）高呼吸负荷的纠正：寒战、发热、烦躁、情绪激动均增加氧耗，高碳水化合物饮食可使体内 CO_2 产量增加，这些加重呼吸负荷的因素在撤机前应尽量去除。

（6）保持良好营养状态：营养不良可降低呼吸肌收缩强度和耐力并影响中枢的通气驱动，若严重营养不良状态下撤机，机体将难以适应撤机过程中呼吸功耗的增加。故机械通气过程中需积极适当补充营养。纠正低蛋白血症，保持良好营养状态有利于撤机。

（7）患者的心理准备：做好思想工作，解除患者对呼吸机的依赖心理和对撤机的恐惧，争取患者对撤机的充分配合。

协助评价患者整体状况的一些临床指标见表 2-42。

撤机前的测定：临床判断：经过积极准备，医生必须对患者病情作出全面分析和客观评价，并做出是否撤机的决定。撤机时机的掌握很重要，过早易招致撤机失败，过迟则增加机械通气并发症，延长住 ICU 时间和增加费用。撤机时机的决定主要靠临床综合判断，撤机指标和功能测定参数可作为参考。

撤机前的肺功能测定：常用撤机生理参数见表 2-43。建立撤机参数是为了帮助医生更客观地评估患者的临床情况和撤机可能，并不能代替医生对患者病情的全面分析和做出是否撤机的决定。因此，不应把这些参数视为撤机的绝对标准，而应了解这些参数的意义，测定的准确性及其对预测撤机的价值，正确应用这些参数。研究表明：单项撤机参数对预测撤机可能性存在较大误差，若能联合检测这些指标可提高预测撤机的准确性。

表 2-42　协助评价患者整体状况的临床指标

酸碱平衡

贫血或血红蛋白异常

体温

心律失常

热卡不足（营养不良或蛋白丢失）

电解质

运动耐受性（如从椅子上起来）

液体平衡

血流动力学稳定性（血压，心排出量，休克的存在）

高血糖或低血糖

感染

疼痛（没有用镇静或镇痛剂可以减轻）

心理状况

肾功能

睡眠剥夺

意识状态

表 2-43　撤离呼吸机的生理学参数

参数	预计失败值	预计成功值
1. 通气需要		
①主呼吸频率	>35 次/分	<25~30 次/分
②每分通气量（$\dot{V}_E$）	>10L/min	<10L/min
③顺应性（静态）	<25ml/cmH$_2$O	≥25~30ml/cmH$_2$O
④死腔气量/潮气量（V_D/V_T）	≥0.6	<0.4
⑤口腔闭合压（Pm0.1）	>0.59kPa（6cmH$_2$O）	<0.4kPa（4cmH$_2$O）
2. 通气能力		
①PaCO$_2$ 和 pH	PaCO$_2$ 高于通常水平，pH<7.35	PaCO$_2$ 达通常水平，pH 正常
②潮气量（V_T）	<5ml/kg	>5ml/kg
③肺活量（VC）	<10ml/kg	≥15ml/kg
④最大吸气压力	>-2.67kPa（-20mmHg）（负值较小）	<4.0kPa（-30mmHg）（负值更大）
⑤最大自主通气量	<2×静态$\dot{V}_E$	≥2×静态$\dot{V}_E$

续　表

参数	预计失败值	预计成功值
3. 氧合指标		
①PaO_2（$FiO_2 \leqslant 0.4$ 时）	<6.67kPa（50mmHg）	>8.0kPa（60mmHg）
②$\dot{Q}s/\dot{Q}t$（肺内右至左分流）	>0.2（>20%）	<0.2（<20%）
③PEEP	>0.5kPa（5cmH$_2$O）	≤0.5kPa（5cmH$_2$O）
④$P_{(A-a)}O_2$（$FiO_2 = 1$ 时）	>46.7kPa（350mmHg）	<46.7kPa（350mmHg）

（俞森洋）

93 • 对撤机预计指标及其临床意义如何评价？

过去数十年里，已对许多撤机预计指标进行了研究，按照循证医学的观点，在众多撤机预计指标中，只有少数几项指标对预计撤机成功或失败有较大价值。这几项指标包括：负性吸气用力、最大吸气压、每分通气量、气道闭合压/最大吸气压、顺应性、呼吸频率、氧合和压力（谓之 CROP 指数）。有研究显示：浅快呼吸指数（f/V_T），是较好的撤机预计指标。若能联合检测这些指标可提高预测撤机的准确性。虽然所有撤机预计指标的阳性预计值均作用有限，但这些指标有助于鉴别撤机失败的可逆性因素。

（俞森洋）

94 • 撤机前为什么要进行自主呼吸试验（SBT）？

依据多个循环医学的研究结果，2001 年美国胸科医师学会（ACCP），美国呼吸治疗学会（AARC）和美国危重病医学会（ACCM）发表的"撤机指南"，2007 年由欧洲呼吸学会（European Respiratory Society，ERS）、美国胸科学会（American Thoracic Society，ATS）、欧洲加强医学学会（European Society of Intensive Care Medicine，ESICM）、危重病学会（Society of Critical Care Medicine，SCCM）、法国专门术语重修学会（SRLF）等 5 个学会的推荐意见，都竭力主张以"自主呼吸试验（trials of spontaneous breathing，SBT）"作为判断能否成功撤机的重要诊断性试验。这是一项简单、实用、预测准确性较高的综合性试验。并提出了 SBT 的入选标准、正规 SBT 的方法和 SBT 成功或失败标准。虽然称"自主呼吸试验"，但实际上并不是正常的自主呼吸，因为患者还带着气管导管，只是要求试验尽可能地接近正常的自主呼吸状态。

（俞森洋）

95 • 如何恰当掌握自主呼吸试验的时机和条件？

在临床情况明显改善以后，即可进行自主呼吸试验（trials of spontaneous breathing，SBT），SBT 可以由医生来进行，但近年来，已有越来越多的证据表明，SBT 也可以由呼吸治疗师或 ICU 的护士来承担此项工作。对意外或自主拔管患者的研究显示，接受完全机械通气患者中的 23% 的患者和开始撤机过程患者中的 69% 的患者并不需要重新插管。这表明机械通气患者的撤机存在被延迟的倾向，致使患者承受不必要的痛苦，增加并发症的发生率和医疗费用，因此，自主呼吸试验应该尽早开始。

如果患者的病因是可以迅速逆转的（例如手术后、心源性肺水肿，某些药物过量等），那么在气管插管和机械通气后不久则可直接撤机（机械通气<24 小时者，并不要求一定进行 SBT）或进行撤机前的自主呼吸试验，但对于其他病因的呼吸衰竭，则通常应给予完全通气支持和让呼吸肌休息 24~48 小时后，才可考虑进行 SBT。欲鉴定患者是否适合作 SBT，仅凭主观的评估是不够的，需要有客观的标准来帮助判断患者是否已具备进行 SBT 的条件。这些客观性测定指标见表 2-44。

表 2-44　进行自主呼吸试验前要达到的标准

临床上的评估：适当的咳嗽能力

　　　　　　 没有过多的气道分泌物

　　　　　　 导致患者气管插管的急性期病情已经解决

客观测定：临床情况稳定

　　　　 心血管状况稳定（即心率<140 次/分，收缩压 90~160mmHg，已停用或仅少量应用血管活性药物）

　　　　 代谢状况稳定

　　　　 适当的氧合

　　　　 在 $FiO_2 \leqslant 0.4$，$SaO_2 > 90\%$（或 $PaO_2/FiO_2 \geqslant 150mmHg$）

　　　　 $PEEP \leqslant 8cmH_2O$

　　　　 适当的肺功能

　　　　 $f \leqslant 35$ 次/分

　　　　 $MIP \leqslant -25 \sim -20cmH_2O$

　　　　 $V_T > 5ml/kg$

　　　　 $VC > 10ml/kg$

　　　　 $f/V_T \leqslant 105/(min \cdot L)$

　　　　 没有明显的呼吸性酸中毒

　　　　 适当的意识水平

　　　　 未用镇静剂或在用镇静剂情况下，有适当的意识水平（或患者的神经系统功能状况稳定）

注：资料来自 Eur Respiratory J，2007，29：1033-1056

（俞森洋）

96 · 如何进行正规的自主呼吸试验？

欧洲呼吸学会（European Respiratory Society，ERS）和美国胸科学会（American Thoracic Society，ATS）等学会推荐的正规自主呼吸试验有以下几种：①低水平的压力支持（PS 水平，在成人 5~8cmH$_2$O，儿童 ≤10cmH$_2$O），加或不加 5cmH$_2$O PEEP；②T 形管法，用 T 形管呼吸；③持续气道正压（5cmH$_2$O CPAP）。SBT 的初始 2~5min，常称为筛查阶段，主要观察氧合、呼吸频率、潮气量（V$_T$>5ml/kg），f/V$_T$<105 次/（L·min）。任何一项异常，即认为失败。通过筛查阶段后继续 SBT，直至达 30~120 分钟。

因为满足撤机前准备的标准而直接撤机的患者中，几乎有 40% 的患者需要重新插管，所以进行 SBT 一般是强制性的。但对哪种 SBT 是理想的，尚存争议。主张用 T 形管者认为：这是最接近于拔管后的呼吸功生理状态的；其他专家则喜欢用低水平的压力支持（PS）抵消气管插管所添加的阻力负荷。但抵消这种阻力负荷所需要的 PS 水平存在较大的变异（3~14cmH$_2$O），不能以无创的方法准确测定。因此要给某位患者加一定的压力支持来抵消负荷就可能代偿不足或代偿过度。已有随机对照研究比较了压力支持法与 T 型管法，CPAP 法与 T 型管法，结果显示在撤机和拔管成功率方面是大致相同的。然而，CPAP 和 PSV 法都可以在不断离呼吸机的情况下来进行，不需要其他装置，并可利用呼吸机的报警监护系统来迅速发现患者对 SBT 的不忍受性，如果需要，可以方便、迅速地重新机械通气。此外，对 484 例患者的随机对照研究中，T 形管法的 SBT 失败率高于压力支持法（22% 对 14%），这可能是 T 形管增加了患者的呼吸功负荷所致。应该避免用 SIMV 做 SBT，因为研究表明用 SIMV（5~6 次/分）法比 PSV 法或 T 形管法的失败率要高，而且通过 SIMV 为患者减轻气管导管阻力负荷的形式也与正常自主呼吸形式相差较远。

30~120 分钟的自主呼吸能力通常表明不再需要通气支持，尚不清楚 SBT 的最短时间是多少？因为 SBT 失败的患者通常在 SBT 的前 20 分钟内失败，而且有一随机对照研究显示，初次 SBT 的成功率，30 分钟与 120 分钟 SBT 没有差别，因此，现主张初次 SBT 只要做 30 分钟。但该研究选择的都是 SBT 的第一次试验，至于随后的 SBT 或以其他方法进行的 SBT 的理想时间仍不清楚，但可能要长于 120 分钟。例如，有一对 75 例 COPD，机械通气 ≥15 天的患者的研究发现，试验失败的平均时间是 120 分钟。我们的经验，对高龄老年患者，尤其是机械通气 ≥15 天的 COPD 患者 120 分钟的 SBT 不足以检查呼吸肌的耐力，常需延长 SBT 时间至 8~12 小时，甚至更长时间，才有较高的撤机成功率。但也有专家认为 SBT 最长时间不能超过 120 分钟。

因为应用自动导管补偿（ATC）来克服气管导管阻力比用 5~8cmH$_2$O 的 PS 更加恰当，因此用 ATC 来做 SBT 应该是可行的，尤其是那些应用气管导管管径狭小，而导致 SBT 失败的患者更适用。一些自动撤机模式，如 PRVC、VSV、VAPS、ASV、最小分钟通气等，应用一个或多个呼吸机参数的反馈机制尝试自动撤机。如最小分钟通气策略，设置测出分钟通气量的 75%，或达到 CO$_2$ 的目标。但这些撤机模式和方法都没有与每天一次的 SBT 撤机法进行过比较。

（俞森洋）

97 • 自主呼吸试验（SBT）成功和失败的标准是什么？

当患者进行 SBT 时，仔细地对患者情况进行评价是非常重要的，评价的指标可分为客观和主观标准两方面，详见表 2-45。由 ERS-ATS 等 5 学会提出的 SBT 失败标准见表 2-46。与 ACCP-ACCM-AARC 撤机指南推荐比较，两个标准也大同小异，只是 ERS-ATS 等 5 个学会的标准更具体，某些阈值稍微有改变（如 PEEP、$PaCO_2$ 增加、pH 降低和收缩压等）。

表 2-45　表明患者能耐受 SBT 的标准

客观标准

1. $SaO_2 \geqslant 0.9$ 或 $PaO_2 \geqslant 60mmHg$（在 $FiO_2 \leqslant 0.40 \sim 0.50$）或 $PaO_2/FiO_2 > 150$
2. $PaCO_2$ 的增高少于 $\leqslant 10mmHg$ 或 pH 降低 $\leqslant 0.10$
3. 呼吸频率 $\leqslant 35$ 次/分
4. 心率 $\leqslant 140$ 次/分或比基础心率增加 $\leqslant 20\%$
5. 收缩压 $\geqslant 90mmHg$ 或 $\leqslant 160mmHg$ 或基础血压的改变 $< 20\%$

主观标准

1. 没有增加呼吸功的体征，包括胸腹矛盾运动，辅助呼吸肌的过度应用
2. 没有其他窘迫的体征，如大量出汗或焦虑的征象

表 2-46　自主呼吸试验（SBT）失败的标准

临床评估和主观标准：激动不安和焦虑

精神上的抑制状态

出大汗

发绀

增加呼吸用力的证据

　　辅助呼吸肌的活动增加

　　呼吸窘迫的面部体征

　　呼吸困难

客观测定：在 $FiO_2 \geqslant 0.5$，$PaO_2 \leqslant 50 \sim 60mmHg$ 或 $SaO_2 < 90\%$

$PaCO_2 > 50mmHg$ 或 $PaCO_2$ 增加 $> 8mmHg$

pH < 7.32 或减低 pH > 0.07

$f/V_T > 105$ 次/$(min \cdot L)$

f > 35 次/分或增加 $\geqslant 50\%$

心率 > 140 次/分或增加 $\geqslant 20\%$

收缩压 $> 180mmHg$ 或增高 $\geqslant 20\%$

舒张压 $< 90mmHg$

心律失常

注：PaO_2：动脉氧分压；FiO_2：吸氧浓度；SaO_2：动脉血氧饱和度；$PaCO_2$：动脉二氧化碳分压；f：呼吸频率；V_T：潮气量。$1mmHg = 0.133kPa$

虽然这些标准通常是适用的，但理想的阈值界限尚未确定，一些指标也缺乏特异性。例如，呼吸急促和心动过速，可因心理紧张而不是真正地对撤机不耐受而发生。虽然血气指标是客观的，但现阈值界限是否适用于 COPD 伴有慢性呼吸衰竭患者还不确定，因为这些患者在 SBT 期间，$PaCO_2$ 的增加和减低 pH>0.07 是很容易达到的。

（俞森洋）

98 · SBT 失败后应采取什么通气策略？

ACCP-ACCM-AARC 撤机指南推荐："SBT 失败的患者，应接受稳定的、非致疲劳性的、舒适的通气支持方式。""SBT 失败的可逆性原因一旦去除，每 24 小时就应进行 SBT"。为什么要采取完全通气支持方式？为什么要等 24 小时再重新进行 SBT？因为：①除了从麻醉剂、肌松剂或镇静剂中恢复的患者以外，呼吸系统的异常罕有经过数小时就恢复的，短时间内频繁的 SBT 也许没有帮助。Jubran 等的研究显示 SBT 的失败经常是由于持续的呼吸系统机械力学异常，不可能迅速逆转。②SBT 失败可引起呼吸肌疲劳，需要 24 小时或更长时间才能完全恢复。另一方面，在两次 SBT 之间，维持稳定的支持水平，可降低因过度积极地降低支持水平而诱发呼吸肌过度负荷的危险。③Esteban 的研究证明：每天 2 次 SBT，与每天 1 次 SBT 比较，没有提供更多的好处而每天 2 次 SBT 浪费医疗资源。④关键的问题是：没有一个研究能证明，逐渐减低通气支持的方法超过在两次 SBT 之间给予稳定通气支持。因此，主张，在 SBT 失败后的 24 小时内，应给予完全通气支持，让患者感觉舒适（因此需要镇静），避免并发症。为此目标，呼吸机的模式和参数设置，要减少呼吸负荷，包括推荐用 A/C 或 PSV 模式，设置恰当的呼吸机触发敏感性，当发生 auto-PEEP 时加用适当水平的 PEEP，提供与患者通气需要相匹配的流量，以及适当的呼吸周期时间以避免气体陷闭。

（俞森洋）

99 · 如何制订和实施撤机方案？

无对照的临床研究和随机对照研究均已证明，由呼吸机治疗队伍而不是个人为患者制订一个切实可行的撤机方案，由医生或呼吸治疗师和 ICU 护士来实施，可改善撤机后果。每天检查撤机方案可用于确定自主呼吸试验的准备情况，决定应用逐渐撤机的撤机进度，或指导寻找撤机失败的可治疗的原因。制订的撤机方案必须根据每例患者的情况个体化，方案实施过程中还需密切观察患者的情况做出临床判断和一定的随机处置能力，过分死板地实施方案，反而可能不必要地延长撤机和拔管时间。方案的制订和实施还需适合不同 ICU 的情况。在医院内撤机方案是非常有价值的，否则医院里的医生就不会遵循标准化的撤机指南。当医生的判断被撤机方案代替时，撤机过程需要逐渐减低通气水平的患者从 80%减少到 10%。方案指导的每天肺功能筛选试验和 SBT 减少了患者自己拔管、气管切开的发生率和 ICU 费用，重新插管率也减少。

Ely 等随机将 300 例机械通气患者分为 2 组，一组应用标准的治疗，另一组每天检查

SBT 的准备情况。对每天检查完全符合标准的患者进行 2 小时的 SBT（持续气道正压或 T 形管法）。如果患者耐受 SBT，就要求医生予以撤机拔管。结果，每天检查撤机方案组可明显减少撤机时间（1 天对 3 天）、机械通气时间（4.5 天对 6 天）、并发症的总发生率（20% 对 41%）和 ICU 的费用。在住 ICU 或住医院的时间，住院费用或病死率方面，两组无明显差别。随后有两个在内科或外科 ICU 进行的随机对照研究表明，由呼吸治疗师或 ICU 护士来实施撤机方案，与医生指导的撤机一样，也能缩短机械通气时间。尽管有这样的研究，但要大规模地由呼吸治疗师或 ICU 护士来实施撤机放方案，关键是医生要指导和支持，并对他们进行培训。

（俞森洋）

100 • 如何掌握拔管时机？如何拔除气管内导管？

（1）拔管时机：通过 SBT 的患者可考虑撤机，但能撤机者并不就意味着能马上拔管（拔除气管插管或气管切开套管），能否拔管应单独作为另一问题来考虑。建立人工气道的目的，除了为了供连接呼吸机应用之外，尚有供气管吸引和肺灌洗、保护气道、预防气道阻塞等用途。只有当这些用途都不需要时才可拔管。具体地说，适宜拔管者应是能完全撤机，并具有完整气道保护反射，能自主有力地咳嗽咳痰，食物反流误吸的危险性不高，预计拔管后发生喉水肿和上气道阻塞的可能性不大的患者。

人工气道的去除 ACCP-ASCCM-AARC 撤机指南推荐：已成功通过 SBT 的患者，是否能去除人工气道，应根据对患者气道通畅性和患者保护气道的能力的评估来决定。气道通畅性的评价可参考定量气囊漏气试验，方法是：将气管插管的气囊放气时，听诊漏气情况（漏气试验）。或应用辅助-控制通气，监测吸入和呼出潮气量差，如果气囊漏气量<110ml，或<输入潮气量的 10% 则提示拔管后喘鸣（发生喉水肿和上气道阻塞）的危险性增加（定量气囊漏气试验阳性），但气管插管外周黏附分泌物可引起试验假阳性，或由于机械潮气量加上从导管周围自主吸入气体而使吸入潮气量隐性增加导致吸入潮气量增加。患者保护气道能力的评估是看咳嗽质量和分泌物的量，观察患者在气道吸引时是否咳嗽有力，咳嗽流速峰值>160L/min 预示拔管成功。对患者分泌物的量"过多"还没有确切定义。可用气道吸引频率作指标，如平均不到 2 小时就要吸引，谓"过多"。神经系统或神经肌肉疾病患者的咳嗽的有效性和气道保护功能，能否有效排出气道分泌物，可通过测定最大呼气压和呼气峰流速来评价。Khamiees 等发现，中量或大量的分泌物使拔管失败的危险性增加 7 倍，咳嗽无力增加拔管失败危险 5 倍。咳嗽无力加上中至大量的分泌物与重新插管的最大危险相关。如果患者每隔不到 2 小时就得吸痰也增加拔管失败的危险。为了拔管后有适当的气道保护，患者必须有适当的神经系统功能，但仅有神经系统功能的异常并不是撤机失败的可靠预计指标。有研究表明：脑损伤伴 Glasgow 昏迷评分减低的患者，其拔管失败的危险并不很高。

文献报道 2%~25% 的患者在拔管 24~72 小时后需要重新插管，大多数研究报道的拔管失败率为 10%~15%，在内科或外科 ICU，尤其是 70 岁以上老年患者的拔管失败率较高。已有多个研究表明，患者在计划拔管失败以后重新插管，增加住院病死率，延长住 ICU 和住院时间。另一方面，不必要的延迟拔管也延长住 ICU 时间，增加发生 VAP 的危险和增加住院病死率。

因为拔管延迟和拔管失败均与不良后果相关，所以临床医生需要更准确地预计拔管的适当时机。研究显示：通过恰当地实施和监测 SBT 可有 85% 的成功拔管预计值。一个 ICU 或呼吸机治疗病房，应该允许一定的撤机失败率，有些专家认为 10%~15% 的撤机失败率比较理想，追求过高的撤机成功率会使一部分本可以撤机的患者不去撤机，而延长机械通气时间，甚至导致呼吸机依赖。

在完全撤机后，确定能否拔管的过程通常为 5~10 分钟，若难以判断，也可延长时间。

（2）拔管的方法步骤见表 2-47。拔管后喉痛、声音嘶哑可持续 48~72 小时。

表 2-47　拔除气管内导管时需准备的装置和拔管操作步骤

所需装置

➢ 复苏袋（手控呼吸器），氧气源和氧面罩

➢ 吸引装置，包括吸引导管和 Yankauer 吸引

➢ 重新插管需要的仪器和导管（必要的话）

➢ 肾上腺素和小量雾化器（拔管后发生哮喘时用）

➢ 正常的 0.9% 氯化钠注射液（5ml 单位剂量）或 5ml 注射器，准备为吸引时（必要的话）用氯化钠注射液灌洗

➢ 10ml 注射器，准备用来给气管插管（ET）的气囊抽气

操作步骤

1. 床旁备有随时可用的充分湿化的氧气源
2. 备有随时可重新插管的各种器具
3. 一般安排在上午拔管
4. 为患者安放心电图监护仪
5. 向患者说明拔管的步骤和拔管后注意事项
6. 抬高头部，和躯干成 40°~90°
7. 检查临床的基础情况（物理体征和血气等）
8. 用手工复苏器（皮球）或呼吸机和 100% 氧为患者预氧合
9. 经气道仔细吸引，吸净气囊以上口咽部的分泌物，然后放松固定气管导管的胶布
10. 在完全放松气囊的同时，手捏皮球迫使分泌物从气囊以上进入口腔并吸引之（有些医生剪断指示气囊），或让患者咳嗽，驱动分泌物向上移出。也可以在气囊放气前让深吸气，随后咳嗽，迫使分泌物随气流进到口腔
11. 给患者氧合和高充气，当压力在肺内增加到吸气峰压时（声带最大外展时）拔出导管，另一技术是让患者深呼吸和咳嗽，随着患者的咳嗽（咳嗽开放声带），拔出导管
12. 拔出气管内导管后，经鼻导管吸入充分湿化的与拔管前同样 FiO_2 的氧，有些医生在拔管后给予凉雾吸入。如果患者拔管前是用着 PEEP 的，那么拔管后增加 $FiO_2$10%
13. 拔管后让患者咳嗽，鼓励用力咳嗽咳痰，必要时给予吸引
14. 鼓励患者咳嗽和深呼吸同时，密切监护患者，听诊呼吸音，尤其是在颈部区域，频繁监测呼吸频率、心率、血压、脉氧计测血氧饱和度（SpO_2）大约 30 分钟

续 表

15. 在以后的时候里继续监测患者的病情变化，必要时查动脉血气，以确定患者情况是否稳定
16. 检查重要体征和血气，仔细观察有无喉痉挛、喉头水肿的征象（如仔细听诊，有无吸气性喘鸣音）
17. 如发生进行性缺氧，高碳酸血症，酸中毒或喉痉挛，对治疗无反应，即重新插管

（俞森洋）

101 · 撤机成功或失败的定义是什么？如何对撤机患者进行分类？

（1）撤机（weaning）成功或失败的定义：撤机成功的定义是指拔除气管导管，在拔管后没有通气支持 48 小时；而撤机失败的定义是：①SBT 失败；②或在拔管后重新插管和（或）再恢复通气支持；或③拔管后 48 小时内死亡。应用 NIV 做序贯治疗时，允许拔除气管导管，继续应用 NIV，这种"中介类型"可称之为"撤机在进行中"或"正在撤机（weaning in progress）"。

明确撤机成功或失败的定义，有利于今后对研究结果统计分析时标准一致。SBT 失败是指患者在 SBT 过程中达到失败的标准，这些标准包括：①客观指标，如呼吸急促，心动过速、高血压、低血压、低氧血症、酸中毒、心律失常等；②主观指标，如激动不安、焦虑、意识状态的抑制以及增加呼吸用力的证据。SBT 失败经常与心血管系统的功能不全，呼吸泵的功能减低相关。拔管失败，除以上原因外，还可能是因为上气道阻塞或过多的气道分泌物。拔管失败与高病死率相关，病死率增加的原因，可能是拔管后发生误吸，肺不张、肺炎而加重病情，或患者本来就处于高风险状态。有文献报道，因上气道阻塞而引起的拔管失败并没有特别增加病死率（9 例患者中死亡 1 例，11% 病死率），但在其他病例，即明显增加病死率 [52 例患者中有 19 例（36%）死亡]。已有文献报道了拔管失败的预计指标，过多的气道分泌物，$PaCO_2 > 45mmHg$（5.99kPa），机械通气时间 > 72 小时，上气道病变和此前的失败撤机尝试。

（2）撤机患者的分类：按照撤机过程的困难程度和所需要的时间，Brochard 主张将患者分为 3 类（表 2-48）。

表 2-48　按照撤机过程对患者进行的分类

类别/组别	定　义
简单撤机（第一组）	从开始撤机到成功拔除气管导管的过程，首次尝试就没有遇到困难的患者
困难撤机（第二组）	初始撤机失败，从首次 SBT 到成功撤机需要高达 2~3 次的 SBT 或长达 7 天的患者
延长撤机（第三组）	至少 3 次撤机尝试失败或首次 SBT 后，撤机时间 > 7 天的患者

注：SBT 为自主呼吸试验

　　简单撤机组包括初次 SBT 就顺利通过和首次尝试拔管就成功的患者。这组患者约占撤机患者的 69%，这组患者的预后是好的，ICU 的病死率约为 5%，住院病死率约 12%。其余的第二、三组患者约占 31%，这部分人群的 ICU 病死率约为 25%。

（俞森洋）

102．撤机和拔管失败的病理生理学改变、失败原因、依据及其对策

　　对每一例撤机和拔管失败者，应积极查找失败的原因，并积极治疗导致 SBT 失败的可逆因素（图 2-19）。在查找 SBT 失败的原因方面，近年加强了对撤机失败患者的病理生理学研究，取得了一些进展。撤机和拔管失败的病理生理学改变、失败原因、依据及其对策见表 2-49。

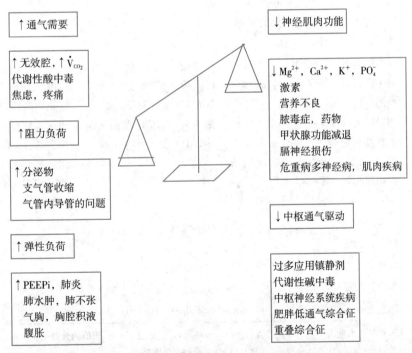

图 2-19　呼吸系统负荷和呼吸神经肌肉能力两者失衡所引起的撤机失败原因

　　撤机失败的病理生理学分类为：呼吸负荷增加、心脏负荷增加、通气驱动降低、神经肌肉能力下降、神经精神因素、代谢紊乱、营养问题等。

表 2-49　能影响患者撤机能力的病理生理学原因分析及其对策

病理生理学	失败原因	依据	对策
呼吸负荷增加	通气需要增加：发热、过量喂食、低血容量、脓毒症、严重代谢性酸中毒	$\dot{V}_E > 15L/min$ 提示 CO_2 产量增高	退热、避免过量喂食、治疗低血容量、脓毒症、给予碳酸氢钠
	顺应性减低：肺炎（呼吸机相关）；心源性或非心源性肺水肿；肺纤维化；肺出血；弥散性肺渗出；胸腔积液或气胸	临床检查，胸部 X 线片和呼吸系统顺应性 < 70ml/cmH_2O 提示弹性负荷增加	治疗肺炎、因肺水增加可用利尿剂、治疗相关疾病、胸腔积液或气胸的引流
	阻力负荷增加：气道支气管收缩、感染、SBT 期间气管内导管管径小；拔管后会厌水肿，气道分泌物增加，痰液滞留	测定气道阻力>15cmH_2O/（L·S）提示阻力负荷增加	给予支气管扩张剂或皮质激素；应用抗生素治疗感染；放置较大管径的气管内导管，气道吸引
心脏负荷增加	危重病之前的心功能不全	临床检查	利尿、强心、扩血管药物，保护心肌药物
	增加心脏负荷导致心肌功能不全：动态过度充气，代谢需要的增加，脓毒症没有消除		
通气驱动降低	呼吸中枢的驱动受抑制：代谢性碱中毒，机械通气、镇静剂/镇痛剂的应用	不能解释的高碳酸血症，呼吸频率<12 次/分提示其存在	减少应用镇静剂以避免过度镇静，用醋氮酰胺纠正代谢性碱中毒
神经肌肉能力下降	神经肌肉呼吸系统的衰竭	最大吸气压异常（-30 cmH_2O）提示其存在	纠正电解质异常；减少神经肌肉阻断剂的应用；提供恰当的营养；治疗脓毒症和甲状腺功能低下
	膈神经功能障碍：神经肌肉无力的主要原因；CINMA、呼吸机所致膈肌功能障碍		
神经精神因素	谵妄	临床检查	
	焦虑，抑郁		
代谢紊乱	代谢性紊乱，肾上腺皮质激素的作用，高血糖	实验室检查	
营养问题	体重过高，营养不良，贫血	体质指数，Hb<10g/dl	

注：呼吸负荷和神经肌肉能力之间的平衡也可根据呼吸频率（f）/潮气量（V_T）比值的升高［>100 次/（L·min）］或气道闭合压的增加（$P_{0.1}$>4cmH_2O）来判断。CINMA：危重病神经肌肉异常

（1）呼吸负荷增加：是否决定让患者进行撤机尝试，取决于医生对患者的评估：患者的血流动力学稳定，清醒、疾病过程已适当治疗，微小的呼吸机依赖性是存在的［例如 $FiO_2 \leq 0.5$，$PEEP \leq 8cmH_2O$，$PaO_2/FiO_2 > 150mmHg$（20kPa），$SaO_2 \geq 90\%$］。撤机的成功取决于呼吸肌泵的能力对其所承担负荷的耐受性。这种呼吸负荷是呼吸肌泵要克服的阻力

和顺应性的功能。正常呼吸系统的阻力<5cmH$_2$O/（L·S），正常呼吸系统静态顺应性是0.06~0.1 L/cmH$_2$O。静态肺顺应性的改善可提醒医生撤机的潜在可能，也已经把静态肺顺应性整合进计算机驱动的模式。那里 V$_T$≥8ml/kg，平台压≤30cmH$_2$O 被包括在规则系统之内。最大吸气压被用于评估吸气肌强度，在用力呼气到残气量位以后维持负压1秒，或用单向呼气阀。最大吸气压≤-25~-20cmH$_2$O 被认为是预计成功撤机的指标。

肺顺应性的减低可能继发于肺炎、心源性或非心源性肺水肿、肺纤维化、肺出血或引起弥漫性肺浸润的其他疾病。在危重病患者中，肺炎是很常见的，可以是入院的主要诊断，也可以是继发性的呼吸机相关肺炎（ventilator-associated pneumonia，VAP）。基础疾病的治疗和好转是拔除气管导管的先决条件。重新插管可使医院内肺炎的发生率增加4.5倍。治疗肺水肿，减少肺水，可增加肺顺应性。若肺胸顺应性减低是由肺纤维化或胸壁的病变（如脊柱后侧凸）引起，即是较难经治疗逆转的，肥胖、腹胀或腹水的夹板样作用也应考虑是降低顺应性的原因。此外，支气管痉挛、COPD患者的动态过度充气也增加呼吸负荷，应予相应治疗。

气道阻力增高：常因气道分泌物增加，气道分泌物潴留所致，并引起$\dot{V}/\dot{Q}$比例失调加重，徒增呼吸功，减少肺内气体交换。原因：①气道分泌物过多，常因肺感染未有效控制；②由于咳嗽无力，黏液纤毛廓清系统受损，气管吸引不经常或操作不当，使气道和肺内分泌物潴留。

治疗：给予有效抗生素，加强气道清洁处理技术的应用，包括气道适当湿化，让患者深呼吸和用力咳嗽，施行气管吸引，胸部理疗（叩背和体位引流）等增加气道分泌物廓清的方法。

上气道阻塞：发生的危险性随着插管创伤性和插管时间延长增加，另外，女性比男性更易发生危险性。原因：声门水肿，表现为吸气时喘鸣，通常在拔管后24小时内发生，声门下水肿或狭窄也产生类似表现。拔管前评估上气道通畅性的方法是：当将气管插管的气囊放气时，可听诊漏气情况（漏气试验）来发现。或应用辅助-控制通气，监测吸入和呼出潮气量差，如果气囊漏气量<110ml，或<输入潮气量的10%则提示拔管后喘鸣的危险性增加（定量气囊漏气试验阳性），但拔管后喘鸣常可有效的治疗而不一定需要重新插管。此外，气管插管外周黏附分泌物可引起试验假阳性，或由于机械潮气量加上从导管周围自主吸入气体而使吸入潮气量隐性增加导致吸入潮气量增加。尽管有这些影响，但不少气道漏气处理专家仍推荐，当为患者拔管时气囊漏气试验仍有参考价值。随机对照研究并没有证明拔管前应用皮质激素可减少拔管后喘鸣的发生率。

治疗：如临床情况许可，可先试用肾上腺素（0.5ml肾上腺素稀释于3ml 0.9%氯化钠注射液）雾化吸入，常可在15~20分钟内缓解症状，如疗效明显，必要时可重复应用，每20~30分钟给另外1~2个剂量。应用肾上腺皮质激素因生效时间长，通常即时效果差。有条件可吸入氦氧混合气体，如用药后没有快速显著的效果，需重新气管插管，插管后留置导管48~72小时，以便在拔管前有足够时间让组织水肿改善。若反复发生水肿或严重上气道狭窄需气管切开。

过高的呼吸功也可以是不恰当的呼吸机条件引起（如不恰当的吸气流速或流量触发条

件）导致人-机不协调，这种不协调的成分可包括吸气延迟，吸气初始的流量输送过快或过慢和吸-呼切换时的不同步，无效触发等，以及高 PEEPi 的作用（代表阈值负荷）。

（2）心脏负荷增加：许多患者通常患有基础心血管疾病，如伴有缺血性心脏病（冠状动脉病变）、瓣膜性心脏病、收缩或舒张期的心功能不全，或为高龄老人。隐性和不易识别的心肌功能障碍，只有在承受撤机的负荷时才明显。在撤除正压通气，改由患者自主呼吸时，胸腔内压从正压转为负压，静脉血回流增加，回心血量增加，而引起左心室前负荷增加，同时，自主呼吸做功的增加，增加了心肌耗氧，导致心功能不全的发生和冠状动脉缺血的加重。这种不易识别的心肌功能障碍只有在开始撤机尝试时才表现明显。这在应用 CPAP 或心源性肺水肿应用 NIV 时获得明显的治疗效果，可获得证实。治疗可给予硝酸盐制剂、利尿剂等。

有一些增加心脏负荷的因素，如动态过度充气（存在 PEEPi），可增加肺血管阻力，减少右室的充盈，减少心排出量。撤机过程的代谢需要也增加，如果基础性系统疾病（如脓毒症）没有完全解决，代谢增加就更明显。为适应撤机过程的代谢需要，心排出量必然要增加。可测定的指标，包括血清乳酸增加，混合静脉血氧饱和度（SpO_2）降低，在 SBT 期间，测 SpO_2 或胃黏膜 pH 可作为撤机失败的预计指标。在 SBT 时，心肌缺血可以变得明显，可引起左心室顺应性减低、肺水肿和增加呼吸功。

（3）通气驱动降低（中枢驱动受抑制）：如果完全没有中枢驱动，患者就没有任何自主呼吸活动，即使存在高碳酸血症和低氧血症也如此。这种情况见于脑炎、脑干出血或缺血、神经外科并发症。要确定中枢驱动的减低即更具有难度，可用二氧化碳反应试验来评估之，但在危重病患者，尚未见有研究来评价其临床应用价值。在小样本的研究中，已显示可用 $P_{0.1}$（0.1 秒时的口腔闭合压）来评价中枢驱动对二氧化碳的反应性。

中枢驱动可由于代谢性碱中毒，机械通气本身或应用镇静剂/催眠药而受损害，在这 3 种可能的原因中，有文献报道的是过度的镇静，延长了撤机和住 ICU 时间。

（4）神经肌肉功能下降：要想撤机成功，需要有足够的神经肌肉能力来克服呼吸系统的阻力负荷和弹性负荷，以适应代谢的需要和维持 CO_2 的平衡。这需要在中枢神经系统产生适当的信息，并完整地传输给脊髓呼吸运动神经、呼吸肌和神经肌肉接合，这种传输通路的任何一部分中断，都可引起撤机失败。

吸气肌疲劳是撤机失败的常见原因，引起吸气肌疲劳的原因很多：①基础肺疾病没有完全控制，呼吸肌疲劳没有完全恢复或呼吸功增加；②心排出量降低；③低氧血症；④机械通气时呼吸机与自主呼吸不协调，呼吸肌功能储备下降或撤机过程中发生呼吸肌的亚临床疲劳。

治疗：①治疗基础肺疾病以减少呼吸功耗和防止低氧血症；②纠正血流动力学异常（如心排出量降低等）；③应用适当的撤机技术（如 PSV），改善呼吸机与自主呼吸的协调性；④给予茶碱类药物，改善膈肌收缩力。

导致神经肌肉功能低下的原因中，危重病神经肌肉异常（critical illness neuromuscular abnormalities，CINMA）和呼吸机所致膈肌功能障碍（ventilator-induced diaphragmatic dysfunction，VIDD）问题尤其值得关注。CINMA 是在 ICU 中很常见的周围神经肌肉疾病，

常累及肌肉和神经。文献报道的 CINMA 发生率为 50%～100%，其发生与疾病的严重性、多器官功能不全、应用皮质激素、高血糖，以及住 ICU 时间延长有关。应用"医学研究咨询评分"（the Medical Research Council Score）可在床旁对 CINMA 做出诊断，当评分<48 时，与临床上显著的肌无力相关。有适当指征时，可用电生理试验和肌肉活检来证实。

VIDD：机械通气引起膈肌的功能障碍，导致膈肌肌力降低，膈肌萎缩，膈肌损伤，统称之为"VIDD"。动物实验研究证明：控制通气（CMV）导致横膈肌力的降低，引起跨膈压降低，在控制通气后不久即发生。并随着机械通气时间的延长而加重，在数日内产生跨膈压的能力下降至 40%～50%。而且横膈的耐力也明显受损。

VIDD 的治疗：积极的呼吸肌锻炼，增强呼吸肌的强度和耐力是防治 VIDD 的最有效方法。补充抗氧化剂可减轻氧化应激反应，因此可减轻 VIDD。一些增强呼吸肌的药物，如氨茶碱、洋地黄类、β 受体激动剂等是否对防治 VIDD 有确切疗效，尚缺乏研究。

（5）心理学上的功能障碍

1）谵妄：谵妄或急性脑功能障碍，是识别和觉醒水平的紊乱，与许多可治疗的危险因素相关，包括应用精神作用药物、未治疗的疼痛、长期制动、低氧血症、贫血、脓毒症和睡眠剥夺。自 2001 年以来，已有在危重患者中发生谵妄的重要文章发表，文献中报道谵妄的发生为 22%～80%，它与住 ICU 时间延长有关，在出 ICU 的 6 个月内，是高病死率的预计指标。目前发明的谵妄筛选工具，已证明是有效的，但还没有建立一致的治疗意见，也没有证实谵妄与撤机困难直接相关，研究正在进行中。

2）焦虑和抑郁：在住 ICU 期间或在撤机过程中，许多患者发生焦虑，这些焦虑不安的痛苦记忆可保持数年之久，文献报道 ICU 内焦虑的发生率为 30%～75%。患者主诉引起焦虑的重要原因是呼吸困难，不能有效地进行语言交流，以及睡眠剥夺。

对患者睡眠进行的研究显示，患者不能休息或入睡，25% 患者报告夜间失眠。而且，多导睡眠描记显示，ICU 患者常发生觉醒和睡眠片断。睡眠紊乱可能与通气模式相关。最近也有证据显示，在 ICU 环境的噪声并不是如以前想象的那样是导致睡眠紊乱的明显原因。抑郁可作为单独的疾病发生或与 ICU 谵妄相关。

文献报道已有一些治疗策略可减轻机械通气期间的焦虑，这些策略包括，以增加吸气时间和 PEEP 或用双水平 PSV 通气来改善患者的语言交流；以减少噪声、光和夜间的护理干扰或应用松弛技术，如生物反馈法以改善睡眠，或生物反馈法与 V_T 技术联合应用来减轻焦虑和减少撤机时间。

（6）代谢和内分泌

1）代谢紊乱：低磷血症、低镁血症和低钾血症均可引起肌无力。甲状腺功能低下和肾上腺功能减退也会导致撤机困难。然而，特别评价这些代谢异常中的每种异常对机械通气撤机失败的相对作用的资料是缺乏的。

2）肾上腺皮质激素的作用：在撤机失败中，肾上腺皮质激素的相对缺乏或补充的重要性需要进一步分析。在当今的临床实践中，医生认为患者存在皮质激素的相对或绝对不足，而进行皮质激素的生理性替代治疗是常见的。来自对皮质激素研究的资料能有助于进一步确定皮质激素对危重病患者的作用。有一关于 ARDS 存活者的后果研究，补充肾上腺皮质激素的缺乏是和较好的功能后果相关的。药物剂量的作用需要进一步说明，应用比生理替代治疗推荐剂量更大的剂量是与严重肌病相关的。在住 ICU 期间，接触任何外源性皮质激素均可引起肌无力和可能对延长机械通气时间起作用。

皮质激素治疗损害血糖的控制。在外科手术患者人群，建立密切的血糖控制方案，可明显减少机械通气的时间，这已有文献报道。这种治疗是否应用于更广泛的内科危重病患者有待于分析。

（7）营养问题及其他

1）体重过高：肥胖（过重的定义是体质指数>25）的机械性作用是减低呼吸顺应性，增高闭合容积/功能残气量比值以及呼吸功（WOB）的增加，可能会影响机械通气的时间。在 ARDS 小潮气量机械通气（6ml/kg V_T 对 12ml/kg V_T）网上研究的第 2 次资料分析中，过高体重和肥胖患者与正常体重者（18.5~24.9）比较，机械通气时间是类似的。另有研究调查肥胖对住 ICU 时间的影响是增加的，但机械通气的时间并没有增加。

2）营养不良：虽然已有文献报道，有高达 40% 的危重患者发生营养不良，但有关它与撤机困难之间的关系研究资料是有限的。例如在 ARDS 的网上研究中，4.7% 的患者被确定低体重，低体重的定义是体质指数<20，这些患者常有通气驱动的抑制、肌肉质量的减低和撤机困难。

3）贫血：当考虑患者是否适合撤机时，理想的血红蛋白水平仍存在争议。原来的撤机指南规定血红蛋白目标值≥80g/L。在一大样本的前瞻性随机研究中，Hebert 等报道，较积极地输注红细胞，维持血红蛋白浓度达 100~120g/L，并没有减少危重病患者的机械通气时间。另有一组病例数较少的 COPD 患者研究，输血导致每分通气量和呼吸功（WOB）的明显减低，今后需要随机对照的研究以帮助确定不同患者人群所需要的血红蛋白目标值。在有选择的病例，应用红细胞生成素的作用需要进一步研究。

（俞森洋）

103 • 无创性通气（NIV）在撤机时有哪些应用？

撤机时应用 NIV 有 3 种情况：①对初始 SBT 不能耐受的患者，用 NIV 替代常规方法来撤机（序贯治疗）；②对已经拔管，但在 48 小时内发生 ARF 患者，以 NIV 作为治疗的选择，以避免重插管；③对于拔管后有重插管高度风险，但还没有发生 ARF 的患者，作为预防性措施应用 NIV。

对于"序贯治疗"，尽管有 4 个研究表明，大多数患者可以成功撤机，减少插管时间和 VAP 发生率，但有几点需要强调：①所有的研究不是双盲的，参试单位均有较多应用 NIV 的经验；②虽然早期拔管可减少与气管插管相关的并发症发生率，但对于 SBT 失败的患者来说，SBT 失败的原因是复杂和多种多样的，因此即使拔管后应用 NIV，也面临失败的危险，而至今尚无预测拔管失败的方法；国内对"序贯治疗"的研究，科研设计中存在缺陷，即在随机分组之前没有做"SBT"撤机试验，只有 SBT 失败者随机分组研究才有意义，因为如果 SBT 成功，就可以考虑撤机了，再分组行有创或无创序贯通气还有何意义？

拔管撤机后发生 ARF 患者，应用 NIV 对防止撤机和拔管失败是有效的，可使 2/3 的拔管失败者避免重新插管。然而，随机对照研究显示，如果所有拔管者均常规应用 NPPV，或在拔管失败的除 COPD 以外患者中应用，并没有减少重新插管的需要或改善存活率。只有 COPD 患者拔管后发生早期高碳酸血症性呼吸衰竭的症状和体征时，NPPV 方可有效减少重新插管的需要。故有人主张，对拔管后不能撤离机械通气的患者，也要有建立 NPPV 的标准（表 2-50），不符合标准者应考虑及早行有创通气，以避免延误救治时机。

表 2-50　拔管后不能撤离常规通气患者建立无创正压通气的标准

1. 导致呼吸衰竭的问题已经解决
2. 能耐受自主呼吸试验 10~15 分钟
3. 有强烈的咳嗽反射
4. 血流动力学稳定
5. 较少的气道分泌物
6. 需要的 FiO_2 较低
7. 胃肠道功能尚好
8. 理想的营养状态

对于拔管后有重插管高度风险患者，作为预防性措施应用 NIV。已有 2 个外科手术后的研究，用 5~10cmH_2O CPAP 来预防腹部或血管外科手术后的重插管。与对照组（吸氧）比较，CPAP（平均 7.5cmH_2O）改善了氧合，减少了重插管率和感染率。

2007 年 ERS-ATS 等 5 学会提出的对 NIV 的评价是：在有选择的患者，考虑应用 NIV 技术以缩短气管插管时间，尤其是高碳酸血症呼衰患者，但不应该在拔管失败事件中常规应用 NIV，对那些低氧性呼吸衰竭患者应该谨慎应用。在大手术后的患者，CPAP 对预防其低氧性呼吸衰竭的发生是有效的。其他方面，与撤机时应用的其他通气模式比较，没有更明显的好处。

（俞森洋）

104 · 近年推荐的"撤机指南"有哪些？

依据多个循环医学的研究结果：美国胸科医师学会（ACCP）、美国呼吸治疗学会（AARC）和美国危重病医学会（ACCM）推荐的"撤机指南"（表 2-51）。2007 年 ERS-ATS 5 个学会专题组（第 6 次国际危重病专题研讨会）推荐的"撤机指南"（表 2-52）。ACCP-SCCM-AARC 首先推荐的是要寻找所有可能引起呼吸机依赖的原因，包括呼吸衰竭原因是否已经排除（表 2-53），还要仔细寻找妨碍撤机的各种非呼吸因素（表 2-54）。

表 2-51　ACCP-SCCM-AARC 撤机指南特别工作组的选择性推荐内容

推荐 1：呼吸机依赖的病理学

　　需要机械通气 24 小时以上的患者，对所有可能引起呼吸机依赖的原因都应该认真寻找。这对撤机尝试已失败者尤有必要。逆转呼吸衰竭所有呼吸的和非呼吸的因素是撤机过程的重要部分

推荐 2：应用撤机标准进行评估

　　为了确定是否已满足撤机标准，应对患者进行正式评估。推荐以下撤机标准

　　①有证据表明呼吸衰竭的基础病因已有相当程度的逆转

　　②适宜的氧合：在 $FiO_2 \leqslant 0.4$，$PaO_2 \geqslant 60mmHg$，氧合指数 $PaO_2/FiO_2 \geqslant 150 \sim 200mmHg$，所需 $PEEP \leqslant 5 \sim 8cmH_2O$，$FiO_2 \leqslant 0.4 \sim 0.5$ 和 $pH \geqslant 7.25$

　　③血流动力学稳定：没有临床上重要的低血压，不需要血管加压药或只需要低剂量血管加压药 ［例如：多巴胺或多巴酚丁胺 $<5\mu g/$（$kg \cdot min$）］

　　④患者能开始吸气用力

　　应用以上四条标准时，必须个体化。有些患者可能不能全部满足以上标准（如低于上述阈值的慢性低氧血症），但可准备进行撤机尝试

推荐 3：自主呼吸时进行评估

　　正式的撤机评估应该在自主呼吸时而不是还在接受机械通气时进行。初始可用短暂的自主呼吸时间来评估患者做正规 SBT 的能力。评估患者 SBT 期间的耐受性的标准是呼吸方式、气体交换是否恰当，血流动力学的稳定性，主观感觉的舒适程度。能耐受 SBT 30 ~ 120 分钟的患者可考虑迅速撤机

推荐 4：人工气道的去除

　　已成功撤机的患者，是否能去除人工气道，应根据对患者气道通畅性和患者保护气道的能力的评估来决定

推荐 5：SBT 失败

　　如果患者 SBT 失败，应确定患者需要继续机械通气的原因。SBT 失败的可逆性原因一旦去除，每 24 小时就应进行 SBT

推荐 6：SBT 失败后的通气支持

　　SBT 失败的患者，应接受稳定的、非致疲劳性的、舒适的通气支持方式

推荐 7：麻醉剂和镇静剂的应用策略和方案

　　对于已进行了手术的患者，麻醉剂和镇静剂的应用策略和呼吸机治疗应以早期拔管为目标

推荐 8：撤机方案

　　应该发展为非内科医生的临床工作者制订撤机方案和依靠 ICU 来实施，方案应针对镇静的最好效果

推荐 9：气管切开在撤机中的作用

　　当患者需要延长呼吸机辅助已变明显时，应考虑行气管切开。气管切开应该在应用呼吸机，病情开始稳定之后和患者可能从气管切开术获益时进行

推荐10：在为需要长期机械通气者设立的长期医疗机构

　　除非有不可逆疾病（如高位脊髓损伤，晚期肌萎缩侧索硬化等）的明确证据，因呼吸衰竭需要长期机械通气者，不应该过早地认为是呼吸机依赖者，直至撤机尝试3个月仍失败

推荐11：医师应熟悉长期医疗机构

　　危重病医师应熟悉专门用来治疗长期呼吸机依赖患者的，设在他们社区中的医疗机构或设在他们医院中的专门病区，并经常共同分析来自这些病区的患者资料。当患者病情稳定，可以转运时，在ICU进行撤机尝试失败的患者可转运到已证明可成功和安全地完成撤机的医疗机构。这些机构的特征是：较少的工作人员和较价廉的监护装置，因此每位患者在这里的费用比ICU要少

推荐12：在长期通气医疗机构的撤机

　　需要长期机械通气的患者，撤机应该以缓慢的速度来进行，包括逐步延长自主呼吸试验（SBT）

　　注：ACCP：美国胸科医师协会；ACCM：危重病医学会；ARRC：美国呼吸治疗学会；SBT：自主呼吸试验

（引自Pilbeam SP，Cairo J. Mechanical ventilation. Physiological and clinical applications. 4thed. MOSBY Elsevier of USA，2006：452）

表2-52　2007年ERS-ATS 5个欧洲呼吸学会专题组（第6次国际危重病专题研讨会）推荐内容

1. 患者应按撤机的困难程度和所需时间分成3个类（组）
2. 撤机应该尽可能早地考虑
3. 自主呼吸试验是确定患者能否成功拔除气管导管的重要诊断性试验
4. 初始的SBT应持续30分钟，以T形管呼吸或低水平压力支持（PS）来进行
5. 初始SBT失败的患者应用PSV或A/CV模式来通气是有益的
6. 在有选择的患者，为缩短气管插管时间，应考虑应用无创通气（NIV）技术，但不应作为拔管失败时的工具常规应用

　　注：5个学会指欧洲呼吸学会（European Respiratory Society，ERS）、美国胸科学会（American Thoracic Society，ATS）、欧洲加强医学学会（European Society of Intensive Care Medicine，ESICM）、危重病学会（Society of Critical Care Medicine，SCCM）、法国专门术语重修学会（SRLF）

表2-53　确定呼吸衰竭原因是否已经排除的系统评价

神经系统因素

　　大脑（控制器）的结构应该是健康的（例如没有卒中或中枢性呼吸暂停）

　　没有电解质紊乱，不需要应用可能影响大脑功能的镇静剂或镇痛剂

　　作为结构上的，或代谢问题或药物应用的结果，可能存在周围神经衰竭

　　可能存在阻塞性睡眠呼吸暂停和经常被忽略

呼吸因素

　　呼吸肌可能无力（例如失用性萎缩或过度应用引起的损伤）

　　可能存在神经疾病或肌病（神经肌肉阻断剂、氨基糖苷类和皮质激素可继续对神经疾病和肌病起作用）

　　可能作为过度充气，顺应性和阻力改变，和高每分通气量（>10L/min）的结果，呼吸肌承受过高负荷

续　表

呼吸功的增加导致氧耗（$\dot{V}O_2$）和二氧化碳产量（$\dot{V}CO_2$）的增加。撤机尝试的失败可能与能力/负荷失衡有关，这些患者大多有浅快呼吸	

呼吸功的增加导致氧耗（$\dot{V}O_2$）和二氧化碳产量（$\dot{V}CO_2$）的增加。撤机尝试的失败可能与能力/负荷失衡有关，这些患者大多有浅快呼吸

可能存在无效通气［死腔通气（V_D）增加，$PaCO_2$ 增高］

气体交换受损害（例如通气/灌注失衡和分流）可能是原因之一

代谢因素和通气肌的功能

营养不良可能导致对高碳酸血症和低氧血症的反应减弱

过度喂养可导致 CO_2 产量增加

电解质失衡，尤其是磷和镁的缺乏，与肌肉无力相关

严重的甲状腺功能减低和黏液水肿直接损害膈肌功能，恰当的氧输送对于此病也是必要的

心脏血管因素

当呼吸机支持水平减低时，储备不足和易感的患者可能发生心肌缺血和心力衰竭。可能引起：随着呼吸功增加，使代谢需要增加；随着自主呼吸（胸腔内负压），静脉回流增加；随着胸腔内负压的波动，增加左心后负荷

心理因素

害怕失去生命支持

紧张，应激反应

下床活动能力差

失眠

注：引自：Cook DJ, Meade MD, Perry AG. Chest, 2002, 47：4698

表 2-54　机械通气患者撤机时的非呼吸因素

类别	因素	机制	临床表现
心脏状况	急性左心衰竭	随着通气水平的降低，胸内压随之降低，肺毛细血管压力下降，静脉回流增加，心脏前负荷增加	初始 30~60 分钟表现良好，但随之发生急性呼吸和（或）代谢性酸中毒，低氧血症，低血压，胸痛和心律失常，患者撤机失败
酸碱状况	原有基础 CO_2 潴留患者发生急性碱中毒	原来存在的对高碳酸血症的代谢性代偿消失，不能承受所需的 $\dot{V}_E$ 和呼吸功	COPD 或其他原因的慢性呼吸性酸中毒，机械通气后 CO_2 排出过快，体内的代偿性碱储备过多，致碱中毒。出现碱中毒表现
	呼吸性碱中毒	通气驱动被低碳酸血症和碱血症所抑制	在撤机尝试时，PCO_2 升高和 pH 降低，如果它们改变的值达到现规定的撤机失败的标准（如 $PaCO_2$ 增加 10mmHg），即可被定为撤机失败
	代谢性酸中毒	需以呼吸性碱中毒去代偿，从而增加通气需要	患者不能承受 $\dot{V}_E$ 和呼吸功的增加以维持为代偿低 HCO_3^- 所需的低 PCO_2

续　表

类别	因素	机制	临床表现
代谢状况	低磷血症和低镁血症	呼吸肌无力	撤机失败是因为浅快呼吸，呼吸窘迫和急性呼吸性酸中毒；最大吸气压降低
	甲状腺功能低下	通气驱动降低，可能伴呼吸肌无力	撤机失败罕见的原因，它的发生是因为呼吸性酸中毒，伴或不伴呼吸窘迫
药物	镇痛剂、镇静剂安定药和安眠药	呼吸驱动受抑制	患者在没有呼吸急促和呼吸窘迫的情况下，发生急性呼吸性酸中毒而致撤机失败
	神经肌肉阻断剂	呼吸肌无力，肾功能不全患者药物的清除延迟	因为浅快呼吸，呼吸窘迫和急性呼吸性酸中毒，最大吸气压减低而撤机失败
		呼吸肌无力是因为急性肌病，尤其是同时接受大剂量皮质激素全身治疗者	发生急性肌病时，可能有肌酶增高，可持续数周或数月
	氨基糖苷类	神经肌肉阻断	撤机失败非常罕见的原因，其发生是由于浅快呼吸，呼吸窘迫和急性呼吸性酸中毒，最大吸气用力减低
营养	过量喂养	CO_2 产量增加，伴过多的碳水化合物能量	患者的撤机失败是因为过高的通气需要，（为保持 PCO_2 正常，需要高 $\dot{V}_E$）；不常见的撤机失败原因，除非给予非常大的能量负荷
	营养不良	急性疾病的影响，原来存在营养缺乏	引起呼吸肌无力，降低呼吸驱动，损害免疫功能，液体潴留，受抑制，与其他因素难以区别
心理状态	焦虑，"心理性呼吸机依赖"	焦虑、恐惧、ICU 精神病或原来存在的人格因素	在尝试撤机期间，患者变得烦躁不安，惊恐，当排除其他因素时，可认为是撤机失败的原因
	没有主观能动力	抑郁、药物的影响、器质性脑功能障碍或原来存在的人格因素的影响	患者拒绝参与护理活动（如体位变动，支气管清洁治疗，生理功能的测定），仰卧的影响，卧床不动，当没有其他因素时，考虑此可能

注：$\dot{V}_E$：每分通气量；COPD：慢性阻塞性肺病

（引自 Pierson DJ. Respir Care, 1995, 40：264）

（俞森洋）

105 • 撤机的未来研究方向如何？

（1）SBT 标准化和以 SBT 为基础的撤机方案应用研究：我国目前为患者撤机的临床现状，基本上还依靠临床医生的经验和综合判断，虽然有许多撤机的方法，但没有进行统一和标准化。上述欧美一些学会近年推荐的方法和方案，如 SBT 的入选条件，正规做法以及判别成功和失败的标准，是否适用我国患者人群？其可应用性和标准性应予以评价。SBT 试验用哪种方法较好，做 30 分钟还是 120 分钟或更长？与闭合环自动通气模式比较孰优孰劣？对于 COPD 和哮喘患者，因为发生内源性 PEEP，SBT 时是否要加 PEEP（或CPAP）5cmH$_2$O？

（2）特殊困难或长期机械通气人群的撤机方法研究：欧美呼吸学会近年推荐的撤机方法似乎主要适用于那些用机时间不长（<2 周），基础疾病不多，导致机械通气的原因比较简单和容易去除，年龄也不很大的患者，缺乏对撤机困难和撤机延长患者的研究，而这正是撤机研究的重点。此类患者撤机前的锻炼是必要的，伺服控制自动撤机通气模式、smart-care、神经调整呼吸辅助通气（NAVA）对此类患者撤机的作用需要高水平的研究来评价。有必要将患者分类，按呼吸衰竭病因（如 COPD、神经肌肉疾病、ARDS 等），不同人群（如高龄老人，儿童）来研究，找出不同或相同的撤机策略。开展对 CLNMA、VIDD 和撤机失败的神经心理影响的研究。尤其是对那些急性危重症的困难撤机转变为慢性危重症的延长撤机的患者的研究。设立专门的撤机病房（specialised weaning units，SWU）可能是对那些延长撤机失败的患者价-效比最好的，但它的管理标准、组织结构和工作准则、有效性和安全性评估的标准也需要研究。

（3）前瞻性、随机分组、多中心的研究：我国人口众多，患者资源丰富，有条件组织这类研究。但正确的科研设计和统计、荟萃分析十分重要。现在大家都以多中心前瞻研究和荟萃分析结果作为临床实践指南的高水平推荐。但实际上这种技术本身也有陷阱，并可能隐藏错误。如著名学者 Tobin 最近就撰文专门分析了美国 ACCP-SCCM-AARC3 个学会有关撤机专题荟萃分析中的错误，指出研究中的随机错误可通过增加样本量来解决，但系统错误就不能。Tobin 指出了 3 个学会荟萃分析中的样本取样偏差，分类错误偏差和概念混淆偏差而导致的错误。这是值得我们在今后的研究中予以关注和需要努力去避免的。

（俞森洋）

106 • 何谓长期机械通气？

需要长期机械通气（prolonged mechanical ventilation，PMV）的患者数量正在增加。据估算，在美国的 ICU，需长期通气者占 ICU 所有患者的 5%～10%，占用了几乎 1/3 的 ICU 资源。这主要是老年患者组，其长期后果是较差的。这些患者住 ICU 时间长，影响 ICU 床位的周转，增加医疗费用，使家庭成员或保险公司不堪重负。

如何界定"长期机械通气"的期限？不同的医生和医学文献中有不同的定义，有文献定为 2 天以上，有定为 1 周、10 天、2 周，还有定为 1 个月的。考虑到机械通气的现状，就多数文献的界定范围进行统计，平均机械通气的时间是 3 天，75% 的患者机械通气 ≤ 7 天，也许定一周或更长一点时间是合理的。但有些医生考虑到感染性休克，ARDS 都有较长的病程，他们的撤机大多数在 10 天以后。

为了统一文献上 PMV，2005 年美国一专业小组推荐在 PMV 的定义是：机械通气至少 21 天（每天通气 ≥ 6 小时），不管有或没有气管切开。此定义与医疗保险中心（Center for Medicare and Medicaid Servies，CMS）的规定相符合。患者需要 21 天的机械通气，反映了患者持续的单个或多个脏器的功能衰竭，肌萎缩，频繁发生谵妄或反复的感染情况，这经常被称为"慢性危重疾病（chronic critical illness）"。

经常遇见的 PMV 或慢性危重病，为了长期的机械通气是需要气管切开的。这个定义，从医生和患者的角度来看，无论危重病患者初始的病情稳定，或手术后的康复都不需要这么长时间，应包括多次的脱机尝试的失败。

PMV 患者的数量每年在增加，有文献估计，占每年入住 ICU 接受机械通气患者的 5%~10%。美国住院观察 1997 年统计，在疾病诊断相关编码（DRG）483（呼吸机应用 ≥ 96 小时，加上气管切开）名下的出院人数是 88000，52% 是 65 岁以上老年人。在美国北卡罗来纳州（North Carolina），气管切开和 PMV 的发生率，从 1993 年的 8.3/10 万，到 2002 年时增至 24.2/10 万，此数的增加超出了机械通气发生率的增加，其中，≥65 岁呼吸衰竭患者的发生率明显增加。

然而大的队列研究和国际流行病学调查显示，高达所有机械通气患者的 24% 和多至通气患者的 33% 在机械通气超过 2 天就接受气管切开，再考虑到所有入 ICU 患者的 30%~50% 需要机械通气，因此 PMV 病例数可能远超过我们的估计数。

PMV 患者的费用很高。医院鼓励限制 PMV 患者住 ICU 时间。就开设"中间病房"、长期急性医疗（long-term acute care，LTAC）病房、急性期后医疗机构（post-acute care facilities）等，来接受 PMV 患者的治疗。直到患者病情平稳，再转到护理之家或患者家中。在 LTAC 里，医生护士对呼吸机的应用和撤机都是非常有经验的。这样可以让患者早一点从 ICU 转出，可以继续进行脱机锻炼和脱机试验，并在条件具备时适时撤机拔管。

（俞森洋）

107 · 导致呼吸机依赖的因素有哪些？如何减少 PMV 的发生？

发生呼吸机依赖的相关因素很多（表 2-55）。这些因素大多与患者的疾病性质相关的，另有些因素也涉及治疗中发生的问题，PMV 患者已度过疾病最危重时期，但急性损害的结果致使他们还不能完全持续地自主呼吸。这些损害可能与急性疾病直接相关（例如 ARDS 的纤维增生期，危重病继发多发性神经疾病），或由急性病的干预措施所致（如气管切开引起的上气道狭窄），危重病继发多发性神经病是导致 PMV 的重要原因。

表 2-55　与呼吸机依赖相关的因素

系统性的因素

　　慢性伴发病情况（如恶性肿瘤、COPD、免疫抑制）

　　疾病的总体严重性

　　肺外器官衰竭

　　高血糖症

　　营养状态很差

机械性因素

　　呼吸功增加、呼吸肌力降低、危重病并发多发神经疾病、激素性肌病、失用性肌病、孤立性膈神经/膈肌损伤（外科手术后）、呼吸功增加和呼吸肌能力两者间失衡、上气道阻塞（例如气管狭窄）导致不能拔除气管套管

医源性因素

　　没有识别撤机的潜在可能

　　不恰当的呼吸机参数导致过高的负荷/患者不适

　　气管切开导管增添呼吸功

　　医疗上的错误

长期医院治疗的并发症

　　反复发生的误吸、感染［例如肺炎、脓毒症（sepsis）］、应激性溃疡、深静脉血栓、在 PMV 治疗过程中发生的其他医疗问题

心理因素

　　镇静剂、谵妄、抑郁、焦虑、睡眠剥夺

治疗过程中的因素

　　没有撤机（和撤镇静剂）方案、护理工作不当、医生经验不足

注：引自：MacIntyre NR，et al. Chest，2005，128：3937-3954

　　临床研究已寻找出几个可预估长期机械通气的指标，证明误吸事件、拔管失败、医院内肺炎、高的急性生理和慢性健康评分（APACHE）Ⅱ评分、高龄、原来的疾病严重或功能状态很差等，都与 PMV 相关。但还没有以每位患者情况为基础可靠预计呼吸机天数的满意的模式。

　　有很多因素与机械通气的应用时间相关，如疾病的主要诊断、疾病严重性、年龄、伴发病等，这些是我们无法预估的。但有一些情况是可以通过我们的努力，有助于降低发生 PMV 的风险，如外科手术患者血糖的理想控制，适时地进行撤机可能性评估和自主呼吸试验，ALI/ARDS 患者的通气应用小潮气量的肺保护策略等。已有研究证明严格控制血糖的重要性，无论是内科或外科患者，控制血糖都可以减少机械通气的时间和 PMV 的发生率。ICU 相关并发症的预防可以减少机械通气时间，尤其是预防呼吸机相关肺炎和导管相关血流感染。洗手、病床的隔离、抬高床头、大静脉导管的无菌操作和维持、呼吸机部件和管道的定时消毒和维护等，都对呼吸机天数和住 ICU 时间有明显影响。

　　发生 PMV 的一个重要因素是危重病多神经病（critical illness polyneuropathy），应用神

经肌肉阻断剂和大剂量皮质激素，是引起多发性神经病的 2 个危险因素，故应限于在患者有绝对适应证时才应用。

（俞森洋）

108 · 呼吸机所致肺损伤有哪些类型？

呼吸机所致肺损伤（ventilator-induced lung injury，VILI）是机械通气最严重的常见并发症，长期以来认为 VILI 的发生与通气时的高气道压（主要是高吸气峰压和平台压）有关，故习惯上称之为气压伤（barotrauma）。但深入研究的结果发现，高气道压在 VILI 的成因中并不是决定性的，在高气道压条件下，如果不伴有肺容积的过度扩张（如用绷带捆绑实验动物的胸腹部），则不会发生 VILI。相反，即使没有高气道压，若存在肺容积的过度扩张（如以大潮气量行负压通气），也会发生 VILI。故近年来不少学者主张将气压伤改称为容量伤或容积伤（volutrauma）。实际上，即使在正常压力和正常容量下通气，若肺病变实质严重不均（如 ARDS），那么病变严重的肺泡尚未能开放时，相对正常的肺泡则已被过度扩张（overdistension），并随呼吸周期被反复牵拉（stretch），而引起肺泡破裂或肺泡毛细血管膜的弥漫性损伤。故 VILI 的实质，是肺区带局部肺泡被过度扩张和反复受过猛过大牵拉的结果。此外，在正压通气条件下的高浓度氧的毒性也是 VILI 的促发因素。因此，将机械通气后发生的各种肺损伤统称之为 VILI，也许比称"气压伤"或"容量伤"具有更全面和更广泛的含义。

VILI 包括 4 种类型：①肺泡外气体；②系统性气栓塞；③弥漫性肺泡损伤；④氧中毒（表 2-56）。

表 2-56　呼吸机所致肺损伤的类型

1. 肺泡外气体	腹膜后积气
肺间质气肿	气腹
纵隔气肿	胸膜下气囊肿
气胸	2. 系统性气栓塞
皮下气肿	3. 弥漫性肺泡损伤（透明膜形成）
心包积气	4. 氧中毒

（1）肺泡外气体：肺泡外气体的形成是由于肺泡和其周围间质腔之间的压力梯度明显增大导致肺泡破裂，肺泡破裂处往往在其基底部，肺泡内气体从裂口逸出进入周围血管外膜，引起间质气肿。因纵隔内平均压比周围肺实质低，气体即沿支气管血管鞘分割到达肺门和纵隔，随着纵隔内气体积聚，压力增高。为减压，气体沿着阻力最小的途径进入皮下组织，或较不常见地进入心包、腹膜后和腹膜。如果纵隔压力突然升高或经上述途径不足以减压，那么纵隔壁层胸膜会破裂，引起气胸。如果气体进入肺循环，即可发生系统性气栓塞（图 2-20）。

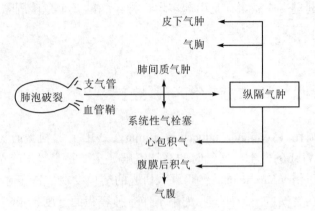

图 2-20　肺泡破裂后，各种形式的肺泡外气体和系统性气栓塞的发病机制

肺泡外气体的发生率占机械通气的 5%~15%。其中以气胸的危害最大，若未能及时发现和处理，持续正压通气可使气胸迅速发展为张力性。故应及时行胸腔内插管引流，机械通气才能继续进行。

（2）系统性气栓塞（systemic gas embolism）：系因支气管静脉的血管结构被坏死病变或机械通气的切应力破坏，肺泡破裂后进入支气管血管鞘的气体进入肺静脉系统，并经体循环到达其他系统或器官产生临床栓塞（如脑栓塞、冠状动脉栓塞等）表现。系统性栓塞较常发生于新生儿呼吸窘迫综合征机械通气后，近年来成人病例也已有报道。Marina 等报道 2 例严重肺炎和 ARDS 年轻患者，气道峰压很高，张力性气囊形成，整个右前胸呈网状青紫，局灶性神经系统改变并伴癫痫发作和心肌梗死。根据组织损伤的分布，作者的解释是仰卧位时气体因浮力影响优先进入右胸内动脉、右颈动脉和冠状动脉而致动脉气栓塞。

（3）弥漫性肺泡损伤：近年的研究表明：正常动物以高气道压或大潮气量通气后可发生弥漫性肺泡损伤和非常严重的微血管、肺泡通透性改变、肺水肿和透明膜形成。其病理改变并不是肺泡破裂，而与急性呼吸窘迫综合征（ARDS）的病理相同。

（4）氧中毒：在没有机械通气的情况下，若长久吸入过高浓度的氧可发生氧中毒，这是众所周知的。问题是正压通气时，导致氧中毒的氧浓度阈值是否改变？Holm 等证实过高氧可减少肺表面活性物质的形成，增加对 VILI 的易感性。Hayatdavoudi 等的研究表明，正压通气和氧毒性对 VILI 的形成具有协同作用。两者的联合应用可以使单用其中一种不致引起肺损伤的健康动物引起明显的肺水肿病理改变。

（俞森洋）

109 · 呼吸机所致肺损伤（VILI）的危险因素和发病机制是什么？

VILI 的危险因素包括两方面：呼吸机相关因素和受者（患者）本身的因素（表2-57）。

表 2-57　VALI 的危险因素

（一）呼吸机相关因素：	（二）受者本身的因素
1. 吸气气道峰压（PIP）>40cmH$_2$O	1. 肺和胸壁结构的发育不全，肺表面活性物质缺乏
2. V$_T$ 过大，导致肺泡过度扩张	2. 炎性细胞的大量浸润释放各种有害介质和毒性产物，降低患者的防御能力，增加 VALI 的易感性
3. 高流量、高通气频率、短吸气时间可诱发微血管损伤	3. 基础肺疾病：ALI/ARDS 是 VALI 的危险因素

（1）呼吸机相关因素

1）气道压：包括吸气峰压（PIP）、平台压（P$_{plat}$）、平均气道压（$\bar{P}_{aw}$）、和呼气末正压（PEEP）。临床上早已发现：PIP>3.92kPa（1kPa = 10.20cmH$_2$O），气胸发生率显著增加。近年的研究则证实：高 PIP 可引起弥漫性肺损伤，这是因为高 PIP 导致肺泡的过度充张（hyperinflation），肺泡-毛细血管屏障受损，通透性增加，小分子物质（液体、蛋白、电解质等）大量漏出。研究表明：P$_{plat}$ 比 PIP 能更好反映机械通气时肺泡所承受的最大压力，因为 VILI 大多发生于肺泡，故在监测 VILI 危险性时，P$_{plat}$ 测定是比 PIP 更好的指标。

既往认为：加用 PEEP 可增加 ARDS 患者 VILI 发生率，但最近已有多个研究证明，加用中度水平 PEEP 实际上可以保护肺泡免受 VILI，如应用 0.981kPa PEEP 可预防离体狗肺由呼吸机所致的肺顺应性减低，也可防止高 PIP 或高容量通气时出现致命性肺泡水肿。但过高 PEEP 则不仅增加 PIP，也显著影响血流动力学，加重 VILI。

$\bar{P}_{aw}$ 是整个呼吸周期呼吸机传送于气道的压力总平均值。PIP 时肺泡过度扩张时间延长也许是高 $\bar{P}_{aw}$ 所致肺损伤的原因。

2）通气容量：Dreyfuss 等比较了高压高容通气，高容低压通气（铁肺）和高压低容通气（PIP4.41kPa，包裹胸腹部来限制 V$_T$）对健康兔的影响。结果不管气道压高低（无论正压或负压），只要大 V$_T$ 通气，就发生高通透性肺水肿。相反，高压低容通气的家兔则无 VILI。表明机械通气时 V$_T$ 过大是 VILI 的最重要原因。故近年不少学者主张应将气压伤（barotrauma）改称为气量伤（volutrauma）。

3）通气方式：通气方式可能影响氧合和 VILI。Peevy 等观察到，高流量、高通气频率和短吸气时间可诱发微血管损伤。频率依赖性的肺小单位萎陷，某些肺区带的过度扩张或高流速产生的切变力可能对 VILI 起作用。

4）吸氧浓度：有关高浓度氧对肺毒性作用的研究大多是在没有机械通气的情况下进行的。Holm 等证明，过高氧可减少肺表面活性物质的形成，增加对 VILI 的易感性。但正压通气时可导致氧中毒的氧浓度阈值尚有待研究确定。

（2）受者本身的因素：动物实验表明：肺和胸壁结构发育不全，肺表面活性物质缺乏者易发生 VILI，这与临床报告婴幼儿比成人有较高的 VILI 发生率相符。重度广泛肺感染患者，因炎性细胞浸润和释放各种有害介质，降低了对 VILI 的防御能力。VILI 的发生也与患者的基础肺疾病密切相关，重度肺气肿者易发生气压伤。Latorre 等报道机械通气并发肺漏气的总发生率仅 4%，但胃酸误吸致肺组织坏死者的发生率为 50%。ARDS 患者

VILI 的危险性显著增加，Woodring 报道以 PIP>3.92kPa 通气 30 小时的 ARDS 患者，肺间质气肿的发生率为 88%；一组平均 PIP 6.76kPa 者气胸的发生率为 77%。因为 ARDS 与弥漫性肺损伤（VILI）的病理改变完全相同，故难以统计 ARDS 患者机械通气后弥漫性肺损伤的发生率。哮喘持续状态患者机械通气时需克服高气道阻力，故也有很高的气压伤发生率。

在很多情况下，可有多种上述因素共同参与，综合作用导致 VILI，总结见图 2-21。

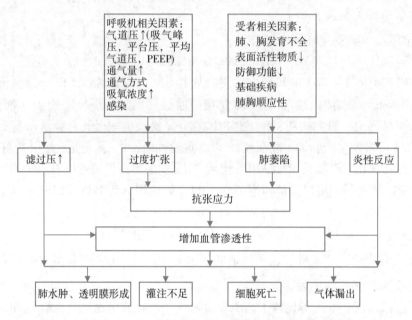

图 2-21　机械通气所致肺损伤的影响因素和发病机制

（俞森洋）

440 · 机械通气时如何早期发现气胸？如何及时治疗？

气胸是常见的、最严重的机械通气并发症，正压通气患者的气胸发生率为 3%~5%。机械通气时增加气胸发生危险的临床情况有：ARDS、吸入性肺炎、坏死性肺炎、慢性阻塞性肺疾病（COPD）、纤维化性肺疾病、哮喘和右主支气管插管。

机械通气期间患者发生气胸，常难以早期诊断，其原因是：①基础疾病严重，基础疾病的症状和体征常掩盖气胸的表现；②患者衰弱、已行气管插管或气管切开，发生气胸后难以陈述和表达痛苦症状，也不能自己采取紧急措施。③一旦发生气胸，在继续机械正压通气条件下可迅速发展为张力性；④摄患者仰卧位床旁胸片时，气胸的 X 线征象通常与常规直立位时的气胸 X 线片改变不同，识别困难。

因机械通气患者发生气胸时的症状易被归咎于原有的基础肺疾病，故无论何时，只要患者突然发生临床状况恶化，均应怀疑发生气胸的可能（表 2-58）。气胸的临床表现有：患者呼吸急促和呼吸困难，自主呼吸与呼吸机对抗。查体可发现患侧呼吸音减低，叩诊过度反响或鼓音。然而当存在肺实质囊性病变时，加上呼吸机声音的干扰，不易区别两侧胸腔声音的差别，尤其是气胸量少时鉴别更难。发生气胸时吸气峰压常突然升高并伴有肺顺应性的降低。

表 2-58　机械通气患者应怀疑发生气胸的临床情况

患者临床情况的突然变化
低血压、心血管萎陷
气道峰压突然或进行性增高
自主呼吸与呼吸机对抗
胸部放射学检查所见
一侧肺或肺的某区域透光度增加，尤其是与最近的胸片比较时更明显
与最近的胸片比较，一侧肺的容量普遍增大
深沟征：一侧肋膈角和（或）一侧膈肌下移
提示发生气胸高度危险的临床情况
高水平 PEEP（例如>15cmH_2O）
大潮气量（例如>12ml/kg），尤其是患急性肺损伤或阻塞性肺疾病者
高气道峰压（例如>60cmH_2O）
ARDS，尤其是在病程的晚期（例如 2~3 周）
肺感染并发 ARDS 或其他急性呼吸衰竭
已知患有严重的阻塞性肺疾病（例如 COPD、哮喘）

怀疑发生气胸时，在机械通气条件下或限于病情，患者通常只能摄仰卧位床旁胸片。而仰卧位时气胸的放射学征象往往与直立位时可见的典型气胸线不同。气压伤时常见的 X 线胸片征象见图 2-22。若不熟悉仰卧位时气胸的 X 线征象，要作出气胸的早期诊断比较困难，故在观察可能发生气胸的危重患者胸片时，应特别注意观察在仰卧位或半卧位时气体最容易积聚的以下 4 个部位：①前中位；②肺下；③尖侧位；④后中位。

在患者仰卧位胸片上如果发现上述任何一种气胸的微细征象，如有可能，应摄立位或侧卧位胸片来证实气胸的存在。如果由于患者的临床情况不能摄直立或侧卧位胸片，那么进行胸部 CT 检查是必要的。

凡机械通气患者发生气胸，即使是单纯性或早期少量气胸，也应尽早放置胸腔引流管，以免发展为张力性气胸。张力性气胸是临床最危险的并发症，但其危急后果也是最容易治疗的。病情恶化的患者应根据临床表现尽快治疗而不必等待摄胸片证实。患者可吸入高浓度氧。可用粗针在第 2 肋间锁骨中线处刺入胸腔、从针内逸出气体可证实诊断（但也应了解，该操作本身可引起气胸）。减压后粗针应留置原位，以便与大气保持交通，直到胸腔内

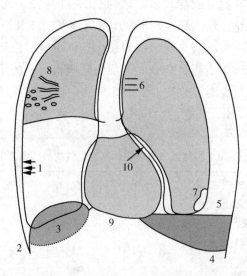

图 2-22　气压伤时常见的 X 线胸片征象

注：1：可见脏层胸膜线；2：深沟征；3：局限于上腹部的透光区；4：导致的半膈；5：气-液平面；6：纵隔移位；7：胸膜下气囊肿；8：间质气肿；9：全膈征；10：纵隔气肿（引自 Marini JJ, Wheeler AP. Critical medicine, the essentials. Williams & Wilkins A Waverly Company of USA, 2nd, 1989, 140.）

放置引流管并连接水封瓶引流。在整个机械通气期间一般需保留胸腔引流。可以从每次呼吸时胸腔引流管中引流出的气体量的测算来相应增加机械通气潮气量，但若气胸的裂口过大，或有持久的支气管胸膜瘘形成，虽增加机械通气潮气量也不足以保证有效潮气量，即可改定容通气模式为定压通气模式，因为不少呼吸机在应用定压型通气时有自动气量补偿功能。若采用此法仍不能保证有效潮气量，PaCO$_2$ 持续增高时，也可试用高频通气。

（俞森洋）

• 加用呼气末正压（PEEP）有哪些生理学作用？

呼气末压力增加，使平均气道压（$\bar{P}_{aw}$）和胸膜腔内压也相应增加。加用 PEEP 可对许多生理学功能带来影响（表 2-59）。在临床上，加用适当水平的 PEEP，可改善呼吸力学和气体交换，并对心血管系统带来不同的影响。

表 2-59　加用适当和过高 PEEP 可能引起的生理学作用

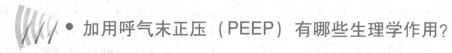

	适当 PEEP 水平	过高 PEEP 水平
肺内压	增加	增加
胸膜腔内压	增加	增加

续　表

	适当 PEEP 水平	过高 PEEP 水平
功能残气量（FRC）	增加	增加
肺顺应性	不变，增加或减低	不变，增加或减低
闭合容积	减小	减小
P_AO_2	增加	增加或减低
$PaCO_2$	不变或减低	增加
分流分数（$\dot{Q}_S/\dot{Q}_T$）	减小	减小或增加
$P_{(A-a)}O_2$	减小	减小或增加
$C(a-\bar{v})O_2$	减小	减小或增加
$P\bar{v}O_2$	增加	增加
$PaCO_2-P_{ET}CO_2$	减小	增加
V_D/V_T	减小	增加
呼吸功	减小	增加
血管外肺水	不变或增加	不变或增加
肺血管阻力	不变	增加
肺灌注	不变	减小
心排出量	不变	减小
肺动脉压	不变	减低，增加或不变
肺毛细血管楔压	不变	减低，增加或不变
左心室后负荷	减小	减小
动脉压	不变	降低
颅内压	不变	增加
尿量	不变	减小

注：$P_{(A-a)}O_2$：肺泡-动脉氧分压差；$C(a-\bar{v})O_2$：动脉-混合静脉氧含量差；$P\bar{v}O_2$：混合静脉血氧分压；$P_{ET}CO_2$：潮气末 CO_2 分压；V_D/V_T：无效腔/潮气量比值

（1）呼吸力学：因为肺内的压力和容量直接与是否加用 PEEP 相关，所以应用 PEEP 可增加功能残气量（FRC），在急性肺损伤时，不稳定的肺单位发生萎陷，加用 PEEP 可防止肺萎陷，使萎陷的肺泡复张。然而，应用 PEEP 对顺应性的影响，结果不确定，取决于肺的病理状态和所用 PEEP 水平。因此，应用 PEEP 可使顺应性增加、减小或不变。肺水增加时，加用适当水平的 PEEP 可增加顺应性，减少自主呼吸患者的呼吸功。过高的 PEEP 使肺位于压力-容积曲线的平坦段，因此，降低顺应性和增加呼吸功。

（2）气体交换：在大多数临床情况下，加用 PEEP 可增高 PaO_2，这主要是由于防止了肺泡的萎陷和减少了肺内分流。适当的 PEEP，由于减小死腔通气，还能改善 $PaCO_2-$

$P_{ET}CO_2$（潮气末 CO_2 分压）差和 $PaCO_2$，然而过高 PEEP 可以减少通气良好的肺区域的灌注，引起（$PaCO_2$-$P_{ET}CO_2$）差、$PaCO_2$ 和死腔的增加。对于单侧肺疾病患者，PEEP 可引起健侧肺的过度扩张，肺血向患侧肺分流而使低氧血症加重。

（3）心血管功能：PEEP 对心血管系统的作用取决于 PEEP 的水平，呼吸系统的顺应性和患者的心血管状况。因为 PEEP 增加 $\overline{Paw}$ 和平均胸膜腔内压，故静脉血回流和心排出量可随着 PEEP 的应用而减少。当肺顺应性增高，胸壁顺应性减低和心血管功能储备低下时，PEEP 对心排出量的影响最大。高水平的 PEEP 减少右室前负荷，高水平的 PEEP 也增加右室后负荷（增加肺血管阻力），增加舒张末期的容量，减少射血分数，使室间隔左移，这些与心包压力梯度降低一起，限制了左室的可舒张性，减少了左室舒张末期容量和搏出量，因此，肺和系统血管压力均受 PEEP 影响。因为 PEEP 增加心脏外的压力，因此它也增加左室后负荷。当加用 PEEP 时如果能维持流量，那么血管压力保持不变或增加。然而，如果肺灌注减少，血管压力一般随 PEEP 的应用而降低。结果是心排出量、动脉血压、尿量和组织氧合均减低，因此，PEEP 可以增加动脉血氧合但却可以减少组织的氧合。

（4）颅内压：因为 PEEP 减少静脉血回流，颅内压随 PEEP 的应用而增高。将患者的头部抬高到垂直高度与所加 PEEP 值相同的水平通常可以抵消 PEEP 的作用。对任何顾忌颅内压增加的患者，加用 PEEP 均应谨慎。

（5）气压伤：对于气压伤的发生，必然存在 3 种因素：肺疾病，肺过度扩张和压力。因为应用 PEEP 的适应证主要是急性肺损伤，因此应用 PEEP 的患者大多患有基础肺疾病。加用某水平的 PEEP 所引起的肺过度扩张的程度必然决定气压伤的可能性。因为 ALI 和 ARDS 的病变是异质性的，应用任何水平的 PEEP 均可使部分肺区域达到过度扩张，因此应常规对气压伤的征象进行仔细监护，PEEP 应该维持于能达到 PEEP 治疗目标所需的最低水平。然而与气压伤发生关系最密切的是高肺泡峰压，PEEP 越高，肺泡峰压通常也越高。

（俞森洋）

112 · 机械通气时加用 PEEP 的适应证有哪些？

应用 PEEP 的生理学适应证和临床适应证见表 2-60 和表 2-61。主要是为了防止不稳定肺单位复张后的重新萎陷。胸壁的稳定性可以抵消 auto-PEEP。因减少前、后负荷而改善左室功能。虽然对 PEEP 实际应用中的一些问题，尤其是应用的时间和水平，一直有相当大的争论，但是支持它在呼吸危重病中应用的理由则是一直没有争论的。换句话说，人们争论的是：当发现急性呼吸衰竭（ARF）的最早表现时是否就应该应用 PEEP，或者具体到某个患者应该用多高的 PEEP；而没有争论的是：PEEP 是改善氧合的强有力手段和维持 PaO_2 在氧合解离曲线高平坦段部分是危重患者的重要目标。PEEP 也增加胸内压，减少静脉血回流和右心充盈，导致心排出量减少。在这些情况下，PEEP 对氧输送的最终作用取决于动脉血氧含量的增加和心排出量减少两者之间的平衡。

表 2-60 PEEP 治疗的生理学适应证
胸片上有双侧浸润影
反复发生的肺不张伴低 FRC
肺顺应性（C_L）减低
高 FiO_2（>0.5）下，$PaO_2<60mmHg$
顽固性低氧血症，FiO_2 增加 0.2，PaO_2 增加<10mmHg

表 2-61 应用 PEEP 的临床适应证
急性呼吸窘迫综合征
胸部创伤
手术后肺不张
心源性肺水肿
急性人工气道
auto-PEEP

PEEP/CPAP 治疗的目的是：①增加组织的氧合；②维持 $PaO_2>60mmHg$，$SpO_2\geqslant90\%$，pH 在可接受水平；③复张肺泡，并维持其在开放和充气状况；④恢复功能残气量。随着 PEEP 逐渐取得疗效，应可将 FiO_2 降至安全水平（<0.6）。

（1）ARDS：凡 ARDS 机械通气患者均常规加用 PEEP，加用 PEEP 的主要目的是增加功能残气量，改善氧合；与驱动压（平台压与 PEEP 之差）相结合实施肺复张策略，这通常在 ARDS 的肺水肿期进行。肺复张操作的方法，最佳 PEEP 的选择及 PEEP 效果的观察可参考本书第 70~74 问"肺开放策略和肺复张操作"，第 270~271 问"急性呼吸窘迫综合征"相关内容。常用 PEEP 水平 10~20cmH$_2$O，选择 PEEP 水平应个体化。

（2）胸部创伤：胸部创伤时加用 PEEP 是为了使胸壁稳定（有内固定的效果），防止创伤部位（多见于"连枷胸"）的矛盾运动。如果没有 ARDS，没有肺漏气，患者的血流动力学稳定，一般加用 5~10cmH$_2$O 的 PEEP。但如果没有低氧血症和组织缺氧，即使有连枷胸，是否要机械通气和加用 PEEP，则是有争议的问题。目前大多主张不必应用机械通气和 PEEP。

（3）手术后肺不张：手术后肺不张患者应用呼气末压来复张，通常可用 CPAP 的方式（不建立人工气道）来实施，以改善气体分布到低 $\dot{V}/\dot{Q}$ 比例的肺区域。此时应用 CPAP 的方法是：5~10cmH$_2$O 水平，每 2~6 小时应用 15~30 分钟，如果肺不张是由痰液黏稠阻塞所致，即可用纤支镜引导插入气管导管，同时用纤支镜吸引气道内可见的痰液，然后连接正压呼吸机并加 5~10cmH$_2$O 的 PEEP 进行持续通气，此外，用连接于管路内的加热型湿化器加强湿化通常可达良好疗效。

（4）心源性肺水肿：肺水肿的方式往往是心脏泵血功能的低下或（和）心脏前、后负荷增加的结果。应用 PEEP（或 CPAP）可减轻前、后负荷。常用 10cmH$_2$O 左右的 PEEP（或 CPAP）即可改善氧合，减少呼吸功，增加左室射血分数，降低左室舒张末压和改善心排出量。

（5）人工气道：人工气道的插入减少功能残气量，可能损害气体交换，在婴儿，凡有气管插管的患者均应用 3~5cmH$_2$O 的 PEEP 或 CPAP 是标准的做法。在成人气管插管患者也常用 5cmH$_2$O 的 PEEP，除非有其他禁忌证。然而，大多数长期气管切开的患者已适应对会厌的旁路而不需要应用 PEEP 或 CPAP。

（6）auto-PEEP：auto-PEEP 是由气流受限（时间常数增加），潮气量增大或不恰当的呼气时间引起的呼气末正压。因为 auto-PEEP 是由肺的内部功能的异常改变自发产生的，在呼吸机压力表上通常不能显示，只有按下"呼气末屏气"钮才能观察到。在每个肺单位产生的 auto-PEEP 的大小取决于肺单位的时间常数、呼气时间和容量。对于自主呼吸气流受限的患者，一旦产生 auto-PEEP 即增加呼吸功。只是要确定自主呼吸患者是否产生 auto-PEEP 是比较困难的。应用机械通气者发生 auto-PEEP 的最初表现是触发困难或不能触发呼吸机，此时加用实测 auto-PEEP 的 80% 水平的 PEEP 可以对抗 auto-PEEP，减少触发所需用力，而不影响总 PEEP 水平（所加 PEEP+auto-PEEP＝总 PEEP）。对于触发呼吸机有困难的患者，可以缓慢增加 PEEP，直至患者的呼吸频率与呼吸机的频率相等。当所加 PEEP 达适当水平时，患者的呼吸频率一般减少，心肺应激状态的体征消失。值得注意的是，PEEP 能平衡因气流受限（动态气道闭合）引起的 auto-PEEP，然而对固定性气道阻塞或高分钟通气量引起的 auto-PEEP 没有作用。在定容通气，如果所用 PEEP 增加总 PEEP，那么吸气峰压（PIP）和平台压也增加。在定压通气，如果所用 PEEP 增加总 PEEP，那么 V_T 就会减少。如果改变所加用的 PEEP 不影响气道峰压（定容通气时），或潮气量（定压通气时），那就说明 auto-PEEP 是存在的。

（俞森洋）

118 • 临床上如何选用最佳（或理想）PEEP？

有两种 PEEP 的水平或范围可以应用：最小或低水平 PEEP（所谓"生理性 PEEP"）和"治疗性 PEEP"。在大多数情况下（如果没有禁忌证），当患者已行气管插管或处于仰卧位时，用最小 PEEP 水平（3~5cmH$_2$O）以协助保持患者的正常功能残气量（FRC），这种做法是恰当的。功能残气量的减少，主要是由于气管插管致会厌的功能丧失，以及腹内脏器的上移，对膈肌的压迫。一般认为这种低水平的 PEEP 对人体没有不良影响。除非休克或低血容量时。

治疗性 PEEP 通常>5cmH$_2$O：它用以治疗因肺内分流和 $\dot{V}/\dot{Q}$ 比例失调伴 FRC 和肺顺应性减低引起的顽固性低氧血症。高水平的治疗性 PEEP（例如>15cmH$_2$O）仅用于少部分 ARDS 患者，并从中获益，因为高水平的 PEEP 是经常与心肺并发症相关的，对治疗的生理学反应必须仔细监测。

PEEP 是一双刃剑，PEEP 的应用有利又有弊，加用 PEEP 后的反应又因患者的疾病和病情不同，存在较大的差异，故临床上存在一个"最佳或理想 PEEP"的选择问题。所谓最佳 PEEP（the best PEEP）是指治疗作用最好而不良反应又最小的 PEEP 水平。即最佳 PEEP 是指增加氧输送、FRC、顺应性和减少分流，而处此水平时，并不与明显的心肺不良反应相关，例如减少静脉血回流，减少心排出量、降低血压、增加分流，增加 V_D/V_T，增加容积伤和气压伤，而且 FiO$_2$ 应在安全水平（<0.4），因此最佳 PEEP 应符合这些标准，而不是仅根据 PaO$_2$。最近有人将最佳 PEEP 定义为：在肺复张动作（recruitment maneuver，RM）之后，当降低 PEEP 时，静态顺应性达最高时的 PEEP。所谓理想的 PEEP（optimal PEEP）是指 PEEP 的益处和潜在的害处之间达到最好的平衡（表 2-62），尤其是指 PaO$_2$ 的明显改善而同时对心排出量的影响较少并避免了肺泡的过度扩张和气压伤。虽然学者们对

"最佳"或"理想" PEEP 有不同的理解和追求目标，但就其含义而言，两者应是同义词，并无实质性区别。

表 2-62　PEEP 的益处和害处之间的平衡

益　处	害　处
肺泡复张	肺泡的过度扩张（气压伤）
改善 PaO_2	心排出量减少（氧输送量的减少）
保护肺免受呼吸机所致肺损伤	吸气肌用力的减少
减低吸气功负荷	减少脑血流灌注
改善肺顺应性	需加强监护
辅助左心室	
血管的去复原	
支撑稳定胸壁	
驱动远端气道内分泌物	

如何确定"理想"和"最佳" PEEP 水平是人们反复探索和争论的、临床上颇有意义的课题。多年来专家们对此进行了大量的研究，提出了许多选择最佳 PEEP 的原则和方法。以下介绍这些原则和方法，并加以分析和讨论。

（1）达到适当氧合的最低 PEEP：根据 PaO_2 或 PaO_2/FiO_2 来确定。先给 $3\sim5cmH_2O$（$0.3\sim0.5kPa$）的 PEEP，视反应情况逐渐增加，每次增加 $2\sim3cmH_2O$（$0.2\sim0.3kPa$），在 $FiO_2\leqslant0.6$ 时能提供 $PaO_2\geqslant60mmHg$（$8.0kPa$）的最低 PEEP 水平；或维持 $PaO_2/FiO_2\geqslant300$ 为理想。此法较简便实用，是临床上经常采用的方法，但随着 PEEP 的增加心排出量随之减少。可因此损害氧输送，过高的 PEEP（如$>10\sim15cmH_2O$ 以上）不仅可抵消增加 PaO_2 和 SaO_2 的好处，而且可导致总组织氧输送量（delivery of oxygen，$\dot{D}O_2$）的减少。

（2）最大的氧输送：Suter 等发现增加 PEEP 引起 $\dot{D}O_2$ 的增加达到一定水平后，PEEP 的进一步增加引起 $\dot{D}O_2$ 的减少，他们将能达到最高 $\dot{D}O_2$ 的相应的 PEEP 水平称之为理想 PEEP。他们也发现呼吸系统总静态顺应性的改变与 $\dot{D}O_2$ 的改变相平行。因此提供一简单、无创的设置"理想" PEEP 的方法：即以观察总静态顺应性的改善来判断理想 PEEP 水平。这些结论以后受到了挑战。以后的一些研究表明 $\dot{D}O_2$ 的改变，在很多情况下并不与静态总顺应性的改变相平行。

因为 PEEP 可增加肺功能残气量，增加氧合，但另一方面又导致心排出量降低，因此要达到两方面的理想关系。临床上的具体做法是：逐渐增加 PEEP 水平，同时观察心率，血压、尿量等情况，若 PEEP 水平并不高（$\leqslant10cmH_2O$）则出现循环系统改变，可给予补液（包括适当补充胶体液）、必要时加用多巴胺，多巴酚丁胺等；若加用 PEEP 达 $10cmH_2O$ 以上尚不能达到目标 PaO_2（$55\sim60mmHg$）和 SaO_2（$\geqslant90\%$），需进一步增加 PEEP 水平，则主张插入 Swan-Ganz 漂浮导管，测定心排出量（$\dot{Q}_T$），根据公式：$\dot{D}O_2=1.39Hb\times SaO_2\times\dot{Q}_T+$

$0.003 \times PaO_2$（Hb 为血红蛋白浓度）计算氧输送量（$\dot{D}O_2$），确定进一步增加 PEEP 的利弊。最佳 PEEP 则是能使 $\dot{D}O_2$ 达最大值时的水平。此法理论上是最好的，但需插漂浮导管和测定心排出量（$\dot{Q}_T$），为有创伤性 $\dot{D}O_2$ 值的计算并受 $\dot{Q}_T$ 测定误差的影响。Sugimato 等和 Ranieri 等研究发现，最大 $\dot{D}O_2$ 通常在 ZEEP（PEEP=0）时，且随 FiO_2 改变而改变，故认为其不能用作为确定最佳 PEEP 的指标。Barnas 等在盐水肺灌洗犬的模型研究中发现，$\dot{D}O_2$ 随 PEEP 升高无变化，没有发现 $\dot{D}O_2$ 达最大时的最佳 PEEP。当氧合血红蛋白饱和时，$\dot{D}O_2$ 主要取决于心排出量（$\dot{Q}_T$），此时则不能反映肺功能的改善情况，因此，测定 $\dot{D}O_2$ 有时难以完全反映 PEEP 的最佳治疗效果。

（3）最低的肺内分流率（$\dot{Q}_S/\dot{Q}_T$，$\dot{Q}_S$ 为分流量，$\dot{Q}_T$ 为心排出量）：这主要是在 ARDS 患者，至于其他疾病和其他情况应用 PEEP 则不能以 $\dot{Q}_S/\dot{Q}_T$ 的减少作为指标。因为 ARDS 患者均有明显的肺内分流增加，从而导致顽固性严重低氧血症。应用 PEEP 可使萎陷的肺泡复张，肺内血流重新分布而减少肺内分流率。Kirby，Gallagher 等的研究显示，以 $\dot{Q}_S/\dot{Q}_T < 15\%$ 为指标确定 PEEP，可提高患者的生存率。主张以 $\dot{Q}_S/\dot{Q}_T < 15\%$ 时的 PEEP 为最佳 PEEP。Miller 等对创伤性 ARDS 患者研究认为，调整 PEEP 使 $\dot{Q}_S/\dot{Q}_T$ 达 20% 是可能的。而心排出量靠补液和血管活性药物来维持。Florida 大学有一研究组描述了对 PEEP 治疗的这种非常规处理方法，他们称之为极高的 PEEP（super-PEEP），他们认为合理的措施是应增加 PEEP 直到肺内分流减少到低于心排出量的 15%，同时给予静脉补液和加压素以维持心排出量，结果应用了非常高的 PEEP，有些患者用至 43cmH₂O 和 57cmH₂O，虽然作者所在研究组宣称改善 ARDS 患者的存活率，但这种非常高 PEEP 的策略并没有进行随机对照的研究，因此并没有得到其他学者的认同和支持。不少学者指出，如果为了使肺内分流率达到 15%~20%，而应用极高 PEEP（≥20cmH₂O），很可能使充气良好的那部分肺泡过度扩张，降低肺总顺应性，增加气压伤和容量伤的危险，有学者认为，心排出量的减少是导致肺内分流下降的重要原因，因此，为使 $\dot{Q}_S/\dot{Q}_T < 15\%\sim20\%$，很可能会以降低心排出量为代价，East 等在动物实验研究中发现，当 $\dot{Q}_S/\dot{Q}_T < 15\%$ 时，肺顺应性，混合静脉血氧饱和度，氧输送量都没有达最大值。有学者建议用肺内分流量（$\dot{Q}_T\text{-}\dot{Q}_S$）作为最佳 PEEP 指标，认为达最大 $\dot{Q}_T\text{-}\dot{Q}_S$ 时的 PEEP，不仅能降低肺内分流而且心排出量的降低也最小。但此时的肺顺应性、氧输送量和对肺气压伤的影响是否理想有待证明。

此外，无论测定 $\dot{Q}_S/\dot{Q}_T$ 或（$\dot{Q}_S\text{-}\dot{Q}_T$）均需采用有创伤性方法，且测定方法的影响因素较多，结果不易准确等也限制了它的临床应用。有学者建议，在机械通气时，可采用以下简易方法。

在吸纯氧 15~20 分钟后按以下公式粗略计算：

$$\dot{Q}_S/\dot{Q}_T = \frac{700-PaO_2}{100} \times 5\%$$

正常人的分流率在 6% 以下，ARDS 患者可高达 20% 以上，控制其 <15% 为理想。

（4）最低的 $PaCO_2$-$P_{ET}CO_2$（动脉血和潮气末 CO_2 分压差）：已主张对呼出气进行分析作为决定 PEEP 水平的有效辅助方法，尤其是动脉血 $PaCO_2$ 和潮气末 CO_2 压力两者之差（$PaCO_2$-$P_{ET}CO_2$）的计算，被发现对指导 PEEP 的调整有帮助。根据（$PaCO_2$-$P_{ET}CO_2$）可估计肺泡死腔。随着 PEEP 的增加，萎陷的肺泡复张，功能残气量增加，肺泡无效腔减少，但过高的 PEEP 将增加无效腔和因肺泡 CO_2 分压将由于肺泡的容量增大而稀释，导致 $PaCO_2$-$P_{ET}CO_2$ 梯度的增加。因此有些学者主张将 $PaCO_2$-$P_{ET}CO_2$ 作为选择最佳 PEEP 的标准。由于 $P_{ET}CO_2$ 可以通过呼出气二氧化碳监测（红外线测定仪）而无创和快速地获得结果，而且可持续监测，给临床带来方便。Murray 等通过动物实验发现，适当的 PEEP 可产生最高的 PaO_2、最小分流和最好肺顺应性，相应的 $PaCO_2$-$P_{ET}CO_2$ 最小，PEEP 过高时，80%动物的 $PaCO_2$-$P_{ET}CO_2$ 增大。

这种方法的合理性已经受到批评质疑，在随后的临床研究中，Jardin 等发现呼出气 CO_2 测定对于决定 PEEP 是无帮助的。在另一研究，Blanch 等发现呼出 CO_2 测定，对于用大注射器技术获得 P-V 曲线显示有拐点的这组有选择的患者是有帮助的。然而，如果我们用大注射器法获得 P-V 曲线，则尚不清楚我们再去测定 $PaCO_2$-$P_{ET}CO_2$ 梯度是否可获得任何更有价值的资料。

（5）最低的死腔气量（V_D）/潮气量（V_T）之比：其机制与以上所述求最低的（$PaCO_2$-$P_{ET}CO_2$）相似，因为恰当的 PEEP 可改善 $\dot{V}/\dot{Q}$ 比值，减少生理 V_D，因此可减低 V_D/V_T。不少呼吸机监护仪可直接显示 V_D 和 V_T，很容易计算出 V_D/V_T 值。也可根据以下公式计算：V_D/V_T =（$PaCO_2$-$P_{ET}CO_2$）/$PaCO_2$（$P_{ET}CO_2$ 为潮气末 CO_2 分压）。

（6）恰当的氧耗量（$\dot{V}O_2$）：加用 PEEP 可以增加 PaO_2 和血氧饱和度（SaO_2），但减少心排出量，并因此可能减少氧输送量。当减少心排出量和氧输送量的作用超过改善 SaO_2 的好处时，混合静脉血氧饱和度（$S\bar{v}O_2$）降低（如果氧输送受损，即使 PaO_2 升高，$S\bar{v}O_2$ 也降低）。此外，在加用 PEEP，追求达到理想的 PaO_2 和 $\dot{D}O_2$ 指标的同时，我们要警惕气压伤危险的增加，密切观察气道峰压和平均气道压的变化。如果 PaO_2 和 $\dot{D}O_2$ 的轻度改善，显著增加肺气压伤的危险，那可能也是得不偿失的。许多心功能良好的患者，对于 SaO_2 的轻度降低是容易代偿的，能以增加心排出量来维持恰当的 $\dot{D}O_2$。在达到恰当的组织摄氧量方面，有两个因素是很重要的：PaO_2 足以维持从毛细血管到细胞线粒体的适当梯度和足够的氧输送量以满足组织氧需要量。如果患者的心脏是健康的，那么就能忍受相当严重的氧减饱和，因为患者具有增加氧摄取的能力（增宽动静脉氧含量差）和充足的时间来适应。然而，如果代偿机制受限，则重要脏器就会缺氧。在这种情况下，氧耗［心排出量×（动脉血氧含量-混合静脉血氧含量）］在指导对增加 PEEP 的需要方面可提供有用的信息。因为测定氧耗（$\dot{V}O_2$）可提供氧运输（$\dot{D}O_2$）与氧利用两方面的信息。Shaw 等将最佳 PEEP 定义为达最大 $\dot{V}O_2$ 而不损害肺功能的 PEEP 水平。Lorente 等研究发现，在 ARDS 患者，$\dot{V}O_2$ 与 $\dot{D}O_2$ 明显相关，即随 PEEP 升高，$\dot{V}O_2$ 和 $\dot{D}O_2$ 呈平行性降低。且 $\dot{V}O_2$ 与肺顺应性，Qs/Qt 的改变无明显相关性。因此认为 $\dot{V}O_2$ 不能作为确定最佳 PEEP 水平的指标。Kruse 等发现患者血清乳酸水平与 $\dot{D}O_2$ 和 $\dot{V}O_2$ 有明显相关性，故主张以测定血乳酸水平作为判断 $\dot{D}O_2$ 和 $\dot{V}O_2$ 的指标。

但作者认为影响 $\dot{V}O_2$ 或血乳酸水平的因素很多，机械通气时 PEEP 水平虽与它们有联系，但并不是决定性因素，$\dot{V}O_2$ 或血乳酸水平作为决定最佳 PEEP 水平的指标显然是不适宜的。

(7) 最好的顺应性：靠升高 PEEP 的同时监测肺胸总顺应性可选择理想的 PEEP 而不必测定肺楔压或 $S\bar{v}O_2$。

具体的方法是：逐步增加 PEEP，从监护仪上观察顺应性的改变。有些呼吸机没有设监护顺应性的指标，则可通过以下公式计算顺应性 (C)。

$$顺应性(C)=\frac{V_T}{平台压-PEEP}$$

最佳 PEEP 则是顺应性最好时的水平。较简便的方法是：机械通气时，固定 V_T、流量等呼吸机条件不变，逐渐增加 PEEP 水平，同时测定平台压（或吸气峰压，因为吸气峰压与平台压基本平行），如果 PEEP 的增加幅度>平台压的增幅，则提示顺应性增加；相反，如果 PEEP 的增幅<平台压的增幅，即说明顺应性减低 [其机制则是顺应性 (C) 计算公式]。

提倡这种方法是因为相信最大的顺应性是与最大的氧输送、最低的肺泡死腔和最大的肺泡复张相符合的。虽然这是颇有吸引力的假设，但心排出量的降低可独立于肺胸总顺应性的改变，临床经验提示这种技术是不可靠的（如已注意到的顺应性可因 PEEP 和潮气量的联合作用而改变）。此外，有些患者顺应性曲线的峰并不是高尖的；另有一些患者呼吸系统总顺应性可能随 PEEP 的增加继续升高，并达诱发低血压的水平。

(8) 最小的动态过度充气 (dynamic hyperinflation, DH)：先测出 PEEPi，外加约 75% PEEPi 的 PEEP，以下游阻力平衡 PEEPi 的上游阻力，以减轻吸气负荷。但一般认为，加用 PEEP 若超过 PEEPi 的 85%，则可进一步加重肺过度充气，并影响血流动力学和气体交换。

(9) P-V 曲线：许多研究者推荐用大注射器法测定 P-V 曲线以辅助 PEEP 水平的调整，根据总 PEEP 在呼吸系统压力–容量（P-V）曲线上落点的位置可能有助于预计增加 PEEP 后的反应。因为 PEEP 对经肺氧输送的有益作用是与萎陷肺单位的复张相平行的。故在急性肺损伤的早期，当水肿和肺不张为主要病理改变时，加用 PEEP 的作用一般是最明显的。低水平的 PEEP 也许不足以产生和维持肺泡的通畅，尤其是和较小潮气量联合应用时。随着 PEEP 的增加，吸气峰压增高，萎陷的肺泡重新充气。结果，静脉血掺杂下降，动脉血氧合得以改善并伴呼吸系统顺应性的增加。相当多的学者推荐最佳 PEEP 即为略高于低拐点的 PEEP（图 2-23），因为这将潮气量移到曲线的线性部分，这种水平的 PEEP 可以防止肺泡的呼气末萎陷，导致显著的分流减少。曾经认为高于低拐点之上的 PEEP 的进一步增加将不改善肺力学和氧合，而且可使已开放的肺泡过度扩张和抑制心排出量。但近年的研究表明，在 PEEP 达一定值以后，再继续增加 PEEP，呼气末的切线 (tangential) 顺应性不再改善。然而，PEEP 和潮气量位于静态 P-V 曲线的低拐点之上，达此程度时，再增加 PEEP 通常也没有抑制心排出量，并可使 PaO_2 和氧输送仍持续改善，只是改善的效果不如在低拐点以下时加用 PEEP 的效果那么明显。高于低拐点后继续增加 PEEP 仍可改善动脉氧合的机制，可能是：当潮气量固定时，较高的 PEEP 增加峰压和平台压，据此可引起吸气末肺泡的复张，然后由 PEEP 保持呼气末的肺泡开放。更经常的情况是。增加 PEEP 即增加了平均气道压，使 PaO_2 和 SaO_2 增加，但减少心排出量和患病肺单位的分流量，在这种情况下，对总的氧输送量（$\dot{D}O_2$）将发生什么影响较难预计。

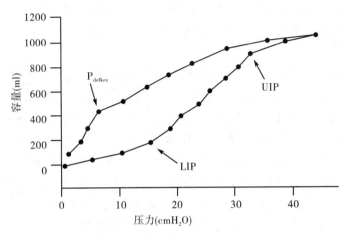

图 2-23　静态 P-V 曲线的低拐点（LIP）和高拐点（UIP）

对不同患者和病情的更深入研究还发现 P-V 曲线可呈现不同的形态，主要有三种：下凹形，上凸形和直线形。典型的下凹形 P-V 曲线才有较明显的低拐点和高拐点，（有的没有明显的拐点，而是有斜率明显改变的拐弯段），只有低拐点（低拐弯段）明显的 P-V 曲线加用略高于其压力的 PEEP 才能保持呼气末肺泡的开放，增加肺顺应性。对于上凸形和直线形的 P-V 曲线是否需加用 PEEP，加用多高 PEEP 才理想即缺乏研究，有些学者认为，此种情况加用 PEEP 不仅不能使肺泡复张和保持开放，而且增加气压伤危险。此外，与理想的潮气顺应性相关的 PEEP 水平是随潮气量而改变的，较小的潮气量与较高的理想 PEEP 水平相关。没有任何一个 PEEP 水平能对各种潮气量都达到理想潮气顺应性，和理想的潮气顺应性并不能保证不发生肺泡潮气性的开放和关闭（潜在肺损伤危险）。

在描绘 P-V 曲线的技术方面，现已存在一些问题。大注射器虽然为标准技术，但需断离呼吸机，吸入 100% 氧，较费时也非实时测定，近年来一些现代新型呼吸机可自动连续监测和描绘 P-V 曲线，给临床带来很大方便，但描绘方法尚未标准化。

（10）对抗静水压的 PEEP 水平：近来 Gattinoni 等进行的研究介绍了最大 PEEP 的概念，这等于该肺区带所承受的静水压，等于仰卧位时胸骨侧到背侧垂直距离乘以肺组织密度。这种方法所根据的理由是：为防止呼气末压迫性肺不张，作为静水压的反作用力。使肺泡维持开放所需要的 PEEP，故在仰卧位患者的最大 PEEP 不应超过肺的背腹高度（以厘米计）乘以肺组织密度。在 CT 扫描，肺的正常密度大约是 0.3g/ml，而在 ARDS 患者大约为 0.7g/ml，成人的背腹高度为 $12 \sim 25cmH_2O$，在成年男性取代表性的距离为

$15 \sim 20cm$，所以成年男性 ARDS 患者为预防肺泡萎陷的最大 PEEP 应该为 $10.5 \sim 15cmH_2O$。高水平 PEEP 时 PaO_2 的再额外增加可来自除肺泡复张以外的其他机制，例如对分流区的灌注减少。正如有些学者指出的，在常规临床实践中并不能应用这种复杂处理方法，需要积累更多的经验。因为肺损伤的非均一性分布，P-V 曲线上的拐点也许仅是肺力学粗略的近似值。不少学者仍推荐将少于患者背-腹高度的 PEEP 水平作为合理的设置 PEEP 的条件。如果不能获得 P-V 曲线，合理的确定 PEEP 水平的方法是为达到 $PaO_2 > 60mmHg$，而维持 $FiO_2 < 0.6$ 时的最低 PEEP 值，此值一般不超过患者背腹高度和组织密度乘积计算所得的 PEEP 值。

PEEP 的作用随潮气量而改变。增加 PEEP 所引起的最大反应，通常情况下是迅速的，但有时也可能需要 1 小时或更长时间才能确立。如何确定最佳（或理想 PEEP）的原则和方法尚无统一的标准和一致的意见。然而，氧饱和度（SaO_2），氧输送（$\dot{D}O_2$），静脉血掺杂，肺顺应性，容量复原（或萎陷肺泡复张）等都已作为选择最佳 PEEP 水平的指标（表 2-63）。PEEP 试验时具体的测定和监测指标见表 2-64。以不同的指标和策略选出的："最佳 PEEP"水平虽然经常是相同或相近的，但有时则差别较大。无论以什么方法选择，我们都应该了解，尽管加用 PEEP 在改善氧饱和度方面是有效的，但如果它引起气压伤的高度危险，或招致心排出量的明显减少，那么增加 PEEP 会带来危害。

有许多测定或计算的参数可用以评价患者对 PEEP 的反应，一些参数的目标值如下：①在 $FiO_2 < 0.40$ 时 PaO_2 $60 \sim 100mmHg$，这代表 pH 正常时，SaO_2 $90\% \sim 97\%$。（ARDS 网络研究的 PaO_2 范围：$55 \sim 80mmHg$，SaO_2 $88\% \sim 95\%$）。②存在理想的氧输送；正常的氧输送约为 $1000ml/min$ 氧（$5L/min \times 20vol\% \times 10$）。③当监测分流时，分流 $<15\%$。④最小程度的心血管受损，包括有适当的系统血压、心排出量减少 $<20\%$，稳定的肺血管压力。⑤肺顺应性（C_L）和肺充气改善。⑥$PaO_2/FiO_2 > 300$。⑦最小的（$PaCO_2 - P_{ET}CO_2$）差。⑧理想的混合静脉血氧值。

表 2-63　指导最佳 PEEP 选择的指标

氧饱和度（动脉血或混合静脉血）
氧输送量
最小的静脉血掺杂
最好的潮气顺应性
容量的复原（或萎陷肺泡的复张）

表 2-64　PEEP 试验时的测定和监测指标

通气资料：V_T，f，吸气峰压（PIP），平台压，PEEP，Cs，呼吸音，动脉血气（如 PaO_2，CaO_2，pH，$PaCO_2$），$P_{(A-a)}O_2$ 或 PaO_2/FiO_2，计算分流（$\dot{Q}_S/\dot{Q}_T$），P（a-et）CO_2

血流动力学资料：血压，心排出量（CO）（热稀释法无创技术，C（a-$\bar{v}$）O_2，$P\bar{v}O_2$，$S\bar{v}O_2$，肺动脉压（PAP），PAOP，氧输送（$CO \times CaO_2$）

　　评价危重患者应用 PEEP 的生理学作用时，存在大量的矛盾结果。很少有严格对照的研究检查 PEEP 对临床后果的影响。有些研究提示应用 PEEP 时，存在微血管渗透性增加导致血管外肺水的积聚并损害支气管循环，所以应避免肺泡过度扩张。Carroll 等对 50 例手术后 ARF 而机械通气的患者进行对照性研究，在 22 例患者中，PEEP 被逐步调整到减少分流（$\dot{Q}_S/\dot{Q}_T$）和改善氧合（"复张性 PEEP"组），而另外 28 例患者是支持性地应用（以 $FiO_2<0.5$ 获得 $PaO_2>60mmHg$），结果在复张组肺并发症发生率和病死率（6/22）均比支持性 PEEP 组高（该组病死率为 1/28）。然而，由于该研究设计上的局限性并不能因此得出结论：积极地应用 PEEP 并不能改善 ARF 患者的存活率。

　　总之，在 ARF 和 ARDS 患者，为达到 PaO_2 的改善和因此降低 FiO_2，应用 PEEP 是有帮助的。偶然的为支持心排出量和预防 $\dot{D}O_2$ 的减少，可能需要给予增加心肌收缩力的药物和补充液体。此外，PEEP 可以保护肺免受大潮气量所致的呼吸机所致肺损伤。为在 $FiO_2<0.6$ 情况下维持 $PaO_2>60mmHg$ 所需要的 PEEP 水平常认为是最低 PEEP，而根据仰卧位患者胸的腹-背垂直高度可代表最大 PEEP。理想 PEEP 水平的调整具体到每个患者仍存在某些争论，虽然应用动脉血气，顺应性判断或恒定流量吸气时的压力-时间曲线是有帮助的。

　　(11)"最佳 PEEP"的试验

　　1）基础理论：为了决定什么水平的 PEEP 是最有利的，不少学者认为应该进行系统的评估——PEEP"试验"（表 2-65），在试验期间，PEEP 水平应该是唯一的变量。体位，镇静剂水平，FiO_2，潮气量或压力控制水平和所有其他呼吸机参数保持在固定的安全水平。输注的液体，增强心肌收缩药和血管活性药物也应维持在恒定水平。试验应该从根据疾病所处的阶段判断可能适合的最低 PEEP 开始，选择的 FiO_2 尽可能接近完成试验后要选用的 PEEP 时的 FiO_2，这有两大好处：首先，如果在选定"理想"PEEP 后再将 FiO_2 水平降低或增加，PaO_2 定会发生改变，此时可能又得重新选定理想 PEEP。虽然根据 PaO_2 对 FiO_2 的比值（P/F 比例）可估计在任何既定 PEEP 水平可能达到的 PaO_2，但实际上在改变 FiO_2 后引起的 PaO_2 变化并非按 P/F 比例可准确预计。其次，如果试验时选择 100% 的 FiO_2，此时只有分流对低氧血症起作用，那么降低 PEEP 水平对 $\dot{V}/\dot{Q}$ 比例失常的有益作用就难以评估。

表 2-65　确定最佳"PEEP"的试验

确定的目标	可接受的最低 PaO_2 或 SaO_2（通常为 $PaO_2\geq60mmHg$，$SaO_2\geq90\%$）
	可耐受的最高 FiO_2（通常 $FiO_2<0.5$）
	可耐受的最低心排出量
	可允许的最高平台压（通常 $<30mmHg$）
	可允许的最小潮气量（通常为 5ml/kg）

续 表

监测指标	PaO_2，SaO_2
	动脉血压
	平台压
	如果有条件，监测 $P\bar{v}O$，C（$a\text{-}\bar{v}$），$\dot{D}O_2$
	如果有条件，监测心排出量
ARDS 早期试用	开始时用 PEEP = $8cmH_2O$
PEEP 的顺序	绘制 P-V 曲线，或逐步增加 $2\sim3cmH_2O$ PEEP 直至达可耐受的程度，或达到理想的作用
	在容量切换通气时，如果峰压增加过高，则调整 V_T
	在压力控制通气时，考虑增加设置的目标压
	如果 $V_T<5ml/kg$，考虑增加能使肺单位复张的潮气量

2）试验技术：在开始 PEEP 试验之前，应将气道内分泌物吸引干净，考虑让患者俯卧或侧卧位。患者在适当的镇静之后开始试验，每 $10\sim20$ 分钟增加 PEEP $2\sim3cmH_2O$，直至达规定的上限（如 $15\sim20cmH_2O$）或见到明显的好处或害处为止。在每一 PEEP 水平，应测定气道压、呼吸系统顺应性、氧饱和度、血压、心率和呼吸频率，如有可能应测定心排出量和/或 $S\bar{v}O_2$。每次间隔的时间应该准确（如果检查动脉血气，PEEP 水平的定时改变不应该因为上一次实验检测结果没有回报而推迟）。整个试验应该迅速地完成以减少除改变 PEEP 之外的其他因素所引起的 PaO_2 偏移。在临床上，如果能用单个参数来判断和选择最佳 PEEP，当然是最方便的，一些增加氧合并不困难的低氧血症患者，也许只要适当增加 PEEP 水平（在 $15cmH_2O$ 以内），就可达到 $PaO_2>60mmHg$（在 $FiO_2\leqslant0.6$ 条件下）的目标。这些患者只要用 PaO_2 就可选择出适当的 PEEP。问题是那些顽固性严重低氧血症（如严重 ARDS）患者，为达到 $PaO_2>60mmHg$（$SaO_2>90\%$），他们所需要的 PEEP 水平很高，这时选择最佳 PEEP，就要全面考虑，权衡利弊，最好以多个参数和指标来指导 PEEP 试验。这些指标有氧合指标（PaO_2，SaO_2，PaO_2/FiO_2）、顺应性、气道平台压、血流动力学指标 [血压，心排出量（$\dot{Q}_T$），（$\dot{D}O_2$）]、分流。

病例 1，男，重症肺炎患者，所用 FiO_2 和加用不同水平 PEEP 后的反应如下（表 2-66）。

表 2-66 不同 FiO_2 和 PEEP 对 PaO_2 和平台压的影响

PEEP（cmH_2O）	0	5	10	15	20	25
FiO_2	0.4	0.4	0.5	0.6	0.7	0.8
PaO_2（mmHg）	40	48	57	62	69	78

续　表

PEEP（cmH₂O）	0	5	10	15	20	25
动脉血压（mmHg）	100/60	98/58	90/56	80/40（98/60）	（95/60）	（95/62）
平台压（cmH₂O）	23	24	26	29	33	40

注：表中动脉血压括号内数值是加用多巴胺以后的数值

从表 2-67 可见，本例患者加用 15cmH₂O PEEP 和 0.6 的 FiO_2 是可取的。此时 PaO_2 可达 62mmHg，平台压为 29cmH₂O，没有超过 30cmH₂O 的限制。而且 PEEP 从 10cmH₂O 增至 15cmH₂O 时，平台压只增加 3cmH₂O（26cmH₂O 增至 29cmH₂O），说明顺应性是改善的。一些顽固性低氧血症（如 ARDS）患者，若能建立更多的监测指标来指导 PEEP 试验，即更有利于选择最佳 PEEP 时的全面考虑，综合权衡，如病例 2（表 2-67）和病例 3（表 2-68）。

表 2-67　增加 PEEP 对 $P\bar{v}O_2O_2$ 和相关参数的影响

PEEP（cmH₂O）	0	5	10	15	20
$P\bar{v}O_2$（mmHg）	35	37	39	37	35
$C(a\text{-}\bar{v})O_2$（ml/100ml）	3.7	3.7	3.6	3.8	4.1
CO	7.0	7.0	7.5	6.7	6.5
$\dot{D}O_2$	850	875	950	850	825

从表 2-68 可见，10cmH₂O PEEP 是最佳 PEEP，此时 $P\bar{v}O_2$，C.O. 和 $\dot{D}O_2$ 达最高值，随着 PEEP 继续升高，$C(a\text{-}\bar{v})O_2$ 继续升高，但 $P\bar{v}O_2$ 下降，C.O. 下降，反映了缓慢的灌注率和组织摄取氧需要更多的时间。

表 2-68　增加 PEEP 对 $P_{(A\text{-}a)}O_2$、$P\bar{v}O_2$ 和相关参数的影响

PEEP（cmH₂O）	0	5	10	15	20	25	30
时间（min）	15	30	45	60	75	90	105
血压（mmHg）	117/80	120/85	120/80	110/70	115/75	115/75	90/65
Cs（ml/cmH₂O）	36	36	37	35	40	45	36
PaO_2（$FiO_2=1.0$）	43	59	65	73	103	152	167
CaO_2（vol%）	15.3	17.8	18.3	18.9	19.2	19.4	19.6
$PaCO_2$（mmHg）	37	37	38	37	39	37	38
pH	7.41	7.42	7.42	7.42	7.40	7.41	7.41

续　表

PEEP（cmH_2O）	0	5	10	15	20	25	30
$P_{(A-a)}O_2$（mmHg）	607	591	585	577	547	698	483
$PaCO_2-P_{ET}CO_2$（mmHg）	16	15	13	10	9	8	15
$P\bar{v}O_2$（或 $S\bar{v}O_2$）（mmHg 或%）	27	37	38	38	39	40	34
C.O.（L/min）	4.1	4.2	4.0	4.5	4.4	4.4	3.3
$C(a-\bar{v})O_2$（vol%）	5.3	5.2	5.4	5.0	4.9	4.9	6.7
PCP（mmHg）	3	5	8	11	12	13	18
PAP（mmHg）	37/21	39/25	41/24	43/25	40/21	38/24	45/30
$\dot{D}O_2$（C.O. ×CaO_2）	627	748	732	851	845	854	647

从表 2-68 中可见，随着 PEEP 的增加，氧合和血流动力学相关参数发生改变。值得注意的是，当 PEEP 增至 $30cmH_2O$ 时，Bp、$P\bar{v}O_2$、$\dot{D}O_2$、Cs、C.O. 开始降低，因此，此例患者的理想 PEEP 是 $25cmH_2O$。在 PEEP 为 $25cmH_2O$ 时，许多氧合参数（如 $\dot{D}O_2$）是改善的，而且没有明显的心血管不良反应。

然而在两次增加 PEEP 的间歇时间应是足够的，以便能不遗漏"慢作用改善"的效果（应该认识到间歇 20 分钟获得的 PaO_2 值仍可能低估最后的反应）。因为这种反应的延迟和较高的 PEEP 水平可能开放气道，并在较低的 PEEP 水平维持通畅，很多医生从 PEEP 范围的高限值开始，逐步降低 PEEP 来确定最佳值。

PEEP 水平的选择将取决于所选择的欲达到的理想氧合指标，一个合理的较公认的方法是采用在 $FiO_2<0.6$ 情况下，能使 $SaO_2>90\%$，同时没有抑制心排出量和降低顺应性的最低的 PEEP 水平。在 ARDS 的前几天，很多医生现仍坚持应用高于 P-V 曲线低拐点的 PEEP 加上适当的潮气量，这通常高于 $10cmH_2O$，即使在较低 PEEP 时氧交换已恰当。

（俞森洋）

114. 何谓内生性 PEEP（PEEPi）？发生 PEEPi 的病理生理学机制是什么？

（1）PEEPi 的概念：所谓内生呼气末正压（intrinsic positve end-expiratory pressure，PEEPi）是指在没有用呼吸机预设 PEEP 的情况下肺泡压力在呼气末从而也在整个呼气过程保持正压。无论什么时候，只要呼气时间短于肺内气体排空（则恢复到正常的功能残气位）实际所需时间时就会产生 PEEPi，PEEPi 又称为自动 PEEP（auto-PEEP）、隐性 PEEP（occult PEEP）、内源性 PEEP（endogenous PEEP）和不显性 PEEP（inadvertent PEEP）。与之相反，由呼吸机设定，外加于患者的 PEEP 称之为外源性 PEEP 或外加 PEEP 或直接称为 PEEP。

（2）发生 PEEPi 的病理生理学机制：PEEPi 的发生机制与决定呼气末肺容量的因素、肺排空速率密切相关。所谓功能残气量（FRC），是指潮气呼吸时呼气末肺和气道内残留的气量。正常人潮气呼吸时，吸气期间贮存于呼吸系统的弹力能量用于呼气是足够的。因此，通常情况下呼气末气流为零，并维持零至下一次吸气开始前的适当时间（即呼气末暂停时间）；此时 FRC 相当于整个呼吸系统的弹力平衡容量（elastic eguilibrium volume）。肺过度充气（pulmonary hyperinflation）被定义为 FRC 增加高于预计值，FRC 的增加可能是由于肺弹性回缩力的丧失和气道在高肺容量位过早关闭。动态肺过度充气（dynamic pulmonary hy-perinflation，DPH）是指呼气末时尚存在动态弹性回缩力，使增加的 FRC 高于整个呼吸系统的弹力平衡容量。临床上产生 DPH 的原因有：①气流阻力增加（和呼气流速受限）；②呼气时间缩短；③吸气后吸气肌的兴奋性增高。气流阻力的异常增加常与呼气流速受限相关，是机械通气和急性呼吸衰竭患者产生 DPH 的最重要机制。此外，呼气时间缩短，如反比通气和浅快自主呼吸时，也常发生 DPH。PEEPi 是 DPH 的必然结果，反映了呼气末弹性回缩压的存在。

（俞森洋）

115 • 发生内生性 PEEP（PEEPi）有哪些临床意义？

机械通气者产生 PEEPi 是相当普遍的。机械通气者存在 PEEPi 的临床意义部分取决于通气模式。

（1）控制通气时 PEEPi 的临床意义：控制通气时，PEEPi 对患者有三种主要的不利影响：①由于呼气末胸内正压，影响回心血量和心脏的充盈，使心排出量减少；②肺泡压增高，从而使气压伤的危险性增加；③导致肺顺应性计算的错误。

1）PEEPi 对血流动力学的影响：由于 PEEPi 的存在，可显著增加肺泡压和胸内压，减少心排出量，从而减少了对重要器官的血流灌注。临床上较易发生的情况是：机械通气后患者出现低血压、少尿、心律失常、休克等，因此误判为血容量不足给予过多补液；或认为是正压通气的必然结果，而忽视了 PEEPi 的问题。实际上，高水平的动态肺过度充气（DPH）和 PEEPi 就可直接影响心脏的充盈，导致显著的心律失常和低血压，而这是通过采取减少 DPH 和 PEEPi 的措施就可很快纠正的。

2）PEEPi 和气压伤：高水平的 DPH 和 PEEPi 使得通气移向肺容量-压力曲线的上部平坦段，末端气道和肺泡面临过度扩张和破裂的危险，因此理论上说，过高的 PEEPi 可增加气压伤的发生率。然而至今尚无研究资料来证明 PEEPi 和气压伤两者的直接关系。近年来已有研究表明：适度的 PEEP 或 PEEPi 反可预防呼吸机所致弥漫性肺损伤。因为 PEEPi 可预防呼气末肺泡的萎陷，允许应用小潮气量来通气，减少不同肺区带扩张时的应切力（shear forces）。对于这方面的知识尚需进一步临床研究。

3）PEEPi 对肺顺应性测定的影响：如果没有认识和测定 PEEPi，将导致静态呼吸顺应性（$C_{st,rs}$）计算的显著错误。因为计算 $C_{st,rs}$ 的传统公式如下。

$$C_{st,rs} = V_T/(Pplat-PEEP) \qquad (1)$$

存在 PEEPi 时，计算 $C_{st,rs}$ 的纠正公式为如下。

$$C_{st,rs} = V_T/(Pplat-PEEP-PEEPi) \qquad (2)$$

公式中，V_T 为潮气量，Pplat 为吸气末气道平台压。文献报告，如果忽略 PEEPi［按（1）式和（2）式计算比较］，计算 COPD 和 ARDS 患者的 $C_{st,rs}$ 可比实际分别低估 100% 和 30%。且应该注意，由于某些可变因素的相互依赖，PEEPi 的增大也可使得顺应性计算的误差程度难以预测。还应强调，许多现代微处理装置呼吸机虽能自动显示呼吸顺应性的计算结果，但它们在计算时均没有考虑 PEEPi 问题，因此，在存在显著 PEEPi 时，呼吸机监护仪显示的呼吸顺应性数值是不正确的和无用的。

（2）辅助通气和撤机时 PEEPi 的临床意义：急性呼吸衰竭患者在辅助通气或撤机期间存在 DPH 和 PEEPi，最重要的影响是呼吸功消耗的增加。这是因为：①动态过度充气改变了吸气肌的形态，使吸气肌开始收缩时处于长度-张力比的不利状态，减少了吸气肌的工作效率和收缩力；②PEEPi 作为吸气阈值负荷，必须靠吸气肌收缩来抵销以便在中心气道产生负压，才能触发机械呼吸或产生吸气流量。例如，呼吸机的触发敏感度若设定为 $-0.196kPa$（$-2cmH_2O$），正常情况下呼气末气道压为零，那么吸气肌收缩只要产生 $0.196kPa$（$2cmH_2O$）的压力差则可触发呼吸机。但若存在 $0.49kPa$（$5cmH_2O$）的 PEEPi，那么吸气肌收缩必须产生 $0.686kPa$（$7cmH_2O$）的压力差才能触发呼吸机。Marini 等的研究证实，辅助通气患者存在 PEEPi 时，吸气肌做功显著增加，有时甚至可等于没有机械辅助所做的呼吸功。高水平的 PEEPi，由于降低吸气肌工作效率，增加触发压力和吸气肌收缩负荷，致使患者即使在辅助通气情况下，呼吸肌也不能恢复疲劳，从而使撤机延迟或变为不可能。因此，危重患者在机械通气期间常规监测 PEEPi 是有重要临床意义的。

（俞森洋）

116 · 如何监测内生性 PEEP？

机械通气时是否存在 PEEPi 以及 PEEPi 的大小不可能靠观察气道压力计上呼气末的压力来发现。简单的粗略估计方法是：听诊患者的呼吸音，当下一次吸气开始时，呼气是否还在继续或被突然打断。如是，则表明存在 PEEPi，如果呼气→吸气过渡平稳，呼气末气流到零，并有一短暂间歇（呼气末暂停）后再开始下一次吸气，则通常无 PEEPi。

较为精确的方法是应用现代呼吸机，描记呼气流速-时间曲线或呼气流速-容量曲线，如果呼气流速低，呼气流速曲线的最后部分被吸气开始部分突然切去，就应该怀疑 PEEPi 的存在。应用配备微机的现代呼吸机可以很方便地连续监测和描绘流速-时间和压力-时间曲线。

一般说来，控制通气时测定 PEEPi 和 DPH 比辅助通气或撤机时要容易得多，因为辅助通气或撤机时呼吸肌运动是主动和活跃的。当呼吸肌松弛，有足够时间允许肺内充气时间系数不同的各区带达到压力平衡时，关闭气道，然后在气道口测出的压力就可反映平均肺泡压，这是根据静态流体（Pascal 定律）的定义。简单常用的仪器如用以测定气体流速的测速仪、测定气道压力的各种压力传感器都可用以测定 PEEPi、DPH 和呼吸系统力学。而欲测定辅助通气或撤机时的 PEEPi 则问题较多。

　　控制通气时测定 PEEPi，可以应用呼气末气道闭合（EEO）法（图 2-24）或应用气道开口处压力（Pao）和流速（$\dot{V}_1$）同步记录法。

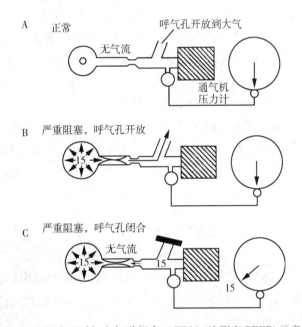

图 2-24　阐述以呼气末气道闭合（EEO）法测定 PEEPi 示意图

　　注：当气流连续通过严重狭窄的气道时，在下一次呼吸机送气之前的肺泡内压为 15cmH$_2$O，但呼吸机的压力计不能显示（上图）。只有在呼气末时阻断呼气口，让压力在回路内达到平衡时，呼吸机的压力计才能显示 PEEPi 值（下图）（转引自 Pepe PE，et al. Am Rev Respir Dis. 1982，126：166-170）

　　虽有报告认为这两种方法测定的 PEEPi 结果相似，但近来的一些研究表明：EEO 法测出的 PEEPi 显著高于 $\dot{V}_1$ 和 Pao 的同步记录法　因为 EEO 法测出的 PEEPi 实际反映的是呼吸系统静态的呼气末弹性回缩压，而同步法测出的 PEEPi 实际上反映的是最小"动态"PEEPi。因为气道和肺实质疾病患者的肺单位压力平衡时间系数不等，PEEPi 在肺内不能均匀分布。在时间系数较长的肺单位，PEEPi 较大，气体的排空速度慢；时间系数较短的肺单位，PEEPi 较小，气体的排空较快。在 EEO 期间，有一个让不同 PEEPi 的各区带肺单位达到压力平衡的时间，因此，气道关闭期间在气道开口处呼气平台压时测得的 PEEPi 反映的是平衡后的平均值。与之相反，在吸气流开始之前从 Pao 变化测出的 PEEPi 是最小的 PEEPi。

　　呼气末气道闭合法：呼气末气道闭合可在呼气相最后 0.5 秒时用手工来闭合呼吸机呼气管，也可在气道口迅速关闭呼气阀来代替。后一种技术的好处是可以排除呼吸机管道内气体压缩的顺应性（大约 $0.7ml/cmH_2O$），虽然由于闭合时间不同可能会有些差异，但接近呼气末时由于末端气道受压，每单位时间排出的容量是非常少的，故呼气时间（Te）的少量改变不至于影响 PEEPi 的大小，因为通常呼气时间至少 3 秒左右。若呼气时间短，差别就不能忽略，PEEPi 就能随 Te 的减少而显著增加。某些呼吸机（如 Servo900 和 Hamilton Vedar）已安装了"呼气末屏气钮（expiratory hold button）"，只要按下该钮，呼气阀就能准确迅速地在潮气呼吸呼气末关闭、然后从肺泡内压监护屏中（如 Servo900 的 930 监护仪）直接读出压力数，则为所测 PEEPi，此法十分快速简便。其他呼吸机可能没有"呼气末屏气钮"，则需用外接阀在呼气末用手工操作闭合呼气阀的方法来闭合气道。气道闭合时间一般 1~2 秒，即可观察到气道压平台，但也有报告正常麻醉患者需要关闭较长时间（5 秒）才能达到不同肺单位间压力的平衡，为了使 PEEPi 测定准确可靠，气道关闭 1~5 秒可能是需要的，这不会引起患者不适，更不会对患者产生任何损害。有些呼吸机不仅能直接从屏幕上显示肺泡压读数（PEEPi 值），还可以描绘压力曲线并自动记录，根据观察压力曲线平台可提供呼吸肌松弛的直接证据，判断管道回路是否有漏气，以及肺泡和气道口压力之间的平衡。气道压力曲线记录于纸或显示在屏幕上，所测出的 PEEPi 则为呼气末气道闭合时的平台压和大气压力之差。

（俞森洋）

117 · 发生内生性 PEEP（PEEPi）如何处理？

低水平的 PEEPi［$0.098~0.294kPa$（$1~3cmH_2O$）］在呼吸频快和机械通气患者中是较普遍存在的，对机体的影响不大甚至可能有益，不必给予特殊处理。但在 COPD 急性加重或哮喘患者，可以发生严重动态肺过度充气（DPH）和高水平 PEEPi，因而损害心功能，增加气压伤危险，降低吸气肌收缩效率和异常增加无效呼吸功耗，因此，必须给予及时治疗。有 4 种降低 PEEPi 的基本方法：①改变呼吸机参数；②降低患者的通气需要；③给予支气管舒张剂；④加用适当的外源性 PEEP。4 种方法可以单独或联合应用。

（1）改变呼吸机参数和装置：为了治疗 PEEPi，在维持适当的气体交换和不影响患者舒适的情况下，应将呼气时间（Te）尽量延长。控制通气时，这可通过减少通气频率、吸气时间、吸气暂停时间或增加吸气流速（$\dot{V}_I$）来实现。在每分通气量不变的情况下，$\dot{V}_I$ 增加将减少 T_I 和增加 Te；减少 T_I/T_{TOT} 或 I∶E 比。吸气峰压（PIP）虽然和吸气流速相关，但增加一般不明显。高 PIP 事实上是由于需要推动吸气流通过气管内导管和传导气道的阻力压，一般不影响肺泡压。应用高吸气流速来延长 T_I 虽然有用，但不充分。严重气流阻塞患者行机械通气时，需要 20 秒以上的时间才能达到完全呼气，这样长的 Te 不能靠调整呼吸机参数来满足。此外，Te 轻度延长 3 秒以上，由于非常缓慢的呼气流速，也只能使 PEEPi 少量减低。

也可以用减少潮气量的方法来减少需呼出气量，从而减少 DPH 和 PEEPi，然而减少 V_T 则会减少肺泡通气量，增加 $PaCO_2$。传统观点认为 $PaCO_2$ 高于 $6.0kPa$（45mmHg）则可对机体产生不利影响，但此观点现在已有所改变，则实施所谓"控制性低通气"或"允许高碳酸血症"策略，以改善 ARDS、严重哮喘患者的预后。Tuxen 等的研究显示高 DPH 是哮喘持续状态病人的主要问题，降低 DPH 可取得较好的临床预后。为了改善呼气流速，应该根据患者的特点选用管腔内径尽可能大的气管插管（ETT），经常吸引 ETT 内的分泌物以避免导管内的分泌物潴留而增加呼气阻力。

（2）降低患者的通气需要：实施辅助通气技术，如 A-CV、SIMV 和 PSV 时，不能像控制通气时那样，通过调整呼吸机参数来完全控制患者的呼吸，因为它取决于，至少部分取决于患者的通气需要和自主呼吸方式。因此，在这些情况下，如何降低患者的通气需要和每分通气量是重要的。例如，过度摄食，尤其是过多摄入碳水化合物，可增加二氧化碳产量，因而增加呼吸驱动。患者烦躁、过高热、呼吸机与自主呼吸的对抗等也都可增加患者的代谢，使通气需要增加，应区别情况给予恰当的临床处置。应该将 ETT 的近端尽可能靠近呼吸机的"Y"形接管以减小死腔。改变通气模式，改进呼吸机与患者自主呼吸的协调性有时也可降低 PEEPi。例如，Conti 等报道：COPD 机械通气患者将 SIMV 改变为 PSV 后，患者呼吸频率从 31 次/分减至 13 次/分，PEEPi 从 1.67kPa（17cmH$_2$O）降至 0.686kPa（7cmH$_2$O），心脏并发症因 DPH 减轻而消失。

（3）应用支气管舒张剂：支气管舒张剂如茶碱类（氨茶碱、喘定等）、β$_2$ 受体激动剂（如沙丁胺醇、特布他林、酚丙喘宁等）常用于 COPD 急性加重行机械通气的患者，这两类药物均有明显的松弛支气管平滑肌、降低气道阻力的作用。已有不少研究表明，因高气道阻力导致 DPH 和 PEEPi 的患者应用支气管舒张剂后，可显著改善肺的排气速度，降低 PEEPi。机械通气患者应用定量吸入器吸入 β 受体激动剂的疗效不佳，应改用雾化器雾化吸入的方法。近年的研究表明，如将定量吸入器连接一导管，并将导管插入气管导管末端再喷吸药物，同样可取得支气管舒张的较好疗效。

另有研究显示，肺容量减少但病情稳定的 COPD 患者，应用支气管舒张剂后可改善膈肌纤维长度-张力的理想关系，从而减少呼吸功和 PEEPi，这对于撤机有重要意义。

肾上腺皮质激素虽不属支气管舒张剂，但也是平喘的重要药物，它可以减轻气道的炎性反应、改善气道的张力、减少气道分泌物。Nava 等报道，静脉应用激素可减少 COPD 机械通气患者的 DPH 和 PEEPi。需要积极采取措施减少气道阻力，避免 DPH 和 PEEPi 的最典型情况是严重致命性哮喘患者，支气管舒张剂和激素大多有明显的效果。在常规治疗效果不佳的情况下，有些学者还主张应用较高剂量镇静剂达麻醉水平，根据临床效果，他们认为较深的镇静本身就具有支气管平滑肌松弛的作用。此外，某些挥发性和（或）静脉麻醉剂，如氯胺酮、氟烷等也具有支气管舒张作用，作为抢救严重顽固性支气管哮喘的"最后一招"已受到某些学者的重视。因为有呼吸机作呼吸支持，就不必顾忌镇静麻醉剂对呼吸的抑制作用。

（4）加用适当的外源性 PEEP：COPD 患者因呼气流速受限导致 DPH 和 PEEPi 时，可加用适当的外源性 PEEP（或 CPAP）来治疗。因为 PEEPi 是吸气阈值负荷，必须依靠患者吸气肌收缩来抵销，加用外源性 PEEP，以下游阻力平衡 PEEPi 的上游阻力，可减轻吸气负荷。至于加用多少 PEEP 为理想，学者间意见并不一致。Ranieri 等认为：在气道上游和下游之间存在一个临界压，临界压约为 PEEPi 的 85%，主张外加 PEEP 要略小于临界压（约为 PEEPi 的 75%），否则可反而加重 DPH。

Georgopoulos 等研究的结论是，每个患者对外加 PEEP 的反应是难以预计的。Fernandez 等观察到若加用与开始时 PEEPi 相同的外源性 PEEP，可引起中等度的呼气末肺容量增加，这在高肺顺应性的患者较明显。Appendini 等加用相当于 PEEPi90% 的外源 PEEP 或 CPAP 并没有观察到呼气末肺容量的明显增加。尽管意见不甚一致，但学者们都同意，所加外源 PEEP（或 CPAP）不要超过原 PEEPi 水平。

尚不清楚哮喘持续状态患者机械通气时是否存在呼气流速受限，因此不能确定加用 PEEP 来对抗 PEEPi 的合理性。已有文献报道，加用中-高水平的 PEEP（1～2.5kPa），可用来打开闭合的气道以缓解哮喘。我院呼吸科的经验是加用 0.5～1kPa PEEP（一般不超过 2.0kPa）对哮喘的治疗有好处。

综上所述，对 PEEPi 的治疗总结见表 2-69。

表 2-69　PEEPi 的治疗

1. 改变呼吸机参数或装置
   增加呼气时间
   减少通气频率
   减少潮气量
2. 降低患者的通气需要
   减少碳水化合物的摄取
   减小通气死腔
   治疗焦虑、寒战、疼痛、发热等
3. 减低呼气阻力
   用大口径的气管插管或气管内导管
   经常吸痰，避免气道分泌物潴留
   应用支气管舒张剂
4. 加用适当的外源性 PEEP（一般少于 PEEPi 水平）

（俞森洋）

118 • 什么叫无创性通气？无创性通气有哪几种类型？

所谓无创性通气（noninvasive ventilation）是指未经气管插管和气管切开进行的机械通气。这些技术并不是近几年发展起来的新技术，它的临床应用甚至还早于气管插管的发明。如负压通气（negative pressure ventilation，NPV），早在 19 世纪 30 年代就已有文献记载，一个世纪后因世界流行脊髓灰质炎使 NPV 得到很大发展和普遍应用。20 世纪 50 年代末和 60 年代，正压通气（positive pressure ventilation，PPV）在抢救急性呼吸衰竭时被证明更有效和更方便，并取代了 NPV 的地位。但 PPV 通常需通过人工气道（气管插管或切开）方能进行，属有创性。长期应用人工气道和正压通气易招致各种并发症，如插管前应用镇静剂可引起低血压，加重低氧血症和高碳酸血症，插管时可引起咽、喉损伤和气道痉挛，甚至反射性的心脏骤停，延长插管又可因气囊压迫致气管溃疡、狭窄或坏死。拔管时还可能发生喉痉挛、喉水肿，造成危害。气管切开后，失去了上气道的屏障作用，可反复发生肺炎，并可导致多脏器功能衰竭。患者不能说话，丧失与亲友进行语言交流也深感痛苦。近些年来，无创性通气技术又得到了人们的重视并取得了较多的进展。

以往一提无创性通气，人们就理解为是负压通气，十几年前这种理解也许是正确的，因为直到 20 世纪 80 年代中期，NPV 还是最常用的无创性通气形式，但近些年来无创性通气技术的发展，早已超出了负压通气的范畴。按照"无创性通气"的定义，如今临床上常用的三大通气技术：正压通气，负压通气和高频通气都已可通过无创性方法来进行（见图 2-25）。

无创性
胸盔式
通气
　　正压通气：经面（鼻）罩行容量控制，压力控制，压力支持通气，气道双正压通气
　　　　　　　（BiPAP 呼吸机）
　　负压通气：各种所谓"躯体呼吸机（body ventilator）"，包括铁肺（tank）、胸盔式（cuirass）、
　　　　　　　夹克衫式（jacket）、胸带式（pneumobelt）等；间歇腹部加压通气
　　高频通气：高频喷射通气（HFJV），高频胸壁压迫震动通气

图 2-25　无创伤通气的分类

（俞森洋）

119 · 无创性正压通气的适应证和禁忌证有哪些？

在急性呼吸衰竭时应用无创正压通气（NPPV）的目的见表 2-70。

表 2-70　急性呼吸衰竭时应用 NPPV 的目的

减轻呼吸困难
增加患者的舒适度
减少自主呼吸功
使气体交换改善或使其稳定
减少并发症
避免气管插管
避免所需气管插管的延误

患急性呼吸衰竭而没有其他器官功能不全，没有中枢神经系统疾病和不需要马上气管

插管（如呼吸骤停）的患者，是有望从无创性通气中获益的主要人群。

适宜应用 NPPV 的患者应该是虽有呼吸功能不全，但既不太轻也不太重的（表 2-72）。轻度呼吸衰竭的患者也许不需要通气辅助，无论是否应用 NPPV 均有良好预后。另一方面，非常严重的呼吸窘迫和晚期呼吸衰竭患者，因为他们应用 NPPV 时配合困难和去适应的时间太短而更容易失败，因此，可以认为，应用 NPPV 有一个"时间窗"的问题，当发生中至重度呼吸窘迫时，可看到"时间窗"的开放，而当晚期的危象发生时，"时间窗"关闭。表 2-71 所总结的是鉴定患者处于中至重度呼吸窘迫，适宜应用 NPPV 的临床标准。

表 2-71　急性呼吸衰竭应用无创正压通气的标准（至少有以下表中 2 项）

临床标准
中至重度呼吸困难，伴：
呼吸频率>25 次/分，>30 次/分（Ⅰ型 ARF）
辅助呼吸肌的应用和胸-腹矛盾运动
血气标准
中至重度酸中毒（pH<7.35）和高碳酸血症（$PaCO_2$>45mmHg）
$PaO_2/FiO_2 \leqslant 200$

不适宜应用 NPPV 者的排除标准（表 2-72）在选择患者的过程中也是同样重要的。这需要技能和经验，因为许多排除标准是定性指标，需要临床医生的判断。

表 2-72　无创正压通气的排除标准（表中任何 1 项即可）

呼吸骤停
心脏血管功能不稳定（低血压、心律失常、急性心肌梗死、没有控制的心肌缺血）
嗜睡、意识障碍、高度不配合的患者
高度误吸的危险（损害咳嗽、吞咽发射机制）
黏稠或大量的气道分泌物
近期有面部或胃食管外科手术史
头面的创伤、烧伤，固定的鼻咽异常
过度肥胖

英国胸科学会（BTS）监护委员会根据近年来循证医学的研究结果和临床实践，所制订的 NIV 的禁忌证除表 2-72 列出的排除标准外，还有严重多病变、严重上消化道出血、气胸未排气和呕吐。

应用标准是临床应用 NPPV 的起点，是"开窗"标准，更轻的病例可通过常规内科治疗和氧疗解决，没有必要应用 NPPV；排除标准是应用 NPPV 的终点，也是"关窗"标准，一般说来，不应该把符合其中任何一条标准的患者再列入应用 NPPV 的对象。但是，NPPV 的禁忌证是相对的。随着 NPPV 的临床应用经验增加，某些禁忌证可能被突破，或有更新的观点。

（俞森洋）

120 · 哪些疾病引起的急性呼吸衰竭较适合应用 NPPV？

急性呼吸衰竭（ARF）有各种不同的病因，哪些疾病引起的急性呼吸衰竭较适合应用 NPPV 容易取得成功？经过 20 多年的临床实践和许多循证医学研究，以及近年的多篇荟萃分析，结果总结如下：已有较多的支持证据；已有较充分的随机对照研究证据表明可成功应用 NPPV 来治疗的疾病和情况见表 2-73。虽有成功治疗的报道，但研究的证据水平尚不高的不同临床情况应用无创通气的研究结果见表 2-74。

（1）COPD 急性加重：如表 2-73 所见，COPD 急性加重（AECOPD）、心源性肺水肿、撤机后和肺炎均已有较多文献报道能应用 NPPV 来成功治疗，但有最多随机对照研究证明，可从应用 NPPV 中获益的是 AECOPD。因此，可将 NPPV 作为 AECOPD 患者一线选择的通气辅助方式。

表 2-73　对不同临床情况应用无创通气的随机对照研究结果

临床情况	应 用 效 果			
	气体交换	气管插管率	缩短住院时间	病死率
慢性阻塞性肺病	++	++	+	
心源性肺水肿				
CPAP	++	++	−	±
PSV	++	±	−	−
BiBAP	±	−	−	−
CPAP 对 BiBAP	+（BiPAP）	−	−	−
撤机后				
早期拔管	+	+	+	+
拔管后呼衰	±	−	−	−
肺炎	+	+	+	+

注：++表示均有好处；+表示在选择组有好处；±表示可能有好处；−表示没有差别。BiBAP：双水平气道正压；CPAP：持续气道正压；PSV：压力支持通气

表 2-74　无创性通气应用在其他疾病和情况时的经验

已证明有好处（有单个随机对照研究证明）
　　哮喘
　　免疫功能损害患者
　　　　实体器官移植（肝、肾、肺）
　　　　白细胞减少的发热患者
　　肺切除手术后
　　肋骨骨折（非透壁性胸部损害的创伤/连枷胸）
证明有效（病例报道）
　　急性呼吸窘迫综合征（ARDS）
　　囊性纤维化
　　不插管的患者
　　脊柱后侧凸
　　肌萎缩
　　阻塞性睡眠呼吸暂停（失代偿）
　　卡氏肺孢子菌肺炎
　　脊髓灰质炎后综合征

（2）急性肺水肿：急性肺水肿也是应用 CPAP 和 NPPV 的常见适应证之一。Berston 等对 CPAP 治疗严重性肺水肿的有效性进行了前瞻性随机对照研究，在内科常规治疗基础上加用 CPAP 组显著加速生理学参数的改善，CPAP 将气管插管率从 35% 降至 0。有些研究提示，其他形式的通气支持，例如 PSV 加 PEEP，比 CPAP 可提供更大的好处（但也有不一致的研究结果）。其机制被认为是：正压通气减少了氧耗，通过分流的减少改善氧合，以及胸内压的增加导致静脉回流的减少，心脏的负荷减轻。但需要警惕的是，要明确急性肺水肿的病因，如果是急性心肌梗死、急性冠脉综合征患者，或已合并心血管不稳定（低血压或致命性心律失常），即应直接应用有创性正压通气而不是 NPPV。

（3）ARDS：还没有 ARDS 患者应用 NPPV 的前瞻性随机对照研究。虽然在许多前瞻性研究中包含有因 ARDS 或非心源性肺水肿导致严重低氧血症的患者，虽然还有一些病例报道提示，ARDS 患者可以成功应用 NPPV，但似乎是在那些不太严重的病例中。Ferrer 等在对低氧性呼吸衰竭的评价中，包括有 15 例 ARDS，结果发现 NPPV 对这亚组的预后并无益处。相反，在多因素分析时，ARDS 被鉴定为气管插管的危险因素。这也与 Antonelli 等的发现一致，Antonelli 等的研究表明，ARDS 是 NPPV 失败的危险因素。ARDS 的严重病情和时间过程以及并发症的高发生率，使得 NPPV 难以成功，除非是病情很轻的病例。

（4）有创正压通气撤机拔管后的应用：关于拔管后 NPPV 的应用，有两种情况，一种是符合撤机条件［如自主呼吸试验（SBT）成功后］撤机拔管或意外拔管后发生呼吸窘迫或呼吸衰竭，其原因是多种多样的，有因心脏前后负荷的增加导致心力衰竭，有呼吸肌疲劳或上气道阻塞，呼吸驱动问题等。应用 NPPV 是为了避免重插管。

不少研究表明，NPPV 对于防止撤机和拔管失败是有效的，可使 2/3 的拔管失败者避免重新插管。然而，随机对照的研究显示，如果所有拔管者均常规应用 NPPV，或在拔管失败的除 COPD 以外患者中应用，并没有减少重新插管的需要或改善存活率。只有 COPD 患者拔管后发生早期高碳酸血症性呼吸衰竭的症状和体征时，NPPV 方可有效减少重新插管的需要。故有人主张，对拔管后不能撤离机械通气的患者，也要有建立 NPPV 的标准（见本书第 103 问）。不符合标准者应考虑及早行有创通气，以避免延误救治时机。

拔管后应用 NPPV 的另一种情况是所谓"序贯治疗"，即先应用有创通气 2~4 天后拔除气管插管应用 NPPV，目的是减少呼吸机相关肺炎（VAP）的发生率，从而减少住 ICU 时间和住院费用。国内有关"序贯治疗"的研究论文不少，结果均是肯定的，但科研设计中大多存在重大缺陷，即在随机分组之前没有做"自主呼吸试验（SBT）"或撤机试验。作者认为只有 SBT 失败者随机分组研究才有意义，因为如果 SBT 成功，事实上就都可以考虑撤机了，再分组行有创或无创序贯通气还有何意义？国外对序贯治疗的随机对照研究结果，虽然有多篇文章肯定，但也有否定的结果，至今尚无权威的机构作推荐，其中一个重要的问题是，至今尚无可靠的方法可预测患者拔管后应用 NPPV 的成败。

（5）"不插管"的患者：是指呼吸或其他系统疾病已处晚期或终末期，如癌症晚期，或一些呼吸疾病致肺功能不可逆的严重毁损，已不适宜行有创正压通气的患者。已有一些作者报道了这些患者的应用 NPPV 的较好疗效。然而也有反对意见，认为这实际上只是延长死亡过程，增加患者痛苦和消耗医疗资源。

（6）免疫功能损害患者：对免疫抑制患者发生急性呼吸衰竭（ARF）的治疗是十分困难的，尤其是恶性血液病或器官移植后患者，如果他们发生 ARF 而需要气管插管和机械通气，那么病情就非常严重，预后很差。然而有可能从这些患者中选择出一些患者进行 NPPV，从而避免气管插管，即可能从中受益。据 Hilbert 等报道，52 例患恶性血液病或骨髓移植，并发白细胞减少和发热，导致低氧性呼吸衰竭和肺浸润的患者，随机进行 NPPV $[PSV(15\pm2)cmH_2O，PEEP（6\pm1）cmH_2O]$，大约有一半患者有肺炎的微生物学诊断，结果这些患者被证明氧合改善，有较低的气管插管率、并发症、住 ICU 时间和住院率；获益最明显的是那些肺炎的病因得到确定的患者。总之 NPPV 对非常有选择性的免疫抑制患者是有好处的，一些单中心的研究结果提示，那些心源性肺水肿或肺炎病因确定的患者，可能是最适于 NPPV，并可从中获益的患者。但在其他免疫缺陷亚组中应用 NPPV 即应谨慎，因为延误适当的插管时机，可能增加不良事件和死亡的危险。根据近 30 年的研究结果，不同疾病所致急性呼吸衰竭选用 NPPV 治疗的分类等级如下（表 2-75）。

表 2-75　不同疾病所致急性呼吸衰竭选用 NPPV 治疗的分类等级

A. 强烈的证据——推荐应用

AECOPD

急性心源性肺水肿

免疫功能受损（恶性血液病、骨髓或实体器官移植、AIDS）

促进 COPD 患者的撤机/拔管

续　表

B. 中介的证据——有选择地应用（指导性应用）

哮喘

COPD 患者的社区获得性肺炎

COPD 患者的拔管失败

低氧性呼吸衰竭

不插管的患者（COPD 和 CHF）

"不应用有创通气"的患者

手术后呼吸衰竭（肺切除、超体重、冠状动脉旁路移植术）

C. 低水平证据——较少应用

ARDS 单器官受累

社区获得性肺炎（非 COPD）

囊性纤维化

促进撤机/拔管（非 COPD）

神经肌肉疾病/胸壁畸形

阻塞性睡眠呼吸暂停/肥胖低通气（已发生 ARF）

创伤

上气道阻塞

D. 通常不用

晚期间质性肺疾病急性加重

严重 ARDS 伴 MODF

上气道或食管外科手术后

上气道阻塞并有闭塞的高度危险

注：AECOPD：COPD 急性加重；CHF：充血性心力衰竭；ARF：急性呼吸衰竭

（俞森洋）

121 · 如何合理选择无创通气与有创通气？

近 30 年来，无创性正压通气得到了较广泛的应用，也取得了丰富的临床应用经验。尽管已有许多循证医学的研究证明了 NPPV 在急性呼吸衰竭中的确切疗效，但至今仍有许多争论，仍有许多潜在问题有待解决。

NPPV 和有创通气具有不同的适应证和应用范围，两者各有优缺点。两种通气技术的合理选择和恰当应用，可扬长避短，最大限度地使呼吸衰竭患者从机械通气支持技术中获益。不应该把两者视为是相互对立和排斥的技术。每一位 ICU 医生，呼吸治疗师都应该熟练掌握这两种技术，以便在遇到每一位需要机械通气的呼吸衰竭患者时，都能够明智地选择和合理地应用。两种通气技术的不同特点比较见表 2-76。

表 2-76　无创正压通气与有创通气的比较

	无创正压通气	有创通气
人-机连接方式	经鼻或口鼻面罩、咬口器	经气管插管或气管切开
气道密封和紧固性	较差	好
气道保护和防止误吸	无此作用	有此作用
吸气触发和人-机同步	要求较高	要求低
提供的吸气压力或容量辅助	较低	高
镇静剂、麻醉剂的应用	慎用	可用
对患者的配合要求	高	低
气道分泌物的清除	困难	容易
通气无效腔	较大	较小
与呼吸机相关的肺感染	可避免或减低	较高
人工气道并发症	无	有
适用范围	意识清楚的轻、中度呼吸衰竭	有意识障碍的重度呼吸衰竭

　　无创与有创通气的根本区别是机械通气是否通过人工气道。两种通气方式的不同特点大多与此相关联。

　　NPPV 因为不经过人工气道，用鼻罩或口鼻面罩进行人-机连接，故气道密封不严，漏气难免；不能有效保护气道，防止误吸；不能进行气管吸引，有效清除气道分泌物；应用面罩，通气死腔较大，常有部分 CO_2 的重复呼吸，提供的吸气压不能过高（若吸气压$>25cmH_2O$，或潮气量过大，患者常难以忍受，或气体进入胃、引起腹胀），故提供的通气支持水平有限；要求患者有较清楚的意识，更好的配合，要有良好的呼吸中枢驱动和一定的自主呼吸能力、自主咳嗽能力，因而应避免应用镇静剂、麻醉剂等抑制自主呼吸的药物。

　　NPPV 的最大好处，也是由于患者没有建立人工气道，故可以避免与人工气道相关的各种并发症，可减少与机械通气相关的肺感染发生率，从而较快的撤机，减少住 ICU 的时间，减少住院费用。因为保留了患者的上气道功能，故 NPPV 时的气道湿化要求不高，大多数情况下可以不用湿化器。

　　总之，基于以上情况，当我们面对急性呼吸衰竭患者时，应如何选择无创或有创通气呢？我们要考虑 4 点：①患者是否有 NPPV 的适应证而无禁忌证；②急性呼吸衰竭的基础病因是否有利于成功应用 NPPV，属推荐应用 NPPV 的较高等级；③预测 NPPV 成功或失败的可能多大？④本单位的设备条件、人力配备、NPPV 操作经验和水平。如果选用 NPPV，初始阶段的效果如何？应加强 NPPV 时的监护。

（俞森洋）

122 • 应用 NPPV 有何益处？

NPPV 的优点（表 2-77）与其无创伤性，可避免与气管插管有关的并发症有关，也与所用装置有关。NPPV 的好处是避免了与气管插管或气管切开相关的并发症，改善患者的舒适感，保留上气道的防御功能，保留患者说话和吞咽功能。而且，NPPV 也提供了建立或卸去机械通气的最大灵活性。

（1）无创伤性：面罩通气是易于给予和离断的，遇紧急情况，比气管插管耗时要少。可避免与气管插管操作相关的并发症。气管插管时患者误吸的发生率文献报道达 27%，遇困难插管还偶可导致致命性后果。在通气期间，NPPV 和面罩 CPAP 可避免气管内导管附加的呼吸功，也可减少机械通气诱发呼吸肌萎缩的发生率，减少对镇静剂的需要和医院内感染的发生率。NPPV 和面罩 CPAP 均能够间歇应用。

表 2-77　无创性通气的优点

1. 无创性
（1）应用上（和气管插管比较）：易于实施
易于卸除
允许间歇应用
改善患者舒适感
减少镇静剂的需要
（2）保留口腔通畅：保留讲话和吞咽
保留有效咳嗽
减少鼻肠饲管的需要
易于口腔护理
2. 避免由气管插管引起的阻力功
3. 避免气管插管的并发症
（1）早期：局部损伤
误吸
（2）后期：损伤下咽部、喉和气管
医院内感染

气管插管或气管切开的有创性是最常用以证明延迟机械通气，直至 ARF 晚期才应用通气辅助的"正当"理由，在观察和等待期间，患者已经疲劳的呼吸肌不能得到真正休息。实施 NPPV 操作简单，一般的医生、护士，甚至患者家属只要短时训练即可学会应用，遇紧急情况可早期应用，因而可避免或减少致命性抢救延迟的情况发生。

常规正压通气在撤离机械通气后即需拔去气管导管，但由于顾虑患者病情可能恶化和需要重新插管而又往往有意使拔管延迟。相反，NPPV 很容易撤下和需要时很快重建。如果想在撤机前作肺功能各项指标测定，那么 NPPV 时因没有气管插管的干扰测定的各项指标能较好反映患者的生理学呼吸储备。

很多研究表明：不管 ARF 的类型和临床特点如何，连续成功地应用 NPPV 时间均较短，这显然可以节约大量医疗经费。

（2）减少不舒适感：口腔或鼻腔内留置气管内导管导致的不舒适感和疼痛，是插管患者痛苦的主要来源，而且气管插管剥夺了患者基本的日常生活能力，和亲属、医务人员的交流，因患者不能用语言表达而失败，因此损害了他们应付各种不愉快经历的能力。患者通常变得焦虑不安，需应用镇静剂来治疗，使交流之门更加狭小。而应用 NPPV 时，大多数戴用合适面罩或鼻罩通气的患者可很好耐受，通气后呼吸困难程度可迅速减轻。总之，应用 NPPV 时，患者痛苦较轻，不影响患者的语言交流、摄食，患者有较大的自主权。成功的面罩 CPAP 和 NPPV 也不妨碍患者的睡眠。

（3）减少并发症的发生率：14 篇文献报道共包括 545 例应用面罩 CPAP 患者，并发症发生率仅 2%，包括面部皮肤坏死、胃膨胀、肺炎和其他并发症。15 篇报道共包括 451 例用 NPPV 治疗的患者，并发症的总发生率为 15%，包括面部皮肤坏死、胃膨胀、肺炎、结膜炎和其他并发症。Meduri 报道一组（203 例）以 NPPV 治疗患者的并发症发生率比经气管插管通气的患者组和其他报道的均要低（表 2-78）。

表 2-78 无创性通气与经气管插管常规通气并发症发生率的比较

并发症	无创性通气者的发生率（%）	经气管插管常规通气者的发生率（%）
气胸	0	8
胃膨胀	1.5	1.4
低血压	0	4.5
肺炎	1	12
鼻窦炎	0	12
直接损伤*	11	32

注：＊：NPPV 为面部皮肤坏死；有创通气为喉损伤或狭窄

（俞森洋）

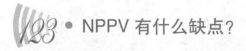 **123 • NPPV 有什么缺点？**

NPPV 的缺点与所用的 NIV 系统的特点，面罩连接和缺乏气道经路相关。如因 NIV 系统的固有特点、气体交换异常的纠正较慢；开始起作用的时间较长；可发生胃膨胀。因面罩漏气、意外脱开可发生短暂低氧血症；眼刺激；缺乏气道的经路和保护，不易进行深部分泌物的吸引，发生误吸等。

（1）胃膨胀：在用 NPPV 或面罩 CPAP 治疗的患者中，胃膨胀发生率并不高。正常人静态上食管括约肌压力为（33±12）mmHg。在 NPPV 期间当气体进入胃时，可用听诊器在上腹部听到气过水声，并常可扪到震动，应嘱咐护士和治疗师观察患者腹部膨胀的体征。在婴儿，面罩压力低于 25cmH$_2$O 也许是安全的。

（2）一过性低氧血症：低氧血症可因面罩脱落而没有补充氧引起，连续应用脉氧计和适当的呼吸机报警设置对于及时发现和迅速采取措施是非常重要的。因急性高碳酸血症而通气的患者比因低氧血症呼吸衰竭而用高水平 CPAP 患者，一过性低氧血症引起的严重问题要少得多。只要加强护理和对患者的管理，意外脱落面罩的情况很少发生。

（3）面部皮肤坏死：在面罩接触部位发生皮肤坏死是 NPPV 或面罩 CPAP 的最常见并发症，总发生率约为 10%。引起皮肤坏死的原因包括磨擦、面罩压迫引起组织缺血缺氧。在停用面罩 2~7 天后，皮肤伤口常可迅速自愈。若面罩与皮肤接触处涂抹糊膏或垫塞干净敷料，如用 Restore 或 Duoderm 等涂于面罩压力处（鼻梁或下颏）以减少磨擦力，减少进行 NPPV 患者的面罩漏气。那么面部皮肤坏死的发生并未受 NPPV 所用时间的影响（25±24 小时对 25±17 小时，$P<0.09$），也不受年龄、呼吸衰竭类型、所用压力（CPAP 或 PSV）水平或血清蛋白水平的影响。

需要指出的是，所谓"无创"通气，并不是说，它不会给患者带来创伤，如 NPPV，若通气量过大或压力过高，仍然可导致呼吸机相关肺损伤、气胸、低血压等并发症的发生。另外，无创通气所提供的通气辅助水平通常低于有创通气，因为没有可靠的人工气道，所以 NPPV 患者要慎用或禁用镇静剂或肌肉松弛剂。

只要恰当地选择患者，NPPV 是安全和较好耐受的，与选用界面（面鼻罩）或呼吸机相关的常见不良反应见表 2-79。

表 2-79　NPPV 的常见不良反应和并发症及其可能的纠正方法

不良反应和并发症	发生率（%）	可供采用的纠正方法
面罩相关的		
不舒适	30~50	检查面罩是否适宜，调整固定的头带，或换用新型面罩
面部皮肤红斑	20~34	放松头带，应用人造皮或保护膜
幽闭恐怖	5~10	较小的面罩，镇静剂
鼻梁溃疡	5~10	放松头带，应用人工皮，更换面罩类型
痤疮样皮疹	5~10	局部用激素或抗生素
与压力或流量相关的		
鼻充血	20~50	鼻用激素，减充血/抗组胺剂
窦/耳痛	10~30	如不能忍受，降低压力
鼻/口干燥	10~20	鼻用盐水/润滑剂，加湿化器，减少漏气
眼刺激	10~20	检查面罩是否适宜，调整头带
胃胀气	5~10	重新固定面罩，二甲硅油，如不能忍受，降低压力

续　表

不良反应和并发症	发生率（%）	可供采用的纠正方法
漏气	80~100	鼓励闭口，试用下颏带，口鼻面罩，如果用鼻罩，稍微降低压力
重大并发症		
吸入性肺炎	<5	仔细选择患者
低血压	<5	降低压力
气胸	<5	如果可能，停止通气；如不能，降低压力。如有适应证，放置胸腔引流管

（俞森洋）

124. 什么叫高频通气？高频通气可分哪几类？

所谓高频通气（HFV），是一种高频率低潮气量的通气方式。目前较公认的概念是通气频率至少为人或动物正常呼吸频率的 4 倍，而潮气量近于或少于解剖死腔。如成年人通气频率 60 次/分以上，有高达 3600 次/分者。HFV 通常分为以下三型。

（1）高频正压通气（high-frequency positive pressure ventilation，HFPPV）：HFPPV 于 1969 年由 Oberg 和 Sjostrand 首先描述。早期的 HFPPV 采用导管法：将一口径细小的塑料导管插入气管内导管直接吹气，呼气口设置锥形阈以避免吸气时周围空气卷吸。后来 HFPPV 采用气阀法：以气动阀高频且定时地控制气流，将已混合湿化的新鲜气体从气动阀接头的侧管送入，侧管以一定角度和主管连接，从侧管吹入的气体改变流向后沿主管流向患者，呼气口通常是开放的，向侧管吹气时为吸气，停止吹气时为呼气。常用通气频率 60 ~ 120 次/分（1~2Hz），潮气量 3~5ml/kg，吸呼时比<0.3。它最常用于喉镜、支气管镜检查和上呼吸道的外科手术中。

（2）高频喷射通气（high-frequency jet ve ntilation，HFJV）：HFJV 的概念于 1967 年由 Sanders 最初介绍，现常用的 HFJV 机采用高压气源，通过一细孔导管以喷射的气流形式注入气道，通气频率 120 ~ 300 次/分（2 ~ 5Hz），潮气量 2 ~ 5ml/kg，气源压力为 103.4 ~ 344.7kPa（15~50 磅/寸^2）。它和 HFPPV 的主要区别不是频率的高低，而是采用了喷射装置，所以它的潮气量除喷射容量外，还有一部分根据 Venturi 原理卷吸带入的气体。

（3）高频震荡（high-frequency oscillation，HFO）：HFO 由 Lunkenheimer 等于 1972 年首先报道，它采用往复运动的活塞泵将气体驱入或吸出气道。或采用扬声器隔膜或旋转球方式产生震动波，使气管导管内的气体产生高频往返运动（图 2-26）。震动频率很高，达 300 ~ 3600 次/分（5~60Hz），潮气量 1~3ml/kg，但 HFO 与 HFPPV、HFJV 的主要差别，不仅是频率高，而且是产生正弦波震动形式。

以上 3 种为基本形式，文献中还有很多其他通气方式，如高频断流（high-frequency

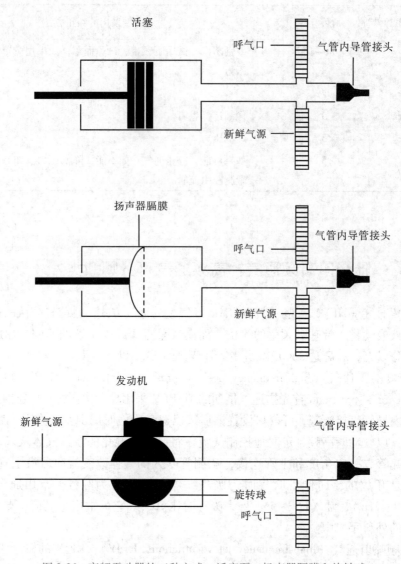

图 2-26 高频震动器的三种方式：活塞泵、扬声器隔膜和旋转球

flow interrupter，HFFI）即是 HFJV 和 HFO 特点结合；高频胸壁震动（high-frequency chest wall oscillation，HFC-WO）系用一改良的血压计套袖置于胸壁上，套袖内压力范围为 3～23kPa（30～230cmH$_2$O），以 3～20Hz 频率在胸壁上加压震动；高频体表震动（high-frequency body surface oscillation，HFBSO）即置患者于密封舱内，气道通向大气，于全身表面快速加压震动。HFCWO 和 HFBSO 均为 HFO 在体外的应用；高频联合通气（superimposed or combined HFV）即是常频通气与 HFV 的联合。为简化分类，Froese 等建议，正如将常规正压呼吸机分为"定压型"和"定容型"一样，也可将 HFV 机分为两大

类：HFV-A 型，该型机提供主动的吸气流和呼气流，如 HFO；HFV-P 型，采用该型机者吸气流是主动的，但呼气流是靠胸廓和肺的弹性回缩力被动产生的，如 HFPPV、HFJV。区别这两者的意义在于，应用 HFV 来治疗急性呼吸窘迫综合征（ARDS）等疾病时，可用很小的潮气量而维持较高的连续气道正压通气，这对充分氧合和排出 CO_2 十分有利，但潜在着可能发生气体滞留（air trapping）和过高的隐性呼气末正压（PEEPi）的危险，此与应用 HFV 机类型有关，主要发生于 HFV-P 型机，应用 HFV-A 型机者很少发生。

（俞森洋）

125 • 高频通气有哪些临床应用？

高频通气（HFV）的研究进展已导致其在以下诸方面有较多的应用。

（1）用于上呼吸道外科手术和支气管镜检查：上气道手术或支气管镜检查时，应用高频正压通气（HFPPV）已有较长历史和丰富经验。常规机械通气（CMV）必须在封闭气道的情况下进行，而这在上呼吸道手术和支气管镜检查时往往难以做到，HF-PPV 即可在气道开放的情况下照常应用，从而避免术时出现低氧血症的危险，又为喉、气管显微外科和支气管镜检查提供有利条件。对气管支气管狭窄患者经气管镜行激光切开时，应用高频喷射通气（HFJV）效果也较理想。

（2）胸外科：HFV 已在开胸手术和术后治疗中应用。在周围肺切除术时应用优点较多，但在暴露纵隔和气道时，因 HFV 可引起肺过度充气而发生技术困难。在肺切除、脓肿或支气管胸膜瘘切除术中已应用单侧肺 HFV。Nevin 等报告肺叶切除时应用 HFJV，术后肺感染的并发症减少，住院时间缩短。

（3）支气管-胸膜瘘：有不少报告应用常规机械通气（CMV）为支气管胸膜瘘患者行通气支持失败而应用 HFJV 成功的病例，但实际上测定 HFJV 时通过支气管胸膜瘘口漏出的气体量变异很大，与 CMV 时相比可能增加、减少或相等。甚至还有报道应用 HFJV 后，支气管胸膜瘘患者的血气反而恶化。故有待更多病例随机分组的研究结果来阐明。

（4）急性呼吸衰竭：Hurst 等对 100 例肺损伤或败血症患者进行前瞻性随机分组的通气研究，HFV 组 52 例和 CMV 组 48 例，发生急性呼衰者共 60 例（HFV 组 32 例，CMV 组 28 例），结果 HFV 组以较低的 PEEP 和平均气道压达到治疗终点（therapeutic endpoint：pH 7.35，$PaCO_2$ 4.67~6.0kPa，$PaO_2/FiO_2>225$），但两组在病死率、住监护病房天数、住院天数、气压伤发生率、血气值及心血管抑制等方面均无差别，故认为 HFV 并不优于 CMV。

曾有报道应用高频震动（HFO）治疗婴儿型呼吸窘迫综合征可降低支气管肺发育异常的发生率。但以后即有不同结果的报道，如英国多医疗中心的联合研究报道一组 673 例呼吸衰竭的早产儿，随机分为 2 组，HFO 组 327 例，CMV 组 346 例，通气结果在支气管肺发育异常发生率和病死率方面两组间无差异。而从 HFO 转用 CMV 的换用率比从 CMV 转用 HFO 的换用率要高（26% 对 17%，$P=0.01$）。而在 HFO 组的颅内出血和心室周围白色软化（periventricular leukomalacia）的发生率较高。说明 HFO 在治疗早产儿呼吸衰竭方面并不优于 CMV，且某些严重不良反应的发生率较高。

（5）撤离机械通气：Sladen 等报道 100 例手术后机械通气患者以 HFJV 来撤机，83 例撤机成功，并于 24 小时内拔管。Klain 等报道 9 例 CMV 撤机失败的患者，经用 HFJV 而撤机成功，但无严格对照的研究报道可进一步说明 HFJV 对撤机的优越性。

（6）其他应用：在气管插管困难时可直接经皮经气管行 HFJV。行体外冲击波碎石时如以 HFO 通气，可减少膈肌的活动。Hurst 等报告闭合性颅脑损伤行 HFV 时颅内压比 CMV 时低，但未被以后的研究证实。

（俞森洋）

126. 什么叫负压通气？有哪几种负压呼吸机？

负压通气技术是最早在临床上应用的机械通气。早在 19 世纪后半叶，人们就认为：如在胸腹部周围产生负压，空气即可从口鼻吸入到肺，而当胸壁周围的压力恢复到大气压时，因肺和胸壁的弹性回缩力可发生被动呼气。1928 年 Drinker 设计了"铁肺（Tank 型）"的改进形式，在以后的 30 年中，因脊髓灰质炎的全世界流行被广泛应用。另一负压通气的类型为盔甲式（cuirass），因为结构比 Tank 简单轻便，也曾被广泛应用。1950 年发明了"夹克衫式（jacket）"负压呼吸机，该机的构造分两部分，硬体部分是靠金属或塑料内架支撑，外套密封的"夹克式"外衣，在颈、臂和腰部周围捆绑以免漏气，然后将 jacker 连接于负压泵，在它和患者胸壁之间产生负压。

各类负压呼吸机可在医院或家中应用以治疗急性或慢性呼吸衰竭。但以后间歇正压通气的发明和发展，与负压通气相比，在防止气道分泌物吸入和治疗 COPD 患者严重 CO_2 潴留方面显然有更多优越性，从而逐步取代了负压呼吸机的应用。但近些年来，负压通气技术又重新受到重视和广泛采用，尤其是应用于神经肌肉和骨骼病变，或在家中长期需要夜间辅助通气的患者。

（1）Tank 通气：大部分现代 Tank 呼吸机是铝制的，有些是塑料制的，重量较轻。Tank 呼吸机像一长方形的箱子，患者的身体躺在箱内的床垫上，头颈部固定于特制地方并伸出箱外，颈部周围需尽量密封达到不漏气，也要保持患者舒适和预防上气道阻塞。大多数 Tank 均设有窗口，以便观察患者情况和通过窗口进行必要的医疗护理操作，一些导管、监护仪导线可通过窗口连接。有些 Tank 呼吸机可通过外部按钮将患者的头、脚等部位升高。kellher 设计的 Tank 能 180°转动患者，不必移动呼吸机内的患者即可做体位引流。

老式的 Tank 呼吸机有一个大潮气量的风箱式泵，新型 Tank 一般采用转动泵，足以将 Tank 箱内的大量空气排空。Tank 呼吸机不需要像使用 cuirasses 那样机器结构个体化以适应每个患者，仅需要密封患者的颈部周围。缺点是机器体积大，较笨重，难以搬动，价格较贵，运转的噪声较大，患者需长时间仰卧在 Tank 箱内，这给医护人员的某些操作带来不便。用纱垫等封闭颈部时要不漏气又要患者舒适是不易做到的。

Tank 通气和其他负压通气方式一样，不需行气管插管或气管切开，是一种无创伤性的通气技术，可避免气管切开和正压通气的一些并发症如肺感染，通气后低血压、气压伤等。但因无气管套囊，不能预防口咽部的分泌物误吸入气道，当然这种情况实际上很少发生，除非患者患有神经肌肉疾病并伴有吞咽功能异常。患者依靠 Tank 呼吸机通常能维持正常的血气，即使只有极少或没有自主呼吸。患者的潮气量与 Tank 箱内的负压峰值呈线性相关，常用的负压为-3.9~-2.9kPa（-40~-30cmH$_2$O）。1986 年英国制造了 kelleher 转动型呼吸机和便携式呼吸机，并有不同的大小可以利用，疗效与传统的 Tank 呼吸机相同，而售价却大为降低。

（2）Jacket 呼吸机：Jacket 呼吸机是一件合成纤维制成的双层的不透气的紧身胸衣，为了保护患者胸壁免受过高的负压，在胸衣内紧靠患者胸壁安放金属或塑料制作的内支架，背部安放块背面板。大多数 Jacket 穿戴后可包裹躯干和臂部，在四肢捆扎密封。然后将专门配备的负压泵与 Jacket 外衣连接。调整产生负压的频率和负压的大小、持续时间来辅助患者的通气。

Jacket 呼吸机一般不限制患者胸腹的扩张，但穿戴和使用不甚方便。在预置负压相同情况下产生的潮气量少于 Tank 呼吸机的潮气量，患者能忍受的峰压也常较低，但通气效率优于 Cuirass 通气。

（3）Cuirass 呼吸机：早期设计的 Cuirass（盔甲）型呼吸机是几乎无效的，因为它们设计粗糙且大小不当、标准大小的模式很难适合每个患者以使他们穿戴既舒适又能在胸壁周围产生密封。最好根据患者的模型来制造 Cuirass，模型以熟石膏来制作，再以质地轻、密封好的合成材料如纤维玻璃制作，边缘用密封材料如氯丁橡胶衬垫和包裹。个体模制 Cuirass 可适合每个患者，即使是胸廓畸形患者。

Cuirass 通气的缺点是：在 Cuirass 和患者间的接触区域可发生压力区；随着患者的生长和发育，可能需要重制 Cuirass；睡眠时患者往往需仰卧位。Cuirass 轻而耐用，多数患者不需别人帮助可自己安置。Cuirass 达到的潮气量与其负压峰值呈线性相关，如患者的胸腹部均包裹在 Cuirass 内，即潮气量较大，可显著减少患者的呼吸功。

（俞森洋）

127. 体外膜氧合（ECMO）有哪两种体外循环方式？临床上有哪些应用？

体外膜肺氧合（extracorporel membrane oxygenation，ECMO）是延长应用心肺转流，为常规治疗难以奏效的可逆性呼吸或（和）心力衰竭患者提供心肺支持的一种技术。在大量实验基础上，20 世纪 60 年代开始试用，Hill 在 1971 年首次应用 ECMO 救治一例因多发创伤导致 ARDS 的患者取得成功，此后临床应用迅速增加。1975 年美国国立卫生研究院（NIH）组织多中心的研究，结果令人失望，但以后的研究表明，NIH 的研究在适应证选择和 ECMO 应用技术方面均存在问题。与机械通气比较，ECMO 的主要好处是：治疗期间可以让肺得到休息，肺组织细胞获得修复的机会；可避免气压伤等机械通气的各种并发症，同时也有利于衰竭心脏的休息和功能恢复。因此，在选择应用 ECMO 病例时，判明疾病性质的可逆性十分重要。近年来 ECMO 装置的改进及操作技术简单化，临床应用病例又趋增多，尤其是在新生儿呼吸衰竭的治疗方面取得了明显进展。

ECMO 有两种常用的体外循环方式：V-A（veno arteial）和 V-V（veno-venous）。V-A 方

式是经右颈内静脉插管至右心房、引流的静脉血经体外膜氧合器（膜肺）氧合后，经置于右颈总动脉内的导管回输到主动脉弓。此法能保证最大血量的体外转流，除达到体外充分气体交换外，尚可提供双心室心脏支持，并可抑制肺循环，降低肺动脉高压，故 V-A 是 ECMO 的临床常用方式。缺点是需颈动脉插管，创伤性较大。V-V 方式是经右颈内静脉插管至右心房和经股静脉插管至下腔静脉，血液经一导管引出，经 ECMO 后从另一导管回输。V-V 方式的主要优点是：不必大动脉插管，氧合血均匀分布并通过肺和体循环。缺点是：只提供呼吸支持而不提供心脏功能辅助，有些患者应用 V-V ECMO 后血流动力学不稳定，以及腹股沟伤口感染、下肢水肿等。

转流过程：依重力引流血经自动调节贮血袋和血泵流入膜氧合器，膜氧合器的规格和种类根据患者体重和转流需要选择，膜氧合器由硅橡胶膜分隔为两个腔隙，血流反向流过一腔隙，气流反向流过另一腔隙，气体跨膜弥散，氧进入血液，CO_2 被气流带出。因为 CO_2 弥散效率是 O_2 的 6 倍，为避免 CO_2 排出过多导致呼吸性碱中毒，可在输入氧气时混入适当浓度 CO_2，氧合血经温热后输到体内。

目前 ECMO 主要应用于婴儿、新生儿的心肺急救领域，如新生儿持续肺高压（PPHN）、胎粪吸入、新生儿呼吸窘迫综合征、先天性膈疝、败血症、肺炎、心肌炎或心肌病等。有文献报道：73 例新生儿因不同原因应用 ECMO，总存活率 38%。1989 年全美国 62 个新生儿 ECMO 治疗中心的总结性报告共 3094 例，存活率 82%，近年来成人应用也趋增多，如治疗 ARDS、心肺移植、肺栓塞、肺炎所致呼吸衰竭等。

（俞森洋）

128. 体外二氧化碳去除（$ECCO_2R$）对 ECMO 做了哪些技术上的改进？临床应用价值如何？

体外二氧化碳去除（extracorporeal carbon dioxide removel，$ECCO_2R$）实际上是一种改进了的 ECMO 技术，改进的目的，是为了促进 CO_2 排出，而提供的氧合较少，仅满足机体代谢的氧耗，一般与低频正压通气联用，通气频率 3~4 次/分，以避免高容量高气道压通气的不良反应和肺萎陷，促进受损肺组织的修复愈合。

技术上的改进有：①采用 V-V 方式。因 V-A 方式虽然对呼吸和心脏均能提供支持，但肺血流减少，灌注压低，血流缓慢，肺缺乏氧和营养物质，可致肺组织变性，甚至坏死。而 V-V 方式对肺血流影响小，且经 ECMO 后的血流氧增加，灌入肺动脉可缓解因缺氧引起的肺血管痉挛，有利于肺损伤的组织修复。②体外血流量与心排出量的比值，在 $ECCO_2R$ 时为 20%~30%，因体外循环血量较低，故 CO_2 的去除为 CO_2 产量的 30%~60%。③导管插入部位，初期选用股静脉和颈静脉；以后改为双腔管，外腔将血引出，内腔用于血液回输，插管部位于股静脉远端。1989 年改用隐静脉-隐静脉，因血管表浅，减少了外科切口的损伤。近年来有人采用经皮股静脉穿刺技术，更使插管操作简单化。④改进膜氧合器装置，延长使用时间（可达 30 天），ECMO 回路采用肝素涂层化方法，减少全身肝素用量和出血危险。

$ECCO_2R$ 的体外转流过程与 ECMO 基本相同。在美国，一个随机对照的临床研究正在进行以评价 $ECCO_2R$ 的效果。Cottinom 等报道的 $ECCO_2R$ 治疗 79 例严重呼吸衰竭，包括 ARDS、严重肺炎、肺栓塞等疾病，总存活率 45%。存活率虽不高，但不少病例是在常规治疗（包括机械通气）无效后应用的。患者主要死因，并不是低氧血症而是出血、严重败血症休克和多脏器衰竭。研究表明：行 $ECCO_2R$ 前，机械通气（CPPV）<1 周者存活率显然要比 CPPV>1 周者高。存活率也随衰竭器官数的增加而下降，除肺衰竭外，另有 4 个或 4 个以上器官衰竭者病死率达 100%。

总之，$ECCO_2R$ 是治疗 ARDS 等严重呼吸衰竭的有效方法，但不是目前常规或首选方法。因为并发症多，费用较高，只能选择有非常明确适应证的患者应用，随着应用技术的改进和经验积累，对可逆性肺疾病所致呼吸衰竭的治疗可能会有较好的应用前途。

（俞森洋）

189 • 什么叫腔静脉氧合器（IVOX）？临床上有哪些应用？

腔静脉内氧合器（intravascular oxygenator，IVOX）是一种特制的细长中空纤维连接于导管的氧合装置，该纤维由聚丙烯组成，并以医用硅氧烷包裹，管壁多微孔可透气体而不渗液体，IVOX 导管与血接触的所有表面均以抗血栓物质被覆。氧合器收拢时体积小，可通过股静脉切开放置入腔静脉，置入后散开可增加腔静脉血与 IVOX 的接触面，静脉血在中空纤维膜外流过，按正常途径经右心至肺，高浓度氧在纤维膜内通过，O_2 和 CO_2 依膜内外的浓度差跨膜进行交换，交换后的气体经导管排出。每一中空纤维类似于肺的呼吸性细支气管-肺泡-毛细血管床。

IVOX 已经过 10 多年大量动物实验，证明在体内放置 19 天，对受试动物的血液学、血流动力学、血内生化成分及各重要脏器功能无影响，也不引起局部或全身感染、血栓栓塞或肺梗死。研究也证明通过 IVOX，可与体内静脉血发生有效气体交换，其交换量与 IVOX 装置的性能（交换膜面积和通透性）及埋置方法、循环血量和血中血红蛋白含量、进出 IVOX 膜内的气体流量、气体压力和氧浓度等因素相关。在大量动物实验证明 IVOX 的安全性和有效性以后，20 世纪 90 年代美国 FDA 已批准进行二期临床应用。近年来已陆续有应用 IVOX 救治急性严重呼吸衰竭的报道。

IVOX 与 ECMO 比较，操作技术简单、创伤性小、并发症少、费用也低，但单位时间内血气交换量较少。故 IVOX 主要应用于：①严重呼吸衰竭，尽管应用了机械通气仍不能维持血气于理想水平，或为了维持血气于安全水平，已采取机械通气最大支持和有害步骤，如 FiO_2 1.0，高气道压和高每分通气量者；采用 IVOX 提供额外气体交换，可降低机械通气支持水平至无害的程度，也可避免应用创伤性大的 ECMO。②部分中重度呼吸衰竭，在面罩给氧，无创性通气疗效不佳时应用 IVOX，可避免气管插管和机械通气。③具有正压通气禁忌证者，如支气管胸膜瘘、进行性纵隔或皮下气肿、巨大肺大疱，或胸科术后不能耐受正压通气者，也可采用 IVOX 来进行呼吸支持。

IVOX 的禁忌证：需要较长期（2 周以上）呼吸支持的患者；刚进行过外科大手术或创

伤，不能进行全身抗凝治疗者；已发生大静脉（腔静脉或颈、股静脉）血栓者；严重心力衰竭、心排出量明显降低者等。

当前国内外应用 IVOX 的技术限度是：①IVOX 只能提供 ARF 患者代谢所需 O_2 和 CO_2 交换的 1/3~1/2；每分钟交换 O_2 或 CO_2 70~150ml；②IVOX 在腔静脉内的保留时间 7~19 天；IVOX 交换膜面积 2100~5200cm^2。

（俞森洋）

130 • 液体通气（LV）的通气方式有哪几种？

液体通气（liquid ventilation，LV）是一新的通气方式，近年的基础与临床研究表明，它能改善 ARDS 患者的气体交换，提高肺顺应性，降低气道压力，且不良反应小，有望成为治疗 ARDS 的有效方法。

LV 的通气方式有以下几种。

（1）全液体通气（total liquid ventilation，TLV）：所谓 TLV 是指肺内注入相当于肺总量（功能残气量加潮气量）的全氟化碳（perfluorocarbon，PFC）液体，通过特殊液体通气装置进行 LV。PFC 在体外经膜肺氧合并除去 CO_2，每次吸气时送入肺内的是溶解有大量气体的 PFC，呼气时 PFC 将 CO_2 带出。有报道按照 V_T 15~20ml/kg，吸气时间 4 秒，呼气时间 8 秒，每分钟 5 次的呼吸频率使 PFC 出入肺，进行肺内外循环。虽然研究表明 TLV 治疗呼吸窘迫综合征能明显改善气体交换，但由于存在以下一些缺陷：①高比重的 PFC 在肺内形成较高静水压，压迫肺毛细血管及腔静脉，导致肺血管阻力增高和静脉回流减少，可引起心排出量降低，甚至血压下降和酸中毒；②PFC 液体代替气体在气道内运动，导致气道阻力明显增高；③需特殊设备及专业技术人员，PFC 用量大，费用昂贵。故 TLV 虽然研究多年，但临床上始终没有推广应用。

（2）部分液体通气（partial liquid ventilation，PLV）：所谓 PLV 是指向肺内注入相当于肺功能残气量（functional residual capacity，FRC）的 PFC，用传统的正压呼吸机进行通气。通过气体潮气量通气使肺内 PFC 持续的氧合并与肺泡行气体交换，不需要体外氧合及除去 CO_2 的装置，简单而有效，是目前应用较多的方式。

PFC 的剂量以患者的功能残气量为准，注入肺内的方式有几种：①先将部分 PFC（成人 2.5~10ml/kg，幼儿及儿童 2.5~5.0ml/kg）经气管插管在 5~15 分钟内注入肺内，间隔 30 分钟重复给药直至达到功能残气量水平；②将相当于 FRC 的 PFC 一次性注入肺内后接气体呼吸机通气；③在气体通气过程的间歇多次小剂量反复注入 PFC 至功能残气量水平；④不中断气体通气方式，以一定的速率将 PFC 通过气管插管旁路注入肺内。判断 PFC 剂量是否适当，以在呼气末气管插管的体外部分见到半月形液平面为准。由于 PFC 的挥发，在较长时间的 PLV 过程中，应定期补充 PFC，一般补充的 PFC 剂量平均为 2.5ml/（kg·h）。较长时间通气过程中应反复进行支气管镜检查并拍摄后前位及侧位胸片。剂量的重新确定取决于下列因素：①从侧位胸片观察 PFC 的遗留量；②暂时中断通气期间在气管内导管内出现的半月面。正压通气采用压力控制（支持压力为 1.96~3.92kPa）加呼气末正压

（0.49~0.98kPa）、时间切换方式。待病情好转，随着 PFC 的挥发即可从 PLV 转为常规气体通气方式。

（3）雾化或气化吸入 PFC：近年发现雾化或气化吸入 PFC 可明显改善肺损伤动物的氧合和肺顺应性，有利于排除二氧化碳。此外，雾化 PFC 还可抑制支气管上皮细胞和肺泡巨噬细胞白细胞介素-8（IL-8）、胞间黏附分子 1（ICAM-1）mRNA 表达，与 PLV 单纯降低支气管上皮细胞、肺泡巨噬细胞和血管平滑肌细胞的 IL-8 mRNA 表达相比，抗感染作用更明显。目前，雾化或汽化吸入 PFC 治疗 ALI 尚处于实验研究阶段。

（俞森洋）

131 · 液体通气（LV）的临床应用效果如何？

1990 年，Greenspan 等报道了人类第一次 LV 的结果。3 个妊娠 23~28 周的早产婴儿在传统方法（包括表面活性物质替代疗法、体外膜氧合或高频通气）治疗严重 RDS 失败后即将死亡，每个婴儿行两次 3~5 分钟（间隔 15 分钟为气体通气）TLV。所有婴儿的气体交换均有显著改善，而无心血管方面的不良反应。尽管 3 个婴儿最终死于严重的呼吸并发症，但这一试验表明 LV 能支持气体交换，而且在恢复气体通气后肺功能有部分改善。

1995 年，Hirschl 等研究了 PLV 在成人、儿童及足月新生儿中的应用。共观察 19 例严重呼吸衰竭的患者，其中成人 10 例，儿童 4 例，足月新生儿 5 例。呼吸衰竭病因包括肺炎、哮喘、毛细血管渗漏综合征、先天性膈疝、肺动脉高压及误吸等。所有病例均于机械通气失败后行体外生命支持（extracorporeal life support，ECLS），在 ECLS　1~11 天后开始 PLV 治疗 1~7 天。结果表明，在 PLV 过程中，平均肺泡-动脉血氧分压差由 78.7kPa 降至 62.77kPa（$P=0.0002$），平均肺顺应性由 0.18ml/（cmH$_2$O·kg）升至 0.29ml/（cmH$_2$O·kg）（$P=0.0002$）。所有患者均可很好耐受 PFC 的给予，无血流动力学损害。14 例成功脱离 ECLS，11 例（58%）存活出院，随访 2~12 个月未发现有任何肺或系统损害的证据。上述结果说明应用 PFC 行 PLV 来治疗各种原因的严重呼吸衰竭患者是安全的，可有效地持续进行，并可改善气体交换和肺顺应性。

1996 年，Leach 等报道了 13 例严重呼吸窘迫综合征的早产婴儿在传统机械通气失败后用 PLV 治疗的结果。10 例婴儿的 PLV 进行了 24~76 小时，PLV 1 小时后 PaO$_2$ 上升 138%，动态顺应性上升 61%，平均氧合指数由 49±60 降至 17±16，无明显不良反应，由 PLV 转为气体通气时无并发症。个别婴儿的肺内残留少量 PFC 几周，未发现系统毒性。上述各项研究表明 PLV 为治疗肺炎、肺动脉高压和吸入综合征等多种原因引起的急性呼吸衰竭提供了新途径。

尽管用 LV 治疗 ARDS 无论在动物实验还是临床应用方面均取得了进展，但还有不少问题需要解决，如残留 PFC 在生物体内吸收、分布和清除的机制尚不清楚。对 PFC 的安全性仍需进一步观察。PFC 的剂量及呼吸机参数的设定、LV 过程中心肺相互作用的机制及机体能够耐受的程度、长时间 LV 对机体的影响等均需进一步研究。

（俞森洋）

132 · 液体通气（LV）的作用机制有哪些？

许多实验已表明 LV 是治疗 ARDS 的一种有效方法，与传统的机械通气相比能显著改善气体交换和肺顺应性，并避免肺损伤等不良反应。但 LV 对肺损伤的作用机制还未完全清楚，可能的作用机制有以下几个方面。

（1）PFC 携氧及二氧化碳能力较强：100ml 的潘氟隆（perflubron）可溶解 53ml 氧和 210ml 二氧化碳，注入 PFC 的肺类似于"在体膜肺"，整个呼吸周期均可进行气体交换，故可改善气体交换。

（2）降低肺泡表面张力，重新开放萎陷的肺泡：PFC 具有低表面张力，在受损肺内，由于表面活性物质缺乏或功能损害致肺泡表面张力较高，而 PFC 取代损伤肺的气-界面为液-液界面，降低了肺泡表面张力。PFC 在肺内增加了肺容积，并能在呼气时保持肺泡不萎陷，持续进行肺气体交换，因而消除了由于呼气末肺泡萎陷造成的肺内分流。Tütüncü 等在动物实验中行 PLV 3 小时，保持 PaO_2 在 53.3kPa 以上，组织学检查表明充满 PFC 的肺呼气末几乎没有不张的区域。

（3）PEEP 样效应：PLV 时 PFC 由于重力作用主要分布在肺的基底部，即肺损伤较重的部位，PFC 形成的静水压压迫肺泡毛细血管，使基底部血流向通气良好的非基底部流动，类似于 PEEP 的作用，肺血流在肺内分布更均匀，$\dot{V}/\dot{Q}$ 比例改善减少了肺内分流，从而改善气体交换。

（4）抗感染作用，减轻肺损伤程度：PFC 的比重高，在肺内沉积于肺泡渗出物的底层，炎性介质、渗出物漂浮在 PFC 的表面，易被 PFC 带出，防止肺部炎症发展。另有研究表明 PFC 强烈抑制吞噬细胞释放氧自由基，抑制作用与 PFC 剂量有依赖关系，同时 PFC 也能抑制白细胞的致炎作用，均可能与减轻肺损伤程度有关。

（5）有研究表明由于表面活性物质不溶于非极性的惰性 PFC 中，LV 不会冲洗出表面活性物质，也不改变其表面张力特点，因此在 LV 结束，PFC 挥发后，表面活性物质继续留在肺内发挥作用，可以解释 LV 后动物能再适应气体通气。

（俞森洋）

133 · 能用全氟化碳雾化或气化吸入来治疗急性肺损伤吗？

严格地说，这不是液体通气，而是一种吸入疗法。可将全氟化碳视为像"表面活性物质"那样的一种"药"，通过雾化吸入来治疗急性肺损伤。

1999 年 Bleyl 等首先报道汽化吸入 PFC 配合常规机械通气，能改善油酸诱发绵羊肺损伤模型的氧合。气化吸入 PFC 30 分钟，随后继续常规通气 120 分钟，PaO_2 分别由 77mmHg 增加至 158mmHg 和 376mmHg。吸气峰压由 42mmHg 降至 32mmHg 和 35mmHg。而对照组无明显变化。Kandler 等给小猪雾化吸入 PFC（全氟萘烷，FC-77）对气体交换及肺力学的改善与 PLV 一样有效。而且在停止雾化吸入后，FC-77 的疗效仍持续 6 小时，而应用 FC-77

PLV 的疗效在停止治疗后即消失。而对血流动力学指标，包括心率、血压、心排出量、平均动脉压、平均肺动脉压等均无明显影响。但 Kelly 等应用超声雾化吸入 PF5080 20ml/kg，随后 13ml/（kg·h）维持，用于治疗新西兰兔 ALI 模型，结果是否定的，既不能改善氧合，也不能延长动物的生存时间。疗效比 PLV 组和 PLV+PS 组明显要差。分析原因，可能与雾化吸入装置和吸入方法有关。

目前雾化或汽化吸入 PFC 治疗 ALI 尚处于实验研究阶段，采用哪一种 PFC，什么雾化或汽化装置，如何避免管道湿化的影响，以及确切疗效，疗效的作用机制及不良反应等均需进一步研究，尚未见临床应用的报道。

（俞森洋）

134. 何谓"气管内吹气"？"气管内吹气"的研究近年有哪些进展？

气管内吹气（tracheal gas insufflation，TGI）是将一较细导管插至气管隆突附近，在机械通气同时将新鲜气体连续或间歇（呼气相或吸气相时）地吹入中心气道，目的是改善肺泡通气的有效性或减少高通气压力的需要。TGI 时改善常规潮气量通气效果的机制有两方面：①呼气时吹入新鲜气体能冲洗出吹气导管尖端以近贮存于气管插管死腔内的 CO_2，避免下一次吸气时死腔内的 CO_2 再重新吸入肺泡。②高流速的导管气流在导管尖端部及其周围产生湍流，增加导管尖端部以远区域气体的混合，增加 CO_2 排出。因为生理死腔（V_D）= 肺泡死腔（V_{DA}）+解剖死腔（V_{Dan}），TGI 的主要机制是驱出解剖死腔内的 CO_2，因此，当肺泡死腔而不是解剖死腔占生理死腔主导地位时，TGI 是效果不佳的。肺潮气量（V_T）= 肺泡通气量（V_A）+生理死腔（V_D），在小潮气量（无论何时只要解剖死腔气量很高）或肺泡通气量低时，TGI 都是有帮助的。机械通气采用许可高碳酸血症策略时，为避免 $PaCO_2$ 过快增高和 pH 过低，可应用 TGI 来增加近端解剖死腔 CO_2 的排出。

TGI 时 CO_2 的排出量取决于导管气体流速，流速较高时，新鲜气体冲洗出导管尖端以近端死腔内的大部分气体而且在较高流速时，向着肺泡的导管尖端产生湍流增加远端气体的混合。TGI 时输入气管的新鲜气体量取决于呼气时间（T_E）和导管气体的流速（$\dot{V}_C$）。当 $T_E \times \dot{V}_C$ 乘积达某一水平时，新鲜气体可完全洗出呼气时导管近端解剖死腔内气体，在此基础上即使再增加 $\dot{V}_C$，可能也不会进一步稀释死腔内残余的 CO_2，TGI 的这种作用特点和靠减小生理死腔（V_T）量降低 $PaCO_2$ 的事实，提示在 V_D/V_T 降低时，TGI 的作用减低，以高 $\dot{V}_C$ TGI 来降低 $PaCO_2$ 也有一定限度。一旦该段死腔在呼气时已被新鲜气体完全洗出，$PaCO_2$ 的流量依赖性减低主要依靠导管尖端以远气道增加湍流的混合。结果在高 $\dot{V}_C$ 时，$PaCO_2$ 继续随 $\dot{V}_C$ 增加而降低但降低的速度较慢。

TGI 的新鲜气体可以在整个呼吸周期（连续气流）或只在呼气或吸气时（相时气流）输送，连续导管流和关闭器或呼吸机联合应用，呼气阀的关闭迫使导管气流输送所有或部分吸入潮气量。相时气流是选择性地在吸气或呼气相时输送。吸气相时 TGI 可作为新鲜气流的唯一来源，使导管尖近端的解剖死腔的部分气体旁路，或它能和常规呼吸机联合应用以增加肺泡通气。在容量切换型通气时，连续的 TGI 对吸入 V_T 起作用，在这种情况下，吸入潮气量由两部分组成，呼吸机和 TGI 输送的容量。吸入气量的 TGI 部分可根据吸气时间（T_I）和 $\dot{V}_C$（$T_I \times \dot{V}_C$）乘积来估计。在压力控制通气时，呼吸机输送的气体部分随 $\dot{V}_C$ 增加而减少，总吸入 V_T 保持不变，TGI 并没有对通气回路产生过高压力。在高 $\dot{V}_C$ 和长 T_I 时，TGI 能以高于设置压力加压于呼吸机回路。当此情况发生时，总吸入潮气量和气道压（Pao）增加。

在 TGI 期间，插入导管深度可增加常规机械通气呼吸，因为 TGI 在呼气时能洗出近端死腔的较大部分。将导管插得靠近隆突也进入了湍流区，湍流是在呼吸周期的两个相时由导管关闭器于周围产生的。据此改善 TGI 的有效性。对健康狗的实验表明，只要规定将导管放置在主隆突的数厘米以内。导管顶端的实际位置对 TGI 在增加 V_T 的有效性方面并没有证明是重要的，如果能将此结果应用于危重患者，这将简化 TGI 的临床应用，因为支气管镜和 X 线透视或照片引导导管位置可能不是必要的。

TGI 以 3 种方式增加呼气末肺容量：①气管的喷射气流一部分直接传送到肺泡；②导管放置于气管内减少了横截面，增加呼气阻力，使排气延迟；③导管气流在呼气时通过气管内导管、呼气回路、呼气阀，可产生反向压力，阻碍来自肺内的呼气流。第一和第三种机制类似于连续流量通气（CFV）期间发生的机制。Brampton 和 Young 的研究表明，用 1.5~1.9mm 内径的导管，对狗行 CFV 期间大多数肺泡压的产生是由后面的机制引起的。在 8~60L/min 的流速，他们测定在肺泡水平只产生 0.128kPa（1.3cmH$_2$O）继发于冲击流的传送压力，随后，此研究提示，大多数由 TGI 产生的动态肺过度充气是继发于气管截面积的减小和增加对气体流量的流出阻力。

因为 TGI 的主要机制是导管近端解剖死腔游离 CO_2 的呼气时洗出，如果呼气时肺内产生继发性动态过度充气，由肺持续呼出的 CO_2 能减少 TGI 的有效性。有作者在正常的狗中试验这种可能性，结果表明，呼气时由导管吹入的新鲜气体量而不是流速决定 TGI 的有效性。这提示，如果应用 TGI 来增加反比通气情况下的 V_A，当呼气时间缩短时，则必须应用进行性的高流速导管气流才能维持 TGI 的有效性。

在应用小潮气量和低气道压来实施肺保护策略的过程中，TGI 是一种颇有吸引力的辅助通气方法，在油酸诱发牛的肺水肿模型，以很小的潮气量和压力维持适当的 $\dot{V}_A$。其他研究者也证实：切除大约 80% 肺的羊，没有用过高压力和潮气量而应用 TGI 可维持适当的通气。临床上应用 TGI 在 $\dot{V}_E$ 相同时可降低 PaCO$_2$ 或在 PaCO$_2$ 水平不变时减少 $\dot{V}_E$。TGI 也已成功地应用于机械通气患者，早在 1968 年 Stresernann 就证明这种系统能改善 $\dot{V}_A$。Ravenscraft 等应用 TGI 于 8 例急性呼吸衰竭患者而维持吸入潮气量不变，研究中当导管气流速为 4~10L/min 时，TGI 使血中 PaCO$_2$ 降低 10%~20%。Nakos 等当维持 $\dot{V}_E$ 恒定时用 6L/min TGI 可降低 PaCO$_2$ 25%，以肺保护通气策略指令对 $\dot{V}_E$ 的限制引起的高碳酸血症不能被所有急性肺损伤患者很好耐受（例如共同存在颅脑外伤或心血管功能障碍），TGI 对限制高碳酸血症和控制压力标限通气策略时 PaCO$_2$ 上升速度，增加每次潮气呼吸的效率是一有效的工具。为了试验这一假设，Nakos 和同事应用 TGI 6~8L/min 以减低 T 和气道压峰值分别为 25% 和

20%，而维持 7 例 ALI 患者的 $PaCO_2$ 和通气频率不变。

也可利用 TGI 的"节约 $\dot{V}_E$（$\dot{V}_E$-sparing）"作用来减少某些气管插管患者的呼吸功，然而 TGI 也可损害某些患者触发呼吸机的能力，因为患者的吸气用力首先必须超过导管流速和克服由 TGI 引起的动态过度充气才能触发呼吸机送气。TGI 对呼吸功的纯作用取决于 TGI 和呼吸机的相互作用以及 TGI 在减少死腔通气和降低 $\dot{V}_E$ 需要的有效性。显然，将 TGI 与 flow-by 系统结合并提供流量触发可望改善与 TGI 相关的气体交换并节约呼吸功。

虽然 TGI 能辅助常规机械通气，但它也可发生并发症。当高流量气流被输送入气道时，气体流出道的任何阻塞都潜伏在数秒钟内使肺过度扩张，因此引起气胸、肺静脉气体栓塞或血流动力学损害的潜在危险，可能需要食管压或胸壁监护以监测肺容量的改变。此外，喷射气流对支气管黏膜的影响以及导管顶端因高流量振动可能引起支气管黏膜损伤。长期应用 TGI，若吹入的气体湿化不足可引起分泌物的潴留或嵌顿。气流的存在和气管内放置吹气导管可能增加黏液产物或加重分泌物潴留，TGI 导管通过气管内导管的放置也妨碍气道吸引，新的气管内导管的设计将吹气导管整个触入在气管插管壁内解决了此问题，简化了 TGI 的应用。

TGI 对机械通气患者的临床应用经验至今仍是有限的，在肺保护通气策略中对 TGI 作用的评价还没有系统的对照研究，TGI 最常应用于 ARDS 患者以限制其 $PaCO_2$ 或 V_T，然而，TGI 作为 ARDS 患者机械通气的辅助措施的研究也还需要更多地应用才能评价。

（俞森洋）

135 • 实施机械通气策略的基本原则是什么？

机械通气有两条重要的和普遍适用的基本原则：①不同的患者，不同的疾病和疾病的不同阶段，其病理生理和呼吸力学存在明显差异，机械通气的目标、策略和方法也应做相应改变，即个体化通气原则；②当某一通气策略或方法对患者既有益处又有害处时，应权衡利弊，采用对患者最有利的通气治疗，即利益最大化原则。

（俞森洋）

136 • 为肺功能接近正常者进行机械通气，应该实施什么样的策略？

在全身麻醉、外科手术后、患中枢或周围神经和肌肉疾病、因应用中枢神经系统抑制剂、神经肌肉阻断剂导致呼吸衰竭，需要机械通气的大多数患者，其呼吸力学和肺气体交换功能是正常或接近正常的。这些患者的机械通气目标是维持或恢复适当的肺泡通气和氧合。因此，最重要的初始呼吸机参数是分钟通气量（$\dot{V}_E$），$\dot{V}_E$ 是通气频率（f）和潮气量（V_T）的乘积，是排出体内 CO_2，影响 $PaCO_2$ 的重要决定因素。

$$PaCO_2 = \dot{V}_{CO_2} \times K / \dot{V}_E (1 - V_D / V_T)$$

式中，$\dot{V}_{CO_2}$ 是 CO_2 产量（以 L/min 计），V_D/V_T 是死腔气量与潮气量之比，可以将肺视为 CO_2 排出器，V_D/V_T 是反映 CO_2 排出效率的指标。K 为常数，等于 0.863，$\dot{V}_{CO_2}$ 和 $\dot{V}_E$ 都是在相同温度和湿度情况下检测的。

呼吸机参数推荐：肺健康和代谢率正常者，在静息状态，设置 $\dot{V}_E$ 80～100ml/kg，通常可使患者维持正常碳酸血症。用定容通气模式时 V_T 设置 6～10ml/kg（理想体重），神经肌肉疾病患者为其感觉舒适，常用更大的潮气量。如果用定压通气模式，一般以吸气压 10～15cmH$_2$O，吸气时间（Ti）0.75～1s 来达到类似的 V_T。如果随后的血气分析显示高碳酸血症，应怀疑患者处于高代谢状态（$\dot{V}_{CO_2}$ 增加），或 $\dot{V}/\dot{Q}$ 比例失调（V_D/V_T 异常）。长期无自主呼吸而依赖于机械通气者，如果 V_T<10ml/kg，应考虑加用叹气（sigh）功能，即每分钟给予 1～2 次大 V_T（2 倍的通常 V_T）通气。

（俞森洋）

137. 为气流阻塞患者进行机械通气，应该采用什么样的通气策略？

因为呼气气流受限，气道阻塞患者在机械通气时有引起或加重动态过度充气和升高内源性 PEEP（PEEPi）的危险，从而增加气压伤（如气胸）、低血压和死亡的风险。因此这些患者机械通气的目标，是在维持适当的氧合和 $PaCO_2$ 水平的同时，避免过大的胸腔内容量，后者可以靠以下方法完成：①减少气道炎症和缓解支气管收缩；②减少潮气量；③增加吸气流速；④可接受的高碳酸血症。

（1）危重型哮喘患者的机械通气策略：对危重型哮喘患者是否应用无创性通气（NPPV）是有争议的。至今还没有以循证医学为依据的高水平研究支持优先应用 NPPV。因为 NPPV 对危重型哮喘患者的呼吸控制较差，难以实行控制性低通气策略，易发生动态过度充气和 auto-PEEP，而且难以检测。对于拒绝插管或不需要马上插管的患者，NPPV 也许是一种选择。但若患者已发生意识障碍和脑病，或需要气道保护和处理气道分泌物者不应采用 NPPV。

NPPV 失败的患者，需要应用镇静剂、神经肌肉阻断剂和实施允许高碳酸血症策略的患者都应该进行气管插管和正压通气。与肺气肿或支气管炎引起的慢性气流阻塞患者不同，哮喘持续状态患者存在气道闭合、黏液栓、严重 $\dot{V}/\dot{Q}$ 比例失调和高通气需要，因此特别容易发生过度充气、气压伤、心血管萎陷和死亡。

初始可选择定容通气，预设潮气量要较小，例如小于 8ml/kg（预计体重），并联合用吸气峰流速约 60L/min，通气频率 12～16 次/分，只有当严重的呼吸性酸中毒而不是动态过度充气引起心血管不稳定时，才应该用高通气频率。在非常严重的哮喘患者，虽然高肺泡峰压应该避免，但为输送适当的潮气量需要高驱动压。虽然 60～70cmH$_2$O 的高气道峰压也许是必要的，但还是应该设法维持平台压<30cmH$_2$O。峰压和平台压两者之差是气道阻力严重程度的指标。为了减少 auto-PEEP，有些患者需要应用更小潮气量（4～8ml/kg）。输送的潮气量总是应该根据肺泡峰压（即平台压），以保证平台压<30cmH$_2$O。呼吸频率应根据气

体陷闭和 auto-PEEP 水平来设置。

低潮气量和低频率会导致 CO_2 的潴留，维持 pH≥7.20 是一般规律。年轻和其他方面健康的哮喘患者，pH 降低至 7.10 也可以接受。气压伤和低血压的危险性通常超过小潮气量和低每分通气量引起的酸中毒的危害。

因为减少分钟通气量和延长呼气时间可减低 auto-PEEP，故吸气时间应该缩短，然而，延长吸气时间可达到较好的通气分布，故推荐 1~1.5 秒的吸气时间，并密切观察和评价吸气时间对 auto-PEEP 的影响。在许多患者，通气频率低，吸气时间从 1 秒增至 1.5 秒并没有明显增加 auto-PEEP。

因为在这些患者，气道峰压不能恰当反映肺实质的扩张，Tuxen 等主张以测定气体陷闭容量为基础来指导呼吸机参数的调整。

吸气末肺容量（$\dot{V}_{EI}$）是高于 FRC 之上的气量，是在输送潮气量后在患者肺内的气量，而峰压（P_{peak}）和平台压（P_{plat}）是在呼吸机压力表上直接读出的，$\dot{V}_{EI}$ 是用肺量计来测定的。为了测定 $\dot{V}_{EI}$，患者必须镇静、麻醉、良好氧合、在输送 V_T 后马上脱开呼吸机。将呼出气收集在肺量计内，直至不再有气体漏出，在严重阻塞患者，这种收集平均可能为 40~60 秒。改变呼吸机参数，目标是使 $\dot{V}_{EI}$<20ml/kg，已证明，哮喘持续状态患者可因此避免气压伤和低血压。测定 $\dot{V}_{EI}$ 是比较麻烦的，只有肌肉松弛患者才能完成。如果仅为了测定 $\dot{V}_{EI}$ 而给患者应用肌松剂是不恰当的。值得注意的是，有些哮喘患者的气道阻塞可以非常严重，发生气体陷闭（air-trapping）和 PEEPi，而测定的 $\dot{V}_{EI}$ 和 PEEPi 值经常低估气体陷闭的程度。

为了防止人-机的不协调，常需应用足够的镇静剂，在有些患者甚至有必要应用神经肌肉阻断剂。有些患者应用神经肌肉阻断剂以后可能发生长时间的肌无力，尤其是同时接受大剂量皮质激素治疗的患者。如果应用了恰当的镇静剂，通常可以做到完全的通气支持。

哮喘患者机械通气时是否应该加用 PEEP 是有争议的。如果加用 PEEP，不应超过能使总 PEEP 增高的水平，并密切监测气体交换、肺泡峰压、auto-PEEP 和血流动力学的改变。

经呼吸机专配的雾化器给危重型哮喘患者雾化吸入支气管舒张剂具有较好的临床疗效。常用的雾化用支气管舒张剂有：万托林雾化溶液、爱全乐雾化吸入液、可必特雾化吸入剂等。

氦的低密度可以减低流量通过部分阻塞气道所需的压力。可考虑给患者机械通气时吸入氦-氧混合气。研究显示，吸入氦-氧混合气后可减低肺吸气压、PEEPi 及改善气体交换。所用的呼吸机必须是具有专门能与氦-氧混合气连接和安全应用的功能的（如伟亚医疗 AVEA 呼吸机），而且应该由有经验的医生来应用。

（2）慢性阻塞性肺疾病（COPD）的机械通气策略：慢性阻塞性肺疾病急性加重（AE-COPD）合并呼吸衰竭患者的机械通气，应将 NPPV 作为一线治疗措施。已有大量的研究表明，大约有 45%AECOPD 患者应用 NPPV 后可以避免有创通气，从而降低气管插管率和呼吸机相关肺炎（VAP）发生率，缩短住 ICU 时间（一类证据）。大多数情况下，判断患者是接受单纯氧疗还是机械通气的标准是看患者是否存在呼吸性酸中毒和呼吸肌疲劳，此外，氧疗难以纠正的严重低氧血症也应给予机械通气。NPPV 和有创通气的选择标准以临床指标最为重要，尤其是患者的意识状态和气道分泌物的廓清能力具有决定性意义。呼吸力学指标和血气指标作为重要的辅助参考。如果患者病情较轻、清醒、能配合治疗，一般可以不插管。但如果患者意识状态恶化，如出现意识模糊、迟钝、嗜睡、烦躁不安、不能配合治疗、初始治疗措施不能改善意识状态，那么应考虑气管插管和机械通气，血气异常的严重程度可作为参考。

COPD 患者常因呼气流速受限而引起动态过度充气。机械通气的关注重点是减轻过度充气和吸气功。存在自主呼吸和应用辅助通气模式（如 A-C 模式）的患者，机器触发频率决定呼气时间（T_E）。患者呼吸急促而频繁触发时，呼吸机设置的 I∶E 比因呼吸频率增加而改变，T_E 缩短，可导致气体陷闭和 auto-PEEP 的发生。新一代呼吸机具有监测实际 I∶E 和自动测定 auto-PEEP 的功能，研究表明：如果加用的 PEEP 少于 auto-PEEP（大约 80% 的 auto-PEEP），则可以以下游的压力对抗上游的压力，避免呼气时小气道的萎陷，并且不影响呼气流量和不增加呼气末肺容量。COPD 患者呼吸急促至某种程度，改变 $\dot{V}_i$ 和 Ti 的设置对减少气体陷闭不一定有效，增加 $\dot{V}_i$ 将延长 T_E 的设想，可能实际上起相反效果，因为较高流速常增加呼吸频率。

呼吸机参数初始选择推荐：V_T 6~8ml/kg（预计体重），吸气流速 40~60L/min，预设频率接近患者的自主呼吸频率。添加 PEEP 3~8cmH$_2$O 以减少机器触发功。保持平台压 <30cmH$_2$O。如果初始呼吸机参数不能减轻呼吸困难和患者用力，可增加 PEEPe，直至气道峰压开始升高为止。根据症状或辅助呼吸肌应用来判断，如果调整 PEEPe 不能减少患者的吸气用力，需增加镇静剂，罕有需要应用神经肌肉阻断剂。

慢性 CO$_2$ 潴留患者应用的 $\dot{V}_E$ 过大，使其 PaCO$_2$ 很快正常，可能会引起血流动力学的不良反应和高碳酸血症后的代谢性碱中毒，不一定是明智的。因此，当初始的通气目标预定在 PaCO$_2$ 为 55mmHg，pH 为 7.35 时，$\dot{V}_E$ 可设置于大约 60ml/kg，慢性 CO$_2$ 潴留患者机械通气后是否要使 PaCO$_2$ 达到正常，尚有不同意见。反对者认为，呼吸中枢化学感受器调节朝正常调整，会增加通气需要和妨碍撤机；支持者却认为高碳酸血症对呼吸肌的收缩有不良影响。

COPD 患者撤机有时比较困难，在机械通气的原因（如肺感染）逆转，心脏血管功能、电解质平衡，营养状态达到理想水平时，为每位 COPD 患者制订一个切实可行的撤机方案，通过 1~2 小时的自主呼吸试验，试验成功者尽早撤机。撤机失败或预计可能失败患者可用 NPPV 作为撤离呼吸机的过渡，直至患者可不用机而能完全自主呼吸或重新气管插管。

（俞森洋）

138 • 头部创伤患者的机械通气应该实施什么策略？

近 10 多年来，急性颅脑损伤患者主张采用"控制性过度通气"，控制 PaCO$_2$ 于 25~30mmHg，认为短期的过度通气收缩脑血管，减少脑血流和脑血量，可迅速降低颅内压。但近年的研究显示，过度通气策略并没有增加存活率，在 3 和 6 个月时，患者的脑功能还不如未用过度通气的患者。故现已不再推荐常规应用此法，仅在患者颅内压（intracranial pressure，ICP）急性增高时临时应用（不超过 24 小时），待明确的降 ICP 措施建立后就可停用。此后，让 $PaCO_2$ 逐渐恢复正常，必须避免 $PaCO_2$ 过快增加引起 ICP 的反跳。"允许高碳酸血症"通气策略是禁用的，因为它可引起 ICP 的增高而导致危险。

脑灌注压（cerebral perfusion pressure，CPP）是平均动脉压（MAP）和 ICP 之差，即 CPP = MAP-ICP。正常 ICP<10mmHg，MAP 大约 90mmHg，正常 CPP>80mmHg，若 CPP<60mmHg 通常预后不佳。急性头颅损伤患者常需监测 ICP。ICP 增高或 MAP 降低，均可使 CPP 降低。因此，降低 MAP 的治疗（例如：正压通气、利尿剂、扩血管治疗）可降低 CPP，而降低 ICP 的治疗（过度通气、甘露醇）增加 CPP。对 ICP 急性增高的正常生理学反应是高血压和心动过缓，这称之为 Cushing 反应。

头颅损伤患者初始的呼吸机参数推荐：通气模式：容量或压力辅助/控制通气（A/CV），通气频率 15~20 次/分（如果需要实施"控制性过度通气"以控制 ICP，可调至 20~30/min，但应避免产生 auto-PEEP），潮气量 8~12ml/kg（预计体重），维持平台压<30cmH$_2$O，吸气时间 1 秒，PEEP 3~5cmH$_2$O，注意所加 PEEP 不增加 ICP，FiO$_2$1.0，以后根据脉氧计或血气逐渐降低。开始机械通气时几乎总给予完全通气支持，应用容积或压力控制通气模式，以控制 $PaCO_2$。因为患者可能发生严重的呼吸中枢抑制，应用压力支持通气（PSV）和以 PSV 为基础建立的闭合环通气模式是不恰当的。

头颅损伤患者机械通气时应避免过高的胸内压，因为高胸内压传送到蛛网膜下腔，可减低脑灌注压，加重因创伤致颅内出血或水肿引起的颅内高压。

PEEP 对患者脑脊液压力和对脑灌注压的影响，测定结果互相矛盾。这是因为 PEEP 引起的相关改变对脑血流有复杂的，不依赖于脑脊液压力的影响。作为一般规律，升高 PEEP 不会降低脑灌注压，除非它引起血压和心排出量的降低。俯卧位可能升高颅内压，因此患者的头部必须适当抬高。

（俞森洋）

139 · 如何为心肌缺血和充血性心力衰竭患者进行机械通气？

心肌缺血患者，在机械通气时尤其要注意呼吸机为患者提供的机械辅助功问题。机械通气减少机体和心肌的氧需要，对心肌缺血和心源性休克患者很重要，这可使更多的来自工作的呼吸肌的血重新分配到重要脏器。如果机械通气时没有减轻，甚至反而增加患者的自主呼吸功（如应用 SIMV 模式时，设置过低的指令频率；患者-呼吸机不协调甚至对抗，机械通气时产生过高的内源性 PEEP 而增加触发功等情况），就会增加患者的氧耗，对心肌氧的供-需关系产生不利影响，导致心肌缺血加重和病情恶化。因此，当机械通气患者存在严重心肌缺血时，应选择尽量减少或完全替代患者自主呼吸功的通气模式。如应用容量控制或压力控制通气模式，给予镇静剂甚至必要时给予肌松剂抑制患者过强的自主呼吸，促进呼吸机与自主呼吸的协调和同步，避免人-机对抗。避免应用指令频率过低的同步间歇指令通气（SIMV）和吸气压力支持过低的压力支持通气（PSV）。

存在严重低氧血症伴严重心力衰竭患者，应设法尽快提高 PaO_2，可短时间内给予较高的吸氧浓度。至于是否加用 PEEP，原则上说，心肌缺血和充血性心力衰竭患者的通气治疗，是与非心源性肺水肿患者相类似的。应该用 PEEP 来复张被水肿液充满的肺单位，将水肿液从肺泡重新分布到间质腔。加用 PEEP 时应逐步增加，每次增加 $2\sim3cmH_2O$，以便机体有一适应和调节代偿的过程，并监测血流动力学，尽可能保持机械通气过程中血压的稳定，如血压降低，可应用多巴胺、多巴酚丁胺等血管活性药物。

当充血性心力衰竭并发活动性心肌缺血时，如果仅关注血气指标的维持，不顾呼吸功和相关的心肌氧需要的增加，而过早撤机是很不适宜的。可供选择的方法，重要的是认识到机械通气的撤离可能激发充血性心力衰竭（和）或加重心肌缺血。似乎在 COPD 患者易于发生撤机诱发的心力衰竭。

（俞森洋）

140 • 如何为妊娠患者进行机械通气？

妊娠可引起许多生理学改变，包括胸壁顺应性减低，代谢率、每分通气量和呼吸中枢驱动增加。随之发生的呼吸性碱血症被认为是有助于胎儿气体交换的，碱血症使胎儿的氧合血红蛋白解离曲线左移，增加血红蛋白与氧结合的能力。因此，为孕妇行机械通气时必须充分考虑这些情况。故主张机械通气时，分钟通气量的设置和调整，应该设法使 $PaCO_2$ 维持于 $28\sim32mmHg$ 目标值。然而，当孕妇患 ARDS 或哮喘持续状态时，为避免呼吸机相关肺损伤（VALI）而实施肺保护策略，就不可能与孕妇的碱血症目标调和。此时如何处置呢？缺乏临床后果评估资料，所有的治疗决定都必须权衡对母体的益处和对胎儿的危害。已经明确：测定母体的血气值可决定胎儿的酸碱状态。然而尚不清楚，允许高碳酸血症对未出生婴儿所造成的风险。大多数专家同意，患 ARDS 的孕妇机械通气时 V_T 应设置 6ml/kg（理想体重）。因为孕妇的胸壁顺应性减低，加用 PEEP（通常 $10\sim15cmH_2O$）可能升高平台压，易于诱发孕妇的低血压和胎盘的血流减少。伴有 COPD 的患者似乎较容易发生。

（俞森洋）

141 • 支气管-胸膜瘘患者如何进行机械通气？

支气管胸膜瘘（bronchopleural fistula，BPF）为肺泡、各级支气管与胸膜腔之间的不正常沟通。BPF 本身并不是机械通气的适应证，BPF 患者的机械通气适应证有：呼吸暂停、急性通气衰竭、即将发生急性通气衰竭或严重氧合障碍。BPF 患者的机械通气技术和策略需要做相应调整，通气支持的目的是为了使受累的肺保持适当膨胀和保证适当的气体交换。

通过 BPF 瘘管的气流量由跨肺压力梯度的大小和持续时间决定。气道和胸膜腔之间的压力梯度越大，经 BPF 漏出的气体就越多，BPF 的瘘口就越不能愈合。因此，为 BPF 患者提供机械通气的理想方法，应该是设法降低气道压（包括吸气峰压、平台压、PEEP 和平均肺泡压），减少吸气时间，在对胸腔进行吸引时应用适当的吸引力，既不能吸力太大，影响瘘口愈合，也不能吸力太小，导致胸腔内气体积聚。

应该选择减少每分通气量和平均胸内压的通气策略，避免呼吸性碱中毒。对于肺胸顺应性低和需要高每分通气量的患者可考虑实施允许高碳酸血症，因为瘘口"丢失"的容量也参与气体交换，因此不应该过多增加潮气量以免增加气体漏出。

应减低 PEEP（无论是外源性或 auto-PEEP）水平和肺过度充气。应用高吸气流速和低可压缩容量、低顺应性的呼吸机管道可以减低 auto-PEEP，当怀疑或发现支气管胸膜瘘患者存在 auto-PEEP 时，可采用这些措施。应采取强有力的措施治疗支气管痉挛和阻塞性气道分泌物。在少数患者甚至应用肌松剂（如潘库溴铵），给予深度镇静，对于减少因肌肉活动引起的氧耗也许是必要的，但更多的是为了气体交换衰竭而不是气体漏出。

通气模式应选择从瘘口中排出的气体量最小的而又能提供适当的气体交换量，达到允许的 $PaCO_2$ 目标的模式，究竟选择压力控制通气还是容量控制通气，应该根据选用哪一种模式后通过瘘口漏出的气量（根据吸入潮气量减去呼出潮气量所得之差算出漏气量）较小来决定。

通过预设不同潮气量，计算漏气量/潮气量比值，选择一个漏气量/潮气量比值最小时的潮气量来为患者通气，此时呼吸机会为达到预设潮气量，选择最低的吸气压来为患者通气。我们曾以压力调节容量控制（PRVC）模式为数例 BPF 患者实施机械通气取得良好效果。

应慎用或不用压力支持通气模式，因为，压力支持通气的吸-呼切换是以流速减少到预定阈值水平为标准的，若应用 PSV，如果从瘘口漏出的气流速大于此阈值水平，呼吸机就不能适时地将吸气切换为呼气，此外，经胸腔导管进行吸引又可能触发呼吸机。

有必要实施"允许高碳酸血症"策略和减低动脉血氧合的目标值（$PaO_2 > 50mmHg$）。如果基础疾病是 ARDS、COPD 或创伤，就尤有需要这样做，呼吸频率应设置得足够快以便最大地排出 CO_2，但又要足够慢以减少瘘口漏气和避免气体陷闭。取决于基础疾病状态，这可能是频率低至 6 次/分或高达 20 次/分。

有些医生推荐对胸腔导管吸引系统进行特殊处理，有两种方法：一是间歇性吸气期胸导管闭合，二是加用等于 PEEP 水平的胸内压。用这些方法的有限经验表明可减少气体的漏出，但常发生肺单位的萎陷，尚未证明这些技术可改善患者预后，理想的应该是让患者尽早撤离正压通气。

有专家主张对严重 BPF 患者应用双腔气管内导管和两个呼吸机进行同步或非同步的分侧肺通气。只有当 BPF 是由大气道的破裂所导致，或可接受的气体交换水平也不能维持，并准备进行外科手术时，才推荐应用这种方法。

在没有基础肺疾病和在创伤性支气管破裂致 BPF 患者中应用高频喷射通气（HFJV）一般有肯定的效果。常规通气方法失败者可以试用，近年的研究认为其效果有限，没有被广泛推荐。

（俞森洋）

142 · 体内膈肌起搏的适应证和禁忌证有哪些？

（1）体内膈肌起搏（IDP）的主要适应证

1）中枢性肺泡通气不足：当呼吸中枢对高碳酸血症不能以增加每分通气量来做出反应时，就发生了中枢性肺泡通气不足。同样的，如果颈动脉体化学感受器不能对低氧血症做出反应，也说明中枢性肺泡通气不足的存在。周期性呼吸暂停也能够发生，尤其是在睡眠时。中枢性肺泡通气不足的特点是：呼吸的自动调节受损，靠随意呼吸来维持，伴有呼吸中枢对化学刺激的通气反应缺乏或显著降低；睡眠时发生高碳酸血症和低氧血症的通气不足，而唤醒时（当患者随意调节呼吸时）或应用人工通气时改善。

Glenn 等自 1966 年以来已应用 IDP 治疗了 48 例中枢性肺泡通气不足的患者，其中 3 例为先天性，11 例为隐源性中枢性肺泡通气不足综合征，其余为脑干或脑干以上的器质性病变，大多为脑血管意外。11 例隐源性中枢性肺泡通气不足患者，年龄 44～67 岁，平均 55 岁，IDP 时间 17～168 个月，平均 95 个月，4 例死亡，病死率 36%。33 例脑干或脑干以上病变的患者用 IDP 治疗，最终 19 例死亡，病死率 58%。

2）四肢麻痹（quadriplegia）：四肢麻痹患者应用 IDP 技术要特别考虑以下因素：a. 因高位颈段脊髓病变（通常为外伤性横断）引起的四肢麻痹，病变必须局限于第 1 第 2 颈段脊髓。如果 C_3、C_4 或 C_5 受损，相应颈段脊髓的前角细胞可能受累，存活的神经会难以支配和完成满意的膈肌功能。因此在进行 IDP 治疗之前，必须应用电生理技术确定神经的活力和功能，并结合放射学所见（有条件可进行脊髓 CT 和磁共振检查）对脊髓损伤定位。需注意的是脊髓损伤水平并不都是和放射学上所见的椎体损伤部位相符的。损伤低于 C_5 水平的患者，膈运动神经没有和脑干呼吸中枢断离，虽然肋间肌和腹部呼吸肌麻醉，但他们的膈肌还能维持自主呼吸，故不是 IDP 的适用者。b. 在脊髓损伤以后，有些患者可恢复自主呼吸功能，因此只有在损伤几个月以后患者的膈肌功能还不能恢复时才应用 IDP。c. 因颈段脊髓损伤引起的膈肌废用性萎缩，在应用 IDP 以后，也需要有一个缓慢的和逐步的调节过程，随着膈肌肌力的恢复，才能逐渐提供适当的通气。d. 膈肌疲劳需要定期中断 IDP，以便于神经肌肉接合的恢复。临床上的不显性疲劳能引起神经肌肉接合的损伤，从而妨碍后来的 IDP 效果。e. 损伤后最初几个月已进行了常规正压通气疗法而发生呼吸机依赖的患者，为长期康复的目的而应用 IDP 是良好的适应证。

1971 年 Glenn 等即已证明：在人类应用膈肌起搏可提供全部通气这一事实，并于 1972 年成功地为一例呼吸机依赖的四肢麻醉患者提供全部时间的 IDP 呼吸。患者 38 岁，男性，患第 1、2 颈段脊髓永久性损伤，在损伤 5 个月以后应用 IDP，在埋置起搏器后大约 3 个月，可完全脱离呼吸机，以 IDP 呼吸来支持，最后患者出院。1980 年 Glenn 报告了 20 例四肢麻痹患者应用 IDP 情况，其中 8 例用 IDP 达到全部时间的通气支持，另外 8 例达到部分时间的通气支持。类似的结果已有多篇文献报告。

3）婴儿的 IDP：1985 年，Ilbawi 报道了一组婴儿应用 IDP 的情况，8 例婴儿的年龄

2.5~8.5 个月，患中枢性通气不足综合征。术前检查均显示对高碳酸血症和低氧血症有不适当的通气反应。安放膈神经电极之前，经皮测定了膈神经传导时间，膈肌的潜在功能以评价 IDP 的可行性。在安置 IDP 以后追随患者 6 个月~8 年，所有患者在应用 IDP 以后均可显著减少或脱离正压机械通气。膈神经传导时间和膈肌的潜在功能的测定结果显示，在 IDP 8 年后也没有任何神经损伤和肌肉功能异常的迹象。Ilbawi 等认为：婴儿应用 IDP 是安全的，没有严重不良反应，可考虑作为长期正压通气的替代。这些结论也已得到了其他研究者的支持。

4）其他情况：少数慢性阻塞性肺疾病（COPD）患者也已应用 IDP 来治疗，这些患者应用 IDP 的目的是希望刺激膈肌增加收缩力以增加氧的摄取，缓解低氧血症而不加重高碳酸血症。Glenn 等将这种治疗称之为起搏保护性氧合（pacing protected oxygenation）。但这些患者应用 IDP 的作用很有限，因为 COPD 患者的基础病变在肺实质，而不是在呼吸中枢和高位膈神经。机械通气技术如经鼻正压通气，与 IDP 相比通常更简单、经济，并具有同样的效果。我国学者研制的体外 IDP 也完全可以替代，且无创伤性。因此近些年来很少有人再对 COPD 患者采有 IDP 治疗。也曾有人用 IDP 来治疗膈肌肌阵挛和顽固性呃逆，但疗效欠佳，也已弃用。

（2）IDP 的禁忌证：要想取得 IDP 的成功，必须具备以下条件：膈神经是有活性的，刺激膈神经可引起正常的收缩并导致肺实质的舒张，且据此能维持满意的通气和氧合，也就是说，从膈运动神经元到膈肌纤维的整个膈神经肌肉结构须是完整的、存活的和功能良好的。这些结构的任何功能异常均显著降低 IDP 的有效性，甚至使 IDP 失败，因此也是 IDP 的禁忌证。C_3~C_5水平的脊髓损伤、前角细胞的病变（多发性肌炎、肌萎缩侧索硬化）、膈神经本身的病变（神经病变、外伤性离断）、神经肌肉接合处病变（重症肌无力）或膈肌的病变（肌病、肌强直营养不良）都不能对膈神经的电刺激作出正常反应。

严重的阻塞性或限制性肺内或肺外疾病也是 IDP 的禁忌证，因为只有在肺和胸壁的功能均正常的情况下，IDP 才能诱发适当的通气。

在选择 IDP 患者时，另外的一些考虑是：患者的年龄、生活期待、患者及其家庭成员能否懂得和适当应用起搏器，以及适当的追随治疗与给予专业帮助的可能性。脊髓损伤和呼吸肌麻痹的患者，在损伤后 9 个月仍可自动恢复足够的膈肌功能以维持适当的自主通气，因此需等待足够的时间，在确定病损不可逆之前通常不应考虑给予 IDP，然而有时这是困难的。Wincken 等观察到 1 例四肢麻痹患者，在外伤性颈段脊髓横断 23 个月，IDP 开始 6 个月以后，又恢复自主通气。

（俞森洋）

148 · 体内膈肌起搏器由哪几部分组成?

膈肌起搏器由 4 个部件：发射器、圆形天线、接收器和电极构成（图 2-27）。接收器和电极是永久埋置在体内的，称体内部分；发射器和天线留在体外，称为体外部分。电池能发射器发射无线电频率（2.05MHz）信号，信号经绝缘导线传送到圆形天线，天线用胶布粘贴于皮肤上，无线电频率信号经皮肤传送到已埋置于皮下的接收器，接收器与传送来的信号发生电感应并将无线电频率信号转换成电脉冲，电脉冲经导线输送到置于膈神经后的电极（图 2-28）。

（1）发射器（transmitter）：发射器–编码无线电频率信号是由体外的发射器产生的。与心脏起搏器不同，心脏起搏器产生的是单个脉冲，而膈肌起搏器的输出信号是持续 1.2 秒和 1.45 秒的系列脉冲（婴儿的间隔缩短）。脉冲系列的时间与吸气长度相当，每分钟的脉冲系列数确定了呼吸

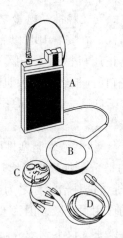

图 2-27　无线电频率膈肌起搏器的部件
注 A：发射器；B：天线；C：接收器；D：双向电极

频率。脉冲间歇通常预置于 50 毫秒，以便让膈肌有效地收缩且不至于迅速发生膈肌疲劳。脉冲的振幅相同但宽度不一，在每个脉冲系列里，发射的每个连续脉冲比它前一个脉冲增宽。每个无线电频率脉冲的宽度，被接收器检波以后，决定输送到膈神经的电流的振幅，从而确定吸气的深度。

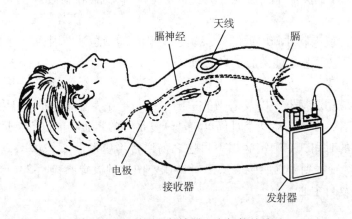

图 2-28　显示膈肌起搏器 4 个部件的关系

外部的发射器有可调节各种起搏参数的装置。依靠起搏程序，吸气时间（即每个脉冲系列的时间）置于 1.3~2 秒，呼吸频率（即脉冲系列的重复频率）置于 8~15 次/分。刺激

频率（即脉冲系列内每秒钟的脉冲次数）置于 7~25Hz，从而决定了 40~140 毫秒的脉冲间歇。成人通常安置的参数是呼吸频率 12 次/分，吸气时间 1.3 秒，脉冲间歇 50 毫秒。脉冲系列内第 1 个脉冲的振幅置于"阈值振幅"。测定"阈值振幅"的办法是：患者仰卧位，在 X 线透视下观察膈肌的活动，能观察到膈肌开始收缩的最小的电流振幅即为阈值振幅。阈值振幅通常是能引起最大膈肌收缩所必需的电流振幅的 60%，或比其低 1~2mA。在脉冲系列内的最后 1 个脉冲的振幅置于能产生最大膈肌活动的最小的电流振幅值。脉冲系列内的其他脉冲振幅从阈值逐渐增加到最后一个脉冲，因此提供一个逐渐的平稳的有效的膈肌运动。

（2）天线（antenna）：天线将来自发射器的无线电频率信号穿过完整的皮肤输送到埋置于皮下的接收器，它以可曲导线与发射器相连接，直接安放于埋置体内的接收器的上面，以低致敏的胶布牢固固定。因为输送信号的强度由脉冲宽度而不是振幅决定，因此可以从接收器中心上移 2.5cm 而不影响起搏。

（3）接收器（receiver）：埋置于体内的接收器不含电池，电子集成线路经皮从外部发射器靠感应电磁耦合获得能量和刺激信息。信息被检波为直流电，直流电的振幅直接随着原来输送的脉冲宽度变化，所有部件均密封和压缩在环氧圆盆内。

（4）电极（electrode）：起搏电极含有一铂丝卷带，卷带包埋在硅胶橡皮囊内。电极的囊是特别设计的，可宽松的围绕 1.5cm 长的膈神经段和可以牢固地固定在邻近组织而不损伤神经。卷带电极既可用作单向电极也可作双向电极，以前广泛采用双向电极，但双向电极围绕膈神经，可影响周围神经纤维的血流供应而导致膈神经损伤，因此现在几乎所有患者均采用单向电极，只有那些已安放了另一个电刺激装置（如心脏起搏器）的患者不能采用。应用单向电极的好处是它不完全包绕神经，因此不大可能限制埋置膈肌起搏后发生的瘢痕组织。

（俞森洋）

144 • 氧疗装置和方法有哪些？

临床上有各种各样的给氧装置可供选择和应用（图 2-29），这些装置在价格、效果、送氧的精确性和操作的复杂性方面均存在差异。总的说来，给氧和改善氧合的方法可分为两大类：有创伤性和无创伤性（表 2-80）。又可根据其提供的氧流速能否完全满足患者的吸气需要将它们分为两大系统（表 2-81）：低流速给氧系统和高流速给氧系统。所谓低流速给氧系统是指：它的氧流速并不能为患者提供全部吸入的需要，也就是说应用低流速系统，每次潮气量均含有数量不等的室内空气，结果进入气道的吸入氧浓度也有较大差异，因为它取决于氧气流速及患者的潮气量、呼吸频率。高流速给氧系统提供的气流速可以完全满足患者吸入的需要，结果患者的通气方式对 FiO_2 没有影响。需要注意的是：气体流速和氧气浓度是两个不同的概念，无论低流速给氧系统还是高流速给氧系统都能提供高 FiO_2、中 FiO_2 或低 FiO_2 于气道。

表 2-80　给氧和改善氧合的方法

无创伤性	有创伤性
鼻导管（鼻前庭给氧）	鼻导管（鼻咽部给氧）
面罩：	经气管给氧
简单面罩	气管内导管
贮袋面罩：部分重复呼吸	气管切开导管
非重复呼吸	辅助改善氧合
Veturi 面罩	正压通气
辅助改善氧合	持续气道正压/呼气末正压（CPAP/PEEP）
无创性正压通气	体外膜氧合（ECMO）和腔静脉氧合（IVOX）
高压氧疗	俯卧位
	部分液体通气
	表面活性物质
	吸入一氧化氮
	前列环素吸入

表 2-81　氧疗的给氧系统和装置[△]

给氧系统或装置	氧流速（L/min）	FiO_2
Ⅰ. 低流速给氧系统		
1. 鼻导管	1	0.21~0.24
	2	0.23~0.28
	3	0.27~0.34
	4	0.31~0.38
	4~6	0.32~0.50
2. 简单面罩	1~2	0.21~0.24
	3~4	0.25~0.32
	5~6	0.30~0.50
3. 附贮袋面罩		
（1）部分重复呼吸面罩	5	0.35~0.50
	7	0.35~0.75
	10	0.50~0.90
（2）无重复呼吸面罩	4~10	0.60~1.00

续　表

给氧系统或装置	氧流速（L/min）	FiO₂
Ⅱ. 高流速给氧系统		
Venturi 面罩	4~6（105）*	0.24
	4~6（45）	0.28
	8~10（45）	0.35
	8~10（35）	0.40

注：△：此表的数值来源于各个发表的报告，仅供参考

＊：括号内数值表示总气体流量，即氧流量加上进入面罩的室内气体流量，单位为 L/min

（1）无创性给氧方法

1）鼻导管或鼻塞：鼻导管（鼻前庭）或鼻塞给氧是临床上最常用的方法，它具有简单、价廉、方便、舒适等特点，多数患者易于接受。只要延长接氧橡皮管，可允许患者在一定范围内活动，也不影响患者咳嗽、咳痰、进食和谈话。单侧鼻导管一般用橡皮管或塑料管制成，前端有多个小孔使气流分散不易堵塞。将橡皮导管置鼻前庭，鼻导管插入前要检查导管是否通畅，通常应每 8~12 小时换一根鼻导管，并换另一侧鼻孔插入。鼻腔发炎或因感冒堵塞时，可改用双侧鼻腔导管或鼻塞。双侧鼻导管使用时比单侧鼻导管方便和舒适，导管插入双侧鼻腔的深度约 2cm。一般认为，单侧鼻导管与双侧鼻导管的吸氧效果相近似。鼻导管吸氧浓度与氧流速的关系可查看表 2-81。也可以用公式计算：

$$FiO_2(\%) = 21 + 4 \times 给氧流速（L/min）$$

例如：吸氧时的氧流量为 2L/min，吸入气的氧浓度（%）= 21+4×2 = 29%；吸入氧流量为 3L/min，即吸入气氧浓度为：21+4×3 = 33%。这种吸入氧浓度的估计是粗略的，实际上它还受患者潮气量和呼吸频率的影响，患者的通气量越大，吸入气的氧浓度就越低。患者张口呼吸、咳嗽、说话和进食时，即使吸入氧流量不变，吸入气氧浓度也降低。

为了减轻插鼻导管对患者的不舒适感觉，可以改用鼻塞，鼻塞由塑料或有机玻璃制成球状或椭圆形，大小以恰能塞进鼻孔为宜。氧疗时塞于鼻前庭部分，与前庭壁基本密接，给氧效果大致与鼻导管相当。

应用鼻导管或鼻塞的缺点是：a. 吸入气的氧浓度不恒定，受患者呼吸的影响。b. 易于堵塞，需经常检查。c. 对局部有刺激性。氧流量 5L/min 以上时，干燥的氧气可致鼻黏膜干燥，痰液干燥。d. 氧流量 7L/min 以上，患者大多不能耐受。

2）简单面罩：给氧面罩一般用塑料或橡胶制作，重量要轻，氧的输入孔一般位于面罩的底部。面罩需紧贴患者的口、鼻周围（为适合不同个体，需有各种规格可供选择，用绑带固定于患者头面部后应松紧合适而不漏气，宜有足够的出气孔以防呼气时面罩内压过高而影响呼气。面罩的容积宜小，以减少重复呼吸气量。应用面罩的缺点是：影响患者饮水吃饭和咳痰，夜间睡眠从一个体位变换到另一个体位时面罩容易移位或脱落。比起鼻导管

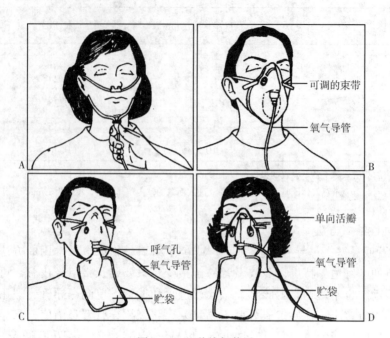

图 2-29　几种给氧装置

注：A. 双侧鼻导管；B. 简单面罩；C. 部分重复呼吸面罩；D. 无重复呼吸面罩

和鼻塞来，面罩虽然不太方便，但它的好处是能提供较好的湿化，有人甚至认为，在氧流量 1~4L/min 时可不必加用湿化器。

用简单面罩时，在面罩盖住患者口鼻以后，一般 FiO_2 能达 40% 以上，有时可达 50% 以上。如果给氧流量太低，不仅 FiO_2 下降，而且呼出气的 CO_2 可在面罩内积聚，所以一般给氧流量 5~6L/min 是需要的。简单面罩一般耗氧量较大，提高的氧浓度较高，适用于缺氧严重而无 CO_2 潴留的患者。

3）附贮袋的面罩：这类面罩是在简单的面罩上装配上一个乳胶或橡胶制的贮气袋，以便为没有气管插管或气管切开的患者输送高浓度的氧。如果面罩和贮气袋间没有单向活瓣，就称为部分重复呼吸面罩；如果面罩和贮气袋之间设有单向活瓣，即为无重复呼吸面罩。患者只能从贮气袋吸入气体，呼气时气体从出气孔逸出，而不能再进入贮气袋。应用附贮气袋面罩的目的是用于以较低流量氧来提供高 FiO_2，因为在呼气或呼吸间歇期间，氧气进入贮气袋，而吸气时则主要由贮气袋供氧。附贮袋面罩比简单面罩的耗氧量要小。如果面罩合适，能紧贴患者的面部不漏气，那么应用这种面罩可达到很高的吸氧浓度。为了使面罩能与患者的面部相配，有条件的医院可根据患者脸型模铸或特制面罩。但即使面罩很相配，连续应用几小时后患者仍会感到脸部不适。

4）Venturi 面罩：面罩根据 Venturi 原理制成，即氧气经狭窄的孔道进入面罩时，在喷射气流的周围产生负压，携带一定量的空气从开放的边缝流入面罩（图 2-30）。因输送氧的孔道有一定口径，以致从面罩边缝进入的空气与氧混合后可保持固定的比率，调整面罩边缝的大小可改变空气与氧的比率，比率的大小决定吸入气氧的浓度的高低。常用的氧浓度有24%、26%、28%、30%、35%和40%等。由于喷射入面罩的气体流速超过患者吸气时的最高流速和潮气量，所以它不受患者通气量变化的影响，耗氧量亦少，不需湿化，吸氧浓度恒定，不受张口呼吸的影响。因高流速的气体不断冲洗面罩内部，呼出气中的CO_2难以在面罩内滞留，故基本上无重复呼吸，面罩也不必与脸面紧密接触，戴之比较舒适，患者不觉面罩内有明显潮热感。应用Venturi面罩虽也可提供40%以上的FiO_2，但不如低FiO_2时准确可靠。低FiO_2时面罩实际输送的氧浓度与面罩刻度上的预计值仅相差1%~2%，而高FiO_2时，实际氧浓度与预计氧浓度偏差可高达10%。如今Venturi面罩已广泛用于临床，尤其是需要严格控制的持续低浓度氧疗时应用更为普遍，它的效果和可靠性已反复证实。在治疗低氧血症伴高碳酸血症的患者时尤有益处，因为这些患者吸入过高浓度的氧可导致$PaCO_2$的增高。

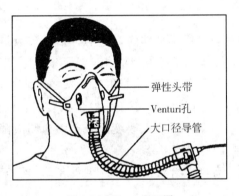

图2-30　Venturi面罩

5）氧帐或头罩：主要用于儿童或重症不合作的患者。现有各种制作材料和大小不同的氧帐或头罩，如10L大小有机玻璃或塑料制的头罩。一般罩内的氧浓度，气体的湿度和温度均可控制并根据需要调整，如附有射流氧稀释装置，可避免重复呼吸。患者较舒适，吸入氧浓度比较衡定，但耗氧量较大，有的设备较复杂。在夏季，密闭的头罩内温度和湿度都会较室内略高。

6）贮氧导管（reservoir cannula）：为鼻导管和贮氧器结合的产物，可提高经鼻给氧的效益。贮氧器容积为20ml，是一个潜在的空腔，与鼻导管连接，在呼气时空腔扩张充满纯氧，贮氧器内的氧在吸气的早期被吸入，用氧量可减少30%~50%。贮氧器可安放在鼻下方或下垂安置于前胸壁（图2-31）。在应用便携式氧源时，使用此装置可延长使用时间。

7）按需脉冲阀（pulsed demand valve）：脉冲给氧（pulse oxygen supply）的特点是仅在吸气时输送氧气，脉冲阀利用吸气早期的负压开启，呼气时关闭，克服了持续吸氧浪费大量氧气的缺点。可节约用氧量50%~60%，对一些需户外活动的吸氧患者是极为有利的。一

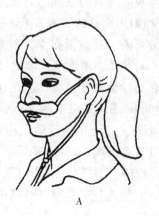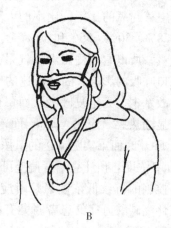

图 2-31　鼻挂式贮氧导管（A）和胸挂式贮氧导管（B）示意图

种 Oxymatic 型贮氧导管可在吸气极早期输送高速脉冲氧，节氧量可达 86%。脉冲给氧时，氧气不经湿化，进入气道的气体经鼻腔温热湿化，从而解决了气道的干燥问题。脉冲给氧在患者呼气时不送氧，不妨碍呼气，患者自觉舒适。总之，脉冲给氧具有高效、节省氧气、无需湿化及舒适等优点。缺点是较复杂、不美观、价格较贵、维护费用高。可由于导管和感受器移位、感受器通道堵塞、呼吸方式改变以及热敏电阻故障而出现功能障碍。另外，在临床上使用时间较短，尚需积累较多经验。

（2）有创性给氧方法：有创性给氧方法有鼻咽部给氧、经气管给氧、经人工气道放置 T 形管或气管造口项圈给氧等方法。

1）鼻导管（鼻咽部）给氧：鼻咽部给氧所用导管尖端有数个孔，插入前在前端涂少量液体石蜡，然后缓慢轻巧地插入一侧鼻腔直达软腭水平（离鼻孔 8~10cm，插入深度相当于患者鼻尖到耳垂的 2/3）。然后将鼻孔外的导管固定并与湿化器连接应用。此法比鼻导管（插至鼻前庭）输送氧更可靠，但在类似氧流量情况下，两者输送相似的氧浓度。鼻咽部给氧在 ICU 长时间应用不受患者欢迎，因为它对鼻黏膜刺激较大，且易堵塞，需每隔 8 小时更换导管，偶有鼻（咽部）导管滑入食管，招致胃胀气。鼻咽部给氧国内医院已不常用，国外常在恢复室或观察室短期应用。

2）经气管给氧：主要用于慢性阻塞性肺疾病长期慢性缺氧的患者。原来没有气管切口者，需在局麻下将穿刺针于第 2、3 气管软骨环间（环甲膜和胸骨柄之间）穿刺进入气管内，经穿刺针将一塑料导管（直径 1.7~2.0mm）放入气管内，拔出穿刺针，留置导管在气管内约 10cm，使管端在隆突上约 3cm，外端固定于颈部，与输氧管相接（图 2-32）。此法的优点是：由于呼吸死腔起到储存氧气作用，呼气时氧气损失少，故氧流量可比鼻导管法减少一半，且可有提高血氧的效果。此外，此法还有改善呼吸病患者的运动耐力，缩短住院时间的好处。但改善运动耐力的机制尚不清楚，似乎与纠正低氧血症无关。此法可供非卧床的慢性低氧血症患者长期应用，大多数可耐受此法。由于节省氧气，尤有利于家庭长期氧疗。缺点是需每日冲洗导管 2~3 次，应用不便，且偶有局部皮下气肿、局部皮肤感染、出血、导管堵塞、肺部感染等并发症，但并发症发生率不高。

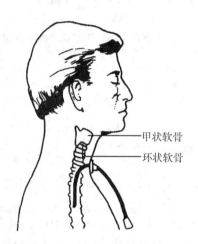

甲状软骨

环状软骨

图 2-32　经气管给氧示意图

3）T 形管和气管造口项圈（tracheostomy collars）：T 形管和气管造口项圈均用于人工气道的患者，它们能为这些患者的气管提供恒定的、可预置的吸氧浓度。对人工气道患者说来，能把氧疗和雾化或湿化疗法结合起来应用是理想的。患者在没有接受机械通气支持疗法时，可用 T 形管和气管造口项圈吸入高流量气体，和回路内的贮袋湿化器或雾化器来保证吸入气体所需吸氧浓度和充分湿化。对于已气管切开的患者，氧气也可通过气管切口罩输送。气管切口罩是一小型的开放式圆拱顶盖，在气管切口之上产生一氧帐样区域，FiO_2 和湿度因室内空气的卷吸量不同而改变。因为它较少产生牵拉，故患者使用时比 T 形管舒适。

4）呼吸机给氧：各种严重的通气障碍、ARDS、自主呼吸微弱或呼吸暂停等，在常规氧疗不能将 PaO_2 升至安全水平或给氧后加重 CO_2 潴留和呼吸抑制者，均可通过人工气道使用机械通气。必要时还可应用持续气道正压（CPAP）、呼气末正压（PEEP）、IPPV、气道压力释放通气、反比通气等方式增加氧合。

5）体外膜氧合（ECMO），腔静脉内氧合（IVOX）：这是一种设备较复杂、技术要求高、并发症较多的有创伤性氧疗技术。近年来多应用于新生儿、早产儿的某些性质可逆的严重肺疾病，如新生儿持续肺高压、肺透明膜疾病等。详见本书第 127~129 问——"体外膜氧合"相关内容。

6）高压氧疗：高压氧疗乃是指超过 1 个大气压（atm）的高压条件下给氧。一般将患者放入高压氧舱，在 1.2~3.0atm 下给氧，这不仅可以提高吸入气的氧分压，还可显著增加动脉血中物理溶解的氧量。高压氧条件下溶解于血浆的氧浓度见表 2-82。高压氧下随着肺泡氧分压增高，动脉血氧分压也相应增加，从而提高了循环血液中的氧含量，提高组织内氧的弥散量。因此，在血红蛋白大量丧失，或血红蛋白与其他有毒物质（如一氧化碳、氰化物等）牢固结合，失去携氧功能时，只要维持正常的循环血容量，高压氧下即仍能维持组织和重要脏器的正常氧供，这是高压氧疗法的基本原理。

表 2-82　高压氧条件下溶解于血浆的氧

FiO_2	周围气压（atm）	物理溶解的氧（ml/L）
0.21	1	3.1
1.0	1	20
1.0	2	43
1.0	3	66

高压氧疗法可用于治疗一氧化碳中毒、有机磷中毒、氰化物中毒以及锑剂、安眠药、奎宁等药物中毒。在心肺脑复苏、脑血管病中应用，对防治脑缺氧和脑水肿，促进脑功能恢复具有独特作用。在休克的抢救中，高压氧有利于克服组织缺氧状态和组织再灌注损伤导致的一系列病理变化，以避免内脏发生不可逆性的缺氧损害，为治疗休克的病因创造条件。高压氧治疗呼吸系疾病现仍处于实验研究和临床试用阶段，用于治疗急性 I 型呼吸衰竭（严重缺氧而不伴有 CO_2 潴留）、急性肺水肿、支气管哮喘等。但应用指征、疗效和不良反应均有待于进一步评价。

高压氧治疗的主要不良反应是：如应用不当可引起氧中毒；可降低化学感受器对呼吸的促进作用，使肺换气量减少和 $PaCO_2$ 升高。因此，高压氧疗法需要专门受过训练的医护人员来使用，以避免严重不良反应的发生。

（俞森洋　张文娟）

145 • 氧中毒的临床表现有哪些？如何诊断氧中毒？

（1）氧中毒的临床表现：肺氧中毒的临床表现可归纳为四类不同的综合征：①气管支气管炎；②ARDS；③支气管-肺发育不良；④"无气"肺不张。

肺的氧中毒症状在呼吸 100% 氧 24 小时后开始出现，早期的表现与氧对气管支气管黏膜的作用有关，症状包括胸骨后疼痛（吸气时加重）、刺激性干咳等，气管支气管功能检测可发现对颗粒的廓清延迟，这可早在吸纯氧 6 小时后就开始发生，至 24 小时后肺活量显著降低。同时也常伴有全身症状，如感觉异常、食欲不振，恶心和头痛等。如再继续长时间吸入高浓度氧即可出现肺顺应性（C_L）和弥散功能（D_L）下降，肺泡-动脉血氧分压差 $[P_{(A-a)}O_2]$ 增加，体检和胸部 X 线可提示肺间质水肿的改变，并进行性地发展为呼吸窘迫、呼吸衰竭和死亡。急性氧中毒的演变见表 2-83。

表 2-83　吸入 100%氧后肺的中毒演变

吸氧时间	临床表现
>12 小时	气管支气管廓清延迟，咳嗽，胸痛，肺活量降低
>24 小时	蛋白合成减少，内皮细胞的功能改变
>36 小时	C_L 降低，D_L 降低，$P_{(A-a)}O_2$ 增加
>48 小时	肺泡上皮的渗透性增加，肺泡水肿，表面活性物质活性丧失
>60 小时	ARDS

　　亚急性或慢性氧中毒的改变已在动物实验中充分证明，人类是否也可发生类似的改变尚不了解，但在急性氧中毒以后发生慢性进行性病理改变是可能的。发生慢性肺氧中毒的另一临床情况是早产儿，因患新生儿呼吸窘迫综合征而接受氧疗，因氧疗诱发气道的形态学改变，包括坏死性支气管炎、支气管内皮鳞状化生、成纤维细胞增生和肺泡管的破坏，损伤的严重程度似乎随婴儿的年龄而变异，随着病变的修复，终至发展为支气管-肺发育不良。

　　"无气"肺的发生，是由于吸入 100%氧以后，肺泡内缺乏惰性气体，在存在部分支气管阻塞的情况下，氧迅速地被灌注的血液吸收导致肺泡萎陷，氧的这种物理作用是氧浓度（不是氧分压）的功能。在吸入气中增加少量氮气（约 5%）即可预防。

　　（2）氧中毒的诊断：要迅速确定肺氧中毒的诊断是比较困难的，这是因为：①在吸入高分压的氧以后，要经过一段长短不等的时间才出现临床症状，在这期间肺的氧毒性是隐匿的、缓慢进行的。②氧中毒的症状和体征都是非特异性的，很难与导致氧疗的基础疾病的临床表现相区别。③目前临床上还没有一项独特的具有确诊意义的检查。

　　目前对肺氧中毒的诊断根据以下方面综合判断：①有足以引起中毒的高分压氧的接触史；②症状：在呼吸高分压氧以后发生胸骨后疼痛、咳嗽、呼吸困难等症状。③肺功能检查：肺活量降低，肺顺应性减小，$P_{(A-a)}O_2$ 增大，D_L 减低，有些患者还有轻度阻塞性通气功能障碍。肺功能的一系列重复测定和前后比较对氧中毒的诊断更有参考价值。④生化检验：内皮细胞功能的试验，如 5-羟色胺的廓清、转换酶的活性，在动物实验中已证明氧中毒的早期就可异常。气管分泌物和尿中也已发现胶原蛋白代谢物的副产品。家兔血清中纤维连接素（fibronectin）浓度显著增高提示肺的损伤和炎性反应。但这些试验的临床应用价值还有待研究。在氧中毒的早期诊断方面，寻找有显著意义的生化检查指标，是将来最有可能取得突破性进展的领域。

（俞森洋　张文娟）

146 · 实施长程家庭氧疗的适应证和生理学指标有哪些？

　　LTDOT 的适应证：文献报道的适应证如下：①患有慢性阻塞性肺疾病，伴低氧血症和水肿，所谓"发绀型"患者。②患慢性阻塞性肺疾病伴严重低氧血症，没有水肿或高碳酸血症。③运动或睡眠时出现明显的低氧血症。

LTDOT 的生理学指标：①严重的持续低氧血症，$PaO_2 < 55mmHg$ 至少 3 周。②用力呼气量（FEV_1）少于 1.5L，用力肺活量（FVC）少于 2.0L，在 3 周内测验，差异不超过 20%。因为对于短期恶化的患者开始昂贵的 LTDOT 是不恰当的，因此对这些生理学指标应在不少于 3 周的间歇时间内反复进行检查。

近年来由于氧疗技术的进步，各国对长程氧疗的适应证也做了某些修改，Beers 提出的长程氧疗适应证见表 2-84，并允许医生在掌握适应证时有适当的灵活性。

表 2-84　长程氧疗的适应证

连续给氧

静息时 $PaO_2 < 55mmHg$ 或 $SaO_2 < 88\%$

静息时 PaO_2 56~59mmHg 或 $SaO_2 < 89\%$，如果存在肺心病的以下任何一条适应证：

（1）重力依赖性水肿，提示充血性心力衰竭

（2）心电图上出现肺性 P 波

红细胞增多（血细胞比容>56%）

静息 $PaO_2 > 59mmHg$ 或 $SaO_2 > 89\%$

有特别的文件证明患者有经济支付能力

正当的氧疗处方和其他保守治疗已经失败的结论

不连续给氧*

运动时：PaO_2 55mmHg 或 SaO_2 88% 并伴用力的水平低下

睡眠时：PaO_2 55mmHg 或 SaO_2 88% 并伴有相关的并发症如肺高压、白天嗜睡和心律失常

注：＊：氧流量和每天给氧的时间必须根据病人情况给予明确规定

不需要 LTDOT 的情况：表 2-85 总结了不需要 LTDOT 的情况。呼吸困难但不伴有低氧血症的患者，处于急性疾病恢复期的患者显然不宜应用 LTDOT。对于吸烟者在符合 LTDOT 指标以后是否给予应用有不同意见。因为吸烟者用氧有失火和爆炸的危险，吸烟产生的一氧化碳和血红蛋白牢固结合有时可高达 10% 以上，抵销了氧疗的作用。因此多数医生认为：不应给吸烟者 LTDOT，直至患者戒烟。

表 2-85　不适合长程家庭氧疗的指征

1. 呼吸困难，但无低氧血症

2. 虽有低氧血症，但与急性哮喘或肺部感染有关，治疗后在改善中

3. 吸烟者

除慢性阻塞性肺疾病以外，其他很多慢性肺疾病，如各种原因引起的肺纤维化、脊柱后凸侧弯、高度肥胖等均可引起严重低氧血症，因病因各异，对 LTDOT 的反应和有利作用还没有总结，在没有可靠的结论之前，这些患者应用 LTODT 只能认为是试验性的。

（俞森洋　张文娟）

147 · 实施氧疗时有哪些注意事项？

（1）注意吸入气的湿化：从压缩氧气瓶内放出的氧气，大多湿度低于4%，应注意气体的湿化。低流量给氧一般用泡式湿化瓶，高流量给氧即宜用有效的湿化器。

（2）预防交叉感染：所有供氧装置，给氧装置包括鼻导管、鼻塞、面罩，湿化器等一切氧疗用品均应定期消毒，一般专人使用。更换给别的患者应用时，更要严格消毒。

（3）注意防火和安全：氧是助燃剂，严禁将火源带入氧疗病区，也不能在氧疗患者附近打火和吸烟。氧气钢瓶内系高压（盛满氧气时压力达 $150kg/cm^2$），为防止高压气体伤人，安装氧气表时必须将螺母妥为拧紧后再开放钢瓶阀门；卸下氧气表时必须先将钢瓶阀门关紧。氧气钢瓶的放置要妥当，以防倾倒。有条件的医院应安装中心供氧系统。在同时备有各种压缩气体的地方（如手术室），氧气桶应有显著标志（按规定应涂为浅蓝色），以防与其他气体混淆，曾有过以氮气当做氧气输给患者的事故。

经过氧气流量表减压的氧气压力也在 100kPa（$1kg/cm^2$）左右，这对人体也是相当大的压力。机械通气时气道压通常不超过 $2\sim3kPa$（$20\sim30cmH_2O$）。各种给氧方法实质上都是开放系统，即氧气先通到大气中再给患者吸入，而且有开放的呼气通道，绝不能将氧气直接通入肺内。

如患者同时插有胃管和鼻导管，一定要先分清和确定是鼻导管以后再接通氧气。

（4）重视全面综合治疗：因为氧疗只是纠正低氧血症和组织缺氧，对于导致缺氧的基础疾病即必须针对病因，采取各种综合性措施，如维持患者的水、电解质平衡、控制感染、消除气道的痉挛等。

（俞森洋　张文娟）

148 · 湿化疗法和雾化吸入疗法有什么区别？

湿化疗法是指应用湿化器将溶液或水分散成极细微粒（通常为分子形式），以增加吸入气体中的湿度，使呼吸道和肺吸入含足够水分的气体，达到湿润气道黏膜、稀释痰液、保持黏液纤毛正常运动和廓清功能的一种物理疗法。雾化吸入疗法（又称气溶胶吸入疗法）则是一种以呼吸道和肺为靶器官的直接给药方法，则应用特制的气溶胶发生装置（雾化器或吸器）将药物制成气溶胶微粒（平均直径通常为 $1\sim5\mu m$），吸入后沉降于下气道或肺泡，达治疗疾病、改善症状的目的。虽然在临床上有时也用雾化器来作湿化治疗，但两者在概念上应予以区别（表 2-86）。

表 2-86　湿化疗法与雾化吸入疗法的比较

	湿化疗法	雾化吸入疗法
治疗目的	增加吸入气体的湿度	将药物直接给予气道和肺
所用装置	湿化器	气溶胶发生装置（雾化器或吸器）
理想的微粒形式	水分子形式	气溶胶形式（微粒平均直径 1~5μm）
影响因素	与湿度相关，受温度所限制	不受温度限制。气溶胶微粒大小决定其在呼吸道的沉降部位
细菌污染	不易发生	较易发生

（张文娟）

149 • 什么叫相对湿度和绝对湿度？

"湿度"是指空气中所含水分的多少或潮湿程度。水的气体形式是肉眼看不见的，但产生压力，此压力与湿度密切相关。每单位容积的气体所含水分的重量称为"绝对湿度（absolute humidity，AH）"，常用计量单位为 mg/L，即每升气体内所含水分的毫克数。在一定温度下，每单位体积内所能容纳的最大水分含量称为"最大绝对湿度"，又称"饱和湿度"。相对湿度（relative humidity，RH）是指一定温度下，气体实际所含水量与该温度下饱和湿度含水量的比值，常以百分数表示。

$$相对湿度(\%RH) = \frac{绝对湿度}{饱和湿度} \times 100\%$$

例如，在室温 20℃ 时实际测得的绝对湿度为 9mg/L，而 20℃ 时的饱和湿度为 17.3mg/L，那么相对湿度是

$$\frac{9mg/L}{17.3mg/L} \times 100\% = 52\%$$

相对湿度和绝对湿度是用于反映气体湿度的两种单位，对表达不同条件下的气体湿度，绝对湿度较相对湿度更为确切。

（俞森洋　张文娟）

150 • 湿化疗法的适应证有哪些？

哪些情况下需要对吸入气体进行湿化，如需湿化，应达到的最佳湿度标准为多少？尽管对此进行了不少研究，但至今尚没有完全统一标准。目前临床上常需进行湿化疗法的情况有以下几种。

（1）吸入气体过于干燥：如进行氧疗时，高压氧源或氧气筒内的气体往往湿度很低，在吸入人体前常需进行湿化。又如我国北方冬季在室内烤火或暖气取暖，室内空气又热又干燥，如给予湿化，可使患者更舒适地呼吸，并保护鼻和气道黏膜，预防鼻出血和上气道炎症。

（2）高热、脱水：同样的室温和湿度，体温越高，湿度缺就越大，从呼吸道丢失的水分就越多。在患者脱水情况下，气道水分供应不足，对吸入气体的湿化将不能充分和正常地进行，呼吸道分泌物将变稠厚、结痂，难以排出。对这些患者一方面应补液，纠正体内水的失衡，另一方面同时进行湿化疗法是必要的。

（3）呼吸急促或过度通气：引起呼吸急促或过度通气的原因很多，常见病因有肺源性（如肺炎、肺纤维化、ARDS 等）、心源性、神经精神性、血源性、中毒性。除病理情况外，还有些生理性因素，如处于运动状态、应激状态等均可使呼吸加快、通气量增加，使气道丢失水分和热量增加。

（4）痰液黏稠：患有慢性支气管炎、支气管扩张、肺脓肿、肺囊性纤维化、肺炎等疾病时，由于分泌物化学成分的改变，痰液黏稠度可明显高于正常而难以咳出，加强湿化有利于分泌物排出。

（5）咳痰困难：当因昏迷、衰弱、手术或神经肌肉疾病，致使咳嗽反射减弱或消失，也常需加强湿化使痰液稀释便于排出。

（6）气管旁路：气管插管或气管切开患者，由于上呼吸道的湿化和温热功能完全丧失，进入的气体必须充分湿化和温热，尤其是经人工气道行机械通气者，更是湿化疗法的强烈适应证。

（7）湿化疗法的特殊应用：气道高反应性（如哮喘）、上气道湿度需求增加（如喉气管支气管炎、哮吼）或肺的分泌和廓清异常的患者，对上述湿度的规定需做调整。一些哮喘患者在运动、睡眠或呼吸冷空气时可诱发喘息或气道阻塞，如将吸入气体湿化和温热达 20mg/L 和 23℃，可减轻气道阻塞性反应，给予吸入 43.9mg/L、温度与体温相同的气体可消除支气管痉挛。分泌物异常或滞留的患者，如没有气管插管，吸入气体是否需要补充湿度，是一个需要具体分析的问题。一般的急性或慢性支气管炎、囊性纤维化的患者，也许不必强调湿化，但喉气管支气管炎（哮吼）患儿，补充湿度会有好处，因湿化可降低因局部刺激引起的气道阻力的增加，避免上气道的黏液结痂。

低温冻伤者在复温过程中，已提倡应用加热湿化的气体进行呼吸，尤其是当患者通过人工气道呼吸时，这种重新加温法是相当有效的，与其他有创性技术比较也简单得多。

（俞森洋　张文娟）

151 · 临床上常用哪些湿化装置和湿化方法？

临床上常用的湿化装置和湿化方法如下。

（1）气泡式湿化器（bubbler humidifier）：氧气筒或中心供氧管道释出的氧气湿度很低，一般在 4% 左右，吸入人体之前常需湿化，气泡式湿化器是氧疗中最常应用的。如果气泡太大，湿化效果就差。若氧通过湿化瓶内的筛孔、多孔金属或泡沫塑料，形成细小气泡，即可增加氧气和水的接触面，增加湿化瓶的高度，也可增加水-气接触时间，从而提高湿化效果。

气泡式湿化器一般用于低流量（如 1.5~5L/min）给氧，无论经鼻导管或面罩（简单面罩、附贮气袋面罩）给氧均可应用。良好的气泡式湿化器在室温下正常应用，一般可达 40%左右的体湿度。

气泡式湿化器在临床应用中很少发生技术问题。需要注意的是：应及时添加水（最好是蒸馏水），每次加水不能超过刻度线，以避免由于气泡的搅拌作用使水溢入管道。多孔金属或筛眼需经常刷洗，以避免水垢阻塞网孔。有报告水封瓶和滤孔内有铜绿假单胞菌生长，应用后导致医院内肺炎的发生，因此必须定期对湿化器及全套管道系统进行消毒处理。

（2）热湿交换器（heat and moisture exchanger, HME）：HME 是模拟人体解剖湿化系统的机制所制造的替代性装置，故又俗称"人造鼻-嘴-咽"或简称"人工鼻"。它将呼出气中的热和水气收集和利用以加热和湿化吸入的气体。在寒冷的冬季，人们常戴口罩罩住鼻和嘴，即是呼吸治疗中简单"HME"的最平常应用。HME 主要应用于气管插管和气管切开的患者，在欧洲一些国家已应用多年，20 世纪 80 年代以后在美国医院的应用也逐渐增多。

影响各种 HME 效果的物理因素有以下 4 点：①吸入气体的温度和湿度水平。②吸入和呼出气体的流速，较快的气体流速常使达到平衡的时间减少，也减少水分和热的存放时间。③HME 内表面的大小将限制它的热湿交换能力。即较大的表面积可使较多的热和水分充分接触（但 HME 内的容积也被认为是"死腔"或呼出气重复呼吸的容积）。④HME 内部材料的热传导性良好而外罩的热传导性很差，以便贮热，减少热量的丢失。

HME 主要用于人工气道的患者，在呼吸室内空气，干燥的医疗用气或应用机械通气时，用以湿化吸入的干燥气体。HME 的外口和内口（15/22mm）适合于联接呼吸机和管道。因为它简单、安全（没有电和热的危险）、轻便，与标准加热型湿化器比较也价廉得多。一些持久气管造口的患者在自主呼吸时可应用 HME。如天气过于寒冷或气道分泌物很黏稠，则提示需要另添便携式湿化装置。

在呼吸治疗中应用 HME 有以下好处：①装置的设计、安装和维修简单（尤适用于患者运输或短期通气）。②价格低廉，每人用一个 HME 费用为 16~48 元。③没有电和热的危险。④可相对避免湿化不足或过度的情况。

因为 HME 只是利用患者呼出气体来温热和湿化吸入气体，并不额外提供热量和水气，因此对于那些原来就存在脱水、低温或肺疾患引起的分泌物潴留患者，HME 并不是理想的湿化装置。此外，某些 HME 实际上也还存在内部死腔，这对于因通气需要而撤机困难的患者也许是禁忌的。在机械通气期间，尽管厂商宣布 HME 能过滤出细菌，但是否能完全避免细菌的污染也还有争论。

（3）加热"主流式"湿化器（heated mainstream humidifiers）：加热湿化器是以物理加热的办法为干燥气体提供恰当的温度和充分的湿度。所谓"主流"式是指患者吸入的全部气体都是通过湿化器湿化的。

ANZI 规定加热湿化器的功率是：输出气体的湿度至少达 30mg/L（相当于 30℃时 100% 的相对湿度），美国急救治疗研究所（The Emergency Care Research Institute, ECRI）推荐的湿度要求是 37mg/L（相当于 32.5℃时的 85%相对湿度）。对于气道正常的患者，医用气体安全的最小湿度，医生们的意见并不都一致。

几乎所有的加热湿化器都能使湿化后气体达到 100%体湿度。加热湿化器通常用于已安置人工气道，需要机械通气的患者、在氧帐内吸入干燥气体的患者、哮喘患者和需要高流量送气系统（如行 CPAP）的患者。所谓"高流量"也许需要 60~100L/min，对高流量气体的湿化强调用加热湿化器。存在肺分泌物异常黏稠、黏液栓或气管插管内有痰痂形成时都要选用加热湿化器而不是用 HME。

ECRI 将加热型湿化器分为 3 类：①回流式（pass-over）；②阶式蒸发器式（cascade）；③回流管芯式（pass-over wick）。三类装置均可提供加热的能互相接触的水-气界面。湿化器可能是伺服控制的，也可能非伺服控制的，伺服控制湿化器有各种热敏电阻（电子温度计），以微处理机维持特殊温度，热敏电阻的电极通常安装于靠近患者接口的吸气回路内。

加热湿化器的功能广泛，已在临床上普遍应用，既适合低流量也适合高流量的通气。

（4）雾化器：喷射式雾化器和超声雾化器均可用以湿化气道。

（5）其他简便湿化法：①没有任何湿化器时，可通过一细塑料管向气管插管或气管切开套管内滴入液体，但滴入液量不能过多，一般每分钟进液量 1.5~3ml。每日湿化液量在 150~250ml 较妥，确切的滴液量可根据痰的性质来决定，如痰液稀薄，容易吸出，表明湿化满意。如痰液过稀过多，频繁咳嗽，需经常吸痰即表明湿化过度，痰液黏稠结痂，则表明湿化不足。②面盆法，让患者坐在盛有热水的面盆前，张口吸气。也可在室内放长嘴壶盛水烧开，让水蒸气湿化室内空气，也可在沸水中加苯甲酸酊（30ml 水中加 4~5 滴）。③可在室内放置大量热水任其自然蒸发，使湿气布满全室，或者将浸水的毛巾或湿布挂在暖气片上，让其自然烘烤蒸发。

（俞森洋　张文娟）

152 • 临床上常用的气道湿化标准是什么？

目前临床上常用的气道湿化疗法的标准，是根据呼吸系统的进气部位与正常情况下气道内的湿度水平相比较而制定的。具体见表 2-87。

表 2-87　应用呼吸治疗时当前推荐的湿度

呼吸系统进气部位	举例	吸入空气湿化的目标
鼻咽部	低流量导管鼻罩	温度 22℃，相对湿度 100%
口咽部	面罩鼻导管（插至鼻咽）	温度 29℃~32℃，相对湿度 100%
气管	机械呼吸机	温度 32℃~34℃，相对湿度 95%~100%
	气管造口套管	

（张文娟　俞森洋）

153. 临床上常用湿化剂有哪些？如何选择？

减少黏液同支气管壁的黏着性，促进痰液稀释和排出的"药物"称湿化剂。湿化剂并没有特殊的黏液溶解作用，而只有湿化支气管分泌物，增加吸入气体的湿度和润滑支气管壁的作用。最常用的湿化剂有蒸馏水、高渗氯化钠注射液、0.45% 的氯化钠注射液以及 0.9% 氯化钠注射液。它们的渗透压不同，因而各有特点。可根据其不同特点和临床应用目的来选择。

蒸馏水：系低渗液体，有渗透细胞膜和进入细胞内的特点，因此蒸馏水既可用于湿化较黏稠的痰液，又可用于湿润气道内细胞。但用量过多，可增加气道黏膜的水肿，致使气道阻力增加。

高渗氯化钠溶液：雾化吸入高渗盐水溶液有刺激性，因为它的渗透压比呼吸道黏液细胞内的渗透压要大得多，故在支气管内高渗氯化钠溶液有从黏液细胞内吸出液体的倾向，这种液体同支气管分泌物相混合而稀释痰液并使之易于咳出。它主要应用于排痰，尤其是对仅咳少量痰液的患者。早晨用超声雾化器吸入 5% 高渗氯化钠注射液 20ml 直到取得所需要的痰液标本为止。

0.9% 氯化钠溶液：生理盐水与身体细胞的渗透压相同，常用小剂量，在短期内作为湿化剂使用。以 3~5ml 0.9% 氯化钠溶液用小容量的雾化器吸入支气管内。雾化后水分自雾液中蒸发，留下较高浓度的盐水，如经数小时雾化后，0.9% 氯化钠溶液可变为高渗性并刺激呼吸道黏液细胞。由于 0.9% 氯化钠溶液雾化有这种再浓缩现象，故一般不长期用超声雾化器吸入 0.9% 氯化钠溶液。

湿化剂中较常用的是 0.45% 氯化钠溶液，它经吸入后在气道内发生再浓缩，浓缩后溶液的浓度接近 0.9% 氯化钠溶液，对支气管没有刺激作用。用 0.5mol/L 盐水（浓度 0.45%）进行雾化吸入的适应证包括产生黏痰较多且不易咳出的疾病如支气管炎、支气管扩张及囊性纤维化等。如采用湿化剂尚不能使患者排痰顺利，可采用祛痰剂吸入。

（张文娟　俞森洋）

154. 湿化疗法有哪些不良反应？如何防治？

湿化疗法的不良反应及防治方法如下。

（1）湿化过度：湿化过度可使气道阻力增加，甚至诱发支气管痉挛；水潴留过多，可增加心脏负担，有心肾功能不全者更易发生；对婴幼儿进行湿化治疗时，也应警惕水中毒的发生。湿化过度还可使肺泡表面活性物质遭受损害，引起肺泡萎陷或肺顺应性下降。

（2）湿化气温度：如进入气管的湿化气温度低于 30℃，可引起支气管纤毛活动减弱，气道过敏者易诱发哮喘发作，个别患者可引起寒战反应。湿化气温度超过 40℃，也可使支气管黏膜纤毛活动减弱或消失，呼吸道灼热感，甚至体温增加、出汗、呼吸加速。严重者因吸入气体散热障碍，可发生高热反应。因为正常人体内热量的散发约 90% 由皮肤负担，

7%～8%由肺负担，如长时间吸入温度过高气体，即肺的散热功能丧失，吸入的热量皮肤来不及散发时，导致体温升高。为增加皮肤散热，皮肤血管扩张，外周循环血量增加，从而加重心脏负荷。

（3）湿化器和室内环境的消毒：应充分认识湿化疗法并发肺细菌感染的严重性，其感染病原多为革兰阴性杆菌，特别是铜绿假单胞菌的感染十分严重，已有因湿化器和湿化液污染导致严重呼吸系感染的文献报告。因此湿化器以及一切湿化用具，包括橡皮管、塑料管和面罩等，在应用以后一定要严格消毒，长期应用者要定期消毒（一般24小时消毒一次）。消毒方法：1:1000新苯扎氯铵浸泡1小时以上或0.25%～0.5%过氧乙酸浸泡半小时。湿化液也应无菌，盛装或添加时执行无菌操作原则。此外，感染源也可来自病室或患者本身，病室内空气和各种用具污染，患者住院后在口、咽、鼻及上呼吸道发生细菌寄生，通过湿化或雾化液体以微粒状态送入下呼吸道和肺泡，从而招致感染，因此要加强患者的口咽部护理，改善全身的营养状况，病室环境也要定期消毒，以避免所用器械和日常用具的污染和交叉感染。

（4）干稠分泌物湿化后膨胀：黏稠结痂的分泌物在吸湿后可膨胀，因而进一步加重气道阻塞。临床上有用湿化疗法引起气道堵塞而突然死亡的报道，此可见于长时间机械通气，先无湿化后又突然增加湿化的情况。哮喘持续状态的患者使用湿化疗法也应慎重。在遇湿化后黏稠分泌物膨胀，气道阻塞加重时，可转动患者体位，叩拍背部或用导管吸痰，以利痰液排出。

（张文娟　俞森洋）

155 · 影响雾化吸入疗法效果的因素有哪些？

影响雾化吸入疗法效果的因素如下。

（1）气溶胶微粒大小：研究表明：直径1～5μm的微粒在下气道和肺内有较多的沉降，其中1～3μm的微粒有最理想的细支气管和肺泡内沉降，直径5～10μm的微粒大部分沉降于上气道，大于10～15μm的微粒即几乎100%沉降于口咽部。而小于1μm的微粒吸入肺后悬浮于空气中，虽能以弥散方式沉降，但沉降量不多，大部分随呼气流又被呼出。气溶胶吸入的疗效与药物微粒在气道和肺内的沉降数量密切相关，故气溶胶发生装置的质量，即其产生微粒大小对疗效有重要影响。

（2）呼吸方式：大潮气量慢吸气流速可增加气溶胶微粒在下气道和肺泡的沉降，而浅而快的呼吸使气溶胶微粒分布不匀，影响微粒进入下气道。吸入气溶胶后屏气，增加微粒以弥散方式的沉降。

（3）吸入药物的药代动力学：药代动力学对吸入药物的药理学和药效学具有重要影响。若气溶胶吸入目的是希望药物在肺内或肺间质内局部发挥作用，那么药物微粒在肺内滞留长时间可显著延长药物作用时间。选用气道内有很高的局部活性，而吸收至全身时很快灭活的药物，如吸入用激素，可减轻或避免全身的不良反应。若为了让药物能经气道吸收，在身体其他部位发挥作用，则应选用呼吸道黏膜吸收好，局部代谢率低的药物。故理想药物的选择和研制可提高吸入疗法的效果。

（俞森洋　张文娟）

156 · 临床上常用的雾化吸入装置有哪几种？

临床上常用的雾化装置有以下三种。

（1）定量吸入器（MDI）：MDI 因携带方便，操作简单，随时可用，不必定期消毒，故临床应用较普遍。正确掌握 MDI 的吸入技术对疗效有重要影响，正确的吸入动作是：摇匀药液，呼气到功能残气位，张口并将喷嘴置于口前 4cm 处或放入口内，吸气慢而深，开始吸气时指压喷药，吸气末屏气（约 10 秒），然后缓慢呼气。休息 1~3 分钟后再重复做另一次吸入。完成以上吸入动作有困难者，可加用贮雾器（spacer），也可采用带吸气按需活瓣的自动吸器。气管插管或气管切开患者，以 MDI 气雾剂经 19~22SWG（标准金属丝量规）粗细，长度与气管导管相仿的细长导管喷射吸入，可获理想效果。

（2）干粉吸入器：有单剂量和多剂量两种干粉吸入器，旋转式（spinhaler）或转动式（rotahaler）吸入器属单剂量吸入器，吸入色苷酸钠时较常采用。多剂量吸入器常用的有涡流式（turbu-haler）、碟式（diskhaler），如喘宁碟（ventodisk）和必酮碟（beco-disk）即属此类。吸入器内一次可装入多个剂量（一般 8 个剂量），拉推滑盆每次转动送一个剂量，在推起盖壳（连接刺针）将包装在药粉外面的囊泡刺破后，即可口含吸嘴进行深吸气将干粉吸入，吸气后屏气数秒，然后慢呼气，反复数次，直至药粉吸完。干粉吸入器靠呼吸驱动，不需吸气和手揿喷药的动作协调，不能正确应用 MDI 者可改用多剂量干粉吸入器。但干粉吸入器的吸气阻力较大，严重气道阻塞，气管插管或气管切开患者不适用。

（3）雾化器：喷射雾化器以压缩空气或氧气为驱动力，常用驱动气流量 4~12L/min，气雾微粒大小和每分气雾量受压缩气源气流量影响，一般置入药液 4~6ml，耗液 0.5ml/min，雾化吸入时间 5~15 分钟。

超声雾化器通过超声发生器薄板的高频震动将液体转化为雾粒，产生的气雾量比喷射雾化器要大，耗液量 1~2ml/min，每次雾化液量根据治疗要求决定。

（张文娟）

157 · 定量吸入器的结构和功能怎样？如何应用？

定量吸入器（metered dose inhalers，MDI）：在过去 30 年里，MDI 已普遍应用，成为最受欢迎的吸入器，因为它便于携带，操作简单，随时可用，不必定期消毒，没有继发感染的问题。其构造如图 2-33 所示。密封的贮药罐内盛有药物和助推剂，药物溶解或悬浮于液体助推剂内，现常用助推剂为氟利昂，沸点很低，为预防微粒（直径<5μm）聚集，通常添加低浓度的表面活性物质以改进药物悬浮的物理稳定性并起润滑作用。罐内始终保持大约 400kPa（3003mmHg）的恒定压力，直至贮罐内药液用尽。

每次手压驱动，计量活瓣供应 25~100μl 溶液，助推剂在遇到大气压后突然蒸发而迅速

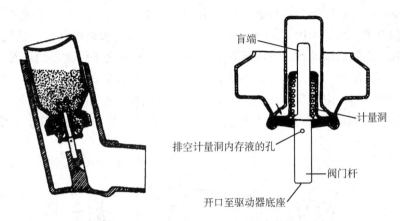

图 2-33　定量吸入器（MDI）和 MDI 阀结构示意图

喷射，卷带出气溶胶微粒。气溶胶的初速度很快，大约 30 毫秒，但在几厘米以内即减慢，微粒因继续蒸发而变小并形成圆锥形的雾团。某些患者吸入冷助推剂后感觉不适。

目前常用 MDI 所产生的气溶胶通常是异向传播的，气溶胶微粒中位数直径（AMMD）为 3~6μm，随着温度的升高和蒸发，导致微粒 AMMD 迅速减小，在距喷口 10cm 处时，AMMD 为 1.4~4.3μm。影响气溶胶特点的其他因素有药物组成的浓度，浓度增加时产生的气溶胶微粒可能增大，活瓣杆和驱动器开口的设计也对产生的气溶胶有影响。所以目前世界各国和我国各厂家生产的 MDI，虽然其工作原理和 MDI 的结构基本相同，但其发生气溶胶的 AMMD，传播速度和分布等仍有差异，因此临床应用的效果也不同。

MDI 产生的气溶胶在理想吸入后，测定其在体内的沉降结果表明，只有 10% 的药液能到达肺；50% 的药物因惯性冲撞停留在口腔，然后被咽下；最后 90% 的药物均被吞咽入胃。虽然可以经胃肠吸入，但因为 MDI 所给的每个剂量很小，药物经胃肠吸入后所起的药理作用仍很微小，吸入 MDI 气溶胶的治疗效应主要是沉降在肺的 10% 的药液的作用。因此正确掌握 MDI 的吸入技术非常重要，而这往往被医生或患者所忽视。正确的吸入动作是：摇匀药液，呼气到功能残气位，张口并将喷嘴置于口前 4cm 处，或放入口内，吸气慢（0.5L/s）而且深（达肺活量程度），开始吸气时指压喷药，吸气末屏气（约 10 秒），然后缓慢呼气，（休息 1~3 分钟后再重复作另一次吸入）。吸气过快可增加气溶胶在上气道的惯性冲撞沉降。屏气不足或没有屏气会减少气溶胶在肺内的沉降。不要把吸气用力动作延续到呼气过程，因为这容易引起咳嗽和喘息。此方法可应用于吸入任何药物（如 β 受体激动剂、色苷酸钠、激素等）和所有患者（如患哮喘、支气管炎或不同程度的气道阻塞者）。医师必须耐心仔细地给患者示教正确应用 MDI 的方法。因为大多数患者凭阅读说明书并不能学会正确应用 MDI 的方法。婴幼儿和年老体弱患者要完成这套吸气和喷药的协调动作会有困难。有以下两种解决方法。

（1）贮雾器（spacer）：有各种形态和大小不同的贮雾器来克服应用 MDI 时的协调问

题。已设计的贮雾器有管形、长方形、杯形或可折叠的袋式，最常用的贮雾器有 Aerocham-ber、ImspirEase 和在接口腔端装有单向吸气活瓣的贮雾器（图 2-34）。应用贮雾器可降低 MDI 的喷射初速度，增加 MDI 喷口和口腔的距离，减少气溶胶微粒在口腔的沉降，并可不必要求吸气和喷药的协调动作。肺内沉降是否增加，主要取决于贮雾器的形态，出口活瓣，气溶胶在贮雾器内的停留时间以及患者从贮雾器吸入气溶胶时的吸气流速。应用适当的没有单向活瓣的贮雾器比应用有单向活瓣的贮雾器可得到较高的肺内沉降。因为在活瓣处产生的湍流增加了气溶胶在贮雾器内的沉降。贮雾器的缺点是体积较大，携带不便。

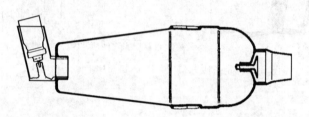

图 2-34　定量吸入器（MDI）和带活瓣贮雾器

（2）吸气按需活瓣（inspiratory demand valve）：气溶胶微粒的喷射由患者的吸气流所触发，自动的喷入口内，并经口吸入下气道直至患者停止吸气。如能在最大吸气后屏气 5 秒可增加肺内的沉降。临床上应用的这类吸入器，如自动吸器（autohaler 商品名 Zaisin）或同步吸器（synchron 商品名 Etscol），每次应用都需用简单小把手来开关，我国市场尚无此产品。

正确应用 MDI 有困难的患者，若在室外活动需频繁吸入气溶胶来缓解症状，可推荐应用吸气按需活瓣式的自动吸器。而贮雾器尤其适用于吸入激素治疗，因为吸入激素一般在家中进行，器具体积大的缺点并不重要。即使能正确应用 MDI 的患者有时也应用贮雾器，以减少口咽部药物的沉降。吸入激素时，使用贮雾器可减少声嘶、口咽部霉菌感染等不良反应。

（张文娟　俞森洋）

158 • 用于吸入治疗的常用平喘药物有哪些？

近 20 多年来，吸入疗法在欧洲已成为治疗哮喘的最常用方法。据报道，英国每年购买 β 受体激动气雾剂的处方就有 1000 万张，比片剂处方多 600 万张。平喘药物气溶胶可分为两类，一类吸入后起效迅速，用以控制气道痉挛症状，如 β 受体激动剂（表 2-88）和抗胆碱制剂（表 2-89），吸入后作用迅速，3~5 分钟生效，作用维持时间可达 4~6 小时，无论对 COPD、过敏性、感染性还是运动性哮喘，喘息型支气管炎均有效；另一类吸入后起效慢，主要作为预防用药，包括局部作用的肾上腺素皮质激素类（表 2-90），抗过敏性介质的药物如色甘酸钠、奈多罗米钠（nedocromil sodium）等（表 2-91），长期应用可避免哮喘的发作，减轻气道的炎性反应，降低气道的高反应性。茶碱类药物现一般已不做雾化吸入。

表 2-88　雾化吸入 β 受体激动剂

药　物	剂　型	常用方法
短效制剂		
沙丁胺醇	定量吸入剂（100~200μg/喷）	2 喷/次，3~4 次/日
	雾化用溶液（2.5mg/2.5ml 或 5mg/2.5ml）	雾化吸入，每次 2.5~5mg，2~4 次/日
	定量吸入粉剂（每喷 100μg，200μg 或 400μg）	1~2 喷/次，3~4 次/日
非诺特罗	定量吸入剂（100~200μg/喷）	1~2 喷/次，3~4 次/日
（酚丙喘宁）	0.5% 雾化液	0.5~1.25mg/次，雾化吸入
	0.1% 雾化液	0.2~1mg/次，雾化吸入
丙卡特罗	定量吸入剂（10μg/喷）	1~2 喷/次，2~3 次/日
特布他林	定量吸入剂（250μg/喷）	1~2 喷/次，3~4 次/日
	定量吸入粉剂（500μg/喷）	1 喷/次，3~4 次/日
	雾化用溶液（5mg/2ml）	2.5~5mg/次，雾化吸入
长效制剂		
沙美特罗	定量吸入剂（25μg/喷）	1 喷/次，2 次/日
	定量吸入粉剂（50μg/喷）	1 喷/次，2 次/日
福莫特罗	定量吸入剂（25μg/喷）	1 喷/次，2 次/日
	定量吸入粉剂（50μg/喷）	1 喷/次，2 次/日

表 2-89　吸入性抗胆碱药

药　物	剂　型	常用剂量
异丙托溴铵	定量吸入剂（20μg/喷）	<6 岁儿童：1 喷，3 次/日；>6 岁和成人：2 喷，4 次/日
	定量吸入液（500μg/2ml）	>12 岁患者：维持治疗时 500μg，3~4 次/日，急性发作期可酌情增加给药次数
	定量吸入液（250μg/2ml）	<12 岁儿童：250μg/次，根据病人的具体情况决定给药间隔
	雾化吸入液（0.025%）	<14 岁儿童：0.4~1ml（100~250μg），3~4 次/日，>14 岁患者：0.4~2ml（100~500μg），3~4 次/日
氧托溴铵	（100μg/喷）	2 喷，3~4 次/日
噻托溴铵	（18μg/喷）	1 喷，1 次/日

表 2-90　吸入性糖皮质激素的推荐剂量（μg）

药物	儿童用量			成人用量		
	低剂量	中剂量	高剂量	低剂量	中剂量	高剂量
二丙酸倍氯米松	100~400	400~800	>800	200~500	500~1000	>1000
布地奈德	100~200	200~400	>400	200~400	400~800	>800
氟尼缩松	500~750	1000~1250	>1250	500~1000	1000~2000	>2000
氟替卡松	100~200	200~500	>500	100~250	250~500	>500
曲安奈德	400~800	800~1200	>1200	400~1000	1000~2000	>2000

表 2-91　吸入性色甘酸钠类

药　物	剂　型	常用量
奈多罗米钠	定量吸入剂（2mg/喷）	成人和 6 岁以上儿童：2 喷，2~4 次/日
色甘酸钠	定量吸入剂（1mg/喷，5 mg/喷）	2 喷/次，4 次/日，可增加至 2 喷，6~8 次/日
	定量吸入粉剂（20mg/喷）	1 喷，4 次/日
	定量吸入液（20mg/2ml）	20mg/次，雾化吸入，4 次/日，病情严重患者可增加至 5~6 次/日

注意事项：①适用于长期预防哮喘症状，尤其是夜间发作的症状；②应在运动前或可能接触过敏源之前使用。

　　一般说来，吸入抗胆碱能药物的支气管舒张作用弱于吸入 β 受体激动剂，但对于某些慢性支气管炎尤其是气道分泌物多的患者，则具有相仿或较好的疗效。近年来提倡雾化吸入疗法联合用药，如哮喘患者先吸入 β 受体激动剂，然后吸入皮质激素，可预防因长期单用 β 受体激动剂引起的药物减敏作用和支气管反应性的增高。如舒利迭（沙美特罗 50μg/氟替卡松 100、250μg），1 喷/次，2 次/日。联合雾化吸入 β 受体激动剂和抗胆碱能药物对缓解 COPD 患者的气流阻塞有协同作用。现市场上已有联合剂型，如可必特吸入剂（每喷含异丙托溴铵 20μg 和沙丁胺醇 120μg），每次 2 喷，4 次/日。可必特雾化液（每支 2.5ml，含异丙托溴铵 0.5mg 和沙丁胺醇 2.5mg），每次 2.5~5ml，3~4 次/日。对于 COPD 伴痰液黏稠患者，还可将平喘药与祛痰药一起雾化吸入，如将可必特雾化液 2.5ml 和沐舒痰（盐酸氨溴索）2ml 加入雾化器中一起雾化吸入。

　　色甘酸钠，奈多罗米钠吸入后可经肺迅速吸收，对过敏性哮喘和运动性哮喘具有肯定的预防作用。色甘酸钠既往均用干粉吸入，近几年已可用 MDI 吸入，文献报道对儿童过敏性哮喘有特别的保护作用，对成人过敏性哮喘的保护率为 70%~90%。

　　吸入局部用皮质激素也可经肺吸收，但进入血循环后即被迅速灭活，故无全身的激素不良反应。每天吸入倍氯米松 400~800μg，药效可相当于口服泼尼松 10mg。文献报道如每天吸入 1500μg，约 2/3 的激素依赖哮喘患者可将全身用激素减量或停用。加量吸入后，口咽部白色念珠菌感染发生率增加，但这通常是自限性的，不至于发生全身霉菌病，以

1：5000的制霉菌素溶液涂抹口咽或漱口治疗有效。另一局部不良反应是声音嘶哑（大剂量应用发生率可高达50%），咽喉部检查的典型改变为声带内收肌麻痹，伴畸形或弯曲，为可逆的激素性肌病表现。以上不良反应均与吸入时气溶胶药粒在口咽部过多沉降有关，加用贮雾器或每次吸药后漱口则可显著减小或避免。

20世纪60年代以来曾有人认为，哮喘病死率的增加与应用MDI吸入β受体激动剂（异丙肾上腺素）的增加有关，但实际上每次吸入法进入体内的药量只是口服法的1/400~1/100，大多数研究指出：这些患者死亡时用药剂量均在常规口服或注射剂量水平之下而不是过量，死亡的潜在原因在于病情恶化，对β受体激动剂无效时未进一步采取治疗措施。近年来不断发展的新药作用于β₂受体的特异性增加，对心血管系统的影响进一步减少，已很少有人再坚持β受体激动剂气雾型可增加哮喘病死率的观点。但此争论并没有终止和作最后结论。Robin认为：个别患者吸入β受体激动剂后死亡原因非通气衰竭，而是心源性猝死，与用药后体表心电图上QTc延长有关。如果用药前后能监测心电图的QTc变化，识别高危状况患者，及时采取措施可防治这些患者猝死的发生。这种观点的可靠性还没有证明。而Molfino最近的报道仍说明，凡急诊室的濒死哮喘患者，其主要异常是因严重气道阻塞导致的严重呼吸性酸中毒。

β受体激动剂长期应用可发生减敏现象（subsensitivity），剂量反应曲线右移，使支气管舒张作用减弱和作用持续时间缩短，发生率和作用减弱的程度报告不一，不论口服或雾化吸入均可发生，但继续用药仍有一定疗效。其原因，有人认为是β受体的功能因持续受刺激而下调，这是一个可逆的过程，一般在停药一周后可恢复。合用糖皮质激素可以纠正这种现象，Kerrebign等最近报道，以吸入皮质激素可使因长期应用β受体激动剂引起的气道反应性增加逆转。近年来不少学者提倡吸入β受体激动剂与吸入皮质激素合用，可有利于克服长期应用β受体激动剂的各种不良反应。在支气管痉挛的症状严重时，以MDI吸入β受体激动剂的剂量虽然可以适当增加，但应反对严重超常剂量的应用，尤其是老年人，以避免严重心律失常的发生。

少数患者雾化吸入后不仅没有出现支气管舒张，反而诱发支气管痉挛，出现所谓"治疗矛盾现象"，其原因：①可能与雾化液系低张而非等张有关；②可能是雾化液中的防腐剂（如氯化苯甲羟胺或次亚硫酸氢盐）或稳定剂（如乙二胺四醋酸）诱发；③气雾的温度过低；④对雾化的药液过敏，但较罕见。

（俞森洋）

159 · 在抗菌药物的吸入治疗方面近年来有哪些临床应用？

早在20世纪40年代，青霉素就被用于雾化吸入来治疗肺囊性纤维化继发感染，取得近期疗效。此后即有很多种抗生素如新霉素、庆大霉素、卡那霉素、妥布霉素、羧苄西林、多黏菌素E等经雾化吸入途径给药，相继用于临床，20世纪60~70年代一度盛行。气雾给药的主要好处是气道局部的药物浓度高，全身的吸收少，不良反应很低。研究表明：氨基糖苷类药物经雾化吸入的全身吸收比气管内直接注射要少得多，因此几乎无不良反应，即使是肾功能受损的患者也如此。雾化吸入后药物在肺内的分布比气管注药要均匀，但对人体的研究表明，即使是雾化吸入，药物微粒也主要沉降于大气道（口咽部、气管和主支气管），沉降于肺泡的较少，气道内的药物浓度明显低于气管内注药。对于气雾抗菌药物吸入防治呼吸系感染的效果一直有较大争论和不一致的研究结果，较为普遍的看法是：它对消灭上呼吸道和口咽部细菌的定植有效；但对肺实质感染即需同时全身用药，气雾抗菌药物吸入只能在减少呼吸道排菌方面起辅助作用；长期气雾吸入可导致耐药菌的产生和增加。

（1）囊性纤维化患者的雾化吸入治疗：20 世纪 80 年代以来不少学者报告了雾化吸入抗生素治疗肺囊性纤维化（CF）伴铜绿假单胞菌感染的结果，对改善肺功能和减少住院频率方面均给人以深刻印象。Hodson 等报道，以羧苄西林 1g 和庆大霉素 80mg 气雾吸入每天 2 次，治疗 CF 伴铜绿假单胞菌慢性感染的随机双盲对照结果，显示治疗组患者的主要症状和客观指标（FEV_1，FVC 等肺功能检查）均显著改善。Penketh 等也用以上方法治疗 41 例 CF 伴感染，平均治疗 21 个月，最长治疗 5 年，住院频率从治疗前每人平均每年 1.8 次，降至治疗后 1.03 次，不良反应少见：喉痛 1 例（2.4%）、药疹 1 例（2.4%），恶心 5 例（12.2%）。没有发生铜绿假单胞菌对庆大霉素和羧苄西林的耐药问题。Wall 等以妥布霉素 80mg 和替卡西林 1g 每天 2 次气雾吸入，治疗 CF 伴铜绿假单胞菌感染 11 例，治疗前共观察 89 个月，共住院 31 个月；治疗后也观察相同时间，只有 5 个月住院。Littlewood 等以多黏菌素 E 50 万 U 气雾吸入，每天 2 次，痰培养铜绿假单胞菌阳性率治疗前为 42%，治疗后仅 6%。Steal 等分别以头孢他啶，庆大霉素加羧苄西林气雾吸入治疗 CF 伴铜绿假单胞菌感染，治疗 4 个月后，两组患者的体重均增加，肺功能改善，住院频率减少，两组疗效相仿，均显著高于气雾吸入 0.9% 氯化钠注射液的对照组。

综上所述，气雾抗生素吸入治疗 CF 伴铜绿假单胞菌感染是有效的，它可以抑制细菌诱发的炎性反应，控制症状和减少频繁静脉应用抗生素的需要。已用于雾化吸入治疗的抗生素有头孢菌素、半合成青霉素、多黏菌素（包括多黏菌素 E）、氨基糖苷类、尤其是妥布霉素。囊性纤维化患者雾化吸入抗生素被用于以下临床情况：①作为铜绿假单胞菌患者的慢性抑制治疗；②作为囊性纤维化急性加重患者静脉注射抗生素的辅助治疗；③延迟儿童的铜绿假单胞菌的慢性感染。现疗法与过去不同之处是：①所用抗生素剂量大，浓度高，且大多为联合用药；②疗程长，一般几个月，最长 5 年；③应用性能良好的雾化器以使气雾微粒在肺内有最多的沉降。多次实验证明，虽经几个月或几年的雾化抗生素吸入，在细菌耐药、体内菌群失调和继发霉菌感染等不良反应方面未见明显增加，但临床应用时仍应监测以上指标。

（2）吸入妥布霉素治疗支气管扩张：囊性纤维化（CF）患者吸入妥布霉素可控制气道炎性反应，改善肺功能的研究结果，促使人们用这种方法来治疗除囊性纤维化之外的其他支气管扩张。Orriols 等报道 17 例支气管扩张和气道有铜绿假单胞菌定植的患者，被随机分为 2 组，一组吸入头孢他啶和妥布霉素，另一组接受标准治疗，则有症状时全身应用抗生素，为期 12 个月。结果表明，雾化吸入抗生素并没有使肺功能明显改善，但雾化吸入组患者每年住院的次数明显减少（0.6 对 2.5，$P<0.05$），每年住院的天数明显减少（13.1 对 57.9 天，$P<0.05$）。没有任何肾或听神经毒性的证据，细菌学研究也显示，没有出现铜绿

假单胞菌耐妥布霉素的问题。Barker 等于 2000 年报道了 74 例非 CF 支气管扩张伴铜绿假单胞菌定植者的安慰剂对照，随机双盲研究结果。一组患者吸入妥布霉素（300mg），每日 2 次，对照组吸入 0.9% 氯化钠注射液，均为期 4 周，在肺功能方面两组无差异，雾化吸入妥布霉素组痰中铜绿假单胞菌的密度明显减少，医生评估的临床情况也改善。有些患者气道中的铜绿假单胞菌被消灭，没有观察到肾和听神经的毒性。这两个研究均显示非 CF 支气管扩张患者雾化吸入妥布霉素是安全的，对减少或消灭气道内铜绿假单胞菌定植有效。但尚需更大宗的对比研究来证明此疗法对这组患者的安全性和有效性，才能推荐临床常规应用。

　　（3）雾化吸入抗菌药物防治气管支气管炎和呼吸机相关肺炎：过去 30 多年来，气管插管或气管切开患者已应用雾化吸入或气管内滴入抗生素的方法来防治气管支气管炎或呼吸机相关肺炎（VAP）。Klastersky 等已发表了一系列临床研究文章，证明经气管内插管注入抗生素的益处。有篇文章报道了 80 例神经外科手术后气管切开的患者，经气管给予庆大霉素 80mg，每 8 小时一次。结果，与滴注 0.9% 氯化钠注射液的患者比较，滴注庆大霉素者较少发生细菌性肺炎，痰革兰阴性菌丛的细菌密度也较低，没有发生所关心的耐药菌出现的问题。虽然治疗的依从性很好，但患者的总病死率无差异。在后来的革兰阴性菌肺炎的研究中，对于注射西梭霉素和羟苄西林患者，同时气管内给予西梭霉素作为辅助治疗，结果患者的临床情况明显改善，但两组的病死率并无明显差异。另一研究，以气管内滴注庆大霉素作为革兰阴性菌肺炎的辅助治疗，结果痰中革兰阴性菌的密度明显减少，但临床后果无差异。

　　在气管切开或机械通气患者，还没有雾化吸入抗菌药物的有意义的临床试验。然而，有几篇文章的结果提示，有选择的革兰阴性菌或气管支气管炎患者可从雾化吸入庆大霉素和多黏菌素 E 的治疗中获益。

　　总之，在与气管插管或气管切开相关的革兰阴性菌或气管支气管炎患者，临床试验并不支持常规应用气管内注入或雾化吸入抗菌药物。有些医生相信，有选择的气管支气管炎患者可以从雾化吸入多黏菌素 E 或氨基糖苷类中获益。应用这些治疗时，医生必须监视治疗后患者可能发生的支气管痉挛、肾毒性和耐药菌出现的问题。

　　（4）吸入氨基糖苷类药物治疗结核分枝杆菌感染：有些医生已考虑用吸入氨基糖苷类药物来控制活动的肺结核感染，包括持续的、药物敏感的、有空洞性病变的肺疾病，多药耐药的肺结核、溃疡性支气管内膜结核和预防支气管狭窄。虽然在许多研究中，雾化吸入氨基糖苷类药物效果满意，但还没有严格对照的临床试验和严密的长期追随观察来证明这些治疗方法的合理性和有效性。在这些临床情况下，常规应用雾化吸入氨基糖苷类并不是适应证，因为治疗复杂结核的方法还没有建立。

　　（5）吸入两性霉素 B 治疗曲菌感染：在某些临床情况下，已应用雾化吸入两性霉素 B 来控制肺霉菌感染。大多数研究报道两性霉素 B 可以安全地输送给患者，大多数患者对雾化吸入 30mg/d 的剂量一般是能很好耐受的。有些患者雾化吸入后发生支气管痉挛，然而这通常发生于原患有哮喘的患者。

　　近年有关雾化吸入两性霉素 B 的研究集中于器官移植或长时间白细胞减少的患者，用于预防侵入性真菌感染。最近发表了几篇有关肺或心脏移植患者应用雾化吸入的文章，结论是雾化吸入两性霉素脂质复合物是安全的，虽有 20% 的患者在雾化吸入后其 FEV_1 有明显的降低，总共有 78% 的患者在 1 年后仍维持此治疗。有文献报道 51 例患者肺移植后口服氟康唑和雾化吸入两性霉素 B，与过去病例比较，侵入性曲菌病发生率明显减少。虽然此研究说明雾化吸入两性霉素 B 的有效性，但在向心肺移植患者常规推荐应用之前，尚需大样本的随机对照研究。

白细胞减少患者应用雾化吸入两性霉素 B 来抑制侵入性曲菌病的可能性也已有研究。大多数早期的研究均证明，在这一人群中雾化吸入两性霉素 B 是安全的。有研究显示吸入两性霉素 B 可减少侵入性曲菌病的发生率，证明了它的预防作用；另有一前瞻性的对照研究，比较了治疗组（吸入两性霉素 B 10mg，2 次/天）和未治疗组，结果未显示此疗法减少曲菌感染或改变总病死率，故此疗法的治疗作用尚待进一步研究。

雾化吸入抗生素治疗在过去 10 多年里已受到重视，因为通过雾化吸入可将高浓度的抗菌药物输送到肺感染的部位或致病菌定植的气道，而避免药物的全身毒性。雾化吸入治疗的效果取决于影响药物输送至感染部位的许多因素，这些因素包括：雾化器系统产生可吸入微粒的大小，患者的呼吸方式，基础肺疾病等，其中有些因素对雾化吸入的药物有特别的影响，有些雾化的药物也对雾化器有特别的要求，因此，一种雾化器能将某种药物有效地雾化输送到下呼吸道，我们不能就认为，它也能将其他雾化药物都同样有效地输送到下呼吸道。

雾化吸入抗菌药物治疗虽然也有不少临床研究资料，但设计严密，前瞻性双盲对照，包括大宗病例或多中心的研究结果还是不多的。有些雾化吸入疗法在推荐常规临床应用之前，有待进一步研究（表 2-92）。

表 2-92 雾化吸入抗菌药物治疗的临床适应证

已证明可常规应用的适应证：

1. 囊性纤维化患者有铜绿假单胞菌定植，$FEV_1 < 75\%$ 预计值，雾化吸入托布霉素（300mg，2 次/日，经 Pari LC Plus 雾化器每隔 1 个月进行）

2. 为预防 PCP，应用复方新诺明或氨苯砜不能耐受，CD_4^+ 计数 <200，每月雾化吸入喷他脒（300mg，每月一次，用 Respirgard II 雾化器）

3. 为防治流感，在症状开始的 48 小时内，吸入 Zanamivir（10mg，2 次/日，连用 5 天）

常规应用之前尚需进一步研究的适应证：

1. 雾化吸入托布霉素作为注射抗生素的辅助或作为囊性纤维化加重的单独治疗

2. 吸入多黏菌素 E 作为囊性纤维化患者的慢性抑菌治疗或改变其敏感方式

3. 吸入氨基糖苷类作为非 CF 的支气管扩张或气管支气管炎的慢性抑菌治疗

4. 吸入氨基糖苷类作为抗分枝杆菌治疗的辅助

5. 吸入两性霉素 B 来预防或治疗具罹患侵入性曲菌病危险的患者

6. 高危患儿雾化吸入利巴韦林来治疗或预防 RSV 细支气管炎

7. 在流感高危人群，吸入 Zanamivir 来预防 A 型流感和 B 型流感雾化吸入抗菌药物的选择及应用剂量请参看表 2-93。

表 2-93　气雾吸入抗菌药物的临床应用

药　名	抗菌谱	应用参考剂量范围*
青霉素（penicillin G）	不推荐应用	
卡那霉素（kanamycin）	革兰阴性杆菌	25～300mg
阿米卡星（amikacin）	革兰阴性杆菌	250～500mg
庆大霉素（gentamycin）	革兰阴性杆菌	5～120mg
大环内酯类（erythromycin）	不推荐应用	
新霉素（neomycin）	革兰阴性杆菌	50～100mg
妥布霉素（tobramycin）	革兰阴性杆菌	40～80mg
羧苄西林（carbenicillin）	铜绿假单胞菌	0.5～1.0g
替卡西林（ticarcillin）	铜绿假单胞菌	0.5～1.0g
头孢菌素类（ceftazidime）	不推荐应用	
多黏菌素（polymyxin）	革兰阴性杆菌	5～50mg
多黏菌素 E（colistin）	革兰阴性杆菌	2～50mg
杆菌肽（bacitracin）	链球菌	5000～20000U
抗结核药	不推荐应用	
两性霉素 B（amphotericin B）	真菌感染	1～20mg
制霉菌素（nystatin）	念珠菌，曲霉属	2.5 万～5 万 U
喷他脒（pentamidine）	肺孢子菌	50～600mg**
利巴韦林（ribavirin）	呼吸道合胞病毒	详见文中

注：　*：应用剂量较难确定，以下剂量仅供参考。药物应溶于 2～4ml 氯化钠注射液中，每天应用 2～3 次

　　　**：每天给予大剂量用于治疗，每 1～2 周给予一次小剂量用于预防

（俞森洋）

160 · 机械通气时如何进行雾化吸入治疗？

气管插管患者常需雾化吸入支气管舒张剂来治疗支气管痉挛。然而气管插管像一道屏障，阻碍气溶胶进入下呼吸道，若欲达相同的疗效，一般需要较高的剂量。机械通气时雾化吸入的常用方法有两种：小容量雾化器（SVN）和定量雾化器（MDI）。

（1）小容量雾化器（SVN）：气管插管患者常选用小容量雾化器（SVN），将 SVN 安置于呼吸机的 Y 形管或管路的复式接头上（图 2-35），位于呼吸机和 Y 形管之间。雾化器的驱动力可用压缩空气或连续氧气气流。研究显示，机械通气患者应用 SVN 时，仅有 3% 的

气溶胶沉降于肺。但如果雾化器以复式接头与呼吸机管道连接和只在吸气时开放，那么可显著增加患者吸入的气溶胶量。机械通气时应用 SVN 可发生以下一些问题：污染的雾化器可以是呼吸机回路内细菌性气溶胶的来源。当应用定容通气模式时，来自 SVN 的连续气流增加潮气量（和相关压力）。来自 SVN 的连续气流产生一偏流（a bias flow），当应用辅助通气模式（如压力支持通气、辅助-控制通气），需产生负压来触发时更加困难。此外，SVN 气溶胶的连续气流也可损害某些呼吸机的呼气流量传感器。机械通气时应用 SVN 的技术见表 2-95。

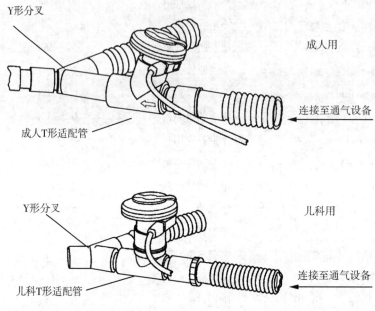

图 2-35　小容量雾化器安置于呼吸机管路的复式接头上

注：雾化器位于呼吸机和 Y 形管之间

表 2-94　机械通气病人应用 SVN 的操作步骤

1. 将雾化药液放入雾化器
2. 将雾化液稀释到所需要的容量（一般为 4~6ml，根据雾化器的要求而定），保证最大的产雾效果
3. 将雾化器插入呼吸机吸气管回路，离 "Y" 形管至少 30cm
4. 将雾化器的驱动气流量调至 6~8L/min
5. 调整呼吸机潮气量 10~15ml/kg（成人 ≥500ml），设置通气频率 8~12 次/分，如果可能，调整吸气时间/呼吸周期时间（Ti/Ttot）>0.3
6. 如果需要的话，根据通过雾化器的额外气流量酌情调整每分通气量*
7. 将湿化器旁路或从回路中除去人工鼻+
8. 关闭呼吸机中的 "flow-by" 或连续流量模式
9. 开动雾化器，应用过程中观察雾化器的产雾情况

10. 轻拍雾化器侧壁可减少雾化器死腔量

11. 连续雾化直到没有气雾再发生

12. 从呼吸机回路中卸下雾化器

13. 重新将呼吸机参数调整到雾化治疗前状态

14. 观察患者的治疗反应和不良反应

注：*：雾化器可以连续雾化或仅在吸气时雾化，后一种方法是更加有效的。有些雾化器由呼吸机提供吸气流量，而有些雾化器由另外的连续气流来驱动雾化器，呼吸机的每分通气量应根据不同情况来调整。+：有些学者不主张在雾化治疗时停止湿化，而以酌情增加雾化药量来代偿气路湿化对气溶胶沉降的影响，故可略去此步骤

（2）定量雾化吸入器（MDI）　气管插管患者也可应用 MDI。市场上目前有很多接口可用于将 MDI 安装于呼吸机回路上（图 2-36）。这些设计不同的接口均可用于临床，尚无资料证明那种接口比其他接口更好。研究表明：气管插管患者应用 MDI 时 3%～6% 的气雾微粒通过气管导管，机械通气时应用 SVN 效果与应用 MDI 差不多，而应用 MDI 的好处是可避免与应用 SVN 相关的各种问题，且价格较低廉。机械通气时应用 MDI 的技术见表 2-95。若患者可短暂中断机械通气，那么也可采用 MDI 气雾剂经 19～22WG（标准金属丝量规）粗细，长度与气管导管相仿的细长导管喷射吸入，也可获理想效果。

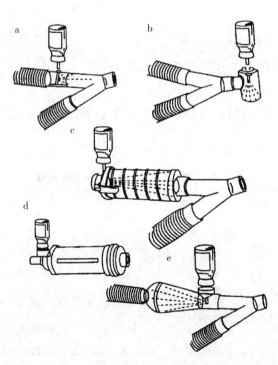

图 2-36　用于连接 MDI 气雾罐和呼吸机回路的各种贮雾器和接头

注：a. 在连接头；b. 弯形接头；c. 连到呼吸机吸气回路的可缩性圆筒形贮雾气和接头；d. 不可缩性圆筒形贮雾器；e. 气雾扩增（ACE）贮雾器，据此 MDI 的气雾逆向患者喷射

表 2-95 机械通气病人应用 MDI 的技术

1. 辅助通气时，将潮气量调至 500ml 以上（成人）

2. 调整吸气时间（除吸气暂停时间以外)>整个呼吸周期的0. 3

3. 保证呼吸机的呼吸与患者的吸气同步

4. 强烈地摇动 MDI

5. 将 MDI 的贮罐装入位于呼吸机吸气回路上的圆筒形贮雾器上的接口*

6. 在呼吸机送气开始时揿动 MDI，使之与患者呼吸同步。若应用雾化器，在机械送气之前 1~2 秒或接近呼气末揿压 MDI，取决于呼吸频率

7. 在吸气末允许吸气后屏气 3~5 秒（可按呼吸机的吸气末屏气钮）

8. 让患者被动呼气

9. 在 20~30 秒后重复揿动，直至达到药物总剂量[+]

10. 将呼吸机调整到雾化吸入前的参数

11. 观察患者的治疗效果和不良反应

注：*：应用 MDI 以后，可让贮雾器保留在呼吸机回路内，以避免每次雾化吸入支气管舒张剂治疗都需拆接呼吸机回路。虽然将湿化器旁路可增加气溶胶的输送，但它延长了每次治疗的时间，并需要拆接呼吸机回路。+：制造商推荐在 1 分钟后给重复剂量，然而在相隔 20~30 秒后再重复给剂量并不损害药物的输送

（俞森洋）

161 · 雾化吸入治疗有哪些不良反应？应注意哪些问题？

（1）雾化吸入治疗的不良反应和并发症：表 2-96 列出了与雾化吸入治疗相关的主要并发症和不良反应。

表 2-96 雾化吸入治疗的并发症和危险性

药物相关的不良反应

支气管痉挛

医院内感染

气道灼伤

噪声使听力受损（只发生在新生儿和婴儿）

呼吸治疗师与感染和药物的接触

无效的气道水化

1）药物的不良反应

a. 支气管扩张剂：①拟交感类制剂（如肾上腺素）：不良反应有心动过速、血压改变、

心悸、对中枢神经系统的影响（头痛、精神紧张、易激动、焦虑、失眠症）、肌颤、恶心、血糖增高、动脉血氧分压降低、阵发性咳嗽或伴晕厥；②副交感神经药物（如阿托品）；不良反应有：口和皮肤干燥、心动过速、视物模糊、吞咽困难、发音困难、排尿困难、意识模糊或过度兴奋。

b. 平喘药（例如色甘酸钠）：支气管痉挛、声嘶和口干。

c. 黏液溶解剂（例如乙酰半胱氨酸）：支气管痉挛、支气管黏液溢和恶心。

d. 皮质激素（例如曲安西龙）：上气道的真菌，如念珠菌或曲菌感染、喉部刺激、口干和咳嗽。

e. 抗微生物制剂：过敏反应和对某种药物的特殊反应。

2）支气管痉挛和鼻刺激：气道高反应性患者当吸入气溶胶时，易引起气道阻力的增加。某些物质尤具有刺激性，如乙酰半胱氨酸、色甘酸钠（干粉）、高张盐水和抗微生物药物。诱发患者的阵发性咳嗽，严重者甚至发生晕厥。为预防发生，可预先或同时吸入快速起效的 β 肾上腺素能支气管扩张剂。用无菌蒸馏水或 0.9%氯化钠注射液进行雾化吸入也可引起支气管痉挛，尤其是应用高输出量雾化器时。个别患者吸入支气管扩张剂后不仅没有产生支气管扩张，反而诱发支气管痉挛，所谓"矛盾性反应"。α 肾上腺素能激动剂的并发症有鼻刺激、烧灼感、喘息发作、黏膜溃疡或出血。过多吸入治疗鼻炎的药物可引起血管过度收缩后的舒张，所谓"反跳"。

3）感染的播散：如果没有执行严格的消毒制度或消毒方法不当，可发生气溶胶系统的细菌污染。在 20 世纪 60 年代，在应用氧化乙烯（ethylene oxide）气体来进行消毒之前，雾化吸入系统的污染问题比较突出。大容量雾化器具有最大的危险性，革兰阴性杆菌是最常见的感染致病原。工作人员在更换雾化溶液或水时的手的污染，受污染的冷凝液的回流以及应用受污染的水都可能导致感染的播散。

4）气道的灼伤：当加热雾化器底板安置不当或热保护装置发生故障，贮水罐的水溢出，加热气体直接吸入时，可发生气道烧灼伤，气道温度超过 44℃可烧伤气道黏膜表面。

5）噪声水平：新生儿在密闭罩，如通风橱或保育箱内接受湿化的氧气补充时，气动雾化器的噪声水平可引起听力丧失。美国儿科学会环境危险评估委员会推荐的噪声水平应低于 58dB，而大多数主流式雾化器，即使用 60cm 的导管与密闭罩相连，其噪声也往往超过此水平。因此应优先考虑应用加热湿化器。

6）过度水化或盐负荷：长期或持续应用高输出量雾化器来雾化吸入的患者可发生液体或氯化钠的过度负荷。气管插管机械通气的患者，因没有通常的呼出水分的丢失，以及抗利尿激素水平的增加，可发生水的正平衡，新生儿或儿科患者，肾衰竭和充血性心力衰竭患者，具有最大的危险性。监测尿量、体重、电解质浓度和肺分泌物的黏稠度可及时发现这方面的问题。

7）雾化治疗实施者受感染的危险：由于雾化液污染或患者咳嗽，雾化治疗操作者（如呼吸治疗师）受感染的危险性增加。有些患者呼出的气雾微粒，主要是抗微生物制剂（如喷他脒和利巴韦林）也有一定的毒性，呼吸治疗师也有吸入这些有毒气雾微粒的危险，可应用的预防措施有：让患者用密封罩，层流通风橱，呼气过滤器，操作者戴口罩，或改用刺激性少的气溶胶来化痰等。

（2）注意事项

1）定期消毒雾化器，避免污染和交叉感染。

2）长期雾化吸入抗菌药物者应监测细菌耐药，体内菌群失调和继发霉菌感染等不良反应。

3）能引起过敏反应的药物，如青霉素类、头孢菌素类等，吸入前应先做过敏试验。

4）对呼吸道刺激性较强的药物不宜做雾化吸入。油性制剂也不能以吸入方式给药，否则可引起脂溢性肺炎。

（俞森洋　张文娟）

162 · 一氧化氮吸入疗法有哪些临床应用？

一氧化氮（NO）由内皮细胞释放，广泛存在于人体组织内，具有多种生物学活性。自 20 世纪 80 年代末证实内皮衍生舒张因子（ED-FR）的本质就是 NO 以来，有关外源性 NO 对肺循环作用的研究日趋广泛。研究发现它可以逆转由血栓素等肺动脉收缩剂所引起的肺血管收缩，与一般血管扩张剂不同，NO 进入血液后，很快与血红蛋白结合失活，故可选择性地扩张肺动脉而对全身血液循环无明显影响；另外，它可以改善 $\dot{V}/\dot{Q}$ 比值，提高氧分压；NO 吸入也可作为体外膜氧合的补充治疗；动物实验显示：吸入 NO 可有效地舒张支气管。近年来 NO 吸入疗法的主要临床应用有以下几个方面。

（1）新生儿肺动脉高压的应用：新生儿持续性肺动脉高压症（PPHN）是由新生儿各种心肺疾病，如胎粪吸入、B 组链球菌败血症、先天性膈疝，以及不明原因的疾病所引起的临床综合征。PPHN 患儿吸入浓度为 20mg/L NO 后，动脉氧合作用迅速改善，血氧饱和度升高，PaO_2/P_AO_2 比值升高。以低浓度 NO（6mg/L）吸入 20 小时可见动脉氧合作用持续改善。分别吸入不同浓度的 NO（20、40、80mg/L）10 分钟后，血氧饱和度迅速提高，PaO_2 升高，而无体循环血压的降低及甲基血红蛋白的升高。所有这些实验研究均证实 NO 吸入治疗 PPHN 患儿，可选择性的扩张肺血管，降低肺血管阻力而不降低体循环血压，改善病人的症状。

（2）ARDS 患者的应用：几项研究证实 ARDS 患者吸入 NO 后，可选择性降低肺动脉压和肺血管阻力，使 PaO_2/FiO_2 比值升高，肺内分流减少，而对全身血压无影响。与注射前列腺素比较，后者使肺动脉压降低的同时，伴全身低血压，PaO_2/FiO_2 比值降低，肺内分流增加，PaO_2 降低。至于 NO 改善 ARDS 的氧合作用，研究表明则不是通过降低肺动脉高压而是通过重新分布肺内血流，改善 $\dot{V}/\dot{Q}$ 比值所致。所以吸入 NO 治疗 ARDS 时以低浓度 NO 为佳。

（3）心脏、血管手术的应用：研究发现心脏、血管手术及心肺移植患者吸入 NO 后，伴有肺动脉高压者，肺血管阻力下降，肺动脉压降低；而不伴肺动脉高压者，吸入 NO 对肺血管阻力及肺动脉压无影响，说明 NO 对正常肺循环无影响，同时说明肺动脉高压存在内源性 NO 释放缺陷。此外，心脏、血管手术患者吸入 NO 与注射前列腺素比较，前者使肺动脉压降低，心排出量增加，PaO_2 升高，而后者无 PaO_2 增加，表明 NO 扩张肺动脉作用有别于并优于前列腺素。

(4) COPD 患者的应用：由于 COPD 患者存在严重 $\dot{V}/\dot{Q}$ 比值失调，一般的血管扩张剂通常使原有的 $\dot{V}/\dot{Q}$ 比值失调恶化。近年研究表明 COPD 患者存在肺动脉释放 NO 障碍，吸入 NO 后能逆转由缺氧引起的肺血管收缩，重新分布肺内分流至通气良好区域，提高动脉氧分压。几项研究发现 COPD 患者吸入 40mg/L 的 NO，平均肺动脉压均有下降，PaO_2 升高，肺内分流减少；与乙酰胆碱对比，后者虽然降低肺动脉压，但同时降低 PaO_2，增加分流，降低体循环血压，从而说明 NO 能选择性扩张 COPD 患者肺血管，改善肺循环，但也有报道吸入 NO 使 COPD 患者的气体交换恶化。

(5) 缺氧性肺动脉高压的应用：Frostell 等报道吸入 NO 可明显减轻因缺氧所致的肺动脉高压。他们选择了 9 例健康志愿者，在肺动脉压正常时（$FiO_2 = 0.21$），吸入 40mg/L 的 NO，对其血流动力学无任何影响；当降低 FiO_2 至 0.12 时，6 分钟后平均肺动脉压从 (1.96±0.11) kPa 上升至 (2.63±0.12) kPa，肺血管阻力由 (72.8±6.1) kPa 升至 (12.48±1.54)kPa，在继续吸入低浓度氧的情况下，同时吸入 40mg/L 的 NO 6 分钟后，其平均肺动脉压降至 (1.93±0.09) kPa，肺血管阻力降至正常。

此外，在原发肺动脉高压症、哮喘等疾病临床应用方面也有一些报道。

（罗继征　张进川）

163 • 一氧化氮吸入疗法尚存在哪些问题需进一步研究？

一氧化氮（NO）可选择性扩张肺动脉，降低肺动脉压，重新分布肺内血流，改善 $\dot{V}/\dot{Q}$ 比值，研究证实吸入 NO 能用于治疗多种肺动脉高压病，已成为一种新型肺血管扩张剂，但目前的研究多限于短期应用，有以下几个方面尚待进一步研究。

(1) 吸入 NO 的疗效问题：虽然吸入 NO 可用于治疗新生儿持续性肺动脉高压症、ARDS、手术前后的肺动脉高压、COPD 等多种疾病，但 COPD 所致肺动脉高压患者吸入 NO 会引起一定程度的血氧分压下降，不同于从前观察的结论；此外，有研究提示 NO 是膈肌兴奋-收缩偶联的抑制因子，降低膈肌收缩力，因此在最常见引起肺动脉高压的 COPD 和肺心病患者中，吸入 NO 的真正治疗价值尚有待于进一步证明。短期吸入 NO 能明显降低某些慢性肺动脉高压病人的血管阻力，长期应用是否会产生耐药？是否能降低病死率及改善生存率？目前 NO 吸入治疗肺动脉高压的文献中尚无发现 NO 的耐药，但停 NO 吸入期间，部分患者肺动脉高压有反跳现象，这是值得注意的。

虽然许多作者认为吸入 NO 及提供 NO 类物质可能成为今后一种新的有效的支气管舒张剂，但目前只有少数作者观察了为数很少的哮喘患者吸入 NO 的效果。而且研究表明 NO 能增强气道的炎性反应，故其在哮喘治疗中价值有待探讨。

(2) 吸入 NO 的不良反应问题：NO 为一种有害的气体，大剂量的 NO 吸入对机体可产生明显的不良反应，如：①对肺组织直接毒性作用；②形成高铁血红蛋白，间接作用于红细胞本身及神经系统等；③抑制线粒体功能和影响 DNA 结构；④$1\sim2mg/L$ 的 NO_2 对免疫细胞有影响；因此应严格控制 NO 吸入浓度，一般认为 NO 吸入浓度在 $100mg/L$ 以内是安全的。但目前无统一的有效浓度及缺乏长期应用 NO 不良反应的资料，选择吸入剂量的依据多根据临床情况。相对高剂量的 NO 吸入可能会抑制 NO 合成酶，降低环磷酸腺苷的活性，抑制平滑肌的敏感性，因此对需要长期吸入 NO 治疗的患者确立最低有效浓度是必要的。

因为巨噬细胞释放 NO（内源性）是介导非特异免疫和移植物排斥的重要介质之一，故 NO 吸入与术后或 COPD 的感染、激素的应用、移植物抗宿主反应等的关系需进一步深入了解。NO 与其他蛋白质的结合也普遍存在，结合后形成的这类硝基化蛋白在体循环灌注、器官功能和细胞功能方面的影响也知之甚少。即使低剂量的 NO 吸入，NO 与细胞膜上的脂质结合也能产生过氧化作用，有可能使肺产生高氧性损害和缺氧再灌注损伤。因此，吸入 NO 的不良反应有待于进一步探讨。

（3）吸入 NO 的方法问题：由于 NO 极易与 O_2 发生反应形成 NO_2，该反应的速度取决于 NO 和 O_2 的浓度，通常将 NO 按一定比例混入氮气（NO_2）内储存待用。含氮的 NO_2 尚需与氧混合后方能吸入，NO 的吸入需用呼吸机进行通气，为了保证吸入 NO 浓度的准确性，应采用单项活瓣将吸气和呼气管道分开，并按每分钟通气量和所选用 NO 浓度来决定向吸气管内注入含氮的 NO 的 N_2 流量。由于 NO 与 O_2 的反应速度与吸入氧浓度及两者接触的时间有关，因此，为了保证达到所需的 FiO_2 和 NO 浓度，在 NO 注入吸气管道后应尽量缩短其输送时间，以减少 NO 的氧化。然而，如果为了缩短输送时间而使输送管道过短时，又可引起 NO 与其他气体的混合不均匀，这亦是需要解决的一个问题。虽然有人提议在吸气管上使用碳酸钠石灰吸收 NO_2，但其会增加气道阻力，且吸入 NO 浓度在 $40mg/L$ 以上时它不能进一步降低 NO_2 水平。在 NO 吸入管道的连接方式、吸入浓度的维持及监测等方面均不同程度的存在一些问题，需要进一步摸索。

目前用于临床检测 NO、NO_2 的方法为化学发光法，装置本身是为工业和环保设计的，临床使用不太合适，噪声也大，且水蒸气滤网需经常更换，除非是间隔 1 小时而非连续性应用，且该仪器需经常定标，因此，要想保证持续、有效及安全地吸入 NO，需要进一步改进吸入装置。

（罗继征　张进川）

164．呼出气一氧化氮来源于何处？其产生机制是什么？

一氧化氮（NO）是由 L-精氨酸在一氧化氮合成酶（NOS）催化下，末端胍基氮原子氧化而生成。NOS 分布于人体的多种组织和器官中，主要分为两大类：结构型（cNOS）和诱导型（iNOS 或 NOS2），这两大类 NOS 在呼吸系统中都有表达。cNOS 主要在内皮细胞（ecNOS 或 NOS3）和神经组织（nNOS 或 NOS1）中表达。正常情况下，机体主要表达 cNOS，催化 L-精氨酸生成少量的 NO，发挥正常的生理功能，例如在鼻腔静脉周围就存在有高密度的 cNOS。对不吸烟健康受试者的研究显示，经鼻呼吸时呼出气 NO 水平为 23±2ppb，高于经口呼吸水平（9±1ppb），提示健康人呼出气 NO 主要来源于鼻黏膜，只有少部分来源于下呼吸道和口腔黏膜。而鼻腔产生的 NO 通过吸气气流弥散到肺内，发挥各种生理效应，如杀灭吸入的细菌、病毒、舒张支气管平滑肌和调节血管阻力等。正常情况下，iNOS 通常不表达，只有在病理情况下 iNOS 被活化和大量合成，使 NO 大量生成和释放。在呼吸系统，iNOS 主要在气道上皮细胞中表达，炎症、细胞因子、氧化应激等病理情况下，iNOS 表达及活性增强，使 NO 合成和释放增加。iNOS 除了主要在气道上皮细胞表达外，在肺组织发生炎症改变时 iNOS 表达也是增加的。Cuzzocrea 等发现 iNOS 基因敲出鼠对角叉藻聚糖引起的肺组织炎性反应明显轻于野生鼠。目前对于诱导 iNOS 活性和表达增加的分子生物学机制尚不清楚，推测可能与炎性因子、内毒素等引起的转录因子 STAT-1、NF-kappb B 上调有关。

（张伟华　俞森洋）

165. 测定呼出气一氧化氮方法有哪些？哪些因素影响 FE_NO 的测定？

测定呼出气一氧化氮（FE_{NO}）的方法很多，包括化学发光法、重氮法、质谱仪等，目前以化学发光法最为常用，其基本原理：呼出气 NO 在一个真空管内与臭氧（O_3）发生化学反应，生成的 NO_2 进一步转化为稳定的低能量状态时发出光子，通过光电倍增管测定 NO_2 发出的光子并形成输出信号，在大量 O_3 存在情况下，所测标本的 NO 与 O_3 充分反应，光电倍增管输出的信号即与 NO 浓度呈线形相关。利用化学发光原理，采用光电倍增管测定 FE_{NO} 的最低浓度为 1.5bbp。但由于需要气体校正、技术要求高，设备体积较大，价格昂贵，限制了其在一般医疗机构和家庭使用。近年，新型的 FE_{NO} 测定仪器采用电化学敏感器测定 NO_2 的电磁辐射，灵敏度高，仪器体积小，操作简便。在测定方法和技术上的改进，使 FE_{NO} 测定更为方便、省时，可重复性好，也更适合临床，甚至可在家庭中使用。目前测 FE_{NO} 的仪器主要有瑞典 Aerocrine 公司的 NIOX FLEX 和新型手提式 NIOX MINO，NIOX MINO 仪器重量不足 1kg。

FE_{NO} 测定受到很多因素的影响，如环境中 NO 浓度高低、呼气流速等，不同条件下测定 eNO 差异大，缺乏可比性。为避免这些因素对 FE_{NO} 测定的影响，美国胸科协会和欧洲呼吸协会（ATS/ERS）于 2005 年制订了呼出气 NO 测定（Fractional Exhaled Nitric Oxide，FE_{NO}）指南，要求吸入空气中 NO 浓度<5ppb，呼气压力在 10~20cmH_2O，呼吸流速为（50±5）ml/s。目前研究显示，健康成人 FE_{NO} 正常值 5~35ppb，儿童 5~25ppb。不同年龄、身高、体重、吸烟、性别、种族的人群，FE_{NO} 正常值范围存在一定的差异。哮喘患者 FE_{NO} 明显增高，可达正常值的 2~4 倍，通常在 25~80ppb 之间，部分患者可能更高，尤其是哮喘急性加重时。

（张伟华　俞森洋）

166 · 呼出气一氧化氮对支气管哮喘中的诊断和治疗有何意义？

支气管哮喘是以嗜酸性粒细胞、T 淋巴细胞和肥大细胞为主的慢性气道炎症性疾病。呼出气一氧化氮（FE_{NO}）主要反映嗜酸性粒细胞气道炎症的一项指标，与其他反映气道炎症的检查相比，FE_{NO} 的测定方法具有操作简单、结果可重复性好、无创伤等优点。FE_{NO} 诊断哮喘敏感性为 88%，远高于峰流速仪、$FEV_1/FVC\%$ 诊断的敏感性（0～47%）。在一项对学龄前儿童过敏性哮喘诊断的研究中，以 9.7ppb 为标准，FE_{NO} 诊断过敏性哮喘敏感性 86%，特异性 92%，阴性预计值高达 95%。

FE_{NO} 也是评价哮喘控制的可靠指标，尤其对吸入低剂量激素的哮喘患者。对 341 例非吸烟哮喘患者研究发现，吸入激素后 FE_{NO} 降低<40% 提示哮喘控制不佳；在吸入激素治疗过程中，FE_{NO} 增加<30% 作为除外哮喘恶化的指标，其阳性预计值分别为 79% 和 82%。对未吸入激素的哮喘患者，如 FE_{NO}>35ppb 提示吸入激素可更好控制哮喘。对吸入激素治疗的哮喘患者，FE_{NO} 可用于指导激素剂量的调整。与目前哮喘指南推荐根据肺功能和症状指导抗感染治疗比较，FE_{NO} 优于传统方法，根据 FE_{NO} 调整激素吸入量有降低哮喘恶化发生率的趋势，并对总的激素使用剂量有显著降低。对哮喘长期管理的经济效益学的研究发现，与指南推荐的哮喘管理方法比较，FE_{NO} 可降低总的支出并能提供相似的健康获益。

（张伟华　俞森洋）

167 · 呼出气一氧化氮测定在除支气管哮喘外的呼吸系统疾病中还有哪些应用？

近年来研究发现呼出气一氧化氮（FE_{NO}）在 COPD、肺动脉高压、慢性咳嗽、肺囊性纤维化、闭塞性细支气管炎等呼吸疾病的鉴别和诊治方面也有一定作用。

稳定期 COPD 患者，FE_{NO} 水平与 COPD 严重程度相关，重度 COPD 患者 FE_{NO} 显著降低。此外，FE_{NO} 可作为评价稳定期 COPD 康复锻炼时病理生理耐受性的指标。急性加重期 COPD 患者，FE_{NO} 增高，但与哮喘 FE_{NO} 增加的机制不同，COPD 患者 FE_{NO} 增加可能与中性粒细胞及细菌生成的过氧化物刺激结构型一氧化氮合成酶表达增加有关。

FE_{NO} 对区别特发性和继发性肺动脉高压有一定帮助，并可作为评价预后指标。研究发现继发性肺动脉高压患者 FE_{NO} 与对照组相比无显著差异（7.0ppb vs 6.6ppb），而特发性肺动脉高压患者 FE_{NO} 明显低于对照组（4.7ppb vs 6.6ppb），并与氧饱和度呈线形负相关。对特发性肺动脉高压随访 2 年结果显示，生存期超过 2 年的 IPAH 患者 FE_{NO} 保持较高水平，且总 NO 水平与肺动脉压力相关。而病死组 IPAH 患者 FE_{NO} 显著降低。

在对慢性咳嗽患者的研究中发现，FE_{NO} 可作为预计是否需要吸入激素治疗及调整吸入激素剂量的评价指标。以 FE_{NO}>38ppb 为标准，88% 慢性咳嗽患者吸入激素可明显改善咳嗽症状，91% 的 FE_{NO} 在正常范围的慢性咳嗽患者吸入激素治疗无效。

囊性肺纤维化（CF）患者 FE_{NO} 降低，仅为正常对照组 56%，提示 CF 患者可能存在 NO 生成的缺陷，研究人员在试用吸入 NO 前体 L-精氨酸治疗 CF 患者时发现，L-精氨酸可使 FE_{NO} 显著升高，并出现 FEV_1 持续改善和氧合增加。气道上皮细胞表达 NOS1 亚型的 CF 患者随访 5 年发现，这一亚组的患者其肺功能恶化速度低，预后相对好。变态反应性支气管曲霉菌病（ABPA）是 CF 患者常见并发症，激素治疗后 FE_{NO} 无增加的 CF 患者，发生 ABPA 的风险高。

（张伟华　俞森洋）

参 考 文 献

［1］ 俞森洋. 现代机械通气的理论与实践. 北京：中国协和医科大学出版社，2000.

［2］ 俞森洋. 现代机械通气的监护和临床应用. 北京：中国协和医科大学出版社，2000.

［3］ Mosenifar Z, Soo Hoo GW. Practical pulmonary and critical care medicine. Respiratory failure. Taylor& Francis Group of New York, 2006：1-393.

［4］ Mosenifar Z, Soo Hoo GW. Practical pulmonary and critical care medicine. Desease management. Taylor & Francis Group of New York, 2006：1-648.

［5］ Pilbeam SP, Cairo JM. Mechanical ventilation physiological and clinical application：4th ed. USA：Mosby ELSEVIER, 2006.

［6］ 俞森洋. 现代呼吸治疗学. 北京：科学技术文献出版社，2003.

［7］ Tobin MJ. Principles & practice of mechanical ventilation. 2nd ed. New York：McGraw-Hill. 2006.

［8］ Hill NS, Levy MM. Ventilator management strategies for critical care. New York：Marcel Dekker, Inc, 2001.

［9］ 俞森洋. 呼吸机参数的设置和调整. 中国呼吸与危重监护杂志，2004, 3（3）：134-136.

［10］ 努力开创机械通气研究和临床应用的新局面. 中华内科杂志. 2003, 42（9）：605-606.

［11］ Hall JB, Schmidt GA, Wood LDH. Principles of critical care. 3rd ed. New Yerk：McGRAW-HILL, 2005.

［12］ Kacmarek RM, Dimas S, Mack CW. The essential of respiratory care. 4th ed. Elsevier Mosby of USA, 2005：1-839.

［13］ Chang DW. Clinical application of mechanical ventilation. 3rd ed, Thomson Delmar Learning of Canada, 2006：1-688.

［14］ Wilkins RL, SheldonRL, Krider SJ. Clinical assessment in respiratory care. 5th ed. Elsevier Mosby of USA, 2005：1-439.

［15］ Hess DR, Bigatello LM. Lung recruitment：the role of recruitment maneuvers. Respir Care, 2002, 47：308-317.

［16］ 俞森洋. 机械通气临床实践. 北京：人民军医出版社，2008.

［17］ 俞森洋. 呼吸危重病学. 北京：中国协和医科大学出版社，2008.

［18］ 俞森洋. 加强机械通气撤离的研究. 中国呼吸和危重病监护杂志，2008, 7：242-244.

［19］ American Thoracic Society, Infectious Diseases Society of America. Guidelines for the management of adults with hospital-acquired, ventilator-associated, and healthcare associated pneumonia. Am J Respir Crit Care Med, 2005, 171：388-416.

［20］ Han J, Liu Y. Effect of ventilator circuit changes on ventilator-associated pneumonia：a systematic review and meta-analysis. Respir Care, 2010, 55（4）：467-474.

［21］Lorente L, Blot S, Rello J. New issues and controversies in the prevention of ventilator-associated pneumonia. Am J Respir Crit Care Med, 2010, 182（7）：870-876.

［22］Conti G, Costa R. Technological development in mechanical ventilation. Curr Opin Crit Care, 2010, 16（1）：26-33.

［23］McKim DA, Road J, Avendano M, et al. Home mechanical ventilation：a Canadian Thoracic Society clinical practice guideline. Can Respir J, 2011, 18（4）：197-215.

［24］Nemer SN, Barbas CS. Predictive parameters for weaning from mechanical ventilation. J Bras Pneumol, 2011, 37（5）：669-679.

［25］Wang F, Wu Y, Bo L, et al. The timing of tracheotomy in critically ill patients undergoing mechanical ventilation：a systematic review and meta-analysis of randomized controlled trials. Chest, 2011, 140（6）：1456-1465.

［26］Richard JC, Lefebvre JC, Tassaux D, et al. Update in mechanical ventilation 2010. Am J Respir Crit Care Med, 2011, 184（1）：32-36.

［27］Blackwood B, Alderdice F, Burns K, et al. Use of weaning protocols for reducing duration of mechanical ventilation in critically ill adult patients：Cochrane systematic review and meta-analysis. BMJ, 2011, 342：c7237.

［28］Li BG, Torres A. Ventilator-associated pneumonia：role of positioning. Curr Opin Crit Care, 2011, 17（1）：57-63.

［29］Ari A, Fink JB, Dhand R. Inhalation therapy in patients receiving mechanical ventilation：an update. J Aerosol Med Pulm Drug Deliv, 2012, 25（6）：319-332.

［30］Gu WJ, Wei CY, Yin RX. Lack of efficacy of probiotics in preventing ventilator-associated pneumonia probiotics for ventilator-associated pneumonia：a systematic review and meta-analysis of randomized controlled trials. Chest, 2012, 142（4）：859-868.

［31］Ramirez P, Bassi GL, Torres A. Measures to prevent nosocomial infections during mechanical ventilation. Curr Opin Crit Care, 2012, 18（1）：86-92.

［32］Boldrini R, Fasano L, Nava S. Noninvasive mechanical ventilation. Curr Opin Crit Care, 2012, 18（1）：48-53.

［33］Fernandez JF, Levine SM, Restrepo MI. Technologic advances in endotracheal tubes for prevention of ventilator-associated pneumonia. Chest, 2012, 142（1）：231-238.

［34］Perren A, Brochard L. Managing the apparent and hidden difficulties of weaning from mechanical ventilation. Intensive Care Med, 2013, 39（11）：1885-1895.

［35］Gilstrap D, MacIntyre N. Patient-ventilator interactions. Implications for clinical management. Am J Respir Crit Care Med, 2013, 188（9）：1058-1068.

［36］Hess DR, Thompson BT, Slutsky AS. Update in acute respiratory distress syndrome and mechanical ventilation 2012. Am J Respir Crit Care Med, 2013, 188（3）：285-292.

［37］Kollef MH. Ventilator-associated complications, including infection-related complications：the way forward. Crit Care Clin, 2013, 29（1）：33-50.

［38］Klompas M. Ventilator-associated events surveillance：a patient safety opportunity. Curr Opin Crit Care, 2013, 19（5）：424-431.

［39］中华医学会重症医学分会. 呼吸机相关性肺炎诊断、预防和治疗指南（2013）. 中华内科杂志, 2013,

52（6）：524-543.

［40］Frutos-Vivar F，Esteban A. Our paper 20 years later：how has withdrawal from mechanical ventilation changed. Intensive Care Med，2014，40（10）：1449-1459.

［41］Klompas M，Branson R，Eichenwald EC，et al. Strategies to prevent ventilator-associated pneumonia in acute care hospitals：2014 update. Infect Control Hosp Epidemiol，2014，35（8）：915-936.

［42］中华医学会呼吸病学分会呼吸治疗学组. 机械通气时雾化吸入专家共识（草案）. 中华结核和呼吸杂志，2014，37（11）：812-815.

［43］Damuth E，Mitchell JA，Bartock JL，et al. Long-term survival of critically ill patients treated with prolonged mechanical ventilation：a systematic review and meta-analysis. Lancet Respir Med，2015，3（7）：544-453.

［44］Klompas M. Potential strategies to prevent ventilator-associated events. Am J Respir Crit Care Med，2015，192（12）：1420-1430.

［45］Goligher EC，Douflé G，Fan E. Update in mechanical ventilation，sedation，and outcomes 2014. Am J Respir Crit Care Med，2015，191（12）：1367-1373.

［46］Nair GB，Niederman MS. Ventilator-associated pneumonia：present understanding and ongoing debates. Intensive Care Med，2015，41（1）：34-48.

［47］Goligher EC，Ferguson ND，Brochard LJ. Clinical challenges in mechanical ventilation. Lancet，2016，387（10030）：1856-1866.

［48］Song Y，Chen R，Zhan Q，et al. The optimum timing to wean invasive ventilation for patients with AECOPD or COPD with pulmonary infection. Int J Chron Obstruct Pulmon Dis，2016，11：535-542.

［49］赵晓巍，张健鹏，王晓光，等. 全氟化碳雾化吸入对急性呼吸窘迫综合征猪气体交换、呼吸力学和血流动力学的影响. 中华结核和呼吸杂志，2006，29（2）：104-108.

［50］俞森洋. 机械通气两大策略的探讨. 中华结核和呼吸杂志，2000，23（4）：209-211.

［51］俞森洋. 重视对急性呼吸窘迫综合征肺保护策略的研究和应用. 中国呼吸与危重监护杂志，2002，1（4）：193-196.

［52］Hall JB，Schmidt GA，Wood LDH. Principles of critical care. 3rd ed，New York：McGRAW-HILL，2005：417-637.

［53］Mosenifar Z，Soo Hoo GW. Practical pulmonary and critical care medicine. Respiratory failure. Taylor& Francis Group of New York，2006：1-393.

［54］Pilbeam SP，Cairo JM. Mechanical Ventilation physiological and clinical application. 4th ed，USA：Mosby Elsevier，2006.

［55］俞森洋. 谈谈无创性正压通气在急性呼吸衰竭救治中的地位. 中国呼吸与危重监护杂志，2007，6（3）：221-225.

［56］王辰，陈荣昌. 呼吸病学. 北京：人民卫生出版社，2014.

［57］钟南山，刘又宁. 呼吸病学. 北京：人民卫生出版社，2012.

［58］蔡柏蔷，李龙芸. 协和呼吸病学. 第2版. 北京：中国协和医科大学出版社，2011.

［59］Tayler DR，Pijnenburg MW，Smith AD，et al. Exhaled nitric oxide measurements：clinical application and interpretation. Torax，2006，61：817-827.

三、肺感染性疾病

168 · 近年来肺炎的临床发病趋势有哪些改变？

肺炎是一常见病、多发病，严重危害人类健康。文献报道，在美国，细菌性肺炎占常见死因的第 6 位，在我国，占常见死因第 5 位。近年来肺炎的临床发病趋势有如下改变。

（1）受感染人群结构的改变：在传染病流行和猖獗的时代，肺炎常在某些传染病（如流感、麻疹等）流行以后发生，故在婴幼儿、青少年中有很高的发生率。随着抗生素的发明及普遍应用，某些传染病的有效控制、人群中老年人比例的增高或社会老龄化趋势、老年人肺感染防御功能减退，使老年人成为肺炎的好发人群。据近年统计，年龄>65 岁的人群是肺炎发生率的最高人群，其年平均发病率为 11.6‰，而<44 岁者仅 0.54‰。此外，随着医学科学的发展和技术的进步，如外科大手术、器官移植的开展、器械检查、气管插管或气管切开、雾化器、湿化器、呼吸机的广泛应用、或长期接受肾上腺皮质激素、抗癌药、免疫抑制剂、广谱抗生素、放射治疗等，使接受这些治疗的病人成为罹患肺炎的高危人群，"医源性"感染的机会较以往显著增加。

（2）感染病原菌的变迁：20 世纪四五十年代，肺炎致病菌中有 85%~90% 为肺炎球菌，对青霉素全部敏感；溶血性链球菌约占 5%，肺炎杆菌、葡萄球菌，其他革兰阴性杆菌仅属偶见。至 20 世纪 60 年代，金黄色葡萄球菌感染的比率增加，且出现耐甲氧西林金葡菌。近 30 余年来肺炎的致病菌发生了很大变化，肺炎球菌的比例在不断下降，而革兰阴性杆菌如铜绿假单胞菌、克雷伯菌、肠杆菌属、大肠埃希菌、变形杆菌等革兰阴性杆菌肺炎显著增加，尤其是医院内获得性肺炎，革兰阴性菌为感染病原者可高达 60%~70%，且病情严重、革兰阴性杆菌肺炎的病死率可高达 30%~50%。近年来耐甲氧西林金葡菌、多耐药铜绿假单胞菌的感染在一些 ICU 和呼吸病房显著增加。

（3）肺炎致病原的复杂化：肺炎的新病原相继发现，且有增加趋势，如肺炎军团病菌、肺炎衣原体，现已成为肺炎常见致病原。过去认为不致病或很少致病的细菌，如假单胞菌中的嗜麦芽假单胞菌、卡他莫拉球菌、乙酸钙不动杆菌、无乳链球菌等可以成为肺炎的重要致病原。过去认为致病力弱的凝固酶阴性葡萄球菌呈增加趋势。

器官移植、艾滋病及其他免疫抑制或免疫缺陷病人除常见细菌感染外，尚有许多特殊病原体，如肺孢子菌、巨细胞病毒、弓形虫、隐孢子虫、隐球菌、奴卡菌、非结核分枝杆菌等均可成为肺炎的病原。一些非致病菌在适宜条件下成为机会致病菌。过去仅感染动物的某些病原，现也可感染人。肺真菌、病毒、支原体、衣原体的感染也有上升趋势。我国近年资料多种细菌的混合感染占医院内肺炎的50%以上。使肺炎的病原学异常复杂化。

（4）细菌耐药菌株的增加：近年来细菌耐药情况不断增加，由耐药菌引起的肺感染据文献报道已达18%～35%。个别菌株甚至超过50%。常见的耐药菌有铜绿假单胞菌、克雷伯菌、金黄色葡萄球菌、流感嗜血杆菌等。据北京协和医院报道，在医院内肺炎中检出的克雷伯菌有50%对多种抗生素耐药。某文献报道，149例社区获得性肺炎在应用青霉素或红霉素经验治疗2周后，16%患者发生了由革兰阴性杆菌和金黄色葡萄球菌耐药菌株引起的肺炎。综合我国近年北京、上海、广州、沈阳等大医院资料，在革兰阴性杆菌中，β-内酰胺酶阳性菌占3/4以上，金黄色葡萄球菌中，产β内酰胺酶的阳性率达90%以上，耐甲氧西林菌株占金黄色葡萄球菌的5%～13%。

杨启文等报道2005年我国不同地区15家教学医院，分离的医院获得革兰阴性病原菌的耐药性。收集非重复的1927株院内获得革兰阴性病原菌。菌株经中心实验室复核后，采用琼脂稀释法测定6类18种抗菌药物的最低抑菌浓度（MIC），数据输入WHONET 5.4软件进行耐药性分析。结果：不产超广谱β-内酰胺酶（ESBLs）的大肠埃希菌、肺炎克雷伯菌和奇异变形杆菌对被测β-内酰胺类药物的敏感性均较高，而对于产ESBLs的大肠埃希菌和肺炎克雷伯菌，敏感率大于80%的药物只有美罗培南、亚胺培南和哌拉西林-三唑巴坦。不产ESBLs大肠埃希菌对氟喹诺酮类药物的敏感性很低（34.8%～36.1%），产ESBLs大肠埃希菌的敏感性则更低（13.4%～17.1%）。对于易产头孢菌素酶（AmpC）的菌株（包括阴沟肠杆菌、产气肠杆菌、枸橼酸杆菌属、沙雷菌属、普通变形杆菌），敏感率均大于80%的抗生素有美罗培南、亚胺培南、哌拉西林-三唑巴坦，另外，敏感性较高的抗菌药物还包括头孢吡肟（67.3%～100%）、阿米卡星（67.3%～95.2%）、头孢他啶（52.9%～100%）和头孢哌酮-舒巴坦（51.9%～100%），氟喹诺酮类药物的敏感率为52.5%～86.2%。铜绿假单胞菌对多黏菌素B的敏感性最高（95.6%），敏感率在70%～80%之间的药物有美罗培南、亚胺培南、阿米卡星和哌拉西林-三唑巴坦。鲍曼不动杆菌对多黏菌素B的敏感率达98.3%，继之为亚胺培南（80.8%）、美罗培南（76.2%）和米诺环素（67.4%），其他药物的敏感率低于60%。对嗜麦芽窄食单胞菌，敏感性较高的抗菌药物有米诺环素（85.0%）、左氧氟沙星（82.5%）和甲氧苄啶-磺胺甲噁唑（77.5%）。对洋葱伯克霍尔德菌，敏感性相对较高的抗菌药物有米诺环素（77.2%）和美罗培南（61.4%）。结论：碳青霉烯类、哌拉西林-三唑巴坦、阿米卡星和头孢吡肟对医院分离的肠杆菌科菌保持了较高的抗菌活性，而非发酵革兰阴性杆菌对临床常用药物的敏感性较以往监测有所降低。

（5）临床表现不典型者增多，病死率增加：由于抗生素早期广泛的应用，受感染人群结构的改变，老年及免疫缺陷者所患肺炎比例的增加，受基础疾病和严重原发病症状的掩盖，使很多肺炎患者的临床表现不典型。导致早期诊断困难和误诊漏诊现象的增加。尽管现在有很多广谱有效的抗生素可供临床选用，但肺炎的病死率较以往相比并没有降低，一些难治菌肺感染的病死率文献报道还有增加趋势。

（俞森洋）

169 • 中毒性肺炎有哪几种临床类型？它们各有哪些临床特征？

中毒性肺炎是指在急性肺炎的发生和发展过程中，出现严重的全身中毒症状的一种重症肺炎。这种肺炎病情严重，进展迅速，易导致各种严重的并发症，若不及时救治，可危及患者生命。近年来由于广谱有效抗生素的普遍应用和医疗条件的改善，中毒性肺炎已较少见。值得注意的是，部分患者中毒的症状严重而肺部病变较微，早期（发病不到 24 小时）入院者可无典型的肺部异常体征和肺实变阴影。

中毒性肺炎主要有以下两种临床类型。

（1）休克型：以低血压和外周循环衰竭为基本特征。临床表现为神志恍惚或淡漠、面色苍白、四肢厥冷、口唇或指端发绀、脉搏细速、遍体冷汗、血压降低（一般低于 10.7/6.67kPa），尿量减少或无尿。此型多见于老年人。实验室检查：白细胞总数或中性粒细胞增加，降钙素原（procalcitoin，PCT）和 C 反应蛋白增高。PaO_2 降低，动脉血 pH 和 BE（或 HCO_3^-）降低，血清乳酸含量增加。

其治疗原则为：抗感染、抗休克、纠正酸中毒、酌情应用激素并治疗各种可能发生的并发症。详见本书 170 题问答。

（2）脑水肿型：以严重毒血症所致颅内压增高、脑水肿为临床特征。临床表现为烦躁不安、惊厥、嗜睡或昏迷，血压正常或增高，面色发灰，呼吸急促，喷射状呕吐，颈项强直，瞳孔忽大忽小或大小不等，呼吸节律不规则，或呈叹息样呼吸、双吸气，严重者呼吸减慢或停止、提示脑疝发生。此型多见于婴幼儿。治疗原则：在应用抗生素控制感染的同时，重点要脱水降颅内压，减轻脑水肿。可采用 20% 甘露醇、呋塞米和大剂量肾上腺皮质激素治疗。

（俞森洋）

170 • 如何抢救休克型肺炎？

休克型肺炎的抢救比较复杂，治疗措施很多。概括起来说主要有三方面：抗感染；抗休克；防治并发症。具体方法如下。

（1）抗感染：引起休克型肺炎的病原菌可以是革兰阳性菌，如肺炎球菌、金黄色葡萄球菌；但多见于革兰阴性菌，如克雷伯菌、大肠埃希菌、铜绿假单胞菌、变形杆菌等。抗生素的应用应遵循早期、足量、广谱和有效的原则，选用的抗生素抗菌谱应足以覆盖常见致病菌。应选用强效广谱的抗菌药物或联合用药，包括对革兰阳性和阴性菌、厌氧菌有效的药物。在没有痰培养和细菌学鉴定结果之前，可经验性地选用半合成青霉素（如哌拉西林）、替门汀（替卡西林加克拉维酸）或第 2～4 代头孢菌素（如头孢羟唑、头孢呋辛、头孢噻肟、头孢哌酮、头孢他啶、头孢吡肟、亚胺配能/西拉司丁、美洛培南等），或氟喹诺酮类（如环丙沙星、左氧氟沙星、莫西沙星、吉米沙星）。获得细菌学证据后可根据细菌药敏试验结果和初始的治疗反应再调整抗菌药物。此外，因为休克患者的肾功能常受影响，可因此影响药物的降解和代谢，抗休克时的血浆容量扩张也会影响药物的分布容积，因此应酌情调整抗菌药物的剂量。

抗菌药物治疗的同时，可应用祛痰药物，有支气管痉挛者给予平喘药物，胸痛剧烈者给予镇痛剂、并注意翻身、叩背、体位引流、气道湿化和气管吸引等辅助排痰治疗措施。

（2）抗休克

1）补液扩容：休克型肺炎患者的有效循环血量不足和存在微循环障碍，补充血容量是抗休克的重要措施。开始时可快速补液，补液量根据症状、体征及血流动力学监测决定。除肾功能不全者外，一般 1～2 小时内可输液 1000～2000ml，补液最好能在中心静脉压（CVP）和肺动脉楔压（PCWP）的监护和指导下进行。若不能监测 CVP，快速补液期间可观察患者的心率、血压、肺底啰音和尿量。待血压回升，尿量>30ml/h 后放慢补液速度。24 小时补液量一般为 3000～4000ml。近年指南推荐晶体液作为严重脓毒症和脓毒性休克的首选复苏液体。补液可用如 0.9% 氯化钠注射液、5% 葡萄糖液、平衡液。指南不建议使用羟乙基淀粉进行严重脓毒症和脓毒性休克的液体复苏。严重脓毒症和脓毒性休克患者液体复苏时可考虑应用清蛋白。因此可适当补充清蛋白等胶体液。

2）纠正酸中毒：休克型肺炎患者常伴代谢性酸中毒，需及时用碱性药物纠正。补碱量可根据动脉血气值计算：补碱量（mmol）= 0.3×（正常 HCO_3^- -测得 HCO_3^-）×体重（kg），1mmol = 2.1ml 4% 碳酸氢钠。先输入计算量的 1/3～1/2，以后再根据病情及重测血气结果来补充。但是，对低灌注导致的高乳酸血症患者，当 pH≥7.15 时，指南不建议使用碳酸氢盐来改善血流动力学状态或减少血管活性药物的使用。

3）应用血管活性药物：推荐缩血管药物治疗的初始目标是 MAP 达到 65mmHg。一般在补充血容量基础上应用血管活性药物。近年推荐去甲肾上腺素作为首选缩血管药物。去甲肾上腺素，初始注射速度每分钟 0.05～0.1μg/kg。然后逐渐增加剂量直至血压回升。通常最大剂量是每分钟 1μg/kg。去甲肾上腺素具有 α 和 β 肾上腺素能活性。在低剂量时，它的主要作用是 β 肾上腺素能的作用，它增加心脏收缩性，传导速度和心率。在高剂量时，同时具有 α 和 β 肾上腺素能作用，包括周围血管收缩，增加心脏收缩性、心脏做功和心搏出量。去甲肾上腺素引起内脏血管收缩，可导致终末器官缺血。特别要关注的是在血压回升并稳定的情况下，内脏和肾血管的收缩可导致终末器官的缺血。药物从血浆中快速廓清，半衰期约 2 分钟。对快速性心律失常风险低或心动过缓的患者，建议用多巴胺作为去甲肾上腺素的替代缩血管药物。多巴胺剂量范围每分钟 0.5～20μg/kg，根据情况调整；当需要使用更多的缩血管药物来维持足够的血压时，建议选用肾上腺素（加用或替代去甲肾上腺素）。

其他常用药物还有：间羟胺（阿拉明）20～100mg 加入 0.9% 氯化钠注射液或 5% 葡萄糖液 250～500ml 中静脉注射，酌情调整滴速；多巴酚丁胺，每次 0.25g 加入 5% 葡萄糖液 250～500ml 中静脉注射，滴速 0.15～0.5mg/min；也可用莨菪类药物：如 654-2 10～20mg/次，东莨菪碱 0.01～0.02mg/kg，酌情 10～15 分钟静脉注射一次，待面色红润、外周循环改善、尿量增加、血压回升后减量并延长给药时间。

4）肾上腺皮质激素：近年来不推荐常规使用糖皮质激素治疗脓毒性休克。但临床上若怀疑患者肾上腺皮质激素相对不足，或有过敏因素等，仍可应用。常用氢化可的松 200～

600mg/d 或地塞米松 10~30mg/d，分次加入液中静脉注射，疗程 3~5 日。同时加用雷尼替丁 150mg，1~2 次/日。

5）强心利尿剂：发现早期心衰或急性肺水肿征象时，可给予毛花苷丙（西地兰）0.4mg 加入 5% 葡萄糖液 20~40ml 缓慢静脉注射，同时可应用呋塞米 20~40mg 静脉注射。患者在血压回升后若仍尿少，也可用呋塞米（速尿）。

（3）防治并发症：休克型肺炎易发生的并发症有急性肾衰竭、急性呼吸窘迫综合征（ARDS）、弥漫性血管内凝血（DIC）、急性左心衰、心律失常、电解质紊乱等，应积极予以治疗。

（俞森洋）

171 • 老年人肺炎有哪些临床特点？

与年轻人比较，老年人肺炎有以下特点。

（1）发病率和病死率高：美国统计 1921~1930 年发生的 44684 例肺炎，80 岁以上患者肺炎的发病率约是 20 多岁病人的 5 倍，而病死率即几乎是 100 倍。Emori 综述全美医院 1986~1990 年 10 万例院内感染，65 岁以上患者占 54%，其中肺炎占 18%，肺炎是导致老年人死亡的最常见感染。我国诸俊仁统计 8947 例老年尸检死因，肺炎由 20 世纪 50 年代第 3 位至 20 世纪 70 年代占第 1 位。导致老年肺炎发病率和病死率高的原因，客观上是因机体老化，呼吸系统解剖和功能的改变导致全身和呼吸道局部的防御和免疫功能降低，各重要脏器功能储备减弱或罹患多种慢性严重疾病。主观原因，则是诊断延误和治疗措施不当。

（2）起病隐匿：老年肺炎的起病，最常见表现为患者健康状况逐渐恶化，包括食欲减退、厌食、倦怠、尿失禁、头晕、急性意识模糊、体重减轻、精神萎靡，这些表现对肺炎均非特异性，另一表现为基础疾病的突然恶化或恢复缓慢，如心力衰竭在适当治疗中仍复发或加重，当肺炎的某种病原被有效控制后，又会发生其他的条件致病菌感染，故肺炎的发病时间和持续时间均较难确定。

（3）症状不典型：老年肺炎患者常无咳嗽、咳痰、发热、胸痛等症状，有报道一组老年肺炎，存活者只有 28%，非存活者仅 13% 病程中有发热。老年人咳嗽无力，痰多为白黏或黄色脓性，易与慢性支气管炎和上呼吸道感染混淆。较常见的是呼吸频率增加、呼吸急促或呼吸困难，与呼吸道症状轻微或缺如相反，全身中毒症状则较常见并可早期出现。少数老年肺炎可以以胃肠道症状，如恶心呕吐、腹痛腹泻、厌食、消化不良等为较突出表现，或与呼吸道症状伴随发生。

（4）体征无特异性：老年肺炎患者典型肺实变体征少见，国内报道 576 例老年肺炎，有肺实变体征者仅 13.8%~22.5%。国外有文献报道，放射影像学诊断肺炎的患者只有 1/4 在相应区域可闻及细湿啰音，49% 的患者在肺的任何部位都听不到湿啰音，16% 的患者在相应部位可听到干鸣音、喘鸣音或呼吸音减低，没有异常听诊发现的占肺炎患者的 25%。即使听到湿啰音，也易与并存的慢性支气管炎、慢性心力衰竭混淆。

（5）并发症多：大部分与原有的多种慢性基础疾病有关。常见并发症有休克、严重败血症或脓毒血症、心律失常、水电解质紊乱和酸碱失衡、呼吸衰竭、心力衰竭及多器官功能衰竭，成为老年肺炎死亡的重要原因。我院报道 122 例老年多器官衰竭（MOF），其中 112 例（92%）MOF 的发生以感染为主要诱因，以肺部感染占首位。

（俞森洋）

172 • 老年肺炎的治疗与青年人肺炎有什么不同？

临床医生在治疗老年肺炎时，应充分考虑以下特点：①老年人的基础疾病和伴随的医疗问题显然比年轻人要多，应全面考虑，予以兼顾；②药物的选择和剂量的调整应根据药代动力学增龄后的改变；③药物不良反应的发生率和严重性增加，用药后应密切观察，并尽力保护各重要脏器已老化的功能。

（1）一般治疗：年轻人得肺炎，不一定都住院，但老年人患肺炎，一旦确诊即应住院治疗。发热、呼吸急促和入量不足者应予补液、并维持水、电解质和酸碱平衡以减少并发症。如伴胸痛可用少量镇痛剂，体温过高者应予以降温，以免诱发或加剧心律失常、心力衰竭或急性冠状动脉供血不足，但要避免大量给予解热镇痛剂致使患者大汗淋漓而虚脱。镇咳平喘和祛痰剂的应用，一般有利于解除支气管痉挛和痰液的稀释排出，但应避免应用强效镇咳剂，以防止咳嗽中枢受抑制，痰液不能有效咳出，导致气道阻塞和感染加重。应尽量避免麻醉剂、大量镇静安定剂的应用，以避免药物对呼吸中枢、咳嗽和呕吐反射的抑制。痰液黏稠、咳痰困难者可给予湿化治疗、翻身叩背和体位引流，保持呼吸道通畅。低氧血症者给予氧疗。改善患者的营养，鼓励适当的活动，卧床不起和衰弱者予以肢体按摩和被动活动，可减少肢体静脉血栓形成或肺栓塞的发生。注意通便和避免过度用力。伴发的基础疾病如糖尿病、心力衰竭、冠状动脉粥样硬化性心脏病（冠心病）、心绞痛和心律失常等也应同时积极治疗。

（2）抗菌药物的应用：正确选用抗生素是治疗老年细菌性肺炎的关键，确诊肺炎后宜尽早足量应用抗生素，必要时联合用药，并适当延长疗程。开始时可进行经验性治疗，在明确肺炎致病原以后，再根据药物敏感试验结果和经验性治疗的初始反应来决定是否更换或调整抗生素。老年肺炎抗生素的选择还需根据病人的病情，用药个体化。若患者不是高龄，平时的健康状态尚好，没有严重的慢性疾病和重要脏器功能不全，则可选用较一般的抗生素。如大剂量青霉素、阿莫西林、头孢唑啉或加红霉素。在体温、血象正常、痰液变白以后 3~5 天则停药观察。若患者高龄、基础状况差、中毒症状重、伴有严重慢性病和肺炎并发症，则可选用强效广谱抗生素或联合用药，力争尽早控制感染。如选用抗假单胞菌青霉素类（哌拉西林、磺苄西林等）、复合制剂（如阿莫西林-克拉维酸、替卡西林-克拉维酸等）、第二三代头孢菌素等。治疗这类老年肺炎疗程应适当延长，在体温、血象和痰液正常 5~7 天后再考虑停药。肺炎治疗过程中应复查胸片，原则上抗菌药物应用到肺阴影基本或完全吸收，至少应大部分吸收。但部分老年人，尤其是患有 COPD 或长期卧床者，两肺底常可听到细湿啰音，不必为此而长期应用抗生素。

（3）老年人用药的特殊考虑：临床医生为治疗老年肺炎选用抗菌药物和呼吸系统常用药

物时，应充分考虑老年人的以下特点：由于年龄相关的生物学和生理学改变而引起的药物代谢动力学改变，可导致对肺炎的疗效不佳和药物的不良反应增加。老年人往往同时患有多种疾病，自身稳定和调节功能受损，常应用多种药物，这些因素共同作用的结果，常增加药物对器官功能的易损性和药物间相互作用的复杂性。应详细了解老年肺炎患者伴存的所有疾病和所用药物的相互影响，以确保药物治疗的安全和有效。老年人的肝肾功能已有很大减退，且对某些药物的代谢存在明显的个体差异，故对一些有效治疗剂量和中毒剂量较接近的药物，应加强血药浓度的监测。对高龄或已有慢性肾功损害者禁用氨基糖苷类药物，对如头孢他啶等具有轻度肾功影响的药物也应避免大剂量长期应用，且在应用过程中密切监测肾功能情况。

（4）加强对患者的监护，及时处理各种并发症：当老年肺炎患者出现严重并发症和中毒症状，需要严密监护和加强治疗时，应适时收入呼吸监护病房，以保持气道的通畅和纠正严重的缺氧和二氧化碳潴留；有指征者需及时行气管插管和机械通气；合并感染性休克时，应及时予以抗休克治疗；密切监测和及时纠正心力衰竭、心律失常、维持心血管状态的稳定，并给予精细的护理和良好的营养支持。

（俞森洋）

173 · 临床上肺炎如何分类？

肺炎的分类按依据的标准不同，有不同的分类方法，如按年龄可分为小儿肺炎、老年肺炎；按病期可分为急性肺炎、慢性肺炎；按病情可分为普通肺炎，重症肺炎；按解剖可分为大叶性、小叶性、间质性肺炎；20 世纪 80 年代后大多主张按病因学分类，如细菌、真菌、支原体、衣原体、病毒或原虫性肺炎等；细菌性又可进一步分为铜绿假单胞菌、大肠埃希菌、肺炎克雷伯菌和不动杆菌、金黄色葡萄球菌、军团病菌肺炎等。按病因学分类的最大好处是可以指导抗菌药物的应用，但问题是患病初期，临床上常难以确定肺炎的病因，而初始抗菌药物的应用是否及时和有效，与患者病死率密切相关。故近年来多采用按感染场所分类，如将肺炎分为社区获得性肺炎（community-acquired pneumonia，CAP）、医院内肺炎（hospital-acquired pneumonia，HAP）和呼吸机相关性肺炎（ventilator-associated pneumonia，VAP）等。按感染场所分类，表面上似乎忽视了病因，实际上是便于临床上更好的分析病因，更有针对性地尽早应用抗菌药物。

肺炎的分类近年有复杂化的趋势。近年又提出了医疗机构相关性肺炎（healthcare-associated pneumonia，HCAP）的概念。HCAP 在社区而不是医院内获得，但患者具有多种抗生素耐药（MDR）菌感染的危险因素，包括在过去的 90 天内应用过抗菌药物；患者所在的社区或医院的病房有抗生素耐药菌的高发生率；在过去的 90 天内，曾住院 2 天或 2 天以上；住在护理之家或其他医疗单位；在家中接受过注射治疗（包括抗生素）；在 30 天内接受慢性透析治疗；家庭伤口护理；家庭成员中有 MDR 菌感染者；患者有免疫抑制性疾病和/或接受免疫抑制治疗等。有人将住护理之家患者所得的肺炎称之为护理之家相关性肺炎（nursing home-acquired pneumonia，NHAP），现已合并入 HCAP。HCAP 患者大多有较严重的基础疾病，其致病菌与 HAP 相似。肺炎的分类和 MDR 菌感染的危险因素见表 3-1。

表 3-1　肺炎的分类和 MDR 菌感染的危险因素

CAP	在社区获得，或住院≤48 小时内发生的肺炎，患者不符合 HCAP 标准的
HCAP	在社区获得，或住院≤48 小时内发生的肺炎，患者具有≥1 种以下 MDR 菌感染的危险因素
	——在过去的 90 天内，曾住院≥2 天
	——住在护理之家或其他医疗单位
	——在 30 天内接受过抗生素、化学治疗或伤口护理
	——在医院或诊所接受血液透析治疗
	——在家中接受过注射治疗或家庭伤口护理
	——家庭成员中有患 MDR 菌感染
HAP	住院≥48 小时发生的肺炎
	MDR 菌引起 HAP 的危险因素
	——90 天内接受过抗生素治疗
	——现住院≥5 天
	——患者所在的社区或医院的病房有抗生素耐药菌的高发生率
	——患者有免疫抑制性疾病和（或）接受免疫抑制治疗
	——存在 HCAP 的 MDR 菌感染的危险因素
VAP	接受气管插管机械通气至少 48 小时以后发生的肺炎
	——存在 HCAP 或 HAP 的 MDR 菌感染的危险因素

注：CAP：社区获得性肺炎；HCAP：医疗机构相关性肺炎；VAP：呼吸机相关肺炎；HAP：医院内肺炎。MDR：多种抗生素耐药菌

（俞森洋）

174. 呼吸机相关肺炎（VAP）和呼吸机相关气管支气管炎（VAT）如何区别？

呼吸机相关性肺炎（ventilator-associated pneumonia，VAP）是呼吸衰竭患者在接受气管插管机械通气至少 48 小时以后发生的肺炎，主要是细菌性肺炎。VAP 的诊断有两种方法：临床诊断法和微生物学诊断法。如果有发热、白细胞增加、脓性痰和痰或气管吸引物培养阳性，X 线胸片上有新的浸润影，而且以上表现在气管插管机械通气≥48 小时后发生，就可临床诊断 VAP。但如果 X 线胸片上没有新的肺浸润影，就诊断呼吸机相关性气管支气管炎（ventilator-associated tracheobronchitis，VAT）而不是 VAP。VAT 与延长 ICU 住院时间相关，但一般认为不增加患者的病死率。这些患者应用抗菌药物是有益的。有研究表明，VAT 患者应用抗生素治疗，使得随后的 VAP 发生率和患者病死率减少。VAT 的抗菌药物疗程通常比 VAP 要短。迄今有学者对 VAT 是否可作为单独疾病存有异议，认为 VAT 也许是 VAP 的早期，也许是床旁胸片的影像不佳，或应用呼吸机患者的肺浸润影原因的复杂性影响了 VAP 的诊断。但 VAT 的致病菌研究结果并不与 VAP 完全一致，临床上也确有感染性气管支气管炎而无肺浸润影的呼吸机应用者，支持 VAT 可作为独立疾病来诊断。可将 VAT

和 VAP 统称为呼吸机相关呼吸系感染（ventilator-associated respiratory infections，VARI）。

　　临床诊断 VAP 的敏感性高而特异性低。因为肺浸润影的原因很复杂，危重患者出现新的肺浸润影也可由许多其他非感染性原因引起，如肺不张、胃液误吸、肺梗死、肺出血、ARDS、不典型肺水肿、胸腔积液和闭塞性细支气管炎等。为提高 VAP 的诊断准确性，都主张应用微生物学诊断法。微生物学诊断标准是：气管内吸引物定量培养（Q-EA）≥$10^{5~6}$CFU/ml，经纤支镜支气管肺泡灌洗（B-BAL）≥10^4CFU/ml，经纤支镜保护性标本刷（PSB）≥10^3CFU/ml，或非经纤支镜的支气管肺泡灌洗（N-BAL）≥10^3CFU/ml。尚未确定 VAT 的微生物学诊断阈值标准，一般认为：除 Q-EA 和气管内吸引物半定量培养（SQ-EA）可达 VAP 标准以外，其他下呼吸道微生物学指标都达不到 VAP 标准。VARI（包括 VAP 和 VAT）的诊断标准见表 3-2。

表 3-2　VARI（包括 VAP 和 VAT）的诊断标准

	VAP	VAT
临床症状和体征	以下这些表现至少 1 项 发热（>38℃）或 白细胞数>$12×10^9$/L，或白细胞数<$4×10^9$/L 加以下这些表现之 1 项： 新发生脓性分泌物或改变对吸引的需要，或 需要增加吸氧浓度（FiO_2）或 PaO_2/FiO_2 降低，或 CPIS 评分>6	
放射学征象	胸片或 CT 扫描上：出现新的或持续的浸润影，实变或空洞	胸片或 CT 扫描：没有新的浸润影，所见病变可用肺不张、ARDS、CHF 的诊断解释
微生物学标准 涂片 培养	气管内吸引（EA） 革兰染色：许多中性粒细胞（PMNL）；许多细菌（形态学：球菌或杆菌） 细菌培养： SQ-EA=许多/++++生长，与 Q-EA=10^6CFU/ml 相关联 SQ-EA=中等/+++生长，与 Q-EA=10^5CFU/ml 相关联 经纤支镜 B-BAL/PSB：经纤支镜 B-BAL/PSB： 镜检：许多 PMNL 和细菌　镜检：少量 PMNL 和没有细菌 B-BAL≥B-BAL<10^4CFU/ml，或 10^4CFU/ml PSB≥10^3CFU/ml　PSB<10^3CFU/ml 非纤支镜 N-BAL：非纤支镜 N-BAL： 镜检：许多 PMNL 和细菌　镜检：少量 PMNL 和没有细菌 N-BAL≥N-BAL<10^3CFU/ml 10^3CFU/ml	

　　注：CPIS 评分，临床肺部感染评分；EA：气管内吸引；SQ-EA：气管内吸引物半定量；Q-EA：气管内吸引物定量；B-BAL：经纤支镜支气管肺泡灌洗；PSB：经纤支镜保护性标本刷；N-BAL：非经纤支镜的支气管肺泡灌洗

（俞森洋）

175 · 细菌性肺炎的抗菌药物治疗原则是什么？

无论 CAP、HAP、HCAP 或 VAP，抗菌药物的延迟应用均增加病死率。故肺炎的治疗原则第一是要求早期（急诊医生<6 小时，住院<2 小时，ICU<1 小时）应用抗菌药物。第二是要鉴定肺炎患者的病情轻重，是重症肺炎，还是一般或轻症肺炎，决定在门诊还是住院或直接住 ICU 治疗。第三是要判断致病菌，MDR 菌感染的可能性，并结合当地细菌的耐药情况，选择恰当的抗菌药物。近年来肺炎抗菌药物治疗的疗效下降，主要是由于致病菌耐药率的增加，尤其是 MDR 菌感染。HCAP 概念的提出，就是要告诫医生，尤其是急诊科和门诊医生，在细菌培养有结果之前，就要及早应用能覆盖耐药菌的抗菌药物。

几种耐药菌的抗生素选择方法如下。铜绿假单胞菌：主张联合用药，如：抗假单胞菌β 内酰胺类加氨基糖苷类，或加氟喹诺酮类。雾化吸入氨基糖苷类或多黏菌素作为全身用抗生素的辅助治疗的。不动杆菌属：最有效的抗生素是碳青霉烯类，氨苄西林-舒巴坦或哌拉西林-舒巴坦中的舒巴坦成分有良好效果，甚至对依米配能耐药的菌株也有效。多黏菌素（colistin）静脉用或气雾吸入也有一定疗效，但有肾毒性。近年新上市的替加环素对不动杆菌属有较好疗效。产 ESBLs 的肠杆菌属：应避免应用 3 代头孢菌属，对 4 代头孢菌属头孢吡肟（马斯平）的效果有争议。可靠的选择是应用碳青霉烯类。对氨基糖苷类和氟喹诺酮类也很可能耐药。MRSA：应用万古霉素是通常的选择，但万古霉素有肾毒性，标准剂量（1g，1 次/12 小时）的临床失败率达 40%或更高，增加剂量后需频繁监测血药浓度。利奈唑胺（linezolid）治疗 MRSA 肺炎至少与万古霉素同样有效，但可引起血小板和全血象减少。替加环素对 MRSA 有效。

治疗的疗程不宜过长。有文献报道，VAP 有效抗菌药物治疗 6 天就可达到很好疗效，8 天疗程和 14 天疗程临床预后相同。VAP 的抗菌治疗超过 7 天，与耐抗生素菌的气管内定植相关。VAT 可以用短疗程抗生素，甚至简单的就用雾化吸入抗生素来治疗。治疗失败的可能原因：病原学的诊断错误，抗菌药物选用不当，药物剂量不足，细菌产生耐药性，治疗过程中发生继发感染，二重感染，或发生药物毒性反应和过敏反应（如药物热）；没有采取综合治疗，如没有采取措施治疗患者的心力衰竭、糖尿病、水电解质失衡和酸碱紊乱等。肺炎治疗后效果不佳，应认真查找原因，并针对原因采取措施。

（俞森洋）

176 · 社区获得性肺炎和医院内肺炎有何不同特点？

过去对肺炎采用解剖学分类，如分为"大叶性""小叶性""间质性"等，已不适应后来临床情况的变化。肺炎病原学的变迁和多样化，临床表现的不典型、新的病原微生物的发现和流行趋势。从治疗和患者预后角度判断，肺炎应以病因学进行分类，强调病原学诊断是十分重要的。但在临床实际工作中，往往是做出肺炎的诊断比较容易，要做出肺炎的病原学诊断即相当困难。即使是相当有经验的医师和条件很好的医院，也不可能都明确肺炎的病因。尤其是肺炎早期治疗方案的制订，抗生素的选择则基本上凭临床医生对肺炎病原的猜测和经验性选药。

根据感染获得场所的不同，将肺炎分为社区获得性肺炎（community-acquired pneumonia）和医院获得性肺炎（hospital-ac-quired pneumonia）两大类，这种分类方法能够反映出两者在发病环境、感染来源、病原体组成、发病人群及治疗方向上的不同特点。分类简单易行，临床实用，便于肺炎病原学的探讨，抗生素的经验性选用和对患者预后的估计，已被多数学者接受。两类肺炎的主要区别是患者的肺感染是否在住医院期间获得，因此，处于潜伏期时入院，住院后发生的肺炎应属社区获得性肺炎，而在医院里获得出院后才发生的肺炎应属医院获得性肺炎，大多数细菌性感染的平均潜伏期不超过 48 小时，故住院后 48 小时发生的肺炎则认为是医院获得性肺炎。两类肺炎各有不同的临床特点，详见表 3-3。

表 3-3　社区获得性肺炎和医院获得性肺炎的特点

	社区获得性肺炎	医院获得性肺炎
发病时间	住院前或住院 48 小时内	住院 48 小时后
患者基础情况	多发生于健康人，身体状况良好，于劳累受凉后发病	多发生于老年人或患有基础疾病、免疫功能低下，手术后、机械通气等
病原学	多为致病菌感染、革兰阳性球菌多见	多为条件致病菌感染，革兰阴性杆菌多见
感染方式	空气-飞沫传播	口咽部寄殖菌吸入，误吸、空气-飞沫传播
发病情况	发病较急	发病较缓慢
症状，体征	较典型	不典型
病变分布	多为局限型，大叶或肺段分布	多为双肺下叶病变，病变散在，呈小叶、灶性分布
X 线表现	大片致密影，界线清楚	多呈弥漫性结节状、斑点状及小片状阴影，内有小透亮区、病变范围不清
治疗反应	细菌对抗生素敏感，疗效好	细菌多耐药，治疗困难，疗效欠佳
病程	较短	迁延
预后	较好，多可治愈	不佳，病死率高

社区获得性肺炎和医院获得性肺炎突出特点：①前者多发生于健康人，后者多发生于有基础疾病者；②前者以革兰阳性球菌多见，后者以革兰阴性杆菌多见；③前者临床表现较典型，后者临床表现往往不典型。但这种分类方法仅为初步的，粗糙的和概括性的，并不能代替病因性分类，相反，更应促进和加强病原学诊断的研究。

（俞森洋）

177 • 社区获得性肺炎的主要致病原有哪些？其耐药情况如何？

社区获得性肺炎（CAP）的病原体及其耐药性，在不同的国家和地区存在明显的差异。美国感染病学会（IDSA）和美国胸科学会（ATS）最近根据多方面研究资料，列出了引起 CAP 的最常见致病原，见表 3-4。

表 3-4　社区获得性肺炎的最常见致病原

患者类型	致病原
门诊	肺炎球菌
	肺炎支原体
	流感嗜血杆菌
	肺炎衣原体
	呼吸道病毒[#]
住院（非 ICU）	肺炎球菌
	肺炎支原体
	肺炎衣原体
	流感嗜血杆菌
	肺炎军团病菌
	吸入性呼吸道病毒[#]
住院（ICU）	肺炎球菌
	金黄色葡萄球菌
	肺炎军团病菌
	革兰阴性杆菌
	流感嗜血杆菌

注：#：呼吸道病毒包括：流感病毒 A 和流感病毒 B、腺病毒、呼吸合胞病毒、副流感病毒

刘又宁等对中国 7 个城市 12 个中心 2003 年 12 月至 2004 年 11 月期间的 665 例社区获得性肺炎（CAP）患者进行病原体检测，结果见表 3-5。在 610 例同时进行了细菌培养和血清学检测的患者中，肺炎支原体是最常见的病原体，阳性率为 20.7%（126 例），其后依次为肺炎球菌 10.3%（63 例）、流感嗜血杆菌 9.2%（56 例）、肺炎衣原体 6.6%（40 例）、肺炎克雷伯菌 6.1%（37 例）、肺炎军团病菌 5.1%（31 例）、金黄色葡萄球菌 3.8%（23 例）、大肠埃希菌 1.6%（10 例）、卡他莫拉菌 1.3%（8 例）、铜绿假单胞菌 1.0%（6 例）。在 195 例细菌培养阳性患者中，共有 10.2%（62 例）合并非典型病原体感染。69 株肺炎球菌，对青霉素、阿奇霉素和莫西沙星的不敏感率分别为 20.3%、75.4% 和 4.3%。结论：非典型病原体尤其是肺炎支原体感染在 CAP 中占据重要地位；细菌合并非典型病原体的混合

感染占 10.2%。肺炎球菌、流感嗜血杆菌仍为常见的致病细菌，我国致 CAP 肺炎链球菌对大环内酯类抗生素的耐药率高达 75.0%以上，对青霉素的不敏感率为 20.3%。

表 3-5　610 例 CAP 的病原体分析

病原体	例数（%）
单一感染	
肺炎支原体	82（13.4）
肺炎球菌	37（6.1）
流感嗜血杆菌	33（5.4）
肺炎衣原体	29（4.8）
肺炎克雷伯菌	23（3.8）
金黄色葡萄球菌	17（2.8）
肺炎军团病菌	17（2.8）
大肠埃希菌	6（1.0）
铜绿假单胞菌	5（0.8）
卡他莫拉菌	5（0.8）
混合感染	
4 种病原体（肺炎支原体+肺炎军团病菌+肺炎克雷伯菌+大肠埃希菌）	1（0.2）
3 种病原体	5（0.8）
2 种病原体	
肺炎支原体+流感嗜血杆菌	13（2.1）
肺炎支原体+肺炎球菌	12（2.0）
流感嗜血杆菌+肺炎军团病菌	4（0.7）
肺炎支原体+肺炎克雷伯菌	4（0.7）
肺炎支原体+金黄色葡萄球菌	3（0.5）
肺炎衣原体+肺炎球菌	3（0.5）
肺炎军团病菌+肺炎球菌	3（0.5）
肺炎军团病菌+肺炎克雷伯菌	3（0.5）
肺炎衣原体+肺炎克雷伯菌	3（0.5）
肺炎球菌+流感嗜血杆菌	3（0.5）
其他	13（2.1）
合计	324（53.1）

注：文中提到的病原体检出率为总检出率，表中按单一、混合感染分别统计检出率

　　刘又宁等又对北京地区成人 CAP 的致病原进行了多中心抽样调查，结果显示，在被调查的 103 例 CAP 中，细菌感染率为 27.2%，主要为肺炎球菌（11.7%）和流感嗜血杆菌（8.7%）；非典型病原体感染率为 26.2%，主要为肺炎支原体感染（22.3%）。上海地区

224 例 CAP 的致病原调查结果则显示，细菌感染率为 21.7%，主要为嗜血杆菌属、肺炎克雷伯菌和肺炎球菌；非典型病原体感染率为 33.6%，主要为肺炎支原体感染（29.0%）。值得注意的是，在上述 2 个调查中，均有超过 50% 的 CAP 病例既未检出致病菌，也无非典型致病原感染的证据，这无疑对真实了解我国 CAP 致病原的流行情况带来影响。

初步调查结果显示，我国城市地区成人 CAP 的致病原有以下特点：①肺炎支原体的感染率已超过肺炎球菌，成为 CAP 的首位致病原。此外，非典型致病原与细菌的混合感染在 CAP 中也占有相当大比例。②与国外的资料相比，我国 CAP 患者中肺炎球菌和流感嗜血杆菌的分离率普遍较低，其原因究竟是技术和人为的因素，还是客观情况就如此，还有待研究。③肺炎球菌对青霉素的耐药率（R+I）增加迅速，有报道已经高达 42.7%。④肺炎球菌对大环内酯类抗生素的耐药率明显高于欧美国家，最近的调查，肺炎球菌对红霉素的耐药率已超过 70%。我国已成为肺炎球菌对大环内酯类抗生素高耐药率的国家。

（俞森洋）

178 • 何谓重症社区获得性肺炎？

重症社区获得性肺炎（CAP）是指：符合 CAP 诊断的患者出现严重的临床表现，或脏器功能异常。如有严重的呼吸窘迫症状、血流动力学不稳定、需要吸入高浓度的氧（FiO_2），严重者需要机械通气支持、补充液体和血流动力学支持，有时需要应用血管活性药物支持并应该入住 ICU 进行呼吸监护。美国感染病学会（IDSA）和美国胸科学会（ATS）2007 年公布的重症社区获得性肺炎的标准见表 3-6。

表 3-6　重症社区获得性肺炎的标准

次要标准[a]

呼吸频率[b]≥30 次/分

低氧血症[b]：PaO_2/FiO_2≤250mmHg

多肺叶浸润影

意识模糊/定向力障碍

血尿素氮（BUN）>7.1mmol/L（20mg/dl）

WBC[c]<4×10⁹/L

血小板数<100×10⁹/L

低体温（核心体温<36℃）

低血压，需要积极的液体复苏

主要标准

需要进行有创机械通气

感染性休克，需要应用血管活性药物

注：PaO_2/FiO_2：动脉血压氧分压/吸入氧浓度；WBC：白细胞总数；a. 要考虑的其他标准包括：低血糖（非糖尿病患者）、急性酒精中毒/酒精撤停、低钠血症、不能解释的代谢性酸中毒或乳酸水平增高，肝硬化和无脾。b. 需要无创性通气可以代替呼吸频率≥30 次/分或 PaO_2/FiO_2≤250。c. 仅因感染所致

2006 年中华医学会呼吸病学分会的《社区获得性肺炎诊断和治疗指南》还提出了 CAP 入院治疗标准及病情严重程度评价。

（1）住院治疗标准：满足下列标准之一，尤其是两种或两种以上条件并存时，建议住院治疗：①年龄>65 岁。②存在以下基础疾病或相关因素之一：a. 慢性阻塞性肺疾病；b. 糖尿病；c. 慢性心、肾功能不全；d. 恶性实体肿瘤和血液病；e. 获得性免疫缺陷综合征（AIDS）；f. 吸入性肺炎或存在容易发生吸入的因素；g. 近 1 年内曾因 CAP 住院；h. 精神状态异常；i. 脾切除术后；j. 器官移植术后；k. 慢性酗酒或营养不良；l. 长期应用抑制剂。③存在下列异常体征之一：a. 呼吸频率>30 次/分；b. 脉搏>120 次/分；c. 收缩压<90mmHg；d. 体温≥40℃或<35℃；e. 意识障碍；f. 存在肺外感染病灶，如败血症、脑膜炎。④存在以下实验室和影像学异常之一：a. WBC>20×10^9/L 或<4×10^9/L，或中性粒细胞计数<1×10^9/L；b. 呼吸空气时 PaO_2<60mmHg、PaO_2/FiO_2<300，或 $PaCO_2$>50mmHg；c. 血肌酐（Scr）>106μmol/L 或血尿素氮（BUN）>7.1mmol/L；d. Hb<90g/L 或红细胞比容（HCT）<30%；e. 血浆清蛋白<2.5g/L；f. 败血症或弥散性血管内凝血（DIC）的证据，如血培养阳性、代谢性酸中毒、凝血酶原时间（PT）和部分凝血活酶时间（APTT）延长、血小板减少；g. X 线胸片病变累及一个肺叶以上、出现空洞、病灶迅速扩散或出现胸腔积液。

（2）重症社区获得性肺炎的诊断标准：出现下列征象中 1 项或以上者可诊断为重症肺炎，需密切观察，积极救治，有条件时收住 ICU 治疗：①意识障碍。②呼吸频率>30 次/分。③ PaO_2 < 60mmHg，或 PaO_2/FiO_2 < 300，需行机械通气。④动脉收缩压<90mmHg；⑤并发脓毒症休克。⑥X 线胸片显示双侧或多肺叶受累，或入院 48 小时内病变扩大≥50%；⑦少尿：尿量<20ml/h，或<80ml/4h，或急性肾衰竭需要透析治疗。

预后因素：重症 CAP 患者的自身机体相关因素影响患者的预后，但是患者住入 ICU 后的临床因素也同样对患者预后产生影响（表 3-7）。研究表明患者如伴发脓毒血症休克对病死率产生相当大的影响。

表 3-7　重症 CAP 患者住入 ICU 后影响预后的因素

发生脓毒血症休克
需要机械通气，FiO_2>0.6 并需 PEEP
双肺广泛大片阴影
菌血症
铜绿假单胞菌肺炎
最初抗生素选择不适当
初期治疗反应不佳
与肺炎无关的并发症

（俞森洋）

179 ● 治疗 CAP 时如何选择抗菌药物？

治疗 CAP 时抗菌药物的选择，通常分为两个阶段，即初始致病原不明确时的经验性选择和致病原明确以后，针对致病原及其药敏结果有针对性地选择。经验性选药要考虑的因素是患者的病情和可能的致病细菌。如患者的病情是否适宜在门诊、住院或入住 ICU 治疗（标准参见本书 178 问）。是否有假单胞菌或 MRSA 感染的可能（表 3-8）。针对性选药即主要依据特殊病原体及其药敏试验结果，以及此前的抗菌治疗效果（表 3-9）。

表 3-8　社区获得性肺炎的经验性抗生素选择推荐

门诊治疗

1. 既往健康，以往 3 个月以内未用过抗菌药物。选择大环内酯类（强烈推荐，证据等级Ⅰ）；多西环素（弱推荐，证据等级Ⅲ）

2. 存在基础疾病，如慢性心、肺、肝或肾病；糖尿病、酗酒、恶性肿瘤、无脾、免疫抑制状态或应用免疫抑制药物；以往 3 个月内用过抗菌药物（患者可选用不同类型的药物来替代）。选用呼吸喹诺酮类（莫西沙星、吉米沙星或左氧氟沙星 * 750mg）（强烈推荐，证据等级Ⅰ）；β-内酰胺类加大环内脂类（强烈推荐，证据等级Ⅰ）

3. 在肺炎球菌对大环内酯类高水平耐药（$MIC \geqslant 16\mu g/ml$）的发生率很高（>25%）的地区，如果患者没有基础疾病，可考虑用 2. 中推荐的药物

需住院治疗，但不必收住 ICU

呼吸氟喹诺酮类（强烈推荐，证据等级Ⅰ）

β-内酰胺类加大环内酯类（强烈推荐，证据等级Ⅰ）

需入住 ICU 治疗

β-内酰胺类（头孢噻肟、头孢曲松或氨苄西林/舒巴坦加阿奇霉素（强烈推荐，证据等级Ⅱ）；或加呼吸喹诺酮类（强烈推荐，证据等级Ⅰ）；对于青霉素过敏者，推荐呼吸喹诺酮类加氨曲南

特殊的考虑

如果考虑假单胞菌感染：

抗肺炎球菌，抗假单胞菌 β-内酰胺类（哌拉西林/他唑巴坦、头孢吡肟、亚胺培南或美洛培南）加环丙沙星或左旋氧氟沙星 *（750mg）

　　或

以上 β 内酰胺类加氨基糖苷类和阿奇霉素

　　或

以上 β 内酰胺类加氨基糖苷类和抗肺炎球菌氟喹诺酮类

青霉素过敏者用氨曲南替代以上 β-内酰胺类（中等推荐，证据等级Ⅲ）

如果考虑是社区获得性耐甲氧西林金葡菌（CA-MRSA）感染，加万古霉素或利奈唑胺（中等推荐，证据等级Ⅲ）

注：以上推荐需根据当地社区获得性肺炎的病原学流行和耐药情况进行调整；＊：左氧氟沙星每日 750mg 的推荐剂量在我国尚未获批准，有每日 500mg 的剂量可用

表 3-9　对特异致病原的抗菌药物推荐

致病原	首选抗菌药物	替代药物
肺炎球菌		
不耐青霉素： 　　MIC<2μg/ml	青霉素 G、阿莫西林	大环内酯类、头孢菌素类（口服头孢泊肟酯、头孢丙烯、头孢呋辛、头孢地尼、头孢托仑酯）或注射（头孢呋辛、头孢噻肟）、克林霉素
耐青霉素： 　　MIC≥2μg/ml	根据药敏结果选药，包括头孢噻肟、头孢曲松、氟喹诺酮	万古霉素、利奈唑胺、大剂量阿莫西林（青霉素 MIC≤4μg/ml 时，3g/d）
流感嗜血杆菌		
不产 β-内酰胺酶	阿莫西林	氟喹诺酮、多西环素、阿奇霉素、克拉霉素
产 β 内酰胺酶	第 2 代或第 3 代头孢菌素、阿莫西林-克拉维酸	氟喹诺酮、多西环素、阿奇霉素、克拉霉素
肺炎支原体/肺炎衣原体	大环内酯类、四环素	氟喹诺酮
军团菌	氟喹诺酮类、阿奇霉素	多西环素
鹦鹉热衣原体	四环素	大环内酯类
伯氏考克斯体	四环素	大环内酯类
土拉热弗朗西斯菌属	多西环素	庆大霉素、链霉素
鼠疫耶尔森菌	链霉素、庆大霉素	多西环素、氟喹诺酮类
炭疽芽胞杆菌	环丙沙星、左氧氟沙星、多西环素（通常和第 2 个药物合用）	其他氟喹诺酮，如果敏感，用 β-内酰胺类、利福平、克林霉素、氯霉素
肠杆菌科	第 3 代头孢菌素、碳青霉烯类（如果产生 ESBLs）	β-内酰胺类（β-内酰胺酶抑制剂、氟喹诺酮）
铜绿假单胞菌	抗假单胞菌 β 内酰胺类加上（环丙沙星或左氧氟沙星或氨基糖苷类）	氨基糖苷类加环丙沙星或左氧氟沙星
类鼻疽伯克霍尔德菌	碳青霉烯类、头孢他啶	氟喹诺酮类、TMP-SMX
不动杆菌属	碳青霉烯类	头孢菌素-氨基糖苷、氨苄西林-舒巴坦、多黏菌素
金黄色葡萄球菌		
对甲氧西林敏感	抗葡萄球菌青霉素	头孢唑啉、克林霉素
耐甲氧西林	万古霉素、利奈唑胺	TMP-SMX

续　表

致病原	首选抗菌药物	替代药物
百日咳博德特菌	大环内酯类	TMP-SMX
厌氧菌（误吸）	β-内酰胺类/（酶抑制剂）、克林霉素	碳青霉烯类
流感病毒	奥司他韦、扎那米韦	
结核分枝杆菌	异烟肼加利福平加乙胺丁醇加吡嗪酰胺	
球孢子菌属	在正常宿主，没有发生感染，通常不必治疗；如果治疗，用伊曲康唑或氟康唑	两性霉素 B
组织胞浆菌	伊曲康唑	两性霉素 B
酵母菌	伊曲康唑	两性霉素 B

注：本表引自 IDSA/ATS 2007 年推荐，仅供参考。临床上应用时，还需根据当地致病原的药敏结果

180 • 如何评估 CAP 患者急性不良后果的危险性？

在过去 40 年里，尽管医学已有很大进步，但社区获得性肺炎（CAP）的病死率几乎没有改变。CAP 的不良后果与致病原、宿主防御和抗生素治疗这三者间相互作用的复杂关系密切相关。近年研究还表明，肺炎对伴发疾病和基础疾病的影响，尤其是长期影响也起很重要作用。

（1）临床评分系统：有很多 CAP 临床评分系统来帮助医生鉴定 CAP 患者的病情严重程度（即确定 CAP 患者预后不良的危险性）。例如：肺炎严重性指数（PSI）、CURB-65、CRB-65、ATS 的重要和次要标准、CURXO、SMART-COP 和 CAP-PIRO 等。已经有些研究比较了不同 CAP 评分系统的优劣。研究的总的结果，取决于用什么作为判断指标。例如：是决定患者门诊还是住院治疗？是住普通病房还是 ICU？或是为预计患者死亡危险性等。医院和保险系统所用的判断终点标准是明显不同的。总的说来，当应用于大群患者时，各评分系统都是较好的，但也都有局限性，尤其是年轻患者，不能代替全面的临床评估。

各地的医疗条件和水平差异很大，这影响临床评分系统的具体实施及患者的预后。有些患者到医院时已病情严重，开始时就需要机械通气，血管活性药物，就不需评分系统来帮助医生确定这组患者入住 ICU。更要关注的是，患者初始时分类为非严重肺炎，但随后病情加重需要住入 ICU。高达 50% CAP 住 ICU 患者开始时是住入普通病区的，他们的病死率显著高于临床表现类似而直接住入 ICU 的患者。虽然对晚转入 ICU 的患者为什么病死率高，是否开始时就应住入 ICU 有争议，但至少要准确鉴定这些患者的理想标准还是困难的，也没有确定有任何特殊的干预可防止临床的恶化。因此，至今没有任何前瞻性的研究证明，有哪一个评分系统已经可避免转入 ICU 的延误或降低病死率。

（2）生物标志物（biomarkers）：临床评分系统存在的不足，增加人们寻找生物标志物来为 CAP 严重程度进行分层的兴趣。应用感染的生物标志物来帮助医生作临床决定（例如需要住院，抗生素由静脉注射转为口服等）不是一个新概念，血白细胞计数异常（白细胞

显著增加或中性粒细胞减少），长期以来被认为是感染不良预后的指标。血小板计数异常被认为是脓毒症和严重肺炎的不良预后指标。

近年来已应用一些血清炎性反应蛋白的测定，作为 CAP 病情判断的指标，被证明有足够的敏感性和特异性（表 3-10）。生物标志物的可能用途：包括指导抗生素的应用（初始治疗和疗程），更准确地将患者分为高危和低危组。

表 3-10 提示可用于 CAP 的生物标志物

名称	近年研究的主要发现
降钙素原	减少抗生素治疗的时间；鉴别细菌性和病毒性感染方面，敏感性和特异性尚不足；在儿童肺炎，鉴别细菌和病毒致病原的能力存在问题；与 PSI 和 CURB-65 的严重性测定的相关性很好
C 反应蛋白	改善 PSI，CURB-65 和 CRB-65 的预计能力。细菌性感染和在住院患者中较高
前肾上腺髓质素	和 CAP 的严重性相关
B 型尿钠肽	和 CAP 的严重性相关
肌钙蛋白-1	和缺氧程度相一致

注：CAP＝社区获得性肺炎；CURB-65＝6 点评分，每项紊乱为 1 点；尿素>7mmol/L，呼吸频率≥30 次/分，血压（收缩压<90mmHg，或舒张压≤60mmHg），年龄≥65 岁，PSI＝肺炎严重性评分

降钙素原（procalcitoin，PCT）是降钙素前体，在感染以及创伤，烧伤和神经内分泌肿瘤时升高。PCT 的临床研究有以下几方面：①将其作为细菌性感染（与病毒感染相区别）的较特异的标志物。初始有研究将 PCT 水平不高的 CAP 患者（占 15%）推荐不用抗生素，这个比例也许接近 CAP 中病毒性肺炎的真正发生率。但随后有研究，1661 例 CAP 患者，应用最敏感的 PCT 测定法，发现其在鉴别细菌性和病毒性 CAP 上，敏感性和特异性均不理想。有些由病毒致引起的 CAP 病例（如 2009 年的 H_1N_1 流感肺炎）测定急性和康复期血清 PCT 是显著增高的。表明 PCT 对鉴别细菌和病毒感染的价值尚不清楚。虽然细菌性感染一般与高 PCT 水平相关，但鉴别细菌和病毒感染的准确性在个体病例是有高度疑问的。医生常不敢仅凭 PCT 指导，不为 CAP 患者应用抗生素治疗。②能否根据 PCT 的水平及其变化决定抗生素疗程呢？Christ-Crain 及其同事将 302 例 CAP 患者随机分为两组，一组行常规治疗，另一组根据以前研究所推导出的规则系统，让医生按规则系统决定为患者用或不用抗生素。在干预组，入院后 4、6 和 8 天时复查 PCT，医生应用相同的推荐考虑继续或停用抗生素，结果在 PCT 组应用抗生素的时间显著缩短（平均 5 天对 12 天），提示 PCT 水平的降低可能是指导抗生素治疗疗程的有用指标。然而在严重或细菌性 CAP 患者 PCT 可持续升高并高于 0.25ng/ml 阈值，Christ-Crain 等推荐 PCT 若持续高于 1 周也停用抗生素。这提示 PCT 值可能限于轻中度疾病患者。Christ-Crain 及其同事观察到的 PCT 指导治疗组，应用抗生素总时间明显减少是很显著的。但 Christ-Crain 等的发现需要更多的研究来证明。不少医生担心，在肺炎情况下仅凭 PCT 一项指标，就将抗生素较早停用或较早从静脉用转为口服

是否安全。CAP 患者的治疗疗程还从来没有很好地确定，在不同国家和医疗保险条件下存在显著的差别，取决于疾病严重性等因素。安慰剂对照的试验显示：在轻中度肺炎，5 天以上的抗生素治疗，与 5 天治疗比较，并没有更好的疗效。有些资料提示 3 天的抗生素疗程也许已经足够，甚至单个剂量可治愈 70% 的轻中度 CAP 患者。早期将抗生素静脉注射转变为口服显然不损害结果，但确实可减少住院时间的费用。因此，有些保险系统已将 CAP 的抗生素疗程定为 5 天；③用生物标志物来简化或增加临床评价系统的准确性；PCT 水平显然是与 CAP 严重性的增加（根据 PSI 或 CURB-65）相符合的。Huang 对来自美国 28 个中心 1651 例的研究证明：不管 PSI 评分是多少，PCT<0.1ng/ml（用 Kryptor 法测定），是与良好的预后相关的；PCT>0.5ng/ml 增加 PSI 评分 V 级患者的病死率。与 Huang 等的研究相反，西班牙 Me nendez 等对 453 例 CAP 患者的研究发现，PCT 并没有增加 PSI 预计病死率的准确性，虽然将 C 反应蛋白添加于 PSI，CURB-65 或 CRB-65 评分时，预计病死率的准确性稍有改善。至今，PCT 作为现有临床评分系统的辅助指标还有待证明。虽然很可能增加预计的准确性，但现有的资料提示，益处的增加不多，不是临床应用上的重大变动。

在 CAP 中应用的生物标志物如表 3-10 所示。在炎性反应（而不仅是感染）中，C 反应蛋白（CRP）的应用比 PCT 更普遍，但也存在以上 PCT 讨论的所有问题。近年有多篇文献强调，在 CAP 患者中诱发急性心脏并发症的高度普遍性，提示心脏应激性标志物，如肌钙蛋白-1 和 BNP 和 CAP 后果的相关性。

在 CAP 患者中生物标志物的作用至今尚不清楚，还没有一个生物标志物足以准确区别细菌和病毒感染，没有任何一个标志物可显著改善现用临床评价系统，如 PSI 或 CURB-65，对患者预后进行预测的准确性，最满意的应用也许是支持临床医生做出缩短抗生素疗程的决定。比较不同生物标志物的研究还很不充分，至今还不能推荐任何特异的标志物。

（3）血中细菌负荷的定量：在病毒性疾病，如 C 型肝炎和人类免疫缺陷病（HIV）的治疗中应用"病毒负荷"的概念已被医生接受。CAP 治疗中没有常规应用"细菌负荷"的概念，是因为以前的大部分分子诊断试验没有达到足够的敏感性或特异性可对患者血中的细菌负荷进行准确定量。较近建立的全血肺炎球菌 DNA 测定发现其敏感性是血培养的 2 倍，特异性接近 100%，而且证明细菌负荷（测定复制数/毫升）是休克和死亡危险的强烈预计指标。用较不敏感方法的肺炎球菌测定、脑膜炎球菌血症的研究也已经发现血内细菌负荷与临床结果的相关性。看重细菌负荷对 CAP 结果的影响，而不是过分看重宿主反应，如 CAP 致脓毒症和多脏器衰竭等，是一种观念上的转变。

PCR 肺炎球菌测定可在 3 小时内为医生提供结果，费用不高（20 美元以下），继续或同时行 PCR 法青霉素敏感性测定理论上也是可能的。如果进一步研究取得效果，全血肺炎球菌负荷可作为 CAP 患者的有意义的新临床诊断和预后评价工具。

应用全血染色体负荷和其他分子技术可满足 CAP 的病因学诊断，并可能减少不合理的广谱抗生素的应用。染色体细菌负荷的临床相关性是与许多传统的"经验性"治疗原则相矛盾的，包括以下的错误认识：病情越重者需要更广谱抗生素，病情越重需要更多抗生素，疗效不好是抗生素没有覆盖致病菌。

（俞森洋）

181 • 严重 CAP 患者如何选择理想的抗生素治疗？

已有研究证明，严重如 CAP 患者如没有接受覆盖感染病原的经验性抗生素治疗，会提高病死率。因此，虽然传统的微生物学检查，如痰和血培养，在大多数 CAP 病例价值有限，但只有鉴定出病原，针对致病原选用药物的治疗，才可能在严重 CAP 患者取得较好效果。

过去 10 年已有越来越多的证据表明，严重 CAP 患者联合而不是单用抗生素可取得良好效果。严重 CAP 采用单药治疗者的病死率比采用联合治疗者多 1.5~6 倍。不奇怪，降低病死率主要见于最严重的 CAP 患者。

多个研究发现，严重联合用药的好处仅见于将大环内酯类抗生素作为联合治疗方案的必要组成部分时。尽管有大量文章发表，但现在的 CAP "指南" 中还没有相关规定，包括在严重 CAP 强制性应用大环内酯类药物，因为这些文章通常是回顾性的临床观察。而由医药公司提供资助的一些前瞻性随机对照试验，没有登记严重 CAP 患者或没有包括至少一治疗组用大环内酯类抗生素。

对于观察到的大环内酯类药物的益处，至少有 3 种可能的解释：①研究证实，非典型致病原通常为 CAP 患者的共同感染原，肺炎球菌肺炎患者中多达 1/3 合并非典型病原感染。如果不进行特殊的血清学检查或分子检测，非典型致病原常被忽略。有研究连续观察多年均显示联合治疗的各种好处（符合所谓支原体年流行率波动），但多个研究均显示氟喹诺酮类、四环素类并没有提供像大环内酯类那样的益处。②在儿童，大环内酯类有抗呼吸合胞病毒的活性，因此，即使合并病毒感染，也可受大环内酯类的影响；单个致病原动物模型也显示大环内酯类药物的清楚好处，即使是耐大环内酯的病原；因此，在严重 CAP，将大环内酯类与另一抗生素联用所见的病死率的明显降低的益处，虽然可能是覆盖了非典型致病原起作用，但这种作用可能不是主要的。③大环内酯类的抗炎感染作用，这已经在某些疾病，如弥漫性泛细支气管炎，闭塞性细支气管炎和囊性纤维化等的治疗中取得疗效而得到良好证明。其作用机制虽未完全阐明，但它可能涉及热休克蛋白-70 和 P38 信号途径的修饰。大环内酯类也可改善巨噬细胞的趋化和吞噬功能，可能增加来自气道的凋亡物质的清除，凭此减轻炎症。在脓毒症（sepsis）患者，已证明炎性反应在驱动器官损伤中起主要作用，而在应用大环内酯的良好作用中，免疫调节作用可能发挥重要作用。

致病原所致感染的后果决定于微生物的毒力，细菌负荷和宿主的免疫反应。大环内酯的好处也许并非是针对微生物的杀菌作用本身，许多生物体，包括天然大环内酯耐受的和耐大环内酯肺炎球菌都有 mec 和 erm 基因表达，而研究已显示大环内酯减少关键性毒性因子，包括毒素产物和生物膜的产生。在耐大环内酯的大肠埃希菌脓毒症动物模型，克拉霉素产生的存活的益处几乎与对致病菌有效的阿米卡星的作用相当。有资料表明严重 CAP 患者血中常有大量的肺炎球菌，对大环内酯类减少病死率的益处提出另一种可能的解释。这些患者应用 β-内酰胺类可导致显著的细胞壁裂解和释放大量免疫活性物质，导致前炎性反应的加剧。相反，大环内酯类可减少细菌负荷而没有明显的细胞壁裂解，导致细菌负荷更逐渐的减少，减低炎性反应。

虽然有许多观察性资料清楚支持在严重 CAP 应用大环内酯类，但也有一些不支持的资料，因此，还需要进行随机前瞻性对照试验，直接比较 β-内酰胺/大环内酯类和非大环内酯单药的研究来进一步证明。目前的证据支持对所有 CAP 伴生理功能损害，尤其是存在感染性休克或机械通气危险的患者，强制性应用大环内酯类药物。尚不清楚理想的方案是否为 β-内酰胺/大环内酯，喹诺酮类/大环内酯或其他制剂/大环内酯联合。是否某个大环内酯药物最好，超过同类的其他药物，是否可以进一步改进基本结构以产生比目前观察到的更大的好处，这些都需要进一步研究。相反，没有危险因素的严重 CAP 患者的经验性抗生素治疗可能不需要大环内酯类，虽然头孢菌素/大环内酯类联合还是很好的选择。单药治疗，尤其是可覆盖非典型病原的制剂，对大多数病例也是恰当的。

（俞森洋）

182 • 何谓 CAP 治疗的理想临床路径？

指南指导和临床经验的结合，普遍性和个体化的结合。

各国有不同的 CAP 诊治指南，但临床实践与指南的符合率是有问题的，是否按指南的要求做了，就一定能改善临床后果呢？结果未必。例如，有些指南规定：首剂抗生素的应用应该在 4 小时（随后又放松到 6 小时）内。但有研究显示，这样做的结果导致 CAP 的过度诊断，抗生素的过度应用和增加抗生素毒性，包括难辨梭菌性结肠炎。分析发现：抗生素应用延迟的原因是复杂的，与患者有伴发病，减低了临床上对肺炎的怀疑有关联。患者的严重并发症，如发生休克、昏迷、严重缺氧、需要紧急抢救而延迟抗生素应用时间，没有进行血培养，在急诊科没有按照抗生素应用指南进行，并不影响病死率。而过分强调和关注指南的规定，与较少关注其他关键治疗问题，如适当的液体治疗，及时识别相关的心血管损害，包括心肌缺血、静脉血栓症的预防和血糖的控制，早期下床活动等相关联。也许更重要的还是，至少有一半 CAP 死亡被认为是非脓毒症相关的。病死率的减少可能取决于强调的关键伴发因素，如心力衰竭、心脏缺血、血栓症的预防，适当的水化，营养，糖尿病和误吸危险。

因此，在指南中采用哪些治疗质量标准，如做血培养，首剂抗生素应用的时间和依据 CAP 临床评分系统应用抗生素的指导是有效的，但伴发病、并发症的判断和治疗也同样影响患者的病死率，要分清主次和轻重缓急，制定一个理想的、确能减少 CAP 患者病死率的治疗临床路径。

（俞森洋）

183 • CAP 的长期后果如何？

近年的研究已经证明，肺炎对患者的影响并不短暂，而是较长期的，在 CAP 救治存活以后的 2 年多时间里仍继续有大量的患者死亡。Brancati 等首先确定在所有年龄组的肺炎存活者中 2 年病死率都很高。Kaplan 等利用美国大保险公司的资料库研究发现，CAP 住院存活者的一年病死率，比年龄和性别相匹配的对照组高 2.5 倍，但没有确定出特殊的原因。Vergis 等在对住在护理院的老年患者的较少病例的研究中也证明相同的结果。从用来证实 PSI 的人群的 5 年存活率的分析显示，与年龄和性别相匹配的人群对照者比较，有大量的过多的死亡。因为伴发病是 CAP 患者长期病死率过高的关键可能原因之一，所以发现没有伴发病患者的 2 年病死率也明显高于对照人群有重要意义。

虽然病死率增加的确切原因尚有待于明确，但大量的证据提示主要是心血管病的影响。如原先已强调的 CAP 患者急性心血管并发症的高度危险。流行病学资料证明，急性呼吸系感染和随后发生的心肌梗死两者之间有强烈的相关性。认为是急性炎症导致动脉粥样斑块不稳定以及诱发促凝血状态。出院时的炎性反应（测 IL-6 和 IL-10 增高）是 90 天病死率的强烈预计指标。CAP 的发作加重基础心血管疾病的可能性仍有待证明。

CAP 存活者 1~5 年内的高病死率、诱发和加重心血管疾病的可能性，以及对患者长期健康的影响，需要进一步的研究。尤其需要确定哪些患者是存在延迟死亡高度危险的，采用哪些干预措施或药物可减少危险等。例如，哪些患者可推荐做继发性心血管疾病预防，应用 HMB-CoA 还原酶抑制剂和阿司匹林，或应用其他抗感染策略是恰当的？无论如何，将 CAP 作为急性病来治疗转向将其视为长期影响健康的疾病来对待，在我们当前治疗学领域中是一大转变。

在 CAP 的临床诊断治疗领域，近年来正在发生迅速的改变。生物标志物，尤其是细菌负荷的分子学测定为 CAP 的诊断、预后评价和治疗指导提供了新的途径。CAP 对患者健康有长期影响的认识也是临床观念上的重要改变，具有明显的临床应用价值。即使传统的关于抗生素治疗的观念也已经改变，至少是在肺炎球菌性肺炎。虽然需要做大量的研究来回答在本文中提出的问题，但在今后 5~10 年，在 CAP 的临床诊断治疗领域取得较大进展、明显改善 CAP 患者的存活率，对此我们充满乐观和期待。

（俞森洋）

184 • 近年来医院内肺炎的病原学分布有哪些特点？

医院内肺炎（HAP）的病原可由细菌、真菌、支原体、衣原体、病毒或原虫引起。其中细菌是最常见的致病原，也研究最多。美国近年来医院内肺炎的病原见表 3-11。

表 3-11　美国近年来医院内肺炎的病原菌变化（%）

病原菌	1986~1993 年	2002~2003 年	病原菌	1986~1993 年	2002~2003 年
革兰阴性杆菌			革兰阳性球菌		
铜绿假单胞菌	18.1	18.4	金黄色葡萄球菌	17.6	47.1[*]
肠杆菌属	11.3	4.3	肺炎球菌	1.7	3.1

续　表

病原菌	1986~1993 年	2002~2003 年	病原菌	1986~1993 年	2002~2003 年
肺炎克雷伯菌	5.9	7.1	肠球菌 D 组	1.7	—#
嗜血流感杆菌	5.4	5.6	未分组链球菌	—	13.9
不动杆菌属	5.0	2.0	凝固酶阴性葡萄球菌	1.3	—
大肠埃希菌	4.7	4.7	其他	2.0	8.1
其他	17.8	3.7			

注：＊：其中 MRSA 占 48.6%；#：为无数据

　　2005 年，美国胸科协会（ATS）HAP 指南指出，非免疫缺陷者的 HAP、VAP 和医疗机构相关肺炎（HCAP）通常由细菌感染引起，可能为多种细菌的混合感染，常见病原菌有需氧革兰阴性杆菌，包括铜绿假单胞菌、大肠埃希菌、肺炎克雷伯菌和不动杆菌。金黄色葡萄球菌感染常在糖尿病、头部创伤和 ICU 患者发生。口咽部定植菌（化脓链球菌、凝固酶阴性葡萄球菌、奈瑟菌属、棒状杆菌）过量生长，可造成免疫缺陷者和部分免疫正常者的 HAP。我国 2004~2005 年 HAP 流行病学调查结果显示，早发 HAP 病原体前四位为肺炎克雷伯菌、流感嗜血杆菌、大肠埃希菌和肺炎球菌，金黄色葡萄球菌和铜绿假单胞菌较少，这两种病原体更多见于晚发 HAP。对于早发 HAP，莫西沙星的覆盖率较高。

　　1994 年我国广州地区统计，在医院内肺炎的细菌病原中，革兰阴性菌占 59.9%，先后顺序为铜绿假单胞菌、肺炎克雷伯菌、大肠埃希菌、其他假单胞菌等；革兰阳性菌占 20.9%，其中主要是金黄色葡萄球菌、凝固酶阴性葡萄球菌、绿色链球菌及肺炎球菌等。

　　南京医科大学第一附属医院呼吸科王艳丽等报道，2005~2006 年该院住院患者痰液培养标本及药敏结果（表 3-12）。2006 年不动杆菌属、大肠埃希菌占所有病原菌比例较 2005 年明显升高。产超广谱 β-内酰胺酶（extended-spectrum beta-lactamase，ESBLs）菌株检出率为 8.3%，大肠埃希菌、肺炎克雷伯菌产 ESBLs 比例在两年间亦有显著性变化，对第三、四代头孢菌素及氟喹诺酮类耐药比例较高。过去不致病或致病力弱的病原菌，现发展为致病菌，如假单胞菌中的嗜麦芽假单胞菌。

　　从以上资料可见，医院内肺炎的病原因研究的地区和人群不同而存在差异，基础疾病的严重性，临床上用以诊断肺炎的方法和标准不同也影响病原学的统计。但综合以上资料，近年来医院内肺炎的病原学分布有以下特点。

　　（1）仍以革兰阴性菌占多数，革兰阴性杆菌约占临床诊断为医院内肺炎的 60%。铜绿假单胞菌、不动杆菌属、肺炎克雷伯菌亦较为常见，常见细菌的耐药菌株比例较高，给抗生素治疗带来困难。

表 3-12 2005～2006 年痰培养病原菌构成比例（位居前 10 位者）[*]

序列	2005 年			2006 年		
	病原菌	数量（株）	比例（%）	病原菌	数量（株）	比例（%）
1	白色念珠菌	298	14.0	白色念珠菌	330	16.4
2	肺炎克雷伯菌	213	10.0	铜绿假单胞菌	243	12.1
3	铜绿假单胞菌	213	10.0	不动杆菌属	185	9.2
4	光滑念珠菌	170	8.0	肺炎克雷伯菌	175	8.7
5	表皮葡萄球菌	149	7.0	大肠埃希菌	162	8.0
6	不动杆菌属	149	7.0	光滑念珠菌	129	6.4
7	金黄色葡萄球菌	128	6.0	金黄色葡萄球菌	126	6.3
8	大肠埃希菌	128	6.0	表皮葡萄球菌	110	5.7
9	热带念珠菌	107	5.0	热带念珠菌	102	5.5
10	其他念珠菌	86	4.0	其他念珠菌	64	3.2

注：*：南京医科大学第一附属医院资料

（2）在革兰阳性菌中，以金黄色葡萄球菌多见（约占总数的 10%），产 β-内酰胺酶的阳性率达 90% 以上；据近年资料，耐甲氧西林菌株占金黄色葡萄球菌的显著增加。王艳丽等报道：2006 年耐甲氧西林葡萄球菌（methicillin-resistant staphylococcus，MRSA）检出率明显高于 2005 年，占所有葡萄球菌的 59%，对大环内酯类、氟喹诺酮类及头孢菌素类呈现高度耐药。过去认为致病力弱的凝固酶阴性葡萄球菌呈增加趋势。肠球菌中产 β-内酰胺酶的菌株也有所增加（5%～15%）。

（3）由于广谱抗生素、激素和免疫抑制剂的应用，真菌感染明显增多。结核分枝杆菌感染又有回升趋势，且耐药率增加，已成为临床上不容忽视的问题。

（4）混合性感染占医院内肺炎的半数以上，对选用的抗生素菌谱提出了更高要求。

（5）需要强调的是在以上引用的国内统计资料中，均没有做厌氧菌、肺炎军团病菌、支原体和衣原体的相关检查，故都没有把它们包括在内。据国外文献报道，厌氧菌感染约占医院内肺炎的 30%，在非机械通气的患者中较常见，尤其是在老年、患有食管反流、留置鼻胃管和易致误吸的患者中发生率高。肺炎军团病菌感染在水源或冷却塔已被污染的医院是较常见的，据英国 25 所医院调查，约占全部医院内肺炎的 2%，据 Bernhard 经 3 年观察（1243 例）统计，肺炎军团病菌肺炎占医院内肺炎的 5.9%。我国自 1983 年以来，对肺炎军团病菌进行了大量研究，蚌埠及南京资料认为肺炎军团病菌肺炎占成人肺感染的 11%，占小儿肺感染的 5.45%；对云南 153 例肺感染病例进行分析发现，肺炎军团病菌肺炎占20.9%；在北京和唐山均有在冬季发生暴发流行的报道。但这些病例的大多数均为院外感染，至于其在医院内感染的比例尚缺乏系统的调查和监控，散发病例见于重症监护病房（ICU）、血液病、肿瘤、器官移植及呼吸系统疾病患者。支原体、衣原体肺炎的报道近年来也有明显增多趋势，但其在医院内感染中的地位也待系统研究。

（6）还需要提及的是以上有关医院内肺炎的病原学资料，大多采用传统的咳出痰液标本作为涂片染色和常规培养的方法，由于咳出的痰液难免被上气道定植的病原所污染，其结果对医院内肺炎的病原学诊断的敏感性和特异性均是不够高的。此外，文献报道，有1/3~1/2 的病例病原学检测结果阴性。统计资料中的大部分没有对病毒、原虫、非结核分枝杆菌等病原体进行检测，因此并不能反映医院内肺炎病原学的全貌。今后对医院内肺炎病原学的研究还有待加强和更全面的提高。

结果：革兰阴性菌占所有非重复阳性标本的 51.1%；其次为真菌占 33.7%。所有病原菌中，白色念珠菌位居第一。结论：目前下呼吸道感染病原菌中多药耐药比例逐年增加，针对产 ESBLs 菌株建议选用碳青霉烯类，对 MRSA 推荐用万古霉素。

（俞森洋）

185 • 医院内细菌性肺炎的发病机制是什么？

医院内肺炎的最重要感染途径是口咽部或胃内菌丛的定植并吸入到无菌的肺，气管插管患者，尽管气管内导管周围有气囊充气保护，但上气道菌群吸入的发生率仍很高。其他感染途径包括：其他部位的感染引起菌血症经血源播散到肺，雾化液被病原菌污染后雾化吸入到肺。此外，近年来也有人提出了来自于胃肠道的细菌的转移，也是发生细菌性肺炎途径之一（图 3-1）。

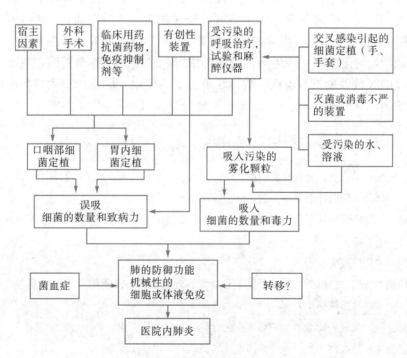

图 3-1　医院内细菌性肺炎的发病机制

（俞森洋）

186 • 医院内肺炎经验性诊断的依据有哪些？

临床上常不能等待实验室病原学确定之后再选用抗菌药物，故病原学的经验性诊断十分重要。诊断依据为：①患者的基础疾病及其治疗措施，诱发医院内肺炎的因素，如是否有慢性肺疾病、糖尿病、呼吸衰竭、肾衰竭、胸腹手术史，是否已接受气管插管、机械通气、免疫抑制或抗生素等药物。②患者的年龄、免疫功能和健康状况，是否有长期卧床、营养不良、免疫功能低下及患有长期慢性消耗性疾病等。③医院内肺炎的核心致病菌及其通常发病规律见表 3-13。当地细菌流行病学监测是重要参考。④要判断患者是否有多种抗生素耐药（MDR）致病菌感染的危险（表 3-14）。⑤痰液的性状：细菌性肺炎患者的痰液常呈黄色黏稠，量增加；克雷伯菌肺炎患者典型的痰呈砖红色、血样或胶冻样，类似草莓果酱，甚黏稠；肺炎球菌肺炎痰可呈铁锈色，铜绿假单胞菌肺炎痰为绿色；厌氧杆菌所致肺感染痰有恶臭味；肺阿米巴感染典型的痰液呈棕褐色并带腥臭味；白色念珠菌感染的痰呈白色，很黏，不易咳出，可拉成长丝。⑥胸部 X 线表现：根据不同肺炎的 X 线改变特点对病原学诊断有提示作用。如肺炎球菌肺炎表现为大叶性，肺段或亚肺段分布；金黄色葡萄球菌肺炎的 X 线胸片呈多发性肺段浸润，易出现肺脓肿、肺气囊和脓胸。克雷伯菌肺炎的 X 线征象多变，右肺、两下肺和上叶后段为好发部位，早期为小叶浸润，后迅速扩展为大叶实变和脓肿形成，叶间裂常弧形下坠或叶间裂膨出。流感嗜血杆菌肺炎的 X 线表现，3/4 呈支气管肺炎改变，1/4 呈大叶或肺段实变。支原体肺炎的 X 线改变形态多样，可呈模糊的羽毛状或均匀的阴影，一般近肺门处阴影浓密，向肺野外逐渐变浅，边缘不清，可呈游走性。典型的 X 线改变对肺炎病原的诊断虽有提示作用，但临床上大多数医院内肺炎患者缺乏典型的胸部 X 线改变。

表 3-13 医院内肺炎的核心致病菌及其可能诱因

核心致病菌：铜绿假单胞菌、肺炎克雷伯菌、肠杆菌属、大肠埃希菌、流感嗜血杆菌、黏质沙雷菌、不动杆菌、变形杆菌属、金黄色葡萄球菌

铜绿假单胞菌：气管插管或切开，机械通气，长期或大量使用抗菌药物，皮质激素，慢性肺疾病，营养不良者

流感嗜血杆菌：未用过抗生素者

金黄色葡萄球菌：昏迷、糖尿病、头部外伤、肾衰竭、近期流感、已使用多种抗生素者（多为耐甲氧西林菌株感染）

肺炎军团病菌：应用大量皮质激素、细胞毒性化疗药物；意识无变化或未用过抗生素者

曲霉菌属：已使用多种抗菌药物；或慢性阻塞性肺疾病并应用皮质激素

厌氧菌：大量误吸入胃内容物，近期做胸腹手术者

混合性细菌感染：慢性阻塞性肺疾病，食管反流伴误吸，反复应用抗菌药物

表 3-14　多种抗生素耐药（MDR）致病菌感染的危险因素

在过去的 90 天内应用过抗菌药物
本次住院已 5 天或 5 天以上
患者所在的社区或医院的病房有抗生素耐药菌的高发生率
如为医疗机构相关肺炎（HCAP），存在以下危险因素
在过去的 90 天内，曾住院 2 天或 2 天以上
住在护理之家或其他医疗单位
在家中接受过注射治疗（包括抗生素）
在 30 天内接受慢性透析治疗
家庭创伤治疗
家庭成员中有患 MDR 菌感染
患者有免疫抑制性疾病和/或接受免疫抑制治疗

（俞森洋）

187 · 肺炎病原学实验诊断方法有哪些？各有什么优缺点？

肺炎病原学实验诊断的方法和优缺点如下。

（1）常规痰涂片染色或细菌培养：留取患者咳出的痰做涂片镜检和培养是诊断细菌性肺炎最常用的方法，但咳出的痰常被口咽部寄殖的细菌所污染，或来自非感染的部位，故对病原学诊断的敏感性和特异性均不高。气管插管或气管切开的患者可经气管吸引的痰做培养，虽然肺炎患者的阳性率可达 89%，但特异性仅为 14%。采用痰液标本先镜检筛选，对符合要求的标本再进行培养，或对痰液标本先作洗涤等处理，然后再培养，病原确诊率可达 50% 左右。

（2）保护性毛刷（PSB）和支气管肺泡灌洗（BAL）：经纤维支气管镜进行保护性毛刷取样或炎症部位的支气管肺泡灌洗，将所取样本或灌洗液进行细菌定量培养可减少或避免上呼吸道的细菌污染，显著提高病原学诊断的准确性。文献报道这些方法的敏感性为 70%~100%，特异性为 60%~100%，与操作技术和与之比较的诊断标准有关。但已采用抗生素治疗者的阳性率可以减低，而且这些技术是有创伤性的，可引起低氧血症、出血或心律失常等并发症，故对有严重心、肺功能不全和出血素质者应慎重采用。

（3）肺炎标志物的检测：测定分泌物中的弹性蛋白（elastin）纤维对坏死性肺炎的诊断敏感性为 52%，特异性为 100%，且阳性发现早于胸片出现肺部浸润影。抗染色体技术对细菌性肺炎的诊断敏感性为 73%，特异性为 98%。尤其适用于曾使用过多种抗生素、细菌培养阴性的医院内肺炎患者。

（4）免疫诊断技术的应用：应用免疫学检查法来确定医院内肺炎的感染病原，近年来发展很快，已在临床上广泛应用。它包括：①特异抗体检查法，即根据机体对病原菌产生特异性抗体的特点，用免疫学技术检出机体对某种病原菌特异的抗体以确定病原。因机体

感染后产生特异性抗体的时间较缓慢而持久，故适用于病程的中后期（至少感染后 4～5
天）或作为追溯性诊断的一种方法，缺点是不适用于早期诊断，某些免疫功能低下者可因产
生抗体效价过低而无法做出诊断。②微生物抗原检测法，以对应抗体或其他技术检查特异性
微生物抗原物质以判断感染病原。此法快速特异，在感染的初期即可查到抗原，适用于早期
诊断。③细菌毒素及其代谢产物的检查法。如检查细菌的内毒素推断革兰阴性菌感染；以生
物法或利用抗毒血清检查外毒素等。常用的免疫诊断技术有：直接凝集或沉淀试验、间接凝
集试验、补体结合试验、中和试验、免疫荧光试验、对流免疫电泳、酶联免疫吸附试验、脱
氧核糖核酸探针法（DNA-probe）、聚合酶联反应技术（PCR）以及气、液相色谱法等。

　　（5）除常规细菌的检测以外，对一些较特殊的细菌（如肺炎军团病菌，非典型分枝杆
菌），以及病毒、支原体、衣原体、原虫等也应创造条件，建立准确的检测方法以全面提高
医院内肺炎的病原学诊断水平。

（俞森洋）

188. 医院内肺炎的危险因素有哪些？可采取哪些相应的预防措施？

　　已有不少研究报道了医院内细菌性肺炎的危险因素，虽然由于研究人群的不同，特异
性危险因素也存在差异，但总的说来，这些危险因素可分为以下几类：①宿主因素：例如
老年高龄、严重的基础疾病，包括免疫抑制。②某些因素：如应用抗菌药物、住入 ICU、
慢性基础性肺疾病或昏迷，均增加了致病菌在口咽部或胃内的寄殖。③促发吸入或反流的
情况：包括气管插管、留置鼻胃管或仰卧位。④需要延长应用机械通气：增加与受污染的
呼吸治疗仪或医务人员带菌的手接触的机会。⑤阻碍肺适当廓清的因素：如外科手术，尤
其是头颈部、胸或上腹部的手术，因创伤或疾病而不能活动。医院内肺炎的危险因素及建
议采取的预防措施见表 3-15。

表 3-15　医院内肺炎的危险因素及建议采取的预防措施

危险因素	建议采取的预防措施
1. 细菌性肺炎	
（1）宿主相关因素	
年龄＞65 岁	
基础疾病：	
慢性阻塞性肺疾病	应用激励呼吸的肺量计，经面罩给予呼气末正压（PEEP）或连续气道正压（CPAP）
免疫抑制	避免接触潜在医院内致病原，减少免疫抑制状态的持续时间，如给予粒细胞巨噬细胞集落刺激因子（GMCSF）

危险因素	建议采取的预防措施
意识受抑制	应用中枢神经系统抑制剂需谨慎
外科手术（胸或腹）	采用适当的体位，尽早下床活动，适当的镇痛
（2）与治疗器具相关	所用器具应清洁，灭菌消毒，具备条件时应尽快撤除
气管插管和机械通气	吸引气管分泌物时操作轻柔；患者取半卧位，则头抬高 30°～45°；有发生应激性溃疡出血危险的患者应用不碱化胃液的细胞黏膜保护剂；≥48 小时再更换呼吸机管道；及时引流和清除吸气管内的冷凝水；若有适应证，可用热湿交换器（HME）
留置鼻胃管或肠饲	常规检查导管放置是否恰当；没有必要时迅速拔去鼻胃管；胃内尚有食物残留时延长管饲间歇时间；患者取半卧位
（3）与个人或医疗操作相关	
手引起的交叉污染	教育和训练工作人员，及时洗手和戴手套，对肺炎患者进行监控
应用抗生素	应用抗生素需慎重，尤其是 ICU 中的高危患者
2. 肺炎军团病菌感染	
（1）宿主相关因素	
免疫抑制	减少免疫抑制剂应用时间
（2）与医疗器具相关	
污染雾化器（液）引起气雾带菌	用前严格消毒雾化器；湿化器只能用无菌水；若没有适当的灭菌或消毒，不用凉雾的室内空气加湿器
（3）与环境相关	
来自污染水源的气溶胶	医院供水系统需高度氯化或高热，维护正常的供水系统；免疫抑制患者应饮用消毒水
冷却塔的设计	恰当地设计，安置和维护冷却塔
3. 曲菌病	
（1）宿主相关因素	
严重粒细胞减少症	缩短免疫抑制状态的持续时间，如给予粒细胞巨噬细胞集落刺激因子；将患者安置于消毒隔离病房，并采取环境保护措施。患者需离开受保护的环境时应戴口罩
（2）与环境相关	
建设施工	将粒细胞减少症患者搬离邻近施工的场所，或将其安置于有隔离和环境保护条件的病房，若需离开受保护的环境时应戴口罩
曲菌的其他环境来源	维持医院正常的空气处理系统，尤其是免疫抑制患者的病房
4. 呼吸合胞病毒（RSV）感染	

续　表

危险因素	建议采取的预防措施
（1）宿主相关因素	
年龄（<2 岁、先天性心肺疾病、免疫抑制）	医院在 RSV 感染流行期间，应对严重 RSV 感染的高危患者常规进行入院前筛选检查，然后将患者和护理人员分组
（2）与个人或医疗操作相关	
手引起的交叉污染	教育个人，洗手，戴手套、穿隔离衣、流行期间用单人房间或将患者和护理人员分组，限制探视人员
5. 流行性感冒	将流感患者收入单人病房或专门病房
（1）宿主相关因素	
年龄>65 岁、免疫抑制	每年流感流行前给高危患者接种流感疫苗，流感流行期间进行药物预防，可用盐酸金刚烷胺或金刚乙胺
（2）个人相关	
受感染的个人	每年流感流行之前，为流感病房的医护人员进行预防接种，流行期间进行药物预防，用盐酸金刚烷胺或金刚乙胺

（俞森洋）

189 · 医院内肺炎的临床诊断标准是什么？

（1）诊断原则：医院内获得性肺炎（HAP）的诊断，应依靠患者的临床表现，实验室和其他辅助诊断，如显微镜检查、病原体培养、抗原-抗体和 X 线等检查的结果，及时做出综合性判断，目的是为了指导早期应用有效抗菌药物，及早收集适当的培养标本，以便尽快明确病原学，为其后的针对病原的治疗或降阶梯治疗提供依据。

HAP 的诊断包括两个方面：①确定患者是否患肺炎，以此解释临床症状和体征；②当存在肺炎时，确定其致病原。然而，目前临床上应用的技术并不总能提供可靠的信息。

院内肺炎必须是入院时即不存在也不处于潜伏期，而是住院后 48 小时发生（一般细菌感染的发病<48 小时）的感染。感染在住院期间获得而出院后发病者，亦列入院内感染，对原有支气管-肺感染者，于住院期间发生新的病情变化，临床高度提示为一次新感染，并经病原学证实者，可认为是院内获得性肺炎。

（2）临床诊断标准：参考中华医学会呼吸学会提出的"医院获得性肺炎诊断和治疗指南"（草案，1999），HAP 的临床诊断依据：①新近出现的咳嗽、咳痰，或原有呼吸道疾病症状加重，并出现脓性痰；伴或不伴胸痛。②发热。③肺实变体征或湿性啰音。④WBC >$10×10^9$/L；或<$4×10^9$/L；伴或不伴核左移。⑤胸部 X 线检查显示片状、斑片状浸润性阴影或间质性改变，伴或不伴胸腔积液。

以上 1~4 项中任何一款加第 5 项，并除外肺结核、肺部肿瘤、非感染性肺间质疾病、肺水肿、肺不张、肺栓塞、肺嗜酸性粒细胞浸润症、肺血管炎等，可建立临床诊断。

2005 年，美国胸科协会（ATS）和美国感染病学会制订的"医院获得性肺炎诊断和治疗指南"指出，胸部 X 线浸润性阴影加上 3 项中的一项临床表现（发热、白细胞增加、脓性痰）诊断 HAP，敏感性高而特异性低，会导致抗菌药物的过度应用；但如果要满足胸部 X 线浸润性阴影加上 3 项临床表现均齐备才诊断，那么敏感性太低，会导致 HAP 的漏诊，延误治疗。胸部 X 线浸润影加上 3 项中的 2 项临床表现来诊断 HAP 是目前最准确的诊断标准。一项将尸体病理学与病原体结合的研究显示，胸部 X 线浸润影加上 2 项临床表现来诊断 HAP，其敏感性是 69%，特异性是 75%。

如果有发热、白细胞增加、脓性痰和痰或气管吸引物培养阳性，而没有新的肺浸润影，就可诊断医院获得性气管支气管炎。这一定义已应用于机械通气患者，医院内气管支气管炎是与延长 ICU 住院时间相关的，但不增加患者的病死率。这些患者应用抗菌药物是有益的。有一前瞻性随机对照研究表明，社区获得性支气管感染的气管插管患者应用抗生素治疗，使得随后的肺炎发生率和患者病死率减少。

院内肺炎的诊断并不容易，有时情况很复杂，尤其是住 ICU 或手术后的患者。充血性心力衰竭、肺不张、肺栓塞或急性呼吸窘迫综合征（ARDS）也可以出现类似于肺炎的肺部浸润影，并且可以有多种情况同时存在。院内肺炎患者通常没有胸膜性胸痛、高热和寒战等症状。胸片表现为小的、斑片状浸润，与液体负荷过重或充血性心力衰竭相似。只有少数患者可出现有支气管充气像或空洞的肺实变影。因此对于院内肺炎必须高度警惕才有可能及时地做出诊断，如不能解释的呼吸困难加重，氧合恶化、脓性气管支气管分泌物增加、胸片上出现新的浸润影及白细胞增加（或中性粒细胞百分比增加）者常常需要进一步检查。为了提高对院内肺炎诊断率及早期诊断，应注意以下几点。

1）在诊断 VAP 时，临床医生应考虑到胸片上出现新浸润影的众多原因及各种影响因素，并做好鉴别诊断。首先，危重患者常只能照床旁胸片，由于技术上限制，不理想的胸片质量可能对"浸润影"做出过度评价。胸片上原有的慢性基础病变也可混淆或掩盖新浸润影的 X 线征象。此外，危重患者出现新的肺浸润影也可由许多其他非感染性原因引起，如肺不张，胃液误吸、肺栓塞、肺出血、药物性肺损伤、ARDS、不典型肺水肿、胸腔积液和闭塞性细支气管炎。临床医生要提高看胸片能力，必要时做 CT 检查。

2）注重临床的资料、全面查体。有无感染的高危因素，如高龄、合并基础疾病、营养不良、意识障碍、胸腹部手术后等；有无感染机会，如长期住 ICU、长期鼻饲、气管插管及机械通气等；并动态观察，结合治疗的反应。

3）重视病原学检查和对检查结果的分析。因为临床上鉴别发热和肺新浸润影原因方面存在困难，故需采用多种措施和技术来帮助诊断 VAP，以便指导抗生素的选择和不必要的长期应用广谱抗生素，从而减少抗生素的不良反应并降低住院费用。一个特别困难的问题是：确定培养出的病原菌是否为 VAP 的真正致病菌或仅仅是定植菌。此外，虽然脓性气道分泌物可能表明存在肺炎，但也可发生于其他原因，其中大多数是感染，如气管支气管炎、鼻窦炎、局部气管切口处感染或误吸。病原学检查和对检查结果的分析要注意：a. 送检的标本必须符合规定，送检过程中避免污染；院内肺炎患者除呼吸道标本外应常规做血培养 2 次。培养结果意义的判断需参考细菌浓度。此外，呼吸道分泌物分离到的表皮葡萄球菌、除奴卡菌外的其他革兰阳性细菌、除流感嗜血杆菌外的嗜血杆菌属细菌、微球菌、肠球菌、念珠菌属和厌氧菌临床意义尚难以确定，应结合患者的临床情况来考虑。在免疫损害宿主应重视特殊病原体（真菌、肺孢子菌、分枝杆菌及病毒等）的检查。以下检查结果具有诊断价值。b. 经筛选的痰液（涂片镜检鳞状上皮细胞<10 个/低倍视野，白细胞>25 个/低倍视野，或两者比例<1:2.5），连续 2 次分离出相同病原菌，有条件者标本应尽快在 10 分钟内送实验室做痰液洗涤和定量培养，分离到的病原菌浓度 $\geq 10^7$ CFU/ml。c. 血培养阳性，或肺炎并发胸腔积液经穿刺抽液分离到病原体。d. 下列任何一种方法获得的培养结果可认为非污染菌属：经纤维支气管镜或人工气道吸引采集的下呼吸道分泌物分离出浓度 $\geq 10^5$ CFU/ml 的病原菌，或经环甲膜穿刺吸引物（TTA），或防污染标本毛刷（PSB）经纤维支气管镜或人工气道采集的下呼吸道分泌物分离出病原菌，对慢性阻塞性肺疾病患者其细菌浓度必须 $\geq 10^3$ CFU/ml。e. 呼吸道分泌物中检查到特殊病原体（包括肺炎军团病菌）或呼吸道分泌物、血清及其他体液经免疫学方法检测证明（如 IFA），或有组织病理学证据。

④按 Pugin 的临床肺感染评分来诊断，可提高诊断的准确性。CIPS 将临床、肺影像学、生理学（PaO_2/FiO_2）和细菌学资料汇集、做综合判断，可提高 VAP 的诊断准确性。我们的研究显示，277 机械通气患者发生 227 例次 VAP，VAP 发生率：8.3 次/1000 通气日。临床诊断标准的敏感性：86.3%，特异性：29.3%，CPIS 的敏感性：72.7%，特异性：54.9%。Fabregas 等应用患者死后立即做肺穿刺组织学检查和定量培养来验证，CPIS 的敏感性为 77%，特异性 42%，另一研究，对 79 例疑似 VAP，将 CPIS 与以 BAL 培养结果建立的诊断进行比较，CPIS 的诊断准确性和特异性也不理想，但如果增加下呼吸道分泌物的革兰染色即增加诊断准确性。

（俞森洋）

490 • 如何根据临床肺部感染评分来诊断 HAP 和 VAP？

尽管 20 多年来已经有许多很好的研究，但在诊断 HAP 和 VAP 时，是否应用有创（支气管镜）或无创技术现仍在争论中。有创性技术有较好的敏感性和特异性。然而这些研究都是非常依靠阳性培养的阈值的。例如，Marquette 等发现，当以 10^6 CFU/ml 作为经气管吸引的阳性培养标准时，即与 PSB 有相似的诊断准确性，假阴性结果也显著降低，使更多的 VAP 得到确诊和合理的抗生素治疗。然而，至今尚缺乏前瞻性的研究结果来评价这些诊断方法对患者预后的影响，即根据患者临床情况来治疗或根据有创性检查结果来治疗，两者的病死率有何不同。因此迄今，有创性检查并没有成为诊断和治疗 HAP 和 VAP 的常规技术。在医生决定不采用有创而采用无创技术时，我们推荐应用 CPIS 评分

（表 3-16）诊断 HAP 和 VAP。CPIS 评分根据临床 7 项指标计分，如果总分大于 6 分则诊断为 HAP 或 VAP，应用抗生素 10~21 天，如果在第 3 天时，CPIS 评分仍少于 6 分，则停止抗生素治疗。

表 3-16　临床肺部感染评分计算*[+]

1. 体温（℃）

    ≥36.5 和 ≤38.4＝0 分

    ≥38.5 和 ≤38.9＝1 分

    ≥39.0 或 ≤36.0＝2 分

2. 血白细胞数/（$1×10^9$/L）

    ≥4 或 ≤11＝0 分

    <4 或>11＝1 分；+带状核形式≥50%＝+1 分

3. 气管分泌物

    无气管分泌物＝0 分

    非脓性气管分泌物存在＝1 分

    脓性气管分泌物存在＝2 分

4. 氧合：PaO_2/FiO_2（mmHg）

    >240 或 ARDS（ARDS 的诊断根据：PaO_2/FiO_2≤200，肺动脉楔压≤18mmHg 和急性双肺浸润影）＝0 分

    ≤240 和无 ARDS＝2 分

5. 肺部影像学

    没有浸润影＝0 分

    弥漫（或斑片）浸润影＝1 分

    局限性浸润影＝2 分

6. 肺浸润影的进展

    没有肺浸润影的进展＝0 分

    肺浸润影进展（在排除 CHF 和 ARDS 后）＝2 分

7. 气管吸引物培养

    致病菌[≠]培养：罕见或少量或没有生长＝0 分

    致病菌培养：中等或大量生长＝1 分

    培养与涂片革兰染色所见为相同病菌，加 1 分

注：ARDS：急性呼吸窘迫综合征；CHF：充血性心力衰竭；PaO_2/FiO_2：动脉血氧分压与吸氧浓度的比值，可称为氧合指数。*：由 Pugin 和 Coworkers 修订。+：CPIS 的基线评分是以前 5 个指标即体温、血白细胞计数、气管分泌物、氧合和肺浸润影特征为基础计算的，在 72 小时 CPIS 的计算则根据所有 7 个指标和考虑肺浸润影的进展和气管吸引物的培养结果。基线评分或 72 小时评分>6 分，考虑肺炎的诊断。≠：培养中为优势菌

（俞森洋）

191 · 如何规范 HAP 和 VAP 的诊断和治疗流程？

HAP 和 VAP 的诊治在不同的国家和地区有不同的流程，并且根据是否采用有创诊断技术也有不同方法。以下介绍 Singh 等主张的 HAP 和 VAP 的诊断和治疗流程（图 3-2）以及 2005 年美国胸科学会（ATS）公布的可疑 HAP 和 VAP 用无创方法的诊断策略（图 3-3）。

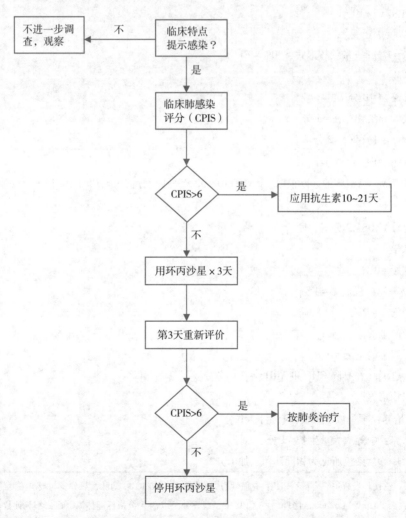

图 3-2　Singh 等主张的 VAP 诊断和治疗流程图

注：＊：在我国，因环丙沙星的细菌耐药率很高，可用左氧氟沙星、莫西沙星或有效头孢菌素代替

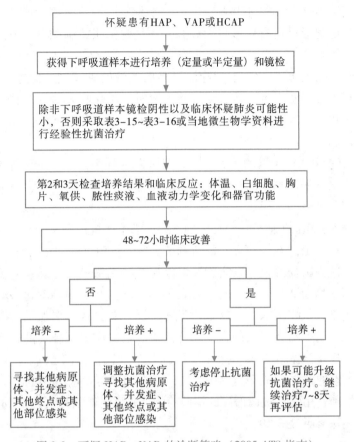

图 3-3 可疑 HAP、VAP 的诊断策略 (2005 ATS 指南)

注：收集不同标本（PSB、BAL）气管内吸出物的培养结果以及定量、半定量结果的不同，可能会影响抗生素是否停用

（俞森洋）

192 • 医院内肺炎应如何治疗？

医院内肺炎治疗方法如下。

（1）一般治疗：给予适当补液，维持水、电解质和酸碱平衡。发热和呼吸急促使不显性失去增加，补液有利于排痰和减少并发症。如伴胸痛可用少量镇痛剂，因胸痛可限制肺的膨胀，影响通气功能和分泌物的排出。如体温不过高（38℃）又无并发症，一般不用解热药，然而高热者应给予降温，以免诱发和加剧心力衰竭或急性冠状动脉功能不全。但要避免大量给予解热镇痛剂致使患者大汗淋漓而虚脱。平喘和祛痰药物的应用，一般有利于解除支气管痉挛和痰液的稀释排出，但强效镇咳剂应禁用。

（2）呼吸支持：如 $PaO_2 < 8.0kPa$（60mmHg），应给予氧疗，严重缺氧或伴 CO_2 潴留者

应予以气管插管和机械通气。

（3）胸部理疗：痰多黏稠、不易咳出者应给予翻身、拍背、振动或气管吸引，帮助痰液排出。鼓励或训练患者进行有效咳嗽。如合并支气管扩张或肺脓肿，若患者情况允许应行体位引流。

（4）气溶胶吸入和气道湿化：湿化疗法可降低痰液的黏稠度、促进黏液纤毛的廓清，尤适用于痰液黏稠、咳痰费力者。伴有支气管痉挛时可雾化吸入 β 受体激动剂，这主要用于 COPD 合并肺炎患者。雾化吸入抗生素有利于增加气道内抗生素的局部浓度，减少排菌，但治疗急性感染性肺炎，应与静脉注射抗生素同时应用。

（5）抗生素的选用：抗生素的正确选用，对医院内细菌性肺炎的治疗是关键性的。现临床常用的选药方法，根据临床的诊断过程大致可分为两个阶段：病原菌尚不明确时的经验性选用和致病菌明确后的选用。

1）经验性治疗：细菌性肺炎一经临床确诊，即需给予抗菌药物治疗。因为医院内肺炎病原菌中，革兰阴性杆菌占60%以上，故所选抗生素的抗菌谱必须主要针对革兰阴性杆菌。近年的资料表明，院内肺炎的核心致病菌大多数为 β-内酰胺酶阳性菌，对氨苄西林和第一代头孢菌素的耐药率均在95%以上，对青霉素类和大环内酯类耐药率达90%，因此宜选用第二、三代头孢菌素，氟喹诺酮类，或 β-内酰胺类抗生素加 β-内酰胺酶抑制剂（克拉维酸或舒巴坦）复合物。选用抗菌药物的强度和抗菌谱的范围应根据肺炎的轻重程度（轻中度或重度）和有无 MDR 致病菌感染的危险因素而定，没有 MDR 致病菌感染危险因素的 HAP、VAP，抗生素的选择较简单（表 3-17），而有 MDR 致病菌感染危险因素的 HAP 或 VAP，就要选择抗菌作用强、抗菌谱广的抗菌药物，并用足够剂量（表 3-18）。ATS 推荐的抗菌药物剂量和用法参见表 3-19。

表 3-17　没有 MDR 致病菌感染危险的 HAP、VAP 的经验性抗生素治疗

可能致病菌	推荐抗菌药物
肺炎球菌	头孢曲松
流感嗜血杆菌	或
甲氧西林敏感金黄色葡萄球菌	左氧氟沙星，莫西沙星，或环丙沙星
抗生素敏感的肠道革兰阴性杆菌	或
大肠埃希菌	氨苄西林-舒巴坦
克雷伯菌	或
肠杆菌属	厄他培南（ertapenem）
变形杆菌属	
黏质沙雷菌属	

表 3-18　需要覆盖 MDR 致病菌感染的 HAP、VAP 的经验性抗生素治疗

可能致病菌	推荐的抗菌药物
表 3-6 中列出的致病菌和 MDR 致病菌	抗假单胞菌头孢菌素类
铜绿假单胞菌	或
肺炎克雷伯菌（ESBL）	抗假单胞菌碳青霉烯类
不动杆菌属	或
	β-内酰胺类加酶抑制剂
	加
	抗假单胞菌氟喹诺酮类
	或
	氨基糖苷类
	加
MRSA	利奈唑胺或万古霉素
嗜肺炎军团病菌	大环内酯类

注：ESBL：指产超广谱 β 内酰胺酶的细菌；不动杆菌属：指产 MDR 的致病菌；MRSA：耐甲氧西林金黄色葡萄球菌

表 3-19　HAP、VAP 经验性初始治疗的抗菌药物剂量和用法（ATS 推荐）

抗菌药物	剂　量[*]
抗假单胞菌头孢菌素	
头孢吡肟	$1 \sim 2g$，$q8 \sim 12h$
头孢他啶	$2g$，$q8h$
碳青霉烯类	
依米配能	$500mg$，$q6h$ 或 $1g$
美洛培南	$1g$，$q8h$
β-内酰胺类/酶抑制剂	
（哌拉西林/他唑巴坦）	$4.5g$，$q6h$
氨基糖苷类	
庆大霉素	$7mg/(kg \cdot d)$
妥布霉素	$7mg/(kg \cdot d)$
阿米卡星	$20mg/(kg \cdot d)$
抗假单胞菌喹诺酮类	
左氧氟沙星	$750mg/d$
环丙沙星	$400mg$，$q8h$
万古霉素	$15mg/kg$，$q12h$
利奈唑胺	$600mg$，$q12h$

注：*：此推荐剂量是基于正常的肾功能和肝功能。这些药物的推荐剂量是否适合我国人群尚有待研究

根据我国大城市医院所统计的医院内肺炎病原，铜绿假单胞菌为最常见致病菌，混合感染占相当比例，以及合并真菌感染有增多趋势。在选用抗生素时应予以兼顾。选用铜绿假单胞菌有效的广谱抗生素，如哌拉西林、泰门汀，头孢他啶、头孢哌酮、环丙沙星等，也可联合用药，β-内酰胺类抗生素（抗假单胞菌青霉素类及第二、三代头孢菌素）加氨基糖苷类（庆大霉素、妥布霉素、阿米卡星）合用有协同作用，抗菌谱能覆盖大多数革兰阴性菌（包括假单胞菌属）和厌氧菌。虽然也能覆盖革兰阳性菌，但对金黄色葡萄球菌感染的疗效也许会不够理想。氨基糖苷类的问题还包括有潜在的肾毒性，其穿透进入感染气道的能力较差，气道内的浓度低于血清浓度的 40%。感染的气道分泌物的酸性 pH 也可能影响氨基糖苷类的杀菌活性。氨曲南是一单环类 β 内酰胺抗生素，对革兰阴性菌、包括假单胞菌属有很强的抗菌活性，但对厌氧菌和革兰阳性菌无明显作用。虽然氨曲南的抗菌谱与氨基糖苷类相似，但无明显的肾毒性。氨曲南不被大多数 β 内酰胺酶水解，故对耐青霉素和头孢菌素的革兰阴性菌丛仍有抗菌活性，但与青霉素或头孢菌素无明显协同作用。

氟喹诺酮类如环丙沙星、氧氟沙星、左氧氟沙星、是广谱抗生素，用以治疗院内肺炎，对革兰阴性菌（包括假单胞菌属）和革兰阳性球菌（包括对甲氧西林敏感或耐药的金黄色葡萄球菌）均有很好的抗菌活性，但对肺炎球菌和厌氧菌的抗菌活性较不肯定。多医疗中心报道了 100 例需住院治疗的医院内或社区获得性肺炎，先静脉给予后口服氧氟沙星（400mg，每 12 小时一次），结果治愈率为 71%，好转 24%，只有 5% 的患者无效。氟喹诺酮类的优点是对产 β 内酰胺酶的细菌仍有抗菌活性，呼吸道组织内的药物浓度水平很高，不良反应较少，可用于对青霉素类和头孢菌素类过敏的患者。

当怀疑为厌氧菌或嗜氧和厌氧菌混合感染时，可加用克林霉素或甲硝唑来做经验性治疗。当患者有大量误吸，患有牙周或牙龈疾病、坏死性肺炎，尤其是有肺脓肿形成时，有必要进行抗厌氧菌治疗，加用克林霉素或甲硝唑。克林霉素对革兰阳性菌也有很好抗菌活性，与对革兰阴性菌有效的抗生素合用，作为医院内肺炎的经验性治疗是恰当的。

将抗假单胞菌青霉素和第 3 代头孢菌素联合应用来进行双 β 内酰胺治疗已在临床上应用，以避免与氨基糖苷类联用时的肾毒性。但有人对此做法的效果表示怀疑，因为这两种抗生素均是广谱的，联合应用并无协同作用。此外，同时应用两种 β-内酰胺可能刺激 β-内酰胺酶产物的增多，导致急性耐药菌的增加。而氨基糖苷类不影响 β-内酰胺酶及其产物。

当怀疑肺炎军团病菌感染时，应加用大环内酯类药物（如红霉素、罗红霉素），尤其是肺炎严重，累及胸膜，心肌、中枢神经系统和肾等多种器官时，经验性治疗加用红霉素是恰当的，至少用到病原学诊断明确以后。当表明有葡萄球菌感染，尤其是证明为耐甲氧西林葡萄球菌（MRSA）感染时，可用万古霉素、替考拉宁或利奈唑胺。复方新诺明对革兰阴性肠菌以及其他革兰阴性菌，如肠杆菌属、不动杆菌属、枸橼酸菌属、洋葱假单胞菌、嗜麦芽假单胞菌（对其他抗生素常耐药）均有很好的抗菌活性。对许多常见的感染，如肺炎球菌肺炎，嗜血流感杆菌肺炎和卡他摩拉菌感染也有很好抗菌活性，对一些条件致病微生物，如肺孢子菌，奴卡菌属感染也有效。但除怀疑条件致病微生物感染以外，复方新诺明一般不用于医院内肺炎的经验性治疗。

2）病原学明确以后的治疗：经过各种病原学检查，明确医院内肺炎的致病微生物后，即可有针对性地调整和选用对致病原更有效的抗菌药物。调整和选择抗菌药物的依据是：初始经验性治疗的疗效和反应，致病原的类型及其抗生素的药敏结果。医院内肺炎常见致病原的抗菌药物选择参看表 3-20。

表 3-20　通气机相关肺炎常见致病原的抗生素治疗

致病原	首　　选	次　　选
铜绿假单胞菌	哌拉西林、头孢他定、美洛西林、替卡西林	亚胺培南、左氧氟沙星或加氨基糖苷类
革兰阴性杆菌	哌拉西林，泰门汀，第三、四代头孢菌素，亚胺培南、美罗培南	左氧氟沙星或加氨基糖苷类
嗜血流感杆菌	氨苄西林、头孢孟多	头孢呋辛、第三、四代头孢菌素
金黄色葡萄球菌	奈夫西林、苯唑西林	头孢孟多、万古霉素
肺炎球菌	青霉素、红霉素、头孢唑林	头孢呋辛
厌氧菌	青霉素、克林霉素或加甲硝唑	
支原体	红霉素、克拉霉素、罗红霉素	四环素
真菌	氟康唑、卡泊芬净	伏立康唑、米卡芬净、两性霉素 B

3）几种耐药菌的抗生素选择

铜绿假单胞菌：对单药治疗易产生耐药性，故主张联合用药，虽然联合用药的有效性尚未被证实。联合用药的方法多为：抗假单胞菌 β-内酰胺类加氨基糖苷类，或加氟喹诺酮类。也有报道以雾化吸入氨基糖苷类或多黏菌素作为全身用抗生素的辅助治疗的。

不动杆菌属：不动杆菌对许多抗生素天然耐药。最有效的抗生素是碳青霉烯类，氨苄西林-舒巴坦或哌拉西林-舒巴坦中的舒巴坦成分也有报道证明其良好效果，甚至对依米配能耐药的菌株也有效。多黏菌素（colistin）静脉用或气雾吸入也有一定疗效。

产 ESBLs 的肠杆菌属：应避免应用 3 代头孢菌属，对 4 代头孢菌属头孢吡肟（马斯平）的效果有争议。可靠的选择是应用碳青霉烯类。对氨基糖苷类和氟喹诺酮类也很可能耐药。对哌拉西林/他唑巴坦的效果并不肯定，虽有报道用它治疗 VAP，与其他抗生素比较，病死率较低。

MRSA：应用万古霉素是通常的选择，但文献报道 MRSA 肺炎应用万古霉素标准剂量（1g，1 次/12 小时）的临床失败率达 40%或更高，与利福平，氨基糖苷类或其他抗生素合用的疗效，尚无前瞻性研究证明，对药代动力学的研究显示，万古霉素治疗失败可能与其剂量不足有关，因此很多医生主张应达到 15mg/L 或更高的血浓度，但这种持续注射的方法也没有前瞻性的研究证明比常规方法更有效。

有研究证明利奈唑胺（linezolid）治疗 MRSA 肺炎至少与万古霉素同样有效，是否疗效更好还有待证明，但万古霉素的肾毒性和增加剂量后需频繁监测血药浓度，使利奈唑胺的临床应用更具好处。

（6）综合治疗和免疫生物治疗：医院内肺炎患者往往有各种严重基础疾病，并可能有营养不良、免疫功能障碍、酸碱平衡失调及电解质紊乱以及多脏器衰竭等情况合并存在，因此应采取综合性治疗措施，在选用高效安全抗生素同时，抓紧对患者基础疾病和合并症的处理，以便取得治疗肺炎的较好疗效。

医院内肺炎的免疫治疗研究近年来取得了明显的进展，如研制了具有高免疫性的免疫球蛋白注射剂（IGIV），IGIV 含抗铜绿假单胞菌常见血清型的抗体滴度比通常市售的 IGIV 制剂高 5 倍，临床初步试用可改善医院内铜绿假单胞菌肺炎患者的存活率、疗效超过单用抗生素的效果。一些抗内毒素抗体、细胞因子的抗体及受体拮抗剂，抗感染反应物质等目前也正在应用分子生物学技术进行研制或临床试用过程中，为生物和免疫治疗肺炎开辟了一条崭新途径，但这些方法目前仍未达到临床普遍应用阶段。

（7）治疗失败的可能原因：医院内肺炎治疗后效果不佳，应认真查找原因，并针对原因采取措施。常见的治疗失败的原因有：病原学的诊断错误，抗菌药物选用不当，药物剂量不足，细菌产生耐药性，治疗过程中发生继发感染，二重感染，或发生药物毒性反应和过敏反应（如药物热）；没有采取综合治疗，如没有采取措施治疗患者的心力衰竭、糖尿病、水电解质失衡和酸碱紊乱等。

（俞森洋）

193 • 何谓"吸入性肺炎"？如何诊断吸入性肺炎？

吸入性肺炎（aspiration pneumonia，AP）是指口咽部分泌物、胃内容物或其他刺激性液体被吸入下呼吸道，吸入同时可将咽部寄殖菌带入肺内，先是引起化学性肺炎或损伤，后产生继发性细菌性肺炎，是老年人常见的肺感染和重要死因。

如何诊断吸入性肺炎？诊断吸入性肺炎，应关注两点，一是有无误吸的危险因素和证据，二是有无肺炎的诊断依据。误吸的危险因素包括：高龄老人，常在脑血管病、帕金森病、吞咽困难、咳嗽反射减弱、饮水或进食后呛咳、噎塞、流涎、说话时发出咕噜声、牙周病、口腔卫生差或建立人工气道、管饲食物、胃食管反流或在发生呕吐、昏迷、癫痫大发作、醉酒等情况后（表 3-21）。如果气管中咳出或吸出食物、管饲饮食物，即为误吸的直接证据。有些患者可无明显的误吸诱因和证据，而是隐性误吸，可通过对患者的咳嗽反射和吞咽功能的评估，胃食管反流的检查（胃食管 pH 监测）作为辅助证据。

表 3-21　误吸的危险因素

癫痫的发作
意识水平的减低，由于创伤、酒精过量、过多应用镇静剂或全身麻醉
意识水平减低的患者发生恶心、呕吐
脑卒中，中枢系统疾病：阿尔茨海默病，肌萎缩侧索硬化，帕金森病，重症肌无力
吞咽功能障碍，包括吞咽过程缓慢、吞咽肌无力、食管肌肉运动障碍致吞咽困难
心脏停搏
隐性误吸（发生误吸但没有明显的咳嗽或呼吸困难）

口腔卫生差或牙周病：口咽部病原菌定植增多

气管插管和机械通气：口咽部分泌物增多，咳嗽反射减弱，分泌物沿气囊壁微误吸

管饲饮食：食管相对关闭不全，胃内容反流，胃管位置不当或在食管内，对管饲食物不忍受

免疫功能和肺防御功能的降低：如创伤、休克、皮质激素治疗等

（俞森洋）

194 • 吸入性肺炎的临床表现有哪些？

吸入性肺炎的表现除常见的征象，如：发热、寒战、胸痛、咳嗽、咳黄色脓痰，听诊肺内有湿性啰音，外周血白细胞总数，分类中性粒细胞增高。老年人可表现不典型，如无寒战、发热、咳嗽，而以谵妄、意识障碍、跌倒、呼吸频率增快为初始的突出表现。此外，有以下特点：①胸部 X 线片或肺 CT 常显示：上叶后段或下叶背段和后基底段的新的浸润阴影。右肺比左肺更常见。②症状可轻可重，视吸入物的多少、性质而定，误吸后即可出现呼吸困难，呼吸频率快，但马上摄胸片可以阴性，24~48 小时后才出现浸润影；③可反复发生。④血 C 反应蛋白，降钙素原增高。

（俞森洋）

195 • 吸入性肺炎的常见致病菌有哪些？

有统计表明：医院外发生的吸入性肺炎单纯厌氧菌所致者约 60%，厌氧菌与需氧菌混合感染约 30%，单纯需氧菌感染仅占少数。而医院内发生的吸入性肺炎，厌氧菌与需氧菌的混合感染约占 50%，单纯厌氧菌所致者约 17%，其余为需氧革兰阴性菌感染。常见的厌氧菌有：消化球菌、消化链球菌、梭形杆菌、脆弱类杆菌等。常反复发生，成为难治性感染，并发展为机化性肺炎、"蜂窝肺"。

（俞森洋）

196 • 如何评估患者的咳嗽反射和吞咽功能？

有多种方法，临床检查包括：口腔控制和食物残余、舌的动度、喉部上抬、位移、发音质量、会厌闭合功能、吞咽后咳嗽、辅以颈部听诊、人工气道者给予着色食物、观察气道吸引物中是否有着色物质。吞咽困难的临床表现有：口中流涎或漏出食物，吞咽触发延迟，吞咽前、中或后咳嗽，口腔中食物堆积，鼻部漏出食物或液体，进食时间延长等。在临床上目前检查吞咽功能异常较普遍采用的方法如下。①电视透视吞咽评估（VFSS），VFSS 是观察口腔、咽、喉和上消化道解剖和吞咽功能的录像带或荧光屏数码图像。患者直坐，摄像取后前位和侧位，让患者吞咽适量的硫酸钡（可混入不同黏稠度的食物或饮料），

观察显示器上的 X 线透视图像，同时录像或数码形式记录以做进一步分析。VFSS 过程中还可测试头部姿势对吞咽动作的影响。②吞咽激发试验（SPT）或简易吞咽激发试验：用一根细导管经鼻置于喉上方，注入 1ml 蒸馏水，测定随后出现吞咽动作的时间（潜伏时间），Nakazawa 等比较了健康老人，无吸入肺炎史的老年痴呆患者以及患吸入性肺炎的老年患者的吞咽潜伏时间分别为（1.2±0.1）秒，（5.2±0.6）秒和（12.5±3.0）秒；此外，经鼻导管吸入不同浓度的枸橼酸确定咳嗽阈值，结果 3 组患者的咳嗽阈值分别是：（2.6±4.0）mg/ml，（37.1±16.7）mg/ml 和>360mg/ml。③水吞咽试验（WST）：要求患者在 10 秒内饮水 10～30ml，饮水过程中无中断无吸入证据为正常。第一次先饮 10ml，其敏感性和特异性为 71.4%和 70.8%；第二次饮 30ml，敏感性和特异性为 72.0%和 70.3%。Teramoto 认为 SPT 较 WST 法更简便有效。④其他：目前有人采用纤维内镜，闪烁显像，肌电图描记和压力测定等来评估患者的吞咽功能和误吸危险。

（俞森洋）

197 • 如何治疗吸入性肺炎？

（1）胃酸吸入早期为化学性肺炎和急性肺损伤，使用糖皮质激素尚有争议，有人主张短时间大剂量应用，促进肺部非特异性炎症的吸收。有人主张静脉给予大剂量乙酰半胱氨酸，但缺乏循证医学的证据。不需要应用抗生素，但吸入细菌性分泌物或继发细菌感染则需应用广谱抗生素治疗，美国胸科学会（ATS）推荐应用：β-内酰胺/β-内酰胺酶抑制剂，克林霉素或碳青霉烯类。为加强抗厌氧菌感染，可加用甲硝唑、替硝唑、奥硝唑或左旋奥硝唑。

（2）早期应用支气管镜吸引：如果吸入较多量食物，或发生大叶肺不张，可经纤支镜行支气管吸引，必要时行支气管灌洗。但吸入单纯液体或胃酸，则不主张灌洗。如果是高龄老人或病情危重者，在气管插管和机械通气，较高吸氧浓度下进行操作比较安全。

（3）若吸入后诱发 ARDS 或大面积的肺炎，患者发生严重顽固性缺氧或二氧化碳潴留，应给予呼吸支持。

（4）不提倡常规应用肾上腺皮质激素，但有以下指征时可考虑短期给予中小剂量的激素：①发生严重的脓毒症（sepsis）；②急性呼吸窘迫综合征（ARDS）；③误吸早期发生严重的支气管痉挛。

（俞森洋）

198 • 如何预防吸入性肺炎？

（1）调整饮食：①进餐前让患者安静休息 30 分钟，进餐时让患者集中精力进食，避免边进食边看电视或与人交谈；②进食或管饲时，保持坐位或高枕卧位，进食后仍保持此体位 30 分钟；③患者颈部微屈，采用下颏向下（chin-dow）可减少某些吞咽困难患者的误吸；④阿尔茨海默病、偏瘫、口咽区疾病或损伤的患者，可无意地在其颊部潴留食物，应在其进食时或进食后检查口腔（包括义齿下）。如果在口腔内储留食物，就有发生噎塞和误吸危险。故对患偏瘫或口咽疾病者，喂食时应将食物放在口内没有麻痹或无力的那一侧。经口进食者，调整患者的进食速度和每一口的量，增加食物的稠度（以固体或糊状食物来代替液体食物），避免吞咽时呛咳。

（2）增强咳嗽功能：有人主张应用辣椒素和血管紧张素转换酶抑制剂增加血和气道 P 物质浓度，增强咳嗽和吞咽功能；有适应证者，进行口腔吞咽康复训练。

（3）管饲饮食：偶尔进食呛咳患者不一定改用管饲饮食，有学者认为：没有证据支持管饲饮食可减少晚期痴呆患者吸入性肺炎的发生率。但对于有严重吞咽困难，进食时频繁呛咳，反复发生吸入性肺炎的患者仍应改口服为管饲饮食。管饲饮食可避免吞咽引起的呛咳和误吸，但胃管的存在因损害下食管括约肌的功能，又增加反流和误吸的危险。为减少误吸曾尝试改变胃管的粗细和远端的放置位置，然而有研究显示，胃管的粗细并没有减少胃食管反流（GER）和微误吸事件。胃管置于食管内增加反流，置于幽门以下可减少反流。长期吞咽功能障碍或长期机械通气患者需行经皮胃造口或空肠造口术，经皮肠饲管比较好固定，使下食管括约肌旁路，尤其是经皮空肠造口管可减少大容量误吸事件，但改变下食管括约肌张力，仍有吸入唾液和反流性胃内容物的可能。管饲饮食患者可采用以下措施来防止吸入性肺炎：①对有误吸高度危险者推荐持续（而不是间歇）管饲，持续滴注或用鼻饲泵在 16~20 小时内将一天的食物匀速注入，晚上休息 4~8 小时。管饲速度<150ml/h。对于经皮内镜胃造口置管患者比较用鼻饲泵辅助和重力控制滴入，鼻饲泵泵入者发生呕吐、反流和误吸较少；②仰卧位增加 AP 发生率，如无禁忌，床头宜抬高 30°~45°；③询问患者有无上腹饱胀、恶心、欲吐、反胃、胃灼热等症状，检查是否有腹胀，肠鸣音是否减弱，评估患者胃肠蠕动和胃排空情况，在喂食 2 小时后，胃内残留容量应<10ml，最多不超过 100ml，<200ml 的误吸率为 20%~26%，当胃内残留量>200ml 时误吸率增加至 25%~40%。故有些专家认为，鼻胃管喂食时胃内残留量>200ml，经皮胃造口管喂食时胃内残留量>100ml 时应暂停喂食；如果致命性误吸事件仍继续发生，可能需要考虑行气管切开和用缝线缝合喉的入口处。④存在胃排空减慢时，可给予促胃肠动力药物，如莫沙比利、多潘立酮、红霉素等。

（4）机械通气患者吸入性肺炎的预防：①气管插管患者严禁经口进食；②鼻饲前吸净呼吸道痰液及分泌物，避免在进餐时或餐后半小时内吸痰，减少刺激，避免胃内容物反流；③对需建立人工气道者，提倡应用持续声门下吸引；Scherzer 复习 6 篇共 1848 例机械通气患者行声门下吸引预防呼吸机相关肺炎（VAP）的前瞻性随机对照临床研究，结果均一致显示：接受声门下引流的患者 VAP 的发生率显著减低。美国胸科学会已将持续声门下吸引作为最高证据水平的预防 VAP 的措施来推荐，除了持续吸引，也可以间歇或手工声门下吸引。④做好口腔护理，治疗牙周病、龋齿等，及时吸净患者口咽部和气囊上分泌物；⑤避免呼吸机管道内的冷凝水倒灌进患者气道。⑥有人主张用选择性消化道去污染（SDD）法减少 AP 发生率，但确切效果尚未证明。⑦减少或避免应用镇静剂、镇痛剂和肌松剂，避免长期应用抑制胃分泌制剂。

（俞森洋）

199 • 近年来铜绿假单胞菌肺部感染有哪些特点？

铜绿假单胞菌是一种条件致病菌。近年来由于广谱抗生素、激素及免疫抑制剂的广泛应用，器官移植及胸腹等大手术的增加，人工气道机械通气的推广，重症监护病房（ICU，RICU）的建立使危重症的抢救成功率增加、生存期延长和病例积累、社会人口老龄化、慢性阻塞性肺疾病（COPD）发病增加等多种因素，使革兰阴性杆菌肺炎发病明显增加，其中以铜绿假单胞菌最为显著。根据我们的经验，并复习国内外近几年的有关资料，铜绿假单胞菌肺部感染有以下特点。

（1）发生率高，已成为最常见的医院内肺感染：医院内肺炎中铜绿假单胞菌分离率约为 10%～35%。Ibrahim 等的流行病学调查发现：早发性医院内肺炎最常见病原菌为铜绿假单胞菌（25.1%），而晚发性医院内肺炎最常见病原菌也是铜绿假单胞菌（38.4%）。中国医科大学报道的医院内肺炎病原菌中，铜绿假单胞菌占 16.7%。这些统计资料均表明，无论是国外国内，或我国的南方或北方，铜绿假单胞菌的肺感染率，在医院内肺炎的致病原中已据最重要地位。

（2）主要发生于有基础疾病的患者，正常人群中很少发病：上海中山医院报道的 65 例铜绿假单胞菌感染全部有基础疾病，以 COPD（39 例）、免疫功能抑制（15 例）和胸腹部手术（9 例）最常见，部分有多种疾病或易感因素。55 例（85%）为院内感染。上海长征医院报道的 50 例呼吸科病房组铜绿假单胞菌肺炎中 84% 有基础疾病，其中 21 例为 COPD。30 例 ICU 组病例中则全部伴严重基础疾病，包括多脏器功能衰竭（11 例）、严重创伤（8 例）、白血病（5 例）、颅脑手术后（5 例）、COPD（4 例）和其他恶性肿瘤（4 例）。在我们医院呼吸病房、凡接受气管插管和机械通气一周以上者，几乎 100% 均可在经气管吸引的痰中培养出铜绿假单胞菌，铜绿假单胞菌肺感染的发生率也很高。

（3）除少数患者有咳黄绿色痰外，多无特征性表现：大多数铜绿假单胞菌分泌绿脓菌素和荧光素，因此传统的教科书中均强调铜绿假单胞菌肺感染患者咳蓝绿色或黄绿色脓性痰为其特征性。但近年的文献报道，仅 1/4～1/3 的病例有黄绿色痰液。综合上海中山医院和长征医院的报道，铜绿假单胞菌肺炎患者只有 18% 咳黄绿色痰，其他临床表现多无特征性。常见有发热（50%～87%）、咳脓痰（68%～80%）、胸痛（16%）和肺部湿性啰音（64%～74%）等。血白细胞和中性粒细胞增多患者分别占 40%～46% 和 57%。X 线检查主要为单侧（24%～53%）和双侧（28%～35%）斑点和片状渗出阴影、部分伴有空腔（8%）、胸腔积液（10%）、肺不张（6%）和气胸（2%）表现。Unger 将受累肺叶内迅速出现的多发性小空洞称之为"铜绿假单胞菌海绵肺"，恢复期出现肺大疱均是铜绿假单胞菌的特征性 X 线表现，但近年的文献报道中均不多见。上海中山医院报道的 65 例中 22 例做 2 次以上血培养，其中 9 例（9/22）有菌血症，均为免疫抑制患者。

（4）常规痰培养作病原学诊断可靠性差：因为铜绿假单胞菌肺感染常发生于有基础疾病患者，这些患者常应用抗生素或住院治疗，他们的口咽部常有革兰阴性菌，尤其是铜绿假单胞菌定植，咳痰标本难免不受口咽部寄殖菌污染。此外，医院环境中到处散布和存在铜绿假单胞菌，在留置痰液、送检和培养过程中也容易遭受污染。因此，常规痰培养阳性并不一定表明患者为铜绿假单胞菌肺感染。但若为铜绿假单胞菌纯培养或采用匀化定量培养法，结果菌浓度>10^5/ml，则有较大的临床意义。近年来提倡对有指征者采用更可靠的病原学诊断技术：经纤支镜保护性毛刷采样（PSB）、保护性支气管肺泡灌洗（BAL）加细菌定量培养法。其结果与经皮细针活检的结果符合率达95%以上。血培养或胸水培养的阳性结果也具有较高的诊断价值。

（5）细菌的耐药率增高：对铜绿假单胞菌进行的耐药性监测表明，铜绿假单胞菌对常用抗生素的耐药率不断增加。上海长征医院报道37株ICU分离的铜绿假单胞菌对11种受试抗菌药物的耐药率分别是：对庆大霉素耐药率为43%，头孢噻肟38%，头孢曲松32%，阿米卡星14%，环丙沙星8%，哌拉西林8%，头孢他啶8%，亚胺培南和西司他丁5%。

上海中山医院报道259株铜绿假单胞菌用HZ-定量细菌药敏板测试的抑菌浓度（MIC）结果分析，8种受试抗菌药物对259株铜绿假单胞菌MIC_{90}无一在敏感范围内。受试药物中抑菌率最高的为阿米卡星（91%），其次为环丙沙星（90%），再次为庆大霉素（78%）和头孢他啶（78%）。不同标本来源的铜绿假单胞菌耐药率差异明显，痰液中分离的铜绿假单胞菌耐药率较高，血和尿液分离菌株耐药率较低。8种抗菌药物对铜绿假单胞菌抑菌率仅为55%~91%。

（6）抗生素疗程需长：抗菌药物的选择是治疗铜绿假单胞菌肺炎的关键，应根据细菌药敏试验的结果来选用。在取得药敏结果前则根据患者病情、肝肾功能、既往抗生素应用史，结合当地耐药菌流行情况经验性选药。可选用的抗菌药物很多，有β-内酰胺类（磺苄西林、羧苄西林、哌拉西林、替卡西林、阿洛西林、美洛西林、头孢他啶、头孢哌酮、伊米配能、氨曲南、替门汀、舒普深）、氨基糖苷类（庆大霉素、妥布霉素、阿米卡星、奈替米星等）、喹诺酮类（环丙沙星、氧氟沙星、氟罗沙星、司帕沙星等）等。严重的铜绿假单胞菌肺炎可联合用药，常用β-内酰胺类加氨基糖苷类、也可用喹诺酮类加氨基糖苷类。至于青霉素类加头孢菌素类是否有协同或相加的杀菌作用尚有不同意见。应用的疗程应足够长，一般应用到临床感染症状和体征消失，痰菌培养阴性，肺阴影基本消散。为求彻底治愈，以免造成耐药菌株出现，给以后治疗带来更大困难。对于已有肺脓肿形成或在囊性纤维化、支气管扩张、气管切开和机械通气基础上的铜绿假单胞菌继发肺感染，可考虑在全身用药的基础上加用局部药物治疗，如经纤维支气管镜行支气管灌洗并支气管内注射有效抗生素、气管滴注或雾化吸入有效抗生素等。

（7）治愈率低，病死率高：由于铜绿假单胞菌肺炎患者大多有基础疾病、免疫功能低下，加之细菌耐药率较高等因素，故铜绿假单胞菌肺炎的治愈率低，病死率高。上海长征医院报道ICU组铜绿假单胞菌肺炎，治愈率仅40%，病死率高达29%。而普通病房呼吸科的治愈率为71%。上海中山医院报道的65例下呼吸道铜绿假单胞菌感染中追踪随访62例，死亡19例，病死率为31%。影响预后的重要因素有患者的基础疾病严重程度、免疫功能状态、细菌的耐药状况及抗菌药物的选择和其他治疗是否正确及时。

（俞森洋）

200. 何谓多耐药菌？何谓泛耐药菌？临床上遇到多耐药菌、泛耐药菌的治疗策略？

（1）定义：目前，由于缺乏有效的治疗策略，多药耐药（multidrug resistance，MDR）及泛耐药（pandrug-resistant，PDR）革兰阴性杆菌，特别是铜绿假单胞菌、鲍曼不动杆菌、克雷伯菌引起的感染已成为临床医师面临的一个非常棘手的问题。

国内外文献关于多药耐药及泛耐药革兰阴性杆菌的定义分歧很大。多药耐药，又称为多重耐药，英文字头 multi，源于拉丁文，意即"许多"。一般来讲，多药耐药铜绿假单胞菌是指对下列 5 种药物中至少 3 种以上耐药（少数文献定义为至少 2 种以上耐药），包括氨基糖苷类、碳青霉烯类、对铜绿假单胞菌有活性的青霉素类、头孢菌素类及氟喹诺酮类。多药耐药鲍曼不动杆菌和上述定义类似，是指对具有抗鲍曼不动杆菌活性的药物中至少 3 种以上耐药。泛耐药，英文字头 pan，pan 源于希腊文，意即"每一个"，"对所有"，从字面上也表明耐药的范围远超过多药耐药。一般来讲，泛耐药铜绿假单胞菌是指对目前所有具有抗铜绿假单胞菌活性的药物均耐药，包括具有抗铜绿假单胞菌活性的青霉素类、头孢菌素类、碳青霉烯类、单环 β-内酰胺类、氟喹诺酮类、氨基糖苷类、多黏菌素类均耐药。泛耐药鲍曼不动杆菌是指对所有具有抗鲍曼不动杆菌活性的药物均耐药，包括上述 7 类药物以及舒巴坦、四环素类（部分文献将泛耐药菌与多药耐药菌混为一谈，部分文献将泛耐药菌定义为对除多黏菌素类以外的目前可得到的抗生素耐药）。

（2）治疗策略：对于泛耐药革兰阴性杆菌感染，因为研发新药的速度远远不及药物耐药的速度，医生们面临着束手无策的境地。要从根本上解决这个问题，关键在于预防和控制多药耐药菌和泛耐药菌。包括：①加强医务人员的手卫生，避免交叉传染。②医疗机构应当对多重耐药菌感染患者和定植患者实施隔离措施，首选单间隔离。③重视病原学检查，合理使用抗菌药物。选用药物时参考药动学、药效学参数，对时间/浓度依赖型药物选用不同的给药剂量、间隔和疗程，注意及时、足量，避免疗程过长。④对于重症肺炎，采取"降阶梯策略"。起初病原学不明确时，经验性选用广谱抗生素覆盖，病原学明确后根据药敏调整为相对窄谱的抗生素（靶向治疗），尽量缩短疗程。"降阶梯策略"和"抗生素轮替策略"类似，在实际操作上存在诸多困难。

临床上遇到泛耐药菌，可尝试但无循证医学依据的应对方法包括：①选择作用机制不同的药物联合应用，每种单药兼备多个作用机制或靶位。②持续静脉注射 β-内酰胺类抗生素，使血药浓度在有效杀菌浓度之上但毒性可耐受，目的是使 t>MIC 远远超过常规要求的 40%～50%。已取得成功经验的药物包括头孢他啶和哌拉西林/他唑巴坦。

对于多药耐药革兰阴性杆菌感染，除上述的方案，可供借鉴的方法包括：①静脉注射或雾化吸入多黏菌素 E，单药应用或与其他药物联合应用，已有很多有效治疗多药耐药革兰阴性杆菌感染的报道。目前认为，早期临床实验观察到的毒性多数是由于应用不适当的剂量所致，目前临床研究的多数剂量是安全有效的，不良反应（肾毒性）是可接受的。②替加环素（tigecycline），单药应用或与其他药物联合应用。体外研究证实，替加环素对多种医院获得的难治性感染菌有效，包括：产超广谱酶的革兰阴性杆菌，多药耐药的嗜麦芽窄食单胞菌，对黏菌素耐药的阴性菌，耐万古霉素的肠球菌，耐利奈唑胺的肠球菌，耐甲氧西林的金黄色葡萄球菌和厌氧菌。但是，替加环素对铜绿假单胞菌效果差。

（李洪霞）

201 · 如何鉴别呼吸系统的真菌定植和真菌感染?

目前侵袭性真菌感染的发病率不断上升，鉴别呼吸系统的真菌定植和感染是临床医生常感困惑的一个问题。下面的一些方法可能有助于鉴别诊断。

（1）组织病理学：病理组织学、细胞病理学或直接镜检来自针吸或活检的肺组织标本发现真菌并伴有相应的肺组织损害，是确诊侵袭性肺真菌感染的"金标准"。例如发现非酵母菌的丝状真菌（曲霉菌显示为粗细较均匀、呈45°分叉、放射状分布的有隔菌丝。毛霉菌显示为粗细不均、成直角、粗大无分隔的菌丝）；发现酵母细胞（隐球菌显示为有厚荚膜的芽生酵母。念珠菌显示为真菌丝或假菌丝）；发现肺孢子菌包囊、滋养体或囊内小体。

（2）组织培养：来自正常无菌且临床或影像学异常的部位，针吸或活检的肺组织标本培养发现真菌并伴有感染性疾病的过程，可确诊侵袭性肺真菌感染。需要说明的是，目前尚无肺孢子菌的体外培养技术。

（3）无菌体液培养：血液、胸腔积液培养发现真菌并与感染性疾病的过程相一致，可确诊侵袭性真菌感染。例如，发现霉菌（镰刀霉菌种）；发现酵母菌或酵母样真菌。需要说明的是，血培养发现曲霉几乎总是代表污染，血培养发现青霉属（除外马尼菲青霉菌）真菌培养阳性时需结合临床，排除标本污染。目前尚无肺孢子菌的体外培养技术。

（4）真菌抗原检测

G试验：是检测真菌细胞壁的成分1,3-β-D-葡聚糖（BDG），BDG存在于各种真菌细胞壁，包括酵母菌、霉菌、肺孢子菌等，但接合菌和新生隐球菌细胞壁不含BDG或含量极低。当发生侵袭性真菌感染时，BDG可以从真菌胞壁释放进入血液中，而真菌定植在口腔、泌尿道、支气管时BDG极少释放入血，因此血清BDG检测有助于鉴别真菌侵袭与定植，是诊断侵袭性肺真菌感染（例如侵袭性肺念珠菌病、侵袭性肺曲霉菌病、肺孢子菌肺炎等）的方法之一。但存在一定的假阳性和假阴性，目前国内外专家倾向于将G试验连续2次阳性作为"临床诊断"侵袭性肺真菌感染的微生物学标准之一。

GM试验：是检测曲霉细胞壁的成分半乳甘露聚糖（galactomannan，GM）抗原，GM是一种多糖抗原，广泛存在多种曲霉的细胞壁上，当曲霉在组织中侵袭、生长时可释放进入血循环，而曲霉定植时极少释放入血。因此GM检测有助于鉴别曲霉侵袭与定植。但存在一定的假阳性和假阴性，目前国内外专家倾向于将GM试验连续2次阳性作为"临床诊断"侵袭性肺曲霉菌感染的微生物学标准之一。

（5）痰真菌培养及涂片

曲霉菌属：痰标本分离出曲霉菌的临床意义取决于患者的免疫状态。在免疫功能健全的患者，痰标本分离出曲霉菌几乎总是代表定植，但应考虑进一步检查（高分辨肺CT、G

试验、GM 试验等）除外侵袭性肺曲霉菌感染。有研究报道，66 例痰标本分离出曲霉菌的老年住院患者，92%证实为定植，只有 4.5%证实为侵袭性肺曲霉菌病（IPA）。但在免疫缺陷患者，如造血干细胞移植（HSCT）患者、持续粒细胞缺乏患者（中性粒细胞<0.5×10^9/L，持续>10 天）、长期激素治疗［相当于泼尼松 0.3mg/（kg·d），>3 周］患者、严重免疫缺陷病患者（遗传或获得性），痰标本分离出曲霉菌几乎总是代表 IPA。阳性预测值在 80%~90%。但痰标本未分离出曲霉菌不能除外 IPA，因为在确诊 IPA 的患者中，约 70%痰标本曲霉菌检查是阴性的。

念珠菌属：念珠菌是皮肤、口腔、胃肠道等黏膜的正常菌群。念珠菌经常感染上呼吸道，但即使是免疫缺陷患者，念珠菌也极少引起侵袭性肺念珠菌病（念珠菌肺炎）。痰念珠菌培养及涂片经常被口腔念珠菌污染，故即使多次痰培养为同一菌种念珠菌，也不能区分定植和侵袭性感染。欧洲癌症研究和治疗组织/侵袭性真菌感染协作组及美国变态反应和感染性疾病学会真菌病研究组（EORTC/MSG）2002、2005、2008 年的侵袭性真菌感染分级诊断标准均将痰的念珠菌培养排除在外。侵袭性肺念珠菌病常见 2 种发病形式，一种是念珠菌通过免疫缺陷患者破损黏膜、留置导管入血，引起播散性念珠菌病，肺部是血源播散的受累器官之一。一种是免疫缺陷患者吸入口腔、上呼吸道的念珠菌引起侵袭性肺念珠菌病。实际上，这两种情况均不常见。如果播散性念珠菌病患者痰中见大量假菌丝、菌丝，需高度警惕肺念珠菌病。有国外学者提出通过计算念珠菌定植指数（CI）、念珠菌定量培养校正的定植指数预测念珠菌侵袭性感染。CI 的定义：同时进行痰（或其他气道分泌物）、尿、胃液、便（或直肠拭子）、口咽拭子 5 个部位的念珠菌定量培养。口咽和直肠拭子念珠菌只要 ≥1CFU（菌落计数单位），胃液、尿≥10^2CFU/ml，痰 ≥10^4CFU/ml 就认为念珠菌定植阳性。CI=阳性定植标本数/监测标本总数。也就是说，如果高危患者气道、胃液、痰、尿、便等多部位有念珠菌定植，需考虑到侵袭性肺念珠菌病的诊断，但阳性预测值只有 66%左右。

隐球菌属：新生隐球菌可以定植于正常人气道，在慢性阻塞性肺疾病患者的气道定植较常见，因此痰液或支气管肺泡灌洗液中分离出新生隐球菌，不能轻易视为污染，但需结合临床情况区分定植和感染。当 AIDS、淋巴瘤、淋巴细胞性白血病患者痰中分离出新生隐球菌时需高度警惕肺隐球菌病。

接合菌：痰培养阳性率很低。文献报道，痰培养阳性患者中，经纤维支气管镜活检证实为肺毛霉菌感染者仅为 50%，经开胸肺活检证实者仅为 32%。痰中分离出毛霉菌，经常别认为是污染，但如果同一患者不同来源标本同时检出毛霉菌或反复痰标本中分离出毛霉菌应高度警惕肺毛霉菌病。

（李洪霞）

202 • 如何诊断侵袭性肺真菌感染?

（1）我国的分级诊断标准：侵袭性肺真菌感染（invasive pulmonary fungal infections，IPFI）是指不包括真菌寄生和过敏所致的支气管肺部真菌感染，分为原发性和继发性 2 种类型。虽然肺真菌感染常与肺真菌病混用，但由于存在隐匿性感染，故感染不同于发病，作为疾病状态，肺真菌病较肺真菌感染定义更严格。侵袭性肺真菌病（invasion pulmonary mycosis）是指真菌直接侵犯（非寄生、过敏或毒素中毒）肺或支气管引起的急、慢性组织病理损害所导致的临床疾病。

侵袭性肺真菌病的诊断依据由宿主因素、临床特征、真菌学（微生物学检查和组织病理学）3 部分组成。诊断分为确诊、临床诊断及拟诊 3 个级别（表 3-22）。

表 3-22　侵袭性肺真菌病的分级诊断标准

分级级别	危险因素	临床特征[a]	微生物学	组织病理学
确诊（proven）	+	+	+[b]	+
临床诊断（propable）	+	+	+	
拟诊（possible）	+	+	−	

注：a. 包括影像学；+：有，−：无；b. 肺组织、胸腔积液、血液真菌培养阳性；除确诊标准外，也包括特异性真菌抗原检测阳性及合格的深部痰标本连续≥2 次分离到同种真菌

侵袭性肺真菌病的宿主因素：①外周血中性粒细胞<0.5×10⁹/L，持续>10 天。②体温>38℃或<36℃，并伴有下列情况之一：a. 此前 60 天内出现过持续的中性粒细胞减少（≥10 天）。b. 此前 30 天内曾接受或正在接受免疫抑制剂治疗。c. 有侵袭性真菌感染史。d. AIDS 患者。e. 存在移植物抗宿主病。f. 持续应用糖皮质激素 3 周以上。g. 有慢性基础疾病。h. 创伤、大手术、长期住 ICU、长时间机械通气、体内留置导管、全胃肠外营养和长期使用广谱抗生素等（任何 1 项）。

侵袭性肺真菌病的临床特征：①主要临床特征：a. 侵袭性肺曲霉病：感染早期胸部 X 线和 CT 检查可见胸膜下密度增高的结节影，病灶周围可出现晕轮征。发病 10~15 天后，肺实变区液化、坏死，胸部 X 线和 CT 检查可见空腔阴影或新月征。b. 肺孢子菌肺炎：胸部 CT 检查可见磨玻璃样肺间质浸润，伴有低氧血症。②次要临床特征：a. 持续发热>96 小时，经积极的抗生素治疗无效。b. 具有肺部感染的症状及体征：咳嗽、咳痰、咯血、胸痛和呼吸困难及肺部啰音或胸膜摩擦音等体征。c. 影像学检查可见除主要临床特征之外的、新的非特异性肺部浸润影。

侵袭性肺真菌病的微生物学检查：①气管内吸引物或合格痰标本直接镜检发现菌丝，且培养连续≥2 次分离到同种真菌。②支气管肺泡灌洗液（BALF）经直接镜检发现菌丝，真菌培养阳性。③合格痰液或 BALF 直接镜检或培养发现新生隐球菌。④乳胶凝集法检测隐球菌荚膜多糖抗原呈阳性结果。⑤血清 1, 3-B-D 葡聚糖抗原检测（G 试验）连续 2 次阳性。⑥血清半乳甘露聚糖抗原检测（GM 试验）连续 2 次阳性。

确诊（proven）：符合宿主因素≥1 项、具有侵袭性肺真菌病的临床特征并具有肺组织病理学和（或）如下任何一项微生物学证据：①无菌术下取得的肺组织、胸腔积液或血液标本培养有真菌生长，但血液标本曲霉或青霉属（除外马尼菲青霉菌）培养阳性时，需结合

临床排除标本污染的可能。②肺组织标本、胸腔积液或血液镜检发现隐球菌。③肺组织标本、BALF 或痰液用组织化学或细胞化学方法染色发现肺孢子菌包囊、滋养体或囊内小体。

临床诊断（probable）：同时符合宿主因素≥1 项、侵袭性肺真菌病的 1 项主要临床特征或 2 项次要临床特征以及 1 项微生物学检查证据。

拟诊（possible）：同时符合宿主发病危险因素≥1 项、侵袭性肺真菌病的 1 项主要临床特征或 2 项次要临床特征。

（2）国际上的分级诊断标准：2002 年欧洲癌症研究和治疗组织/侵袭性真菌感染协作组及美国变态反应和感染性疾病学会真菌病研究组（EORTC/MSG）最早提出了侵袭性真菌感染的分级诊断标准。2005 年 EORTC/MSG 对分级诊断标准进行了修订并广泛征求专家意见，2008 年 EORTC/MSG 正式发表了修订后的侵袭性真菌病的分级诊断标准（表 3-23）。修订版仍将诊断分为确诊、临床诊断及拟诊 3 个级别，仍将诊断依据分为宿主因素、临床标准、真菌学（微生物学检查和组织病理学）标准 3 个部分，但在以下 4 个方面做了较大修改。①用侵袭性真菌病代替了过去的侵袭性真菌感染，强调侵袭性真菌病是真菌感染引起的疾病过程。②修订后的确诊标准：a. 强调不管是否具备宿主因素或临床标准，真菌学符合确诊标准就可诊断。b. 强调确诊标准适用于所有患者，不再局限于免疫缺陷患者。而临床诊断及拟诊标准仍强调只适用于免疫缺陷患者。c. 比较特殊的是，对于新型隐球菌而言，脑脊液隐球菌抗原阳性或脑脊液墨汁染色阳性就可确诊播散性隐球菌病。③宿主因素、临床标准等内容均和过去有很大不同。例如，宿主因素：考虑到发热不具有特异性，已将发热从宿主因素中删除。临床标准：删除主要临床特征及次要临床特征的区分，强调 CT 的特征性改变。④严格限定了拟诊的诊断标准，目的是尽可能剔除非真菌病患者。强调拟诊为具有 1 项宿主因素和 1 项临床标准但不具有真菌学标准。1 项宿主因素和 1 项微生物学标准不再纳入拟诊。需要说明的是，EORTC/MSG 的分级诊断标准未考虑肺孢子菌。

表 3-23　2008 EORTC/MSG 侵袭性真菌病的分级诊断标准

分级级别	危险因素	临床特征	微生物学	组织病理学和（或）
确诊（proven）	+/-	+/-	$+^a$	+
临床诊断（propable）	+	+	+	-
拟诊（possible）	+	+	-	-

注：a：肺组织、胸腔积液、血液真菌培养阳性（血培养发现曲霉总是代表污染）

侵袭性真菌病的确诊标准如下：

霉菌：病理组织学、细胞病理学或直接镜检来自针吸或活检的组织标本，发现菌丝（非酵母菌的丝状真菌）或"黑酵母样体"并伴有相应的肺组织损害。或者：无菌术获得的标本培养发现霉菌或"黑酵母"，标本（除外支气管肺泡灌洗液、鼻窦标本及尿液）来自正常无菌且临床或影像学异常的部位并伴有感染性疾病的过程。或者：血培养发现霉菌（例如镰刀霉菌种）并与感染性疾病的过程相一致。

　　酵母菌：病理组织学、细胞病理学或直接镜检正常无菌部位（除外黏膜）的组织标本（来自针吸或活检）发现酵母细胞；例如，形成囊体的芽生酵母提示隐球菌属，念珠菌属显示真或假菌丝。或者：无菌术获得的标本培养发现酵母菌，标本（包括放置 24 小时以内的引流液）来自正常无菌且临床或影像学异常的部位并伴有感染性疾病的过程。或者：血培养发现酵母菌或酵母样真菌。或者脑脊液隐球菌抗原阳性。

　　注：血培养发现曲霉总是代表污染。

　　侵袭性真菌病的临床诊断标准如下：

　　同时具有 1 项宿主因素、1 项临床标准以及 1 项真菌学标准。

　　宿主因素：①外周血中性粒细胞减少（中性粒细胞<0.5×10⁹/L，持续>10 天），时间与真菌病发作吻合。②接受异体干细胞移植。③变态反应性支气管肺曲霉菌病患者除外，长期糖皮质激素治疗［相当于泼尼松 0.3mg/(kg·d)，>3 周]。④在过去 90 天内接受 T 细胞免疫抑制剂例如环孢素、TNF-α 阻断剂、特异单克隆抗体或核苷类似物治疗。⑤遗传的严重免疫缺陷病（例如慢性肉芽肿性疾病或严重的联合免疫缺陷）。

　　临床标准（必须与检测的真菌一致并且与目前疾病发作的时间相吻合）：①下呼吸道真菌病：存在以下 3 者之一 CT 征象：a. 实性边界清楚病灶有或无晕征。b. 新月征。c. 空洞。②气管支气管炎：支气管镜下见气管支气管溃疡、结节、假膜、斑块、焦痂。

　　真菌学标准：①直接检查（细胞学、直接镜检或培养）：痰、支气管肺泡灌洗液、支气管刷片、鼻窦吸引物发现霉菌。②间接检查（检测抗原或细胞壁成分）：a. 曲霉：血清、支气管肺泡灌洗液、脑脊液检测到半乳甘露聚糖抗原。b. 侵袭性真菌病（除外接合菌和隐球菌）：血清检测到 1,3-B-D 葡聚糖抗原。

　　侵袭性真菌病的拟诊标准如下：

　　同时具有 1 项宿主因素和 1 项临床标准但不具有真菌学标准。1 项宿主因素和 1 项微生物学标准不再纳入拟诊。

（李洪霞　俞森洋）

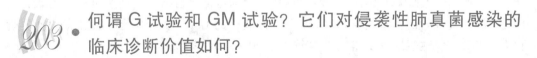

203. 何谓 G 试验和 GM 试验？它们对侵袭性肺真菌感染的临床诊断价值如何？

　　G 试验和 GM 试验为诊断侵袭性真菌感染的非培养实验室诊断技术，是针对真菌细胞壁抗原的检测，现分别介绍如下。

　　（1）G 试验：本试验是检测真菌细胞壁的成分 1,3-β-D-葡聚糖（1,3-beta-d-glucan，BDG），BDG 存在于各种真菌细胞壁，包括酵母菌、霉菌、肺孢子菌等，但接合菌和新生隐球菌细胞壁不含 BDG 或含量极低，病毒和人体细胞均无 BDG。BDG 以溶解形态或微粒形态存在，溶解形态的 BDG 可阻断巨噬细胞上的 BDG 受体，抑制巨噬细胞的吞噬作用，可能是发生侵袭性真菌感染的机制之一。当发生侵袭性真菌感染时，BDG 可以从真菌胞壁释放进入血液中，而真菌定植在口腔、泌尿道、支气管时 BDG 极少释放入血，因此血清 BDG 检测有助于鉴别真菌侵袭与定植，是诊断侵袭性真菌感染（例如侵袭性念珠菌病、侵袭性曲霉菌病、肺孢子菌肺炎等）的方法之一。

BDG 能结合 G 因子并激活 G 因子（凝血因子），引起鲎凝集反应，故用比色方法测定血清中 BDG 的试验也称为 G 试验。实际上，脂多糖和 BDG 通过激活不同的丝氨酸蛋白酶酶原（因子 C、因子 G）均可启动鲎凝集反应，脂多糖特异激活因子 C，BDG 特异激活因子 G。目前临床上常用的测定 BDG 的方法有 2 种：Fungitec-G 法、Glucatell 法。Fungitec-G 法是首先分离出因子 G，使 BDG 与因子 G 特异的结合，启动鲎凝集反应。Glucatell 法是首先剔除脂多糖敏感的因子 C，再使 BDG 与因子 G 特异的结合，启动鲎凝集反应。Fungitec-G 法阳性阈值为 20 ng/L。Glucatell 法阳性阈值为 60ng/L 或 80ng/L。

Fungitec-G 法诊断侵袭性真菌感染的敏感性为 67%～100%，特异性为 84%～100%。Glucatell法诊断敏感性为 70%～80%，特异性为 90%左右。有文献报道，对于确诊和临床诊断的侵袭性曲霉菌感染患者，在高分辨 CT 出现相应变化前 9 天 BDG 检测就可呈阳性。但也有相反的报道，对于确诊侵袭性肺曲霉菌病患者，CT 出现相应变化后 11 天左右 BDG 检测才呈阳性。另外，对于局灶性曲霉菌病，BDG 很少释放入血，BDG 的诊断价值非常有限。抗真菌药的应用也会造成假阴性。假阳性见于标本中存在脂多糖（Fungitec-G 法）、标本接触纱布、输注抗肿瘤的多糖类药物、输注清蛋白或球蛋白、血液透析、应用多种抗生素（头孢菌素类、碳青霉烯类等）。

（2）GM 试验：本试验是检测曲霉细胞壁的成分半乳甘露聚糖（galactomannan，GM）抗原，故此试验也称为 GM 试验。GM 是一种多糖抗原，广泛存在多种曲霉的细胞壁上，当曲霉在组织中侵袭、生长时可释放进入血循环，而曲霉定植时极少释放入血。因此 GM 检测有助于鉴别曲霉侵袭与定植，是诊断侵袭性曲霉菌病的有力工具。但 GM 试验不能区分曲霉菌种，好在约 90%的侵袭性曲霉菌病是烟曲霉所致。另外，青霉属等某些霉菌的细胞壁上有高度相似 GM 抗原的结构，可与曲霉的 GM 抗原发生交叉反应，造成假阳性，好在青霉属较少致病。

1995 年 Stynen 等介绍了单步双夹心酶联免疫吸附（ELISA）方法检测血清半乳甘露聚糖抗原，使通过检测 GM 诊断侵袭性曲霉感染成为可能。目前已发展至可应用 ELISA 方法检测血清、支气管肺泡灌洗液（BAL）、脑脊液中的 GM。诊断侵袭性曲霉病的特异性为 90%～100%，但敏感性各个研究差异较大（30%～100%）。BAL 较血清有更高的敏感性。诊断阈值在欧美之间曾有很大争议，随着循证医学证据的增多，目前欧美专家均认同将阳性阈值定为≥0.5。70%～96%的侵袭性曲霉病患者，在临床症状、CT 特征性变化出现前 7～8 天 GM 试验就呈阳性。故 GM 试验有助于早期诊断侵袭性曲霉菌病。但是，如果病灶出现明显缺血、坏死或应用抗真菌药会造成假阴性。假阳性见于应用某种抗生素（如哌拉西林/他唑巴坦、阿莫西林/棒酸）、双歧杆菌定植的新生儿、食用乳制品的婴幼儿、异体骨髓移植患者等。

目前，因为对 1,3-β-D-葡聚糖和半乳甘露聚糖在血液中的分布、代谢、清除特点了解不多，专家建议每周两次动态检测 BDG 及 GM。动态检测、同时测定 G 试验和 GM 试验、早期联合高分辨 CT 将有助于早期诊断侵袭性真菌感染。

（李洪霞）

204. 抗真菌药物有哪些种类？试述其药物特点、应用方法及其联合用药？

抗真菌药物主要有多烯类（polyenes）、5-氟胞嘧啶（5-flurocytosine, 5-FC）、吡咯类和棘白菌素类。多烯类中常用者有两性霉素 B（amphotericin B）、制霉菌素（nystatin, mycostatin）等。吡咯类中常用者有酮康唑（ketoconazole）、克霉唑（clotrimazole）、咪康唑（miconazole）、益康唑（econazole）、伊曲康唑（itraconazole）、氟康唑（fluconazole）、伏立康唑等。棘白菌素类中常用者有卡泊芬净、米卡芬净等。

（1）多烯类：多烯类的作用机制是与真菌细胞膜上的固醇结合，增加细胞膜的通透性导致细胞内容物如核苷酸、氨基酸等外漏，使真菌细胞的正常代谢遭受破坏。

1）两性霉素 B：两性霉素 B 为广谱抗真菌药，对念珠菌、新型隐球菌，组织胞浆菌、毛霉菌、曲菌、球孢子菌、皮炎芽生菌等致病真菌均有很强抗菌活性，只对表浅皮肤的癣菌无效。两性毒素 B 为治疗深部真菌病的首选药物，疗效确实可靠，与 5-FC 合用有协同作用，与咪唑类合用即可能发生拮抗作用。两性霉素 B 的不良反应多见且较严重，有寒战、高热、恶心、呕吐、腹痛、剧烈头痛、眩晕，肾毒性很常见：表现为尿中出现红、白细胞、蛋白尿、管型尿、肾小管酸中毒、氮质血症等。还可发生肝毒性，造血系统损害，低钾、低镁。静脉注射速度过快可致低血压，甚至心脏骤停。因其毒性大，选用本品时必须权衡利弊后作出决定。用法：成人常用量，开始静脉注射时先试用 1~5mg 或按每次 0.02~0.1mg/kg 给药，以后根据患者耐受情况每日或隔日增加 5mg，当增加至每次 0.6~0.7mg/kg 时即不再增加，为一般治疗量。最高单次剂量不超过 1mg/kg，每日或隔 1~2 天给药一次，总累积量 1.5~3.0g，疗程 1~3 个月，必要时也可长至 6 个月。对敏感真菌感染宜采用较小剂量，即成人每次 20~30mg，疗程仍宜长。为减轻不良反应，给本品前可给解热镇痛剂和抗组胺药，如吲哚美辛和异丙嗪等，可同时给予琥珀酸氢化可的松 25~50mg 或地塞米松 2~5mg。应用本品时均需先用注射用水溶解，静脉注射者以 5% 葡萄糖液稀释，不可用盐水，避光缓慢静滴，每次滴注 6 小时以上，滴注速度不可超过 10mg/100ml，pH 在 4.2 以上。

本品尚可气雾方式吸入，成人每次 5~10mg，以蒸馏水溶解成 0.2%~0.3% 溶液应用。如为超声雾化吸入，则本品浓度应为 0.01%~0.02%，每日吸入 2~3 次，每次 5~10ml。

2）两性霉素脂质体：近年来有多种两性霉素 B 脂类制剂已用于临床，这些制剂体内多分布于网状内皮组织，如肝、脾和肺组织中，减少了在肾组织中的分布，因此降低了肾毒性。已有文献报道应用这些制剂治疗全身真菌感染，如曲菌病、隐球菌病、念珠菌病等病例获得成功。

3）制霉菌素 K：制霉菌素主要供口服及外用，治疗口腔，体表皮肤、消化道和阴道黏膜的真菌（主要是白色念珠菌）感染。用法：口服每日 200 万~400 万单位，分 4 次服。儿童每次 5 万~10 万单位，每日 3~4 次。我们常配成 1:5000 或 1:10000 的溶液漱口或涂抹口腔，以防治口腔白色念珠菌感染。

（2）5-氟胞嘧啶（5-FC）：5-FC 的抗菌谱较窄，仅对白色念珠菌和新型隐球菌有较强抗菌作用，对其他真菌作用不强。5-FC 可渗入真菌细胞内形成 5-氟尿嘧啶，抑制真菌的核酸合成。5-FC 口服吸收迅速完全，在体液内分布广泛，可透过血脑脊液屏障，主要以原型经肾排泄。主要不良反应有胃肠道反应，转氨酶升高，白细胞或血小板减少，药疹等。因真菌对 5-FC 易产生耐药性，故治疗深部真菌病时常与两性霉素 B 或咪唑类药合用。用法：口服及静脉注射本品，剂量为每日 100~150mg/kg，口服者分为 3~4 次，静脉注射时分 2~3 次，成人每次 2.5g（1% 250ml）。有肾功损害者减量，并根据血药浓度调整剂量。

（3）咪唑类：唑类衍生物的抗真菌活性与它们抑制真菌细胞色素 P450 酶合成膜固醇有关。

1）酮康唑（ketoconazole）：抑制哺乳动物细胞色素 P450 酶，从而干扰膜固醇和脂类的形成。它对念珠菌属有较好的抗菌活性，常用于治疗皮肤黏膜的念珠菌感染。一般不用它来治疗严重的全身念珠菌感染，但最近的研究也显示用于治疗组织胞浆菌病，球孢子菌病和隐球菌病有效。

酮康唑可口服给予，在胃酸内溶解吸收，胃酸酸度减少时可使吸收减少，故不能与制酸剂和 H$_2$ 受体阻断剂合用。在脑脊液中的药浓度不高，不能用于治疗中枢神经系统的真菌感染。

酮康唑可引起恶心、呕吐，如与食物同时服用可减轻症状。约 5% 的患者肝功异常（转氨酶升高），偶有报道发生致命性肝炎者，其发生率约为 0.01%，临床表现为黄疸、尿色深、异常乏力等。停药后常可恢复，但也有死亡病例报道。用药期间尤其是开始治疗的前 3 个月应监测肝功能。出现肝损害者应及时中止治疗，原有肝病者应避免应用。偶尔也可引起内分泌功能紊乱，如男性乳房发育症、阳痿、性欲减退等。常用剂量每天 0.2~0.4g，分 2 次口服。

2）氟康唑（fluconazole）：是一种新的双三唑抗真菌药，它代谢性能稳定，水溶性高，口服后吸收很好，即使同时服用制酸剂或 H$_2$ 受体阻断剂也不受影响，其生物药效率超过 90%。氟康唑吸收后分布广泛，在脑脊液、唾液、痰和阴道液体中的浓度接近血浆中浓度，蛋白结合率较其他唑类抗真菌药均低，约为 11%。主要经肾排泄，80% 以原药形式从尿中排出，半衰期约 30 小时，肾功能减退者需减量使用。

临床用于治疗念珠菌或隐球菌感染，每天 50~100mg 氟康唑可使口咽部念珠菌病的症状和体征很快消退，88%~100% 患者临床治愈。每天 50~100mg 的氟康唑与 200~400mg/d 的酮康唑与 50mg/d 的克霉唑锭剂相比较，临床缓解率和真菌清除率相似。临床试验报告每天 50~400mg 氟康唑治疗少数深部念珠菌病患者，结果约 85% 患者有满意的临床好转，76% 患者达到真菌清除，此外，氟康唑用于治疗对其他抗真菌药无效或不能耐受的患者也取得成功。每天 100~300mg 的氟康唑治疗少数肺念珠菌病或与恶性血液病有关的念珠菌菌血症有效。常规剂量的氟康唑对肺曲霉菌病的疗效不显著，治疗球孢子菌性脑膜炎可达到临床改善，但停药后可复发。

氟康唑的不良反应较小，每天 50~400mg 剂量时不良反应的总发生率约 10%~16%，最常见的为恶心、头痛、皮疹、腹痛、呕吐和腹泻，只有 1.5% 的患者因不良反应而停药，1.3% 的患者肝功能等检验异常。

　　氟康唑口服或静脉注射的每日剂量相同。治疗口咽部和食管念珠菌感染的通常剂量为第一日 200mg，此后每日 100mg，疗程至少 2~3 周。治疗深部念珠菌病或隐球菌性脑膜炎，推荐的剂量是第一天 400mg，以后每天 1 次，每次 200mg，如疗效不佳可增加到 400mg。深部念珠菌病患者的疗程至少 4 周。

　　氟康唑目前还用于艾滋病及其他免疫缺陷患者真菌感染的预防，可减少条件致病真菌感染的发生，但也可导致真菌耐药性的增加。

　　3）伊曲康唑：三唑类抗真菌剂，抗真菌谱包括曲霉菌、念珠菌属、隐球菌属和组织胞浆菌等主要致病真菌，对镰刀霉菌活性较低，对毛霉菌感染无效。a. 适应证：曲霉菌、念珠菌属、隐球菌属和组织胞浆菌引起的确诊及拟诊侵袭性真菌感染（IFI）的治疗以及 IFI 经验治疗，曲霉菌和念珠菌感染的预防治疗。b. 药代动力学：采用 β-环糊精技术的口服液比胶囊剂的生物利用度大幅提高，蛋白结合率为 99%，血浆半衰期为 20~30 小时。在肺、肝、肾、肌肉及骨骼等组织中的浓度则比血药浓度高 2~3 倍，脑脊液中含量很低。经肝 P450 酶系广泛的代谢，代谢产物经胆汁和尿液排泄，其中羟基伊曲康唑具有和依曲康唑同等的抗真菌活性。c. 用法与用量：ⓐ侵袭性真菌感染的确诊、拟诊和经验治疗：第 1~2 天：200mg，静脉注射，每天 2 次；第 3~14 天：200mg，静脉注射，每天 1 次；输注时间不得少于 1 小时；之后序贯使用口服液，200mg，每天 2 次，直至具有临床意义的中性粒细胞减少症消除。ⓑ侵袭性真菌感染的预防治疗：每天 5mg/kg，疗程一般为 2~4 周。d. 注意事项：长期治疗时应注意对肝功能的监护，不得与其他肝毒性药物合用，静脉给药不得与其他药采用同一通道。应注意伊曲康唑与某些经肝 P450 酶系代谢的药物合用时发生的药物之间相互作用（详见说明书）。

　　4）伏立康唑（威凡™）：伏立康唑是三唑类抗真菌药，其作用机制是抑制真菌中由细胞色素 P450 介导的 14-α-甾醇去甲基化，从而抑制麦角甾醇的生物合成。伏立康唑具有广谱抗真菌作用，它对念珠菌属（包括耐氟康唑的克柔念珠菌，光滑念珠菌和白色念珠菌耐药株）具有抗菌作用，对所有检测的曲菌属，足放线病菌属和镰刀菌真菌有杀菌作用。

　　临床用途：主要用于 a. 治疗侵袭性曲霉病；b. 治疗对氟康唑耐药的念珠菌引起的严重侵袭性感染（包括克柔念珠菌）；c. 治疗由足放线病菌属和镰刀菌属引起的严重感染；d. 治疗免疫缺陷患者中进行性的、可能威胁生命的感染。

　　用法用量：威凡有两种剂型供临床使用，注射剂：每瓶 200mg；片剂：每片 200mg。无论是静脉注射或口服给药，首次给药时第一天均应给予首次负荷剂量。在有临床指征时静脉注射（不宜用于静脉推注）和口服两种给药途径可以互换。静脉注射：负荷剂量，每次 6mg/kg，q12h（第一个 24 小时内）；维持剂量，4mg/kg/次，q12h（开始用药 24 小时后）；稀释后每瓶滴注时间须 1~2 小时以上。口服给药：负荷剂量，每次 200mg，q12h（第一个 24 小时内）；维持剂量，每次 100mg，q12h（开始用药 24 小时后）。

　　序贯疗法：静脉注射和口服给药可序贯治疗，此时口服给药无需负荷剂量。负荷剂量，每次 6mg/kg，q12h（第一个 24 小时内）；维持剂量，每次 4mg/kg，q12h（开始用药 24 小时后）；口服给药：维持剂量，每次 200mg，q12h。静脉用药疗程不宜超过 6 个月。

如不能耐受每日 2 次，每次 4mg/kg 静脉注射，可减为每日 2 次，每次 3mg/kg。如治疗反应欠佳，口服给药的维持剂量可以增加到每日 2 次，每次 300mg。老年人无需调整剂量。

急性肝损害者无需调整剂量，但应继续监测肝功能。轻度到中度肝硬化者负荷剂量不变，但维持剂量减半。

配制方法：粉针剂先用 19ml 注射用水溶解，溶解后的浓度为 10mg/ml，稀释后的终浓度为 2~5mg/ml。稀释后须立即使用，否则需在 2℃~8℃环境下保存，且保存时间不能超过 24 小时。

可采用下列注射液稀释：9mg/ml（0.9%）的氯化钠注射液；复方乳酸钠注射液；5% 葡萄糖和复方乳酸钠注射液；5% 葡萄糖和 0.9% 的氯化钠注射液。禁止与其他药物，包括肠道外营养剂在同一静脉通路中滴注；不宜与血制品或任何电解质补充剂同时滴注；可与全胃肠外营养液不在同一静脉通路中同时静脉注射。

不良反应：最常见的不良事件为视觉障碍、发热、皮疹、恶心、呕吐、腹泻、头痛、败血症、周围性水肿、腹痛以及呼吸功能紊乱。临床试验中，皮肤反应较为常见。大多数皮疹为轻到中度，严重皮肤反应极少见。光敏反应在长期治疗的患者中较为多见，建议伏立康唑治疗期间避免强烈日光直射。和伏立康唑有关的视觉障碍较为常见，临床试验中，大约 30% 的患者曾出现过视觉改变、视觉增强、视物模糊、色觉改变和/或畏光，通常为轻度，罕有导致停药者。

临床试验中，有临床意义的转氨酶异常总发生率为 13.4%（200/1493），绝大部分患者可按原给药方案继续用药，或者调整剂量继续用药（包括停药）后均可缓解。重症患者用药时可发生急性肾衰竭，因此治疗前及治疗中均需监测肝、肾功能。

禁忌：禁用于已知对伏立康唑或任何一种赋形剂有过敏史者。禁止与特非那定、阿司咪唑、西沙必利、匹莫齐特、奎尼丁、利福平、卡马西平、苯巴比妥、麦角生物碱类药物（麦角胺，二氢麦角胺）、西罗莫司、利托那韦、依法韦伦、利福布汀合用。

如果连续治疗超过 28 天，需监测视觉功能。用于孕妇时可导致胎儿损害。一些唑类药物（包括伏立康唑），可引起 QT 间期延长。因此应用伏立康唑前必须严格纠正钾、镁和钙的异常。

患者须知：a. 伏立康唑片剂应在餐后或餐前至少 1 小时服用；b. 用药期间不能在夜间驾驶；如果出现视觉改变，应避免从事有潜在危险性的工作；c. 用药期间应避免强烈的、直接的阳光照射。

5）泊沙康唑（posaconazole）：是一种新型三唑类广谱抗真菌药物，从伊曲康唑结构基础上衍生出来，目前只有口服悬浮液制剂：a. 抗菌谱：该药是广谱抗真菌新药；对念珠菌、新型隐球菌、曲霉、毛孢子菌、接合菌、组织胞浆菌、镰刀霉等具有较好的抗真菌活性，但对光滑念珠菌、克柔念珠菌疗效较差；b. 药代动力学：本品口服吸收缓慢，服药后 3 小时达到血药峰浓度，高脂饮食可以提高本品的吸收率，禁食和服用制酸剂则会降低其吸收率。本品组织分布广，血浆蛋白结合率高（超过 98%），应用本品 7~10 天可达稳态血药浓度。50~800mg 剂量范围内血药浓度和药时曲线下面积与剂量呈等比例增长，能够较好地透过血脑脊液屏障，在脑中具有较高的生物利用度。本品的血浆清除较缓慢，平均血浆半衰期约为 35 小时，几乎不从肾清除。生物利用度不受年龄、性别和人种的影响，因此本品使用时无需根据年龄、种族、肾功能调节剂量，本品不随血透清除。肝功能不全者，本品半衰期延长，血药浓度增加，但一般不需根据肝功能调整药物剂量。因尚未见有关婴幼儿和孕妇的安全性评价资料，故不建议此类人群选用。目前还不清楚本品是否在乳汁中分泌，故哺乳期妇女一旦用药建议停止哺乳。c. 临床应用：本品对不同部位的深部真菌感染，包括中枢神经系统感染均有显著效果。因此用于治疗曲霉、镰刀霉、接合菌和球孢子菌等引起的难治性、对其他药物不能耐受或对其他药物耐药的真菌感染。这些感染一般发生在严重免疫抑制人群，如器官移植或化疗患者。泊沙康唑安全性、耐受性好，无明显的肝、肾毒性，可用于需长期治疗的患者。表观分布容积大，血浆半衰期长，推荐剂量为一日 2 次，每次 400mg，或一日 4 次，每次 200mg。疗程依据患者基础疾病的严重程度及患者免疫抑制状态的恢复、临床疗效等决定。

对于口咽部念珠菌病，本品首剂 200mg，然后一日 1 次 100mg，疗程一般为 14 天。

深部真菌感染预防性用药，推荐剂量为本品一日 3 次，每次 200mg。粒细胞缺乏之前开始使用，直到中性粒细胞计数增加，达到或超过 500 个/mm^3 后 7 天。

泊沙康唑对接合菌感染患者疗效确切。对于器官移植患者，泊沙康唑与氟康唑预防真菌感染的疗效相似，而对于曲霉菌属感染患者泊沙康唑的疗效更好；对治疗眼眶周围接合菌病（毛霉菌病）有很好疗效。与格列吡嗪联用时应监测血糖，与卡泊芬净联用对曲霉菌有协同作用。与氟胞嘧啶联合使用，不管是在体内还是在体外，对新型隐球菌的效果比单用任何一种药物更好。泊沙康唑对丝状菌的活性也高于其他同类药物。

文献报道，本品治疗肺部曲霉菌感染的有效率为 39%（31 例/79 例），治疗中枢神经系统曲霉菌感染的有效率为 50%（2 例/4 例）。在其他深部真菌感染的治疗中，本品亦有显著疗效，其对镰刀菌属感染的有效率为 46%（11 例/24 例），对着色芽生菌/霉菌球感染的有效率为 82%（9 例/11 例），对球孢菌感染的有效率为 69%/（6 例/16 例）。

常见的不良反应是轻度到中度的恶心、呕吐或腹泻。Pfaller 等采用 NCCLS-38P 微稀释法测定其抑制 239 种曲霉菌属的效果，当最低抑菌浓度（MIC）≤1μg/ml 时泊沙康唑活性最高，抑制了 94% 的曲霉菌属，其次是伏立康唑。

在预防免疫功能缺陷（粒细胞缺乏、移植后使用免疫抑制剂或 HIV 感染）患者的深部真菌感染方面，本品疗效优于氟康唑或伊曲康唑，应用本品预防组发生深部曲霉菌感染病例较少，且与深部真菌感染相关的病死率亦有下降。但接受环孢素、他克莫司、西罗莫司等经 CYP3A4 代谢的免疫抑制药物者服用本品，需监测免疫抑制药物的血药浓度。

6）ravuconazole：ravuconazole（BMS-207147）首先由 Bristol-Myers Squibb 公司研究开发，目前正处于Ⅲ期临床试验研究中。ravaconazole 对许多致病菌都具有较高活性，对念珠菌的活性高于氟康唑、伊曲康唑、两性霉素 B 及氟胞嘧啶，对侵入性曲霉菌活性高且安全有效，耐受性良好，能抑制或降低 CYP3A 同工酶。药代动力学数据显示，ravuconazole 线性关系良好，分布容积大，略有个体差异，血浆半衰期（$t_{1/2}$）长达 83～157 小时，可口服；

动物试验表明，其肝毒性和肾毒性低，呈剂量依赖性，最常见的不良反应为头痛。对皮肤真菌的活性大小顺序为特比萘芬、泊沙康唑、ravuconazole、伊曲康唑、氟康唑；对非皮肤真菌的活性大小顺序为泊沙康唑、ravuconazole、特比萘芬、伊曲康唑、氟康唑；对酵母菌的活性大小顺序为ravuconazole、泊沙康唑、伊曲康唑、氟康唑、特比萘芬。ravuconazole治疗小鼠播散型组织胞浆菌病，剂量为50mg/kg，比同剂量的氟康唑更有效，但对小鼠肝和脾的治疗作用有限。当给予5、10、25mg/kg剂量治疗猪曲霉菌时，能提高其生存率，降低组织中曲霉菌的浓度。临床试验表明，ravuconazole对奈非那韦的药代动力学并无影响。尽管三唑类抗真菌药（特别是ravuconazole）的安全性、临床有效性及耐药性有待进一步研究，但已显示出强大的抗真菌活性。

（4）棘白菌素类（echinocandin）

1）卡泊芬净（商品名科赛斯）：醋酸卡泊芬净是一种由Glarea Lozoyensis发酵产物合成而来的半合成脂肽化合物，属于棘白菌素类（echinocandin）抗真菌药物。该药能抑制许多丝状真菌和酵母菌细胞壁的一种基本成分——β(1,3)-D-葡聚糖的合成。而哺乳类动物的细胞中不存在β(1,3)-D-葡聚糖，因此对人体无毒性。

卡泊芬净的抗真菌谱很广，对曲霉菌属（烟曲霉菌、黄曲霉菌、土曲霉菌、黑曲霉菌、构巢曲霉菌）、白色念珠菌属（白色念珠菌）和非白色念珠菌属（光滑念珠菌、近平滑念珠菌、热带念珠菌、克柔念珠菌、高里念珠菌、解脂念珠菌，如葡萄牙念珠菌、皱褶念珠菌、假热带念珠菌）均具有快速、有效的杀菌活性和较好的抗菌后效应。

由于其作用机制不同，故对耐氟康唑，两性霉素B或氟胞嘧啶的念珠菌均仍有抗菌活性。不具有与氮唑类或多烯类的交叉耐药。

适应证：侵袭性念珠菌病；对标准方法疗效不佳或不耐受的侵袭性曲菌病；治疗食管、咽念珠菌病。

用药剂量和方法：第一天给予单次负荷剂量70mg，以后给标准剂量50mg/次，每日一次，静脉注射，约需1小时缓慢静脉注射。老年人不需要调整剂量，也不需要根据肾功情况调整剂量。中度肝功损害者，在首次给予70mg负荷剂量后，将以后的每日剂量调整为35mg。

卡泊芬净有很好的安全性和耐受性，其不良反应发生率大致与氟康唑相当，而显著优于两性霉素B，发生率超过3%的有：发热（3.4%）、静脉注射的并发症（3.4%）、恶心（3.4%）、呕吐（3.4%）、皮肤潮红（3.4%）。

2）米卡芬净（micafungin）：棘白菌素类抗真菌药，是新近研究开发出的一种通过注射使用的具有广谱活性的真菌细胞壁合成抑制剂，其主要作用机制是非竞争性地抑制真菌细胞壁β-1,3-葡聚糖合成酶的活性，能够使正在生长的敏感菌的菌丝或芽管尖端的细胞壁合成部位处发生裂解，引起真菌细胞壁的裂解以及细胞内外渗透压的改变从而将真菌细胞彻底杀死。a. 抗菌谱：对于临床分离得到的多种念珠菌、曲霉菌及肺孢子菌均具有较强的杀灭作用，对唑类耐药的念珠菌（包括耐氟康唑菌株），如白念珠菌、光滑念珠菌、克柔念珠菌及其他白念珠菌，和曲霉（包括耐两性霉素B的土曲霉）仍有良好抗菌活性。但不能抑制新型隐球菌、毛孢子菌属和接合菌。体外实验表明，米卡芬净对白念珠菌的抗菌作用要优于两性霉素 B、氟康唑和酮康唑。体外研究显示米卡芬净和两性霉素 B 合并使用时,对曲霉和镰刀菌属可有协同抗真菌作用。b. 药代动力学:本品体内分布广泛,血浆与组织浓度较高。主要在肝代谢,经胆汁排泄,与其他药物相互作用少。研究结果显示连续性血液透析(CHDF)并不影响米卡芬净在重症患者中的药代动力学表现,因此,在接受 CHDF 的患者中不需要对米卡芬净进行剂量调整。临床试验结果显示,此药具有较好的药代动力学特征和良好的耐受性。血药浓度和药时曲线下面积与剂量成正比,消除半衰期为 13.6 小时,血浆蛋白结合率>99%,在肺、肝、脾、肾等脏器浓度高,但很少进入脑脊液;主要不良反应是肝功能异常,但发生率不高。c. 临床应用:因其良好的抗真菌活性、独特的作用位点和优异的安全性在抗真菌领域受到重视。目前,此药已经在我国注册(已于 2007 年 5 月在中国上市)。主要用于治疗难以治愈的侵袭性真菌(念珠菌及曲霉)所致呼吸道、胃肠道和血液感染的治疗与预防,以及预防造血干细胞移植患者的真菌感染。尤其是不能耐受其他抗真菌药物治疗的侵袭性真菌感染的治疗。米卡芬净治疗念珠菌病一般用量为 50mg,1 次/天(如体重低于 40kg 则为 1mg/(kg·d),静脉注射;治疗曲霉病一般用量为 50~150mg,1 次/天[(如体重低于 40kg 则为 1.5mg/(kg·d)],静脉注射;用于食管念珠菌病的推荐剂量 150mg/d,预防造血干细胞移植患者的念珠菌感染的推荐剂量 50mg/d。给药途径:静脉给药。重症和难治性念珠菌病或曲霉病患者,均可根据病情谨慎地增加至 300mg/d;米卡芬净治疗白念珠菌和非白念珠菌感染的有效率分别达 92.0% 和 88.9%,治疗侵袭性肺曲霉病有效率为 77.8%。

不产生组胺样注射反应。其耐受性和氟康唑相似,米卡芬净因不良事件中断用药的比例低于氟康唑(4.2% vs 7.2%)。每天 100mg 或 150mg 米卡芬净治疗白色念珠菌症及侵袭性白色念珠病患者是安全的,其疗效与标准剂量的卡泊芬净相当。

3)安尼芬净(anidulafungin):为棘白菌素类抗真菌药:a. 抗菌谱:体外抗真菌谱与卡泊芬净、米卡芬净相似,对几乎所有念珠菌(包括耐氟康唑菌株)均具有强大的杀菌活性,对曲霉则表现为抑菌活性。相比较而言,安尼芬净对烟曲霉、土曲霉以及黑曲霉的抑菌活性更强,而对黄曲霉的抑菌活性则较弱,对新生隐球菌以及毛霉、根霉和犁头霉等接合菌无活性;b. 药代动力学:血药浓度和药时曲线下面积与剂量成正比,血浆蛋白结合率>80%,在体内不经过肝、肾代谢,而是在血液中进行缓慢的化学降解,消除半衰期长达 40~50 小时,在肝、肾功能不全者体内无蓄积,不需要调整剂量;c. 临床应用:已批准的适应证为念珠菌血症、腹腔念珠菌脓肿、念珠菌腹膜炎以及食道念珠菌。对于念珠菌血症、腹腔念珠菌脓肿或念珠菌腹膜炎,推荐剂量为首剂 200mg 静脉注射,然后以 100mg/d 静脉注射维持,疗程应持续至末次阳性血培养后 14 天。对于食管念珠菌,推荐剂量为首剂 100mg 静脉注射,然后以 50mg/d 静脉注射维持,疗程取决于临床反应,通常需要达到或超过 14 天,或持续至症状消失后 7 天。一项多中心随机双盲临床试验的结果显示,在治疗终点、治疗结束后 2 周及 6 周,安尼芬净治疗念珠菌血症和其他侵袭性念珠菌病的总有效率分别为 76%、65% 和 56%,均优于氟康唑治疗组。

(5)抗真菌药物的联合应用:理论上,联合应用抗真菌药物可能具有以下好处:a. 由于不同药物的作用机制和作用靶位不同，联合用药可能产生协同或相加的抗真菌效应，或者可以更快地产生抑菌或杀菌效应；b. 由于不同药物的抗真菌谱并不完全相同，联合用药可能获得更广的抗真菌谱；c. 可以减少真菌发生继发耐药的机会；d. 可以减少毒性较大的药物的剂量，从而降低药物不良反应的发生率。值得注意的是，体外实验和动物实验往往并不能准确预测联合治疗方案的体内疗效，目前，只有少数几个针对侵袭性念珠菌病或隐球菌病的联合治疗方案得到了随机对照临床试验结果的支持。

1）侵袭性念珠菌病的多药联合治疗：对于侵袭性念珠菌病，目前国内外普遍认可的联合治疗方案为两性霉素 B+氟胞嘧啶及两性霉素 B+氟康唑。美国感染性疾病学会（IDSA）建议，两性霉素 B+氟康唑可用于念珠菌血症的治疗，而两性霉素 B+氟胞嘧啶可用于念珠菌血症、肝脾念珠菌病、念珠菌脑膜炎、念珠菌心内膜炎以及念珠菌眼内炎。两项回顾性研究结果显示，两性霉素 B 联合氟胞嘧啶治疗侵袭性念珠菌病的疗效优于常规剂量或小剂量两性霉素 B 单药的疗效。一项随机、双盲、多中心临床试验结果显示，氟康唑（800mg/d）联合两性霉素 B（每天 0.6~0.7mg/kg）治疗非克柔念珠菌菌血症的总体有效率为 69%，而氟康唑（800mg/d）单药治疗组的总体治疗有效率为 56%，联合治疗组的疗效明显优于氟康唑（800mg/d）单药治疗组（$P=0.043$）。

2）侵袭性曲霉病的多药联合治疗：一项针对 1966 至 2001 年侵袭性曲霉病联合治疗方案的荟萃分析结果显示，既往临床最为常用的联合治疗方案包括两性霉素 B+氟胞嘧啶、两性霉素 B+伊曲康唑以及两性霉素 B+利福平，其中接受两性霉素 B+氟胞嘧啶联合治疗组的总体有效率为 68.3%，接受两性霉素 B+利福平联合治疗组的总体有效率为 66.7%，而接受两性霉素 B+伊曲康唑联合治疗组的总体有效率仅 48.8%。

近年来受到普遍关注的联合治疗方案主要是两性霉素 B 或两性霉素 B 脂质制剂+棘白菌素类药物以及具有抗曲霉活性的三唑类药物+棘白菌素类药物。一项回顾性单中心队列研究结果显示，对于两性霉素 B 治疗失败的侵袭性曲霉病（确诊或临床诊断）患者，采用伏立康唑+卡泊芬净联合治疗可以显著降低病死率（与采用伏立康唑单药治疗相比，$P=0.011$）。另一项前瞻性的多中心临床研究结果也显示，在实体器官移植后继发侵袭性曲霉病的患者中，接受伏立康唑+卡泊芬净联合治疗者的 90 天存活率达到了 67.5%，明显优于接受两性霉素 B 单药治疗的历史对照组患者。此外，脂质体两性霉素 B+卡泊芬净治疗侵袭性曲霉病也有少量文献报道，但均缺乏对照研究。总体而言，对于危及生命的侵袭性曲霉病或标准治疗失败的侵袭性曲霉病，两性霉素 B 或两性霉素 B 脂质制剂+棘白菌素类药物、具有抗曲霉活性的三唑类药物+棘白菌素类药物等联合治疗方案可望成为新的治疗选择，但其有效性尚待大样本的随机对照临床试验结果进一步证实。

3）隐球菌病的多药联合治疗：已有多项随机对照临床试验结果证实，两性霉素 B 和氟胞嘧啶联合治疗隐球菌病的疗效明显优于两性霉素 B 单药治疗，三唑类药物（氟康唑或伊曲康唑）联合氟胞嘧啶治疗隐球菌病的疗效也明显优于三唑类药物单药治疗，因此，这两类联合方案已经成为治疗隐球菌脑膜炎以及播散性隐球菌病的标准方案。

常用抗真菌药物的临床应用方法，总结见表 3-24。

表 3-24　常用抗真菌药物的临床应用

药物名称	类别	抗真菌谱	剂量和用法	注意事项
两性霉素 B	多烯类	广谱，对曲霉菌（除土曲霉菌外）念珠菌，隐球菌，组织胞浆菌有较强抗菌作用	静脉给药 0.5~1mg/kg	严重的肾毒性，需严密监测肾功能和血钾，肾功能下降时需减量
两性霉素 B 脂质体	多烯类（脂质体技术制备）	抗真菌谱同上	起始剂量：每天 1mg/kg，经验性治疗：每天 3mg/kg，确诊治疗每天 3~5mg/kg，静脉注射时间>1 小时	肾毒性较两性霉素 B 显著减低
氟康唑	三唑类	主要对念珠菌（光滑和克柔念珠菌除外），新生隐球菌有效，对曲霉菌无效	200~400mg 预防：50~400mg/d，疗程一般 2~3 周	主要不良反应是胃肠道反应，需监测肝功能
伊曲康唑	三唑类	对曲霉菌，念珠菌，隐球菌属和组织胞浆菌等有效，对毛霉菌无效，对镰刀霉菌活性低	第 1~2 天，200mg，2 次/天 VD>1 小时，第 3~14 天，20 mg，1 次/天 VD>1 小时，此后序贯治疗用口服制剂	长期用药需监测肝功
伏立康唑	三唑类	对念珠菌，新生隐球菌，曲霉菌属，镰刀霉菌属和荚膜组织胞浆菌等有效，对接合菌无效	负荷剂量：6mg/kg，每 12 小时 1 次，连用 2 次，VD 在 1~2 小时内输完，输液浓度 <5g/L；维持剂量：4mg/kg，每 12 小时 1 次，不耐受者减为 3mg/kg，每 12 小时 1 次	中重度肾功能不全者不得经静脉给药；30%发生一过性视觉障碍
泊沙康唑	新型三唑类	对念珠菌、新型隐球菌、曲霉、毛孢子菌、接合菌、组织胞浆菌、镰刀霉等具有较好的抗真菌活性，但对光滑念珠菌、克柔念珠菌疗效较差	推荐剂量为一日 2 次，每次 400mg，或一日 4 次，每次 200mg。疗程依据患者基础疾病的严重程度及患者免疫抑制状态的恢复、临床疗效等决定	常见不良反应是轻度到中度的恶心、呕吐或腹泻。接受环孢素、他克莫司、西罗莫司等免疫抑制药物者需监测免疫抑制药的血药浓度

续　表

药物名称	类别	抗真菌谱	剂量和用法	注意事项
卡泊芬净	棘白菌素类	对曲霉菌属和念珠菌属有效，对新生隐球菌，镰刀霉菌属，毛霉菌等无效	第 1 天，70mg/d，之后 50mg/d，VD 不少于 1 小时，疗程依病情而定	严重肝功能受损者禁用
米卡芬净	棘白菌素类	对多种念珠菌、曲霉菌及卡氏肺孢子菌均有较强杀灭作用，对唑类耐药的念珠菌，如白念、光滑、克柔念珠菌仍有效。但不能抑制新型隐球菌、毛孢子菌属和接合菌	侵袭性曲霉病：75mg/d［如体重低于 40kg 则为 1.5mg/(kg·d)］；白念珠菌病：50mg/d［如体重低于 40kg 则为 1mg/(kg·d)］；非白念珠菌病：100mg/d［如体重低于 40kg 则为 2mg/(kg·d)］。预防造血干细胞移植患者的念珠菌感染的推荐剂量 50mg/d 给药途径：静脉给药	严重肝功能受损者禁用
安尼芬净	棘白菌素类	对几乎所有念珠菌（包括耐氟康唑菌株）均具有强大的杀菌活性，对曲霉则表现为抑菌活性，相比较而言，安尼芬净对烟曲霉、土曲霉以及黑曲霉的抑菌活性更强，而对黄曲霉的抑菌活性则较弱，对新生隐球菌以及毛霉、根霉和犁头霉等接合菌无活性	对于念珠菌血症、腹腔念珠菌脓肿或念珠菌腹膜炎，推荐剂量为首剂 200mg 静脉注射，然后以 100mg/d 静脉注射维持，疗程应持续至末次阳性血培养后 14 天。对于食管念珠菌，推荐剂量为首剂 100mg 静脉注射，然后以 50mg/d 静脉注射维持，疗程取决于临床反应，通常需要达到或超过 14 天，或持续至症状消失后 7 天	在肝、肾功能不全者体内无蓄积，不需要调整剂量

（俞森洋）

205 • 如何诊治支原体肺炎？

支原体是一类大小介于细菌与病毒之间的原核生物，肺炎支原体肺炎（MPP）的主要致病原是肺炎支原体（pneumoniae mycoplasma，MP），大小 100~300nm，含 DNA 和 RNA，革兰染色阴性，无细胞壁，细胞由有 3 层结构的细胞膜包绕，可引起肺实质和（或）肺间质的急性感染及多种肺外并发症，国内外的报道均显示近年来的 MPP 发病率有增高趋势，约占社区获得性肺炎的 15%~30%，对该病的诊治首先取决于临床医务人员对 MPP 的认识和警惕性。

（1）流行病学特点：本病四季均可发生，不同地域的气温、湿度等可影响感染的流行曲线，在我国北方以冬季为多，南方则夏秋季较多，主要通过急性期患者飞沫的空气传播，传染性较小，需要长时间密切接触才能发病，无显著性别差异，人类对 MP 普遍易患，年龄特征以儿童和青少年发病率高（4~20 岁是最易感人群），但现在老年人发病率亦见增加，以散发为主，可发生流行，暴发流行多发生在环境相对密闭及人员密切接触的群居场所（幼儿园、学校、兵营等），在家庭成员中易相互传染。MPP 潜伏期 2~3 周且具有传染性，症状出现 1 周内呼吸道含菌量最高，至症状缓解数周仍具传染性，患者痊愈后 MP 可在咽部存留 1~5 个月。

（2）临床表现：潜伏期为 2~3 周，一般呈亚急性起病，约半数患者并无症状，有典型肺炎表现者仅占 10%，症状表现多样，常先表现为上呼吸道感染症状（全身不适、流涕、咽痛、头痛、肌痛、食欲不振等），继之出现中低度发热（96.5%），无明显热型特点，体温多数在 37.8℃~39℃，少数可达 39℃ 以上，可持续 1~2 周，咳嗽在 2~3 天后开始出现（85.0%），大部分以阵发性顽固的刺激性干咳为突出表现，可能影响睡眠和活动，以后可有少量白色黏痰或少量脓性痰，偶含少量血丝，咳嗽在发热和其他症状消失后可能持续 2 周；部分或以咽炎、支气管炎、大疱性耳鼓膜炎形式出现。体格检查可无胸部体征或仅有呼吸音减低、少许湿啰音，部分有咽部充血或扁桃体肿大，其临床症状轻，体征少与相对较重的胸部 X 线表现不相称是其特点之一。儿童患者一般起病较急，发热程度也可更高，多伴喘鸣和呼吸困难，感染还可诱发哮喘的首次发作，或引起哮喘患儿的频繁发作。

（3）肺外并发症：MP 感染肺外脏器受累的机制尚不完全清楚，可能由于 MP 抗原与人体的心、肝、肺、脑、肾及平滑肌等组织存在着部分共同抗原，MP 感染导致相应自身抗体产生并形成免疫复合物，从而引起肺外脏器病变，成年人较少出现肺外并发症，以多形性皮疹较为多见，患病儿童的肺外并发症发生率为 36%~50.5%，多在病程 7~14 天出现，以年长儿居多，可累及任何器官，有时比肺炎本身更具严重性，在临床上易被忽视及误诊，肺外并发症常随 MPP 的好转而好转，但神经系统、心血管系统及肾的损害则持续时间较长，主要累及脏器包括：①血液系统：通常发生于起病 2~3 周以后，主要为自身免疫性溶血性贫血，也可引起血小板减少、粒细胞减少、再生障碍性贫血及凝血异常等；②神经系统：文献报道是 MPP 中最常见的肺外并发症，可累及中枢性及外周性任何部位（包括脑、脊髓、神经等），多数病例可在呼吸道感染后 1~3 周出现神经系统症状，少数单独发生。以脑膜脑炎最常见，可由 MP 直接侵入所致或无菌性脑膜脑炎，严重者可有横断性脊髓炎、周围神经炎、癫痫发作、吉兰-巴雷综合征、Reye 综合征、精神障碍等。临床表现因病变部位和程度有所不同，主要表现为发热、惊厥、头痛、呕吐、神志改变、精神症状、脑神经障碍，也可出现共济失调、瘫痪等，脑脊液检查多数正常，少数类似病毒性脑炎改变，白细胞、蛋白可升高，糖和氯化物正常，头颅 CT 和 MRI 多数无明显异常，部分儿童患者可出现脑电图异常。病情轻重不一，轻者常为短暂性良性病变和很快缓解，重者可遗留后遗症；③心血管系统：心脏受累的表现多样，有心肌炎、心包炎、全心炎、充血性心力衰竭、各种房室传导阻滞，临床表现因受累部位和轻重程度而异，轻症心肌炎可仅仅是心音低钝、心率加快、心电图异常、心电图正常而心肌酶谱升高，重者可发生心包积液、心功能不全、心律失常等；④运动系统：发病两周内可发生非特异性肌痛，多为一过性腓肠肌疼痛、肌红蛋白尿肌病，还可表现为关节痛、关节炎等，以大中关节为主，有多关节、游走性、缓解慢的特点，一般预后好，在数天或数周后可自然缓解；⑤泌尿系统：患儿的发生率为 2.4%~4.8%，尿常规异常表现为短期少量蛋白尿和镜下血尿，可无尿路刺激症状，双肾 B 超正常，多发生在发热期，持续 2 周或更长，也可出现类似链球菌感染后急性肾小球肾炎表现的病例，表现为血尿、蛋白尿、水肿、少尿、高血压等；⑥其他：胃肠道症状，如食欲下降、恶心、呕吐、腹泻、腹痛、肝肿大、血清转氨酶升高等单一或联合症状；皮肤黏膜表现，如多形性皮疹和黏膜炎等，最常见的是红色斑丘疹、结节性红斑，以躯干部、背部和四肢多见，可呈散在、密集分布或融合成片，伴有或无瘙痒。

（4）胸部影像学表现：肺炎支原体主要侵犯黏膜纤毛上皮细胞，引起多种病理改变，包括支气管炎、细支气管炎、支气管周围炎和肺实质炎症，因此其影像学也呈多样化表现而无特征性，肺部体征与影像学表现不同步，肺部影像学的改变较肺部症状、体征的出现早约 1~2 周，这种时间差也使影像学成为本病早期诊断的主要方法，起到弥补免疫学诊断及病原分离培养在时间上的滞后。胸部 X 线片上可有以下一种或几种改变：①支气管肺炎改变，可见肺纹理增多而紊乱，及沿纹理分布的多发不规则、密度较低、均匀云雾状斑片影，可呈游走性阴影，以中内带、中下野多见，以右肺中下野多见，也可见从肺门向肺野伸展且逐渐变淡的扇形阴影；②间质性肺炎改变，见双肺呈弥漫性网状结节样阴影；③大叶性肺炎改变，在一侧肺见均匀的片状影；④肺炎与胸腔积液并存，约 1/3 患者可出现少量单侧性短暂的胸腔积液；⑤肺门阴影增大。病灶吸收较慢，胸部阴影通常在 4 周左右吸收，完全吸收需 6~8 周，甚至更长。胸部 CT 影像特点：①磨玻璃密度阴影，据报告占 75%~97% 的患者出现此表现，单纯磨玻璃样阴影较少发现，可能与患者发病初期症状轻微而行肺 CT 检查者较少有关，多在磨玻璃影像中散在分布多发斑片状实变影，或在磨玻璃影像中散在分布小叶中心结节影，或由磨玻璃影逐渐过渡到大片实变影，呈融合成片的致密阴影，其内可见支气管充气征，这种影像学差异可能预示着病程发展的不同阶段，随病情进展可表现为：磨玻璃影→小结节影→斑片状实变影→大片实变影；②合并胸腔积液，可见于 7.1%~40% 的患者，这些积液均为少量积液，可呈单侧或双侧；③纵隔淋巴结增大，可见于 7.2%~28.6% 的患者。

（5）实验室检查：血常规检查显示白细胞总数正常或轻度增高，以淋巴细胞为主。C-反应蛋白、血沉、乳酸脱氢酶、α_2-球蛋白等反映炎症的指标一般均异常。病原学分离、鉴定虽有确诊意义，但费时、费力、难以推广应用，目前主要靠血清学检查来进行诊断，MP-IgM 是机体受 MP 感染时最早出现的特异性抗体，3~4 周可达高峰，12~16 周转阴，由 MP 感染的潜伏期为 2~3 周，所以当患者出现症状就诊时，IgM 抗体已达到相当高的水平，该抗体特异性强、灵敏度高、费用低、简单可行，目前可作为 MPP 常规检测和急性期感染的诊断指标，回顾性诊断可以间隔 14 天采集的恢复期血清肺炎支原体 IgG 抗体滴度升高

≥4倍为标准。用于检测的方法有冷凝集试验、补体结合试验、间接血凝抑制试验、免疫荧光试验、酶联免疫吸附试验等。近年来应用免疫荧光技术、核酸探针及 PCR 技术直接检测抗原有更高的敏感性、特异性及快速性，也具早期诊断价值。

（6）诊断：MPP 的诊断需结合临床症状、体征、胸部影像学及血清学检查结果，拟诊患者还应进一步对可能出现的并发症和感染的严重程度进行评估，可以参照社区获得性肺炎诊治指南标准进行病情评价，以便确认接受门诊治疗还是入院治疗（高危患者）。目前尚没有统一的诊断标准，可以参考以下诊断建议。

凡患者具有下述临床表现及 X 线片表现中的 1、2、5 项者应先考虑 MPP，具备 1~6 项者可做出临床诊断：①持续高热伴全身不适、乏力，频繁阵发性刺激性干咳，或伴咳少量黏痰、黏液脓痰或有时痰中带血，伴咽痛、头痛、肌肉酸痛或胸痛；②全身症状比胸部体征明显；③咽中度充血伴出血性疱疹或耳鼓膜炎；④血常规示白细胞计数正常或升高，分类有轻度淋巴细胞增多，或伴血沉增快；⑤胸部 X 线表现显著，可呈现细网状结节样阴影，或可见云雾状、扇形游走阴影，或均匀的片状影；胸部 CT 影像特点为磨玻璃密度阴影伴多发斑片状实变影，或散在分布小叶中心结节影，或逐渐过渡到大片实变影；⑥曾应用青霉素、头孢菌素及氨基糖苷类抗生素治疗效果不佳，改用或初始使用大环内酯类药物疗效满意。MPP 的确诊标准是从患者痰、鼻分泌物或咽拭子培养、分离出肺炎支原体，或早期 IgM 抗体滴度升高，或双份血清 IgG 抗体滴度升高 ≥4 倍。

日本呼吸系学会颁布的诊治指南指出，如符合下列 9 项中的 5 项或临床表现 6 项中的 3 项，应高度怀疑非典型肺炎（含 MPP），以与细菌性肺炎相鉴别。临床表现 ①年龄<60 岁；②无基础疾病或轻微；③肺炎在家庭或单位内流行；④顽固性咳嗽；⑤相对缓脉；⑥胸部体征不明显；辅助检查 ⑦周围血白细胞计数正常；⑧磨玻璃样阴影或游走性病灶；⑨革兰染色未发现病原体。

目前尚无统一的重症 MPP 诊断标准，当患者出现下述表现时应以重症处理。①起病急，症状重，体温39℃以上，单用大环内酯类抗生素治疗 1 周效果不佳；②全身炎性反应综合征表现明显，持续的高热，或出现呼吸功能不全（低氧血症）或其他脏器功能不全；③胸部 X 线检查提示肺大叶实变或坏死性肺炎改变，和（或）中至大量胸腔积液；④出现免疫性溶血性贫血、脑炎、心肌炎等严重肺外并发症；⑤病程超过 6 周，肺部病变迁延不愈，或合并闭塞性细支气管炎。

（7）治疗：目前认为，支原体肺炎是一种自身免疫性疾病，有一定自限性，但使用抗生素后可以缩短病程，减轻病情，减少并发症的发生。因此，除对症治疗（如退热、止咳、化痰等）外，在发病初期即全程、足量首选给予大环内酯类抗生素治疗是必要的，也可用四环素类及其衍生物，部分氟喹诺酮类亦具有良好的抗支原体活性。

过去多静脉注射红霉素治疗，现在多采用新一代口服剂型，阿奇霉素具有很强的抗支原体感染作用，半衰期长达 68~72 小时，服用 3 天后停药，有效药物浓度可以维持 10 天，有较好的生物利用度，感染部位组织和细胞内浓度远高于血浓度，用法简便，胃肠道反应也轻，已替代红霉素成为治疗支原体感染的首选药物。轻症患者，成人和体重>45kg 的儿童，每日单次口服 0.5g，<45kg 的儿童按 10mg/（kg·d），一日最大剂量不>500mg，体重<15kg 的儿童，每日单次口服 100mg。连服 3 天，停 3 天为 1 疗程，饭前 1 小时或饭后 2 小时口服，根据病情和为防止复发，可酌情应用 2~3 个疗程。还可以选用罗红霉素 150mg，2d，克拉霉素 250mg，2d，米诺环素 200mg，2d，环丙沙星 300mg，2d，疗程相对要长，以 10~14 天为宜。重症患者，可以采用序贯疗法，在病程急性期静脉用药，体温正常，病情好转后改为口服用药，先给予阿奇霉素 0.5g，或 10mg/(kg·d)，静脉注射，1 次/天，连用 3 天，停用 3 天后转换为阿奇霉素口服（剂量用法同前），重症患者可酌情延长至 4~6 周。

也有报道，莫西沙星对控制成人 MPP 的发热和促进炎症吸收具有较好的疗效，也可以采用序贯治疗，先 0.4g，静脉注射，1 次/天，连用 3 天后转换为口服，0.4g，1 次/天，共 10~15 天为 1 个疗程。

对病情进展迅速且严重和（或）肺部病变迁延出现肺不张、肺间质纤维化、支气管扩张或严重肺外并发症者可适当应用激素治疗，氢化可的松，每次 5~10mg/kg，静脉注射；或甲泼尼龙 2~4mg/(kg·d)，静脉注射；或泼尼松 1~2mg/(kg·d)，分次口服，一般疗程 7~10 日，可降低机体的免疫反应，减少并发症的发生。

大剂量丙种球蛋白中有丰富的 IgG 型抗体，能直接中和炎性因子、阻断抗原-抗体反应、减少炎性因子释放，有减轻病情和阻断疾病进展的作用。每次剂量一般为 10g 或 400mg/(kg·d)，连用 3~5 天。

支原体肺炎多属于祖国医学中"咳嗽"之范畴，少数患者表现为"肺炎喘嗽"，针对此病因病机病症则立法为清肺化痰，一些中药汤剂或制剂治疗本病既具有对症治疗作用，又具有对因治疗作用，对 MPP 具有疗效且安全可靠，可应用于临床。

（蔡少华）

206 · 肺炎军团病菌肺炎有哪些临床表现？

肺炎军团病菌引起的感染有两种表现，轻者只表现流感样症状，并出现较剧烈呕吐，称为庞蒂克热（Pontiac fever），重者则称为肺炎军团病菌肺炎或通称为肺炎军团病菌病。

肺炎军团病菌肺炎潜伏期 2~10 天，平均 4 天，老年患者和免疫功能低下者是高危罹病人群，潜伏期较短。本病起病缓慢，老年人及免疫抑制的患者可突然发病，病初时出现乏力、不适、纳差，常无上呼吸道症状。随后出现头痛、肌痛、寒战、90% 的患者有发热，体温高者可超过 40℃，有时也有咽痛、流涕和畏光。多数患者前 3 天干咳，随后咳痰，量一般不多，半数为脓性痰，10%~33% 的患者咯血。胸痛常见，其程度较剧烈，少数患者有呼吸困难。部分患者出现恶心、呕吐，早期出现腹泻值得注意。约 1/3 患者有精神症状，包括嗜睡、神志模糊、谵语、昏迷、痴呆、焦虑、惊厥、定向障碍、抑郁、幻觉、失眠、健忘、言语障碍、步态失常等。25%~50% 的患者有镜下血尿、蛋白尿，极少数可发生肌红蛋白尿、急性间质性肾炎、肾小球肾炎，近 10% 可发生急性肾衰竭。患者呈急性热病容，呼吸急促与肺受累程度有关，可有浅表淋巴结肿大，肝脾大，双肺有散在湿啰音，偶有少量胸腔积液，少数患者肺部无阳性发现。

实验室检查：多数白细胞计数正常或稍增高，部分有中性粒细胞核左移，白细胞减少者预后差。可有血尿、谷草转氨酶、乳酸脱氢酶升高，低钠血症，低镁血症。痰或气管内抽吸物的革兰染色和一般培养均阴性。

X线胸片的早期表现为少许斑片状影，以后发展为肺实变性浸润，以下肺野多见，病变可迅速转到其他肺叶或对侧肺部，脓肿与空洞仅见于免疫抑制患者，约 1/3 患者有少量胸腔积液。

（孙宝君）

207 • 肺炎军团病菌肺炎有哪些特异性实验诊断技术？

（1）肺炎军团病菌培养：标本取自气管分泌物、血、痰、胸水、支气管肺泡灌洗液（BALF）等，取材不同，培养的阳性率也有差异，其中以经气管抽吸液阳性率最高，可达 83%；痰培养阳性率为 44%；血液、胸水阳性率低。标准培养基为含缓冲剂 N-2-乙酰胺基-2-氨基乙烷磺酸的酵母浸膏培养基（BCYE），培养效果较好，肺炎军团病菌在培养 3~5 天后出现单菌落。

（2）细菌抗原及 DNA 检测

1）直接荧光抗体法（DFA）：是用荧光标记的抗体或单克隆抗体荧光试剂与标本（呼吸道分泌物）结合，观察细菌形态。方法简单、快速，两小时内可获得结果，特异性 94%，敏感性 40%~75%，但应注意交叉反应，阴性结果不能除外肺炎军团病菌病。

2）尿抗原测定：采用单克隆或多克隆抗体的酶联免疫吸附试验（ELISA）、酶免疫测定法（EIA）或协同凝集法对尿肺炎军团病菌抗原进行检测，其中以 ELISA 与 EIA 敏感性高，特异性几乎 100%，敏感性 90%。本法虽然只能检测肺炎军团病菌-1 型抗原，但临床上 80%~90% 的病例由该菌引起，因此该试验有助于疾病的早期诊断。本法的优点：a. 获取尿标本容易，胸腔积液亦可做标本；b. 测定迅速，发病后 3 天就可检出抗原；c. 使用抗生素后仍可获得阳性结果，并持续数周；d. 尿中抗原在发病 60 余天后仍存在。

3）基因探针：应用核酸探针方法检测和鉴定肺炎军团病菌，简单、快速，特异性 99%~100%，敏感性 70%~74%。此法测定的 DNA 需要量在 15ng 以上，低于 15ng 则无法测出。

4）聚合酶链反应（PCR）：PCR 技术是一种体外 DNA 扩增的方法，目前已用于对环境、血液、尿液、痰液、胸水、支气管肺泡灌洗液及肺组织中肺炎军团病菌 DNA 的检测，此法与培养法及其他免疫学方法比较特异性强，敏感性高。PCR 和探针杂交技术相结合，可在一定程度上提高检测的特异性和敏感性，但操作过于繁琐，与之相比，PCR 与 ELISA 方法结合检测肺炎军团病菌，操作简单且省时间。PCR 技术操作过程中要特别注意：a. 要注意判定是否含有其他同肺炎军团病菌种系相近的细菌得到非特异性扩增。b. 要注意防止交叉污染。

（3）血清特异性抗体检测：被肺炎军团病菌感染后，血清中可出现两种抗体，即 IgG 及 IgM 抗体，其中特异性 IgM 抗体，在感染一周后出现，而 IgG 抗体在发病两周后开始升高，一月左右达到高峰。

①间接荧光抗体法（IFA）：于起病时（发病 7 天内）及 3~8 周后两次血清抗体滴度升高≥4 倍，并达到≥1∶128 为阳性，如果单份血清抗体滴度≥1∶256 也可认为阳性。但要注意排除假阳性。部分老年患者于起病 14 周后血清抗体滴度才升高。

②ELISA 法：以肺炎军团病菌为抗原，检测肺炎军团病菌抗体，敏感性高，但假阳性较多。

③微量凝集试验（MAA）与试管凝集试验（TAT）：检测两次血清抗体滴度升高 4 倍，TAT 达 1∶160 或 1∶160 以上（微量凝集试验达 1∶64 或 1∶64 以上）为阳性，如果一次达 1∶320 或 1∶320 以上也为阳性，特异性好，但敏感性不高。注意排除假阳性。

目前肺炎军团病菌血清型达到 64 种，其特异性抗体检测可发现 95% 以上的常见致病性肺炎军团病菌感染。然而，20%~30% 的肺炎军团病菌病患者血清抗体滴度不升高，给诊断带来困难。血清学检测还与铜绿假单胞菌、肺炎支原体、脆弱杆菌、土拉菌、类鼻疽杆菌、鼠疫杆菌、钩端螺旋体等有交叉反应。

（孙宝君）

208 • 如何治疗肺炎军团病菌肺炎？

嗜肺军团杆菌是细胞内寄生菌，因此只有能够渗透进入细胞内并维持其生物活性的抗生素才有抑制或杀灭嗜肺军团杆菌的作用。目前红霉素仍然是治疗肺炎军团病菌感染的首选药物，因其临床应用成功的经验最多。用药方法每天 2~4g，至少应用 3 周，对于中或重度的患者，在开始治疗的前几天应静脉给药，每日 4g，直到患者临床症状好转，再改用口服治疗。口服红霉素每日 2g 以上胃肠道反应严重，患者常难以耐受。有报道在红霉素从静脉注射改为口服后病情出现反复，应引起注意。红霉素最常见的不良反应是胃肠道反应。当静脉大剂量应用红霉素时，除引起局部疼痛、静脉炎外，还可出现可逆性耳聋（减量或停药后可恢复），Q-T 间期延长及心律失常。因此应尽可能减少用药剂量，病情允许尽量口服给药。对红霉素治疗的临床反应迅速，一般在治疗开始 12~48 小时后，虽然肺部浸润可继续进展，但许多患者开始感觉好转，体温下降。因此监测患者的主观感觉如食欲、胸痛、气短、意识状态等对疗效判断是重要的，如用红霉素 3~4 天，患者仍持续发热、白细胞减少、精神错乱，则要考虑诊断是否正确，或有否二重感染。

新型大环内酯类药物包括阿奇霉素、克拉霉素、罗红霉素及交沙霉素，其抗菌作用均强于红霉素。与红霉素相比，阿奇霉素对肺炎军团病菌有杀灭或不可逆抑制作用，首日口服 500mg，然后每天 250mg，再口服 4 天。克拉霉素口服 250mg/次，1 次/12 小时。

利福平对肺炎军团病菌有抑制作用，但由于其易产生耐药性，不能单独使用，利福平与红霉素、四环霉、磺胺甲基异噁唑与甲基苄胺磺胺（TMP-SMZ）、环丙沙星等联合应用，治疗严重的患者如多叶肺炎合并呼吸衰竭、心内膜炎或有严重免疫抑制的患者，常在治疗开始的最初 3~5 天应用，利福平剂量 600mg，2 次/天。

TMP-SMZ 与利福平合用治疗有免疫抑制的患者，剂量为 TMP5mg/kg，每 8 小时一次。红霉素治疗失败者还可用多西环素，首日 200mg，1 次/12 小时，然后 200mg，1 次/天或

100mg，1 次/12 小时。

氟喹诺酮类药物（氧氟沙星、左氧氟沙星、环丙沙星、莫西沙星）是杀菌剂，作用强于红霉素，在有免疫抑制或病情严重的病例是首选药物。口服或静脉应用氧氟沙星 400mg，1 次/12 小时，环丙沙星口服 500mg，或静脉注射 400mg，1 次/12 小时。左氧氟沙星、莫西沙星抗菌活性强，分别为 500mg 及 400mg，静脉注射，1 次/天。

虽然联合应用抗生素会增加药物不良反应和相互作用，但对于单药治疗无效的重症患者，联合应用抗生素治疗仍是适当的选择，如用利福平联合氟喹诺酮类药物，阿奇霉素联合左氧氟沙星，如联合应用利福平，鉴于其可引起黄疸及高胆红素血症，其疗程应短于 5 天。而大环内酯类药物与氟喹诺酮类药物联合应用不良反应小于利福平的联合用药。

用药疗程：在免疫功能正常的轻中度患者，对治疗反应迅速，疗程 10 天足够。更轻度感染的患者，应用阿奇霉素 3~5 天即可达到目的，还减少了治疗费用。对有多种基础疾病，免疫功能抑制及侵入性疾病的患者，为了避免复发，用氟喹诺酮或大环内酯类（阿奇霉素除外）药物，3 周是必要的。

和其他细菌性肺炎一样，还应给予止咳、化痰等积极的对症治疗，伴有低血压、呼吸衰竭的患者应积极的升压并给予呼吸支持，原来应用免疫抑制剂者应停用或减量。如无肾上腺功能减退，禁用皮质激素。

（孙宝君）

209 · 肺炎衣原体有哪些微生物学特征？

肺炎衣原体（*Chlamydia pneumonia*）是一种新的呼吸道致病微生物，1965 年由 Grayston 首次分离，1986 年正式命名。近年发现其引起的呼吸道感染有增多趋势，且可引起地区或全国性流行，故日益受到广泛重视。

衣原体是一类介于立克次体与病毒之间的微生物，目前发现其有 3 个种：则沙眼衣原体（*Chlamydia trachomatis*）、鹦鹉热衣原体（*Chlamydia psittaci*）和肺炎衣原体。沙眼衣原体感染主要引起沙眼、性传播性疾病，偶致新生儿衣原体肺炎。鹦鹉热衣原体属人兽共患的病原体，是鸟禽类和哺乳动物的条件致病微生物，人类受其感染多为鸟类传播，可累及肺、肝、脾、心、肾等。而肺炎衣原体主要引起人类急性呼吸道感染，以肺炎多见。

肺炎衣原体呈梨形，革兰染色阴性、无动力、专性细胞内寄生。在飞沫中能生存 30 小时，纸张上能生存 12 小时，在人手中能生存 10~15 分钟。对热较敏感，56~60℃仅能存活 5~10 分钟。75% 的酒精对其有极强杀灭力，仅 0.5 分钟即可杀灭。污染的脸盆或毛巾若干燥 1 小时，也可使衣原体全部死亡。

衣原体的独特生活周期是：原体→始体→包涵体→原体，其发育周期为：吸附→初次重组→繁殖分裂→再次重组这 4 个阶段。原体（elementary body）具有感染性，其颗粒吸附在易感染细胞的表面后，被巨噬细胞、中性粒细胞、肺泡上皮细胞等的吞噬作用摄入细胞质内，利用细胞内的能量和养分大量生长，原体开始分化，形成颗粒较大、结构松散的有新陈代谢活力的始体（initial body）。始体无感染性，然后始体经二分裂方式反复分裂，直至整个空泡充满较小的颗粒（原体）而在宿主细胞内形成包涵体。当原体发育成熟后，因细胞溶解和胞吐作用使宿主细胞裂解而释放出原体。具有感染性的原体可感染新的细胞。整个生长周期需时 24~48 小时。

人类对肺炎衣原体无天生免疫力，均是易感者，故可引起家庭内传播及地区流行。由于其抗原性弱，感染后免疫力也弱，可引起重复感染。感染的主要传播途径是呼吸道飞沫传播，手接触传播也有可能。

（俞森洋）

210 • 肺炎衣原体感染有哪些临床特点？

（1）肺炎衣原体感染是一常见呼吸道感染：尤其是青少年的感染率很高。感染的分布呈双峰型、第 1 峰在 8~9 岁，第 2 峰为 70 岁以上老年人。感染可在学校、军队、机关等集体单位经常发生，四季均可流行。流行期间 70%~75% 的易感者可被感染。大多数感染者症状较轻，仅有不同程度的上呼吸道感染，有些则毫无症状。但约有 10% 的感染患者发生肺炎。

（2）肺炎衣原体肺炎占院外获得性肺炎的 6%~12%：是肺炎第 3~4 位常见致病原，也是部分院内肺部感染的病因，可引起老年、慢性阻塞性肺病（COPD）、严重创伤、大手术后住院患者的院内感染，其感染症状往往较重，甚至可引起呼吸衰竭、合并细菌性感染而死亡。

（3）临床表现轻重不一：通常症状较轻，类似于肺炎支原体肺炎，可有发热（体温 37.5~39.1℃）、多汗、乏力、咳嗽（干咳为主）、寒战、胸痛、肌痛，肺部听诊可闻及湿啰音、呼吸音减低等，这些均无特征性。较有特征性的是，咳嗽症状往往迁延难愈，且多伴有声嘶和喘息。因为肺炎衣原体肺炎常伴有咽喉炎和声门炎，且症状较重，故表现为声音嘶哑，喉痛者很常见。约有 47% 患者具有喘息症状，部分患者甚至在肺炎衣原体感染后新发生哮喘，提示肺炎衣原体与哮喘发病有关。

（4）少数患者可伴随肺外表现：如脑膜炎、脑炎、肝炎、虹膜炎，不典型结节红斑、甲状腺炎、心肌炎、反应性关节炎，吉兰-巴雷综合征。部分研究还提示肺炎衣原体感染与冠状动脉粥样硬化性心脏病有关系。

（5）X 线胸片所见：主要为肺段或亚段的肺泡性渗出或浸润性阴影。肺间质纤维化。此外，尚可见肺水肿表现，少量或中等量胸水，肺门及纵隔淋巴结肿大，心影增大。首发感染以单侧肺泡性渗出占 65%，重复感染则以双侧肺纤维化多见。

（6）因临床表现无特征性，与其他急性呼吸道感染不易区别：确诊有赖于实验室检查。主要根据以下检测：①血清微量免疫荧光（MIF）抗体阳性与肺炎衣原体分离阳性密切相关。急性感染时，MIF 抗体双份血清抗体效价升高 4 倍以上。或 IgG≥1∶512，IgM ≥1∶16；既往感染时，IgG≥1∶16 但<1∶512。值得注意的是，首次感染后 MIF 抗体出现较晚，3 周内 IgM 抗体可能阴性，6~8 周内 IgG 抗体滴度仍可低于诊断标准。再次感染时，IgM 抗体可能阴性或滴度低，而 IgG 抗体可在 1~2 周内出现，并呈高滴度。②补体

结合（CF）抗体试验，为非特异性，对所有的衣原体均起反应。阳性标准，衣原体 CF 抗体效价升高 4 倍以上，或≥1∶64。③有条件可作肺炎衣原体的分离和培养；以直接或间接免疫荧光试验、酶免疫吸附试验（EIA）、核酸探针或聚合酶链反应（PCR）检测肺炎衣原体抗原等。

（俞森洋）

211 • 如何治疗肺炎衣原体肺炎？

（1）一般治疗：和治疗其他肺炎一样，可给予适当补液，维持水、电解质和酸碱失衡。如伴胸痛可酌情给予镇痛剂；体温过高时给予适当降温；喘息明显者给予支气管扩张药物；痰液黏稠不易咳出时可给予祛痰剂或气道湿化治疗；缺氧严重者给予适当的氧疗。

（2）抗生素的选择：经药敏试验和临床实践证明，目前对肺炎衣原体有效的抗菌药物主要有三类：大环内酯类、四环素类和氟喹诺酮类。在大环内酯类中，证明有效的有红霉素、甲红霉素（克拉霉素）、阿奇霉素。红霉素用法：1～2g/d，用 3 周；四环素用法：1～2g/d，用 2 周，妊娠妇女、哺乳妇女或儿童不宜应用四环素。氟喹诺酮类证明有效的有氧氟沙星、环丙沙星。氧氟沙星用法：300～600mg/d，分 2～3 次服，疗程 2～3 周；环丙沙星：250～750mg/次，每 12 小时 1 次口服或静脉注射 200mg/次，每 12 小时 1 次，疗程 2～3 周。有文献报道，用红霉素治疗肺炎衣原体感染，如果剂量太小，或疗程太短，常使全身不适，咳嗽等症状持续数月之久。因衣原体感染均可趋向于慢性、持续性或不显性的形式，故红霉素治疗疗程不能短于 3 周，否则容易复发。

（俞森洋）

212 • 如何诊断器官移植后肺感染？

在近 20 多年里，器官移植技术已有了很大发展，对于那些不可逆的晚期脏器衰竭或恶性血液病患者来说，器官移植无疑是"起死回生"的重大措施。欧美国家已普遍建立多器官移植中心，在我国不少大中城市也都已开展器官移植手术，器官移植存活率和患者生存期逐年提高，外科技术和器官保存技术的进展，新免疫调节剂（如环胞素 A）的应用和免疫抑制策略的改进，已导致肾、骨髓、肝、心、肺、心-肺移植的迅速发展。熟悉器官移植后的不良反应和并发症，如何及时诊断并给予恰当治疗，已成为内科医生临床面临的重要问题。器官移植后肺感染是器官移植患者的重要并发症，它的发生与移植器官存活率和患者病死率密切相关。但如何及时正确地诊断器官移植后肺感染则是一个颇为困难和复杂的问题，因为：①器官移植后肺感染的临床症状往往不典型，易于与非感染性肺部并发症（如肺水肿）、慢性排异反应或移植物抗宿主疾病（graft-vs-host disease，GVHD）相混淆，有时也可同时存在，互相影响。②器官移植后肺感染的感染谱十分广泛，可由细菌、病毒、真菌及寄生虫等多种致病原引起，有时也可同时并存多种病原体的感染，导致病因学诊断的困难。

器官移植患者怀疑发生感染时，应积极进行有关检查。迅速建立正确诊断和尽快开始适当治疗非常重要，因为患者的临床情况在发生感染后可迅速恶化。经验性选用抗生素的抗菌谱应尽可能覆盖大多数可能的感染病原，直至做出正确的病原学诊断。

在移植后初始阶段，常需频繁的摄 X 线胸片。但常常缺乏特征性的放射学影像改变，然而，若肺内有局灶性病变或结节，有或没有空洞，可提示奴卡菌属，曲菌病，细菌和隐球菌属感染。而弥漫性肺间质浸润提示巨细胞病毒（CMV）、单纯疱疹病毒（HSV）或肺孢子菌（PCP）。底向胸膜的楔形病变可提示侵入性曲菌病。

在检查诊断器官移植患者的肺感染时应考虑以下因素：①器官移植的时间；②患者的临床表现和病程；③诱发或加重的原因。

器官移植的时间可有助于鉴别诊断和确定检查的重点（图 3-4）。

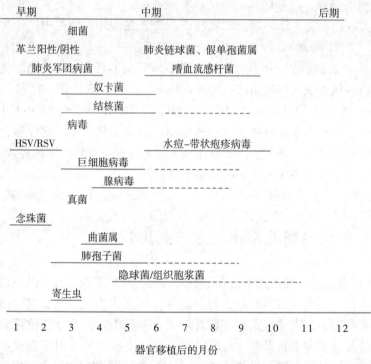

图 3-4　器官移植后常见肺感染病原体时间表

注：HSV：单纯疱疹病毒，RSV：呼吸合胞病毒

为诊断器官移植后肺感染，除了解普通肺感染常见的症状体征和进行常规胸部 X 线、实验室检查以外，尤需注意以下几点。

（1）器官移植的时间：器官移植后不同时期，肺感染病原有明显差别。如图 3-4 所示，各种器官移植后患者所发生的肺感染类型和发生时间基本相似，并具有明显的时间特点。根据感染谱及其好发时间的不同，大致可将移植后阶段分为三期：①早期，规定为移植后一个月以内；②中期，移植后第 2~6 个月；③后期，移植后 6 个月以上。大致上说，移植后早期易患细菌（革兰阳性或阴性菌、肺炎军团病菌）、病毒（单纯疱疹和呼吸道合胞病毒）和真菌（念珠菌）感染；而奴卡菌和肺孢子菌感染是非常罕见的。疾病的临床特点对诊断有帮助但不能凭其确诊。器官移植 24 小时后突然发生症状提示为细菌性感染或非感染性病因，例如肺水肿。移植后中期易患的感染类型最多，有许多均为条件致病原感染，如细菌（奴卡菌、结核菌）、病毒（巨细胞病毒、腺病毒）、真菌（烟曲菌、肺孢子菌、隐球菌、组织胞浆菌）、寄生虫（弓形虫病）；亚急性发病更多的提示为 PCP 或病毒感染（即 CMV 肺炎）。曲菌、奴卡菌和分枝杆菌菌属感染在发病时通常非常隐匿。与无免疫损害患者的感染不同，器官移植患者的感染常常缺乏典型的临床症状和体征（发热和白细胞增高可不明显）。有关临床发现，如 CMV 肝炎，HSV 的口腔病灶和曲菌属性鼻窦炎可提示诊断。后期，虽然很多感染均可罹患，但主要是细菌（肺炎球菌、假单胞菌、嗜血流感杆菌）和病毒（带状疱疹病毒）感染。

（2）免疫抑制剂对宿主防御功能的影响：为了抑制宿主对异体移植器官的排异反应，器官移植患者常需应用免疫抑制剂治疗，由此导致患者自身免疫功能受损，根据免疫损害性质在移植后不同阶段略有不同，可大致估计器官移植患者所发生感染的可能类型。大多数免疫抑制药物都引起细胞免疫功能的减低，致使患者易感染真菌（如念珠菌、曲菌属）、肺孢子菌、病毒（如单纯疱疹病毒、巨细胞病毒、Epstein-Barr 病毒和带状疱疹病毒）、寄生虫（弓形虫）和细菌（分枝杆菌、奴卡菌、沙门菌）。

硫唑嘌呤损害 B 淋巴细胞功能，影响免疫球蛋白合成。硫唑嘌呤也可减少中性粒细胞数并降低白细胞功能。类固醇激素可影响中性粒细胞趋化性。抗胸腺细胞球蛋白和单克隆 T 细胞抗体（OKT$_3$）可增加巨细胞病毒和肺孢子菌感染的危险。

1981 年以来环胞素 A 已成为免疫抑制治疗的关键药物，此药不增加患者对感染的易感性，事实上，它还可能增强对感染的防御能力。自临床应用环胞素 A 以来，器官移植患者的感染总发生率已经降低，尤其是细菌和巨细胞病毒感染已显著减少，从而也减少了因感染而死亡的病例。

（3）宿主因素对肺感染的影响：器官移植患者在移植后各个阶段，经常发生的感染类型已如图 3-4 所示。然而，基于患者的基础疾病状态、移植部位和免疫抑制的不同，使肺感染类型存在一些变异。例如，骨髓移植（BMT）患者在移植前需接受加强免疫抑制治疗，经历一个白细胞减少阶段，这是实体器官移植患者所没有的，因此，BMT 患者在移植后早期就更容易发生系统性细菌和真菌感染。

肺和心肺移植患者更容易发生肺感染，因为移植后的异体肺没有淋巴引流、支气管动脉循环或神经支配，因而也没有与此相关的防御功能。供体肺在和供体离断，运输和移植过程中难免受到一定程度损害。移植前供体肺内也可能就存在致病微生物而在移植后引起临床感染。肾移植患者易发生尿路感染，肝移植患者发生腹腔内脓肿的危险性高，肺和心-肺移植患者由于外科手术部位在胸腔，更可能发生胸腔内器官感染。

基础疾病过程也影响移植后的感染类型。例如囊性纤维化患者接受心-肺或双肺移植，术后易发生假单胞菌属肺感染。大约 90% 的囊性纤维化成年患者均患有慢性假单胞菌鼻窦炎，这可能是移植后再发假单胞菌肺感染的来源。诱发原因方面，要考虑的有：患者没有常规应用预防性药物（即没有为预防 PCP 而应用 TMP-SMZ）。

（4）提倡采用有创性诊断技术和各种特殊检查：因为咳出的痰常被口咽部寄殖的细菌污染，故常规痰涂片和培养的结果特异性较差，为了取得更确切的病原学依据，对于器官移植后肺感染患者，有必要推荐应用某些有创性采集标本技术，如经支气管镜作支气管肺泡灌洗和保护性防污染毛刷导管取样，做细菌，真菌和病毒培养。提倡采用肺 CT 和磁共振成像技术以及各种特异性和敏感性好的病原学快速诊断技术。在常规胸片对肺感染的诊断遇到困难时，采用经纤支镜肺活检技术、肺 CT 或磁共振技术，可望收集更多的肺感染影像学证据。随着近年来分子生物学技术地飞速发展，为肺感染病原学的快速诊断开辟了新的途径，有条件的医院应尽量应用这些技术，以尽快明确器官移植后肺感染的病因，为临床治疗药物的选择提供可靠的依据。

为确定诊断，通常需要应用 shell-vial 培养来快速发现 CMV，或从直接荧光抗体染色来发现早期 CMV 抗原，乌洛托品-银染色来发现 PCP。应该将全部有关的临床情况都提供给微生物学专家，为证实某些诊断（如奴卡菌属）需要应用特殊的诊断试验和培养基。若怀疑肺炎军团病菌肺炎，支气管肺泡灌洗液（BAL）应做直接荧光抗体染色和培养，也应做血清学试验和尿直接荧光抗体染色。

侵入性曲菌病的明确诊断依靠肺活检找到组织侵犯的证据。痰或 BAL 培养可以曲菌阳性而没有临床感染，相反培养结果也可以假阴性。阳性培养结果应告诫医生警惕侵入性曲菌病的可能。临床表现和曲菌病相符合的危重患者，若 BAL 培养阳性，即使没有确诊，有时也可给予经验性治疗。

诊断弓形虫病需要证明组织内或 BAL 中速殖子（tachyzoites）。一般用血清学方法确诊。用间接荧光抗体法（IgM-IFA）测定 IgM 抗体，它在患病第 1 周出现，1~2 周内达到高峰，在 3 周至数月内恢复正常。IgG 抗体的增长更缓慢，1~2 个月内达高峰，在数月或数年内维持高水平，并较稳定。IgM-IFA 试验阳性（>1:20），或 IgG 的一个试验中效价上升 4 倍，一般都说明存在急性弓形虫病。弓形虫病的血清学试验始终阴性实际上可排除诊断。若经支气管镜 BAL 不能明确诊断，即需经支气管或开胸肺活检。

要确定器官移植患者的特殊感染的诊断是困难的。在移植后的前 24~72 小时，肺部症状如咳嗽、气短、低氧血症、胸部 X 线片显示的肺浸润影可以是由于液体过度负荷或感染。在心肺或肺移植患者，这些症状也可以是急性排异反应的表现。器官移植后期，肺感染症状可以被免疫抑制治疗所掩盖，如皮质激素掩盖发热，硫唑嘌呤阻止了白细胞的增高。在肺和心肺移植患者，排异反应和感染非常难以区别，尤其是有时这两种情况都同时存在。它们的症状和表现，如发热，气短，运动耐力减低，动脉血氧饱和度降低，胸部 X 线片的浸润影等都类似，感染和急性排异反应也都通常于移植后头 6 周发生。要鉴别巨细胞病毒（CMV）肺炎和排异反应尤其困难。排异反应的诊断通常需经支气管镜检查和支气管肺泡灌洗排除感染，并评估加用皮质激素来抗排异治疗的临床效果来确定。

（俞森洋）

213 · 如何治疗器官移植后肺感染？

器官移植患者肺感染的困难在于诊断，只要明确诊断，其特异性治疗方法与其他患者的治疗并无不同。器官移植后肺感染的治疗包括两方面：一般治疗和病原学的特异治疗。

（1）一般治疗：治疗总原则与一般肺感染相同，如给以氧疗、给止咳化痰药物、过高热予以适当降温、维持水和电解质平衡、喘息明显者给予平喘药物、充分的营养摄取和适当的脏器功能支持。

替代及补充治疗，如输注免疫球蛋白、白细胞或少量新鲜全血，输注克隆刺激因子（G-CSF、M-CSF、GM-CSF）等在有指征时可试用。大多数情况下，当器官移植患者发生非细菌性或病原混杂的呼吸系感染时，应考虑减少免疫抑制药物的可能性。若情况允许，减少免疫抑制药物的剂量和品种，即是抗感染的重要辅助治疗，以便患者获得最好的康复机会。

（2）病原学治疗

1）细菌感染：所有器官移植患者，迅速开始的发热加上呼吸窘迫症状，就有必要应用抗生素，宜采用广谱有效杀菌剂，抗菌谱应能覆盖革兰阴性和阳性菌，常用 β-内酰胺类加氨基糖苷类，静脉给药。若为革兰阴性杆菌感染，常用第三代头孢菌素，如头孢他定、头孢哌酮、头孢唑肟、头孢曲松、亚胺培南、替门汀（替卡西林+克拉维酸）、环丙沙星等，若联合用药，可加用氨基糖苷类，具有协同作用。若有误吸和吸入性肺炎，可加用甲硝唑。如果是骨髓移植或肝移植患者，考虑厌氧菌感染的可能，还应加用甲硝唑或林可霉素。若为葡萄球菌属感染（耐甲氧西林菌株），可用万古霉素。如果移植中心地处肺炎军团病菌流行区，感染率较高，可应用大环内酯类（如红霉素），氟喹诺酮类或加利福平。已有文献报道，肺和心肺移植患者发生铜绿假单胞菌所致支气管寄殖综合征，常反复发生急性支气管炎，此综合征酷似囊性纤维化，其治疗原则也与囊性纤维化相同。急性感染可口服环丙沙星或静脉注射氨基糖苷类或第3代头孢菌素2~3周，再加上胸部理疗以帮助气道分泌物的廓清。抗生素应用过程中应监测肾功能，避免肾毒性的发生。

磺胺类对奴卡菌属是非常有效的，可选用氨苯磺胺。其他的选择有米诺环素、氨苄西林和红霉素或氨基糖苷类联用。疗程尚未确定，但均需延长治疗。

治疗结核分枝杆菌至少需用两种抗结核药物，异烟肼和利福平。大多数器官移植中心，在治疗的前2个月还加用第3种药物，如吡嗪酰胺，若如顾虑其肝毒性对患者的影响，则加用乙胺丁醇。3种药物联用可有效地治疗可疑耐药分枝杆菌感染。

2）病毒感染：对症处理的同时可应用的抗病毒药物有：阿昔洛韦（acyclovir）、更昔洛韦（ganciclovir）、病毒唑（virazole）、干扰素等。呼吸道合胞病毒（RSV）感染可用利巴韦林（ribavirin）有较特异有效治疗方法的是 CMV、HSV 和 HVZ。抗病毒药物——阿昔洛韦，可用于治疗疱疹类病毒，但使用更昔洛韦（ganciclovir）同时若没有用大剂量 CMV 特异免疫球蛋白，对巨细胞病毒（CMV）肺炎是无效的。有些患者在最初治疗恢复以后可能需要维持应用更昔洛韦或免疫球蛋白，但理想的疗程和正确的药物搭配都还有待于研究。

某些中草药也可能有一定的抗病毒效果。

3）真菌感染：常用药物有氟康唑（大扶康）、伊曲康唑、两性霉素 B、5 氟胞嘧啶等。氟康唑不良反应小，对念珠菌感染有效，两性霉素毒性作用较大，但对确诊的肺隐球菌、肺曲菌病或严重肺念珠菌感染，仍应考虑采用。播散性念珠菌病需全身应用抗真菌药物，可选用两性霉素 B，疗程 6~12 周，总剂量 2~3g。应用 5 氟胞嘧啶有很高的耐药发生率，因此并不推荐。酮康唑在这种情况下也是无效的。近年有文献报道应用氟康唑，每天 100~300mg 治疗肺念珠菌病和念珠菌菌血症有效。侵入性肺曲菌病也需要静脉注射两性霉素 B 治疗，疗程未确定，但一般认为应和播散性念珠菌病一样（则用药 6~12 周，总剂量 2~3g）。近年用于临床的抗真菌药物，如伊曲康唑、伏立康唑、泊沙康唑、卡泊芬净、米卡芬净等，疗效好，不良反应小，可选择应用。

4）肺孢子菌肺炎（PCP）：确定 PCP 诊断后首选给予大剂量 TMP-SMZ，无效或疗效不佳时考虑加用静脉注射戊烷脒（pentamiding）2 周或 2 周以上。氨苯砜（dapsone）加 TMP 也已用于有效治疗艾滋病（AIDS）患者的 PCP，因此，也可应用它作为不能忍受一线药物（大剂量 TMP-SMZ）患者的替代。对一线药物反应不佳的患者，北美国家目前正进行静脉注射 TMP 的试验，通过适当的药物剂型调整而获得了疗效。新的喹诺酮类药物（如化合物 566C80）在不远的将来可能会成为治疗 PCP 的一线药物。

5）弓形虫感染：常联合应用磺胺嘧啶和乙胺嘧啶来治疗器官移植患者的弓形虫病，用药时间的长短尚未统一。

在大多数情况下，当器官移植患者发生非细菌性或病原混杂的呼吸系感染时，应考虑减少免疫抑制药物的可能性。若情况允许，减少免疫抑制药物的剂量和品种，即是抗感染的重要辅助治疗，以便患者获得最好的康复机会。

6）结核病：选用异烟肼、利福平、吡嗪酰胺和乙胺丁醇均主张 2~3 种药物联用。应用抗结核药物期间应注意保护和监测肝功能。

（俞森洋）

214. 病毒性肺炎有什么特点？如何鉴别病毒性肺炎和细菌性肺炎？

呼吸道病毒感染是人类最常见疾病之一，绝大部分仅限于上呼吸道，感染是否蔓延至下呼吸道，则主要取决于病毒种类和宿主免疫状态。随着人口老龄化及免疫低下人群的增加，尤其是近年来免疫抑制药物广泛应用于器官移植患者及艾滋病发患者数的增多，病毒性肺炎的发病率逐渐有增多趋势，而 SARS 的流行使得病毒性肺炎显得更为重要和更被重视。病毒性肺炎占非细菌性肺炎的 25%~50%，由于其表现缺乏特征性，轻者症状可不明显，重者可导致呼吸衰竭而危及生命，加之目前仍无特效的抗病毒药物可用，在临床诊治中常是一个棘手的问题。流行性感冒病毒是成年人和老人病毒性肺炎最为常见的病原，婴幼儿病毒性肺炎则常由呼吸道合胞病毒感染所致。其他如副流感病毒、腺病毒、巨细胞病毒、冠状病毒、鼻病毒、水痘-带状疱疹病毒、麻疹病毒和某些肠道病毒，如柯萨奇、埃可病毒等也可引起病毒性肺炎。本病临床表现与病毒种类、机体免疫状况等有关，各种病毒性肺炎的临床表现特点也不尽相同。

（1）流行病学：病毒性肺炎虽可四季发病，但以冬春季节多见。常为吸入性感染，主要传染源是患者，大多数病毒通过空气飞沫及密切接触传染，可由上呼吸道病毒感染向下蔓延引起，也可继发于出疹性病毒感染，常伴气管-支气管感染，传播迅速，易感人群多见于婴幼儿、老年人、原有慢性心肺疾病及免疫缺陷的患者等。肠道病毒传染源为患者、隐性感染及健康带病毒者。病毒性肺炎以散发为主，暴发流行多发生于群居场所，如幼儿园、学校、兵营等，尤其在社会大流行病毒性上呼吸道感染期间，更要重视病毒性肺炎的发生。

（2）临床表现：病毒性肺炎的病原类型较多，同类或同型病毒可引起不同的临床综合征，而不同类型的病毒又可引起相似的临床表现。在发展为病毒性肺炎之前，大多数患者常有骤起的上呼吸道感染症状，如卡他症状、眼、咽部充血、皮疹等，5~7天后出现肺炎症状，一般的病毒性肺炎临床表现大多轻微，剧烈干咳、发热及头痛多见，病程1~2周，但重症肺炎可有高热（呈弛张热或间歇热）、胸闷、心悸、气急、易出现呼吸困难及发绀等低氧血症表现、还可伴有休克和呼吸衰竭。体格检查仅在部分患者闻及肺干湿性啰音，肺实变体征少见。实验室检查仅见外周血白细胞及中性分类常不升高或下降，痰涂片革兰染色可见较多单核白细胞，无细菌或仅有正常定植菌，少见多形核白细胞，细菌培养阴性。胸部X线表现多样化且缺乏特征性，其病变可包括间质性肺炎、细支气管-支气管炎、支气管周围炎和肺实质炎，病变性质从渗出到增生坏死，所以，早期胸片可无异常发现，以后可出现两肺网状阴影，支气管血管束阴影增粗及模糊，也可有多发性、节段性斑片影，弥漫分布于双肺，好发于双侧肺门及下肺野，重症者进展为段性、叶性融合病灶，有时可见迁移性，也有表现为双肺多发结节阴影，除水痘-带状疱疹病毒性肺炎可引起两侧胸腔积液外，其余病毒性肺炎不出现或仅有少量胸腔积液。这种症状重与体征少、胸部X线表现相对较轻的不对称性是病毒性肺炎的特点之一。特定病毒还可有其特征性表现，麻疹病毒所致口腔黏膜斑，从耳后开始逐渐波及全身的皮疹；疱疹病毒肺炎可同时伴发有皮肤疱疹。

呼吸道合胞病毒（RSV）肺炎，主要表现为间质性肺炎，多见于3岁以内小儿，尤以1~6个月婴儿为多，高热可在40℃以上，热型多不规则，3~12天内退热，平均热程8天，多数患儿精神萎靡或烦躁不安，中重症有较明显喘憋、口唇青紫、鼻煽、吸气三凹征、脱水、代谢性酸中毒、低氧血症及心力衰竭，体征以喘鸣为主及肺底细湿啰音。

腺病毒（ADV）肺炎，腺病毒是DNA病毒，80%发生在7~24个月婴幼儿，多数病例发病即骤起稽留高热或弛张热，面色苍白，萎靡嗜睡等精神系统症状较明显，咳嗽多于病程3~6天内出现并进行性加重，可出现喘憋、呼吸困难、发绀等，易有心力衰竭、惊厥等合并症，肺部体征出现较迟，发热3~5天后开始出现湿啰音，以后因肺部病变融合而出现肺实变体征（叩诊浊音、听诊局部呼吸音减低及管状呼吸音），少数患儿可并发渗出性胸膜炎，经抗生素治疗无效，病灶吸收缓慢，需数周至数月。

巨细胞病毒（CMV）肺炎，人群对CMV普遍易感，感染的靶器官与宿主年龄和免疫状况密切相关，在绝大多数免疫正常个体，常呈无症状感染，但在免疫抑制个体、婴幼儿时可出现明显病症，发热伴有迁移性关节痛、肌肉痛，甚至死亡。免疫抑制患者CMV肺炎的临床症状为亚急性和非特异性的，症状持续 1~4 周，发生肺泡出血时症状可持续 1~3 个月，部分患者在 1 周内急速进展到呼吸衰竭；婴幼儿原发肺炎型的病程较长，特征是反复喘鸣、住院期间恶化、持续胸片异常和肺功能异常，病死率约 3.4%。

肠道病毒（EV）肺炎，EV 属于小核糖核酸 RNA 病毒，常见有柯萨奇病毒、埃可病毒等感染，温带地区夏秋季高发，热带地区则可四季发病或流行，年幼儿童是最易感人群，临床表现复杂多变，病情轻重差别甚大，EV 肺炎多数咳嗽较轻，无明显呼吸困难和发绀，双肺可闻及喘鸣音、痰鸣音或中小水泡音，X 线胸片显示为双肺纹理粗多或内带散在点片状阴影，无大片影或团块状阴影，外周血象正常，但 EV 感染更易伴有腹泻，且伴有支气管哮喘或心电图异常者较多，除肺炎外，还可同时发生无菌性脑膜炎综合征、心肌炎和心包炎、肌炎和关节炎、出疹性疾病、手足口病、流行性出血性结膜炎等多种临床疾病。

（3）诊断及病原检测方法：临床呈肺炎表现而痰液涂片发现细菌稀少，有大量单核细胞，或找不到可疑的细菌性病原体，抗生素治疗无效，应怀疑病毒性肺炎。由于大多数医院化验室不具备病毒分离培养的技术条件，在疾病流行期间，可根据典型临床表现做出初步诊断，并开始必要的治疗，急性期和康复期血清学检查阳性结果有助于做出明确诊断。

血清学检查可采用免疫荧光法、酶联免疫吸附检测法和放射免疫检测法检测血清中病毒的特异性 IgM 抗体，或使用补体结合试验、血凝抑制试验、中和试验检测血清中特异性 IgG 抗体，IgM 阳性可能提示有活动性感染，若 IgG 双份血清病毒抗体滴度 4 倍以上升高，可明确诊断，但由于需要双份血清，耗时较长，只作为回顾性诊断方法或用于科研。

病毒性肺炎的病原特异诊断金标准是病毒分离技术，该方法可靠，重复性好，特异性强，可采集咽拭子、鼻咽分泌物、呼吸道分泌物、支气管肺泡灌洗液等标本，用敏感细胞分离病毒或组织内找到病毒，但一种细胞系不能分离全部病毒，且传统的病毒分离方法需时间长、操作繁琐，只能作为回顾性诊断，如 CMV 仅在人胚纤维细胞中生长，7~21 天才能出现细胞病变。

目前呼吸道病毒感染快速诊断技术可分为三类：检测病毒抗原；检测特异性 IgM；检测特异性 DNA 片段。细胞飞片技术（shell-viral）诊断 CMV 可在 24~28 小时出结果，可作为临床快速诊断的方法；RT-PCR 技术可检测 RSV 感染标本中的病毒核酸，与病毒分离比较，其敏感性在 94% 以上，特异性高于 97%，是一种方便、快速、敏感的诊断方法，也是合胞病毒和流感病毒的亚型测定手段；CMV 抗原（pp65）血症实验可在外周血白细胞中检测到 CMV 抗原（如 pp65），CMVpp65 基因表达提示 CMV 已复制完成，形成完整的溶解病毒，将导致活动性 CMV 感染，活动性 CMV 感染出现症状前的几天到 1 周会出现 pp65 抗原血症阳性，同时可根据抗原水平来推断 CMV 感染的类型与时期，原发性感染抗原水平高，继发性感染抗原水平低，症状性感染水平高，无症状性感染水平低，感染初期及恢复期水平低，发生进展性 CMV 感染时水平迅速上升，对病原诊断、病情判断均有参考价值；还可应用 PCR 和地高辛标记的核酸杂交检测 CMV-DNA，尤其在免疫抑制患者中核酸检测方法的高度敏感性有助于 CMV 感染的尽早发现。

细胞病理学或活检标本中检出细胞质或细胞核内典型包涵体，是细胞受病毒感染的形态学诊断指标，通常取下呼吸道分泌物、支气管肺泡灌洗液或肺组织活检标本，光镜下可发现细胞内包涵体或在电镜下用免疫荧光法检测呼吸道分泌物内的脱落细胞或肺组织内的病毒抗原。

（4）治疗：临床上，一直缺乏对病毒感染特异的有效治疗方法，目前对病毒性肺炎多采取综合疗法，治疗原则是以对症治疗为主，加强支持治疗，防治继发细菌感染和并发症。

1）一般对症治疗：卧床休息，保证患者良好休息，保持环境安静，室内经常通风换气，温湿度适宜；适当隔离以防交叉感染；可适当应用祛痰止咳剂，结合超声雾化、拍背吸痰、清除鼻内分泌物；喘憋发作时可用镇静平喘药物，儿童可用异丙嗪缓解支气管痉挛，一般每次口服 1mg/kg，每日 3 次，如烦躁明显，可与等量氯丙嗪合用（即冬眠Ⅱ号）肌内注射，并可加用水合氯醛加强镇静效果，如效果仍不明显可以使用琥珀酸氢化可的松或地塞米松静脉注射，尽量避免使用有呼吸抑制作用的镇静剂；对于有缺氧的患者，轻、中度缺氧者给予鼻导管吸氧，重度缺氧者（血氧饱和度≤92%）可采用面罩给氧，对于缺氧严重、自主呼吸微弱者，可正压给氧，必要时给予人工通气；鼓励患者多饮水，进食营养丰富且易消化的食物；高热不退、摄入量不足或有脱水、酸中毒、电解质紊乱、病情危重时，适当补充输液，尽快纠正酸中毒和电解质紊乱。

2）抗病毒治疗

利巴韦林（三氮唑核苷，病毒唑）：为广谱抗病毒药，对大多数 DNA 和 RNA 病毒均有抑制作用，可用于常见呼吸道病毒如合胞病毒、腺病毒、流感病毒、副流感病毒及 SARS 病毒等引起的肺炎，对疱疹类病毒引起的肺炎也有一定的疗效。滴鼻液为 0.5% 三氮唑核苷溶液，每 2 小时滴鼻 1 次；利巴韦林喷剂用于喷雾吸入，喷入鼻腔与咽喉，每 4~5 小时 1 次，鼻腔 1 喷，咽喉 1~2 喷；口服或肌内注射或静脉注射剂量为 10~15mg/（kg·d），2~3 次/天；国外有研究用小微粒气雾发生装置吸入，微粒直径为 1~2μm，药物浓度为 20mg/ml，持续吸入 12~18 小时，治疗 3~7 天，也有将浓度提高至 60mg/ml，每日吸入 3 次，每次持续 2 小时，报道有显著治疗效果，但也有人认为治疗可能导致严重或较长时间的支气管痉挛。

阿昔洛韦：为广谱抗病毒药，可抑制病毒的 DNA 多聚酶，阻滞病毒 DNA 合成，可用于单纯疱疹病毒、带状疱疹病毒及巨细胞病毒引起的肺炎，用法：口服 10~20mg/（kg·d），4 次/日；或静脉注射每次 5~10mg/kg，每 8 小时 1 次；儿童 250mg/m²，每 8 小时 1 次。

更昔洛韦：作用机制与阿昔洛韦相似，是目前治疗巨细胞病毒肺炎的首选药物。用法：5~10mg/（kg·d），每次静脉注射持续 1 小时以上，每 12 小时 1 次，2~3 周为 1 个疗程，以后可改为维持治疗或口服治疗，并密切观察疗效和毒性反应。

干扰素：可抑制细胞内病毒的复制，中断炎症蔓延，提高巨噬细胞的吞噬能力，人 α 干扰素是用人血白细胞或类淋巴母细胞制备而成，为目前抗病毒谱最广的药物，具有毒性低、抗原性弱等特点，可用于腺病毒、流感病毒、疱疹病毒、轮状病毒等多种病毒所致肺炎，效果较好，用法：3 万 U/d，肌注，连用 5 天；或 3 万 U 加 0.9% 氯化钠注射液 60ml，超声雾化吸入，每次 10 分钟，每天 3~4 次，连用 5 天，都有较好治疗作用；3 岁以下儿童，2 万 U/d，肌注，3 天为 1 疗程。

聚肌胞：由多分子核苷酸组合而成，为干扰素诱生剂，对多种病毒引起的疾病有较好的疗效，并能增强抗体形成和刺激巨噬细胞吞噬作用，注射后 2~12 小时就能使人体血液中出现大量干扰素，用法：2 岁以下儿童隔日肌内注射 1mg，2 岁以上儿童和成人隔日肌注 2mg，共 3~6 次。

免疫球蛋白：可封闭或中和细菌产生的毒素，促进溶菌作用，同时可通过激活巨噬细胞以清除病毒，能迅速提高血液中 IgG 水平，增强机体内抗感染能力和调理能力，有免疫替代和免疫调节的二重治疗作用，但一般不作为常规治疗，对于重症病毒感染可考虑应用，人血丙种球蛋白，400mg/（kg·d），连用 3~5 天。

高 RSV 中和抗体滴度的静脉用免疫球蛋白（RSV-IV-IG）：血浆中 RSV 中和抗体的滴度与预防 RSV 感染的作用直接相关，当血浆中和抗体滴度超过 1∶390 时，可以预防 99% 的下呼吸道 RSV 感染，一般只用于 RSV 感染的高危人群，预防用法：在 RSV 流行季节，每月经静脉注射 RSV-IV-IG 每次 750mg/kg，即每次 15ml/kg，3~5 次；治疗用法：静脉注射每次 1500mg/kg。

RSV 单克隆抗体：是一种人类单克隆 IgG 抗体，特异性抑制 RSV 的 F 蛋白 A 抗原位点上的抗原决定簇，通过抑制病毒的复制并直接中和病毒而发挥作用，用法是每月肌注 1 次，每次 15mg/kg，使用安全、方便，但价格较高，目前 5 个剂量的单克隆抗体要花费 2000 美元以上。

3）肾上腺皮质激素：一般病毒性肺炎不需要用激素，如中毒症状严重（包括惊厥、休克、40℃ 以上的持续高热），或早期胸腔积液，为防止胸膜粘连，或明显支气管痉挛，可在病程早期酌情给予短程皮质激素治疗，用药一般不超过 3~5 天，可选用琥珀酸氢化可的松 5~10mg/（kg·d）静脉注射，或地塞米松 0.5mg/（kg·d）静脉注射，或泼尼松 1~2mg/（kg·d）口服。

4）抗生素的应用：明确的单纯性病毒性肺炎一般不用抗生素，但在疾病后期往往继发细菌感染，当有以下情况时，应考虑选用敏感的抗生素：极期已过（12~14 天），热不退或热退又复升，肺部体征增多，呼吸困难加重；痰液由白变黄；外周白细胞总数增高，中性粒细胞由少增多或有核左移；胸部 X 线片显示，肺部出现新的片状阴影。

5）中医药治疗：由于临床上缺乏对病毒感染特异的有效治疗药物，部分中成药具有解热、抗感染、抑菌及抗病毒作用，可用于治疗病毒性肺炎。除一些方剂和口服制剂外，也有一些静脉用制剂可供选择。但要特别提醒注意的是，有些中药制剂在临床应用中出现过严重的过敏反应，已屡有报告，要严格适应证和及时发现处理不良反应。

双黄连注射液：由金银花、连翘、黄芩提取，具有解热、抗感染、抑菌及抗病毒作用，可用于流感病毒、副流感病毒所致的肺炎，肌注：2~4ml/次，2 次/天；静脉注射：10~20ml/次，1~2 次/天；静脉注射：每次 1ml/kg，加入 0.9% 氯化钠注射液或 5%~10% 葡萄糖溶液中。

注射用炎琥宁：注射用炎琥宁系从植物穿心莲中提取的穿心莲内酯琥珀酸半酯盐，具有明显的抗病毒、抗菌双重功效，体外对腺病毒、流感病毒、呼吸道合胞病毒等多种病毒均有一定灭活作用，可用于病毒性肺炎的治疗，不良反应较小，无耐药现象，制剂稳定，疗效尚可靠，用法用量：肌内注射，40~80mg/次，用灭菌注射用水溶解，1~2 次/天，静脉注射，0.16g~0.4g/d，用 5% 葡萄糖注射液或 5% 葡萄糖氯化钠注射液稀释，1~2 次/天，小儿酌减。

　　痰热清注射液：处方是由黄芩、熊胆粉、山羊角、金银花、连翘5味中药组成，具有清热解毒、止咳化痰、利胆之功效，可用于治疗急性下呼吸道病毒感染，成人常用量：20ml加入5%葡萄糖注射液500 ml中静脉注射，每日1次，7天为一疗程，重症患者每次可用40ml，老年人和儿童酌减，婴幼儿0.3~0.5ml/（kg·d），最高剂量不超过20ml，加入0.9%氯化钠注射液或5%葡萄糖注射液内，静脉注射，滴注速度控制在60滴/分以内。

　　清开灵注射液：主要成分为板蓝根、胆酸、黄芩苷、金银花、水牛角、珍珠母、栀子、猪去氧胆酸等。肌内注射：2~4ml/d；重症患者静脉注射：20~40ml/d，以10%葡萄糖注射液250ml或0.9%氯化钠注射液250ml稀释后使用。

　　病毒性肺炎和细菌性肺炎的鉴别要点见表3-27。

表3-27　病毒性肺炎和细菌性肺炎的鉴别要点

	病毒性肺炎	细菌性肺炎
流行性	有，冬春季节多见	无
年龄	老年人，小儿，免疫低下者多见	任何年龄，成人多见
前驱症状	多见上呼吸道感染、皮疹等	偶有上呼吸道感染
咳嗽	持续性刺激性干咳，少量黏痰	持续咳脓性、血性或铁锈色痰
胸痛	少见	多见而明显
胸部体征	少，与症状重不相称	明显且局限，可见胸腔积液或脓胸体征
低氧血症	易出现	重症者出现
血白细胞计数	降低多见，可正常或稍高	总数及中性粒细胞增多
痰涂片	少量白细胞，多为单核细胞	大量中性粒细胞，可见细菌
病原体	痰液、咽拭子分离病毒阳性	痰液细菌培养（+），血培养部分（+）
细胞病理形态学	可见胞内、核内包涵体	无
血清学	有助于诊断	无
分子生物学技术检测	特定病毒抗体、抗原	特定细菌抗体、抗原
胸部X线影像	无异常或弥漫性网状或伴小结节、小片状阴影，好发于双侧肺门及下野以间质性肺炎为主	呈片状模糊阴影，或大叶性实变影，以肺泡肺炎为主
抗生素治疗	无效	敏感致病菌有效

（蔡少华）

215 · 艾滋病患者合并肺孢子菌感染后有哪些临床表现？

艾滋病是获得性免疫缺陷综合征（acquired immunodeficiency syndrome，AIDS）的简称。肺部条件致病原感染往往是 AIDS 的首发症状，世界上第一例 AIDS 患者是因患肺孢子菌病肺炎而被诊断的。肺孢子菌是一种单细胞生物，兼有原虫与霉菌的特征。肺孢子菌肺炎（pneumocystis pneumonia，PCP）所致的肺部并发症不但可以是 AIDS 的首发症状，而且严重的 PCP 肺部并发症也是导致呼吸衰竭和 AIDS 患者的重要死亡原因之一。因此，AIDS 和呼吸内科临床之间存在着密切的关系。

（1）临床表现：PCP 是 AIDS 的最为严重的合并症，约 3/4 AIDS 患者在其病程中感染过至少一次肺孢子菌病。AIDS 合并 PCP 的潜伏期约为 4 周，早期临床症状轻微。人体感染严重时可引起肺孢子菌肺炎，主要临床症状为干咳、气促、呼吸困难、发绀和发热等。AIDS 患者在病变侵犯肺脏前数周或数月即有全身性和非特异性症状，如发热、疲乏、体重减轻等，当合并肺孢子菌肺炎时，起病多急骤，迅速发生高热、咳嗽、气促、呼吸困难和发绀，数日内甚至数小时之内急剧恶化，多死于呼吸衰竭，病死率几乎达 100%，部分病例可有数次复发，持续数周至数月。

（2）体格检查：患者有消瘦，呼吸迫促，相当部分患者口腔有念珠菌感染和疱疹病毒所引起的肛周溃疡。肺部听诊可无阳性发现，亦可于肺底部闻及少许细啰音，部分成人患者可有肝脾肿大。

（3）X 线检查：早期可见肺门周围有粟粒状、网状或结节状间质炎性阴影，随着病情的进展，病变扩及满肺野，成弥漫性斑片状浸润。可出现肺气肿、小段不张、肺大疱，肺大疱一旦破溃，即成气胸，有报告约 7% 的患者胸部 X 线片可出现空腔或囊性改变，囊壁一般较薄，其中少有液面。胸腔积液很少见。约 10% 的患者胸部 X 线片表现可正常，因此，胸部 X 线片正常不能作为否定 PCP 诊断的依据。

（4）实验室检查：血清 HIV 阳性；周围血象可有淋巴细胞绝对数减少，血小板减少，嗜酸性粒细胞增高，血红蛋白下降；血清乳酸脱氢酶升高。

AIDS 患者合并 PCP 时，肺功能的变化主要为限制性通气障碍。肺活量和肺总量减低，FEV_1/FVC 正常（>80%）。一氧化碳弥散量降低，患者常有低氧血症和低碳酸血症，肺泡-动脉氧分压差增大。

（5）诊断：临床上出现以下症状时，应疑及 PCP：①近 3 个月内出现劳累后呼吸困难或干咳；②胸部 X 线片显示双肺弥漫性间质浸润性改变；③血气分析示 PaO_2 低于 9.3kPa（70mmHg，1mmHg=0.133kPa），肺弥散功能低于预计值的 80%，或肺泡动脉氧分压差增大；④临床上无其他细菌性肺炎的根据。

肺孢子菌肺炎的确诊主要依靠病原学检查，因患者很少咳痰，肺孢子菌又常隐匿于聚集在一起的肺泡巨噬细胞中，痰病原体的检出率很低。经纤维支气管镜刷检、肺活检和支气管肺泡灌洗对诊断有帮助，其中支气管肺泡灌洗，89% 可检出肺孢子菌。

（蔡柏蔷）

216 · 临床上如何治疗肺孢子菌肺炎?

临床上用于肺孢子菌肺炎的预防和治疗的药物见表 3-28，表格中的推荐药物剂量可供参考。

表 3-28　PCP 预防和治疗用药*

药物	预防性用药		治疗性用药	
	途径	剂量	途径	剂量
首选				
TMP-SMZ	口服	1DS[a] 或 1SS[b] qd	口服	2DS q8h
			静脉	5/25mg/kg q8h
备选				
TMP-SMZ	口服	1DS 3 次/周	—	—
氨苯砜	口服	50mg bid 或 100mg qd	—	—
氨苯砜	口服	50mg qd 或 100mg qw	—	—
伯氨喹啉	口服	50mg qd 或 15mg qw	—	—
亚叶酸	口服	25mg qw	—	—
喷他脒	气雾吸入	300mg qM	静脉	4mg/(kg·d)
阿托伐醌	口服	1500mg qd	口服	750mg bid
TMP	—	—	口服	320mg q8h
氨苯砜	—	—	口服	100mg qd
克林霉素	—	—	口服，静脉	300~450mg q6h
伯氨喹啉	—	—	口服	15~30mg qd
辅助治疗				
泼尼松	—	—	口服，静脉	40mg q12h×5d
				40mg qd×5d
				20mg qd×11d

注：*引自中华结核和呼吸杂志. 2007, 30（11）：821-834.

a：DS：双剂量片（强化片）含 TMP 160mg、SMZ 800mg。b：SS 单剂量片：剂量减半

（1）治疗药物

1）复方新诺明（TMP-SMZ）：成人剂量为 TMP 20mg/（kg·d）+SMZ 100mg/（kg·d），分四次口服，疗程 12~21 天，病情严重者可采用静脉注射击，剂量为 TMP 15mg/（kg·d）+SMZ 75~100mg/（kg·d），约 1 周病情好转后改为口服，疗程同上。10%~20% 患者可有不良反应，如皮疹、恶心、呕吐及静脉炎，也可引起白细胞和血小板减少，但均不严重。

2）戊烷脒（pentamidine isethionate）：当复方新诺明无效或患者对磺胺过敏时可选用该药，成人剂量为 4 mg/（kg·d），肌注，疗程 12~14 天，亦可加入 150ml 5% 葡萄糖注射液内在 90 分钟内静脉缓慢注射。不良反应有恶心、呕吐、头晕、低血压、肝肾功能障碍、造血功能障碍、糖代谢紊乱、血钾升高、淀粉酶升高等，也可有暂时性氮质血症、低血钙等。

3）乙胺嘧啶（pyrimethamine）和磺胺嘧啶联合应用，有成功报道。用法：乙胺嘧啶 25~75mg/d，一次口服，磺胺嘧啶 2~6g/d，分 4 次口服，疗程 14~28 天。

以上几种药物皆有抑制骨髓作用，均需并用甲酰四氢叶酸（leucovorin），20 mg/（m³·d），分四次口服，或用甲酰四氢叶酸钙 6mg/d，肌注。

4）亦可选用三甲曲沙（trimetrexate），甲酰四氢叶酸，及氨苯砜（dapsone）联合用药，剂量分别为：三甲曲沙 45mg/（m³·d），静脉注射，甲酰四氢叶酸 20mg/（m³·d），分四次口服，氨苯砜 100mg/d，口服。该组方案的不良反应有肾功能损害、皮疹、发热、血小板减少、肝功能损害、正铁血红蛋白血症。

此外，克林霉素和伯氨喹、依氟鸟氨酸等对 PCP 亦有一定疗效。PCP 的辅助治疗措施亦很重要。泼尼松能阻止淋巴细胞和肺泡巨噬细胞介导的肺组织损伤，抑制中性粒细胞游走和多种炎性介质的释放，保护肺泡Ⅱ型细胞，促进肺表面活性物质的释放，能减轻肺部炎症水肿，在严重缺氧时可改善症状，提高患者的药物耐受性，降低病死率，但易引起双重感染及其他不良作用，需慎用。艾滋病患者合并重度 PCP ［$PaO_2 < 70$mmHg（1mmHg = 0.133kPa），肺泡-动脉氧分压差 > 35mmHg］时，可在抗 PCP 治疗的同时短期应用糖皮质激素。

现根据患者的临床症状、胸部 X 线片及血气等制定了 PCP 治疗方案：①轻中度 PCP：首选 TMP-SMZ 口服；次选 TMP 加氨苯砜或克林霉素加伯氨喹口服；三线药物为阿托喹酮口服；②重度 PCP：首选 TMP-SMZ 静脉注射；次选三甲曲沙、亚叶酸静注加氨苯砜口服；三线药物为戊烷脒静脉注射。

其他方案有：①轻中度 PCP：TMP 20mg/（kg·d）和 SMZ 100mg/（kg·d），分 4 次口服；TMP-SMZ 过敏者：a. 雾化戊烷脒 600mg/d；b. 克林霉素 300~450mg 口服，4 次/天，伯氨喹 15mg，口服，1 次/天；c. 阿托喹酮混悬液 750mg，口服，2 次/天；d. 氨苯砜 100mg/d，口服；TMP-SMZ 治疗失败：a. TMP 20mg/kg 和 SMZ 100mg/kg，4 次/天，静脉注射；b. 戊烷脒 4mg/（kg·d），静脉注射。②重度 PCP（必须加用糖皮质激素）：TMP 20mg/（kg·d）和 SMZ 100mg/（kg·d），分 4 次静脉注射；TMP-SMZ 过敏者：a. 克林霉素 600mg，4 次/天；伯氨喹 15~30mg/d，口服；b. 戊烷脒 4mg/（kg·d），静脉注射；TMP-SMZ 治疗失败：a. 改用或加用戊烷脒 4mg/（kg·d），静脉注射；b. 三甲曲沙 45mg/（m²·d），静脉注射；亚叶酸 20~45mg/（m²·d），分 4 次静脉注射。以上各药物疗程均为 3 周。

2006 年中华内科杂志编辑委员会关于"侵袭性肺部真菌感染的诊断标准与治疗原则（草案）"推荐肺孢子菌肺炎治疗方案如下：①急性重症患者（呼吸空气时 PaO_2 ≤ 70 mmHg）：SMZ-TMP ［按 SMZ 75mg/（kg·d）+ TMP 15mg/（kg·d）］ 静脉注射，分 2 次给药，每次静脉注射 6~8 小时，疗程 21 天。SMZ-TMP 给药前 15~30 分钟开始应用糖皮质激素，可口服泼尼松40mg（2次/天）×5天，随后（40mg/d）×5天，然后（20mg/d）×11天，或等效剂量静脉激素制剂。另选方案为：泼尼松+克林霉素（600mg 每8小时静脉注射1次）+伯氨喹（含基质）30mg/d×21天，口服，（注意伯氨喹溶血不良反应）：或喷他脒4mg/（kg·d）静脉注射×21天。②非急性轻中症患者（呼吸空气时 $PaO_2 > 70mmHg$）：SMZ-TMP 2片每8小时口服1次，连用21天；或氨苯砜100mg 每天1次顿服+TMP 15mg/kg 分3次口服，连用21天。另选方案为：克林霉素300~450mg 每6小时口服1次+伯氨喹（含基质）15mg/d 口服，连用21天。

缺氧时可用面罩给氧，或采用容量型辅助呼吸给氧，氧浓度不可超过50%。其他如输血，补液等支持疗法，以及加强护理等亦很重要。

新型抗真菌药物——卡泊芬净在治疗和预防肺孢子菌肺炎中的作用：卡泊芬净对肺孢子菌有抗菌活性，但目前尚无临床证据。虽然近年来国内有少数文献报道卡泊芬净单药治疗肺孢子菌肺炎有效，但目前尚缺乏大样本的前瞻性研究结果。理论上卡泊芬净可通过抑制葡聚糖合成，影响肺孢子菌的囊壁形成，从而对囊前期肺孢子菌有很强杀灭作用。动物实验显示小剂量卡泊芬净即可选择性抑制肺孢子菌的囊壁形成，但对滋养体无明显作用；预防性使用卡泊芬净可有效控制动物模型肺孢子菌感染。

（2）糖皮质激素的应用：HIV 感染合并 PCP 应考虑使用激素辅助治疗。激素抑制 PCP 的炎性反应和肺损伤。Meta 分析显示，对中重度 PCP 患者在正规抗肺孢子菌治疗基础上加用激素辅助治疗，可以降低病死率和减少呼吸机使用。目前推荐激素辅助治疗的指征包括：$PaO_2 < 70mmHg$，$P（A-a）O_2 > 35mmHg$。激素应该在 TMP-SMZ 前 15~30 分钟给药。在 $PaO_2 > 70mmHg$ 时应用激素也可能获益，但不主张常规使用。

非 HIV 感染的其他免疫抑制患者合并 PCP 时是否使用糖皮质激素尚无一致意见。有人认为重度 PCP 也应使用激素。

（3）PCP 治疗疗程：AIDS 合并 PCP 时疗程3周，非 AIDS 患者疗程为2周。临床需要根据患者情况个体化处理。评估 TMP-SMZ 无效或治疗失败需要观察4~8天才能判断，如果失败再改用其他方案。

免疫重建综合征（immune reconstitution syndrome，IRS）：AIDS 合并 PCP 的患者，在抗 PCP 治疗过程中开始抗逆转录病毒治疗，可能导致肺炎症状恶化甚至呼吸衰竭；部分 AIDS 患者存在临床静止的 PCP，当开始抗逆转录病毒治疗时，可能产生显著的肺炎症状。这种现象可能是由于免疫反应增强在所致。多数患者能恢复，少数需要暂停抗病毒治疗或加用激素。

（4）预防性治疗：PCP 预防性治疗主要推荐用于 HIV/AIDS 患者，指征为：$CD4^+ < 200/mm^3$，口腔念珠菌病，或者 PCP 肺炎患者完成抗 PCP 治疗后。疗程为 $CD4^+ > 200/mm^3$ 持续3个月以上。也有人认为 TMP-SMZ 及氨苯砜预防治疗可以导致肠道和呼吸道菌群耐药率增加，同时也可能导致肺孢子菌耐药。

预防性化疗在非 HIV/AIDS 的免疫抑制患者应用目前尚无一致意见。最近有 Meta 分析显示，血液系统肿瘤、骨髓移植或实体器官移植患者，使用 TMP-SMZ 预防治疗，可以减少91%的 PCP 发生，PCP 相关病死率显著下降。对血液系统肿瘤、骨髓移植或实体器官移植患者使用预防 PCP 治疗是有益的。目前推荐人体干细胞移植或实体器官移植患者用 TMP-SMZ 1 DS qd 或 1 SS qd，3~7 天/周。疗程为：异体干细胞移植≥6 个月，肾移植 6 个月~1 年，心、肝、肺移植≥1 年或终生使用。

（蔡柏蔷）

217 • 除肺孢子菌病外，艾滋病患者还可出现哪些肺部并发症？

除肺孢子菌病外，艾滋病患者肺部并发症尚有：真菌感染、巨细胞病毒感染、结核杆菌感染、嗜肺炎军团病菌感染、化脓性细菌、弓形虫及单纯疱疹等肺部感染及卡波齐氏肉瘤等。简述如下。

（1）真菌感染：①念珠菌：念珠菌是 AIDS 患者并发感染最常见的真菌之一，念珠菌感染可在 AIDS 的早期出现。肺念珠菌病可表现为支气管炎型或肺炎型，前者症状较轻，而肺炎型的临床表现与急性肺炎、肺结核相似，有时也可表现为败血症。病理改变有肉芽肿样改变，中心呈干酪样坏死，周围有菌丝、巨细胞和上皮细胞包绕。病灶内可见酵母样孢子。肺泡中有淋巴细胞和巨噬细胞浸润，肺泡壁增厚，伴有纤维组织增生。胸部 X 线片显示肺中下部纹理增多和结节状阴影，从肺门向周边部扩展，有时可融合成大片阴影，可累及胸膜。②曲菌：AIDS 患者合并曲菌感染时病情凶险，常常可表现为急性坏死性肺炎而导致死亡。曲菌感染后的主要症状为咳嗽、咳痰和咯血。急性重症者有弛张性发热、消瘦和恶病质。胸部 X 线的表现与肺结核、支气管肺炎以及大叶性肺炎的 X 线表现相类似，常好发于肺上部，可累及肺尖，有时单侧肺可出现多个病灶。曲菌感染的诊断需要做反复的痰培养和组织学检查。多次痰真菌培养阳性有助于诊断。曲菌抗原皮肤试验、血清沉淀试验有一定的诊断意义。③新生隐球菌感染：在 1/4~1/2 的 HIV/AIDS 患者中，新生隐球菌感染是首发机会性感染，也可与其他机会性感染混合存在或在其他机会性感染终末期发生。神志异常且有肺部病变，$CD4^+$≤200 个/μl 时考虑新生隐球菌感染。本病发病缓慢，50%患者有呼吸系统症状，如咳嗽、胸痛和呼吸困难，80%患者有颈项强直，神志淡漠，畏光和局部神经病变，当有呼吸困难症状的 HIV/AIDS 患者伴有发热和亚急性头痛或神经系统症状，容易被误诊为 PCP 或其他肺机会性感染，胸部 X 线片改变无特异性，类似 PCP 呈弥漫性肺间质性浸润、肺泡性浸润、单一或多发性结节和少量胸腔积液。血清隐球菌抗原在 98%患者阳性，脑脊液或尿液的隐球菌抗原也可呈阳性，但滴度较低，尤其是尿液的。痰或脑脊液离心沉淀物于玻片上加一滴油墨，光镜下可找到圆形厚壁孢子，支气管肺泡灌洗液直接涂片，瑞氏染色在巨噬细胞内有许多小的隐球菌或培养可见隐球菌。

AIDS 患者合并真菌感染的治疗比较困难，复发率高。常用药物有 5-氟胞嘧啶、酮康唑、伊曲康唑、氟康唑、两性霉素 B、卡泊芬净和伏立康唑等。AIDS 患者合并真菌感染时常常需联合应用两种以上的抗真菌药物。

（2）病毒感染：巨细胞病毒所致的感染是 AIDS 患者最严重的病毒感染，大多数 AIDS 患者都合并有巨细胞病毒感染。巨细胞病毒肺炎是仅次于肺孢子菌肺炎的常见死亡原因。巨细胞病毒肺炎和肺孢子菌肺炎可同时合并存在于同一 AIDS 患者。

巨细胞病毒（cytomegalovirus，CMV）属于疱疹病毒科，巨细胞病毒引起感染后，受感染细胞体积增大，细胞质和细胞核内出现包涵体。CMV 可引起体内各种组织和器官的感染，以肺为好发部位，产生巨细胞病毒肺炎。CMV 在 AIDS 患者中感染率极高。CMV 感染本身也可造成免疫抑制，因而再诱发其他机会性感染。CMV 为接触传染，正常人群中 80% 可检出 CMV 抗体，提示过去曾有该病原体感染。机体免疫功能降低时，体内 CMV 隐性感染可活化，或重新获得 CMV 感染。

CMV 肺炎可以是无症状的，只能靠胸部 X 线片来发现，如有症状，CMV 肺炎的发生也许是隐匿性的，可有发热、肌痛、关节痛、干咳、呼吸困难、发绀，肺部体征不多。

实验室检查：①血清学检查：补体结合试验测定抗体；抗-CMV IgM 阳性表明新近的感染或潜伏的病毒被激活，单独抗-CMV IgG 阳性提示曾有过感染，双份血清抗体呈 4 倍或以上增加，表明近期感染，也有助于诊断。②胸部 X 线片：CMV 的胸片可示双侧弥漫性网状间质性改变或结节存在。③支气管肺泡灌洗液或肺活检（开胸或经纤维支气管镜肺活检）标本内，如找到胞质内含包涵体的巨细胞，分离出 CMV 病毒可诊断。

治疗：对于 AIDS 合并巨细胞病毒肺炎的治疗目前尚无理想的抗病毒药物，常用抗病毒药物可试用：①DHPG：能排除病毒。②羟甲基无环鸟苷（gancyclovir）：抗病毒有效，可改善临床症状。用法：静脉注射 2.5mg/kg，q8h，使用 14～21 日，维持剂量：口服 5～10mg/kg，次/天。该药有严重的不良反应：可有严重的骨髓抑制，尤其是白细胞减少。③膦甲酸钠（foscarnet）：60mg/kg，q8h，应用 14～21 日，维持量：90～120mg/d。不良反应有肾损害，应严密监测肾功能。该药能与二价的金属离子结合，造成低钙血症、低钾血症、高磷或低磷血症。

（3）肺结核：肺结核与 AIDS 的关系十分密切，约 10% 的 AIDS 患者可合并有肺结核。肺结核可发生于 AIDS 的任一阶段，肺结核可先出现于 AIDS，也能在与其同时或在 AIDS 之后被发现。AIDS 患者合并肺结核，与免疫功能正常者所患肺结核的临床表现有所不同，常常表现为病程长、病情重。病变可发生于肺部任何一个部位，容易播散，常伴有纵隔、肺门淋巴结结核。合并肺外结核者高达 60%～70%，常常累及淋巴结、骨髓、中枢神经系统和肝。据 1993 年 72306 例 HIV/AIDS 的临床资料，5% 有活动性结核，其中 78% 为肺结核，15% 为肺外结核，其余患者有肺内外结核，因此对属进展期的或有肺浸润阴影的 HIV/AIDS 者应常规检查痰抗酸杆菌以早期诊断肺结核。当 HIV/AIDS 患者早期 CD_4^+ 淋巴细胞小于 $200/mm^3$ 时，并发的肺结核临床表现常不典型，与 HIV/AIDS 本身或合并的其他感染不容易鉴别，可有下列特点：①结核病早期即可进展成血行播散肺结核（占 87%～96%），常伴纵隔、肺门淋巴结肿大或结核全身播散，肺外结核（包括结核菌菌血症）多见，可达 60%～70%。②胸部 X 线表现不典型：结核病变多在肺中下叶，累及多个部位，可呈结节状，粟粒样改变无典型的空洞，可有胸液，约有 1/3 患者胸部 X 线片呈现弥漫性间质浸润，或无异常改变（难以形成肉芽肿），从而无法由胸片检查来诊断肺结核（这常见于艾滋病晚期）。③结素纯蛋白衍生物（PPD）皮试反应减弱，阳性率仅 1%，对诊断难以帮助，但痰涂片抗酸杆菌染色阳性率较高（占一半以上），但到疾病晚期随免疫功能越发低下，痰抗酸杆菌检出率也降低。④耐多种药结核分枝杆菌株发生率高。⑤粟粒型肺结核

（多见高热）的血培养结核分枝杆菌阳性率可达 26%～42%。非结核性分枝杆菌：HIV/AIDS 主要由鸟胞内复合非结核性分枝杆菌（MAC）引起。据美国疾病控制中心报道：在 2000 多例艾滋病患者发生的播散性典型分枝杆菌感染中，96% 由 MAC 引起，随着抗病毒药和 PCP 预防用药的应用，MAC 的发生率正在上升，目前已成为许多艾滋病患者首发的机会性感染，局限型 MAC 感染少见，除支气管内膜损伤外，可有回肠炎（腹泻）、皮下脓肿、局部淋巴结肿大，播散型多见，胸部 X 线常无异常，诊断可依据：呼吸道或消化道分泌物中分离 MAC 或血培养 MAC，肺或骨髓、淋巴结和肝活检显示有肉芽肿或抗酸杆菌。

AIDS 患者合并肺结核的治疗，开始就应该使用三联或四联抗结核药物联合治疗，可选用异烟肼、利福平、乙胺丁醇、链霉素、吡嗪酰胺等。异烟肼和利福平至少应用 9 个月以上，总疗程 12～24 个月。

（4）肺炎军团病菌性肺炎：AIDS 患者合并肺炎军团病菌性肺炎的发生率为 4% 左右，其特点为病情重、病程长，治疗困难。由于患者的免疫功能低下，因而血清抗体检查往往是阴性，这就给诊断肺炎军团病菌性肺炎造成了困难。

（5）肺部肿瘤：AIDS 患者的恶性肿瘤发病率明显增加，卡波济肉瘤及非霍奇金淋巴瘤均能累及肺部。

（蔡柏蔷）

218 • 何谓"难治性肺炎"？导致"难治性肺炎"的原因有哪些？

所谓"难治性肺炎"，是指临床上针对感染虽然采取了全面的、有效的措施后（包括应用了较好的抗菌药物），但仍不能取得显著疗效和理想结果的肺炎。至于肺炎征象（脓痰为主，或伴发热、白细胞增高等）持续多长时间才称为"难治"，则专家的意见不一，有的定为超过 2 周，有的定为 1 个月以上。

虽然，肺炎的难治与非难治是相对的，也尚未见有文章对"难治性肺炎"和"慢性肺炎"进行过严格的区别。但在日常的临床医疗工作中，尤其是 RICU 中，这些问题还是经常遇到的，有必要对这些问题进行深入的分析讨论。导致肺炎难治的原因多种多样，十分复杂，但概括起来，不外乎有三方面的原因：患者方面、致病菌方面和治疗措施方面的原因（表 3-29）。

（1）患者方面的原因：患者机体本身的因素是最重要的。由于严重的基础疾病或免疫功能低下，使机体的全身或局部的防御功能受损。如 COPD、哮喘、支气管扩张、肺间质纤维化等引起支气管狭窄、阻塞、扭曲或痉挛，或气道纤毛的脱落、黏液腺的肥大增生以及末梢气道的扩张性改变使气道分泌物过剩和引流不畅、痰液潴留、糖尿病、肝肾疾病、充血性心力衰竭等均能减低单核细胞、巨噬细胞的吞噬功能；脑血管病、神经肌肉疾病导致中枢性咳嗽反射降低或咳痰无力；有的患者患食管反流而反复发生误吸。老年人随增龄而气道净化清除能力下降均是使肺部感染难治的重要原因。机体的细胞和体液免疫功能严重障碍，血液中性粒细胞的数量减少和质量不佳，对病原菌的杀伤力下降和不能有效的清除，则使感染难以控制。呼吸治疗仪器和技术，如气管插管或切开、机械通气、雾化疗法的普遍应用也增加了难治性肺炎的发生率和治疗困难。

表 3-29　难治性肺炎的原因

1. 患者方面的原因
   （1）严重的基础疾病

   慢性阻塞性肺疾病（COPD）、支气管扩张症、哮喘、肺间质纤维化、肺囊性纤维化、急性呼吸窘迫综合征（ARDS）、弥漫性泛细支气管炎、尘肺、慢性纤维空洞型肺结核、肺癌或肺转移癌、吸入性肺炎（胃食管反流和反复误吸）、药物性肺病、并发肺脓肿、脓胸或脓气胸、充血性心力衰竭（两肺淤血）、高龄老年、糖尿病、肝病、肾功能障碍或衰竭、脑血管疾病、神经肌肉疾病、器官移植后

   （2）严重的免疫抑制状态

   皮质激素、免疫抑制剂、放射治疗、抗肿瘤化疗、先天性或后天获得性免疫缺陷病、严重的白细胞减少症、白血病、再生障碍性贫血、淋巴瘤

   （3）接受有创性治疗或不恰当的呼吸治疗

   气管插管、气管切开、机械通气、雾化吸入（雾化液或雾化器受污染）

2. 致病菌方面的原因
   （1）细菌对抗生素耐药性的增加

   治疗过程中细菌产生抗药性、对多种抗菌药物耐药的细菌

   （2）肺炎致病原的多元性和复杂性

   难治菌感染（如铜绿假单胞菌、嗜血流感杆菌、耐甲氧西林金葡菌、不动杆菌等）、混合感染（2 种或 2 种以上致病菌感染、嗜氧菌和厌氧菌，细菌和病毒、常见致病菌和结核杆菌、细菌和支原体、衣原体或肺孢子菌混合感染）、二重感染（长期大量应用抗生素基础上发生）

3. 治疗措施方面的原因

   抗菌药物选择不当、抗菌谱覆盖面不足、未证实何种病原菌（如结核杆菌、真菌）而错用抗生素、药物剂量或疗程不足、进入感染灶剂量不足（如在呼吸道分泌物中浓度过低）、不重视辅助治疗、治疗过程中过多细胞因子释放、抗菌药物引起发热

（2）致病菌方面的原因：构成肺部感染难治的另一方面原因是病原菌对常用抗菌药物出现严重的耐药现象。

1）细菌耐药性的增加：抗菌药物是临床上用于控制感染的最重要药物，也是应用最广泛，消耗医疗经费最多的一大类药。随着各种抗菌药物在临床的广泛应用，细菌获得性耐药的增加和耐药性转移、播散问题日趋严重。根据美国国家院内感染监测中心（NNIS）和美国疾病控制中心（CDC）公布的资料，1994～1998 年和 1999 年间耐药菌的比较，增长十分迅速。如凝固酶阴性葡萄球菌对苯唑西林耐药率增加近 50%，金黄色葡萄球菌对苯唑西林耐药率增加 40%；肠球菌对万古霉素耐药率增加 40%，大肠埃希菌对第 3 代头孢菌素的耐药率增加 48%；铜绿假单胞菌对第 3 代头孢菌素的耐药率增加近 50%，对亚胺培南的耐药率增加 20%，对庆大霉素和阿米卡星的耐药率增加超过 20%。在我国致病菌对抗菌药物的耐药性增长也十分迅猛，20 世纪 80 年代初，上海地区耐甲氧西林葡萄球菌（MRS）仅

占葡萄球菌的5%，1985年增至24%，1996年高达70%，成为临床上常见的耐药菌。

2）肺部感染病原体的多元化和复杂化：肺部感染的病原体，在有效抗菌药物应用之前，主要为细菌。在致病菌中，大部分是肺炎球菌或葡萄球菌。进入20世纪70年代以后，引起肺感染的病原体，无论在种属上，分布上均出现明显变化。近年来，在细菌方面，相继出现不少新的致病菌（如肺炎军团病菌），一些过去认为并不致病，如今在适当条件下却成为重要的条件致病菌（如凝固酶阴性葡萄球菌、真菌感染）。过去仅见于动物的某些致病原，现也感染人，并可在人类之间传播，如艾滋病病毒、埃博拉病毒。2002年11月在我国广东首先报道的严重急性呼吸综合征（severe acute respiratory syndrome，SARS），在我国称为传染性非典型性肺炎，现已证明是由一种新型冠状病毒引起的，此外还有禽流感病毒，呼吸道合胞病毒，巨细胞病毒等都可以单独致病，有的还损害机体的免疫功能，在此基础上导致细菌、支原体、衣原体的混合感染或继发感染，使肺部感染的病原体呈现多元化和复杂化。此外，近年来器官移植和其他大手术的普遍开展，广谱抗生素，免疫抑制剂及皮质激素的广泛应用，也是导致肺感染严重，反复发生和难治的重要原因。

3）难治菌谱和混合感染：近年国内统计的资料，院内肺炎的主要病原菌以革兰阴性菌占多数，依次为铜绿假单胞菌、嗜血流感杆菌、肺炎克雷伯菌、大肠埃希菌、其他假单胞菌（包括嗜麦芽假单胞菌），β内酰胺酶阳性菌占75%以上。在革兰阳性菌中. 以金黄色葡萄球菌多见（约占总数10%），产β内酰胺酶阳性率达90%以上，真菌感染占12%~13.8%，上述致病菌引起的肺感染大多属难治性肺炎。这与20世纪七八十年代的致病菌谱截然不同。研究还表明混合性感染已占医院内肺炎的50%以上，这也对选用抗生素菌谱提出了更高的要求。免疫缺陷患者（如器官移植后患者、艾滋病患者）的感染谱更广泛，除易患细菌和结核、真菌感染以外。还易患巨细胞病毒、肺孢子菌肺炎。

4）结核或非结核分枝杆菌感染：由于器官移植的较普遍开展、免疫抑制剂、激素的广泛应用、艾滋病的流行以及对结核防治和监控的放松，近年来在全世界范围内，结核病的发病率均呈回升趋势。在一部分难治性肺炎中，可能是结核或非结核分枝杆菌感染或混合感染，可以是一开始就是结核感染，也可以是反复细菌性肺感染的治疗过程中因机体抵抗力下降而使结核复燃。因此在诊治难治性支气管—肺感染的全过程，始终不能放松对结核的警惕性而应反复查痰找结核菌，必要时做OT或PPD皮试，查血中结核抗体、痰或血的结核PCR以及各种特异性检查：由于结核菌或非结核分枝杆菌耐药性的增加，或出现L型变，以及患者免疫、营养等因素影响抗结核药物的疗效，传统的2周（甚至1个月）抗结核药物的试验性治疗效果不佳并不能否定结核病。

（3）治疗措施方面的原因：治疗措施不当是导致肺部感染难治的又一重要原因，主要表现有：①病原学诊断水平低，经验性选药又缺乏"经验"，不少医生凭习惯选用抗菌药物，盲目性大。②抗菌药物滥用或剂量不足，疗程过长或过短的情况比较普遍，导致耐药菌的发生和发展。③用药方法不当，如将一个剂量的抗生素500~1000ml液体内静脉注射，每日一次。难以达到有效血浓度。④没有重视局部治疗和综合治疗，例如支气管扩张合并感染或继发肺脓肿、脓胸，若不注意病灶局部的引流问题，单纯全身用抗生素常难以控制感染。糖尿病或充血性心力衰竭者若不有效治疗高血糖、酮症和改善心功能，肺炎也难以治愈。⑤抗生素的并发症：有些患者在应用抗生素过程中持续发热，实际上是药物热所致，在没有伴发皮疹时，抗生素的药物热诊断困难，疑及此症时可停药观察。如感染严重不敢贸然停药，则可换用完全性质不同的另一类药物、如将 β-内酰胺类换成喹诺酮类或大环内酯类。

（俞森洋）

219 • 如何治疗难治性支气管-肺感染？

如何治疗难治性支气管-肺感染是临床医生常面对的治疗棘手的难题，解决难题的关键恐怕还是要仔细分析导致治疗困难的原因，然后针对原因采取措施，才可能收到较满意的效果。

（1）明确诊断：根据临床表现、X 线胸片和实验室检查，肺炎的诊断一般并不困难。但遇某些特殊情况或不典型表现时，有时鉴别诊断并不容易，例如外源性变应性肺泡炎、肺内出血性疾病、药物引起的肺损伤、ARDS、肺不张，其胸片改变和临床特征可酷似肺炎，器官移植后肺感染与移植物抗宿主反应，肺尘埃沉着病、肺慢性纤维化基础上是否合并感染，是细菌性感染还是结核？遇这些情况，即使有经验的肺科医生也可能误诊。当拟诊肺炎初治疗效不佳时，应首先疑及原来诊断的准确性，并采取相应的特殊检查以进一步确定或排除诊断。

（2）明确肺炎的病原：明确肺炎的病原远比确定肺炎的诊断困难得多。临床医生不应满足于一般肺炎的诊断，而应养成寻根问因的习惯，不断提高根据病史、临床表现、X 线特征和必要的实验室检查确定肺炎病因的能力。对于基础疾病严重、免疫功能缺陷、长期反复应用抗生素，感染谱可能复杂的患者更应尽可能采用各种病原学诊断技术，包括不同类型的细菌培养和药敏、血清学、免疫学检查，有指征者提倡采用虽有轻度创伤性，但对明确病原、指导用药有重要价值的诊断技术，如经气管吸引、经支气管镜防污毛刷采样、支气管肺泡灌洗，甚至肺活检技术。

（3）定期总结和反馈病原菌耐药性监测资料，指导临床合理应用抗生素：我国的微生物学和抗生素学专家近 10 多年来对临床主要病原菌的耐药现状及其变化趋势进行了多中心的连续监测，其中参加的医院多，连续监测时间长，研究结果较有代表性的有：北京协和医院陈民钧为首的 4~15 家医院医务人员参加的临床细菌耐药趋势调查报道，李家泰为首的13 家医院医务人员参加的中国细菌耐药监测研究组的研究报道，全国医院感染监控网（吴安华等）所做的我国 193 家医院参加的医院内感染现患病率调查。此外，在不同的地区，在各自的医院均有连续多年的细菌耐药状况调查。我们在为各种感染患者选择经验性治疗方案时，应重视和参考这些研究结果。

（4）合理选用抗菌药物：导致肺炎难治的重要原因是不断出现新型耐药菌株，这与滥用抗菌药物有密切关系。致病菌对抗生素的耐药性有的是开始时就固有的，有的则是治疗过程中发生的，后者常与用药不当（如剂量过小，时间间隔过长）相关。难治性支气管–肺感染的抗生素选择应遵循联合、高效、广谱、针对性强、疗程恰当的原则。

1）铜绿假单胞菌支气管–肺感染：据北京 5 家医院（北京医院、协和医院、301 医院、友谊医院和朝阳医院）1995 年 5374 分离菌株对 18 种抗生素的敏感性调查，发现无论从门诊或住院患者来的铜绿假单胞菌对氨苄西林、头孢唑啉、头孢克洛和头孢呋辛的耐药率均已达 96%~99%；对头孢曲松的耐药率为 22%（门诊患者）和 38%（住院患者）；对庆大霉素的耐药率为 34%（门诊）和 24%（住院）；对头孢他啶和亚胺培南的耐药率为 18% 和14%；对病房中的铜绿假单胞菌耐药率最低的抗菌药物依次为丁胺卡那、环丙沙星、亚胺培南、头孢他啶、头孢哌酮、哌拉西林；对门诊患者来的铜绿假单胞菌耐药率最低的抗菌药物依次为：亚胺培南、头孢他啶、丁胺卡那、环丙沙星、哌拉西林、头孢哌酮。特美汀（timentin）为替卡西林和克拉维酸的复合制剂，近年来我们用其治疗铜绿假单胞菌肺感染取得了较好疗效。

对铜绿假单胞菌肺感染常主张联合用药，因为单一抗生素治疗，耐药发生率可高达50%，有些患者即使治疗后改善，复发率也很高。联合用药目前多主张用抗假单胞菌 β 内酰胺类（如头孢他啶、哌拉西林、特美汀、氨曲南等）加氨基糖苷类（如阿米卡星、妥布霉素、奈替米星等），已证实这种联合具有协同杀菌作用。另一种颇受推荐的方法是急性期先用第三代头孢菌素（如头孢他啶或亚胺培南）7~10 天待症状控制后为彻底消灭黏附寄殖于气道的铜绿假单胞菌，停用头孢菌素后立即使用氟喹诺酮类（如环丙沙星、氧氟沙星）4~8 周，常可取得较满意疗效。也有报道以雾化吸入氨基糖苷类或多黏菌素作为全身用抗生素的辅助治疗的。

2）嗜血流感杆菌：1995 年北京 5 家医院对 224 株嗜血流感杆菌的药敏试验结果表明，对头孢呋肟、头孢克罗及环丙沙星的敏感性仍高达 98%~100%，故可以其中之一作为首选药，疗程应较长（不少于 2 周），以防止感染的再燃或复发。治疗过程中最好能做 L 型菌的特殊检测，出现 L 型菌时应继续监测原菌株的复原以便继续用药。

3）耐苯唑西林的金葡菌（MRSA）和耐苯唑西林的凝固酶阴性葡萄球菌（MRSCoN）：北京 5 家医院资料，病房革兰阳性菌中 MRSA 的发生率为 44%，MRSCoN 达 52%。无一株金黄色葡萄球菌对万古霉素耐药，凝固酶阴性的葡萄球菌中仅有一株耐万古霉素，故对MRSA 和 MRSCoN，万古霉素是最佳选择。

4）假单胞菌：某些假单胞菌（如斯氏、恶臭、洋葱、腐败、嗜麦芽假单胞菌）均可成为支气管–肺感染的条件致病菌，因其耐药性广，尤其是嗜麦芽假单胞菌，对多种 β-内酰胺类抗生素，包括亚胺培南，以及氨基糖苷类均有很高耐药性，治疗难度很高。但对环丙沙星、复方新诺明仍有较高敏感率，可以试用。然而 3 年来大肠埃希菌对环丙沙星的耐药率从 36% 升至 54%（北京资料）。

5）卡他布兰汉菌：90% 以上对青霉素、氨苄西林、阿莫西林耐药，但对奥格门汀（augmentin），二、三代头孢菌素，红霉素均敏感。

6）不动杆菌：可用头孢他啶、头孢唑肟、氟喹诺酮类（环丙沙星、氧氟沙星、依诺沙星），但已有耐药菌株发现。

常见耐药菌所致感染的抗生素选择总结见表 3-30。

表 3-30　常见耐药菌所致感染的抗生素选择

耐药致病菌	首　选	可替代的治疗
革兰阳性球菌		
耐青霉素的肺炎链球菌（PRSP）	二、三代头孢菌素	四代头孢菌素，碳青霉烯类
凝固酶阴性葡萄球菌（MRCNS）	万古霉素	去甲万古霉素，利奈唑胺，奎奴普丁/达福普汀，达托霉素
耐甲氧西林金葡菌（MRSA）	万古霉素	去甲万古霉素，利奈唑胺，奎奴普丁/达福普汀，达托霉素
耐万古霉素肠球菌（VRE）		利奈唑胺，奎奴普丁/达福普汀，达托霉素？氯霉素？多西环素？
革兰阴性杆菌		
产 ESBLs 的肠杆菌科细菌	亚胺培南或美洛培南	哌拉西林/他唑巴坦，头霉素类，氧头孢烯类
产 AmpC 酶的革兰阴性菌	亚胺培南或美洛培南	第四代头孢菌素，碳青霉烯类
产 IRT 的革兰阴性菌	哌拉西林/他唑巴坦	
嗜麦芽窄食单胞菌	多西环素，复方新诺明	左氧氟沙星、环丙沙星
不动杆菌	亚胺培南	氟喹诺酮类
铜绿假单胞菌	广谱 β 内酰胺类（亚胺培南或头孢他啶）加氨基糖苷类	氟喹诺酮类（如左氧氟沙星）
真菌		
念珠菌属		
对咪唑类耐药	两性霉素 B	5-氟胞嘧啶作辅药
对咪唑类敏感	氟康唑	两性霉素 B

　　7）联合用药问题：北京协和医院资料显示该医院内肺炎有 56% 为混合细菌感染。为了所选用的抗生素能覆盖所有致病菌，往往需联合用药。联合用药方案中，β 内酰胺类加氨基糖苷类，或一种抗生素加复方新诺明的配方已得到众多专家的首肯和推荐，证明其有协同杀菌作用。至于两种 β-内酰胺抗生素合用、β-内酰胺抗生素加喹诺酮类或氨基糖苷类加喹诺酮类的组合是否合理和增效则意见不一。是否有协同作用则有待证明。临床上时有采用的是：一种主要针对革兰阴性菌的抗生素加上一种主要针对革兰阳性菌的抗生素（如三代头孢菌素加苯唑西林或奥格门汀），在病情危重，发展迅猛的肺感染为迅速控制感染的蔓延偶尔也短期用三代头孢菌素加环丙沙星，但联合应用的时间一般不超过 7 天，以免继发真菌感染或二重感染的发生，为避免肠道的菌群失调，可同时口服丽珠肠乐。对革兰阴性

杆菌严重肺感染，近年来有些学者主张用三代头孢菌素加大环内酯类（如红霉素、罗红霉素或克拉仙），这种快效杀菌剂与快效抑菌剂联用的组合在传统药理学中是被认为可产生拮抗作用的。但近年的研究认为红霉素可刺激和调整机体的巨噬细胞等网状内皮细胞系统的功能，与 β-内酰胺类联用后可产生协同效果。

8）应用大环内酯类治疗慢性肺感染：以红霉素为代表的大环内酯类因其对 MRSA 金黄色葡萄球菌、支原体、衣原体、肺炎军团病菌、多重耐药革兰阴性菌均有良好疗效，并与 β-内酰胺类无交叉耐药性，近年来已成为医院外支气管-肺感染的首选药物。一些抗菌谱广、生物利用度好、半衰期长、胃肠道不良反应小的新品种，如罗红霉素、甲红霉素（克拉霉素）、阿奇霉素等相继用于临床，更拓宽了此类药物的应用范围。1990 年日本 35 家医院联合对弥漫性泛细支气管炎（DPB）患者采用口服红霉素（600mg/d）治疗，结果临床症状和客观指标均明显改善。并随着治疗时间的延长（2~3 年）病情趋于稳定，与应用安慰剂的双盲对照组比较具有非常显著性差异。受此研究的启发，一些学者采用长期小剂量口服红霉素治疗支气管扩张（400~600mg/d，疗程 8 周），慢性下呼吸道感染（疗程 3~7 年以上）、鼻窦支气管综合征、感染型支气管哮喘（疗程 10 周）也均取得良好效果而不良反应很少。

9）局部应用抗生素：有 3 种方法：a. 经纤维支气管镜吸痰，吸出分泌物或脓液，用含抗生素的 0.9%氯化钠注射液进行支气管灌洗，用以治疗局限性支气管肺感染、伴大量脓痰的支气管扩张或肺脓肿痰液阻塞。b. 抗生素雾化吸入，与以往比较，所用抗生素剂量大，浓度高，大多为联合用药，疗程长，一般几个月，最长 5 年，应用性能良好的雾化器以使气雾微粒在肺内有最大的沉降，结果表明：以羧苄西林 1g、庆大霉素 80mg，2 次/日，雾化吸入，对肺囊性纤维化伴铜绿假单胞菌感染可显著减少住院频率和改善肺功能，用以治疗支气管扩张也同样有效。研究表明，长期应用，在细菌耐药、体内菌群失调和继发真菌感染等不良反应方面未见明显增加。c. 支气管内给药：适用于气管切开和气管插管患者，以庆大霉素 8mg 加 0.9%氯化钠注射液 10ml，每次吸痰后滴入 2~3ml，对气道的铜绿假单胞菌带菌或感染有良好疗效。

（5）辅助治疗：支气管-肺感染的免疫治疗研究近年来已取得了明显的进展，一些抗内毒素抗体、细胞因子抗体及受体拮抗剂、抗感染反应物质等目前也正在应用分子生物学技术进行研制或临床使用过程中，为生物治疗支气管-肺感染开辟了一条崭新途径，但目前这些方法仍未达临床普遍应用阶段。较成熟有效的方法为：①高免疫性免疫球蛋白注射剂（IGIV），IGIV 含抗铜绿假单胞菌常见血清型抗体，其滴度比通常市售的 IGIV 高 5 倍，临床应用可改善铜绿假单胞菌肺炎的存活率，疗效超过单用抗生素。②细胞生长因子：包括粒细胞生成刺激因子（G-CSF）和粒-单细胞生成刺激因子（GM-CSF）。可采用皮下注射或静脉注射两种方法，以前者疗效更佳和发热不良反应较轻。每日常用量 50~300μg，适用于白细胞减少或粒细胞缺乏的继发肺感染，持续用到白细胞升至 5.0×10^9/L 后再逐渐酌减或停用。

（6）综合治疗：难治性支气管-肺感染患者往往有各种严重基础疾病，并可能伴有营养不良、免疫功能障碍、酸碱平衡失调及电解质紊乱以及多脏器衰竭等情况合并存在。因此应采取综合性治疗措施，在选用高效安全抗生素同时，抓紧对患者基础疾病和合并症的处理，以便取得治疗难治性支气管肺感染的较好疗效。

（俞森洋）

220 • 何谓降阶梯治疗？如何实行降阶梯治疗？

2001 年 7 月在荷兰召开的第二届国际化疗会议上，多位著名专家对降阶梯治疗（de-Escalation therapy）发表了看法。他们均强调：对于严重感染，如果初始治疗不当，即使后来换用了对致病菌敏感的抗生素，也不能提高生存率。所谓治疗不当，是指确认致病菌时，表明针对此致病菌已采用的抗菌治疗无效。如所用抗生素的抗菌谱未覆盖确认的致病菌或致病菌对所用抗生素耐药等。因此，他们主张，在开始致病菌尚不明确，进行经验性治疗时即要选用覆盖面广的广谱抗生素，一旦明确致病菌及其药敏结果，即可换用针对性强的窄谱抗生素，即降级治疗，这与逐步升级的习惯用法正相反。

这并不是提倡所有感染在开始时都应用广谱高效抗生素，而应掌握降阶梯治疗的适应证：①应是高度可能为耐药菌感染者，如既往反复或长期应用抗生素史，接受有创伤性操作，长期住院（尤其是住 ICU）者；②病情严重者，如老年人，生理指数（APACHE 评分）高者，合并多脏器功能不全或伴休克者。

降阶梯治疗时的初始抗生素选择应根据本国本地区本医院的细菌流行病学及药敏资料确定。如在美国，导致医院内肺炎的常见致病菌为铜绿假单胞菌和金黄色葡萄球菌，而药敏结果对铜绿假单胞菌效力最强的抗生素是哌拉西林/他唑巴坦或亚胺培南。对金黄色葡萄球菌敏感的药物有：萘夫西林（MSSA 时）或万古霉素（MRSA 时）。有专家指出，由于万古霉素对肺组织的穿透力低，不应成为治疗革兰阳性菌的一线用药。因此在流行病学资料显示：MRSA 的感染尚不足致病菌的 10% 时可首选萘夫西林。降阶梯治疗在我国是否可行？如何实行？国内专家们对此尚有不同意见。

（俞森洋）

221 • 第四代头孢菌素的特点是什么？如何应用？

近年新开发的第四代头孢菌素与第三代头孢菌素相比，具有更强的抗菌活性和耐酶能力。主要特点：①对革兰阴性菌（包括铜绿假单胞菌、不动杆菌等）有强大抗菌活性，相当或优于第三代头孢菌素。②对 β-内酰胺酶，包括诱导产生的染色体酶十分稳定，对耐第三代头孢菌素的菌株仍有抗菌活性。③对革兰阳性菌（包括产青霉素酶金黄色葡萄球菌）有一定抗菌活性，其抗革兰阳性菌能力约与第三代头孢菌素相似或更强。

属第四代头孢菌素的现有品种有：头孢匹罗（cefpirome）、头孢吡肟（cefepime）和头孢克定（cefclidin）等。3 种头孢菌素的抗菌谱及 MIC_{90} 见表 3-31。其剂量及用法，临床评价见表 3-32。

表 3-31 头孢匹罗、头孢吡肟及头孢克定的抗菌谱及 MIC_{90}（mg/L）

病原菌	头孢匹罗	头孢吡肟	头孢克定
革兰阳性菌			
金黄色葡萄球菌（不耐甲氧西林）	1.0	4.0	16
金黄色葡萄球菌（耐甲氧西林）	>16	—	32
表皮葡萄球菌	1.0	3.1	8.0
化脓性链球菌	≤0.03	0.03	0.13
无乳链球菌	0.06	0.12	1.0
肺炎球菌	≤0.03	0.12	0.5
肠球菌	>16	25	>128
革兰阴性菌			
大肠埃希菌	0.25	0.5	0.25
肠杆菌属	4.0	3.0	2.0
枸橼酸菌属	8.0	0.25	2.0
奇异变形杆菌	0.06	0.5	0.25
克雷伯菌属	2.0	1.0	1.0
普罗威登菌属	0.5	0.2	0.25
沙雷菌属	4.0	1.0	8.0
志贺菌属	0.06	—	0.25
铜绿假单胞菌	>16	16	16
不动杆菌属	4.0	4.0	2.0
流感杆菌	0.5	0.1	0.5

表 3-32 3 种第四代头孢菌素的用法及临床评价

药 名	剂量及用法	评价
头孢匹罗（cefpirome）	1.0~2.0g，每 12 小时一次，静脉注射或静脉滴注	半衰期 2 小时，蛋白结合率 10%，24 小时肾排泄 52%~60%；与头孢吡肟相似：对肠杆菌、铜绿假单胞菌、革兰阳性菌的抗菌活性增强。对厌氧菌的抗菌活性比头孢西丁弱，但比头孢噻肟、头孢他定强
头孢吡肟（cefepime）	1.0~2.0g，每 8 小时一次，静脉注射或静脉滴注	半衰期 2.2~3 小时，24 小时肾排泄 80%~90%；对铜绿假单胞菌、许多肠杆菌属、沙雷菌属、耐头孢他啶、头孢噻肟和氨曲南的弗劳地枸橼酸菌有抗菌活性
头孢克定（cefclidin）	1.0~2.0g，每 12 小时一次，静脉注射或静脉滴注	半衰期 1.7~2 小时，蛋白结合率 4%，24 小时肾排泄约 86%；抗菌谱与头孢吡肟相似

（俞森洋）

222 ● 目前临床上常用的碳青霉烯类抗生素有哪些？其抗菌谱特点、应用方法和不良反应是什么？

碳青霉烯类（carbapenems）的化学结构与青霉烯类略有不同：噻唑环中 C_2 和 C_3 间有不饱和链，1 位的硫原子为碳所替代。此类抗生素，如硫霉素、亚胺培南（imipenem）、帕尼培南和美罗培南等，其共同特点为抗菌谱极广，抗菌作用甚强，对革兰阳性与阴性菌、需氧菌与厌氧菌以及多重耐药或产 β-内酰胺酶的菌株皆有良好的抗菌活性，适用于严重的革兰阴性菌感染、混合感染、耐药菌感染和免疫缺陷者感染。

（1）亚胺培南：亚胺培南为硫霉素的脒基衍生物，抗菌谱极广，抗菌活性很强，无论对革兰阴性和阳性菌，需氧菌或厌氧菌、多重耐药或产生 β-内酰胺酶的细菌均有良好作用。如对铜绿假单胞菌、金黄色葡萄球菌、粪链球菌和脆弱拟杆菌，这些对其他抗生素极易产生耐药性的病原菌均具强烈杀灭作用。其抗菌活性，8mg/L 的浓度可抑制临床 98% 以上的主要致病菌，本品对大肠埃希菌和吲哚阳性变形杆菌、肺炎杆菌的活性较妥布霉素强，对不动杆菌属、铜绿假单胞菌及某些其他假单胞菌属的作用强于头孢噻肟、拉氧头孢和哌拉西林、对铜绿假单胞菌的活性相当于头孢他啶。对淋球菌、嗜肺军团病菌、难辨梭菌均相当敏感。

单用亚胺培南，易受肾肽酶的影响而分解，西拉司丁是肾肽酶抑制剂，可保护亚胺培南在肾中免受破坏，并阻抑亚胺培南进入肾小管上皮组织，故可减少亚胺培南的排泄并减轻药物的肾毒性。

临床上常用于治疗各种严重感染或对其他抗生素耐药的细菌感染，如腹膜炎、肝胆感染、腹腔内脓肿、肺感染、尿路感染、妇科感染、骨或关节感染及败血症等。

用法：静脉注射或肌注，用量以亚胺培南计算，成人剂量 6～12 小时快速滴注 0.25～1g，对中度感染一般可按每次 1g，一日 2 次给予。儿童剂量每次 12.5mg/kg。加入 0.9% 氯化钠注射液或 5%～10% 葡萄糖液内静脉注射。

应用亚胺培南后一般患者均能耐受，常见不良反应有恶心、呕吐、腹泻、药疹、静脉炎、血清转氨酶暂时升高、血小板和嗜酸性粒细胞增多等。原有中枢神经系统疾病、肾功损害或有其他癫痫诱发因素的患者，药物剂量大于每日 4g 时，可诱发癫痫发作，发生率 0.3%～8%。导致抽搐、癫痫发作的原因是由于此类抗生素能够与 γ 氨基丁酸（GAGB）受体相互作用。与美罗培南比较，亚胺培南的好处是：杀灭大肠埃希菌时，诱导产生的内毒素和炎性因子要少，药-时曲线下面积要大。

（2）帕尼培南：帕尼培南（panipenem）为日本三共公司所开发，帕尼培南与倍他米隆（betamipron）按 1:1 的重量比配制的合剂，商品名为克倍宁（carbenin）。本品抗菌谱广，对革兰阳性和阴性菌，需氧菌和厌氧菌皆有强大抗菌活性。对金黄色葡萄球菌优于亚胺培南，对大肠埃希菌，肺炎杆菌、流感杆菌、阴沟肠杆菌、变形杆菌、沙雷杆菌、类杆菌属等与亚胺培南相同或稍强，但对铜绿假单胞菌则不如亚胺培南。本品对各种 β 内酰胺酶稳定。倍他米隆既无抗菌活性也无抑制去氢肽酶的作用，但可减少帕尼培南在肾组织中的积聚，减少肾毒性。

用法：成人剂量 0.5g（按帕尼培南计），每日 2 次，每日最大剂量 2g，疗程 2 周以内。儿童 10~20mg/kg，每日 2~4 次静脉注射。

（3）美罗培南：美罗培南（meropenem）对人类肾肽酶稳定，不需与抑制剂合用。本药为广谱抗生素，对各种革兰阴性杆菌（包括肠杆菌科、流感杆菌、铜绿假单胞菌等假单胞菌属等）的抗菌活性较亚胺培南略微增强，但对革兰阳性菌，如葡萄球菌及肠球菌作用较亚胺培南稍弱。而对鸟分枝杆菌及肺炎军团病菌也有效。对 MRSA，屎肠球菌，肠球菌中的 VRE 菌株或嗜麦芽窄食假单胞菌无活性。铜绿假单胞菌中的某些菌株对其耐药。组织分布广，可透过血脑脊液屏障。剂量的 70% 通过肾排泄。

用法：成人剂量为 0.5~1g，每 6~8 小时 1 次静脉给药，儿童为每 6~8 小时 10~20mg/kg。

与亚胺培南比较，美罗培南不易导致癫痫，很少引起恶心呕吐及静脉炎。美罗培南的不良反应发生率和严重性也不像亚胺培南那样随剂量的增加而增强。不良反应有：皮疹、腹泻、转氨酶可逆性升高等。

（4）厄他培南（ertapenem）：厄他培南是一种新的碳青霉烯类抗生素，但其抗菌谱和药代动力学与其他碳青霉烯类抗生素有很大不同：其血浆半衰期长，可一天一次给药。其抗菌谱较窄，主要对肠杆菌科细菌的抗菌活性显著优于亚胺培南。嗜血杆菌属、卡他莫拉菌、脑膜炎奈瑟球菌等对本药高度敏感。但铜绿假单胞菌、不动杆菌属等细菌对本药耐药。对厌氧菌有良好抗菌活性，但抗菌活性逊于亚胺培南。对甲氧西林敏感的金黄色葡萄球菌、肺炎球菌、化脓性链球菌等革兰阳性球菌具高度抗菌活性，但稍逊于亚胺培南。

厄他培南对大多数青霉素酶，头孢菌素酶和超广谱内酰胺酶稳定，但可被金属酶水解。血浆蛋白结合率高，主要经肾排泄，其血浆血半衰期为 4.3~4.6 小时。

厄他培南适用于肺炎球菌、流感嗜血杆菌、卡他莫拉菌所致的社区获得性肺炎，以及其他敏感菌所致的腹腔感染，盆腔感染及皮肤软组织感染。

剂量和用法：肾功能正常成人剂量为每日一次 1g。内生肌酐清除率≤30ml/min 者剂量调整为一次 0.5g。静脉注射时每 1g 应溶解于 50ml 以上 0.9% 氯化钠注射液中，每次滴注时间应大于 30 分钟。本药不得溶解于葡萄糖溶液中，亦不宜与其他药物混用。用药前应做皮肤过敏试验。

主要不良反应有：腹泻、恶心、呕吐等胃肠道反应、静脉炎、头痛，以及女性阴道炎等。还可引起 ALT、AST、ALP 和肌酐升高。癫痫发生率为 0.5%。

（俞森洋）

223. β-内酰胺酶抑制剂有哪几种？其复方制剂有哪些？如何应用？

β-内酰胺酶抑制剂是一类新的 β-内酰胺类药物，目前临床应用的有克拉维酸（clavulanic acid，棒酸）、舒巴坦（sulbactam）和他唑巴坦（tazobactam，三唑巴坦）。未上市正在试用的还有溴巴坦（brobactam）和 BRL-42715 等。它们可抑制 β-内酰胺酶活性，使β-内酰胺类抗生素免受或少受水解，因而使青霉素类、头孢菌素类的最低抑菌浓度（MIC）明显下降，药物可增效几倍至几十倍，并可使产酶菌株对药物恢复敏感。按化学结构来说，克拉维酸属氧青霉烷类，舒巴坦和他唑巴坦属青霉烷砜类，它们均属青霉烷类，其本身的抗菌活性均很微弱，或无抗菌活性，但具有满意的酶抑制作用。三种酶抑制剂的比较见表 3-33。

表 3-33　三种酶抑制剂的比较

	抑酶谱	抑酶强度	稳定性	诱导酶的产生作用
他唑巴坦	+++	++++	++++	+
克拉维酸	++	+++	++	++++
舒巴坦	+++	++	+++	++

注：高：++++　较高：+++　中等：++　低：+

从表 3-33 中可看出，他唑巴坦的抑酶强度、抑酶谱、对酶的稳定性都强于克拉维酸和舒巴坦，诱导细菌产酶的作用明显低于克拉维酸、舒巴坦，他唑巴坦是目前最好的 β-内酰胺酶抑制剂；克拉维酸的抑酶强度大于舒巴坦，但抑酶谱和稳定性则不如舒巴坦，且比舒巴坦易诱导产酶。

β-内酰胺酶抑制剂的临床应用有两种方式：一种是采用单一药物（如舒巴坦），由医生选一种 β-内酰胺类抗生素与其联合应用。另一种是制成固定比例的复方制剂。

安灭菌（augmentin）或称奥格门汀：由阿莫西林-克拉维酸组成，抗菌谱与阿莫西林相似，但抗菌活性大为加强，口服片剂，成人每次 375~750mg，每日 3~4 次；静脉注射，每次 1.2g，每日 2~3 次。

替门汀（timentin）：由替卡西林-克拉维酸组成，适应证与 augmentin 相似，每瓶含替卡西林 3g，克拉维酸 100mg 或 200mg，成人剂量为每 4~8 小时，3.1g 静脉注药。

优立新（unasyn）：由氨苄西林-舒巴坦组成，主要用于产 β-内酰胺酶的流感杆菌、淋球菌、卡他布拉汉菌、肠杆菌科、金黄色葡萄球菌、表皮葡萄球菌、肠球菌属、脆弱类杆菌等感染，不用于阴沟杆菌和铜绿假单胞菌感染。每瓶粉剂含氨苄西林 1g，舒巴坦 0.5g，成人剂量为 1.5~12g/d（舒巴坦最高剂量不超过 4g/d），分 2~3 次肌内或静脉注射，肌注不超过 6g/d，儿童或婴幼儿每日 150mg/kg，分次给药。不良反应有静脉炎、肌注区疼痛、胃肠道反应、皮疹、嗜酸性粒细胞增多和血 SGPT 升高。

舒他西林（sultamicillin）：为舒巴坦双酯的甲苯磺酸盐与氨苄西林的联合制剂。口服吸收良好，在肠壁为酯酶水解为舒巴坦和氨苄西林，因此其抗菌作用和临床疗效与优立新相仿。用法：每次 375mg，一日 2~4 次，在食前 1 小时或食后 2 小时服用。

舒普深（sulperazon）：头孢哌酮-舒巴坦联合制剂，可增强头孢哌酮对葡萄球菌属，假单胞菌属，脆弱类杆菌等的活性。用法：每日 4~6g，分 2~3 次静脉注射。

他唑新（特治星、凯伦、联帮他唑仙）：为哌拉西林和他唑巴坦的复合制剂，有两种规格：2.25g/支（含哌拉西林 2.0g，他唑巴坦 0.25g）和 4.5g/支（含哌拉西林 4.0g，他唑巴坦 0.5g）。本品对哌拉西林敏感的细菌和因产 β-内酰胺酶而耐哌拉西林的细菌有抗菌作用。

用法：成人常用剂量为 4.5g，每 6~12 小时 1 次静脉给药。

（俞森洋）

224. 近年用于临床的口服新抗生素有哪些？如何应用？

近年来已研制了许多新抗生素可供临床口服应用，在此主要介绍近年发展最快，推出的口服制剂最多的三类抗生素：头孢菌素、氟喹诺酮类和大环内酯类。其临床应用方法、主要抗菌作用和药理学特性见表 3-34。

表 3-34　口服新抗生素的用法和临床药理学评价

种　类	药　名	剂量和用法	临床药理学评价
第一代头孢菌素	头孢拉定（先锋霉素Ⅵ，cephradine）	0.25~0.5g，每日 4 次	第一代头孢菌素对大多数革兰阳性球菌（除肠球菌、MRSA 金葡菌、表皮葡萄球菌外）有较强抗菌活性，仅对少数革兰阴性杆菌（大肠埃希菌、克雷伯肺炎杆菌）有抗菌活性
	罗拉碳头孢（loracarbef）	200~400mg/d，分 2 次口服	
	头孢罗齐（cefprozil）	200~400mg/d，分 2 次口服	
第二代头孢菌素	头孢克洛（cefalexin, cefaclor）	0.25~0.5g，每日 3 次	对革兰阳性球菌活性比第一代弱，对某些革兰阴性菌，尤其是嗜血流感杆菌、肠杆菌、变形杆菌抗菌活性增强，某些药物对厌氧菌也有一定抗菌活性
	头孢呋新酯（cefuroxime axetil）	200~400mg/d，分 2 次口服	
	头孢替安酯（cefotiam hextil）	200~400mg/d，分 2 次口服	
第三代头孢菌素	头孢他美酯（ce-fetamet pivoxil）	100~200mg，每日 2 次	对革兰阳性球菌活性不如第二代，但对化脓性链球菌有效。对革兰阴性杆菌抗菌活性显著增强
	头孢泊污酯（cefpodoxime proxetil）	100~200mg，每日 2 次	
	头孢克肟（cefixime，世福素）	100~200mg，每日 2 次	
	头孢布坦（ceftibuten）	100~200mg，每日 2 次	
	头孢地尼（cefdinir）	100~200mg，每日 2 次	
	头孢特伦酯（cefterampinoxil）	100~200mg，每日 2 次	

种　类	药　名	剂量和用法	临床药理学评价
氟喹诺酮类	诺氟沙星（氟哌酸）（norfloxacin）	200~400mg，每日2次	氟喹诺酮类药物特点：为一组高效合成抗菌药，抗菌谱广，可与第三代头孢菌素相比较，并对支原体、衣原体也有效。环丙沙星对厌氧菌、结核杆菌也有抗菌活性。口服吸收好，组织中分布广泛，药物浓度高，血清半衰期较长，不良反应除消化道和神经系统的不良反应外，因可影响软骨发育，故禁用于儿童和妊娠妇女。新一代氟喹诺酮类的抗菌谱更广，对革兰阳性菌的抗菌活性增强，其不良反应为：偶有发生严重皮肤过敏反应（如中毒性表皮坏死症）、跟腱炎、肌腱断裂等肌腱障碍
	氧氟沙星（泰利必妥，奥复星）（ofloxacin）	200~300mg，每日2次	
	环丙沙星（环丙氟哌酸、悉复欢）（ciprofloxacin）	250~750mg，每日2次	
	左旋氧氟沙星（可乐必妥）	100~300mg，每日2次或500mg，每日1次	
	司帕沙星（sparfloxacin）	200mg，每日2~3次	
	莫西沙星（moxifloxacin）	400mg，每日1次	
	加替沙星（gatifloxacin）	200~400mg，每日1次	
大环内酯类	乙酰螺旋霉素（acetylspiramycin）	200mg，每日4~6次	
	红霉素（erythromycin）	成人1日1~2g，分3~4次	
	地红霉素（dirithromycin）	0.5~1g，每日1次	对革兰阳性菌抗菌活性弱于红霉素，但对百日咳杆菌比红霉素强，半衰期长，组织内药浓度高
	罗红霉素（roxithromycin）	150mg，每日2次	抗菌作用与红霉素相似，对弯曲杆菌、流感杆菌、金黄色葡萄球菌、卡他布兰汉菌强于红霉素，血药峰浓度高，半衰期长，组织渗透性好
	克拉霉素（clarithromycin）	250~500mg，每日2次	抗菌谱与红霉素相似，但抗菌作用强
	阿奇霉素（azithromycin）	500mg，每日1次，连用3日，停4日；或首用500mg，第2~5日每日250mg，停2日	对革兰阳性菌活性弱于红霉素，对革兰阴性菌活性强于红霉素。对衣原体、支原体、螺旋体、阿米巴均有作用

续 表

种 类	药 名	剂量和用法	临床药理学评价
	交沙霉素（josamycin）	200~300mg，每日 4 次	抗菌谱与抗菌活性与红霉素相似，对厌氧菌作用增强，能刺激吞噬细胞的杀菌作用，兴奋其他免疫功能
	罗他霉素（rokitamycin）	200mg，每日 3 次	抗菌谱抗菌活力与红霉素相似，对军团菌、支原体活性增强，组织和细胞内浓度高
	美欧卡霉素（miokamy-cin）	200mg，每日 3 次	抗菌性弱于红霉素和罗他霉素，对支原体、衣原体与红霉素相似

口服头孢菌素的抗菌谱与注射用头孢菌素相同，也可将其分为第一、二、三代；氟喹诺酮类习惯上将近年研制的新品种称为新一代氟喹诺酮类，与以往的品种比较，有其显著的不同特点。新的大环内酯类衍生物的抗菌谱与其母体红霉素大致相似，一般只具抑菌性质，高浓度时有杀菌作用。但这些新品种又各有其抗菌作用或药代动力学的特点。它们的药代动力学特点为：血峰浓度高，清除半衰期长，组织渗透性好。不良反应方面，胃肠道反应一般较红霉素减轻，尤其是 16 元环类减轻更明显。尽管新型口服抗生素有不少优点，有些药物抗菌作用也相当强，但一般限用于敏感菌引起的上呼吸道感染，轻至中度支气管-肺感染。至于严重的细菌性肺炎，仍主张静脉用药，待感染基本控制以后再改口服同一种抗生素。

（俞森洋）

225 • 近年来大环内酯类抗生素在呼吸系统疾病中有哪些应用？

大环内酯类（macrolides antibiotics，MA）是一类分子中含内酯结构的大环而得名的抗生素，包括红霉素、克拉霉素、罗红霉素、阿奇霉素等，其主要抗菌机制是阻碍细菌蛋白质的合成，属于生长期抑菌剂。抗菌谱主要覆盖革兰阳性球菌，包括化脓性链球菌、草绿色链球菌、肺炎球菌，以及非典型病原体包括肺炎支原体、衣原体和脲原体等。MA 抗菌谱广，活性高、生物利用度好、半衰期长，与 β-内酰胺类抗生素无交叉耐药性，而且由于组织穿透性强，肺组织中药物浓度高，过敏反应和不良反应少，安全性高，具有良好的抗生素后效应，现已是广泛应用于治疗呼吸道感染的药物。

此外，近年来还陆续发现一些 MA 具有抗病毒、抗寄生虫、免疫调节活性和抗癌作用，拓宽了大环内酯类药物临床应用的范围。尤其是 MA 的抗感染作用和免疫调节作用日益受到医药界重视及临床医生的关注和肯定。已经有一些随机对照的临床研究（RCT）和 Meta 分析发表。下面简单介绍近年来大环内酯类抗生素在呼吸系统疾病中的应用。

（1）社区获得性肺炎（CAP）：与院内肺炎不同，医院外肺炎的主要致病菌是革兰阳性球菌（如肺炎球菌、溶血性链球菌、葡萄球菌等）、非典型病原体（如支原体、衣原体、肺炎军团病菌）等，国内刘又宁等对 CAP 病因的前瞻性调查结果显示，非典型病原体所占比例 32.4%肺炎（支原体阳性率为 20.7%，肺炎衣原体 6.6%、肺炎军团病菌 5.1%）。此外，细菌与非典型病原体混合感染的增多是近年来病原学方面的另一个变化趋势。MA 对于肺炎支原体、肺炎衣原体和肺炎军团病菌等非典型病原体具有良好的抗菌活性。故国内外不少专家对 CAP 的经验性治疗，不论是门诊还是住院重症患者，均首选大环内酯类或大环内酯类与 β-内酰胺类抗生素联用。传统观点认为：快效杀菌剂和快效抑菌剂合用，可产生拮抗作用而降低疗效。因为抑菌剂抑制了细菌的生长，从而使杀菌剂的作用减弱。但近年来的研究，大环内酯类药物与杀菌剂合用，不仅没有减弱后者的杀菌效果，而且可以使之效率增强。这是因为大环内酯类具有促进机体巨噬细胞、单核细胞的吞噬功能。

（2）弥漫性泛细支气管炎（DPB）：DPB 是以两肺弥漫性呼吸性细支气管及其周围的慢性炎症为特征的特殊气道疾病，以进行性气流受限及反复呼吸道炎症为特点，可发展为严重的呼吸功能障碍的疾病，多集中在东亚地区。1987 年日本学者发现长期小剂量红霉素治疗 DPB 具有显著疗效。治疗已成为 DPB 的基本疗法。1990 年日本 35 家医院联合对 DPB 患者进行口服红霉素（600mg/d）和安慰剂的双盲对照研究。根据客观指标（呼吸困难程度、清晨 1 小时痰量、胸部 X 线改变、PaO_2、CRP、冷凝集效价）来评价打分，改善为+1，恶化为-1，无改善为 0。结果红霉素组平均为+1.79，安慰剂组为+0.05。轻度改善者，红霉素组为 69.7%，安慰剂组为 25.7%，中度改善（+2）以上者，红霉素组为 57.6%，安慰剂组为 15.4%。恶化者二组分别为 6.1%和 38.5%，差异非常显著。给药后 1 个月临床征象即见改善，3 个月时更为明显。早期治疗 6 个月病情趋于稳定。进展期患者持续治疗 2～3 年后病情也可见改善。目前红霉素、克拉霉素及罗红霉素等 14 种 MA 已成为治疗 DPB 的基本药物。2000 年日本厚生省重新修订的 DPB 治疗指南，一线治疗方案为红霉素 250mg，每日 2 次，2～3 个月后可评价患者临床症状、肺功能及影像学等，如有效可继续用药至少 6 个月，治疗期间应注意复查肝功能。如红霉素无效者采用二线治疗方案，克拉霉素每天 250～500mg 或罗红霉素每天 150～300mg，进展期患者可经 2 年治疗病情稳定后停药，停药后复发或者再用仍有效。然而 MA 治疗 DPB 的高质量的临床试验仍很少。

（3）慢性阻塞性肺疾病（COPD）：已有多个临床研究关注 MA 在预防 COPD 急性加重（AECOPD）中的作用，Suzuki 等使用红霉素每天 200～400mg，维持 12 个月能够显著减少 COPD 患者普通感冒和 AECOPD 发生率，同时显著降低 AECOPD 住院率。Seemungal 等报道，红霉素 250mg，每日 2 次，维持 12 个月，能够减少 AECOPD 的发生次数及缩短急性加重时间。Alert 等一个大样本的研究表明，阿奇霉素 250mg，每日 1 次，维持 12 个月，能够显著延长 40 岁以上有过 COPD 急性加重史、有急性加重高危因素患者首次急性加重的时间，并且减少平均每年急性发作次数。MA 在预防 COPD 急性加重中的确切机制尚不完全明确，且使用小剂量长疗程红霉素并不能降低痰液中炎性因子。在我国 COPD 指南中没有建议将 MA 作为预防急性加重的药物，但国内已经有相关研究，得到了肯定的效果。刘倩茜等为了评价 MA 治疗 COPD 稳定期的临床疗效和安全性，检索国内发表与未发表的相关文献，共收集 MA 类药物治疗 COPD 稳定期的 17 个随机对照试验（RCT），包括 1234 例患者，结果显示大环内酯类能有效减少其痰量、呼吸困难评分，改善肺功能、活动耐力、生存质量，降低急性加重次数和住院率。治疗期间不良反应以胃肠道不适为主，大多可以耐受。结论：大环内酯类药物可能是一种相对安全和有效的治疗 COPD 稳定期的药物。由于缺乏高水平的临床试验，是否在 COPD 稳定期使用小剂量 MA 仍是一个有争议的问题，另外的顾虑是长期广泛应用后大环内酯类耐药菌株是否会增加。

（4）支气管哮喘：不少研究评估了不同种类、不同剂量、不同疗程 MA 在使用或未使用糖皮质激素及孟鲁司特情况下对降低哮喘急性发作率及改善肺功能中的作用。Garey 等报道，克拉霉素 500mg，每日 2 次，维持 12 个月治疗老年激素依赖型哮喘，能够减少激素用量甚至脱离激素，并且改善肺功能。Piacentini 等的研究显示儿童哮喘使用 8 周阿奇霉素治疗后，气道高反应性明显改善，但对 FEV_1 没有显著作用。另有研究显示肺炎支原体、肺炎衣原体等非典型病原体感染是哮喘急性发作以及长期控制不佳因素，30%～40% 伴有支气管炎及肺部感染的慢性持续哮喘患者可得到非典型病原体感染的证据。因此，MA 在哮喘中除了抗感染作用还有抗菌作用，故其在未来的哮喘治疗中会发挥更重要的作用。Miyataka 等报道 23 例支气管哮喘口服红霉素（600mg/d）10 周症状明显改善。作者认为：红霉素对支气管高反应性的良好效果，可能是由于少许类固醇样效应或直接抗感染作用于白细胞的结果。岸本报道 30 例咳痰过多型支气管哮喘口服罗红霉素（roxithromycin）150～300mg/d，6个月后哮喘发作次数明显减少。其中部分患者可减少合并用激素的剂量。

（5）囊性纤维化：囊性纤维化（CF）是一种常染色体隐性遗传性疾病，常见于白种人，黄种人少见。本病主要发生在儿童，病死率高，仅 25% 左右能活到成年，主要影响外分泌腺体功能，肺和消化道是主要受累器官。黏稠分泌物堵塞支气管以及继发性感染是呼吸系统的主要病理基础，支气管堵塞引起肺不张和继发感染，反复发作，发生广泛支气管炎、肺炎、支气管扩张、肺脓肿等而引起肺部广泛纤维化和阻塞性肺气肿。反复慢性呼吸道感染和呼吸功能衰竭是病儿死亡的原因。控制呼吸道感染应针对痰菌及药物敏感情况，最常见的病原体为葡萄球菌属、嗜血杆菌属和铜绿假单胞菌。Yun 等对 MA 对 CF 作用进行了荟萃分析，发现阿奇霉素治疗使 FEV_1 改善 3.22%、FVC 改善 3.23%，对伴有铜绿假单胞菌感染的 CF，阿奇霉素的改善肺功能更加明显，FEV_1 4.80%、FVC 4.74%。

（6）支气管扩张症：支气管扩张以咳出大量脓痰及反复急性加重为特点。MA 在 CF 和 DPB 继发的支气管扩张中具有显著疗效，因此，在特发性支气管扩张中的作用也受到关注。Koh 等的研究发现，儿童支气管扩张用罗红霉素每天 4mg/kg，每日 2 次，维持 12 周能够有效降低乙酰甲胆碱对气道的作用，使痰黏稠度下降，但对肺功能的改善情况不明显。Tsang 等在 21 例成人支气管扩张患者研究中，口服红霉素 500mg，每日 2 次，维持 8 周后，FEV_1 和用力肺活量（FVC）明显增加，24 小时痰量明显减少，但痰培养病原体、痰中白细胞数及 IL-1、IL-8、TNF-α 等炎性因子无明显变化。近期一项 34 例儿童稳定期支气管扩张的研究中，口服小剂量克拉霉素治疗 3 个月，肺泡灌洗液中 IL-8、总细胞数、中性粒细胞数明显减少，每日痰量也显著减少，但肺功能未见明显改变。仲良等报道：给 8 例支气管扩张患者口服红霉素（400～600mg/d）8 周以上，全部病例咳痰、咳嗽等自觉症状均见改善，急性加重次数明显减少。痰培养仅 1 例有铜绿假单胞菌生长，其余均未见致病菌。梅木等报道一组用红霉素（400mg/d）治疗病例中，支气管扩张症的有效率为 64%（14/22）。

（7）闭塞性细支气管炎（BO）：BO 是一种小气道疾病，临床表现为呼吸困难，肺部可闻及高调吸气相干鸣音，肺功能检测显示阻塞性通气功能障碍，肺组织活检显示细支气管的瘢痕性狭窄和闭塞，管腔内无肉芽组织。在肺移植患者中，BO 是最重要的死因。最近研究显示 MA 能改善肺移植患者 BO 症状及肺功能。有研究显示 6 例肺移植的 BO 患者接受一周 3 次的阿奇霉素治疗 14 周，与用药前相比 FEV$_1$ 平均增长 17%，FEV$_1$ 绝对值增长 0.50L。Fitta 等报道，BO 患者接受小剂量长疗程阿奇霉素治疗 42% 患者 FEV$_1$ 改善，同时中性粒细胞浸润、细胞因子释放及疾病急性加重均减少。

（8）治疗慢性下呼吸道感染：三笠报道，慢性下呼吸道感染用红霉素治疗 3 年以上者，其有效率为 80%。其余 20% 治疗无效或疗效较差，但改用克拉仙治疗后病情可见改善。另报道 9 例慢性下呼吸道感染用红霉素治疗 7 年以上者，8 例有效，生活质量明显改善；7 例痰菌消失。7 年间感冒次数明显减少，仅 2 例因病情变化而住院。作者指出，红霉素疗法在开始一年内即可发挥疗效，连续用药 7 年以上，其疗效未见降低。

（9）急性肺损伤：MA 在慢性气道疾病中的免疫调节作用已经有很多临床证据，并取得比较好的疗效。近年来在动物模型中发现，MA 对急性肺损伤有治疗价值，能够降低急性肺损伤的病死率。于是一些研究开始将目光转向 MA 对急性肺损伤患者治疗的价值，Allan 等对所有急性肺损伤患者使用 MA 治疗研究进行系统分析，发现使用红霉素或者阿奇霉素的患者病死率为 23%，明显低于未使用者的 36%，尽量排除混杂因素后仍显示使用 MA 的患者 180 天病死率降低，机械通气时间减少，而喹诺酮类和头孢菌素类没有明显改善。急性肺损伤最主要的病理生理改变为肺泡上皮细胞损伤、氧化应激及过度炎性反应而引起的一系列肺组织重构，严重的会导致成纤维细胞大量增生引起的过度损伤修复，而形成肺间质疾病或肺纤维化。MA 能够通过影响内质网应激、蛋白功能失调及聚集和自体吞噬来影响组织修复过程。同时也有研究显示 MA 对脂代谢及表面活性物质稳态也有重要调节作用。近年来，MA 的临床应用在不断扩展，也有更多的研究会将热点放在肺间质疾病及其他慢性弥漫性肺间质疾病。

MA 治疗慢性呼吸道疾病的机制尚未完全清楚。显然这些作用难以用 MA 的抗菌性能来解释。动物实验结果表明，大环内酯除了具有抗菌作用以外还具有抗感染和免疫调节活性。事实上大环内酯类药物作用谱可延伸到调节白细胞功能、产生免疫炎性介质、控制黏液过度分泌、炎症消退以及宿主防御机制的调节。MA 可减少气道黏膜的黏液分泌，增强气道黏膜纤毛的运动。可通过抑制中性粒细胞向气道内聚集而发挥其抗感染作用。此外，尚有学者发现 MA 可抑制淋巴细胞的活性和增生，促进巨噬细胞的分泌，增加 NK 细胞活性。因此，大环内酯抗生素在多种慢性呼吸系统疾病上的潜在治疗作用受到了临床医生的重视，已有多篇文章对此进行了评估和 Meta 分析。最好的研究病种是囊性纤维化，其中已经有 6 个随机对照试验显示其有利证据。然而，大多数的研究由于患者数量少以及随访周期短而具有局限性。最近，具有里程碑意义的研究已经证明阿奇霉素在降低慢性阻塞性肺疾病患者急性发作风险方面的有效性，但大环内酯类抗生素治疗的最佳时间和剂量仍不明确。由于其疗效的证据不明，除弥漫性泛细支气管炎和囊性纤维化的患者外，长期使用大环内酯类药物应该仅限于评估其获益与风险后的高选择人群，或仅用于随机对照临床试验。

长期小剂量MA疗法的不良反应很少。三笠报道的20例中仅2例因口腔炎和胃肠道不良反应而停药，其余长期用药未见不良反应。红霉素疗法偶有颜面肿胀、皮肤瘙痒、皮疹及肝功异常等，改用克拉仙后患者耐受良好。克拉仙不良反应发生率为2.3%~2.6%。因此，因不良反应难以服用红霉素者可改用克拉仙治疗。近年阿奇霉素等MA药物引起的心律失常，包括室性心动过速，以及QT间期延长尖端逆扭转室性心动过速等已经受到关注，在高龄老人尤其要警惕，必要时监测心电图。

大环内酯类药物用于慢性呼吸系统疾病的长期治疗是近期研究的热点，属于说明书外用法。同时我们担心，是否这样广泛地、长期地使用该类抗菌药物会引起细菌耐药性的进一步增加？是否其有效性具有充分的循证医学证据证明？因此，针对目前我国的临床实践，我们建议，应严格评价患者的获益与风险，十分谨慎地将大环内酯类药物运用于患者。

（俞森洋）

参 考 文 献

［1］ Craven DE, Hudcova J, Lei Y. Diagnosis of ventilator-associated respiratory infecton（VARI）: microbiologic clues for tracheobronchitis（VAT）and pneumonia（VAP）. Clin Chest Med, 2011, 32: 547-557.

［2］ Dallas J, Kollef M. VAT vs VAP, are we heading toward clarity or confusion? Chest, 2009, 135（2）: 252-254.

［3］ Morrow LE, Kollef MH. recognition and prevention of nosocomial pneumonia in the intensive care unit and infection control in mechanical ventilation. Crit Care Med, 2010,（8）: S352-S362.

［4］ Waterer GW, Rello J, Wunderink RG. Management of community-acquired pneumonia in adults. Am J Respir Crit Care Med, 2011, 183: 157-164.

［5］ 蔡柏蔷，李龙云. 协和呼吸病学. 北京：中国协和医科大学出版社，2011.

［6］ 钟南山，刘又宁. 呼吸病学. 第2版. 北京：人民卫生出版社，2012.

［7］ 范志强，瞿介明，朱惠莉. 吸入性肺炎的研究进展. 中国呼吸与危重监护杂志，2010，9（2）: 209-212.

［8］ Scherzer R. Subglottic secretion aspiration in the prevention of ventilator-associated pneumonia. Dimensions of Critical Care Nursing, 2010, 29（6）: 276-280.

［9］ 中华医学会呼吸病学分会感染学组，中华结核和呼吸杂志编辑委员会. 肺真菌病的诊断和治疗专家共识. 中华结核和呼吸杂志，2007，30: 821-834.

［10］ 俞森洋. 危重病监护治疗学. 北京医科大学·中国协和医科大学联合出版社，1996.

［11］ 杨少愚. 器官移植后的肺部感染. //蔡柏蔷. 21世纪医师丛书：呼吸内科分册. 北京：中国协和医科大学出版社，2000.

［12］ Limper AH, Knox KS, Sarosi GA, et al. An official American Thoracic Society statement: treatment of fungal infections in adult pulmonary and critical care patients. Am J Respir Crit Care Med, 2011, 183: 96-128.

［13］ 金文婷，潘珏. 大环内酯类抗生素在呼吸系统疾病中的应用. 临床药物治疗杂志，2013，

11（3）：6-10.

[14] 惠萍，张苑，周瑛，等. 以阿奇霉素为主的综合措施治疗弥漫性泛细支气管炎的疗效（附51例报道）. 上海医学，2009，32：854-859.

[15] 刘倩茜，刘洪，张弛，等. 大环内酯类药物治疗稳定期慢性阻塞性肺疾病的系统评价. 西部医学，2011，23：2188-2192.

[16] Tao LL, Hu BJ, He LX, et al. Etiology and antimicrobial resistance of community-acquired pneumonia in adult patients in China. Chin Med J（Engl），2012，125（17）：2967-2972.

[17] Woodhead M, Blasi F, Ewig S, et al. Guidelines for the management of adult lower respiratory tract infections-summary. Clin Microbiol Infect, 2011, 17（Suppl 6）：1-24.

[18] Mammen MJ, Sethi S. Macrolide therapy for the prevention of acute exacerbations in chronic obstructive pulmonary disease. Pol Arch Med Wewn, 2012, 122（1-2）：54-59.

[19] Metz G, Kraft M. Effects of atypical infections with mycoplasma and chlamydia on asthma. Immunol Allergy Clin North Am, 2010, 30（4）：575-585.

[20] 中华医学会呼吸病学分会. 中国成人社区获得性肺炎诊断和治疗指南. 中华结核和呼吸杂志，2016，39：253-279.

[21] Komiya K, Ishii H, Kadota J. Healthcare-associated pneumonia and aspiration pneumonia. J Aging Dis, 2015, 6：27-37.

[22] Salih W, Schembri S, Chalmers JD. Simplification of the IDSA/ATS criteria for severe CAP using meta-analysis and obvervational data J. Eur Respir J, 2014, 43：842-851.

[23] Guideline Development Group . Diagnosis and management of community and hospital acquired pneumonia in adults：summary of NICE guideline J. BMJ, 2014, 349：g6722.

[24] Woodhead M, Blasi F, Ewig S, et al. Joint taskforce of the European Respiratory Society and European Society for Clinical Microbiology and adult lower respiratory tract infection. Clin Microbiol Infec, 2011, 17（suppl 6）：E1-E59.

[25] Jose RJ, Periselneris JN, Brown JS. Community-acquired pneumonia. Curr Opin Pulm Med, 2015, 21：212-218.

[26] Drihkoningen JJ, Rohde GG. Pneumococcal infection in adult：burden of disease. Clin Microbiol Infec, 2014, 20（suppl 5）45-51.

[27] Ramirez JA, Cooper AC, Wiemken T, et al. Switch therapy in hospitalized patients with community-acquired pneumonia：tegecycline vs. levofloxacin. BMC Infec Dis, 2012, 12：159.

[28] Jain S, Self WH, Wunderink RG, et al. Community-acquired pneumoni requiring hospitalization among U. S. Adult. N Engl J Med, 2015, 373：415-427.

[29] Takaki M, Nakama T, Ishida M, et al. High incidence of community-acquired pneumonia among rapidly aging population in Japan：a prospective ospital-based surveillance. Jpn J Infec Dis, 2014, 67：269-275.

[30] Cao B, Ren LL, Zhao F, et al. Viral and mycoplasma pneumonia community-acquired novel clinical outcome evaluation in ambulatory adult patient in China. Eur J Clin Microbiol Infec Dis, 2010, 29：1443-1448.

[31] Liu YF, Gao Y, Chen MF, et al . Etiological analysis and predictive diagnostic model building of community - acquired pneumonia in adult outpatients in Beijing, China. BMC Infec Dis, 2013, 13：309.

[32] Letourneus AR, Issa NC, Baden LR. Pneumonia in the immonocompromised host. Curr Opin Puim Med,

2014, 20：272-279.

[33] Ruuskanen O, Lahti E, Jennings LC, et al. Viral pneumonia. Lancet, 2011. 377：1264-1275.

[34] Huijskens EG, Koopmans M, Palmen FM, et al. The value of signs and symptoms in differentiating between bacterial, viral and mixed aetiology in patients with community-acquired pneumonia. J Med Microbiol, 2014, 63：441-452.

[35] Chong CP, Street PR. Pneumonia in the eiderly：a review of the epidemiology, pathogenesis, microbiology, and clinical features. South Med J, 2008, 101：1141-1145.

[36] Faverio P, Aliberti S, Bellelli G, et al. The management of community-acquied pneumonia in the elderly. Eur J Intern Med, 2014, 25：312-319.

[37] Moberley S, Holden J, Tatham DP, et al, Vaccines for preventing pneumococcal infection in adults. Cochrance Database Syst Rev, 2013, 1：CD000422.

[38] Phin N, Parry-Ford F, Harrison T, et al. Epidemiology and clinical management of Legionnaires' disease. Lancet Infec Dis, 2014, 14：1011-1021.

四、流行性感冒

226 • 什么是流行性感冒（流感）？流感有哪些临床表现？

流行性感冒（influenza，流感）是一种由流行性感冒病毒所诱发的急性呼吸系统感染性疾病，是人类面临的主要公共健康问题之一。据统计，流感每年的发病率为 10%~30%。中国是流感的高发区，20 世纪 4 次世界性的流感大流行有 3 次起源于中国。流感可以累及上呼吸道和/或下呼吸道，常常伴有全身症状：如发热、头痛、肌痛和乏力。几乎每一个冬季都会有不同程度和范围的流感暴发。流感的暴发流行在普通人群中造成发病率的显著增加，尤其在高危人群中，流感的扩散增加了死亡的危险性。

流感的传染源主要是急性期的流感患者。患病初 2~3 日传染性最强，病后 1~7 日均有一定传染性。流感病毒在外界环境中存活时间极短，主要通过飞沫传染。除新生儿外，其他人群对流感普遍易感。病后有一定的免疫力，但流感病毒类型之间无交叉免疫力；加之流感病毒不断发生变异，故可引起反复发病。流感常常突然发生，迅速蔓延，发病者数多，流行过程集中，可从城市向农村扩散，甚至可引起地区性大流行或世界性大流行。

流感临床症状较重，起病急剧，并发症发生率高，并且可以引起死亡，死亡者大多为年迈体衰、年幼多病或有慢性基础疾病者。对上述人群进行疫苗接种是控制流感的主要方法。人群通过感染或接种会产生免疫力，但对新的变异病毒株并无保护作用。目前认为抗流感病毒治疗是流感控制的重要手段。而早期诊断对开展有效的特异性病原学治疗有重要意义。

流感常见临床表现为全身症状的突然发生，如头痛、发热、寒战、肌痛或全身不适，并伴有呼吸系统症状，主要有咳嗽和咽痛。然而，临床表现的范围和程度变化相当大，轻症患者只有相当轻微的呼吸道症状，如咳嗽而无发热，这与普通感冒相似。流感亦可逐渐出现或突然暴发，临床表现严重者可有明显衰竭的症状，而呼吸系统症状相对较少。患者一般均有发热，体温 38~41℃。起病后第一天可出现体温的急骤上升，2~3 日后体温逐渐下降。偶尔体温可延续 1 周以上，有时患者伴有寒战、畏寒。全头痛或前头痛较为普遍，全身肌痛常见，常累及下肢和腰背部，也可发生关节痛。随着全身症状的消退，患者呼吸系统的主诉变为突出，患者有咽痛或持续性的咳嗽，可持续 1 周或更长时间，伴有胸骨后不适。眼部的症状和体征包括眼球运动时疼痛、畏光和眼部烧灼感。

无并发症的流感患者通常无明显体征。疾病早期，患者皮肤潮红、干燥和发热、有时肢体可多汗或呈花斑状，尤其在老年患者中较为显著。虽然患者有显著的咽痛，但咽喉部检查常无明显阳性发现，但有时有黏膜充血和鼻后部分泌物增多。颈部淋巴结有轻度肿大。大部分患者胸部查体正常，少数患者有干啰音、哮鸣音和散在湿性啰音。如有明显的肺部并发症时，患者可有呼吸困难、呼吸急促、发绀、双肺弥漫性啰音和肺部实变体征。流感患者如无并发症，急性症状可于 2~5 日内消退，大多数病例 1 周内可缓解。然而，极少数患者，尤其是老年患者中，衰弱或乏力（流感后衰弱）将持续数周。

（蔡柏蔷）

227 · 流感有哪些并发症？

（1）原发性流感病毒性肺炎：流感的最常见并发症是肺炎，原发性流行性感冒病毒性肺炎可继发细菌性肺炎，或病毒和细菌混合性肺炎。原发性流感病毒性肺炎相当少见，但是最为严重的肺部并发症。发病后流感的症状非但不缓解，反而急剧进展，有持久的高热、呼吸困难和发绀。痰量不多，但可有血痰。早期患者无体征，重症患者，肺部有弥漫性湿啰音，胸部 X 线片示弥漫性间质浸润或表现为急性呼吸窘迫综合征的影像学改变。此类患者有低氧血症的表现。

呼吸道和肺实质分泌物的病毒培养，尤其在疾病早期采集标本，病毒的滴度明显升高。重症原发性病毒性肺炎病例中，组织病理学可发现肺泡间隔有明显的炎性反应，伴水肿和淋巴细胞、巨噬细胞的浸润，偶可见浆细胞和中性粒细胞浸润。肺泡毛线血管有微小血栓形成，伴有坏死和出血。原发性流感病毒性肺炎的易发因素有：心脏病尤其是二尖瓣狭窄的患者、老年慢性肺疾病者以及某些妊娠妇女。

（2）细菌性肺炎：急性流感后可合并细菌性肺炎，在流感症状缓解后 2~3 日后，又出现发热，伴有细菌性肺炎症状和体征，包括咳嗽、咳脓性痰。胸部影像学检查示肺部实变。常见致病细菌有：肺炎球菌、金黄色葡萄球菌和流感嗜血杆菌，正常情况下，这些细菌寄殖于鼻部，当支气管和肺的防御功能减退时，可引起肺部感染。流感后继发肺部感染常见于患有慢性心肺疾患的患者。

（3）混合性病毒和细菌性肺炎：这类肺炎具有原发性流感病毒性肺炎和继发性细菌性肺炎的特征。患者的临床症状可逐渐加重或在短暂的症状改善后，又出现临床表现的恶化，最后出现细菌性肺炎的特点。痰培养可发现流感 A 病毒和上述致病细菌。

（4）肺外并发症：Reye 综合征（脑病脂肪肝综合征）是 B 型流感的一种严重并发症，多见于 2~16 岁儿童，临床特征是在出现恶心、呕吐后 1~2 天内，伴发中枢神经系统症状。常见有精神状态改变，从嗜睡到昏迷，甚至出现谵妄和癫痫发作。查体有肝肿大。实验室检查血清转氨酶和乳酸脱氢酶水平的增加，可出现低血糖。脑脊液压力升高而无其他明显改变。本综合征的发病机制尚不清楚。已发现应用阿司匹林治疗病毒性感染与其后发生的 Reye 综合征有一定关系。

流感后偶可并发肌炎、横纹肌溶解和肌红蛋白尿。急性肌炎时受累肌群可有非常明显的触痛，最常发生在腿部，严重时肌肉呈明显肿胀而无弹性。血清肌酸磷酸激酶可明显增加。个别患者因肌红蛋白尿而导致肾衰竭。

流感时可出现中枢神经系统并发症，包括脑炎、横贯性脊髓炎及吉兰-巴雷综合征。此外，老年人如有心血管、肺疾病及肾疾病时流感可促使这些原有疾病恶化，导致不可逆的改变和死亡。

（蔡柏蔷）

228 · 如何诊断和鉴别诊断流感？

（1）流感的诊断依据

流行病学史：在流行季节，一个单位或地区出现大量上呼吸道感染患者或医院门诊、急诊上呼吸道感染患者明显增加。

临床症状：急性起病，畏寒、高热、头痛、头晕、全身酸痛、乏力等中毒症状。可伴有咽痛、流涕、流泪、咳嗽等呼吸道症状。少数病例有食欲减退，伴有腹痛、腹胀、呕吐和腹泻等消化道症状。婴儿流感的脑床症状往往不典型，可见高热惊烦；部分患儿表现为喉气管支气管炎，严重者出现气道梗阻现象；新生儿流感虽少见，但一旦发生常呈败血症表现，如嗜睡、拒奶、呼吸暂停等，常伴有肺炎，病死率高。

实验室检查：a. 外周血象：白细胞总数不高或减低，淋巴细胞相对增加；b. 病毒分离：鼻咽分泌物或口腔含漱液分离出流感病毒；c. 血清学检查：疾病初期和恢复期双份血清抗流感病毒抗体滴度有 4 倍或以上升高，有助于回顾性诊断；d. 患者呼吸道上皮细胞查流感病毒抗原阳性；e. 标本经敏感细胞过夜增生 1 代后查流感病毒抗原阳性。

诊断分类：a. 疑似病例：具备流行病学史和临床症状；b. 确诊病例：疑似病例，同时实验室检查符合实验室检查中的 b 或 c 或 d 或 e。

（2）鉴别诊断

1）普通感冒：流感的临床表现无特异性，易与普通感冒相混淆。除了注意收集流行病学资料以外，通常流感全身症状比普通感冒重，而普通感冒呼吸道局部症状较重。流感与普通感冒的临床症状鉴别见下表 4-1。

表 4-1 流感与普通感冒的鉴别诊断

临床表现	发热	头痛	全身疼痛	疲乏、虚弱	鼻塞、喷嚏、咽痛	胸痛不适及咳嗽	并发症
普通感冒	少见	少见	轻微	轻微	常见	轻度至中度	少见
流感	典型症状，常为高热（39~40℃）持续 3~4 天	显著	常见且严重	早期出现，显著，可持续 2~3 周	有时伴有	常见，可能严重	支气管炎、肺炎，可威胁生命

2）其他全身或上呼吸道感染性疾病。

（蔡柏蔷）

229 • 临床上怎样治疗流感？

（1）隔离患者，流行期间对公共场所加强通风和空气消毒。

（2）及早应用抗流感病毒药物治疗：抗流感病毒药物治疗只有早期（起病1~2天内）使用，才能取得最佳疗效。

（3）加强支持治疗和预防并发症：休息、多饮水、注意营养，饮食要易于消化，特别在儿童和老年患者更应重视。密切观察和监测并发症，抗生素仅在明确或有充分证据提示继发细菌感染时有应用指征。

（4）合理应用对症治疗药物：早期应用抗流感病毒药物大多能有效改善症状。如流感病程已晚或无条件应用抗病毒药物时，可对症治疗，应用解热药、缓解鼻黏膜充血药物、止咳祛痰药物等。儿童忌用阿司匹林或含阿司匹林药物以及其他水杨酸制剂，因为此类药物与流感的肝和神经系统并发症即 Reye 综合征相关，偶可致死。

流感的治疗应按患者有无并发症、发病时期及症状的轻重等分别对待（图4-1）。治疗措施包括对症处理、治疗并发症、对某些流感患者应用抗生素和抗病毒药物等。

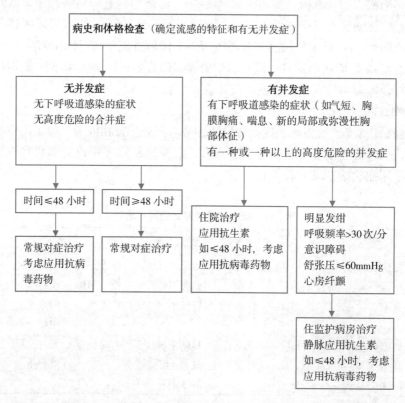

图 4-1　流感患者的治疗方案

（蔡柏蔷）

230 • 治疗流感时如何应用抗病毒药物？

自 1966 年起就开始应用抗病毒药物对流感进行治疗，常用药物有金刚烷胺（amantadine）和金刚乙胺（rimantadine）。但由于药物的不良反应、缺少理想的治疗效果并且有诱发产生耐药病毒株的倾向。这些药物的临床应用价值有限。当前新一代治疗流感的抗病毒药物，即神经氨酸酶抑制剂（neuraminidase inhibitor）已开始在临床应用，目前有 2 个品种，即奥司他韦（oseltamivir，商品名：达菲）和扎那米韦（zanamiver）。

（1）金刚烷胺和金刚乙胺：金刚烷胺和金刚乙胺的体内外抗病毒活性主要限于 A 型流感病毒，金刚乙胺的抗病毒活性与金刚烷胺相平行，但对某些 A 型流感病毒株的活性比金刚烷胺强 2~4 倍。金刚烷胺和金刚乙胺主要抑制 A 型流感病毒在细胞内复制，可用于预防和治疗亚洲 A Ⅱ 型流感病毒引起的流感，尤其当病毒的抗原变异株引起流感大流行时，临床应用意义更大。

当流行的流感病毒株与疫苗的病毒株免疫原性相差很大时，或接种人群中不能耐受流感疫苗时，金刚烷胺和金刚乙胺可以作为免疫接种的替代和辅助治疗。一般用药要早，在流行期间应持续用药，通常需要 6 周，其有效率可达 70%~90%。

用药剂量：1~9 岁，每日 3~4mg/kg，1 日 1 次或分成 1 日 2 次，每日剂量不超过 150mg；9 岁以上每日 200mg，每次或分成 1 日 2 次；大于 65 岁者，每日 100mg，每日 1 次。对肾功能不全或有活动性癫痫大发作的患者可适当减量。高危人群免疫接种的同时，口服金刚烷胺直至机体对免疫接种起保护性免疫应答反应，一般需要用药 2 周。

治疗流感应在发病 24~48 小时内应用，可减轻发热和全身症状，减少病毒的排出，防止流感病毒的扩散。疗程一般为 5~7 日或在症状改善后再维持 48 小时。文献报道，高剂量金刚烷胺和金刚乙胺（每日 400~500mg）可缩短流感病毒肺炎的病程。金刚烷胺和金刚乙胺也可采用气溶胶形式给药，浓度为 10g/L，1 日 2 次，每次 30 分钟，疗程 1~2 周。

金刚烷胺每日剂量小于 200mg，不良反应的发生率较低，1%~2%。中枢神经系统不良反应有神经质、焦虑、注意力不集中和轻微头痛等，其中金刚烷胺较金刚乙胺的发生率高。每日剂量超过 300mg 时，患者可出现失眠、焦虑、注意力不集中等不良反应，偶可引起惊厥，故癫痫患者慎用。胃肠道反应主要表现为恶心和呕吐，这些不良反应一般较轻，停药后大多可迅速消失。长期用药双下肢可出现网状青斑，可能与儿茶酚胺释放引起外周血管的收缩有关。金刚烷胺的最大耐受剂量为每日 400~500mg。金刚乙胺的耐受性较好，极少引起中枢神经系统的不良反应。

肾功能不全患者的剂量调整：金刚烷胺的剂量在肌酐清除率<50ml/min 时酌量减少，并密切观察其不良反应，必要时可停药，血透对金刚烷胺清除的影响不大。肌酐清除率<10ml/min 时金刚乙胺推荐减为 100mg/d，但只要有肾功能不全包括老年患者均应密切监测其不良反应。

（2）神经氨酸酶（NA）抑制剂：神经氨酸酶抑制剂是一类新型的抗流感病毒药物，具有选择性地抑制 A 型与 B 型流感病毒的作用。由于神经氨酸酶抑制剂优于其他抗流感病毒药物，因此具有良好的临床应用前景。常用神经氨酸酶抑制剂如下。

1）奥司他韦（oseltamivir，商品名：达菲）：常用剂量，成人为 75mg，每天 2 次，连服 5 天，应在症状出现 2 天内开始用药。奥司他韦不良反应少，一般为恶心、呕吐等消化道症状，也有腹痛、头痛、头晕、失眠、咳嗽、乏力等不良反应的报道。对肌酐清除率 <30ml/min 的患者，奥司他韦减量至 75mg，每天 1 次。

2）扎那米韦（zanamiver）：扎那米韦为新一代特异性的、设计合理的抗病毒药物。神经氨酸酶（NA）的主要作用是从感染的气道上皮细胞中释放新的病毒颗粒，NA 抑制剂通过抑制病毒 NA 的作用而发挥其治疗作效应。扎那米韦能有效地抑制流感病毒 A 和 B 的所有病毒株。扎那米韦不能容易地穿透细胞膜，故不能为胃肠道所吸收。由于这一缘故，应用该药时需通过一个吸纳器将药物直接释放到气道内病毒感染和复制的部位。

扎那米韦的剂量和用法：对治疗流感病毒 A 或 B 所致的流感，推荐剂量为 10mg，经口吸入，每日 2 次，共 5 日，治疗应该在出现症状后 48 小时内立即进行。对老年人或肝肾功能障碍的患者不需要调整剂量。目前不主张应用于年龄小于 12 岁的儿童，孕妇或哺乳期的妇女不推荐使用该药。

个别哮喘和慢性阻塞性肺疾病（COPD）患者吸入扎那米韦后可出现支气管痉挛和肺功能恶化，某些哮喘和 COPD 患者 FEV_1 下降程度甚至超过 20%。美国 FDA 建议，扎那米韦通常不推荐应用于患有气道疾病的患者。如果必须使用，则在应用扎那米韦吸入时，应该准备好快速作用的吸入支气管扩张剂。扎那米韦吸入后其他常见的不良反应有头痛、恶心、咽部不适、眩晕、鼻等。肾功能不全的患者无需调整扎那米韦的吸入剂量。

（3）盐酸阿比朵尔（arbidol hydrochloride）：盐酸阿比朵尔为预防和治疗流行性感冒药，通过抑制流感病毒脂膜与宿主细胞的融合而阻断病毒的复制。研究显示，本品体外细胞培养可直接抑制甲、乙型流感病毒的复制，体内动物试验可降低流感病毒感染小鼠的病死率。本品尚有干扰素诱导作用。

盐酸阿比朵尔于 1993 年在俄罗斯首先上市，用于防治流行性感冒和其他呼吸道病毒感染。其特点有：对甲型和乙型流感病毒均有效；可以治疗，也可以用于预防；为非核苷类化合物，毒性低；有直接抑制病毒和诱导内源性干扰素的作用。1992 年第八届地中海化疗会议和 1993 年第九届国际病毒学会议上，前苏联的研究人员报道了盐酸阿比朵尔的抗病毒活性，对甲型和乙型流感病毒的抑制率分别为 80% 和 60%。1983~1990 年，在前苏联对 9500 例甲型或乙型流感或其他呼吸道病毒感染的患者进行了临床研究。结果显示可以缩短病程，减轻症状和减少并发症。研究中未见明显的不良反应，耐受程度很好。

盐酸阿比朵尔的用法用量：口服，成人一次 0.2g，一日 3 次，服用 5 日。

盐酸阿比朵尔的不良事件发生率约为 6.2%，主要表现为恶心、腹泻、头昏和血清转氨酶增高。

（蔡柏蔷）

231 · 治疗流感还有哪些方法?

（1）对症治疗：过去曾用水杨酸盐作为流感时的退热药物，由于现在已发现水杨酸盐与流感的并发症之一，即 Reye 综合征有一定的关系，尤其在儿童中。目前推荐使用扑热息痛（对乙酰氨基酚，acetaminophen），该药有解热镇痛作用外，还能降低机体对氧的需要，减少发热时所致的水分丧失等。

抗胆碱能喷鼻剂，如溴化异丙托品（ipratropium bromide）能抑制鼻部分泌物。使用鼻孔内滴入苯肾上腺素（phenylephrine）或盐酸羟甲唑林（oxymetazoline）可减轻鼻部充血。此外应注意避免应用镇咳药物，因在早期阶段镇咳药可影响分泌物的清除并损害纤毛运动功能。此外，还应注意适当补液和休息。

（2）抗菌药物：流感很难与其他病毒性呼吸道感染相鉴别，是否应用抗生素治疗流感患者继发性细菌感染或社区获得性肺炎，是临床医师值得重视的一个问题。大部分无并发症的流感患者并不需要抗生素治疗。流感的下呼吸道并发症常见为气管炎和气管支气管炎，此时如应用抗生素并不能减轻急性支气管患者的临床症状。

流感常可加重慢性阻塞性肺疾病（COPD）患者的病情，抗生素治疗的效果有时较好，目前以为 COPD 患者出现以下临床症状时应该使用抗生素，即：呼吸困难加重、痰量增加和痰呈脓性样。

继发性细菌性肺炎是流感的一个重要并发症，常常是金黄色葡萄球菌感染所致，而肺炎球菌、流感嗜血杆菌、革兰阴性菌感染较为少见。金黄色葡萄球菌肺炎常造成临床症状迅速恶化。应选用适当的抗生素针对可能的病原体进行治疗。通常抗菌药物中应包括一种具有对抗金黄色葡萄球菌的药物。

（蔡柏蔷）

232 · 如何预防流感?

预防流感的最重要的公共卫生措施是应用流感病毒减活疫苗。疫苗的组成每年应有变化，取决于当前流行的病毒和既往的变异情况。近 15 年来，流感病毒疫苗主要包含 H_1N_1、H_3N_2 和 B 抗原。流感病毒疫苗推荐应用于以下人群：6 个月以上的任何人，具有流感并发症的高度危险性者（表 4-2）；卫生工作人员和护理人员，与高危人群有密切接触者；希望减少患流感发病机会的任何人群。通常，每年儿童在一个月内应分开两次接种流感疫苗，而成人每年只需接种一次。如果流行的病毒与疫苗相匹配时，65 岁以下的健康人群中，流感疫苗的预防率可达 75%。在老年人中接种流感疫苗后，因流感和肺炎而住院的比例可下降 30%~70%。

目前所使用的流感疫苗以被高度纯化，故很少有不良反应。但 25%~50% 的接种者可有局部的接种反应，5% 的接种者在 8~24 小时内会出现低热或轻微的全身症状，如发热等。由于疫苗是鸡胚制作的，所以对鸡蛋过敏者应首先进行脱敏或不应接种疫苗。

表 4-2　流感疫苗的特殊适应人群

1. 流感相关并发症增加的人群

①年龄≥65 岁者

②护理院内居住者和其他长期应用医疗辅助装置以治疗慢性疾病的人群

③长期随诊的成人或儿童患者或住院患者，既往患有慢性代谢性疾病（包括糖尿病）、肾功能不全、血红蛋白病或免疫抑制性疾病（包括应用药物所致的免疫抑制）

④儿童或青少年（6 个月至 18 岁）长期应用阿司匹林者，因而在流感后有发生 Reye 综合征的高度危险性

2. 容易传播流感的高度危险人群

临床上或亚临床上接触或护理流感高危人群者，因而有可能将流感病毒传播给这些高危人群。这些具有流感高度危险性的人群（如老年人、器官移植者、艾滋病患者）对流感疫苗有较低的抗体反应。通过减少接触者和护理人员流感的可能性，可以达到保护这些流感高危人群的目的，故以下人员应为流感疫苗接种的对象

①医师、护士和其他在住院和门诊部工作的人员；护理院和为患者服务的医疗辅助器械工作人员

②为护理院中高危人群提供服务的人员（如随访护士和志愿者）

③为高危人群（包括儿童）进行看护的家庭保姆

（蔡柏蔷）

233 • 甲型 H1N1 流感有哪些临床特征？

2009 年 3 月，墨西哥暴发"人感染猪流感"疫情，并迅速在全球范围内蔓延。世界卫生组织（WHO）初始将此型流感称为"人感染猪流感"，后将其更名为"甲型 H1N1 流感"。此次流感为一种新型呼吸道传染病，其病原为新甲型 H1N1 流感病毒株，病毒基因中包含有猪流感、禽流感和人流感三种流感病毒的基因片段。甲型 H1N1 流感病人为主要传染源，无症状感染者也具有传染性。目前尚无动物传染人类的证据。下列人群出现流感样症状：①妊娠期妇女；②伴有以下疾病或状况者：慢性呼吸系统疾病、心血管系统疾病（高血压除外）、肾病、肝病、血液系统疾病、神经系统及神经肌肉疾病、代谢及内分泌系统疾病、免疫功能抑制（包括应用免疫抑制剂或 HIV 感染等致免疫功能低下）、19 岁以下长期服用阿司匹林者；③肥胖者（体质指数≥40 危险度高，体质指数在 30~39 可能是高危因素）；④年龄<5 岁的儿童（年龄<2 岁更易发生严重并发症）；⑤年龄≥65 岁的老年人。潜伏期一般为 1~7 天，多为 1~3 天。

临床表现通常为流感样症状，包括发热、咽痛、流涕、鼻塞、咳嗽、咳痰、头痛、全身酸痛、乏力。部分病例出现呕吐和（或）腹泻。少数病例仅有轻微的上呼吸道症状，无发热。体征主要包括咽部充血和扁桃体肿大。可发生肺炎等并发症。少数病例病情进展迅

速，出现呼吸衰竭、多脏器功能不全或衰竭。新生儿和小婴儿流感样症状常不典型。可表现为低热、嗜睡、喂养困难、呼吸急促、呼吸暂停、发绀和脱水。儿童病例易出现喘息，部分儿童病例出现中枢神经系统损害。妊娠中晚期妇女感染甲型 H1N1 流感后较多表现为气促，易发生肺炎、呼吸衰竭等。妊娠期妇女感染甲型 H1N1 流感后可能导致流产、早产、胎儿窘迫、胎死宫内等不良妊娠结局。可诱发原有基础疾病的加重。呈现相应的临床表现。病情严重者可以导致死亡。

诊断主要结合流行病学史、临床表现和病原学检查，早发现、早诊断是防控与有效治疗的关键。

（1）疑似病例：符合下列情况之一即可诊断为疑似病例：①发病前 7 天内与传染期甲型 H1N1 流感确诊病例有密切接触，并出现流感样临床表现。密切接触是指在未采取有效防护的情况下，诊治、照看传染期甲型 H1N1 流感患者；与患者共同生活；接触过患者的呼吸道分泌物、体液等。②出现流感样临床表现，甲型流感病毒检测阳性，尚未进一步检测病毒亚型。对上述两种情况，在条件允许的情况下，可安排甲型 H_1N_1 流感病原学检查。

（2）临床诊断病例：仅限于以下情况做出临床诊断，同一起甲型 H1NI 流感暴发疫情中，未经实验室确诊的流感样症状病例，在排除其他致流感样症状疾病时，可诊断为临床诊断病例。

（3）确诊病例出现流感样临床表现，同时有以下一种或几种实验室检测结果：①甲型 H1N1 流感病毒核酸检测阳性；②分离到甲型 H1N1 流感病毒；③双份血清甲型 H1N1 流感病毒的特异性抗体水平呈 4 倍或 4 倍以上升高。

（4）重症与危重病例：出现以下情况之一者为重症病例：①持续高热>3 天、伴有剧烈咳嗽、咳脓痰、血痰或胸痛；②呼吸频率快、呼吸困难、口唇发绀；③神志改变：反应迟钝、嗜睡、躁动、惊厥等；④严重呕吐、腹泻、出现脱水表现；⑤合并肺炎；⑥原有基础疾病明显加重。出现以下情况之一者为危重病例：①呼吸衰竭；②感染中毒性休克；③多脏器功能不全；④出现其他需进行监护治疗的严重临床情况。

甲型 H_1N_1 流感的临床处理原则请参阅中华人民共和国卫生部颁布的甲型 H1N1 流感诊疗方案。

（蔡柏蔷）

参 考 文 献

[1] Dolin R. Influenza. //Fauci AS. Harrison's principles of internal medicine. 14th ed. New York：McGraw-Hill，1998，1112-1116.

[2] Nicholson KG. Managing influenza in primary care. 1st ed. London：Blackwell Science，1999，83-99.

[3] Greenberg SB. Viral infections of the lung and respiratory tract. //Fishman AP. Pulmonary diseases and disorders. 3rd ed. New York：McGraw-Hill，1998，2333-2346.

[4] Gubareva LV, Kaiser L, Hayden FG. Influenza virus neuraminidase inhibitors. Lancet，2000，355：827-835.

［5］中华医学会呼吸病分会. 流行性感冒临床诊断和治疗指南（2004 年修订稿）. 中华结核和呼吸杂志，2005，28（1）：5-9.

［6］苏楠，林江涛. 抗流行性感冒病毒药物的应用进展. 中华结核和呼吸杂志，2002，25（2）：108-111.

［7］中华人民共和国卫生部. 甲型 H1N1 流感诊疗方案（2010 年版）. 国际呼吸杂志，2011，31（2）：81-84.

五、人禽流行性感冒

234 • 什么是人禽流行性感冒（人禽流感）？

人禽流行性感冒（人禽流感）是由禽甲型流感病毒某些亚型中的一些毒株引起的急性呼吸道传染病。早在 1981 年，美国即有禽流感病毒 H7N7 感染人类引起结膜炎的报道。1997 年，我国香港特别行政区发生 H5N1 型人禽流感，导致 6 人死亡，在世界范围内引起了广泛关注。近年来，人们又先后获得了 H9N2、H7N2、H7N3 亚型禽流感病毒感染人类的证据，荷兰、越南、泰国、柬埔寨、印度尼西亚及我国相继出现了人禽流感病例。近年来人感染 H7N9 禽流感是由 H7N9 禽流感病毒引起的急性呼吸道感染性疾病，其中重症肺炎病例常可合并急性呼吸窘迫综合征、感染性休克，甚至多器官功能衰竭。尽管目前人禽流感只是在局部地区出现，但是，考虑到人类对禽流感病毒普遍缺乏免疫力、人类感染 H5N1型禽流感或 H7N9 禽流感病毒后的高病死率以及可能出现的病毒变异等，世界卫生组织（WHO）认为人禽流感可能是对人类存在潜在威胁最大的疾病之一。

（1）病原学：禽流感病毒属正黏病毒科甲型流感病毒属。禽甲型流感病毒呈多形性，其中球形直径 80~120nm，有囊膜。基因组为分节段单股负链 RNA。依据其外膜血凝素（H）和神经氨酸酶（N）蛋白抗原性的不同，目前可分为 16 个 H 亚型（H1~H16）和 9 个 N 亚型（N1~N9）。禽甲型流感病毒除感染禽外，还可感染人、猪、马、水貂和海洋哺乳动物。到目前为止，已证实感染人的禽流感病毒亚型为 H5N1、H9N2、H7N7、H7N2、H7N3、H7N9 等，其中感染 H5N1 和 H7N9 的患者病情重，病死率高。

禽流感病毒对乙醚、氯仿、丙酮等有机溶剂均敏感。常用消毒剂容易将其灭活，如氧化剂、稀酸、卤素化合物（漂白粉和碘剂）等都能迅速破坏其活性。

禽流感病毒对热比较敏感，但对低温抵抗力较强，65℃加热 30 分钟或煮沸（100℃）2分钟以上可灭活。病毒在较低温度粪便中可存活 1 周，在 4℃水中可存活 1 个月，对酸性环境有一定抵抗力，在 pH 4.0 的条件下也具有一定的存活能力。在有甘油存在的情况下可保持活力 1 年以上。裸露的病毒在直射阳光下 40~48 小时即可灭活，如果用紫外线直接照射，可迅速破坏其活性。

（2）流行病学

1）传染源：主要为患禽流感或携带禽流感病毒的鸡、鸭、鹅等禽类。野禽在禽流感的自然传播中扮演了重要角色。目前尚无人与人之间传播的确切证据。

2）传播途径：经呼吸道传播，也可通过密切接触感染的家禽分泌物和排泄物、受病毒污染的物品和水等被感染，直接接触病毒毒株也可被感染。

3）易感人群：一般认为，人类对禽流感病毒并不易感。尽管任何年龄均可被感染，但在已发现的 H5N1 感染病例中，13 岁以下儿童所占比例较高，病情较重。

4）高危人群：从事家禽养殖业者及其同地居住的家属、在发病前 1 周内到过家禽饲养、销售及宰杀等场所者、接触禽流感病毒感染材料的实验室工作人员、与禽流感患者有密切接触的人员为高危人群。

（蔡柏蔷）

235 · 人禽流感有哪些临床特征？

（1）临床表现

1）潜伏期：根据对 H5N1 亚型感染病例的调查结果，潜伏期一般为 1~7 天，通常为 2~4 天。人感染 H7N9 禽流感病例潜伏期一般为 3~4 天。

2）临床症状：不同亚型的禽流感病毒感染人类后可引起不同的临床症状。感染 H9N2 亚型的患者通常仅有轻微的上呼吸道感染症状，部分患者甚至没有任何症状；感染 H7N7 亚型的患者主要表现为结膜炎；重症患者一般均为 H5N1 亚型病毒感染。患者呈急性起病，早期表现类似普通型流感。主要为发热，体温大多持续在 39℃ 以上，可伴有流涕、鼻塞、咳嗽、咽痛、头痛、肌肉酸痛和全身不适。部分患者可有恶心、腹痛、腹泻、稀水样便等消化道症状。

重症患者可出现高热不退，病情发展迅速，几乎所有患者都有临床表现明显的肺炎，可出现急性肺损伤、急性呼吸窘迫综合征（ARDS）、肺出血、胸腔积液、全血细胞减少、多脏器功能衰竭、休克及瑞氏（Reye）综合征等多种并发症。可继发细菌感染，发生败血症。

3）体征：重症患者可有肺部实变体征等。

（2）胸部影像学检查：H5N1 亚型病毒感染者可出现肺部浸润。胸部影像学检查可表现为肺内片状影。重症患者肺内病变进展迅速，呈大片状磨玻璃样影及肺实变影像，病变后期为双肺弥漫性实变影，可合并胸腔积液。

（3）实验室检查

1）外周血象：白细胞总数一般不高或降低。重症患者多有白细胞总数及淋巴细胞减少，并有血小板降低。

2）血生化检查：多有肌酸激酶、乳酸脱氢酶、天门冬氨酸氨基转移酶、丙氨酸氨基转移酶升高，C 反应蛋白升高，肌红蛋白可升高。

3）血清学检查：发病初期和恢复期双份血清禽流感病毒亚型毒株抗体滴度 4 倍或以上升高，有助于回顾性诊断。

4）病原学及相关检测：抗病毒治疗之前必须采集呼吸道标本送检（如鼻咽分泌物、口腔含漱液、呼吸道分泌物、气管吸出物），从患者呼吸道标本中分离禽流感病毒。气管深部咳痰或气管吸出物检测阳性率高于上呼吸道标本。有病原学检测条件的医疗机构应尽快检测，无病原学检测条件的医疗机构应留取标本尽快送指定机构检测。

a. 核酸检测：对可疑患者呼吸道标本采用 real-time PCR（或普通 RT-PCR）检测禽流感病毒核酸，在人感染禽流感病毒病例早期识别中宜首选核酸检测。对重症病例应定期行呼吸道分泌物核酸检测，直至阴转。有人工气道者优先采集气道内吸取物（ETA）。

b. 甲型流感病毒抗原检测：呼吸道标本甲型流感病毒抗原快速检测阳性。仅适用于没有核酸检测条件的医疗机构作为初筛实验。

（4）预后：人禽流感的预后与感染的病毒亚型有关。感染 H9N2、H7N7、H7N2、H7N3 者大多预后良好，而感染 H5N1 或 H7N9 禽流感者预后较差，据目前医学资料报告，病死率超过 30%。影响预后的因素还与患者年龄、是否有基础性疾病、是否并发合并症以及就医、救治的及时性等有关。

（蔡柏蔷）

236 • 临床上如何对人禽流感进行诊断与鉴别诊断？

（1）诊断：根据流行病学接触史、临床表现及实验室检查结果，可做出人禽流感的诊断。

1）流行病学接触史：a. 发病前 1 周内曾到过疫点；b. 有病死禽接触史；c. 与被感染的禽或其分泌物、排泄物等有密切接触；d. 与禽流感患者有密切接触；e. 实验室从事有关禽流感病毒研究。

2）诊断标准

a. 医学观察病例：有流行病学接触史，1 周内出现流感样临床表现者。对于被诊断为医学观察病例者，医疗机构应当及时报告当地疾病预防控制机构，并对其进行 7 天医学观察。b. 疑似病例：有流行病学接触史和临床表现，呼吸道分泌物或相关组织标本甲型流感病毒 M1 或 NP 抗原检测阳性或编码它们的核酸检测阳性者。c. 临床诊断病例：被诊断为疑似病例，但无法进一步取得临床检验标本或实验室检查证据，而与其有共同接触史的人被诊断为确诊病例，并能够排除其他诊断者。d. 确诊病例：有流行病学接触史和临床表现，从患者呼吸道分泌物标本或相关组织标本中分离出特定病毒，或采用其他方法，禽流感病毒亚型特异抗原或核酸检查阳性，或发病初期和恢复期双份血清禽流感病毒亚型毒株抗体滴度 4 倍或以上升高者。

流行病学史不详的情况下，根据临床表现、辅助检查和实验室检查结果，特别是从患者呼吸道分泌物或相关组织标本中分离出特定病毒，或采用其他方法，禽流感病毒亚型特异抗原或核酸检查阳性，或发病初期和恢复期双份血清禽流感病毒亚型毒株抗体滴度 4 倍或以上升高，可以诊断确诊病例。

（2）鉴别诊断：临床上应注意与流感、普通感冒、细菌性肺炎、传染性非典型肺炎（SARS）、中东呼吸综合征（MERS）、传染性单核细胞增多症、巨细胞病毒感染、衣原体肺炎、支原体肺炎、肺炎军团病菌病、肺炎型流行性出血热等疾病进行鉴别诊断。鉴别诊断主要依靠病原学检查。

（3）重症病例：符合下列任一条标准，即诊断为重症病例：①X 线胸片显示为多叶病变或 48 小时内病灶进展>50%；②呼吸困难，呼吸频率>24 次/分；③严重低氧血症，吸氧流量在 3~5L/min 条件下，患者 SpO_2≤92%；④出现休克、ARDS 或 MODS（多器官功能障碍综合征）。

易发展为重症的危险因素包括：①年龄>60 岁；②合并严重基础病或特殊临床情况，如心脏或肺部基础疾病、高血压、糖尿病、肥胖、肿瘤、免疫抑制状态、孕妇等；③发病后持续高热（T>39℃）3 天及 3 天以上；④淋巴细胞计数持续降低；⑤CRP、LDH 及 CK 持续增高；⑥胸部影像学提示肺炎。

出现以上任一条情况的患者，可能进展为重症病例或出现死亡，应当高度重视。

（蔡柏蔷）

237 • 如何治疗人禽流感？

（1）对疑似病例、临床诊断病例和确诊病例应进行隔离治疗。

（2）对症治疗：可应用解热药、缓解鼻黏膜充血药、镇咳祛痰药等。儿童忌用阿司匹林或含阿司匹林以及其他水杨酸制剂的药物，避免引起儿童瑞氏综合征。

（3）抗病毒治疗：应尽早应用抗流感病毒药物。

1）抗病毒药物使用原则

a. 在使用抗病毒药物之前应留取呼吸道标本。

b. 抗病毒药物应尽量在发病 48 小时内使用。

重点在以下人群中使用：人感染禽流感病例；甲型流感病毒抗原快速检测阳性的流感样病例；甲型流感病毒抗原快速检测阴性或无条件检测的流感样病例，具有下列情形者，亦应使用抗病毒药物：与疑似或确诊病例有密切接触史者（包括医护人员）出现流感样症状；聚集性流感样病例；1 周内接触过禽类的流感样病例；有慢性心肺疾病、高龄、妊娠等情况的流感样病例；病情快速进展及临床上认为需要使用抗病毒药物的流感样病例；其他不明原因肺炎病例。

c. 对于临床认为需要使用抗病毒药物的病例，即使发病超过 48 小时也应使用。

2）神经氨酸酶抑制剂

a. 奥司他韦（oseltamivir）：成人剂量 75mg 每日 2 次，疗程 5~7 天，重症病例剂量可加倍，疗程可延长一倍以上。1 岁及以上年龄的儿童患者应根据体重给药：体重不足 15kg 者，予 30mg 每日 2 次；体重 15~23kg 者，予 45mg 每日 2 次；体重不足 23~40kg 者，予 60mg 每日 2 次；体重大于 40kg 者，予 75mg 每日 2 次。对于吞咽胶囊有困难的儿童，可选用奥司他韦混悬液。

b. 帕拉米韦（peramivir）：重症病例或无法口服者可用帕拉米韦氯化钠注射液，成人用量为 300~600mg，静脉注射，每日 1 次，1~5 天，重症病例疗程可适当延长。目前临床应用数据有限，应严密观察不良反应。

c. 扎那米韦（zanamivir）：成人及 7 岁以上青少年用法：每日 2 次，间隔 12 小时；每次 10mg（分两次吸入）。

3）离子通道 M_2 阻滞剂：目前监测资料显示所有 H7N9 禽流感病毒对金刚烷胺（amantadine）和金刚乙胺（rimantadine）耐药，不建议使用。

（4）中医药治疗。

（5）加强支持治疗和预防并发症：注意休息、多饮水、增加营养，给易于消化的饮食。密切观察，监测并预防并发症。如出现明显低钠血症，应积极补充氯化钠。对于低钾血症，应给予氯化钾、门冬氨酸钾等补钾治疗。须密切观察病情，监测并预防并发症。抗菌药物应在明确继发细菌感染时或有充分证据提示继发细菌感染时使用。

（6）重症患者的治疗：重症患者应当送入 ICU 病房进行救治。对于低氧血症的患者应积极进行氧疗，保证患者血氧分压>60mmHg。如经常规氧疗患者低氧血症不能纠正，应及时进行机械通气治疗，治疗应按照急性呼吸窘迫综合征（ARDS）的治疗原则，可采取低潮气量（6ml/kg）并加用适当呼气末正压（PEEP）的保护性肺通气策略。同时加强呼吸道管理，防止机械通气的相关合并症。出现多脏器功能衰竭时，应当采取相应的治疗措施。机械通气过程中应注意室内通风、空气流向和医护人员防护，防止交叉感染。

（7）转科或出院标准

1）13 岁（含 13 岁）以上人员，原则上同时具备下列条件，并持续 7 天以上：a. 体温正常；b. 临床症状消失；c. 胸部 X 线影像检查显示病灶明显吸收。

2）12 岁（含 12 岁）以下儿童，应同时具备上述条件，并持续 7 天以上。如自发病至出院不足 21 天的，应住院满 21 天后方可出院。

3）因基础疾病或合并症较重，需较长时间住院治疗的患者，待人感染禽流感病毒核酸检测连续 2 次阴性后，可转出隔离病房进一步治疗。

（蔡柏蔷）

238 • 怎样预防人禽流感？

（1）尽可能减少人，特别是少年儿童与禽、鸟类的不必要的接触，尤其是与病、死禽类的接触。

（2）因职业关系必须接触者，工作期间应戴口罩、穿工作服。

（3）加强禽类疾病的监测。动物防疫部门一旦发现疑似禽流感疫情，应立即通报当地疾病预防控制机构，指导职业暴露人员做好防护工作。

（4）加强对密切接触禽类人员的监测。与家禽或人禽流感患者有密切接触史者，一旦出现流感样症状，应立即进行流行病学调查，采集病人标本并送至指定实验室检测，以进一步明确病原，同时应采取相应的防治措施。有条件者可在 48 小时以内口服神经氨酸酶抑制剂。

（5）严格规范收治人禽流感患者医疗单位的院内感染控制措施。接触人禽流感患者应戴口罩、戴手套、戴防护镜、穿隔离衣。接触后应洗手。

（6）加强检测标本和实验室禽流感病毒毒株的管理，严格执行操作规范，防止实验室的感染及传播。

（7）注意饮食卫生，不喝生水，不吃未熟的肉类及蛋类等食品；勤洗手，养成良好的个人卫生习惯。

（8）可采用中医药方法辨证施防。应用中药预防本病的基本原则：益气解毒，宣肺化湿。适用于高危人群，应在医生指导下使用。

（蔡柏蔷）

参 考 文 献

［1］中华人民共和国国家卫生和计划生育委员会. 人感染 H7N9 禽流感诊疗方案. 中华临床感染病杂志，2014，7（1）：1-3.

六、重症急性呼吸综合征

239 • 重症急性呼吸综合征（SARS）是一种什么样的疾病？

重症急性呼吸综合征（severe acute respiratory syndrome，SARS）是世界卫生组织（WHO）于 2003 年 3 月公布的医学名词，SARS 的病原体为新型冠状病毒（SARS-CoV）。SARS 的临床特点为发生弥漫性肺炎及呼吸衰竭，较过去所知的病毒、衣原体、支原体和肺炎军团病菌引起的非典型肺炎远为严重，故取名为"重症急性呼吸综合征（SARS）"。2002 年 11 月份以来，我国广东等地陆续有"传染性非典型肺炎"病例的报道，并且逐渐波及国内其他省市，截至 2003 年 7 月 10 日，我国共有 26 个省市报道。累计报告 SARS 病例 5327 例，死亡 349 例，平均病死率为 6.5%。全球共有 32 个国家和地区发现了 SARS 病例，截止到 2003 年 8 月 7 日，全球共报道病例数 8422 例，死亡 916 人，平均病死率 10.9%。SARS 对于人类是一种全新的传染病，目前对其传染源、早期诊断、针对性药物治疗及预防（特别是疫苗研制）还远未阐明，本病的流行病学、病因学、发病机制、实验室检查和临床特点等均需做进一步的深入研究。

非典型肺炎是一个众所周知的医学名词，早在 1938 年时就开始应用于临床。既往非典型肺炎一般指支原体、衣原体及肺炎军团病菌肺炎等肺部感染，此类肺部感染性疾病与典型的细菌性或病毒性肺炎在临床特点和转归方面有所不同，其呼吸道症状相对较轻，肺部影像学缺乏典型改变，临床过程相对良好，多呈自限性。

然而，此次的所谓"传染性非典型肺炎"的流行病学和临床表现与既往熟知的非典型肺炎迥然不同，这种"传染性非典型肺炎"起病急骤，病情危重，患者呈集簇发病，而且相当多的医务工作者同时患上本病，相当多的患者为同一病区工作人员。此外，在社区中患者也表现出家庭聚集性。本病传染性极强，可能通过空气飞沫经呼吸道传播，也可能通过接触传染。一旦患病病情进展迅速。发病初胸部 X 线片可为正常，以后肺部影像学表现为不同程度的片状、斑片状浸润性阴影或间质性改变。少数患者肺部影像学表现进展迅速，融合为大片状阴影；大多数为双侧改变，阴影吸收消散较慢。大部分患者症状体征与肺部阴影不一致。部分病例出现急性呼吸衰竭乃至急性呼吸窘迫综合征，需要进入 ICU 及机械通气支持。

（蔡柏蔷）

240 • SARS 的病原体是什么？

世界卫生组织（WHO）2003 年 3 月 12 日发出"SARS"警报后，在全球科研人员的共同努力下，排除了支原体、衣原体、鼠疫杆菌、肺炎军团病菌、流感病毒 A 型和 B 型、副黏病毒、呼吸道合胞病毒、Hendra 病毒、汉坦病毒、哺乳动物腺病毒等 20 余种病原体作为 SARS 病原体的可能性。WHO 于 2003 年 4 月 16 日正式宣布，目前在世界各地广泛流行的 SARS 病原体是一种以前从未在人类中发现的新型冠状病毒，称为 SARS 冠状病毒（SARS-CoV）。SARS 病原体是一种新型冠状病毒。SARS-CoV 基因组含 29727 个核苷酸，其中编码聚合酶蛋白 1a/1b、棘蛋白（S）、小膜蛋白（E）、膜蛋白（M）、核壳蛋白（N）的基因已被确认。对比全世界实验室已经公开的 SARS 病毒全基因系列，发现差异很小，不同实验室的基因测序结果显示 SARS 病毒的基因序列基本一致，这不仅说明世界各地 SARS 病原体流行病学的一致性，也同样说明了此病毒的基因的稳定性。

（蔡柏蔷）

241 • SARS 的主要流行特点有哪些？ SARS 是如何传播的？

2003 年春季期间，SARS 的主要流行特点如下。

（1）发病率比较高，多为急性起病，可多人同时发病。医院、家庭聚集性发病是这次 SARS 的暴发流行有明显的群体发病特征，表现为医院内感染和家庭内感染为主，密切接触患者的医务人员和家属呈聚集性发病特点。医院内感染，包括医务人员、医院就诊患者和探视家属的发病比例高是 SARS 的一个显著特点。

（2）地区分布较广泛、传播速度快，有输入、散发、流行等不同形式

1）流行地区的跳跃性强：在交通工具高度发达的今天，跳跃性流行是本病的一个鲜明特征。2002 年 2 月下旬香港出现首例 SARS 输入性 SARS 病例后，许多国家和地区都开始流行，如加拿大、新加坡、越南、泰国、菲律宾及我国台湾省等国家或地区的病例大多有过香港旅行史。而中国北方的许多大城市的输入性病例也与到过广东、香港有关。

2）传播速度快：由于对 SARS 的认识不深，缺乏必要的防护和隔离措施，尽管采取了一定的控制措施，但是仍有 32 个国家和地区发现了 SARS 患者，累计人数超过了 8000。

3）大城市内疫情严重：城市内交通便利，人口密集且流动性大，医院、住宅区比较集中，这也就很容易造成 SARS 的流行。

SARS 是如何传播的？ SARS 患者是明确的传染源，其主要传播途径为近距离接触患者、经空气飞沫和呼吸道分泌物的呼吸道传播，但不排除其他密切接触传播的途径。

1）传染源：某些研究机构已在果子狸体内分离到了与 SARS 冠状病毒基因结构相似的冠状病毒，但是还不能确定 SARS 是一种动物源性传染病，需进行进一步研究。尽管如此，对 SARS 患者所接触的动物进行隔离的措施仍是必要的。

目前认为 SARS 患者是传染源，但是在潜伏期至今未发现有明确的传染性。SARS 患者

的传染性在整个症状期持续存在，退热后传染性迅速下降。恢复晚期排泄物中仍能检出病毒，此时是否具有传染性尚无资料证实。SARS 患者传染性与其呼吸道症状呈正比，在感染初期 10 天左右，SARS 患者的传染性最强，患者的咳嗽症状最明显，这时也是最危险的传染源。隐性感染者，可能是潜在的传染源。暴露于同等程度病原的人中有一部分不会发病，也就是说他们可能发生了隐性感染，但本病是否有隐性感染，以及隐性感染者所占比例需进一步通过流行病学调查来认证。

2）传播途径：目前公认最主要的传播途径是呼吸道传播和密切接触传播，尤其是近距离的飞沫传播是重要的传播途径，包括暴露于传染性的飞沫以及直接与传染性体液接触。后者常见于医护人员，特别是在对 SARS 患者进行气管插管、支气管镜检查等操作时尤为危险。a. 飞沫传播：在急性期患者咽拭子、痰标本中可以检测到很高水平的 SARS 冠状病毒，因此，在一定半径的空间内会存在病毒从而引起近距离呼吸道传播。b. 接触传播：含有病毒的分泌物可以在许多物体表面存活，因此在一定意义上讲，与患者接触同一公共设施也会导致被感染。而如果接触患者的鼻、口，则被感染的可能性会增加。因为 SARS 冠状病毒可以在呼吸道的上皮细胞中繁殖，局部浓度较高，所以在对 SARS 患者进行口腔检查、气管插管时极易被传染。c. 肠道传播：香港淘大花园的案例显示，该病毒很可能还通过粪口传播，并且由此感染的病例消化道症状出现比例较高。WHO 最近的研究成果显示，SARS-CoV 能在腹泻患者的排泄物内存活多达 4 天，因此不能排除经粪–口途径感染 SARS 的可能，也就是说被患者排泄物污染的水、食物和物品都可能造成感染。d. 血液传播和垂直传播：北京市已经发现一些急性期患者伴有病毒血症，虽然现在还没有 SARS 经血液传播和垂直传播的报道，但是在以后的临床和研究中要注意这个问题。

影响 SARS-CoV 传播的因素很多，其中接触密切是最主要的因素，包括治疗或护理、探视患者；与患者共同生活；直接接触患者的呼吸道分泌物或体液等。在医院抢救和护理危重患者、吸痰、气管插管以及咽拭子取样时，很容易发生医院内传播，应格外警惕。医院病房环境通风不良、患者病情危重、医护或探访人员个人防护不当使感染危险性增加。另外如飞机、电梯等相对密闭、不通风的环境都是可能发生传播的场所。改善通风条件，良好的个人卫生习惯和防护措施，会显著降低传播的可能性。

（3）潜伏期及其传播力：患者感染 SARS 病毒后，经过 1~12 天（平均 4.5 天）的潜伏期，开始出现发热、咳嗽症状。感染初期患者的传染性较强，排毒量和排毒时间一般与病情轻重成正比。但是，并非所有的 SARS 患者都有同等传播效力，有的患者可造成多人甚至几十人感染（即超级传播现象），但有的患者却未传播一人。老年人以及具有中枢神经系统、心脑血管、肝、肾疾病或慢性阻塞性肺病、糖尿病、肿瘤等基础性疾病的患者，不但较其他人容易感染 SARS，而且感染后更容易成为超级传播者。造成超级传播的机制还不清楚，影响超级传播的其他因素还取决于患者同易感者的接触程度和频率、个人免疫功能以及个人防护情况等。超级传播者的病原是否具有特殊的生物学特征尚不清楚。

（蔡柏蔷）

242 · SARS 的临床表现有哪些特征？

大部分 SARS 患者均为成人，平均年龄 38 岁左右，有流行病学史，常常有密切接触史或有明确的传染过程。临床潜伏期为 1~12 天。前驱症状不明显，起病急骤、发热、寒战、伴全身和呼吸系统症状。抗菌药物治疗无明显效果。SARS 的一般症状包括发热、寒战、咳嗽、气憋、腹泻、肺部少量啰音等。

（1）发热：发热为多数 SARS 患者的首发而最为常见的症状，少数患者可体温正常，多数为持续性高热，体温常在 38℃ 以上，最高可达 40℃，部分表现为低热（<38℃），少数患者发热为其仅有的症状。部分患者有密切接触史，白细胞减少，胸部 X 线片示肺内片状阴影，但不发热，大多为体质弱，病情重和合并基础疾病者。

（2）全身症状：通常为流感样症状，常见症状为全身肌肉疼痛、关节酸痛、疲乏、乏力、多汗、头痛、眩晕；不常见症状为咳痰、咽痛、鼻炎、恶心、呕吐和腹泻。病情严重时可出现神志模糊、烦躁。

（3）呼吸道症状：多数患者无上呼吸道卡他症状，可有咳嗽，多为干咳、少痰，偶有血丝痰，可有胸闷，胸痛，严重时出现呼吸加速，气促或呼吸窘迫，部分出现呼吸功能不全（低氧血症），少数重症患者可迅速进展为急性呼吸衰竭。虽然干咳憋气常见，但在半数患者不为主要症状。早期咳嗽等呼吸系统症状并不明显，与发热间隔时间中位数为 5 天（3~7 天），和胸部 X 线片病变同步出现。

（4）体征：主要为肺部体征，常与胸部 X 线片病变表现不平行。大部分患者体温升高、气促、呼吸音粗、呼吸频率快、双肺底可闻及吸气期湿啰音。肺实变时叩诊为浊音，触觉语颤增强。未见皮疹和淋巴结肿大和紫癜。

通常 SARS 病程的临床分期如下：①前驱期：多以发热起病，为持续性发热（>38℃），超过半数出现畏寒/寒战。多伴有全身非特异性症状如肌痛，头痛，头晕、全身不适。上呼吸道表现如咽痛、流涕等仅见于约 25% 的患者。通常无皮疹或神经系统表现，但部分患者可伴有恶心、呕吐或腹泻。②极期：起病 3~7 天后出现下呼吸道症状如干咳，可伴有胸痛、胸闷气促、呼吸困难，咳痰少见。往往在这一阶段，胸部 X 线检查才发现肺部浸润渗出性阴影，低氧血症常见。症状重、体征轻是本病的特点之一，仅在部分患者可闻及肺底吸气相啰音，无皮疹、紫癜或淋巴结肿大表现。起病后第 3~12 天（平均 6.5 天）可出现病情的急剧加重，以低氧血症为突出。约 20% 的患者因呼吸衰竭需要进入 ICU 治疗，需要呼吸机支持。呼吸衰竭为 SARS 患者的主要死因。但部分患者仅有发热等全身表现，无呼吸系统症状，极期不明显即可进入恢复期。③恢复期：经治疗后，病情稳定，并逐渐恢复，体温下降，呼吸道症状缓解，胸部影像学肺内病变完全吸收，少数患者因病情重或延误治疗可形成纤维条索影。病情危重者，由于临床恢复缓慢，病程较长，免疫力下降，在呼吸道黏膜已损伤的基础上，可继发其他病原体感染。

（蔡柏蔷）

243 · SARS 的实验室检查有哪些?

SARS 为近来出现的一个临床疾病,目前还缺乏特异的实验室诊断指标。SARS 患者的实验室资料显示:34.0% 的病例有白细胞减少,81.1% 淋巴细胞减少,98.1% 有 $CD4^+T$ 细胞显著减少。其他少见的异常包括肝损伤(7.6% 的病例有谷丙转氨酶升高),3.8% 血小板减少。几乎所有患者有低氧血症(90.2% 的患者 $PaO_2<90mmHg$,28.6%的患者 $PaO_2<70mmHg$)。

(1)血细胞计数:淋巴细胞减少,多为中度减少,病程早期即可出现。常常小于 $1×10^9/L$。白细胞正常或降低,血小板计数偏少 [(50~150)×$10^9/L$] 常见。中性粒细胞、单核细胞多正常。

(2)T 细胞亚群分析:CD4,CD8 T-淋巴细胞均显著降低,提示细胞免疫功能的严重受损,其在疾病发生发展中的意义有待阐明。

(3)生化检查:①肝功能检查:轻度肝功能异常,病程极期肝转氨酶升高可达正常上限的 2~6 倍。丙氨酸转移酶(ALT)平均为(60.4±150.4)U/L;②肌酸激酶(CK)和乳酸脱氢酶(LDH)升高。③电解质:部分患者出现电解质紊乱,低钠血症,低钾血症。肾功能多正常。

(4)凝血功能:出凝血可异常,APTT 延长(>38 秒)占 42.8%,D-Dimer 在 45%患者可见升高,PT 多正常。

(5)病原学检查:①病原检测:采用 PCR 检测临床标本(血清、呼吸道分泌物、粪便、体液)中的病毒 RNA,起病 10 天内即可有阳性发现,但需要进一步改进操作程序及引物的设计以提高可靠性。准确的 SARS-CoV RNA 检测具有早期诊断意义。采用 RT-PCR 方法,在排除污染及技术问题的情况下,从呼吸道分泌物、血液或粪便等人体标本中检出 SARS-CoV 的 RNA,尤其是多次、多种标本和多种试剂盒检测 SARS-CoV RNA 阳性,对病原学诊断有重要支持意义。②抗体检测:发病 10 天后采用 IFA,在患者血清内可以检测到 SARS-CoV 的特异性抗体(若采用 ELISA,则在发病 21 天后)。从进展期至恢复期抗体阳转或抗体滴度呈 4 倍及以上升高,具有病原学诊断意义。首份血清标本需尽早采集。③其他早期诊断方法:免疫荧光抗体试验检测鼻咽或气道脱落细胞中 SARS-CoV,SARS-CoV 特异性结构蛋白检测,以及基因芯片技术等检测方法,尚有待进一步研究。

(蔡柏蔷)

244 · SARS 的影像学表现有哪些?

(1)SARS 影像学的主要表现

1)胸部 X 线片表现:早期间质浸润渗出性阴影,进展为弥漫性,斑片状,间质浸润阴影,晚期呈实变,常呈双侧改变。肺部阴影吸收消散缓慢。一般而言,SARS 的肺部病变多见于周围肺野,通常不出现钙化、空洞、胸膜腔积液或淋巴结肿大。应该特别注意:在发热早期胸片可能正常。

2）胸部 HRCT 表现：主要表现是位于周围肺野，边缘清楚的磨玻璃样阴影，伴有或不伴有小叶内的或小叶间的叶间裂增厚。可有肺实变的表现。

（2）SARS 影像学的表现分类

1）肺实质浸润渗出性病变：a. 局限性病变：表现为片状阴影、圆形或类圆形阴影、不规则阴影及片块状阴影等，有时病变内可见支气管气像。大多数病灶内未见明确空洞及钙化灶，病灶密度不均匀。部分病例其后可由局限性病变发展为广泛分布。b. 多发型：发病早期即表现为 2 个以上的病灶，呈片状或团片状，其后病变可以扩大或发展为广泛分布，形成单侧或双侧肺部的广泛病变。病变密度不均匀，其间可见支气管气像。

2）肺间质性病变：a. 间质-实质型：早期表现为肺纹理异常，短期内可发现病变演变成单侧或双侧肺多发、大片实变或（和）多个结节状病灶，病灶可融合。呈单侧或双侧肺大片实变。b. 间质型：表现为肺纹理增多、增粗、边缘模糊，可累及单侧肺或双侧肺，部分病例呈网状改变，其间有弥漫分布的小点状阴影，肺透亮度下降。c. 磨玻璃密度影：磨玻璃密度影像在 X 线和 CT 上的判定标准为病变的密度比血管密度低，其内可见血管影像；也可以低于肺门的密度作为识别标准。其形态可为单发或多发的小片状、大片状，或在肺内弥漫分布。在 CT 上密度较低的磨玻璃影内可见肺血管较细的分支，有的在磨玻璃样影像内可见小叶间隔及小叶内间质增厚，表现为胸膜下的细线影和网状结构。磨玻璃影内若合并较为广泛的网状影像，称为"碎石路（crazy-paving）"征。密度较高的磨玻璃影内仅能显示或隐约可见较大的血管分支。

（3）不同发病时期的影像表现

1）发病初期：从临床症状出现到肺部出现异常影像时间一般为 2~3 天。X 线及 CT 表现为肺内小片状影像，密度一般较低，为磨玻璃影，少数为肺实变影。有的病灶呈类圆形。病变以单发多见，少数为多发。较大的病灶可达肺段范围，但较少见。X 线胸片有时可见病变处肺纹理增多、增粗。CT 显示有的病灶周围血管影增多。X 线对于较小的、密度较低的病灶显示率较低，与心影或横膈重叠的病变在后前位 X 线胸片上有时难以显示。病变以两肺下野及肺周围部位多见。

2）病变进展期：病变初期的小片状影像改变多在 3~7 天内进行性加重。多数患者在发病后 2~3 周进入最为严重的阶段。X 线和 CT 显示病变由发病初期的小片状影像发展为大片状，由单发病变进展为多发或弥漫性病变。病变可由一个肺野扩散到多个肺野，由一侧肺发展到双侧。病变以磨玻璃影最为多见，或与实变影合并存在。有的病例 X 线胸片显示病变处合并肺纹理增粗增多，CT 显示肺血管影像增多。有的患者 X 线胸片显示两侧肺野密度普遍增高，心影轮廓消失，仅在肺尖及肋膈角处有少量透光阴影，称为"白肺"。

影像学的动态观察表明，影像的形态和范围变化快，大部分病例在 1~3 天复查胸片，肺部影像可有变化。较快者 1 天内病变大小即可有明显改变。有的病例当某一部位病灶吸收后，又在其他部位出现新的病灶。有些病例的病变影像明显吸收后，短期内再次出现或加重。病变反复过程可有 1~2 次。病变加重者表现为病变影像的范围增加及出现新的病灶。也有的患者病变影像吸收时间较长，可比一般患者增加 1 倍，甚至持续更长的时间。

3）病变的吸收及康复：病变吸收一般在发病 2~3 周后，影像表现为病变范围逐渐减小，密度减低，以至消失。有的患者虽然临床症状明显减轻或消失，X线胸片已恢复正常，但HRCT检查仍可见肺内有斑片或索条状病灶影像。

（蔡柏蔷）

245 • 临床上如何诊断和鉴别诊断SARS？

（1）SARS的诊断：结合上述流行病学史、临床症状和体征、一般实验室检查、胸部X线影像学变化，配合SARS病原学检测阳性，排除其他表现类似的疾病，可以做出SARS的诊断。

具有临床症状和出现肺部X线影像改变，是诊断SARS的基本条件。

流行病学方面有明确支持证据和能够排除其他疾病，是能够做出临床诊断的最重要支持依据。

对于未能追及前向性流行病学依据者，需注意动态追访后向性流行病学依据。

对病情演变（症状、氧合状况、肺部X线影像）、抗菌治疗效果和SARS病原学指标进行动态观察，对于诊断具有重要意义。

应合理、迅速安排初步治疗和有关检查，争取尽速明确诊断。

1）临床诊断：对于有SARS流行病学依据，有症状，有肺部X线影像改变，并能排除其他疾病诊断者，可以做出SARS临床诊断。

在临床诊断的基础上，若分泌物SARS-CoV RNA检测阳性，或血清SARS-CoV抗体阳转，或抗体滴度4倍及以上增高，则可做出确定诊断。

2）疑似病例：对于缺乏明确流行病学依据，但具备其他SARS支持证据者，可以作为疑似病例，需进一步进行流行病学追访，并安排病原学检查以求印证。

对于有流行病学依据，有临床症状，但尚无肺部X线影像学变化者，也应作为疑似病例。对此类病例，需动态复查X线胸片或胸部CT，一旦肺部病变出现，在排除其他疾病的前提下，可以做出临床诊断。

3）医学隔离观察病例：对于近2周内有与SARS患者或疑似SARS患者接触史，但无临床表现者，应自与前者脱离接触之日计，进行医学隔离观察2周。

（2）分诊类别及相应处理方式的建议：在临床思维上可将SARS诊断问题分为五个层面，将患者划分为五个类别并予相应处理。

1）不是SARS者：可以排除SARS诊断，进入正常诊疗程序。

2）不像SARS者：不像SARS，但尚不能绝对排除。安排医学隔离观察。可采用居家隔离观察并随诊的形式。

3）疑似SARS者（suspected case）：综合判断与SARS有较多吻合处，但尚不能做出临床诊断。留院观察，收入单人观察室。

4）临床诊断者（probable case）：基本定为SARS病例，但尚无病原学依据。收至SARS定点医院，但为避免其中少数非SARS者被交叉感染，需置单人病房。

5）确定诊断者（diagnosed case）：在临床诊断基础上有病原学证据支持。收至SARS

定点医院，可置多人病房。

（3）SARS 病情严重程度分类

1）轻症患者：临床上应该符合以下四项标准：体温<38.5℃；无呼吸困难；胸部 X 线片显示肺部阴影小于一个肺叶；血气分析正常。

2）重症 SARS 诊断标准：符合下列标准中的 1 条即可诊断为重症"SARS"：a. 呼吸困难，成人休息状态下呼吸频率≥30 次/分，且伴有下列情况之一。胸片显示多叶病变或病灶总面积在正位胸片上占双肺总面积的 1/3 以上；病情进展，48 小时内病灶面积增大超过 50%且在正位胸片上占双肺总面积的 1/4 以上。b. 出现明显的低氧血症，氧合指数低于 300mmHg（1mmHg＝0.133kPa）；c. 出现休克或多器官功能障碍综合征（MODS）。

（4）SARS 的鉴别诊断：对于肺炎患者，临床上首先应识别常见的普通典型肺炎及常见的普通非典型肺炎。

1）普通典型肺炎：临床症状有发热、畏寒、咳嗽、多痰、胸痛。实验室可发现白细胞上升，通常可在痰中找到致病菌，胸部 X 线片常呈大叶型肺炎的表现。常见病原体有肺炎球菌、流感嗜血杆菌、克雷伯菌、部分厌氧菌及革兰阴性菌等。

2）普通非典型肺炎：临床症状常表现为上呼吸道感染、干咳、头痛、肌肉痛、发热、但较少胸痛及畏寒。实验室检查可以发现白细胞不上升或降低、痰中通常找不到致病菌，胸部 X 片呈间质性浸润。常见病原体有支原体、衣原体、肺炎军团病菌和病毒等。

3）由于冬、春为呼吸道疾病的多发季节，SARS 应该与普通感冒、流行性感冒（流感）或其他常见呼吸道疾病鉴别。

4）SARS 还需与其他常见疾病作鉴别诊断：如原发细菌性肺炎或真菌性肺炎、肺结核、肺部肿瘤、肺嗜酸性粒细胞浸润、肺间质性疾病、非感染性肺炎、肺水肿、肺不张、肺血栓栓塞、肺血管炎等。

（蔡柏蔷）

246 • 临床上如何治疗 SARS？

在目前情况下，尚无特效的治疗药物，发病早期应进行综合治疗，争取控制病情发展。

（1）一般性治疗

1）住院、隔离，卧床休息，重视支持疗法，每天给患者服用维生素 C、复合维生素 B、维生素 A、维生素 B_6 等。

2）适当补充液体，输液量应偏少，速度要慢，避免增加心、肺负担。

3）避免用力和剧烈咳嗽。密切观察病情变化（多数患者在发病后 14 天内都可能属于进展期）。应该定期复查胸部 X 线片（早期复查间隔时间不超过 3 天）以及心、肝、肾功能等。

4）氧疗：一般都给予持续鼻导管吸氧，每天检测脉搏血氧饱和度。对于重症病例，即使在休息状态下无缺氧的表现，也应给予持续鼻导管吸氧。有低氧血症者，通常需要较高的吸入氧流量，使 SpO_2 维持在 93%或以上，必要时可选用面罩吸氧。应尽量避免脱离氧疗的活动。若吸氧流量≥5L/min（或吸入氧浓度≥40%）条件下，SpO_2<93%，或经充分氧疗后，SpO_2虽能维持在93%，但呼吸频率仍在30次/分或以上，呼吸负荷仍保持在较高的水平，均应及时考虑无创人工通气。

5）对症处理和器官功能保护：发热超过38.5℃者，可使用解热镇痛药。如有器官功能损害，应该做相应的处理。

（2）抗生素的应用：为了防治细菌感染，应使用抗生素覆盖社区获得性肺炎的常见病原体，包括"典型"和"非典型"病原体；临床上可选用大环内酯类（如阿奇霉素等）、氟喹诺酮类、β-内酰胺类、四环素类等，如果痰培养或临床上提示有耐甲氧西林金黄色葡萄球菌感染或耐青霉素肺炎球菌感染，可选用（去甲）万古霉素等。

（3）糖皮质激素的应用：应用糖皮质激素的目的在于抑制异常的免疫病理反应，减轻全身炎性反应状态，从而改善机体的一般状况，减轻肺的渗出、损伤。临床上疑似患者以及没有确诊为SARS患者不能应用糖皮质激素治疗。轻症SARS患者一般可以不用糖皮质激素治疗。

1）适应证：a. 有严重中毒症状，高热3天不退；b. 达到重症病例标准者（胸部X线示多叶病变、明显呼吸困难及严重低氧血症、休克、ARDS或MODS）。c. 48小时内肺部阴影进展超过50%。临床上应根据病情来调整，一直使用到病情缓解或胸部X线片有吸收后，应该及时减量停用。

2）糖皮质激素的用法及用量：a. 常规静脉用药剂量：40~80mg，qd或q8h×3~5天，iv；临床症状明显后开始减量。b. 必要时可加大至80~160mg q12h×5天，iv，临床症状明显好转后开始减量，胃肠道吸收功能良好时可改为口服泼尼松。

3）使用糖皮质激素时要严格注意其不良反应，尤其是注意其他感染的发生。

（4）抗病毒药物：至今尚无肯定有效抗病毒药物治疗SARS，治疗时可选择试用抗病毒药物，如使用奥司他韦（达菲）等。

（5）呼吸功能支持治疗：SARS患者如出现明显呼吸困难或达到重症病例诊断标准要进行监护。一旦出现休克或MODS，应及时做相应的处理。严重SARS患者的病理生理符合ARDS表现，现阶段大多数需要机械通气的ARDS患者多选用有创方式。但对SARS患者进行气管插管会增加操作者和周围人员的感染率，这就限制了有创通气在SARS合并急性呼吸衰竭治疗中的运用；另一方面，严重SARS患者在早期如能适当应用无创通气，能降低气管插管率和病死率。虽然无创通气较常规有创通气SARS的院内交叉感染率低，但医护人员仍面临感染SARS的极大风险，因此提倡无创通气在室内空气为负压的病房内进行，如无此条件，应加强医护人员的防护和病房的通风。

（蔡柏蔷）

247 · SARS 的预防与控制措施有哪些？

SARS已被列入《中华人民共和国传染病防治法》法定传染病进行管理，是需要重点防治的重大传染病之一。要针对传染源、传播途径、易感人群三个环节，采取以管理传染源、预防控制医院内传播为主的综合性防治措施。努力做到"早发现、早报告、早隔离、早治疗"，特别是在 SARS 流行的情况下，要采取措施，确保"四早"措施落实到位。强调就地隔离、就地治疗，避免远距离传播。

（1）传染源管理

1）患者的管理

a. 早发现、早报告：控制 SARS 流行，病例的早期预警和防护尤其重要。当有发热伴呼吸系统表现的患者就诊时，特别是当患者呈现肺炎影像学表现时，要注意询问可能的接触史，并询问其家属和同事等周围人群中有无类似症状。要特别注意询问是否有到过收治 SARS 患者的医院或场所等不知情接触史，同时要注意有些老年慢性病患者其 SARS 症状表现不典型，应慎重鉴别。

发热呼吸道疾病门诊（通称发热门诊）、定点医院或其他医务人员中发现 SARS 患者、疑似患者时，应按照《中华人民共和国传染病防治法》《卫生部传染性非典型肺炎防治管理办法》的规定，向辖区内的县级疾病预防控制机构报告疫情。若出现暴发或流行，则应按《突发公共卫生事件应急条例》的要求，迅速逐级上报。

当出现以下情况时，接诊医生应报告当地疾病预防控制机构：医务人员尤其是直接接触肺炎患者的一线人员发生肺炎；聚集性发生 2 例及以上的肺炎（指某一群体中 14 天内发生 2 例以上肺炎，或接触过肺炎患者后 2 周内发生肺炎，以及 14 天内医疗机构局部出现 2 例以上获得性肺炎病例等）；与野生动物有职业接触的人发生的肺炎以及出现 SARS 死亡病例等。出现上述情况，均应立即严格隔离观察，同时采取有效的防护措施。

b. 早隔离、早治疗：SARS 的疑似患者、临床诊断患者和确诊患者均应立即住院隔离治疗，但应收治在不同区域，其中临床诊断患者、疑似患者均应住单人病房，避免交叉感染。应就地治疗，尽量避免远距离转送患者。

2）密切接触者管理：对每例 SARS 患者、疑似患者都应在最短时间内开展流行病学调查，追溯其发病前接触过的同类患者以及发病前 3 天和症状期密切接触者。对症状期密切接触者均应实施医学观察，一般采取家庭观察；必要时实施集中医学观察，但要注意避免交叉感染的可能。对可疑的发热患者，应立即让其住院隔离治疗。

日常生活、学习、工作中，曾与症状期 SARS 患者或疑似患者有过较长时间近距离接触的下列人员，为密切接触者：与患者或疑似患者共同居住的人员；在一个教室内上课的教师和学生；在同一工作场所工作的人员；与患者或疑似患者在密闭环境下共餐的人员；护送患者或疑似患者去医疗机构就诊或者探视过患者、疑似患者，又未采取有效保护措施的亲属、朋友、同事或司机；未采取有效保护措施，接触过患者或疑似患者的医护人员；与患者或疑似患者乘同一交通工具且密切接触的人；为其开过电梯或在患者发病后至入院前与其共乘电梯的人员；直接为上述患者在发病期间提供过服务的餐饮、娱乐等行业的服务人员；现场流行病学调查人员根据调查情况确定的与上述患者有密切接触的其他人员。

观察、隔离期间应采取如下措施：由当地卫生行政部门指定的医疗卫生人员，每日对隔离者进行访视或电话联系，并给予健康教育和指导；密切接触者应每天早晚各测试体温 1 次，一旦发生发热等临床症状，必须及时到指定医院实施医学观察。

隔离观察期为 14 天。在隔离观察期满后，对无 SARS 症状和体征的隔离观察者，应及时解除隔离。如果隔离观察者发展成为 SARS，应严格按患者实施管理，并对其密切接触者进行追踪。一旦可疑患者排除 SARS，对其接触者的管理也相应解除。

3）动物传染源的管理：应加强对动物宿主的监测研究，一旦发现可疑动物宿主，应立即向当地政府主管部门报告，以采取相应的管理措施，避免或减少与其接触机会。

（2）切断传播途径

1）加强院内感染控制：选择符合条件的医院和病房收治 SARS 患者是避免医院内感染的前提。

发生流行时，应设立 SARS 定点医院和发热门诊。定点医院和发热门诊应符合规范要求，配备必要的防护、消毒设施和用品，并有明显的标志。要开辟专门病区、病房及电梯、通道，专门用于收治 SARS 患者。

确定适宜收治 SARS 患者的医院和病房十分重要，可选择合格的专科医院、经过改造的综合医院作为定点收治医院。病房应设在严格管理的独立病区；应注意划分清洁区、半污染区、污染区；病房通风条件要好，尤其是冬季要定时开窗换气，最好设有卫生间；医护人员办公室与病区应相对独立，以尽量减少医护人员与 SARS 患者不必要的接触或长时间暴露于被 SARS 病原污染的环境中。

发热门诊应在指定的医院设立，门诊内的治疗区应有独立的诊室、临床检验室、X 线检查室和治疗室，并保持通风良好；医护人员、患者都必须戴口罩；还应设立观察室，以临时观察可疑患者，并做到一人一间。

建立、健全院内感染管理组织，制订医院内预防 SARS 的管理制度，严格消毒，落实医务人员个人防护措施，促使医务人员形成良好的个人卫生习惯，是防止发生医院内 SARS 传播的基本措施。要特别强调通风、呼吸道防护、洗手及消毒、防护用品的正确使用、隔离管理、病区生活垃圾和医疗废物的妥善处理，加强医务人员 SARS 预防控制（消毒、隔离和个人防护）等防治知识的培训。

对患者及疑似患者及其探视者实施严格管理。原则上 SARS 患者应禁止陪护与探视。

2）做好个人防护：个人防护用品包括防护口罩、手套、防护服、护目镜或面罩、鞋套等。其中以防护口罩与手套最为重要，一般与患者接触者应戴由 12 层以上纱布制成的口罩，有条件的或在 SARS 感染区则应佩戴 N95 口罩。在对危重患者进行抢救、插管、口腔护理等近距离接触的情况下，医护人员还应佩戴护目镜或面罩。

医护人员在日常工作中必须树立良好的个人防护意识，养成良好的个人卫生习惯，规范操作。呼吸内科门诊和急诊室值班医生平时应佩戴口罩，当有发热、呼吸困难、类似肺炎表现的患者就诊时，更应特别注意做好个人防护。对诊疗患者时所使用的器械包括听诊器、书写笔等，要注意消毒或清洗，避免因器械污染而造成传播。接触患者后，手部在清洗前不要触摸身体的其他部位，尤其是眼睛、鼻部、口腔等黏膜部位。

对医务人员尤其是诊治 SARS 患者的一线医护人员应加强健康监测工作。所有进入SARS 患者病区的工作人员均应进行登记，并记录与患者接触时采取的防护措施情况。工作人员在离开时，禁止将污染物品带出病区；离开病区时或回家后，应洗澡、更衣。病区工作人员应每天测体温，注意自己的健康状况，一旦出现发热或其他症状，应立即停止工作，并实行医学观察，直至排除感染为止。鉴于至今尚无证据表明 SARS 可通过无症状者传播，已经采取有效防护措施的医务人员在诊治 SARS 患者期间，不必隔离观察。

（3）疫源地消毒与处理：病原可能污染的区域称为疫源地。疫源地可分为疫点和疫区。SARS 疫点、疫区大小的划分可根据患者隔离治疗前及发病前 3 天所污染范围的大小、通风状况等来确定。出现单一病例的地区和单位，患者可能污染的场所，称为疫点。较大范围的疫源地或若干疫点连成片时，称为疫区。原则上患者在发病前 3 天至隔离治疗时所到过的场所、距调查时间在 10 天之内、停留时间超过半小时、空间较小又通风状况不良的场所，应列为疫点进行管理。一般疫点的划分以一个或若干个住户、一个或若干个办公室、列车或汽车车厢、同一航班、同一病区等为单位。如果在一个潜伏期内，在一个单位、一个街区或一个居民楼发生 2 例或以上 SARS 病例，则应考虑扩大疫点管理的范围。如果传染源可能已经在更大范围内活动造成传播危险，或在一个较大范围内在一个潜伏期内出现了数个传染源，或出现了暴发、流行时，则可根据《中华人民共和国传染病防治法》第二十五条、第二十六条的规定，由县级以上地方政府报经上一级地方政府决定，将这个范围如一个小区、乡、街道甚至城市等宣布为疫区，对出入疫区的人员、物资和交通工具实施卫生检疫。除非传播的范围无法确定，一般不必将较大区域称为疫区。

疫点或疫区的处理应遵循"早、准、严、实"的原则，措施要早，针对性要准，措施要严格、落到实处。对疫点应严格进行消毒。通常情况下，不必开展针对 SARS 的外环境消毒工作。疫区的处理要在疫点处理原则基础上，突出疫情监测工作的重要性，加强流动人口的管理，防止疫情的传入、传出。

如果疫点、疫区内的 SARS 患者已痊愈、死亡或被隔离治疗，对患者可能污染的场所或物品已经进行终末消毒，在一个观察期内（暂定为患者、疑似患者被隔离治疗后 14 天）在疫点、疫区内未再出现新的患者或疑似患者时，由原宣布单位宣布解除疫点、疫区。较大范围的疫区如省、城市等的解除，需要在该区域内所有患者治愈或死亡后 2 周方可宣布。

（4）检疫和公共场所管理：如果出现 SARS 暴发或流行，并有进一步扩散趋势时，可以实施国境卫生检疫、国内交通检疫，还可以按照《中华人民共和国传染病防治法》第二十五条、第二十六条的规定采取紧急措施，如限制或者停止集市、集会、影剧院演出或者其他人群聚集的活动；停工、停业、停课；临时征用房屋、交通工具等。

（5）多部门协作，共同做好 SARS 防治工作：建立强有力的组织指挥、疾病预防控制、医疗救护、社会联动、大众传媒体系是尽早发现和控制 SARS 疫情的重要保障。必须由政府牵头，卫生、教育、工商、交通等部门联动，统一指挥，统一协调，分工明确，责任到人，措施到位，分级管理，分类指导，加强督查。成立疾病预防控制、医疗救护、后勤保障、社会宣传与服务等专业队伍，负责各项具体防治措施的科学论证和落实。做好与军队、厂矿企业、医疗卫生机构的联动，准备好第二、甚至第三梯队的医疗卫生及后勤保障队伍。储备必要的物资和药品。

（蔡柏蔷）

参 考 文 献

［1］Ksiazek TG，Erdman D，Goldsmith CS，et al. A novel coronavirus associated with severe acute respiratory syndrome. N Eng J Med，2003，348（20）：1947-1958.

［2］Drosten C，Gunther S，Preiser W，et al. Identification of a novel coronavirus in patients with severe acute respiratory syndrome. N Eng J Med，2003，348（20）：1967-1976.

［3］Falsey AR，Walsh EE. Novel coronavirus and severe acute respiratory syndrome. The Lancet，2003，361：1312-1313.

［4］Lee N，Hui D，Wu A，et al. A major outbreak of severe acute respiratory syndrome in Hong Kong. N Eng J Med. 2003，348（20）：1986-1994.

［5］朱元珏，蔡柏蔷. 重症急性呼吸综合征（SARS）诊治. 北京：人民卫生出版社，2003.

七、呼吸衰竭

248 • 呼吸衰竭的诊断思路和诊断流程是什么？

在过去 40 多年里，尽管急性呼吸衰竭在诊断、监测和治疗方面已有很大进步，但它仍是危重病监护病室（ICU），尤其是呼吸监护病室（RICU）中发生率和病死率最高的病因之一。急性呼吸衰竭常被认为是慢性阻塞性肺疾病急性恶化的同义词，但实际上，它是任何年龄组均可发生，许多种疾病均可引起。因为很多呼吸衰竭的原因容易逆转或去除，因此常需迅速诊断和治疗。监护室的医师，呼吸治疗师应十分熟悉各种原因所致呼吸衰竭的临床表现及其病情评估，正确进行鉴别诊断并及时采取各种治疗方法。

由于疾病分类和呼吸衰竭定义的变异，急性呼吸衰竭的准确发生率尚难确定，一般说来，它占住入内科 ICU 患者的 10%~15%，然而，在 ICU 监护和治疗 7 天以上的患者中，高达 50%~75% 的患者存在急性呼吸衰竭。文献报道与急性呼吸衰竭相关的病死率为 6%~40%。病死率的差异范围很大是由于各文献报道的急性呼吸衰竭的病因不同所引起的。

呼吸衰竭是一个综合征，不是一种病。虽然呼吸衰竭常由肺胸疾病引起，但其他器官系统也涉及呼吸过程，因此其他系统或器官，如肌肉骨骼系统，循环系统或中枢神经系统严重受损，也可导致呼吸衰竭。

诊断思路：有没有呼吸衰竭？→什么类型的呼吸衰竭？→病因是什么？→严重性临床评估？

呼吸衰竭诊断流程见图 7-1。

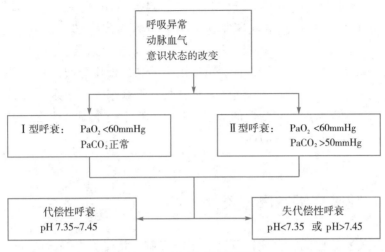

图 7-1　呼吸衰竭诊断流程

（俞森洋）

249 • 呼吸衰竭的定义和诊断标准是什么？

（1）呼吸衰竭的定义：呼吸系统的功能异常，导致二氧化碳潴留或输送到组织的氧缺乏。

（2）诊断标准：临床常用的急性呼吸衰竭诊断标准包括以下 4 条中的任何 2 条：①急性呼吸困难的存在；②呼吸室内空气时，$PaO_2<50mmHg$；③$PaCO_2>50mmHg$；④动脉血 pH 降低，有明显的呼吸性酸中毒。另有人提出第五条标准：⑤意识状态的改变，加上上述任何一条或一条以上标准。

提出的这第五条标准是因为急性呼吸衰竭仍保持主要是临床诊断，并有实验室检查证实，而不应该仅根据动脉血气标准的结果。例如，慢性阻塞性肺疾病，患者可能存在 PaO_2 低于 50mmHg，和 $PaCO_2$ 高于 50mmHg，但没有或很少的临床症状来提示急性呼吸衰竭，当这些呼吸改变经历数月缓慢发生时，尽管 PaO_2 降低，但红细胞数和红细胞 2,3-二磷酸甘油酸水平的增高，增加了组织的氧输送，因此组织并没有明显缺氧。同样的，如果 CO_2 潴留在长时间内缓慢发生，那么 CO_2 诱发的中枢神经系统麻醉也减轻，肾以增加对碳酸氢盐的吸收来代偿，致使动脉血 pH 接近正常，说明患者并没有严重呼吸性酸中毒。在这种情况下，也许只能诊断慢性而不是急性呼吸衰竭，为纠正低氧血症常适当补充氧，但并不需要气管插管和机械通气。根据临床征象则可诊断急性呼吸衰竭的一种情况是，患者到急诊室时，呼吸十分窘迫，显著费力或呼吸节律不规则、呼吸暂停并伴意识障碍，需要紧急救治，包括气管插管和机械通气。此时若一定要等待动脉血气分析结果，则可能导致心跳停搏或缺氧性脑损害。临床医生和护士的常见错误是，一旦建立机械通气，就感到呼吸衰竭的问题已经解决。实际上，建立机械通气后，一定要密切观察临床状况是否改善和复查血气等实验室指标，随时调整呼吸机参数。

急性呼吸衰竭实际上是一种综合征，可以由多种基础疾病引起，其大多数需采取特殊的治疗，如应用利尿剂、抗凝药物、抗生素或支气管舒张剂等。作为 ICU 的医师或呼吸治疗师，需具备对基础疾病诊断和治疗的知识，为患者制定一个综合性治疗护理计划，并对治疗的实施和疗效做出及时客观的评价。

（俞森洋）

250 · 呼吸衰竭有哪些类型？

Ⅰ型呼吸衰竭：又称低氧血症性呼吸衰竭，其血气特点为 $PaO_2 < 60mmHg$（8.0kPa），$PaCO_2 \leqslant 40mmHg$（5.33kPa）。Ⅰ型呼吸衰竭的病理生理基础，主要为 $\dot{V}/\dot{Q}$ 比例失调，重症时尚存在右→左的肺内分流增加，而肺泡总通气量正常或增加。Ⅰ型呼吸衰竭常见于 ARDS、支气管炎、哮喘、肺水肿、肺炎等疾病。

Ⅱ型呼吸衰竭：又称通气性衰竭（ventilatory failure），其血气特点为：$PaCO_2 > 50mmHg$（6.7kPa），和（或）$PaO_2 < 60mmHg$（8.0kPa）。Ⅱ型呼吸衰竭的病理生理基础，主要是有效肺泡通气不足，而 $\dot{V}/\dot{Q}$ 比例失调，弥散障碍有时也起重要作用。Ⅱ型呼衰的最常见病因为慢性阻塞性肺疾病、呼吸中枢功能障碍或神经肌肉疾病。

若按呼吸衰竭的临床发展过程来分类，即又可将其分为：急性呼吸衰竭、慢性呼吸衰竭和慢性呼吸衰竭的急性发作 3 种情况。

急性呼吸衰竭（急性呼衰）：常为急性病或急性损伤所致，一般在数分钟或数小时内发生，机体往往来不及产生代偿机制，故血 pH 显著降低。急性呼衰又可进一步分为：Ⅰ型急性呼衰：主要病理生理基础是氧合障碍，$P_{(A-a)}O_2$ 增加，典型病例见于 ARDS。Ⅱ型急性呼衰：主要病理生理基础是肺泡通气不足，$PaCO_2$ 增高，PaO_2 降低，而 $P_{(A-a)}O_2$ 正常。典型病例见于中枢性肺泡通气不足。

慢性呼吸衰竭：常在数日或更长时间内缓慢发生，机体相应产生一系列代偿性改变。早期多呈Ⅰ型呼衰表现，主要为低氧血症和呼吸性碱中毒，$PaCO_2$ 减低，HCO_3^- 减少。晚期发展为Ⅱ型呼衰，PaO_2 进一步下降外尚伴 $PaCO_2$ 增高，HCO_3^- 增加。一般无严重复合性酸碱失衡。红细胞增多和心排血量增加以维持组织氧合。典型病例见于 COPD。

慢性呼衰急性发作：一般在慢性呼衰基础上因某种急性病因导致病情恶化。PaO_2 进一步降低，$PaCO_2$ 明显增高，酸碱代偿机制不充分，pH 明显下降，常伴有复合性酸碱失衡。典型病例见于 COPD 所致慢性呼衰基础上因严重肺感染而使血气恶化。

（俞森洋）

251 • 呼吸衰竭的病因有哪些？如何鉴别？

（1）呼吸衰竭的病因（表7-1）。

表7-1　呼吸衰竭的病因

一、通气泵衰竭	2. 胸廓或胸膜
1. 脑部疾病 脑血管意外、脑瘤、乙型脑炎、细菌性脑膜炎、药物过量、脑水肿、脑疝、颅脑外伤、中枢性通气不足综合征	气胸、血气胸、大量胸腔积液、创伤和连枷胸、脊柱后侧凸
2. 脊髓疾病 吉兰-巴雷综合征（急性感染性多发性神经根炎）、脊髓灰质炎、肌萎缩侧索硬化症、脊髓损伤	3. 肺实质（下呼吸道，肺泡及肺血管）疾病 支气管哮喘、慢性阻塞性肺疾病（COPD） 间质性肺疾病 免疫性肺疾病 弥漫性肺间质纤维化 严重肺炎
3. 神经肌肉疾病 重症肌无力、进行性肌营养不良、破伤风、肉毒中毒、有机磷中毒、低血钾性麻痹、膈肌麻痹	急性呼吸窘迫综合征（ARDS） 肺不张 弥漫性泛细支气管炎 误吸 溺水
二、肺气体交换不足	肺挫伤 放射性肺损伤
1. 上呼吸道疾病 会厌炎、喉气管炎、喉水肿、气管狭窄或气管异物、声带麻痹、上呼吸道出血或损伤、肿瘤、上气道分泌物堵塞	肺水肿：心源性或非心源性 肺栓塞、肺血管炎、肺出血 上腔静脉压迫综合征

（2）急性呼吸衰竭原因的鉴别：急性呼吸衰竭的原因很多，如图7-2所示，涉及呼吸过程的许多系统或器官因各种疾病而功能受损均可导致呼吸衰竭。

根据上述临床发现和动脉血气检查结果可区别许多急性呼吸衰竭的病因。图7-3描述了不同的基本特点。

急性高碳酸性呼吸衰竭可以以两种形式之一存在，取决于是否累及中枢神经系统的呼吸驱动。损害中枢驱动的情况通常与意识水平的降低相关，并伴呼吸频率的减慢和变浅。血气分析典型表现为 pH 降低（常 pH<7.30）和 $PaCO_2$ 增高（常 $PaCO_2>50mmHg$）。PaO_2 可降低，取决于低通气的程度。而肺泡-动脉氧分压差（$P_{(A-a)}O_2$）往往正常。与此呼吸方式相关的临床情况包括中枢神经系统抑制剂药物中毒（如麻醉药、苯并二氮草类、巴比妥类药物中毒）或器质性中枢神经系统病变，例如：卒中或颅内出血。

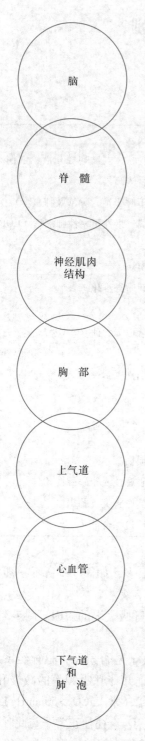

延髓灰质炎
药物过量
中枢肺泡低通气综合征

吉兰-巴雷综合征
脊髓损伤
脊髓灰质炎
肌萎缩侧索硬化

重症肌无力、破伤风
药物阻滞：卡那霉素、多黏菌素
肉毒中毒、有机磷中毒
周围神经炎、肌营养不良
过度肥胖

脊柱后侧凸
连枷胸
类风湿性脊柱炎

睡眠呼吸暂停
声带麻痹
气管阻塞

心源性肺水肿
肺栓塞

慢性阻塞性肺病、哮喘
囊性纤维化、细支气管炎
成人呼吸窘迫综合征
间质性肺疾病
大面积双侧肺炎

图 7-2　由各种器官、系统引起的呼吸衰竭的原因

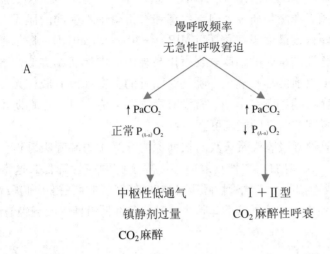

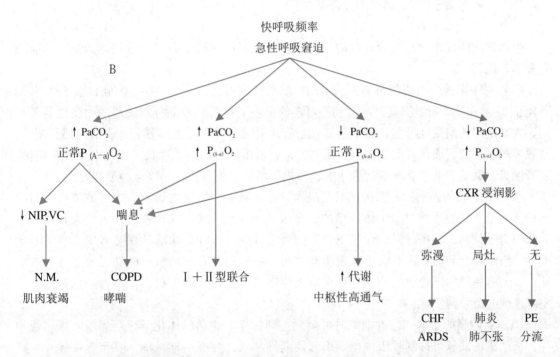

图 7-3　根据呼吸方式和动脉血气分析来进行呼吸衰竭的床旁评价

注：A：急性高碳酸性呼吸衰竭；B：急性低氧血症性呼吸衰竭。∗：在某些情况下，尤其是在黏液栓阻塞末梢气道时，喘鸣可以不明显，甚至听不到喘鸣音，称之"静胸"。ARDS：急性呼吸窘迫综合征；CHF：充血性心力衰竭；COPD：慢性阻塞性肺病；CXR：胸部 X 线；NM：神经肌肉；NIP：负吸气压；PE：肺栓塞；VC：肺活量

中枢呼吸驱动水平以下的损害常表现为浅快呼吸和呼吸窘迫。动脉血气的异常类似于上述情况。与此相关的临床情况包括：由 Guillian-Barr 综合征、重症肌无力、肌萎缩侧索硬化、肌营养不良、破伤风、脊髓灰质炎、肉毒中毒和有机磷中毒引起的肌无力等。肺活量（VC）<1000ml 或 10ml/kg，或最大吸气负压（MIP）<-30～-20cmH$_2$O，提示呼吸衰竭，可能需要正压通气。哮喘急性加重时的临床表现可以与神经肌肉疾病相类似，表现为浅快呼吸用力和呼吸窘迫。根据以前的哮喘病史，呼气时喘鸣的存在和没有肢体无力，可鉴别哮喘与神经肌肉疾病。重症哮喘患者在早期，常没有高碳酸血症，只有在晚期才发生高碳酸血症。少数严重哮喘患者因非常低的气流可听不到喘鸣音。

与之相反，急性低氧性呼吸衰竭常表现为快而深的呼吸用力和呼吸窘迫。血气分析常表现为 PaO$_2$ 降低和 P$_{(A-a)}$O$_2$ 增加。胸骨收缩的存在提示肺顺应性降低，这常见于肺水肿（心源性和非心源性）或连枷胸。支气管性呼吸音或咳嗽咳痰的存在提示肺炎或肺不张。然而，还需进行胸部 X 线检查和相应的实验室检查以确定急性低氧性呼吸衰竭的病因。

（俞森洋）

252 • 缺氧有哪些危害？

生物体内的代谢过程必须有氧的参与，如各组织器官缺氧即可导致代谢紊乱、功能障碍和细胞损害。

（1）对中枢神经系统的影响：脑组织对缺氧特别敏感，耐受性很差。在体温 37℃时循环停止 3～4 分钟，脑组织就可能遭到不可逆的损害。脑组织各部分对缺氧的耐受性各不相同，大脑皮层的耐受性最差，脑干最好。中度缺氧时患者即可主诉疲劳、表情忧郁、淡漠、嗜睡等抑制症状，或出现欣快多语、哭笑无常、语无伦次等精神症状，还可发生视物模糊、发音困难、共济失调，甚至引起脑水肿、颅内压增高、患者昏迷、终至脑细胞死亡。

（2）对心脏的影响：心肌的耗氧量最大，也对缺血、缺氧最敏感。中度缺氧可反射性地刺激心脏，使心率增快，排血量增加，血压升高。严重缺氧又可使心肌内乳酸积聚，心肌收缩力受抑制，心率减慢，血压下降，排血量减少。原有冠状动脉病变者缺氧后的心肌变性、组织坏死和局灶出血会迅速发生和加重。心脏传导系统缺氧后的功能紊乱常导致心律失常，容易诱发洋地黄类药物及利尿剂的毒性反应。极严重者可出现室性心动过速。心室纤颤或心脏停搏。

（3）对呼吸的影响：急性缺氧时可刺激主动脉体、颈动脉体化学感受器使呼吸增快加深。极严重的缺氧可抑制呼吸中枢，引起周期性呼吸，呼吸运动减弱，甚至呼吸停止。缺氧损害血管内皮细胞可使肺毛细血管通透性增加，严重时导致肺水肿。缺氧减少 II 型肺泡细胞分泌表面活性物质，导致肺不张和肺内分流的加重。缺氧还可使支气管黏膜上的肥大细胞增多，生物活性介质如五羟色胺、前列腺素、组胺、白三烯的分泌亦增多，引起支气管平滑肌的痉挛。缺氧还可使肺血管收缩，肺动脉压升高，长期的肺动脉高压必然导致右心室肥厚和肺源性心脏病。

（4）对肝、肾功能的影响：急性严重缺氧，可引起肝细胞水肿、变性和坏死，使转氨酶、乳酸脱氢酶升高。慢性严重缺氧，可诱发肝纤维化，使肝缩小，肝功障碍。缺氧使肾血管收缩，肾血流量减少，肾小球滤过率降低，致使尿量减少与氮质血症发生。肾缺氧时，肾小管上皮细胞出现浊肿、水样变性，重者发生肾小管上皮细胞坏死而导致急性肾功能不全。慢性缺氧还可通过肾球旁细胞产生促细胞生成素因子，刺激骨髓引起继发性红细胞增多。

（5）对其他方面的影响：缺氧时细胞内线粒体的氧分压降低，氧化过程发生障碍，无氧糖酵解过程增强，致使大量的乳酸、酮体和无机磷积蓄引起代谢性酸中毒。在无氧代谢情况下，ATP减少，使细胞钠泵失灵，使Na^+、H^+进入细胞内增加，K^+从细胞内释出，导致细胞内水肿和细胞外血钾升高。缺氧还可使体内儿茶酚胺增加，继发性醛固酮增多，导致血容量增加。

总之，缺氧对机体的危害是多方面的，可累及多个系统多个器官，损害的程度与缺氧发生的快慢，与急性还是慢性缺氧有关，更与缺氧的严重程度密切相关。一般认为PaO_2 10.7kPa（80mmHg）为老年人正常值低限，$6.0 \sim 6.67$kPa（$45 \sim 50$mmHg）可发生发绀；5.33kPa（40mmHg）相当于正常人$P\bar{v}O_2$水平时，氧在体内便难以向组织弥散；PaO_2 <4.0kPa（30mmHg）时脑、心、肝、肾等脏器的细胞将受损害，该状况如不及时纠正，组织的严重损害将危及生命。

（俞森洋）

253 • 呼吸衰竭的临床表现有哪些？

呼吸衰竭有以下4方面的临床表现。

（1）导致呼衰的基础疾病的表现：依基础疾病的不同而有不同的表现，如脑血管意外，可有头痛、头晕、昏迷、偏瘫、呕吐、瞳孔改变和病理征等。细菌性肺炎则有寒战、发热、咳脓性痰或铁锈色痰、胸痛、呼吸困难，听诊可闻湿性啰音或肺实变体征等。

（2）低氧血症的表现：症状的严重程度取决于缺氧的程度、发生的速度和持续时间。轻度缺氧患者症状不明显，或有活动后气短、心悸、血压升高、注意力不集中、智力减退及定向力障碍等。随着缺氧的加重，患者可出现呼吸困难、明显发绀、心率增快、出冷汗、头痛、烦躁不安、神志恍惚、谵妄、甚至昏迷。进而呼吸表浅、节律不规则或减慢、心搏减弱、血压下降，直至呼吸心跳停止，患者死亡。

（3）高碳酸血症表现：早期表现为睡眠习惯改变，晚上失眠，白天嗜睡。头痛，晚上加重。多汗，小组肌肉不自主的抽动或震颤，或出现扑击样震颤。$PaCO_2$继续增高时，患者可出现表情淡漠、意识混浊、昏睡、神志恍惚或狂躁多动，有寻衣摸床动作，眼结膜充血、水肿、瞳孔缩小或忽大忽小，皮肤潮红，肢端多温暖红润，可掩盖循环衰竭的真相。严重CO_2潴留时，患者进入半昏迷或深昏迷，部分患者出现惊厥、抽搐以及其他多种神经症状，称为"肺性脑病"。

（4）呼衰所致并发症的表现见本书254问。

（俞森洋）

254 • 急性呼吸衰竭有哪些并发症？

呼吸衰竭可引起心、脑、肝、肾、胃肠、血液、营养、代谢等多个系统或器官的功能异常，从而发生相应的临床表现，如心律失常、心力衰竭、酸碱紊乱、电解质失衡、弥散性血管内凝血（DIC）、上消化道出血、黄疸、食欲减退、营养障碍等。出现呼吸衰竭并发症的临床表现时，应及时检查相应器官的功能，发现异常应及时治疗，以避免多脏器功能衰竭的发生。

急性呼吸衰竭的并发症见表 7-2。

表 7-2 严重呼吸衰竭的各种并发症

1. 肺部并发症	5. 感染并发症
肺栓塞	医院内肺炎
肺纤维化	菌血症和脓毒症
与肺动脉导管相关的并发症	6. 神经和神经肌肉并发症
呼吸机相关并发症	肺性脑病
气道处理相关并发症	危重病患者的神经疾病
2. 心脏血管并发症	ICU 中的肌病
心律失常	与神经疾病诊断性操作相关的疾病
心肌缺血	7. 营养支持的并发症
心功能不全	与胃肠道营养相关的并发症
与有创血流动力学监测相关的并发症	与胃肠外营养相关的并发症
3. 消化系统并发症	8. 血液系统的并发症
消化道出血	9. 内分泌方面的并发症
胃肠动力学改变	甲状腺功能减退和 Sick 甲状腺功能正常综合征
气压伤相关气腹	肾上腺皮质功能不全
肝功能损害	
4. 肾并发症	
急性肾衰竭	
水钠潴留	

（俞森洋）

255 • 如何评估急性呼吸衰竭的严重性？

在区别呼吸衰竭的各种原因以及采取适当的治疗措施时，临床评估是非常有帮助的。临床评估包括：患者的神志意识状态，呼吸方式的观察，望皮肤、唇和甲床有无发绀以及心肺的听诊。

对急性呼吸衰竭进行临床评估的最重要目的是：患者是否需要马上进行气管插管和正压通气。如果患者的意识状态严重受抑制或昏迷，严重呼吸窘迫，非常慢而不规则的濒死呼吸频率，明显的呼吸肌疲劳，周围性发绀或面临发生呼吸心脏骤停的高度危险，通常需要马上进行气管插管和机械通气。此时不应该再犹豫拖延而作其他检查，如进行动脉血气分析、摄 X 线胸片等。对意识改变患者进行气管插管的重要性，不仅是因为存在严重的气体交换异常，也因为这些患者常存在气道保护反射减低和存在胃内容误吸、痰液窒息的高度危险。

呼吸衰竭时，患者昏睡或昏迷常提示有严重的高碳酸血症和呼吸性酸中毒。二氧化碳的潴留对中枢神经系统常有镇静作用，称之为"二氧化碳麻醉"。如不纠正，可引起智力减低、定向力丧失、颅内压增高直至昏迷。这通常提示急性高碳酸性呼吸衰竭。然而它也可以是与其他原因呼吸衰竭相关的呼吸肌疲劳的最终结果。CO_2 麻醉的早期表现可以是细微的，重要的是让患者辨认人、地点和时间。严重的 CO_2 麻醉常伴有非常慢或不规则的濒死呼吸。当呼吸衰竭患者伴有明显的意识障碍时通常需气管插管和机械通气。

呼吸窘迫是指清醒的极度呼吸困难，患者处于焦虑或烦躁不安状态。除了表现呼吸费力之外，患者常主诉有呼吸困难，查体可见大汗、心动过速、说话时断时续不成句。呼吸窘迫是颇有用的体征，因为它常提示呼吸中枢的功能是正常的，是接受了因血气异常刺激化学感受器的反馈作用引起的。呼吸窘迫的存在倾向于排除中枢神经系统的结构性病变，如脑干梗死、中枢神经系统抑制剂过量等，作为呼吸衰竭原因的可能。

皮肤、口唇或甲床的周围性发绀意味着显著的低氧血症（通常 $PaO_2 < 50mmHg$）的存在。然而，没有发绀并不能排除严重急性低氧性呼吸衰竭，尤其是严重贫血和黑种人患者。因此，无发绀并不能用以鉴别 I 型和 II 型呼吸衰竭。虽然，给患者补氧对于纠正低氧血症通常是有用的，但在存在严重发绀时，常需气管插管和进行机械通气，以便给予高 FiO_2 和必要的 PEEP。

呼吸方式的评价对于区别急性呼吸衰竭的原因也是有帮助的，最有用的发现是胸腹矛盾运动。正常吸气时，胸壁膨隆和膈肌下移，使腹内容向外移动，因此，在正常呼吸用力时，胸和腹均一齐膨隆和松弛。如果吸气时胸壁扩张而腹部向内运动，即提示膈肌无力。吸气时胸骨收缩的存在即表明肺顺应性严重减低，例如在充血性心力衰竭或急性呼吸窘迫综合征时所见的那样。它也可提示连枷胸的存在，因创伤或手术引起多发肋骨骨折所致。大多数呼吸窘迫伴胸腹矛盾运动的患者需要给予正压通气。

（俞森洋）

256 • 呼吸衰竭有哪些治疗策略？

（1）支持性治疗

1）合理氧疗，改善通气：迅速增加吸氧浓度（FiO_2），维持血氧饱和度（SaO_2）$\geqslant 90\%$，$PaO_2 > 60mmHg$（$1mmHg = 0.133kPa$）。I 型呼吸衰竭患者开始时可给予较高浓度氧，以便尽快纠正严重缺氧，以后根据血气分析结果调整吸氧浓度（FiO_2），以保持

$PaO_2 60 \sim 80mmHg$ 为理想水平。Ⅱ型呼吸衰竭患者，为避免氧疗过程中二氧化碳的潴留，通常采用持续低流量控制性氧疗。然而在某些急性严重缺氧状态，应给予必需的 FiO_2 以迅速纠正低氧血症达目标值（$SaO_2 > 90\%$），然后再来评估和解决氧疗对 CO_2 潴留的不利影响。在某些临床情况，被动地给予补氧，不能达到 SaO_2 的目标值，此时需考虑采用其他方法来复张萎陷的肺泡，让其参加气体交换。改善通气的方法，主要是保持气道通畅，鼓励患者咳嗽排痰，解除气道痉挛。

2) 呼吸兴奋剂的应用：中枢性呼吸兴奋剂的适应证：主要是因呼吸中枢化学感受器异常而引起的中枢性呼吸麻痹，如中枢性睡眠呼吸暂停综合征、特发性肺泡低通气综合征、药物中毒性呼吸中枢麻醉等。常用的呼吸兴奋剂有：①尼可刹米（nikethamidum）：在气道通畅，控制气道痉挛后试用尼可刹米 $1.875 \sim 3.75g$（$5 \sim 10$ 支）加入 5% 葡萄糖液 500ml 中持续静脉注射，然后密切观察患者神志、呼吸情况和监测动脉血气，若 $PaCO_2$ 下降，患者呼吸改善说明有效，可继续用药，若经过 $4 \sim 12$ 小时未见效，出现呼吸肌疲劳征象，$PaCO_2$ 升高而 PaO_2 升高不明显时，或出现肌肉抽搐等严重不良反应时应该停药。②阿米脱林（almitrinum），可刺激颈动脉体、主动脉体外周化学感受器，间接兴奋呼吸中枢，增加肺泡通气量。用法：阿米脱林 $50 \sim 100mg$ 口服，可以长期内服。不良反应少，偶可出现胸闷、上腹部不适、恶心、头痛、手足麻木等。③纳洛酮（naloxonum）为阿片样物质的拮抗剂，具有中枢性呼吸兴奋作用。本药无依赖性，比较安全。但作用时间短，不适于长期应用。目前国内多用于酒精中毒、麻醉药和镇静药中毒的抢救等。可以肌内注射也可静脉注射。另外，本药尚有提高血压等心血管效应。

呼吸衰竭患者由于存在低氧血症，末梢化学感受器已接近于最大限度的兴奋，给予中枢兴奋剂可能无益，有时甚至有害。因此，中枢性呼吸兴奋剂的临床应用要根据患者的具体病情而定。

下列情况一般不用中枢性呼吸兴奋剂：①已应用机械通气的患者；②由气道阻塞、胸廓畸形、呼吸肌无力、气胸等引起的呼吸衰竭；③哮喘、肺栓塞、神经肌肉功能障碍所致的呼吸衰竭；④肺尘埃沉着病或肺纤维化；⑤严重心脏病、心律失常、心力衰竭；⑥脑外伤、脑水肿、癫痫或其他诱因的惊厥发作。

3) 呼吸支持技术：在严重呼吸衰竭的救治中，正确恰当地应用呼吸支持技术十分重要，它虽然不能治疗呼吸衰竭的病因，但为纠正病因争取时间和创造条件。呼吸支持技术范围广泛，临床上应用最多，效果也较好的是正压通气技术。根据是否建立人工气道，通常将正压通气分为无创正压通气（经面罩或鼻罩进行通气）和有创正压通气（经气管插管或气管切开进行通气），根据临床需要来选择。

4) 营养支持（见本书 261 问）。

（2）基础疾病的治疗

1) 针对呼吸衰竭病因的治疗：在进行支持性治疗的同时，应根据呼吸衰竭的不同原因采取不同的治疗。只有去除呼吸衰竭的病因，才能使呼吸衰竭得到有效纠正。

2) 抗感染治疗：针对各种不同严重感染和可能的致病菌，开始时经验性选药，抗生素的选用应遵循"联合、足量、交替"原则，在有了培养结果以后，根据细菌培养和药敏试验结果及初始的临床治疗效果调整抗菌药物。行气管插管或气管切开、机械通气者，吸痰应严格无菌操作，管道及时消毒以防止呼吸机相关性肺炎的发生。

3）解除支气管痉挛，促进排痰：存在支气管痉挛时应给予有效的支气管舒张药物。常用药物有 β 受体激动剂（沙丁胺醇、间羟叔丁喘宁等）、茶碱类药（氨茶碱、喘定等）。必要时可应用肾上腺皮质激素（琥珀酸氢化可的松、地塞米松、泼尼松龙等）。近年强调雾化吸入给药，尤其是 β 受体激动剂雾化吸入，起效快、作用强，可减轻全身不良反应。

痰液黏稠不易咳出者可应用化痰药物，如溴己新 8~16mg，每日 3~4 次；3%氯化铵棕色合剂 10ml，每日 3~4 次。或盐酸氨溴索（商品名：沐舒坦）30mg/次，每日 3 次。也可静脉注射或雾化吸入给药。给予气道湿化，并辅以翻身叩背，促进排痰。气管插管或气管切开者，可气管内滴入 0.9%氯化钠注射液或 2%碳酸氢钠，每次 2~3ml。

（3）并发症的治疗

1）纠正酸碱失衡和电解质紊乱：呼吸衰竭通常伴有呼吸性酸碱失衡，以原发性 $PaCO_2$ 的改变为特点，肾的代偿作用是调整体内的 HCO_3^- 以减小 $PaCO_2$ 变化对 pH 的影响。a. 呼吸性酸中毒：是由于通气不足而导致 $PaCO_2$ 升高和 pH 降低。发生急性呼酸的原因就是导致高碳酸血症呼吸衰竭的病因，治疗的目标是改善通气及其基础疾病的去除。b. 呼吸性碱中毒：以原发性 $PaCO_2$ 降低为特征，肾的代偿作用是降低体内的 HCO_3^-。原发性呼吸性碱中毒患者的肺泡-动脉氧分压差（A-aDO$_2$）可以正常或升高。呼吸性碱中毒的治疗主要是针对病因，临床上很少需要直接治疗呼吸性碱中毒的情况。c. 代谢性酸碱失衡：代谢性酸中毒多因缺氧情况下无氧代谢增加，导致乳酸增多和无机盐的积聚。纠正严重代谢性酸中毒可用碱性药物，单纯代酸时首选碳酸氢钠，但合并呼酸时宜选用三羟基氨基甲烷（THAM），因为碳酸氢钠进入体内后形成更多 CO_2，加重呼吸负荷。代谢性碱中毒主要由低钾低氯所致，可补充氯化钾、谷氨酸钾、精氨酸，氯化铵等。d. 电解质紊乱：呼吸衰竭患者常出现的电解质紊乱有低钠血症、高钾血症、低氯血症、低镁血症，应及时予以纠正。

2）心力衰竭：呼吸衰竭常合并心力衰竭，治疗原则应以利尿、扩血管药物为主，强心剂为辅。利尿剂的使用也以缓慢利尿为宜，以避免电解质紊乱和痰液黏稠，不易咳出。需使用强心剂时，宜用较小剂量（为常规剂量的 50%~60%）和短效制剂（如毛花苷丙、地高辛等）。

3）胃肠道大出血（见本书 257 问）。

4）多脏器功能不全（MODS）的防治：呼吸衰竭逐渐进展为多脏器功能不全或衰竭在临床上十分常见，且常为呼吸衰竭的死因。故呼吸衰竭治疗过程中，一定要注意保护心、肝、肾、脑等重要脏器的功能，发现问题及时处理，这是降低呼吸衰竭病死率的重要环节。

（俞森洋）

257 · 急性呼吸衰竭患者可发生哪些消化系统并发症？如何诊治？

（1）胃肠道出血：严重胃肠大出血的发生率约 5%，病因：危重病所致"应激性"溃疡或原来的胃肠道疾病如食管静脉曲张，消化性溃疡等引起出血。应用大剂量肾上腺皮质激素可促进溃疡的发生。

1）病理机制：在 ICU 内发生的上胃肠道出血一般有两种不同的类型，一种是由胃肠道疾病如食管静脉曲张，消化性溃疡等引起的出血；另一种类型，是其他系统的危重患者如急性呼吸衰竭患者，在病情的发展过程中，作为危重病的并发症而发生上胃肠道出血，后一类型的出血，常是由"应激性"或急性胃溃疡所致。应用大剂量肾上腺皮质激素也可促进溃疡的发生。

应激性溃疡的病理学改变是浅表黏膜的糜烂，可达肌层黏膜。这些多发的浅表糜烂主要累及胃，常发生于胃底部，少数在胃窦部。多因一种或数种胃防御机制的受损或暂时性衰竭导致。胃黏膜完整性的维持是一动态过程，依赖于系统性组织的功能和体液因素。正常的胃血流，机体的酸碱平衡和正常的黏膜分泌功能是防止黏膜受破坏和溃疡所必需的，因胃血流减少而引起的黏膜缺血是诱发应激性溃疡的最重要因素。缺血减少了黏膜中和进入组织的酸的能力，氢离子的积聚，引起黏膜的酸化和溃疡，缺血也能影响胃的能量代谢。在应激性溃疡的发生机制中，胃酸和胃蛋白酶的作用是重要的，但并不是因为氢离子浓度的增加。与中枢神经系统疾病有关的应激性溃疡（库欣溃疡）不同，并没有发现危重患者的胃酸或胃蛋白酶浓度增加。应激性溃疡的发生需要胃酸和胃蛋白酶的参与，但其发生的主要机制是组织酸中毒或缺血，这导致黏膜处理已存在的氢离子的功能受损。

2）诊断：根据呕血，黑便，鼻胃管中抽吸出鲜血或咖啡色胃液，或出现低血容量休克体征，可确定或疑及上消化道出血的临床诊断。鼻胃管吸出物潜血试验阳性，在缺乏急性失血的其他体征时，并不是十分可靠的上消化道出血的证据。绝大部分危重患者可以发现应激性溃疡，然而，不是所有的溃疡都引起上消化道出血。上消化道出血的发生率文献报道不一，与所用的诊断方法和研究的患者情况不同有关。ICU 患者严重胃肠大出血的发生率约 5%，发生胃肠道出血的危险因素包括严重创伤，任何原因的休克，脓毒症，肾衰竭，黄疸和急性呼吸衰竭。ARDS 的胃肠道出血发生率比其他原因急性呼吸衰竭更高。急性呼吸衰竭患者行机械通气者比未行通气者的胃肠道出血发生率要高。有一组报道，机械通气者胃肠道出血的发生率是 30%，而未机械通气者是 3%。延长机械通气时间（>5 天）也与增加出血的危险性相关。凝血功能障碍增加胃肠道出血概率。机械通气患者伴发血小板减少，凝血酶原时间或部分促凝血酶原激酶时间延长，出血发生率达 75%。弥散性血管内凝血（DIC）也和显著的胃肠道出血相关。大多数研究表明，随着危险因素的增多，或出现其他多系统衰竭的表现，尤其是肾衰竭和黄疸，胃肠道出血的危险性增加。并发胃肠道出血后必然加重病情，延长机械通气和住 ICU 所需时间，增加肺感染的机会，也必然增加病死率。

3）治疗和预防：治疗应激性溃疡应首先纠正应激性溃疡的各种诱因，如纠正缺氧，低血压，休克或酸中毒等（表 7-3）。只要这些诱因能早期给予纠正，应激性溃疡的发生率可显著降低。然而，有时这些情况是并不可能很快地消除或纠正的，这时就应采取各种预防措施。常用的预防措施有：用制酸剂中和胃酸，应用组胺受体阻断剂（如西咪替丁或雷尼替丁）减少胃酸的分泌，硫糖铝不减少胃酸但可保护胃黏膜（表 7-4）。已有研究证明，制酸剂和 H_2 受体阻断剂在预防或治疗应激性溃疡方面几乎有相同的作用。但制酸剂引起的并发症（氢氧化铝可以在胃内引起血块结团）已明显降低了以前积极预防用药的热情，且应用制酸剂后还需定时（1~2 小时）测定胃内 pH，这也比较耗时费事。长期应用制酸剂和 H_2 受体阻断剂，可引起胃内 pH 的碱化而致胃内细菌的寄殖，胃内细菌通过反流、误吸等播散至呼吸道，成为医院内肺炎的重要感染来源。而硫醣铝可能减少这种并发症。加强营养疗法对于预防应激性溃疡是有效的，研究表明，烧伤患者和呼吸监护病房（RICU）患者应用肠营养可减少胃肠道出血。但肠营养也有相应的并发症，如腹泻的发生率增加。肠饲也可以引起胃细菌的寄殖，增加气管支气管感染和院内肺炎的发生率。

表 7-3 胃应激性溃疡的病因防治

纠正低血压，休克，缺氧或酸中毒
胃出血高危患者的预防
　机械通气
　凝血功能障碍
　脓毒症
　低血压
　肾衰竭

表 7-4 应激性溃疡的治疗措施

治疗方法	优点	并发症
制酸剂	已证明临床有效	腹泻，低磷血症，低镁血症，代谢性碱中毒，胃和气管革兰阴性菌寄殖
H_2 受体阻断剂（雷尼替丁、西咪替丁）	应用方便，证明有效	急性肾衰竭，意识模糊，药物间的相互作用（西咪替丁），胃和气管的细菌寄殖
肠营养	除预防应激性溃疡外尚可加强营养	腹泻，胃和气管细菌寄殖
硫醣铝	减少胃细菌寄殖	肠饲管阻塞
质子泵抑制剂（奥美拉唑）	临床疗效好，作用强于西咪替丁	腹泻，稀便

　　严重的上消化道大出血并不常见，主要发生于延长机械通气和伴有凝血功能障碍的患者。危重患者发生上消化道大出血可能是多器官受累的另一标志。对有些患者预防用药并不能阻止应激性溃疡和上消化道大出血的发生。也不是所有危重患者都需要预防用药。但如果机械通气患者伴凝血功能障碍，或既往有消化性溃疡、上消化道大出血患者，或具有其他危险因素如脓毒症、休克、肾衰竭等，那么采取预防用药的利可能大于并发症的弊。

　　急性呼吸衰竭并发上消化道出血的治疗，我们通常采用以下一种或联合应用多种措施。

　　a. 雷尼替丁：10mg/h，静脉注射，用 48~72 小时，病情稳定后改常规口服，每次 150mg，每日 2 次，早晚饭时服，维持剂量每日 150mg，饭前顿服。或西咪替丁 50mg/h 静脉注射，用 48~72 小时，病情稳定后改为口服，每次 0.2g，一日 2~3 次；或法莫替丁

20~40mg/12h，溶于 100ml 0.9%氯化钠注射液静脉注射，用 48~72 小时，病情稳定后改为口服，每次 20mg 一日 2 次。

b. 奥美拉唑（rosec）：为质子泵抑制剂，特异性地作用于胃黏膜壁细胞，降低壁细胞中的 H^+、K^+-ATP 酶的活性，从而抑制胃酸和刺激引起的胃酸分泌。每胶囊 20mg，注射剂每支 40mg，常用口服量 20~40mg/d。

c. 凝血酶（thrombin）：其作用为：使出血部位的纤维蛋白原转变为纤维蛋白，从而使血液凝固，局部止血。消化道出血时，可用 0.9%氯化钠注射液或牛奶（37℃以下）溶解凝血酶，每毫升含凝血酶 50~500U，口服或经胃管灌入，每次用量 4000~20000U，每 1~6 小时 1 次，根据出血的部位和程度，可调整浓度及用药次数。

d. 立止血（reptilase）：是从巴西蝮蛇蛇毒中分离出的高纯度凝血酶类制剂，含有类凝血酶和类凝血激酶，可直接作用于血小板，促使其黏附，聚集并释放活性物质；激活体内各凝血因子，启动内、外源凝血系统，加速凝血过程。用法：首次从静脉输液滴壶中滴入 1U，同时肌内注射 1U。如仍有活动性出血，可在首次给药后 4~6 小时再经静滴壶入 1U。如有必要，可在第 2 或第 3 个 24 小时，各肌内注射 1U，一般用药不超过 3 天。立止血具有双向药理作用，用小剂量（1~2U/次）时为止血剂，应用极高剂量（50~100U/次）时为抗凝剂，由于这两个剂量相差悬殊，因此，不会发生为止血目的导致抗凝的意外情况。用药后也不会导致血管内广泛凝血。

e. 4℃冷盐水 100ml+去甲肾上腺素 3~5mg，胃管内注入，2~4 小时一次，待出血停止后停用。

f. 云南白药 0.5~1g，每日 4 次口服。

若保守治疗无效，可在床旁做急诊胃镜检查，查清出血原因以后，可经内镜进行治疗，如注入孟氏溶液，凝血酶，或局部注射高渗盐水及肾上腺素混合液等。若为食管静脉曲张，可注射硬化剂。因为患者基础疾病危重，手术止血治疗应慎重。原有溃疡病患者偶可并发穿孔而引起急腹症，此时即需考虑外科治疗。

（2）胃肠动力学改变：机械通气后发生胃膨胀或胃肠胀气的比较常见，文献报道呼吸衰竭机械通气患者肠鸣音减低和腹胀的发生率高达 50%。重度的胃肠胀气迫使膈肌高位，动度受限，等于减低了胸壁的顺应性，在应用容量预置通气模式时可使气道压增高，而用压力预置型通气模式时，在吸气压不变情况下降低潮气量。

引起腹胀的原因：①应用面（鼻）罩行无创伤性通气时，气体经食管进入胃肠道；②气管导管套囊充气不足，封闭不严，呼吸机送气时气体从气囊旁逸出至口咽部，引起吞咽反射亢进，将气体咽入胃；③患者卧床，不活动使胃肠蠕动减少；④过度通气或其他原因引起碱中毒，低血钾，使胃肠道麻痹；⑤某些药物的影响。腹胀的处理：①从胃管中抽气，高度腹胀者可行胃肠减压，如低位肠胀气可用肛管排气；②给予消胀片（肠胃舒）或胃肠动力药（如多潘立酮、西沙比利等）；③摄入易消化不产气食物，适当减少摄食量。

少部分患者在机械通气后发生呕吐，这在经面罩或鼻罩行无创性正压通气的患者发生率较高，原因：①频繁的咽部受刺激；②胃肠道动力障碍和高度腹胀，胃内压力增高；呕吐的治疗：①给予止吐药或胃肠动力药；②摄食或管饲饮食时少量多餐；③行无创性通气时，患者取半坐位；④呕吐时要避免误吸窒息和吸入性肺炎。

机械通气患者也可发生腹泻，腹泻的原因是多方面的，如过量鼻饲饮食、药物（抗生素、制酸剂或西咪替丁等）、感染、低蛋白血症、高脂肪饮食等。应针对原因治疗，在排除感染性肠炎后对症处理可用盐酸洛哌丁胺（易蒙停、imodium），开始成人每次 4mg 口服，以后每次腹泻后口服 2mg，直至腹泻停止，每日总量不超过 16~20mg。或应用鞣酸蛋白等收敛药。

（3）肝功能损害：严重呼吸衰竭患者由于严重缺氧，酸中毒，心力衰竭，机械通气，呼气末正压等因素，易发生肝功能损害。川城等报道，呼吸衰竭患者有 44% 血清 GOT、GPT、LDH 升高，其中 25% 来自肝。先是 LDH 升高，随之 GOT、GPT 升高。血胆红素升高的也不少见，但大多为不显性黄疸，胆红素少于 $34\mu mol/L$（2mg/dl）。因低氧血症引起者，PaO_2 越低，持续时间越长，酶学改变越明显。随着低氧血症的改善，酶学改变可在 7~14 天恢复正常。肝酶的异常也与右心衰竭有关，若中心静脉压增高，即使轻度低氧血症，酶学也可异常。肝的供氧主要来自门静脉，门静脉是低压力系统，当中心静脉压升高时，肝的血流灌注减少，加之低氧血症使肝细胞严重缺氧，肝淤血又使肝窦扩张，扩张的肝窦对周围的机械性压迫，乃导致肝细胞损伤。病理改变有肝小叶中心淤血及肝细胞的变性坏死。北京红十字朝阳医院病理科观察 28 例尸检结果发现转氨酶升高者 11 例，并发现肝淤血，肝细胞萎缩，肝板解离，肝细胞坏死，脂肪变性，并可见到严重出血，脂肪变性基础上的点状、灶状或大片状坏死。在重度低氧血症和心功能不全者中出现大片状坏死者多见。肝硬化者仅见 1 例。川城等指出，呼吸衰竭所致的肝功能损害在肝小叶中心部，与病毒性肝炎的区别是没有细胞浸润。

呼吸衰竭治疗过程中应用各种药物，如某些抗生素，类固醇激素、抗结核药、过多输注蛋白等也可致肝功能损害。呼吸衰竭患者也可因输血等合并病毒性肝炎。临床上应注意鉴别。呼吸衰竭合并肝功能损害时的治疗，主要是去除诱因，如纠正严重缺氧，心力衰竭，改善循环状况，纠正酸中毒，避免应用具有肝功能损害的药物。对症处理可适当应用保肝药物。如水飞蓟素（silybin），每片 35mg，每次 2 片，一日 3 次。肝太乐，每次 0.2g，一日 3 次。或肝乐每次 20~40mg，一日 3 次。维生素 C 每次 0.2~0.3g，一日 3 次；联苯双酯，降低转氨酶效果明显，能增强肝解毒功能，减轻肝的病理损伤，促进肝细胞增生并保护肝细胞，从而改善肝功能。本药缺点为远期疗效较差，停药后肝酶易于反跳。用法：口服，一日量 75~150mg，常用每次 25~50mg，一日 3 次。滴丸剂 1.5mg/粒，5 粒/次，一日 3 次。

促进肝细胞增生：促肝细胞生长素每天 120mg，20~30 天一疗程。胰高糖素-胰岛素疗法：胰高糖素 1mg 与正规胰岛素 8~10U，加入葡萄糖 500ml，每日静脉注射一次，2 周为一疗程。伴发肝性脑病者，可选用乙酰谷氨酰胺、精氨酸等药物。

（4）气腹：当腹部 X 线检查发现腹腔内游离气体时，就可肯定气腹的诊断。发生气腹的原因，可以是腹腔内由脏器的破裂，也可以是机械通气引起的气压伤所致。当气腹是由气压伤引起时，往往同时存在气压伤的其他形式，如气胸、纵隔气肿、皮下气肿等。气腹的治疗视存在气量的多少而定，大多数情况下不需要特殊治疗。如果大量气体引起腹胀和通气困难，则需腹腔穿刺或腹腔插管排气。气腹若由脏器破裂引起，则需给予相关的治疗。

（俞森洋）

258 • 急性呼吸衰竭患者可发生哪些心脏血管并发症？如何诊治？

急性呼吸衰竭的心血管并发症有：心脏血管的血流动力学改变（如肺动脉高压），左心室功能改变，心排出量降低和低血压。另两种重要的心血管并发症是心律失常和心肌缺血。这些并发症可以是由基础肺疾病引起，也可以是由治疗措施，如机械通气、加用 PEEP、血管内插管监护或药物等所导致。

（1）心律失常：低氧血症，酸碱失衡（酸中毒或碱中毒）均可引起心律紊乱，有报道在高碳酸血症型呼吸衰竭中心律失常发生率可高达 50%，以室上性心律失常较常见。代谢紊乱和电解质异常（低血钾或高血钾，低血钙，低血镁）也是发生心律失常的常见原因。因此，当患者发生持续性或复杂性房性或室性快速心律失常，或有证据提示潜在代谢异常（如 QT 间期延长，宽大 U 波，T 波尖耸）时，应测定血清电解质。这也有助于判断心律失常发生时患者的情况和决定治疗措施。若在气道吸引或患者移动时发生慢速型心律失常，则提示缺氧或迷走神经张力过高。在血浆置换术期间出现室性心动过速伴 QT 间期延长常表明与操作相关的枸橼酸盐负荷，致使血清钙离子降低。

在进行右心导管插入术时常发生房性和室性快速心律失常以及心脏传导阻滞，尤其是当导管第一次通过右心室时更常见，导管留置后也可发生。进行常规中心静脉导管放置时，上述心律失常也可见到，特别是插入导丝期间或导管插入深度超过上腔静脉时。

药物的作用也常是急性呼吸衰竭危重患者发生房性或室性心律失常的原因。儿茶酚胺类药物注射常引起（或加重）窦性心动过速，室性期前收缩或室性心动过速。非卧床患者吸入 β-受体激动剂后罕有引起症状性心律失常的。但在危重型哮喘患者，多次频繁地应用此类药物则偶可引起心率和异位心律的变化。茶碱过量是房性和室性快速心律失常的常见原因，需要较大剂量应用茶碱类药物时，应定期监测患者的血茶碱浓度。

严重肺疾病和肺动脉高压患者常出现房性心律失常，如多源性房性心动过速，阵发性房性心动过速。治疗应首先针对病因，如消除顾虑，给予镇静剂，避免焦虑、烦躁、激动等剧烈情绪变化，纠正缺氧，茶碱过量者停用茶碱类药物等。酌情给予以下药物：冠心病心肌缺血，交感神经功能亢进者给予 β 受体阻滞剂；合并心功能不全者给予洋地黄类药物；由于触发激动所致的多源性房性期前收缩，应用维拉帕米（异搏定）治疗常有效，但维拉帕米可引起患者的明显低血压，这是由于小动脉的扩张和低心排出量，因此禁用于休克、心力衰竭和病窦综合征患者。近来，遇这种情况已建议应用腺苷（adenosine）注射，它终止多源性房性心动过速的作用与维拉帕米相似，而发生低血压的不良反应较少。上述治疗无效者可用胺碘酮，长期用药者需警惕诱发甲状腺功能低下，应用奎尼丁或双异丙吡胺也常有效。但应权衡利弊，注意其不良反应。

对于室性快速心律失常的处理，可用利多卡因静脉注射和静脉滴注，也可用美西律或与利多卡因合用；上述治疗无效者可用胺碘酮静脉滴入，稳定后改为口服治疗。对于情况不甚紧急的慢性病例，可选用美西律、普罗帕酮、胺碘酮、双异丙吡胺、妥卡胺、英卡因、氟卡尼、氯卡尼等口服治疗。

（2）心肌缺血：危重患者常发生心肌缺血，但由于患者神志或知觉的改变，或表现不典型，临床上往往被疏漏。心肌缺血可引起典型的胸痛，但也可以没有典型的心绞痛而仅有其他临床表现（表7-5）。怀疑心肌缺血时，应常规做心电图和血清酶学检查。心电图出现异常并不是缺血性心脏病的特异性诊断，例如电解质紊乱、药物（强心药物）、机械通气等均可引起。在这种情况下，详细地分析临床情况，对心电图的动态观察和心电监护常可发现细微的变化和区别不同原因。必要时进行超声心动图检查也可能有所帮助。若超声心动图显示：短暂性局部心肌壁运动（segmental wall motion）常提示局部心肌缺血。所有40岁以上或患有缺血性心脏病者在发生严重呼吸衰竭期间，应定期进行心电图检查或心电示波监护。

心肌缺血的治疗：①去除引起心肌缺血的原因，如纠正低血压，心律失常，严重缺氧，贫血等；②酌情应用扩张冠状动脉药物，如口服硝酸异山梨酯，硝苯地平，注射硝酸甘油等（同时监测血压）。③如为不稳定型心绞痛或顽固心绞痛，可将硝酸甘油、β受体阻滞剂和钙通道阻滞剂三种药物联合应用。是否需要抗凝治疗，溶栓治疗或进行再血管化手术（冠脉旁路手术或冠状动脉成形术）可请心脏专科医师确定。

表7-5 危重患者心肌缺血的表现

典型的胸痛
焦虑伴心律异常
突发肺水肿
肺毛细血管楔压突然升高
在常规监护时发现心电图或超声心动图异常
血清心肌酶学的异常增高

（3）心功能不全：慢性或急性呼吸衰竭，由于长期缺氧，高碳酸血症，呼吸性酸中毒以及合并电解质紊乱，因而并发心血管功能异常十分常见。最常见的是肺动脉高压，随后导致右心扩大，心肌肥厚和心功能不全。国内在此方面开展了大量临床科研工作，积累了较丰富资料。如广州军区总医院10年随访78例COPD患者发现当肺动脉压力超过5.33kPa（40mmHg）者，一年内死亡100%，>3.33kPa（25mmHg）者无一例生存超过8年。原肺动脉压正常34例，10年随访发展为肺心病者9例，占26.5%。反映出慢性呼吸衰竭对心功能的严重影响。

长期呼吸衰竭对左心室功能也会产生不利影响，尸检材料证明，肺心病中约61.5%的患者有不同程度的左室肥厚，虽然其中部分老年患者可能合并有高血压，冠心病，但长期呼吸衰竭使左心功能受损的问题已逐渐被人们所重视。近年对呼吸衰竭引起心血管功能异常的研究发现，很多神经调节因素和血管活性介质，如肾上腺素、胆碱能物质、前列腺素、内皮质心房肽、生物调节肽如 VIP 等均参与其过程。

预防和治疗方面，应用血管扩张药如钙通道阻滞剂，长期持续的低浓度氧疗，一氧化氮吸入疗法均已应用于临床，对降低肺动脉高压，改善心功能具有一定的疗效。

急性呼吸衰竭合并心力衰竭时尚可酌情应用强心利尿和扩血管药物。由于心肌缺氧，对洋地黄的毒性比较敏感，故洋地黄的剂量宜偏小，如口服地高辛每日 0.125~0.25mg。或病情紧急时用毛花苷丙 0.2~0.4mg 静脉注射，每日 2 次。利尿剂可用氢氯噻嗪 25mg 加氨苯蝶啶 50~100mg 均每日或隔日一次。有时用螺内酯 20mg 取代氨苯蝶啶可达较好疗效。急性心力衰竭或水肿严重时可注射呋塞米或丁卡胺，但应注意追随电解质的改变。利尿过多时应及时补充液体，以避免脱水，有效血容量不足或痰液黏滞。

扩血管药物常用硝酸甘油，0.9%氯化钠注射液 200ml 加硝酸甘油 2~4mg，滴速 20~40μg/min，注意观察血压改变。或可用硝酸甘油贴膏，每日一贴，有专家建议每日内取掉贴膏 4~6 小时，以避免耐药性的产生。对于严重心力衰竭或急性左心衰患者，可用硝普钠静脉滴注，初始给予 10μg/min，此后每 5~15 分钟增加 10μg/min，直至血流动力学改善到理想水平。一般情况下 1~2μg/(kg·min)（70~140μg/min）即能使肺动脉楔压下降，心排出量增加，硝普钠治疗的主要不良反应是低血压，用药时宜维持动脉血压在 90~100mmHg，血压低于 90mmHg 应停药，如若血压下降，停药补液后仍不回升，可加用多巴胺。也可酌情应用卡托普利（captopril）25mg，1 次/6h 或肼苯达嗪 25~100mg，1 次/6h 口服。

（4）低血压：急性呼吸衰竭合并低血压的原因很多，如因入量不足，致低血容量，严重感染或出血致感染性或失血性休克。合并肺栓塞，电解质紊乱以及药物影响等均可诱发或加重低血压。应用正压通气，尤其是加用较高水平的 PEEP，吸气时间或吸气后暂停时间过长等也可致低血压。患者出现低血压后，应迅速根据临床情况查清原因，并根据不同原因分别予以处置。原因不能很快纠正时，可酌情在输液中加用血管活性药物，如多巴胺、多巴羟丁胺、间羟胺、去甲肾上腺素等，血管活性药物的浓度和滴速根据需要调整，维持患者血压（85~95)/(50~60）mmHg 水平。多巴胺属儿茶酚胺类药物，在体内是合成肾上腺素的前体物质，其作用具有剂量依赖性。多巴胺 1~10μg/(kg·min) 曾认为具有选择性扩张肾血管和增加尿量的作用。但低剂量多巴胺的肾保护作用是否确定？近年已受到质疑和重新评价。当剂量达 10~20μg/(kg·min) 时，主要表现为缩血管效应。大剂量多巴胺[高于 20μg/(kg·min)]可引起强烈心脏兴奋和心律失常。有人主张，如患者外周血管阻力显著降低时，可应用去甲肾上腺素；而外周血管阻力增高患者，可使用肾上腺素。多巴酚丁胺为强烈的 β 受体激动剂，能增加心肌收缩力，提高心排出量，加快心率，增加心肌氧耗。通过兴奋外周血管 β 受体，可引起外周血管扩张。当休克患者心排出量降低时，可应用多巴酚丁胺，但外周血管阻力明显降低的感染性休克患者慎用。研究表明，多巴酚丁胺对危重病患者的肾功能具有保护作用。去甲肾上腺素主要激动 α 受体，对 β 受体有轻度激动作用。应用后可使全身小动脉和小静脉收缩，外周阻力增高，血压升高。以往认为，去甲肾上腺素可引起严重肾血管痉挛，导致急性肾衰竭，近年来研究证实，在感染性休克时，去甲肾上腺素对肾功能具有保护作用。过低的血压不能保证人体重要脏器如心、脑、肝、肾等的血流灌注，易导致重要脏器功能的损害或衰竭。

（5）与有创性血流动力学监测有关的并发症：在 ICU 放置中心静脉导管是最常用的操作和监测技术之一。放置中心静脉导管的常用部位有：股静脉，颈内静脉和锁骨下静脉。虽然也可经周围静脉将导管插入中心静脉，但这在 ICU 中并不常用。

放置中心静脉导管并监测中心静脉压力的并发症和失败率直接与操作者的经验相关。文献报道的并发症发生率为 0~15%。急性机械性的并发症有：穿刺到动脉和出血，血肿形成、气胸、气栓塞、引导丝的血管内丢失和中心静脉导管的位置错误。血胸和纵隔积血是常规放置中心静脉导管的十分罕见的并发症，但当用较长和较硬的扩张器插入透析导管时可能会发生。较慢性的并发症有导管相关感染，导致医院内菌血症和脓毒症，中心静脉血栓栓塞，静脉壁或右心房穿孔。非急性的并发症发生率尚未见文献报道。

急性并发症的诊断是相当简单的。恰当地选择患者，及时纠正患者的凝血功能障碍可减少出血的发生。在非故意的穿刺到动脉时，应该用手加压于动脉处 5~15 分钟。如果延长加压仍出血不止，应考虑外科处理。对颈动脉的加压应十分小心，以减少动脉粥样斑块脱落的危险。锁骨下动脉穿刺后应密切观察是否有血肿的形成。

文献报道，放置中心静脉导管的气胸发生率 1%~2%，除了操作者的经验和操作技能之外，气胸的发生率最直接与静脉导管放置的部位相关，经锁骨下途径来建立中心静脉通路比经颈内静脉途径，气胸的发生率要高得多。

在进行经任何途径的中心静脉穿刺置管以后，应常规摄胸片，这可以马上证实任何可疑的并发症，如气胸、置管位置错误以及保证适当的导管放置。至于放置的中心静脉导管多长时间需改变部位尚有不同意见。对 160 例 ICU 患者的随机对照研究提示：定期改变中心静脉导管的插入部位可减少导管途径的感染，但其好处被插管并发症所抵消。因此，在临床实际工作中，尤其是那些放置中心静脉导管时易发生并发症（如存在凝血功能障碍或解剖标志不清楚）的患者，只有临床征象提示已发生导管途径感染时，才考虑更换导管放置部位。

（俞森洋）

259 • 急性呼吸衰竭患者可发生哪些肾并发症？如何诊治？

（1）急性肾衰竭：呼吸衰竭危重患者发生的肾并发症包括急性肾衰竭和水、钠排泄的异常。酸碱和电解质失衡可因肾并发症的发生而加重或复杂化。泌尿系统可以是脓毒症的来源。急性呼吸衰竭并发肾衰竭往往是预后不良的征兆，病死率可达 80%。并发急性肾衰竭的最常见原因是肾血流灌注减少引起的肾前性氮质血症、严重缺氧和急性肾小管坏死，或应用肾毒性药物（表 7-6）。ICU 患者发生肾血流灌注减少的常见原因是低血压、心力衰竭、任何原因的血容量不足和脓毒症。抗生素，尤其是氨基糖苷类是肾毒性诱发肾衰竭的最常见原因，某些 β-内酰胺类抗生素，如头孢他啶，若应用剂量过大或时间过长，尤其是老年患者，也可导致肾功能不全。此外，某些药物如西咪替丁、放射线造影对比剂、抗癌化疗药物等也可导致肾衰竭。因此，在应用肾毒性药物时应严密监测肾功能指标，如尿量、尿常规和比重、血肌酐、尿素氮，必要时检查肾小球和肾小管功能，以便发现问题及时停药。并发肾衰竭时的主要临床表现是少尿、无尿及氮质血症。患者 24 小时尿量少于 400ml 称为少尿，少于 50ml 称为无尿。少尿或无尿时，因代谢产物不能完全排出，血中尿素氮、肌酐升高，患者出现水肿、厌食、恶心、呕吐、口腔炎及结肠炎等症状。肾功能受损后机体对酸碱平衡的调节能力下降，故常发生代谢性酸中毒及高钾血症。血压随之升高，严重者发生急性左心衰竭。在诊断每一位危重患者肾衰竭时必须排除阻塞性肾病（肾后性氮质血症）。

表 7-6　危重患者常可能应用的肾毒性药物

抗生素
　　氨基糖苷类（庆大霉素、卡那霉素等），多肽类（如万古霉素、多黏菌素等），某些 β-内酰胺类（如头孢噻吩、头孢唑啉、头孢氨苄、甲氧西林、羧苄西林、头孢他啶）在大剂量应用时也可能产生肾毒性、两性霉素

非激素类抗炎制剂

免疫抑制剂
　　环孢素

麻醉剂
　　安氟醚
　　甲氧氟烷

造影对比剂

化疗药物
　　顺氯氨铂
　　甲环亚硝脲
　　丝裂霉素
　　阿霉素
　　氨甲蝶呤

急性肾衰竭的治疗，首先要努力纠正导致肾衰竭的原因，补充血容量，纠正休克，缓解尿路的阻塞，对于改善肾前或肾后性氮质血症均有好处。对于急性肾小管坏死，至今缺乏特殊有效的治疗，故治疗的重点在于防止其发生，缩短其病程或增加尿量。急性肾衰竭的一般治疗包括预防感染和出血、维持水和电解质的平衡、提供适当的营养、酌情应用利尿剂（如呋塞米、丁脲胺等），必要时也可进行血液透析、血液灌流或腹膜透析等治疗。

发生肾衰竭后，一些主要经肾排泄的药物，如多种抗生素、茶碱类药物、强心药等均应根据肾功能减退的程度相应减量，具有肾毒性的药物应禁用或慎用。

（2）水钠潴留：急性呼吸衰竭患者发生肾血流动力学和肾小管功能的改变，往往是

缺氧、酸中毒、机械通气、应用过高 PEEP 等所致。其不良后果包括体内水的潴留（正平衡）、水肿、低钠血症，可能因此增加病死率。其发生机制涉及体内激素和非激素因素的影响。研究表明，呼吸衰竭患者在发生低氧血症和高碳酸血症时，几乎有一半患者的抗利尿激素水平增加。水钠潴留不仅增加心脏负担，也使呼吸衰竭患者的气体交换更趋恶化。

水钠潴留的处理，需纠正其原因，适当限制液体和钠的入量，也可酌情应用利尿剂（如氢氯噻嗪、螺内酯、呋塞米等）。

（俞森洋）

260 · 如何评价呼吸衰竭患者的营养状态？

由于 COPD 等慢性基础肺疾病的长期消耗，或急性严重肺疾病（如严重肺感染等）的高代谢状态，都可使呼吸衰竭患者出现营养不良。营养不良可使呼吸肌萎缩、收缩力下降、耐力减低。营养不良时肺的防御功能减退，表面活性物质减少，使肺泡易于萎陷，严重营养不良时还可使呼吸中枢对缺氧和高碳酸血症的反应性减低，这些影响均可使呼吸衰竭容易发生而难以纠正和康复。机械通气者可使撤机发生困难。因此营养治疗是呼吸衰竭患者综合治疗的重要方面。

合理的营养治疗首先要对呼吸衰竭患者的营养状态做一恰当评价，营养评定技术包括临床检查、人体测量、生化检查及反映机体成分改变的免疫参数测定。

（1）营养状况调查：详细了解患者的疾病史，看是否患有长期慢性消耗性疾病；调查患者的生活习惯和家庭经济状况，日常膳食摄入量和营养物质比例；详细体检看患者是否消瘦，有无肌肉乏力、体脂减少，有无脱水或水肿。蛋白缺乏时患者头发稀疏，少光泽。

（2）生理指标测定：方法很多，有的方法虽然较准确但测定繁琐，可作为科研使用。临床上多采用较简单实用方法。

1）体重：标准体重百分率（%IBW）和最小理想体重百分率（%MAW），体重测定简便。%IBW 和%MAW 的计算公式如下。

$$\%IBW = 实际体重/中位标准体重 \times 100$$
$$\%MAW = 实际体重/正常最低限体重 \times 100$$

%IBW 和% MAW 反映机体能量代谢的整体情况，% IBW < 90% 则有意义。% IBW <90%、<80% 和<70% 分别被视为轻度、中度和重度营养不良。有人认为对肺部疾病的营养评价，宜多采用%MAW，认为能更准确反映患者的营养状态。体重减轻：通常伴随蛋白质-能量缺乏型营养失调，和具有改变营养状态的适应证。体重减轻超过理想体重的 10% 为营养不良。但是，由于许多危重患者存在水肿，从而使测量体重不能反映机体细胞的真实情况。

2）人体测量学：通过测量皮褶厚度（皮褶厚度测定：三头肌皮褶：反映体脂的贮存；上臂中部肌围：反映肌肉的贮存）、身体周径和骨骼宽度来确定脂肪组织、肌肉组织和骨骼组织所占比例。人体测量学与复杂的人体组成研究相比较，有简便易行、安全、花费少、应用广泛等优点。由于对标准的测量方法结果的解释存在争议，从而限制了人体测量学在重症监护病房的应用。

3）肝合成的蛋白：例如清蛋白、转铁蛋白、视黄醇结合蛋白和血清前清蛋白，是反应内脏蛋白储存情况的指标，可用于营养状况的评定。血清清蛋白可较好反映机体蛋白质合成情况，但因半衰期较长（18天），作为连续监测指标不够敏感。转铁蛋白半衰期较短（8~10天），但受肝功能、铁代谢及感染的影响，其正常值波动较大。前清蛋白或视黄醇结合蛋白半衰期更短（36~48小时），可作为短期监测的指标，但前清蛋白也会受感染、缺氧、应激等因素的影响，因此需综合分析。除患者的营养状态外，肝合成蛋白的数量还受许多因素的影响，这些因素包括肝功能障碍、长期蛋白质丢失、急性感染和炎症。在危重患者，由于上述影响因素经常同时存在，限制了肝合成蛋白作为评价营养不良的指标或营养支持的有效性。

4）肌酐-身高指数：24小时尿肌酐（mg）除以身高（cm）。在蛋白质摄入恒定的条件下，若<6.0，则表明肯定有蛋白质缺乏。肌酐身高指数：通过测量24小时尿肌酐排出量，与同等身高条件下的标准肌酐值相比较，所得百分比即为肌酐身高指数，可用来评估机体瘦肉组织的量。关于年龄、饮食、运动、应激和肾疾病对肌酐身高指数的影响存在不同的观点，这限制了肌酐身高指数的应用。

5）淋巴细胞计数：正常值 $1.5×10^9/L$（$1500/mm^3$），$<1.2×10^9/L$（$1200/mm^3$）认为免疫功能低下。

6）细胞免疫和皮肤迟发性超敏反应：是经常用来评估对皮肤试验抗原回忆反应的试验。常用抗原包括白色念珠菌、流行性腮腺炎病毒毒素、发癣菌属和链激酶等。营养不良患者细胞免疫均受到抑制，而营养不良纠正后，免疫功能可得以恢复。在危重患者，皮肤试验受多个因素的影响，如脓毒症、恶性肿瘤、放疗、化疗、烧伤和其他免疫损害因素。

7）氮平衡：计算公式：24小时摄入总氮量（g）-［24小时尿素氮（g）+3.5g］，结果正数为正氮平衡，结果负数为负氮平衡。负氮平衡说明以分解代谢为主，或某些高代谢疾病所致，久之必致营养不良。

8）肌肉功能测定：也是营养状况评价的指标。目前临床研究上侧重于评价拇展肌强度、握力和呼吸肌肌力大小。由于上述测定需要患者保持清醒状态，且代谢因素（如高碳酸血症、低氧血症）、服用的药物、肌肉本身的疾病等对测定结果有影响，因而它们在重症监护病房的使用受到限制。

提倡应用多个指标进行综合营养评价，以提高灵敏度和特异度。预后营养指数（prognostic nutritional index，PNI）是一个精确数学公式，它将血清清蛋白水平、三头肌皮褶厚度、血清转铁蛋白水平和皮肤迟发性超敏反应均考虑在内。预后营养指数可以预测外科患者的重要并发症发生率，但是目前在危重患者中的应用研究还不够。

Wilson等对接受间歇正压通气（IPPB）治疗的779例男性COPD患者进行了连续3年的随访，除 FEV_1 因素外，病死率明显受体重影响。作者总结的肺部疾病营养不良的危险信号见表7-7。

表7-7　肺部疾病营养不良的危险信号

患　者	评价内容	营养不良的危险信号
COPD	体重,%IBW,%MAW	90%
	代谢率增加	有
	其他慢性疾病	有
	胃肠道功能疾病	有
	膳食四类营养素比例	<2:2:4:4
	食欲减退	有
	味觉和嗅觉迟钝	有
	吞咽障碍	有
危重患者	内脏蛋白	
	清蛋白	<3.4g/100ml
	运铁蛋白	<180mg/100ml
	前清蛋白	<20mg/100ml
	网织结合蛋白	$<(37.2\pm7.3)$mg/ml
	氮平衡	–

（俞森洋）

261 • 怎样加强呼吸衰竭患者的营养支持治疗?

（1）充分补充能量

1）确定每日总热量供给：取决于基础代谢率、活动及疾病等因素。基础代谢所需能量（BEE）可参考 Harris-Benedict 公式。

男：kcal/24h=66.4+13.8×体重（kg）+5.0×身高（cm）-6.8×年龄（岁）

女：kcal/24h=65.1+9.6×体重（kg）+1.8×身高（cm）-4.7×年龄（岁）

COPD 患者能量消耗增加，应再乘以一个校正系数 C（男性为 1.16，女性为 1.19）。为使患者降低的体重得以纠正，应再增加 10% 的 BEE。另外尚需乘以一个活动系数，卧床为 1.2；轻度活动为 1.3；中度活动为 1.5；剧烈活动为>1.75。因此，对患有营养不良的 COPD 患者，每日的热量供给至少应为：H-B 预计值×C×1.1×1.3。

若能实际测定患者的静息能量代谢（REE）、则可更准确地指导营养治疗。能量代谢测定按测定原理分为直接测热法和间接测热法两种方法。间接测热法是通过测定机体在一定时间内的氧耗量（$\dot{V}_{O_2}$）和二氧化碳产量（$\dot{V}_{CO_2}$）计算出机体的产热量。测定 $\dot{V}_{O_2}$ 和 $\dot{V}_{CO_2}$ 的方法有闭合式测定法和开放式测定法两种，通常采用的是开放式测定法。开放式测定法又可分为"在连式"和"不在连式"测定法，不在连式测定法是使用道格拉斯袋收集呼出气，测定呼出气容积、O_2 和 CO_2 浓度，根据吸入气和呼出气 O_2 和 CO_2 浓度的差，即可计算出该时间内的 $\dot{V}_{O_2}$ 和 $\dot{V}_{CO_2}$。在连式测定法可连续准确地测定呼吸气体的容积、O_2 和 CO_2 浓度，对该测定系统临床上常称之为计算机控制的间接热卡仪或代谢监测系统或代谢车（metabolic cart）。

通过测定单位时间内的 $\dot{V}_{O_2}$ 和 $\dot{V}_{CO_2}$，结合 24 小时尿总氮排出量，根据 Weir 公式计算出能量消耗（energy expenditure，EE）。

$$EE = 4.825 \times \dot{V}_{O_2} \qquad\qquad ①$$
$$EE = 3.9 \times \dot{V}_{O_2} + 1.1 \times \dot{V}_{CO_2} \qquad\qquad ②$$
$$EE = 3.941 \times \dot{V}_{O_2} + 1.106 \times \dot{V}_{CO_2} - 2.17 \times N \qquad\qquad ③$$

公式①和公式②较公式③的误差分别为 5% 和 2%。各种间接测热法均是依据这三组公式进行计算的。

Elvira 呼吸机具有气体交换和代谢监护（gas exchange and metabolic monitoring，GEM）功能，GEM 提供开放式的 EE 准确值。

2）补充能量的比例：原则上所补充的总能量以碳水化合物占 50%~60%，脂肪占 20%~30%，蛋白质占 15%~20% 来分配，蛋白质至少每天 1g/kg，如果患者处于应激状态，分解代谢增强，那么蛋白质供给量需增加至 20%~50%。葡萄糖是脑细胞、红细胞、骨髓、肾小管细胞等代谢所必需的能源物质，因此每日葡萄糖的最低需要量为 130g。但如果仅以碳水化合物作为单一的能量来源，必定要产生大量的 CO_2 并消耗大量的 O_2，这会增加呼吸衰竭患者的通气负荷，导致机械通气病人的撤机困难。

（2）无机盐、微量元素和维生素的补充：人体每日电解质需要量：钾 3~5g，钠 5~7g，钙 800mg，磷 600mg，镁 200~400mg，铁 12mg，锌 15mg，硒 12~15μg。尤其是钾、磷、镁等影响呼吸肌功能。Fiaccadori 等发现 COPD 患者呼吸肌和外周骨骼肌磷含量明显减低，肌肉磷耗竭可见于 50% 的 COPD 患者。

（3）营养补充途径：①经胃肠道补充营养：凡患者胃肠道消化和吸收功能尚好者，应首先推荐经口胃肠道营养，这较符合生理要求，口腔咀嚼可促进唾液和消化腺的分泌，减少应激性溃疡和胃肠道出血的发生，不能经口进食者可采用鼻饲。②短期静脉营养支持：胃肠道营养补充不足时，可由外周静脉补充，但需注意输入的内容及其效价。近十多年来，人们试图应用重组人生长激素（rHGH）以改善氮潴留和蛋白质合成，增加肌肉质量，特别是呼吸肌。通常在接受营养支持治疗的同时或 1 周后应用 rHGH。③肠外营养支持：适用于不能从消化道正常进食或自身胃肠功能极差者，可经穿刺锁骨下静脉或颈内静脉，插入硅胶管或聚氨酯管至上腔静脉输入高浓度的液体，最好用输液泵控制输液速度及液量。

（俞森洋　张文娟）

262 • 呼吸衰竭患者接受营养支持治疗时，可发生哪些并发症?

呼吸衰竭危重患者常需营养支持治疗，由此发生的并发症见表7-8。与肠营养相关的并发症可分为机械的、胃肠道的和代谢方面的三类。机械的并发症与营养导管的粗细和位置有关，如误将导管插入鼻气管、导管的阻塞或梗死、肠饲营养物的误吸等。因导管误入气道通过气管插管或气管切开套管而引起的肺胸并发症有气胸、血胸、水胸、纵隔气肿、皮下气肿，甚至死亡，发生此并发症的原因常是由于为了使僵硬的肠饲管顺利插入而先应用金属管导丝，有神经系统功能障碍或应用镇静麻醉剂者具有较高的危险性。因此安放肠饲管后行 X 线检查以证实正确位置是必要的。

肠饲物误吸的发生率及其后果尚难以确定，因研究对象、肠饲管大小、肠饲方法和误吸的诊断标准不同而差异较大。气管插管患者经小管径肠饲导管连续进行肠饲时，明确的误吸似乎是不常发生的。预防胃内容误吸的措施主要是减少可引起反流的各种机械因素：如适当抬高患者体位，鼻饲管应放置正确，经常检查患者的胃排空情况，看是否有胃内食物残渣滞留。

肠饲引起的胃肠并发症包括呕吐、腹胀和腹泻。肠营养的代谢并发症有电解质紊乱，如高血糖和低血磷较常见。所有进行完全胃肠营养的患者应定期检查血电解质水平。

表 7-8　与营养支持有关的并发症及可能原因

1. 肠营养
   （1）机械的
   　　①不注意将导管插入鼻气管通道或喂养管移位
   　　②喂养管的堵塞或梗阻
   　　③肠饲物的误吸
   （2）胃肠的
   　　①恶心呕吐：因喂食速度太快，膳食浓度高、体积大，或膳食气味不佳，或温度过低
   　　②腹胀：吸收不良、食物含过多蛋白等产气成分、机械通气等
   　　③腹泻：吸收不良、高渗溶液、乳糖不耐症、抗生素治疗、溶液污染等
   （3）代谢的
   　　①血高糖：应激状态、高糖膳、糖尿病
   　　②低磷血症：胰岛素应用、严重营养不良
   　　③高钙血症
2. 完全胃肠外营养
   （1）导管放置的并发症
   　　①气胸、张力性气胸、血胸、水胸
   　　②动脉损伤、静脉损伤
   　　③臂丛神经损伤、膈神经麻痹、胸导管裂伤等

续　表

（2）感染

　　①导管引起的脓毒症、插管部位的污染、导管污染和继发性感染

（3）代谢

　　①高氯血症性酸中毒：输入结晶氨基酸中含氯或盐酸盐过高

　　②高血糖：葡萄糖输入过多或输注速度过快

　　③低磷血症：营养液中不含磷而又忽略磷的补充

　　④高渗性非酮症昏迷：糖尿病患者葡萄糖输入速率过快

　　⑤肝酶异常：应注意氮与非蛋白能量之比

　　⑥高碳酸血症：输入过多碳水化合物

　　与完全胃肠营养有关的并发症也多种多样，可分为机械性、感染性和代谢性三类。机械性并发症主要是导管放置所致，气胸和动脉损伤的发生率占全胃肠营养导管的 1%～8%。张力性气胸可以迅速发生并导致死亡，一旦发生应迅速胸腔插管排气。导管相关脓毒症是完全胃肠营养的重要并发症，应用多腔导管者似乎较常发生，分离出的最常见病原菌是葡萄球菌和真菌，尤其是念珠菌属。发生此并发症后应尽快拔去导管并给予有效抗生素。主要的代谢并发症是高氯性酸中毒、高血糖、高渗性非酮症昏迷、高磷血症。肝脏异常也发生于接受完全胃肠外营养的患者。脂肪肝、胆汁郁积和肝三联发炎（triaditis）在短期完全胃肠外营养后也可发生。这些发现往往是血清肝功异常的先兆，文献报道的肝功能异常发生率差异较大，发生肝功能异常的原因尚不清楚，虽然不是所有营养成分都被怀疑，但近年来为减少肝损伤已主张避免给予过多碳水化合物和蛋白量，以 10%～30%的非蛋白热卡作为脂肪供应可减少肝功能异常的发生率。接受完全胃肠外营养的患者血清酶的检查（ALT、AST、碱性磷酸酶和胆红质）应每周进行。

　　接受肠饲或胃肠外营养的患者，当给予过多的碳水化合物后可以发生高碳酸血症。体内 CO_2 产量的增加是因为所给的热卡量超过了能量的需要导致脂肪生成和显著地增加呼吸商（RQ）。

$$呼吸商（RQ）= \frac{\dot{V}_{CO_2}（CO_2 产量）}{\dot{V}_{O_2}（氧耗量）}$$

　　糖的 RQ 是 1.0，脂肪的 RQ 是 0.7，然而脂肪生成的呼吸商约 8.8，反映了相对于氧耗产生更多的 CO_2。因 CO_2 产量增加引起的高碳酸血症在正常人可通过增加通气来避免，但通气功能已受损的患者（如慢性阻塞性肺疾病或呼吸肌无力患者），不能相应地再增加通气，从而导致高碳酸血症。危重患者因给予过多碳水化合物的营养而导致的后果包括急性呼吸衰竭或机械通气撤离的困难。可间接地计算热卡量或定时收集呼出气中的 CO_2 来测定 CO_2 产量。

（俞森洋）

263 ● 药源性呼吸衰竭的发病机制是什么？

药源性肺疾病（drug induced lung diseases）通常指在正常使用药物进行诊断、治疗、预防疾病时，由于药物的直接或间接毒性作用或（和）人体对药物的变态反应而发生的一类疾病，也应包括继发于不合理的临床治疗（如超量）或使用违法制剂（如毒品），是药物不良反应的一种。药物性肺损害呈多样性，可导致药物性肺水肿、哮喘、肺纤维化、肺炎、肺栓塞、肺出血、肺癌、肺动脉高压、肺血管炎等疾病。其发病方式差异较大，可表现为用药后即刻、数天、数周后出现临床表现的急性或亚急性发病，也可以慢性隐匿发病，发现时已是不可逆转阶段。药源性呼吸衰竭即可是这类疾病的急性表现，也可是疾病的进展结果，尚无统一的诊断标准，可参考以下几条：①有明确的某种（些）可致肺损害药物的应用史；②用药后即刻或缓慢出现肺损害表现，并出现呼吸困难或加重，动脉血气分析结果符合呼吸衰竭诊断标准；③停用可疑药物或（和）经皮质激素治疗后，肺损害表现和呼吸困难迅速或逐渐缓解（或好转）；④当再次使用某种（些）药物时，出现类似或更严重的临床表现及胸部影像学异常；⑤可以排除由其他器质性疾病导致的呼吸衰竭。其主要病因和机制主要有以下几个方面。

（1）非心源性肺水肿（noncardiogenic pulmonary edema）：肺是人体内环境的平衡器官之一，许多药物均可在肺内灭活，无疑会加重药物对肺的损害，超剂量药物浓集在肺血管床，因细胞毒作用、变态反应、代谢异常使得毛细血管内皮及其表面活性物质受损和通透性增加，从而导致不同程度的非心源性肺水肿。其特点是急性发病、来势凶猛，主要表现为突然气促、咳嗽、发绀、低血压、心动过速等症状，胸部影像学有絮状或大片浸润阴影，类似于充血性心力衰竭，但常无心脏扩大及肺血的再分布，血流动力学监测显示左心室充盈压和收缩功能正常。轻症者病理表现为肺泡水肿或出血，重症者有弥漫性肺泡损伤，部分患者停药后，肺水肿可迅速减轻或缓解，但当以细胞毒化疗药为诱因时，可迅速进展为急性呼吸衰竭（ARDS），预后极差，甚至肺性猝死。易诱发肺水肿的常见药物有海洛因、麻醉镇痛剂类（美沙酮、喷他佐辛）、噻嗪类利尿剂、水杨酸盐类、非甾体类抗感染药以及细胞毒化疗药（甲氨蝶呤、丝裂霉素、环磷酰胺、阿糖胞苷）等，其作用机制可能是对肺组织的直接损害引起膜通透性增加。另外，阿霉素类还可通过对心脏的直接毒性反应导致急性肺水肿。

（2）支气管痉挛（bronchospasm）：某些药物可诱发气道高反应性和痉挛（药源性哮喘），发病机制尚未完全明了，可能通过Ⅰ型速发超敏反应或类过敏反应、改变介质合成通路、药理作用（H-受体功能失调、胆碱能和β-肾上腺素能神经递质失调）、支气管平滑肌舒缩功能失调、局部呼吸道黏膜刺激等机制，如诱因不去除，可呈现哮喘持续状态、肺闭锁综合征（locked lung syndrome）及急性呼吸衰竭。据统计，共涉及42类80余种药物，发生频度最多者是解热镇痛药（以阿司匹林、吲哚美辛为代表的非甾体抗炎药等）、镇咳祛痰平喘药（吗啡类、可待因、苯乙胺类、嘌呤类、乙酰半胱氨酸等）、抗菌药物（包括青霉素类、头孢菌素类、喹诺酮类、磺胺类、利福平、乙胺丁醇、甲硝唑、多黏菌素B、新霉素、四环素、灰黄霉素、林可霉素等），其次是酶类与生物制品（疫苗、菌苗、血清制品、糜蛋白酶等）、中草药制剂（双黄连粉针剂、发酵虫草菌粉、桂圆补膏、复方丹参注射液、清开灵注射液、穿琥宁注射液、鱼腥草注射液、刺五加注射液、新癀片等）、心血管类药物（非选择性的 β 受体阻滞剂普萘洛尔、ACE 抑制剂卡托普利、奎尼丁、洋地黄、尼莫地平、盐酸倍他司汀、抗凝药华法林等）、麻醉剂（氯胺酮、利多卡因、普鲁卡因等）、H_2 受体阻断剂（西咪替丁、雷尼替丁等）、其他化学物质（食品添加剂、防腐剂、含碘造影剂、定量气雾剂中推助剂氟里昂）等，支气管局部直接刺激则多来自于气管内给药和雾化吸入。这些异常反应的易感人群是有哮喘和慢性支气管炎病史者，还与患者体质、个体差异、药物纯度、制剂中混入杂质、所用赋形剂、药物代谢产物、抗原或半抗原致敏源有关。

（3）肺泡通气不足（alveolar hypoventilation）：某些麻醉剂、镇静催眠剂、抗精神病药物（如利多卡因、地西泮、盐酸二氢埃托啡、罂粟碱、纳洛酮、美施康定、氯丙嗪、奋乃静等）可通过直接抑制呼吸中枢；肌肉松弛剂、氨基糖苷类、异烟肼及西咪替丁等通过阻断神经肌肉突触的传递及直接损伤运动神经元或肌肉组织，导致呼吸肌及其辅助肌功能障碍（甚至麻痹）及肺泡通气不足，常表现出剂量依赖性。尤其是已有高碳酸血症的患者对药物敏感性增加，即使是低治疗剂量使用也可致失代偿而呼吸衰竭。

（4）肺间质纤维化（fibrosis）：有些药物通过引起变态反应和（或）直接细胞损伤机制导致间质性肺疾病，最后可发展为肺纤维化，这是肺部炎性反应和肺泡持续性损伤及细胞外基质的反复破坏、修复、重建和过度沉积，从而导致正常的肺组织结构改变和功能丧失的一类疾病。胺碘酮、呋喃妥因、苯妥英钠、博来霉素、白消安、卡莫司汀（卡氮芥）、环磷酰胺、异环磷酰胺、吉西他滨、紫杉醇类等细胞毒药物均可诱发肺间质纤维化，呈剂量依赖性或呈非剂量依赖性的毒性反应，或者临床呈现亚急性肺毒性，这可能是药物损伤肺泡毛细血管壁和引起免疫因子参与的炎性反应，导致毛细血管壁渗透性改变和产生反应性氧代谢物组织损伤；或者临床起病隐匿，进展缓慢，胸片显示双肺网状或网状结节状浸润影，伴有以限制性通气障碍及弥散障碍为主的肺功能异常，组织病理学改变包括 I 型肺泡上皮损伤，Ⅱ 型肺泡上皮不典型增生，部分患者在早期或急性肺泡炎阶段，经中止诱因和（或）皮质激素治疗后，呈可逆性缓解，部分患者即使去除诱因的刺激，局部病变仍继续进展，最终出现难于纠正的 I 型呼吸衰竭，预后极差。

另外，在药源性细支气管管腔闭塞、肺栓塞、弥漫性肺出血、肺肾综合征及过敏性肺泡炎等病程中，均可导致呼吸衰竭，但临床上较少见。

（蔡少华）

264 · 如何防治药源性肺损伤？

虽然药源性肺疾病已逐渐得到认识和重视，但在临床和研究中仍面临着三个方面的难题：①由于药源性肺疾病的肺部表现为非特异性，又没有特殊的实验室检查或肺组织活检等手段能确定某种药物为特异性致病因素，所以这类疾病的诊断主要靠排除法；②有关药源性肺疾病的临床文献报道，病例分散且数量有限，仍难于确定可靠的整体发病率、病死率及相关的危险因素；③仍缺乏理想的临床对照研究方法，尤其是人体研究，尚缺乏循证医学的资料。所以在目前条件下，其防治应从以下几个方面着手。

（1）首先要强化医务人员对药物正副作用双重性的认识，保持对药物不良反应的警惕性，尤其是一些新上市药物，要熟悉所用药物的药理作用及不良反应，严格掌握用药适应证、剂量及疗程，在保证有效的前提下简化用药方案，以避免药物间的相互毒性作用，可用可不用的药物坚决不用。需要提醒注意且常被忽视的是，某些药物在常规治疗剂量下就可诱发药源性肺疾病。

（2）对患者做好宣传教育工作，纠正其重治疗作用轻毒性反应的片面认识，患者应在医务人员指导下合理用药，不可盲目服用自己不了解的药物，对长期服药的患者，要定期检查并权衡其利弊，酌情调整，尤其对于必须使用一些有明确肺毒性的药物，要进行密切的动态监测。

（3）对一些药源性肺疾病的诊断金标准，是当再次使用同一种（些）药物时，出现类似或更严重的临床表现及胸部影像学异常，但这对患者是相当危险的，不可能主动使用或进行激发试验，只能在遇到此种情况时及时诊断。对于原发病不能解释的进展性肺部病变，要仔细回顾研究其既往药物过敏史、近期用药史（种类和剂量），结合文献提供的可导致药源性肺疾病的药物种类，综合分析找出线索，及早认识，及时停药。有两种情况尤其要引起注意，其一是在呼吸衰竭并机械通气患者，在经过有效的抗感染等治疗后，原发病得以控制，但病人迟迟不能脱离呼吸机；其二是在 COPD 患者，其 CO_2 潴留及肺功能异常处于呼吸衰竭的边缘状态，无感染等其他诱因时，突然出现失代偿并依赖机械通气，此时要考虑到药源性肺泡通气不足的可能性。

（4）一旦确诊或怀疑药源性肺疾病，当务之急是停用致病或可疑致病药物，大部分患者停药后，肺部病变可减轻，并逐渐痊愈，小部分患者即使停药，其肺部病变仍逐渐演变为慢性病程。肾上腺皮激素治疗仅对早期病变有效，多采用先冲击后维持疗法。对急性肺水肿、支气管痉挛、呼吸衰竭、肺泡出血、肺动脉高压等要采取相应的对症处理。

（蔡少华）

参 考 文 献

[1] Goldner MM, Shapiro RS. Acute respiratory failure: update on management. J Respir Dis, 1998, 19 (12): 1058-1068.

[2] Shoemaker WC, Ayres SM, Grenvik A, et al. Textbook of critical care. 4th ed. Har Court Asia, W. B. Saunders, 2001: 1370-1476.

[3] 俞森洋. 机械通气研究的进展. 中国危重病急救医学, 1998, 10 (9): 571-574.

[4] 俞森洋, 朱元珏. 呼吸衰竭机械通气治疗的最新进展. 中国实用内科杂志, 2000, 20 (1): 11-13.

[5] Goldner MM, Shapiro RS. Acute respiratory failure: ventilatory support strategies. J Respir Dis, 1999, 20 (2): 158-167.

［6］俞森洋. 呼吸危重病学. 北京：中国协和医科大学出版社，2008.

［7］Delerme S, Ray P. Acute respiratory failure in the elderly：diagnosis and prognosis. Age Ageing，2008，37 （3）：251-257.

［8］Andrews P，Azoulay E，Antonelli M，et al. Year in review in intensive care medicine，2004. I. Respiratory failure，infection，and sepsis. Intensive Care Med，2005，31 （1）：28-40.

八、急性呼吸窘迫综合征（ARDS）

265. 急性呼吸窘迫综合征（ARDS）的定义和诊断标准历年来有哪些变化？

1967 年，Ashbaugh 等首先报道了 12 例因各种原因引起的急性呼吸衰竭患者，这些患者胸片均显示有弥漫性肺浸润影，临床上有严重的低氧血症和肺顺应性减低。病理学特征为严重的肺水肿、肺血管充血伴出血、微小萎陷和透明膜形成。此后，对此症的定义和名称一直颇有争议，曾使用过的名称有"湿肺综合征"、"休克肺"、"肺透明膜病"、"创伤性湿肺"等 20 多种。后来，Petty 和 Ashbaugh 等将其命名为"成人呼吸窘迫综合征（adult respiratory distress syndrome，ARDS）"，并为绝大多数学者所接受，但为 ARDS 制订的诊断标准，各国学者之间仍有较大差异。虽不相同，但几乎所有 ARDS 诊断标准总包括这些内容：两肺弥漫性浸润影，严重低氧血症和肺顺应性减低，没有心源性肺水肿的临床和血流动力学依据。

1988 年，Murray 等主张对肺损伤的范围和严重程度进行分级，提出了肺损伤评分（lung injury score，LIS）系统。LIS 系统从胸片、低氧血症、PEEP 和呼吸系统顺应性 4 方面来评分，总各项得分相加之和除以项目即得 LIS 评分。作者建议：LIS 得分>2.5，可诊断为 ARDS，得分 0.1~2.5 可诊为轻至中度肺损伤（表 8-1）。应用 LIS 系统诊断 ARDS 的主要好处是可以对肺损伤的程度进行比较和半定量，也可对疾病的发展过程：从正常功能→功能不全→明显衰竭进行连续评估或对治疗的反应进行仔细研究。Owens 和 Sinclair 等随后的研究显示 LIS 系统和胸部 CT 扫描所显示的病变异常范围是高度相符的（$r = 0.75$，$P < 0.01$），也与肺泡渗出的严重程度高度相符（$r = 0.73$，$P < 0.01$）。

1994 年欧美联合召开的有关 ARDS 的专题讨论会提出将"成人"呼吸窘迫综合征改称为"急性"（acute 而不是 adult）呼吸窘迫综合征，并推荐新的 ARDS 和急性肺损伤的标准（表 8-2）。1994 年的诊断标准与过去比较，不同之处在于：①ARDS 可发生于任何年龄组，而不限于成人。②以低氧血症的严重程度作为区别急性肺损伤（ALI）和 ARDS 的唯一标准，而不把机械通气及机械通气时间列入诊断指标；因为可利用的机械通气条件及临床医生的经验直接影响机械通气的使用及其效果。其次，若把机械通气作为诊断指标，一些早期肺损伤而无机械通气的患者就难以得到诊断。③不把通气中的 PEEP 水平和顺应性作为诊断条件，因为 PEEP 的作用和通气中的顺应性受应用机械通气的时间、设置呼吸机的模式及各项参数直接影响，过高的 PEEP 不仅难以改善氧合，而且可因减少心排出量而减少氧向组织的输送。④简化了诊断指标，便于记忆，加强了临床的可操作性。⑤1994 年标准仍采用 ALI 的概念，继承了 LIS 系统将 ALI 和 ARDS 共同列入诊断标准，将重度 ALI 定义为 ARDS 的观点，并赋予 ALI 更广泛的含义。强调 ALI 是炎症综合征，是在感染、创伤等打击后发生的，连续发展的病理生理过程，便于 ARDS 的早期诊断和早期治疗。

表 8-1　急性肺损伤评分（LIS）系统

	数值	评分
1. X 线胸片评分		
无肺泡实变	–	0
肺泡实变在 1/4 肺野内	–	1
肺泡实变在 2/4 肺野内	–	2
肺泡实变在 3/4 肺野内	–	3
肺泡实变在全部肺野内	–	4
2. 低氧血症评分（PaO_2 以 mmHg 计）		
PaO_2/FiO_2	≥300	0
PaO_2/FiO_2	225~299	1
PaO_2/FiO_2	175~224	2
PaO_2/FiO_2	100~174	3
PaO_2/FiO_2	<100	4
3. 呼气末正压（PEEP）评分		
PEEP	≤5cmH$_2$O	0
PEEP	6~8cmH$_2$O	1
PEEP	9~11cmH$_2$O	2
PEEP	12~14cmH$_2$O	3
PEEP	≥15cmH$_2$O	4
4. 呼吸系统顺应性评分		
顺应性	≥80ml/cmH$_2$O	0
顺应性	60~79ml/cmH$_2$O	1
顺应性	40~59ml/cmH$_2$O	2
顺应性	20~30ml/cmH$_2$O	3
顺应性	≤19ml/cmH$_2$O	4

续　表

	数值	评分
总分除以项目即得肺损伤评分（后 2 项为机械通气时测得）		
最后判别		评分
无肺损伤		0
轻-中度肺损伤		0.1~2.5
重度肺损伤（ARDS）		>2.5

注：1mmHg=0.133kPa，1cmH$_2$O=0.098kPa

表 8-2　急性肺损伤（ALI）和急性呼吸窘迫综合征（ARDS）的推荐标准

	发病	氧合	胸部 X 线摄片	肺动脉楔压
ALI 标准	急性开始	PaO$_2$/FiO$_2$ ≤ 40kPa（300mmHg）（不管 PEEP 水平）	正位胸片可见两肺肺浸润	测定时，≤ 2.4kPa（18mmHg），或无左房高压的临床迹象
ARDS 标准	急性开始	PaO$_2$/FiO$_2$ ≤ 26.7kPa（200mmHg）（不管 PEEP 水平）	正位胸片可见两肺肺浸润	测定时，≤ 2.4kPa（18mmHg），或无左房高压的临床迹象

（俞森洋）

266 • ARDS 新诊断标准（称为柏林定义）是什么？如何解读？

在过去 10 多年，ARDS 的基础和临床研究已有了巨大进展，也暴露了目前临床上正在应用的 ARDS 诊断标准的严重缺陷。近年来已经有多组学者提出了重新制订 ARDS 诊断新标准的建议。为今后更好开展前瞻性多中心随机对照研究（RCT），也迫切需要一个诊断新标准来统一和规范病例的选择。

2011 年在德国柏林，由欧洲危重症协会成立了一个全球性专家小组，主持修订了 ARDS 诊断标准（称 ARDS 柏林定义），正式发表在 2012 年的《美国医学会杂志》（JAMA）上，随后又对其修订方法进行了解释，并补充了一些资料（表 8-3）。

表 8-3　ARDS 柏林的诊断标准

指　标	数　值
起病时间	从已知临床损害，以及新发或加重呼吸系统症状至符合诊断标准时间，≤7 天
胸部影像学[a]	双侧浸润影，不能用积液、大叶/肺不张或结节来完全解释

续　表

指　　标	数　　值
肺水肿原因	呼吸衰竭不能用心力衰竭或液体过度负荷来完全解释；如无相关危险因素，需行客观检查（如超声心动图）以排除静水压增高型肺水肿
氧合情况[b]	轻度：PEEP 或 CPAP≥5 cmH$_2$O 时[c]，200<PaO$_2$/FiO$_2$≤300 中度：PEEP≥5cmH$_2$O 时，100<PaO$_2$/FiO$_2$≤200 重度：PEEP≥5cmH$_2$O 时，PaO$_2$/FiO$_2$≤100

注：CPAP：持续气道正压；FiO$_2$：吸入氧气分数；PEEP：呼气末正压；a：胸部影像学包括胸片或 CT；b：如果海拔超过1000m，PaO$_2$/FiO$_2$ 值需用公式校正；校正后 PaO$_2$/FiO$_2$＝PaO$_2$/FiO$_2$×（当地大气压/760）；c：轻度 ARDS 组，可用无创通气时输送的持续气道正压

　　柏林定义沿用了 1994 年欧美 ARDS 专题研讨会（AECC）制订的诊断 ALI/ARDS 的 4 项标准，简单易记，方便临床应用。粗看起来，与 AECC 标准改变不大，但仔细比较，有以下不同：①对"急性"的概念做出明确时间规定，从已知临床损害至符合诊断标准时间≤7 天。Hudson 等对 695 例危重病的调查发现，Sepsis 和创伤患者在 24 小时内发生 ARDS 的分别为 54% 和 29%；在 ARDS 危险因素出现后的 5 天内，90% 以上患者发生 ARDS，到 7 天时，所有患者均发生 ARDS。这有利于 ARDS 与间质性肺疾病的鉴别，因后者的发生常历时数周至数月，而且病因不明。②胸部影像学：AECC 标准只提 X 线胸片"双侧浸润影"，过于笼统，在不同看片者之间对同一胸片常缺乏一致的可靠解释。有报道：即使有经验的专家，胸片与临床诊断的符合率也只有 36% ~ 71%。经过培训可提高诊断符合率。柏林定义改为"双侧浸润影不能用积液、肺不张或结节来完全解释"，强调了鉴别诊断。附注中还提到"胸部影像学包括 CT"，胸部 CT 有许多特殊征象对 ARDS 的诊断和鉴别诊断很有意义。对 ARDS 与严重肺炎、急性间质病等的鉴别提供帮助，在保证安全的情况下，应提倡多进行此项检查。③肺水肿原因：规定要与心力衰竭或液体过度负荷进行鉴别；废除以前肺动脉楔压（PAOP）≤18mmHg 的规定；因为常规应用 Swan-Ganz 导管测定 PAOP 并发症发生率高，临床上已很少应用，研究还显示即使测定 PAOP，在测定者之间也差异较大。而且有 1/3 ~ 1/2 的 ARDS/ALI 患者的 PAOP＞18mmHg，经常与传送的气道压和液体复苏相关，较高的 PEEP 导致 PAOP 测定呈假性增高。柏林定义加上了"如有条件，需行超声心动图（EC）等客观检查"的内容，EC 可床旁进行，又无创伤，可评价心脏各房室大小、左心功能（如射血分数）、有无肺动脉高压，对排除静水压增高型肺水肿很有意义。另外，B 型钠尿肽（B-type natlriuoetic peptide，BNP）或尿钠肽前体（pro-BNP）的显著增加，有助于心力衰竭的诊断。中心静脉压（CVP）进行性增加的趋势对液体过度负荷也颇有价值。这些检查对危重患者的心功能评价也是很有意义的。④柏林定义最重要特征是基于氧合情况（PaO$_2$/FiO$_2$ 比值），将 ARDS 分为轻、中、重度（表 8-3）。这样分度的好处是：可更好地预测机械通气时间和 ARDS 病死率，并为选择治疗 ARDS 的某些新方法，如俯卧位、高频振荡通气（HFO）、

体外二氧化碳去除（$ECCO_2$）、体外膜氧合（ECMO）以及神经肌肉阻滞剂的应用等提供参考（图 8-1）。柏林定义草案经过来自 4 个多中心、4188 例患者数据的系统回顾及来自 3 个单中心含有生理学检测数据的 269 例患者数据的分析，应用新标准的 ARDS 分度对上述病例进行系统分析发现，ARDS 病死率轻度为 27%，中度为 32%，重度为 45%，三者比较差异有统计学意义（$P<0.001$）。经与 AECC 标准进行统计学分析发现，新标准对于预测 ARDS 病死率具有更高的有效性，故获得了欧美危重病学界的认可，也为制订以循证医学为基础、更精准定义其他综合征提供了新的方式。

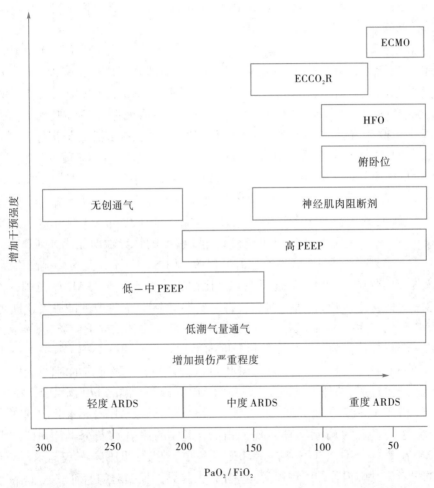

图 8-1　根据柏林定义判断的 ARDS 严重程度，可供选择的治疗方法
注：HFO：高频震荡通气；$ECCO_2$：体外二氧化碳去除；ECMO：体外膜氧合

（俞森洋）

267 • 对 ARDS 柏林定义有哪些问题值得进一步探讨？

（1）柏林定义是否降低了 ARDS 的诊断门槛？严重而且不易纠正的低氧血症是 ARDS 的重要特征，历来 ARDS 诊断标准都对氧合指标有严格规定，从 1976 年 Bone 等至 1989 年 Cryer 等标准：均 $PaO_2/FiO_2 < 140 \sim 150$；1988 年 Murray 等用"肺损伤评分系统（lung injury score system，LISS）"判断肺损伤严重程度；LISS 从 X 线胸片、低氧血症（PaO_2/FiO_2）、PEEP 和顺应性 4 方面来评分，各评分总数除以评分项目，评分 0.1~2.5 为轻至中度肺损伤，>2.5 为 ARDS。按此标准推算，必须 $PEEP > 10 cmH_2O$，$PaO_2/FiO_2 < 200$，而且还要顺应性、X 线胸片肺泡实变达标才能诊断 ARDS。

AECC 标准继承了 LISS 的早期是急性肺损伤，疾病发展到严重阶段为 ARDS 的概念，以便于连续评估疾病发展过程。柏林定义也以低氧血症严重程度作为区别轻重 ARDS 的唯一标准，但取消急性肺损伤（ALI）名称，把 $200 < PaO_2/FiO_2 \leqslant 300$ 归入 ARDS 范畴。纵观 ARDS 诊断标准发展史，开始时 $PaO_2/FiO_2 < 140 \sim 150$，以后规定 <200 加其他指标为 ARDS，引出肺损伤（≤300）概念，到现在定 ≤300 为 ARDS，并去掉其他附加指标，可看出柏林定义已降低了 ARDS 的诊断门槛。AECC 标准确诊 ARDS 的特异性本来就低，如有报道，对 183 例接受过机械通气的 ICU 患者，死后尸检以弥漫性肺泡损伤（diffuse alveolar damage，DAD）病理改变为金标准，比较 3 种 ARDS 标准（AECC、Murray LⅡS 和 Delphi 标准）的诊断准确性，他们的敏感性和特异性分别是：AECC 0.83，0.51；Murray LⅡS：0.74，0.77；Delphi：0.69，0.82。Murray LⅡS 和 Delphi 标准的特异性明显比 AECC 高，而敏感性没有统计学显著差异。近年来不少专家呼吁修改 ARDS 的标准，是希望提高诊断准确性，而柏林定义专家组强调诊断标准的连续性和可比性，并将 ALI 并入 ARDS 范围，人们有理由怀疑，按柏林定义来诊断 ARDS，是否会将大量没有 DAD 病理改变的患者诊断为 ARDS，从而增加 ARDS 的发生率及治疗费用，在没有提高治疗水平的情况下，降低了病死率。

以 PaO_2/FiO_2 比值作为 ARDS 诊断和分度的最重要标准时，必须了解它是受 FiO₂、呼吸机条件（通气模式、峰压、平台压、PEEP、吸气时间），以及测定的时间等因素影响的。Villar 等评价了标准通气条件下对符合 AECC 的 ARDS 诊断标准的 170 例患者，在 24 小时时加用 $10 cmH_2O$ PEEP 和 $FiO_2 \geqslant 0.5$（30 分钟）后，再用原来 AECC 标准只有 58% 的患者仍符合 ARDS，这些患者的病死率是 46%；相反，32% 的患者重新分类为 ALI，病死率为 20%，10% 患者 $PaO_2/FiO_2 > 300$；病死率 6%。该研究证明，即使初始符合 AECC 的 ARDS 诊断标准的患者，其肺损害的严重程度也存在很大差异，根据对初始阶段通气治疗的反应，可判断患者肺损害的严重程度，并与预后密切相关。Villar 等指出，柏林定义的 ARDS 诊断和分度标准，没有规定在特殊时间段（如 ARDS 开始后的 24 小时）和在标准的呼吸机条件（如 $10 cmH_2O$ PEEP 和 $FiO_2 \geqslant 0.5$）下，对患者的 PaO_2/FiO_2 值进行再评价。而以初始时还是以再评价时的 PaO_2/FiO_2 来划分 ARDS 的严重度有很大不同，对 ARDS 发生率和病死率的统计也有很大影响。Villar 等还对柏林定义专家组采用以前的研究资料做回归模型分析，来验证新分度标准病死率的做法提出批评，认为方法学上存在诸多缺陷，如所有患者都不是为评价病死率而前瞻性纳入的，没有说明在计算 PaO_2/FiO_2 时，FiO_2 和 PEEP 的水平，更没有在 24 小时后加用 $10cmH_2O$ PEEP 和 $FiO_2 \geqslant 0.5$，对患者的 PaO_2/FiO_2 比值进行再评价。所用病例资料当初是经过挑选的，有些 ARDS 患者因为年龄、并存疾病、没有行有创性通气等原因已经排除在外，因此研究不是队列性的。4 个多中心研究的患者资料是 1996~2000 年的，那时机械通气所用的潮气量 $\geqslant 10ml/kg$，这些对病死率的评价都会有影响。因此，Villar 等认为在利用回归模型的病死率分析结果时应格外谨慎。

（2）严重 ARDS 的诊断标准问题：近年来已将 ARDS 的临床研究重点转移至"严重ARDS"。柏林定义对严重 ARDS 的定义是：在 PEEP $\geqslant 5cmH_2O$ 时，PaO_2/FiO_2 比值 $\leqslant 100$。柏林定义草案中原来还有影像学严重程度（胸片上肺泡实变在 3~4 肺野）、呼吸系统顺应性 $<40ml/cmH_2O$、经校正的每分钟通气量（$\geqslant 10L/min$）、PEEP 水平（$\geqslant 10cmH_2O$）4 项指标来辅助诊断严重 ARDS，经过 4 个多中心和 3 个单中心临床研究数据共 4457 例患者的meta 分析结论进一步验证，因不能提高该定义病死率的预测价值，为简化定义而将 4 项辅助指标从正式公布的柏林定义中剔除。实际上这 4 项指标对判断 ARDS 严重性是颇有意义的。因为很多因素可影响 ARDS 患者的氧合，如低氧血症的加重，除 ARDS 疾病本身以外，心排出量的改变、永久性卵圆孔未闭（20%患者存在）、某些药物（如扩血管药）等都会影响氧合，就是 PEEP、FiO_2 的水平也影响 PaO_2/FiO_2 比值。例如，即使 PaO_2/FiO_2 比值相同，用 10 比用 5 cmH_2O PEEP、或用 100% 比用 60% FiO_2 的 ARDS 患者的肺损伤程度要严重。因此，用 PaO_2/FiO_2 单一指标来定义严重 ARDS 有局限性，用一些确能反映肺损伤程度的指标来补充，在临床上是很有意义的。在儿童危重病医学中最广泛应用来定量肺损伤和低氧血症程度的指标是氧合指数（oxygenation index，OI），这里 OI 不是指 PaO_2/FiO_2 比值，OI 特别考虑到了平均气道压（MAP）这个影响氧合的重要因素，其计算公式：$OI = MAP \times 100 \times FiO_2/PaO_2$，在成人或儿童的 ALI/ARDS，OI 是与机械通气效果和患者预后相关的。已有个多研究显示，与测定 PaO_2/FiO_2 比较，OI 是能更确切预计 ALI/ARDS 病死率的指标。现不少学者将 $OI > 30$ 视为严重 ARDS 的指标。

界定出"严重 ARDS"，主要的不是去预测患者（用以前常规方法治疗）的病死率，而是对应用"挽救性治疗（rescue therapies）"的资料进行重新分析，或选择适应证患者，或对某种治疗新方法进行 RCT。挽救性治疗可分为两大类：通气性和非通气性治疗策略，通气性治疗策略有：高水平 PEEP，肺复张动作，气道压力释放通气和高频通气等；非通气性治疗策略包括应用神经肌肉阻滞剂，吸入血管扩张剂，俯卧位，体外生命支持等。诸多RCT 结果显示，这些治疗虽能改善患者氧合，但都没有降低 ARDS 的总病死率。然而，已有多个研究表明，当我们界定出"严重 ARDS"患者，再对这些治疗方法的 RCT 进行第 2次荟萃分析、或 Post hoc 分析时，却发现，不少"挽救性治疗"不仅显著改善"严重ARDS"患者的氧合，也降低病死率。例如：已有多个研究和 Post hoc 分析提示，用高PEEP 时，轻-中度肺损伤患者获益少而害处多；严重 ARDS 与其相反，获益多而害处少，取决于肺泡的复张潜能（recruitment potential）；又如俯卧位通气降低严重低氧血症（$PaO_2/FiO_2 < 100mmHg$）患者的病死率，但没有降低 $PaO_2/FiO_2 \geqslant 100mmHg$ 患者的病死率。最近几年的研究证明：针对"严重 ARDS"应用规范化的挽救性治疗是很有意义的，这可

能是继小潮气量和肺保护通气策略之后，再进一步降低 ARDS 病死率的重要研究进展。值得注意的是，柏林定义的"严重 ARDS"标准与以前许多研究"挽救性治疗"者采用的标准不同，因此，柏林定义的"严重 ARDS"标准是否定得恰当？是否就可如图 8-1 内各条框所示范围来选择各种"挽救性治疗"？还需更多的 RCT 来证明。

在我国也应开展 ARDS 诊断标准的相关研究和讨论，不断提高 ARDS 的诊断水平。

（俞森洋）

268. 急性呼吸窘迫综合征（ARDS）的发病机制有哪些研究进展？

ARDS 是多种原因引起的一种急性呼吸衰竭，患者原来的心、肺功能大多正常，由于肺外或肺内的原因引起了肺毛细血管渗透性增加形成肺水肿，导致进行性呼吸困难、顽固性低氧血症、肺顺应降低、肺片显示两肺弥漫性浸润阴影。虽积极治疗，至今病死率仍高达 50%~60%。死亡原因主要为多系统脏器功能衰竭。

自 1967 年首次报道 ARDS 以来，已证实引起 ARDS 的原发病有 100 多种，很多原发病，如严重外伤、手术、骨折、休克、药物过量等，与呼吸系统无关，却在原发病治疗后已经改善或稳定情况下发生急性严重呼吸衰竭，其机制不清楚。近年来由于细胞、分子生物学的迅速进展，人们利用这些技术对 ARDS 的发病过程进行了大量研究，取得了明显进展。现已认识到炎性反应（感染性或非感染性）在 ARDS 的发病中具有十分重要的作用。在致病因子的作用下，中性粒细胞、肺泡 II 型上皮细胞、肺毛细血管内皮细胞、单核-巨噬细胞和血小板等被激活，大量释放细胞因子（肿瘤坏死因子，白细胞介素 IL_{-1}、IL_{-2}、IL_{-8} 等）和炎性介质（氧自由基、血小板活化因子、花生四烯酸代谢产物：TXA_2、LTB_4、LTC_4，蛋白酶：弹性蛋白酶、胶原酶、组织蛋白酶等），引起全身炎性反应综合征（systemic inflammatory response syndrome，SIRS）。SIRS 诱发激活肺内的效应细胞，引发呼吸爆发，导致肺泡毛细血管膜的通透性增加，广泛的肺微小不张、动-静脉分流和难以纠正的严重低氧血症。当这种过度炎性反应引起的急性肺损伤达到一定严重程度时，则为 ARDS。细胞因子、炎性介质和严重缺氧也可损害人体的其他重要器官，如肾、肝、脑、心等，并进一步发展为多器官功能障碍综合征（multiple organ dysfunc-tion syndrome，MODS）。所谓 MODS 是指机体在遭受严重感染、多发创伤、休克、大手术等 24 小时以后，序贯性地发生 2 个或 2 个以上器官功能障碍的临床综合征。当 2 个或 2 个以上器官功能障碍的严重程度达到器官衰竭的临床诊断标准时，则可称之为多器官功能衰竭综合征（multiple organ failure syndrome，MOFS）。

综上所述，近年对 ARDS 发病机制的研究，得出以下结论。

（1）过度炎性反应在 ARDS 的发生和发展中起关键作用，这可以解释为什么此综合征的始因多样且互不相关，但引起的肺损伤却完全一致。

（2）ARDS 和 MOFS 有相似的发病机制，因此可以认为 ARDS 本身不是一个单一的疾病，而是全身炎性反应的首发表现，是 MOFS 的一个组成部分。这可以解释为什么即使应用了高技术生命支持治疗（包括机械通气），至今 ARDS 的病死率仍很高，且死因中 90% 以上病人死于 MOF（因为生命支持治疗只能延长生命，并不能阻断炎性介质释放所产生的级联反应和 MOF 的序贯进程）。这也提示我们，在 ARDS 的治疗过程中，除呼吸系统以外，应严密监测和保护其他重要脏器的功能。

（3）近年来，为探讨调控炎性介质合成和释放的机制，已进行了大量研究以寻找阻断过度炎性反应的有效药物。这些药物包括抗内毒素抗体、IL-1 受体拮抗剂（IL-1ra）、TNF-α 拮抗剂（抗 TNF-α 抗体、抗 TNF-α 受体抗体、重组可溶性 TNF-α 受体）、自由基清除剂、花生四烯酸的抑制剂等。有些在动物实验中取得了不同程度的疗效，但临床试用的结果却令人失望。这迫使人们重新认识和评价全身炎性反应和 ARDS。近年的观点认为，全身炎性反应存在致炎和抗炎反应两个方面以及两者之间的平衡，如两者保持平衡，则内环境稳定，不会引起器官功能损伤，若炎性介质过度释放和内源性抗炎介质释放不足，则导致炎性反应失控，内环境失去稳定性，这可能是导致 ARDS 等器官功能损伤的根本原因。

（俞森洋）

269 • 如何治疗 ARDS？

ARDS 起病急骤、发展迅速、损害广泛、预后严重、病死率高，要求早期诊断、积极治疗，才可能降低病死率。以下简述一些主要治疗原则。

（1）正确治疗基础疾病，预防 ARDS 的发生：对可能迅速导致 ARDS 的基础病应积极采取各种治疗措施，如脓毒症、细菌性肺炎及时应用有效抗生素；创伤、骨折等应及时处理；休克应迅速纠正。

（2）适当补液：一方面要维持适当的有效循环血量以保证肺和心、脑、肾等重要脏器的血流灌注；另一方面，又要避免过多补液，增加肺毛细血管流体静压，增加液体经肺泡毛细血管膜外渗而加重肺水肿。为指导正确补液，最好插漂浮导管测肺动脉楔压（PCWP），维持 PCWP 在 1.37~1.57kPa（14~16cmH$_2$O）为理想。若无测定 PCWP 条件，可仔细观察患者循环和各脏器血流灌注情况，如尿量、血压、动脉血 pH 及精神状态等来评估补液量。补充胶体液量也应严格限制，因为在肺毛细血管渗透性增加的情况下，补充的清蛋白等胶体物质也可外渗而加重肺水肿。通常情况下，ARDS 患者的每日入量应限于2000ml 以内，允许适量的体液负平衡。胶体液的补充一般限于血浆低蛋白者。也有主张晶、胶体液之比以 2:1 为宜。在补充胶体液之后半小时或 1 小时，应使用利尿剂以促使液体排出。

（3）肾上腺皮质激素：ARDS 患者是否应用激素至今仍无一致意见。应用激素的可能好处是：①抗感染作用，减轻肺泡壁的炎性反应；②减少血管渗透性，保护肺毛细血管内皮细胞；③稳定细胞溶酶体作用，维护肺泡Ⅱ细胞分泌表面活性物质功能；④缓解支气管痉挛；⑤减轻组织的纤维化。不良反应是感染的发生率和严重性可能增加。故目前多主张早期大量短程应用。例如氢化可的松每日 300~400mg 或地塞米松每日 20~40mg，用 2~3天。但也有不少作者指出，在动物 RDS 或人类 ARDS，皮质激素对肺损伤的病理过程未见有明显好处，存活率未提高，而主张不用。

（4）抗感染：严重感染既是 ARDS 的高危致病因素，也是非感染病因导致 ARDS 后的最常见并发症和死亡原因。抗感染治疗宜尽早开始，选用广谱有效抗生素，并给予足够的剂量和疗程。最常见感染部位有肺部、腹部和创伤伤口，常见致病菌有革兰阴性杆菌，如铜绿假单胞菌、大肠埃希菌、肺炎克雷伯菌、厌氧菌等；有时为革兰阳性球菌，如金黄色葡萄球菌等。晚期可有真菌等继发感染。大多选用第三代青霉素，第三、四代头孢菌素、碳青霉烯类、氟喹诺酮类，必要时可联合用药，或加氨基糖苷类抗生素（注意肾功能）。革兰阳性菌感染可用苯唑西林或氯唑西林、奥格门汀，耐甲氧西林金葡菌（MRSA）感染可用万古霉素、利奈唑胺。真菌感染可静脉点滴卡泊芬净、伊曲康唑、伏立康唑、泊沙康唑，严重真菌全身感染可用两性霉素 B 和 5-氟胞嘧啶。

（5）有效的氧疗和呼吸支持。

（6）加强营养：ARDS 患者机体处于高代谢状态，急性期过后，恢复期的持续时间也往往较长，因而导致营养不良可使机体免疫防御功能下降，易致感染和影响肺组织的修复，故宜尽早加强营养。可采用鼻饲和静脉补充营养的方法，成人一般每日需要量 20～30kcal/kg，蛋白 1.5～3g/kg，脂肪占总热量的 20%～30%。

（7）肺表面活性物质替代疗法和一氧化氮吸入　这些疗法正在研究之中。

（8）抗炎药物或炎性反应调节的应用：非激素类抗炎药，如布洛芬、吲哚美辛等，在实验动物中能减轻中性粒细胞活化和肺损伤，提高 PaO_2，但临床疗效并不满意。抗氧化剂，如氧自由基清除剂 N-乙酰半胱氨酸、二甲基甲砜、去铁铵、别嘌醇等，目前仅停留在动物试验阶段。细胞因子调节剂、己酮可可碱在实验动物肺损伤中有一定疗效。抗内毒素抗体、抗肿瘤坏死因子抗体、白细胞介素-1 受体拮抗剂、白介素-6 单克隆抗体、组织因子抗体、白细胞黏附抗体等目前尚处于研究阶段，尚不能推广应用。

（9）合并症的治疗：对严重继发感染、休克、心律失常、DIC、胃肠道出血、肝肾功能损害、气胸等应积极预防，及时发现并给予相应的治疗。

（俞森洋）

270 · ARDS 患者的呼吸支持技术近年来有哪些进展？

机械通气是救治 ARDS 患者的关键性措施，常规通气策略是应用容量切换型通气模式，潮气量（V_T）10～15ml/kg，加用呼气末正压（PEEP）以改善氧合，并使吸入氧浓度（FiO_2）低于氧中毒水平（<0.60），尽力维持动脉血气（pH、PaO_2 和 $PaCO_2$）于正常。实施此标准通气策略的结果，常使肺顺应性很低的 ARDS 患者 V_T 超过 800ml，潮气末肺泡压（相当于吸气平台压）大于 4.9kPa（50cmH_2O），导致呼吸机所致肺损伤（ventilator-associated lung ingury，VALI）的高发生率。近年来已认识到 VALI 类型除过去我们熟知的肺泡外气体和氧中毒以外，还有系统性肺栓塞和弥漫性肺泡损伤（表 8-4），尤其是后者，以累及肺泡-毛细血管界面的广泛组织损伤为特点，使 ARDS 患者本已受损的肺组织不仅不能在通气期间愈合，而且使剩余的健康肺单位也遭破坏，导致高渗性肺水肿的加重。近来的

研究还表明导致 VALI 的因素，除高气道峰压和平台压以外，更重要的，与大 V_T 通气所致肺泡过度扩张和反复强烈牵拉（stretch）有关，故主张改称气压伤（barotrnuma）为容量伤（volutrauma）。

表 8-4　呼吸机所致肺损伤的类型

1. 肺泡外气体：肺间质气肿、气胸、纵隔气肿、胸膜下气囊肿、皮下气肿、气腹、心包积气、腹膜后积气
2. 系统性气栓塞
3. 弥漫性肺泡损伤
4. 氧中毒

为了避免 VALI，近年来多倡用以下通气新策略：肺保护策略、长吸气时间策略和压力限制通气扩增方式。①实施肺保护策略有两种方法，一是加用中等水平的 PEEP（通常为 0.785~1.18kPa 或 8~12cmH_2O）保持肺泡始终开放和一定的功能残气量，避免肺泡在潮气呼吸时反复关闭和开放引起的牵拉损伤。二是弃用传统的大潮气量而改用小潮气量（常为 5~7ml/kg），许可 $PaCO_2$ 逐渐的有限度的升高，所谓允许高碳酸血症（PHC），而不是追求血气正常的通气目标。更准确的方法可描绘呼吸系统的静态压力-容量（P-V）曲线，机械通气时加用等于或略高于低拐点压力水平的 PEEP，选用 P-V 曲线陡直段（不超过高拐点）某点的 V_T 或吸气压力。清醒患者多不能耐受 PHC，需使用镇静、肌松剂等。②实施长吸气时间策略的方法，可以是预设吸气时间或吸气暂停时间延长，也可以增加吸呼时比直至反比通气（吸呼时比≥1）。应用此策略的目的是降低吸气峰压和增加氧合。但可引起气体陷闭（air trapping）和动态肺过度充气，故应监测 auto-PEEP。③压力限制扩增技术，近年来多主张 ARDS 患者应用压力限制型通气模式，与传统的容积切换型通气模式比较，其优点为：①吸气波型为减速型，肺泡在吸气早期即开放，有利于气体交换；②气道压力容易控制和管理，便于实施压力标限通气策略，即整个通气期间，维持吸气峰压不超过 30~35cmH_2O，吸气平台压（相当于肺泡峰压）不超过 30cmH_2O；③可根据患者的需要调整吸气流速，让呼吸机更好地适合患者的自主呼吸；④便于患者-呼吸机的协调，减少镇静剂的需要。压力限制型通气包括压力控制通气（PCV），压力支持通气（PSV），近年来又发展了压力调节容量控制（PRVCV）、容量支持（VSV）、气道压力释放（APRV）、双水平气道正压（Bi-PAP）、成比率通气（PAV）等新模式，可将这些新的通气模式和方法统称为压力限制通气的扩增技术。ARDS 患者机械通气的新策略总结见表 8-5。这些通气新策略经动物实验和临床有限病例的验证，证明确实可减少机械通气并发症，提高 ARDS 的存活率。但尚需今后临床大量病例的严格对照研究才能确切评价。

新通气策略实施小 V_T 和严格的气道压，PEEP 限制，将导致某些 ARDS 患者的高碳酸血症和氧合不足，可采取各种辅助方法。其中为增加二氧化碳排出的辅助方法有：体外二氧化碳排除、腔静脉氧合器、气管内吹气。增加氧合的辅助方法有腔静脉氧合（IVOX）、体外膜氧合（ECMO）、一氧化氮吸入、俯卧位通气和部分液体通气。这些辅助方法目前尚

处于研究阶段，大多数需要特殊的设备和复杂的技术，尚不能在我国普遍开展。

表 8-5　ARDS 患者机械通气的新策略

	传统方法	新策略
目标	正常血气	适当的血气值，预防肺损伤，有利于损伤组织愈合
通气模式	容积切换通气	压力限制扩增技术，压力标限通气
通气参数		
潮气量（V_T）	预设 10~15ml/kg	4~8ml/kg
PEEP	为达到适当的 PaO_2 或 PaO_2/FiO_2 所需要的水平	足以防止肺泡潮气性闭-开周期，达到适当的 PaO_2/FiO_2 比率
肺泡峰压（平台压）	为达到 PEEP 和潮气量的目标值所需要的水平	不应超过 30cmH$_2$O
吸呼时比	1:（1.5~2.5）	延长吸气时间，直至反比通气

（俞森洋）

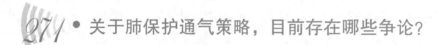

271 • 关于肺保护通气策略，目前存在哪些争论？

为了防治呼吸机相关肺损伤（ventilator-associated lung injury，VALI），近年来提出了两大通气策略：一是用小潮气量（5~6ml/kg）或低通气压（平台压<30~35cmH$_2$O），允许 $PaCO_2$ 逐渐增高，所谓"允许高碳酸血症（PHC）"策略；二是吸气时加用足够的压力让萎陷肺泡尽量复张，呼气时加用适当的 PEEP 让其保持开放，即所谓"肺开放"策略。

关于"允许高碳酸血症（PHC）"策略：有关 PHC 策略的研究，共有 5 个多中心前瞻性随机对照研究结果（表 8-6）。5 个研究得出不同的结果，结果可分为两类：有好处和无好处。

为什么 5 个研究结果不同？对以上 5 个研究进行荟萃分析，可发现它们之间有不少重要的差异：①每个研究所用的 V_T 不同（数值和表示方法均不同：虽然 V_T 都用 ml/kg 表示，但用的体重分别是实测体重，预测体重，干体重或理想体重）；②每个研究 V_T 以外的其他措施不同，如气道压，加 PEEP 的水平和方法，呼吸性酸中毒的处理等不一样；③每个研究的病例数不一样，荟萃分析时权重不一样。

荟萃分析专家们最后得出的结论是：研究结果支持 ARDS 患者推荐应用小潮气量（6ml/kg预计体重）和低平台压（P_{plat}<30cmH$_2$O）进行通气，然而中等 V_T（8~10ml/kg）也是相对安全的。

表 8-6　ALI/ARDS 肺保护通气策略所用的 V_T

研究者	潮气量		病死率（%）		例数	P 值	结果分类
	传统法	小 V_T	传统法	小 V_T			
Amato	12[a]	≤6[b]	71	38	53	0.005	有好处
NHLBI ARDS	11.8[b]	6.2[b]	40	31	861	<0.001	有好处
Brochard	10.3[c]	7.1[c]	38	47	116	0.38	无好处
Stewart	10.8	7.2[d]	47	50	120	0.72	无好处
Brower	10.2[b]	7.3[b]	46	50	52	>0.05	无好处

注：a. V_T 的表示：ml/kg 实测体重

　　b. V_T 的表示：ml/kg 预测体重（PBW）

　　　男 PBW（kg）= 50+2.3 [（身高以英寸表示）-60]

　　　女 PBW（kg）= 45.5+2.3 [（身高以英寸表示）-60]

　　c. V_T 的表示：ml/kg 干体重（测定体重-估计的水钠潴留量）

　　d. V_T 的表示：ml/kg 理想体重（IBW），IBW = 25×[（身高以英寸表示）^{2}]

（俞森洋）

272 • 急性呼吸窘迫综合征的治疗研究有哪些新进展？

自 10 年前欧美急性肺损伤/急性呼吸窘迫综合征（ALI/ARDS）研讨会以来，由美国国立心肺血液研究所（NHLBI）组织的 ARDS 网上研究以及其他许多Ⅲ期前瞻性多中心随机对照临床试验已经完成，这些试验对了解 ALI/ARDS 的病理机制，制订以循证医学为依据的 ALI/ARDS 治疗指南具有明显的影响。10 多年来，ARDS 的病死率已明显降低，与这些研究成果的取得并得到推广应用是分不开的。

（1）大、小潮气量通气的比较研究：2000 年发表了由 NHLBI 的 ARDS 网上研究完成的多中心随机对照临床研究，该研究包括 841 例符合诊断标准的 ARDS 患者，随机分为小潮气量（6ml/kg，按理想体重计算）组和常规通气组（12ml/kg 理想体重），并限制平台压≤30cmH₂O，结果显示小潮气量通气组降低了病死率（小潮气量组病死率为 31%，对照组 40%）。未用呼吸机天数和无肺外器官衰竭的天数明显增加。结果证明，改变呼吸机通气策略可减少 ALI/ARDS 患者的病死率和肺外器官衰竭。此后有多个致力于病理发生机制的研究显示，小潮气量通气策略降低了血浆内的炎性介质（IL-6 和 IL-8 以及可溶性肿瘤坏死因子受体 1 和 2），减低了肺泡上皮Ⅱ型细胞的产物——表面活性物质蛋白 D 的血浆水平，这种肺保护策略已证明对 ALI 患者具有良好的抗炎和屏障保护作用。由 NHLBI 组织的小潮气量研究以其权威性和科学性证明了 ARDS 患者实施肺保护策略的有效性。此研究结果刺激了基础和临床研究以便能更好地了解机械力学能改变肺功能的机制。

应用 6ml/kg 小潮气量存在的问题是，患者难免发生高碳酸血症和呼吸性酸中毒，还意味着为患者能适应呼吸机必须增加镇静剂和肌松剂的应用剂量而可能带来不良反应，此外还可能进行性加重肺不张和复张后的重新萎陷。Gattinoni 等在对该研究资料进行第 2 次分析后发现，在用潮气量<12ml/kg 的任何潮气量，病死率是相似的，只有潮气量≥12ml/kg 时病死率才显著增加。所以 Gattinoni 等认为，大潮气量通气确实必须避免，但以中等潮气量（8～10ml/kg）给患者通气，只要平台压≤30cmH$_2$O，即没有证据表明不能应用。但最近已有 2 个研究表明，以 ARDS 网上研究推荐的策略来通气，还是可以引起某些患者的肺过度扩张。在 CT 扫描为"早期局限 ARDS"的患者中，以"牵张指数"指导机械通气，接受比 ARDS 网上研究推荐方案更低的潮气量和低 PEEP 的患者，有较轻的系统性炎症。而照 ARDS 网上研究提出的以 6ml/kg 潮气量和≤30cmH$_2$O 平台压进行通气的患者中，1/3 有潮气性过度充气证据和炎症加重，提示为防止呼吸机相关肺损伤，保持平台压≤28cmH$_2$O 是必要的。

（2）高、低 PEEP 的比较以及肺复张策略研究：NHLBI 在随后组织的 ARDS 网上研究中，检验了应用小潮气量通气策略的患者，增加 PEEP 水平以进一步改善临床结果的潜在价值。高 PEEP 组与对照组，第一天的平均 PEEP 分别为 14.7±3.5cmH$_2$O 和 8.9±3.5cmH$_2$O，第三天的平均 PEEP 分别为 12.9±4.5cmH$_2$O 和 8.5±4.7cmH$_2$O，第七天的平均 PEEP 分别为 12.9±4.0cmH$_2$O 和 8.4±4.3cmH$_2$O。结果表明，高水平的 PEEP 并不能降低病死率，也没有减少机械通气时间。此试验的研究结果已被另外 2 个尚未发表的临床研究的完成所证实，一个来自加拿大；另一个来自法国，均表明在应用小潮气量通气的情况下加用高水平 PEEP 没有显著效果。但有意思的是，在这个 ARDS 网上研究中，低和高 PEEP 组的病死率均已降低（分别为 28% 和 25%），再一次证实了小潮气量肺保护通气策略已减低 ARDS 的总病死率。

该研究没有证明高水平 PEEP 比低水平 PEEP 能改善存活率，分析其原因可能与以下因素有关：①两组的平台压均未超过危险范围；②没有进行加用 PEEP 的试验；③随机分组中，高 PEEP 组里老年患者数较多；④更重要的是，这种随机分组的方法，没有体现根据每位 ALI/ARDS 患者的病情和呼吸力学，个体化选择 PEEP 的原则。尽管该研究的结果是阴性的，但大家仍一致认为，ALI/ARDS 患者机械通气时加用 PEEP 是必须的，只是最佳 PEEP 的选择仍存争议。

该研究也同时评价了随机分配到高 PEEP 组的前 80 例患者进行肺复张操作（recruitment maneuvers）的安全性和有效性。像加用高 PEEP 一样，肺复张操作是为了减轻在呼吸周期中肺泡反复开放和闭合所引起的损伤。应用 35～40cmH$_2$O 的 CPAP 持续 30 秒来进行复张操作，与进行假复张组患者比较，复张仅导致氧合的轻度和短暂的增加，但不改变存活率，而且与一过性的明显低血压和低氧血症相关，因此中止研究。Constantin 研究了肺复张动作对肺水肿液清除的影响，证明肺复张动作能改善有反应者的肺水肿液清除，但实际上可能损害对肺复张动作没有反应者的水肿液清除。由于肺复张的长期好处尚未证明，因此不应该在 ARDS 患者中推荐常规应用。

（3）高频通气（high frequency ventilation，HFV）的研究：HFV 是一种高频率低潮气量的通气方式，对防止 ARDS 患者机械通气时发生呼吸机相关肺损伤（VALI）可能有益。在多中心 ARDS 患者应用高频振荡通气（high-frequency oscillation ventilation，HFOV）的研究中，148 例 ARDS 患者被随机分为常规通气组和 HFOV 组，常规通气组所用潮气量 5～

10ml/kg，PEEP≥10cmH$_2$O，HFOV组应用300次/分（5Hz）的震动频率，将平均气道压（$\overline{Paw}$）调至比常规通气时的$\overline{Paw}$高5cmH$_2$O，压力振幅初始设置于能达到胸壁振动，然后与震动频率一起进行调整以达到PaCO$_2$ 40~70mmHg。30天后患者的病死率，常规通气组为52%，而HFOV组为37%，虽然HFOV组的病死率比常规通气组低，但两者没有统计学差异（$P=0.102$）。该研究结果表明，HFOV是ARDS患者的一种安全有效的机械通气方式。

（4）俯卧位通气：ARDS患者机械通气时采用俯卧位的3个随机对照研究均显示一致的结果。即大多数患者在俯卧位时氧合改善，但这种通气方法并没有降低病死率。Guerin等将791例急性呼吸衰竭（其中413例为ALI/ARDS）随机分为俯卧位和仰卧位标准治疗组。俯卧位每天至少8小时，在28天的研究期间，俯卧位组的PaO$_2$/FiO$_2$是明显改善的。（$P<0.001$），但没有降低28天和90天时的病死率，而且明显增加严重并发症（如选择性气管插管、气管内导管阻塞和压疮等）的发生率。Gattinoni等的研究也是类似的结果。对于PaO$_2$/FiO$_2$最低（≤88）患者的post hoc分析发现，俯卧位组的10天病死率与仰卧位组比较，是明显降低的（分别为23.1%对47.2%）。对于疾病严重性评分高或高潮气量的患者，俯卧位也有类似的好处，但post hoc分析所注意到的好处并没有持续到ICU出院。因此，对于ARDS需要机械通气的患者，并不推荐普遍采用俯卧位，但对于那些严重持续低氧血症，FiO$_2$>60%，平台压>30cmH$_2$O的患者可作为短期的抢救方法。此时应将俯卧位通气可能发生的严重并发症，包括气管导管和中心静脉导管的意外脱出，气管导管的阻塞等，与短时间改善氧合的好处进行权衡。

（5）应用皮质激素治疗的研究：NHLBI的ARDS网络也已完成对持续或晚期ARDS应用甲基泼尼松龙治疗的潜在价值的重大研究，180例患者被随机分为甲基泼尼松龙治疗组和安慰剂对照组，治疗组的甲基泼尼松龙用法：2mg/kg（按预计体重计）静脉滴注，每6小时一次，连续用14天，然后改为0.5mg/kg，静脉滴注，每12小时一次，连用7天，再逐渐停用。对照组用等量5%葡萄糖液静脉滴注作为安慰剂治疗。试验结果显示，治疗组14天时的病死率是增加的，但60天时的病死率两组并无差别。治疗组不用机天数虽略有增加，但此结果并没有与缩短住ICU和住医院时间相匹配。而且治疗组的神经肌肉并发症发生率增加。

（6）液体疗法不同策略以及不同类型血管压力监测导管的比较研究：最近NHLBI的ARDS网络研究已完成了1000例ALI患者理想液体治疗策略评价的临床研究，以及评估用什么类型的血管压力监测来进行理想的液体监测和管理，结果，应用肺动脉导管（PAC）对临床结果的影响并没有比用中心静脉导管（CVC）提供更多好处。在患者病死率（60天内的病死率，PAC和CVC组分别为27.4%和26.3%，$P=0.69$）和28天内没有应用呼吸机和没有住ICU时间方面，两者没有差别，相反，PAC组发生的导管相关并发症（主要是心律失常）却是CVC组的2倍。然而保守的液体治疗的好处是：明显增加没有应用呼吸机的时间，降低患者病死率。虽然没有达到统计学的差异，该试验一个颇有意义的结果是，在应用肺动脉导管监测的患者组中有29%的患者肺动脉楔压>18mmHg，而这些患者中只有2.5%有低心排出量，提示大多数肺动脉楔压增高的患者并没有心力衰竭。Seattle华盛顿大学的研究者在初步的分析中已确定，无论患者的肺动脉楔压是升高还是正常，其临床结果是类似的。这些观察结果证实长期存在的想法，ALI 经常并发血管内容量的增加，这可能是与创伤或休克时的液体复苏相关的。有鉴于此，在此前 12 小时没有休克的患者，应用保守补液的策略确实是有临床好处的。由 NHLBI 支持的 ARDS 网络研究和某些专家完成的最重要的临床试验总结见表 8-7。

表 8-7　近年选择性进行的 ALI/ARDS 治疗试验总结

研究者	患者数	研究内容	死亡率	P 值
NHLBI ARDS	861	小潮气量与大潮气量通气	31%对 40%	0.007
NHLBI ARDS	549	高 PEEP 与低 PEEP 比较	28%对 25%	0.48
Derdak et al	148	HFOV 对常规通气	37%对 52%	0.1
Bollen et al	61	HFOV 对常规通气	43%对 33%	0.59
Gattinoni et al	304	俯卧位通气 6h/d，10 天	63%对 59%	0.65
Guerin et al	791	俯卧位通气 8h/d，10 天	32%对 32%	0.77
Mancebo et al	136	俯卧位通气 20h/d	50%对 62%	0.22
NHLBI ARDS	180	ARDS 的皮质激素治疗	29.%对 29%	0.10
NHLBI ARDS	1000	PAC 与 CVC 监测指导治疗的比较	27%对 26%	0.69
NHLBI ARDS	1000	保守与开放的液体治疗比较	26%对 28%	0.30

注：NHLBI ARDS：美国国立心肺血液研究所 ARDS 协作组；HFOV：高频振荡通气；PAC：肺动脉压导管；CVP：中心静脉压导管

（7）ALI 的细胞治疗研究：细胞治疗是治疗 ALI 的全新治疗方法，近年来研究表明，造血干细胞并非是骨髓中存在的唯一干细胞，骨髓中还存在另一类重要的干细胞：间充质干细胞（mesenchymal stem cells，MSC）。MSC 广泛存在于全身结缔组织和器官间质中，成人 MSC 主要来源于骨髓，MSC 是具有高度自我更新能力和多向分化潜能的成体干细胞。MSC 免疫原性较低，移植 MSC 后较少发生急性移植物抗宿主病。因此在组织工程，创伤修复，细胞替代治疗，支持造血，基因治疗等方面有相当广阔的应用前景。

Matthay 等研究小组最近发表了内毒素致 ALI 小鼠用 MSCs 治疗的实验研究结果。在内毒素致肺损伤模型建立约 4 小时后，经肺内（气管内）给予 MSCs，结果使 ALI 明显减轻，并显著降低 ALI 小鼠的病死率。48 小时的存活率：MSCs 组为 80%，对照组为 42%，$P<0.01$；72 小时存活率，MSCs 组 64%，对照组 18%，$P<0.05$。最近还有其他一些小鼠的研究显示，MSCs 有治疗全身性感染和肺纤维化的价值。最近 Matthay 等研究组的工作显示，用新的灌注的人肺制剂（同种异体的人 MSCs）也有减轻人肺的内毒素诱发的 ALI 的作用。所有这些研究资料均提示，MSCs 是以旁分泌机制来起部分作用的。例如，在小鼠模型的研究中，MSCs 治疗的小鼠，一些前炎症细胞因子明显减少，而抗炎细胞因子相应增加。而且也有某些证据显示，由 MSCs 产生的生长因子也对肺损伤有益。尚需做更多的临床前研究工

作来检验 MSCs 对肺损伤的潜在治疗价值及其作用机制。

结论：过去 10 年，ALI/ARDS 的治疗已取得了相当多的进展。以小潮气量和严格限制平台压实施的肺保护通气策略降低了 ALI/ARDS 的病死率。以高水平 PEEP 进行的肺复张动作未能证明其有益价值；HFOV 是 ARDS 患者的一种有效通气方式。俯卧位通气虽不能普遍降低 ARDS 的病死率，但可显著改善氧合。应用糖皮质激素对晚期或持续的 ARDS 未见其好处。输液和导管试验的结果，提供了明确的证据：与中心静脉导管比较，应用肺动脉导管并不改善 ALI 患者的预后，然而液体的保守治疗策略，与开放性补液策略比较，可显著增加不用呼吸机的天数，这也许是因为更快地改善了肺功能的生理指标的缘故。现 NHLBI 正在组织进行气溶胶吸入 β 受体激动剂以及特殊的营养支持策略治疗 ALI 患者的研究，最后根据临床前期的研究，用 MSCs 进行的细胞治疗，作为治疗各种器官损伤，包括肺损伤、急性肾衰竭和急性肝衰竭的颇有希望的一种方法正在出现。其机制似乎主要取决于旁分泌效应。

（俞森洋）

273 • "严重 ARDS" 的定义是什么？

80% 以上 ARDS 患者需要气管插管和机械通气，如今的标准通气策略是采用小潮气量（6ml/kg）通气，限制平台压≤30cmH$_2$O，允许高碳酸血症，并加用适当 PEEP，所谓"肺保护通气策略"。采用肺保护通气策略的 ARDS 患者，若 24 小时内氧合改善，病情减轻，病死率为 13%~23%；这些患者可继续应用原来通气条件。若机械通气 24 小时内 PaO$_2$/FiO$_2$ 几乎无改善，病死率即明显增加至 53%~68%。另有一研究，加用 10cmH$_2$O PEEP 后再根据 PaO$_2$/FiO$_2$ 重新分类 ARDS 和 ALI。结果约 1/3 初始分类为 ARDS 的患者被重新分类为 ALI，9% 患者 PaO$_2$/FiO$_2$>300；重新分类后的病死率，ARDS 45%；ALI 20%；其他 6%。

Kallet 复习 16 个研究 197 例 ARDS 患者，84% 患者的压力-容积曲线上低拐点≤15cmH$_2$O，提示 PEEP>15cmH$_2$O 可鉴定为严重 ARDS。Luhr 等报道 PaO$_2$/FiO$_2$<100mmHg 的患者需要更积极改善氧合的治疗。

在新生儿和儿童中常用"氧合指数"（the oxygenation index，OI）的概念，其计算公式如下。

$$OI = (FiO_2 \times mPaw \times 100)/PaO_2$$

这里 mPaw=平均气道压，OI 是比 PaO$_2$/FiO$_2$ 更可靠的预计指标，反映了 PaO$_2$ 不仅与 FiO$_2$，也与 mPaw 相关。也说明氧合损害（PaO$_2$/FiO$_2$）的严重性和平均气道压成比例，现成人 ARDS 患者中也应用 OI。有研究显示发生 ARDS 后 12~24 小时持续高 OI 值和 OI 不断增高是高病死率的独立危险因素，文献报道 OI>30 常预示常规通气失败，是采取非常规通气方式的适应证。

根据多个研究，"严重 ARDS"（有些文献又称"难治性低氧血症"）的定义如下：符合 ARDS 的诊断标准，其中 PaO$_2$/FiO$_2$<100mmHg；或机械通气时尽管潮气量 4ml/kg IBW，仍不能维持 Pplat<30cmH$_2$O，或发生气压伤；OI>30。又将以下情况定义为"高呼吸机条件需要"：在 V$_T$<6ml/kg IBW 时，FiO$_2$≥0.7，PEEP>15cmH$_2$O 或 Pplat>30cmH$_2$O。

（俞森洋）

274 • "挽救性治疗" 的概念是什么?

凡属严重 ARDS 的患者，均有应用"挽救性治疗（rescue therapies）"的适应证。挽救性治疗可分为两大类：通气性和非通气性治疗策略，通气性治疗策略有：高水平 PEEP，肺复张动作，气道压力释放通气和高频通气等；非通气性治疗策略包括应用神经肌肉阻滞剂、吸入血管扩张剂、俯卧位、体外生命支持等。还没有研究证明哪一种挽救性治疗是最好的，因此，治疗方法的选择常根据可利用的装置或医生的经验。如条件欠缺，应考虑将患者转送到富有经验的 ARDS 治疗中心去实施挽救性治疗。对挽救性治疗尚有争议，因为这些治疗方法在前瞻性多中心随机对照研究（RCT）中显示，虽然能改善患者的氧合，但都没有降低具有高度异质性的 ARDS 的总病死率。如果采用挽救性治疗后，患者的氧合和顺应性没有改善，就应停止此治疗或改用另一种挽救性治疗。

（俞森洋）

275 • 挽救性治疗的研究进展有哪些?

（1）个体化选择 PEEP：面对难治性低氧血症患者时，首先考虑的是逐渐增加 PEEP 水平，增加 PEEP 的益处，主要是使萎陷的肺泡复张，减少分流，改善顺应性，增加氧合。害处是使已开放的肺泡过度扩张，增加呼吸机相关肺损伤（VALI）危险。最佳 PEEP 的选择应个体化。已有多个研究和 post hoc 分析提示，用高 PEEP 时，轻-中度肺损伤患者获益少而害处多；严重 ARDS 与其相反，获益多而害处少，取决于肺泡的复张潜能（recruitment potential）。如果复张潜能低，那么增加 PEEP 对 PaO_2 和分流的作用轻微，而对已开放肺泡的过度扩张作用明显，反增加 VALI 危险。鉴定每个患者肺复张潜能的方法，可用短时间（30 分钟）增加 PEEP 的试验，如果增加 PEEP 后，PaO_2 显著增加，$PaCO_2$ 降低，顺应性增加，就提示复张潜能大。反之，即复张潜能小。也可用逐渐减低 PEEP 的试验：先将 PEEP 设置于 $\geq 20cmH_2O$，然后降低 PEEP 到可鉴定产生较好 PaO_2 和顺应性的水平。为了更准确设置 PEEP，已提倡应用食管气囊来测定胸内压，或用压力-时间曲线，看曲线的波形形态，或描绘 P-V 曲线，寻找低拐点来指导。

已有研究证明：ARDS 患者随机分组加用高或低 PEEP，在高 PEEP 组有较高的 PaO_2/FiO_2，而且有 2 个研究显示，难治性低氧血症发生率降低，较低的因难治性低氧血症所致死亡和较少需要挽救性治疗。

总之，ARDS 患者不加 PEEP 是有害的，大多数加用 $8\sim15cmH_2O$ PEEP 通常恰当。证明肺复张潜能大的患者需加用高 PEEP。难治性低氧血症患者可能需要加用高 PEEP，然而罕有需要加用 $PEEP > 24cmH_2O$ 的。在为每例患者做 PEEP 的个体化选择，尤其是加用高 PEEP 时，应该权衡利弊。

（2）个体化选择肺复张动作（lung recruitment maneuver）：肺复张动作是短暂增加跨肺压以便使萎陷的肺泡扩张，实施肺复张动作可有多种方法，最常用持续高压力吹气法，即持续吹气增加气道压至 $30 \sim 50 cmH_2O$ 持续 $20 \sim 40$ 秒；还有间歇性叹气、延长叹气、间歇 PEEP 增加、压力控制通气+PEEP 等，尚不清楚哪一种复张动作是最好的，每次复张动作所需的理想压力，持续时间以及复张动作实施频率也没有研究确定。在实施复张动作时，常需要应用镇静剂或（和）肌肉松弛剂。许多有关复张动作的研究报道，氧合在复张动作后获得明显改善，但不久（有的在 $15 \sim 20$ 分钟内，有的可持续 $4 \sim 6$ 小时）又下降，在复张动作后应用较高 PEEP 可增加复张效果的持续性。复张动作后氧合改善显著可能表明原来 PEEP 水平太低，当已用高水平 PEEP 时，肺复张动作的好处是有限的。

最近有文章系统复习约 1200 例患者行肺复张动作后的急性生理效应，肺复张动作后氧合显著改善。并发症：低血压 15%，氧饱和度降低 8%；其他少见不良事件：气压伤（1%），心律失常（1%）；总病死率与 ALI 患者的观察研究结果相似（38%）。改善氧合的发现在以下亚组比较常见：复张动作前与复张动作后的 PEEP 之差（$\leqslant 5 cmH_2O$ 对 > $5 cmH_2O$），基线 PaO_2/FiO_2 比值（$< 150 cmH_2O$ 对 $\geqslant 150 cmH_2O$）和基线呼吸系统顺应性（$< 30 ml/cmH_2O$ 对 $\geqslant 30 ml/cmH_2O$）。血流动力学已受损害、有气压伤高度危险的患者，应慎用或避免应用肺复张动作。

临床上常将肺复张动作和增高 PEEP 联合应用，统称之为"肺开放策略"。在 3 个标本量最大的肺开放策略的临床试验中，结果显示：①显著降低难治性低氧血症的发生率（risk ratio：RR，0.54，95%CI 0.34~0.86）；②明显改善难治性低氧血症病死率（RR，0.56，95%CI 0.34~0.93）；③减少了挽救性治疗的应用（RR，0.61，95%CI 0.38~0.99）。而且，这 3 个临床研究的荟萃分析显示，在 ARDS 患者，与 ALI 患者比较，高 PEEP 是与改善生存率相关的（调整 RR，0.90，95%CI 0.81~1.0）。

（3）高频通气：高频通气，包括高频射流通气（HFJV）、高频震荡通气（HFOV）、高频叩拍通气（HFPV）等方式；成人以 HFOV 最常用。震动器产生主动吸气和呼气相，可用频率 $3 \sim 15 Hz$，成人一般用 $3 \sim 6 Hz$，可产生较小的潮气量和减低肺损伤的危险。HFOV 震动气体输送高于和低于平均气道压（mPaw）的压力，mPaw 和 FiO_2 是氧合的主要决定因素，而震动的压力波动幅度（$\triangle P$）和呼吸频率是排出 CO_2 的决定因素，潮气量直接随 $\triangle P$ 而改变，与频率成反比。HFOV 也可与其他策略，如肺复张动作，吸入一氧化氮和俯卧位等联合应用。

经常在难治性低氧血症时应用 HFOV。研究显示，在严重 ARDS 的成人患者，HFOV 是安全有效的，可导致氧合的改善和提供充足的通气。Bollen 等报道在随机分到 HFOV 和常规通气的患者中，病死率没有明显差别。然而 post hoc 分析提示，HFOV 能改善具有较高 OI 的患者病死率，应用 HFOV 的并发症，包括气压伤、血流动力学受损、气道黏液浓缩导致气管内导管堵塞、难治性高碳酸血症、增加应用镇静剂或肌肉松弛剂等较少发生。最近的荟萃分析，包括 8 个随机对照研究（419 例患者）证明。HFOV 可明显地降低 ARDS 的病死率（RR，0.77，95%CI 0.61~0.98）和治疗失败（RR，0.67，95%CI 0.46~0.99），包括接受 HFOV 的难治性低氧血症患者。

（4）神经肌肉阻断剂：应用神经肌肉阻断剂的最常见理由是促进人-机协调、改善氧合，另一个可能是改善胸壁的顺应性，减少氧耗，有研究显示可降低肺和全身的前炎症细胞因子，因此可减轻与 ARDS 相关的炎性反应。主要的不良反应是可能在停药后遗留较长时间的肌无力，尤其是与肾上腺皮质激素合用引起肌病时，发生率更高。有两个 RCT 在肺保护通气策略时随机分组，结果在小潮气量通气同时应用镇静剂，加用肌肉松弛剂，让自主呼吸消失组，在应用肌肉松弛剂 48 小时内氧合得到持续改善，在第 1 天时，PaO_2/FiO_2 增加 25%~75%，到第 5 天时增加 50%~140%，比单用镇静剂组氧合明显增加。

（5）吸入一氧化氮（iNO）：吸入血管扩张剂（如一氧化氮），使通气较好肺区域的肺血管扩张，从而改善通气/灌注（$\dot{V}/\dot{Q}$）比例失调，改善氧合，降低肺动脉压，iNO 也使肺血流重新分布，使血流从非通气肺区域流向通气肺区域，因此减少肺内分流，从而改善动脉血氧合。选择性降低肺动脉压而没有引起全身血压的降低。尽管还没有应用 iNO 改善患者病死率的证据，但仍常用于难治性低氧血症的挽救性治疗，尤其是合并明显肺动脉高压者。

（6）俯卧位通气：Sud 等的荟萃分析显示：10 个研究共有 1867 例患者均为 $PaO_2/FiO_2<300$ 低氧血症，大部分为 ALI/ARDS 患者，俯卧位通气降低严重低氧血症（$PaO_2/FiO_2<100mmHg$）患者的病死率（RR，0.84，95%CI 0.74~0.96；$P=0.01$），但没有降低 $PaO_2/FiO_2\geqslant100mmHg$ 者的病死率（RR，1.07，95%CI 0.93~1.22；$P=0.36$），post hoc 分析表明低氧血症较严重亚组的病死率改善是有统计学意义。如果以 PaO_2/FiO_2 140mmHg 为阈值将患者分为两亚组，病死率的改善有明显差别，俯卧位前 3 天改善氧合 27%~39%，但增加压迫性溃疡（RR，1.29，95%CI 1.16~1.44），气管导管阻塞（RR，1.58，95%CI 1.24~2.01）和胸导管移位（RR，3.14，95%CI 1.02~9.69）的风险。作者结论：俯卧位通气可减少严重低氧血症患者的病死率，但有一些并发症。在低氧血症呼吸衰竭中不应常规应用，但可用于严重低氧血症患者。

（7）体外膜氧合（ECMO）：理论上说，体外生命支持（如 ECMO）依靠体外循环系统来提供氧合和排出 CO_2，减轻了肺的工作负荷，应极大地有利于肺保护。但其所获益处应与其可能发生的并发症（如因应用抗凝剂可能导致出血，放置血管导管的创伤性以及继发感染等）相权衡。

近年 ECMO 技术已有改进，肝素用量可以减少，采用 V-V 路径，体外生命支持时间延长，应用更加简便，使得 ECMO 的应用更简单有效，最近澳大利亚和新西兰报道，应用 ECMO 救治 H1N1 相关的 ARDS 61 例，存活率达 79%，这些结果重新唤起了人们应用 ECMO 来救治严重 ARDS 的兴趣，尤其是 H1N1 流行期间。ECMO 的结果受疾病严重性、患者年龄以及是否存在多种并发症等因素的影响，同时也与应用 ECMO 的技术熟练程度相关，因此一般认为，需要实施 ECMO 的患者，应该转入有经验的 ECMO 治疗中心去实施。

Peek 等的随机对照研究显示，随机分配到 ECMO 治疗组的患者，只有 75% 接受了此治疗，但临床试验表明，接受 ECMO 治疗的患者 6 个月的存活率是显著增加的，没有伤残（RR，0.69，95%CI 0.05~0.97）。因为接受 ECMO 的患者此前或同时大多接受过其他治疗，难以区分是 ECMO 单独的作用还是与其他治疗的共同作用。严重 ARDS，尤其是已经其他挽救性治疗无效的患者。转入 ECMO 治疗中心去治疗，可能挽救患者生命。

（8）肺移植：通常是慢性进展性肺疾病（例如肺间质纤维化或 COPD）的晚期，才考虑进行肺移植，目的是延长生命，改善生活质量。目前（现今）肺移植受者的 5 年存活率大约是 50%。ARDS 患者因病情危重，同时有多脏器功能不全或衰竭，罕有应用肺移植的。然而，由于应用先进的挽救性治疗或体外生命支持技术，已使 ARDS 患者行肺移植已成为可能。近年已有 ARDS 患者先经 ECMO 治疗，然后行肺移植成功的报道。选择进行肺移植的患者应该是单纯肺衰竭，肺已毁损而没有其他脏器损害者。

严重 ARDS（难治性低氧血症）患者的挽救性治疗流程见图 8-2。

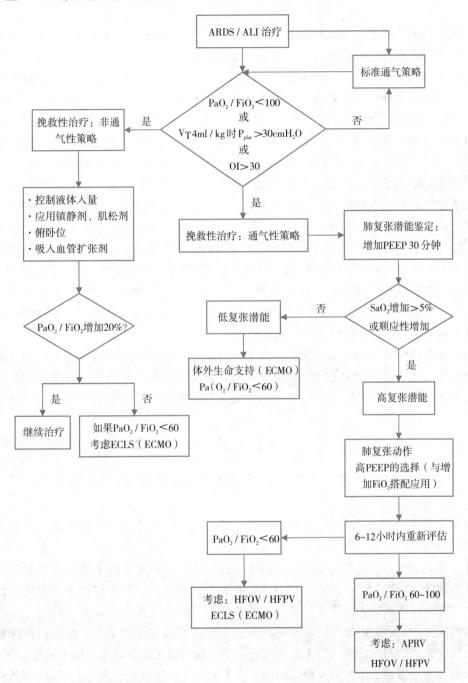

图 8-2　严重 ARDS（难治性低氧血症）患者的挽救性治疗流程

（俞森洋）

276 • 肺表面活性物质的组分和功能如何？

天然肺表面活性物质（surfactant，PS）是一复杂的磷脂蛋白复合物，由肺泡Ⅱ型细胞分泌。天然肺表面活性物质的构成，磷脂占大部分（85%～90%），对肺泡的表面活性起主要作用。天然表面活性物质也含有特殊的蛋白（占重量的10%～15%），后者是磷脂降低肺表面张力的必要成分。目前发现有4种表面活性物质相关蛋白（SP）：SP-A、SP-B、SP-C和SP-D在表面活性物质的代谢，肺防御机能和有利于表面活性物质吸附于气-液界面诸方面具有重要作用。其中SP-A含量最丰富，约占SP总量的50%，意义也最重要。PS存在于肺泡被覆层的气液界面中，这种磷脂蛋白质复合物，以二棕榈酰磷脂酰胆碱（DPPC）的含量为最多，它是减小肺表面张力的主要成分。其相转变温度是41℃，即在41℃时才能由固态转变为液态凝胶状而发挥其表面活性作用，所以在正常体温（37℃）时必须加入某些磷脂使其相转变温度低于37℃，这样在正常体温时DPPC才能吸附到气液界面上而发挥其表面吸附作用。SP在PS中所占的比例不大，但能显著促进磷脂质膜的表面吸附和表面扩散，特别是疏水性蛋白SP-B和SP-C，可选择性地促进DPPC的吸附作用，并在表面膜上选择性地将DPPC以外的脂质成分挤出表面膜，从而增强表面膜的形成。SP的主要功能包括：参与PS的形成和代谢；维持磷脂单分子层的稳定；阻止血浆蛋白进入肺泡腔；调节局部免疫和炎性反应；在肺脏抗感染中起重要作用。

肺表面活性物质（PS）的主要功能是减少肺泡和小气道内气-液界面的表面张力，据此改善肺顺应性、保护肺泡稳定性和降低低肺容量位时的肺萎陷趋势。在维持肺液体平衡方面，表面活性物质也发挥作用，它可减少液体自毛细血管向肺泡的渗出及使呼吸肌做工减少。

（俞森洋）

277 • 目前临床上可应用的表面活性物质制剂有哪些？

现用于临床的表面活性物质制剂有两类：从牛或猪肺中提取的天然表面活性物质和人工合成的表面活性物质。其磷脂含量为13.5～100mg/ml。因为所给剂量是根据磷脂的含量计算的（婴儿50～200mg磷脂/kg），低磷脂含量的表面活性物质需要给予较大量。天然表面活性物质含SP-B和SP-C，这在人工合成的表面活性物质中是不存在的，无论在体内或体外，这些蛋白在增加表面活性物质的表面和生理学活性方面均具有重要作用。在比较不同制剂的研究中，对表面活性物质缺乏的新生羊羔的实验结果表明，天然表面活性物质可改善顺应性，氧合和存活率，但人工合成表面活性物质即无这些作用或作用较低。

现世界上制造的，作为药物应用的外源性表面活性物质制剂见表8-8。这些制剂的制造方法和来源不同，所含磷脂和蛋白成分也不一样，合成表面活性物质与天然表面活性物质的最明显差别是它们的蛋白组成成分，最早市售的表面活性物质：colfosceril palmitate（葛兰素-威康生产）的组分是磷脂2棕榈酰磷脂酰胆碱和促进吸收和播散的化学制剂，不含有

SPs。天然表面活性物质来源于动物的肺，通过从绞碎的肺组织的脂质成分中提取或从肺泡灌洗液中提取的过程。而天然表面活性物质是有 SP-A、SP-B、SP-C 和 SP-D 的。这对天然表面活性物质降低肺泡表面张力和在体内调节肺的炎症的功能具有明显的好处。临床试验表明，天然表面活性物质对减少气胸的危险性，比合成的表面活性物质制剂更有效。

表 8-8　表面活性物质制剂和它们的来源

来源于动物的表面活性物质

　肺灌洗

　　1. Alveofact（商品名），普通名为：bovactant，来源动物：牛，由德国勃林格殷格翰公司制造

　　2. BLES（商品名），普通名为：BLES，来源动物：牛，由伦敦或加拿大的 BLES Biochemicals 制造

　　3. Infasurf（商品名），普通名为：Calfactant，来源动物：牛，由纽约的 ONY，Inc 制造

　用特殊方法处理过的动物肺组织

　　Curosurf（商品名），普通名为：Poractant，来源动物：猪，由意大利的 Chiesi Farmaceutici SOA 制造

　补充和处理过的动物肺组织

　　1. Surfacten（商品名），普通名为：Surfactent TA，来源动物：牛，由日本东京 Mitsubishi 制造

　　2. Survanta（商品名），普通名为：beractant，来源动物：牛，由意大利 Abbott Laboratories 制造

合成和重组的肺表面活性物质

　不含蛋白的

　　1. ALEC（商品名），普通名为：Pumactant，由英国 Britannia Pharmacenticals 制造

　　2. Exosurf（商品名），普通名为：Colfosceril Palmitate，由英国葛兰素-威康制造

　含肽的

　　Surfaxin（商品名），普通名为：Lucinactant，由 PA 威灵顿 Discovery Labs 制造

重组脱辅基蛋白

　重组 SP-C 表面活性物质

在天然表面活性物质制剂中，Survanta、Infasurf 和 Curosurf 都已批准在临床上应用，用于防治新生儿 RDS。虽然这些制剂均含有异体蛋白，但在用于婴儿的治疗时，并没有引起明显的过敏反应。2005 年，新一代合成的表面活性物质——Surfaxin，用新的肽（KL$_4$）代替天然 SPs 的生物物理特性，用于 RDS 的治疗。

（俞森洋）

278 • 表面活性物质替代治疗在新生儿疾病中有哪些应用？

在新生儿呼吸窘迫综合征（RDS）的治疗中，外源性表面活性物质替代治疗（surfactant replacement therapy，SRT）已确定了它的地位。SRT 减少了早产儿的病死率、漏气综合征和心室内出血的发生率。然而，对适用 SRT 患儿的选择及给予表面活性物质的时间即仍有争议。新生儿 RDS 应用 SRT 的策略，基于给予的时间不同，可分为两大类：预防性应用和治疗性选择应用。预防性应用的好处是：迅速建立正常的表面活性物质池，改善

呼吸力学；预防性应用 SRT 的缺陷是：患儿的 RDS 也许不一定发展到需要气管插管，SRT 的应用也许是不必要的。只有当患儿 RDS 发展到有应用 SRT 的适应证时才给予，可避免过度治疗的危险。治疗性选择应用的缺点是，SRT 可能应用过迟，以至肺的炎症及其所致的呼吸力学异常在治疗提供之前损害气体交换。

（1）RDS 高度危险新生儿的 SRT：被认为有发生 RDS 高度危险的新生儿，给予预防性应用表面活性物质。新生儿的胎龄越小，发生 RDS 的危险性越大。一些因素，如母亲患糖尿病、白种人、新生儿为男性、窒息和脓毒症均增加 RDS 的危险，而产前的激素和延长破膜减少 RDS 的危险性，总之，小于 29 周龄的新生儿至少有 60% 发生 RDS 的概率。

预防性应用 SRT 已至少有 8 个前瞻性的随机临床研究，包括 2500 例以上的早产儿，对这些研究的荟萃分析显示，对处于 RDS 高风险的婴儿，在其出生后 30 分钟内预防性给予表面活性物质，与后来呼吸衰竭时选择性治疗比较，是与显著减低气胸、肺间质气肿、死亡、3 度或 4 度的心室内出血相关的。虽然荟萃分析没有显示，存活者中支气管肺发育不良（定义是在出生 28 天时还需要机械通气或氧疗）的总危险性并没有减少。但在 30 周龄的新生儿中死亡或支气管肺发育不良的危险性是降低的。预防性应用表面活性物质对患者是安全的，与对照组比较，小肠结肠炎、早产儿视网膜病和动脉导管未闭的发生率相类似。

对神经发育的长期追随观察，新生儿阶段的表面活性物质治疗并没有增加神经系统损害的发生率。根据荟萃分析，需要预防性应用表面活性物质以预防 1 例死亡的数字是 7，使得预防性应用表面活性物质成为新生儿学中最有效的治疗之一。

已主张预防性经鼻持续气道正压（CPAP），即在分娩室中从第一次呼吸开始就给予 CPAP，作为预防性应用表面活性物质的替代治疗。关于预防性应用 CPAP 与预防性应用表面活性物质的随机对照研究比较，目前正在进行中，在未来几年可能有结果。

（2）表面活性物质在新生儿 RDS 中的应用：早期治疗对晚期急救治疗的比较：对于发生 RDS 危险性较低的新生儿，例如晚于 28~30 周龄出生的新生儿，预防性应用表面活性物质可能导致 ≥35% 患者的过度治疗。对于这些婴儿，选择性 PS 治疗可以在 RDS 病程的早期给予，或可以在呼吸衰竭时给予，是恰当的。如果需要，可以用多个剂量法的方案，其好处超过单剂量法方案。选择性 PS 治疗也可分为两种策略：早期和延迟 PS 替代治疗，早期 PS 替代治疗是在患婴出生后几小时内就给有症状的患婴提供，在呼吸系统症状出现后很快给予，经常是在需要气管插管来治疗呼吸衰竭之前。延迟 PS 治疗即是在呼吸衰竭已经发生，患婴需要气管插管和机械通气以维持氧合时给予 PS。早期 PS 替代治疗，与晚期 PS 替代比较，所具有的好处是，在肺炎症和含蛋白液流入灭活天然表面活性物质，引起气体交换恶化之前恢复表面活性物质池。

系统复习早期对晚期 PS 替代治疗的研究结果显示，早期 SRT 减少了新生儿的病死率、气胸和肺间质气肿的发生率。此外，慢性肺疾病的发生率或在 36 周胎龄的病死率降低。

（3）胎粪吸入综合征婴儿的 SRT：胎粪吸入综合征（meconium aspiration syndrome, MAS）现虽已不常见，但仍是足月产婴儿的重要并发症。胎粪吸入至肺，可以在子宫内或在出生时发生，破坏气流，增加气胸危险，导致炎症和表面活性物质的灭活。结果是肺不张和通气/灌注（$\dot{V}/\dot{Q}$）比例失调，并引起呼吸衰竭以及发展为新生儿持续性肺高压，这是一种需要进行体外膜氧合（ECMO）治疗的严重并发症。已有 3 个随机研究来评价 MAS 致呼吸衰竭的足月产婴应用表面活性物质的疗效。Findlay 等和 Lotze 等报道，PS 治疗减少了需要 ECMO 的呼吸衰竭的发生率。短期内患婴氧合改善。对 208 例治疗患婴的荟萃分析，需要 ECMO 治疗的呼吸衰竭的发生相对危险性减少 1/3。在发生其他肺并发症，如气胸，慢性肺疾病的危险，或病死率方面没有差异。值得注意的是，这些研究都是在开展吸入一氧化氮（NO）疗法之前进行的，如果同时加用吸入 NO 疗法，那么表面活性物质治疗对肺并发症发生率的影响可能改变。虽然应用稀释的表面活性物质为 MAS 患婴进行支气管肺泡灌洗（BAL）显示，在减轻肺损伤的严重性方面有满意的结果，但因关注 BAL 操作的安全性，此疗法已不推荐应用。

（4）SRT 在其他新生儿肺疾病方面的应用：足月产婴儿在其发育阶段，肺表面活性物质系统几乎已发育成熟。与婴儿 RDS 比较，此时发生急性肺损伤导致呼吸衰竭的情况，与较大儿童或成人所见的 ARDS 是更相似的。SRT 对于改善足月产婴儿呼吸衰竭时的肺功能，尤其是患脓毒症（sepsis）和肺炎的婴儿，是有效的。虽然在先天性膈疝（congenital diaphragmatic hernia，CDH）的动物模型中已发现表面活性物质缺乏，但还没有进行 CDH 患婴的 SRT 的随机研究。SRT 还没有被用来有效治疗先天性 SP 缺乏，尤其是 SP-B 缺乏的婴儿。

（俞森洋）

279 • 临床上应用 SRT 的方法有哪些？以哪种方法效果好？

表面活性物质替代治疗（SRT）可以通过气管内导管以药液注入的方式或以没有气管插管的给药方式（如气溶胶雾化吸入，经 BAL 的方式）给予。对肺损伤动物模型的研究显示，两种方法均有效，但对人类的比较性研究，则存在许多问题。在 IRDS，药液注入法是安全有效的，也是目前临床中标准的给药方法。而在成人 ARDS 患者，由于所需要的用量较大（标准剂量 100mg 磷脂/kg，那么 70kg 的成年患者则需约 250ml），不均匀的分布，以药液注入法给予则需反复多次注入，因此，用连续雾化吸入也许是更好的方法。然而雾化法也存在一些潜在问题：表面活性物质缓慢的和效果较差的输送可延迟治疗效益，增加治疗费用。已有报道在呼吸机呼气回路内受呼吸机活瓣的妨碍和过滤器阻塞。最后，在病变性质不均匀的肺，气溶胶化的表面活性物质可能会较多的分布于损伤较轻、通气较好的肺单位。以下是近年的一些临床研究结果。

（1）经气管内导管给患者应用表面活性物质的方法：SRT 需要放置气管内导管，通过导管将表面活性物质直接注入患者的肺内。将剂量（1.5~4ml/kg，取决于所用的制剂）可分成几份注入肺内，每一份在不同的体位下给予，以帮助药物播散到全肺，虽然美国 FDA 批准表面活性物质是以单剂量小瓶来应用的，然而似乎是将它多次温热和冷却也是稳定的，因此可根据需要分成多个剂量小瓶来应用，这也可以节约经费。给予表面活性物质以后可使氧合快速改善，萎陷的肺泡和肺段被充气，$\dot{V}/\dot{Q}$ 比例改善。肺功能指标，如顺应性增加，功能残气量和潮气量增加比较缓慢。肺充气的改善在胸部 X 线片上很快（1 小时内）看到。表现为有较好的肺容量，较清楚的肺野和支气管气造影的吸收。SRT 可由健康护理供应人员（a health-care provider）来实施，这些人员已对给药方法进行过训练，并能处理给药后的一些并发症，如短暂的氧饱和度降低，呼吸暂停或心动过缓。这些并发症通常可经手控通气而很快解决。肺出血和气管内导管被表面活性物质阻塞不常发生，但是是较严重的给药并发症。

（2）没有机械通气时的表面活性物质治疗：表面活性物质经常是在患者气管插管和开始机械通气后不久给予。但机械通气可引起气压伤和容积伤而致急性呼吸机相关肺损伤（VALI），导致肺的炎症和 RDS 加重。经短时间的气管插管来给予表面活性物质，可避免VALI 的危险而获得 SRT 的潜在好处。在患早期 RDS 的婴儿中（常 $FiO_2<40\%$），经短时间的气管插管给 PS，然后迅速拔管用经鼻 CPAP，可减少机械通气的需要 40% 和气胸的发生率。

（3）没有气管插管的给药：经气管插管来给予 PS 是唯一被证明能将适量 PS 输送到患呼吸衰竭的新生儿、儿童或成人的方法。曾尝试用气溶胶、雾化吸入或经 BAL 给予结果均令人失望。经喉罩气道给予或经分娩期下咽部注入表面活性物质作为预防性给予 PS 而没有气管插管的技术有较满意的结果。努力发展新的表面活性物质制剂和轻低创伤性的给予方法正在研究中。

（俞森洋）

280. 表面活性物质替代治疗对 ARDS 的疗效近年有哪些研究进展？

在新生儿呼吸窘迫综合征（IRDS）——以肺不张、肺顺应性减低和肺内分流为特征的一种原发性肺表面活性物质缺乏的疾病——表面活性物质替代疗法可改善其气体交换和肺顺应性，减低病死率。表面活性物质替代治疗现被认为是 IRDS 的标准治疗。ARDS 与 IRDS 不同之处在于，ARDS 的主要病理生理学改变是肺血管渗透性增加伴肺水肿而不是原发性肺表面活性物质缺乏。然而 ARDS 和 IRDS 的病理生理异常（肺顺应性减低、肺不张和肺内分流增加）是类似的。而且，有大量的实验和临床证据表明在急性肺损伤时有表面活性物质的异常，提示 ARDS 时应用表面活性物质替代疗法可能有效。

急性肺损伤时表面活性物质的功能可能因减少表面活性物质池的大小，改变它每一组成的成分或使其灭活而改变。正常成人表面活性物质池的大小据计算为 3~15ml/kg。虽然有些研究者已经发现，ARDS 患者与对照组比较，从支气管肺泡灌洗液回收的磷脂减少，但其他一些研究则显示无明显差异。ARDS 患者的表面活性物质的成分和功能的改变也已被证明，最近已完成了 66 例 ARDS 患者表面活性物质异常的多中心研究，Gregory 等的研究显示：总表面活性物质磷脂回收减少，磷脂的成分改变，SP-A 和 SP-B 显著减少，回收的表面活性物质的最低限度表面张力增加，提示功能的改变。具有导致 ARDS 危险的患者也发现以上异常中的几种异常，提示表面活性物质改变在肺损伤发病机制中的可能作用。除了数量和成分方面的异常之外，表面活性物质还可以被存于 ARDS 中的蛋白质丰富的肺泡水肿液灭活。Lachman 等对鼠灌洗致肺损伤模型的研究显示，当外源性表面活性物质与血浆混合时，需要维持原来 PaO_2 的表面活性物质量几乎增加 6 倍。

在病理学和病理生理学改变与 ARDS 相似的实验急性肺损伤动物模型中，已对表面活性物质替代治疗的疗效进行了研究，结果存在差异。在家兔高氧性损伤早期气管内给予表面活性物质，可减轻随后发生的肺损伤，减轻肺水肿和改善存活率。让狒狒吸入 100% 氧 96 小时，然后雾化吸入表面活性物质治疗，与对照组比较，结果显示可改善气体交换，减轻肺水肿，肺损伤的组织学改变也减轻。接触 N-亚硝基-N-甲基尿烷（NNNMU）几天可产生亚急性肺损伤，在 NNNMU 所致肺损伤的家兔，气管内给予表面活性物质可改善气体交换，存活率显著高于对照组。相反，在羊的油酸肺损伤模型，雾化吸入人造表面活性物质，与安慰剂组比较并未能改善气体交换或肺力学。在吸入酸的家兔模型，给予一个剂量的天然表面活性物质，与对照组比较，可改善顺应性，但对气体交换并没有良好影响。表面活性物质疗法的效果差异，可能与肺损伤动物模型的不同、所应用的表面活性物质的类型、时间、剂量和给予方法的差异有关。

（1）儿童人群：早产儿的 RDS 是由于表面活性物质的量的缺乏，导致肺不张和进行性的低氧血症，与之相比较，临床上各种原因引起的急性肺损伤/ARDS 的发生机制是更加复杂的。在 ARDS，由 ALI 引起的缺乏表面活性物质池，由血浆蛋白，炎性介质和细胞碎屑引起的天然表面活性物质灭活而进一步损害。也许肺损伤/ARDS 的复杂性，还没有证明，儿童 ARDS 的 SRT 治疗能像婴儿 RDS 那样发生类似的肺功能改善。然而在年龄 1 个月至 21 岁的患者 SRT 的 RCT 的结果，在病程早期应用 SRT 已证明是有好处的。虽然在第一期结果（在治疗后 28 天时的不用呼吸机时间）上没有差异，但是在第二期结果方面是有重要差别的，包括病死率的明显降低（36% 对 19%）和在 SRT 后 12 小时时氧合指数的改善。然而并没有减少氧疗天数，住院时间和住院费用。

（2）成人人群：虽然，表面活性物质替代疗法治疗 ARDS 患者的资料是有限的，但也已有几个大宗病例的随机对照研究的初步结果。Gregory 等评价了 59 例 ARDS 患者给予 Survante（一种从动物肺内提取的天然表面活性物质）的疗效。患者随机分组，分别给予常规标准医疗、或以药液气道注入法给予表面活性物质，分别采用 3 种剂量摄取方案和常规标准医疗比较，接受最大剂量 400mg 磷脂/kg 分 4 次给予的这组患者，在 120 小时后氧合情况显著改善，在 28 天时病死率明显减少（17.6% 比 43.8%）。接受最大剂量 800mg 磷脂/kg 分 8 次给予的这组患者也有类似结果，但病死率方面并没有统计学上的显著性。有意思的是，表面活性物质的总剂量相当（400mg 磷脂/kg）分 8 次给予，则对氧合和病死率均无影响，提示给药的方案对表面活性物质的疗效有重要影响。

Weg 等评价了 Exosurf（人工合成的表面活性物质）雾化吸入治疗 51 例脓毒症所致 ARDS 的安全性和疗效，患者被随机分组，分别予以盐水（对照组）或表面活性物质雾化吸入，每天 12 或 24 小时，共用 5 天。虽然两组之间在气体交换、肺力学或病死率方面没有明显差异，但在病死率减少方面有一剂量依赖性趋势（对照组病死率，47%；12 小时剂量组，41%；24 小时剂量组 35%）。虽然表面活性物质雾化吸入一般是很好忍受的，但有 1 例发生气胸，这被归咎于表面活性物质阻塞呼气回路的细菌过滤器所致。

虽然上述研究结果是令人鼓舞的，提示表面活性物质替代疗法对 ARDS 可能有治疗作用。但也有相反的报道，如最近由多中心进行的随机研究初步结果却令人失望。该研究将

498 例由脓毒症所致 ARDS 患者随机分为应用 Exosurf 或安慰剂组（0.45%盐水）各雾化吸入 5 天。患者按其死亡风险性被划分。结果 30 天时患者总病死率在安慰剂或表面活性物质治疗组间无差异（均约为 41%）。

迄今，已有 3 个大标本量的 SRT 的研究均未能证明，在成人 ARDS 应用 SRT 的好处。SRT 不能改善成人 ARDS 结果的原因，是否归因于肺损伤性质、治疗的时间、应用 PS 的方法或剂量、或是多种因素的共同影响尚不清楚。根据现有资料，在成人 ARDS 并不推荐常规应用 SRT。

（俞森洋）

281. 关于糖皮质激素在 ARDS 治疗中的作用，目前的评价如何？

（1）ARDS 早期大剂量短疗程的应用：已有 11 个多中心安慰剂对照临床研究应用大剂量（相对于泼尼松 ≥2g/d）短疗程（1~3 天）皮质激素治疗严重 Sepsis、感染性休克、伴或不伴 ARDS（4 个研究主要是 ARDS）的研究报道和 2 个荟萃分析。研究显示：短期大剂量应用皮质激素对预防 ARDS 的发生，逆转肺损伤、缩短 ARDS 病程或减少病死率均是无效的，反可因继发感染、诱发上消化道出血、电解质紊乱而增加病死率。但有些例外情况，如有少数 ARDS 患者，在其血和肺内（根据对支气管肺泡灌洗液的测定）有大量的嗜酸性粒细胞，在这些患者的发病机制中，可能有嗜酸性粒细胞参与，或具有嗜酸性粒细胞肺炎的某些特征，有些患者是在吸入可卡因后发生的综合征，这些患者应用皮质激素有效。脂肪栓塞、肺孢子菌肺炎致 ARDS 危险患者应用大剂量甲基泼尼松龙也有效。

（2）在 ARDS 的亚急性期，中等剂量的应用：在 ARDS 的亚急性期（有些文献称中晚期），肺水肿逐渐吸收，纤维增生是其主要病理特点，其病理变化和临床过程很像特发性肺间质纤维化，此时应用皮质激素，目的是减轻肺纤维化，减少病死率。至今已有 7 个研究报道，皮质激素用量：相当于泼尼松龙 150~1250mg/d（其中 >500mg/d 以上的有 3 个研究），用 3~7 天后逐渐减量，持续 3~6 周；结果：4 个无对照的研究，患者存活率分别为 72%~83%；3 个对照性研究，有 2 个研究结果减低病死率（治疗组和对照组病死率分别为 38% 和 67%，12% 和 62%），1 个无影响（19% 和 20%）。ARDS 网络研究已纳入 120 例患者进行了类似研究，但在中期分析时因发现入选患者并不符合预定标准而停止。应用皮质激素前，重要的是要排除全身性感染，或保证感染已得到适当治疗。皮质激素的推荐用法是：甲基泼尼松龙，每日 1~2mg/kg，分次静脉滴注。如果氧合改善，胸片肺浸润影减轻或消失，即说明临床有效，通常在用药 3~5 日后明显。在临床出现明显疗效后，皮质激素可逐渐减量，在 1~2 周内逐渐减至每日 0.5~1mg/kg，并尽可能维持到拔管。如果初始对激素无明确疗效，即可停用。

（3）小剂量补充疗法：脓毒症、感染性休克和 ARDS 患者常存在肾上腺功能相对不足，应用小剂量糖皮质激素进行补充治疗，迄今共有 5 篇文献报道，除 Group 等于 1963 年报道的研究结果阴性（病死率没有降低）以外，1983 年以来的 4 个研究对减低病死率、减少应用血管活性药物时间、较快地纠正休克、预防多脏器功能不全的发生均有明显好处。应用剂量通常为相当于泼尼松 40~80mg/d。如 Annane 等（2002 年）报道，300 例顽固性休克、少尿、乳酸酸中毒或急性肺损伤而行机械通气者进行随机双盲安慰剂对照的多中心研究，治疗组给予氢化可的松 50mg 静脉滴注，每 6 小时一次（相当于每日用泼尼松 40mg），随后给予氟氢可的松（fludrocortisone）50μg，每日口服，应用 7 天，结果 28 天时的病死率减低，应用血管活性药物的时间减少（分别为 7 天和 10 天），疗效增强，并且没有并发症。

（4）在 ARDS 的治疗中应用肾上腺糖皮质激素的意见：根据以上研究结果，可总结为以下倾向性意见：在脓毒症、感染性休克或 ARDS 早期（除少数与过敏性因素相关以外），不推荐应用大剂量短时间的肾上腺糖皮质激素治疗，但可应用小剂量的 1 周以内的补充方法；在 ARDS 的亚急性期，推荐应用中等量的皮质激素治疗，如初始有效，即应用较长时间；若无明显疗效，则停用。但以上综合性意见，还不是最后结论，因为推荐治疗的等级还不够高。因此，肾上腺皮质激素在治疗 ARDS 的中的作用和地位，还有待于我们在今后的临床实践中进一步检验和评价。

根据当前的循证医学研究，为 ALI/ARDS 患者推荐的治疗有哪些？

ARDS 的治疗措施和方法很多，要证明某一种措施是否确切有效是困难的，因为 ARDS 疾病的固有复杂性，影响患者预后的因素也是错综复杂的。只有进行设计良好的多中心前瞻性随机对照研究，并以这些研究结果作为"证据"进行荟萃分析，才能得出较为科学和有说服力的结论，作为今后临床应用的"推荐"意见。

循证医学用明确的规则来评价证据的水平和规定对治疗措施的推荐等级（表 8-9、表 8-10）。

表 8-9　证据水平的评判标准及其优缺点

	证据水平	优缺点
Ⅰ	大样本随机临床研究	假阳性或假阴性的低危险性
Ⅱ	小样本随机临床研究	假阳性或假阴性的较多危险性
Ⅲ	与同期对照组比较的非随机研究	过高估计治疗有效性偏向的较高危险性
Ⅳ	与既往对照组比较的非随机研究，专家观点	过高估计治疗有效性偏向的较高危险性
Ⅴ	病例研究，系列病例，无对照研究，专家观点	过高估计治疗有效性偏向的较高危险性

表 8-10　推荐治疗的分类系统（根据证据水平）

A	≥2 个 Ⅰ 级水平的研究
B	1 个 Ⅰ 级水平的研究
C	只有 Ⅱ 级水平的研究
D	≥1 个 Ⅲ 级水平的研究
E	Ⅳ 或 Ⅴ 级水平的研究

表 8-11 总结了迄今对 ARDS 各种治疗的临床研究结果，并根据循证医学的荟萃分析结果决定是否推荐的意见。供临床医生在对 ARDS 患者进行治疗时，决定是否采用某一措施或方法时参考。

表 8-11　根据当前的循证医学结果，为 ALI/ARDS 患者推荐的治疗

ALI/ARDS 的治疗	结果	推荐	最高证据水平	等级
低 V_T，低 P_{plat} 通气	↓病死率	是	I	B
	↑不用呼吸机天数	是	I	B
开放肺处理	↓病死率	是	II	C
	↑不用呼吸机天数	是	II	C
肺泡复张动作：高水平 CPAP	↑氧合	不	II	C
肺泡复张动作：非 CPAP	↑氧合	是	V	E
高频振荡通气	↓病死率	不	I	B
	↑氧合	是	I	B
俯卧位	↓病死率	不	I	A
	↑氧合	是	I	B
部分液体通气	↓病死率	不	II	C
	↑不用呼吸机天数	不	II	C
经气溶胶行表面活性物质替代治疗	↓病死率	不	I	B
	↑不用呼吸机天数	不	I	B
经滴注法行表面活性物质替代治疗	↓病死率	不	II	C
	↓不用呼吸机天数	不	II	C
吸入一氧化氮	↓病死率	不	I	A
	↑氧合	是	I	B
低频正压通气加体外 CO_2 去除	↓病死率	不	II	C
布洛芬（ibuprofen）	↓病死率	不	I	B
酮康唑（ketaconazole）	↓病死率	不	I	B
	↑不用呼吸机天数	不	I	B
Lisofylline	↓病死率	不	I	B
	↑不用呼吸机天数	不	I	B
N-acetylcysteine	↓病死率	不	II	C
	↓肺损伤严重性	是	II	C
早期 ARDS 用大剂量甲泼尼龙	↓病死率	不	II	C

续　表

ALI/ARDS 的治疗	结果	推荐	最高证据水平	等级
	↓肺损伤严重性	不	Ⅱ	C
由脂肪栓塞致 ARDS 危险患者应用				
大剂量甲基泼尼松龙	↓ARDS 发生率	是	Ⅱ	C
肺孢子菌肺炎患者应用大剂量				
甲基泼尼松龙	↓病死率	是	Ⅱ	C
	↓肺损伤严重性	是	Ⅱ	C
ARDS 亚急性期应用大剂量甲基泼尼松龙	↓病死率	是	Ⅱ	C
液体-保守治疗	↓病死率	是	Ⅱ	C
	↑不用呼吸机天数	是	Ⅱ	C
营养支持	↑氧合	是	I	B
	↑不用呼吸机天数	是	I	B

（俞森洋）

参 考 文 献

［1］ Esan A, Hess DR, Raoof S, et al. Severe hypoxemic respiratory failure：part-1 ventilatory strategies. Chest, 2010, 137：1203-1216.

［2］ Raoof S, Goulet K, Esan A, et al. Severe hypoxemic respiratory failure：part-2nonventilatory strategies. Chest 2010, 137：1437-1448.

［3］ 俞森洋. 严重急性呼吸窘迫综合征的挽救性治疗. 中国呼吸与危重监护杂志, 2011, 10（5）：417-420.

［4］ Villar J, Kacmarek RM. The American-European Consensus Conference definition of the acute respiratory distress syndrome is dead, long live positive end-expiratory pressure! Med Intensiva, 2012, 36（8）：571-575.

［5］ Cabello B, Thille AW. Are we able to optimize the definition and diagnosis of severe acute respiratory distress syndrome? Med Intensiva, 2012, 36（5）：322-323.

［6］ Ware LB, Koyama T, Billheimer DD, et a1. Prognostic and pathogenetic value of combining clinical and biochemical indices in patients with acute lung injury. Chest, 2010, 137：288-296.

［7］ Acute Respiratory Distress Syndrome Network. Ventilation with lower tidal volumes raditional tidal volumes for acute lung injury and the acute respiratory distress syndrome. N Engl J Med, 2000, 342：1301-1308.

［8］ Raghavendran K, Napolitano LM. ALL and ARDS：challenges and advances. Crit Care Clin, 2011；27：ⅩⅢ-ⅩⅣ.

［9］ Raghavendran K, Napolitano LM. Definition of ALI/ARDS. Crit Care Clin, 2011, 27：429-437.

［10］ Villar J, Blanco J, Kacmarek RM. Acute respiratory distress syndrome definition：do we need a change? Curr Opin Crit Care, 2011, 17（1）：13-17.

［11］The ARDS Definition Task Force：Acute respiratory distress syndrome：the Berlin definition，JAMA 2012，307：2526-2533.

［12］Ferguson ND，Fan E，Camporota L，et al. The Berlin definition of ARDS：an expanded rationale，justification，and supplementary material. Intensive Care Med，2012，38：1573-1582.

［13］Bernard GR，Artigas A，Brigham KL，et al. The American-European Consensus Conference on ARDS：definitions，mechanisms，relevant outcomes，and clinical trial coordination. Am J Respir Crit Care Med，1994，149：818-824.

［14］俞森洋. 对重修急性呼吸窘迫综合征诊断标准的思考. 中国危重病急救医学，2011，23（11）：641-644.

［15］Luhr OR，Antonsen K，Karlsson M，et al. Incidence and mortality after acute respiratory failure and acute respiratory distress syndrome in Sweden，Denmark，and Iceland. The ARF Study Group. Am J Respir Crit Care Med，1999，159（6）：1849-1861.

［16］Villar J，Pérez-Méndez L，Kacmarek RM. Current definitions of acute lung injury and the acute respiratory distress syndrome do not reflect their true severity and outcome. Intensive Care Med，1999，25（9）：930-935.

［17］Pipeling MR，FanE. therapies for refractory hypoxemia in acute respiratory distress syndrome. JAMA，2010，304（22）：2521-2527.

［18］Sud S，Sud M，Friedrich JO，et al. High-frequency oscillation in patients with acute lung injury and acute respiratory distress syndrome（ARDS）：systematic review and meta-analysis. BMJ，2010；340：c2327.

［19］Sud S，Friedrich JO，Taccone P，et al. Prone ventilation reduces mortality in patients with acute respiratory failure and severe hypoxemia：systematic review and meta-analysis. Intensive Care Med，2010，36（4）：585-599.

［20］Davies A，Jones D，Bailey M，et al. Australia and New Zealand Extracorporeal Membrane Oxygenation（ANZ ECMO）Influenza Investigators. Extracorporeal membrane oxygenation for 2009 influenza A（H1N1）acute respiratory distress syndrome. JAMA，2009，302（17）：1888-1895.

［21］Peek GJ，MugfordM，Tiruvoipati R，et al；CESAR Trial Collaboration. Efficacy and economic assessment of conventional ventilatory support versus extracorporeal membrane oxygenation for severe adult respiratory failure（CESAR）：a multicentre randomised controlled trial. Lancet，2009，374（9698）：1351-1363.

［22］Christie JD，Edwards LB，Aurora P，et al. The registry of the International Society for Heart and Lung Transplantation：twenty-sixth official adult lung and heart-lung transplantation report-2009. J Heart Lung Transplant，2009，28（10）：1031-1049.

［23］Sweeney RM，McAuley DF. Acute respiratory distress syndrome. Lancet，2016，pii：S0140-6736（16）00578-X. doi：10. 1016/S0140-6736（16）00578-X.［Epub ahead of print］.

［24］Koh Y. Update in acute respiratory distress syndrome. J Intensive Care，2014，2：2-8.

［25］Ochiai R. Mechanical ventilation of acute respiratory distress syndrome. J Intensive Care，2015，3：25-34.

［26］Marini JJ. Mechanical ventilation：past lessons and the near future. Critic Care，2013，17（Suppl 1）：S1.

［27］Berngard SC，Beitler JR，Malhotra A. Personalizing mechanical ventilation for acute respiratory distress syndrome. J Thorac Dis，2016，8（3）：E172-174.

［28］Spieth PM，Zhang H. Pharmacological therapies for acute respiratory distress syndrome. Curr Opin Crit Care，2014，20：113-121.

[29] Przybysz TM, Heffner AC. Early treatment of severe acute respiratory dstress syndrome. Emerg Med Clin North Am, 2016, 34 (1)：1-14.

[30] Bein T, Grasso S, Moerer O, et al. The standard of care of patients with ARDS: ventilatory settings and rescue therapies for refractory hypoxemia. Intensive Care Med, 2016, 42 (5)：699-711.

[31] Mosier JM, Hypes C, Joshi R Ventilator Strategies and rescue therapies for management of acute respiratory failure in the emergency department. Ann Emerg Med, 2015, 66 (5)：529-541.

[32] Sharp C, Millar AB, Medford AR, et al. Advances in understanding of the pathogenesis of acute respiratory distress syndrome. Respiration, 2015, 89 (5)：420-434.

[33] Whitsett JA. The molecular era of surfactant biology. Neonatology, 2014, 105 (4)：337-443.

[34] Whitsett JA, Wert SE, Weaver TE. Diseases of pulmonary surfactant homeostasis. Annu Rev Pathol, 2015, 10：371-393.

[35] Daniel I, Wei S, Barbara D. Pediatric acute respiratory distress syndrome: fibrosis versus repair. Front Pediatr, 2016, 4：28-38.

[36] Pediatric Acute Lung Injury Consensus Conference Group. Pediatric acute respiratory distress syndrome: consensus recommendations from the pediatric acute lung injury consensus conference. Pediatr Crit Care Med, 2015, 5：428-439.

[37] Meduri GU, Bridges L, Shih MC, et al. Prolonged glucocorticoid treatment is associated with improved ARDS outcomes: analysis of individual patients' data from four randomized trials and trial-level meta-analysis of the updated literature. Intensive Care Med, 2016, 42 (5)：829-840.

九、脓毒症、严重脓毒症/脓毒性休克

282. 何谓"全身性炎性反应综合征"？何谓脓毒症？它们的诊断标准是什么？

近年对感染和炎症的研究深入，使得该领域的观念不断更新，出现了一些新的术语和定义。1991 年美国胸科医师学会和危重病医学会提出了"全身炎性反应综合征""sepsis"和"多器官功能障碍综合征"等名词的定义。2001 年国际脓毒症定义会议对这些名词的定义做了修正，提出了新的诊断标准。2008 年，2013 年《国际脓毒症和脓毒症休克治疗指南》仍然应用这些标准。

（1）全身性炎性反应综合征（systemic inflammatory response syndrome，SIRS）：指任何致病因素作用于机体所引起的全身炎性反应，并且具备以下 2 项或 2 项以上体征：体温 >38℃ 或 <36℃；心率 >90 次/分；呼吸频率 >20 次/分或动脉血二氧化碳分压（PaCO$_2$）<32mmHg（1mmHg=0.133kPa）；外周血白细胞计数 >12×10^9/L 或 <4×10^9/L，或未成熟粒细胞 >0.10。

SIRS 的诊断标准相当宽松，包括的范围很广，因而敏感性很高，但特异性较差。符合 SIRS 诊断标准者不一定都有全身炎性反应存在。但国外通过对 2527 例 SIRS 患者前瞻性研究，发现 SIRS 的严重程度（依据符合诊断指标的多少判定）与多器官功能障碍综合征（MODS）的发生率及病死率相关。表明 SIRS 标准有助于病情估计及预后判定。临床医师不应满足于 SIRS 的诊断，更应注意从 SIRS 可能发展为 MODS 的过程。

（2）脓毒症（sepsis）：20 世纪 50 年代提出此概念时系指各种致病微生物或其毒素存在于血液或组织中。近年发现其与全身炎性反应有关。为避免与菌血症、毒血症等混淆，近年将脓毒症重新定义为：脓毒症是指明确或可疑的感染引起的全身炎性反应综合征。sepsis 与全身性感染（systemic infection）同义，其诊断标准：①必须证实有细菌存在或有高度可疑感染灶；②其余指标同 SIRS。

最近中华医学会重症医学分会组织专家应用循证医学的方法制订了"中国严重脓毒症/脓毒性休克治疗指南（2014）"。脓毒症诊断标准为：存在明确或可疑的感染，并具备下述某些临床特点。

1）一般临床特征：发热（体温 >38.3℃）；低体温（体温 <36℃）；心率 >90 次/分，或大于不同年龄正常值的两个标准差；气促；精神状态的改变；明显水肿或液体正平衡（24小时候超过 20ml/kg）；高血糖症（血糖>7.7mmol/L）且无糖尿病史。

2）炎性反应指标：白细胞增多（WBC>12000/μl）；白细胞减少（WBC<4000/μl）；WBC 正常但幼稚白细胞总数超过 10%；血浆 C 反应蛋白>正常值的 2 个标准差；血浆降钙素原>正常值的 2 个标准差。

3）血流动力学：低血压［收缩压<90mmHg，平均动脉压（MAP）<70mmHg 或成人收缩压下降超过 40mmHg 或低于年龄段正常值 2 个标准差］。

4）器官功能障碍：低氧血症［PaO_2/吸氧浓度（FiO_2）<300mmHg］；急性少尿［即使给予足够的液体复苏，仍然尿量<0.5ml/（kg·h）且至少持续 2 小时以上］；血肌酐上升>44.2μmol/L（>0.5mg/dl）；凝血功能异常（国际标准化比值>1.5 或 APTT>60 秒）；肠梗阻（肠鸣音消失）；血小板减少（PLT<100000/μl）；高胆红素血症［血浆 TBil>70μmol/L（4mg/dl）］。

5）组织灌注指标：高乳酸血症（乳酸>1mmol/L）；毛细血管再灌注能力降低或淤斑形成。

（俞森洋）

283 • 何谓严重脓毒症和脓毒性休克，它们的诊断标准是什么？

严重脓毒症是指脓毒症伴由其导致的器官功能障碍和（或）组织灌注不足。脓毒性休克是指脓毒症伴其所致的低血压，虽经液体治疗仍无法逆转。

严重脓毒症和脓毒性休克诊断标准：严重脓毒症是脓毒症伴由其导致的器官功能障碍和（或）组织灌注不足，下述任意一项：①脓毒症所致低血压；②乳酸大于正常值；③即使给予足够的液体复苏，尿量仍<0.5ml/（kg·h）至少 2 小时；④非肺炎所致的急性肺损伤且 PaO_2/FiO_2<250mmHg；⑤肺炎所致急性肺损伤且 PaO_2/FiO_2<200mmHg；⑥血肌酐>176.8μmol/L；⑦胆红素>34.2μmol/L；⑧PLT<100000/μl；⑨凝血障碍（国际标准化比值>1.5）。

（俞森洋）

284 • 关于严重脓毒症/脓毒性休克的治疗，有哪些最新进展？

为更好地指导我国重症医学工作者对严重脓毒症和脓毒性休克的治疗，中华医学会重症医学分会组织专家应用循证医学的方法制订了"中国严重脓毒症/脓毒性休克治疗指南（2014）"（中华内科杂志，2015，54：557-581）。证据质量和推荐强度的明确分级是GRADE 系统评价方法的关键及典型特点。本系统将证据质量分为高（A 级）、中（B 级）、低（C 级）、极低（D 级）。GRADE 系统将推荐强度分为强（1 级）或弱（2 级）。对于不宜按照 GRADE 分级进行推荐的意见，本指南给予了单独列举的说明并且显示"未分级（UG）"。严重脓毒症/脓毒性休克治疗的推荐意见如下。

初始复苏：

1）推荐对脓毒症导致组织低灌注（经过最初的液体冲击后持续低血压或血乳酸

≥4mmol/L）的患者采取早期目标导向的液体复苏。在进行初始复苏的最初 6 小时内。下述复苏目标可以作为规范化治疗的一部分：①中心静脉压 8~12mmHg；②MAP≥65mmHg；③尿量≥0.5ml/（kg·h）；④上腔静脉血氧饱和度或混合静脉血氧饱和度≥70%或 65%。（1B）

2）推荐在严重脓毒症和脓毒性休克患者液体复苏过程中。乳酸和乳酸清除率可作为判断预后的指标。（1D）

液体与液体反应性：

3）推荐晶体液作为严重脓毒症和脓毒性休克的首选复苏液体。（1B）

4）不建议使用羟乙基淀粉进行严重脓毒症和脓毒性休克的液体复苏。（2B）

5）严重脓毒症和脓毒性休克患者液体复苏时可考虑应用清蛋白。（2B）

6）液体复苏时可考虑使用限氯晶体液复苏。（UG）

7）对无自主呼吸和心律失常、非小潮气量通气的患者，可选用脉压变异度（PPV）、每搏变异度（SVV）作为脓毒症患者液体反应性的判断指标。（UG）

8）机械通气、自主呼吸或心律失常时，可选用被动抬腿试验（PLR）预测脓毒症患者的液体反应性。（UG）

碳酸氢钠：

9）对低灌注导致的高乳酸血症患者，当 pH≥7.15 时，不建议使用碳酸氢盐来改善血流动力学状态或减少血管活性药物的使用。（2B）

血制品：

10）建议对无组织灌注不足，且无心肌缺血、重度低氧血症或急性出血的患者，可在 Hb<70g/L 时输注红细胞，使 Hb 维持在目标值 70~90g/L。（2B）

11）对无出血或无计划进行有创操作的脓毒症患者。不建议预防性输注新鲜冰冻血浆。（2D）

12）当严重脓毒血症患者血小板计数（PLT）≤10×10^9/L，且不存在明显出血，以及当 PLT<20×10^9/L，并有严重出血风险时，建议预防性输注血小板。当存在活动性出血或需进行手术、有创损伤的患者，需要达到 PLT≤50×10^9/L。（2D）

缩血管药物：

13）推荐缩血管药物治疗的初始目标是 MAP 达到 65mmHg。（IC）

14）推荐去甲肾上腺素作为首选缩血管药物。（IB）

15）建议对快速性心律失常风险低或心动过缓的患者，可用多巴胺作为去甲肾上腺素的替代缩血管药物。（2C）

16）当需要使用更多的缩血管药物来维持足够的血压时，建议选用肾上腺素（加用或替代去甲肾上腺素）。（2B）

17）可考虑在去甲肾上腺素基础上加用小剂量血管加压素以升高 MAP 或减少去甲肾上腺素用量（2B）；较大剂量的血管加压素应用于挽救治疗（使用其他缩血管药物却未达到足够的 MAP）。（UG）

18）不建议应用苯肾上腺素治疗脓毒性休克。除外下述情况：应用去甲肾上腺素引起严重心律失常；持续的高 CO 和低血压；当正性肌力药/缩血管药物与小剂量血管加压素联

合应用未能达到目标 MAP 时，应用苯肾上腺素进行挽救治疗。（2C）

19）不推荐将低剂量多巴胺作为肾保护药物。（1A）

20）对所有需要应用缩血管药物的患者，建议在条件允许的情况下尽快置入动脉导管测量血压。（UG）

正性肌力药物：

21）存在下述情况时，建议以 $2 \sim 20\mu g/(kg \cdot min)$ 速度输注多巴酚丁胺：心脏充盈压升高、CO 降低提示心肌功能障碍；尽管已取得了充足的血容量和足够的 MAP 仍出现灌注不足征象。（2C）

22）如果充足的液体复苏和足够的 MAP，CO 仍低，可考虑使用左西孟旦。（2C）

23）不推荐使用增加心指数达到超常水平的疗法。（1B）

β 受体阻滞剂：

24）如果充足的液体复苏后 CO 不低。心率较快可考虑使用短效 β 受体阻滞剂。（UG）

感染：

25）建议对有潜在感染的重症患者进行常规脓毒症的筛查，确定是否发生了严重脓毒症/脓毒性休克。（2C）

26）推荐在抗菌药物应用前，均需留取恰当的标本进行需氧瓶、厌氧瓶的培养或其他特殊的培养。（1C）

27）当感染病原菌的鉴别诊断涉及侵袭性真菌病时，建议采用 $1,3-\beta-D$ 葡聚糖检测（G 试验）（2B）和/或半乳甘露聚糖检测（GM 试验）和抗甘露聚糖抗体检测。（2C）

28）建议应用降钙素原对可疑感染的重症患者进行脓毒症的早期诊断。（2B）

29）推荐一旦明确诊断严重脓毒症/脓毒性休克，应在 1 小时内开始有效的静脉抗菌药物治疗。（1C）

30）推荐初始经验性抗感染治疗方案采用覆盖所有可能致病菌（细菌和（或）真菌），且在疑似感染源组织内能达到有效浓度的单药或多药联合治疗。（1B）

31）推荐一旦有明确病原学依据。应考虑降阶梯治疗策略。（1D）

32）建议应用低水平的降钙素原作为脓毒症停用抗菌药物的辅助指标。（2C）

33）建议脓毒症患者的抗菌药物的疗程一般为 7~10 天。（2C）

34）对流感病毒引起的严重脓毒症/脓毒性休克尽早开始抗病毒治疗。（UG）

35）建议对可能有特定感染源（如坏死性软组织感染、腹腔感染、导管相关性血流感染）的脓毒症患者。应尽快明确其感染源，并尽快采取恰当的感染源控制措施。（2C）

机械通气：

36）推荐对脓毒症诱发急性呼吸窘迫综合征（ARDS）患者进行机械通气时设定小潮气量（6ml/kg）。（1B）

37）建议测量 ARDS 患者的机械通气平台压，平台压的初始上限设定为 30 cmH_2O 以达到肺保护的目的。（2B）

38）对脓毒症诱发 ARDS 的患者应使用 PEEP 防止肺泡塌陷。（1C）

39）建议对脓毒症诱发的中重度 ARDS 患者使用俯卧位通气，尤其适用于 PaO_2/FiO_2

<100mmHg患者。（2B）

40）建议对脓毒症诱发的轻度 ARDS 试用无创通气（NIV）。（2C）

41）高频振荡通气不能改善脓毒症 ARDS 患者病死率。（2A）

42）建议无组织低灌注证据的情况下，对脓毒症所致的 ARDS 使用限制性液体策略。（2C）

镇静与肌松：

43）建议在脓毒症患者使用机械通气时，使用程序化镇静。（2A）

44）建议脓毒症所致严重 ARDS 可早期短疗程（≤48 小时）应用神经肌肉阻滞剂。（2C）

免疫调理：

45）不建议严重脓毒症或脓毒性休克成人患者常规静脉注射免疫球蛋白。（2B）

深静脉血栓预防：

46）建议在无禁忌证的情况下，推荐对严重脓毒症患者应用肝素进行深静脉血栓的预防。（2B）

营养支持治疗：

47）严重脓毒症/脓毒性休克复苏后血流动力学稳定者尽早开始营养支持（48 小时内），首选肠内营养。小剂量血管活性药物不是使用早期肠内营养的禁忌证。（2C）

48）存在营养风险的严重脓毒症患者，早期营养支持应避免过度喂养，以 20～25kcal/kg 为目标。（2C）

49）对有营养风险的脓毒症患者，接受肠内营养 3~5 天仍不能达到 50% 目标量，建议添加补充性肠外营养。（2C）

50）对脓毒性休克患者不推荐使用谷氨酰胺（UG）；应用含鱼油的脂肪乳剂能缩短脓毒症合并 ARDS 患者机械通气时间和 ICU 住院时间，但对降低病死率并无影响。（2C）

血糖管理：

51）伴有高血糖［连续两次血糖>10mmol/L（180mg/L）］的严重脓毒症患者。应控制血糖≤10mmol/L（180mg/L），并建议采用规范化（程序化）血糖管理方案。（1A）

52）建议脓毒症/脓毒性休克患者每 1~2 小时监测一次血糖，直至血糖和胰岛素用量稳定后可每 4 小时监测一次。（UG）

持续性肾替代治疗（CRRT）：

53）建议脓毒症合并肾衰竭的患者，如需肾替代治疗，应采用 CRRT。（2D）

54）不建议使用高容量血液滤过（HVHF）治疗脓毒症合并急性肾损伤。（2B）

糖皮质激素：

55）不推荐常规使用糖皮质激素治疗脓毒性休克。（1B）

应激性溃疡：

56）建议使用 H_2 受体拮抗剂（H_2RA）或质子泵抑制剂（PPI）预防有出血危险因素的严重脓毒症患者发生应激性溃疡。（2B）

57）应激性溃疡的预防，建议优先使用 PPI。（2C）

中医中药治疗（略）。

（俞森洋）

285. 何谓多器官功能障碍综合征（MODS）？MODS 的诊断标准是什么？

多器官功能障碍综合征（multiple organ dysfunction syndrome，MODS）：指机体遭受严重创伤、休克、感染及外科大手术等急性损害 24 小时后，同时或序贯出现 2 个或 2 个以上的系统或器官功能障碍或衰竭，即急性损伤患者多个器官功能改变不能维持内环境稳定（homeostasis）的临床综合征。MODS 强调临床过程变化的重要性，MODS 随时间的延伸而改变，既可加重，也可以逆转。目前尚无统一的 MODS 诊断标准。

我国"MODS 中西医结合诊治/降低病死率研究课题"组提出的"多器官功能障碍综合征诊断标准、病情严重度评分及预后评估系统"见表 9-1 和表-2。

表 9-1　MODS 诊断标准

项目	条件	诊断条件
心血管功能障碍诊断标准	a. 收缩压<90mmHg（1mmHg=0.133kPa） b. 平均动脉压（MAP）<70mmHg c. 发生休克、室性心动过速（室速）或心室纤颤（室颤）等严重心律失常、心肌梗死	具备 a、b、c 3 项之一，即可诊断
呼吸系统功能障碍诊断标准	氧合指数（PaO_2/FiO_2）<300mmHg	具备即可诊断
中枢神经功能障碍诊断标准	a. 意识出现淡漠或躁动、嗜睡、浅昏迷、深昏迷 b. 格拉斯哥昏迷评分（GCS）≤14 分	具备 a、b 2 项之一，即可诊断
凝血系统功能障碍诊断标准	a. 血小板计数（PLT）<$100×10^9$/L b. 凝血时间（CT）、活化部分凝血酶原时间（APTT）、凝血酶原时间（PT）延长或缩短；3P 试验阳性	具备 a、b 2 项之一，即可诊断
肝系统功能障碍诊断标准	a. 总胆红素（TBil）>20.5μmol/L b. 血白蛋白（ALB）<28g/L	具备 a、b 2 项之一，即可诊断
肾系统功能障碍诊断标准	a. 血肌酐（Scr）>123.76μmol/L b. 尿量<500ml/24h	具备 a、b 2 项之一，即可诊断
胃肠系统功能障碍诊断标准	a. 肠鸣音减弱或消失 b. 胃引流液、便潜血阳性或出现黑便、呕血 c. 腹内压（膀胱内压）≥11cmH₂O（1cmH₂O=0.098kPa）	具备 a、b、c 3 项之一，即可诊断

注：引自北京市科委重大项目"MODS 中西医结合诊治/降低病死率研究课题"组. 多器官功能障碍综合征诊断标准、病情严重度评分及预后评估系统和中西医结合证型诊断. 中国危重病急救医学，2008，20（1）：1-3.

表 9-2　MODS 病情严重程度评分系统

器官、系统	指标	0 分	1 分	2 分	3 分	4 分
心血管	收缩压（mmHg）	≥90	75~89	65~74	≤64	
肺	PaO_2/FiO_2（mmHg）	≥300	260~299	190~259	90~189	≤89
脑	意识状态	清楚	躁动或淡漠	嗜睡或浅昏迷	深昏迷	
凝血	PLT（×10^9/L）	≥100	80~99	60~81	≤60	
肝	TBil（μmol/L）	≤22.2	22.3~34.1	34.2~102.5	102.6~203.4	≥203.5
肾	Scr（μmol/L）	≤124	125~177	178~265	266~486	≥487
胃肠	症状/体征	肠鸣音无减弱，便潜血试验阴性，无黑便或呕血	肠鸣音减弱或消失，或便潜血试验阳性	肠鸣音减弱或消失，便潜血试验阳性	肠鸣音减弱或消失，有黑便或呕血	

注：空白为无此项。引自北京市科委重大项目"MODS 中西医结合诊治/降低病死率研究课题"组. 多器官功能障碍综合征诊断标准、病情严重度评分及预后评估系统和中西医结合证型诊断. 中国危重病急救医学. 2008, 20（1）：1-3.

　　Montgomery 还提出了不可逆器官功能衰竭的诊断标准：①循环功能衰竭（感染性休克）：抗生素治疗无效，且无法手术治疗的严重感染及其导致的顽固性休克。②心力衰竭：心源性休克、室颤或心脏骤停。③呼吸衰竭：在机械通气条件下（FiO_2 1.0），PaO_2 <5.3~6.7kPa。④中枢神经系统功能衰竭：无脑血流或符合脑死亡。⑤血液系统功能衰竭：DIC 不能纠正引起广泛出血或无法手术纠正的大血管出血。⑥肝衰竭：不能纠正的肝性脑病或肝肾综合征。⑦肾衰竭：肾衰竭所致严重酸中毒或高钾血症或高钙血症引起心脏停搏。

　　从 SIRS→sepsis→严重 sepsis→MODS→MOF 是一个连续，进行性发展的动态变化过程，它们存在共同的发病机制：过度（或称失控）性炎性反应贯彻其中。临床医生应当关注此过程的发生、发展和变化，致力于早期认识，及时干预，以期中断或逆转其病理的发展变化，提高疾病的治愈率。

（俞森洋　张文娟）

参 考 文 献

[1] Durairaj L, Schmidt, G A, Fluid therapy in resuscitated sepsis. Less is more. Chest, 2008, 133: 252-263.

[2] Wheeler AP. Recent developments in the diagnosis and management of severe sepsis. Chest, 2007, 132: 1967-1976.

[3] Angus DC, Laterre PF, Helterbrand J, et al. The effect of drotrecogin alfa（activated）on long-term survival

after severe sepsis. Crit Care Med, 2004, 32：2199-2206.

［4］ Uzzan B, Cohen R, Nicolas P, et al. Procalcitonin as a diagnostic test for sepsis in critically ill adults and after surgery or trauma：a systematic review and meta-analysis. Crit Care Med, 2006, 34：1996-2003.

［5］ Levy MM, Macias WL, Vincent JL, et al. Early changes in organ function predict eventual survival in severe sepsis. Crit Care Med, 2005, 33：2194-2201.

［6］ Dellinger RP, Levy MM, Carlet JM, et al. Surviving sepsis campaign：international guidelines for management of severe sepsis and septic shock：2008. Crit Care Med, 2008, 36（1）：296-327.

［7］ 中华医学会重症医学分会. 中国严重脓毒症/脓毒性休克治疗指南（2014）. 中华内科杂志, 2015, 54（6）：557-581

［8］ Ddlinger RP, Levy MM, Rhodes A, el al. Surviving sepsis campaign：international guidelines for management of severe sepsis and septic shock, 2012. Intensive Care Med, 2013, 39：165-228.

［9］ Singer M, Deutschman CS, Seymour CW, et al. The third international consensus definitions for sepsis and septic shock（Sepsis-3）. JAMA, 2016, 315（8）：801-810.

［10］ Gotts JE, Matthay MA. Sepsis：pathophysiology and clinical management. BMJ, 2016, 23：353.

［11］ Kempker JA, Martin GS. The changing epidemiology and definitions of sepsis. Clin Chest Med, 2016, 37（2）：165-179.

［12］ Martin GS. Sepsis, severe sepsis and septic shock：changes in incidence, pathogens and outcomes. Expert Rev Anti Infect Ther, 2012, 10：701-706.

［13］ Bosmann M, Ward PA. The inflammatory response in sepsis. Trends Immunol, 2013, 34（3）：129-136.

［14］ Keegan MT, Gajic O, Afessa B. Severity of illness scoring systems in the intensive care unit. Crit Care Med, 2011, 39（1）：163-169.

［15］ Marshall JC, Cook DJ, Christou NV, et al. Multiple organ dysfunction score：a reliable descriptor of a complex clinical outcome. Crit Care Med, 1995, 23：1638-1652.

十、肺水肿

286 · 非心源性肺水肿有哪些病因？

肺水肿可分为两大类：心源性和非心源性。前者主要由急性左心衰竭、过量和快速的输液或输血、二尖瓣狭窄等导致肺毛细血管压增高所致。后者原因十分复杂，从肺水肿的发生机制来分析，有以下 5 方面的原因：①肺毛细血管通透性增加；②肺毛细血管压力增加；③血浆胶体渗透压的降低；④肺淋巴回流障碍；⑤肺组织间隙负压增高。此外，有些疾病引起的肺水肿的机制不清或综合因素所致（表 10-1）。

表 10-1　非心源性肺水肿的常见病因

1. 肺毛细血管通透性增加
   (1) 感染性：细菌或病毒性肺炎可损害肺毛细血管壁，致血管渗透性增加、形成肺水肿
   (2) 吸入毒气：光气、氯气、氮氧化物、氨、臭氧、纯氧、除锈剂等，使肺毛细血管壁受损
   (3) 循环毒素：蛇毒、四氧嘧啶、a-奈硫脲、植物碱等可损害肺泡毛细血管膜
   (4) 血管活性物质：组胺、5-羟色胺、前列腺素、激肽等，使肺小静脉内皮细胞收缩，细胞间隙扩大、液体渗出
   (5) 弥散性血管内凝血：休克，脓毒血症，体外循环，大面积烧伤
   (6) 免疫反应：药物特异性反应，移植肺，过敏性肺泡炎
   (7) 放射性肺炎：放射线对肺毛细血管内皮的损伤，溶酶体酶的释放
   (8) 尿毒症：毒性产物或变态反应的作用使肺毛细血管渗透性增高
   (9) 吸入性肺炎
   (10) 淹溺：淡水淹溺，低渗的水充满肺泡并进入血循环；海水淹溺，高渗的水将循环中的液体吸出肺泡
   (11) 烟雾吸入
   (12) 急性呼吸窘迫综合征（ARDS）
   (13) 弥漫性毛细血管渗漏综合征：内毒素血症，有机磷中毒，特发性
2. 肺毛细血管压力增加
   (1) 肺血容量过高
   (2) 肺静脉闭塞症

续　表

3. 血浆胶体渗透压降低

　　肝硬化，肾疾病，各种原因引起的低蛋白血症

4. 淋巴循环障碍

　　淋巴管受压、肺淋巴管阻塞、淋巴管功能降低，不能将肺间质内过剩液体转运

5. 肺组织间隙负压增高

　　大量胸腔积液或气胸、抽液或抽气过多过快、胸腔负压增高、萎陷的肺突然复张

6. 原因不明或综合因素

　　高原性肺水肿、神经源性肺水肿、药物性肺水肿（海洛因过量，美沙酮、苯妥英钠、磺胺、水杨酸中毒等）、肺栓塞、子痫、心脏复律、心肺旁路、有机磷农药中毒

（俞森洋）

287 • 肺水肿时的肺功能有哪些病理生理学改变？

（1）肺内分流的改变：在正常人，肺内分流仅占全部心排出量的很少部分。肺水肿时，缺氧性肺血管收缩，由于限制了对通气不良的肺的灌注，可减少分流量。然而在某些情况下，例如某些脓毒症（sepsis）患者，缺氧性血管收缩可以无效或缺乏。在严重的肺水肿患者，分流量的增加可以达到占心排出量的 25%～50%。因为通过分流的血是没有和肺泡气接触的，因此补充氧气也往往效果不佳，患者的低氧血症性质是"难治"的。而给予机械通气支持并增加气道压，可以使那些没有通气的肺单位恢复通气。

（2）肺力学的改变：肺顺应性是指加用一定的跨肺压所引起的肺容量改变。当临床上有明显的肺水肿时，肺显著僵硬，为达到既定的肺容量需要更大的跨肺压。然而，为了反映肺组织实际的内部弹性，顺应性应该按可充气肺的既定容量来计算。肺水肿时，可充气肺容量是减少的，表面活性物质的任何相关的功能异常（如 ARDS 时发生的）将使静态肺容量的减少更加显著。因此，肺水肿时，导致需要高跨肺压的原因是由于可充气肺的减少而不是肺组织本身内部弹性的降低。

肺水肿时气道阻力常中度增加，有基础的支气管高反应性的患者最常发生，偶有气道阻力严重增加并成为突出临床表现的。然而，对于大多数患者来说，气道阻力的增加并不是最重要的。肺水肿时气道阻力的增加究竟是由哪一种生物化学、体液或神经因子的作用所导致，尚不清楚。不管其发生机制如何，应用 β 受体激动剂和肺水肿本身的消除可有效降低气道阻力。

（3）呼吸功的改变：因为肺力学性质的改变，需达到既定的潮气量则需增加气道压，因此在肺水肿时，呼吸功是增加的（自主呼吸时以压力-容量的乘积来测定），呼吸急促更加剧了呼吸功的消耗，虽然在正常人，呼吸功仅占身体总氧耗的少部分，但严重肺水肿时，在没有机械通气支持的情况下，呼吸功可占机体总氧耗的 25%～50%。为了供应维持这种做功水平的能量，必须为呼吸肌输送更多的血流，因而也减少了对其他重要脏器的血流供应。

因此，严重肺水肿时进行机械通气支持的主要好处是减少患者的呼吸功，以便能有较多的血流重新流向其他重要器官。

（4）肺血流动力学的改变：肺水肿对气体交换的影响并不是简单地影响肺泡通气，其对局部血流分布也有影响。不少研究显示，肺水肿时常发生轻中度的肺高压，肺血流的重新分布是趋向于离开肺泡水肿区的，这有利于改善通气/灌注（$\dot{V}/\dot{Q}$）的比例。其急性机制可能为缺氧性血管收缩、其他介质引起的血管收缩、机械性因素（因水肿或肺不张而使血管受压）等。亚急性的机制可能还有局部的血栓形成和血管闭塞，尤其是像 ARDS 那样的炎性反应型肺水肿更容易发生。对于 ARDS 的治疗，采用使严重受损的毛细血管床复原的措施，与没有采取措施者比较，确有较好的预后，表明：在肺水肿时灌注的重新分布比起气体交换来具有更重要影响。

（俞森洋）

288 • 如何治疗肺水肿？

（1）一般治疗措施：不管肺水肿是什么病因，其治疗原则有显著的相同之处，然而治疗的有效性则与基础病因密切相关。肺水肿的治疗包括两方面：支持性治疗措施和针对病因的治疗。支持性治疗措施的目的是维持细胞和生理学功能（例如气体交换、器官灌注、需氧代谢），在支持性治疗的同时，也要针对基础病因采取治疗措施。支持性措施包括氧疗、机械通气、如果必要应加用呼气末正压、限制液体入量、应用速效利尿剂、监测血流动力学的改变、给予心脏血管支持。如果存在感染，应选择有效的抗菌药物；如果需要进行长时间的机械通气，还应补充营养（表 10-2）。

表 10-2　肺水肿的治疗原则

氧疗±机械通气±PEEP/CPAP
限制液体/给予利尿剂
心血管支持±血流动力学监测
如存在感染，应选用有效抗生素
病程较长时，应加强营养的补充
迅速地确定肺水肿的原因，并对可治性病因采取针对性治疗

（2）液体问题：即使存在肺血管渗透性异常，努力降低肺毛细血管压对肺水肿的发生和发展也有良好作用，而且，即使在 ARDS，当肺水肿的发生并不是肺毛细血管高压所致时，由于治疗休克时的液体过度负荷，肺静脉血管收缩或同时存在心力衰竭，肺毛细血管压的升高仍然是加重肺水肿的一个因素。

严格限制液体入量，可能时应用快速利尿剂是降低肺毛细血管压的常用方法。有关 ARDS 的一些研究表明，由于限制液体和应用利尿剂使体重减低或肺毛细血管楔压下降的患者，其肺功能和治疗结果是较好的。早期应用利尿剂或限制液体的措施并没有增加如肾衰竭或血流动力学受损等的并发症，同时给予密切的监护可保障重要脏器的适当灌注。

在为肺水肿，尤其是 ARDS 患者进行液体治疗时，应该注射胶体液还是晶体液已进行了长时间的争论。赞成输胶体液者的理由是：增加血浆渗透压会导致液体跨血管渗出的减少。而反对应用胶体液的理由是：①胶体液是扩容剂和高渗制剂，在增加渗透压的同时将增加毛细血管静水压，这会抵销前者的作用；②外源性胶体液的高渗作用是一过性的，尤其是在血管渗透性增加的情况下，胶体会加速漏出，肺血管外间隙过多的胶体实际上可加重肺水肿；③肺泡水肿的吸收并不按照发生间质水肿的途径进行，因此，增加血管内胶体浓度对肺泡水肿的吸收并无影响；④没有临床研究能证明静脉注射胶体液可改善肺水肿的吸收。

当然，胶体液可非常有效地扩充血容量，它对于肺水肿已合并血流动力学不稳定的患者（如休克时）的急性复苏，虽然需要限制，但还是有作用的。但需要明确的是，它对肺水肿本身并无明确好处。相反，如很多研究已表明的，限制液体和应用利尿剂可改善肺水肿患者的预后。

（3）药物治疗：高压性肺水肿的有效治疗取决于降低左房压，可因此使液体向血管外腔渗出增加的驱动力下降。减少心脏的静脉血充盈可降低左房充盈压（前负荷），因此心源性肺水肿的传统治疗方法是让患者取坐立位，双脚下垂，或四肢轮流捆绑止血带以减少回心血量。

50 多年来，已证明应用硫酸吗啡治疗心源性肺水肿是有效的。吗啡的好处之一是引起全身静脉的扩张，因而减轻心脏的前负荷。但吗啡也抑制呼吸，故对原发肺疾病，呼吸中枢易受抑制的患者以及老年人应慎用。更强效的制剂如硝普钠，可迅速减少静脉血回流，并降低全身的动脉血压、减低左室的后负荷（阻力），这可以改善心功能，并降低左房充盈压。强利尿剂如呋塞米，利尿酸静脉注射，可降低全身静脉血管张力而降低左房充盈压并诱发利尿。静脉推注强心剂如毛花苷丙，可改善左心功能，增加心排出量，但广泛心肌梗死和严重二尖瓣狭窄者禁用。血管活性药物如多巴胺，多巴酚丁胺也具有增强心肌收缩的作用，尤其适用于急性肺水肿伴休克的患者。

此外，还可用茶碱类药物（如二羟丙茶碱、氨茶碱等）、扩血管药物、45% 酒精或其他消泡剂吸入等方法。

（4）病因治疗：在治疗肺水肿的同时应抓紧肺水肿的病因治疗。对神经源性肺水肿可考虑应用降颅压措施；有机磷中毒者应及时洗胃，并应用阿托品和胆碱酯酶复能剂，光气中毒可用 20% 乌洛托品 10~20ml 静脉点滴；氯气中毒可用 2% 碳酸氢钠雾化吸入；氮氧化物中毒用异丙肾上腺素和地塞米松雾化吸入；对高原性肺水肿静脉注射纳洛酮 1.6mg，或硝苯地平。病情稍稳定后转移到低海拔地区继续治疗。

（5）机械通气治疗：肺水肿患者应用机械通气的目的：①为改善氧合和气体交换；②为了减少或替代患者的呼吸功；③为了使更多的功能肺单位复张，并在整个呼吸周期保持肺泡的开放；④避免肺泡的过度扩张。

近年来，随着机械通气的普及和广泛应用，ARDS 以外的各种非心源性肺水肿患者应用机械通气的情况也逐渐增多，但有关这方面的研究和文献报道还比较少，从有限的文献报道看，肺水肿患者应用机械通气后增加 PaO_2 和降低已增高的 $PaCO_2$ 有明显的效果，对缓解肺水肿也有肯定的好处，但缺乏严格对照的前瞻性研究来评价肺水肿患者应用机械通气后是否能改善预后，提高存活率。

非心源性肺水肿应用正压通气的适应证和方法与心源性肺水肿基本相同，主要是为了纠正严重低氧血症。如果患者清醒，血流动力学状况尚稳定，可先试用经面或鼻罩进行的无创性通气，用持续气道正压（CPAP）$5 \sim 12cmH_2O$，或应用压力支持通气（PSV）加呼气末正压（PEEP）。如果患者不能耐受经面罩的无创正压通气，或不适宜应用无创通气，可经气管插管应用有创正压通气，通气模式可用压力控制通气（PCV）或压力支持通气（PSV），也可用容量控制通气（VCV），酌情加用 PEEP。机械通气持续的时间视非心源性肺水肿的病因而定，一般要在肺水肿的病因去除、患者的低氧血症或（和）高碳酸血症纠正后，才考虑撤机。

（俞森洋）

289 · 何谓重灌注相关性肺水肿？有哪几种类型？

至少有 3 种类型肺水肿在原先缺血的肺恢复灌注后发生。这 3 种情况是：原来萎陷的肺复张、移植肺的再植反应和为慢性肺栓塞进行肺血栓动脉内膜切除术。原来缺血的肺外组织再灌注后发生肺水肿也与此现象相类似。

（1）复张后肺水肿：患者原有肺不张，经治疗使肺复张后发生肺水肿，如大量胸水压迫引起肺不张，在胸腔穿刺大量抽水以后发生肺水肿，又如气胸引起肺不张，在经胸腔导管过高负压吸引以后发生肺水肿。复张性肺水肿常为单侧，在肺复张后数分钟至数小时内发生肺水肿的典型症状和体征。

在这些情况下发生肺水肿的一个可能机制是，在复张期间产生大的胸腔负压，从而降低肺间质内压力，也因此增加跨血管液体流动的静水压力梯度，结果发生静水压增高性肺水肿。静水压增高性肺水肿的水肿液蛋白一般较低。

然而，胸内压的大幅度改变对于复张性肺水肿的发生并不是必需的，因为大量胸水的简单的重力引流（比较快）也可以诱发肺水肿。而且研究表明，此型肺水肿的水肿液蛋白含量经常是高的，提示血管渗透性的增加。因为萎陷的肺通常是无气的和血流减少的，因此也是相对缺血的。随着复张，血流和重新氧合将突然恢复（发生复张性肺水肿所需的条件之一是快速复张）。这就产生缺血-再灌注后的损伤。除了缺血的机制以外，其他机制也可能起作用，例如萎陷的肺缺乏通气引起的运动。

复张性肺水肿的治疗也采取支持性的治疗措施。预后欠佳，文献报道的病死率高达20%，这也许是因为复张性肺水肿经常发生于患有其他慢性严重基础肺疾病的患者。

（2）肺同种移植后的再植反应：事实上所有患者在肺移植后 48 小时内在移植的肺上均出现新的肺浸润（"再植反应"），反应的严重程度一般在术后第 4 天达到高峰，此后迅速消退。肺血管渗出中度异常，没有达到 ARDS 所见那样严重的程度。鉴别诊断包括排异反应（在术后如此早的发生并不常见），黏液栓或心源性肺水肿。当胸部 X 线片和气体交换异常未经特殊治疗而较快消失时，支持再植后损伤的诊断。

病因上，再植术后肺水肿可能是缺血-再灌注损伤的又一例证，然而它也可能是其他因素，如外科创伤、移植片保存技术不当等的结果。

（3）肺血栓动脉内膜切除术后肺水肿：此型肺水肿也发生在手术后前数天。损伤的严重性是高度变异和难以预料的，因已切除动脉内膜的肺的相对高灌注而加重（所谓"肺偷漏"）。水肿局限于有新灌注的那部分肺，动脉内膜切除后内皮剥露、高灌注、慢性缺血和重新灌注启动的氧化剂损伤都是在这种情况下产生肺水肿的可能机制。

（俞森洋）

290 • 药物性肺水肿如何诊治？

有许多药物可引起急性肺水肿，在国外海洛因（heroin）过量所致肺水肿最为常见。此外，美沙酮、丙氧酚、氢氯噻嗪、非那酮、苯妥英钠、磺胺、水杨酸、硝基呋喃妥因、肾上腺素、保泰松、碘肽钠、阿霉素、柔红霉素、阿糖胞苷等也均有报道。

海洛因、美沙酮、非那酮、丙氧酚等均为吗啡类麻醉镇痛剂，服用者易产生成瘾性和耐受性，大剂量可引起中毒。所有因这些药物过量中毒而死亡者，尸检时均发现有肺水肿。但发生肺水肿的机制尚不清楚，对药物过敏或严重低氧血症诱发肺毛细血管渗漏的假设已经被相关研究否定。尚有可能的机制是药物或药物引起的低氧血症作用于中枢神经系统，引起全身小静脉收缩，使小静脉内血容量移向肺循环，导致严重肺毛细血管高压，液体渗入肺间质和肺泡，引起肺水肿。海洛因对肺毛细血管直接损害的设想并不能在各种动物实验中证实，但不能完全排除人类的肺循环或血管运动中枢调节系统有别于其他动物和对海洛因的易感性。监测肺楔压正常可确定致幻剂或麻醉剂所致肺水肿是非心源性的。但阿霉素、柔红霉素、环磷酰胺所引起的肺水肿，则是通过心脏的毒性反应而致，属心源性肺水肿。

药物性肺损伤的诊断要点是：①详询用药史或吸毒史；海洛因过量者大多在用药后数小时内发生；②典型表现为：昏迷（小部分可无意识障碍），瞳孔缩小，呼吸严重抑制（<5~6 次/分）或呼吸窘迫，发绀，两肺可闻及弥漫性水泡音，大量泡沫痰，有时为血性泡沫痰，胸片为弥漫性肺泡浸润影，但心影大小正常。

治疗原则：①保持气道通畅，合理氧疗，严重低氧血症者可经面罩给氧；②明显呼吸抑制者应气管插管，机械通气，加用适度的呼气末正压（PEEP），保证充分的氧合和适当的通气；③静脉给予纳洛酮以拮抗海洛因等的作用，迅速逆转呼吸抑制、恢复神志；④对症处理和支持疗法：建立静脉通道，维持水和电解质平衡，纠正呼吸性或代谢性酸中毒。必要时给予利尿剂和抗生素。

至于阿霉素、柔红霉素等引起的心源性肺水肿关键在于预防，应严格掌握应用指征，避免过高剂量，应用过程中监测心电图改变。发生肺水肿时，给予利尿扩血管和小剂量的强心药物，及必要的心肌保护剂。

（俞森洋）

291 • 有毒物质吸入后肺水肿有哪些临床表现?

有毒物质包括氯化物、硫化物、氮化物、醛类、氰化物、强酸、强碱等，这些物质吸入后可引起气道黏膜和肺实质的损害，并发展为肺水肿，通常称之为吸入性肺损伤。吸入性肺损伤的临床表现大致可分为 5 期：①刺激期：受气体的刺激，患者剧烈咳嗽，声音嘶哑和喘鸣，胸骨后灼热感，呼吸急促。持续时间根据损伤的严重程度而异，一般 15~40 分钟。②潜伏期：上述症状减轻或缓解，但病理改变在继续发展，较缓慢地发展或突然进入肺水肿期。③肺水肿期：出现典型肺水肿的临床表现，如严重呼吸困难、发绀、烦躁、大汗、端坐呼吸、咳嗽加剧、咳出大量泡沫痰或粉红色泡沫痰，听诊可闻两肺大量的中小水泡音。并可出现呼吸循环衰竭。持续时间大致从伤后 6~48 小时。④肺部感染期：吸入性肺损伤后，气道黏膜损伤，局部免疫功能下降，容易并发感染。感染一般开始于损伤的支气管，并迅速发展为支气管肺炎。此时患者出现寒战、高热、咳黄黏痰或脓性痰、呼吸急促、或伴咯血、胸痛。若不及时控制感染，可诱发急性呼吸衰竭。感染期多在伤后 48 小时出现，持续时间与治疗效果有关。⑤修复期：经及时治疗，肺水肿症状逐渐减轻，或感染控制，咳嗽咳痰症状缓解。支气管黏膜开始修复。但呼吸道刺激症状及肺部病变可持续数周才好转，也有部分患者因气道损害严重，治疗后遗留支气管扩张、气管支气管瘢痕狭窄，或持久的肺顺应性下降和气道阻力增加。

（俞森洋）

292 • 有毒物质吸入后肺水肿如何救治?

应密切观察患者的病情变化。早期处理的要点是尽早解除缺氧，或可能发生的一氧化碳中毒，清除气道内异物，给予祛痰药和支气管舒张剂。尤其要注意保持气道的通畅，必要时行纤维支气管镜检查以评价气道吸入性损伤的严重程度，并可同时清除气道内异物和分泌物。若有上呼吸道梗死的可能，或患者昏迷，不能咳痰者应气管插管或气管切开。吸入酸性刺激性气体、二氧化硫等气体，有人推荐早期应用 12.5% 氨茶碱 6ml，2% 普鲁卡因 4ml，3% 麻黄碱 4ml，5% 碳酸氢钠溶液加至 30ml，每次 3~5ml 雾化吸入。一旦发生中毒性肺水肿，则按非心源性肺水肿治疗。

（1）吸入消泡剂：可在吸氧湿化瓶中加入 50% 乙醇（在毒性气体引起的肺水肿时禁用）。近年有用二甲基硅油消泡气雾剂（又名消泡净）雾化吸入，5 分钟开始起效，15~30 分钟达最大作用，有效率达 90% 以上。

（2）血管扩张剂：可用苄胺唑啉、硝普钠等缓解肺血管痉挛、降低肺动脉压，并改善心肌供血，促进利尿。用药过程中应密切监测血压。国内报道用东莨菪碱治疗肺水肿效果显著。利尿剂和高渗性脱水剂认为有促进肺毛细血管损害和血管内液体外渗的作用，大多不主张应用。

（3）皮质激素：是否应用皮质激素尚有争论。但存在明显肺水肿和严重支气管痉挛的患者，短期应用一般有较好效果。

（4）机械通气和ECMO：对一般氧疗不能纠正严重缺氧，或因气管痉挛和气道阻塞并发急性通气功能衰竭者应给予机械通气，必要时加用呼气末正压（PEEP）。至于体外膜氧合器（ECMO），虽有临床报道和理论上充分的好处，但尚处于研究阶段，难以临床上普遍应用。

（5）抗生素：伤后应立即应用广谱有效抗生素。必要时也可雾化吸入或气管内给药。

（6）其他治疗：给予细致的护理，适当的补液，维持水电解质和酸碱平衡，充分的营养，并保护心脏功能，防治弥散性血管内凝血（DIC）的发生等。

（俞森洋）

293 • 有机磷农药中毒性肺水肿如何救治？

有机磷农药仍在我国农村广泛应用，急性中毒时有发生。因起病急骤，进展迅速、若诊治不及时常可危及生命。根据农药毒力可将其分为四类，剧毒类：甲拌磷、内吸磷、对硫磷等；高毒类：敌敌畏、硫特普、三硫磷等；中毒类：敌百虫、乐果、倍硫磷等；低毒类：马拉硫磷、杀螟松等。

有机磷农药中毒机制为：抑制体内乙酰胆碱酯酶的活性，导致乙酰胆碱积蓄，致使胆碱能神经开始过度兴奋，后转入抑制和衰竭，从而在临床上出现相应的中毒症状。主要表现为：①毒蕈碱样症状：瞳孔缩小、视物模糊、流涎、流泪、多汗；支气管分泌物增加，气道痉挛、咳嗽、胸闷、呼吸困难、发绀，严重时发生肺水肿，听诊两肺可闻大量水泡音；恶心、呕吐、腹疼腹泻。②烟碱样作用：肌束颤动，严重时全身肌肉强直性痉挛；躁动、谵妄、抽搐、昏迷，并合并心肌损害。

诊断主要依靠病史、中毒的表现、胃内容物的毒物鉴定和全血胆碱酯酶活力测定。当患者就诊以肺水肿为突出表现时，只要考虑到有机磷中毒的可能，详询病史并作相应的检查，不难迅速做出诊断，而与心源性肺水肿鉴别。

有机磷农药中毒性肺水肿的救治原则，主要是治疗农药中毒，同时治疗肺水肿。

（1）脱离中毒环境：去除毒物，脱掉被污染的衣服，清洗皮肤。口服中毒者给予催吐、洗胃和导泻。

（2）解毒剂的应用：阿托品，一般 1~3mg，重症 5~10mg，静脉注射或皮下注射，每 15~30 分钟重复一次，直至瞳孔开始散大，面转潮红，出汗减少，肺部啰音减少或消失，心率增快，意识障碍减轻，此后逐渐减量。要严密观察病情，区别阿托品用量不足或过量，过量表现为心率过快，体温升高，皮肤干燥，瞳孔散大，狂躁或昏迷。此外，可使用胆碱酯酶复能剂，如解磷定、氯磷定等。

（3）肺水肿和呼吸衰竭的治疗：在反复应用阿托品以后，肺水肿通常可迅速减轻或缓解，但也有少数严重中毒病例仍严重缺氧、发绀、呼吸窘迫和两肺大量水泡音，甚至出现呼吸节律不规则，呼吸肌麻痹或呼吸暂停。这通常与顽固性肺水肿、致命性低氧血症合并脑水肿有关。救治措施应包括保持呼吸道通畅、氧疗、静脉注射呼吸兴奋剂，必要时行气管插管和机械通气。同时可给予肾上腺皮质激素，必要时给予脱水剂、利尿剂等。

（4）其他治疗：有休克者应及时补液，应用血管活性药物；应给予抗生素防治继发感染；应及时进行心电图检查了解心脏情况，发现心肌损害或心律失常给予相应处理。

（俞森洋）

294 • 何谓中枢性肺水肿？中枢性肺水肿的处理原则有哪些？

所谓中枢性肺水肿（central pulmonary edema）是指因严重颅脑损伤、脑出血、脑炎、脑膜炎、脑肿瘤等中枢神经的创伤或病变引起的肺水肿，也称神经性肺水肿。其发生机制现认为是位于丘脑下部的水肿中枢因创伤、颅内高压、炎症或缺氧而受损害，中枢的抑制作用被解除，导致肾上腺交感神经放电的增加，肺毛细血管压力升高和通透性增加，发生肺水肿。近年研究表明，行星状神经节阻滞术或应用肾上腺素能阻断剂可抑制或逆转肺水肿的发生和发展，而刺激交感神经或应用异丙肾上腺素等 β 受体兴奋剂，可引起肺血管透过性亢进，肺血管床开放，肺内灌流增加，这说明肾上腺交感神经在中枢性肺水肿的形成过程中具有重要作用。

中枢性肺水肿有别于一般肺水肿的特征性表现是：①起病急剧，严重外伤或发病后不久则出现肺水肿，肺水肿发生的速度和持续时间与脑损害的严重程度成正比，则脑损害越重，肺水肿发生得越急迫越严重。②常同时伴有丘脑下部受累的其他症状，如中枢性高热、多尿和应激性溃疡等。③患者严重昏迷，不能陈述自觉症状，被动体位而不是通常的强迫端坐位，常在出现血性泡沫痰时才被发现。④因呕吐而误吸胃内容物的情况较常发生，可因此引起吸入性肺炎，ARDS 或窒息而使病情恶化。其他表现如呼吸窘迫、发绀，脉搏细速，两肺水泡音和血性泡沫痰等则与一般肺水肿相同。

中枢性肺水肿的处理原则：应同时兼顾肺水肿和脑损伤两方面的处理：①昏迷患者失去咳嗽、咳痰能力，为保持气道通畅应紧急气管插管或气管切开，迅速和反复吸出气道内分泌物和误吸入的物质。②高浓度氧疗，湿化瓶中加 45% 乙醇去泡沫。也可用 1% 二甲基硅酮（silicone）雾化吸入或加入湿化瓶中吸入。在建立人工气道后，我们主张加用正压通气和适度的 PEEP，可迅速改善严重缺氧和减少肺泡渗出。③应用肾上腺皮质激素，用琥珀酸氢化可的松 100~200ml 溶于 5%~10% 葡萄糖 100~200ml 中静脉点滴，每日 1~2 次，或地塞米松 5~10mg 稀释后静脉注射，同时应用 H_2 受体阻断剂预防胃出血。若已发生应激性溃疡，则禁用激素。④在建立人工气道和机械通气后，可酌情应用吗啡或哌替啶，但禁用于没有机械通气保障的患者，以免抑制呼吸。⑤酌情应用氨茶碱、利尿剂。⑥已发生误吸者应静脉滴注有效抗生素，抗菌谱应覆盖厌氧菌。⑦在抗肺水肿治疗过程中，在条件许可情况下应尽速进行颅脑外伤的处理，注意降低颅脑压。对脑血管意外、脑炎等迁延性脑水肿患者应用星状神经节封闭术可能有效。⑧加强护理，注意预防肺炎、尿路感染、压疮等发生。

（俞森洋）

参 考 文 献

［1］Manne JR, Kasirye Y, Epperla N, et al. Non-cardiogenic pulmonary edema complicating electroconvulsive therapy: short review of the pathophysiology and diagnostic approach. Clin Med Res, 2012, 10 (3): 131-136.

［2］Peacher DF, Martina SD, Otteni CE, et al. Immersion pulmonary edema and comorbidities: case series and updated review. Med Sci Sports Exerc, 2015, 47 (6): 1128-1134.

［3］Bhattarai B, Shrestha S. Negative pressure pulmonary edema-case series and review of literature. Kathmandu Univ Med J (KUMJ), 2011, 9 (36): 310-315.

［4］Glisson JK, Vesa TS, Bowling MR. Current management of salicylate-induced pulmonary edema. South Med J, 2011, 104 (3): 225-232.

十一、支气管哮喘

295 • 何谓支气管哮喘？有哪些表型？

支气管哮喘是一种异质性、以慢性气道炎症为特征的疾病。这种慢性炎症与气道高反应性、呼气气流受限的发生和发展有关。临床上表现为反复发作的喘息、气急、胸闷、咳嗽等症状，常在夜间和（或）清晨发作、加剧，大多数患者可经药物治疗得到控制。哮喘的发病是遗传和环境两方面因素共同作用的结果。

哮喘是一种异质性疾病，常伴有各种基础疾病，根据人口统计学、临床和病理生理学的不同特点可分为多种表型，如过敏性哮喘：这是常见和容易识别的表型，常从儿童时期开始发病，常有过敏性疾病，如湿疹、过敏性鼻炎、对食物药物及粉尘花粉过敏等的家族史。治疗前患者诱导痰检查，常可发现有嗜酸性粒细胞气道炎症。此类患者常对吸入性糖皮质激素（ICS）有良好反应。非过敏性哮喘：这些患者的哮喘与过敏性疾病无关，患者诱导痰的检查常见中性粒细胞，或仅很少的粒细胞。对 ICS 无良好反应。晚发性哮喘：有些成人，特别是女性，首次哮喘发生在成年，往往不是过敏性的。常需要大剂量 ICS，和对糖皮质激素反应欠佳。固定气流受限性哮喘：有些患者长期哮喘导致固定气流受限，这认为是气道壁重塑的结果。肥胖型哮喘：这些哮喘患者体型肥胖，有明显的呼吸道症状，但几乎没有嗜酸性粒细胞气道炎症。

（俞森洋）

296 • 哮喘的诊断标准是什么？

哮喘的诊断标准如下。

（1）反复发作喘息、气急、胸闷、咳嗽等，多与接触过敏原、冷空气、物理、化学性刺激以及上呼吸道感染、运动等有关。

（2）双肺可闻及散在或弥漫性、以呼气相为主的哮鸣音。

（3）上述症状和体征可经治疗缓解或自行缓解。

（4）除外其他疾病所引起的喘息、气急、胸闷和咳嗽。

（5）临床表现不典型者（如无明显喘息或体征），可根据条件做以下两种检查，如任一结果阳性，可辅助诊断为支气管哮喘。①简易峰流速仪测定最大呼气流量（日内变异率≥20%）；②支气管舒张试验阳性［一秒用力呼气容积（FEV_1）增加≥12%，且FEV_1增加绝对值≥200ml］。

符合（1）~（4）条或（4）、（5）条者，可以诊断为支气管哮喘。

（俞森洋）

297 • 哮喘如何分期和分级？

哮喘分期：可分为：①急性发作期：是指喘息、气促、咳嗽、胸闷等症状突然发生，或原有症状急剧加重，常有呼吸困难，以呼气流量降低为其特征，常因接触变应原、刺激物或呼吸道感染诱发。②慢性持续期：是指患者每周均不同频度和（或）不同程度地出现症状（喘息、气急、胸闷、咳嗽等）。③临床缓解期：指经过治疗或未经治疗症状、体征消失，肺功能恢复到急性发作前水平，并维持3个月以上。

哮喘分级：

（1）控制水平的分级见表11-1。

表 11-1　哮喘控制水平

特点	控制（所有随访期间）	部分控制（任何1周采用任何措施的情况下）	未控制
白天症状	没有（每周≤2次）	每周>2次	任何1周内有≥3项部分控制的表现
活动受限	没有	任何1次	
夜间症状/觉醒	没有	任何1次	
需要使用急救/缓解药物的次数	没有（或每周≤2次）	每周>2次	
肺功能（PEF/FEV_1）	正常	<预计值或个人最好值的80%	
急性加重	没有	每年≥1次*	任何1周内有1次

注：*：任何哮喘急性加重都应对维持治疗重新评价以确定当前的治疗是否适当

（2）哮喘急性发作病情严重程度的分级：哮喘急性发作时其程度轻重不一，病情加重可在数小时或数天内逐渐出现，偶尔也可在数分钟内即危及生命，故应对病情做出正确的评估，以便给予及时有效的紧急治疗（表11-2）。

表 11-2　哮喘急性发作时病情严重程度的分级

临床特点	轻度	中度	重度	危重
气短	步行、上楼时	稍事活动	休息时	—
体位	可平卧	喜坐位	端坐呼吸	—
讲话方式	连续成句	单词	单字	不能讲话
精神状态	可有焦虑，尚安静	时有焦虑或烦躁	常有焦虑、烦躁	嗜睡或意识模糊
出汗	无	有	大汗淋漓	—
呼吸频率	轻度增加	增加	常>30 次/分	—
辅助呼吸肌活动及 　三凹征	常无	可有	常有	胸腹矛盾运动
哮鸣音	散在，呼吸末期	响亮、弥漫	响亮、弥漫	减弱乃至无

注：只要符合某一严重程度的某些指标，而不需满足全部指标即可

（俞森洋）

 298 • 诊断哮喘应该做哪些相关检查？

相关检查：

（1）肺功能测定：①肺通气功能测定：是确诊哮喘和评估哮喘控制程度的重要依据之一，有条件的单位可进行通气功能检查。②峰流速（PEF）及变异率：利用简易峰流速仪测定 PEF 日内变异率，有助于不典型哮喘患者的确诊和病情评估（附件 1）。③支气管激发试验：可判断是否存在气道高反应性，对于不典型哮喘患者，可转有条件单位进行支气管激发试验，以帮助确诊哮喘。④支气管舒张试验：可判断气流受限的可逆性，有助于哮喘诊断（附件 2）。

（2）过敏原皮试：通过过敏原皮试可证实哮喘患者的反应状态，以帮助了解导致个体哮喘发生和加重的危险因素，也可帮助筛选适合特异性免疫治疗方法的患者。

附件 1　简易 PEF 测定及变异率计算

测定方法：受试者取立位，先平静呼吸数次，后深吸气到肺总量位，口紧含简易峰流速仪，然后立即以最大的力气和最快的速度用力呼气到残气位。记录指针刻度显示的 PEF 值，间隔 5~10 分钟后重复 1 次，至少测 3 次，取最大 PEF 值为每次测定值。每日清晨及睡前定时测定 PEF，至少连续监测 1 周后，计算每日 PEF 变异率。

计算方法：PEF 日变异率=（最大值−最小值）/［（最大值+最小值）/2］×100%。

阳性判断标准：日变异率≥20%。

临床意义：

（1）不典型哮喘患者的确诊：PEF 日变异率≥20%，是诊断哮喘的主要指标之一。

（2）哮喘患者病情评估：许多哮喘患者在夜间和（或）清晨发作或加剧，每天定时测定 PEF 有助于了解病情昼夜变化情况，评价病情轻重。在连续观察中，若 PEF 变异率增加或 PEF 曲线有进行性下降趋势，提示近期内可能有急性发作或病情加重的潜在危险。

附件 2　支气管舒张试验

测定方法：受试者先测定基础（用药前）FEV_1（或 PEF），然后用手揿式定量气雾剂（MDI）吸入 $200 \sim 400\mu g$ 沙丁胺醇或其他速效 β_2 受体激动剂，吸入后 $15 \sim 20$ 分钟重复测定 FEV_1（或 PEF），作为用药后 FEV_1（或 PEF）值。

计算方法：FEV_1（PEF）改善率 = ［用药后 FEV_1（或 PEF）- 用药前 FEV_1（或 PEF）］/［用药前 FEV_1（或 PEF）］$\times 100\%$。

阳性判断标准：改善率增加 $\geqslant 12\%$，且 FEV_1 增加绝对值 $\geqslant 200ml$（以 FEV_1 为测定指标者），为支气管舒张试验阳性。

临床意义：支气管舒张试验用于判断气流受限的可逆程度，有助于哮喘患者的诊断，也用作评价支气管舒张剂的疗效。

（俞森洋）

299 · 诊断哮喘应该与哪些疾病相鉴别？

哮喘应注意与左心功能不全、慢性阻塞性肺疾病、上气道阻塞性病变等常见疾病相鉴别，鉴别要点见表 11-3。此外，还应与支气管扩张、变应性肉芽肿性血管炎（CSS）、变应性支气管肺曲霉病（ABPA）等疾病相鉴别。

表 11-3　哮喘与其他疾病鉴别要点

鉴别要点	哮喘	左心功能不全	慢性阻塞性肺疾病	上气道阻塞性病变
呼吸困难特点	发作性、阵发性、呼气性	阵发性、端坐	喘息和劳力性	吸气性
其他症状	干咳、胸闷等	心悸、粉红色泡沫痰	慢性咳嗽、咳痰	根据阻塞原因不同而不同
体征	哮鸣音为主	哮鸣音、广泛湿啰音	干、湿性啰音并存	吸气性喘鸣
病史	过敏原接触、部分有家族史	高血压或心脏病史	长期吸烟、有害气体接触等	可有异物吸入史
影像学	无特殊	肺淤血、肺水肿、心影扩大	肺纹理增多、粗乱；肺气肿征	上气道异物、肿瘤表现
支气管舒张剂治疗反应	可迅速缓解	可暂时或无明显缓解	有一定缓解	无明显缓解
其他	无	无	无	气管镜下可见异物、肿物

（俞森洋）

300 • 哮喘总体控制的定义是什么？

对于哮喘的防治目标，近年来国内外支气管哮喘防治指南均提出了"哮喘总体控制"的概念，所谓"哮喘总体控制"，包含两个方面：既要达到当前的控制，又要降低未来的风险。具体地说：①达到当前控制：无或很少有症状（每周≤2 次）、不需要或很少需要（每周≤2 次）使用缓解症状的药物（如吸入短效 β_2 受体激动剂）、肺功能正常或接近正常、正常活动不受影响等。②降低未来风险：无病情不稳定或恶化，无急性发作，无肺功能的持续下降，无因长期用药引起的不良反应等。

（俞森洋）

301 • 如何评估与监测哮喘患者的病情？

（1）评估哮喘总体控制水平，为达到"哮喘总体控制"目标，首先要对患者的病情，即哮喘总体控制水平进行评估与监测，包括哮喘控制分级和评估未来风险。哮喘控制分级可依据患者既往 4 周中的症状和肺功能测定指标分为完全控制、部分控制和未控制三级（表 11-1）；评估未来风险包括哮喘急性发作、病情不稳定、肺功能下降和药物不良反应。强调了了未来风险与当前控制间的关联。

（2）评估与监测方法　正确评估患者哮喘控制的水平及监测哮喘的病情对哮喘的防治具有重要的临床意义。

1）症状评估：临床常用 ACT 和 ACQ 等问卷来评价症状控制水平，具有较好的可操作性和临床应用价值，适合在基层医疗机构和临床研究中使用（附录 1、附录 2、图 11-1）。也可以记录哮喘日记（图 11-2）。

附录 1　哮喘控制测试（ACT）

1. 在既往 4 周内，在工作、学习或家中，有多少时候哮喘妨碍您进行日常活动？

   1 分：所有时间；2 分：大多数时候；3 分：有些时候；4 分：很少时候；5 分：无。

2. 在既往 4 周内，您有多少次呼吸困难？

   1 分：每天不止 1 次；2 分：每天 1 次；3 分：每周 3~6 次；4 分：每月 1~2 次；5 分：无。

3. 在既往 4 周内，因哮喘症状（喘息、咳嗽、呼吸困难、胸闷或疼痛）您有多少次在夜间醒来或早上比平时早醒？

   1 分：每周 4 晚或更多；2 分：每周 2~3 晚；3 分：每周 1 晚；4 分：每月 1~2 晚；5 分：无。

4. 在既往 4 周内，您有多少次使用急救药物治疗（比如沙丁胺醇)？

   1 分：每天 3 次以上；2 分：每天 1~2 次；3 分：每周 2~3 次；4 分：每周 1 次或更少；5 分：无。

5. 您如何评估既往 4 周内您的哮喘控制情况？

1 分：未控制；2 分：控制很差；3 分：有所控制；4 分：控制很好；5 分：完全控制。

25 分（满分）为完全控制，20~24 分为良好控制，<20 分为未控制。

图 11-1　哮喘控制测试（ACT）

附录 2　哮喘控制调查问卷（ACQ-5）

1. 平均来讲，在既往 1 周内，患者有多少次因哮喘而在夜间醒来？

0 分：从来没有；1 分：几乎没有；2 分：少数几次；3 分：有几次；4 分：许多次；

5 分：绝大多数时候；6 分：因哮喘而无法入睡。

2. 平均来讲，在既往 1 周内，当患者早上醒来时，哮喘症状有多严重？

0 分：无症状；1 分：很轻微的症状；2 分：轻微的症状；3 分：中等程度的症状；

4 分：较严重的症状；5 分：严重的症状；6 分：很严重的症状。

3. 总的来讲，在既往 1 周内，患者的活动因哮喘受到何种程度的限制？

0 分：无任何限制；1 分：很轻微地受限；2 分：轻微受限；3 分：中等受限；

4 分：很受限；5 分：极度受限；6 分：完全受限。

4. 总的来讲，在既往 1 周内，患者因为哮喘而呼吸困难吗？

日期		早晚	早晚	早晚	早晚	早晚	早晚	早晚	早晚	早晚	早晚	早晚	早晚	早晚	早晚			
病状及次数*	喘息																	
	咳嗽																	
	活动受限																	
	夜间憋醒																	
诱发因素																		
用药情况	控制用药																	
	急救用药																	
最大呼气流速 PEF（L/min）	800																	
	750																	
	700																	
	650																	
	600																	
	550																	
	500																	
	450																	
	400																	
	350																	
	300																	
	250																	
	200																	
	150																	
	100																	
	50																	
备注																		

注：*：如有症状打 "√"，并在相应区域记录症状的次数

图11-2 哮喘日记记录表格

0分：无呼吸困难；1分：很少呼吸困难；2分：有些呼吸困难；3分：中等程度呼吸困难；4分：较严重的呼吸困难；5分：很严重的呼吸困难；6分：非常严重的呼吸困难。

5. 总的来讲，在既往1周内，患者有多少时间出现喘息？

0分：无；1分：几乎没有；2分：有些时间；3分：经常；4分：许多时候；5分：绝大部分时间；6分：所有时间。

平均分值<0.75为完全控制，0.75~1.5为良好控制，>1.5为哮喘未控制。

2）肺功能测定：肺功能测定有助于判断气流受限的严重程度及其可逆性和变异性，为确诊哮喘和评估哮喘控制程度提供依据。通常应用支气管舒张剂（如200~400μg沙丁胺醇）后FEV_1改善率≥12%，且FEV_1改善的绝对值≥200ml作为诊断哮喘的依据。但多数哮喘患者不是每次测定均显示出这种可逆性，特别是正在接受治疗的哮喘患者。峰速仪价格便宜、便于携带，适合患者在家每日客观监测气流受限情况。呼气峰流量（PEF）昼夜变异率≥20%有助于诊断哮喘和判断病情加重。然而PEF测定值不能完全替代其他肺功能（如FEV_1）指标。PEF可能高估亦可能低估气流受限程度，特别是气流受限加重时。

3）气道炎性指标：哮喘的气道炎症与急性发作和复发密切相关。现有的哮喘控制的评估系统侧重于临床指标，有必要补充气道炎性指标，多种方法如气道反应性测定、诱导痰细胞学检查、呼出气一氧化氮、呼出气冷凝物检测等可用于评价哮喘气道炎症，但目前气道炎症测定方法不统一，结果差异大，操作复杂，可重复性差，若要广泛应用于临床，尚需在技术上进一步完善。最近有文献报道，哮喘患者的临床指标与炎性指标存在明显的不一致性，约1/3的哮喘患者其临床指标的改善快于其炎性指标的改善。目前已有很多研究证实，上述方法不仅能用于评估与监测哮喘的当前控制，也能预测未来的风险，使患者获益。

（俞森洋）

302 • 何谓哮喘的阶梯治疗？如何实现"哮喘总体控制？

（1）治疗目标：哮喘治疗与管理目标是实现"哮喘总体控制"，即达到并维持症状控制；维持正常的活动水平，包括运动；尽可能维持肺功能接近正常；防止哮喘急性发作；防止哮喘药物治疗的不良反应；避免哮喘死亡。实现这一目标应遵循GINA和我国支气管哮喘防治指南提出的"评估-治疗-监测"的哮喘治疗与管理模式。

（2）治疗药物：GINA将目前治疗哮喘的药物分为控制发作用药和缓解用药。控制发作用药：每天用药，主要是通过抗感染作用达到长期保持哮喘在临床控制水平的药物。他们包括吸入型和全身应用糖皮质激素、白三烯调节剂、长效吸入型β_2受体激动剂、控释茶碱、cromones（克米罗）、抗IgE治疗和其他全身应用的少量类固醇治疗。缓解用药是按需使用的，能迅速解除支气管收缩，缓解哮喘症状的药物。他们包括速效吸入型β_2受体激动剂、吸入型抗胆碱能药物、短效的氨茶碱、短效的口服β_2受体激动剂。吸入型糖皮质激素（ICS）是目前最有效的控制发作用药。各类吸入型糖皮质激素一日等效剂量见表11-4。

表 11-4　成人吸入型糖皮质激素一日等效剂量（μg）

药物	每天的最低剂量	每天的中等剂量	每天的最高剂量
丙酸倍氯米松	200~500	500~1000	1000~2000
布地奈德	200~400	400~800	800~1600
环索奈德	80~160	160~320	320~1280
氟尼缩松	500~1000	1000~2000	>2000
氟替卡松	100~250	250~500	500~1000
糠酸莫米松	200~400	400~800	800~1200
曲安奈德	400~1000	1000~2000	>2000

（3）治疗方案的确定和选择

1）治疗方案的选择：哮喘的治疗应以患者的病情严重程度（间歇发作、轻度持续、中度持续、重度持续）进行分级（1 级、2 级、3 级、4 级）为基础，准确评估哮喘的控制水平，按照不同的控制水平（分为完全控制、部分控制和未控制）给予不同的治疗级别，和选择适当的治疗方案以实现哮喘总体控制目标。哮喘药物的选择既要考虑药物的疗效及其安全性，也要考虑患者的实际状况，如经济收入和当地的医疗资源等。

哮喘治疗分级从 1 级到 5 级，治疗强度逐渐增加。多数有持续哮喘症状且对以往未经规范治疗的初诊轻度哮喘患者可以从第 2 级开始治疗。如果患者初次就诊时，哮喘症状明显未得到控制，治疗应从第 3 级方案开始治疗，优先选择的控制性药物低剂量 ICS/LABA。也可选择低剂量的 ICS 加 LTRA（或加茶碱）。对未控制且肺功能较差的患者（支气管舒张剂之后 FEV_1 占预计值百分比<80%）可从 4 级方案开始治疗。"吸入型糖皮质激素（ICS）+长效 β_2 受体激动剂（LABA）"是指南推荐的中、重度哮喘患者起始治疗的首选方案。目前常用的 ICS+LABA，如布地奈德/福莫特罗和氟替卡松/沙美特罗，对中、重度哮喘患者的起始维持治疗推荐日剂量分别为 640/18μg 和 500/100μg。

除了间歇状态外的哮喘患者，均需给予吸入激素为主的控制性药物长期治疗，病情较重的患者需给予吸入激素联合其他药物的联合治疗方案（表 11-5）。

在每一个治疗级别，均应按需使用缓解用药（迅速起效的短效或长效支气管扩张剂）以迅速缓解症状。然而，频繁使用缓解药物是哮喘未控制的表现之一，表明控制发作的治疗应该增加。减少或不用缓解用药是成功治疗的重要指征和目标。经过治疗，如果哮喘没有得到控制，治疗等级应升级以达到哮喘的控制。如果达到控制，维持控制 3 个月以上，治疗等级应降级，最终目的是以最低用药剂量和最低的治疗级别达到哮喘控制。

GINA 指出，如果所选用的联合吸入剂含有福莫特罗和布地奈德，则可以同时作为维持和缓解治疗。在成人和青少年的哮喘患者中，已证实这种疗法只需吸入较低剂量的激素便可以减少哮喘的急性发作和改善病情控制情况（A 类证据）。另外，使用一个含有快速且长

效的 β_2 受体激动剂（福莫特罗）+激素（布地奈德）的吸入剂作为维持和缓解治疗，能有效地维持高水平的哮喘控制，且能减少需用全身激素治疗的急性发作次数及住院事件的发生（A类证据）。因此，指南也推荐了一种新的治疗策略——"SMART策略"，即"ICS/LABA（维持）+ICS/LABA（缓解）"。大量的临床研究证实，与其他治疗方案相比，福莫特罗和布地奈德复合制剂的SMART治疗策略，能使大多数患者达到哮喘控制并显著降低未来风险，从而实现哮喘的总体控制。第4级的治疗方案中同样先选择中至高剂量的ICS加缓释茶碱的治疗方案。从第2~5级的治疗方案中都应该有以吸入激素为主的哮喘控制药物。在以上每一级中应按需使用缓解药物，以迅速缓解哮喘症状。

表 11-5　根据哮喘控制水平等级制定的治疗方案（2014GINA）

	哮喘病情控制1级	哮喘病情控制2级	哮喘病情控制3级	哮喘病情控制4级	哮喘病情控制5级
优先选择的控制性药物		低剂量 ICS	低剂量 ICS/LABA	中高剂量的 ICS/LABA	在4级治疗的基础加药物，如抗IgE治疗
其他控制性药物	考虑用低剂量 ICS	LTRA 低剂量的茶碱	中高剂量的 ICS，低剂量的 ICS 加 LTRA（或加茶碱）	高剂量的 ICS 加 LTRA（或加茶碱）	加低剂量的 OCS
缓解性药物	按需使用 SABA		按需使用 SABA 或低剂量 ICS/福莫特罗		

注：ICS：吸入型糖皮质激素；OCS：口服糖皮质激素；SABA：短效 β_2 受体激动剂；LABA：长效 β_2 受体激动剂；LTRA：白三烯调节剂

2）治疗方案调整的原则：不仅要为每个患者制订哮喘治疗计划，也要制订随访计划，定期随访、监测，改善患者的依从性，在治疗过程中不断反复评估哮喘控制水平，并根据患者病情变化及时调整（升级或降级）治疗方案。

3）升级和降级的时机：如果患者症状加重，使用该级治疗方案不能够使哮喘得到控制，治疗方案应该升级，直至达到哮喘控制。对于口服最小剂量激素联合口服缓释茶碱的治疗方案，其疗效与安全性需要进一步的临床研究，尤其要监测长期口服激素引起的全身不良反应。a. 迅速起效的支气管舒张剂：短效或长效 β_2 受体激动剂，多次使用支气管舒张剂可以暂时缓解症状，但是在1~2天内重复使用这类药物意味着需要增加控制治疗药物。b. ICS：对于成人急性加重的哮喘患者，暂时将ICS剂量加倍，对控制哮喘无效，目前已不再推荐使用。而4倍或更高剂量的ICS与短期口服糖皮质激素疗效相当，高剂量ICS应维持使用7~14天。c. 为缓解和控制哮喘，联合使用ICS与速效长效 β_2 受体激动剂（例如福莫特罗）。d. 对哮喘急性加重的有效治疗是高剂量 β_2 受体激动剂及大剂量口服或静脉使用糖皮质激素。

当达到哮喘控制并维持至少3个月后，治疗方案可考虑降级。建议减量方案：a. 单独吸入中–高剂量吸入激素的患者，将吸入激素剂量减少 50%；常用的 1CS+LABA 联合制剂如布地奈德/福莫特罗和氟替号松/沙美特罗，若起始维持治疗推荐日剂量分别是 640/18μg（即布地奈德/福莫特罗 160/4.5μg，2 吸/次，2 次/天和 500/100μg，达到哮喘控制 3 个月后，降级维持治疗推荐日剂量分别是 320/9μg 和 200/100μg。当仍然能达到哮喘控制至少 3 个月以上时，可考虑单一使用原剂量的 ICS 继续治疗；若仍能达到哮喘控制至少 3 个月以上时，可再减少 ICS 的剂量，直至最低剂量维持治疗，个别患者也可以停用 ICS，但需要继续监测病情变化，必要时重新开始治疗。b. 单独吸入低剂量激素的患者，哮喘控制后，可改为每日 1 次用药；c. 当 ICS 与长效 β_2 受体激动剂同时使用时，哮喘控制后，首先 ICS 减量 50%，长效 β_2 受体激动剂治疗不变。如哮喘控制仍能维持，继续减少 ICS 剂量至低剂量后，停用长效 β_2 受体激动剂，或改为联合用药，每天 1 次剂量。另一种方法是早期停用长效 β_2 受体激动剂，单独应用 ICS，剂量与联合用药时 ICS 的剂量相等。d. 当 ICS 与控制发作的药物（不是长效 β_2 受体激动剂）联合使用时，ICS 的剂量减少 50% 并逐渐减到低剂量时，停用控制发作的药物。e. 联合吸入激素和口服缓释茶碱的患者，将吸入激素剂量减少约 50%，仍继续使用缓释茶碱联合治疗。f. 如果患者以最低控制发作药物剂量维持哮喘控制一年，并且哮喘症状不再发作，则可停用控制发作药物。

降级治疗过程中需密切监测哮喘病情，失控时（部分控制或未控制）应再次升级治疗，以达到控制效果。降级治疗是为了确定患者的最低治疗级别和最低治疗剂量，同时减少药物的不良反应和医疗费用。

（俞森洋　孙宝君）

303 • 何谓"重度哮喘"或"难治性哮喘"？

难治性哮喘的定义很久都没有统一，2014 年欧洲呼吸学会（ERS）和美国胸科学会（ATS）联合制订的《重度哮喘国际指南》，将难治性哮喘（therapy-resistant asthma）和重度哮喘（severe asthma）视为同一概念，并统一规定了它的定义。ERS/ATS 工作组关于年龄 ≥6 岁者重度哮喘的定义如下。

在过去的 1 年需要指南建议的 GINA 4~5 级哮喘药物治疗（大剂量 ICS 联合 LABA 或白三烯调节剂/茶碱）或全身激素治疗 ≥50% 的时间，以防止变成未控制哮喘，或即使在上述治疗下仍表现为未控制哮喘。未控制哮喘须至少符合以下一条：①症状控制差：哮喘控制问卷（ACQ）评分持续 >1.5，哮喘控制测试（ACT）评分 <20（或 GINA 指南定义为"非良好控制"）；②频繁重度发作：在过去 1 年中 2 次或 2 次以上全身激素治疗（每次超过 3 天）；③严重发作：在过去 1 年中至少 1 次住院、入住重症监护室（ICU）或接受机械通气；④气流受限：适当停用支气管扩张剂后，FEV_1<80% 预计值（FEV_1/FVC<正常值下限）。

得到控制的哮喘在上述大剂量 ICS 或全身激素（或联合生物制剂）减量时恶化。

虽然重度哮喘患者的数量不多，仅占哮喘总数的 5%~10%，但所消耗的费用至少是哮喘总费用的一半。重度哮喘常有白天和夜间症状，在日常临床分型中常将严重哮喘进一步划分为各种类型，如急性重症哮喘、脆性哮喘、慢性难治性哮喘和致死性哮喘等。

ERS/ATS 工作组认为对重度哮喘的诊断应该慎重，其诊断过程可分为以下 3 个阶段。

第一阶段：证实哮喘诊断并鉴定是难治性哮喘：根据重度哮喘的定义，在诊断重度哮喘前，重要的一步是要排除那些虽然表现为"难治性"哮喘、但对其中的混杂因素进行合理诊治后，病情可获极大改善的病例。因此指南推荐，表现为"难治性"哮喘的患者应首先由哮喘专家证实其哮喘的诊断并予以 3 个月以上的评估和管理。

第二阶段：鉴别轻度与重度哮喘：当哮喘的诊断得到证实、合并症得到诊治后，重度哮喘的定义为"需要大剂量 ICS 另加一种控制药物［和（或）全身激素］以防止其变成未控制哮喘，或在该治疗下仍表现为未控制哮喘"。这一定义包括那些曾充分试用过上述治疗但因无反应而停药的病例。对于 6 岁以上患者，"金标准或国际指南推荐的治疗"是大剂量 ICS 联合 LABA、白三烯调节剂、茶碱和（或）长期全身激素作为基本治疗。

第三阶段：确定重度哮喘是否得到控制。

没有满足未控制哮喘诊断标准的患者，如果在激素减量时哮喘恶化，也符合重度哮喘的定义。符合这一定义，预示着患者具有高度的未来风险、来自疾病本身的风险（哮喘发作和肺功能丧失）以及药物不良反应的风险。

（俞森洋）

304 • 如何确定重度哮喘的诊断？如何评估患者哮喘的难控制性？

遇"重度哮喘"患者，应该对患者情况进行全面评估。内容包括：①证实或确定患者"哮喘"的诊断，排除常见的易误诊为哮喘的疾病，考虑是否有常见的合并症；②寻找和分析患者哮喘"难控制性"的原因，对混杂因素和合并症的合理评估；③初步确定可能对优化治疗有用的表型。应开始以下的检查和处理。

（1）证实或明确哮喘的诊断：对于哮喘的诊断，医生应持一定的怀疑态度。据文献报道，非哮喘性疾病被误诊为未控制哮喘的比例高达 12%~30%。

1）详细询问病史，重点是哮喘相关症状，包括呼吸困难（及其与运动的关系）、咳嗽、喘息、胸闷和夜间憋醒。此外，应了解疾病发作的触发因素以及相关环境或职业因素。全面体检。

2）进行肺功能检查，包括肺量计（FEV_1/FVC）、峰流速仪、吸气和呼气环。

3）气道可逆性试验：支气管扩张试验。

4）检查患者治疗的依从性：定量吸入器的实际用法是否正确，用药剂量。

5）测定呼出气一氧化氮（eNO），eNO>20ppb 通常是与哮喘时的气道炎症相关的，吸入糖皮质激素后通常可降低。

6）考虑安排诱导痰试验。

7）进一步检查项目，见表 11-6。

表 11-6　重复哮喘患者需进一步检查的项目

（1）过敏原皮肤试验或抽血查过敏原	（6）睡眠呼吸功能监测
（2）总 IgE，特异性 IgE，血和痰的嗜酸性粒细胞计数	（7）真菌放射变应原吸附试验
（3）耳鼻喉科的专科检查	（8）气道炎症标志物的监测：痰嗜酸性粒细胞水平、呼出气一氧化氮，气道高反应性指标
（4）鼻窦 CT 检查，胸部的 X 线或 CT 检查	（9）纤维支气管镜，微小喉镜
（5）食管钡餐检查，24 小时食管 pH 监测	（10）超声心动图

（2）考虑其他诊断或合并症

1）常见的易误诊为哮喘的疾病（表 11-7）。

表 11-7　成人常见的易误诊为哮喘的疾病

（1）慢性阻塞性肺病（COPD）	（10）疱疹性气管细支气管炎
（2）心源性哮喘（充血性心力衰竭）	（11）囊性纤维化
（3）变应性支气管肺曲菌病（ABPA）	（12）过敏性肺泡炎
（4）功能失调性呼吸困难/声带功能异常	（13）支气管扩张
（5）大气道阻塞性病变：肿瘤、异物等	（14）闭塞性细支气管炎
（6）Churg-Strauss 综合征	（15）反复误吸
（7）过度通气伴惊恐发作	（16）先天性肺异常
（8）高嗜酸性粒细胞综合征	（17）药物不良反应（血管紧张素转换酶抑制剂）
（9）肺栓塞	（18）获得性气管支气管软化

2）哮喘患者常见的合并症（表 11-8）。

表 11-8　哮喘患者常见的合并症

（1）慢性鼻窦炎、鼻炎、慢性上气道咳嗽综合征（以往称为鼻后滴漏综合征）	（5）肥胖
	（6）精神心理因素
（2）胃-食管反流	（7）高通气综合征
（3）呼吸道感染：病毒、支原体、衣原体	（8）甲状腺功能亢进
（4）阻塞性睡眠呼吸暂停-低通气综合征	（9）过多应用 β_2-激动剂

（3）寻找治疗失败的原因

1）雾化吸入装置质量不合规格，用法不当及用药的种类、剂量和频次。

2）患者用药的依从性，尤其是儿童和高龄老人。

3）调查环境因素，进行过敏原检查，劝患者戒烟。

4）心理问题的调查和评估。

5）持续接触哮喘的触发因素：a. 居住或工作环境中持续接触过敏原，如房间内地毯下大量尘螨，夜间哮喘发作；持续应用能诱发哮喘的药物，如阿司匹林，非激素类解热镇痛剂等；b. 吸烟导致对吸入激素治疗反应差，或导致相对的激素抵抗；c. 治疗顺应性差，不遵医嘱长期坚持。

（4）识别哮喘表型：哮喘特别是重度哮喘已被逐渐认为是一种异质性疾病，并非对现行治疗都有相似的反应或具有相同的临床病程。虽然目前还没有被广泛接受的特异性哮喘表型定义，但识别特定表型的特征将有助于预测疾病自然史，且可能最终促成靶向治疗或其他更有效治疗。

嗜酸性粒细胞炎症、变应性/辅助性 T 细胞（Th）2 型免疫反应及肥胖，是在考虑哮喘治疗时可能有用的特征或表型。通过现有方法，可识别早发性变应性表型、晚发性肥胖表型、晚发性嗜酸性粒细胞表型等多种哮喘表型。

前述特征中，除血嗜酸性粒细胞外，生物标志物检测由于操作复杂因而临床应用受到限制，且其在识别有临床意义的、能够指导治疗选择的哮喘表型方面的用途仍需进一步证实。

（俞森洋）

305 • 重度哮喘如何治疗？

通过对哮喘患者的各种检查和鉴别诊断，明确是其他疾病误诊的，针对确诊的疾病治疗。存在哮喘持续加重的诱因的，应努力设法排除。更多的患者可能是治疗依从性差，用药不正规的问题，应根据每位患者"难治"的原因及原来的治疗方案进行"个体化"的处理。

（1）增加吸入激素的剂量或（和）添加不同作用机制的平喘药物：多数难治性哮喘对增加吸入激素的剂量仍然有效，如选用大剂量的激素（每天吸入二丙酸培氯米松>1000μg，也可选氟替卡松、糖酸莫米松、布地奈德等），并与吸入长效 β_2 受体激动剂、白三烯调节剂、长效茶碱等联合应用。但大剂量皮质激素吸入的确切疗效还缺乏严格的循证医学研究证明。

（2）应用单克隆抗 IgE 抗体：有研究发现，严重哮喘患者的尿中白三烯 E_4 水平与对照组比较，明显增高。这提示严重哮喘患者应用抗白三烯制剂可能有效。近年国外上市的奥马珠单抗（omalizumab）即是一种抗 IgE 单抗，应用于尽管应用大剂量激素，但哮喘仍控制不佳的患者取得满意效果。2014 年最新版 GINA 也推荐在哮喘的第 5 级治疗中应用抗 IgE 药物。

（3）应用免疫抑制剂：如环孢素 A、甲氨蝶呤、金盐、秋水仙碱等免疫抑制剂，用于不能接受大剂量糖皮质激素治疗或对激素治疗有依赖的患者，作为激素的替代治疗。但此类药物大多有较严重的不良反应从而限制了临床应用。

（4）全身应用糖皮质激素：如发展为严重哮喘，经增加吸入激素剂量，或加用其他种类的平喘药物效果不佳，或哮喘发展迅速，出现呼吸衰竭征象者，应全身应用糖皮质激素。

（俞森洋）

306 • 关于重度哮喘的诊治，最近 ERS/ATS 工作组有哪些推荐意见？

ERS/ATS 工作组关于重度哮喘诊治相关问题的推荐意见如下。

Q1 对于具有重度哮喘症状的患者，若无已知的特殊检查指征［基于病史、症状和（或）其他检查结果］，应常规进行胸部高分辨率计算机断层扫描（HRCT）吗？

推荐意见：对于成人及儿童重度哮喘患者，如果根据病史、症状和（或）前期检查结果没有胸部 HRCT 的特异指征，建议仅临床表现不典型时进行胸部 HRCT。

Q2 对于重度哮喘患者，应该采用痰嗜酸性粒细胞计数指导的治疗，而非仅临床标准指导的治疗吗？

推荐意见：对于成人重度哮喘患者，建议采用由临床标准和痰嗜酸性粒细胞计数指导的治疗，而不是只由临床标准指导的治疗；对于儿童重度哮喘患者，建议采用仅由临床标准指导的治疗。

Q3 对于重度哮喘患者，应采用临床标准联合呼出气一氧化氮（FeNO）而非仅临床标准指导的治疗吗？

推荐意见：建议临床医生不要采用 FeNO 指导成人或儿童重度哮喘的治疗。

Q4 对于重度变应性哮喘患者，应该使用抗 IgE 单克隆抗体吗？

推荐意见：对于重度变应性哮喘患者，建议进行奥马珠单抗（omalizumab）试验性治疗（包括成人和儿童）。

Q5 甲氨蝶呤（MTX）可否用于重度哮喘的治疗？

推荐意见：建议临床医生不要使用 MTX 治疗成人或儿童重度哮喘。

Q6 大环内酯类抗生素可否用于重度哮喘患者？

推荐意见：对于成人和儿童重度哮喘，建议临床医生不要使用大环内酯类抗生素来治疗。

Q7 抗真菌药可否用于重度哮喘患者？

推荐意见：对于重度哮喘伴反复发作的变应性支气管肺曲霉病（ABPA）患者，建议抗真菌药治疗；对于不伴 ABPA 的重度哮喘患者，无论其是否存在真菌致敏（如皮肤挑刺试验或血清真菌特异性 IgE 阳性），均建议不采用抗真菌药治疗。

Q8 支气管热成形术可否用于重度哮喘患者？

推荐意见：建议仅在机构审查委员会批准的独立性系统登记或临床研究中对重度成人哮喘者施行支气管热成形术。

（俞森洋）

307 • 如何诊断以咳嗽为主要或唯一症状的哮喘？

喘息通常被认为是支气管哮喘的主要症状，而咳嗽是急性或慢性支气管炎的特征。但近年来，人们已普遍认识到咳嗽可以是哮喘患者的主要或唯一症状。并将以咳嗽为主要或唯一症状的哮喘称之为"咳嗽型哮喘"。

那么如何诊断以咳嗽为主要症状的哮喘呢？如何鉴别咳嗽型哮喘与急性或慢性支气管炎呢？一般说来有以下一些方法。

咳嗽型哮喘是哮喘的一种特殊类型，因此患者既往常有典型的哮喘发作史，或有个人过敏史，或常患有过敏性疾病，如荨麻疹、皮肤湿疹、过敏性鼻炎等。过敏原皮肤试验常对一种或数种抗原呈强阳性或阳性反应。血嗜酸性粒细胞直接计数常 $\geqslant 0.4 \times 10^9/L$。而气管炎患者常有吸烟史，或污染空气，刺激性气体、粉尘的长期接触史。

咳嗽型哮喘患者的咳嗽常剧烈，以阵发性痉挛性干咳为主，偶咳少量白黏痰，常在夜间或晨起发作，影响睡眠，吸入冷空气、运动可诱发或加剧。部分患者在发作时伴轻微喘息，间有胸闷。听诊两肺在深吸气时偶可闻及散在哮鸣音，但也可无干鸣音。病程 1 年以上者多呈季节性发病。应用抗感染、化痰止咳药物，甚至用可待因无明显疗效。而用平喘药物，如茶碱类、β 肾上腺素受体激动剂（口服或气雾吸入）疗效显著，发作性咳嗽常可显著控制。而慢性或急性支气管炎的咳嗽常伴咳痰，痰量较多，常为白色泡沫痰，合并细菌感染时为黄脓痰，无发作性或痉挛性的特点。肺部听诊多可闻及干性或（和）湿性啰音。

目前检查支气管即时反应性的常用方法有：激发试验和支气管舒张试验。激发试验常用组胺或乙酰甲胆碱，将其配成不同的浓度（mg/ml），例如：0.03、0.06、0.12、0.25、0.50、1.0、2.0、4.0、8.0、16.0、32.0，以备雾化吸入。试验前先测三次肺功能，常用肺功能指标为：一秒用力呼气容积（FEV_1），或测最大呼气流量（PEF），肺总阻力（R_L）与比气道传导率（G_{SP}）。然后测药物雾化吸入后肺功能指标，雾化液先用 0.03mg/ml，以后按倍数递增，直至 FEV_1 下降值 $\geqslant 20\%$ 对照值为止。最后算出激发药物浓度（PC_{20FEV_1}），公式为如下。

$$激发药物浓度 = \frac{FEV_1 对照值 - 药物吸入后 FEV_1 最低值}{FEV_1 对照值} \times 100\%$$

或算出激发药物数量，公式为：

$$激发药物数量 = \frac{吸入药物的容积(ml) \times 吸入药物的浓度(mg/ml)}{药物分子量}$$

正常人组胺 $PC_{20FEV_1} \geqslant 8mg/ml$，而哮喘患者 $PC_{20FEV_1} < 8mg/ml$。激发试验主要缺点是需用较复杂的仪器和纯度较高的激发剂，高敏者有诱发严重喘息的危险。

支气管舒张试验的方法见本书 298 问答题附件 2。以雾化吸入后 FEV_1 改善率 $\geqslant 12\%$ 为阳性。此法可观察支气管反应性的动态变化，不失为是一种简单有效的哮喘筛选方法。

在我们的临床工作中，发现咳嗽型哮喘并不少见。以咳嗽为主要症状的发作，常常是早期哮喘的一种表现形式，而咳嗽可进一步增高气道的反应性，若不给予及时有效的治疗，可能发展为典型哮喘，故应及早诊断并给予支气管舒张剂或激素类气雾剂治疗。

（俞森洋）

308 • 平喘药物可分哪几类？如何应用？

现在临床上常用的平喘药物共有六类：β 肾上腺素受体激动剂、茶碱类、胆碱能受体拮抗剂、糖皮质激素类、抗过敏性平喘药物和其他平喘药物，前三类因有直接支气管舒张作用，故也可称之为支气管舒张剂。

（1）β 受体激动剂：此类药物被不断地开发并应用于临床，近年来随着一些强效、高选择性 β₂ 受体激动剂的化学合成，各种新型吸入制剂、长效制剂的研制，使 β 受体激动剂在平喘治疗中的应用更为广泛。β 受体有两个亚型，即 β₁ 和 β₂ 受体，β₂ 受体在人体的气道和肺组织中数量非常丰富，分布十分广泛，其产生的主要效应是：支气管舒张、平滑肌松弛、纤毛运动增加，促进支气管黏膜 Clara 细胞的分泌。抑制肥大细胞释放组胺、5-羟色胺、前列腺素等介质的释放等。但也有骨骼肌震颤、中枢神经系统兴奋增加等不良反应。β₁ 受体主要分布于心血管系统，其产生的主要效应是：心率增快、心肌收缩力增加、心脏兴奋性增强。这些作用在平喘治疗时是并不需要，也不希望其发生的。近些年来，在研制高特异性 β₂ 受体激动剂方面取得了不少进展，现临床常用药物有：沙丁胺醇（舒喘宁）、叔丁喘宁（博利康尼）、酚丙喘宁、吡丁舒喘宁、异丙喹喘宁（美喘清）等。长效 β₂ 受体激动剂制剂（LABA）有沙美特罗（施立稳）、福莫特罗，每次吸入作用时间长达 12 小时，可用于治疗夜间哮喘。复方制剂有：沙美特罗/丙酸氟替卡松（舒立迭），剂型：每吸含沙美特罗/丙酸氟替卡松 50μg/250μg，50μg/500μg，用法：每次 1 吸，每日 2 次。布地奈德/福莫特罗（信必可都宝），剂型：每吸含布地奈德/福莫特罗 80μg/4.5μg，用法：每次 1~2 吸，每日 2 次。

近年已进入三期临床试验的 LABA 有阿福特罗、卡莫特罗、indacaterol 等，是每日一次应用制剂，可控制受体的脱敏及蓄积反应。阿福特罗的雾化吸入剂型（商品名：Brovana）目前在美国已用于临床，治疗 COPD 患者的支气管收缩。卡莫特罗和 indacaterol 为新型超长效 β₂ 受体激动剂制剂（VLABA），可迅速见效，疗效持续 24 小时或更长。舒喘灵控释片（喘特宁）等作用时间也长，可用以缓解症状和预防哮喘发作。

为减轻不良反应，近年来多主张用此类药物作雾化吸入给药。只要不超剂量的频繁应用，一般无明显不良反应。长期反复应用，可能会发生减敏现象，使支气管舒张作用减弱及作用持续时间缩短，故只要病情许可，应间歇应用。

（2）茶碱类：以氨茶碱和二羟丙茶碱为代表，二羟丙茶碱的不良反应小但支气管舒张作用也较弱。近年来茶碱类药物的主要进展是其药代动力学的研究，明确了只有维持理想的血药浓度（约 10mg/L），才能发挥其最大疗效并控制其不良反应于较低水平。遇影响茶碱代谢和清除的各种因素，应及时调整剂量。为维持血药浓度较稳定和理想水平，茶碱的各种缓释片或控释片，如 slophylline、uniphyl、theo-dur、舒弗美等也都已普遍应用于临床（详见本书第 309、310 问）。

（3）胆碱能受体拮抗剂：目前临床上较常用的此类药物有短效制剂，如溴化异丙托品（商品名：爱喘乐，atrovent）、氧托溴铵和异丙东莨菪碱，长效制剂：噻托溴铵，以气雾吸入方式给药。其扩张支气管的作用虽不及 β 受体激动剂，但可降低迷走神经刺激引起的黏液过量分泌，对慢性支气管炎患者是有效的支气管扩张剂且用药安全。故近年欧美国家将其作为 COPD 治疗方案的首选药物。研究表明，若将其与 β₂ 受体激动剂（如沙丁胺醇）合用，可有协同作用。因为可同时作用于交感、副交感神经，同时舒张大、中、小气道，延长作用时间，达到最理想的支气管舒张效果。现市售可必特气雾剂的成分则为溴化异丙托品加沙丁胺醇。

噻托溴铵（泰乌托品，思力华，tiotropium）：为一新的长效 M 胆碱受体阻断剂。与异丙托溴铵比较，有以下特点：①作用时间长，一次吸入 10～20μg，可维持作用时间长达 24 小时，但本药的起效时间也较慢，气雾吸入后约 1.5 小时方能达最佳平喘作用；②对 M_3 和 M_1 受体选择性阻断，故对支气管的舒张作用增强，约为异丙托溴铵的 3 倍；③与 M_3 受体的结合较牢固，故作用时间明显延长。每日吸入一次，可显著持续改善肺功能的时间超过 24 小时。本品现已用于临床，被推荐为治疗慢性阻塞性肺病（COPD）的首选支气管扩张剂。

用法：气雾吸入给药，每次 10～20μg，每日一次。可与长效 β 受体激动剂联合应用，以增加疗效。

（4）糖皮质激素：因为近年的研究表明，哮喘的本质实际上是气道的慢性非特异性炎症，而激素是目前最有效的抗感染药，可多环节阻断气道炎症，抑制迟发性哮喘反应和降低气道的敏感性，故颇受推崇。但全身应用不良反应大，故除哮喘持续状态和危重型病例外，近 10 多年来多采用局部作用的激素以气雾吸入法给药。目前常用的吸入用激素制剂有以下几种：二丙酸倍氯米松（beclomethasone dipropionate，BDP），丙酸氟替卡松（fluticasone propionate，FP）、布地奈德（布地缩松，budesonide，BUD）、氟尼缩松（flunisolide，FNS）、曲安奈德（曲安缩松，triamcinolone acetonide，TAA）等。目前国内最常用的是 BDP，药物吸入后不能即时奏效，一般用药 10 天后作用才达高峰。每日吸入本品 0.4mg 约与每日口服泼尼松龙 7.5mg 的疗效相当。过多吸入的常见不良反应有鹅口疮（口腔白色念珠菌感染）和声音嘶哑，每次吸药后漱口或加用贮雾器（spacer）可减少发生率。即使发生口腔白色念珠菌感染也多为自限性，一般不会蔓延到气管和下呼吸道，用 1:5000 制霉菌素液局部涂抹多可治愈。

（5）抗过敏平喘药物：此类药物的主要作用是阻止过敏反应的靶细胞——肥大细胞、嗜碱性粒细胞等释放过敏介质，从而预防支气管哮喘的发生，故又可将此类药物称为过敏介质阻释剂（如色甘酸钠、奈多色酸、酮替酚、曲尼司特等）或介质拮抗剂（如新型抗组胺药：克敏嗪、息斯敏、特非那丁、仙特敏、氮䓬斯汀等；血小板活化因子拮抗剂，白三烯拮抗剂、血栓素拮抗剂及环氧酶抑制剂）。目前临床上应用的抗过敏药物，疗效均欠理想和可靠，不能作为哮喘的首选药物，可能因为哮喘的发病过程由多种介质同时参与，单用一种拮抗剂不能阻断其病程。目前临床常用于①哮喘的预防和②过敏性哮喘的辅助治疗，如孟鲁司特有较好疗效。近年虽有很多新的介质阻释剂或拮抗剂问世，但平喘的确切疗效尚待评价。

（6）其他平喘药物：近年来不断有文献报道某些"老药"的平喘新用途，如钙离子拮抗剂（硝苯地平、硫氮䓬酮等）、α 受体拮抗剂（百里安、托拉苏林等）、三乙酰竹桃霉素、甲氨蝶呤、环孢素 A、髓袢利尿剂（呋塞米）等。其中大多数药物的平喘作用机制并不清楚，至今并未成为哮喘治疗常规药物，而是作为哮喘某些特殊情况（如激素依赖型哮喘为减少激素用量、耐激素型顽固哮喘等）的替代治疗。

（俞森洋）

309 • 茶碱的药理作用是什么？

茶碱对气道平滑肌有较强的直接舒张作用，对缓解支气管痉挛的疗效也较满意，对中心气道和周围气道的作用相同，但其作用强度不及 β 受体激动剂。茶碱松弛支气管平滑肌的作用机制是复杂的，虽然临床上应用茶碱已有 50 多年，但对它的作用机制至今仍有争论。目前一般认为它的支气管舒张效应是通过多个环节而实现的。①抑制磷酸二酯酶（PDE），当茶碱吸收，在血中达到有效浓度时，通过抑制磷酸二酯酶使环磷酸腺苷（cAMP）水解减少，细胞内 cAMP 水平增高。cAMP 激活蛋白激酶，促进肌球蛋白轻链激酶磷酸化，抑制肌纤蛋白-肌球蛋白偶联，导致平滑肌松弛。因此传统上又称茶碱类药为磷酸二酯酶抑制剂。但近年的研究认为，人体内茶碱达到最适治疗浓度时，仅能抑制组织内磷酸二酯酶活性的 5%～10%，不足以发生明显作用。故难以用抑制磷酸二酯酶的机制来全部解释茶碱类药物的支气管舒张效应。②刺激内源性肾上腺素和去甲肾上腺素的释放，间接导致支气管舒张。③对抗内源性腺苷诱发的支气管收缩作用。目前认为腺苷是哮喘急性发作时引起气道收缩的介质之一，哮喘患者血流中的腺苷含量明显增高。茶碱是腺苷受体阻断剂，茶碱对抗腺苷的有效浓度只有抑制磷酸二酯酶的有效浓度的 1/100～1/20。但在离体气管试验无腺苷存在的条件下，茶碱的支气管舒张作用不依赖于腺苷的拮抗作用。④对 Ca^{2+} 转运的影响。体内 cAMP 水平的增加，加速 Ca^{2+} 外流和阻止 Ca^{2+} 跨膜内流，使细胞内 Ca^{2+} 水平降低，引起平滑肌松弛。⑤增强呼吸肌的收缩力。实验证明氨茶碱可直接加强呼吸肌的收缩力，增加跨膈压，尤其是对疲劳的膈肌，更可增加其收缩强度。⑥兴奋呼吸中枢作用。慢性阻塞性肺疾病患者用药后，可增强呼吸深度而不增加呼吸频率，还可使陈-施氏呼吸转为正常。⑦茶碱还能促进气道纤毛运动，加强黏膜纤毛的转运速度，有利于改善通气功能。

此外，茶碱对心力衰竭患者还有强心作用，可改善心肌收缩力和左心室心排出量，可扩张血管，降低肺和冠状动脉的血管阻力，并有利尿的功效。但对脑血管可能有收缩作用，应用茶碱后可发生头痛。

（俞森洋）

310 • 如何正确应用茶碱类药物？

茶碱类药物具有适度的支气管舒张作用，与 β 受体激动剂或 M 胆碱能受体阻断类药物联用可增强其效应。此外，茶碱类药物尚能改善膈肌功能，防治呼吸肌疲劳，改善支气管黏液纤毛清除功能，以及强心利尿等多方面的功效。故仍是目前临床上十分常用的药物。

如何正确合理地应用茶碱类药物？则最大程度地发挥其治疗效应而把不良反应减少到最低限度，这是呼吸科医生应该熟悉和掌握的。

（1）应根据病情选择茶碱的品种、剂量、剂型和用法：如病情较紧急，可静脉用药。近期内未用茶碱者，可用氨茶碱 0.25g 加入 100～250ml 液体内静脉注射；如近期用过茶碱，可静脉注射二羟丙茶碱 0.25g，支气管扩张作用虽不如氨茶碱，但不良反应小，比较安全。如不是急性严重发作期，则多用口服制剂。目前有多种缓释剂型能维持较长疗效并减少服药次数，血中的药物浓度也比较容易维持稳定。

（2）先用负荷剂量，在维持治疗中注意各种影响因素，酌情调整剂量：为了迅速控制症状，尤其是对急性哮喘患者，在开始茶碱类药物治疗时，应先给予一个负荷剂量（4~6mg/kg，平均 5mg），随后再以维持剂量来继续治疗。茶碱类药物在体内的代谢和清除等药代动力学的个体差异很大；茶碱剂量的 90% 经肝微粒体酶代谢转化，仅 10% 以原形由尿排出，故肾功能不全患者对茶碱的清除率无明显影响，一般不必减少剂量。但损害肝功能的任何情况，都将降低茶碱的清除率，如肝细胞衰竭、缺氧、静脉淤血等都可延长茶碱在体内的贮留时间。能刺激肝微粒体酶活性的药物或非药物因素可增加茶碱的清除率，如苯妥英钠、巴比妥酸盐、利福平、吸烟、高蛋白低碳水化合物饮食等。年龄、性别对茶碱的清除率也有影响，儿童的清除率较成人高，成人中男性清除率较女性高 1/3，故临床应用时，妇女的茶碱用量应比男性减少 1/3。儿童的半衰期较成人明显缩短，儿童的药物半衰期约 3.7 小时，成人为 7.7 小时，高龄老人的茶碱清除率可能降低。因此临床上在制订茶碱的用药方案时，应考虑这些因素，调整茶碱的用量。当茶碱的代谢和清除率降低时，必须减少剂量，以避免中毒。当代谢和清除率增加时，需应用较大剂量，以达理想的血药水平（表 11-9）。

表 11-9　茶碱和氨茶碱的剂量

	茶碱	氨茶碱
负荷剂量	mg/kg	mg/kg
开始时　平均	5	6
范围	2.5~7.5	3~9
维持剂量	mg/(kg·24h)	mg/(kg·h)
成人平均剂量		
非吸烟者	10	0.5
吸烟者	15	0.9
新生儿	2.5	0.12
幼儿	10~20	0.5~1.0
老年人	7.5~15	0.26~0.5
调整剂量原因	**增加剂量（%）**	**调整剂量原因**	**减少剂量（%）**
吸香烟	30~50	肝衰竭	50
吸大麻烟	20~50	西咪替丁	30~50
用苯妥英	20~50	肺心病	20~50
用利福平	20~50	心力衰竭	20~50

续　表

调整剂量原因	增加剂量（%）	调整剂量原因	减少剂量（%）
用卡马西平	20~50	喹诺酮类	20~50
氨鲁米特（抗肿瘤药）	20~50	普萘洛尔	20~50
用氨基导眠宁	平均32	美西律	20~50
苯磺唑酮	平均22	低氧血症	10~30
酮康唑	10~20	低蛋白高碳水化合物饮食	10~30
碳烤肉食	10~20	病毒性上呼吸道感染	10~30
用巴比妥酸盐	10~20	别嘌醇	25
接触烟雾	10~20	大环内酯类抗生素（红霉素等）	25
高咖啡因摄入	10~20	发热性疾病	10~20
高蛋白低碳水化合物饮食	10~20	口服避孕药	25
异烟肼	10~20	维拉帕米、硝苯地平	10~20
叔丁喘宁	平均10		
血药浓度低于理想水平	酌情增量		
已知对茶碱有高耐受性	酌情增量	发现中毒症状	酌情减量

注：本表根据多篇资料综合，仅供参考

（3）有条件应监测血药浓度：茶碱的血药浓度范围比较狭小，其支气管舒张效应及不良反应与其血浓度密切相关，当茶碱血药浓度达5mg/L（5μg/ml）时。可产生一定程度的支气管舒张效应。推荐的茶碱血药浓度为5~15mg/L，可达到完全的支气管舒张效应而不良反应较少，少数患者也许需要较高的浓度（20~25mg/L）才疗效理想，但潜伏茶碱中毒的危险。最近欧洲呼吸病学会推荐的茶碱浓度为10~12mg/L，以减轻不良反应。

（4）注意血药浓度测定的取样时间：测定茶碱血药浓度的目的，是为了保证用药安全和疗效。若为了用药安全、评估中毒危险，那么测定血药峰浓度，快速吸收的茶碱制剂一般在口服后1~2小时；慢释放茶碱（如theo-dur）通常在口服后4~6小时达血药峰浓度，并至少服用2天后血药浓度才达稳定状态。若采用每天1次的缓释剂（如uniphyl），那么峰浓度通常在服药后8~12小时。若为了观察疗效，评估用药剂量是否恰当，那么还应测定谷浓度，这通常在血药浓度达稳定后，下一次服药前测得。静脉滴注氨茶碱的谷浓度和峰浓度即应在给药前及滴注完毕后即刻在给药对侧上肢取血测得。因此，若欲监测茶碱血药浓度，需详细了解患者所用药物剂型和用法，按时抽血取样，所测结果才能作为临床评估指标。

（5）密切观察茶碱的不良反应，发现问题及时处理：茶碱的不良反应见表11-10。不良反应的发生率与其血药浓度密切相关。超过20mg/L发生的毒性反应增多。早期症状有胃不适、厌食、反酸、恶心、呕吐、不安、失眠、易激动等，出现早期症状后如患者尚能耐受，可维持原剂量继续治疗，如患者不能忍受或症状加重则需减少茶碱用量。当茶碱浓度>35mg/L时可发生心动过速、心律失常、发热、脱水、谵妄、严重腹痛、腹泻、胃出血、精神失常、惊厥、昏迷等症状，甚至呼吸心跳停止。一旦发现毒性症状，应立即停药并进行对症处理。口服过量者急诊催吐，12 小时内分次口服或胃管注入活性炭140g，如发生惊厥，可注射地西泮（安定）、巴比妥药物。血药浓度过高者可采用血液透析。给予充分氧疗，必要时呼吸支持。

表 11-10　茶碱的不良反应

不良反应类别	临床表现
胃肠道反应	厌食、恶心、呕吐、腹痛、腹泻、胃出血
神经系统反应	头痛、震颤、易激动、失眠、头晕、耳鸣、意识模糊、昏迷、抽搐
心血管系统反应	面红、心动过速、心律失常、心脏骤停
过敏反应	皮疹、瘙痒、发热

（俞森洋）

311 • 何谓危重型哮喘？危重型哮喘有哪两种类型？

在世界范围内，哮喘的发生率和病死率仍在继续增加。虽然，大多数哮喘患者从来没有经历过危重型哮喘，但确有少部分哮喘患者，病情会发展到十分严重的程度，危及患者的生命，称为"危重型哮喘"。危重型哮喘患者往往是年轻人，在其他方面是健康的，如何挽救这些患者的生命，是对医生的一种挑战。恰当地治疗，常可取得满意的效果，而治疗不当则可使病情复杂化，甚至导致患者死亡。

"哮喘持续状态"是指急性哮喘，尽管给予标准的治疗，但严重的气道痉挛和喘息症状仍持续存在并超过 24 小时。"致死性哮喘（near-fatal asthma）"又称"危及生命的哮喘（life threatening asthma）"或"可能致命的哮喘（potentially fatal asthma）"，是指哮喘性气道阻塞持续或迅速地进展至通气衰竭，出现高碳酸血症或其他危及患者生命的其他表现。哮喘持续状态和致死性哮喘均属"危重型哮喘"。

危重型哮喘有以下两种类型。

（1）缓发持续型（致死哮喘 I 型）：此型最常见（约占致死性哮喘的70%），多见于女性，危重型哮喘的发生比较缓慢，常经数日或数周才进展至危重状态，气道内有大量黏液样分泌物，对支气管扩张剂反应较差。常有控制很差的哮喘病史，对常规平喘治疗效果不佳，长时间处于哮喘持续状态不能缓解，或症状始终控制不理想，反复发作。这些患者常有持续的中重度气流阻塞的背景，但因为感觉迟钝而自觉症状不重，或克制和行为的掩饰，导致患者和医生均低估了病情的严重性，因此治疗措施不力。这些患者的气流阻塞有很大的慢性成分，包括气道壁水肿，肥厚和黏液浓缩。支气管痉挛的成分也许不是主要的，因为在病情危重之前一般都已反复吸入 β 受体激动剂。

这些患者对 β 受体激动剂治疗的反应有限，需要静脉注射大剂量的皮质激素。对治疗的反应也往往比较缓慢，需要机械通气数天或更长时间，分泌物产生的增多可能是哮喘改善的预兆。

这型患者机械通气之前的 $PaCO_2$ 是正常的，甚至降低或仅轻中度增高，因为疲劳加重和对治疗没有反应，因此需要机械通气。此时可伴有 $PaCO_2$ 的增高，虽然 $PaCO_2$ 水平不一定很高，如 50~60mmHg，但其升高趋势是需要机械通气的重要指征。

（2）突发急进型（致死性哮喘 Ⅱ 型）：有人又称之为"特急性暴发型"哮喘，此型较少见，主要发生在青年人，尤其是男性患者。特点为发病突然，在症状开始后 3 小时内，有的甚至在数分钟内病情迅速进展至危重状态，甚至呼吸停止或几乎停止。没有大量的气道分泌物，有人也将此型哮喘称之为"急性窒息哮喘（acute asphyxic asthma）"或"哮喘猝死（sudden death in asthma，SDA）"。

在发作之前，哮喘症状似乎轻微和控制良好，但支气管反应性通常是增高的。引起发作的刺激大多并无特殊性或难以鉴定，虽然已有文献报道和强调患者可能接触或吸入了大量抗原。

因为发作和进展非常迅速，所以这些患者常常是在呼吸停止或迅速严重恶化以后才紧急进行机械通气，这可能发生在医院外，在向医院的运送过程中或刚送到医院后不久。在气管插管之前呼吸停止和人工通气的并发症，常使这组患者处于缺血和/或缺氧性脑损伤的高度危险状态，具有很高的并发症发生率和病死率。

一般认为这类患者的发作突出的是支气管痉挛，气道内几乎不存在慢性炎症改变，患者在发生这种表现以前几乎没有应用或不恰当应用 β 受体激动剂治疗。在急性严重发作时，迅速应用支气管舒张剂也许可以避免机械通气。因为对此型哮喘治疗的反应通常迅速发生，当需要机械通气时，通气时间也比缓发持续型组显著缩短，并通常几乎没有痰。这组需要机械通气的哮喘患者，临床表现也许是濒死状态，但常迅速地缓解，通常在 12 小时内恢复正常并可以拔管。

严重发作期间，为维持正常碳酸血症所需要的每分通气量（$\dot{V}_E$）一般是相当高的（16±2L/min），甚至可以非常高（高达 22L/min），这是由于呼吸功的显著增加导致高 CO_2 产量，生理死腔的增加和通气/灌注（$\dot{V}/\dot{Q}$）的比例失调。然而，仅中度 $\dot{V}_E$（如 10~12L/min）引起的动态过度充气就足可以引起吸气末肺容量等于或略高于肺总量。更高水平的 $\dot{V}_E$ 需要必然要导致更高的吸气末肺容量，而这时患者的呼吸能力是不能达到所需 $\dot{V}_E$ 水平的。因此，尽管患者的呼吸肌强度还好，但由严重气流阻塞引起的动态过度充气限制了患者能达到的最大 $\dot{V}_E$（例如 12L/min），如果为维持正常碳酸血症所需要的 $\dot{V}_E$ 很高（例如 20L/min），那么即使患者不存在呼吸肌疲劳，高碳酸血症也必然会随后发生。

（俞森洋）

312 • 危重型哮喘有哪些临床表现和肺功能改变?

(1) 临床表现:危重型哮喘的临床表现见表 11-11。患者如能不费力地以整句方式说话,表明呼吸困难并不严重;如说话时常有停顿,为中度呼吸困难;如只能以单音节说话,甚至完全不能说话为严重呼吸困难。通常两肺可闻及呼气和吸气性喘鸣,与气道阻塞的程度相一致。但喘息的数量或喘鸣音的大小并不是估计气道阻塞严重程度的可靠体征,如果严重呼吸窘迫的哮喘患者听不到喘鸣音,那可能是病情十分危重的表现和呼吸即将停止的预兆。如"静胸(silent chest)"型哮喘,实际上是一种病情极重的哮喘,患者疲惫不堪,小气道被黏液严重栓塞,体检不仅听不到喘鸣音,而且呼吸音也很低。

表 11-11　危重型哮喘的临床表现

谈话时常有停顿	辅助呼吸肌运动
以单音节方式说话	小儿出现三凹征或成人见肋间肌回缩
因呼吸困难不能说话	大汗淋漓
呼吸急促,频率>40 次/分	发绀
呼吸节律异常	疲劳、衰竭、伴"静胸",脱水
心动过速,心率>120 次/分	皮下气肿、纵隔气肿或气胸
或伴严重心律失常	焦虑
奇脉,吸气与呼气时血压差>2.40kPa(18mmHg)	精神错乱
低血压	嗜睡或昏迷

若出现辅助呼吸肌用力,提示存在中至重度的气道阻塞。胸锁乳突肌和肋间肌、其他辅助呼吸肌的收缩是严重气道阻塞(FEV_1<1.0)的表现。强烈的吸气用力导致胸内压的大幅波动,使奇脉增强(表明吸气时心搏出量减少)。急性严重支气管痉挛的患者,由于吸气时收缩压明显降低(正常人收缩压降低<10mmHg),常规测定血压可发现奇脉。急性哮喘发作的患者收缩压降低 15mmHg 以上与 FEV_1 严重降低相关。不祥预兆的表现还有:呼吸浅快、脉速、发绀、出汗、呼气峰流速(PEFR)低于 60L/min。应密切观察患者的神志状况,如出现焦虑不安、精神错乱、意识障碍、嗜睡或昏迷即说明病情在进行性恶化。如果患者既往常有严重哮喘发作史或哮喘持续不缓解状态,也常提示哮喘的严重性,需及时救治。

然而听到喘鸣音不一定就是哮喘,其他疾病,如上气道阻塞,心源性哮喘等均可发生喘鸣。具有发生上气道阻塞危险的患者(如已气管插管的患者易发生气管狭窄),既往无哮喘病史,对平喘药物治疗没有反应时应考虑上气道阻塞,描绘流量-容量环对诊断有帮助。声带的矛盾运动可加重哮喘。急性左心衰竭患者,因细支气管受肺间质水肿液的压迫和水肿相关的细支气管平滑肌的收缩也可产生喘鸣。

（2）气道阻塞的肺功能客观测定：肺功能测定可采用简便的峰流计及床旁简易肺功能测定仪来进行。虽然肺气量是评价气道阻塞严重程度的客观指标，但严重哮喘患者是罕有能完成用力肺活量（FVC）测定所需的整个动作的。因此，在严重哮喘患者，气道阻塞的客观测定通常以呼气峰流速（PEFR）来进行，因为测定 PEFR 只需要患者在 FVC 测定动作的早期进行合作。最大 PEFR 发生于呼气早期，大多数哮喘患者能测出可靠的 PEFR 值。正常的 PEFR 值随患者的年龄、性别和身高有相当大的变异，在成人，PEFR 低于 100～125L/min 表明有严重的气流阻塞。在急性严重哮喘患者，经积极的支气管舒张剂治疗以后，如果 PEFR 没有明显的改善，通常预示着病情的严重。动脉血气分析对判断患者是否伴发呼吸衰竭也是不可缺少的指标。危重型哮喘的肺功能改变及血气分析结果见表 11-12。

表 11-12　重症哮喘的肺功能改变

呼气流速峰值（PEF）<100L/min	PaO_2<60mmHg(8.0kPa)
PEF<50%预计值或患者最佳水平	$PaCO_2$<45mmHg(6.0kPa)
FEV_1<25%预计值	pH<7.30
VC<1L	

（俞森洋）

313 • 如何治疗危重型哮喘？

哮喘的症状常反复发作，哮喘急性发作时是否能给予正确及时的治疗，是降低哮喘病死率的关键。急性哮喘发作时治疗的首要目的，是尽快消除患者的支气管痉挛症状，改善患者通气功能，纠正或预防呼吸衰竭。

（1）住院的决定

哮喘患者有持续明显的呼吸困难，需要住院的情况（表 11-13）有：尽管积极地应用了支气管扩张剂，$PaCO_2$ 仍继续增加，合并肺炎、气胸，既往有因哮喘严重发作而行气管插管的病史，如果患者检查时是合作的，而 PEFR 低于 60L/min，尽管积极地治疗，PEFR 仍不能≥200 L/min，以及患者的治疗方案已很充分，在门诊条件下已不能再改进，而症状仍不缓解，也应住院治疗。如果患者在同一次哮喘发作过程中已第 2 次或第 3 次返回急诊科求治，医生应予特别的关注，因为这表明药物治疗对逆转支气管痉挛的失败或患者的不依从性。

（2）药物治疗

1）β 受体激动剂：在治疗急性危重型哮喘患者时，应首选吸入途径给药。吸入高选择性 $β_2$ 受体激动剂（如沙丁胺醇）是治疗急性哮喘加重的基础，认为入院前已频繁应用 β 受体激动剂，随后再应用这些制剂疗效不佳是没有证据的。在急性重症哮喘，因为气道痉挛，潮气量减少，高吸气频率和高流速，致使吸入药物微粒在作用部位的沉降减少。因剂量反应曲线的改变和药物作用时间的改变，故需要吸入较大剂量和较频繁的应用。美国国立卫生研究院（NIH）专家小组推荐，在重症哮喘的初始治疗时，可给予雾化吸入沙丁胺醇2.5～5.0mg（0.5%的沙丁胺醇溶液0.5～1ml加入5ml的0.9%氯化钠注射液中），每20分钟一次，共用3个剂量，然后再每1~4小时雾化吸入0.25～10mg，根据症状酌情调整。

表 11-13　严重哮喘患者需要住院的典型情况

尽管积极地支气管舒张剂治疗仍发生急性呼吸性酸中毒

肺炎

气胸

初始 PEFR<60L/min（如果患者在测定时是合作的）

不能提升 PEFR≥200L/min

支气管扩张剂治疗已很充分，症状仍不缓解

因严重哮喘发作，多次返回急诊科就医

　　加拿大急诊医师协会和加拿大胸科学会推荐，对成年严重哮喘患者（FEV₁ 或PEFR<40%预计值），在急诊科的初始治疗，可给予沙丁胺醇5mg每15～20分钟雾化吸入一次，可用3次。

　　Ciccolella 等对因严重哮喘住入急诊室的患者进行连续观察，22例患者接受每次2.5mg的沙丁胺醇雾化吸入，直至总量达10mg，在每个剂量吸入后对患者进行肺功能测定，根据肺功能的改善程度和不良反应，结果显示，7.5mg是理想的初始剂量。

　　Strauss 等连续观察了92例急性哮喘患者，雾化吸入沙丁胺醇每20分钟2.5mg连续3次的剂量，以PEFR增加达预计值的40%为明显改善，结果吸入剂量在5~7.5mg时，有2/3的患者症状明显改善，其余的没有明显的临床效果。这些效果不佳的患者均是哮喘症状更重，反复住院或反复到急诊科就诊的患者。

　　Rodrigo 等的研究检查了急性重症哮喘患者以定量吸入器（MDI）吸入大剂量沙丁胺醇后的治疗效果，观察116例患者，所有患者均在10分钟内吸入4喷沙丁胺醇（400μg），间歇10分钟吸入一次，共3次（计30分钟吸入1200μg），研究持续3小时以确定反应点，结果有30%的患者对沙丁胺醇无反应，这些患者的病情都很重，在到急诊室之前哮喘发作的持续时间较长和有更严重的气道阻塞的表现。有益的效果并不是由开始时症状的严重程度或呼气峰流速决定，而是对治疗的早期（30分钟）反应来决定。

　　也可以用大容量雾化器持续雾化吸入沙丁胺醇10～15mg/h（NIH专家小组），已有多个研究证明是有效的。实施持续雾化直至症状改善或出现毒性作用。Baker 等应用回顾性病例对照分析，这些病例均是因严重哮喘住入内科ICU的，这些患者有一些接受持续雾化吸入沙丁胺醇，另有一些接受间歇性沙丁胺醇治疗，共40对患者被评价，间歇治疗是用沙丁胺醇每12小时给2.5mg，共8±3次治疗，持续治疗是10mg/h持续11±10小时，他们注意到两组有类似的心律失常发生率，没有发生症状性低血钾，持续雾化吸入组有较快的脉搏，需要气管插管的人数相似，他们的结论，就其安全性、并发症发生率和病死率而言，这两种方法有相似的结果。Colacone 等也证明了持续雾化吸入沙丁胺醇 10mg/h 的安全性。持续雾化吸入沙丁胺醇可发生心动过速和低血钾。

选择性 β_2 受体制剂经注射或口服途径给药，其 β_2 受体的选择性即可丧失许多。与吸入选择性 β_2 受体激动剂比较，皮下注射 β 受体激动剂（如肾上腺素，特布他林）也有一个不良的治疗有效性/毒性的比例。

年轻的危重型哮喘患者，若处于即将发生呼吸停止的高度危险之中，因其对 β 激动剂的心脏毒性反应通常较低，虽然尚未证明全身用药有超过气溶胶吸入治疗的功效，但也可考虑联合应用吸入治疗和皮下注射 β 激动剂。肾上腺素超过单纯 β 受体激动剂的好处是，它除支气管舒张作用外，还具有 α 受体介导的血管收缩作用，因此可减轻黏膜的水肿，有文献报道对 β 受体激动剂反应不佳的患者，应用肾上腺素取得良好效果。但其他的多个对照研究显示肾上腺素与 β 受体激动剂具有同样的而不是超过的良好作用。因此，哮喘患者不常规推荐应用肾上腺素，但对常规治疗效果不佳时应用肾上腺素可能取得较好结果。无心血管疾病的成年患者皮下注射肾上腺素的剂量是：1:1000 溶液 0.3~0.5ml，取决于患者的年龄和体重，在开始治疗时，每隔 15 分钟可重复注射，共用 3 次。也可用特布他林 0.25mg，皮下注射。皮下注射特布他林与皮下注射肾上腺素比较，其心脏的不良反应相同。尚没有研究证明皮下注射特布他林的好处超过皮下注射肾上腺素。但若妊娠期患者注射给药，应选择特布他林。对于老年人或患有冠状动脉疾病的患者，或成人心率超过 140 次/分时，皮下注射肾上腺素等 β 肾上腺素能受体激动剂应谨慎。有些严重哮喘患者，在初始应用 β 肾上腺素能激动剂治疗以后，可发生短暂的 PaO_2 降低，其发生机制可能是在通气减少的区域发生 β_2 诱发的血管扩张，以及 β_1 影响心肌收缩力和影响心肌收缩速率的共同作用的结果，但这通常不是临床上常见的明显问题。

危重型哮喘患者也可用定量吸入器（MDI）加贮雾器来进行 β 激动剂的吸入治疗，只是需掌握正确的应用方法，并增加剂量。在严重哮喘患者，给予吸入 4 喷沙丁胺醇（0.36mg）并加用贮雾器可望达到相当于雾化器吸入 2.5mg 的沙丁胺醇的疗效。在过去数 10 年里，已有许多随机对照的临床研究来比较经 MDI 和雾化器给药的疗效，大多数研究的结果显示两种吸入给药方法的效果是相似的。很显然，如果要使雾化器给药的效果达到与应用 MDI 加贮雾器的效果一样，那么雾化器给药需输送更大的药量。然而这些研究，在为患者应用 MDI 加贮雾器时，都是医生在床旁指导患者正确应用的，如果没有医生的现场指导，如果危重型哮喘患者不能保证正确应用 MDI 加贮雾器，那 MDI 的疗效就难以评估了。因此，有些专家主张在危重型哮喘的初始治疗阶段，应用雾化吸入给药，在病情改善和较稳定以后再改用 MDI 加贮雾器来进行吸入治疗。

机械通气时的药物治疗：危重型哮喘机械通气时气道峰压和平台压很高，机械通气并发症随之增加，可通过吸入支气管舒张剂来解除支气管痉挛，降低气道压。最常用雾化吸入的药物为 β 受体激动剂，因患者已经气管插管和接受机械通气，雾化吸入的 β 激动剂微粒有相当一部分会沉降在气管导管和通气机管道系统内，为达到相当的疗效，推荐用非插管患者的加倍剂量。例如，可应用沙丁胺醇，每剂 5~10mg 雾化吸入。国内上海中山医院白春学报道用特布他林（博利康尼）5mg 溶于 2ml 0.9% 氯化钠注射液中喷射雾化吸入，30

分钟一次，1 小时后改为 2 小时一次。作者观察特布他林溶液雾化吸入对机械通气时心肺功能的影响，结果发现治疗后气道压从 3.16±1.00kPa 降到 2.34±0.87kPa；混合静脉血氧分压从 4.91±0.65kPa 升至 5.43±0.64kPa；平均肺动脉压由 3.41±1.10kPa 降至 3.01±1.01kPa；心脏指数从 2.69±0.75L/（min·m²）上升到 3.03±0.66L/（min·m²）；氧运输指数由 492±144ml/（min·m²）上升到 562±155ml/（min·m²）。结果肺动脉压明显降低，可减少右心前负荷和改善右心功能，心排出量明显增加，同时伴有氧运输指数和混合静脉血氧分压的升高，说明组织供氧改善，有利于抵消机械通气对心脏功能的不利影响。异丙托溴铵的支气管舒张作用虽然比较弱，但现已有充分证据表明，与沙丁胺醇合用具有协同作用。在严重哮喘，可用异丙托溴铵 0.5～1.0mg，每 4 小时一次雾化吸入。

因为吸入 β 激动剂可以达到与静脉注射沙丁胺醇相同的疗效而不良反应和毒性要少得多，因此应优先选用吸入法给药。只有当哮喘患者的病情十分严重，危及生命，而又对吸入 β 激动剂无反应时，方考虑静脉注射沙丁胺醇。如沙丁胺醇 1mg 加入 100ml 液体内静脉滴注，30～60 分钟滴完，间隔 6～8 小时重复 1 次。滴注过程中认真监测患者心血管情况。口服选择性 β_2 激动剂通常不作为危重型哮喘的主要治疗，因为其疗效/毒性比不如吸入用药。

已有少数报道，危重型哮喘患者呼吸骤停以后，经气管插管注入肾上腺素而取得复苏成功。虽然还没有前瞻性的研究和大宗病例来证实，但在年轻危重哮喘患者，一旦发生呼吸骤停，在紧急气管插管以后可考虑经气管注入肾上腺素。

2）糖皮质激素：皮质激素为最有效的抗炎药。主要作用机制为干扰花生四烯酸代谢和白三烯及前列腺素的合成，减少微血管渗漏，抑制细胞因子生成，预防炎症细胞活化和迁移，并增加气道平滑肌受体的反应性。在重症哮喘的治疗中，皮质激素的应用占有重要地位，美国 NIH 专家组推荐的剂量是甲基泼尼松龙 120～180mg/d，分 3～4 次静脉注射，应用 48 小时，随症状的改善逐渐减量。已有多个研究证明皮质激素的良好效果，Haskell 等应用双盲研究比较了应用甲基泼尼松龙每 6 小时分别给 15mg、40mg 和 120mg，持续应用 3 天的效果。结果大剂量组在第一天即哮喘症状改善，中等剂量组在第 2 天症状改善，而低剂量组未显示疗效。但另有些研究即没有证明与剂量相关的疗效。Ratto 等的研究即比较了口服和静脉注射甲基泼尼松龙的疗效。有 2 组患者分别给予甲基泼尼松龙 80mg 和 160mg，每天 2 次口服。另 2 组患者分别给予 125mg 和 250mg，每天 4 次静脉注射，结果两组患者症状的改善是类似的。

有些研究显示，在患者对其他药物治疗效果不佳以后，应用激素治疗可望改善。但一般认为，激素的最大作用时间要迟至静脉注射后 6 小时，这种作用时间的延迟可能反映了激素对诱导新 β_2 受体合成以及 β_2 受体减敏和下调的逆转需要较长的时间。因此需及早用药并与其他支气管舒张剂同时应用。

对到急诊科就诊的急性哮喘患者应用激素后的初始疗效研究的结果是不一致的。最近有研究对 56 例初始沙丁胺醇治疗后，PEFR 仍低于预计值 50% 的患者随机分组，分别给予甲基泼尼松龙 125mg 静脉注射或安慰剂，结果在用药后 1 小时、2 小时，激素治疗组的 PEFR 有显著改善，但住院的患者数并没有明显减少。

住院哮喘患者甲基泼尼松龙的静脉注射剂量范围第一天为 40～125mg，每 6 小时静脉注射一次。一般可用 60mg，每 6 小时一次，每次剂量至少 40mg，在临床取得明显疗效后减量，待病情缓解后可改为口服。也可用琥珀酸氢化可的松（或氢化可的松）200~400mg 稀释后静脉注射（老年人静脉滴注）；或用地塞米松 5~10mg 静脉注射；每 6 小时 1 次。待病情得到控制和缓解后再逐渐减量，改为口服给药。临床症状控制后再用 1 周左右。连续用药 2 周以上者，停药前宜逐渐减量，若骤然停药，可能引起哮喘复发。雾化吸入布地奈德 1mg，每 12 小时一次，可作为注射激素剂量减少的辅助和补充。近年来对于大剂量静脉注射激素，尤其是与非去极性肌肉松弛剂联用后可能发生急性激素性肌病的认识已逐渐提高。这促使人们研究和寻找能有效治疗哮喘的最低激素静脉注射量和最短的维持时间。应每天测定血清肌酸激酶（CK）以协助监测激素性肌病。激素治疗哮喘的好处见表 11-14。

3）吸入抗胆碱能类药物：吸入抗胆碱药物，如溴化异丙托品或溴化氧托品，可阻断节后迷走神经传出支，通过降低迷走神经张力而舒张支气管，尚可防止吸入刺激物引起的反射性支气管收缩，其扩张支气管的作用较 β_2 激动剂弱，起效也较缓慢，但不良反应很少。可与 β_2 激动剂联合吸入治疗，使支气管舒张作用增强并持久。某些哮喘患者应用较大剂量 β_2 激动剂不良反应明显，可换用此类药物，尤其适用于夜间哮喘及痰多的哮喘患者。可用定量吸入器（MDI），每日 3 次，每次 25~75μg，或用 100~150μg/ml 的溶液持续雾化吸入。

表 11-14　在哮喘治疗中应用激素的好处

增加 β_2 受体的反应性
阻断花生四烯酸炎性反应的途径
降低毛细血管基底膜的渗透性
白细胞黏附的减少
调节钙离子在细胞内的移动
减少气道黏液的生成
抑制免疫球蛋白 E 受体的结合

大多数文献表明，在重症哮喘，吸入异丙托品（ipratropium）是有效的，尽管它的最大支气管舒张作用不如 β 受体激动剂。临床上通常将异丙托品与 β 受体激动剂联合应用，已有多个荟萃分析支持联合用药，并认为两者有协同作用。

美国 NIH 专家小组推荐的异丙托品剂量为：0.5mg，放入小容量雾化器中吸入，隔 30 分钟后重复，共 3 次。然后根据需要每 2~4 小时雾化吸入一次。雾化吸入时一般用手控咬嘴连接的雾化器，如果经面罩吸入抗胆碱能药物，在易感患者可诱发闭角型青光眼伴视区的污染。在雾化吸入沙丁胺醇引起支气管舒张以后，再吸入异丙托品，可增加异丙托品在气道内的沉降率。严重哮喘患者吸入异丙托品后数分钟即可显示其效果，这与处于慢性疾病状态的 COPD 患者出现的反应时间延迟不同。如果应用异丙托品的定量吸入器（MDI）来给药，那么推荐每次治疗用 4~8 喷（0.018mg/喷）。

Weber 等对因急性支气管痉挛而来急诊科的患者进行随机分组研究，给予沙丁胺醇 10mg/h 持续雾化吸入，加或不加异丙托品 1mg/h，在研究的 67 例患者中虽然没有达到统计学的显著意义，但 PEFR，住急诊科的时间以及需住院人数均表明加用异丙托品是有好处的。

4）茶碱类：尽管欧美国家对茶碱类药物的支气管扩张作用评价不高，但在我国，仍在较普遍应用，根据我国大量的临床应用报道，此类药物只要掌握适当的应用方法，仍可取得较好的临床应用效果。茶碱具有舒张支气管平滑肌作用，并具有强心、利尿、扩张冠状动脉作用，此外还可兴奋呼吸中枢和呼吸肌，为常用平喘药物。近几年研究结果还显示小剂量茶碱具有抗炎和免疫调节作用。Huang 等进行的随机对照研究表明，当给予全剂量的 β 激动剂和激素时，再给氨茶碱有明显的治疗益处，且在不良反应方面与对照组（不用氨茶碱）无显著差别。因此，危重型哮喘应用氨茶碱是有正当理由的。氨茶碱加葡萄糖液稀释后缓慢静脉注射或静脉滴注，首剂 4~6mg/kg，继而以每小时 0.6~0.8mg/kg 的速度作静脉滴注以维持持续的平喘作用。应注意药液浓度不能过高，注射速度不能过快（静脉注射时间不得少于 10 分钟），以免引起严重毒性反应如心律失常、血压下降，甚至突然死亡。对老人和幼儿，心、肝、肾功能不全及甲状腺功能亢进者更需慎用。茶碱的毒性最常发生于原已用茶碱类药物，而又给予负荷剂量，或给茶碱廓清能力已受损患者静脉注射而没有适当监测血药水平的情况。如原来已应用氨茶碱则不宜应用首剂饱和剂量而可给维持剂量，最好能在用药前及用药过程中监测血浆茶碱浓度，有效而安全的血药浓度为 6~12μg/ml，若 >20μg/ml 毒性反应即明显增加。很多因素及药物可影响茶碱的代谢从而影响疗效，如发热、妊娠、肝疾病、充血性心力衰竭、合用西咪替丁、喹诺酮类、大环内酯类等药物，应注意监测血药浓度，适当调整剂量。其应用方法如表 11-15 所示。喘定（二羟丙茶碱）作用与氨茶碱相同，但不良反应较轻。

表 11-15 茶碱类药物应用的原则

1. 如果患者以前没有接受茶碱类药物，首剂应给予负荷剂量。如氨茶碱 5mg/kg 静脉点滴，15~30 分钟内滴完

2. 在给予负荷剂量以后，以 0.6mg/(kg·h) 的剂量用输液泵持续静脉输注

3. 遇降低氨茶碱清除率的因素，如应用西咪替丁，大环内酯类抗生素，喹诺酮类药物，充血性心力衰竭，肝疾病等，应降低输注的氨茶碱剂量

4. 遇心动过速和快速心律失常时，应暂停应用氨茶碱

5. 所有已用过氨茶碱药物的患者，在给予负荷剂量以前，应先测定血茶碱浓度。通常给予维持剂量，以维持血清茶碱浓度范围 6~12μg/ml 较理想，可减少茶碱的毒性。根据一般经验，给予氨茶碱 1mg/kg 静脉输注，增加血清茶碱浓度约 2μg/ml

5）硫酸镁：基于钙通道受抑制的特点和减少乙酰胆碱的释放，镁对逆转支气管痉挛有多方面的潜在作用。Hashimoto 等的研究表明，40% 的哮喘患者有镁的缺乏和低镁性红细胞浓度，反映了支气管哮喘患者镁储备的减少。尽管将补充镁作为急性哮喘的辅助治疗有正

当的生理学背景，但还没有统计良好的前瞻性多中心随机对照研究证明给予硫酸镁治疗的好处。然而，已有少数研究和临床病例报道显示在危重型哮喘患者输入硫酸镁是有效的。目前较多主张：在其他平喘药物治疗后尚不能缓解哮喘的情况下，可给予硫酸镁 2g 缓慢静脉注射或静脉滴注，20 分钟以上注入。如果需要重复应用，应监测血镁水平和评估其毒性的临床表现，肾功能不全的患者应避免应用。Nannini 等报道了雾化吸入沙丁胺醇和雾化吸入等张硫酸镁的给药方法，因急性哮喘住入急诊科的 35 例患者，随机设计的研究表明：在沙丁胺醇加硫酸镁组，有 61% 患者的 PEFR 改善，而单用沙丁胺醇组只有 31% 患者 PEFR 改善。在 20 分钟时，有效率分别是 100% 和 43%。

6）其他抗炎药物和抗组胺药物：色甘酸钠是一种非皮质激素类抗炎制剂，可抑制 IgE 诱导的肥大细胞释放介质，对其他炎症细胞释放介质也有选择性抑制作用。采用干粉型或 MDI 方式吸入用于预防哮喘发作，包括预防由于运动、吸入冷空气、CO_2 引起的急性气道收缩，尤其是适用于季节性哮喘发作的预防。亦可先吸入 β_2 激动剂，然后吸入本药，用法为每天 3~4 次，每次 1~2 揿（3.5~7.0mg/揿）。本药在体内无蓄积作用，少数病例吸入后感咽喉不适，胸闷，偶见皮疹，孕妇忌用。也可应用作用更强的尼多酸钠（nedocromil sodium），用法为每日 4 次，每次 1 揿（4mg/揿）。其他药物，如曲尼斯特、酮替酚、氯雷他定等也可应用。

7）抗生素：在哮喘的急性发作期应用抗生素并非必要，但患者如有发热、脓痰，提示有呼吸道细菌继发感染时需应用抗生素，如静脉滴注哌拉西林每次 3~4g，每 8~12 小时 1 次。或头孢呋辛，静脉注射每次 1.5g，每 8 小时 1 次。或根据痰涂片和细菌培养，药敏试验结果选用。

8）酸碱失衡的纠正：应监测动脉血气变化，酸中毒时可降低 β 肾上腺素能受体对内源性或外源性儿茶酚胺的反应性，纠正酸中毒有利于平喘药物药效的发挥。若呼吸性酸中毒 pH<7.20 时，或出现代谢性酸中毒（BE<-3mmol/L，HCO_3^-<21mmol/L），即为补碱指征，可用 4% 碳酸氢钠 2~4ml/kg 静脉滴注，以后复查血气再酌情给予。哮喘患者在初始阶段，常由于过度通气而发生呼吸性碱中毒，当病情不能缓解，呼吸肌发生疲劳或衰竭时才转为通气障碍和呼吸性酸中毒。此时若补充碳酸氢钠，在体内与氢离子作用后生成二氧化碳，会加重 CO_2 潴留。故临床上纠正呼吸性酸中毒，应以改善通气为主，如应用机械通气。

9）祛痰剂：急性发作期，痰色白如泡沫不宜用祛痰剂，补液本身可减少痰栓形成，平喘药物有利于痰的引流和咳出。但若为黄脓痰，不易咳出，提示已发生细菌继发感染，则需应用祛痰药物。

10）其他治疗：应注意危重型哮喘患者的水、电解质和酸碱失衡状况。由于哮喘持续状态和呼吸急促，呼吸道的水分丢失增加，以及出汗、发热等，患者常有不同程度的脱水，可导致痰液黏稠，不易咳出和黏液栓形成，进一步加重气道阻塞、妨碍通气。应予以补液，除鼓励口服摄入以外，不足的摄入量可静脉输注，每天摄液量应达 2500~3000ml。如临床上无明显脱水，则要避免补液过量，以避免水负荷过大和肺水肿的发生。没有证据表明大量补液可稀释气道分泌物，有利于排痰。由于大量应用激素和抗利尿激素分泌增加，可出现低钾、低钠，应及时纠正。由于呼吸困难，呼吸功明显增加。烦躁、失眠等因素，使能量消耗显著增加，应及时补充能量，并不推荐应用胸部物理治疗和其他操作技术来协助气道分泌物的廓清。也不是雾化吸入黏液溶解剂的适应证，相反，有部分危重型哮喘患者在雾化吸入黏液溶解剂以后，因刺激气道反使气道痉挛加重。

危重型哮喘的救治简要总结见表 11-16。

表 11-16　危重型哮喘的救治

1. 确定诊断，排除其他原因，如急性左心衰竭，气道异物等
2. 严重性评估：①听诊呼吸音；②奇脉>15mmHg，表明严重；③心电图检查排除冠状动脉痉挛；④动脉血气；⑤胸部 X 线检查
3. 尽快开始治疗
   ①氧疗，维持 PaO_2>60mmHg，SaO_2>90%
   ②雾化吸入 β 受体激动剂：沙丁胺醇 2.5mg（0.5%溶液 0.5ml 加入 0.9%氯化钠注射液中）雾化吸入，20 分钟一次，共 3 次；或沙丁胺醇定量吸入器，每次 4 喷（400μg），每 10 分钟一次，共 3 次
   ③1:1000 肾上腺素溶液 0.3ml 皮下注射，每 20 分钟一次，共 3 次
   ④肾上腺皮质激素：甲基泼尼松龙 40～125mg（常用 60mg），每 6 小时静脉注射一次；或泼尼松 150~200mg/d，分次口服。注意激素不良反应，酌情对症处理，症状缓解后及时减量
   ⑤异丙托品 0.5mg 稀释后雾化吸入，每 30 分钟一次，共 3 次
   ⑥茶碱用药见表 11-15
4. 有指征者，给予气管插管，机械通气

（俞森洋）

314 · 危重症哮喘的机械通气应如何进行？

危重型哮喘是一可能危及生命的急危重症，可能需要气管插管和机械通气。

（1）无创性通气：危重型哮喘患者应用无创性通气是一个有争议的领域。近年虽有一些文献报道无创性通气治疗危重型哮喘的良好疗效，但至今还没有以循证医学为依据的高水平的研究支持优先应用无创性通气的做法。在积极推荐应用无创性通气治疗危重型哮喘之前，尚需进行更多的研究和进一步评价。对于拒绝插管或不需要马上插管的患者，经面罩进行无创性通气来提供短期的通气支持也许是一种良好的选择。正确应用无创性通气技术，从而减轻呼吸功负荷，缓解呼吸肌疲劳，为平喘药物治疗发挥作用争取时间，可使部分患者避免气管插管。但若患者已发生意识障碍和脑病，或需要气道保护和处理气道分泌物者即不应考虑采用这种通气方式。

（2）有创性通气适应证：国内外学者对机械通气治疗危重型哮喘的适应证存在不同的观点和争论。根据国内外的一些文献，结合我们的经验，表 11-17 总结了危重型哮喘机械通气的适应证供参考。

表 11-17　危重型哮喘机械通气的适应证

绝对适应证：

心跳和呼吸停止

意识障碍或明显受损

呼吸浅慢、不规则或伴呼吸暂停，呼吸中枢受抑制迹象

即将发生心跳呼吸停止的迹象

相对适应证：

尽管积极治疗，$PaCO_2$ 仍继续增高并伴进行性呼吸性酸中毒

（例如 pH<7.20~7.25 并继续降低）

伴发严重代谢性酸中毒

伴发严重的呼吸问题（如顽固性低氧血症）

心肌严重缺血

心律失常（心动过缓、快速性心律失常）

参考指标：

不能讲话；尽管呼吸费力，肺部听诊为"静胸（silent chest）"

呼吸交替脉，奇脉，脉压大于 15mmHg（2kPa）；呼吸频率>40 次/分

伴大汗淋漓，严重的呼吸肌疲劳或衰竭，既往曾因哮喘严重发作

曾行气管插管机械通气者

大多数学者认为，如果患者出现机械通气的绝对适应证：如心跳呼吸停止或即将发生呼吸心跳停止，或意识状态的改变，如昏迷，昏睡（不是由于应用镇静剂）或经历呼吸状况的迅速恶化，出现呼吸中枢受抑制的证据，则需要立即紧急插管，没有必要再去测定血气和床旁肺功能，以便延误抢救时间。但如果患者表现的是相对适应证，如心肌缺血，严重心律失常和代谢性酸中毒，或与严重气流阻塞相关的临床体征，如不能讲话，听诊时静胸，呼吸交替脉或奇脉，则应做气流阻塞的相关肺功能测定（呼气峰流速和 FEV_1）和动脉血气分析供医生参考。单用脉氧计来监护严重哮喘患者是不恰当的，因为它不能提供气体交换方面的信息。很多医生习惯上将高碳酸血症的存在视为患者病情十分危重和预后恶劣的指标，然而，Beaty 等认为，如果积极地进行恰当的药物治疗，那么只有少数急性危及生命的哮喘患者需要机械通气。例如有一研究共有 229 例成人急性哮喘住院，其中有 61 例有明显高碳酸血症（$PaCO_2$>50mmHg），但积极治疗大多迅速（2~6 小时）缓解，只有 5 例需要机械通气。但如合理治疗 2~6 小时后境况没有改善反而恶化，则警示患者有气管插管机械通气的适应证。也有学者主张，医生判断患者是否需要插管，主要是根据病情来估计患者能否维持自主呼吸到支气管舒张剂/抗炎治疗发挥显著作用的时候。

具有相对适应证的患者是否进行和何时进行气管插管是临床医生最难决定的问题之一。Tuxen 认为，单纯根据 FEV_1，PEF，$PaCO_2$ 或呼吸频率的测定看是否已达到阈值指标来决定是否气管插管，在临床实践中实际上是不可靠的，因为患者的个体差异很大，危重型哮喘的前期症状也各不相同。决定是否进行紧急气管插管，主要基于以下两条标准。

1）由有经验的医生来评价患者呼吸窘迫的程度：完全是一种床旁决定，不需要定量测

定，是决定气管插管的最重要因素，凭临床经验可以将病情的严重程度分类，例如呼吸用力增加而没有窘迫（需要密切观察），呼吸窘迫但患者尚能忍受（不需要马上插管），严重窘迫和疲劳（需要迅速但选择性插管），最后严重呼吸失代偿伴缓慢抽泣样呼吸（需紧急插管）。询问患者是否感到呼吸还行或需要提供帮助，可能构成对病情评估的有用部分。

2）尽管给予积极恰当的治疗，病情仍继续恶化：其表现包括 PEF 进行性减低，$PaCO_2$ 或呼吸频率逐渐增加，恶化的趋势比起这些指标的绝对值更重要，是临床评价的重要辅助指标。因为发生高碳酸血症的不同机制，一个患者尽管积极治疗，但已疲劳，$PaCO_2$ 由40mmHg 增至 50mmHg，可能需要插管，而另一患者表现为超急性哮喘，$PaCO_2 > 80$mmHg，尽管呼吸窘迫，但可能尚能忍受，经积极治疗可避免插管。

3）气管插管：气管插管应由有经验的医生来进行，插管是经鼻还是经口途径更有利的争论至今仍未意见一致。近年来不少专家主张和提倡危重型哮喘患者采用经口途径插管，以便迅速地控制气道。清醒患者应用镇静剂或麻醉剂有助于顺利地气管插管。可在插管前先静脉注射地西泮（安定）10mg 或咪哒唑仑（midazolam）1~2mg，待患者安静后再摆好体位，看清气道后迅速插入。

4）呼吸机参数：为危重型哮喘患者进行机械通气时，必须密切关注 auto-PEEP 的问题。呼吸机参数的设置和调整也应尽量减低或避免 auto-PEEP（表 11-18）。这通常意味着需要实施"允许高碳酸血症"策略，尤其是在通气治疗的早期。并应给予支气管扩张剂。吸入支气管扩张剂和静脉给糖皮质激素也是这些患者综合治疗的重要方面。

表 11-18　危重型哮喘患者呼吸机参数的初始设置

呼吸机参数	推　荐
通气模式	A/C（CMV）
频率	8~20 次/分；允许高碳酸血症（pH>7.10~7.20）
容量/压力控制	压力或容量；对严重哮喘必需的容量
潮气量	4~8ml/kg 和平台压<30cmH2O
吸气时间	1~1.5 秒，避免 auto-PEEP
PEEP	PEEP 的应用是有争论的；可试用 PEEP 去对抗 auto-PEEP
FiO_2	开始时 1.0，随后维持足以维持 $PaO_2 > 60$mmHg 的 FiO_2
流量波形	减速波形或方波形

虽然可选择定容通气或定压通气，但在某些患者，在通气支持开始时，给予容量控制通气是必要的。在非常严重的哮喘患者，虽然高肺泡峰压应该避免，但为输送适当的潮气量需要高驱动压。虽然 60~70cmH2O 的高气道峰压也许是必要的，但还是应该设法维持平台压<30cmH2O。峰压和平台压两者之差是气道阻力严重程度的指标。一旦哮喘发作的严重程度减轻，患者就可以改用压力控制通气。推荐压力控制通气是因为吸气时间不会被高压

报警（主动的压力限制）所终止，而这在容量通气时是频繁发生的。在压力控制通气时，吸气压固定不变而输送的潮气量发生改变是阻力和气体陷闭改变的良好指标。随着哮喘发作严重程度的降低，压力控制通气的潮气量增加。为了防止人-机的不协调，常需应用足够的镇静剂，在有些患者甚至有必要应用神经肌肉阻断剂，虽然如有可能，应该尽量避免应用。在有些患者，应用神经肌肉阻断剂以后可能发生长时间的肌无力，尤其是同时接受大剂量皮质激素治疗的患者。如果应用了恰当的镇静剂，通常可以做到完全的通气支持。

为了减少 auto-PEEP 的发生，应该用小潮气量（4~8ml/kg）。输送的潮气量总是应该根据肺泡峰压，以保证平台压<30cmH$_2$O。呼吸频率应根据气体陷闭和 auto-PEEP 水平来设置。理论上，较低的通气频率可减少气体陷闭，然而，在许多哮喘患者，通气频率可以增加至 15~20 次/分而没有明显增加 auto-PEEP。每位患者的反应不同，有些患者可能需要 8 次/分的频率，而另一些患者能耐受 20 次/分的频率。

低潮气量和低频率会导致 CO$_2$ 的潴留，维持 pH≥7.20 是一般的规律。然而在年轻人，其他方面健康的哮喘患者，pH 降低至 7.10 也经常是可以接受的。气压伤和低血压的危险性通常超过小潮气量和低每分通气量引起的酸中毒的危害。

因为减小分钟通气量和延长呼气时间可减低 auto-PEEP，故吸气时间应该缩短，然而，较好的通气分布可以靠延长吸气时间来达到，故推荐 1~1.5 秒的吸气时间，并密切观察和评价吸气时间对 auto-PEEP 的影响。在许多患者，通气频率低，吸气时间从 1 秒增至 1.5 秒并没有明显增加 auto-PEEP。但应用大于 1.5 秒的吸气时间即应非常谨慎。当应用定容通气时，吸气流速应该选减速波形以改善通气的分布。然而流速用方波也可以达到较短的吸气时间。选择恰当的峰流速是为了维持恰当的吸气时间，峰流速≥60L/min 通常是必要的。

初始时的吸氧浓度（FiO$_2$）应该设置于 100%。随后当脉氧计和血气指标表明氧合恰当时，应降低 FiO$_2$。哮喘患者机械通气时是否应该加用 PEEP 是有争议的。auto-PEEP 增加触发呼吸机所需要的压力梯度。患者在呼吸机触发之前必须克服 auto-PEEP。加用 PEEP 增加呼吸机管路压力以对抗 auto-PEEP，排除压力差。如果 auto-PEEP 是流量受限的结果，那么加用 PEEP 并不增加总 PEEP。然而，如果患者的通气是控制通气，吸气并不需要患者用力来触发，那么加用 PEEP 究竟对患者有多少好处呢？但有人认为，应用 PEEP 可以改善通气的分布，因为没有 auto-PEEP 的那些肺单位可因应用 PEEP 而被复张和保持稳定。如果加用 PEEP，那么它的水平不应超过能使总 PEEP 增高的水平。如果在这种情况下加用 PEEP，那么必须密切监测气体交换、肺泡峰压、auto-PEEP 和血流动力学的改变。

20 世纪 80 年代有文献报道，加用中—高水平的 PEEP（20~25cmH$_2$O），可用来打开闭合的气道以缓解哮喘。对此尚有不同意见，不少学者认为，此法有导致肺泡过度扩张和呼吸机相关肺损伤的高度危险，现已弃用。

（俞森洋）

315 • 危重型哮喘患者的机械通气有哪些并发症？

危重型哮喘患者机械通气期间容易发生的并发症及其发生机制见表 11-19。应注意观察，及时发现并给予相应处理。

表 11-19　危重型哮喘的机械通气并发症

并发症	可能的发生机制
低血压	首要的：严重的过度充气，应用镇静剂
	次要的：气胸，心肌抑制
气压伤	高气道压（主要是肺泡峰压）或大潮气量
心肌功能障碍	首要的："被打击的心肌"，继发于大量的儿茶酚胺释放
	次要的：严重的心肌缺氧/酸中毒
横纹肌溶解	首要的：极度肌肉运动，伴或不伴缺氧
	次要的：应用大剂量的丙泊酚（普鲁泊福）
乳酸酸中毒	首要的：过度应用 β_2 受体激动剂
	次要的：极度的肌肉运动/缺氧
中枢神经系统损伤	首要的：继发于呼吸骤停的脑缺氧
	次要的：与高碳酸血症相关的脑水肿、蛛网膜下出血
急性肌病	糖皮质激素，加上长时间应用肌松剂或深度镇静

（俞森洋）

316 • 哮喘致死的原因有哪些？如何防治？

　　近年来对哮喘发病机制的研究已有了很大进展，临床抗炎平喘治疗的方法和效果也有了很大的改进和提高。但据国内外文献报道，哮喘的病死率却呈上升趋势，这已引起医学界的广泛关注。对哮喘致死病例的情况进行系统分析，发现可将其分为两种类型：①缓发持续型（致死哮喘Ⅰ型）：多为慢性哮喘患者，发作开始时病情未必严重，轻、中度哮喘占50%，男性患者居多，因本人或家属忽视哮喘症状及严重性，或限于条件未能入院诊治，或由于治疗措施不力、长时间处于哮喘持续状态不能缓解，乃数日内死于呼吸衰竭或各种合并症。②突发急进型（致死哮喘Ⅱ型）：突然发作严重的气道阻塞，迅速出现昏迷、呼吸衰竭，甚至窒息，从发作致死亡 0.5~3 小时甚至更短。据统计Ⅰ型致死哮喘占 80%~90%，Ⅱ型致死哮喘占 10%~20%。两型致死哮喘的不同特征及演变过程如图 11-3 所示。

　　Sur 等对哮喘致死者进行病理检查，比较突发型和缓发型死亡病例气道的嗜酸性粒细胞、中性粒细胞数量和免疫组化的改变，发现两型死亡病人气道炎症和气道狭窄有所不同。突发致死者气道黏膜下中性粒细胞增多比缓发型明显；发病至死亡间隔时间越长，中性粒细胞数越少，而嗜酸性粒细胞越多。认为突发致死哮喘患者的气道炎性反应主要是以中性粒细胞为介导的，气道狭窄发展更快更严重，无足够时间发展为慢性炎症。其致死原因主

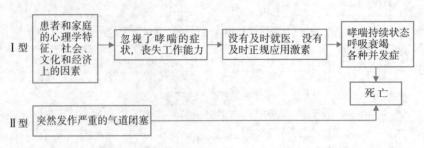

图 11-3　Ⅰ 型和 Ⅱ 型致死哮喘的不同特征及其演变过程

要通过神经机制，神经敏感性增高而导致突然气道闭塞窒息。因为突发致死型哮喘常在毫无预兆的情况下突然发生严重的气道阻塞，不少患者来不及就医就迅速昏迷，甚至窒息致死，故死亡的原因和机制尚待研究，有学说认为系过敏原引起的特异性超敏反应，患者多为过敏体质，气道处于高敏状态，遇特异性过敏原或某些物理或化学物质的刺激后，迅速发生强烈的气管、支气管、咽喉部痉挛、水肿、上呼吸道突然闭塞而死。西班牙巴塞罗那市反复发生的暴发流行 "Barcelona's asthma" 被认为由豆类粉尘抗原引起，死亡情况与此型相似。而缓发型哮喘从发病到死亡的时间较长，故积累的资料较多，大致可归纳为以下原因。

（1）严重呼吸衰竭：因气道持续痉挛，气道管壁炎症，细支气管被黏液栓阻塞、导致气体交换障碍和呼吸肌疲劳，先表现为缺氧，后继发 CO_2 潴留，严重的呼吸性或伴代谢性酸中毒。

（2）致命性心律失常：发生严重心律失常的原因有：缺氧、高碳酸血症、电解质紊乱、茶碱类药物过量、β 受体激动剂对心脏的毒性作用，若原有心脏疾病和心律失常的基础则更易诱发致命性心律失常而死亡。

（3）心肌收缩带坏死：Drislane 等在 13 例死于哮喘的患者尸检中，发现有 4 例出现心肌收缩带坏死。在病理上，与凝固性坏死和缺血性坏死不同，细胞死于强直性收缩状态，细胞内有超负荷的钙离子。然而，此病理改变对病人致死的作用还待研究。

（4）滥用平喘药：20 世纪 60 年代英国曾推测哮喘病死率的增加与过多应用异丙肾上腺素气雾剂吸入有关。1975~1980 年新西兰哮喘病死率明显增加与酚丙间羟肾上腺素的销售量增加相平行，因而也将这一时期病死率的增高归咎于过多的应用 β 受体激动剂。此说法虽然遭到其他国家和许多学者的反对，但强调 β 受体激动剂应有指征有限制的应用，并应与激素类药物一起应用则是意见一致的。因为 β 受体激动剂虽有显著的支气管舒张作用，但并不能减轻气道的炎症，若不能与激素等抗炎药物合用，则气道炎症可继续发展而 β 受体激动剂起掩盖其症状的作用。此外，长期应用 β 受体激动剂可发生减敏现象，使支气管舒张作用减弱和作用持续时间缩短，但毒性作用并没有减低，有些患者为缓解症状则往往自行增加气雾吸入次数或口服剂量，从而增加毒性。还有少数患者雾化吸入 β 受体激动剂不仅没有出现支气管舒张，反而诱发广泛的支气管痉挛，出现所谓 "治疗矛盾现象"，这可能是患者对雾化液过敏或是雾化液中的防腐剂或稳定剂所诱发。Robin 认为：个别患者吸入 β 受体激动剂后死亡，系心源性猝死，与用药后心电图显示的 QTc 间期延长有关，类似于 Q-T 间期延长综合征所致猝死。此综合征表现为：心电图 QTc 间期延长，反复出现与尖端扭转发生室速有关的晕厥或心脏骤停，心理或物理性刺激有时可以促发。若在吸入 β 受体激动剂前或吸入后 15 分钟能监测患者的心电图并联用血钾测定识别高危状况患者，及时采取有效措施可防止这些患者猝死，此观点的可靠性尚待更多的研究来证明。众所周知，静脉注射氨茶碱若浓度过高或注射过快，可致病人突然死亡。氨茶碱的血浓度受多种因素和药物的影响，即使茶碱的应用剂量不变，若与一些药物联用，可增加茶碱的血药浓度达危险的水平。常规吸入 β 受体激动剂的剂量很低，为口服常用量的 1/400～1/100 倍，但吸入途径没有像口服途径那样需经胃肠道吸收的首过代谢而大量耗损，药物经气道吸收后可首先通过左心室，故吸入常规剂量的 β 激动剂后产生心肌毒性的可能性仍不能排除。

（5）医源性肾上腺皮质功能衰竭：主要因长期应用肾上腺皮质激素，患者的垂体-肾上腺皮质轴受抑制，肾上腺发生萎缩。此时，若突然减量或停用激素，尤其遇严重感染等应激因素时，患者内源性皮质激素严重不足，导致肾上腺皮质功能衰弱或病情突然恶化而猝死。

（6）其他因素：持续支气管哮喘可并发张力性气胸、纵隔气肿、心包积气、肺水肿、急性呼吸衰竭等，均可致猝死。此外，有些患者的死因可能与过量应用镇静剂或麻醉剂有关。近些年来，也有人认为患者的心理学因素，如过度的惊恐、烦躁不安也是导致哮喘致死的原因之一。

（7）原因不明：也有部分患者难以找到致死的原因和诱因。在临床过程中难以预测，突然死亡，即使尸检也不能解释其病因。

目前尚无敏感而特异的客观指标，及早预报患者哮喘致死的危险性。防治哮喘致死的原则如下。①加强对"高危"患者的医疗监督、随访和管理。尤其是对既往有哮喘严重发作史、慢性呼吸衰竭或严重心肺疾患者，更应提高警惕。②对常规平喘治疗效果不佳，伴发心律失常、奇脉或严重心肌供血不足者，应及时寻找原因，加强支气管扩张治疗和纠正水电解质、酸碱失衡的综合治疗。及时发现气胸等合并症并采取相应措施。③一旦哮喘严重发作，应速送医院。并可在送医院之前就自行服用皮质激素。但应控制 β 受体激动剂和茶碱类药物的用量，避免过量中毒。④应推荐患者使用峰流速仪，自己监测病情。发现峰流速明显不稳定者应及早就医，及时调整药物。⑤危重型哮喘有发生呼吸衰竭趋势或呼吸节律不稳、呼吸暂停或严重气道阻塞者，应立即行气管插管和机械通气，以维持气道的通畅和提供有效的呼吸支持。

（俞森洋）

317 • 如何防治运动性哮喘？

运动性哮喘患者，多在剧烈运动数分钟开始发生典型的哮喘症状：胸闷、气短、呼吸困难，查体两肺可闻哮鸣音，重者发绀、烦躁不安、大汗等。症状可持续到运动停止后 5～10 分钟，但一般在运动 20～30 分钟后逐渐缓解。运动性哮喘患者大多有气道高反应性，有的本来就是哮喘患者，运动为其诱发因素。哮喘患者在运动期间或运动后常出现咳嗽，发生咳嗽的时间和运动性哮喘相同。运动性咳嗽和运动性哮喘的重要区别是运动性咳嗽不能被沙丁胺醇和色甘酸钠所阻断，不一定有哮喘患者典型的气道高反应性。运动性哮喘发作后的治疗与一般哮喘的治疗措施相同。主要药物是 β_2 激动剂和色甘酸钠，其他药物如茶碱类、抗胆碱药物、抗组胺药物和钙拮抗剂等也有效。

运动性哮喘的重点在于预防，实验研究和临床实践均已证明，运动之前吸入 β_2 受体激动剂，如沙丁胺醇（MDI）气雾吸入，或运动前 2 小时口服此类药物可预防发作。可维持作用时间 4~5 小时。β_2 受体激动剂和运动均可降低血钾，遇不能解释的乏力时，应想到低血钾的可能。另一类可阻断运动性哮喘的药物是色甘酸钠、奈多罗米钠，运动前吸入也同样有效。色甘酸钠的有效率约 75%，吸入后可在 4 小时内预防运动性哮喘的发生。β_2 受体激动剂和介质阻断剂，这两类药物也可同时应用。文献报道运动前含服硝苯地平，可使 60% 的患者免于哮喘发作。

茶碱类药物对运动性哮喘也有一定预防作用，但作用强度不如 β 受体激动剂。文献报道血中茶碱浓度达 $15\mu g/ml$ 时仍可发生运动性哮喘。抗胆碱能类药物，组胺受体（H. R）拮抗剂可能有效，α 受体拮抗剂、糖皮质激素对预防运动性哮喘即通常无效。运动性哮喘治疗十分有效，故不需禁止运动，相反鼓励患者参加适合自己的运动，可降低完成一定程度的活动所需的通气量。因而目前认为运动是运动性哮喘治疗方案中不可缺少的部分。

（俞森洋）

318 • 治疗夜间哮喘时平喘药物应如何调整？

哮喘的重要特点之一，是夜间症状加重。对于夜间哮喘的发生机制，有以下种种解释：①神经激素的改变。体内皮质醇，肾上腺素水平在 24 小时的节律变化中，谷值出现在凌晨。②气道细胞与介质：几项研究表明，凌晨 4 点气道内嗜酸性粒细胞、中性粒细胞、超氧化物和组胺水平升高，还有资料显示夜间哮喘患者晚上尿白三烯 E_4（LTE_4）增高。③血浆 cAMP，组胺和 IgE 也在凌晨 4 点时最低。④胆碱能神经张力：夜晚的迷走神经张力增高。⑤β 受体功能和基因调控：夜间哮喘者 β_2 受体的数量和生理功能比无夜间哮喘者或"正常人"明显降低。这种表型的下调可能与 β_2 受体基因编码阻断的多态性有关。第 16 位上甘氨酸（Gly16）明显的过度表达导致夜间哮喘发作的概率增加 3.8 倍。夜间哮喘常发生于午夜或清晨，患者常以剧烈咳嗽开始，继而发生哮喘。夜间哮喘不仅扰乱正常睡眠，还可引起低氧血症，甚至死亡。

夜间哮喘的治疗主要是调整平喘药物。如：①在夜间睡前增服 1 次中效 β_2 受体激动剂；②加用酮替酚，每晚 1 次；③改用长效茶碱（茶碱缓释片或控释片，如葆乐辉 0.2~0.4g，每晚 1 次）；④改用 β_2 受体激动剂的缓释片，如沙丁胺醇缓释片（如全特宁）；⑤应用吸入长效 β_2 受体激动剂，如吸入沙美特罗 $50\mu g$，每日 2 次，或加噻托溴铵 $10~20\mu g$，每晚 1 次等。在调整平喘药物的同时，应考虑以下可能性及可以采取的措施：①过敏原接触，如室内尘螨、花粉。也可以是白天接触过敏原，引起夜间迟发性哮喘反应，应尽量避免接触过敏原，除去室内可能的过敏原；②胃-食管反流者，常感胃部烧灼，醒来后口中有苦味，可以抬高头部睡眠或应用制酸剂，胃肠动力药；③保持卧室温暖湿润，避免室内空气干燥寒冷和带有刺激性气味；④如患有鼻窦疾病或鼻后滴漏，应予以治疗。改张口呼吸为用鼻呼吸；⑤如哮喘伴有阻塞性睡眠呼吸暂停者可试用经鼻持续气道内正压通气治疗。如果以上措施仍不能控制发作，则可考虑加服糖皮质激素，如泼尼松龙，于下午或中午使用效果较好。

（俞森洋）

319 · 妊娠与哮喘两者的相互关系如何？

妊娠对哮喘的影响：哮喘与相当数量的母体并发症发生率相关。在一大样本量的前瞻性研究中，妊娠期间轻度哮喘急性加重的发生率是 12.6%，住院率为 2.3%。中度哮喘加重的发生率为 25.7%，住院率为 6.8%，严重哮喘加重的发生率为 51.9%，住院率为 26.9%。妊娠对哮喘的影响是不确定的，在一大样本的前瞻性研究中，有 23% 患者在妊娠期改善，30% 的患者加重，该研究的最重要结论之一是妊娠期哮喘患者，即使是轻度的或是控制良好的，也需要监测呼气峰流速（PEFR）和 1 秒用力呼气容积（FEV_1）。

哮喘对妊娠的影响：哮喘对妊娠（包括对母体和围生期结果）的影响，研究结果不一致，例如，有一些文献报道，哮喘是与围生期病死率增加、妊娠剧烈呕吐、出血、高血压或先兆子痫、早产出生时缺氧、低出生体重、剖宫产手术增加、胎儿过小、与妊娠龄不相配、宫内生长迟缓、妊娠糖尿病和胎儿畸形相关联。相反，另有一些报道，哮喘并不与早产、分娩损伤、减少受孕年龄、降低平均出生体重、增加围生期病死率、低 Apgar 评分、新生儿呼吸困难、胎儿畸形、产前或（和）产后出血、围生期并发症、妊娠高血压、先兆子痫、宫内生长限制、增加剖宫产手术、低出生体重、妊娠糖尿病或呼吸窘迫综合征相关联。

为什么不同的研究结果差异很大？这是因为许多老的研究在方法学上存在不少问题，包括研究的强度低，纳入研究的标准不同，对混淆变量的不恰当对照，有关哮喘严重程度，哮喘治疗或对照组情况的信息很少，研究方案的设计没有反映当今的治疗，直至最近，也还缺乏大标本的前瞻性妊娠期哮喘的研究。

近来有 2 个大样本，多中心前瞻性的队列研究来评价母体哮喘对围生期结果的影响。2003年 Bracken 等报道提早分娩并不与哮喘的诊断或严重性相关，然而需要口服激素或应用茶碱来治疗是和分娩时胎龄的减低明显相关的。小的胎龄在每天有持续哮喘症状或中度持续哮喘患者中是明显增加的。没有观察到有任何一种抗哮喘的特殊的治疗增加宫内生长阻滞的风险。在队列研究中，每天有哮喘症状和需要应用茶碱的患者中，先兆子痫是明显增加的。这些资料提示：哮喘控制不佳，由于引起母体急性或慢性的缺氧，是最重要的原因，也支持这样一个重要结论：在妊娠期间哮喘的适当控制对改善母亲和胎儿的结果是十分重要的。

美国儿童健康和人类发展研究和全国心肺血液研究所（NHLBI）组织的多中心，前瞻性队列研究，共有 16 个医学中心参加，主要观察 32 周以下的早产分娩，Dombrowski 等统计 873 例轻度哮喘，814 例中度，52 例严重哮喘，以 881 例没有患哮喘的患者作为对照，结果，少于 32 周或少于 37 周的早期分娩的发生率与对照组比较并没有明显差别。统计所有的各方面结果（包括早产分娩，妊娠糖尿病、先兆子痫、提前分娩、绒膜羊膜炎、羊水过少、剖宫产手术、出生时低体重、相对于胎儿发育过小和先天性畸形），只有剖宫产手术率在中度和严重哮喘组是明显增加的。在严重哮喘队列之中，妊娠糖尿病和少于 37 周的分娩发生率，与对照组比较，是显著增加的。口服激素的应用与明显的与少于 37 周的早期分娩和出生体重少于 2500g 相关。从近年的研究来看，只要将哮喘控制好，在妊娠期间避免急性缺氧的发生，那么围生期不良事件和妊娠并发症的发生率是低的，远没有以前文献报道的那么严重。

（俞森洋）

320 • 妊娠期哮喘如何诊断？

增大的子宫可使膈肌升高 4cm，使功能残气量降低（图 11-4）。然而正常妊娠妇女的用力肺活量，呼气峰流速（PEFR）或 1 秒用力呼气容积（FEV_1）是没有明显改变的。在休息或轻度活动时发生气短是常见的，称之为妊娠期的生理性呼吸困难。哮喘的症状，包括呼吸急促、胸部发紧、咳嗽、咳痰、喘息，具有一定的特征性，妊娠合并哮喘的诊断，主要根据患者的症状和肺功能检查（肺量计或峰流速仪），在吸入短效 β 受体激动剂（如沙丁胺醇）后，FEV_1 常有明显改善。另外，患者也常对吸入乙酰甲胆碱的敏感性显著增加，但在妊娠期间，此项检查是不常做的。

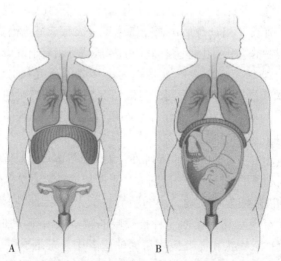

图 11-4　增大的妊娠对肺和胸的影响

注：A. 非妊娠妇女；B. 妊娠 9 个月时的妇女。

（引自 Dombrowski JY. Asthma and pregnancy. Obstet Gynecol，2006.）

（俞森洋）

321 • 妊娠期合并哮喘患者如何管理和治疗？

妊娠合并哮喘的理想治疗原则是：客观监测患者的肺功能，避免和控制哮喘的发作，对患者进行防治哮喘知识的教育以及个体化的药物治疗。持续性哮喘患者应监测呼气峰流速或用肺量计监测 1 秒用力呼气容积（FEV_1）。实行阶梯式治疗方法和对哮喘患者的管理，应用为控制患者的哮喘严重性所必需的最少的药物干预。吸入糖皮质激素是妊娠期所有水平的持续哮喘的治疗中最优先的选择。对于患有哮喘的孕妇来说，哮喘控制不良对孕妇和胎儿的危害，要远大于平喘药物的不良反应引起的危害。应用平喘药物来治疗，远比让她们有哮喘症状和急性发作要安全。

妊娠期哮喘治疗的最重要目标是：防止孕妇缺氧的发生，以便维持胎儿适当的氧合。其他目标包括：缓解或去除孕妇白天或夜间的喘息症状，减少或避免急性加重，维持正常或接近正常的肺功能，使孕妇的活动不受限，将短效 β 受体激动剂的应用或平喘药物的不良反应减少到最低限度。妇产科医生与哮喘治疗专家一起会诊和共同来治疗患者是恰当的。例如，评价过敏原和刺激物质对哮喘发作的影响，如果患者有严重哮喘或在治疗过程中出现并发症，或需要完全的肺功能检查，在哮喘和妊娠的处理中，由一位医生以上的治疗团队来管理和治疗是有帮助的。妊娠期间哮喘的有效处理包括以下四方面。

（1）客观的监测和评估病情：凭患者的主观症状或医生的观察，要对气道的高反应性，气道炎症和哮喘的严重程度进行评价是不敏感和不准确的。在让患者做最大吸气后测 FEV_1 是测定患者肺功能的一项简单有效方法。研究表明，平均 FEV_1 低于预计值的 80% 与低于 32 周或 37 周的早期分娩，出生体重低于 2500g 的发生率增加相关。但测量 FEV_1 需要肺量计，而研究证明，测定 PEFR 是与 FEV_1 有很好相关性的。测定 PEFR 方法简便，可靠。其测定装置——峰流速仪不仅费用低廉。且患者携带方便（图 11-5）。患者自己监测 PEFR，可监测哮喘的病情，有助于早期发现病情变化的征象，以便及时给予恰当的治疗。有哮喘症状的患者至少每个月、中重度哮喘患者应该每天进行 PEFR 监测。孕妇的正常 PEFR 值一般为 380~550L/min。孕妇应建立“个体化最佳 PEFR 值”，然后将个体化最佳 PEFR 分为 3 个区：绿区在 80%“个体化最佳 PEFR”以上，黄区在 50%~80% 个体化最佳 PEFR，红区在<50%“个体化最佳 PEFR”。

（2）避免或控制哮喘的发作：妊娠期间，应尽量避免可能激发急性症状的各种情况，如接触过敏原、污染的环境、粉尘、烟雾、强烈的刺激性气味、过敏食物（如海鲜食品）或药物（阿司匹林等）。运动性哮喘患者在运动前 5~60 分钟吸入沙丁胺醇气雾剂。采取一些避免激发哮喘的特殊措施，包括应用过敏原不能渗透的床垫、枕巾和床单，撤去地毯，减低室内的湿度，以抑制尘螨和霉菌的生长，避免与动物的毛发、皮屑接触，不要让宠物进房间等。

（3）患者的教育：让患者了解妊娠期间控制哮喘对胎儿生长发育的重要性。并让患者学习一些医学常识，包括妊娠期间的药物治疗，峰流速的应用方法，吸入药物的正确应用等。

（4）平喘药物的应用：对于患有哮喘的妊娠妇女来说，应用平喘药物治疗，与哮喘症状的持续和急性发作比较，要安全得多。当今的平喘药物强调要减轻和控制气道炎症，以减低气道的高反应性，缓解支气管痉挛，改善症状，改善肺功能。

一般认为，妊娠期间平喘药物的作用是与非妊娠期同样有效的，但实际上妊娠期间母体的生理和药代动力学的差异可能对药物的吸收，分布、代谢和清除产生影响。例如妊娠期的内分泌和免疫学的改变，包括游离血浆皮质醇的增高，组织对皮质醇可能有抵抗性和细胞免疫性的改变等。由于哮喘的发作和平喘药物应用可能对妊娠、胎儿或分娩过程产生不良后果，因此临床医生应予特别重视。原则上说，尽管有些平喘药物（包括激素）有各种不良反应，对胎儿说来也没有一种药物是绝对安全的，因此妊娠期间，应尽量避免使用对孕妇胎儿安全性尚不确定的药物，即使用药，其剂量也应尽量控制在最低水平。这些原则自然是对的。但没有控制的哮喘远比这些药物的不良反应要危险得多。临床医生的职责，首先是要控制哮喘的发作，尤其是要避免中重度哮喘发作，其次才考虑如何更合理的选用平喘药物，将药物的不良反应降至最低程度。不能因为顾虑药物的不良反应而过多减药甚至停用一切维持疗法的平喘药物。

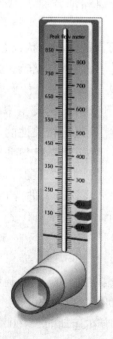

图 11-5　典型的峰流速仪

（引自 Dombrowski JY. Asthma and pregnancy. Obstet Gynecol，2006.）

（俞森洋）

322. 妊娠合并哮喘如何分级？如何按照不同级别给予"阶梯式治疗"？

哮喘治疗的最终目的是预防母体缺氧的发生，以维持胎儿适当的氧合。一旦哮喘急性发作，应予以积极的治疗。缓解哮喘症状的目标是应维持呼气峰流速或$FEV_1 \geqslant 70\%$预计值。并发中重度哮喘的孕妇可从对胎儿生长发育的超声检查和准确预计产期和胎儿状况的产前评估。分娩期间平喘药物应继续应用，应该鼓励产妇行母乳喂养。

2005 年公布的美国哮喘教育和预防纲要（The National Asthma Education and Prevention Program，NAEPP），提出以患者的症状加重程度（喘息、咳嗽、呼吸困难或 3 者）和客观的肺功能检查（PEFR 和 FEV_1）将妊娠期哮喘分为轻度间歇、轻度持续、中度持续和严重哮喘 4 个等级（表 11-20），按照不同的级别给予相应的治疗，即所谓"阶梯式治疗方法"。随着哮喘的严重性增加，用药的剂量或频率随之增加（表 11-20），根据哮喘严重程度的每一个级别，可将药物分为"首选"和"替代"，如果对原来的治疗方案效果不佳，即应该增加治疗强度，所谓"升高一步阶梯"，一旦症状控制，并持续稳定数月，就考虑"降阶梯"，但降阶梯要逐渐进行，以避免因撤药太快而哮喘反复。对于某些患者，降阶梯治疗应该慎重和延迟进行，直至分娩后才考虑减药，以便有效地控制哮喘。在妊娠之前已用"替代"药有效控制哮喘的患者，在妊娠以后，最好还是维持原来的用药，然而，在妊娠期间，当开始选用新的平喘药物时，还是应该首先使用"首选"类药物，而不是选用"替代"类药物。

表 11-20　妊娠期和哺乳期哮喘阶梯式治疗

临床分级	症状频率	肺功能（治疗前）	阶梯治疗
4 级 重度持续	症状连续和频繁加重，夜间哮喘频繁	FEV_1 占预计值百分比≤60%，PEF 变异率>30%	首选：高剂量吸入激素，联合吸入长效 β_2 受体激动剂，如需要可加用口服激素 [2mg/(kg·d)，<60mg/d] 替代：高剂量吸入激素，加缓释茶碱（5~12μg/ml）
3 级 中度持续	每日均有症状，夜间症状>1 次/周	FEV_1 占预计值% 在60%~80%，PEF 变异率>30%	首选：为控制症状必须规律用药，低剂量吸入激素，联合吸入长效 β_2 受体激动剂或中等剂量吸入激素（如需要，尤其是出现急性哮喘加重时）；中等剂量吸入激素联合吸入长效 β_2 受体激动剂 替代：低剂量吸入激素加用茶碱或白三烯受体阻断剂；中等剂量吸入激素加茶碱或白三烯受体阻断剂

续　表

临床分级	症状频率	肺功能（治疗前）	阶梯治疗
2 级 轻度持续	日间症状 >2 次/周，但 <1 次/天；夜间症状 >2 次/月	FEV$_1$ 占预计值% ≥80%，PEF 变异率 20%~30%	首选：低剂量吸入激素 替代：色甘酸钠、白三烯受体阻断剂或缓释茶碱（5~12μg/ml）
1 级 轻度间歇	日间症状 ≤2 次/周；夜间症状 ≤2 次/月	FEV$_1$ 占预计值% ≥80%，PEF 变异率 <20%	无需每日用药 严重急性哮喘发作、平素肺功能正常、无症状的患者，可给予全身激素治疗

（俞森洋）

323 • 妊娠期间，平喘药物的药代动力学和用药安全性如何？

对于哮喘急性发作，开始用 β_2 激动剂无效的患者，不管哮喘的严重程度，就有适应证给予口服皮质激素一段冲击治疗，另外，需要增加吸入沙丁胺醇治疗来控制症状的患者也可从口服皮质激素治疗获益。在这些患者，短疗程的口服泼尼松 30~60mg/d，用 1 周，随后在 7~14 天内逐渐减量是有效的。

（1）吸入皮质激素：妊娠期间，所有水平的持续性哮喘，都可首选吸入皮质激素治疗。几乎所有的哮喘患者都存在气道炎症，因此已推荐将吸入皮质激素作为轻度哮喘患者的一线治疗。吸入皮质激素可使气道高反应性显著改善，并与吸入剂量相关。继续给予吸入激素对减轻过敏原激发的即时肺反应也是有效的。在一前瞻性研究中，观察了 504 例妊娠合并哮喘患者，177 例初始没有吸入布地奈德或培氯美松的患者有 17% 有哮喘的急性加重，而在妊娠开始时就吸入皮质激素的患者中只有 4% 发生急性加重。NAEPP 工作组复习 10 个研究，共包括 6113 例妊娠合并哮喘采取吸入皮质激素患者，没有任何证据显示，吸入激素与增加先天性畸形或围生期的不良结果有关联。因为在妊娠期间应用布地奈德的资料比用其他吸入激素的更多，所以 NAEPP 认为布地奈德是最优先选择的药物，然而如果患者在妊娠之前就已用其他吸入激素有效地控制哮喘，那么在妊娠期间继续应用原来的吸入激素是合理的，在对妊娠的危险性用药等级中，美国食品药物管理局（FDA）将布地奈德定为 B 类，而其他所有的吸入激素定为 C 类。

（2）吸入 β_2 受体激动剂：吸入 β_2 受体激动剂是受推荐的，妊娠期间所有不同程度哮喘均可应用的药物。吸入沙丁胺醇的好处是起效迅速，吸入后 3~5 分钟即可使支气管平滑肌松弛，而缓解支气管的收缩。在运动之前吸入，具有良好的支气管保护作用。沙美特罗、福莫特罗是长效制剂。β_2 受体激动剂的不良反应是：震颤、心动过速和心悸。β_2 受体激动剂除特布他林被定为妊娠用药 B 类外，其他均属 C 类。此类药物的特点是能迅速解除症状，但没有抗炎作用，不能阻断气道高反应性，因此应该与吸入皮质激素同时应用。NAEPP 复习了 6 篇研究论文，共包括 1599 例妊娠合并哮喘患者，证明应用 β_2 受体激动剂是安全的，另外还有一个大标本的前瞻性研究，显示在应用 β_2 受体激动剂与妊娠不良事件之间没有相关性。

（3）茶碱：茶碱是轻度持续哮喘的替代治疗用药，是中重度哮喘妊娠期间的辅助治疗用药。新指南推荐妊娠期间理想的茶碱血浓度是 5 ~ 12μg/ml，茶碱与其他药物有明显的互相影响。例如，西咪替丁可增加茶碱血浓度约 70%，红霉素可增加 35%。现常推荐用缓释茶碱，可维持药效 10 ~ 12 小时，这可用于治疗夜间哮喘。茶碱主要用于妊娠期间的慢性持续哮喘的治疗，对急性加重时的治疗常效果不佳。

NAEPP 复习 8 篇文献共包括 660 例哮喘妊娠期间应用茶碱的情况，证明当维持血浓度于 5 ~ 12μg/ml 时，用药是安全的。最近有一随机对照研究，队列接受茶碱治疗，与队列吸入激素比较，在哮喘急性加重或围生期的结果方面，两者没有差别。然而，茶碱不良反应的发生率较高，FEV_1 <80% 的患者比例较多。茶碱和氨茶碱均属妊娠用药的 C 类。

（4）白三烯阻断剂：白三烯受体阻断剂孟鲁司特和扎鲁司特，均属妊娠用药的 B 类，应该注意的是，有关这些制剂在妊娠期间应用的临床研究资料较少。这类药物是妊娠期间轻度哮喘的替代治疗用药，和中重度哮喘的辅助用药。

（5）色甘酸钠：无直接舒张支气管平滑肌作用，也无拮抗组胺、白三烯、5-羟色胺等过敏介质作用和抗炎作用。因此它不能缓解哮喘的急性症状。其平喘机制主要是抑制肺组织肥大细胞中磷酸二酯酶活性，致使肥大细胞中 cAMP 水平增高，减少 Ca^{2+} 向细胞内转运，从而稳定细胞膜结构，抑制肥大细胞裂解，脱颗粒，阻止过敏介质释放。因此可预防速发型和迟发型过敏性哮喘，对运动或其他刺激诱发的哮喘也有预防作用。

色甘酸钠可用于预防各型哮喘发作，对过敏性（外源性）哮喘疗效显著，对内源性哮喘和慢性哮喘也有一定疗效，约半数患者的症状改善或完全控制，对依赖肾上腺皮质激素的哮喘患者，经用本品后可减少或停用激素。运动性哮喘患者预先给药几乎全部患者可防止发作。预防用药一般应予接触抗原前 7 ~ 10 天使用，每次 20mg，干粉吸入，每天 2 ~ 4 次，2 周无效者可加倍，一般用药 1 个月内应见效，8 周无效者可弃用。对运动性哮喘可在运动前 15 分钟给药，与 β 受体激动剂联合应用效果较好。

色甘酸钠一般采用吸入疗法，最常用的是干粉吸入剂，每个胶囊剂量为 20mg，用特制的干粉吸入器吸入，约 4% 沉降于肺。吸收入体内的量甚微，不良反应少见，长期应用无蓄积作用，即使超常剂量应用，对主要脏器如心、肝、肾、造血系统等均无影响。仅少数患者吸入后有咽喉刺激感。色甘酸钠属于妊娠期用药 B 类，可用于轻度慢性持续哮喘或过敏性（外源性）哮喘的妊娠患者。NAEPP 认为色甘酸钠是妊娠患者可以安全应用的药物。

（6）抗胆碱能药物：异丙托溴铵（异丙阿托品）：本品对支气管平滑肌 M 受体具有较高的选择性，对痉挛的气道有较强的松弛作用，而对心血管系统无明显影响。主要采用气雾吸入法，用于防治支气管哮喘和哮喘型慢性支气管炎。尤适用于 β 受体激动剂产生肌肉震颤，心动过速而不能耐受此类药物的患者。本药与 β 受体激动剂、糖皮质激素合用，可以提高疗效。常用剂量：气雾吸入每次 40 ~ 80μg，每日 4 ~ 6 次。不良反应少见，本品对痰量和痰黏稠度无明显影响。反复用药少数患者有口干、头晕、头痛等。青光眼患者忌用。

此外，还有吸入阿托品（妊娠用药 C 类）或溴化异丙托品（妊娠用药 B 类）。

（7）口服皮质激素：NAEPP 工作组复习 8 个人类研究，包括 2 篇荟萃分析的报道，在这些研究中大多数患者并不是为治疗哮喘而口服激素，这些患者应用激素的剂量、用法及持续时间并没有详细描述。根据这些研究证据所得出的结论是互相矛盾的。有文献报道：在妊娠的初始 3 个月口服应用激素使唇裂伴或不伴腭裂的危险增加 3 倍，背景发生率大约是 0.1%，归因于口服激素的额外风险是 0.2%~0.3%。有数篇报道认为：妊娠伴哮喘患者口服激素是与先兆子痫、早期分娩和出生时低体重相关的。最近有一前瞻性研究发现，全身应用激素与对照组比较，导致出生体重减少 200g，然而困难的是，难以区分是口服激素引起的结果，还是哮喘的严重性或没有得到满意控制的影响。

鉴于这些资料的不确定性，而严重的没有控制的哮喘对母亲和胎儿均有明确的风险，因此，NAEPP 工作组推荐，妊娠期间严重哮喘的长期治疗或哮喘的急性加重，有适应证时应该口服激素。对于急性加重时的治疗可口服甲基泼尼松龙或其他皮质激素 120~180mg/d，分 3~4 次给予。待 PEFR 达到个人最好值的 70% 时，即可将每天激素用量降低，例如泼尼松，降至 60~80mg/d。

产前的治疗：中度和重度哮喘患者是妊娠并发症的危险人群，由于低估哮喘的严重性和哮喘的治疗不足可增加不良后果。首次产前就诊应详细询问病史，尤其要注意可能使哮喘的治疗复杂化的情况，包括活动的肺疾病，应询问患者吸烟史，存在的症状及其严重程度，是否有夜间哮喘的发作，误工的天数，因哮喘而看急诊的情况，确定哮喘的严重程度。哮喘的用药情况，如每天吸入 β_2 受体激动剂的次数和剂量也应该关注。

中度和重度哮喘患者应定期随访和复查，除常规治疗以外，大约一个月应复查和评估一次，包括询问患者看急诊和住院次数、症状发作的频次和严重度、夜间症状、用药的种类和用法，及肺功能和药物不良反应的观察。

对于中重度哮喘的孕妇，定期进行超声波和产前的胎儿检查是有好处的，通过检查可对胎儿的生长发育和胎内活动情况进行评估。检查的频度应依哮喘的严重程度和妊娠的其他高危因素而定。所有的患者自己均应关注胎儿的活动情况。每次哮喘发作后，如果胎儿在子宫内的活动减少均应到医院就诊。

（俞森洋）

324 • 支气管哮喘伴高血压时如何进行药物治疗？

支气管哮喘伴发高血压的频率，国外文献报道为 6.8%~76.3%，有些患者可能是两种独立病理过程的结合，也有些患者的高血压可能由哮喘引起，如因缺氧、变态反应致血管活性物质的代谢障碍，或因长期服用皮质激素和拟交感胺类药物而致症状性高血压。要严格区分这两种情况有时并非容易。

哮喘伴高血压时，其药物治疗的危险性倍增，因此应尽力采取预防措施和非药物疗法。治疗高血压的一般措施，如治疗焦虑、劳逸结合、低盐饮食、维持适当体重等适用于哮喘患者。哮喘患者应戒烟，避免空气污染和特异过敏原以及预防呼吸道感染等，这些一般劝告也对高血压患者有益。

　　大多数平喘药物可影响血压。拟交感胺类药物中，肾上腺素、麻黄碱、异丙肾上腺素这些对 α、$β_1$ 和 $β_2$ 受体选择性不强的药物对血压和心脏的影响较大，应避免用于哮喘伴高血压的患者，$β_2$ 受体高选择性药物对心血管的影响较小，可以气雾吸入，也可谨慎地口服，但应用过程中应观察血压和心脏情况。表 11-21 总结了正常血压者服用各种交感胺类支气管舒张剂后的血压改变，高血压者的改变可能不同或反应更强烈。表 11-21 可见交感胺类药物的心血管效应差异颇大，诸多因素可影响此效应，药物因素包括所用制剂、给药途径、服药次数、总剂量。患者因素包括个体易感性、相对的心脏和血管的生理反应性，以及过去或现在同时应用其他心血管治疗等。长期服用降压药者应用交感胺类平喘药物以后，可使血压难以维持稳定。

　　正常血压者口服茶碱对血压影响不大，但某些高血压患者加用茶碱后，对高血压的控制可发生困难。大剂量激素疗法可引起水盐代谢改变，加剧高血压。但如改为泼尼松隔日疗法即可减少这种不良后果。气雾吸入局部作用的激素即一般不会影响血压。抗胆碱能类药物气雾给予也不会影响血压，较大剂量全身给药可引起轻度血压升高，而过量时易于发生低血压。

　　既有支气管舒张作用，又有降血压作用的药物是钙离子拮抗剂，如硝苯地平、地尔硫草等，是哮喘伴高血压患者的较理想药物。

表 11-21　交感胺类药物对血压的影响

制　剂	小剂量[+]			大剂量[≠]		
	收缩压	舒张压	平均	收缩压	舒张压	平均
麻黄碱	↑	↑	↑	↑	N	↑
肾上腺素	↑	N 或 ↓	N 或 ↑	↑	↑ 或 ↓	不定
异丙肾上腺素	↓ 或 ↑	↓	不定	↑	↓	N 或 ↓
乙基异丙肾上腺素	不定	不定	不定	↓	↓	↓
间羟异丙肾上腺素	N 或 ↑	N 或 ↓	不定	↑	↓	N 或 ↓
间羟叔丁肾上腺素	N 或 ↓	N 或 ↓	N 或 ↓	↓	↓	N 或 ↓
沙丁胺醇	N 或 ↓	N 或 ↓	N 或 ↓	↓	N 或 ↓	N 或 ↓

　　注：N：不变；↑：增加；↓：降低；+：小剂量，如雾化给药；≠：大剂量，例如口服、静脉或皮下给药

　　用于治疗高血压的大多数药物可谨慎地用于哮喘患者，如用药后引起轻度支气管痉挛，只要调整支气管舒张剂即有效，更严重的反应即需停用降压药。每天应用利尿剂来降低血压有一定危险，它能引起痰液黏稠度的增加，可能导致哮喘患者黏液栓阻塞小气道而使病情恶化，应适当补液、口服祛痰药物来预防。哮喘患者应禁用任何 β 受体拮抗剂，因为任何一种 β 受体拮抗剂都可能诱发严重的支气管痉挛。外周的肾上腺素能受体抑制剂如胍乙啶、利血平也不能与拟交感胺类药物同时应用。血管扩张剂如肼苯哒嗪、长压定是有效的降压药，用于哮喘无特殊禁忌证，但如和支气管舒张剂并用，其心脏的不良反应可能增加，

冠状动脉功能不全者也许难以耐受联合用药。

（俞森洋）

325 • 哮喘患者需手术时如何处理？

哮喘患者的气流阻塞、上呼吸道的黏液分泌增多和气道的高反应性易使其在术中、术后出现呼吸系统并发症。其发生率与手术时哮喘的严重程度、手术类型、麻醉方式等因素密切相关。其中以气管插管下全身麻醉，胸腔和上腹部手术发生率最高。此外，哮喘的发生也会影响手术操作和术后的恢复，因此需进行手术的患者应给予平喘药物，力争将症状控制于理想状态。术前进行肺功能检测，若 FEV_1<预计值的 80%，则需激素治疗以减轻气流阻塞。术前 6 个月内有激素全身治疗史者，术中需用激素（如氢化可的松 100mg 静脉滴注，每 8 小时 1 次），术后 24 小时内迅速减量，以免影响伤口愈合。

（俞森洋）

326 • 缓解期哮喘患者应如何管理和治疗？

哮喘是一种气道的慢性炎症性疾患，在哮喘发作得以有效控制，支气管痉挛完全缓解以后，并不等于哮喘治愈了，因为气道炎症是长期存在的，哮喘是一种需要长期管理的慢性疾患。也许哮喘不能治愈，但它可以被治疗和控制，可以有效地预防。所以，缓解期哮喘病人的管理和防治，并不是可有可无，而是必须做好的工作。也不是短期行为，而是应长期不懈、持之以恒地去做的重要工作。良好的患者管理有助达到病情的完全控制。

哮喘长期管理的目标是：最少或没有症状，包括夜间症状；最少的哮喘发作；没有因急诊去看病或去医院；最低限度地需要快速缓解药物 $β_2$ 受体激动剂；体力活动和运动不受限；肺功能接近正常；最少或没有药物不良反应。

哮喘的预防和管理应按照各地的条件和不同情况来实施。世界各国、我国某些地区和医院都有很多成功的经验可供参考，哮喘管理可通过不同方式进行，通常的做法有以下几方面。

（1）加强患者健康教育，提高患者的自防自治能力：可将患者组织起来学习，将哮喘的防治常识教给患者及其家属。哮喘教育可帮助患者早期识别哮喘症状，减少对治疗和疾病的误解，及时就医。让患者知道如何正确地使用各种平喘药物和长期预防药。提高患者长期用药的自觉性，了解各种药物的作用，每日用药剂量，正确的用法，不良反应发生时的识别，病情加重时如何寻求医疗帮助。通过教育，医务人员与患者及其家庭成员建立起密切的伙伴关系，实现"指导性自我管理"。哮喘教育是一个长期、持续过程，需要经常教育，反复强化，不断更新，持之以恒。

（2）通过联合评价症状和肺功能指标，监测哮喘的病情：峰流速（PEF）监测是最常用的简易肺功能评估指标，峰流速仪测量呼气峰流速（PEF）简便易行，PEF 与 FEV_1 有很好的相关性，正确应用峰流速（PEF）仪可很好地监测病情。在哮喘治疗早期，建议患者每天进行 2 次家庭 PEF 监测，待病情控制后可适当减少 PEF 监测频率。将长期规律的 PEF 监测特别推荐给有住院史的患者或对气流受限感知不佳的患者，帮助其识别早期症状，避免致死性哮喘发作的危险性。PEF 的正确测量依赖于病人的用力和使用峰流速仪的正确技能。当前有许多种类的峰流速仪，使用方法均相同：患者站立或坐位拿着峰流速仪，确信游标在标尺的基底部；深吸气，将峰流速仪放入口中，用嘴唇包紧口器，尽可能快和用力呼气。记录结果，将游标拨回零，再重复两次，选择三次结果的最高值。每日早、中、晚测定 3 次连续 2~3 周，对建立诊断和指导治疗颇有价值。如果 2~3 周内患者不能达到 PEF 预计值的 80%，可能需要口服一个疗程的皮质激素来确立病人的个人最佳值。长期的峰流速监测，加上症状的复核，对于评价患者对治疗的反应是有用的。通过 PEF 监测，也可早期观察到哮喘恶化的征象，因为在明显的症状出现之前，就可观察到 PEF 的降低。根据 PEF 的检测结果，结合患者的症状，也可对患者哮喘的严重度进行分级，并给予相应级别的阶梯式治疗。

简易的 ACQ-5 在临床研究中使用较多。肺功能可以客观地监测哮喘的病情变化及患者的治疗反应，避免部分患者与医务人员对哮喘症状严重度的低估，导致治疗不充分。

（3）确认并避免接触过敏原、化学刺激物等危险因素：哮喘的常见触发因素有病毒感染；变应原，如室尘螨（在床上用品、地毯和有化纤垫充的家具上）、有皮毛的动物、蟑螂、花粉和霉菌、污染物、食物和药物、烟草烟雾、空气污染、运动、剧烈的情绪变化和接触化学刺激物等。避免和这些物质接触，可防止哮喘的发生。多种环境因素可能参与哮喘发病或诱发其发作，应指导患者和家属识别这些危险因素，充分了解危险因素对哮喘发病的不良影响，帮助其采取措施有效避免接触危险因素。

在确定过敏原后，有部分患者通过脱敏治疗可有助减轻过敏性哮喘的症状或减少哮喘发作的频度。

（4）规律随访，制订长期管理计划：患者的药物治疗需要根据病情的变化及时调整，患者的吸入技术也需要医务人员反复进行强化，这一切均依赖规律随访，医患的定期互动。复诊时应讨论患者的问题，回顾任何与哮喘及起始治疗相关的问题。

（5）建立预防急性发作的预案：急性发作的预防有赖于患者、医务人员的共同努力。鼓励患者进行长期的病情监测，维持充分的药物治疗，指导患者早期识别病情加重。肺功能指标（常用 PEF）的下降早于不适症状的出现，提示患者尽早就医。有哮喘死亡高危因素的患者需及时护理，密切监护。对缓解后的患者应教育其接受规律的、充分的维持治疗，避免危险因素，防止再次发作。

（俞森洋）

参 考 文 献

［1］ Global Strategy for Asthma Management and Prevention. Global initiative for asthma（GINA），2016. www. ginasthma. org. 2016.

［2］ 柯飔，刘先胜. 2014 全球哮喘处理和预防策略解读. 临床内科杂志，2014，31（12）：863-864.

［3］ 叶文婧，宋琳，郭雪君，等. 支气管哮喘表型分型的研究进展. 临床肺科杂志，2015，20（12）：

2291-2296.

[4] Fahy JV. Identifying clinical phenotypes of asthma: steps in the right direction. Am J Respir Crit Care Med, 2010, 181: 296-297.

[5] Chung KF. Defining phenotypes in asthma: a step towards personalized medicine. Drugs, 2014, 74 (7): 719-728.

[6] Barnes PJ1. Theophylline. Am J Respir Crit Care Med, 2013, 188 (8): 901-906.

[7] 陆远炎. 支气管哮喘药物治疗的现状及研究进展. 中国医药指南, 2013, 11 (20): 498-500.

[8] Barnes PJ. Severe asthma: advances in current management and future therapy. J Allergy Clin Immunol, 2012, 129 (1): 48-59.

[9] 孙永昌. 重度哮喘的定义、评估和治疗：欧洲呼吸学会/美国胸科学会国际指南简介. 中华结核和呼吸杂志, 2014, 37 (10): 748-751.

[10] Chung KF, Wenzel SE, Brozek JL, et al. International ERS/ATS guidelines on definition, evaluation and treatment of severe asthma. Eur Respir J, 2014, 43: 343-373.

[11] Spangler M, Hawley H, Barnes N, et al. A review of guidelines and pharmacologic options for asthma treatment, with a focus on exercise-induced bronchoconstriction. phys sportsmed, 2013, 41 (3): 50-57.

[12] Schatz M, Dombrowski MP. Clinical practice. Asthma in pregnancy. N Engl J Med, 2009, 360: 1862-1869.

[13] McCallister JW. Asthma in pregnancy: management strategies. Curr Opin Pulm Med, 2013, 19 (1): 13-17.

[14] Namazy JA, Schatz M. The safety of asthma medications during pregnancy: an update for clinicians. Ther Adv Respir Dis, 2014, 8 (4): 103-110.

[15] Niimi A. Cough and asthma. Curr Respir Med Rev, 2011, 7 (1): 47-54.

[16] 中华医学会呼吸病学会哮喘学组，中华医学会全科医学分会. 支气管哮喘防治指南（基层版）. 中华结核和呼吸病杂志, 2013, 36: 331-336.

[17] Global strategy for asthma management and prevention: GINA executive summary. Eur Respir J, 2008, 31: 143-178.

[18] 孔灵菲. 最新全球哮喘防治指南解读. 中国实用内科杂志, 2007, 27 (4): 225-227.

[19] 沈华浩，应英华. 哮喘的分级治疗. 中国实用内科杂志, 2007, 27 (4): 260-262.

[20] 林耀广. 支气管哮喘. //蔡柏蔷. 21 世纪丛书：呼吸内科分册. 北京：中国协和医科大学出版社, 2000.

[21] American Heart Association. Near-fatal asthma. Circulation, 2005, 112: IV139-142.

[22] 王长征. 怎样处理难治性哮喘. 临床内科杂志, 2007, 24: 227-229.

[23] Pacheco-Galvan A. Refractory asthma: the ongoing debate. Arch Bronconneumol, 2006, 42 (4): 157-159.

[24] Chung KF, Wenzel SE, Brozek JL, et al. International ERS/ATS guidelines on definition, evaluation and treatment of severe asthma. Eur Respir J, 2014, 43: 343-373.

[25] 中华医学会呼吸病学会哮喘学组. 支气管哮喘控制的中国专家共识. 中华内科杂志, 2013, 52: 440-443.

[26] Global Strategy for Asthma Management and Prevention. Global Initiative for Asthma (GINA), 2014. www.gginasthma. org. 2014.

十二、慢性阻塞性肺部疾病

327. 慢性阻塞性肺部疾病（慢阻肺，COPD）、慢性支气管炎和肺气肿的定义是什么？

（1）慢阻肺的定义：我国慢性阻塞性肺疾病诊治指南（2013年修订版）对慢阻肺定义如下：慢阻肺是一种以持续气流受限为特征的可以预防和治疗的疾病，其气流受限多呈进行性发展，与气道和肺组织对烟草烟雾等有害气体或有害颗粒的慢性炎性反应增强有关。慢阻肺主要累及肺，但也可引起全身（或称肺外）的不良效应。慢阻肺可存在多种合并症。急性加重和合并症影响患者整体疾病的严重程度。

肺功能检查对确定气流受限有重要意义。在吸入支气管舒张剂后，一秒钟用力呼气容积（FEV_1）/用力肺活量（FVC）<70%表明存在持续气流受限。慢性咳嗽、咳痰常先于气流受限许多年存在；但非所有有咳嗽、咳痰症状的患者均会发展为慢阻肺。部分患者可仅有持续气流受限改变，而无慢性咳嗽、咳痰症状。

（2）慢性支气管炎的定义：慢性支气管炎是指在除外慢性咳嗽的其他已知原因后，患者每年咳嗽、咳痰3个月以上，并连续2年者。

（3）肺气肿的定义：肺气肿则指肺部终末细支气管远端气腔出现异常持久的扩张，并伴有肺泡壁和细支气管的破坏而无明显的肺纤维化。

慢性支气管炎的定义属于临床范畴，而肺气肿的定义为病理解剖术语。当慢性支气管炎、肺气肿患者肺功能检查出现持续气流受限，则能诊断慢阻肺。如患者只有"慢性支气管炎"和（或）"肺气肿"，而无持续气流受限，则不能诊断为慢阻肺，可将具有咳嗽、咳痰症状的慢性支气管炎视为慢阻肺的高危期。

慢阻肺与慢性支气管炎和肺气肿密切相关，两种情况在慢阻肺都可存在。但支气管哮喘（哮喘）不是慢阻肺。虽然哮喘与慢阻肺都是慢性气道炎症性疾病，但二者的发病机制不同，临床表现以及对治疗的反应性也有明显差异。大多数哮喘患者的气流受限具有显著的可逆性，是其不同于慢阻肺的一个关键特征；但是，部分哮喘患者随着病程延长，可出现较明显的气道重建，导致气流受限的可逆性明显减小，临床很难与慢阻肺相鉴别。慢阻肺和哮喘可以发生于同一位患者；而且，由于二者都是常见病、多发病，这种概率并不低（图12-1）。

所以如果哮喘患者的气道受限能完全逆转，则患者没有合并慢阻肺。实际上在许多病

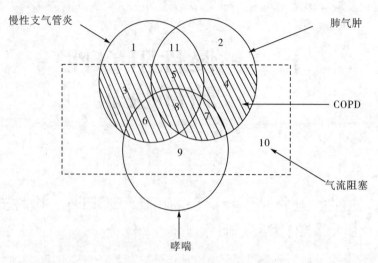

图 12-1　哮喘控制：慢阻肺、慢性支气管炎和肺气肿之间关系图解

注：慢阻肺：图中阴影部分为慢阻肺；9：气流受限可以完全逆转的部分为哮喘；6、7、8：当哮喘患者存在持续气流受限时，实际上就不可能与某些慢性支气管炎和肺气肿伴有气道高反应时所出现的气流受限相鉴别，这些喘息不能缓解的哮喘将归入慢阻肺（哮喘和慢性阻塞性肺疾病重叠综合征，ACOS）；5：慢性支气管炎和肺气肿伴有气流受限时，二者常同时存在；8：某些哮喘患者有可能合并慢性支气管炎和肺气肿这两种疾病；6：个别哮喘患者因气道慢性刺激，如抽烟，也可发生慢性咳嗽、咳痰，形成慢性支气管炎的临床特征，这些患者常诊断为喘息型支气管炎或慢阻肺的哮喘类型（哮喘和慢性阻塞性肺疾病重叠综合征，ACOS）；1、2、11：患者仅有慢和（或）肺气肿，而无慢阻肺；10：如患者气流受限的原因是由其他已知病因或特异病理状态所致；如囊性肺纤维化和 BOOP（闭塞性细支气管炎伴机化性肺炎），则不归入慢阻肺

例中，某些哮喘患者并发的持续气流受限；而某些慢性支气管炎和肺气肿患者却伴有气道高反应性，这时很难将这两类患者区分开。慢性支气管炎和肺气肿合并气流受限通常一起发生，某些患者在患哮喘的同时也可以并发这两种疾病：即慢性支气管炎和肺气肿。哮喘患者如经常暴露在刺激性物质中，如抽烟，也就会发生咳嗽和咳痰，而这也是慢性支气管炎的一项重要特征。这类患者在可诊断为"哮喘型支气管炎"、"慢阻肺的哮喘类型"或者"支气管哮喘合并慢阻肺"，近来称之为"哮喘和慢性阻塞性肺疾病重叠综合征（ACOS）"。

一些已知病因或具有特征病理表现的气流受限疾病，如支气管扩张症、肺结核纤维化病变、肺囊性纤维化、弥漫性泛细支气管炎以及闭塞性细支气管炎等，均不属于慢阻肺。

（蔡柏蔷）

328 · 慢阻肺有哪些危险因素？

引起慢阻肺的危险因素包括个体易感因素和环境因素，两者相互影响。

（1）个体因素：遗传因素可增加慢阻肺发病的危险性，即慢阻肺有遗传易感性，包括

α_1-抗胰蛋白酶缺乏，重度 α_1-抗胰蛋白酶缺乏与非吸烟者的肺气肿形成有关，迄今我国尚未见 α_1-抗胰蛋白酶缺乏引起肺气肿的正式报道。哮喘和气道高反应性是慢阻肺的危险因素，气道高反应性可能与机体某些基因和环境因素有关。

（2）环境因素

1）吸烟：吸烟是慢阻肺最重要的环境发病因素。吸烟者的肺功能异常率较高，FEV_1 年下降率较快，吸烟者死于慢阻肺的人数多于非吸烟者。被动吸烟也可能导致呼吸道症状及慢阻肺的发生。孕妇吸烟可能会影响胎儿肺的生长及其在子宫内的发育，并对胎儿的免疫系统功能有一定影响。

2）空气污染：化学气体（氯、氧化氮和二氧化硫等）对支气管黏膜有刺激和细胞毒性作用。空气中的烟尘或二氧化硫明显增加时，慢阻肺急性加重显著增多。其他粉尘也刺激支气管黏膜，使气道清除功能遭受损害，为细菌入侵创造条件。大气中的可吸入颗粒物可能与慢阻肺的发生有一定关系。

3）职业性粉尘和化学物质：当职业性粉尘（二氧化硅、煤尘、棉尘和蔗尘等）及化学物质（烟雾、过敏原、工业废气和室内空气污染等）的浓度过大或接触时间过久，均可导致与吸烟无关的慢阻肺发生。接触某些特殊物质、刺激性物质、有机粉尘及过敏原也可使气道反应性增加。

4）生物燃料烟雾：生物燃料是指柴草、木头、木炭、庄稼秆和动物粪便等，其烟雾的主要有害成分包括碳氧化物、氮氧化物、硫氧化物和未燃烧完全的碳氢化合物颗粒与多环有机化合物等。使用生物燃料烹饪时产生的大量烟雾可能是不吸烟妇女发生慢阻肺的重要原因。生物燃料所产生的室内空气污染与吸烟具有协同作用。

5）感染：呼吸道感染是慢阻肺发病和加重的另一个重要因素，肺炎球菌和流感嗜血杆菌可能为慢阻肺急性加重的主要病原菌。病毒感染对慢阻肺的发生起重要作用。儿童期重度下呼吸道感染与成年时肺功能降低及呼吸系统症状的发生有关。

6）社会经济地位：慢阻肺的发病与患者的社会经济地位相关，室内外空气污染程度不同、营养状况等与社会经济地位的差异也许有一定内在联系；低体质指数也与慢阻肺的发病有关，体质指数越低，慢阻肺的患病率越高。

（蔡柏蔷）

329 • 临床上如何诊断慢性阻塞性肺部疾病？

全面采集病史进行评估：诊断慢阻肺时，首先应全面采集病史，包括症状、接触史、既往史和系统回顾。症状包括慢性咳嗽、咳痰和气短。既往史和系统回顾应注意：童年时期有无哮喘、变态反应性疾病、感染及其他呼吸道疾病（如肺结核），慢阻肺和呼吸系统疾病家族史，慢阻肺急性加重和住院治疗病史，有相同危险因素（吸烟）的其他疾病（如心脏、外周血管和神经系统疾病），不能解释的体重下降，其他非特异性症状（喘息、胸闷、胸痛和晨起头痛，还要注意吸烟史（以包年计算）及职业、环境有害物质接触史等。

　　病史：①吸烟史：多有长期较大量的吸烟史；②职业性或环境有害物质接触史：较长期的粉尘、烟雾、有害颗粒、有害气体或生物燃料接触史；③家族史：慢阻肺有家族聚集倾向；④发病年龄和好发季节：多于中年以后发病，症状好发于秋冬寒冷季节，常有反复呼吸道感染及急性加重史，随着病情进展，急性加重愈渐频繁；⑤合并症：心脏病、骨质疏松、骨骼肌肉疾病和肺癌等；⑥慢阻肺对患者生命质量的影响：多为活动能力受限、劳动力丧失、抑郁和焦虑等；⑦慢性肺源性心脏病史：慢阻肺后期出现低氧血症和（或）高碳酸血症，可合并慢性肺源性心脏病和右心衰竭。

　　（1）症状：慢阻肺的特征性症状是慢性和进行性加重的呼吸困难、咳嗽和咳痰，慢性咳嗽和咳痰常先于气流受限多年而存在，然而有些患者也可以无慢性咳嗽和咳痰的症状。常见症状：①呼吸困难：这是慢阻肺最重要的症状，也是患者体能丧失和焦虑不安的主要原因，早期仅在劳力时出现，之后逐渐加重，以致日常活动甚至休息时也感到气短；②慢性咳嗽：通常为首发症状，初起咳嗽呈间歇性，早晨较重，以后早晚或整日均有咳嗽，但夜间咳嗽并不显著，少数病例咳嗽不伴有咳痰，也有少数病例虽有明显气流受限但无咳嗽症状；③咳痰：咳嗽后通常咳少量黏液性痰，部分患者在清晨较多，合并感染时痰量增多，常有脓性痰；④喘息和胸闷：这不是慢阻肺的特异性症状，部分患者特别是重症患者有明显的喘息，听诊有广泛的吸气相或呼气相哮鸣音，胸部紧闷感常于劳力后发生，与呼吸费力和肋间肌收缩有关。临床上如果听诊未闻及哮鸣音，并不能排除慢阻肺的诊断，也不能由于存在上述症状而确定哮喘的诊断；⑤全身性症状：慢阻肺的临床过程中，特别是程度较重的患者可能会发生全身性症状，如体重下降、食欲减退、外周肌肉萎缩和功能障碍、精神抑郁和（或）焦虑等，合并感染时可咯血痰。

　　（2）体征：慢阻肺早期体征可不明显，随着疾病进展，常出现以下体征：①视诊及触诊：胸廓形态异常，如胸部过度膨胀、前后径增大、剑突下胸骨下角（腹上角）增宽和腹部膨凸等，常见呼吸变浅、频率增快、辅助呼吸肌（如斜角肌和胸锁乳突肌）参加呼吸运动，重症患者可见胸腹矛盾运动，患者不时用缩唇呼吸以增加呼出气量，呼吸困难加重时常采取前倾坐位，低氧血症患者可出现黏膜和皮肤发绀，伴有右心衰竭的患者可见下肢水肿和肝增大；②叩诊：肺过度充气可使心浊音界缩小，肺肝界降低，肺叩诊可呈过度清音；③听诊：双肺呼吸音可减低，呼气延长，平静呼吸时可闻及干性啰音，双肺底或其他肺野可闻及湿啰音，心音遥远，剑突部心音较清晰响亮。

　　（3）实验室检查及其他监测指标

　　1）肺功能检查：为判断气流受限的重复性较好的客观指标，对慢阻肺的诊断、严重程度评价、疾病进展、预后及治疗反应等均有重要意义。气流受限是以 FEV_1 和 FEV_1/FVC 降低来确定的。FEV_1/FVC 是慢阻肺的一项敏感指标，可检出轻度气流受限。吸入支气管舒张剂后，如果 $FEV_1/FVC<70\%$，可确定为持续存在气流受限。

　　气流受限可导致肺过度充气，使肺总量、功能残气量和残气容积增高，肺活量减低。肺总量增加不及残气容积增加的程度大，故残气容积与肺总量之比增高。肺泡隔破坏及肺毛细血管床丧失可使弥散功能受损，D_LCO 降低，D_LCO 与肺泡通气量之比较单纯 D_LCO 更敏感。吸气量是潮气量与补吸气量之和，吸气量与肺总量之比是反映肺过度膨胀的指标，在反映慢阻肺呼吸困难程度甚至预测慢阻肺生存率方面具有意义。

支气管舒张试验作为辅助检查，不论是用支气管舒张剂还是口服糖皮质激素（简称激素）进行支气管舒张试验，患者在不同的时间进行支气管舒张试验，其结果可能并不相同。因此，支气管舒张试验不能预测疾病的进展，也不能可靠预测患者对治疗的反应。目前气流受限的可逆程度没有作为慢阻肺的诊断条件，也未用于哮喘和慢阻肺的鉴别诊断。

2）胸部 X 线检查：对确定肺部并发症及与其他疾病（如肺间质纤维化、肺结核等）鉴别具有重要意义。慢阻肺早期 X 线胸片可无明显变化，以后出现肺纹理增多和紊乱等非特征性改变；主要 X 线征为肺过度充气：肺容积增大，胸腔前后径增长，肋骨走向变平，肺野透亮度增高，横膈位置低平，心脏悬垂狭长，肺门血管纹理呈残根状，肺野外周血管纹理纤细稀少等，有时可见肺大疱形成。并发肺动脉高压和肺源性心脏病时，除右心增大的 X 线特征外，还可有肺动脉圆锥膨隆，肺门血管影扩大及右下肺动脉增宽等。

3）胸部 CT 检查：一般不作为常规检查。但是在鉴别诊断时，CT 检查有益，高分辨率 CT 对辨别小叶中心型或全小叶型肺气肿及确定肺大疱的大小和数量，有很高的敏感性和特异性，对预计肺大疱切除或外科减容手术等的效果有一定价值。

4）脉搏氧饱和度（SpO_2）监测和血气分析：慢阻肺稳定期患者如果 FEV_1 占预计值%<35%，或临床症状提示有呼吸衰竭或右侧心力衰竭时应监测 SpO_2。如果 SpO_2<92%，应该进行血气分析检查。呼吸衰竭的血气分析诊断标准为海平面呼吸空气时 PaO_2<60mmHg，伴或不伴有 $PaCO_2$>50mmHg。

5）其他实验室检查：低氧血症（PaO_2<55mmHg）时血红蛋白和红细胞可以增高，血细胞比容>0.55 可诊断为红细胞增多症，有些患者表现为贫血。患者合并感染时，痰涂片中可见大量中性粒细胞，痰培养可检出各种病原菌，较常见的有肺炎球菌、流感嗜血杆菌、卡他摩拉菌和肺炎克雷伯菌等。

（4）诊断：慢阻肺的诊断应根据临床表现、危险因素接触史、体征及实验室检查等资料，综合分析确定。任何有呼吸困难、慢性咳嗽或多痰，且有暴露于危险因素病史的患者，临床上需要考虑慢阻肺的诊断。诊断慢阻肺需要进行肺功能检查，吸入支气管舒张剂后 FEV_1/FVC<70%即明确存在持续的气流受限，除外其他疾病后可确诊为慢阻肺。因此，持续存在的气流受限是诊断慢阻肺的必备条件。肺功能检查是诊断慢阻肺的金标准。凡具有吸烟史和（或）环境职业污染及生物燃料接触史，临床上有呼吸困难或咳嗽、咳痰病史者，均应进行肺功能检查。慢阻肺患者早期轻度气流受限时可有或无临床症状。胸部 X 线检查有助于确定肺过度充气的程度及与其他肺部疾病鉴别。

（蔡柏蔷）

330 • 临床上鉴别诊断慢阻肺应注意哪些事项？

慢阻肺应与哮喘、支气管扩张症、充血性心力衰竭、肺结核和弥漫性泛细支气管炎等相鉴别（表 12-1），尤其要注意与哮喘进行鉴别（表 12-2）。慢阻肺多于中年后起病，而哮喘则多在儿童或青少年期起病；慢阻肺症状缓慢进展，逐渐加重，而哮喘则症状起伏较大；

慢阻肺多有长期吸烟史和（或）有害气体和颗粒接触史，而哮喘常伴有过敏体质、过敏性鼻炎和（或）湿疹等，部分患者有哮喘家族史。然而，应用目前的影像学和生理测定技术对某些慢性哮喘与慢阻肺患者进行明确的鉴别诊断是不可能的，这两种疾病可同时在少数患者中重叠存在，应个体化应用抗感染药物和其他各种治疗方法。其余可能潜在的疾病，通常容易与慢阻肺相鉴别。

表 12-1　慢阻肺与其他疾病的鉴别诊断要点

疾　病	鉴别诊断要点
慢阻肺	中年发病，症状缓慢进展，长期吸烟史或其他烟雾接触史
哮喘	早年发病（通常在儿童期），每日症状变化快，夜间和清晨症状明显，也可有过敏史、鼻炎和（或）湿疹，有哮喘家族史
充血性心力衰竭	胸部 X 线片示心脏扩大、肺水肿，肺功能检查提示有限制性通气障碍而非气流受限
支气管扩张症	大量脓痰，常伴有细菌感染、粗湿啰音、杵状指、X 线胸片或 CT 示支气管扩张、管壁增厚
肺结核	所有年龄均可发病，X 线胸片示肺浸润性病灶或结节状阴影，微生物检查可确诊，流行地区高发
闭塞性细支气管炎	发病年龄较轻，不吸烟，可能有类风湿关节炎病史或烟雾接触史，呼气相 CT 显示低密度影
弥漫性泛细支气管炎	主要发生在亚洲人群中，大多数为男性非吸烟者，几乎所有患者均有慢性鼻窦炎，X 线胸片和高分辨率 CT 示弥漫性小叶中央结节影和过度充气征

表 12-2　临床上有时用于鉴别哮喘和慢阻肺的特异方法

	哮　喘	慢阻肺
肺功能检查		
DLco	正常（或轻度增加）	通常降低
动脉血气分析	急性加重期间正常	慢阻肺严重病例在急性加重期间可出现慢性异常
气道高反应性（AHR）	仅仅应用 AHR 鉴别哮喘和慢阻肺用处不大，但是高水平的 AHR 有利于哮喘的诊断	
影像学		
HRCT	通常正常，但可能发现气体陷闭和支气管壁增厚	气体陷闭和肺气肿、支气管壁增厚和肺动脉高压的特征

续　表

	哮　喘	慢阻肺
炎症生物学标志物		
特异质检查［特异性 IgE 和（或）皮肤试验］	因哮喘可能中度增高，对诊断无特异性	明确背景资料，不能排除慢阻肺
FENO	非吸烟者 FENO 增加（＞50ppb）支持	通常正常
血嗜酸性粒细胞	嗜酸性气道炎症	当前吸烟者降低
痰液炎症细胞分析	支持哮喘诊断 大样本人群研究中没有明确鉴别诊断的价值	急性加重期可出现嗜酸性粒细胞增多

（蔡柏蔷）

331 • 临床上如何对慢阻肺患者进行严重度评估？

慢阻肺评估是根据患者的临床症状、急性加重风险、肺功能异常的严重程度及并发症情况进行综合评估，其目的是确定疾病的严重程度，包括气流受限的严重程度，患者的健康状况和未来急性加重的风险程度，最终目的是指导治疗。

（1）症状评估：评估症状采用呼吸困难问卷（表 12-3）或慢阻肺患者自我评估测试（COPD assessment test，CAT）问卷（表 12-4）进行评估。

表 12-3　评估慢阻肺患者呼吸困难严重程度的问卷（自我评价表）

呼吸困难评分（分）	评估呼吸困难严重程度
0	我仅在费力运动时出现呼吸困难
1	我平地快步行走或步行爬小坡时出现气短
2	我由于气短，平地行走时比同龄人慢或者需要停下来休息
3	我在平地行走约 100 米或数分钟后需要停下来喘气
4	我因严重呼吸困难以至于不能离开家，或在穿衣服、脱衣服时出现呼吸困难

表 12-4　慢阻肺患者自我评估测试（CAT）问卷（分）

举例：我很高兴	0 1 2 3 4 5	我很伤心
我从不咳嗽	0 1 2 3 4 5	我一直在咳嗽

续　表

我一点痰也没有	0 1 2 3 4 5	我有很多很多痰
我没有任何胸闷的感觉	0 1 2 3 4 5	我有很严重的胸闷感觉
当我爬坡或上 1 层楼梯时，我没有气喘的感觉	0 1 2 3 4 5	当我爬坡或上 1 层楼梯时，我感觉非常喘不过气来
我在家里能够做任何事情	0 1 2 3 4 5	我在家里做任何事情都很受影响
尽管我有肺部疾病，但我对离家外出很有信心	0 1 2 3 4 5	由于我有肺部疾病，我对离家外出一点信心都没有
我的睡眠非常好	0 1 2 3 4 5	由于我有肺部疾病，我的睡眠相当差
我精力旺盛	0 1 2 3 4 5	我一点精力都没有

注：请标记最能反映你当前情况的选项，在方格中打×，每个问题只能标记 1 个

（2）肺功能评估：应用气流受限的程度进行肺功能评估，即以 FEV_1 占预计值%为分级标准。慢阻肺患者气流受限的肺功能分级分为 4 级（表 12-5）。

表 12-5　不同肺功能分级的慢阻肺患者气流受限特征

肺功能分级	气流受限程度	特征
Ⅰ级	轻度	FEV_1 占预计值%≥80%
Ⅱ级	中度	50%≤FEV_1 占预计值%<80%
Ⅲ级	重度	30%≤FEV_1 占预计值%<50%
Ⅳ级	极重度	FEV_1 占预计值%<30%

注：为吸入支气管舒张剂后的 FEV_1 值

（3）急性加重风险评估：上一年发生≥2 次急性加重史者，预示以后频繁发生急性加重的风险大。

（4）慢阻肺的综合评估：临床医生要了解慢阻肺病情对患者的影响，应综合症状评估、肺功能分级和急性加重的风险，综合评估（图 12-2、表 12-6）的目的是改善慢阻肺的疾病管理。目前临床上采用呼吸困难分级或 CAT 分值作为症状评估方法，呼吸困难分级≥2 级或 CAT 分值≥10 分表明症状较重，通常没有必要同时使用 2 种评估方法。临床上评估慢阻肺急性加重风险也有 2 种方法：①常用的是应用气流受限分级的肺功能评估法，即气流受限分级Ⅲ级或Ⅳ级表明具有高风险；②根据患者急性加重的病史进行判断，在过去 1 年中急性加重次数≥2 次表明具有高风险。当肺功能评估得出的风险分类与急性加重史获得的结

果不一致时，应以评估得到的风险最高结果为准，就高不就低。

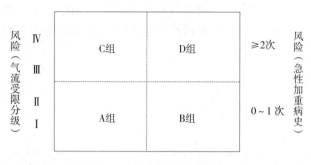

图 12-2　慢阻肺的综合评估示意图
注：CAT：慢阻肺评估测试

表 12-6　慢性阻塞性肺疾病的综合评估项目

组别	特征		肺功能分级	急性加重（次/年）	呼吸困难分级（级）	CAT（分）
	风险	症状				
A 组	低	少	Ⅰ～Ⅱ	≤1	0～1	<10
B 组	低	多	Ⅰ～Ⅱ	≤1	≥2	≥10
C 组	高	少	Ⅲ～Ⅳ	≥2	0～1	<10
D 组	高	多	Ⅲ～Ⅳ	≥2	≥2	≥10

注：肺功能分级：气流受限分级

（蔡柏蔷）

332 • 慢阻肺治疗的目标是什么？

　　慢阻肺的治疗目标包括两个方面：其一是迅速缓解患者的症状和减轻患者的临床表现；其二是降低患者未来健康恶化的风险，例如：反复发作的慢阻肺急性加重（AECOPD）。这就需要临床医师注意关注慢阻肺患者的短期治疗效应和长期治疗效应。

　　（1）教育与管理：通过教育与管理可以提高患者和有关人员对慢阻肺的认识及自身处理疾病的能力，更好地配合管理，加强预防措施，减少反复加重，维持病情稳定，提高生命质量。主要内容包括：教育与督促患者戒烟；使患者了解慢阻肺的病理生理与临床基础知识；掌握一般和某些特殊的管理方法；会自我控制病情的技巧，如腹式呼吸及缩唇呼吸锻炼等；了解赴医院就诊的时机；社区医生定期随访管理。

（2）控制职业性或环境污染：避免或防止吸入粉尘、烟雾及有害气体。

（3）药物治疗：药物治疗用于预防和控制症状，减少急性加重的频率和严重程度，提高运动耐力和生命质量。根据疾病的严重程度，逐步增加治疗，如没有出现明显的药物不良反应或病情恶化，则应在同一水平维持长期的规律治疗。根据患者对治疗的反应及时调整治疗方案。

（蔡柏蔷）

333 • 怎样对稳定期慢阻肺患者进行治疗？

慢阻肺稳定期的处理原则根据慢阻肺综合评估的结果，明确慢阻肺患者是属于哪一个组别（A 组、B 组、C 组、D 组），按病情的严重程度不同，选择最佳的治疗方法。慢阻肺分级治疗药物推荐方案见表 12-7。

表 12-7　慢阻肺稳定期起始治疗药物推荐方案

组别	推荐首选	备选	其他可能治疗
A 组	短效抗胆碱能药物（需要时）或 SABA（需要时）	长效抗胆碱能药物或 LABA 或短效抗胆碱能药物和 SABA	茶碱
B 组	长效抗胆碱能药物或 LABA	长效抗胆碱能药物和 LABA	SABA 和（或）短效抗胆碱能药物 茶碱
C 组	吸入激素+ LABA 或长效抗胆碱能药物	长效抗胆碱能药物和 LABA	PDE-4 抑制剂 SABA 和（或）短效抗胆碱能药物 茶碱
D 组	吸入激素 + LABA 和（或）长效抗胆碱能药物	吸入激素+LABA 和长效抗胆碱能药物 或吸入激素 + LABA 和 PDE-4 抑制剂 或长效抗胆碱能药物和 LABA 或长效抗胆碱能药物和 PDE-4 抑制剂	羧甲司坦 SABA 和（或）短效抗胆碱能药物 茶碱

注：LABA：长效 β_2-受体激动剂；SABA：短效 β_2-受体激动剂；PDE-4：磷酸二酯酶-4

（1）支气管舒张剂：支气管舒张剂可松弛支气管平滑肌、扩张支气管、缓解气流受限，是控制慢阻肺症状的主要治疗措施。短期按需应用可缓解症状，长期规则应用可预防和减轻症状，增加运动耐力，但不能使所有患者的 FEV_1 得到改善。与口服药物相比，吸入剂的不良反应小，因此多首选吸入治疗。主要的支气管舒张剂有 β_2-受体激动剂、抗胆碱药及甲基黄嘌呤类。联合应用不同作用机制与作用时间的药物可以增强支气管舒张作用，减少不良反应。联合应用 β_2-受体激动剂、抗胆碱药物和（或）茶碱，可进一步改善患者的肺功能与健康状况。

1）β_2 受体激动剂：主要有沙丁胺醇和特布他林等，为短效定量雾化吸入剂，数分钟内起效，15~30 分钟达到峰值，疗效持续 4~5 小时，每次剂量 100~200µg（每喷 100µg），24 小时内不超过 8~12 喷。主要用于缓解症状，按需使用。福莫特罗（formoterol）为长效定量吸入剂，作用持续 12 小时以上，较短效 β_2-受体激动剂更有效且使用方便，吸入福莫特罗后 1~3 分钟起效，常用剂量为 4.5~9µg，每日 2 次。茚达特罗（indacaterol）是一种新型长效 β_2-受体激动剂，起效快，支气管舒张作用长达 24 小时，每日 1 次吸入 150µg 或 300µg 可以明显改善肺功能和呼吸困难症状，提高生命质量，减少慢阻肺急性加重。

2）抗胆碱药：主要有异丙托溴铵（ipratropium）气雾剂，可阻断 M 胆碱受体，定量吸入后 30~90 分钟达最大效果，可维持 6~8 小时，使用剂量为 40~80µg（每喷 20µg），每日 3~4 次。噻托溴铵（tiotropium）是长效抗胆碱药，可以选择性作用于 M_3 和 M_1 受体，作用长达 24 小时以上，吸入剂量为 18µg，每日 1 次，长期使用可增加深吸气量，减低呼气末肺容积，进而改善呼吸困难，提高运动耐力和生命质量，也可减少急性加重频率。

3）茶碱类药物：可解除气道平滑肌痉挛，在治疗慢阻肺中应用广泛。该药还有改善心搏出量、舒张全身和肺血管、增加水盐排出、兴奋中枢神经系统、改善呼吸肌功能及某些抗炎作用。监测茶碱的血浓度对估计疗效和不良反应有一定意义，血液中茶碱浓度>5mg/L 即有治疗作用；>15mg/L 时不良反应明显增加。吸烟、饮酒、服用抗惊厥药和利福平等可引起肝酶受损并缩短茶碱半衰期，老年人、持续发热、心力衰竭和肝功能损害较重者，以及同时应用西咪替丁、大环内酯类药物（红霉素等）、氟喹诺酮类药物（环丙沙星等）和口服避孕药等均可增加茶碱的血浓度。

（2）糖皮质激素：长期规律的吸入激素适用于 FEV_1 占预计值%<50%（Ⅲ级和Ⅳ级）且有临床症状及反复加重的慢阻肺患者，该治疗方法可减少急性加重频率，改善生命质量。吸入激素和 β_2-受体激动剂联合应用较分别单用的效果好，目前已有布地奈德/福莫特罗、氟地卡松/沙美特罗两种联合制剂。但是吸入激素和长效 β_2-受体激动剂联合应用，仅可降低 FEV_1<60%患者的肺功能下降速率。不推荐对慢阻肺患者采用长期口服激素及单一吸入激素治疗。

（3）磷酸二酯酶-4（PDE-4）抑制剂：PDE-4 抑制剂的主要作用是通过抑制细胞内环磷酸腺苷（CAMP）降解来减轻炎症。对于存在慢性支气管炎、重度至极重度慢阻肺、既往有急性加重病史的患者，罗氟司特联合长效支气管舒张剂可改善肺功能。罗氟司特的不良反应：最常见的有恶心、食欲下降、腹痛、腹泻、睡眠障碍和头痛，发生在治疗早可能有可逆性，并随着治疗时间的延长而消失。对照研究结果显示，在罗氟司特治疗期间出现不明原因的体重下降（平均 2kg），因此建议在治疗期间监测体重，低体重患者避免使用。对有抑郁症状的患者也应谨慎使用。罗氟司特与茶碱不应同时应用。

（4）其他药物：①祛痰药（黏液溶解剂）：慢阻肺患者的气道内产生大量黏液分泌物，可促使其继发感染，并影响气道通畅，应用祛痰药似有利于气道引流通畅，改善通气功能，但其效果并不确切，仅对少数有黏痰的患者有效。常用药物有盐酸氨溴索、乙酰半胱氨酸等；②抗氧化剂：慢阻肺患者的气道炎症导致氧化负荷加重，促使其病理生理变化。应用抗氧化剂（N-乙酰半胱氨酸、羧甲司坦等）可降低疾病反复加重的频率；③免疫调节剂：该类药物对降低慢阻肺急性加重的严重程度可能具有一定作用，但尚未得到确证，不推荐作为常规使用；④疫苗：流行性感冒（流感）疫苗有灭活疫苗和减毒活疫苗，应根据每年预测的流感病毒种类制备，该疫苗可降低慢阻肺患者的严重程度和病死率，可每年接种 1 次（秋季）或 2 次（秋、冬季）。

（5）氧疗：长期氧疗的目的是使患者在海平面水平静息状态下达到 $PaO_2 \geq 60mmHg$ 和（或）使 SaO_2 升至 90%，以维持重要器官的功能，保证周围组织的氧气供应。慢阻肺稳定期患者进行长期家庭氧疗，可以提高有慢性呼吸衰竭患者的生存率，对血流动力学、血液学特征、运动能力、肺生理和精神状态都会产生有益的影响。长期家庭氧疗应在极重度慢阻肺患者中应用，具体指征：① $PaO_2 \leq 55mmHg$ 或 $SaO_2 \leq 88\%$，有或无高碳酸血症；② PaO_2 为 55~60mmHg 或 $SaO_2 < 89\%$，并有肺动脉高压、心力衰竭水肿或红细胞增多症（红细胞比积>55%）。长期家庭氧疗一般是经鼻导管吸入氧气，流量 1.0~2.0L/min，每日吸氧持续时间>15 小时。

（6）通气支持：无创通气已广泛用于极重度慢阻肺稳定期患者。无创通气联合长期氧疗对某些患者，尤其是在日间有明显高碳酸血症的患者或许有一定益处。无创通气可以改善生存率但不能改善生命质量。慢阻肺合并阻塞性睡眠呼吸暂停综合征的患者，应用持续正压通气在改善生存率和住院率方面有明确益处。

（7）康复治疗：康复治疗对进行性气流受限、严重呼吸困难而很少活动的慢阻肺患者，可以改善其活动能力，提高生命质量，这是慢阻肺患者一项重要的治疗措施。康复治疗包括呼吸生理治疗、肌肉训练、营养支持、精神治疗和教育等多方面措施。呼吸生理治疗包括帮助患者咳嗽，用力呼气以促进分泌物清除；使患者放松，进行缩唇呼吸及避免快速浅表呼吸，以帮助患者克服急性呼吸困难等措施。肌肉训练有全身性运动和呼吸肌锻炼，前者包括步行、登楼梯、踏车等，后者有腹式呼吸锻炼等。营养支持的要求应达到理想体重，同时避免摄入高碳水化合物和高热量饮食，以免产生过多二氧化碳。

（8）外科治疗：①肺大疱切除术：该手术对有指征的患者可减轻呼吸困难程度和改善肺功能，因此，术前胸部 CT 检查、动脉血气分析及全面评价呼吸功能对决定是否手术非常重要。②肺减容术：该手术通过切除部分肺组织，减少肺过度充气，改善呼吸肌做功，可以提高患者的运动能力和健康状况，但不能延长寿命，主要适用于上叶明显非均质肺气肿，康复训练后运动能力无改善的部分患者，但其费用较高，属于试验性、姑息性外科手术的一种，不建议广泛应用。③支气管镜肺减容术：对于重度气流受限（FEV_1 占预计值百分比的 15%~45%）、胸部 CT 示不均匀肺气肿及过度通气（肺总量>100%且残气容积占预计值% >150%）的慢阻肺患者，该手术可轻微改善肺功能、活动耐量和症状，但术后慢阻肺急性加重、肺炎和咯血情况相对较多，尚需要更多的数据来明确适应证。④肺移植术：该手术对适宜的慢阻肺晚期患者，可以改善肺功能和生命质量，但手术难度和费用较高，难以推广应用。

（蔡柏蔷）

334 · 慢阻肺有哪些合并症？临床上如何处理？

合并症（comorbidity）也称为"共病现象"，既往临床上是指与主要疾病同时存在的疾病状态，且与主要疾病状态相对独立。主要疾病通常在患者患病过程中起主导作用，并且是住院治疗的首要原因，也是患者健康负担的主要部分。2011 年 GOLD 发布的慢阻肺全球策略在定义中尤其强调"急性加重和合并症影响患者整体疾病的严重程度"。慢阻肺常常和其他疾病合并同时存在，包括心血管疾病、骨质疏松、焦虑和抑郁、肺癌、感染、代谢综合征和糖尿病等，可对疾病的进展产生显著影响。

慢阻肺患者无论病情轻重，都可以出现合并症。合并症不同程度地影响疾病的进程和健康状况。有时诊断和鉴别诊断很困难。例如，如果患者同时患有慢阻肺和心力衰竭（HF），则心力衰竭恶化可影响慢阻肺急性加重。此外，HF 的诊断有其困难之处，其原因是慢阻肺患者也可能有同样的症状（呼吸困难、端坐呼吸和疲乏）以及体征（下肢水肿）。

（1）心血管疾病（CVD）：常见四种类型：缺血性心脏病、心力衰竭、心房颤动和高血压。通常 CVD 在肺功能正常的人群中的发病率为 4%，而在慢阻肺人群中的发病率为 13%。重度和极重度慢阻肺患者的 CVD 危险性是其他人群的两倍多，高血压发病率是其他人群的 1.6 倍。CVD 是慢阻肺的主要合并症之一，可能也是与慢阻肺共同存在的最为常见和最为重要的疾病。这与心肺解剖和功能方面的原因相关，使心脏和肺两者中单个器官的功能紊乱往往能影响另一个器官。慢阻肺患者与 CVD 的关系可以归纳为两个方面：①慢阻肺与心血管疾病（CVD）都是常见病，两者有共同的危险因素，如吸烟等。因而可出现类似的发病机制；②继发于肺部疾病的心脏疾病，如继发性肺动脉高压和因胸内压增高导致的心室功能障碍。

心肌梗死患者如同时合并气流受限，则其死亡的风险也大大增加，FEV_1 是心肌梗死患者死亡的独立危险因素。慢阻肺患者发生致死性心肌梗死风险显著增加。慢阻肺与心血管疾病均有一定水平的系统性炎症。系统性炎症可能是慢阻肺患者更容易合并缺血性心脏病（IHD）和动脉粥样硬化的原因。故确诊慢阻肺的患者需筛查是否同时合并 CVD，而存在 CVD 的患者需明确是否合并气流受限。

1）缺血性心脏病（IHD）：慢阻肺患者中 IHD 是增加的，但慢阻肺患者发生心肌损伤容易被忽略，因而 IHD 在慢阻肺患者中常常诊断不足。慢阻肺患者合并 IHD 治疗，应按照 IHD 常规治疗。相当多慢阻肺合并 IHD 的患者中，β 阻断剂有应用指征。选择性 $β_1$ 阻断剂治疗考虑是安全的，治疗 IHD 时，如果 $β_1$ 阻断剂有指征时，其治疗有益的一面高于治疗带来的潜在风险，即使重症慢阻肺患者也如此。同样 IHD 患者的慢阻肺治疗，可按慢阻肺常规进行，目前无证据表明在患有 IHD 时慢阻肺的治疗有所不同。当然，在患者合并存在不稳定心绞痛时，应该避免使用高剂量的 β 激动剂。

2）心力衰竭（HF）：HF 也是慢阻肺常见的一种合并症。大约 30% 稳定期的慢阻肺患者合并一定程度的 HF，HF 的恶化需要与慢阻肺急性加重进行鉴别诊断。此外，大约 30%

的 HF 患者临床上合并慢阻肺。合并慢阻肺常常是急性 HF 患者住院的原因。HF、慢阻肺和哮喘是呼吸困难常见原因，经常被混淆。慢阻肺患者合并 HF 治疗，HF 应该按照 HF 的常规进行治疗，选择性 β_1 阻断剂治疗显著改善 HF 的生存率。心力衰竭患者如果合并慢阻肺患者在进行治疗时，应该与治疗 HF 相似，应用选择性 β_1 阻断剂治疗是安全的。应用比索洛尔（bisoprolol）治疗慢阻肺患者合并 HF 时，FEV_1 是降低的，但并没有出现症状和生命质量的恶化。通常，实际上选择性 β_1 阻断剂优于非选择性 β 阻断剂。选择性 β_1 阻断剂治疗 HF 的临床优越性，明显高于治疗带来的潜在风险，即使在重症慢阻肺患者中也是如此。HF 患者的慢阻肺治疗时，慢阻肺应按常规进行治疗，当然也发现，HF 患者吸入 β 激动剂治疗增加了死亡和住院风险，提示重症 HF 患者在进行慢阻肺治疗时需要密切随诊。

3）心房颤动（AF）：AF 是一种最为常见的心律失常，慢阻肺患者中 AF 的发生率增加。由于疾病的共同存在，造成明显的呼吸困难和活动能力下降。慢阻肺患者合并 AF 的治疗时，如果应用 β 阻断剂，则优先应用选择性 β_1 阻断剂。另一方面，AF 患者的慢阻肺治疗时，慢阻肺也应该按常规进行治疗，但如果应用较大剂量的 β_2 激动剂治疗应当分外小心，因为可能导致难以控制的心律失常。

4）高血压：在慢阻肺患者中，高血压是最为常见的合并症，慢阻肺患者合并高血压的治疗时，高血压应该按照高血压指南进行常规治疗。同样高血压患者的慢阻肺治疗，慢阻肺应该按常规进行治疗，现无直接的证据表明，合并高血压时慢阻肺的治疗有所不同。

（2）骨质疏松：骨质疏松是慢阻肺的主要合并症之一，慢阻肺患者的骨质疏松发病率高，骨质密度低，在慢阻肺的早期即可存在。与其他慢阻肺亚组相比，骨质疏松更多见于肺气肿患者。慢阻肺患者发生骨质疏松的危险因素有：老年、活动减少、营养不良、骨质密度低、大剂量的糖皮质激素的应用（包括口服和吸入）。慢阻肺本身也是骨质疏松的危险因素，其原因可能为系统性炎症。全身应用糖皮质激素治疗显著增加了骨质疏松的风险，应该避免在慢阻肺急性加重时反复使用糖皮质激素治疗。

（3）焦虑和抑郁：焦虑和抑郁也是慢阻肺常见的合并症，两者常发生在年龄较轻、女性、吸烟、FEV_1 较低、咳嗽以及合并有心血管疾病的患者中。焦虑和抑郁的患者如果并发慢阻肺时，应按照慢阻肺的常规进行治疗。

（4）肺癌：吸烟是肺癌和慢阻肺的主要共同危险因素，吸烟者合并慢阻肺时，其肺癌的发生风险高于未患慢阻肺的吸烟者。提示慢阻肺与肺癌之间存在一定的关系。这可以解释慢阻肺患者为何常并发肺癌，而且轻度慢阻肺患者中，肺癌是患者死亡的最为常见原因。肺癌患者如果并发慢阻肺，其慢阻肺治疗也是与往常一样。由于慢阻肺患者肺功能常常明显降低，肺癌的外科手术治疗往往受到一定限制。

（5）感染：反复发生的急性细菌性以及病毒性感染与慢阻肺急性加重明显相关。此外，反复发生的肺炎考虑与吸入糖皮质激素有关系。反复应用抗生素治疗可能增加抗生素耐药菌株的风险，严重感染时需要较为广泛的细菌培养。感染患者合并慢阻肺的处理时，慢阻肺的治疗同往常一样。但是，慢阻肺患者合并感染在治疗时，应用大环内酯类抗生素可增加茶碱的血浓度。如果慢阻肺患者在吸入糖皮质激素治疗时反复发生肺炎，则可能应该停止吸入糖皮质激素进行治疗。

（6）代谢综合征和糖尿病：慢阻肺患者中合并代谢综合征和糖尿病较为常见，而且糖尿病对疾病的进展有一定影响。其发病机制尚不清楚，应用糖皮质激素吸入不能解释其发病机制，因为未使用糖皮质激素吸入治疗的轻度慢阻肺患者中其患糖尿病的风险同样也是增加的。慢阻肺患者合并糖尿病的治疗，其糖尿病应该按常规指南进行。如果糖尿病患者患有慢阻肺时，其慢阻肺的治疗也同往常一样。

（7）支气管扩张：随着慢阻肺诊断中使用计算机断层扫描逐年增多，临床上可以发现先前已经存在的支气管扩张，包括从轻微的管状支气管扩张到较为严重的曲张样支气管扩张，然而囊状支气管扩张并不常见。治疗慢阻肺合并支气管扩张，应在针对支气管扩张的基础上增加常用的慢阻肺治疗。治疗合并支气管扩张的慢阻肺患者，应该按照常规进行治疗，有些患者可能需要更为积极和更长疗程的抗生素治疗。

当前，国内外颁布的慢阻肺的指南或策略，经典地概括了慢阻肺的诊断和治疗。然而，临床上常常因为患者存在各种并发症，具体确切地处理疾病就显得很困难。需要认识各种与慢阻肺相关的并发症，一旦明确合并症的诊断，则应该总体评价其对慢阻肺进程的影响，制定最佳的治疗方案、多学科诊治措施以及随诊治疗效果。

（蔡柏蔷）

335 • 临床上如何诊断慢性阻塞性肺部疾病急性加重？

慢性阻塞性肺部疾病急性加重（慢阻肺急性加重，AECOPD）的主要症状是气促加重，常伴有喘息、胸闷、咳嗽加剧、痰量增加、痰液颜色和（或）黏度改变以及发热等。此外，可出现心动过速、呼吸急促、全身不适、失眠、嗜睡、疲乏、抑郁和精神紊乱等非特异性症状。当患者出现运动耐力下降、发热和（或）胸部 X 线影像学异常时可能为慢阻肺症状加重的临床表现。痰量增加及出现脓性痰常提示细菌感染。

（1）AECOPD 的诊断：目前 AECOPD 的诊断完全依赖于临床表现。即患者主诉症状的突然变化［基线呼吸困难、咳嗽、和（或）咳痰情况］超过日常变异范围。AECOPD 是一种临床除外诊断，临床和/或实验室检查排除可以解释这些症状的突然变化的其他特异疾病。至今还没有一项单一的生物标志物可应用于 AECOPD 的临床诊断和评估。以后期待有一种或一组生物标志物可以用来进行更精确的病因学诊断。

（2）鉴别诊断：10%~30% 显著急性加重的慢阻肺患者治疗效果差。对于这些病例应重新评估是否存在容易与 AECOPD 混淆的其他疾病，例如：肺炎、充血性心力衰竭、气胸、胸腔积液、肺栓塞和心律失常等。药物治疗依从性差也可引起症状加重，与真正的急性加重难以区分。血脑钠肽水平升高结合其他临床资料，可以将由充血性心力衰竭而引起的急性呼吸困难与 AECOPD 区分开来。

（3）AECOPD 的严重性评估：AECOPD 发生后应该与患者加重前的病程、症状、体征、肺功能测定、动脉血气分析及其他实验室检查指标进行比较，以判断 AECOPD 的严重程度（表 12-8）。应特别注意了解本次病情加重或新症状出现的时间，气促、咳嗽的严重程度和频度，痰量和痰液颜色，日常活动的受限程度，是否曾出现过水肿及其持续时间，既往加重时的情况和有无住院治疗，及目前治疗方案等。本次加重期实验室检查结果与既往结果对比可提供极为重要的信息，这些指标的急性改变较其绝对值更为重要。对于 AECOPD 患者，观察是否出现辅助呼吸肌参与呼吸运动、胸腹矛盾呼吸、发绀、下肢水肿、右心衰竭和血流动力学不稳定等征象亦有助于判定 AECOPD 的严重程度。对极重度慢阻肺患者，神志变化是病情恶化和危重的最重要指标，一旦出现需立即送医院诊治。

表 12-8　慢阻肺急性加重期的评估：病史和体征

病　史	体　征
·FEV_1 的严重程度	·辅助呼吸肌参与呼吸运动
·病情加重或新症状出现的时间	·胸腹矛盾运动
·既往加重次数（急性加重，住院）	·进行性加重或新出现的中心性发绀
·合并症	·外周水肿
·目前稳定期的治疗方案	·血流动力学不稳定
·既往应用机械通气的资料	·右心衰竭征象
	·反应迟钝

　　（4）实验室检查：①常规实验室检查：血红细胞计数及红细胞压积有助于了解红细胞增多症或有无出血。血白细胞计数通常对了解肺部感染情况有一定帮助。部分患者肺部感染加重时白细胞计数可增高和（或）出现中性粒细胞核左移。②胸部 X 线片：急性加重期的患者就诊时，首先应行胸部 X 线片检查以鉴别是否合并胸腔积液、气胸与肺炎。胸部 X 线片也有助于 AECOPD 与其他具有类似症状的疾病鉴别，如肺水肿和胸腔积液等。③动脉血气分析：对于需要住院治疗的患者来说，动脉血气是评价加重期疾病严重度的重要指标。在海平面呼吸室内空气条件下，$PaO_2 < 60mmHg$ 和（或）$PaCO_2 > 50mmHg$，提示呼吸衰竭。如 $PaO_2 < 50mmHg$，$PaCO_2 > 70mmHg$，pH < 7.30，提示病情危重，需严密监控病情发展或入住 ICU 治疗。④肺功能测定：$FEV_1 < 1L$ 提示肺功能损害极为严重，急性加重期患者，常难以满意地进行肺功能检查。因为患者无法配合且检查结果不够准确，故急性加重期间不推荐行肺功能检查。⑤心电图（ECG）和超声心动图（UCG）：对右心室肥厚、心律失常及心肌缺血诊断有帮助。⑥血液生化检查：有助于确定引起 AECOPD 的其他因素，如电解质紊乱（低钠、低钾和低氯血症等）、糖尿病危象或营养不良（低白蛋白）等，亦可发现合并存在的代谢性酸碱失衡。⑦痰培养及药物敏感试验等：痰液物理性状为脓性或黏液性脓性时，则应在开始抗菌药物治疗前留取合格痰液行涂片及细菌培养。因感染而加重的病例若对最初选择的抗菌药物反应欠佳，应及时根据痰培养及抗菌药物敏感试验指导临床治疗。但咽部共生的菌群可能干扰微生物学检测结果。在肺功能为 GOLD Ⅲ 级和 GOLD Ⅳ

级的慢阻肺患者中，铜绿假单胞菌为重要致病细菌。已经较长时间使用抗菌药物和反复全身应用糖皮质激素治疗的患者，注意真菌感染可能性，特别是近期内反复加重的 AE-COPD 患者。

（蔡柏蔷）

336 • 临床上如何对慢性阻塞性肺部疾病急性加重分级？

慢阻肺的病程可分为：①急性加重期：患者出现超越日常状况的持续恶化，并需改变常规用药者，在疾病过程中，患者常有短期内咳嗽、咳痰、气短和（或）喘息加重，痰量增多，脓性或黏脓性痰，可伴有发热等炎症明显加重的表现；②稳定期：患者的咳嗽、咳痰和气短等症状稳定或症状轻微。

（1）AECOPD 的分级：AECOPD 严重程度的分级目前尚无统一的、临床适用的客观标准，为了便于临床操作，2004 年美国胸科学会（ATS)/欧洲呼吸学会（ERS）推出的慢阻肺诊断和治疗标准时，将 AECOPD 的严重程度分为 3 级：Ⅰ级，门诊治疗；Ⅱ级，普通病房住院治疗；Ⅲ级，入 ICU 治疗（急性呼吸衰竭）。

（2）普通病房住院治疗指征：①症状显著加剧，如突然出现的静息状况下呼吸困难；②重度慢阻肺；③出现新的体征或原有体征加重（如发绀、神志改变、外周水肿）；④有严重的合并症（如心力衰竭或新出现的心律失常）；⑤初始药物治疗急性加重失败；⑥高龄患者；⑦诊断不明确；⑧院外治疗无效或医疗条件差。

（3）入住 ICU 的指征：①严重呼吸困难且对初始治疗反应差；②意识状态改变（如意识模糊、昏睡、昏迷等）；③经氧疗和无创机械通气（NIV）后，低氧血症（PaO_2 <40mmHg）仍持续或呈进行性恶化，和（或）严重进行性加重的呼吸性酸中毒（pH <7.25）；④需要有创机械通气；⑤血流动力学不稳定—需要使用升压药。

AECOPD 的治疗目标为减轻急性加重的临床表现，预防再次急性加重的发生。根据 AECOPD 严重程度的不同和（或）伴随疾病严重程度的不同，患者可以门诊治疗或住院治疗。当患者急诊就诊时要首先进行氧疗并判断是否为致命的急性加重。如果判断为致命的急性加重，患者需尽快收住 ICU。如果不是致命的 AECOPD，患者可急诊或普通病房住院治疗。

（蔡柏蔷）

337 • 临床上如何进行慢阻肺急性加重期的治疗？

（1）AECOPD 的分级治疗方案：AECOPD 可以按照严重程度分级：Ⅰ级，门诊治疗；Ⅱ级，普通病房住院治疗；Ⅲ级，入 ICU 治疗（急性呼吸衰竭），进行治疗（表 12-9、表 12-10、表 12-11）。

1）Ⅰ级：门诊治疗（表 12-9）。

表 12-9　门诊 AECOPD 患者的处理

患者教育

　　检查吸入技术，考虑应用储雾罐装置

支气管扩张剂

　　短效 β_2 受体激动剂和/或应用储雾罐或湿化器定量吸入异丙托溴铵，可考虑加用长效支气管扩张剂

糖皮质激素（实际应用剂量可能有所不同）

　　口服泼尼松 40mg，推荐疗程 5 天；考虑使用吸入糖皮质激素

抗菌药物

　　按照患者痰液特征的改变，开始抗菌药物治疗

　　应该根据当地细菌耐药的情况选用抗菌药物

2）Ⅱ级：住院治疗。表 12-10 列举了重症 AECOPD（但无生命危险）患者普通病房住院后的治疗方案。

表 12-10　普通病房住院 AECOPD 患者的处理

　　氧疗和系列测定动脉血气

　　支气管扩张剂

　　　-增加短效支气管扩张剂的剂量和（或）次数

　　　-联合应用短效 β_2 受体激动剂和抗胆碱药物

　　　-应用储雾罐或气动雾化装置

　　加用口服或静脉糖皮质激素；考虑雾化吸入糖皮质激素

　　当有细菌感染，考虑应用抗菌药物

　　考虑无创通气

　　随时注意：

　　　—监测液体平衡和营养

　　　—考虑应用肝素或低分子肝素皮下注射

　　　—鉴别和治疗合并症（心力衰竭、心律不齐）

　　　—密切监护患者

3）Ⅲ级：入住 ICU 治疗（急性呼吸衰竭）（表 12-11）。

表 12-11　ICU 住院 AECOPD 患者的处理

氧疗或机械通气支持

支气管扩张剂

应用气动雾化装置雾化吸入短效 β_2 受体激动剂、异丙托溴铵或复方异丙托溴铵；如果患者已经进行呼吸机治疗，考虑应用进行定量雾化吸入

糖皮质激素

　如果患者耐受，口服泼尼松 40mg/d，推荐疗程 5 天

　如果患者不耐受口服，则可以应用相等剂量的糖皮质激素进行静脉滴注，5 天

　考虑应用定量吸入或雾化吸入糖皮质激素

抗菌药物（根据当地细菌耐药情况选用抗菌药物）

　阿莫西林/克拉维酸、呼吸喹诺酮（左氧氟沙星、莫西沙星）

　如果怀疑有铜绿假单胞菌和/或其他肠道细菌感染，考虑抗菌药物联合治疗

　可选择环丙沙星和/或抗铜绿假单胞菌的 β 内酰胺类，同时可加用氨基糖苷类抗菌药物

随时注意：

　—监测液体平衡和营养

　—考虑应用肝素或低分子肝素皮下注射

　—鉴别和治疗合并症（心力衰竭、心律不齐）

　—密切监护患者

（2）慢阻肺急性加重期的药物治疗

1）控制性氧疗：氧疗是 AECOPD 住院患者的基础治疗。无严重合并症的 AECOPD 患者氧疗后易达到满意的氧合水平（$PaO_2>60$ mmHg 或 $SaO_2>90\%$）。但吸入氧浓度不宜过高，需注意可能发生潜在的 CO_2 潴留及呼吸性酸中毒。给氧途径包括鼻导管或 Venturi 面罩，其中 Venturi 面罩更能精确地调节吸入氧浓度。氧疗 30 分钟后应复查动脉血气，以确认氧合满意，且未引起 CO_2 潴留及（或）呼吸性酸中毒。

2）支气管扩张剂：单一吸入短效 β_2 受体激动剂，或短效 β_2 受体激动剂和短效抗胆碱能药物联合吸入，通常在 AECOPD 时为优先选择的支气管扩张剂。这些药物可以改善临床症状和肺功能，应用雾化吸入疗法吸入短效支气管扩张剂可能更适合于 AECOPD 患者。而长效支气管扩张剂合并/不合并吸入糖皮质激素在急性加重时的治疗效果不确定。茶碱仅适用于短效支气管扩张剂效果不好的患者，不良反应较常见。

a. 短效支气管扩张剂雾化溶液：AECOPD 时单用短效吸入 β_2 受体激动剂或联用短效抗胆碱能药物是临床上 AECOPD 期常用的治疗方法。首选短效支气管扩张剂为 β_2 受体激动剂，通常短效 β_2 受体激动剂较适用于 AECOPD 的治疗。若效果不显著，建议加用抗胆碱能药物（如异丙托溴铵等）。临床上应用短效 β_2 受体激动剂及抗胆碱能药物时，以吸入用药为佳。由于慢阻肺患者在急性加重期往往存在严重呼吸困难、运动失调或感觉迟钝，因此

以使用压力喷雾器（CGNs）较合适。如果 CGNs 由空气驱动，吸入时患者低氧血症可能会加重，如果由氧气驱动，需注意避免吸入氧浓度（FiO_2）过高。患者接受机械通气治疗时，可通过特殊接合器进行吸入治疗。由于药物颗粒可沉淀在呼吸机管道内，因此所需药量为正常的 2~4 倍。

临床上常用短效支气管扩张剂雾化溶液如下：吸入用硫酸沙丁胺醇溶液：采用呼吸机或喷雾器给药，稀释后的溶液由患者通过适当的驱动式喷雾器吸入。异丙托溴铵雾化吸入溶液：吸入用异丙托溴铵溶液可使用普通的雾化吸入器。在有给氧设施情况下，吸入雾化液最好在以每分钟 6~8L 的氧流量的条件下给予雾化吸入。用量应按患者个体需要做适量调节。吸入用复方异丙托溴铵溶液：通过合适的雾化器或间歇正压呼吸机给药，适用于成人（包括老年人）和 12 岁以上的青少年。

b. 静脉使用甲基黄嘌呤类药物（茶碱或氨茶碱）：该类药物为二线用药，适用于对短效支气管扩张剂疗效不佳的患者以及某些较为严重的 AECOPD。茶碱类药物扩张支气管的作用不如 β_2 受体激动剂和抗胆碱能药物，但如果在 β_2 受体激动剂、抗胆碱能药物治疗 12~24 小时后，病情无改善则可加用茶碱。因为茶碱除有支气管扩张作用外，还能改善呼吸肌功能，增加心排出量，减少肺循环阻力，兴奋中枢神经系统，并有一定的抗感染作用。茶碱可以解除糖皮质激素的耐药或抵抗。由于茶碱类药物的血浓度个体差异较大，治疗窗较窄，监测血清茶碱浓度对于评估疗效和避免不良反应的发生均有一定意义。临床上开始应用茶碱 24 小时后，就需要监测茶碱的血浓度；并根据茶碱血浓度调整剂量。茶碱过量时会产生严重的心血管、神经毒性，并显著增加病死率，因此需注意避免茶碱中毒。目前临床上提倡应用低剂量茶碱治疗。

β_2 受体激动剂、抗胆碱能药物及茶碱类药物因作用机制不同，药代动力学特点不同，且分别作用于大小不同的气道，故联合应用可获得更大的支气管舒张作用。

3）糖皮质激素：AECOPD 住院患者宜在应用支气管扩张剂的基础上，可加用糖皮质激素口服或静脉治疗以加快患者的恢复，并改善肺功能（FEV_1）和低氧血症，还可能减少早期复发，降低治疗失败率，缩短住院时间。目前 AECOPD 糖皮质激素的最佳疗程尚没有明确，现推荐使用泼尼松 40mg/d，推荐疗程 5 天。与静脉给药相比较，口服泼尼松应该作为优先的推荐途径。

临床上也可单独雾化吸入用布地奈德混悬液替代口服激素治疗，雾化时间和输出药量取决于流速、雾化器容积和药液容量。单独应用布地奈德雾化吸入不能快速缓解气流受限，因此雾化吸入布地奈德不宜单独用于治疗 AECOPD，需联合应用短效支气管扩张剂吸入。雾化吸入布地奈德 8mg 治疗 AECOPD 与全身应用泼尼松龙 40mg 疗效相当。

4）抗菌药物的应用：详见本书 338 问。

（蔡柏蔷）

338 • 慢阻肺急性加重期如何选用抗生素？

抗菌药物的应用指征：AECOPD 的感染病原体可能是病毒或细菌，但是抗菌药物在

AECOPD 中的应用仍然存在争议。现在推荐 AECOPD 患者接受抗菌药物治疗的指征：①在 AECOPD 时，出现以下三种症状同时出现：呼吸困难加重、痰量增加和痰液变脓；②患者仅出现以上三种症状中的两种但包括痰液变脓这一症状；③严重的急性加重，需要有创或无创机械通气。三种临床表现出现两种加重但无痰液变脓或者只有一种临床表现加重的 AECOPD，一般不建议应用抗菌药物。

（1）抗菌药物的类型：临床上应用抗菌药物的类型应根据当地细菌耐药情况选择。对于反复发生急性加重的患者、严重气流受限和（或）需要机械通气的患者，应该做痰液培养，因为此时可能存在革兰阴性杆菌（例如：铜绿假单胞菌属或其他耐药菌株）感染，并出现抗菌药物耐药。住院的 AECOPD 患者的病原学检查时，痰培养或气管吸取物（机械通气患者）可很好的替代支气管镜用于评价细菌负荷和潜在的致病微生物。

（2）抗菌药物的应用途径和时间：药物治疗的途径（口服或静脉给药），取决于患者的进食能力和抗菌药物的药代动力学，最好予以口服治疗。呼吸困难改善和脓痰减少提示治疗有效。抗菌药物的推荐治疗疗程为 5～10 天，特殊情况可以适当延长抗菌药物的应用时间。

（3）初始抗菌治疗的建议：AECOPD 患者通常可分成 2 组。A 组：无铜绿假单胞菌感染危险因素；B 组：有铜绿假单胞菌感染危险因素。以下数点提示铜绿假单胞菌感染危险因素，如出现以下数项中的一项，应考虑铜绿假单胞菌感染可能：①近期住院史。②经常（>4 次/年）或近期（近 3 个月内）抗菌药物应用史。③病情严重（FEV_1<30%）。④应用口服糖皮质激素（近 2 周服用泼尼松>10mg/d）。

如患者无铜绿假单胞菌危险因素则有数种抗菌药物可供选择。选择主要依据急性加重的严重程度，当地耐药状况，费用和潜在的依从性。推荐使用阿莫西林/克拉维酸，也可选用左氧氟沙星或莫西沙星。对于有铜绿假单胞菌危险因素的患者，如能口服，则可选用环丙沙星或左旋氧氟沙星。需要静脉用药时，可选择环丙沙星和（或）抗铜绿假单胞菌的 β 内酰胺类，同时可加用氨基糖苷类抗菌药物。应根据患者病情严重程度和临床状况是否稳定选择使用口服或静脉用药。住院三天以上，如病情稳定可更改用药途径（静脉改为口服）。

（4）初始抗菌治疗的疗效：抗菌治疗既要关注患者的短期疗效，如迅速改善患者症状，改善肺功能，缩短康复时间；又要尽量减少慢阻肺患者未来急性加重的风险，减少 AECOPD 的频度，延长两次发作的间期，将细菌负荷降低到最低水平。长期应用广谱抗菌药物和糖皮质激素易继发深部真菌感染，应密切观察真菌感染的临床征象并采用防治真菌感染措施。

10%～20% 的 AECOPD 患者可能会对初始经验治疗反应不佳。治疗失败的原因可能与以下因素有关：①导致治疗失败最常见原因是初始经验治疗未能覆盖引起感染病原微生物，如铜绿假单胞菌，金黄色葡萄球菌（包括 MRSA），不动杆菌和其他非发酵菌。②长期使用糖皮质激素的患者可能发生真菌感染。③引起感染的细菌可能为高度耐药的肺炎球菌。④进行有创机械通气治疗的患者并发院内感染。

对于这部分初始经验治疗失败的患者，还应分析导致治疗失败的其他原因。常见的原因有不适当的药物治疗及其他非感染因素如肺栓塞、心力衰竭等。通常应采取处理措施包括：①寻找治疗无效的非感染因素；②重新评价可能的病原体；③更换抗菌药物，使之能覆盖铜绿假单胞菌，耐药肺炎球菌和非发酵菌，或根据微生物学检测结果对新的抗菌药物治疗方案进行调整。

（蔡柏蔷）

339 • AECOPD 治疗时推荐经验性抗病毒治疗吗？

目前不推荐应用抗病毒药物治疗 AECOPD：尽管病毒感染在 AECOPD 的发病过程中起了重要作用，尤其是鼻病毒属。临床上已经尝试过应用多种抗病毒制剂治疗鼻病毒属感染。抗病毒制剂包括针对靶向细胞敏感性、病毒附着、受体阻断、病毒外膜、病毒 RNA 复制和病毒蛋白合成等各种类型的抗病毒药物。但是，临床研究发现除了神经氨酸酶抑制剂（扎那米韦等）和金刚烷胺能够有效地治疗流感之外，其他所有抗病毒药物均未证实有临床治疗效应，而且常常出现明显的不良反应和缺乏耐受性。目前没有任何抗病毒药物批准用于治疗鼻病毒属感染，尤其是鼻病毒属感染诱发的 AECOPD。

对疑有流感的 AECOPD 患者进行经验性抗病毒治疗时，需注意发病时间：2011 年欧洲呼吸学会颁布的"成人下呼吸道感染的诊治指南（概述）"特别指出：现在不推荐对于怀疑流感感染的 AECOPD 患者进行经验性抗病毒治疗。抗病毒治疗仅适用于出现流感症状（发热、肌肉酸痛、全身乏力和呼吸道感染）时间小于 2 天、并且正处于流感暴发时期的高危患者。

（蔡柏蔷）

340 • 慢阻肺急性加重期机械通气的适应证和禁忌证有哪些？

AECOPD 患者并发呼吸衰竭时机械通气的临床应用目的：①纠正严重的低氧血症，增加 PaO_2，使 $SaO_2>90\%$，改善重要脏器的氧供应；②治疗急性呼吸性酸中毒，纠正危及生命的急性高碳酸血症，但不必要急于恢复 $PaCO_2$ 至正常范围；③缓解呼吸窘迫，当原发疾病缓解和改善时，逆转患者的呼吸困难症状；④纠正呼吸肌群的疲劳。⑤降低全身或心肌的氧耗量：当 AECOPD 患者因呼吸困难，呼吸肌群或其他肌群的剧烈活动、损害全身氧释放并使心脏的负荷增加时，此时应用机械通气可降低全身和心肌的氧耗量。

（1）无创机械通气（noninvasive mechanical ventilation，NIV）的适应证和相对禁忌证：AECOPD 患者发生急性呼吸衰竭或慢性呼吸衰竭急性加重时，NIV 的适应证和相对禁忌证见表 12-12。AECOPD 时无创通气治疗可改善呼吸性酸中毒，提高 pH，降低 $PaCO_2$、呼吸频率，减轻气促，降低气管插管率、住院天数以及病死率。

表 12-12　AECOPD 患者 NIV 的适应证和相对禁忌证

NIV 的适应证：至少符合以下一个条件：

呼吸性酸中毒［动脉血 pH≤7.35 和（或）$PaCO_2$>45 mmHg］

严重呼吸困难合并临床症状，提示呼吸肌疲劳

呼吸功增加—例如应用辅助呼吸肌呼吸、出现胸腹矛盾运动或者肋间隙肌群收缩

NIV 的相对禁忌证：

　呼吸停止或呼吸明显抑制

　心血管系统不稳定（低血压、心律失常、心肌梗死）

　精神状态改变，不能合作

　易误吸者

　分泌物黏稠或量大

　近期面部或胃食管手术

　颅面部外伤

　固定的鼻咽部异常

　烧伤

（2）有创通气（invasive mechanical ventilation）指征：对于 AECOPD 患者，早期 NIV 的干预明显减少了有创通气的使用，但对于有 NIV 禁忌或使用 NIV 失败的严重呼吸衰竭患者，一旦出现严重的呼吸形式、意识、血流动力学等改变，应及早插管改用有创通气。AECOPD并发呼吸衰竭时有创通气指征见表 12-13。

表 12-13　AECOPD 患者有创通气指征

不能耐受 NIV 或 NIV 治疗失败（或不适合 NIV）

呼吸或心跳停止

呼吸停止伴有意识丧失

精神状态受损，严重的精神障碍需要镇静剂控制

严重误吸

长期不能排出呼吸道的分泌物

心率<50 次/分 伴有意识丧失

严重的血流动力学不稳定，对液体疗法和血管活性药物无反应

严重的室性心律失常

威胁生命的低氧血症，不能耐受 NIV

（蔡柏蔷）

341 • 什么是哮喘和慢阻肺重叠综合征？

哮喘和慢阻肺重叠综合征（the asthma COPD overlap syndrome，ACOS）是 2014 年慢阻肺全球策略（GOLD）修订版中提出的新概念。目前 ACOS 描述性定义如下：ACOS 的特征为持续性气流受限，部分特点常与哮喘相关，部分特点常与慢阻肺相关；也就是说，ACOS 同时具有哮喘和慢阻肺的特征。临床上有时并不能确切的区分哮喘和 COPD，这在吸烟者以及年龄较大的成人中尤为突出；ACOS 患者，同时具备哮喘和 COPD 两种疾病的特点；临床上应该进行逐级诊断，包括：首先明确为慢性气道疾病，再将症状归类为哮喘，COPD 或者 ACOS，最后通过肺功能仪检查来明确，必要时，需要呼吸专科检查确诊；尽管在基层卫生单位可以进行 ACOS 的初诊和初治，但患者应该在呼吸专科进行确定性检查，因为 ACOS 的预后常常比单纯的哮喘或 COPD 差；治疗有哮喘特征的 ACOS 患者，应使用吸入糖皮质激素（ICS）的药物。这类患者不应单用长效支气管扩张剂（单药治疗）；慢阻肺患者应采用适当的对症治疗，包括支气管扩张剂或联合治疗，这类患者也不应单用吸入糖皮质激素（单药治疗）。但 ACOS 的研究尚不透彻，定义也不完善，肯定存在很多的亚型；随着对 ACOS 临床、病理生理和基因学的研究的深入，ACOS 更多详尽的特点会逐步清晰并明确。

（1）诊断 ACOS 的背景：相当部分慢性气道疾病的患者同时具有哮喘和慢阻肺的特点，目前这类患者仍没有被普遍认同的术语或特征性的定义，由于诊断标准尚不统一，这类患者的比例为 15%~55%。这类患者急性加重更为频繁，生活质量更差，肺功能下降更快，且病死率更高，与单纯的哮喘或慢阻肺患者相比，会消耗更多的医疗资源。

（2）诊断步骤（逐级诊断方法）

第一步：患者是否存在慢性气道疾病：诊断第一步是根据详细病史，体格检查，影像学资料及其他资料（如：呼吸道疾病筛查问卷），确立患者是否存在慢性气道疾病或存在疾病风险，同时除外其他可导致呼吸道症状的疾病。慢性气道疾病的症状特点包括：①慢性或复发性咳嗽、咳痰、呼吸困难或气喘；或反复发作急性下呼吸道感染；②曾诊断哮喘或慢阻肺；③曾使用吸入药物治疗；④吸烟史或吸入其他有害毒性颗粒历史；⑤环境空气污染暴露史。体格检查的异常包括：肺过度充气征象，肺听诊异常［喘鸣和（或）啰音］等，应注意部分患者可能不出现阳性体征。慢性气道疾病在早期影像学检查可能正常，胸片和 CT 常见的异常包括：肺过度充气、气道壁增厚、气流陷闭、肺透光度增高、肺大疱或肺气肿等。影像学检查还有助于除外其他疾病，如支气管扩张症、肺结核、肺间质疾病或心力衰竭等。

第二步：成人哮喘、慢阻肺和 ACOS 的症状诊断

1）整合倾向于诊断哮喘或慢阻肺的特点：包括患者年龄，病史（初发时间，疾病进展情况，症状波动情况，既往诊断和治疗以及治疗反应等），社会和职业危险因素，吸烟史等。以下为哮喘、慢阻肺、ACOS 的疾病特点。

哮喘：可在任何年龄段（通常儿童期）发病；症状可随时间出现起伏变化，运动、情

绪变化（如大笑）、灰尘或过敏原接触可诱发症状，通常会限制患者活动力；当前和（或）既往存在气流受限的可变性，如支气管舒张试验阳性，以及气道高反应性；发作间期可无症状；过敏史，儿童时期哮喘史，和（或）家族哮喘史；常自发或在治疗后缓解，也可能出现固定的气流受限；胸片多正常；可出现急性发作，但在治疗可显著减少；嗜酸性粒细胞和（或）中性粒细胞性气道炎症。

慢阻肺：发病年龄通常>40岁；通常为慢性持续性症状且在运动时加重，症状严重程度每日可存在波动，；FEV_1可在治疗后好转，但支气管扩张剂后$FEV_1/FVC<0.7$；持续性气流受限；有毒颗粒和气体（主要是吸烟和生物燃料）暴露史；规律治疗后仍缓慢进展；胸片呈现严重过度充气及慢阻肺的其他改变；急性加重可在治疗后减少，合并症可加重疾病损害；痰中有中性粒细胞，气道中有淋巴细胞，可能存在全身性炎症。

ACOS：发病年龄通常>40岁，但是，很多人在儿童期或成年的早期即出现症状；劳力性呼吸困难，气流受限可为持续性，但可变性也很突出；气流受限并非完全可逆，但常有即时/历史性可变性；持续气流受限；通常被诊断为哮喘（当前或曾经），有过敏史或家族哮喘史和（或）有毒物质暴露史；治疗后症状可部分或显著减轻。疾病进展常见，需要高强度治疗；胸片与慢阻肺类似；急性加重比慢阻肺患者更多见，但可在治疗后减少，合并症可加重疾病损害；痰中有嗜酸性粒细胞和（或）中性粒细胞。

2）对比倾向于诊断哮喘或慢阻肺的各个特征：表12-14为哮喘和慢阻肺特征性临床表现，对哮喘和慢阻肺有鉴别诊断的意义。但是，缺失哮喘或慢阻肺某一特征性临床表现对诊断意义有限，并不能就此排除该诊断。计算表12-14中每一列的"得分"项目，如具有3~4个哮喘（或慢阻肺）特征，而没有另一疾病的特征时，可以确立相应的诊断。如果两列"得分"项目数量相似，应考虑ACOS的诊断。

表12-14　支持哮喘或慢阻肺诊断的特征性临床表现

支持哮喘	支持慢阻肺
发病年龄<20岁	发病年龄>40岁
症状随时间（分钟，小时或天）波动	治疗后症状仍持续
症状在夜间或清晨加重	劳力性呼吸困难，症状持续整日，可有每日波动
诱发因素：运动，情绪变化（大笑等），灰尘或过敏原暴露	慢性咳嗽和咳痰在呼吸困难之前出现，与诱发因素无关
可变性气流受限（肺功能仪，峰流速）	持续性气流受限（支气管扩张剂后$FEV_1/FVC<0.7$）
症状发作间期肺功能正常	发作间期肺功能异常
曾诊断哮喘	曾诊断慢阻肺，慢性气管炎或肺气肿
哮喘家族史或者其他过敏性状况（过敏性鼻炎或湿疹）	危险因素重度暴露史：吸烟，生物燃料

续 表

支持哮喘	支持慢阻肺
症状不随时间而恶化。症状在每个季节或每年存在变动	症状随时间缓慢加重（经年进展）
可能自发缓解或者对支气管扩张剂有即时反应或在 ICS 治疗数周后好转	速效的支气管扩张剂缓解症状效果有限
胸片正常	胸片显示肺重度过度充气

3）分析哮喘或慢阻肺诊断的可靠性，如果两种疾病的特征都具备，提示为 ACOS。由于缺乏病理证据，也缺乏确定无误的鉴别诊断要点，慢性气道疾病的诊断更需要临床医生综合分析，谨慎决断；并根据自己对疾病诊断的把握性来进行安全合理的治疗。哪些情况必须治疗，哪些情况还需要顾及，这样才不会错误治疗，也不会出现遗漏。

第三步：肺功能仪检查

肺功能仪检查可确诊慢性气流受限，但是，在鉴别哮喘和持续性气流阻塞性疾病如慢阻肺和 ACOS 时意义有限（表 12-15）。值得注意的是，单次就诊时的肺功能结果并不可靠，应在每次就诊及治疗前后多次重复检测。根据患者肺功能仪检查结果、临床症状、是否已开始治疗等资料进行综合分析，仔细斟酌初诊的准确性，必要时还需修正诊断，部分患者还需根据治疗反应来确立诊断。

表 12-15　肺功能仪检查

肺功能仪检查的变化	哮喘	慢阻肺	ACOS
支气管扩张剂前/后 FEV_1/FVC 正常	符合诊断	不符合诊断	除非存在慢性气流受限的其他证据，否则不符合
支气管扩张剂后 $FEV_1/FVC<0.7$	显示存在气流受限，但可以自行缓解或在治疗后缓解	需进一步诊断	常出现
$FEV_1 \geqslant 80\%$ 预计值	符合诊断（哮喘控制良好或处于发作间期）	如果支气管扩张剂后 $FEV_1/FVC<0.7$，符合 GOLD 对轻度气流受限分级	符合轻度 ACOS 的诊断
$FEV_1<80\%$ 预计值	符合诊断。为哮喘急性发作的危险因素	气流受限严重程度的标准，也是未来事件的危险因素（如死亡和 AECOPD）	气流受限严重程度的标准，也是未来事件的危险因素（如死亡和急性加重）

续　表

肺功能仪检查的变化	哮喘	慢阻肺	ACOS
支气管扩张剂后 FEV$_1$ 较基础值改善 > 12% 和 200ml（可逆性气流受限）	在哮喘病程中常见，但在控制良好或完全控制者中不出现	常见。FEV$_1$ 低时，更常见。但 ACOS 也有可能	常见。FEV$_1$ 低时，更常见。但 ACOS 也有可能
支气管扩张剂后 FEV$_1$ 较基础值改善 > 12% 和 400ml（高度可逆性）	高度怀疑哮喘	慢阻肺中很少见，考虑 ACOS	符合 ACOS 诊断

（蔡柏蔷）

342 • 如何处理哮喘和慢阻肺重叠综合征（ACOS）?

如果症状评估提示哮喘或 ACOS，或者哮喘与慢阻肺鉴别困难时，或者诊断慢阻肺很不确定时，应根据哮喘的治疗策略开展初期的治疗，并进行进一步的检查以确定或修正诊断。在未控制的哮喘患者中，ICS 对防止致残甚至死亡有关键性的作用。即使症状"轻微"（与中重度慢阻肺相比）也预示患者可能出现危及生命的哮喘发作。治疗药物包括 ICS（根据患者症状选用小或中等剂量）和长效 β$_2$ 激动剂（LABA）。值得注意的是，存在哮喘特点的患者，LABA 需与 ICS 合用，不能单独使用（LABA 单药治疗）。

如果症状评估提示慢阻肺，应采用含有支气管扩张剂的对症治疗方案。此时，不能单用 ICS（单药治疗）。ACOS 和 COPD 患者，还应建议其戒烟，参加肺康复锻炼、及时疫苗接种、积极处理合并症。

大多数慢性气道疾病患者在基层医疗单位就能进行初诊和初治。但是，GINA 和 GOLD 建议，在出现下述情况时，应安排专家会诊并开展进一步的诊断评估：①治疗后患者症状持续或仍出现急性加重或出现其他状况；②哮喘或慢阻肺诊断不确定，不典型；③疑似慢性气道疾病但哮喘和慢阻肺的症状特征很少；④需要排除其他疾病（如支气管扩张症、陈旧结核病灶、细支气管炎、肺纤维化、肺动脉高压、心血管疾病等）；⑤存在其他的症状和体征（如咯血、体重显著下降、盗汗、发热）提示合并其他肺疾病；⑥存在可影响气道疾病诊断和处理的合并症。

总之，哮喘和慢阻肺重叠综合征（ACOS）同时具有哮喘和慢阻肺的部分特点，是慢性气流受限疾病中一个重要的疾病。目前 ACOS 尚采用描述性定义，关于其临床特征、病理、病生等研究尚不充分，还缺乏普遍认同的术语或特征性的定义。但是，ACOS 患者病情更重、预后更差、也消耗更多的医学资源，应引起足够重视。GINA 和 GOLD 科学委员会共同制定 ACOS 诊治共识，目的在于帮助临床医生确诊存在慢性气流受限疾病的患者，鉴别哮喘、慢阻肺和 ACOS，明确其初治方法和（或）安排专家会诊的策略。同时希望能通过逐级诊断，恰当治疗来减少 ACOS 的危害，以改善患者预后，激励进一步的研究。

（蔡柏蔷）

参 考 文 献

［1］中华医学会呼吸病学分会慢性阻塞性肺疾病学组. 慢性阻塞性肺疾病诊治指南（2013 年版）. 中华结核和呼吸杂志，2013，36：255-264.

［2］GOLD Executive Committee. Global strategy for the diagnosis, management, and prevention of chronic obstructive pulmonary disease updated 2014. www.goldcopd.org/Guidelines/guidelines-resources.html.

［3］慢性阻塞性肺疾病急性加重（AECOPD）诊治专家组. 慢性阻塞性肺疾病急性加重（AECOPD）诊治中国专家志识（2014 年修订版）. 国际呼吸杂志，2014，34（1）：1-10.

［4］柳涛，蔡柏蔷. 慢性阻塞性肺疾病诊断、处理和预防全球策略 2013 介绍. 中华结核和呼吸杂志，2013，36（11）：805-807.

［5］Cai BQ, Cai SX, Bai CX, et al. Expert consensus on acute exacerbation of chronic obstructive pulmonary disease in the people's Republic of China. International Journal of COPD 2014, 9：381-395.

［6］蔡柏蔷. 慢性阻塞性肺疾病诊断、处理和预防全球策略（2011 年修订版）解读. 中华结核和呼吸杂志 2012，35（4）：249-256.

［7］Carlin BW. COPD and associated comorbidities：a review of current diagnosis and treatment. Postgraduate Medicine，2012，124（4）：225-240.

［8］Global Initiative for Asthma. The global strategy for asthma management and prevention（Revised 2014）. www. ginasthma. org.

［9］Nussbaumer-Ochsner Y，Rabe KF. Systemic manifestations of COPD. Chest，2011，139（1）：165-173.

［10］GOLD Executive Committee. Global strategy for the diagnosis, management, and prevention of chronic obstructive pulmonary disease（Revised 2014）. http：//www. goldcopd. com.

十三、肺心病

343. 肺心病是一种什么疾病？临床上有哪些病因可以伴发肺心病？

肺心病是肺源性心脏病（cor pulmonale）的简称，是由肺组织、胸廓疾病、肺血管病变或呼吸调节功能障碍致肺组织结构和功能异常，引起右心损害的一种心脏病。各种病因最终均导致肺动脉高压，右心室负荷增加，右心室扩张和肥厚，可伴或不伴右心功能不全。据 Scharf 报道肺心病的发病率占所有心脏病的 7%～10%，其所致的心功能不全占所有病因所致心功能不全的 15%～20%。根据起病缓急和病程长短，可分为急性和慢性肺心病。急性肺心病的主要病理表现为右心室扩张，慢性肺心病的主要病理表现为右心室肥厚。目前肺心病主要是指慢性肺心病。

肺心病在我国属常见病、多发病。一般而言，东北、华北、西北地区较西南、华东、中南地区高。吸烟者较不吸烟者高，寒冷地区较温暖地区高，高原山区较平原地区高，农村较城市高，居住条件差、空气污染严重地区患病率增高。患者年龄多在 40 岁以上，患病率随年龄增长而增高，男女无显著差异。从肺部基础疾病发展为肺心病，一般约需 10～20 年的过程。急性发作以冬、春季多见，急性呼吸道感染为导致呼吸衰竭和心力衰竭的主要诱因。

引起慢性肺心病的原发疾病可归纳为以下几种。

（1）慢性阻塞性肺疾病（COPD，慢阻肺）：最为多见，其次为支气管哮喘、支气管扩张、重症肺结核、肺尘埃沉着病、弥漫性肺间质纤维化、结节病、过敏性肺泡炎、肺泡微石病等。

（2）胸廓运动障碍性疾病：较少见。严重的脊椎后、侧凸、脊椎结核、强直性脊柱炎、胸膜广泛粘连及胸廓成形术后造成的严重胸廓或脊椎畸形，可引起胸廓活动受限、肺组织受压、支气管扭曲或变形，肺泡通气不足，肺血管收缩，最终导致肺动脉高压，发展成慢性肺心病。

（3）肺血管疾病：少见。广泛或反复发生的结节性肺动脉炎及多发性肺小动脉栓塞，其他原因所致的肺动脉炎，原发性肺动脉高压等，均可使肺小动脉狭窄、阻塞，引起肺动脉血管阻力增加、肺动脉高压和右心室负荷加重，发展成慢性肺心病。

（4）神经肌肉疾病：较罕见，如重症肌无力、急性炎症性脱髓鞘性多发性神经病、脊髓灰质炎和肥胖通气不良综合征等。由于呼吸中枢兴奋性降低或神经肌肉传递功能障碍或呼吸肌麻痹，呼吸活动减弱，肺泡通气不足。

（5）其他：原发性肺泡通气不足及先天性口咽畸形、睡眠呼吸暂停综合征等亦可导致肺源性心脏病。这些疾病均可产生低氧血症，使肺血管收缩反应性增高，导致肺动脉高压，发展成慢性肺心病。

（蔡柏蔷）

344 • 肺心病的病理和发病机制是什么？

（1）肺心病的病理

肺部基础疾病病变：肺心病的基础疾病绝大多数为慢阻肺、肺气肿。其基本病理变化为支气管黏膜柱状上皮细胞变性、坏死、增生、再生或鳞状化生，纤毛粘连倒伏、脱落，杯状细胞明显增生，黏液腺肥大、增生。炎症过程同时累及细支气管，导致柱状细胞增生、炎症细胞浸润管壁、管腔内黏液栓塞、平滑肌增多、管壁周围纤维组织增生、支气管扭曲。

肺血管病变：①肺小动脉病变肺动脉内膜增厚，内膜弹性纤维增多，内膜下出现纵行肌束，弹性纤维和胶原纤维基质增多，使血管变硬，阻力增加；中膜平滑肌细胞增生、肥大，导致中膜肥厚；管径<60μm 的无肌层肺小动脉出现明显的肌层。此外，慢阻肺的慢性气道炎症可累及邻近肺小动脉，引起血管炎，管壁增厚、管腔狭窄或纤维化，甚至完全闭塞。部分患者在急性发作期出现多发性肺微小动脉原位血栓形成，引起肺血管阻力增加，加重肺动脉高压。②肺血管的毁损严重的肺气肿可致肺泡间隔断裂，许多扩张的肺泡融合为大泡，肺泡壁毛细血管毁损，血管床数目减少，当减损超过 70% 时可致肺动脉高压，并发展成肺心病。③肺血管床的压迫肺广泛纤维化、瘢痕组织收缩、严重肺气肿等均可压迫肺血管使其变形、扭曲，血管阻力增加，引起肺动脉高压并发肺心病。

心脏病变：肺心病时，心脏的病变主要表现为心脏重量增加、右心肥大、右心室肌肉增厚、心室腔扩大、肺动脉圆锥膨胀、心尖圆钝。光镜下观察，常见心肌纤维呈不同程度的肥大性变化，表现为心肌纤维增粗，核大深染，呈不规则形、方形或长方形。心肌纤维出现灶性肌质溶解或灶性心肌纤维坏死或纤维化，心肌间质水肿，炎性细胞浸润，房室束纤维化、小片状脂肪浸润，小血管扩张，传导束纤维减少。急性病变还可见到广泛组织水肿、充血、灶性或点状出血、多发性坏死灶。电镜下可见心肌细胞线粒体肿胀、内质网扩张、肌节溶解或长短不一，糖原减少或消失等。

其他脏器病变：肺性脑病患者脑重量增加，脑膜血管扩张充血，可见蛛网膜下腔少量出血，脑水肿明显。镜下见脑淤血水肿，毛细血管内红细胞淤滞，神经细胞和小血管周围间隙增宽，见灶性出血；神经细胞肿胀、变圆，尼氏小体消失，有些出现变性坏死。上消化道出血和溃疡患者见胃黏膜糜烂，多发点状出血和浅表溃疡。肝损害者见肝组织明显出血，肝细胞脂肪变性、灶性坏死和淤血性肝硬化。肾损害者见肾间质充血，肾皮质灶性出血，肾小管上皮细胞坏死和腔内蛋白管型。肾上腺皮质灶性出血坏死，各层细胞空化和肾上腺皮质萎缩。

（2）肺心病的发病机制：慢阻肺、胸廓以及肺血管疾病均可导致肺心病，其发病机制虽然不同，但这些疾病均可造成呼吸系统功能和结构的明显改变，发生反复的呼吸道感染和低氧血症，导致一系列体液因子和肺血管的变化，使肺血管阻力增加，肺动脉血管构型重建，产生肺动脉高压。肺动脉高压使右心室负荷加重，再加上其他因素共同作用，最终引起右心室扩大、肥厚，甚至右心力衰竭。

1）肺动脉高压：肺动脉高压是多种基础肺胸疾病导致慢性肺心病的共同发病环节。肺动脉高压早期，肺血管的变化主要是功能性改变，如果能及时去除病因，有可能逆转病变或阻断病变的进一步发展。肺动脉高压晚期，肺血管器质性改变明显，病变处于不可逆阶段，治疗困难。

a. 肺血管功能性改变

缺氧：缺氧可引起局部肺血管收缩和支气管舒张，以利于调整通气/血流比值，并保证肺静脉血的氧合作用，这是机体的一种正常保护性反应。但长期缺氧引起肺动脉持续收缩，即可导致肺血管病理性改变，产生肺动脉高压。低氧性肺血管收缩的机制目前认为有如下几方面：①体液因素：缺氧可激活炎症细胞包括肥大细胞、嗜酸性粒细胞、嗜碱性粒细胞和巨噬细胞，使肺血管内皮细胞受损，释放一系列炎症介质，如组胺、5-羟色胺（5-HT）、血管紧张素Ⅱ（AT-Ⅱ）以及花生四烯酸（AA）代谢产物，包括白三烯、血栓素（TXA_2）、前列腺素 F_2（PGF_2）、前列环素（PGI_2）及前列腺素 E_1（PGE_1）等。除 PGI_2 和 PGE_1 引起肺血管舒张外，上述其余介质均引起肺血管收缩。然而，肺血管对低氧的收缩反应在很大程度上取决于局部缩血管介质和扩血管介质的比例，如缩血管介质增多，比例增大，则可导致肺血管收缩。此外，内皮源性舒张因子（EDRF）如一氧化氮和内皮源性收缩因子（EDCF）如内皮素的平衡失调在缺氧性肺血管收缩中也起一定作用。②神经因素：缺氧和高碳酸血症可刺激颈动脉窦和主动脉体化学感受器，反射性地通过交感神经兴奋，儿茶酚胺分泌增加，使肺动脉收缩。缺氧后存在肺血管肾上腺素能受体失衡，使肺血管的收缩占优势，也有助于肺动脉高压的形成。③组织因素：缺氧可直接使肺血管平滑肌膜对 Ca^{2+} 的通透性增高，使 Ca^{2+} 内流增加，细胞内 Ca^{2+} 含量增高，肌肉兴奋-收缩偶联效应增强，引起肺血管收缩。

吸烟：除缺氧可导致肺血管改变，吸烟对肺血管的功能和结构亦可产生影响。香烟烟雾可直接导致吸烟者肺血管内皮细胞损伤，引起血管功能异常，影响细胞因子和血管活性介质的产生与活化。吸烟可以延缓肺循环中的中性粒细胞迁移，增强中性粒细胞与肺血管内皮细胞间的相互作用。肺动脉内皮细胞暴露于香烟烟雾提取物，不可逆的抑制内皮型一氧化氮合酶的活性，导致体内一氧化氮合酶蛋白含量减少和内皮素-1 的活性明显增强。此外，香烟对慢阻肺患者的干细胞也有影响，导致慢阻肺患者的肺动脉 AC133 阳性细胞表达增加，并与 FEV_1 占预计值%、肺血管壁厚度及肺血管对低氧刺激的反应性等密切相关。因此吸烟在慢阻肺患者肺动脉高压的发生发展中发挥重要作用。

炎症：肺血管炎症因素近年来被认为与肺动脉高压有一定关系。与慢阻肺患者肺血管重建程度密切相关的是小气道炎症细胞浸润程度，其中最明显的是 $CD8^+T$ 细胞激活，而中性粒细胞、巨噬细胞和 B 淋巴细胞数量很少。因为小气道炎症直接影响气道阻力，因此，小气道炎症反应程度反映着慢阻肺严重程度，同时也可引发肺血管重建与肺动脉高压。研究显示，小气道炎性反应程度和肺小动脉肌型动脉的结构异常有关，炎症细胞浸润到肺小动脉壁的数量与内皮细胞功能呈负相关，与内膜层的增生呈正相关。肺血管炎性反应参与肺血管的早期重建，并在肺动脉高压的发生和发展中发挥起始作用。

此外，血清 C 反应蛋白、炎前细胞因子白介素 6 及单核细胞趋化蛋白与肺动脉压相关，表明全身炎性反应也可能增加慢阻肺患者发生肺动脉高压的危险。

b. 肺血管器质性改变：肺心病患者反复发生支气管周围炎、间质炎症，由此波及邻近的肺小动脉分支，造成动脉壁增厚、狭窄或纤维化，使肺毛细血管床面积大大减少，肺循环阻力增大。长期肺循环阻力增加，可使小动脉中层增生肥厚，加重肺循环阻力，造成恶性循环。此外，肺血管性疾病诸如原发性肺动脉高压、反复发作的肺动脉栓塞、肺间质纤维化、肺尘埃沉着病等，均可引起肺血管狭窄、闭塞，导致肺血管阻力增加，发展为肺动脉高压。

c. 血容量增多和血液黏稠度增加：慢阻肺严重者可出现长期慢性缺氧，促红细胞生成素分泌增加，导致继发性红细胞生成增多，血液黏稠度增高，使肺血管阻力增高。慢阻肺患者因肺毛细血管床面积减少和肺血管顺应性下降等因素，血管容量的代偿性扩大明显受限，因而肺血流量增加时，肺血管不能相应扩张，可引起肺动脉高压。此外，缺氧和高碳酸血症使交感神经兴奋，可增加心排出量，又使肾小动脉收缩，肾血流减少，加重水、钠潴留并增加肺血流量，从而加重肺动脉高压和右心负荷。

2）心功能的改变

a. 右心功能改变：肺动脉高压引起右心后负荷增加，继而引起右心室壁张力增加，心肌耗氧量增加；冠状动脉阻力增加，心肌血流减少；以及肺血管输入阻抗增加，顺应性下降而损害右心功能。此外，低氧血症对心肌尚有直接损害，特别在心脏负荷增加的情况下缺氧更易导致心肌的损害。

右心室在慢性压力负荷过重的情况下，右室壁发生肥厚，以克服增加的后负荷，从而维持正常的泵功能，过重的后负荷将导致心肌收缩功能的下降和出现泵功能衰竭。当呼吸道发生感染、缺氧加重或其他原因使肺动脉压进一步增高而超过右心室所能负担时，右心室排出血量降低，收缩末期存留的残余血液过多，使右室舒张末期压增高，右心室扩张加重，最后导致心力衰竭。

b. 左心功能改变：肺心病除发现右心室改变外，也有少数可见左心室肥厚。由于缺氧、高碳酸血症、酸中毒、相对性血流量增多等因素，使左心负荷增加。如病情进展，则可发生左心室肥厚，甚至导致左心衰竭。

（蔡柏蔷）

345 • 肺心病有哪些临床表现？

肺心病主要是由慢性阻塞性肺疾病（COPD）、其他肺胸疾病和肺血管病变所引起的心脏病，临床上有肺动脉高压、右心室增大和心功能不全的表现。从肺心病的定义可看出，肺心病并不是一个独立的疾病，而是一个并发症，肺心病实际上是相关疾病累及心脏后的各种表现。因此，从慢性肺部疾患发展到肺心病的过程是缓慢的。肺心病的临床表现常常有长时间的呼吸道症状，并随着病理发展而出现呼吸及循环功能不全症状的逐渐加重。

（1）症状

1）呼吸系统症状

a. 咳嗽，咳痰：慢阻肺患者合并肺心病时常常有长期的咳嗽，咳痰史。每逢寒冷季节病情可呈急性发作，咳嗽加剧，痰量增多并出现黄痰。一般在缓解期，咳嗽可减轻，痰量减少，痰由黄转白，变稀。但有时因病情转重，患者极度衰竭，支气管严重痉挛，无力咳嗽，此时虽不咳痰，但病情可迅速恶化。

b. 气急：气急为常见的症状，患者呼吸功能正常是而有轻度肺动脉高压时，只有在活动时出现气急，当气道阻力增加时，患者感空气不足呼吸费力，重者则动用辅助肌，气急气短加重，此时候患者静息时亦感气短，严重时被迫取坐位，不能平卧。肺心病患者如突然发生气急，应考虑是否合并有肺栓塞。

c. 胸痛：可能为胸壁，胸膜或纵隔的纤维化及粘连所致。肺心病患者有时活动感觉胸骨后疼痛，这类疼痛与左室缺血疼痛常常难以区别，可能是由于右室肥厚增加氧的需要超过氧的供给，造成右室缺血所致。

d. 咯血：由于支气管黏膜表面的毛细血管或小动脉破裂引起，少者痰中带血，多者每次可达数百毫升。

e. 呼吸衰竭：当患者出现呼吸衰竭时，呼吸节律，频率与强度都可表现异常。临床上有缺氧表现。CO_2潴留及酸中毒，中枢神经系统可发生功能与器质性损害。CO_2潴留早期可无症状，当$PaCO_2$超过60mmHg或急剧上升时，症状较明显。最初可出现头痛、头胀、多汗、失眠等，继之出现神经系统症状，往往出现失眠、白天嗜睡不醒、并有幻觉、神志恍惚、严重可至昏迷、躁动、谵语甚至抽搐。并有球结膜充血水肿、瞳孔缩小、视盘水肿等、易引起肺性脑病。

2）心血管系统症状

心力衰竭症状：当发生急性呼吸道感染加重时，缺氧和CO_2潴留进一步加重，肺动脉压明显增高，右心室负荷加重，加上心肌缺氧和代谢障碍等因素，可导致心力衰竭，主要为右心衰竭，但有的也可同时出现左心衰竭。

右心衰竭症状早期就可能明显，表现为咳嗽、气急、心悸、下肢轻度水肿等，这类症状与呼吸道疾病症状容易混淆。当右心衰竭加重时，可出现气急加重，尿少，上腹胀痛，食欲不振，腹水等。

（2）体征

1）发热：肺心病在缓解期体温多可正常，急性呼吸道感染时体温可急剧升高，但某些年老体弱，长期消耗患者，机体对感染的反应往往很差，可能仅有低热甚至体温不高。

2）发绀：肺心病患者常常有口唇、舌，鼻尖和指甲的发绀，严重贫血时，血红蛋白量明显减少，还原血红蛋白绝对量也随着减低，因此即使缺氧，发绀可以不明显，另一方面，并发红细胞增多症时，因还原血红蛋白绝对量增多时，即使动脉血氧饱和度在正常范围亦可能出现发绀。慢阻肺患者，由于种种原因可以产生低氧血症，可出现发绀，尤其是支气管炎型的患者发绀可很显著。

3）肺部体征：慢阻肺合并肺心病时，多数患者有肺气肿征象，呈桶状胸，肋间隙增宽，呼吸运动减弱，语音震颤减低，叩诊呈高度反响，肺底界不移，心浊音界多缩小甚至消失。听诊呼吸音显著减弱，呼吸时间延长，肺底可有干湿啰音，在急性发作期，可有哮鸣和广泛的湿啰音。另外需注意肺心病患者在急性发作病情加剧时，有时两肺啰音可突然消失，这并不一定表示病情好转，而可能是因泛细支气管炎而引起呼吸浅表，远端细小支气管分泌阻塞，或支气管高度痉挛，这些均提示病情恶化，应提高警惕。

4）心脏体征：肺心病患者可因肺动脉高压和右心室肥大，而出现肺动脉第二音亢进和三尖瓣区收缩期杂音。右心衰竭时，可出现颈静脉怒张，心率增快，胸骨左下缘何剑突下可听到舒张期奔马律和收缩期吹风样杂音。杂音是由于右心室扩大发生三尖瓣相对关闭不全所致。当心力衰竭控制后，心脏相对缩小，三尖瓣关闭不全有所改善，杂音可以减弱或消失，因此肺心病患者的心脏杂音是易变和多变的。

此外，心力衰竭时常有肝大压痛，肝颈静脉回流征象，下肢甚至全身皮下水肿，少数病例腹部有移动性浊音。

心律失常：肺心病患者可有一过性心律失常。24 小时动态心电图观察，其发生率可达93.4%，引起心律失常的原因有低氧血症、高碳酸血症、感染、酸中毒。此外，呼吸性碱中毒，某些支气管舒张剂，洋地黄等均可能为诱发因素。

（蔡柏蔷）

346 • 我国诊断肺心病的标准是什么？

1977 年，我国颁布了慢性肺源性心脏病的诊断标准。

慢性肺源性心脏病（简称肺心病）是慢性支气管炎、肺气肿、其他肺胸疾病和肺血管病变引起的心脏病，有肺动脉高压、右心室增大和有心功能不全。

慢性肺胸疾病和肺血管病变主要根据病史、体征、心电图、X 线。并可参考放射性核素、超声心动图、心电向量图、肺功能和其他检查判定。

右心功能不全主要表现为颈静脉怒张、肝肿大压痛、肝颈反流征阳性、下肢水肿及静脉压增高等。

肺动脉高压、右心室增大的诊断依据：①体征：剑突下出现收缩期搏动，肺动脉瓣区第二音亢进，三尖瓣区心音明显增强和出现收缩期杂音；②X 线征象和诊断标准；③心电图诊断标准；④超声心动图诊断标准；⑤心电向量图诊断标准；⑥放射性核素：肺灌注扫描肺上部血流增加下部减少，即表示可能有肺动脉高压。

注：④、⑤、⑥项有条件的单位可作诊断参考。本标准在高原地区仅供参考。

（蔡柏蔷）

347 • 肺心病的诊断和鉴别诊断应注意什么?

根据以上肺心病的诊断标准,肺心病的诊断需具备以下条件:慢性呼吸系统疾病或上述中枢神经系统、肌肉、胸廓以及肺血管的病变;肺动脉高压,右心室肥厚、扩大或右心功能不全的表现;且临床上需除外其他可以引起上述改变的心脏病。

肺心病患者如有心力衰竭,诊断并不困难,但在出现心力衰竭前,由于肺心病患者的呼吸系统症状与循环系统的症状常可交错出现,很难确定心脏病出现的时间,因而早期诊断常有一定困难。故对肺心病的诊断应立足于综合判断,首先应重视病史采取,结合体征,心电图,X线片等检查进行综合判断。并可参考超声心电图,肺功能或其他检查判断。但是有些检查在基层单位常常不易做到,故提出"慢性肺源性心脏病基层诊断参考条件":①慢性胸肺疾病史和(或)具有明显肺气肿征。②气急,发绀能除外其他心脏病所致者,或出现无其他原因可以解释的神志改变。③剑突下明显增强的收缩搏动和(或)三尖瓣区(或剑突下左侧)心音较心尖明显增强或出现收缩期杂音。④肝大压痛,肝颈反流征阳性和(或)踝以上水肿伴颈静脉怒张。⑤既往有肺心病史或右心衰竭史者。

以①条为基数,加上②~⑤条中任何一条即可诊断为肺心病。

肺心病需与以下疾病相鉴别如下。

(1)风湿性心脏病二尖瓣狭窄:该病也可引起肺动脉高压,右心受累,并常合并支气管,肺部感染,容易与肺心病混淆,如有典型的二尖瓣狭窄杂音,诊断不困难。在心力衰竭时,心肌收缩无力,杂音强度减弱,加上肺部感染,淤血,两肺满布干湿啰音,常常听不到典型杂音,或因二尖瓣狭窄程度严重,其舒张期杂音可不明显或听不到,这时与肺心病鉴别诊断就有困难。通常肺心病患者年龄多在中年以上,有长期呼吸系统疾病症状,呼吸功能障碍,动脉血氧分压降低。而风湿性心脏病多发生于青少年,X线表现以左心房扩大为主,发生心力衰竭时发绀属周围性,故动脉氧分压可能正常。

(2)冠状动脉硬化性心脏病(冠心病):肺心病和冠心病均可见于中年以上患者,尤其有些老年人同时有肺气肿体征存在,使诊断更加困难。但冠心病多有心绞痛史,X线及心电图检查呈左心室肥厚的表现,冠心病常有各种心律失常。但是肺心病患者也可合并冠心病。

(3)慢性缩窄性心包炎:该病由于心脏舒张受限,使静脉回流受阻,发生颈静脉怒、肝肿大、腹水和下肢水肿等现象,有时与肺心病鉴别有困难。但详细了解病史,慢性缩窄性心包炎患者,往往有结核病及急性心包炎史,脉压较小,心包可有钙化,一般不难鉴别。

(4)原发性充血性心肌病:可有左、右心同时扩大,故易于肺心病合并冠心病相混淆,可作超声心动图等相鉴别。

(蔡柏蔷)

348 • 肺心病实验室检查有哪些改变?

（1）常规实验室检查

1）血常规检查：肺心病患者由于长期缺氧使血红蛋白和红细胞增多，但是某些患者因长期反复感染抑制骨髓造血功能，慢性疾病消耗，营养不良也可发生贫血。合并呼吸道感染时，白细胞大于 $10×10^9$/L，中性粒细胞>75%。

2）肝肾功能：30%的肺心病患者尿中可见少量蛋白，管型和红，白细胞，病情好转后可恢复正常，由于器官缺氧，蛋白分解过剩，约 40%血尿素氮可高于正常。少数肺心病患者可并发肾衰竭，表现为尿素氮增高，并有少尿或无尿。出现这类情况时，经积极预防和治疗，肾功能可恢复正常。

肝功能损害：肝功能的损害，主要是由于右心衰竭，肝充血，淤血，肿大，使细胞缺氧而小叶中心退行性变，同时肺心病经常有低氧血症亦可加重肝的损害。

3）血电解质及酸碱平衡的改变：肺心病有电解质紊乱者及酸碱平衡的改变常见，其中以呼吸性酸中毒最为多见，CO_2 分压长期增高，肾代偿性保留 HCO_3^- 排出氯离子，血中 HCO_3^- 升高，BE 呈正常值，pH 可以正常或稍低。病情急剧加重时，CO_2 分压急剧升高，肾未能充分代偿，HCO_3 相对减少，BE 呈负值，pH 值低于 7.36，表现为急性呼吸性酸中毒。复合性酸碱失衡有：呼酸并发代谢性碱中毒多见，这是由于利尿剂使用不当、钾补充不够、摄入少而频繁呕吐，以及应用糖皮质激素等均可产生代碱。呼酸并发代谢性酸中毒的发生，与严重缺氧、乳酸急剧上升或因肾功能不全可导致代酸有关，此时 pH 可明显降低，HCO_3 显著降低，BE 呈负值。少数患者可有呼吸性碱中毒，这是由于应用机械通气时，通气过量，使血 CO_2 分压下降至正常值以下，即可发生呼碱，当碱中毒未能及时治疗，则可抑制呼吸，使 $PaCO_2$ 进一步升高，加重高碳酸血症，氧解离曲线左移，加重组织细胞缺氧，抑制肾小管排酸功能，分泌 H^+ 减少，促使大量阳离子 K^+、Na^+、Mg^{2+} 等由尿中排出，由于血游离钙降低，可手足抽搐或全身惊厥，加重脑组织缺氧，病情急剧恶化。

4）电解质紊乱：肺心病患者的电解质紊乱相当常见，可继发于酸碱失衡，亦可由于医源性原因所引起，最常见的有低氯、低钾、高钾、低钠，也可有高钠、低镁、低磷、低钙等情况。

低氯：低氧血症常见，肺心病时有 CO_2 潴留发生，HCO_3 代偿性增高，机体为保持细胞外液阴离子的平衡，血浆氯离子向细胞内扩散因而发生原发性低氯血症。

低钾：肺心病患者伴低血钾症的原因是多方面的，如长期进食不足，反复心力衰竭，胃肠道淤血，反复服用大量排钾性利尿剂和皮质激素，以及长期注射高张性葡萄糖液等。

高钾：肺心病伴有高钾者时，pH 值与血钾呈负相关。呼酸发生越快，越严重，pH 值越低，则血钾越高。此外肾功能障碍，肾上腺皮质功能不全，失血，失水均可引起高血钾。严重高血钾可引起心室颤动和心脏骤停。

低钠：肺心病伴有低钠相当多见，引起低钠的原因有进食少，长期限制钠盐，右心衰竭，长期应用利尿剂，多汗，心源性肝硬化，肾上腺皮质功能不全，肾功能不全，严重肺部感染等，有报道提出，当血钠<125mmol/L 时，有可能出现精神抑郁症状，表现为淡漠，

极度疲惫，嗜睡甚至昏迷。

（2）X线检查

1）慢性肺胸病变X线改变：慢性支气管炎一般表现为肺纹理增多，扭曲和变形，病情较重时可伴有纤维化。肺气肿表现为肺野透亮度增强，膈下降，胸廓增大，肋骨上抬。侧位呈前后径增大。胸骨后透亮区增宽。肺纹理可减少或稀疏，此外还可有肺结核，支气管扩张，肺纤维化，广泛的胸膜增厚等X线征象。

2）心血管X线征象

a. 肺血管X线征象：右肺下动脉扩张是肺动脉高压的重要指征，并认为右肺下动脉干>15mm，右肺下动脉干横径与气管横径比值>1.00~1.07，就可能提示肺动脉高压。此外，后前位肺动脉段凸出3~5mm，中心肺动脉干扩张而外围分支纤细，两者之间形成鲜明对比也是肺动脉高压的重要征象。

b. 心脏的X线征象：通过不同体位检查，可发现轻度的右心室增大。

心尖上翘或圆凸；右心室流出道（漏斗部），表现为后前位心脏左上部的膨隆，和后前斜位圆锥部的凸出，一般认为凸出>7mm就有诊断意义；心前缘向前凸隆。

（蔡柏蔷）

349 • 肺心病的心电图与超声心动图的诊断标准是什么？

（1）慢性肺源性心脏病心电图诊断标准如下：

主要条件：①额面平均电轴≥+90°。②V_1 R/S≥1。③重度顺钟向转位（V_5 R/S≤1）。④$RV_1+SV_5>1.05mV$。⑤aVR R/S 或 R/Q≥1。⑥$V_1~V_3$呈QS、Qr、qr（需除外心肌梗死）。⑦肺型P波：a. P电压≥0.22mV；b. 电压≥0.2mV呈尖峰型，结合P电轴>+80°；c. 当低电压时P电压>1/2R，呈尖峰型，结合电轴>+80°。

次要条件：①肢导联低电压。②右束支传导阻滞（不完全性或完全性）。具有一条主要的即可诊断，二条次要的为可疑肺心病的心电图的表现。

（2）慢性肺源性心脏病超声心动图诊断标准如下（1980年修订）

主要条件：①右室流出道内径≥30mm。②右心室内径≥20mm。③右心室流出道≥5.0mm，或有前壁搏动幅度增强者。④左/右心室内径比值<2。⑤右肺动脉内径≥18mm，或肺动脉干≥20mm。⑥右心室流出道/左房内径比值>1.4。⑦肺动脉瓣曲线出现肺动脉高压征象者（a波低平或<2mm，有收缩中期关闭征等）。

参考条件：①室间隔厚度≥12mm，搏幅<5mm或呈矛盾运动征象者。②右心房增大，≥25mm（剑突下区）。③三尖瓣前叶曲线DE、EF速度增快，E峰呈尖高型，或有AC间期延长者。④二尖瓣前叶曲线幅度低CE<18mm，CD段上升缓慢，延长，呈水平位或有EF下降速度减慢，<90mm/s。

说明：①凡有肺胸疾病的患者，具有上述二项条件者（其中必具一项主要条件）均可诊断肺心病。②上述标准仅适用于心前区探测部位。

（蔡柏蔷）

350 · 肺心病的一般治疗措施有哪些？

（1）稳定期：采用综合措施，包括药物治疗、戒烟和增强患者的免疫功能，延缓肺胸基础疾病的进展，去除急性发作的诱发因素，减少或避免急性加重的发生，使肺、心功能得到部分改善。

1）戒烟：吸烟是慢阻肺患者合并肺动脉高压的重要致病因素之一，戒烟不但是慢阻肺患者的有效治疗方法，也是慢阻肺合并肺动脉高压、慢性肺心病的基本治疗方法。

2）氧疗：为目前治疗慢性缺氧性肺动脉高压行之有效的方法。对于慢阻肺导致的肺心病患者一般吸入 25%~35% 低浓度氧，可使 PaO_2 上升至 60mmHg 以上。如能坚持长期低浓度吸氧，每日不少于 15 小时，持续数月或更长时间，可以降低肺血管阻力，肺动脉压有望得到满意的下降，从而延长患者的存活时间。研究证实，长程氧疗可明显降低慢性肺心病患者的病死率。长程氧疗的指征包括：a. 静息非吸氧状态 $PaO_2 < 55mmHg$ 或 $SaO_2 < 88\%$，有或没有高碳酸血症；b. PaO_2 55~60mmHg 或 $SaO_2 > 88\%$，伴有肺动脉高压、右心衰竭或红细胞增多症（血细胞比容 > 0.55）。

3）药物治疗：慢阻肺所致的肺心病，按照慢阻肺稳定期治疗方案进行药物治疗，详见前述。

（2）急性加重期：治疗原则为积极控制感染，畅通气道，改善呼吸功能，纠正缺氧与二氧化碳潴留，控制呼吸衰竭和心力衰竭，处理并发症。

1）控制感染：参考痰菌培养及药敏试验结果选择抗菌药物。在没有获得培养结果前，可根据症状、体征、血象、X 线及感染的环境和痰涂片革兰染色选用抗生素。院外感染可能以革兰阳性菌为主，院内感染以革兰阴性菌多见，尤其是铜绿假单胞菌感染常见。可选用二者兼顾的抗生素。应用广谱抗生素时须注意避免继发真菌感染。

2）保持呼吸道通畅：气道不畅通使呼吸阻力增加，呼吸功消耗增多，会加重呼吸肌疲劳，同时也会加重呼吸道感染，因此畅通呼吸道具有重要意义。常见措施有加强护理，如翻身、拍背、吸痰、振动排痰、雾化吸入等，及时清除气道内分泌物及异物，注意湿化气道。若患者有支气管痉挛，需积极使用支气管扩张剂如 β₂ 受体激动剂、抗胆碱药、茶碱类药物，必要时可予糖皮质激素治疗。气道黏液溶解剂和祛痰剂有一定的辅助作用。

3）纠正缺氧和二氧化碳潴留：合理氧疗可提高 PaO_2，降低呼吸肌做功和肺动脉高压，减轻右心负荷。适当应用呼吸兴奋剂以增加通气量，促进二氧化碳排出，但应注意保持气道畅通，否则会促发呼吸肌疲劳，加重病情。呼吸兴奋剂主要适用于以中枢抑制为主、通气量不足引起的呼吸衰竭。当出现严重的通气和（或）换气功能障碍时，可应用无创通气治疗。必要时需建立人工气道和有创通气治疗，详见相关章节。

4）纠正水、电解质、酸碱失衡：肺心病急性加重期患者常出现酸碱失衡伴有水、电解质紊乱。酸碱失衡与电解质紊乱互相影响，互为因果关系。注意针对不同情况，进行相应的预防和治疗。

（蔡柏蔷）

351 · 肺心病合并心力衰竭时，处理上应注意什么？

肺心病合并右心衰竭时，如果有效地控制呼吸道感染、舒张支气管、改善缺氧和高碳酸血症，配合适当应用利尿剂，即可控制右心衰竭，而无需使用强心剂。但对某些右心衰竭患者，在呼吸道感染基本控制后，而单用利尿剂不能满意地控制右心衰竭时以及患者合并左心室功能不全时，可以考虑适当应用强心剂治疗。

（1）利尿剂的应用：一般选用缓慢或中速利尿剂。通过应用利尿剂来减少血容量及减轻肺水肿，从而改善肺泡通气及动脉血氧张力。在应用利尿剂时，不应过快、过猛和剂量过大，以避免血液浓缩，痰黏稠而不易咳出。长期应用利尿剂还可产生低血钾症，促进肾对碳酸氢盐再吸收，产生代谢性碱中毒。一般可用氢氯噻嗪 25mg，每日 1~3 次，联合螺内酯 40mg，每日 1~2 次。重度而急需行利尿的患者可用呋塞米 20mg，静脉注射或口服。使用过程中注意补充钾盐和其他电解质。

（2）强心剂的应用：由于肺心病患者长期处于缺氧状态，对洋地黄的耐受性低，治疗量与中毒量相当接近，容易发生毒性反应，引起心律失常。在下列情况可考虑使用强心剂：①感染已控制，呼吸功能已改善，经利尿剂治疗右心功能仍未改善者；②以右心功能衰竭为主要表现而无明显急性感染的患者；③合并急性左心衰竭者。其用药原则是选用作用快、排泄快的强心剂，强心剂的剂量宜小。可选择快速作用如毛花苷丙，毒毛旋花子苷 K 等加入葡萄糖 20ml 内缓慢静脉注射，剂量为常用量 1/3~1/2。口服洋地黄制剂中以地高辛较为稳妥，地高辛维持量法，0.25mg/d，收效后再减量至 0.125mg/d，不良反应发生小。使用强心剂期中应注意纠正低氧和低钾血症，以防洋地黄中毒。不宜依据心率快慢作为观察疗效的指标，因为低氧和低钾血症均可引起心率增快。

（3）正性肌力药物：持续静脉注射正性肌力药物可用于治疗严重心力衰竭者。小剂量多巴胺可改善血压、心排出量、肾灌注，并促进尿钠排泄，有利尿作用。

（4）积极治疗并发症：包括对肺性脑病、酸碱失衡、电解质紊乱、心律失常、休克、消化道出血、弥散性血管内凝血等的治疗。

（5）加强营养支持治疗：肺心病患者由于右心衰竭和高碳酸血症常导致胃肠道瘀血。低氧血症和抗生素、茶碱、糖皮质激素等对胃黏膜的刺激，亦导致胃肠道损伤和功能紊乱。加之缺氧和气短所致的厌食，以及呼吸功能的增加使能量需要增多等，患者大多处于营养不良状态。而营养不良会加重呼吸肌疲劳和呼吸衰竭，因此营养支持疗法十分重要。一般可给予要素饮食、各种维生素，静脉输注葡萄糖、复方氨基酸和清蛋白等。为了避免过多摄入葡萄糖引起大量二氧化碳的产生，可静脉滴注脂肪乳，以补充足够的能量，促进患者康复。

（6）氧疗：对于有明显动脉低氧血症的患者，氧疗可以缓解组织缺氧，减轻肺血管收缩，降低肺血管阻力和改善右心功能，减轻右心后负荷，使右心衰竭好转。

（7）抗凝治疗：慢性肺心病患者存在静脉血栓栓塞（VTE）的危险因素，包括导致血流淤滞、血液高凝状态和血管内皮损伤的多种因素。另外，慢性肺心病患者常存在低氧血症，低氧血症不仅会使血液红细胞增多造成血液高凝状态，而且还会导致血管内皮细胞功能损害。一般认为，慢阻肺肺心病急性加重期有发生 VTE 的中度危险性，主要是多种危险因素共同作用的结果。如卧床、支气管-肺部的反复感染、右心衰竭、静脉回流障碍和下肢肿胀使血液淤滞等。在治疗过程中，深静脉穿刺损伤血管和利尿等原因也会使静脉血栓的发生增加。

对于慢性肺心病急性加重的患者，使用抗凝治疗可能在疾病的控制和临床预后方面会产生良好的效果。肝素治疗肺心病的效果已被国内绝大多数医院所肯定。使用的方法为普通肝素 6250U 或 12500U 溶于 250ml 液体中静脉点滴，每日 1 次，7~10 天为 1 个疗程。肝素的主要作用在于可以改善血液高凝状态，改善微循环和心力衰竭，并有缓解支气管痉挛的作用。肝素除具有抗凝作用外，还能够抑制内皮素的释放，从而在降低肺动脉高压和减轻肺血管重构方面发挥重要的作用。

随着低分子肝素（low molecular weight heparin，LMWH）在临床上的广泛应用，对于慢性肺心病急性加重期的患者，如何使用低分子肝素治疗肺心病或预防 VTE 的发生，尚需要进行进一步的临床研究。

（8）心律失常的治疗：肺心病患者心律失常多因感染、缺氧、高碳酸血症、电解质紊乱或洋地黄过量所引起。只要纠正上述病因，心律失常即可消失。在纠正上述病因之后仍有心律失常时，可考虑应用抗心律失常药物。如未用过洋地黄类药物者，可考虑选用毛花苷丙 0.2~0.4mg，也可选用维拉帕米 5mg 缓慢静脉注射，或口服 40~80mg，3 次/天。出现室性易位节律，如频发室性期前收缩或室性心动过速时可用利多卡因 50~100mg 静脉推注，必要时 15 分钟后再注射一次，亦可应用其他心律失常药物。

（蔡柏蔷）

352. 如何评价血管扩张剂在降低肺心病合并肺动脉压的治疗作用？

目前使用减轻心室前负荷或后负荷的血管扩张剂，对心力衰竭的治疗取得了良好效果。肺心病患者肺血管收缩时，引起肺血管阻力增加和肺动脉压力增加，肺心病应用血管扩张剂主要针对右心功能不全时的后负荷增加的原因。因此，理论上应用血管扩张剂治疗后，肺血管阻力和肺动脉压力的降低就可以减轻右室后负荷，增加肺血流量，改善右心功能。

但是临床上曾试图使用血管舒张药物（包括钙离子拮抗剂、血管紧张素转换酶抑制剂、α 受体阻滞剂、前列环素和磷酸二酯酶 V 抑制剂等）来降低右心室后负荷，增加心排出量，以改善氧供和组织氧合，但某些结果令人失望。例如，在西班牙进行的一项临床试验，20 例严重慢阻肺合并肺动脉高压患者接受不同剂量的西地那非治疗，用药后患者静息和运动时的肺动脉压均有所降低，但同时也出现 PaO_2 降低，其原因是肺通气血流比降低。作者特别提出不提倡对慢阻肺合并肺动脉高压患者使用降低肺动脉高压的药物。此外，由于缺少安全性和有效性数据，治疗肺动脉高压的指南不推荐应用内皮素调节剂治疗慢阻肺合并肺动脉高压。目前临床上对于慢阻肺合并肺动脉高压、肺心病并发心力衰竭患者应用血管扩张剂治疗进行多方面尝试，尚未发现肯定的有效的治疗药物，以下治疗药物仅供参考。

（1）磷酸二酯酶抑制剂：磷酸二酯酶抑制剂可以分为两种，一种为抑制 cAMP 特异性的磷酸二酯酶，另一种为抑制 cGMP 特异性的磷酸二酯酶。茶碱为 cAMP 特异性磷酸二酯酶（磷酸二酯酶Ⅲ）抑制剂，在治疗支气管哮喘中发挥着舒张气管平滑肌的作用。氨力农（amrinone，氨吡酮）和米力农（milronone，甲氰吡酮）是 cAMP 特异性磷酸二酯酶（磷酸二酯酶Ⅲ）抑制剂，主要用于治疗心功能不全，但对肺循环有一定的作用。

1）茶碱类药物：茶碱是一种肺血管扩张剂，故茶碱能降低肺动脉高压。茶碱可增加心肌收缩力，所以能改善右心室功能。临床上茶碱改善心肌收缩力的作用明显大于对膈肌的作用。另外，茶碱能改善患者的冠状动脉血流灌注，并使心肌缺血区域的血流重新分布。茶碱也能增加肾的血流量。

2）氨吡酮：静注氨吡酮对晚期慢性肺心病患者，可以明显降低患者的肺动脉压，肺血管阻力，右房，肺毛细血管嵌顿压，提高心排出量和每搏射血量，对体循环血压影响轻微，未引起外周动脉和混合静脉血氧的明显变化，可以增加氧运输量，一次静脉用药未见血小板显著减少。

3）磷酸二酯酶Ⅴ抑制剂：包括双嘧达莫（dipyridamole）、西地那非（sildenafil）等。双嘧达莫可以降低肺血管阻力，缓解低氧性肺血管收缩，降低肺动脉高压。西地那非是有效的并具有高度特异性的磷酸二酯酶Ⅴ抑制剂，目前主要应用于勃起功能障碍的患者中。有文献报道，临床上西地那非可使肺动脉高压降低，而心排出量增加。应用西地那非治疗慢阻肺合并肺动脉高压，对重度慢阻肺合并肺动脉高压患者，急性期静脉应用西地那非可明显改善患者平均肺动脉压和肺血管阻力。长期（3 个月）口服西地那非可改善患者的 6 分钟步行距离。西地那非的安全性好，尚未发现常见药物不良反应，如鼻充血和面红等。但是临床研究的样本量均较小，且未评估氧合情况，已经有不同的研究结果的报道（见前述）。故西地那非的临床效果有待进一步深入研究。

（2）酚妥拉明：酚妥拉明是一种 α_1 受体拮抗剂，既往曾经应用酚妥拉明静滴治疗肺心病，10~20mg 加入 10% 葡萄糖液 250~500ml 中静脉注射，速度 0.04~0.1mg/min，每日剂量不宜大于 40mg。

（3）硝酸盐类：肺心病患者心力衰竭使用利尿，强心剂治疗效果不佳时，可考虑使用硝酸异山梨酯 10mg 舌下含服后，患者尿量增加，水肿消退，右心功能改善，对体循环压稍有下降。

（4）硝普钠：是最早应用于临床的血管扩张药物，对小动脉和小静脉均有扩张作用，可降低肺动脉压力和肺血管阻力，降低心室的前后负荷，改善心脏功能。其扩张血管的主要作用机制为：在体内自发释放 NO 而扩张肺血管，同时与组织型纤溶酶原激活剂（t-PA）上的疏基结合，增强血栓溶解作用。由于硝普钠为一较强的血管扩张剂，容易引起低血压，用药时一般可以从 10μg/min 静脉注射开始，监测动脉血压，5~10 分钟递加 1 次硝普钠的剂量，使动脉收缩压下降 10~20mmHg 或降至 90~100mmHg 而患者无因血压下降所致的特殊不适，最大剂量一般不超过 300μg/min。准确地控制药物剂量和严密监测是用好硝普钠的关键，同时输注时需注意避光，大剂量输注超过 3 天可出现血中硫氰化物水平过高，造成硫氰酸盐中毒，可换用其他种类的扩血管药物。既往曾经使用硝普钠治疗肺心病，有效率为 88.3%，一般只用于肺心病合并顽固性心衰。

（5）钙通道阻滞剂：钙通道阻滞剂可应用于某些特发性肺动脉高压的治疗。在慢阻肺所致肺动脉高压中，其肺动脉高压最主要的发病机制是低氧性肺血管收缩和平滑肌细胞增殖导致的血管重构。理论上钙通道阻滞剂可以使一部分慢阻肺患者合并肺动脉高压的肺动脉压力降低，从而提高运动耐量和延长生存期。然而，多年来临床上对钙通道阻滞剂治疗慢阻肺合并肺动脉高压进行了深入研究，发现：①短期应用钙通道阻滞剂可以降低肺动脉平均压、增加心排出量，但由于钙通道阻滞剂同时抑制肺循环对缺氧的血管收缩反应，使通气/血流比值失调，从而影响氧合。②长期（数周和数月）应用钙通道阻滞剂治疗，肺血流动力学改善并不明显，同时临床症状也得不到相应的改善，甚至可能会进一步恶化。因此，目前已不再建议应用钙通道阻滞剂治疗慢阻肺合并肺动脉高压。

（6）血管紧张素转换酶抑制剂（ACEI）：肺心病急性加重期患者常伴有肾素-血管紧张素-醛固酮系统异常，肺组织中含有血管紧张素转换酶（ACE），可将血管紧张素 Ⅰ（AT-Ⅰ）转化为血管紧张素 Ⅱ，后者有很强的缩血管作用。ACEI 可抑制血管紧张素转换酶的活性，使血管紧张素 Ⅱ 和醛固酮的水平降低，从而降低肺动脉压力和肺血管阻力。

（7）内皮素受体拮抗剂：无论何种原因引起的肺动脉高压，ET-1 的表达、产生及在血浆和肺组织中的浓度均升高，且其升高的程度与肺动脉高压的严重程度有着明显的相关关系。ET-1 是强有力的缩血管物质，并且是平滑肌细胞的促细胞分裂剂，对肺血管的张力和肺血管壁的增厚起着重要的促进作用。内皮素受体存在着两种不同的亚型，ET_A 和 ET_B 亚型。ET_A 受体的活化可产生血管收缩和血管平滑肌细胞的增生，而 ET_B 受体主要参与内皮素的清除，特别是在肺和肾的内皮素清除，ET_B 受体的活化会产生血管的扩张和 NO 的释放。波生坦（bosentan）是一种口服的 ET-1 受体拮抗剂，在特发性肺动脉高压和胶原血管病所致肺动脉高压中具有较好的作用。理论上选择性 ET_A 受体拮抗剂对慢阻肺合并肺动脉高压的治疗较有益处。但是，最近发表的临床药理研究表明，波生坦治疗并不能改善慢阻肺患者合并肺动脉高压患者的运动能力和氧合状态，而且由于肺血管的扩张有可能影响慢阻肺患者的气体交换。

总之，目前不推荐慢阻肺所致的肺心病患者使用血管扩张剂靶向治疗。因为这类药物会抑制低氧引起的肺血管收缩，从而损害气体交换，使通气/灌注比例失调恶化，进一步加重低氧血症，使患者生活质量受损。

（蔡柏蔷）

353 • 什么是肺性脑病？其诊断和分级标准是什么？

肺性脑病是我国独特应用的疾病诊断名词，相当于国际文献所称的"二氧化碳麻醉"，主要病因是由于严重的二氧化碳潴留。广义的肺性脑病是指由于肺功能障碍所引起的脑部症状。包括高碳酸血症和低氧性及过度通气所致的脑部症状等。而狭义的肺性脑病则是指由通气功能不全所致的动脉血 CO_2 急性潴留或慢性潴留加重时所产生的脑部神经系统症状，可伴有不同程度的缺氧，属于低氧血症合并高碳酸血症的 Ⅱ 型呼吸衰竭。

1980 年我国制定了肺性脑病的诊断和临床分级标准如下。

（1）肺性脑病是由慢性肺胸疾患伴有呼吸功能衰竭，出现缺氧、二氧化碳潴留而引起精神障碍、神经症候的一个综合征。应注意与脑动脉硬化、严重电解质紊乱、单纯性碱中毒、感染中毒性脑病等相鉴别。

（2）临床分级标准：①轻型：神志恍惚、淡漠、嗜睡、精神异常或兴奋、多语而无神经系统异常体征者。②中型：半昏迷、谵妄、躁动、肌肉轻度抽动或语无伦次，对各种反应迟钝而无上消化道或弥散性血管内凝血等并发症。③重型：昏迷或出现癫痫样抽搐，对各种刺激无反应；反射消失或出现病理性神经体征、瞳孔扩大或缩小；可合并上消化道出血、弥散性血管内凝血或休克。

（蔡柏蔷）

参 考 文 献

[1] 蔡如升. 慢性肺心病 20 年防治研究. 北京：科学文献出版社，1994.

[2] 蔡如升. 慢性肺原性心脏病. //方圻. 现代内科学. 北京：人民军医出版社，1995.

[3] 杨媛华. 慢性肺源性心脏病. //陆慰萱，王辰. 肺循环病学. 北京：人民卫生出版社，2007.

[4] Naeie R. Pulmonary hypertension and right heart failure in chronic obstructive pulmonary disease. Proceedings of the American Thoracic Society, 2005, 2：20-22.

[5] Barbera`JA, Peinado VI, Santos S. Pulmonary hypertension in chronic obstructive pulmonary disease. Eur Respir J, 2003, 21：892-905.

[6] Hoeper MM. Treating pulmonary hypertension in COPD：where do we start? Eur Respir J, 2008, 32：541-542.

[7] Stolz D, Rasch H, Linka A, et al. A randomised, controlled trial of bosentan in severe COPD. Eur Respir J, 2008, 32：619-628.

[8] Blanco I, Gimeno E, Munoz PA, et al. Hemodynamic and gas exchange effects of sildenafil in patients with chronic obstructive pulmonary disease and pulmonary hypertension. Am J Respir Crit Care Med, 2010, 181：270-278.

[9] 钟小宁. 对慢性阻塞性肺疾病肺血管改变的几点认识. 中华结核与呼吸杂志，2011，34：248-250.

[10] 蔡柏蔷，李龙芸协和呼吸病学. 第 2 版. 北京：中国协和医科大学出版社，2011.

[11] 徐凌，蔡柏蔷. 慢性阻塞性肺疾病合并肺动脉高压诊治的新认识. 中华结核和呼吸杂志，2009，4（4）：245-247.

[12] 徐凌，蔡柏蔷. 慢性阻塞性肺疾病合并肺动脉高压的发病机制研究进展. 国际呼吸杂志，2009，29（6）：321-325.

[13] 乔人立. 重新认识慢性阻塞性肺疾病与肺源性心脏病. 中华结核和呼吸杂志，2011，36：246-248.

十四、支气管扩张

354. 支气管扩张的病因有哪些？

支气管扩张（bronchiectasis）指支气管及其周围肺组织的慢性炎症损坏管壁，导致支气管扩张和变形。气道炎症是支气管扩张发病过程中最重要的一环。各种原因均可导致气道防御功能受损，引起反复感染、细菌定植，继发气道炎性反应，进一步造成气道破坏和防御功能下降，从而形成恶性循环。气道防御功能受损可继发于多种疾病，确定可能的病因有助于及早采取针对性措施，改善患者预后。支气管扩张的常见病因如下。

（1）特发性（原因不明）。

（2）感染后：下呼吸道感染是儿童及成人支气管扩张最常见的病因（41%~69%），特别是婴幼儿时期呼吸道感染，如细菌性肺炎、百日咳、结核杆菌、支原体及病毒（腺病毒、麻疹病毒，流感病毒，呼吸道合胞病毒以及人类免疫缺陷病毒）感染。

（3）黏液纤毛廓清功能异常：原发性纤毛运动障碍（primary ciliary dyskinesia，PCD）患者多同时合并其他有纤毛部位的病变，几乎所有患者均合并上呼吸道症状（流涕、嗅觉丧失、鼻窦炎、听力障碍、慢性扁桃体炎），以及男性不育、女性异位妊娠等，且上呼吸道症状多始自新生儿期。

（4）有毒性物质吸入或局部支气管阻塞、外部压迫：异物或胃内容物误吸，多见于儿童和老年人。下气道异物吸入是最常见的气道阻塞原因。心肺移植后合并胃食管反流及食管功能异常的患者也可导致支气管扩张。

（5）免疫功能缺陷：包括原发和继发免疫缺陷，尤其是抗体缺陷。病因未明的支气管扩张中 6%~48% 存在抗体缺陷，包括各种免疫球蛋白、亚群以及针对某些抗原的特异性抗体的生成及功能缺陷。免疫缺陷者并不一定均在婴幼儿时期发病，也可在成人后发病。常见疾病为普通变异性免疫缺陷病（CVID）、X-连锁无丙种球蛋白血症（XLA）及 IgA 缺乏症。严重、持续或反复感染，尤其是多部位感染或机会性感染，应高度怀疑免疫缺陷的可能。免疫反应过度：变态反应性支气管肺曲霉病（ABPA）。

（6）恶性肿瘤（如慢性淋巴细胞白血病）、化学治疗或免疫调节治疗（器官移植后）。

（7）结缔组织疾病：2.9%~5.2% 的类风湿关节炎患者行高分辨率 CT（HRCT）检查可见支气管扩张，合并支气管扩张的类风湿关节炎患者预后更差。其他结缔组织疾病如系统性红斑狼疮（SLE）、干燥综合征（Sjögren syndrome）、反复性多关节炎也有相关报道。

（8）炎症性肠病：溃疡性结肠炎和克罗恩病（Crohn disease）。

（9）先天性异常，或与遗传因素有关：见于先天性丙种球蛋白缺乏症、肺囊性纤维化、巨大气管-支气管症（MouniereKuhn syndrome），马方综合征（Marfan syndrome）、Kartageners综合征（支气管扩张、鼻窦炎和内脏转位三联症）、杨氏（Young）综合征（支气管扩张、鼻窦炎和阻塞性无精子症三联症）及食管-气管瘘。

（10）其他：黄甲综合征、抗胰蛋白酶缺乏、汞中毒、肺纤维化（致纤维化肺泡炎、结节病、放射治疗后）。

（俞森洋）

355 • 临床如何诊断和评估支气管扩张

（1）临床表现：常有长期咳嗽（>90%），且多伴有咳痰（75%~100%）或大量脓痰、典型的痰液分为4层：上层为泡沫，中层为黏液，下层为脓性物，底层为坏死组织。如合并厌氧菌感染，痰有恶臭味。72%~83%患者伴有呼吸困难，其程度与FEV_1下降、支气管扩张程度及痰量相关。半数患者可出现反复咯血，且多与感染相关。若反复继发感染，可出现纳差、盗汗、消瘦、贫血等症状。支气管扩张患者也常伴有焦虑、乏力及生活质量下降。

成人出现下述表现时需除外支气管扩张：持续排痰性咳嗽，且年龄较轻，症状持续多年，无吸烟史，每天均有咳痰，咯血或痰中有铜绿假单胞菌定植；无法解释的咯血或无痰性咳嗽；COPD患者治疗反应不佳、下呼吸道感染不易恢复、反复急性加重或无吸烟史者。

（2）体征：常持续存在固定部位的粗湿性啰音是支气管扩张的特征性表现，以肺底部最为多见，多自吸气早期开始，吸气中期最响亮，一直持续至吸气末。1/3的患者也可闻及哮鸣音或粗大的干啰音。半数患者可见杵状指（趾）。

（3）影像学：支气管造影已经很少应用。X线胸片诊断支气管扩张的敏感性及特异性均较差，但所有患者均应有基线X线胸片作为参照，仅在需要时才需重复检查。X线显示正常或肺下肺纹理紊乱、增粗，或呈卷发样改变，或呈片状阴影，或呈肺不张呈改变。常规CT也容易漏诊，要确诊支气管扩张需要做高分辨率（HRCT），可确定支管扩张的病变部位、程度和形态改变，但对轻度及早期支气管扩张的诊断作用尚有争议。支气管扩张在HRCT上的主要表现就是支气管内径与其伴行动脉直径比值增大（正常比值为0.62±0.13，老年人及吸烟者可能差异较大）。此外还可见到支气管呈柱状及囊状改变，气道壁增厚（支气管内径<80%外径）、黏液阻塞及马赛克征。HRCT上支气管扩张的严重程度与气流阻塞程度相关。体液免疫缺陷患者应定期复查HRCT以发现无症状的疾病进展。

（4）临床检查评估：支气管扩张患者的症状评估应包括记录痰的性状、评估24小时痰量，每年感染急性加重的次数，以及抗菌药物使用频率和情况，还应查找支气管扩张的潜在病因并评估疾病严重程度。

所有患者均应行如下检查：①血炎症标志物（中性粒细胞计数，ESR，C反应蛋白）：可反映疾病活动性及急性加重严重程度；②血清免疫球蛋白（IgG、IgA、IgM）和血清蛋白电泳：患者气道感染时各种免疫球蛋白均可升高，合并免疫缺陷时则可出现免疫球蛋白缺乏；③测定血清 IgE，行烟曲霉皮试，检测曲霉沉淀素以除外 ABPA。

有相应临床表现时，可检测类风湿因子、抗核抗体、抗中性粒细胞胞质抗体（ANCA）。不推荐常规测定血清 IgE 或 IgG 亚群，必要时可考虑二线免疫功能检查评估。40 岁以下成人支气管扩张患者均应行汗液氯化物检测及囊性纤维化转膜传导调节因子（CFTR）基因突变分析除外囊性纤维化。成人患者在合并慢性上呼吸道疾病或中耳炎病史时，特别是自儿时起病，中叶支气管扩张为主，合并不育或右位心时应检查纤毛功能。可用糖精试验和（或）鼻呼出气一氧化氮测定筛查，疑诊者需取纤毛组织进一步详细检查。支气管扩张患者不需常规进行支气管镜检查，病变局限者可行支气管镜检查除外异物堵塞。多次痰培养阴性及治疗反应不佳者不可经支气管镜获取下呼吸道分泌物。HRCT 提示非结核分枝杆菌感染而痰培养阴性时，应考虑支气管镜检查。支气管镜标本细胞学检查有助于证实胃内容物误吸。

所有儿童和成人支气管扩张患者均应行下呼吸道微生物学检查。持续分离出金黄色葡萄球菌需除外 ABPA 或囊性纤维化。急性加重时应在应用抗菌药物前留取痰标本，单次培养阳性者应隔日多次送检。

所有患者均应行肺通气功能检查（FEV$_1$、FVC、PEF），免疫缺陷或原发性纤毛运动障碍患者每年至少复查 4 次。阻塞性通气功能障碍较为多见（>80% 患者），33%～76% 患者存在气道高反应性。合并气流阻塞的患者，尤其是年轻患者，应行舒张试验评价用药后肺功能的改善情况。运动试验应作为肺康复计划的一部分。

（俞森洋）

356 · 如何治疗支气管扩张？

治疗目的：确定并治疗潜在病因以阻止疾病进展，维持或改善肺功能，减少急性加重，减少日间症状和急性加重次数以改善生活质量，维持儿童的正常生长发育。

（1）镇咳、祛痰，保持气道通畅

1）物理治疗：慢性咳痰，尤其大量痰者应学会气道廓清技术，尽可能鼓励患者选择个体化的气道廓清技术。可应用主动呼吸循环技术和振荡正压呼气装置，并考虑联合运用体位引流及用力呼气技术。改良重力辅助体位（非头低位）可用于传统倾斜体位存在禁忌证或不能应用者。处于急性加重期或患者非常疲劳时，可给予拍背辅助。合并呼吸困难且影响到日常活动的患者，应进行肺康复训练。吸气肌锻炼联合传统的肺康复训练。对感染严重，经祛痰药和体位引流仍难排出脓痰者，可用纤支镜吸痰，37℃温 0.9% 氯化钠注射液 50～100ml 灌洗，吸尽脓痰后局部注入适量抗生素。

2）镇咳、祛痰治疗（非抗菌药物治疗）

a. 黏液溶解剂：气道黏液高分泌及黏液清除障碍导致的黏液潴留是支气管扩张的特征性改变。应用祛痰剂，如复方甘草合剂，10ml，口服，3 次/天；溴苄环己胺（必嗽平）16mg，口服，3 次/天；强力稀化黏素 300g，口服，3 次/天；N-乙酰半胱氨酸 600mg，口服

2 次/天；也可用 0.9%氯化钠注射液或加糜蛋白酶 5mg/次，雾化吸入，2~4 次/天。

b. 支气管扩张剂：合并气流阻塞的患者应进行支气管舒张试验评价气道对 β 受体激动剂或抗胆碱能药物的反应性以指导治疗；气道反应性增高和由于炎症的刺激，导致支气管痉挛的患者，可选用支气管扩张剂，如可选用 β_2 受体激动剂如沙丁胺醇口服制剂 2~4mg，3 次/天，或雾化溶液 2~3ml+等量 0.9%氯化钠注射液雾化吸入，2~4 次/天。推荐常规应用甲基黄嘌呤类药物，如氨茶碱 0.1g，口服，3 次/天，或喘定 0.2g，口服，3 次/天。

c. 糖皮质激素：目前证据不支持常规使用 ICS 治疗支气管扩张（合并支气管哮喘者除外）。少量随机对照试验（RCT）研究结果显示应用吸入糖皮质激素（ICS）可减少痰量，改善生活质量，铜绿假单胞菌定植者改善更为明显，但对肺功能及急性加重次数并无影响。

d. 白三烯受体拮抗剂和其他抗感染药物：没有证据支持在支气管扩张治疗中使用白三烯受体拮抗剂和其他抗感染药物。

（2）抗菌药物治疗

1）急性加重期治疗：急性加重合并局部症状恶化［咳嗽、痰量增加或性质改变、脓痰增加和（或）喘息、气急、咯血］和（或）出现全身症状时应考虑应用抗菌药物。然而目前尚无 RCT 研究证实支气管扩张急性加重时应用抗菌药物有效。仅有黏液脓性或脓性痰液或仅痰培养阳性并非应用抗菌药物的指征。急性加重期开始抗菌药物治疗前应送痰培养，在等待培养结果时即应开始经验性抗菌药物治疗。抗菌药物的选择可参考既往痰细菌学结果。若无既往细菌学资料，一线治疗采用阿莫西林（500mg，2 次/天）或克拉霉素（500mg，2 次/天，对青霉素过敏者），疗程 14 天。对于有流感嗜血杆菌慢性定植的重度支气管扩张患者，需采用大剂量药物口服（如阿莫西林 1g，3 次/天 或 3g，2 次/天）。有铜绿假单胞菌定植的患者，可使用环丙沙星，老年人应慎用。临床疗效欠佳时，才考虑根据药敏结果调整抗菌药物。抗菌药物治疗失败者需即刻重新痰培养。当患者病情严重、有耐药病原体或口服治疗失败时可采用静脉治疗（多见于铜绿假单胞菌感染病例）。没有证据支持急性加重期常规使用抗病毒药物。最佳疗程尚不确定，专家建议所有急性加重治疗疗程均应为 14 天。对于流感嗜血杆菌、卡他莫拉菌、甲氧西林敏感的金黄色葡萄球菌（MSSA）、肺炎球菌定植的患者，无需联合治疗。若有一个以上的病原菌，应尽可能选择可覆盖所有致病菌的一种抗菌药物。若因耐药无法仅使用一种药物，可联合用药。培养出铜绿假单胞菌的患者，若对环丙沙星敏感，可单一口服环丙沙星作为一线治疗。口服环丙沙星无效时，采用抗假单胞菌抗菌药物单药静脉治疗。当铜绿假单胞菌菌株对一种或多种抗假单胞菌抗菌药物（包括环丙沙星）耐药时，或临床考虑患者需要反复应用抗菌药物治疗时可联合用药以降低耐药风险。耐甲氧西林的金黄色葡萄球菌（MRSA）需要 2 种口服抗菌药物联用或单一静脉用药。慎用静脉用氨基糖苷类药物。

2）长期口服抗菌药物：长期口服抗菌药物可改善症状，但不能改善肺功能及急性加重次数，目前缺乏 RCT 研究证实。对于每年急性加重且需要抗菌药物治疗 ≥3 次的患者，或急性加重次数较少，但病情严重的患者，应考虑长期抗菌药物治疗。对第一种情况，不宜使用大剂量，以减轻不良反应。可根据临床稳定期痰微生物学结果选择抗菌药物，不建议长期使用喹诺酮类药物。大环内酯类药物有助于缓解疾病，但还需大样本 RCT 研究证实其效果。用药过程中应当定期评估疾病进展（每 24~48 个月复查 HRCT）。

3）长期雾化抗菌药物：对于每年急性加重且需要抗菌药物治疗 ≥3 次的患者，或急性加重次数较少，但病情严重的患者，应考虑长期雾化治疗。当上述患者有铜绿假单胞菌定植时，需要长期雾化抗菌药物。应根据药敏结果选择用药，最佳用药及最佳剂量尚需研究。

4）下呼吸道微生物清除：首次分离出铜绿假单胞菌者应口服环丙沙星 14 天以清除细菌，口服治疗失败者可采用静脉和（或）雾化清除治疗。痰中分离出 MRSA 者应予以清除，具体剂量及疗程应遵从当地微生物学建议。

5）抗菌药物耐药：长期使用抗菌药物可能导致耐药，此时需根据药敏结果选择其他抗菌药物。抗感染治疗应根据药敏结果进行，但通常只能依照既往痰细菌学结果经验性治疗。部分患者在体外药敏显示耐药时治疗仍然有效。因此，只有当临床无效时才考虑更换抗菌药物。理论上采用抗菌药物轮换策略有助于减轻细菌耐药，但目前尚无临床证据支持其常规应用。

（3）手术及并发症的处理：①手术适应证：a. 反复急性感染和大量咯血，严重危害健康，危及生命。病变比较局限，术后至少能保留 10 个肺段且药物治疗无法控制症状时，可考虑肺切除手术；b. 一般情况和心肺功能良好，能耐受手术。②手术的相对禁忌证：a. 为非柱状支气管扩张、痰培养出铜绿假单胞菌、切除术后残余病变及非局限性病变。b. 年老、体弱；c. 严重肺气肿，心肌功能差，或有其他严重全身性疾病。③治疗咯血：有少、中量咯血可在门诊治疗，可给予卡巴克络，10mg，口服，3 次/天；维生素 K 4mg，口服，3 次/天；酚磺乙胺 0.5~1.0g，口服，3 次/天；云南白药 0.5g，口服，3 次/天。大咯血是支气管扩张致命的并发症，大咯血时首先应保证气道通畅，改善氧合，稳定血流动力学状态，支气管动脉栓塞术和（或）手术是大咯血的一线治疗。

（4）无创通气：无创通气可改善部分合并慢性呼吸衰竭的支气管扩张患者的生活质量。长期无创通气治疗可缩短部分患者住院时间，但尚无确切证据证实其对病死率的影响。

（5）肺移植：FEV_1<30% 的患者或经积极药物治疗后呼吸道症状仍进展迅速者可考虑肺移植，肺功能差且合并大咯血、严重继发性肺动脉高压、入住 ICU 或呼吸衰竭（特别是需无创通气）者可放宽标准。

（俞森洋）

参 考 文 献

[1] 马艳良，何权瀛. 英国胸科协会非囊性纤维化支气管扩张指南简介. 中华结核和呼吸杂志, 2011, 34 (11)：812-815.

[2] Pasteur MC, Bihon D, Hill AT, et al. British Thoracic Society guideline for non-CF bronchiectasis. Thorax, 2010, 65 Suppl l：il-i58.

[3] 成人支气管扩张症诊治专家共识编写组. 成人支气管扩张症诊治专家共识. 中华结核和呼吸杂志, 2012, 35 (7)：485-492.

［4］ Haworth CS, Foweraker JE, Wilkinson P, et al. Inhaled colistin in patients with bronchiectasis and chronic Pseudomonas aeruginosa infection. Am J Respir Crit Care Med, 2014, 189 （8）：975-982.

［5］ Wong C, Jayaram L, Karalus N, et al. Azithromycin for prevention of exacerbations in non-cystic fibrosis bronchiectasis （ EMBRACE ）：a randomized, double-blind, placebo-controlled trial. Lancet, 2012, 380：660-667.

［6］ Serisier DJ, Martin ML, Mc Guckin MA, et al. Effect of Long-term, low-dose erythromycin on pulmonary exacerbations among Patients with non-cystic fibrosis bronchiectasis. JAMA, 2013, 309 （12）：1260-1267.

［7］ Altenburg J, de Graaff CS, Stienstra Y, et al. Effect of Azithromycin maintenance treatment on Infectious exacerbations among patients with non-cystic fibrosis bronchiectasis. JAMA, 2013, 309 （12）：1251-1259.

［8］ Bilton D, Tino G, Barker AF, et al. Inhaled mannitol for non-cystic fibrosis bronchiectasis：a randomised, controlled trial. Thorax, 2014, 69 （12）：1073-1079.

十五、肺动脉高压

357 • 什么是肺动脉高压？

肺动脉高压（pulmonary arterial hypertension，PAH）是由一组由异源性疾病所组成、不同发病机制引起的、以肺血管阻力持续性增加为特征的临床-病理生理综合征，其临床表现为右心室后负荷增加，严重者可发生右心衰竭而死亡，因此这是一组严重的慢性肺循环疾病。目前国内外文献中尚缺乏关于肺动脉高压发病率的流行病学资料。由于肺循环位于胸腔内，肺循环疾病的诊断相当困难，PAH 临床症状也无特异性，病因涉及多个学科，临床上容易漏诊误诊，因此长期以来 PAH 真实发病率一直被低估（全球仅 10 万例）。然而在 2004 年据国际权威人士估计：PAH 是继冠脉综合征、高血压之后第三个最常见的心血管综合征。

2004 年欧洲心脏病学会（ESC）发布的肺动脉高压（PH）诊治指南中，PH 的定义为静息时平均肺动脉压>25mmHg 或运动时平均肺动脉压>30mmHg。在 2009 年新的指南中，PH 的定义为静息时平均肺动脉压≥25 mmHg（均为右心导管测得的数据）。PAH 的病理机制主要包括肺血管收缩、肺血管重构和原位血栓形成。根据 MPAP 的高低肺动脉压可分为轻度（26~40mmHg），中度（41~70mmHg），重度（>70mmHg），PAH 又可被分为急性或慢性，前者见于急性肺栓塞或急性呼吸窘迫综合征，目前一般所指肺动脉高压特指慢性 PAH。

根据平均肺动脉压、肺毛细血管楔压（Ppcw）和心排出量（CO）的不同，肺动脉高压的不同血流动力学定义列于表 15-1。毛细血管前肺动脉高压包括临床类型 1、3、4 和 5，而毛细血管后肺动脉高压包括临床类型 2。

表 15-1 右心导管评估肺动脉高压的血流动力学标准[a]

定义	特点	临床分类[b]
肺动脉高压（PH）	平均肺动脉压≥25mmHg	所有类型的肺动脉高压
毛细血管前肺动脉高压	平均肺动脉压≥25mmHg	1. 动脉型肺动脉高压
	肺毛细血管楔压≤15mmHg	3. 肺部疾患所致的肺动脉高压
	心排出量正常或者减少[c]	4. 慢性血栓栓塞性肺动脉高压
		5. 原因不明和（或）多因素所致的肺动脉高压

续　表

定义	特点	临床分类b
毛细血管后肺动脉高压	平均肺动脉压≥25mmHg	2. 左心疾病所致肺动脉高压
	肺毛细血管楔压>15mmHg	
	心排出量正常或减少c	
	跨肺压≤12mmHg	
	跨肺压>12mmHg	
被动性		
反应性（不成比例）		

注：跨肺压=平均肺动脉压-平均肺毛细血管楔压；a：在静息状态下测得的值；b：根据表15-2；c：在高动力状态，如体肺分流（仅在肺循环）、贫血、甲状腺功能亢进等条件下，可出现高心排出量

（蔡柏蔷）

358 • 肺动脉高压在临床上是如何分类的？

自 1973 年世界卫生组织（WHO）主办第一届原发性肺动脉高压国际研讨会以来，肺动脉高压的临床分类已经历了一系列转变。先前 ESC 肺动脉高压指南采取的是 1998 年和 2003 年第二、三次肺动脉高压国际研讨会建议的 Evian-威尼斯临床分类。这些分类中，肺动脉高压依据病理、病理生理以及治疗特点分为五类。尽管不同临床类别中肺动脉压力和肺血管阻力均有相应增高，但发病机制、诊断方法、预后和疗效截然不同。2013 年在法国尼斯举行的第五届肺动脉高压世界专题研讨会上，全世界专家一致同意维持原有 Evian-威尼斯分类的大体模式和结构，在此基础上修订了一些特别的要点来增加条理性并纳入新的信息。新的临床分类见表 15-2。为了避免肺动脉高压（PH）和动脉型肺动脉高压（PAH）术语间可能引起的混淆，新指南给出了具体定义。

表 15-2　肺动脉高压最新分类

1. 动脉型肺动脉高压（PAH）
　1.1 特发性肺动脉高压
　1.2 遗传性肺动脉高压
　　1.2.1 BMPR2
　　1.2.2 ALK1，ENG，SMAD9，CAV1，KCNK3
　　1.2.3 未知
　1.3 药物和毒物诱导的肺动脉高压
　1.4 疾病相关肺动脉高压（APAH）
　　1.4.1 结缔组织病
　　1.4.2 HIV 感染

续 表

1.4.3 门静脉高压

1.4.4 先天性心脏病

1.4.5 血吸虫病

1′. 肺静脉闭塞病和（或）肺毛细血管瘤病

1″. 新生儿持续性肺动脉高压（PPHN）

2. 左心疾病所致肺动脉高压

2.1 收缩性功能紊乱

2.2 舒张性功能紊乱

2.3 瓣膜病

2.4 先天性/获得性左心室流入/流出道阻塞和先天性心肌病

3. 肺部疾病/低氧所致肺动脉高压

3.1 慢性阻塞性肺疾病

3.2 间质性肺疾病

3.3 伴有限制和阻塞混合性通气功能障碍的其他肺部疾病

3.4 睡眠呼吸紊乱

3.5 肺泡低通气疾病

3.6 慢性高原暴露

3.7 肺发育异常

4. 慢性血栓栓塞性肺动脉高压

5. 原因不明和（或）多因素所致的肺动脉高压

5.1 血液系统疾病：慢性溶血性贫血、骨髓增生障碍疾病、脾切除术

5.2 系统性疾病：结节病、肺组织细胞增生症、肺淋巴管肌瘤病、神经纤维瘤病、血管炎

5.3 代谢病：糖原贮积病、戈谢病、甲状腺疾病

5.4 其他：肿瘤阻塞、纤维素性纵隔炎、慢性肾衰竭透析

阶段性肺动脉高压

注：BMPR2：骨形态发生蛋白 2 型受体；ALK1：激活素受体样激酶 1 基因；ENG：endoglin（内皮糖蛋白）；CAV1：Caveolin 1（窖蛋白 1）；HIV：人类免疫缺陷型病毒

　　第 1 类——动脉型肺动脉高压：以遗传性肺动脉高压替代家族性肺动脉高压，因为在散发无家族史的病例中发现有特定基因的突变。遗传性肺动脉高压包括临床散发的有种系突变（主要是骨形态发生蛋白 2 型受体基因、激活素受体样激酶 1 基因或内皮糖蛋白基因突变）的特发性肺动脉高压（IPAH），以及有或没有种系突变的家族性肺动脉高压。新分类中的遗传性肺动脉高压并不要求对特发性肺动脉高压患者或者家族性肺动脉高压患者进

行基因检测，因为检测结果并不会改变临床治疗。疾病相关肺动脉高压（APAH）包括一组临床症状和IPAH相似，且有相同组织学改变（包括丛样病变）的疾病。这类肺动脉高压在专科门诊肺动脉高压患者中占了将近一半。血吸虫病之所以被列入疾病相关肺动脉高压一类，因为血吸虫病患者合并肺动脉高压有其特定的临床和病理特点。血吸虫病患者合并肺动脉高压的机制可能是多方面的，包括门静脉高压——血吸虫病常见并发症，及血吸虫卵所致的局部血管炎症。慢性溶血性贫血，如镰状细胞病、地中海贫血、遗传性球形红细胞增多症、口形细胞增多症和微血管溶血性贫血可能导致PAH，属于疾病相关肺动脉高压类型。慢性溶血相关肺动脉高压的发病机制可能是一氧化氮高消耗致使机体对一氧化氮的生物活性产生抵抗。骨髓增生障碍、脾切除术、糖原贮积病、戈谢病、甲状腺疾病相关的肺动脉高压被归为第5类。

第1类——肺静脉闭塞病（PVOD）和肺毛细血管瘤病（PCH）很难分类，与IPAH有某些相似特征，但又存在许多差异。基于目前的证据，这些疾病应该是一个独立类型，但又不能完全从PAH中分离出去，故被归为临床第1'类。

第2类——左心疾病所致肺动脉高压：这类疾病的主要特点是肺静脉的增大和增厚、肺毛细血管扩张、间质水肿、肺泡出血、淋巴管和淋巴结增大。远端肺血管可能受累，出现中膜肥厚和内膜纤维化。

第3类——肺部疾病/低氧所致肺动脉高压：病理改变包括远端肺动脉的中膜肥厚和内膜阻塞性增生。肺气肿或肺纤维化区域也可能存在不同程度的肺血管床破坏。

第4类——慢性血栓栓塞性肺动脉高压（CTEPH）：由于没有明确标准来区分慢性血栓栓塞性肺动脉高压阻塞部位是近端还是远端，因此新的分类将CTEPH作为一个类别，而不再区分是近端还是远端。病理特点是机化性血栓紧紧黏附在弹性肺动脉中层，取代了正常内膜，这可能引起管腔完全闭塞或不同程度狭窄、网状和带状改变。

第5类——原因不明和（或）多因素所致的肺动脉高压：是一组发病机制不明的异质性疾病，包括血液系统疾病、代谢性疾病和其他罕见疾病等。

（蔡柏蔷）

359 • 临床上肺动脉高压有哪些危险因素？

PAH的危险因素是指任何有可能使肺动脉高压易于发生或促进病情进展的因素。目前已证实有多种危险因素。这些危险因素根据它们和肺动脉高压相关性的强弱以及可能的因果作用分为明确有关、很可能有关、可能有关、不太可能有关。例如20世纪60年代肺动脉高压随着食欲抑制药物的使用而流行，或者大型多中心流行病学研究证实临床疾病或药物与肺动脉高压相关，则可以公认危险因素和肺动脉高压明确有关。目前认为PAH有以下相关危险因素和分类标准（表15-3）。

（1）左心疾病所致肺动脉高压：慢性心力衰竭患者肺动脉高压的患病率和功能损害程度呈正比。将近60%有严重左心收缩功能障碍的患者可能会有肺动脉高压。在左心瓣膜疾病中，肺动脉高压的患病率与缺损大小和症状的严重程度呈正比。几乎所有症状严重的二尖瓣病变患者以及 65%有症状的主动脉瓣狭窄患者可并发肺动脉高压。

表 15-3　肺动脉高压有关的危险因素和相关因素分类标准

一、药物和毒物

　　1. 明确有致病作用：阿米雷司、芬氟拉明（氟苯丙胺）、右芬氟拉明、毒性菜籽油

　　2. 非常可能有致病作用：安非他明、L-色氨酸

　　3. 可能有致病作用：甲基-安非他明、可卡因、化疗药物

　　4. 不太可能有致病作用：抗抑郁药、口服避孕药、治疗剂量雌激素、吸烟

二、相关因素

　　1. 明确的相关因素：女性

　　2. 可能的相关因素：妊娠、高血压

　　3. 不太可能的相关因素：肥胖

三、疾病

　　1. 明确的疾病：左心疾病所致肺动脉高压、肺部疾病/低氧所致肺动脉高压、急性肺栓塞、HIV
感染

　　2. 非常可能的疾病：门静脉高压/肝病、结缔组织疾病、先天性体-肺心内分流性心脏病

　　3. 可能的疾病：甲状腺疾病、脾切除后

　　　　　　　　　　罕见的遗传性或代谢性疾病

　　　　　　　　　　　-Ⅰ型糖原贮积病（von Gierke 病）

　　　　　　　　　　　-脂质贮积障碍（Gaucher 病）

　　　　　　　　　　　-遗传出血性毛细血管扩张症（HHT）

　　　　　　　　　　血红蛋白病

　　　　　　　　　　　-镰状细胞病

　　　　　　　　　　　-地中海贫血

　　　　　　　　　　　-骨髓增生异常综合征

　　（2）肺部疾病/低氧所致肺动脉高压：进展期 COPD 患者合并肺动脉高压非常普遍（50%）。间质性肺病患者中，肺动脉高压的发生率在 32%~39%之间。肺纤维化合并肺气肿时肺动脉高压的发生率较高。

　　（3）慢性血栓栓塞性肺动脉高压：急性肺栓塞的幸存者中 CTEPH 的发病率将近3.8%，CTEPH 也可见于从来没有急性肺栓塞或深静脉血栓的患者。

　　（4）结缔组织疾病（CTD）：CTD 是 PAH 很重要的病因，而且 PAH 常常是结缔组织疾病重要的并发症，发生率约 2%，以女性多见。其中有进行性系统性硬化（尤以 CREST 综合征）多发生于妇女更年期，发病率为 16%，可占其死因的一半，其次为系统性红斑狼疮和混合性结缔组织疾病。类风湿性关节炎、皮肌炎、原发性干燥综合征和贝赫切特病（白

塞病）发生 PAH 的较少见。北京协和医院 2189 例 CTD 中 3.2% 发生 PAH，一般在 CTD 发病后 4 年左右发生，CTD 相关性 PAH 发病机制不明，可能与肺雷诺现象肺血管痉挛有关，抗核抗体、抗心磷脂抗体、类风湿因子、IgG 抗体在肺血管壁的沉积，免疫反应发挥了重要作用。

（5）门脉高压和肝病：慢性肝病和门脉高压容易发生 PAH，发生率 2%~4%，其发生机制尚不清楚，可能是正常情况下由肝清除的血管收缩物质和血管增殖物质由门-体分流直接进入肺循环，从而产生 PAH。

（6）HIV 感染：HIV 感染病例中，PAH 发生率 0.5%。其发生机制可能是 HIV 通过逆转录病毒有关介质（如细胞因子和生长因子等）的释放，激活巨噬细胞和淋巴细胞，引起 PAH。在 HIV 感染者中，以静脉注射药物吸毒者较易发生 PAH，占 42%~56%，其原因可能与静脉注射异物使肺动脉栓塞，同时存在感染（如病毒性肝炎）、肝病、门脉高压等有关。

（7）抑制食欲药物：服用阿米雷司、芬氟拉明、右苯丙胺等抑制食欲药物可能导致 PAH。20 世纪 60 年代末期，服用阿米雷司患者，近 2% 可发生 PAH，发生 PAH 的相对危险性是未服此药者的 52 倍，而不明原因的 PAH 病例报告也较前增加了 20 倍。国际特发性肺动脉高压研究组织（IPPHS）发现，抑制食欲药物和 PAH 存在明显相关关系。阿米雷司等抑制食欲药物产生 PAH 的机制可能是：促使 5-羟色胺（5-HT）从血小板释放，并抑制 5-HT 的再摄取。游离的 5-HT 使肺血管强力收缩和肺血管平滑肌细胞增生，并通过促进血小板聚集使肺循环局部微循环血栓形成，从而使一些遗传易感者发生 PAH。

（8）其他

1）性别：PAH 发生率女性至少是男性 2 倍，IPAH 在育龄女性中多见。研究资料表明 IPAH 中近期内有妊娠史者比一般女性人群要多，在妊娠期间也有发生 IPAH 的报告。

2）脾切除：溶血性贫血者（如地中海贫血、遗传性裂口红细胞症等）在脾切除后发生 PAH 危险性较大，其原因可能由于脾切除后脾过滤清除异常红细胞作用丧失，血循环中长期滞留的异常红细胞激活血小板，后者进入肺血管床中发生血栓栓塞。通常自脾切除到 PAH 诊断时间间隔为 4~32 年。脾切除发生 PAH 者的肺动脉病理改变与 IPAH 相似，表现为肺动脉内膜纤维化、丛状损害和多发肺小动脉内血栓形成。

3）其他易患因素：包括甲状腺疾病（如甲状腺减低）、淀粉样变、慢性肾病（终末期血液透析者）、血红蛋白病（如镰状细胞病、地中海贫血、慢性骨髓增生性疾病）和罕见的遗传性或代谢性疾病如 I 型糖原贮积病（Von Gieerke 病）、脂质贮积障碍（Gaucher 病）和遗传出血性毛细血管扩张症（HHT）等。

（蔡柏蔷）

360 • 肺动脉高压有哪些临床表现？

（1）症状：PAH 的早期患者可无症状，而且 PAH 的临床症状也无特异性，临床表现可随病因和严重程度而变化。通常自出现临床症状就诊至确诊时 75% 的 PAH 患者已属于肺

动脉高压功能 Ⅲ、Ⅳ级，平均误诊时间已长达 2~3 年。

1）肺动脉高压的症状

呼吸困难：肺动脉压增高较明显时，首先出现活动后呼吸困难。绝大多数患者主诉是呼吸困难逐渐发生，但进展甚快，数月至数年内明显丧失劳动能力。呼吸困难发生与心排出量减少、肺通气/血流比例不均和每分通气量下降有关。随病情进展，呼吸困难在不活动时也可出现，可伴乏力、活动耐力下降，由于常不伴其他心肺疾病的病灶，易被误诊。

晕厥和乏力：1/3 以上患者可因心律失常或血流动力学的改变，而发生劳力性眩晕或晕厥。通常与右室扩张、室间隔左移、左室容积减少、射血量下降有关，表现为一过性意识丧失，甚至猝死。晕厥多于活动后发生，休息时有时也可发生，这与脑组织供氧突然减少有关。以下因素可诱发：①肺血管高阻力限制运动心排出量的增加；②低氧性静脉血突然分流向体循环；③体循环阻力突然下降；④肺小动脉突然痉挛；⑤较大的血栓栓子突然堵塞肺动脉；⑥突发心律失常，特别是心动过缓。此外，全身乏力也为常见症状，其原因与心排出量减少、氧交换障碍和氧运输减少所致的组织缺氧有关。

胸痛、咯血和雷诺氏现象：因右室肥厚，血流灌注不足，心内膜下缺血，可引起胸痛及心绞痛。胸痛的发生率 40%。部分患者尚有咯血，咯血可能系肺泡毛细血管瘤破裂所致，雷诺氏现象通常见于女性患者，如出现常提示预后不佳。

2）右心功能不全症状：厌食腹胀表明心排出量下降。右心功能失代偿后，可出现发绀、腹水、下肢水肿等。肺动脉主干扩张压迫支气管和左喉返神经，可导致干咳和声音嘶哑。

3）肺动脉高压相关疾病症状：随 PAH 病因不同而表现不同，包括低氧性肺疾病、结缔组织疾病、先天性心脏病、左心疾病、静脉血栓栓塞性疾病、甲状腺疾病、HIV 感染、肝硬化等疾病的有关表现。

临床上根据肺动脉压和心排出量可将 PAH 临床过程分为三个阶段：初期、后期和终期。①初期（Ⅰ期）：肺动脉压逐渐升高，心排出量正常，患者通常无明显症状，仅在剧烈活动时感到不适；②后期（Ⅱ期）：肺动脉压稳定升高，心排出量仍保持正常，可出现上述全部症状，临床病情尚属稳定；③终期（Ⅲ期）：肺动脉高压已稳定不变，心排出量下降，临床症状进行性加重。

（2）体征：尽管体征对 PAH 诊断的敏感性和特异性并不强，但临床经验表明，进行细致的体格检查发现以下常易被忽略遗漏的征象，有助于提示和诊断。

1）肺动脉高压和右心室肥厚征象：望诊可见颈静脉充盈，心前区心脏弥散性搏动，胸骨左下缘和上腹部可触及右室搏动增强；触诊可及左侧第二肋间胸骨旁可有震颤或震动，叩诊可发现心脏增大，听诊最多见的体征是肺动脉瓣第二音亢进（$P_2 \uparrow$）和分裂，占 98%，肺动脉瓣区可听到高调的喷射音，随之有一柔和、中度的收缩中期喷射性杂音。三尖瓣区第 4 心音（在 38% 的患者可发现），有时可有反流性杂音，吸气时可增强。严重病例在肺动脉瓣区可听到舒张期反流性杂音，又称 Graham-steell 杂音，是为肺动脉明显扩张以致肺动脉瓣关闭不全所致，通常在吸气相较明显（提示肺动脉瓣环或右心室流出道扩大）。

2）右心衰竭征象：右心衰竭时，常见颈静脉充盈或怒张（提示右心室充盈压增高）；可有肝肿大和搏动，肝颈静脉反流征阳性，腹部膨隆，移动性浊音阳性和下肢水肿等。如可听到第三音，则为末期之征兆。不少患者肺部可听到细小啰音。当心排出量明显减少，周围血管收缩时可出现血压下降，周围肢体发凉及脉搏减弱。因混合静脉血氧张力低及存在右向左心内分流特别是卵圆孔开放时可发生发绀，20%IPAH 在诊断时存在发绀。

3）肺动脉高压相关疾病体征：伴随 PAH 不同的基础疾病也存在相应的征象，如杵状指可见于先天性心脏病、肺纤维化引起的 PAH，皮肤硬指端硬化、毛细血管扩张、关节肿可见于 CTD 相关性的 PAH；肥胖、脊柱后侧突或扁桃体增大见于低通气综合征引起的 PAH，下肢不对称肿胀、腓肠肌压痛，静脉功能不全可见于慢性血栓栓塞性肺动脉高压（CTEPH），而两肺哮喘音，呼气延长可见气道疾病引起的 PAH。阵发性夜间呼吸困难、端坐呼吸和水肿可见于左心疾病相关性 PAH；肝大、蜘蛛痣、肝掌可见于肝硬化/门脉高压引起的 PAH；甲状腺肿大可见于甲状腺疾病引起的 PAH。

临床上应提高对 PAH 的认识，当患者出现活动性呼吸困难，而体格检查无异常发现或发现上述临床表现而不能解释其临床疾病时，或伴随的基础疾病与临床表现不相对应时，特别是患者存在发生 PAH 的危险因素，应提高警惕 PAH 的发生。

（蔡柏蔷）

361 • 肺动脉高压有哪些实验室检查？

肺动脉高压的实验室项目较多，检查步骤可自一般性无创简单检查开始，根据需要逐步进行较特异的复杂性检查以明确诊断，确定病因。

（1）血液检查：PAH 患者常规血液检查一般正常，进行此项检查主要是用于肺动脉高压的鉴别诊断。

1）自身抗体：如抗核抗体（ANA）、抗可提取性核抗原抗体（ENA 抗体）、抗中性粒细胞胞质抗体（ANCA）、抗甲状腺抗体（TGA，TMA）、抗磷脂抗体（APL 抗体）等。除 ANA 部分 PAH 患者可阳性外，余指标均应阴性。

2）肝功能与肝炎病毒标志物：主要用于排除肝病所致 PAH，但需注意晚期 PAH 患者右心衰肝淤血也可出现肝功能损害。

3）人类免疫缺陷病毒（HIV）抗体：用于排除 HIV 感染所致 PAH。

4）动脉血气分析（ABG）：早期正常，但重症患者可有低氧血症和低碳酸血症。

5）甲状腺功能检查：有报道甲低亦可致 PAH。

6）其他：血管紧张素转换酶（ACE）、血红蛋白电泳等，这些指标有助于排除有无结节病、镰状细胞病等。

（2）胸部影像学检查：虽然早期 PAH 患者的胸部 X 线片可正常，而且大多数无症状的患者中胸部 X 线片也无异常改变，但随着病情进展当出现以下 X 线影像改变后，可使 PAH 诊断明确。如肺动脉段膨隆；肺门及中央肺血管增粗；右心室增大（在侧位胸部 X 线片可表现胸骨后间隙减少）。胸部 X 线的主要表现如下：①右下肺动脉干扩张和双侧肺门血管扩张，右下肺动脉干扩张的程度与肺动脉高压成比例；②肺动脉段突出：左心缘肺动脉段有突出现象；③中心肺动脉扩张，而外围血管分支细小，严重扩张的右肺门动脉和数支细小的血管相连；④心脏增大：侧位可见右心室增大，右房可随肺动脉高压的严重程度和三尖瓣反流量增多而增大。主动脉结变小。

胸部 X 线片检查也有助于 PAH 病因的鉴别，先天性心脏病引起的 PAH 因肺血流量增多，透视下中央肺血管有搏动，外周肺血管纹理相对增粗；左心疾病引起的 PAH 因肺静脉淤血，肺门结构模糊，无中央肺血管搏动，上肺野血管纹理相对增粗，而下肺野血管纹理变细，可伴间质性肺水肿表现；而 IPAH 和 COPD 等其他原因引起的 PAH，肺门结构清楚搏动增强，外围肺纹理突然变细（截断征）。此外胸部 X 线片显示的肺纤维化、肺气肿和不同病因心脏病的大小形态特征等表现，也有助于 PAH 病因的鉴别诊断。

胸部 CT 能准确显示主肺动脉及左、右肺动脉均扩张，与周围血管的纤细对比鲜明。高分辨 CT（HRCT）能有助于排除肺间质纤维化、肺泡蛋白沉积症等。增强胸部 CT 有助于排除血栓栓塞性肺动脉高压。

（3）心电图（ECG）：ECG 对诊断 PAH 的敏感性特异性仅 70% 左右，但能提供有关心脏解剖和心律失常的信息。提示 PAH 的 ECG 改变包括：①电轴右偏；②RV_1 增高 SV_1 降低，R/S>1；③V_1 导联呈 qR 型；④V_1 导联呈 rsR' 型；⑤V_5 或 V_6 导联呈 rS，R/S<1 和 ⑥表现为 S_1、S_2、S_3；⑦右心胸前导联 ST 段压低和 T 波倒置，$P_{II、III}$、aVF 高尖（≥2.5mV）和额面 P 轴≥75°提示右心房肥大。EKG 对提示 PAH 的预后也有一定价值，当 P_{II}≥0.25mV 或 P_{III} 每增加 1mV，PAH 其死亡危险性增加分别为 2.8 和 4.5 倍。

（4）肺功能和动脉血气分析：为早期评估 PAH 的重要手段之一，主要表现是 PaO_2 和 $PaCO_2$ 减低，而肺功能对确定或排除作为 PAH 病因的气道或肺间质性疾病十分有用。气道疾病（如 COPD）表现阻塞性通气功能障碍，肺间质性疾病（如肺纤维化）表现限制性通气功能障碍和弥散功能障碍。约 20% IPAH 和慢性血栓栓塞性肺动脉高压（CTEPH）也可出现相似肺间质性疾病的表现，这与周围血管壁增厚，肺顺应性降低和肺血管床减少有关。此外肺功能检查也有助于 PAH 其他病因的鉴别诊断，如急性肺栓塞，显示肺死腔通气量异常增加；先天性心脏病，表现为分流量（Q_S/Q_T）的异常增大。肺一氧化碳弥散量（DLco）在系统性硬化症（SS）相关性 PAH 中可降低，是发生 PAH（或肺间质疾病）的预测指标，对 SS 患者定期（每 6~12 个月）进行包括 DLco 在内的肺功能检查，有助于检出肺动脉高压或间质性肺疾病。DLco% 有异常者在 5 年中约 20% 发生 PAH，其中当 DLco%<55%，PAH 发生率可达 35%。当肺容积测定正常，而 DLco 明显下降，提示早期 PAH。

（5）肺通气-灌注（V/Q）扫描：对不明原因的 PAH 患者应进行肺 V/Q 扫描排除或确定 CTEPH。检查结果正常者能排除 CTEPH（增强 CT 或 MRI 检查不能排除 CTEPH）。CTEPH 一般显示为不对称分布的一个或多个段肺动脉或更大的不匹配的肺灌注缺损。对于肺 V/Q 显像提示 CTEPH 者，为了明确诊断和提供解剖学资料评价手术可行性应进行肺动脉造影。以下情况可出现类似 CTEPH 肺 V/Q 显像的假阳性结果：肺动脉肉瘤、肺血管炎（涉及大血管）、外源性的肺血管压迫、PVOD 或 PCH。肺 V/Q 显像还有助于 CTEPH 与 IPAH 的鉴别。在气道疾病引起的 PAH 患者，肺通气和肺灌注显像有匹配的多发性放射性缺损。

（6）超声心动图和多普勒超声心动图：目前超声心动图虽不能直接测量增高的肺动脉

压力，但肺动脉压增高引起的某些间接而特征性的超声征象，对肺动脉高压的诊断很有帮助。超声心动图检查可发现右室扩大和肥厚、主肺动脉和左右肺动脉内径增宽、肺动脉瓣和三尖瓣反流和肺动脉压增高（通过三尖瓣反流压差法，用伯努力方程式计算出反流压差，再加上右房压，即等于肺动脉收缩压）等。此外，超声心动图还有助于排除先天性心脏病、风湿性心脏病及冠心病、高心病和心肌病左心衰等引起继发性肺动脉高压的常见疾病。超声心动图常见的征象如下。

1）右心室肥厚和扩大：右心室肥厚是慢性收缩期负荷过重的直接后果，不仅与肺动脉高压的程度和时间有关，也可能与机体对肥厚反应的调节有关。右心室游离壁在轻度肺动脉高压时已增厚，心室间隔也增厚，运动幅度减弱，或呈同向运动。大部分原发性肺动脉高压患者有右心室增大。正常右心室游离壁厚度 ≤ 4mm，右心室内径小于 20mm。

2）肺动脉内径增宽和膨胀性下降：二维和 M 型超声心动图可清楚显示中心肺动脉扩张。正常主肺动脉内径小于 25mm，右肺动脉内径小于 18mm。肺动脉壁顺应性随压力的增加而下降，收缩期扩张也随之变小。

3）三尖瓣和肺动脉瓣反流：心脏增大和瓣环扩张可引起三尖瓣和肺动脉瓣反流。多普勒超声心动图测出的二尖瓣反流率和反流程度与造影所见有良好相关。然而正常人有三尖瓣轻度反流者为 0~44%，因此，多普勒超声心动图检出的轻微三尖瓣反流的意义应结合其他检查进行综合判断。同样，正常人肺动脉瓣反流发生率为 13%~90%，检出轻度反流的意义需全面衡量。肺动脉高压时反流峰速和时限增加，并随压力波动而改变，反流速度与舒张期肺动脉-右心室间压差相关。

4）肺动脉瓣运动异常：在肺动脉高压早期 M 型超声心动图的研究已注意到肺动脉瓣运动的变化，正常情况下舒张晚期肺动脉瓣后叶有一小负向波，称"a"倾斜，紧接心电图 P 波之后发生，反映正常肺动脉舒张末期右心房收缩引起较小的右心室-肺动脉压差增加，当肺动脉舒张压轻微增加时可阻止"a"波的出现。正常"a"波幅度平均为 3~5mm，小于 2mm 可有轻度肺动脉高压，"a"波消失通常提示肺动脉平均压大于 40mmHg。但需注意当右室舒张末压增加时"a"波可重新出现。肺动脉瓣开放速率增加是肺动脉高压另一个传统超声征象，它与收缩早期右心室-肺动脉间压差的大小有关，而与肺动脉压绝对值无关。M 型超声心动图肺动脉高压特征性所见是收缩期切迹或呈"W"图形，反映肺动脉瓣收缩期部分关闭，发生率约 60%，该征象有时在无肺动脉高压存在时也可能出现。

5）肺动脉压的定量化测量常用的指标有：a. 三尖瓣反流峰速与右室收缩压间有良好的相关，相关系数达 0.90 以上；b. 右室流出道或主肺动脉血流加速度或高峰流速提前，血流加速时间或高峰时间与射血时间比与肺动脉压的相关系数在 0.7~0.8；c. 用 M 型超声心动图或多普勒血流信号测量右室收缩时间间期发现肺动脉高压患者射血前期延长，射血期变短，二者的比率增大，后者与肺动脉压的相关系数约 0.7，80% 正常儿童比率<0.3，>0.4 者中 90% 的肺动脉平均压>25mmHg；d. 右室等容舒张时间（肺动脉瓣关闭到三尖瓣开启时间）延长，等容舒张时间与肺动脉收缩压的关系主要决定于肺动脉瓣关闭到三尖瓣开放间的右室压下降幅度，但也受心率、右房压和舒张率的影响。因此，其更多用于正常与轻度肺动脉高压的鉴别。

（7）右心导管检查：为有创性检查，但是诊断和评价肺动脉高压不可替代的金标准，可直接获取准确的肺血流动力学信息，包括右房压、肺动脉收缩压和平均压、肺循环阻力、肺毛细血管楔压（PCWP）、心排出量和心指数对确定 PAH 诊断，排除其他如心内分流或心外分流和左心疾病等原因所致的 PAH，促进诊断进程，评估 PAH 严重度、预后和指导治疗均有重要价值。通常 PAH 患者有肺动脉压力和肺循环阻力增高、心排出量下降、PCWP 正常等表现。PCWP 正常有助于排除引起肺动脉高压的常见的左心疾患。此外，右心导管术可用于急性药物试验，估测肺血管反应性及扩血管药物的长期疗效；测定心腔内血氧含量，判定有无分流性先天性心脏病等。但由于该检查是一种有创性检查方法，故宜慎重选择适应证。

（8）肺动脉造影：83% 以上有异常，表现为主肺动脉及其主要分支扩大，远端分支迅速变窄，血管树像剪枝状。目前临床上不常用于 PAH 的诊断，但当临床上高度怀疑慢性血栓栓塞性肺动脉高压而肺通气/灌注扫描又不能确诊时，此法可帮助明确诊断。

（9）多导睡眠图描记：部分睡眠呼吸暂停综合征患者可合并肺动脉高压，故对可疑患者应进行睡眠呼吸监测。

（10）下肢深静脉或腹部超声检查：有助于 CETPH 和肝硬化相关性 PAH 的诊断。

（蔡柏蔷）

362 • 如何对疑似肺动脉高压的患者进行诊断和鉴别诊断？

目前不少医务人员对 PAH 不熟悉，加之 PAH 早期无明显不适，或症状轻微，且无特异性，往往发展到病程晚期才出现明显症状，肺动脉高压需要多普勒超声心动图或右心导管术检查才能确定，故当今多数病例难以做到早期诊断。临床上可依据下述流程图（图 15-1）进行 PAH 诊断。

通常对疑似肺动脉高压的患者进行诊治时，首先临床上要详细地询问病史和进行全面的体检，作胸部 X 线片、心电图、超声波检查和全面的右心导管检查，包括肺血流动力学检查，是 PAH 诊断的必要措施。右心导管是现今确诊本病所必需的方法。对常见的 COPD、低氧性肺血管收缩疾病（慢性肺部低通气综合征、睡眠性呼吸暂停综合征和高山病等）、肺静脉高压（二尖瓣狭窄、严重的慢性左心衰竭和肺静脉闭塞性疾病等）、先天性左向右分流的心脏病、间质性肺部疾病，以及其他肺动脉疾病诸如多发性肺栓塞、寄生虫疾病、肉芽肿性血管炎、注射非法药品等所致继发性肺动脉高压，均应予以排除，才能诊断 IPAH。最容易与 IPAH 混淆，且最难与 IPAH 鉴别的是慢性血栓栓塞性肺动脉高压，因为此类患者也能出现进行性呼吸困难，而无明确的栓塞表现。鉴别诊断时应注意与上述多种心血管、肺和系统性疾患等均可引起肺动脉高压相鉴别，有选择地及时做有关辅助检查，临床上可避免 IPAH 误诊。

总之，PAH 的诊断性评估应包括以下四方面：①熟悉发生 PAH 的危险人群，早期筛查；充分了解患者的个人史、家族史；②症状询问、体格检查和初步的无创检查确定 PAH 的存在，首先对可疑患者采取 UCG 无创检查明确是否存在 IPAH；③掌握鉴别诊断疾病谱，

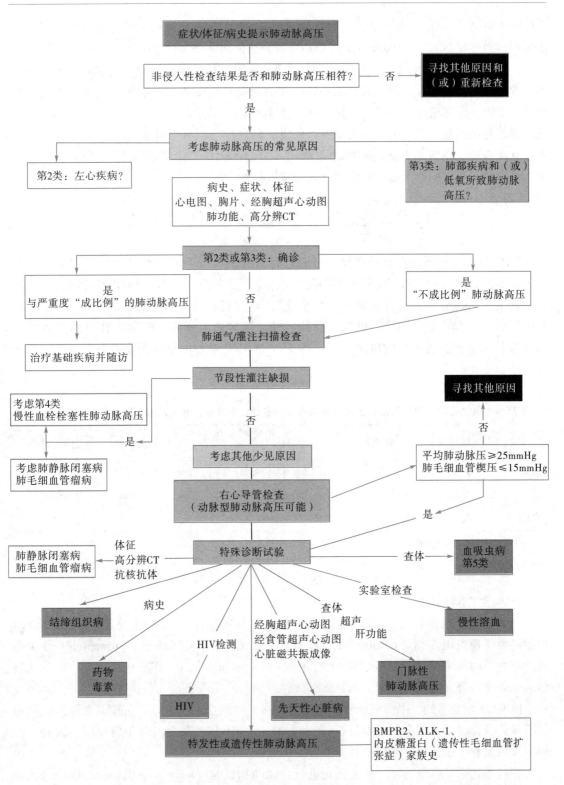

图 15-1　肺动脉高压诊断流程图

按照临床分类对 PAH 分类诊断；④右心导管确诊描述特定的血流动力学特征（包括对血管扩张剂的急性反应），6 分钟步行距离和心功能分级评估 PAH 的严重程度。

PAH 功能分级标准如下：Ⅰ级，无体力活动受限，日常体力活动不引起呼吸困难、乏力、胸痛或晕厥；Ⅱ级，静息状态无不适，体力活动轻度受限，一般体力活动可引起呼吸困难、乏力、胸痛或晕厥；Ⅲ级，体力活动明显受限，静息状态下无不适，轻微体力活动就可引起呼吸困难、乏力、胸痛或晕厥；Ⅳ级，静息状态下有呼吸困难和（或）乏力，有右心衰竭表现，任何体力活动都可加重病情。对诊断明确的患者进行 PAH 功能状态的分级，是评估患者疾病严重程度和治疗疗效的良好指标。

363 · 临床上如何进行急性药物血管反应性试验？

PAH 患者行诊断性右心导管检查时应进行急性药物血管反应性试验，以识别可从长期钙通道阻滞剂（CCBs）治疗中受益的患者。急性血管反应试验所使用的药物应该是短效、安全、容易应用、没有或少有全身不良反应的药物。目前在急性血管反应试验中最常应用的是一氧化氮（NO），根据以前的经验，静脉依前列醇或静脉腺苷可作为替代选择（但是有全身血管扩张的风险）（表 15-4）。图 15-2 推荐的急性药物血管反应性试验处理程序。

表 15-4　急性药物血管反应性试验常用药物的给药途径、半衰期、剂量范围、增量及给药持续时间

药物	给药途径	半衰期	剂量范围[a]	增量[b]	持续时间[c]
依前列醇	静脉	3 分钟	2~12ng/（kg·min）	2ng/（kg·min）	10 分钟
腺苷	静脉	5~10 秒	50~350μg/（kg·min）	50μg/（kg·min）	2 分钟
NO	吸入	15~30 秒	（10~20）×10⁻⁶		5 分钟[d]

注：a：推荐的起始剂量和最大耐受剂量（由不良反应如低血压、头痛、面部潮红等限制的最大剂量）；b：每一步增加的剂量；c：每一步给药所持续的时间；d：对 NO 来讲，建议剂量范围内的一步法

具体治疗方法如下。

（1）急性药物血管反应性试验：血管扩张剂是目前治疗 PAH 的主要药物，品种多样，包括钙离子通道阻滞剂（calcium channel blockers，CCB）、前列环素（prostacyclin，PGI₂）及类似物、内皮素受体拮抗剂、磷酸二酯酶（phosphodiesterase，PDE）抑制剂、L-精氨酸（L-arginine）等，需长期应用。

因 PAH 病变早期，平滑肌血管收缩经常存在，对治疗反应较好；而晚期血管内膜和中层纤维化及血栓形成等限制了血管扩张，对治疗反应不佳，甚至出现矛盾反应。因此，在确定长期血管扩张药治疗前应检测肺血管的反应性。

在口服血管扩张剂前，一般主张先进行急性药物试验（acute vasodilator challenge），急性试验结果可以指导选择扩血管药物，较准确地预测长期应用扩血管药物的效果等。适于

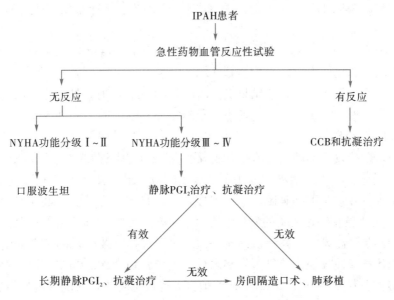

图 15-2　推荐的急性药物血管反应性试验处理程序
注：CCB 钙离子通道阻滞剂；NYHA：纽约心脏病学会。

此试验的药物应具备扩血管作用强、半衰期短等特性，目前常用的这类药物有一氧化氮、前列环素、腺苷等。

（2）试验药物和方法：①NO（$t_{1/2}$ 15~30 秒）［（10~20）×10^{-6}］吸入 10 分钟；②PGI$_2$（$t_{1/2}$ 3~5 分钟）：2ng/（kg·min）静脉注射，以后每 10~15 分钟加 2ng/（kg·min），直至耐受［一般不超过 10ng/（kg·min）］，用药至少 1 小时；PGI$_2$ 类似物——依洛前列素（$t_{1/2}$ 30 分钟）：吸入 8~10μg，约 30 分钟；③腺苷（$t_{1/2}$ 5~10 秒）：50μg/（kg·min）静脉注射，以后每 2 分钟增加 50μg/（kg·min）直至耐受。

（3）结果判定：至今尚无公认的判定标准，通常认为有意义的血流动力学反应是：①肺动脉压力和肺血管阻力下降 20% 以上；或者平均 PAP 下降 ≥10mmHg、≤40mmHg；②心排出量增加或不变；③体循环血压和动脉血氧饱和度无明显变化。

急性药物血管反应性试验阳性的患者，选择长期应用 CCB，其生存率可明显增加。目前主张从小剂量开始，逐渐增加剂量，心功能不全的患者慎用。

（蔡柏蔷）

364. 临床上如何处理肺动脉高压？

PAH 患者即使属于轻度，只要有症状就应尽早治疗，除给予抗凝和血管扩张剂外，还应重视一般性治疗：包括避免低氧环境、加强氧疗、节制活动、减少创伤性检查、慎用抑制食欲药物和肾上腺类及非类固醇抗感染药物、避孕、纠正病因和并发症，同时应正确评估不同类型 PAH 患者的严重程度，并根据急性药物肺血管舒张反应性，选用适当治疗方法。

PAH 的治疗已有巨大进展，目前有 8 种药物得到批准。治疗 PAH 的药物能明显改善患者症状，减慢临床恶化速度。在平均治疗 14.3 周后，接受特异药物治疗的 PAH 患者与安慰剂组比，病死率降低 43%。这些结果支持治疗 PAH 药物的有效性。尽管如此，PAH 仍然是一种无法治愈的慢性疾病。而且晚期患者仍然需要有创的内科和介入治疗，这容易产生明显的不良反应。PAH 是一种进行性疾病，尽管近年来国外对此进行了一些研究，积累了一些经验，但远期疗效仍不满意，治疗有效者平均生存时间 5 年左右。

（1）一般措施：①体力活动和监护下的康复：应该鼓励患者在症状限制范围内活动，但患者应避免进行导致严重呼吸困难、劳累性眩晕或胸痛的运动。②妊娠、避孕和绝经后的激素治疗：PAH 患者妊娠相关的病死率为 30~50%，因此 PAH 是妊娠的禁忌证，已妊娠的患者应告知怀孕的高风险，并建议终止妊娠。对于选择继续妊娠的患者应给予疾病靶向治疗，有计划地选择性分娩，产科医生和内科医生应密切合作。③旅行：患者在没有氧疗的情况下应避免去海拔高于 1500~2000m 的地方。建议患者旅行时随身携带写有 PAH 疾病信息的资料。④心理支持：许多 PAH 患者可出现焦虑和抑郁，导致生活质量下降。需要时应该去看精神科医生或心理科医生。⑤预防感染：PAH 患者易患肺炎，肺炎占死亡原因的 7%，推荐 PAH 患者接种流感和肺炎球菌疫苗。⑥择期外科手术：PAH 患者进行择期外科手术时风险增加。尚不清楚何种麻醉方式较为合适，但硬膜外麻醉或许较全身麻醉耐受性更好。接受口服药物治疗的患者可能需要暂时改为静脉或雾化治疗，直到能够吞咽并能口服药物时为止。

（2）支持治疗

1）口服抗凝剂：病理发现 IPAH 患者血栓形成率极高，凝血及纤溶异常也有报道。基于上述原因，加之 PAH 患者可能存在静脉血栓形成的非特异性危险因素，如心力衰竭、制动等，因此 PAH 患者应接受口服抗凝药物治疗。推荐的目标国际标准化比值（INR）为 1.5~2.5，通常来说，长期接受静脉前列腺素治疗的患者，只要无抗凝禁忌证，为避免导管相关血栓形成的风险，都需抗凝治疗。

2）利尿剂：失代偿性右心衰竭可导致液体潴留、中心静脉压升高、肝淤血、腹水和外周水肿。容量超负荷的 PAH 患者接受利尿剂治疗后症状明显缓解。利尿剂的选择及治疗剂量由医生决定，亦可考虑加用醛固酮拮抗剂。注意监测患者的肾功能及血生化，防止低钾血症和低血容量导致的肾前性肾衰竭。

3）氧疗：尽管已证实吸氧可降低 PAH 患者的肺血管阻力，但长期氧疗是否有益尚缺乏随机资料支持。大多数 PAH 患者静息状态下都有轻度的低氧血症，建议凡动脉血氧分压持续<60mmHg 的患者需每天吸氧至少 15 小时，使动脉血氧分压>60mmHg。活动时吸氧可改善症状、纠正氧去饱和时，可考虑移动氧疗。

4）地高辛：尽管在 IPAH 中，长期服用地高辛的疗效并不确定，但可明确的是地高辛能快速提高心排出量。在 PAH 合并房性快速性心律失常患者中，地高辛可降低心室率。

（3）特异性药物治疗

1）钙通道阻滞剂（CCBs）：IPAH 的发病机制为平滑肌细胞肥大和增生、血管收缩，因此 20 世纪 80 年代中期就使用传统的血管扩张剂来治疗 IPAH，主要为钙通道阻滞剂。现已认识到右心导管检查时只有少数 IPAH 患者急性血管反应试验阳性，钙通道阻滞剂治疗有效的患者也为少数。

目前常用钙通道阻滞剂有硝苯地平、地尔硫䓬和氨氯地平，尤其前两者。选择哪种钙通道阻滞剂是基于患者基线时的心率，有相对心动过缓的患者首选硝苯地平和氨氯地平，相对心动过速的患者则首选地尔硫䓬。在 IPAH 患者中，钙通道阻滞剂的有效剂量相对要高，硝苯地平为 120 ~ 240mg/d，地尔硫䓬为 240 ~ 720mg/d，而氨氯地平的用量将近 20mg/d。建议从小剂量开始，如缓释硝苯地平 30mg bid，地尔硫䓬 60mg tid，氨氯地平 2.5mg qd，然后逐渐小心加量至最大耐受量。加量的限制因素包括系统性低血压和下肢外周水肿。急性血管反应试验阳性、接受钙通道阻滞剂治疗的 IPAH 患者，经 3 ~ 4 个月的治疗后需再一次对治疗的有效性和安全性进行评估，包括右心导管检查。

为避免严重的不良反应（如低血压、晕厥和右心衰竭），未行血管反应试验的患者或试验阴性的患者禁用钙通道阻滞剂。

结缔组织病相关 PAH 患者血管反应试验阳性并不意味着长期钙通道阻滞剂治疗也有效，且此类患者往往不能耐受大剂量的钙通道阻滞剂。

2）前列腺素类（prostanoids）：前列环素类主要由内皮细胞合成，可使血管床显著扩张。前列环素类是最强的内源性血小板聚集抑制剂，同时有细胞保护和抗增生作用。PAH 患者肺动脉中的前列环素合酶表达减少且尿中前列环素代谢产物减少，表明 PAH 患者存在前列环素代谢途径失调。目前临床已使用化学合成的稳定的前列环素类似物治疗 PAH，这些类似物具有不同的药代动力学特性但有相似的药效。

a. 依前列醇（epoprostenol）：依前列醇（合成前列环素）是一种稳定的冻干制剂，静脉输注时需溶解在碱性缓冲液里。依前列醇的半衰期很短，只有 3~5 分钟，室温下也只能稳定 8 小时，这是依前列醇需要通过输注泵或永久置入的导管持续给药的原因。对 IPAH 和硬皮病相关 PAH 患者持续静脉输注依前列醇的有效性已经在 3 个非盲随机对照试验中证实，依前列醇能改善上述患者的症状，提高运动耐量，改善血流动力学。在一个随机研究中，依前列醇也是唯一能延长 IPAH 患者生存期的药物。依前列醇的长期有效性也在 IPAH、疾病相关 PAH 以及不能手术的 CTEPH 患者中得到证实。

依前列醇治疗方案：起始剂量 2 ~ 4ng/（kg·min），剂量增加受限于药物的不良反应（如颜面潮红、头痛、腹泻、腿痛）。药物最佳剂量因人而异，大多数在 20~40ng/（kg·min）之间。严重不良反应与给药系统（如输注泵故障）相关，包括：注射局部感染、导管阻塞、脓毒血症。最近已有预防中心静脉导管血行感染的指南出台。依前列醇不能骤然停药，因其可导致部分患者肺动脉压反跳性升高、症状恶化、甚至死亡。

b. 伊洛前列素（iloprost）：伊洛前列素是一个化学合成的稳定的前列环素类似物，给药途径包括静脉注射、口服和喷雾。用吸入方法治疗 PAH 理论上说可以选择性地作用于肺循环，是一个很有吸引力的治疗方法。应用吸入伊洛前列素进行随机对照试验研究，为

PAH 及 CTEPH 患者，一组为安慰剂对照组，另一组每日吸入伊洛前列素 6~9 次，每吸 2.5~5mg，每日吸入中位数为 30mg，结果表明，吸入组运动耐量增加、症状改善、肺血管阻力降低、临床事件减少。与对照组比，伊洛前列素吸入治疗能增加 PAH 患者的运动耐力（$P<0.051$）。患者对吸入伊洛前列素耐受性好，最常见的不良反应为颜面潮红、下颌痛。PAH 和 CTEPH 患者持续静脉输注伊洛前列素的疗效与依前列醇相当。目前暂无资料评估 PAH 患者口服伊洛前列素的疗效。

c. 曲罗尼尔（treprostinil）：曲罗尼尔是依前列醇的三环联苯胺类似物，在室温下有足够的化学稳定性，故能静脉推注给药，也可皮下注射给药。皮下注射可通过微泵和小的皮下导管进行。曲罗尼尔能增加 PAH 患者的运动耐量、改善血流动力学、改善症状。其中患者运动耐力改善最显著。最常见的不良反应为注射部位的疼痛，这使 8% 的患者不能坚持用药，更多的患者药物加量受限。在 15% 坚持皮下注射曲罗尼尔单药治疗的患者中似可见生存期的延长。长期随访观察，发现皮下注射曲罗尼尔可持续改善患者的运动耐力和症状。

曲罗尼尔皮下注射的起始剂量为 1~2ng/（kg·min），药物加量受限于不良反应（注射局部疼痛、颜面潮红、头痛）。最佳剂量应个体化，多数波动于 20~80ng/（kg·min）。美国最近亦批准了曲罗尼尔静脉注射治疗 PAH 患者。曲罗尼尔的疗效与依前列醇相当，但所需剂量为依前列醇的 2~3 倍。然而，它比依前列醇更方便，因为曲罗尼尔的贮药器可 48 小时更换一次，而依前列醇需 12 小时更换一次。一项随机对照试验观察了在内皮素受体拮抗剂波生坦或 5 型磷酸二酯酶抑制剂西地那非治疗的基础上加用吸入曲罗尼尔对重度 PAH 患者的疗效，初步的数据表明，加入吸入曲罗尼尔可增加运动耐量。口服曲罗尼尔的疗效目前正在评估中。

d. 贝前列素（beraprost）：贝前列素是第一个化学稳定且口服有效的前列环素类似物。欧洲的 ALPHABET 研究表明贝前列素能增加患者运动耐量，但这一作用仅能维持 3~6 个月，且不能改善血流动力学。不良反应为：头痛、颜面潮红、下颌痛和腹泻。

3）内皮素受体拮抗剂（endothelin receptor antagonists）：PAH 患者的血浆和肺组织中都有内皮素系统的活化。血浆内皮素-1 水平的升高究竟是肺动脉高压的原因还是结果目前还未知，但这些数据证明了内皮素系统在 PAH 发病机制中的重要作用。内皮素-1 通过与肺血管平滑肌细胞上两个不同受体亚型（内皮素-A 和内皮素-B 受体）结合而发挥血管收缩和促有丝分裂作用。内皮素-B 受体也见于内皮细胞，激活后可使扩血管物质和抗增生物质（如 NO 和前列环素）释放，借此抵消内皮素-1 的有害作用。虽然两种受体亚型的活性可能存在差异，但选择性内皮素受体拮抗剂和双受体（内皮素-A 和内皮素-B 受体）拮抗剂对 PAH 的疗效相仿。

a. 波生坦（bosentan）：波生坦是口服有活性的双受体拮抗剂，也是此类药物中的第一个合成剂。已有 5 个随机对照试验对 IPAH、结缔组织病相关 PAH、艾森曼格综合征相关 PAH 进行了评估，发现波生坦能改善患者的运动耐量、功能分级、血流动力学、超声心动图和多普勒参数，延长临床缓解时间。其中两个随机对照试验仅入选了 WHO-FC Ⅱ级或艾森曼格综合征的患者，正是这两个研究的结果使当局批准波生坦用于 WHO-FC Ⅱ级以及先天性体-肺分流和艾森曼格综合征患者 PAH 的治疗。波生坦治疗的起始剂量为 62.5mg bid，

4 周后逐渐加量至 125mg bid。儿童使用波生坦时剂量随体重下调。长期的观察研究证实成人 IPAH 患者对波生坦有良好的耐受性。波生坦的主要不良反应为肝脏转氨酶升高，发生率 10%左右，为剂量依赖性，减量或停药后可恢复。因此，服用波生坦的患者因每月复查一次肝功能。其他不良反应有血红蛋白减少、精子生成受损。

b. 西他生坦（sitaxentan）：西他生坦为口服有效的选择性内皮素-A 受体拮抗剂。目前有两个随机对照试验针对 WHO-FC Ⅱ级和Ⅲ级的 PAH 患者进行了研究，入选患者为 IPAH、结缔组织病相关 PAH 或先天性心脏病相关 PAH 患者，研究显示西他生坦能改善患者的运动耐量和血流动力学。西他生坦的推荐剂量为 100mg qd，在此剂量下肝功能异常发生率为 3%~5%，故需每月复查肝功能。西他生坦与华法林有相互作用，同时服用时华法林需减量，以免引起 INR 的升高。

c. 安贝生坦（ambrisentan）：安贝生坦为非氨苯磺胺丙酸类选择性内皮素-A 受体拮抗剂。研究显示，安贝生坦能改善 IPAH、结缔组织病相关 PAH 及 HIV 感染相关 PAH 患者的症状、运动耐量、血流动力学，延长临床缓解时间。不良反应主要为肝功能异常，发生率在 0.8%~3%，在因肝功能异常而停服波生坦或西他生坦的患者中，一小部分患者能耐受 5mg/d 的安贝生坦，尽管如此，仍需对服用安贝生坦的患者每月监测肝功能 1 次。此外，服用安贝生坦后外周水肿的发病率有增加趋势。

4）5 型磷酸二酯酶抑制剂：抑制 cGMP 降解酶——5 型磷酸二酯酶能导致血管扩张，这是通过 NO/cGMP 途径实现的。肺血管中含有大量的 5 型磷酸二酯酶，目前研究已发现 5 型磷酸二酯酶抑制剂在 PAH 中的可能疗效。此外，5 型磷酸二酯酶还有抗增生作用。目前有三种 5 型磷酸二酯酶抑制剂：西地那非、他达拉非和伐地那非均可扩张肺血管，最大效应分别发生于给药后 60 分钟、75~90 分钟和 40~45 分钟。

a. 西地那非（sildenafil）：西地那非是口服有效的、强有力的选择性 5 型磷酸二酯酶抑制剂。西地那非在 IPAH、结缔组织病相关 PAH、先天性心脏病和 CEPTH 中的良好疗效。西地那非 20mg、40mg 或 80mg tid 治疗可有效改善患者的运动耐量、症状和血流动力学。对结缔组织病相关 PAH 患者的研究显示，与安慰剂组比，12 周的西地那非治疗可改善患者的运动耐量、血流动力学参数和功能分级。西地那非的推荐剂量是 20mg tid，但是只有 80mg tid 的剂量才能使疗效维持 1 年。临床上经常需上调剂量至 20mg tid 以上（通常为 40~80mg tid）。西地那非的不良反应通常为轻到中度的血管扩张，从而出现头痛、颜面潮红和鼻衄。

b. 他达拉非（tadalafil）：他达拉非为选择性 5 型磷酸二酯酶抑制剂，给药方式为一天一次，目前批准用于勃起功能障碍的治疗。PAH 患者分别给予他达拉非 5mg、10mg、20mg、40mg qd 治疗，显示他达拉非 40mg qd 能改善患者的运动耐量、症状、血流动力学，延长临床缓解时间，疗效持续时间长，不良反应同西地那非。

（4）联合治疗：联合治疗是指同时使用一种以上的 PAH 特异性治疗药物，如：内皮素受体拮抗剂、5 型磷酸二酯酶抑制剂、前列腺素类及其他新药。联合治疗的随机对照研究表明，治疗初即予依前列醇和波生坦联合治疗较单用依前列醇比，血流动力学上有进一步改善趋势。12 周吸入伊洛前列素联合波生坦治疗：联合治疗组吸入伊洛前列素前测定的 6 分钟步行距离增加了 19m，吸入伊洛前列素后测定的 6 分钟步行距离增加了 26m，但吸入前测定的血流动力学无改善，吸入组在临床缓解时间上明显优于单药组。但是，同样研究波生坦联合吸入伊洛前列素的另一个随机对照试验，由于未得到6分钟步行距离和临床缓解时间的改善而提前终止。关于联合治疗还有很多悬而未决的问题，如联合治疗时药物的选择、联合治疗的最佳时机（是在最开始患者未用任何药物的时候即开始联合治疗，还是根据患者对最初所用药物的反应序贯联合治疗）、换药的时机等。

（5）其他治疗：PAH患者罕见恶性室性心律失常，如室性心动过速、心室扑动、心室颤动。心房扑动和心房颤动的发生率相同，这两种心律失常常导致临床恶化，出现右心衰竭的体征。恢复稳定的窦性心律有利于患者的长期存活，持续房颤的患者2年病死率>80%。因此为了获得稳定的窦性心律，应考虑预防性应用无负性肌力作用的抗心律失常药物，如胺碘酮，虽然尚缺乏关于胺碘酮有效性的数据。

（蔡柏蔷）

参 考 文 献

[1] Rubin JL. Diagnosis and management of pulmonary arterial hypertension：ACCP evidence-based clinical practice guidelines. Chest，2004，126：7S-10S.

[2] Montani D，Hamid A，Yaici A，et al. Pulmonary arterial hypertension. Rev Prat，2004，54：5-13.

[3] Gali'e N，Hoeper MM，Humbert M，et al. Guidelines for the diagnosis and treatment of pulmonary hypertension. Eur Respir J，2009，34：1219-1263.

[4] Simonneau G，Gatzoulis MA，Adati I，et al. Updated clinical classification of pulmonary hypertension. Journal of the American College of Cardiology，2013，62（25，Suppl D）：D34-D41.

[5] McLaughlin VV，Archer SL，Badesch DB，et al. ACCF/AHA 2009 expert consensus document on pulmonary hypertension. Am Coll Cardial，2009，53（17）：1573-1619.

[6] 中华医学会心血管病学分会，中华心血管病杂志编委会. 肺动脉高压筛查诊断与治疗专家共识. 中华心血管病杂志，2007，35（11）：979-987.

[7] Galie N，Negro L，Simonneau G. The use of combination therapy in pulmonary arterial hypertension：new developments. Eur Respir Rev，2009，18（113）：148-152.

十六、肺血栓栓塞

365 · 什么是肺栓塞？

肺栓塞（pulmonary embolism，PE）是来自全身静脉系统或右心的内源性或外源性栓子阻塞肺动脉或其分支引起肺循环和呼吸功能障碍的临床和病理生理综合征。PE 的栓子包括血栓、脂肪、羊水、空气、瘤栓和感染性栓子等，其中 99% 的 PE 栓子是血栓，故也称为肺血栓栓塞（pulmonary thromboembolism，PTE）。近年来肺栓塞诊断和治疗已经取得了明显进展，心脏超声检查、下肢深静脉超声检查、D-二聚体测定和螺旋 CT 或 CT 肺动脉造影等一些先进的无创检查在临床诊断上已被广泛应用，过去临床使用的静脉造影、肺动脉造影等创伤性检查逐渐减少。低分子肝素、其他新型口服抗凝药物和新型溶栓药物在临床上的应用使肺栓塞的治疗进入新时期。

医学上常用肺栓塞相关术语定义如下。

（1）肺栓塞（pulmonary embolism，PE）：是内源性或外源性栓子阻塞肺动脉引起肺循环障碍的临床和病理生理综合征，包括肺血栓栓塞症、脂肪栓塞综合征、羊水栓塞、空气栓塞、肿瘤栓塞等，其中 99% 的肺栓塞栓子是血栓所致。

（2）肺血栓栓塞症（pulmonary thromboembolism，PTE）：是指来自静脉系统或右心的血栓阻塞肺动脉或其分支所致疾病，为肺动脉或肺动脉某一分枝被血栓堵塞而引起的病理过程，常常是许多疾病的一种严重并发症。临床上最常见的血栓是来自下肢深静脉及盆腔静脉。肺血栓栓塞以肺循环和呼吸功能障碍为主要临床表现和病理生理特征，占肺栓塞的绝大多数，是最常见的肺栓塞类型，故通常临床上所称的 PTE 即指肺栓塞。

（3）肺梗死（pulmonary infarction，PI）：为肺栓塞后，如果其支配区域的肺组织因血流受阻或中断而产生严重的血供障碍，因而发生坏死。

（4）大面积肺栓塞和次大面积肺栓塞：①大面积肺栓塞：也称为巨大肺栓塞。指肺栓塞伴有持续低血压（收缩压<90mmHg 持续 15 分钟以上）并排除心律失常、低血容量、败血症、左室功能不全、心动过缓（心率<40 次/分伴有休克）等。②次大面积肺栓塞：也称为次巨大肺栓塞。指肺栓塞不伴有全身性低血压（收缩压≥90mmHg），而合并右室功能障碍或心肌损伤。右室功能障碍见下述情况之一者：a. 右室扩大，心脏超声心动图提示心尖四腔面显示右室内径与左室内径比值>0.9 或右室收缩功能障碍；b. 右心室扩张，CT 示右室与左室内径比值>0.9；c. 脑利钠肽>90pg/ml，或 N 末端脑钠肽前体>500pg/ml；d. 心电图改变，新发完全性或不完全性右束支传导阻滞，胸前导联 ST 段抬高或压低、T 波倒置。心肌损伤是指有下述情况之一者：a. 肌钙蛋白 Ⅰ>0.4ng/ml；b. 肌钙蛋白 T>0.1ng/ml。

（5）高度、中度和低度危险性的肺栓塞：①高度危险性的肺栓塞：肺栓塞患者合并休克或低血压（也就是临床上称为的大面积肺栓塞），患者住院后具有死亡的高风险，尤其死亡可以在住院后最初数小时；②中度危险性的肺栓塞：患者在住院时表现为血流动力学稳定，但是存在右心室功能不全的证据和（或）心肌损伤；③低度危险性的肺栓塞：患者无肺栓塞相关的主要危险因素，如果有适当的门诊护理和抗凝治疗，患者可以考虑早期出院；④无高度危险性的肺栓塞患者：肺栓塞患者未合并休克或低血压，包括中度危险性的肺栓塞和低度危险性的肺栓塞。

（6）深静脉血栓形成（deep venous thrombosis，DVT）：是引起肺栓塞的主要血栓来源，DVT 多发于下肢或者骨盆深静脉，脱落后随血流循环进入肺动脉及其分支，肺栓塞常为 DVT 的合并症。

（7）静脉血栓栓塞症（venous thromboembolism，VTE）：由于肺栓塞与 DVT 在发病机制上存在相互关联，是同一种疾病病程中两个不同阶段的不同临床表现，因此统称为 VTE。

（蔡柏蔷）

366 · 肺血栓栓塞在国内外的发病情况如何？

全球每年确诊的肺栓塞和深静脉血栓形成患者约数百万人。美国致死性和非致死症状性 VTE 发生例数每年超过 90 万，其中死亡病例大于 30 万。其余非致死性 VTE 包括 37.64 万例 DVT 和 23.71 万例肺栓塞。在美国每年死于肺栓塞的患者占死亡人数的 10%~15%，在临床死亡原因中，肺栓塞居第三位。在致死性病例中，约 60% 的肺栓塞患者被漏诊，只有 7% 的患者得到及时与正确的诊断和治疗。国外尸解表明，肺栓塞总发生率为 5%~14%，老年人中可达 25%，心脏病患者中则高达 30%~50%，如用特殊的技术检查可达 60%。早在 20 世纪 80 年代，北京协和医院呼吸内科研究报告发现，在当时肺栓塞的尸检检出率为 3%。日本在 1972 年报道肺栓塞的死检率为 1.5%，因此当初认为东方人肺栓塞的发病率可能较低。但目前肺栓塞的发病率已有进行性增多的趋势。国外研究发现肺栓塞患者的生前确诊率仅 10%~30%，在 20 世纪 80 年代北京协和医院报告肺栓塞患者的生前确诊率为 7.8%。凡能及时做出诊断及治疗的肺栓塞患者只有 7% 死亡，而没有被诊断的肺栓塞患者 60% 死亡。鉴于上述结果，正确诊断肺栓塞是临床上极为关注的问题。

近年来研究发现我国与西方国家一样，肺栓塞绝非少见病，随着对肺栓塞认识水平的提高和诊断技术的进展，现在诊断的肺栓塞病例数量呈 3~10 倍以上的增长。目前国内许多医院诊断肺栓塞病例有逐年增多趋势，如北京协和医院在 20 世纪 90 年代前，每年诊断病例数约 10 例，而进入 21 世纪每年诊断达 100 例以上。分析肺栓塞诊断病例上升原因是：①人们饮食习惯和生活方式等环境因素变化的影响；②临床诊断意识和诊断技术水平提高，使肺栓塞的漏、误诊病例明显减少，越来越多肺栓塞患者能被正确诊断。

目前我国肺栓塞漏诊、误诊情况仍然较为严重。肺栓塞患者在临床上常常有因胸痛、心悸症状被误诊为冠心病；因呼吸困难、咯血症状而被误诊为其他呼吸系统疾病（肺炎、结核性胸膜炎等）；因焦虑、头昏症状而被误诊为神经衰弱及因晕厥症状被误诊为脑血管病。究其原因除了与肺栓塞的临床特点有关外，尚与临床医师对肺栓塞警惕性不高、认识不够深入、客观诊断技术设施受限可能有关。现在国内外呼吸内科临床上也存在另外一种倾向，即肺栓塞的过度诊断，把某些不是肺栓塞的病例也诊断成为肺栓塞，造成误诊和误治。鉴于上述情况，提高对肺栓塞的认识和诊断水平，正确处理肺栓塞仍是临床上极为关注的问题。

（蔡柏蔷）

367 • 肺栓塞的易发因素或基础疾病有哪些？

肺栓塞大多数是由发生在下肢周围静脉、包括股静脉、腘静脉和腓肠肌深静脉中的深静脉血栓（deep venous thrombosis，DVT）所致，故深静脉血栓形成往往是肺栓塞的前兆。临床上静脉血栓栓塞症（VTE）是一种复杂的血管疾病，其发病机制多种多样，代表了包括深静脉血栓和肺血栓栓塞二大类疾病。目前认为，肺栓塞只是深静脉血栓的并发症，肺栓塞的原发病则是深静脉血栓形成。约 30% 的 DVT 患者可发生有症状的肺栓塞。如果将无症状的肺栓塞也统计在内，那么 50%～60% 的 DVT 患者可发生肺栓塞。北京协和医院 103 例 DVT 病例中，合并肺栓塞者达 46 例，发生率为 45%。另一方面 82% 的肺栓塞患者可发现有 DVT。流行病学资料表明，北美和欧洲的 VTE 发生率为千分之一。在有血栓形成倾向的患者中，VTE 可反复发作并导致多种并发症，从肺栓塞、血栓栓塞性肺动脉高压到肺心病均能发生。在美国每年近 5 万人死于肺栓塞，大部分患者的直接死亡原因为肺栓塞的突然发生，但临床上并没有及时地作出诊断和进行有效地治疗。

由于 DVT 和肺栓塞可以共同存在，某些病例具有两者的共同特征，临床医师应认识 DVT 的多种临床表现，掌握 DVT 的临床诊断、预防和治疗，并保持一定的警惕性。临床上如要正确诊断肺栓塞，则必须认识 DVT 的临床表现和了解相关实验室检查，认识 DVT 形成的危险因素，预防 DVT 的形成和及时治疗 DVT，可避免或减少肺栓塞发生的可能。此外，及时诊断 DVT，也有助于肺栓塞的诊断。如果要认识肺栓塞的病理生理、临床表现、诊断和鉴别诊断，首先需理解深静脉血栓的危险因素、发生机制、临床表现和诊断。

临床上有许多危险因素参与高凝状态的形成，早在 1862 年 Virchow 就提出静脉血栓形成的三个主要因素：静脉血液瘀滞、血管损伤和血液黏稠度的增加。

通常患者发生静脉血栓时，往往有一个以上的因素参与了血栓的形成，发生血栓危险因素的累积可增加其发生可能性。长期卧床、肥胖、外科手术和创伤、充血性心力衰竭和原有的血栓栓塞性疾病等均为发生血栓的诱发因素。少见疾病如：贝赫切特病（白塞病，Behcet syndrome）、系统性红斑狼疮、真性红细胞增多症、高胱氨酸尿和阵发性夜间血红蛋白尿等，也与静脉血栓的形成有关（表 16-1）。

表 16-1　静脉血栓栓塞症的危险因素

原发性		继发性
抗凝血酶缺乏	创伤/骨折	克罗恩病
先天性异常纤维蛋白血症	髋部骨折	充血性心力衰竭
血栓调节因子异常	脊髓损伤	急性心肌梗死
高同型半胱氨酸血症	外科手术	恶性肿瘤
抗心脂抗体综合征	疝修手术	肿瘤静脉内治疗
纤溶酶原激活物抑制因子过量	腹部大手术	肥胖
凝血酶原 2010A 基因变异	冠脉搭桥术	长期卧床
ⅩⅡ因子缺乏	脑卒中	长途航空旅行
Leiden 突变（活性蛋白 C 抵抗）	肾病综合征	口服避孕药
纤溶酶原缺乏	中心静脉插管	狼疮抗凝作用Ⅴ因子
纤溶酶原不良血症	慢性静脉功能不全	绝经后雌激素替代治疗
蛋白 S 缺乏	吸烟	真性红细胞增多症
蛋白 C 缺乏	妊娠/产褥期	巨球蛋白血症
	血液黏滞度增高	植入人工假体
	血小板异常	高龄

现将发生 DVT 的危险因素分析如下。

（1）长期卧床和长途旅行：长期卧床尤其在老年患者中，其 DVT 的发生危险性增加。老年患者的静脉扩张，对纤维蛋白的溶解反应降低。如有创伤、外科手术则血栓栓塞的危险性可显著增加。创伤后高凝状态为典型代表。国外报道 700 例创伤后的病例，发现 58% 有下肢深静脉血栓形成，其中 18% 位于近端部位。这些病例中，以老年人、输血后、长骨骨折或骨盆骨折和脊柱创伤最易发生 DVT。

此外，长时间的长途旅行制动者也可能发生 VTE，尤其是既往有 VTE 患者。所谓经济舱综合征（economy class syndrome，ECS）就是指由于长时间空中旅行，静坐在狭窄而活动受限的座位上，双下肢静脉回流减慢、血流淤滞，从而发生 DVT 和（或）肺栓塞，又称为机舱性血栓形成。长时间驾车或坐车旅行也可引起 DVT 和（或）肺栓塞，所以广义的 ECS 又称为旅行者血栓形成（traveler thrombosis）。

（2）外科手术：通常手术麻醉时间 30 分钟以上时，尤其当患者存在基础疾病（如恶性肿瘤）和其他因素（如老年）的情况下，易发生下肢近端 DVT 和致死性肺栓塞，相当部分 VTE 是无症状的。在全髋关节、全膝关节置换术、严重创伤如髋骨或骨盆骨折、下肢骨折、泌尿科和妇科等盆腔和腹部手术，脊髓损伤、头颅损伤和昏迷时发生 VTE 的危险性增加 6~22 倍。北京协和医院报道的 103 例 DVT 中有 24 例与手术相关。

大部分的术后 DVT 都发生在腓肠肌静脉，腓肠肌的静脉分支丛内有利于血栓形成。在肺栓塞发生前，腓肠肌的静脉血栓可逐渐向身体近端延伸。由于孤立的腓肠肌静脉血栓常常是无症状的，所以临床上很难发现，往往延误诊断。如果血栓延伸到近端，就会出现肺栓塞的危险性。一般来说，外科手术后心脏病伴有慢性心力衰竭的患者，有较高的 DVT 的发生率。尸检发现，死于心脏病的患者 5%可并发肺栓塞。

（3）恶性肿瘤：临床上患有恶性肿瘤的患者也有发生血栓形成的高度危险性。各种癌症增加了血栓发生的危险性，癌症患者中 DVT 形成是一个常见临床表现。北京协和医院 103 例 DVT 患者中，恶性肿瘤占 13.6%。研究表明恶性肿瘤与 VTE 存在显著的生物关系，约 50%已有肿瘤转移的患者中常存在 1 项或以上血液凝血指标异常，约 1%患者（尤其是已有转移的腹部和盆腔进展期肿瘤）发生的 VTE 是提示恶性肿瘤预后差的信号。急性髓性白血病、非霍奇金淋巴瘤、肾癌、卵巢癌、胰腺癌、胃癌和肺癌等，均有较高的 VTE 发生率，其中肺癌伴随 DVT 的发生率最高。VTE 发生率在癌症确诊前后时最高，肿瘤化疗、免疫抑制剂治疗或放疗者 VTE 发生率可达 4%~50%。有些患者甚至恶性肿瘤诊断之前，患者已患有 DVT 几周甚至几个月。此外，对所谓特发性或不明原因反复发生 VTE 和双侧下肢同时发生 DVT 的患者应警惕潜在恶性肿瘤发生，因 VTE 有时可能是恶性肿瘤首发的信号或临床表现，对于这些患者应及时进行恶性肿瘤的相关检查和随诊观察。

（4）妊娠和口服避孕药：孕妇中血栓栓塞性疾病的发生率比同年龄中非妊娠妇女高约七倍。临床发现妊娠期和产褥期妇女是 VTE 发生的高危期，通常发生率在 0.5‰~7‰，尤其是年龄大于 40 岁、肥胖、手术性分娩尤其是剖宫产和既往有 VTE 史时发生肺栓塞危险性更大。VTE 易发生于妊娠的前 3 个月和围生期，66%的肺栓塞发生于产褥期。这与妊娠后三个月和分娩期，孕妇常常有下肢静脉压迫、静脉扩张、血小板增多、血小板黏附性增加，纤维蛋白溶解活动度的降低等均为血栓形成诱发因素相关。此外、分娩过程胎盘剥离时、释放出组织凝血激活酶也为重要诱因。临床实践也证明，剖宫产时发生致命的肺栓塞比正常分娩高 9 倍。据美国和瑞典的资料显示：每年在每 1000 次分娩中约有一次肺栓塞事件发生，而在每 10 万次分娩过程中发生 1 次致命性肺栓塞，因此肺栓塞是孕妇产后死亡的第一位原因，DVT 在产褥期妇女中发生率可增加 20 倍。

口服避孕药的妇女有较高的血栓栓塞性疾病发生率，其危险性与制剂中雌激素剂量有关。服用第一代、第三代避孕药的妇女深静脉血栓形成的发生率也可增加 3~4 倍，达 2~3/万人，研究发现含有去氧孕烯、孕二烯酮和炔诺酮的口服避孕药比含左炔诺孕酮的避孕药具有更高的风险率，而仅含孕激素的避孕药风险性则较低或不明显。此外，研究显示高剂量雌二醇和口服复方制剂也可增加其风险率，而更年期激素替代治疗 VTE 可增加 2~4 倍，而使用选择性雌激素受体调节药治疗患者 VTE 发生率也可增多。

（5）凝血因子异常和遗传因素：因子 V 变异的患者，其血栓形成的危险性增加，这与因子 V 可以破坏活化的 C 蛋白分裂部位。普通人群中约 5%可受影响，所以这在反复发生 DVT 的患者中起了重要作用。有因子 V 变异的妇女，如果同时服用避孕药物，则发生血栓形成的危险性可增加 30 倍。有文献指出，有因子 V 变异、肥胖、卧床和有手术、外伤史的妇女不应服用避孕药。

许多遗传或获得性凝血系统实验室指标异常均可增加血栓栓塞性疾病的发生。遗传性高凝状态是在纤维蛋白原/纤维蛋白溶解途径中血浆蛋量或质方面存在着某种缺陷。抗纤维蛋白酶Ⅲ（AT-Ⅲ）、蛋白 C、蛋白 S 和蛋白 C 底物（活化蛋白 C）等因子的缺乏，或这些因子的异常均可造成血浆纤维蛋白溶解系统的异常。

有遗传性 AT-Ⅲ 缺陷的家族，常有血栓栓塞性疾病的病史。其临床表现包括深静脉系统 DVT，部位有双下肢和肠系膜静脉等，以及肺栓塞。蛋白 C 缺陷为一种常染色体显性遗传，临床上与 AT-Ⅲ 在许多方面有相似之处。患者常常在 20 岁以前发生血栓栓塞性疾病，随着年龄的增加其发生率逐渐增加。先天性蛋白 S 缺乏症患者，当蛋白水平低于 60% 时，则可能产生静脉血栓形成的并发症，平均发病年龄为 24 岁，以复发性 DVT、肠系膜血栓形成为多见。临床上难以与 AT-Ⅲ 或蛋白 C 缺乏症相区别。

（6）免疫系统异常：北京协和医院报道 103 例 DVT 中，结缔组织病病例占据 7.8%。包括抗心磷脂抗体综合征 2 例，系统性红斑狼疮 2 例，混合性结缔组织病、贝赫切特病、免疫性血管炎、多发性肌炎各 1 例。所以，免疫系统异常与 DVT 发生密切相关。临床上最为常见的获得性高凝状态是存在狼疮类抑制物质或抗凝物质（LAC）。LAC 的存在能延长部分凝血活酶时间（APTT）。抗心磷脂抗体（ACA）是一种可用心磷脂作为抗原来进行免疫测定的一种抗体。在红斑狼疮中 LAC 和 ACA 的发生率分别为 30%~40%，也可见于类风湿关节炎，淋巴浸润性疾病，艾滋病（AIDS）和各种急性感染性疾病。LAC 和 ACA 的存在，常伴有血栓形成的倾向。LAC 和 ACA 也与反复的胎儿流产和血小板减少症相关。上述这些临床表现称为抗心磷脂抗体综合征（antiphospholipid antibody syndrome）。动脉和静脉系统均可能发生血栓形成的危险性。

（7）医源性危险因素：入住 ICU 病房的危重患者 DVT 和肺栓塞发生率分别可高达 26%~32% 和 15%（5% 是致死性肺栓塞）。中心静脉插管患者容易发生 VTE，其发生率为 4%~9%，常无明显症状，在下述情况更容易发生：①插管时间>6 天；②与插管部位有关，发生 VTE 多寡依次为股静脉、颈内静脉、锁骨下静脉；③多部位插管者；④年龄>65 岁；⑤患者伴发恶性肿瘤、脱水、组织灌注差等情况，或进行抗肿瘤药静脉治疗。临床上应用止血带持续超过 1 小时或超过 8 小时以上的长途旅行制动者也可能发生 VTE，尤其是既往有 VTE 患者。其他医源性危险因素还包括：安装起搏器、冠脉造影、射频消融术、肝素引起的血小板减少等。

（8）内科疾病：内科疾病急性期住院的患者，因卧床并存在其他慢性基础疾病或/和接受增加 VTE 危险性的治疗措施，使发生 VTE 的危险性较普通人群增加 8 倍，而 75% 致死性肺栓塞发生在内科患者。在因急性缺血性卒中伴瘫痪，急性心肌梗死和急性心力衰竭的住院患者，VTE 发生率分别为 25.9%、20% 和 15%。卒中后约 25% 的急性期死亡由肺栓塞引起。急性呼吸衰竭和严重感染脓毒血症患者也可增加 VTE 的发生，而肾病综合征 VTE 发生率可达 38%。系统性红斑狼疮（SLE）、贝赫切特病等结缔组织病也是发生 VTE 的危险因素。据北京协和医院报告，SLE 患者肺栓塞发生率为 2.8%（9/227 例），贝赫切特病患者 DVT 发生率为 22%，抗心磷脂抗体在 VTE 患者中 8.5%~14% 升高，在一般人群中仅 2% 升高。

此外，高血压、肥胖、静脉曲张、骨髓异常增生综合征、肠道感染性疾病、血管内凝血和纤维蛋白溶解/弥散性血管内凝血（ICF/DIC）、阵发性睡眠性血红蛋白尿、血栓闭塞性脉管炎（Buerger 病）、血栓性血小板减少性紫癜、慢性炎性肠病（Crohn 病）、肉芽肿病多血管炎（韦格纳肉芽肿病）、高胱氨酸尿症和高胱氨酸血症等发生 VTE 的风险也增加。

（蔡柏蔷）

368 • 深静脉血栓形成有哪些临床表现？

临床上造成肺栓塞的大部分血栓，绝大多数来自下肢的深静脉。只有小部分患者的血栓来自骨盆、右心室和上肢静脉。目前由于中心静脉导管的大量应用，锁骨下静脉和颈静脉血栓的发生率在增加。尸检证明，大部分病例首先在下肢形成血栓，随后向近端延伸至膝部、股部，随后可能脱落，发生肺栓塞。但是临床表现对下肢急性 DVT 的诊断既不敏感也不特异。不敏感的原因常常是因为虽然患者有下肢 DVT 存在，但是缺乏临床表现。患者往往没有下肢红斑、疼痛、肿胀等症状，这与静脉炎发展到血栓形成的过程不特异有关，或者与静脉血流没有完全阻塞有关。然而这些缺乏临床症状的患者始终有可能存在有静脉血栓形成的危险性。下肢红斑、疼痛和肿胀三联症，也不是 DVT 的特异症状，这些典型的血栓性静脉炎症状存在时，患者不一定有静脉血栓形成。临床上这些典型症状和体征时，静脉造影检查表明，只有 45% 的患者可证实的血栓形成。其余患者最后诊断可能为肌肉疾病、皮肤组织病变、关节疾病、淋巴管病变、骨骼或神经疾病等。

由于相当一部分的肺栓塞的栓子来自下肢 DVT，故肯定或排除 DVT 的诊断为诊断肺栓塞的重要组成部分。但是 DVT 的临床诊断有时较困难，50% 患者缺乏临床症状及体征，因此需实验室的检查帮助诊断。

（1）下肢 DVT 的临床表现：下肢 DVT 包括近端（腘静脉及以上部位静脉）DVT 和远端小腿（腘静脉以下部位静脉）DVT 两种类型，前者静脉管腔大、岔路少、血栓大，是肺栓塞血栓的最主要来源，后者静脉管腔小，血栓小，通常无明显症状。表 16-2 列举了北京协和医院 103 例 DVT 发生的部位，深静脉血栓发生的部位以股静脉、髂静脉和腘静脉多见。

表 16-2　北京协和医院 103 例 DVT 和 46 例 DVT 合并肺栓塞的血栓发生部位

部位	DVT（n=103）		DVT 合并肺栓塞（n=46）	
	例数	百分比	例数	百分比
股静脉	71	68.9	34	73.9
髂静脉	43	41.7	15	32.6
腘静脉	39	37.9	23	50.0
胫后静脉	27	26.2	19	41.3
下腔静脉	8	7.8	3	6.5
锁骨下静脉	3	2.9	1	2.2
肾静脉	2	1.9	0	2.2
颈内静脉	1	1.0	1	2.2
肱静脉	1	1.0	0	

注：67 例（65.0%）的患者有 2 个以上静脉受累

常见下肢 DVT 的临床表现如下（表 16-3）。

1）疼痛和压痛：局部疼痛一般在下肢深静脉阻塞处远端明显，久站或行走时肿痛加重，病变的深静脉周围触诊时常有局限性压痛，加压腓肠肌也有压痛；腘部及腹股沟内侧可有压痛。13%~48%患者 Homan 征阳性（伸直患肢将踝关节急速背曲时可引起腓肠肌疼痛）。

2）肿胀：单侧小腿、踝部肿胀，腓肠肌（测定部位胫骨粗隆下 10cm）周径比对侧增粗超过 1cm，为腓肠肌 DVT 常见的征象，表明腘静脉和腘静脉系统受阻。当腓肠肌深静脉血栓延伸到股静脉、髂静脉时，有单侧大腿部肿胀（测定部位胫骨粗隆上 15cm），严重肿胀可致患肢动脉痉挛，患肢可剧痛、股白肿和股青肿。

3）静脉曲张、皮下静脉突出：常因深静脉受阻后浅静脉代偿引起，常发生在患侧病变深静脉周边。少数患者表现为此症状，一般可以被诊为表浅血栓性静脉炎，但发现这些患者中有 40%存在 DVT。

4）低热：一般不超过 38.5℃，如出现高热提示合并感染，如蜂窝织炎或淋巴管炎。

5）患肢轻度发绀，局部皮肤温度升高，可出现红斑。

6）束状物：邻近体表的深静脉如股静脉血栓形成时，常可在局部扪及静脉内的条索状血栓。

表 16-3　急性下肢近端 DVT 和腓肠肌 DVT 的临床特点

下肢近端 DVT	腓肠肌 DVT
大腿部或腓肠肌不适	腓肠肌疼痛
水肿	腓肠肌压痛
皮肤温度升高	组织肿胀
皮肤红斑	+/-水肿
沿受累静脉径路压痛	束状物极少见
束状物	
浅静脉扩张	
浅表侧支静脉隆起	

（2）上肢 DVT 的临床表现：上肢 DVT 是指腋静脉和锁骨下静脉发生的血栓形成，临床上并不多见，约占全部 DVT 的 3%，北京协和医院 103 例 DVT 中，上肢 DVT 仅仅发现 4 例。但近年来随着锁骨下静脉插管、血管内支架的操作增多，上肢 DVT 发生率也较前增多（少数与肿瘤压迫有关），以右侧多见，常见消瘦者，可在发病后 24 小时内出现临床表现。

1）上肢疼痛：肿痛范围与血管受累范围有关，如局限于腋静脉，主要表现在患侧上肢的前臂和手，发生在腋-锁骨下静脉时可累及整个患侧上肢、肩和前胸壁，伴患肢麻木不适，沉重感和活动受限。上肢下垂时胀痛和肿胀加重。

2）上肢肿胀：多在患肢疼痛后发生，呈非凹陷性，肿胀可向上方扩展，并随用力而加重。患肢提高或伸直后减轻。由中心静脉插管相关性 DVT 通常只有轻度肿胀。

3）患肢轻度发绀：可伴患肢浅静脉和患侧胸壁浅静脉扩张，在发病初期可因伴有动脉痉挛而出现患肢皮肤温度降低，动脉搏动减弱或消失。

（3）DVT 形成的临床征象判断：表 16-4 总结了可疑 DVT 形成的临床征象，并分析了其主要危险因素和次要危险因素。提出了 DVT 高度可能性和低度可能性的判断方法。但是，仍需注意 60% 以上的患者临床查体可完全正常，无阳性体征，必须通过实验室检查来诊断。

表 16-4　可疑深静脉血栓形成

1. 主要危险因素

　　活动期癌症（尚未治疗，或姑息治疗中）

　　瘫痪、轻瘫、下肢或足部近期内石膏固定术后而不能活动

　　近期内卧床休息 3 天以上，或 4 周内有外科手术史

　　深静脉系统分布周围有局限压痛

　　股部和腓肠肌部位肿胀（应测量）

　　腓肠肌部位肿胀比对侧超过 3cm（测定部位于胫骨粗隆下 10cm）

　　深静脉血栓形成的明显家族史（家族中二代以上的人群患有深静脉血栓形成）

2. 次要危险因素

　　下肢近期内创伤史（60 天内）

　　可凹陷水肿（有症状的肢体）下肢浅表静脉扩张（并非静脉曲张）

　　红斑

　　6 个月内有住院史

深静脉血栓形成的临床可能性：

（1）高度可能性

　　　　>3 个主要因素，并且无其他可能选择的诊断

　　　　>2 个主要因素，>2 个次要因素，并且无其他可选择的诊断

（2）低度可能性

　　　　1 个主要因素，>2 个次要因素，另有一个可选择的诊断

　　　　1 个主要因素，>1 个次要因素，无其他可选择的诊断

　　　　无主要因素，>3 个次要因素，另有一个可选择的诊断

　　　　无主要因素，>2 个次要因素，无其他可选择的诊断

（蔡柏蔷）

369 • 下肢深静脉血栓形成有哪些实验室检查方法？

临床实践表明，如果没有适当的检查，单凭病史和临床症状诊断下肢 DVT 形成是不可能的。目前常用的 DVT 检查方法有：下肢静脉造影（CV）、CT 静脉造影（CTV）、多普勒超声检查（DUS）、磁共振静脉成像（MRV）、静脉电阻抗图像法（IPG）和下肢静脉核素造影（RDV）等。这些方法可分为创伤性和无创伤性方法两大类，二类方法各有利弊，临床选择时取决患者的病情及需解决的问题。通常对于有症状的 DVT，CTV、MRV、DUS 和 IPG 是可靠的检查方法；而对于无症状的 DVT、DUS 和 IPG 检查的可靠性就较低。当今，CV 仍是诊断 DVT 的金标准。

临床上可将 DVT 分类如下：①有症状的近端 DVT；②无症状的近端 DVT；③腓肠肌 DVT；④复发性、慢性下肢 DVT；⑤上肢静脉血栓形成。应该认识到某种诊断检查方法的灵敏度也与血栓所在部位有关。位于腘静脉和髂静脉之间的血栓容易被探测到，而在髂静脉以上和位于腓肠肌内的 DVT 仍较难以诊断。

（1）下肢静脉造影（contrast venography，CV）：是测定下肢 DVT 的最精确方法，可显示静脉阻塞的部位，范围及侧支循环等情况。临床上，如果不能对患者进行 DVT 的无创性检查（IPG、DUS 等），或做了这些检查后仍然难以进行诊断时，则应作 CV 检查。目前认为 CV 对 DVT 的诊断几乎有 100% 的灵敏度和特异性。合宜的 CV 检查应该清楚的显示整个深静脉系统，包括腓肠肌静脉、盆腔静脉和下腔静脉。急性 DVT 的最可靠的影像学的证据为 2 个或 2 个方位以上的腔内持久盈缺损，深静脉突然中断为另一个可靠证据。但对于既往有 DVT 病史的患者需仔细判断。其他诊断标准，如深静脉不能显影（可注射较多的造影剂再证实）、静脉侧支循环形成、静脉腔内非持久性的充盈缺损等对于诊断 DVT 的可靠性就较差，不能用于确诊 DVT。

对于有症状的近端 DVT，CV 相当灵敏和特异。但是，对这类 DVT，无创伤性检查为更合宜的一线检查手段。然而，对于腓肠肌 DVT，CV 仍是最为灵敏的检查方法。应用 CV 诊断复发性下肢静脉血栓形成，则相当困难。因为如果患者静脉既往有血栓栓塞的病史，CV 难以发现持续存在的静脉腔内充盈缺损。此外，如果下肢血栓全部抵达肺部形成肺栓塞时，以及肺栓塞的栓子来自其他部位时，下肢静脉造影也可正常。所以，此时如当肺 V/Q 核素显像阳性，而 CV 检查阴性时，则肺栓塞的可能性仍不能除外。

CV 的缺点是一种有创伤性检查，可能会造成静脉炎或过敏反应。CV 检查偶可造成深静脉血栓。造影剂本身的不良反应有恶心、呕吐、皮肤潮红、肾毒性和心脏毒性。肾毒性可表现为短暂的肾衰竭。造影剂的特异性反应与剂量无关，此类反应包括荨麻疹、血管神经水肿、支气管痉挛和心源性休克。

CV 的禁忌证有：急性肾衰竭和慢性肾功能不全伴肌酐水平大于 177μmol/L（2mg/dl）。应用抗组胺药物和皮质激素能减少上述特异性反应。

（2）CT 静脉造影（computed tomo-venogrphy，CTV）：CTV 是近年来出现的 DVT 诊断方法，通常在静脉注射造影剂时行螺旋 CT 或多排 CT 肺动脉造影（CTPA）后进行 CTV 检查。

一般无需再次注射造影剂，并且可同时行肺动脉、腹部、盆腔和下肢深静脉检查，以明确有无肺栓塞及 DVT。检查快捷，操作简便，且与 CV、多普勒超声血管等检查有良好的可比性，敏感性和特异性均在 90% 以上。现在已经成为诊断 DVT 的常用方法。尤其对于肺部症状不明显的肺栓塞或仅仅有下肢 DVT 的患者，能及早发现下肢 DVT 并开始抗凝治疗。

（3）磁共振静脉成像（magnetic resonance venography，MRV）：MRV 与 CV 及超声检查具有良好的可比性，如果患者不能接受放射线、或有肾功能不全及对含碘造影剂过敏者也可进行 MRV 检查，因此成为近年诊断 DVT 的新方法。但是 MRV 不适合以下临床情况：过度肥胖、因手术、创伤或其他原因体内有金属装置者。

（4）静脉电阻抗图像法（IPG）：利用下肢血管内血容量变化引起的电阻改变原理，来测定静脉血流的情况。如静脉回流受阻，静脉容量和最大静脉回流量就明显下降。本测定法对膝以上的血流量变化的敏感性较高，为间接诊断 DVT 的方法。对有症状的下肢近端 DVT 和闭塞性 DVT 敏感性和特异性分别为 92%～98% 和 90%，但对诊断无症状或非闭塞性下肢近端 DVT 和腓肠肌 DVT 敏感性低，仅 20%。此外 IPG 不适合检测上肢 DVT 及已形成侧支循环再通的陈旧性 DVT。

（5）放射性纤维蛋白原测定：静脉内注入 ^{125}I 标记的纤维蛋白原，然后定时在下肢各部位计数，以测定纤维蛋白原沉着部位和计数。本试验只能测定小腿静脉血栓的形成，当数值增加 20% 以上，表示该处深静脉有血栓形成。另外标记的纤维蛋白原必须在血栓形成前给予。反之纤维蛋白原就不再沉积于病变处，本试验就显示阴性。

（6）超声血管检查（CUS）：在肺栓塞的病例中，下肢深静脉炎为重要发病相关因素，在急、慢性肺动脉高压及右心功能不全的患者中检出静脉炎或静脉血栓有助诊断肺栓塞。文献报道超声技术检出深静脉血栓的敏感性为 88%～98%，特异性达 97%～100%，因此，对下肢静脉的超声检查，应视作肺栓塞诊断程序中的必要环节。肺栓塞合并存在 DVT 时，下肢超声血管检查可作为首选影像学检查以确诊静脉血栓栓塞（VTE）。但是，单次下肢超声检查正常，往往不能可靠地排除亚临床型的 DVT。

静脉血栓的超声特征：当静脉宽度显著大于伴行的动脉时（大于两倍）提示存在血栓形成的可能性，应注意观察腔内有无实性回声，陈旧血栓回声增强易于发现，新鲜血栓则趋近于无回声区仅靠二维图像诊断敏感性低。正常情况下，检查静脉血管时，探头加压管腔塌陷，管腔内有血栓则压之血管不瘪（但在血栓形成的急性期挤压血管有致使血栓脱落的潜在危险）。采用彩色血流显像观察充盈缺损提示血栓形成并可测定残存管腔内径，如血栓完全阻塞管腔，病变部位可无血流，深吸气或乏氏动作不改变血流充盈状况，在病变远侧挤压肢体，病变区域血流不加速。当血流再通时，超声检出边缘性血流，同时在管腔中见条形中强回声。除对下肢静脉进行检查外，还可对盆腔静脉进行观察。

尽管外周血管超声技术大大提高了静脉血栓的无创检出率，但尚不能完全替代静脉造影。诊断正确率受该技术的自身限制，如血管位置过深，或血流声束夹角过大时无血流信号；受仪器设备敏感性的影响；也受检查医生的经验与技巧的影响。

（7）下肢静脉核素造影（radionuclide venography，RDV）：足背静脉注射放射性药物，如 ^{99m}Tc-MAA，通过动态和延迟的静脉显像，可以显示示踪剂从腓静脉-腘静脉-髂静脉-下腔静脉的全过程，用以判断有无下肢静脉梗阻或侧支循环形成；因如 ^{99m}Tc-MAA 能黏附于血栓上，静态显像可以探测血栓的部位，从而有利于确定血栓的部位。

血栓蓄积的放射性颗粒的原理尚不清楚，可能与下列因素有关：①颗粒物质黏附在受损的内皮表面，而不是内皮化的部位；②带异种电荷的血栓和颗粒物质间存在静电吸引力，但这种静电力很弱；③微纤维网的捕获。

下肢静脉核素造影的正常图形显示有腓静脉至下腔静脉的深静脉依次显影，形成一个 Y 字形。如果弹力绷带压力合适，通常浅静脉不显影，也无侧支循环。"延迟"显像时，无明显放射性滞留。血栓栓塞性静脉炎的表现为动态显像有静脉回流受阻，停滞和（或）侧支循环形成的表现。

运动后，股部或盆腔的"延迟"显像可能显示膀胱内的放射性，易与血栓的浓集混淆（通过排尿前后的显像对比，可以鉴别），股部或盆腔部位的异常浓集通常是"点状"的或多发性的，偶尔是孤立的，"热点"的大小并不代表血栓的大小或解剖范围。

血栓形成完全梗阻时，动态显像示正常的血流中断，并有侧支循环形成，运动后的"延迟"显像，可见明显的"热点"。静脉血液回流途径的普遍放射性浓集，即使一侧明显，也并不表明有血栓存在，除非局限于某个区域。

与 X 线静脉造影对比，核素静脉造影探测血栓的准确性为 85%～90%。^{99m}Tc-MAA "延迟"显像的放射性滞留，能提高放射性核素深静脉造影（RDV）探测血栓的灵敏性，但特异性降低，因为 5% 的正常人有腓静脉的放射性滞留，RDV 对于盆腔和股静脉血栓的诊断价值较大。

本法的优点是可同时进行下肢静脉核素造影与肺灌注影像，有助于提高肺栓塞诊断的特异性。下肢 DVT 的常见部位为股腘静脉或腘静脉区，其次是髂股静脉段，下腔静脉较少见，一般左侧多于右侧。

（8）标志物技术：标记血栓蛋白、红细胞或血小板用于放射性核素静脉造影、可以发现深静脉系统中的血栓位置。类似技术有放射物标记的单克隆抗体。

（蔡柏蔷）

370 · 临床上如何诊断下肢深静脉血栓形成？

目前许多方法能用于 DVT 的诊断，下肢静脉造影是有效的诊断措施，如怀疑本病应该立即进行。但无创伤性方法可以代替静脉造影，多普勒超声血管检查也可选用。由于目前认为该项检查没有假阳性结果，因此如果多普勒超声血管检查为阳性，则可诊断 DVT 形成并开始抗凝治疗。这些 DVT 形成的患者有潜在肺栓塞的高度危险性。如果初次使用的无创伤检查方法为阴性，则 2 周内应重复多普勒超声血管检查，或作下肢静脉造影。

由于只是少数患者出现腓肠肌静脉血栓的延伸，因而有可能适当延缓治疗，并作系列无创伤性检查观察血栓有无延伸。静脉电阻抗图像或多普勒超声血管检查在首次检查后 5 天和 10 天内再予以重复。如果无创伤性检查为阳性，临床上可诊断 DVT，随即开始抗凝。相反，如果检查结果始终为阴性，则抗凝治疗可以避免。但是，假如临床仍强力怀疑有

DVT 存在，则需要作下肢静脉造影（图 16-1）。

以下患者应该做下肢静脉造影：①已做的无创伤性检查高度疑有假阳性或假阴性的结果；②既往病史中有异常的下肢无创伤性检查结果；③有一项无创伤性检查为阳性，而其他检查不明确。偶尔静脉造影后仍不能获得明确的结果，这常常是由于股静脉或髂静脉不能或难以观察的缘故。此时应继续运用无创伤性检查在 3 天内做系列检查。

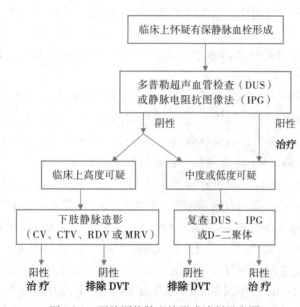

图 16-1　下肢深静脉血栓形成诊断示意图

（蔡柏蔷）

371 • 临床上如何预防下肢深静脉血栓形成？

对有发生深静脉血栓栓塞危险性的患者，必须进行预防治疗。如不进行适当的处理，患者很有可能突然迅速地死于肺栓塞。大多数情况下，可对 DVT 的患者，应用药物或物理方法，以及联合使用这两种方法来进行有效的预防。其中皮下注射小剂量肝素或口服华法林为主要的药物预防措施，其他预防药物有静脉注射右旋糖酐和低分子肝素。阿司匹林和其他抗血小板制剂对预防静脉血栓形成并无作用。

各种物理方法也能用于下肢 DVT 的预防，对下肢进行间断的气囊压迫和长筒弹力袜适度压迫，辅以药物预防措施或单独应用，均为有效的预防措施。

（1）小剂量肝素皮下注射：对有血栓形成高度危险的患者，每日分两次剂量应用 10000~15000U 肝素。对低、中度危险的患者，小剂量肝素预防术后的发生下肢 DVT，是也有肯定的效果，并使肺栓塞发生率明显降低。特别是年龄 40 岁以上、肥胖、患肿瘤及静脉曲张者行盆腔、髋部等手术时，在术前测定部分凝血活酶时间（APTT）及血小板，若正常，术前（24小时）皮下注射肝素5000U，以后每12小时用药一次，至患者能起床活动，一般用药5~7天，因肝素剂量低，不易有并发症，不需作凝血的监测。凡需急诊手术患者宜在住院时即测血凝状态，同时给予肝素2500U皮下注射，以后每6小时一次。小剂量肝素皮下注射方法简便，且吸收缓慢，作用维持时间较久。肝素钠皮下注射易引起瘀斑和血肿，现改用肝素钙皮下注射可减少此不良反应，亦可用肝素经雾化吸入途径给药。当肝素吸入肺部后，能逐渐吸至血循环，以保持较高的肝素血浓度，每次剂量为1000~2000U。前列腺摘除术、髋膝部手术、神经和眼科手术时，肝素预防性治疗的应用宜慎重。对心肌梗死后康复的患者，接受普通外科手术的患者等，小剂量肝素可有效的降低静脉血栓的发生率。

（2）低分子量肝素（low-molecular-weight heparins，LMWH）：为新近应用的制剂，比常规应用的肝素有显著的优越性。LMWH与不能分裂的常规肝素相比，有比抗凝作用更强的抗血栓形成效应，因而在相等的抗血栓效应下，其产生出血的可能性较小。除此之外，LMWH有较长的半衰期。故LMWH为预防静脉血栓形成的有效药物。

（3）右旋糖酐（dextran）：对血栓栓塞性疾病预防效应同小剂量肝素，可为华法林的替代药物，而且出血倾向较低。右旋糖酐有扩充血容量、降低血液黏稠度、保护血管内皮、干扰血小板凝血功能的作用，故可预防血栓形成。所用剂量为1.5/（kg·d），静脉注射5~7天，老年人和心脏功能障碍者，应谨慎使用。然而，右旋糖酐的应用，可增加充血性心力衰竭和肾衰竭的发生率，并有过敏反应的可能，有时会给配血造成困难。

（4）华法林（warfarin）：小剂量华法林对有发生DVT的高度危险患者，可作预防药物。这些患者包括髋关节或膝关节置换术，髋关节骨折以及普通外科手术的患者。但华法林并没有广泛使用，这与该药有增加出血危险性和需要试验室监护有关。

（5）其他新型口服抗凝药物：4种新型口服抗凝药均可替代华法林可作预防药物。包括利伐沙班（rivaroxaban）、阿哌沙班（apixaban）、达比加群酯（dabigatran）和依度沙班（edoxaban）等，目前正在进行临床研究。

（6）物理方法：间断序贯气动压迫下肢和足底部压迫的装置，对静脉血栓栓塞的发生起到有效的预防作用。尤其对那些应用药物预防有可能出血的患者，这些装置为首选预防措施。长筒弹力袜能改善下肢静脉血回流，为一种安全、简便和经济的预防方法。

（蔡柏蔷）

372 • 如何治疗下肢静脉血栓栓塞？

DVT最为重要的合并症是致死性的PE，DVT同样也可以损伤静脉瓣，造成静脉功能不全。静脉功能不全表现为，轻者患者出现无痛性静脉曲张状态，重者表现为严重的静脉炎后综合征，出现持续的疼痛和肿胀、静脉曲张、皮肤改变和难以愈合的溃疡。

临床上DVT的诊断一旦明确，除非患者有禁忌证。则应该立即进行抗凝治疗。可选用低分子肝素或普通肝素（unfractionated heparin，UFH），随后转为华法林等口服抗凝药物，疗程至少3个月，详见相关章节。对DVT抗凝治疗后，应该鼓励患者适当活动，卧床可以促进DVT延伸，并增加栓塞的风险。如果患者不能进行抗凝治疗，或者静脉栓塞性疾病复发，则应该考虑腔静脉内介入治疗。

（1）下肢浅表血栓栓塞性静脉炎：患者发生大隐静脉血栓，如果超过膝盖部位，则可能在隐静脉-股静脉交界部位，成为发展至DVT的高度危险因素。大隐静脉血栓栓塞性静脉炎可以应用非类固醇类抗感染药物、热疗和不同级别的压力袜套（踝部压力30～40mmHg）进行治疗，随后2～5天按需行超声治疗。如果血栓延伸，则是抗凝治疗的指征。抗凝治疗的疗程尚未明确，但是应用足够剂量的低分子肝素或者磺达肝癸钠（fondaparinux）10天，随后超声治疗是可行的。

（2）游离的腓肠肌血栓：胫静脉或腓静脉血栓的最佳治疗策略仍然有争议。大约25%的游离的腓肠肌血栓于近端扩展，对于近端的下肢DVT推荐应用抗凝治疗。对于胫骨或腓骨静脉血栓，能够活动的患者没有抗凝治疗的指针。推荐应用阿司匹林（325mg/d）抗血小板治疗，并且密切随诊，2～5日行超声检查以评估血栓扩展状况。

（3）髂静脉巨大栓塞（painful blue leg）：髂静脉巨大栓塞可导致下肢广泛的血管充血，伴有静脉缺血，肢体产生疼痛和发绀。可能伴有动脉痉挛，导致肢体炎症性疼痛，与急性动脉栓塞相似。此时，应该紧急请血管外科医师会诊，患者可能需要行急诊血栓切除术。如果不可能请会诊，如果没有禁忌证，则早期溶栓治疗也是挽救肢体的疗法。

1）深静脉血栓形成（DVT）的溶栓治疗：单纯下肢DVT一般不应用常规静脉或导管引导下溶栓治疗。对下肢有大血栓的髂股静脉急性DVT，虽经足量肝素治疗，但存在严重肿胀或发绀可因静脉闭塞导致肢体坏疽危险时可使用溶栓治疗，使血栓部分或完全溶解，以减少致命性肺栓塞发生、DVT的加重和复发以及肺栓塞的发生，而对于某些急性上肢DVT，如新近出现症状，出血风险低，建议短程溶栓治疗。因溶栓治疗可使下肢近端深静脉血栓栓子脱落发生或复发肺栓塞，为预防可于溶栓前植入可回收的下腔静脉滤器，10～14天取出。

溶栓治疗方法为：通过周围静脉远端导管，对血栓注入阿替普酶（rtPA，爱通立），1mg/min至总剂量50mg。

2）抗凝治疗：对股髂深静脉血栓的抗凝治疗可选下列方案之一，抗凝治疗前，根据体检、临床症状，选用低分子肝素或磺达肝素抗凝治疗。

a. 普通肝素80U/kg，先静脉注射，再持续静脉滴注，初始剂量18U/（kg·h），根据部分凝血活酶时间延长调整剂量，使血浆肝素水平维持在0.3～0.7U/ml。

b. 低分子肝素：皮下注射，无需常规监测抗Xa因子。如依诺肝素1mg/kg，2次/天，或1.5mg/kg，1次/天；达那肝素200U/kg，1次/天，或100U/kg，2次/天。

c. 磺达肝癸钠（fondaparinax）：常按体重皮下注射，体重低于50kg时，磺达肝素5mg，1次/天；体重50～100kg，磺达肝素7.5mg，1次/天；体重超过100kg者，磺达肝素10mg，1次/天。

d. 华法林：股髂DVT患者的长期抗凝治疗建议口服华法林应做为股髂DVT患者的一线长期抗凝治疗，先与注射用抗凝治疗制剂重叠5天以上，使国际标准化比值（INR）维持 2.0~3.0。对有一项主要可逆危险因素伴首发的股腘 DVT 患者，应在抗凝治疗 3 个月后停用。复发股腘 DVT 或原因不明的股腘 DVT 患者应至少抗凝治疗 6 个月，并定期随访评估继续抗凝治疗的风险获益，根据评估结果确定是否抗凝治疗。股腘 DVT 合并肿瘤患者，在肿瘤进展期或化疗期间，应接受低分子肝素抗凝治疗。

3）下腔静脉滤器：成年急性深静脉主干血栓和（或）肺栓塞患者，如有抗凝禁忌或活动性出血时，考虑植入下腔静脉滤器。已植入下腔静脉滤器者，在抗凝禁忌解除后，应恢复抗凝治疗。复发性肺栓塞患者，在抗凝治疗同时，仍需植入下腔静脉滤器。植入可回收下腔静脉滤器患者，在滤器回收时间窗内，定期对滤器回收条件进行评估。复发性深静脉血栓形成患者，在抗凝治疗基础上，建议植入下腔静脉滤器。下腔静脉滤器并非股腘 DVT 的治疗常规方式。

（4）上肢静脉血栓栓塞：由于静脉导管的应用增加，上肢 DVT 明显增多。上肢 DVT 能够导致 PE，所有肘部以上的 DVT 均需要治疗。一半以上的上肢 DVT 与导管检查相关。应用静脉超声可以诊断和排除上肢 DVT。在这部分患者中应用 D-二聚体测定尚未研究。导管在医疗中起到关键的作用，如果缺少疼痛或感染，很难将导管取出。然而，如果没有禁忌证，这些患者应该接受抗凝治疗。在取出导管后抗凝治疗需要进行多久，目前还有争论，目前出版的指南推荐至少 3 个月。

（蔡柏蔷）

373 • 肺血栓栓塞的病理和病理生理有何特点？

肺栓塞的病理生理改变取决于肺动脉内血栓在纤溶系统作用下溶解、移位、机化和血流再通的结果，而患者的基础心肺功能和神经体液反应对发病过程也有重要影响。一般肺栓塞的栓塞双肺多于单肺，多发较单发常见，右侧多于左侧，下肺多于上肺。约 70% 的栓子栓塞肺动脉主干、肺叶和肺段动脉。肺栓塞发生后有可能在栓塞部位继发血栓形成也参与发病过程。肺栓塞的转归可能是血栓溶解，肺梗死，也可能因休克病情严重而死亡或慢性血栓性肺动脉高压、复发性肺栓塞。

（1）肺栓塞的栓子来源：肺栓塞的栓子通常起始于腓肠肌静脉，局限于腓肠肌 DVT 的大部分血栓较小，可自溶或退缩使血流再通，因此很少因血栓脱落发生有临床意义的肺栓塞。但是如不进行治疗，33% 有症状腓肠肌 DVT 的血栓可增大并顺血流向上延伸至腘静脉、髂静脉甚至下腔静脉，引起下肢近端 DVT，或逆血流下行使管腔阻塞，下肢缺血。下肢近端 DVT 的血栓较大，很少能够自行发生完全溶解，因此容易使静脉管腔狭窄，局部血流停止形成新血栓，突入管腔内较大不稳定的新鲜血栓，如不治疗，约 50% 可因血流冲击或下肢活动挤压脱落发生有症状的肺栓塞，因此下肢近端 DVT 是肺栓塞栓子主要来源。未完全溶解的 DVT 血栓，发生机化可引起静脉管腔狭窄或闭塞和静脉瓣功能不全，从而发生血栓栓塞后综合征，血栓反复形成产生复发性 DVT。上腔静脉和右心腔血栓也可是少数肺栓塞血栓来源，而下肢浅静脉炎因静脉管壁炎变增厚，血栓与管壁紧贴不易脱落，很少发生肺栓塞。

深静脉血栓脱落进入肺循环，从而造成肺栓塞，血栓脱落的原因现在还不十分清楚。有人认为有症状的血栓性静脉炎易发生肺栓塞。当血栓尾部漂浮在血流中，而静脉内压发生急剧变化或静脉血流量明显增加（如用力大便、劳累、长期卧床后突然活动），均可造成血栓部分或完全脱落。血栓一旦脱落即能迅速通过大静脉和右心，阻塞肺动脉。

临床上大部分肺栓塞是由于 DVT 脱落后随血循环进入肺动脉及其分支而发生的。原发血栓部位以下肢深静脉为主，如股、深股及髂外静脉血栓。在胸、腹部手术，患脑血管意外及急性心肌梗死的患者中因长期卧床，DVT 的发生率很高。于手术中或手术后 24~48 小时内，小腿腓肠肌的深静脉内可形成血栓，但活动后大部可消失，其中 5%~20% 该处的血栓可向高位的深静脉延伸和生长，其游离端可浮悬于静脉腔内，一旦部分或整个血栓脱落，则随血流到达右心并进入肺部栓塞肺动脉。一般来说，3%~10% 于术后 4~20 天内引起肺栓塞。腋下、锁骨下静脉也常有血栓形成，但来自该处的血栓仅 1%。盆腔静脉血栓是妇女肺栓塞的重要来源，多发生于妇科手术、盆腔疾患后。极少数血栓来自右心室或右心房，肺动脉内发生血栓形成更为罕见。故可以认为肺栓塞是下肢深静脉血栓的并发症，预防 DVT 是预防肺栓塞发生的最有效方法。及时监测及治疗 DVT 有可能减少肺栓塞的发生。

（2）肺栓塞的病理：肺栓塞常见为多发及双侧性的，下肺多见于上肺，特别好发于右下叶肺，约达 85%。栓子可从几毫米至数十厘米，按栓子的大小和阻塞部位可分为：①急性大面积肺栓塞：均为急性发作（起病过程为几小时到 24 小时），肺动脉干被栓子阻塞达 50%，相当于两个或两个以上的肺叶动脉被阻塞。当栓子完全阻塞肺动脉或其主要分支时，也称骑跨型栓塞。②急性次大面积肺栓塞：不到两个肺叶动脉受阻。③中等肺栓塞：即主肺段和亚肺段动脉栓塞。④小肺动脉栓塞：即肺亚段动脉及其分支栓塞。肺栓塞的临床表现谱很广，取决于阻塞的肺血管床的范围及原心肺疾病的程度。将肺栓塞分成不同类型或综合征有利于临床制定治疗方案及判断预后。

1）大面积肺栓塞：也称为巨大肺栓塞。肺栓塞 2 个肺叶或以上，或小于 2 个肺叶伴血压下降。通常肺循环阻塞大于 60%~70%。常见的表现为明显的呼吸困难、心动过速、有时伴有低血压。晕厥、心源性休克、心脏停搏则可导致死亡。需鉴别的疾病包括急性心肌梗死、上腔静脉综合征、心包填塞、循环血容量减少。临床上以休克或低血压为主要表现；收缩压<90mmHg，或收缩压下降 40mmHg 持续 5 分钟以上；除外新发生的心律失常、低血容量或败血症所致上述情况者为大面积肺栓塞。

2）次大面积肺栓塞：也称为次巨大肺栓塞。次大面积肺栓塞是指不符合大面积肺栓塞诊断标准的肺栓塞，在这类患者中，经超声心动图证实存在右心室收缩功能低下的亚组患者，定义为次大面积肺栓塞。这类肺栓塞在临床上可表现为以下三种类型。

a. 急性短暂性无法解释的呼吸困难和心动过速：如肺栓塞时肺循环阻塞小于 60%，则不会出现右心衰竭，因此无右心衰竭体征、心电图亦正常。如不发生肺梗死，则无胸痛，胸片和心电图无异常发现。这种情况下，临床医师必须依靠突发性呼吸急促、心动过速和焦虑不安怀疑本病。鉴别诊断包括左心衰竭、肺炎和过度通气综合征。

b. 肺出血或梗死：肺梗死通常伴胸痛，伴和不伴呼吸困难，有时有咯血。除非胸片上出现肺部浸润，否则无法确定肺梗死的诊断。通常无右心衰竭体征，肺部体检可发现湿性啰音、哮鸣音、胸腔积液体征和胸膜摩擦音。

　　c. 无症状型或沉默性肺栓塞：10%的次大面积肺栓塞可无任何症状。

　　当肺动脉主要分枝受阻时，肺动脉即扩张，右心室急剧扩大，静脉回流受阻，产生右心衰竭的病理表现。若能及时去除肺动脉的阻塞，仍可恢复正常，如没有得到正确治疗，并反复发生肺栓塞，肺血管进行性闭塞至肺动脉高压，继而出现慢性肺源性心脏病。

　　发生肺栓塞数天内，巨大的肺栓子即开始溶解，于第 10~14 天可能恢复。与 DVT 一样，因有纤维蛋白溶解系统及组织的机化，促使血管阻塞的恢复。而肺栓塞中纤维蛋白溶解系统显示栓子的溶解较静脉血栓溶解更快。但是并非所有的栓子都能溶解，这可能因内源性纤维蛋白溶解系统有损伤，或栓子进入肺血管前已发生机化，因此既不能进一步发生纤溶及机化，且有可能再反复发生栓塞。

　　在肺栓塞过程中，若肺动脉阻塞持续存在，使支气管动脉血流增加，在几周后，支气管动脉的旁路循环将形成。使血流可回流到肺毛细血管床，从而使表面活性物的产生得到修复。以维持肺的稳定性能，并使肺不张消失。

　　病理检查也可发现，静脉内或肺动脉内的游离和已脱落的血栓栓子，血栓通常由红细胞和血小板在纤维网上交织而成。血栓可充满整个深静脉的管腔，血栓顺着静脉血流方向而蔓延生长。

　　（3）肺栓塞的病理生理：肺栓塞发生后，肺血管被完全或部分阻塞，通向远端肺组织的血流可全部阻断或减少，肺栓塞对呼吸生理的影响及血流动力学的改变与阻塞的肺血管床的多少、连累肺血管的大小、栓子的性质以及患者栓塞前的心肺功能状态等有关，而且与伴随的神经反射，神经体液作用有关。

　　1）呼吸生理的改变

　　肺泡死腔（无效腔）增大：被栓塞的区域出现有通气、无血流灌注带，造成通气-灌注失衡，无灌注的肺泡不能进行有效的气体交换，故肺泡死腔（VD/VT）增大。

　　通气受限：栓子释放的 5-羟色胺、组胺、缓激肽等，可引起气腔及支气管痉挛，表现为中心气道的直径减少，气道阻力明显增高，这可能是为了达到减少死腔通气的自身稳定机制。

　　肺泡表面活性物质的丧失：表面活性物质主要是维持肺泡的稳定性。当肺毛细血管血流终止 2~3 小时后，表现活性物质即减少，12~15 小时，损伤将非常严重，血流完全中断 24~48 小时，肺泡可变形及塌陷，出现充血性肺不张，临床表现有咯血。

　　低氧血症：由于上述原因低氧血症常见，并与以下原因有关。V/Q 比例失调：心力衰竭时，混合静脉血氧分压明显低下（动静脉氧差增大）；当肺动脉压明显增高时，原正常低通气带的血流充盈增加，使通气-灌注明显失常，严重时可出现分流。

　　2）循环生理的影响

　　急性肺源性心脏病：大面积肺栓塞时血栓栓子阻塞肺动脉及其分支后，因机械阻塞作用、神经因素、血栓和肺血管产生的血管收缩因子等体液因素以及低氧引起肺动脉收缩，肺血管床横截面积减少、肺血管阻力与肺动脉压力升高，右心室后负荷增大做功增加，右室扩大。右心衰竭发生与肺动脉阻塞程度和有否存在基础心肺疾病有关，当肺循环阻力显著增加，在右心室收缩压>50mmHg（或肺动脉平均压>40mmHg）时才能维持足够心排出量时，可迅速导致右心室扩大和运动幅度降低，使心排出量下降，发生急性肺源性心脏病（acute cor pulmonale）。右心室压力中等程度升高又可导致室间隔左移，由于心包的限制，使左心室舒张期充盈功能和舒张末期容积减少，而右心室心排出量下降，左心充盈减少，使心搏量下降，产生体循环低血压或休克。体循环系统低血压和右心房压升高，使冠状动脉灌注压下降，同时右心室室壁张力升高，导致右冠状动脉血流量进一步减少，特别是右心室内膜下心肌处于低灌注状态，加之肺栓塞时右室心肌耗氧增加，可出现心肌缺血，诱发心绞痛，甚至心肌梗死。原患有冠心病的肺栓塞患者更易发生右心衰竭，而心排出量急剧降低使大脑血流灌注减少，还可引起晕厥发生。

血流动力学改变：肺栓塞后肺血管床立即减少，肺血管阻力和肺动脉压力增加，也使肺毛细管血流阻力增加，进而引起急性右心衰竭，心率加快，心排出量骤然降低，血压下降等。约70%患者平均肺动脉压>20mmHg，一般为25~30mmHg，血流动力学的改变主要决定于：a. 血管阻塞的范围：肺血管床丧失越多，肺动脉内血流阻力就越大，右心室负荷也越大。但肺毛细血管床的储备能力非常大，如果原来的心肺功能正常，只有当50%以上血管床被阻塞时，才出现肺动脉高压，造成右心室扩大及心排出量降低。70%的肺栓塞患者平均肺动脉压力大于20mmHg、一般为25~30mmHg，即使是大面积肺栓塞，平均肺动脉压力也不会超过40mmHg。b. 栓塞前心肺疾病状态：原有严重心肺疾病的患者，对肺栓塞的耐受性较差。因其肺血管床已有很大损伤，右心功能也差，肺内气体交换已受影响。一旦发生肺栓塞，肺动脉高压的程度比无心肺疾患的肺栓塞者更为显著。如慢性阻塞性肺部疾病患者，一个较小的栓子即可导致患者死亡。既往有心肺疾病的患者，发生肺栓塞后其平均肺动脉压力可能超过40mmHg。

3）神经体液介质的变化：新鲜血栓上面覆盖有多量的血小板及凝血酶，其内层有纤维蛋白网，网内具有纤维蛋白溶酶原。栓子在肺血管树内移动时，引起血小板脱颗粒，释放各种血管活性物质，如腺嘌呤、肾上腺素、核苷酸、组胺、5-羟色胺、二磷酸腺苷、血小板活化因子、儿茶酚胺、血栓素 A_2（TXA_2）、缓激肽、前列腺素及纤维蛋白降解产物等，均可以促使血管收缩及刺激肺的各种神经受体，包括肺泡壁上的 J 受体和气道的刺激受体，从而引起呼吸困难、心率加快、咳嗽、支气管和血管痉挛，血管通透性增加，同时也损伤肺的非呼吸代谢功能。血小板活化因子及血小板脂膜产生的 12-脂氧化酶产物可激活中性粒细胞，释放血管活性物质及氧自由基，进一步引起血管的舒缩改变。此外，右室超负荷可导致脑钠肽、N 末端脑钠肽前体及肌钙蛋白等血清标志物升高。

（蔡柏蔷）

374 • 肺栓塞与肺梗死有什么区别？

肺梗死与肺栓塞是两个完全不同的概念。肺梗死（pulmonary infarction）是指肺组织因肺动脉血流灌注和（或）静脉流出受损，导致局部组织缺血、坏死。这种血管障碍的病理基础为血栓或栓子。肺栓塞是指血栓阻塞肺动脉或肺动脉分支所造成的病理过程、因而肺血管床发生栓塞。肺栓塞后可使肺实质发生坏死，形成肺梗死；但是也可以只有肺栓塞存在而无肺梗死。尸检证明仅有 10%～15% 的肺栓塞患者产生肺梗死。通常无心肺疾病的患者，发生肺栓塞后，很少产生肺梗死。这主要因肺组织的供氧来自三方面：肺动脉系统、支气管动脉系统及局部肺野的气道。只有当支气管动脉和（或）气道受累及时才发生肺梗死，但患有慢性肺部疾病、心力衰竭、休克或恶性肿瘤时，即使小的栓子也易发生肺梗死。另外与肺血管栓塞的程度及速度也有关。

显微镜下检查也表明，肺栓塞时虽有肺循环阻塞，但支气管动脉吻合并不受影响，通过支气管动脉的血液供应，能维持肺实质的营养。此时肺毛细血管、肺小动脉、肺泡壁均保持正常，仅肺泡内有出血。当出血吸收后，肺组织可完全恢复正常，一旦发生肺梗死，在梗死区域肺泡或间质内出现出血性改变，肺泡腔内充满红细胞及炎性反应，肺泡壁有凝固性坏死，并累及毛细支气管和肺小动脉。邻近肺组织水肿和肺不张，梗死的区域有明确的红色实质界限，范围大小 1～5cm。其特征性形态呈三角形，基底部为周围肺实质，尖端指向肺门。不完全梗死时，肺泡壁不出现坏死。病痊愈后肺梗死区域内有瘢痕形成。

（蔡柏蔷）

375 • 肺栓塞有哪些临床表现？

肺栓塞的临床症状及体征常常是非特异性的，且变化颇大，与其他心血管疾病难以区别。较小的肺血管受累时患者可能只有短暂的呼吸困难，或原有心肺疾病的忽然恶化。大面积肺栓塞患者可以猝死，或发病后数小时内死亡，开始以休克和急性右心衰竭为突出表现。肺栓塞合并肺梗死时，可有急性胸膜疼痛、呼吸困难、咯血和胸膜摩擦音。总之，肺栓塞的症状轻重虽然与栓子大小、栓塞范围有关，但不一定成正比，往往与原有心肺疾病的代偿能力有密切关系。

（1）症状

1）呼吸困难及气短：为肺栓塞最重要的临床症状。可伴发绀。呼吸困难的程度和持续时间的长短与栓子的大小有关。栓塞较大时，呼吸困难严重且持续时间长。栓塞范围较小时，只有短暂的呼吸困难或仅持续几分钟。部分患者系反复发生的小栓塞，可多次发生突发的呼吸困难。呼吸困难特征是浅而速，呼吸频率 40～50 次/分。

2）胸痛：常为钝痛，较大的栓塞可有夹板感。若表现为胸骨后压迫性痛，这可能为肺动脉高压、或右心室缺血所致。冠状动脉供血不足，也常可发生心肌梗死样疼痛。有时因栓塞部位附近的胸膜有纤维素性炎症，产生与呼吸有关的胸膜性疼痛。据此可判断肺栓塞的部位。

3）晕厥：往往提示有大的肺栓塞存在，发作时均可伴脑供血不足。此时应与中枢神经系统疾病相鉴别。

4）咯血：当有肺梗死或充血性肺不张时，可有咯血，均为小量咯血，每次数口到 20～30ml。大咯血甚少见。

5）休克：约 10% 患者发生休克，均为大面积栓塞，常伴肺动脉反射性痉挛，可致心排出量急骤下降，血压下降，患者常有大汗淋漓，焦虑等，严重者可猝死。

6）其他：如室上性心动过速、充血性心力衰竭突然发作或加重。慢性阻塞性肺部疾病恶化，过度通气等。

大面积肺栓塞，常于手术后活动或大便用力时发生。患者突然发生晕厥或重度呼吸困难，随即伴发绀、休克、大汗淋漓、四肢厥冷、甚至有的患者发生室颤或心脏停搏，可突然死亡。

中等肺栓塞一般不致引起突然死亡，常常反复发作，当患者原有的心肺疾病代偿功能很差时，可以产生晕厥及高血压。有些患者可并发肺梗死，此时常有发热、胸痛、咯血、黄痰及胸腔积液。如反复发作或多发性小栓子散在两肺时，可逐渐引起肺动脉高压，活动后气短、乏力，晚期可出现右心衰竭。

（2）体征：常见有呼吸急促、发绀、肺部啰音、哮鸣音、胸膜摩擦音、心动过速、奔马律、肺动脉第二心音亢进、血管杂音。

1）肺部体征：发生肺栓塞后因肺不张、心力衰竭、肺泡表面活性物质丧失致肺不张及肺毛细血管渗透性改变，因此常可闻及细湿啰音。神经反射及介质作用可引起小支气管的痉挛，间质水肿等，使肺部出现哮鸣音。当有胸腔积液，或闻及胸膜摩擦音时，常提示有肺梗死。偶在肺部听到一连续的，或收缩期血管杂音，且吸气期增强，系因血流通过狭窄的栓塞部位引起湍流所致，也可发生于栓子开始溶解时。

2）心脏体征：心动过速往往是肺栓塞的唯一及持续的体征。大块肺栓塞患者时，于胸骨左缘有右心室奔马律、三尖瓣关闭不全杂音，吸气时增强。心界向右扩大。肺动脉瓣区第二音亢进及分裂，当有心排出量急骤下降时，肺动脉压也下降，肺动脉第二音可不亢进。有时听到喷射性收缩期杂音。颈静脉搏动及肝颈反流征阳性。上述体征均显示有广泛肺栓塞、肺动脉高压及右心衰竭。当栓子溶解消失后，这些体征也消失。

3）下肢深静脉血栓的症状和体征：DVT的检出（见第370问）是诊断肺栓塞的重要证据。

4）肺栓塞后的非特异临床表现：a.发热：肺栓塞后发热较为常见，早期可有高热（>39℃），低热可持续1周或1周以上。但是发热持续6日以上的患者，应小心除外其他疾病。b.弥散性血管内凝血（DIC）。c.急性腹痛：如有横膈胸膜炎或充血性脏器肿大时可伴有急性腹痛。d.无菌性肺脓肿。e.无症状的肺部结节。

肺梗死后综合征（postpulmonary infarction syndrome）：一般发生肺栓塞后5~15天可出现类似心肌梗死后综合征，如有心包炎、发热、胸骨后疼痛、胸膜炎、白细胞增多及血沉快等，给予肾上腺皮质激素（泼尼松龙30 mg/d×5天）治疗，症状可逐渐缓解。上述综合征发生机制不明，可能与过敏反应有关。认识本综合征，有助与抗凝药物所致的心包出血鉴别。

5）慢性血栓栓塞性肺动脉高压（CTEPH）的发病率仅为0.15%。即急性肺栓塞患者仅小部分发生CTEPH，目前尚不能解释这种现象。推测CTEPH发生也与下列因素有关：a.盆腔静脉区反复脱落小栓子，引起反复肺栓塞。即称为沉默型反复发作性肺栓塞，常引起肺血管广泛阻塞。b.经肺血管内皮细胞功能障碍，使纤溶活性降低，血栓不易被清除。c.急性肺栓塞未治疗。

（蔡柏蔷）

376 • 哪些常规实验室检查项目有助于肺栓塞的诊断？

（1）一般项目：肺栓塞时，白细胞、血沉、乳酸脱氢酶、CPK、SGOT、胆红素可有升高，但对肺栓塞的诊断无特异性。而心肌酶谱明显增高，将有利于肺栓塞与急性心肌梗死的鉴别诊断。

（2）血浆 D-二聚体：是交联纤维蛋白在纤溶系统作用下产生的可溶性降解产物。在血栓栓塞时，因血栓纤维蛋白溶解使其血中浓度升高。血浆 D-二聚体对肺栓塞诊断的敏感度达 92%~100%，但其特异度较低，仅为 40%~43%。在手术、创伤、急性心肌梗死、心力衰竭、妊娠、恶性肿瘤、肺炎等时也可增加，故对于肺栓塞的鉴别诊断价值有限（尤其在老年人、住院患者或手术创伤者）。

血浆 D-二聚体测定的主要价值在于能排除肺栓塞。低度可疑的肺栓塞患者首选用 ELISA 法定量测定血浆 D-二聚体，若低于 500μg/L 可排除肺栓塞；高度可疑肺栓塞的患者此检查意义不大，因为对于该类患者，无论血浆 D-二聚体检测结果如何，都不能排除肺栓塞，均需进行肺动脉造影等手段进行评价。另外，D-二聚体也是帮助判断是否发生 DVT 复发，以及溶栓疗效的生化标志物。必须了解血浆 D-二聚体水平增加的阳性预测价值是较低的，D-二聚体测定不能用于确定肺栓塞的诊断。此外在疑有肺栓塞的患者中，D-二聚体的特异性随诊年龄的增加而降低。在老年患者中应用年龄校正的临界值，可以改善 D-二聚体测定的价值。50 岁以上的患者中，年龄校正的 D-二聚体临界值应为：年龄×10μg/L。

（3）动脉血气分析及肺功能

1）血气分析：发生肺栓塞后常有低氧血症，故血气分析是诊断肺栓塞的筛选性指标。肺栓塞时 PaO_2 平均为 62mmHg。仅有 9% 肺栓塞患者显示 PaO_2 大于 80mmHg。原有心肺疾病的患者发生肺栓塞后，其 PaO_2 更低。临床上应以患者就诊时卧位、未吸氧、首次动脉血气分析的测量值为准，特点为低氧血症、低碳酸血症、肺泡动脉血氧分压差 $[P(A-a)O_2]$ 增大及呼吸性碱中毒。因为动脉血氧分压随年龄的增长而下降，所以血氧分压的正常预计值应按照公式 PaO_2（mmHg）= 106-0.14 × 年龄（岁）进行计算。血气分析的检测指标不具有特异性，约 20% 确诊为肺栓塞的患者血气分析结果正常，故如无低氧血症也不能排除肺栓塞。

2）肺泡动脉血氧分压差：$[P(A-a)O_2]$ 梯度的测定较 PaO_2 更有意义，因肺栓塞后，常有过度通气，因此 $PaCO_2$ 降低，而肺泡气的氧分压（$PaAO_2$）是增高，$P(A-a)O_2$ 梯度应明显增高。当 $P(A-a)O_2$ 梯度和 $PaCO_2$ 正常，可作为除外肺栓塞的依据之一。

3）生理死腔增大：即死腔气/潮气量比值（VD/VT）在栓塞时增高。当患者无限制性或阻塞性通气障碍时，VD/VT>40%，提示肺栓塞可能。VD/VT<40%、临床上又无肺栓塞的表现，可排除肺栓塞。发生肺栓塞后肺内分流量（Qs/QT）增加。

（4）心电图检查：主要表现为急性右心室扩张和肺动脉高压。显示心电轴显著右偏、极度顺钟向转位、不完全或完全性右束支传导阻滞及有典型的 SIQⅢTⅢ波型（Ⅰ导联 S 波深、Ⅲ导联 Q 波显著和 T 波倒置），有时出现肺性 P 波，或肺-冠状动脉反射所致的心肌缺血表现，如 ST 段抬高或压低的异常。常于起病后 5~24 小时内出现，大部分在数天或 2~3 周后恢复。有上述心电图变化的仅只有 26% 的患者。大多数患者心电图正常，或仅有非特异性改变。因此，心电图正常，不能排除本病。心电图检查也是鉴别急性心肌梗死的重要方法之一。

（蔡柏蔷）

377 • 肺栓塞的影像学检查有哪些表现？

（1）胸部 X 线表现：由于肺栓塞的病理变化多端，所以胸部 X 线表现也是多样的，疑肺栓塞的患者应连续做胸部 X 线检查，约 90% 以上的患者出现某些异常改变。如正常也不能除外肺栓塞，常见改变如下。

1）浸润阴影：由于肺出血、水肿所造成，为圆形或密度高低不等的片状影，呈非节段性分布，多数分布两肺下叶，以右侧多见，并好发于后基底段。浸润阴影一般数天内可消失。

2）局限性或普遍性肺血流减少：当一个较大的肺叶或肺段动脉栓塞时，X 线表现为阻塞区域的肺纹理减少，以及局限性肺野的透亮度增加。若是多发性肺动脉有小的肺栓塞时，可引起普遍性肺血流量减少，因此显示肺纹理普遍性减少和肺野透亮度的增加。

3）肺梗死时的 X 征象：一般于栓塞后 12 小时至 1 周出现突变阴影，典型的形态为楔状或截断的圆锥体，位于肺的外周，底部与胸膜相接，顶部指向肺门，以下肺肋膈角区多见。常见的实变阴影呈团块状或片状，大小不一，宽 3~5cm，也可很小，或大至 10cm，阴影常见多发的，可同时发生，也可不同时发生。少数可形成空洞，若并有细菌感染，可形成脓肿。梗死的病灶消退较缓慢，平均需 20 天，有时可长达五周，并残留条索状纤维瘢痕。

4）肺动脉高压征象：由于较大的肺动脉或较多肺动脉分支发生栓塞时，使未被栓塞的肺动脉内血流量突然增加，高度充血及扩张。尤其在连续观察下，若右下肺动脉逐渐增粗，横径>15mm，则诊断意义更大。一般扩张现象在发病后 24 小时出现，2~3 天达最大值，持续约 1~2 周，另一个重要征象是外围的肺纹理突然变纤细，或突然终止，如残根样。如主肺动脉呈"鼠尾"状，则提示肺动脉内有机化的栓子存在。

5）心脏改变：一般少见，只有广泛的肺小动脉栓塞时，才有急性肺源性心脏病改变，如右侧心影扩大，伴上腔静脉及奇静脉增宽。

6）一侧或双侧横膈抬高及胸膜反应：发生肺栓塞后患侧膈肌固定和升高较为有意义，可有胸膜增厚、粘连、或少量胸水；有时有盘状肺不张。

7）特异性 X 线表现：Hampton 驼峰征：即肺内实变的致密区呈圆顶状，顶部指向肺门，常位于下肺肋膈角区。另有 Westermark 征：栓塞近侧肺血管扩张，而远侧肺血管纹理缺如。

（2）CT 和磁共振

1）影像学技术的进展：近年来应用的螺旋 CT 和电子束（超高速）CT，明显提高了扫描的时间分辨率，后者达毫秒级，前者可作一次屏气（15~20 秒，必要时可缩短至 10 秒）的胸部体积（自肺尖至横膈）扫描，以快速法注入造影剂，效果更好。以造影增强 CT 可显示右、左肺动脉及其分支的血栓栓塞，表现为腔内"充盈缺损"。造影剂一次性快速（bolus）注射后，进行肺动脉动态扫描可观察肺循环的血流动态变化，可能有助于肺栓塞的诊断。

螺旋 CT 可有效地显示中心性血栓栓塞（至肺段支），亚段支以远小分支则限度较大。一般 CT 扫描技术和诊断分析上约有 4% 和 10% 失误。电子束 CT 能有效地消除运动伪影，对呼吸困难患者的血栓栓塞的诊断更有帮助。管腔内中心或偏心性"充盈缺损"以及"截断"性阻塞，为增强 CT 表现。

磁共振（MRI）以心电门控的自旋回波（SE）技术可显示主肺、左右肺动脉及较大分支的血栓栓塞。不同心动周期均可见中、高信号的结节或条块状影，第一和第二回波图像，上述中、高信号区亦无变化。肺动脉高压所致的缓慢血流，不仅舒张期于收缩也可出现中、高信号。但该区于收缩期的不同时期信号强度和形态均有变化，第二回波较第一回波图像，信号强度进一步增高，从而可资同腔内血栓栓塞鉴别。

MRI 快速成像，正常血流腔隙呈高信号，对显示肺动脉及主要分支的"充盈缺损"对肺动脉血栓栓塞的诊断更为明显。但这两种 MRI 技术对观察肺内分支均有限度。近年磁共振肺血管造影（HRPA）有相当进展，应用时间飞跃（TOF）和相位对比（PC）的成像技术，可以显示肺动脉及其分支，分辨率也有提高。但缺少显示段以远分支以及血栓栓塞的研究报道。

CT 和 MRI 均有助于显示继发性肺动脉高压所致的右心室壁肥厚和扩大，MRI 不需对比增强为其优点。

2）CT 肺动脉造影（CTPA）：CTPA 的临床应用在肺栓塞的诊断过程中出现了一个革命性变化。CTPA 现在日益应用普遍，已逐渐取代其他影像学检查。研究表明 CTPA 优于通气/灌注扫描。CTPA 的定量分析与肺栓塞的临床严重程度相关性很好。如果临床上能除外肺栓塞，那么 CTPA 也能有助于诊断其他疾病。

CTPA 检查时，从静脉注入造影剂，12~15 秒后主动脉弓到膈上方进行扫描，3~4 分钟后检查腓肠肌至膈肌下缘，无需再从静脉注入造影剂；通常一次检查同时获得肺动脉情况（CTPA）和深静脉情况（CTV），从而简化诊断过程，提高肺栓塞和 DVT 的诊断率。一般而言，CTPA 创伤小，除碘过敏者外，几乎所有患者均能耐受该检查，特别是急诊和重症患者、也适合于老年和儿童患者。研究表明，16 排螺旋 CT 能很好显示腓肠肌静脉、髂静脉和下腔静脉内血栓，并可以评价下腔静脉滤网情况。CTPA 的特异性 99%，敏感性 86%。

如果与常规肺动脉造影相比较，CTPA 难以发现 5mm 以下亚段肺血管内的血栓。但是，研究证实 94%~96% 的肺栓塞病例其栓子在近端肺血管内。而且当代最新的 CT 技术已经能更好地识别周围血管内的栓子。除了能直接显示血管管腔内的血栓外，CTPA 还可以发现肺栓塞的间接征象，例如：肺部的楔形阴影和右心室的特征性改变。多排 CT 能够在检查肺部的同时进行下肢静脉的影像学检查。

肺栓塞的直接 CTPA 影像学表现可以分为三类：a. 部分性血栓栓塞，血栓游离于血管腔内，周围有造影剂环绕，在 CT 扫描图上呈圆形低密度影。如与扫描层平行可呈轨道状充盈缺损，在斜行时呈偏心缺损。此种表现多为急性肺动脉栓塞。b. 完全性血栓栓塞，其远端血管不显影；管腔被栓子完全阻塞呈杯口状、不规则的圆杵状或斜坡状。c. 环状附壁血栓，表现为附壁性充盈缺损，栓子的内侧呈环形凹向或凸向血流，血栓附着于血管壁上，与血管呈钝角，尤其好发于血管分叉处，为亚急性或慢性栓塞表现。

肺栓塞的 CTPA 直接影像学具体包括：a. 管腔部分性充盈缺损：表现为肺动脉及其分支中心的充盈缺损影，当栓子的走行方向与动脉平行时，可见到"环征"和"轨道征"。栓子亦可为偏向性，与动脉壁呈锐角，栓塞动脉的管径可正常或增粗。当动脉完全被栓子填塞时，表现为动脉内无对比剂充填，呈低密度影，栓塞动脉的管径多增粗。b. 管腔闭塞：肺动脉及其分支的部分性或完全性闭塞。肺动脉及其分支完全闭塞且管腔缩小者为慢性肺栓塞征象。c. 漂浮征：血栓游离于肺动脉腔内，多为新鲜血栓征象。d. 马鞍征：条状血栓骑跨于左右肺动脉分叉部，呈"马鞍"形充盈缺损，为新鲜血栓征象。e. 管壁不规则增厚：主肺动脉及左右肺动脉管壁不规则增厚，为慢性肺栓塞征象。f. 血栓钙化：为慢性肺栓塞征象，较少见。

肺栓塞的 CTPA 的间接征象指肺栓塞造成肺组织、心脏特别是右心房、右心室和体循环、肺循环的继发改变，需要在肺窗和纵隔窗观察，包括：a. 肺血管分布不均匀。肺动脉栓塞部位明显扩张，这在肺窗内较易分别，周围分支显著纤细。构成"残根征"。b. 肺实质灌注不均匀形成"马赛克"征。c. 肺梗死征象：肺窗表现为以胸膜为基底的楔形高密度影，周缘呈磨玻璃样渗出，尖端与相应阻塞的肺动脉相连，基底靠近胸膜。可单发或多发，纵隔窗示病灶无强化。肺梗死在不同阶段表现不同，早期为楔形实变影（少数也可为表现球形或斑片状），中期可以坏死溶解形成空洞，晚期可形成陈旧纤维条索，可并存胸腔积液、膈肌升高。d. 主肺动脉增粗、右心室扩大等肺动脉高压征象。e. 右心功能不全的表现：心脏增大，右心房、右心室增大，腔静脉（奇静脉）扩张，胸腔积液或并存心包积液。f. 胸膜改变，可见胸腔积液，多发生于肺梗死同侧。

与放射性核素扫描相比较，CTPA 的优点如下：a. 检查迅速；b. 在肺栓塞除外后，能提供其他诊断；c. 较容易安排进行紧急检查；在怀疑有肺栓塞的患者中 CTPA 可作为首选影像学检查方法；d. 质量高的 CTPA 检查，如果阴性，可以不再需要作其他检查，也不需要进行肺栓塞的临床治疗；e. CTPA 能可靠地诊断大面积肺栓塞。

在临床应用中，CTPA 应结合患者临床可能性评分进行判断。低危患者如果 CT 结果正常，即可排除肺栓塞；对临床评分为高危的患者，CTPA 结果阴性并不能除外单发的亚段肺栓塞。如 CT 显示段或段以上血栓，能确诊肺栓塞，但对可疑亚段或以远血栓，则需进一步结合下肢静脉超声、肺通气灌注扫描或肺动脉造影等检查明确诊断。

（3）肺动脉造影（conventional pulmonary angiography，CPA）：选择性 CPA 是目前诊断肺栓塞最正确、可靠的方法，阳性率高达 85%~90%，可以确定阻塞的部位及范围，若辅以局部放大及斜位摄片，甚至可显示直径 0.5mm 血管内的栓子，一般不易发生漏诊，假阳性很少，错误率低。

肺栓塞时的肺动脉造影的 X 线征象：①血管腔内充盈缺损：肺动脉内有充盈缺损或血管中断对诊断肺栓塞最有意义；②肺动脉截断现象：为栓子完全阻塞一支肺动脉后而造成的；③某一肺区血流减少，一支肺动脉完全阻塞后，远端肺野无血流灌注，局限性肺叶、肺段血管纹理减少或呈剪枝征象；④肺血流不对称，栓子造成不完全阻塞后，造影过程中，动脉期延长，肺静脉的充盈和排空延迟。肺动脉造影时还可以得到一些其他有助诊断的资料，如肺动脉楔压以提示有无心力衰竭存在，正确地得到肺动脉压、心排出量等。

但肺动脉造影有 4%～10% 并发症，如心脏穿孔、热原反应、血肿等。偶有死亡发生，病死率 0.4%。选择性肺动脉造影指征：①临床症状高度疑诊肺栓塞，V/Q 显像不能确诊，又不能排除肺栓塞。尤原有充血性心力衰竭及慢性阻塞性肺疾患。②准备作肺栓子摘除或下腔静脉手术前准备，为避免肺动脉造影发生危险，应先测肺动脉压，若肺动脉压较高，易在造影中产生心脏停搏，需在右心转流术下进行造影。

（蔡柏蔷）

378 • 肺栓塞的超声心动图有什么发现？

超声心动图在提示诊断、预后评估及除外其他心血管疾患方面有重要价值。超声心动图可提供肺栓塞的直接征象和间接征象。直接征象能看到肺动脉近端或右心腔血栓，但阳性率低，如同时患者临床表现符合肺栓塞，可明确诊断。间接征象多是右心负荷过重的表现，如右心室壁局部运动幅度下降，右心室和（或）右心房扩大，三尖瓣反流速度增快以及室间隔左移运动异常，肺动脉干增宽等。

（1）肺栓塞的基本超声改变（间接征象）：由于超声不能显示肺组织因此不能评价肺组织的灌注状态，主要通过检出肺栓塞的造成血流动力学改变提供诊断信息。通常肺栓塞者有下列改变。

1）心腔内径改变：右心增大尤以右心室（RV）增大显著，发生率为 67%～100%。左心室减小（38%），多数病例的左心室（LV）前后径小于 40mm，反应肺栓塞后造成的左心充盈不良。RV/LV 的比值明显增大。多个图像均可观察，尤以胸骨左缘左室长、短轴与心尖四腔心较好，在这些断层上，可对右心室的负荷量增大与左心室的充盈不良作对比性分析。

2）室壁运动异常：室间隔运动异常（42%），表现为左心室后壁的同向运动，其幅度显著大于其他原因造成的室间隔的异常运动，随呼吸变化幅度增大；右心室游离壁功能异常，与原发性肺动脉高压时各段室壁运动均减低不同，呈节段性分布，通常累及右心室中段。应采用胸左及剑突下显示右心室为主的断层观察。

3）三尖瓣环扩张伴少至中量的三尖瓣反流：彩色多普勒检出率高，可根据反流束在右心房的分布范围确定反流程度。

4）肺动脉高压：M-mode 超声示肺动脉瓣曲线 a 波浅至消失，CD 段切迹；二维图像上肺动脉增宽，瓣关闭向右室流出道膨凸；采用三尖瓣反流的多普勒频谱测得反流压差，加上右房压得到右室收缩压，也即肺动脉收缩压。

如患者既往无心肺疾患史，出现急性心肺功能异常，检出上述异常应高度怀疑急性肺栓塞。据文献资料报道，RV/LV>0.6、室间隔收缩异常伴肺动脉收缩压升高是大面积肺栓塞的特异性信号。但栓塞范围小时改变不明显。慢性肺栓塞者也具备上述改变，但需与原发性肺动脉高压鉴别，据临床经验，原发肺高压者右室壁与室间隔增厚显著，室间隔异常运动较轻，肺栓塞者室壁肥厚较轻，室壁运动异常显著。当上述间接征象出现于既往有心肺血管疾病者时难于作出有无肺栓塞的确切判断，需了解直接征象——寻找栓子。

（2）肺栓塞的直接征象：检出肺动脉内栓子：对于肺栓塞，超声诊断的直接依据应是检出肺动脉内栓子。直接检出肺动脉内栓子并评估其位置、阻塞程度累及范围有利于制定治疗方案，但超声心动图检出率较低，主要原因：①经胸超声仅能显示左、右肺动脉主干不能显示其远端分支，位于叶、段动脉内的血栓无法观察，②该病例新鲜陈旧血栓混合，新鲜血栓回声若趋近于无回声区时不能识别。在肺栓塞的病例，采用右心声学造影，从外周静脉血管（一般采用左上肢肘正中静脉）快速注射声学对比剂如二氧化碳制剂，观察肺动脉及其主要分支的充盈状态，通过充盈缺损可勾画血栓区域以提高诊断敏感性。但由于肺栓塞者血栓位于主肺动脉及左右主干者少，仍不能提高叶与段动脉内血栓的检出率。

检出右心内血栓或其他占位性病变：在栓子进入肺动脉前先进入右心房、右心室或原就起源于右心。当具备上述间接征象者，检出右心异常团块，可作出肺栓塞的明确诊断。

（蔡柏蔷）

379 • 肺栓塞时如何评价肺通气/灌注（V/Q）显像？

肺通气/灌注显像结果可分为正常、低度可能、中度可能和高度可能性。正常和低度可能性者基本可除外肺栓塞，高度可能性者肺栓塞的可能大于90%。同时 V/Q 显像可为选择性肺动脉造影指示病变部位。

肺灌注显像所用标志药物是^{99m}Tc-MAA（人血浆清蛋白聚合颗粒），MAA 颗粒直径为 $10\sim100\mu m$，而肺毛细血管直径约 $10\mu m$。当静脉注入^{99m}Tc-MAA 后，将均匀分布于双肺，并暂时嵌顿于肺小动脉和毛细血管内，肺局部放射性量与肺动脉的血流灌注量成比例。当栓子将肺动脉某一枝阻塞，该区域即可见放射减低或缺损区。由于某些疾病，如肺炎、肺不张、气胸等，当通气降低时，肺血流灌注也降低。肺实质性病变，如肺气肿、结节病、支气管肺癌及结核等也可引起通气及灌注的降低。因此，上述灌注的缺损并非特异性，仍需有肺通气显像，即吸入 Xe 等放射性气体。也可用放射性气溶胶发生器，将^{99m}Tc-MAA 标记的某些药物雾化缺损区。

既往将 V/Q 显像分为三种类型来判断其结果，即：①Vn/Qn：通气灌注均正常，可除外肺栓塞。②Vn/Qo：通气正常伴肺段或肺叶的灌注缺损，如结合典型临床症状，可确诊肺栓塞。③Vo/Qo：部分肺的通气及灌注缺损或两者缺损不匹配，此时不能诊断肺栓塞，因为任何肺实质病变（如肺炎）都可出现这种类型，必要时需作肺动脉造影。

现在根据 PIOPED（prospective investigation of pulmonary embolism diagnosis）研究小组于 1994 年修订的 V/Q 显像判断标准，将诊断肺栓塞的标准的可能性（probability）分为：高度（high）、中度（intermediate）、低度（low）可能性和正常。新标准根据三个方面：①肺灌注显像所示缺损范围的大小；②X 线胸片的表现；③肺通气显像的结果，进行综合判断。现将新标准简述如下（表 16-5）。

表 16-5　肺通气/灌注（V/Q）显像的解释标准

正常

　肺部无灌注缺损

　灌注扫描清除地显示相应肺部的轮廓，并与 X 线胸片所见一致［胸片和（或）通气显像可能有异常］

高度可能性（HP）：

　≥2 个肺段、肺段内的大部分区域有灌注缺损（缺损范围超过该肺段的 75%），而 X 线胸片正常；或者灌注缺损的范围大于通气显像所示的相应缺损范围或 X 线胸片的异常范围

　≥2 个肺段、肺段内中等范围的灌注缺损（缺损范围≥25%，而≤75%），相应的通气显像和 X 线胸片正常，加上 1 个大肺段的通气/灌注不匹配（肺灌注显像异常而相对应部位的肺通气正常）

　≥4 个肺段、肺段内中等大小的灌注缺损，相应的通气显像和 X 线胸片正常

中度可能性（IP）：

　不能归入低度或高度可能性的范围

　难以分类成为低度或高度可能性

低度可能性（LP）：

　单个肺段中等程度的通气/灌注不匹配，有灌注缺损，X 线胸片正常

　小肺段（<25% 的肺段）的灌注缺损，X 线胸片正常

　一侧肺小于 4 个肺段的灌注缺损或一个肺区内小于 3 个肺段的灌注缺损，而通气显像伴有相应的匹配的缺损，范围相等或较大

　非肺段灌注缺损（因肋膈角的胸腔积液存在、心脏扩大、肺门突出、主动脉增宽、纵隔增宽和膈肌抬高所致）

　　应注意 V/Q 显像结果与肺栓塞发生时间有一定关系，如在起病后 1 小时行检查，此时因支气管痉挛，通气与灌注显像均不正常，在肺栓塞发生数小时至数日后，栓子已发生自溶，检查结果为正常，因此可导致判断错误。Hull 报道 V/Q 显像对 2mm 以上的栓塞检出率为 91%，对较小的或不完全的栓塞可能检不出。

　　2003 年英国胸科协会（BTS）在肺栓塞指南中指出，肺 V/Q 显像可用于：①胸部 X 线检查正常的患者；②目前患者无明显的心肺疾病症状；③如果 V/Q 显像结果无诊断意义，往往需要其他影像学检查；④V/Q 显像正常，可以除外肺栓塞；但是极少数报道有肺栓塞高度可能性时，也许存在假阳性的可能性。

　　总之，肺 V/Q 显像诊断肺栓塞的敏感性为 92%，特异性为 87%，且不受肺动脉直径的影响，尤其在诊断亚段以下肺动脉血栓栓塞中具有特殊意义。但任何引起肺血流或通气受损的因素如肺部炎症、肺部肿瘤、慢性阻塞性肺疾病等均可造成局部通气血流失调，因此单凭此项检查可能造成误诊，部分有基础心肺疾病的患者和老年患者由于不耐受等因素也使其临床应用受限。此检查可同时行双下肢静脉显像，与胸部 X 线平片、CTPA 相结合，可大大提高诊断的特异度和敏感度。

（蔡柏蔷）

380 • 肺栓塞的诊断和鉴别诊断应注意哪些？

肺栓塞的诊断比较困难，诊断过程中应注意以下几点。

（1）重视发生肺栓塞的可能情况：①注意肺栓塞的危险因素：如外科手术、分娩、骨折、长期卧床、肿瘤、心脏病（尤其合并心房纤颤）、肥胖及下肢深静脉炎等。出现下肢无力、静脉曲张、不对称性下肢水肿；②警惕原有疾病突然变化，不能解释的呼吸困难的加重、胸痛、咯血、发绀、心律失常、休克、昏厥、发作性或进行性充血性心力衰竭、慢性阻塞性肺疾病恶化、手术后肺炎或急性胸膜炎等症状；③不能解释的低热、血沉增快、发绀、黄疸；④心力衰竭时对洋地黄制剂反应不好；⑤胸片有圆形或楔形阴影，原因不明的肺动脉高压及右室肥大。

由于上述表现均为非特异的，但是，这些不能解释的临床现象如果伴有肺栓塞的高度可能性，可以预测肺栓塞的可能，从而进行必需的实验室检查程序（表16-6）。

表 16-6　临床上考虑肺栓塞可能的因素

高度（80%~100%）	存在危险因素
中度（20%~79%）	存在不能解释的呼吸困难、心动过速，或胸膜性胸痛
低度（1%~19%）	存在不能解释的影像学异常或气体交换异常
	既不是高度或低度临床可能性
	不存在危险因素
	虽然有呼吸困难、心动过速或胸膜性胸痛的存在，但是临床上可以解释这些现象
	虽然有影像学异常或气体交换异常的存在，但是可由另一种临床原因所解释

（2）临床和实验室诊断程序：图16-2显示对临床症状提示有肺栓塞可能的患者，所应进行的诊断程序包括以下内容。

1）常规实验室检查：如胸片、心电图、血气分析、血液生化试验等检查，可为部分患者排除肺栓塞的诊断，而确诊为其他心肺疾病。

2）CTPA，肺灌注和通气显像，如结果正常，则可除外肺栓塞。如肺灌注和通气显像不正常，可根据 PIOPED 标准进行判断。如不能诊断，可做下肢静脉血管造影（CV）、IPG、DUS 等以辅助诊断肺栓塞。

3）肺动脉造影：经 CTPA、V/Q 显像后，还不能确诊的可疑患者应行肺动脉造影，可使其中15%~50%得到肺栓塞的诊断。疑大面积肺栓塞者或伴有明显的低氧血症和（或）低血压时，可直接作肺动脉造影。

通常肺动脉造影是诊断肺栓塞的重要措施。但合理应用非创伤性诊断方法，如 D-二聚体测定，下肢静脉超声，CTPA 和肺通气/灌注显像，结合临床表现，可减少肺动脉造影的需求。

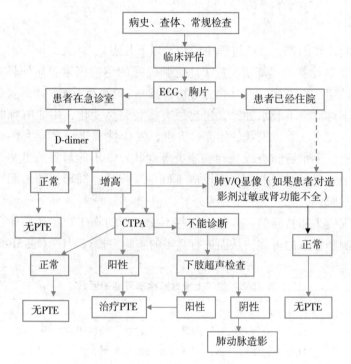

图 16-2　对临床症状提示有肺栓塞可能患者的诊断程序

次大面积肺栓塞的诊断程序：怀疑肺栓塞时，应首先快速检测 D-二聚体，如 <500μg/L，对于肺栓塞的可能性不大的患者，结合临床表现可基本排除肺栓塞；如 >500μg/L，继续行下肢静脉超声检查，如有深静脉血栓形成，即可开始抗凝治疗；如下肢静脉超声检查无明显异常，应行肺通气/灌注显像，结果正常或接近正常者，不予治疗，肺栓塞高度可能者，可做超声心动图检查，以观察右心室功能，并采取合理治疗（溶栓或抗凝）；不能确诊者，应行肺动脉造影检查。目前已应用 CTPA 来替代肺通气/灌注显像和（或）肺动脉造影。但 CTPA 对肺段以下栓塞诊断有困难，需参考核素肺通气/灌注扫描结果，综合分析。

大面积肺栓塞的诊断程序：怀疑大面积肺栓塞时，由于存在休克或低血压，病情危重，应首先行超声心动图检查，如为大面积肺栓塞，可显示肺动脉高压及右心室超负荷的征象；并可排除其他心血管疾病，如心包填塞或主动脉夹层瘤。高度可疑肺栓塞患者，可仅依据超声心动图结果行溶栓治疗。若患者病情稳定，应根据患者原有无心肺疾病情况选择肺通气/灌注显像和（或）CTPA 血管造影检查，以明确诊断。

（3）肺栓塞病因的诊断：DVT 和肺栓塞是不可分割的整体，DVT 是肺栓塞最主要血栓的来源及肺栓塞发生的主要标志。因此对每个疑诊肺栓塞患者，需同时寻找肺栓塞的发生原因，不管患者有无 DVT 症状体征均应进行下肢 DVT 检查，这对于确诊肺栓塞及明确栓子来源有重要价值（反之，当患者有 DVT 时也应该同时检查有无肺栓塞），对指导治疗评价预后也有重要意义。应对 DVT 类型、严重程度、病程以及与肺栓塞发病的联系作出评价，对经积极寻找仍不能明确由已知易栓症或其他继发性 VTE 危险因素引起的肺栓塞-DVT 称为特发性 VTE（idiopathic venous thrombembolism，IVTE），这是一种慢性疾病状态，应警惕 IVTE 患者有否潜在恶性肿瘤发生可能，注意筛查。

（4）鉴别诊断：由于肺栓塞的临床表现非特异性，与其他许多疾病的临床表现相类似，因此对临床已发现的可疑患者必须作进一步的鉴别诊断。

1）冠状动脉供血不足：约 19% 的肺栓塞患者可发生心绞痛，其原因为：①大面积栓塞时，心排出量明显下降，造成冠状动脉供血不足，心肌缺血；②右心室压力升高，冠状动脉中可形成反常栓塞（或矛盾栓塞）。所以诊断冠状动脉供血不足时，如发现患者有肺栓塞的易发因素时，则需考虑肺栓塞的可能性。此外，肺栓塞部分患者的心电图因肢体导联出现 ST-T 改变，广泛性 T 波倒置或胸前导联呈"冠状 T"，同时存在气短、胸痛，并向肩背部放射，在血清心肌酶不升高或轻度升高时，也易被误诊为冠心病、心绞痛。

临床上急性肺栓塞和急性心肌梗死的临床表现相似，都可有剧烈胸痛、休克，甚至猝死，血清 CK、CK-MB 升高，而且常出现类似急性非 Q 波性心肌梗死心电图图形，含服硝酸甘油症状不能缓解，32% 患者血浆肌钙蛋白升高，所以肺栓塞极易被误诊为急性非 Q 波性心肌梗死。但心绞痛或心肌梗死多有冠心病或高血压病史，年龄较大，心肌梗死的心电图呈特征性动态演变过程，即面向梗死区导联出现异常 Q 波、ST 段抬高、T 波倒置，呼吸困难不一定明显。

2）肺炎：可有与肺梗死相似的症状和体征，如呼吸困难、胸膜痛、咳嗽、咯血、心动过速、发热、发绀、低血压、胸片表现也可相似。临床上当肺栓塞患者有咳嗽、咯血、呼吸困难、胸膜炎样胸痛，胸片出现肺部阴影，尤其合并发热时，极容易误诊为肺炎。但肺炎有高热、咳脓性痰、寒战、脓痰、菌血症等，并有相应肺部和全身感染的表现，如外周血白细胞增高、痰涂片及培养病原体阳性，抗感染治疗有效。而肺栓塞患者往往有发生 VTE 的危险因素，可发现 DVT 和呼吸循环系统的相应异常表现。

3）胸膜炎和其他原因所致胸腔积液：约 1/3 的肺栓塞患者可发生胸腔积液，易被诊断为结核性胸膜炎。结核引起的胸腔积液，患者常有低热、盗汗、结核菌素皮肤试验呈强阳性；而并发胸腔积液的肺栓塞患者缺少结核病的全身中毒症状。此外，肺栓塞患者出现胸腔积液时还需与其他原因胸腔积液鉴别，如细菌性、恶性肿瘤及心力衰竭。细菌性胸液白细胞计数增多，常伴肺炎；恶性肿瘤性胸液可找到癌细胞，多伴有原发性肿瘤。通常肺栓塞胸液多为血性渗出液（少数也可因为右心功能不全引起的漏出液）、少或中等量、1~2 周内可自然吸收，胸片显示有吸收较快的肺部浸润阴影或肺动脉高压征象，临床表现有胸痛、咯血、呼吸困难或有下肢 DVT。一旦考虑到肺栓塞就不难与其他原因胸腔积液鉴别。

4）血管神经性晕厥：肺栓塞发生晕厥常被误诊为血管神经性晕厥或其他原因所致晕厥。单纯性晕厥多见于体质瘦弱的女性，多有诱因及前期症状，容易在炎热拥挤的环境疲劳状态下发生；排尿性晕厥多见于年轻男性，发生在排尿时或排尿后；咳嗽性晕厥多见于存在慢性肺病的中老年男性；心源性晕厥多有心脏病史，晕厥发生突然，发作时心电图呈心动过缓、心室扑动或室颤甚至停搏。对不明原因晕厥者应注意询问有无发生 VTE 的危险因素，有无下肢 DVT 和低氧血症，应警惕肺栓塞的发生。

5) 主动脉夹层动脉瘤：多有高血压史，起病急骤，疼痛呈刀割样或撕裂样，较剧烈，可向下肢放射，与呼吸无关，发绀不明显，病变部位有血管杂音和震颤，周围动脉搏动消失或两侧脉搏强弱不等。胸片常显示纵隔增宽，心血管超声和胸部 CT 造影检查可见主动脉夹层动脉瘤征象。

6) 急性心包填塞：症状与肺栓塞相似，但体格检查有心浊音界扩大，心音遥远，可出现颈静脉怒张、肝颈静脉反流征阳性；ECG 呈低电压、普遍性 ST 段弓背向下抬高、T 波改变；UCG 见心包积液。

7) 特发性肺动脉高压：多见于生育期女性，可有肺栓塞相似症状，但多呈慢性病程，亦无下肢 DVT，CTPA 肺动脉主干及左右分支明显扩大，管壁光滑，无充盈缺损狭窄或缺支改变，也无肺动脉截断征象，肺灌注显像通常正常或缺损区呈弥漫性稀疏，肺动脉造影显示肺动脉呈"剪枝"样改变。UCG 可显示右心室肥厚、扩大。

8) 高通气综合征：又称焦虑症，多见于年轻女性，一般情况好，无器质性病变，常有精神心理障碍，情绪紧张为诱因。表现为发作性呼吸困难，全身不适，过度通气，$PaCO_2$ 降低，呈呼吸性碱中毒，心电图有时可有 T 波低平或倒置等。症状可自行缓解，但可反复发生。

9) 非血栓性（脂肪、羊水、空气、感染性栓子等）肺栓塞：患者有非血栓性肺栓塞的相关病史和临床表现，如脂肪栓塞，主要发生在严重创伤特别是长骨骨折者，临床表现为呼吸衰竭、脑功能障碍及皮肤淤斑，CTPA 显示肺动脉腔内有小圆形或连续充盈缺损，移动快，可嵌顿于相应末梢肺血管。

10) 先天性肺动脉发育异常：先天性一侧肺动脉缺如：多发生在右肺动脉，患侧肺纹理稀疏，肺容积减小（健侧肺血管增粗、肺血流增多），在肺动脉分嵴部呈现截断征，盲端光滑，右心房室增大，可单独发生，也可合并其他心血管畸形，患者幼年起病，活动后气短，反复肺部感染，咯血等。先天性肺动脉狭窄：多发性外周肺动脉分支狭窄，呈粗细不均串珠样改变，有肺动脉高压征象。

11) 肺动脉肿瘤：原发性肺动脉肿瘤：胸片显示肺门呈"三叶草"征或 CTPA 在肺动脉腔内呈结节样充盈缺损，呈膨胀性生长，增强后不均匀强化，影像学改变与患者症状不平行，也无下肢 DVT。子宫平滑肌瘤病引起肺动脉肿瘤：见于有子宫肌瘤手术病史成年女性患者，CTPA 和 CTV 检查可在下腔静脉-右房-右室腔内有占位性病变（有包膜），呈现连续条索状充盈缺损。

12) 其他：此外肺栓塞还需与 ARDS、CTEPH 或 CTEPH 的急性加重（患者多有慢性肺心病的相关表现）、甲状腺功能亢进、支气管哮喘、癫痫、肺动脉外肿物压迫或结核缩窄性心包炎或钙化灶引起的肺动脉扭曲变形、心肌炎、自发性气胸、肋软骨炎、纵隔气肿和术后肺不张等疾病鉴别。降主动脉瘤破裂、急性左心衰竭、食管破裂、气胸、纵隔气肿等也可表现为剧烈的前胸痛，也应与肺栓塞仔细鉴别。

（蔡柏蔷）

381 • 如何进行肺栓塞的严重程度分层?

肺栓塞需要根据病情严重程度进行相应的治疗,因此必须迅速准确地对患者进行危险度分层,为制定相应的治疗策略提供重要依据。危险度分层主要根据临床表现、右室功能不全征象、心脏血清标志物(脑钠肽、N末端脑钠肽前体和肌钙蛋白等)进行评价(表16-7)。

表 16-7　肺栓塞严重度指数(PESI)和简易 PESI(sPESI)

参数	肺栓塞严重度指数(PESI)积分	简易 PESI(sPESI)积分
年龄(岁)	年龄数	1(如果年龄>80 岁)
男性	+10	
癌症	+30	1
慢性心力衰竭	+10	
慢性肺部疾病	+10	1
脉搏≥110 次/分	+20	1
收缩压<100mmHg	+30	1
呼吸频率>30 次/分	+20	
体温<36℃	+20	
神志改变	+60	
动脉血氧饱和度<90%	+20	1
危险因素分层		
	Ⅰ级:≤65 分	0 分=30 天死亡风险 1%
	30 天内死亡风险很低(0~1.6%)	
	Ⅱ级:66~85 分	
	低死亡风险(1.7%~3.5%)	≥1 分=30 天死亡风险 10.9%
	Ⅲ级:86~105 分	
	中等死亡风险(3.2%~7.01%)	
	Ⅳ级:106~125	
	高死亡风险(4.0%~11.4%)	
	Ⅴ级:>125 分	
	很高的死亡风险(10.0%~24.5%)	

临床表现:急性右心室功能不全是肺栓塞预后的重要决定因素。因而,急性右心室功能不全的临床表现,例如:持续的低血压和心源性休克,成为早期死亡的高危因素。此外,晕厥和心动过速,以及其他原先存在的疾病和合并症的常规临床参数,也同样对患者的预

后产生不良影响。举例：年龄大于 70 岁、呼吸频率超过 20 次/分、癌症、慢性心力衰竭和 COPD 等均是影响预后的重要因素。伴随 DVT 的诊断，在肺栓塞诊断后前 3 个月为死亡的独立预后因素。

目前已经有多个临床参数评估肺栓塞患者的预后，其中以肺栓塞严重度指数（pulmonary embolism severity index，PESI）是目前最有广泛应用价值的参数，优于既往应用的"Geneva prognostic score"。PESI 能够可靠地判断肺栓塞患者（PESI 分级 Ⅰ级、Ⅱ级）在 30 日的低死亡风险。由于 PESI 较为复杂，包括 11 项不同的变量，现在开发了一种简易的 PESI，即 sPESL。如果 sPEI 为 0，则可以正确预测属于低风险，与其他肺栓塞生物标志物相似。sPESI 结合肌钙蛋白测定可以提供进一步的预后信息，尤其鉴别低风险的患者。

（1）休克和低血压：在肺栓塞中，休克和低血压是早期死亡的主要危险性标志。低血压定义为收缩压<90mmHg 或血压下降超过 40mmHg 至少持续 15 分钟。此类肺栓塞患者可发生晕厥和心脏停搏，具有相当高的死亡风险，需立即积极处理。除此之外，还要考虑到右心室功能不全、右心室以及近端静脉腔内存在着漂浮血栓而发生再次栓塞的严重性。

（2）超声心动图提示提示右心室扩张、压力超负荷：25% 的肺栓塞患者超声心动图提示发现右心室功能不全。研究发现合并右心室功能不全的患者，其病死率增加 2 倍。另外，如果肺栓塞患者的超声心动图检查正常，则临床预后相对较好，其病死率小于 1%。然而，目前超声心动图的右心室功能不全的标准还不完全相同，应该包括右心室扩张、运动功能减退、RV/LV 直径比例的增加、三尖瓣反流速度的增加等。由于缺乏超声心动图关于右心室功能不全的定义，所以只有超声心动图检查完全正常时，才可以考虑肺栓塞的死亡风险较低。除了右心室功能不全之外，超声心动图还能够发现其余 2 项特异的指标，也能提示肺栓塞的死亡风险程度。即：通过未闭卵圆孔产生右向左的分流和右心室栓子的存在。

（3）CT 提示右心室扩张：研究发现，64% 的肺栓塞患者 RV/LV 直径比例>0.9。经过其他危险因素调整，例如：肺炎、癌症、COPD 和年龄等，RV/LV 的危险比例>0.9 时，30 日内预计死亡可能为 5.17%。

（4）脑钠肽（BNP）或 N 末端脑钠肽前体（NT-proBNP）升高：急性肺栓塞时，BNP 和 NT-proBNP 反映了右心室功能不全和血流动力学损伤的严重程度。BNP 和 NT-proBNP 为右心室功能不全的指标。BNP 和 NT-proBNP 浓度的升高与预后不良相关，而 BNP 和 NT-proBNP 浓度较低则提示患者预后较好。

（5）右心室功能不全的其他指标：临床上颈静脉怒张是肺栓塞患者右心室功能不全的可靠指标。其余临床征象，例如：三尖瓣反流杂音和右心室奔马律较为主观，可能造成误导。右心室负荷增加的 ECG 改变：例如，$V_1 \sim V_4$ 导联 T 波的倒置；V_1 导联出现 QR 波，典型的 $S_1Q_3T_3$ 波形等是有用的，但缺乏敏感性。右心室导管能够直接测定右心室充盈压和心排出量，但不推荐用于肺栓塞的危险程度分层。

（6）心肌损伤的标志物：a. 心肌肌钙蛋白：死于大面积肺栓塞的患者，尸体解剖发现右心室跨壁梗死。肺栓塞时心肌肌钙蛋白升高，其升高水平与患者的病死风险相关。住院患者肌钙蛋白 T 阳性时，其病死率为 44%；与之相比，肌钙蛋白 T 阴性时，病死率为 3%。血流动力学稳定的患者，其亚组分析也表明，如果肌钙蛋白增加伴有死亡风险的增加。

b. 心脏脂肪酸结合蛋白（H-FABP）：为心肌损伤的早期标志物，优于肌钙蛋白。可以早期预测肺栓塞相关的病死率。

（蔡柏蔷）

382 • 肺血栓栓塞的常规治疗有哪些措施？

　　肺栓塞治疗的总体目标是消除肺血管栓塞，缓解因栓塞所致的临床症状，恢复或维持足够的循环血容量，防止血栓栓塞性肺动脉高压，并预防肺栓塞再发。从而帮助患者度过急性期，降低病死率。肺栓塞的治疗应个体化，因人而异，肺栓塞的治疗应建立在肺栓塞栓子的大小和患者病肺栓塞分层的基础上，并考虑肺循环阻塞范围、程度大小等多种因素。治疗应有适当的实验室检查依据，要有一定的实验室监测手段。但是，任何高度或中度可疑肺栓塞的患者，在实验室检查前即可给予肝素抗凝治疗。因为，肺栓塞并发的危险性要超过抗凝治疗并发症的危险性。肺栓塞治疗的策略可参考以下流程图（图16-3）。

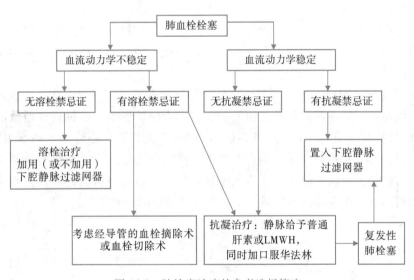

图 16-3　肺栓塞治疗的参考选择策略

　　（1）监护和对症治疗：肺栓塞80%死亡在发病后2小时内发生，故需对危重者应及时紧急抢救，争取病情缓解。对高度疑诊或确诊肺栓塞的患者，应进行严密监护，监测呼吸、心率、血压、心电图及血气的变化，对大面积肺栓塞患者可收入ICU病房，如果准备溶栓应避免有创检查及穿刺部位出血；对于疑诊或确诊的下肢近端DVT患者为防止栓子再次脱落，要求绝对卧床2~3周，保持大便通畅。尤其应避免患者突然用力，例如在大便时，由于腹腔压力突然增高，易使深静脉血栓脱落。必要时可酌情给予通便药或做结肠灌洗。有低氧血症的肺栓塞患者，采用经鼻导管或面罩吸氧纠正，对存在低心排出量者，应给予持续面罩或鼻导管吸氧，吸入氧浓度应使血氧饱和度 90% 以上为宜。对于有焦虑和惊恐症状的患者应予安慰并可适当使用镇静剂及小剂量抗焦虑药；胸痛者可予镇痛剂，可给予吗啡、哌替啶对于发热、咳嗽等症状可给予对症治疗。下肢或上肢 DVT 伴有持续水肿或疼痛可抬高患肢用芦丁、弹力绷带或梯度压力袜缓解症状。为预防肺部感染和治疗静脉炎可用抗生素。

（2）呼吸循环支持治疗：为减低迷走神经兴奋性，防止肺血管和冠状动脉反射性痉挛，可静脉内注射阿托品 0.5~1mg。如有休克应予补液，最好在床边用漂浮导管监测中心静脉压，以防止肺水肿。对于临床表现提示肺动脉高压和急性肺源性心脏病，合并低血压或休克的患者，可给予有肺血管扩张作用和正性肌力作用的多巴酚丁胺 3.5~10μg/（kg·min）和多巴胺 5~10μg/（kg·min）；以增加心排出量及降低肺血管阻力。也可应用多巴胺 200mg 加入 500ml 液内静脉注射，开始速率为 2.5ng/（kg·min），以后调节滴速，使收缩压维持在 90mmHg。若出现血压下降，可增大剂量或使用其他血管加压药物，如间羟胺、去甲肾上腺素 0.2~2.0μg/（kg·min）或肾上腺素，迅速纠正引起低血压的心律失常，如心房扑动、心房颤动等。维持平均动脉血压大于 80mmHg，心脏指数>2.5L/（min·m^2）及尿量>50ml/h，同时积极进行抗凝或溶栓治疗。

低分子右旋糖酐也可作为主选的扩容剂，而且还具有抗凝，促进栓子溶解和降低血小板活性。但液体支持治疗的作用仍存在着争议，一般不应超过 500 ml。一般避免应用利尿剂和血管扩张剂。

（3）机械通气：肺栓塞患者通常通过鼻导管吸氧即可纠正低氧血症，很少需要机械通气。如需机械通气，应注意避免机械通气对血流动力学的影响。机械通气所致的胸腔内正压可使大面积肺栓塞患者的静脉回心血量减少，并加重右心衰竭。可应用小潮气量（7ml/kg），并适当予以液体负荷。当合并严重的呼吸衰竭时，可使用经鼻/面罩无创性机械通气或经气管插管机械通气治疗。应避免做气管切开，以免在抗凝或溶栓过程中局部大量出血。应用机械通气中需注意尽量减少正压通气对循环的不利影响。

（蔡柏蔷）

383 • 肺栓塞如何进行抗凝治疗？

绝大多数肺栓塞和 DVT 可以应用抗凝治疗，使病死率小于 5%，抗凝治疗的出血发生率仅为溶栓治疗的 1/4（7% 对 26%），而且医疗费用较低，因此是肺栓塞和 DVT 的基本治疗方法。

抗凝治疗能防止新的血栓形成、血栓进一步扩大和栓塞的复发，加速内源性纤维蛋白溶解，防止纤维蛋白及凝血因子的沉积，使已经存在的血栓缩小甚至溶解，但不能直接溶解已存在的血栓。肺动脉栓塞经抗凝治疗 1~4 周，肺血栓可被溶解 25%，4 个月后为 50%。主要抗凝药物有普通肝素、低分子肝素和华法林；单纯抗血小板药物的抗凝作用，尚不能满足肺栓塞或 DVT 的抗凝要求。非类固醇抗感染药治疗 VTE 疗效也证据有限。抗凝治疗适应证是不伴肺动脉高压及血流动力学障碍的肺栓塞-DVT 和临床高度疑诊肺栓塞等待诊断性检查结果时（诊断明确后继续治疗），或已经确诊 DVT 但尚未治疗者，如无抗凝治疗禁忌证，均可立即开始抗凝治疗。对于有溶栓治疗适应证的确诊肺栓塞或 DVT 者，在溶栓治疗后仍需序贯抗凝治疗以巩固加强溶栓效果避免栓塞复发。

应依据肺栓塞-DVT 患者病情及出血风险，选择下述抗凝治疗方案：静脉或皮下注射普通肝素至少 5 天以上，然后过渡为口服华法林；或皮下注射低分子肝素至少 5 天以上，然后过渡为口服华法林；或整个疗程一直皮下注射低分子肝素。目前推荐短期皮下注射低分子肝素和静脉注射肝素治疗。

抗凝治疗起始单独应用口服抗凝剂无效或更危险。因为，口服抗凝剂除抑制四种维生素依赖的凝血蛋白（因子 Ⅱ、Ⅶ、Ⅸ、Ⅹ）的 γ 羟化激活外，也降低蛋白 C 和蛋白 S（抗凝蛋白）的酸化，同时蛋白 C 和蛋白 S 的半衰期短于因子 Ⅱ、Ⅶ、Ⅸ、Ⅹ，致使治疗初期蛋白 C 和蛋白 S 水平下降，引起暂时性高凝状态。

（1）普通肝素（unfractionated heparin, UFH）：肝素是一种硫化的糖胺聚糖，是间接凝血酶抑制剂，主要通过与血浆中抗凝血酶Ⅲ（ATⅢ）结合形成复合物，从而增强后者抗凝作用，ATⅢ能使以丝氨酸为活性中心的凝血因子 Ⅱa（凝血酶）、Ⅸa、Ⅹa、Ⅺa、Ⅻa 失活，是治疗肺栓塞-DVT 的有效药物。肝素的抗-Ⅹa：抗-Ⅱa 活性比例与多糖链的长短或相对分子质量的大小有关，对因子Ⅱa 的灭活有赖于肝素、抗凝血酶Ⅲ因子Ⅱa 三联复合物的形成，起模板作用的肝素多糖单位必须达到 18 个。因子Ⅹa 的灭活无须与肝素结合，少于18 个糖单位的肝素仍可使因子Ⅹa 灭活。

UFH 起效迅速，能快速有效肝素化，作用较强，持续静脉泵入法较间断滴注更安全（出血发生率少），是首选的起始治疗方法之一。对于需快速达到抗凝效果的急性大面积肺栓塞患者、肥胖者（>120kg）、已进行创伤手术或严重肾功能不全出血风险高的患者、可能需紧急终止抗凝治疗用鱼精蛋白中和患者，推荐普通肝素抗凝治疗（优于 LMWH）。UFH 生物利用度30%，治疗窗窄，不易达到稳态血药浓度，必须常规进行部分活化凝血时间（APTT）监测以确保最佳治疗效果和安全。首剂负荷量 80U/kg（或 5000U 静推）继之以 18U/（kg·h）速度泵入，然后按照表 16-8，根据 APTT 调整肝素剂量，在最初 24 小时内每 4~6 小时测定 APTT。

表 16-8　根据 APTT 调节肝素静脉注射剂量（2014 年欧洲心脏学会急性肺栓塞指南）

APTT		肝素剂量的调节
（秒）	（控制倍数）	
<35	1.2	80U/kg 冲入，随后增加 4U/（kg·h）的维持注射剂量
35~45	1.2~1.5	40U/kg 冲入，随后增加 2U/（kg·h）的维持注射剂量
46~70	1.5~2.3	无需调节剂量
71~90	2.3~3.0	降低 2 U/（kg·h）的维持注射剂量
>90	>3.0	停止注射 1 小时，随后降低 3U/（kg·h）的维持注射剂量

对于临床上高度可能肺栓塞病例，如无抗凝绝对禁忌证，在进行影像学检查之前，就应该立即给予肝素治疗。当肝素与抗凝血酶Ⅲ结合时，可终止凝血活酶生成和抑制其活性，它也可抑制血小板聚集及脱颗粒，防止活性物质（5-羟色胺等）释放。并促使纤维蛋白溶解，从而中止血栓的生长，及促进其溶解。

肝素使用方法如下（供参考）。

1）持续静脉内输液效果最好，出血并发症也减少。首次应给予一个初始负荷剂量（2000～5000U）静脉内冲入。2～4 小时后开始标准疗法，每小时滴入 1000U 或以 18U/(kg·h)持续静脉滴注，由输液泵控制滴速，每日总量约为 25000U。如按体重计算则：最初肝素的冲击负荷剂量为：80U/kg，随后维持剂量为：18U/(kg·h)。在开始治疗后的最初 24 小时内，每 4～6 小时测定 APTT，并根据 APTT 调节剂量，尽快使 APTT 达到并维持于正常值的 1.5～2.5 倍。

2）间歇静脉注射：每 4 小时（5000U 肝素）或每 6 小时（7500U 肝素）静脉内给肝素一次，每日总量为 36000U。

3）间歇皮下注射：每 4 小时（5000U）、每 8 小时（10000U）、每 12 小时（20000U）皮下注射一次肝素，必须避免肌内注射，以防发生血肿。

肝素一般连续使用 7～10 天。肝素抗凝治疗的主要并发症是出血，出血部位常见于皮肤、插管处，其次胃肠道、腹膜后间隙或颅内。凡年龄>60 岁、异常凝血、尿毒症、酒精性肝炎、舒张压>110mmHg 或严重肺动脉高压症，易发生出血，使用肝素时应非常慎重。一般用肝素前，必须测定凝血时间、部分凝血活酶时间（APTT）、凝血酶原时间及血浆肝素水平等来调节剂量，以维持凝血时间延长一倍或 APTT 延长至对照值的 1.5～2.5 倍所需用的肝素剂量为所需剂量。当并发出血时，APTT 及凝血时间延长，此时应中断治疗数小时，肝素半衰期 1～6 小时，平均 1.5 小时，通常停药后凝血功能很快恢复。如出血明显，需要紧急终止其抗凝作用时，可用硫酸鱼精蛋白，在 15 分钟内 1mg 鱼精蛋白能中和肝素 80～100U。待出血停止后再用小剂量肝素治疗，并使 APTT 维持在治疗范围的下限（表16-9）。

此外，应用普通肝素可能会引起血小板减少症（heparin-induced thrombocytopenia，HIT），HIT 发生率为 1.5%～3.0%，常发生在开始用药的前 5 天，峰值在第 10～14 天，轻型是肝素直接引起血小板聚集而导致的，停药后很快恢复，如果血小板不低于（70～100）×10^9/L，不必停药能自行恢复。临床上在使用普通肝素的第 3～5 日必须复查血小板计数，动态观察血小板变化。若较长时间使用普通肝素，应在第 7～10 日和 14 日复查。若患者出现血小板计数迅速或持续降低超过 50%，或血小板计数小于 100×10^9/L，应立即停用普通肝素，一般停用 10 日内血小板数量开始逐渐恢复。

重型 HIT 常由依赖肝素的抗血小板抗体 IgG 抗体引起血小板聚集，肝素初用者 4～15 天内发生，再次用药在 2～9 天内出现，血小板常降低至 50×10^9/L 以下，或是较基础值减少 1/2。临床上表现由血栓形成而产生动脉或静脉综合征（如肢体缺血、心肌梗死或肺栓塞-DVT 的进展或复发），同时有出血倾向，预后不良，此时必须停用肝素，改用凝血酶直接抑制剂如阿加曲班、水蛭素、比伐卢定或戊糖和其他衍生物（不能用华法林治疗，也不建议输注血小板），直到血小板计数正常。低分子肝素与肝素有交叉反应，也应避免使用。血小板计数一般在停用肝素后 10 天内开始恢复。当恢复到 $100\times10^9/L$，最好 $150\times10^9/L$ 时再开始应用维生素 K 拮抗剂（双香豆素）。

LMWH 因 HIT 发生率很低，因此只有在疗程>7 天时每隔 2~3 天检查血小板计数。此外，早期大量使用肝素可能引起骨质疏松，多见于不孕妇女。

抗凝治疗的主要禁忌证：两个月内有脑出血、活动性出血、凝血机制障碍、严重的未控制的高血压、严重肝肾功能不全及近期手术史（十天内刚做过大手术，尤其是颅内及眼科手术），在妊娠前三个月产前 6 周、亚急性细菌性心内膜炎、心包积液、动脉瘤以及活动性消化道溃疡者不用华法林（可选用肝素或低分子肝素）。当确诊有肺栓塞时，上述情况大多属于相对禁忌证。

肺栓塞患者单纯应用肝素抗凝治疗，有其局限性。在肝素抗凝治疗肺栓塞时，应用肝素后可以防止血栓增长，使内源性的纤维蛋白溶解活性溶解已存在的血栓。但是，溶解血栓的过程和速度变化相当大：a. 血栓完全溶解时间至少为 7 天，一般需要数周到数月；b. 数月之后血栓的溶解通常是不完全的；c. 血栓未完全溶解的患者可发生血栓栓子的机化，导致肺血管床的慢性狭窄或闭塞。

（2）低分子肝素（low molecular weight heparin，LMWH）：LMWH 是肝素的短链剂，平均相对分子质量为 4000~6000，可与 AT-Ⅲ相结合而产生抗凝作用。LMWH 也是间接凝血酶抑制剂，糖单位数目少于 18 个，不能灭活因子Ⅱa，但可灭活因子Ⅹa，因此抗Ⅹa 因子：抗Ⅱa 因子比例增大。与肝素相比，LMWH 具有药物吸收完全、生物利用度高（>90%）、生物半衰期较长（3~6 小时）、较好的可预测的抗凝剂量-效应关系、血小板减少、大出血发生率低（<1%），根据体重皮下注射（超过 150kg 肥胖者可导致过量，此时应监测抗Ⅹa 因子水平），每日一次或两次。由于 LMWH 对因子Ⅹa 比凝血酶有较高的亲和力，故不影响 APTT。一般不需要常规监测凝血指标，使用简便，疗效至少与 UFH 相当，理论上 LMWH 优于普通肝素。可应用于肺栓塞和 DVT 的院外治疗，因此从临床抗凝易化角度来讲，已成为临床广泛应用的抗凝药，已经或即将部分取代普通肝素。

LMWH 经皮下注射后有相当高的生物利用度，血清半衰期也较长，可产生预期抗凝反应。而且出血的并发症也较少。同普通肝素相比，LMWH 具有较强的抗凝作用，不影响血小板聚集，不影响微血管通透性。

LMWH 产品的抗凝活性、药代动力学、治疗作用及安全性均存在一定差异。各种 LWMH 抗Ⅹa：抗Ⅱa 比值不同，药代动力学存在一定差异，因此推荐治疗剂量各不相同，不要互换。但疗效和安全性没有差异，但应注意个体化评价，一般可根据体重确定剂量每日 2 次或 1 次皮下给药，至少 5 天。各种 LWMH 使用方法需参照不同厂家制剂产品说明（表 16-9）。使用这些产品除需参考产品说明书外，尚需对其治疗剂量进行个体化评价。常用的 LMWH 有：依诺肝素钠（enoxaparin sodiun，商品名 clexane）、达肝素钠（dalteparin sodium，商品名 fragmin）、那屈肝素钙（nadroparin calcium，商品名：速避凝，fraxiparine）、合托肝素钠（certoparin sodium，商品名 sandoparin）、亭扎肝素钠（tinzaparin sodium，商品名 logiparin）和瑞肝素钠（reviparin sodium，商品名 clivarin）。研究表明 LMWH 无论是按体重调整剂量或给予固定剂量每日 1 次或每日 2 次皮下注射的疗效及安全性与传统使用普通肝素间无差异，而 LMWH 每日 1 次与每日 2 次使用的疗效与安全性也无差异。各种 LMWH 具体使用方法见表 16-9。

表 16-9　常用 LMWH 的推荐用法

LMWH 药品名	剂量	使用间期	最短治疗用药时间
那屈肝素钙（nadroparin，商品名：速避凝，fraxiparine）	<50kg，0.4ml	每日 2 次	5 天
	50~59kg，0.5ml		
	60~69kg，0.6ml		
	70~79kg，0.7ml		
	80~89kg，0.8ml		
	>90kg，0.9ml		
依诺肝素钠（enoxaparin，克赛）	100U/kg	q12h	10 天
达肝素钠（dalteparin，法安明）	200U/kg	每日 1 次	5 天
瑞肝素钠（reviparin）	35~45kg，3500U	每日 2 次	5 天
	45~60kg，4200U		
	>60kg，6300U		
亭扎肝素钠（tinzaparin）	175U/kg	每日 1 次	5 天
磺达肝葵钠（fondaparinax）	5mg（体重<50kg）	每日 1 次	5 天
	7.5mg（体重 50~100kg）	每日 1 次	5 天
	10mg（体重>50kg）	每日 1 次	5 天

LMWH 在无禁忌证情况下绝大多数患者使用安全，一般无需在使用中进行实验室监护，不需常规监测血浆抗 Xa 因子浓度。但是如果剂量增加，APTT 可延长，出血危险性也可能增加。在重度肥胖者、孕妇、出血高风险者、药物抗凝强度不易监测者和肾功能不全者，特别是肌酐清除率低于 30ml/min 或 LMWH 用量增加时，出血危险性增大，因此应监测血浆抗 Xa 因子活性，并据以调整剂量，皮下注射 LMWH 后 4 小时是测定抗 Xa 因子最合理时间，一天两次用药的治疗范围是 0.6~1.0U/ml，LMWH 每日一次的靶目标值尚不确定，1.0~2.0U/ml 似乎是合理的，而 APTT 受 LMWH 的影响小，因此不能以 APTT 代表 LMWH 的活性。LMWH 对肝素诱导的血小板减少症患者禁用，对需要进行神经麻醉患者应慎用；对严重肾功能不全患者也不适合，宜选用普通肝素。鱼精蛋白不能完全中和 LMWH 的抗凝治疗。

总之，LMWH 优于普通肝素，与普通肝素有同样的疗效和安全性，而且比较容易使用。但是，大面积肺栓塞病例和需要迅速逆转紧急临床情况时，首剂应该使用普通肝素进行冲击治疗；随后再应用 LMWH。

（3）维生素 K 拮抗剂（VKA）：为体内间接抗凝血药物，可抑制肝环氧化酶，使无活性氧化型维生素 K 不能成为有活性还原型维生素 K，干扰维生素 K 依赖性凝血因子 Ⅱ、Ⅶ、Ⅸ、Ⅹ 的羧化，使这些凝血因子停留在无活性的前体阶段，因此被作为抗凝维持阶段治疗，也是肺栓塞长期治疗的首选药物。VKA 对已活化的凝血因子无抑制作用。

常用的维生素 K 拮抗剂方案：①华法林（warfarin）：起始剂量 5mg 口服（对于高龄、体弱、营养不良、慢性心力衰竭或肝疾病患者起始剂量<5mg），维持量 2.5~5.0mg/d；②新抗凝：第 1 天 2~4mg，维持量 1~2mg/d；③双香豆素：第一天 200mg，第二天 100mg，维持量 25~75mg/d。作用缓慢（2~7 天）的华法林等抗凝剂不仅抑制凝血因子 Ⅱ、Ⅶ、Ⅸ、Ⅹ 的合成，而且抑制蛋白 C 和蛋白 S（生物半衰期较凝血因子 Ⅱ 等短）的合成，在最初 3~5 天口服期内发挥促凝活性，因此应在使用肝素（或 LMWH）治疗第 1 天开始口服华法林，并与肝素（或 LMWH）至少合用 5 天，而不直接单独应用华法林（否则 VTE 复发率增加 3~4 倍）以达到最大的抗栓效果，防止血栓形成和 VTE 复发。

华法林由于治疗剂量范围窄和个体差异大，应根据国际标准化比值（INR）或血浆凝血酶原时间（PT）常规调整剂量，在用药初期要注意 INR 测定值和变化趋势，目标国际标准化比值（INR）为 2.0~3.0。如果以 5mg/d 起始举例，如服药后第 5 天，INR<1.4，则继续维持原剂量；如 1.4≤INR<1.8 则减量至 4mg/d；如 1.8≤INR≤2.4，则减量至 3mg/d。应当指出，华法林剂量调整后数天 INR 才会变化，故剂量调整不要太频繁。当 INR 稳定在 2.5（2~3）或 PT 延长至 1.5~2.5 倍时可停用肝素或 LMWH，单独口服华法林治疗。INR 一般用药后第 3 天测定，因为这时才到达稳定的峰值，在达到治疗水平前，应每日测定 INR，其后 2 周，每周测定 2~3 次，待 INR 情况稳定后每周监测 1 次，若行长期治疗可每 4 周测 1 次，并调整华法林剂量。INR 高于 3.0 无助于提高疗效，却使出血现象增加，对 INR 在 3~4 者平均需停药 2 天（停药后作用可维持 2~5 天），对 INR>4 者，需停药 4~5 天。而 INR 低于 2.0 也达不到抗凝效果。对有出血倾向患者应尽量将 INR 在有效抗凝治疗水平的低限。

口服抗凝剂在肺栓塞-DVT 确诊后方可使用，其疗程根据 VTE 危险因素决定：因一过性（可逆性）危险因素（如手术创伤）首次发生的 DVT 抗凝 3 个月；VTE 合并恶性肿瘤患者需应用 LMWH 抗凝治疗 3~6 个月。初次发病找不到明确危险因素的特发性 VTE，抗凝时限要长，至少治疗 6~12 个月（还应复查超声了解血栓和 VTE 有无复发情况）。具体抗凝建议是 40 岁男性建议 24 个月，40 岁女性和 60 岁男性 6 个月，≥80 岁者 3 个月，对复发性特发 VTE 应长期或终生抗凝治疗；因抗凝血酶Ⅲ、蛋白 C、蛋白 S 缺乏，因子 V Leiden 纯合子基因变异而首次发生的 VTE 抗凝治疗 6~12 个月；至少发生过 2 次肺栓塞或 DVT、抗磷脂抗体阳性或具有 2 个以上易栓危险因素患者应该长期甚至终生抗凝治疗；对慢性血栓栓塞性肺动脉高压和深静脉血栓后综合征者，放置腔静脉滤器者也需终生抗凝。总之，充分抗凝治疗可减少肺栓塞-DVT 病死率和复发率，但应定期评价继续无限期抗凝治疗带来的风险。停用抗凝剂应逐渐减量，以避免发生血凝度增加，病情反复。

临床上应用华法林时应注意，华法林代谢受多种药物和食物的影响，或影响其与蛋白结合或改变药物的清除。年龄、食物、药物和伴随的基础疾病等许多因素都能影响华法林的代谢作用，老年人、肝病及甲状腺功能亢进者对华法林敏感性增高。别嘌醇、胺碘酮、西咪替丁、奎尼丁和复方新诺明等均可加强华法林的作用。而巴比妥、口服避孕药和皮质激素能抑制其作用。保泰松、磺吡酮（苯磺唑酮）能使华法林从血浆蛋白结合部位置换出来，增加其浓度；先锋霉素由于抑制肠道产生维生素 K 的细菌，使维生素 K 吸收减少，妨碍凝血酶原合成；西咪替丁、甲硝唑抑制华法林的代谢，考来烯胺（消胆胺）在肠道内与华法林结合，降低华法林吸收和生物利用度，巴比妥类、利福平、灰黄霉素使华法林代谢加快。另外华法林经口服，吸收完全，入血后几乎全部与血浆蛋白结合，所以患急性病、手术创伤后等血浆蛋白水平低的情况下，患者对华法林更敏感。当患者存在加强华法林抗凝作用因素时，华法林宜减量，反之用量可略增加，应复查 INR 或凝血酶原活性。食用绿叶蔬菜也会降低华法林的疗法。长期（尤其老年患者）服用华法林可能出现的常见不良反应是出血（或服用华法林期间发生其他出血性疾病如颅内出血），可及时应用维生素 K_1 10mg 皮下或静脉注射能在 6~12 小时内终止抗凝作用，也可以输注凝血酶原复合物。使用华法林时也可能发生皮肤坏死，常见于蛋白 C 或蛋白 S 缺乏，恶性肿瘤或抗磷脂抗体综合征者，多在治疗后第 1 周发生，可出现斑丘疹，血管性紫癜随后迅速发生溃疡和坏死。此外，长期服用（≥1 年）男性患者，发生骨质疏松性骨折的危险性增加。

此外，华法林在孕妇中为禁用。因为华法林可透过胎盘和导致胎儿畸形。故在孕妇中最好选用肝素抗凝治疗，尤其是 LMWH 尤为适用。但是产后仍可应用华法林，因为母乳中的华法林代谢产物无抗凝作用。

《美国胸科医师学会循证医学临床概要-抗栓与溶栓指南》（第 8 版）中提出：对于肺栓塞的患者，推荐从治疗的第 1 天便给予维生素 K 拮抗剂治疗并与 LMWH、UFH 或磺达肝癸钠重叠应用，而不是延迟应用维生素 K 拮抗剂治疗。开始应用维生素 K 拮抗剂（VKA）的最初 1~2 天，推荐口服剂量为 5~10mg，以后根据国际标准化比率（INR）调整剂量。

（蔡柏蔷）

384 • 新型抗凝药物有哪些？临床上如何应用？

（1）磺达肝癸钠（fondaparinax）：为一种人工合成的戊糖，属选择性间接凝血因子 Xa 抑制剂，戊糖与抗凝血酶结合后，使抑制凝血因子 Xa 活性的作用明显增强，可减少凝血酶生成从而发挥抗凝作用。自 2001 年在上市后正成为肺栓塞-DVT 抗凝治疗（和骨科手术、高危腹部手术预防 VTE）的新型抗凝药，戊糖的优点是起效快速（2 小时），不经肝代谢，不与非特异蛋白结合，生物利用度高达 100%，药代动力学稳定，可固定剂量 7.5mg 皮下注射（SC），1 次/天，无需常规实验室监测，使抗栓治疗更加易化；疗效更为优越，至少与 LMWH 相似；由于不引起血小板减少，出血并发症较少，安全性更加优化；此外非动物源性，无病原污染的危险性。但戊糖不能被硫酸鱼精蛋白逆转，目前也尚无方便有效的其他拮抗剂，因此对于可能进行创伤性诊断检查的患者和有出血高风险患者应慎用。戊糖由肾排泄，对有明显肾损害者也应慎用，可通过测定血浆抗 Xa 因子水平来监测。

（2）idraparinux：是一种长效的戊糖，间接凝血因子 Xa 抑制剂，可一周给药一次，采用不同剂量的 idraparinux 与华法林相比，疗效相似。idraparinux 无剂量-效应关系，而出血发生率则有明显的剂量-反应关系。目前临床应用最小剂量为 2.5mg，皮下注射（SC），每周一次。已应用于 VTE 预防和 DVT 治疗。

（3）水蛭素（hirudin）和阿加曲班（argatroban）：均为凝血因子Ⅱa 直接抑制剂，前者是一种强效的二价直接凝血酶抑制剂，抗凝作用不需要血浆 PAT Ⅲ 的存在，也不引起外周血液血小板减少，出血不良反应少，主要经肾清除，半衰期为 60 分钟，抗凝作用优于UFH。对合并血小板减少的 VTE 和 HIT 患者，可使用重组复合物水蛭素，一般先予重组复合物水蛭素抗凝，待血小板升至 $10×10^9/L$ 时再给予华法林治疗。阿加曲班是精氨酸衍生的小分子肽，经肝代谢生产多种活性中间产物，能与血栓的凝血活性部位直接结合，对凝血酶诱导的血小板聚集有抑制作用，不引起血小板功能障碍和数量减少，抗凝作用迅速（约30 分钟起效），可用于 HIT 和不能耐受肝素的患者。

（4）其他新型口服抗凝药物：近年来大规模临床试验为新型口服抗凝药在肺栓塞中的应用提供了循证医学证据，其临床疗效与华法林相似，且在大出血等不良反应方面可能优于华法林。2014 年欧洲心脏病学会（ESC）急性肺栓塞诊断和治疗指南首次就新型口服抗凝药在急性肺栓塞中的应用作了全面推荐，4 种新型口服抗凝药均可替代华法林用于初始抗凝治疗。新型口服抗凝药物口服剂量固定，个体差异小，无需经常检测凝血项目，与食物、药物的相互作用小，以及可预知的药代动力学和药效学等特点为 VTE 的抗凝治疗开辟新的希望。其中利伐沙班（rivaroxaban）和阿哌沙班（apixaban）可作为单药治疗（避免合用低分子量肝素），达比加群酯（dabigatran）和依度沙班（edoxaban）必须在常规抗凝后才能应用。但以上 4 种新型口服抗凝药物均不能用于严重肾功能损害者的患者。ESC 新指南推荐利伐沙班、阿哌沙班和达比加群酯可替代华法林用于长期抗凝治疗。此外，还提高了阿司匹林在肺栓塞二级预防中的地位，对不能耐受或拒绝服用任何口服抗凝药者，可考虑口服阿司匹林。

1）利伐沙班：利伐沙班是一种口服直接凝血因子 Xa 抑制剂，起效迅速，其药代动力学和药效学与剂量成正比，临床上应用时不需要用普通肝素或 LMWH 重叠（桥接治疗）。利伐沙班老年患者半衰期 12 小时，健康成年人半衰期约 9 小时，食物不影响其胃肠道吸收。利伐沙班经双通道代谢，1/3 以原型通过肾代谢，2/3 经过肝代谢。其阿哌沙班不同的是，利伐沙班同时可与糖蛋白 P 抑制剂相互作用，所以不可与奎尼丁等药物联合应用。在严重肾功能损害患者应慎用。

利伐沙班片用于肺栓塞和 DVT 的给药方案：第 1~21 天：15mg，每天 2 次，每天最大剂量 30mg；第 22 天以后：20mg，每天 1 次，每天最大剂量 20mg。空腹或餐后服用均可。如伤口已止血，首次用药应于术后 6~10 小时之间。髋关节大手术推荐疗程为 5 周。膝关节大手术推荐疗程为 2 周。如果有明显活动性出血、有凝血异常和临床相关出血风险的肝病患者，以及孕妇和哺乳妇女禁用。

注意事项：密切观察是否有出血并发症，对不明原因的血红蛋白或血压降低应寻找出血部位。肌酐清除率<15ml/min、有罕见的遗传性半乳糖不耐受、Lapp 乳糖酶缺乏或葡萄糖-半乳糖吸收不良的患者不宜使用。肌酐清除率为 15~29ml/min、不伴有凝血异常的中度肝损害的肝硬化、伴有出血风险（如出血障碍、严重动脉高血压、胃肠溃疡性疾病、血管源性视网膜病、近期颅内出血、脊柱内或脑内血管异常、近期接受脑、脊柱或眼科手术）、接受脊柱/硬膜外麻醉或穿刺的患者应慎用。18 岁以下的患者不宜使用。由于潜在的生殖毒

性、固有的出血风险以及利伐沙班可以通过胎盘，因此，利伐沙班禁用于妊娠期妇女。育龄妇女在接受利伐沙班治疗期间应避孕。此外，利伐沙班禁用于哺乳期妇女。不良反应主要有出血和贫血，恶心和转氨酶升高。

药物相互作用：禁与酮康唑、伊曲康唑、伏立康唑、泊沙康唑、利托那韦合用。慎与氟康唑、影响止血作用的药物、CYP 3A4 诱导剂（如利福平、苯妥英、卡马西平、苯巴比妥或圣约翰草合用）。

2）阿哌沙班：是一种高选择性直接凝血因子 Xa 抑制剂，吸收迅速，半衰期 12 小时。药物吸收不受食物影响，75% 通过粪便排泄，25% 通过肾排泄。推荐剂量 2.5mg/次，2 次/日。首次服药应在术后 12~24 小时。推荐疗程：髋关节置换术 32~38 天，膝关节置换术 10~14 天。禁忌证：有临床明显活动性出血；伴凝血异常和临床相关出血风险的肝病。应用时严密监测出血征象。慎用于伴有出血风险的患者，发生严重出血应停药。重度肾损害（肌酐清除率 15~29ml/min）者、轻度及中度肝损害的患者及哺乳期妇女慎用。不推荐用于肌酐清除率 <15ml/min 的患者、重度肝损害、髋骨骨折手术患者及孕妇使用。不良反应主要为贫血、出血、挫伤及恶心。不推荐与吡咯类抗真菌药、HIV 蛋白酶抑制剂、可导致严重出血的药物合用。慎与强效 CYP3A4 及 P-gp 诱导剂合用。与其他抗凝药合用会增加出血风险，临床应用时不需要与普通肝素或 LMWH 重叠（桥接治疗）。

3）达比加群酯：是一种口服凝血酶直接抑制剂，为前体药物，在血浆和肝中酯酶的作用下迅速水解为其活性形式达比加群。达比加群可直接抑制游离的和纤维蛋白结合的凝血酶，从而阻断凝血级联反应。达比加群酯口服生物利用度为 6%~7%，半衰期 14~17 小时；在体内转换的达比加群 80% 以原型经肾排泄，因此肾功能不全的患者为应用禁忌。

成人推荐剂量 300mg/d。存在出血风险或 80 岁及以上患者 110mg bid。禁忌证包括：重度肾功能不全（CrCl<30ml/min）；临床上显著的活动性出血；有大出血显著风险的病变或状况；有预期会影响存活时间的肝功能不全或肝病等。注意事项：不推荐用于肝酶增高、使用人工心脏瓣膜患者、18 岁以下人群服用。出血风险增高时应慎用。发生严重出血，应停止治疗。发生急性肾衰竭的患者应停药。接受外科手术时可能需暂时停药，并进行抗凝监测。高手术死亡风险和存在血栓栓塞事件内在危险因素的患者，孕妇应慎用。使用本品治疗期间应停止哺乳。

4）依度沙班：是一种口服直接凝血因子 Xa 抑制剂，其吸收迅速，半衰期 9~11 小时，食物对药效不产生明显影响。药物 1/3 通过肾排泄，2/3 通过粪便排泄。研究显示，全髋关节置换术后依杜沙班低剂量（15mg qd、30mg qd）组和高剂量组（60mg qd、90mg qd）均显著降低 VTE 的发生。在全膝关节置换术中也得出了相似的结果。依杜沙班 30mg qd 与 60mg qd 治疗量安全有效，无显著差异。依杜沙班 60mg qd 对 VTE 患者疗效并不亚于标准华法林治疗。

（5）肺栓塞抗凝治疗的几点推荐意见：①对继发于短暂（可逆）性危险因素的肺栓塞患者，口服抗凝药物推荐为 3 个月。②对于原因未明的肺栓塞患者，推荐口服抗凝药物至少 3 个月。③延长口服抗凝药物治疗，则应该考虑原因未明的肺栓塞首次发病的时间和低度出血的风险。④如果必须延长抗凝治疗，利伐沙班、达比加群酯［150mg 每日 2 次、或者年龄大于 80 岁的患者以及伴随应用维拉帕米（verapamil）治疗的患者]、阿哌沙班（2.5mg 每日 2 次）应该考虑替代维生素 K 拮抗剂（VKA），除非患者合并严重的肾功能损伤。⑤患者接受延长抗凝治疗，每次定期随诊的时候应该持续评估风险—疗效的价值。⑥如果患者拒绝或者不能耐受任何口服抗凝药物，可以考虑应用阿司匹林作为继发性 VTE 的预防。⑦癌症患者合并肺栓塞，应该按照体重调节皮下 LMWH 剂量，考虑应用时间 3~5 个月。⑧癌症患者合并肺栓塞，如果疾病期限不明确，应该考虑延长抗凝治疗（超过首次 3~6 个月），直到癌症治愈。

（蔡柏蔷）

385 · 溶血栓治疗的作用机制是什么？

溶栓药物可直接或间接地将纤维蛋白溶酶原转变成纤维蛋白溶酶，迅速降解纤维蛋白，使血块溶解；另外还通过清除和灭活纤维蛋白原、凝血因子 II、V、VIII 及系统纤维蛋白溶酶原，干扰血凝；纤维蛋白原降解产物增多，抑制纤维蛋白原向纤维蛋白转变，并干扰纤维蛋白的聚合。溶栓治疗可迅速溶解血栓和恢复肺组织灌注，逆转右心衰竭，增加肺毛细血管血容量及降低病死率和复发率。欧美多项随机临床试验一致证实，溶栓治疗能够快速改善肺血流动力学指标，改善患者早期生存率。国内一项研究也证实对肺栓塞患者行尿激酶或 rt-PA 溶栓治疗+抗凝治疗总有效率 96.6%，显效率 42.7%，病死率 3.4%，显著优于对症治疗组和单纯抗凝治疗组。美国胸科医师协会已制定肺栓塞溶栓治疗专家共识，对于血流动力学不稳定的肺栓塞患者建议立即溶栓治疗。

总之，纤维蛋白溶解剂可促进静脉血栓及肺血栓的溶解，恢复阻塞的血循环，纠正血流动力学的障碍，是一安全治疗方法。用药后，以右心导管监测患者的血流动力学，发现肺动脉压在 90 分钟内减低，约 6 小时内获得溶血栓疗法的最佳效果。经远期随诊证明肝素抗凝治疗组患者肺弥散功能与毛细血管血液容积减少，而溶血栓治疗组却均正常。溶血栓治疗的常用药物有链激酶、尿激酶和重组组织型纤维蛋白溶酶原（rt-PA）。

（1）溶血栓治疗（溶栓）的作用机制：①溶栓疗法可使肺动脉内血栓溶解，改善肺组织血流灌注，逆转右心功能不全，改善肺毛细血管血流量；②溶栓最主要的目的是迅速降低肺动脉压力，改善右心功能；减少或消除对左室舒张的影响，改善左室功能，可使心源性休克逆转，降低病死率；③溶栓可改善肺组织灌注，预防慢性肺动脉高压的形成，改善生活质量和远期预后；④溶解深静脉系统的血栓，可减少栓子来源，减少栓塞复发和由此导致的慢性血栓栓塞性肺动脉高压的发生；⑤溶栓还可通过迅速减少或消除血栓负荷，减少不良体液反应对肺血管和气道的作用。

溶栓疗法的根本目的不在于使栓子溶解了多少，至关重要的是栓子溶解的速度，确切地讲是改善血流动力学的速度，速度就是生命。

（2）溶栓疗法的优越性：在治疗肺栓塞时，溶栓治疗实际上能够溶解血栓，因而比单纯抗凝治疗有以下潜在的优越性：①溶栓治疗能迅速溶解血栓并尽快改善肺循环灌注，使血流动力学和气体交换得以改善；②溶栓治疗也能够溶解深静脉血栓，故能明显减少肺栓塞的复发；③由于能迅速和完全使血栓溶解，因而可防止慢性血管阻塞的发生并降低肺动脉高压的发生率；④溶栓治疗能降低肺栓塞患者的病死率。

（蔡柏蔷）

386. 常用溶栓药物有哪些？最新溶栓治疗方案是如何规范肺栓塞溶栓治疗的？

（1）常用溶栓药物

1）链激酶（SK）：系由β-溶血性链球菌所产生，半衰期<30分钟，可促使体内及血栓内的纤维蛋白溶酶原转变为活性的纤维蛋白溶酶，后者具有很强的纤维蛋白水解活力，从而达到溶解血栓的效果。由于人体常受链球菌感染，故体内常有链激酶的抗体存在，首次使用必须输入高剂量的链激酶，以中和抗体。常规治疗方法：SK 150万U 2小时内静脉输入，或25万U链激酶溶于100ml 0.9%氯化钠注射液或50%葡萄糖溶液中，30分钟左右静脉滴注完，以后保持每小时10万U水平，连续滴注24小时。为预防过敏反应，在用本药前半小时，先肌内注射异丙嗪25mg及静脉内注入地塞米松5mg。如近2~3个月内有链球菌感染者，链激酶可能无效，应及时改为尿激酶。由于SK具有抗原性，至少6个月内不能重复使用，因为循环抗体可灭活药物，并可引起严重的过敏反应。重组链激酶（recombinant streptokinase，r-SR）抗原性降低。

2）尿激酶（UK）：是从人尿或人胚肾细胞培养液分离的类胰蛋白酶，有高、低两个分子量型，直接激活纤溶酶原转化成纤溶酶发挥溶解纤维蛋白作用，UK无抗原性及药物毒性反应。常用方法：常用治疗方案：UK 2万U/kg，2小时静脉滴注，或者4400U/kg 10分钟静脉注射，随后2200U/（kg·h），12小时持续静脉注射，两种给药方法、疗效、安全性相似。2014年欧洲心脏病协会推荐方法为：负荷量4400U/kg，静脉注射10分钟，随后以4400U/（kg·h）持续静脉滴注12~24小时；或者可考虑2小时溶栓方案：300万U持续静脉滴注2小时。

3）重组组织型纤维蛋白溶酶原激活剂（阿替普酶，recombinant tissue-type plasminogen activator，rt-PA）：是一种糖蛋白，用各种细胞系重组DNA技术生产，无抗原性，可直接激活纤溶酶原转化成纤溶酶，导致纤维蛋白降解，因较少激活血循环其他系统纤溶酶原，具有高度血栓蛋白亲和力和选择性，无抗原性可重复使用，因此比SK或UK更具有特异性。剂量：50~100mg静脉注射，时间大于2小时。rt-PA为第二代选择性溶血栓制剂，优点：不会耗尽纤维蛋白原，不会出现全身溶解状态、安全、无过敏。24小时后82%的病例血块溶解，结果优于尿激酶，并发症也明显下降。

4）瑞替普酶（reteplase，rPA），新型溶栓药，在国外已开始应用，血栓溶解迅速。用法：10U负荷量静推，30分钟后重复10U。

肝素不能与SK或UK同时滴注，在溶栓药物输入完毕后，检查APTT（活化部分凝血活酶时间）或ACT（活化凝血时间，激活全血凝固时间），待其降至正常对照值1.5~2倍时，继续给予肝素抗凝。

（2）溶栓治疗方案：表 16-10 为 2014 年欧洲心脏学会急性肺栓塞指南溶血栓治疗方案，可供参考。

表 16-10　急性肺栓塞的溶血栓治疗方案（2014 年欧洲心脏学会急性肺栓塞指南）

溶栓药物	方　案
SK 链激酶（streptokinase）	25 万 U 静脉注射（负荷量，注射时间>30 分钟） 随后 10 万 U/h，共 12~24 小时 加速方案：150 万 U，注射时间>2 小时
UK 尿激酶（urokinase）	4400U/（kg·h）静脉注射（负荷量，注射时间>10 分钟） 随后 4400U/（kg·h），共 12~24 小时 加速方案：300 万 U，注射时间>2 小时
rtPA（actilyse） 重组人组织型纤维蛋白溶酶原激活剂 （阿替普酶）	100mg 静脉注射，注射时间>2 小时 或者：0.6mg/kg，注射时间>15 分钟（最大剂量 50mg）

注：以上药物均经周围静脉连续输入

（蔡柏蔷）

387 · 溶栓疗法的适应证和禁忌证是什么？

（1）溶栓疗法的适应证：①两个肺叶以上的大面积肺栓塞者，无出血倾向；②不论肺动脉血栓栓塞部位及面积大小只要血流动力学有改变者；③并发休克和体动脉低灌注［如低血压、乳酸酸中毒和（或）心排出量下降］者；④原有心肺疾病的次大面积肺血栓栓塞引起循环衰竭者；⑤有呼吸窘迫症状（包括呼吸频率增加，动脉血氧饱和度下降等）的肺栓塞患者；⑥肺血栓栓塞后出现窦性心动过速的患者。

《美国胸科医师学会循证医学临床概要-抗栓与溶栓指南》（第 8 版）中提出："对所有肺栓塞患者，应进行快速的危险分层。对于明确存在血流动力学异常的患者，推荐溶栓治疗，除非患者由于存在出血的风险——这一主要禁忌证。由于这些患者可能发生不可逆的心源性休克，溶栓治疗不应该延误。对于某些高危患者，即使无低血压，如经评估出血风险性较小，仍建议给予溶栓治疗。是否采取溶栓治疗取决于临床医师对肺栓塞的严重程度、预后及出血风险的评估。对于大多数肺栓塞患者，并不推荐溶栓治疗。"

临床上如果无绝对禁忌证，所有大面积肺栓塞患者均应接受溶栓治疗。对于血压正常、组织灌注正常、而有临床和超声心动图显示有功能不全的患者（如次大面积肺栓塞），如果没有禁忌证也可以进行溶栓治疗。但是，如果患者既不是大面积肺栓塞也不是次大面积肺栓塞，则不应该接受溶栓治疗，除非患者存在既往心肺疾病所致的血流动力学异常。总之，溶栓治疗适用于肺栓塞危险度分层中的高危患者，对于大多数肺栓塞患者，并不推荐溶栓治疗。

（2）肺栓塞溶栓治疗的最佳时间窗（optimum time window）：肺组织氧供丰富，有肺动静脉、支气管动静脉、肺泡内换气三重氧供，因此肺梗死的发生率低，即使发生也相对比较轻。肺栓塞溶栓治疗的目的不完全是保护肺组织，更主要是尽早溶解血栓疏通血管，减轻血管内皮损伤，降低慢性血栓栓塞性肺高压的发生危险。既往主张溶栓治疗在肺栓塞发生后 5 天之内进行，现根据 308 例肺栓塞资料研究认为，溶栓治疗可将溶栓时间延长到肺栓塞症状发生后 14 天之内进行。但是，24 小时内溶栓治疗时：86% 的肺栓塞患者，其肺血管灌注可平均增加 16%；如肺栓塞发生 6 天后，溶栓治疗仅能使 69% 的患者肺血管灌注平均改善 8%。因此在肺栓塞起病 48 小时内即开始行溶栓治疗能够取得最大的疗效，但对于那些有症状的肺栓塞患者在 6～14 天内行溶栓治疗仍有一定作用。

总之，溶栓应在肺栓塞确诊的前提下慎重进行，对有溶栓指征的病例，溶栓越早越好，一般为发病 14 天内，症状 2 周以上溶栓也有一定疗效。但鉴于可能存在血栓动态形成过程，对溶栓时间窗不作严格限定。溶栓治疗结束后，应每 2～4 小时测定 APTT 或 PT，当其水平低于正常值的 2 倍，即应开始规范的抗凝治疗。

（3）溶栓治疗的禁忌证：① 绝对禁忌证：患有活动性出血及颅内新生物；近 2 个月内有过卒中或颅内手术史。对大面积肺栓塞和休克患者则无绝对禁忌证。②相对禁忌证：a. 2 周内的大手术、分娩、器官活检或不能压迫止血部位的血管穿刺；b. 2 个月内的缺血性卒中；c. 10 天内的胃肠道出血；d. 15 天内的严重创伤；e. 1 个月内的神经外科或眼科手术；f. 难于控制的重度高血压（收缩压>180mmHg，舒张压>110mmHg）；g. 近期曾行心肺复苏；h. 血小板计数低于 100 ×10^9/L；i. 妊娠；j. 细菌性心内膜炎；k. 严重肝肾功能不全；l. 糖尿病出血性视网膜病变；m. 出血性疾病；n. 动脉瘤；o. 左心房血栓；p. 年龄>75 岁。

（蔡柏蔷）

388 • 溶栓治疗的并发症有哪些？

溶栓治疗的并发症：临床上无论根据何种适应证、采用何种溶栓方案、应用哪一种溶栓药，凡接受溶栓治疗的肺栓塞患者都可能有不同程度出血并发症。因此在溶栓治疗前应慎重评价出血的危险，如有无颅内病变、近期手术史、创伤等。根据文献报道，溶栓治疗平均出血发生率 5%～7%，致死性出血发生率 1%，颅内出血发生率 1.2%，其中约半数死亡，腹膜后出血隐匿，多表现为不明原因的休克。老年和低体重的高血压患者，可增加颅内出血风险。溶栓治疗的其他并发症可能有发热、过敏反应、低血压、恶心、呕吐、肌痛、头痛。过敏反应可见于用链激酶者。溶栓治疗后，尽量减少血管穿刺的次数，可有效降低出血发生。

溶栓治疗时如患者有创伤性监测时，可达 50%。因此治疗中应避免创伤性监测，动、静脉穿刺必须用小号穿刺针，穿刺后局部应压迫。溶栓前宜留置外周静脉套管针，以避免反复穿刺血管，方便溶栓中取血监测。溶栓治疗前及治疗中应监测血小板、凝血酶原时间、凝血时间、部分凝血活酶时间（APTT）。血浆纤维蛋白溶解活性，如优球蛋白溶解时间及血浆纤维蛋白原浓度。当有显著改变时，应警惕出血的危险。当溶栓疗法结束后，2~4 小时，纤维蛋白溶酶作用才消失，此后再继续肝素抗凝治疗。

溶栓治疗并发症的处理：溶栓治疗的出血并发症 5%~7%，病死率约为 1%。

（1）危及生命的并发症：其中最为严重的是颅内出血，溶血栓治疗过程中如果患者诉头痛，则应立即采取如下措施：①停止溶栓及抗凝治疗；②立即做头颅 CT 检查，请神经内科及神经外科会诊，判断有无颅内出血，并采取有效措施；③如果经检查后排除颅内出血，则可以继续溶栓治疗。

（2）溶栓时发生大出血：溶栓时出现大咯血或消化道大出血，或腹膜后出血，引起出血性休克或低血压状态，并需要输血者为大出血。其中腹膜后出血较快、持续、诊断困难，可危及生命。如停止溶栓后仍继续出血，除采取上述措施外，还要请有关科室会诊和处理，决定是否经内镜或手术止血。此外，严重出血时也可予 10% 6-氨基己酸 20~50 ml，以对抗纤维蛋白溶解剂的作用，更严重者可补充纤维蛋白原或新鲜全血。

（3）溶栓时小量出血：指皮肤、黏膜、显微镜下血尿、血痰或小量咯血、呕血等。体表局部出血，可局部压迫；牙龈渗血可用纱布填塞，鼻出血可用油纱填塞，必要时请有关科室会诊和处理。

（蔡柏蔷）

389. 如何评价溶栓治疗的疗效？怎样进行溶栓治疗的具体操作？

（1）疗效评价：应注意观察患者的呼吸困难症状是否好转，心率、血压、脉压等血流动力学指标及动脉血气分析指标是否改善，急性右心室扩张表现是否减轻，尤其是具有确诊性质的实验室检查参数变化，如超声心动图、肺通气/灌注显像、CTPA、肺动脉造影等栓塞直接征象是否有显著改善。如果临床症状和各种指标改善不明显甚至有恶化可能，应重新评价诊断问题或考虑再次溶栓可能。

（2）疗效分析：溶栓治疗可提高大面积肺栓塞患者的生存率，如休克或/和低血压患者（收缩压 < 90mmHg 或不是由于新发生的心律失常、低血容量、脓毒血症所致血压下降 > 40mmHg，并持续 15 分钟以上）。但是，对血压正常及有临床、血流动力学、超声心动图证据具有右心衰竭（次大面积肺栓塞）的患者，溶栓效应并不明显。国外研究表明，肺血管床阻塞小于 50%，或次大面积肺栓塞的患者，其病死率小于 5%。这些患者如进行溶栓治疗，收效不多。rt-PA 100mg 2 小时静脉输注所产生迅速的血流动力学改善效应，在重症大面积肺栓塞患者中较为显著。

（3）溶栓治疗的具体操作如下：

1）溶栓前应常规检查：血常规、血型、活化的部分凝血活酶时间（APTT）、肝、肾功能、血气分析、超声心动图、胸片、心电图等作为基线资料，以及其他确诊肺栓塞的实验室资料（CTPA、肺动脉造影、肺通气/灌注扫描和超声心动图等），用以与溶栓后资料作对比以判断溶栓疗效。

2）输血准备，向家属交待病情，签署知情同意书。

3）使用尿激酶溶栓期间勿同时使用肝素，rt-PA 溶栓时是否停用肝素无特殊要求，一般也不使用。

4）溶栓使用 rt-PA 时，可在第一小时内泵入 50mg 观察有无不良反应。如无，则序贯在第二小时内泵入另外 50mg。应在溶栓开始后每 30 分钟做一次心电图，复查动脉血气，严密观察患者的生命体征。

5）溶栓治疗结束后，应每 2~4 小时测定 APTT，当其水平低于基线值的 2 倍（或<80 秒）时，开始规范化肝素治疗。常规使用肝素或低分子量肝素治疗。使用低分子量肝素时，剂量一般按体重给予，皮下注射，每日两次，且不需监测 APTT。普通肝素多主张静脉滴注，有起效快，停药后作用消失也快的优点，这对拟行溶栓或手术治疗的患者十分重要。普通肝素治疗先予 2000~5000U 或按 80U/kg 静脉注射，继以 18U/（kg·h）维持。根据 APTT 调整肝素剂量，APTT 的目标范围为基线对照值的 1.5~2.5 倍。

6）溶栓结束后 24 小时除观察生命体征外，通常需行肺通气/灌注扫描、肺动脉造影或 CTPA 等复查，以观察溶栓的疗效。

7）使用普通肝素或低分子量肝素抗凝治疗时，可同时给予口服抗凝药，最常用的是华法林。华法林与肝素并用通常至少在 5 天以上，直到国际标准化比值（INR）达 2.0~3.0 即可停用肝素。有些基因突变的患者，华法林 S-对映体代谢减慢，对小剂量华法林极为敏感。INR 过高应减少或停服华法林，可按以下公式推算减药后的 INR 值：[INR 下降 = 0.4+（3.1×华法林剂量减少的 %）]，必要时可应用维生素 K 予以纠正。对危急的 INR 延长患者，人体重组Ⅶa 因子浓缩剂迅速地防止或逆转出血。

8）溶栓疗效观察指标：a. 症状减轻，特别是呼吸困难好转；b. 呼吸频率和心率减慢，血压升高，脉压增宽；c. 动脉血气分析示 PaO_2 上升，$PaCO_2$ 恢复至正常范围；d. 心电图提示急性右室扩张表现（如不完全性右束支传导阻滞或完全性右束支传导阻滞、V_1 S 波挫折，$V_1~V_3$S 波挫折粗钝消失等）好转，胸前导联 T 波倒置加深，也可直立或不变；e. 胸部 X 线平片显示的肺纹理减少或稀疏区变多、肺血分布不均改善；f. 超声心动图表现如室间隔左移减轻、右房右室内径缩小、右室运动功能改善、肺动脉收缩压下降、三尖瓣反流减轻等。

9）疗效评价标准：a. 治愈：指呼吸困难等症状消失，肺通气灌注扫描、CTPA 或肺动脉造影显示缺损肺段数完全消失；b. 显效：指呼吸困难等症状明显减轻，肺通气灌注扫描、CTPA 或肺动脉造影显示缺损肺段数减少 7~9 个或缺损肺面积缩小 75%；c. 好转：指呼吸困难等症状较前减轻，肺通气灌注扫描、CTPA 或肺动脉造影显示缺损肺段数减少 1~6 个或缺损肺面积缩小 50%；d. 无效：指呼吸困难等症状无明显变化，肺通气灌注扫描、CTPA 或肺动脉造影显示缺损肺段数无明显变化。e. 恶化：呼吸困难等症状加重，肺通气灌注扫描、CTPA 或肺动脉造影显示缺损肺段数较前增加。

（蔡柏蔷）

390 • 特殊情况下如何进行溶栓治疗?

（1）肺栓塞二次溶栓：通常急性大面积肺栓塞溶栓治疗只需进行一次。如溶栓后原正常肺组织新出现较大范围肺栓塞，在无出血并发症时，可进行二次溶栓。而对初次溶栓治疗无反应，即有持续血流动力学不稳定和右心功能不全者（约占8%），特别是肺动脉主干或主要分支被栓子阻塞的，目前多推荐介入治疗，经静脉导管碎解和抽取血栓或外科肺动脉血栓摘除术或（病死率和肺栓塞复发率均低于二次溶栓治疗的）。对发病时间较长（有时病程难以确定）的肺栓塞（多伴肺动脉高压、DVT，通常是CTEPH），如一次溶栓治疗无效无需进行第二次，否则不仅可加重病情，还可能引起出血的危险。重复溶栓应在首次溶栓复查后（通常在第二天）出现上述情况时进行。剂量通常小于首次剂量，可与首次同药，但链激酶例外。需密切观察第二次溶栓治疗的反应。

（2）咯血患者的溶栓治疗：大约1/3肺栓塞患者发生咯血，可来源于肺梗死出血，也可能是肺组织坏死后支气管动脉血渗出。因咯血多发生在外周较细肺动脉栓塞患者，病情较轻，血流动力学稳定，一般抗凝治疗即可。但当大面积肺栓塞并发咯血，或溶栓抗凝治疗后肺栓塞复发伴咯血，是否溶栓治疗应权衡利弊，并征求家属知情同意，原则上具备以下几点可以考虑进行溶栓治疗：①大面积肺栓塞伴血流动力学改变者；②原有心肺疾病的次大面积肺栓塞有右心功能不全者；③无其他溶栓禁忌证或潜在性出血疾病者。但经验证明，肺栓塞咯血患者经溶栓治疗后，咯血量仅少数增多，多数变化不大，但对患者检验血型，准备新鲜冷冻血浆和对抗纤溶酶原活性的药物仍是必需的。

（3）右心血栓的溶栓治疗：肺栓塞患者合并右心血栓的发生率为7%~18%。肺栓塞合并右心血栓，特别是活动性血栓时，血栓很可能从右心进入肺动脉，早期病死率可高达80%~100%。位于右心房的右心血栓也被称为迁移性栓子（embolic in transit），发生率达3%~23%，病死率27.1%，而经过溶栓治疗，病死率可下降到11.3%。国际肺栓塞注册登记协作研究建议首选溶栓治疗，最近一组16例患者溶栓治疗2小时、12小时、24小时后，右心室血栓消失率分别为50%，75%和100%。另外外科或者经导管血栓清除术也是可以选择的治疗方法，外科血栓摘除术适用于那些通过卵圆孔横跨于房间隔的血栓。溶栓疗法优于抗凝疗法，单独抗凝疗效较差。

（4）心脏停搏的溶栓治疗：约4.8%的心脏停搏由肺栓塞引起，临床表现心脏无收缩，心电活动消失。心肺复苏过程中进行溶栓治疗可提高心肺复苏术成功率。最近一个回顾性研究显示，约70%的肺栓塞患者发生的心脏停搏时，已被临床诊断，经溶栓治疗（rt-PA 100mg）能使81%的患者恢复心跳和血液循环，病情稳定后长期成活。对心脏骤停患者除应常规进行心肺复苏外（机械作用可促进血栓破碎），应在复苏15分钟后立即给予rt-PA 50mg和5000U普通肝素，如30分钟内无自主循环可追加同等剂量的rt-PA和普通肝素（而采用其他治疗方法，仅43%的患者有较好效果）。其他可选方案：尿激酶100万~300万U，或链激酶25000~75000U静脉注射。

（蔡柏蔷）

391 • 肺栓塞外科治疗有哪些方法？

由于内科治疗的进展和手术治疗肺栓塞的效果不理想，现在外科治疗的适应证已大为缩小，现介绍两种外科手术方法如下。

（1）肺栓塞取栓术：适用于危及生命伴休克的急性大块肺栓塞，或肺动脉主干、主要分支完全堵塞，且有溶栓治疗禁忌证或溶栓等内科治疗无效的患者。手术病死率可高达 65%～70%，但可挽救部分患者的生命。但必须严格掌握手术指征：① 肺动脉造影证明肺血管 50% 或以上被阻塞；栓子位于主肺动脉或左右肺动脉处。② 抗凝和（或）溶栓治疗失败或有禁忌证。③ 经治疗后患者仍处于严重低氧血症、休克和肾脑损伤。血栓摘除术应在主肺动脉和叶肺动脉内进行，而不可因追求血管造影的结果在段肺动脉中也进行，当血流动力学改善后就应终止操作。

导管去栓术是治疗肺栓塞最有希望的方法之一。对于危及生命的大面积肺栓塞，体循环低血压，溶栓效果差或有溶栓禁忌证等的肺栓塞患者，在心源性休克发生前应用导管去栓术，可迅速改善肺循环血流动力学，挽救患者生命，改善预后。

（2）腔静脉阻断术：肺栓塞的栓子 85% 以上来源于下肢和盆腔静脉的深静脉血栓。腔静脉阻断术主要预防下肢或盆腔栓子再次脱落入肺循环，以至危及肺血管床。腔静脉阻断的适应证：①下肢近端静脉血栓，但抗凝治疗禁忌或抗凝治疗出现并发症者；②下肢近端静脉大块血栓溶栓治疗前；③经充分抗凝治疗后，但仍有反复发生的肺栓塞；④伴有血流动力学不稳定的大面积肺栓塞，由于反复栓塞，患者处于垂危状态；⑤行导管介入治疗或肺动脉血栓剥脱术者，术后不能应用抗凝治疗；⑥慢性血栓栓塞性疾病合并严重肺动脉高压或肺源性心脏病患者；⑦腔静脉有较大的游离血栓；⑧血栓可能通过潜在的卵圆孔，形成矛盾血栓，栓塞体动脉系统。

腔静脉阻断的方法如下：① 下腔静脉结扎术。②下腔静脉折叠术：包括用缝线间隔缝合或塑料钳夹，本手术病死率为 5% 以内，术后易发生下肢肿胀、血液淤滞及皮肤溃疡。目前可以作下腔静脉置网术，即在肾静脉至下腔静脉开口之下方，用不可吸收的血管缝线，缝制间隔为 1mm 的网，这样可滤过由下腔静脉进入肺动脉的致命大血栓，并避免了上述方法的并发症。③下腔静脉伞式过滤器，即从颈内静脉插入特制的器材，直至下腔静脉远端，敞开伞式滤器，使下腔静脉部分阻塞。这样 3mm 以上的栓子即被留滞，但其可发生滤器的脱落，移行及静脉穿孔等危险。上述各种腔静脉的阻断术后，复发率 10%～20%。因术后侧支循环可能增大，栓子能通过侧支循环进入肺动脉，或阻断的器材局部也可有血栓形成。因此术后需继续抗凝治疗。应用可撤离的滤器，如果 10～14 天后静脉造影证明远端无血栓则可以撤除滤器。

通常应用下腔静脉滤器的适应证有：①对有抗凝治疗绝对禁忌的肺栓塞患者，②抗凝治疗得当但有严重出血或再发肺栓塞（尤其是中、重度肺动脉高压）危险的患者；③对高危患者（如与介入治疗或外科肺动脉血栓内膜剥脱术并用；中重度肺动脉高压，伴较高部位深静脉血栓形成者；矛盾性栓塞伴深静脉血栓形成的患者），④髋关节骨折作紧急手术前，也可预防性使用下腔静脉滤器。如果应用可撤离的下腔静脉滤器，置入 10~14 天后静脉造影证明远端无血栓则可以撤除下腔静脉滤器。

1998 年临床研究证实，下腔静脉滤器放置后 12 天是有效的，但是短期和远期的病死率均无改善，而且下腔静脉滤器组 2 年内 DVT 的复发率明显增加。由于下腔静脉滤器只能预防肺栓塞复发，并不能治疗深静脉血栓形成，因此需严格掌握适应证，置入滤器后仍需长期抗凝治疗，防止血栓形成。置入永久型下腔静脉滤器后能减少肺栓塞的发生，但并发症发生率较高。早期并发症如滤器置入部位血栓形成的发生率为 10%；晚期 DVT 发生率约20%。40%的患者出现栓塞后综合征，5 年闭塞率约 22%，9 年闭塞率约 33%。为避免下腔静脉滤器长期留置体内带来的并发症，可选择置入可回收滤器。临床研究表明可回收滤器能有效预防肺栓塞再发，且滤器回收后血栓栓塞事件复发的发生率与对照组无明显差异。待下肢静脉血栓消失或无血栓脱落风险时可将下腔静脉滤器回收取出。建议回收取出时间控制在 12~14 天内。

《美国胸科医师学会循证医学临床概要–抗栓与溶栓指南》（第 8 版）关于肺栓塞初始治疗时应用腔静脉滤器时指出：对于大部分肺栓塞患者，不推荐在抗凝治疗的基础上常规置入下腔静脉滤器。对于肺栓塞患者，如果存在出血的风险性，因而不能接受抗凝治疗，推荐置入下腔静脉滤器。然而对于置入下腔静脉滤器替代抗凝治疗的肺栓塞患者，当出血的风险消除时，仍推荐继续进行常规抗凝治疗。

（3）肺动脉导管溶栓：肺动脉内局部溶栓较全身性静脉注射溶栓的优点包括：①能更迅速和（或）更完全溶解血栓；②由于局部高浓度，因而较小的药物剂量可获得与大剂量全身用药相同的溶栓效果；③自发性出血危险性小。然而其缺点是需行肺动脉导管术，从而又增加了穿刺部位出血的风险。然而近期的研究显示静脉注射溶栓和动脉导管溶栓均能迅速而显著地改善肺动脉压和肺灌注，而且大出血危险性并不受给药途径的影响。

溶栓前可行导丝穿行试验，导丝顺利穿过阻塞部位则性子较新鲜，否则较陈旧。对较陈旧的栓塞可采用将导管直接插入血栓内 1~2cm 持续小剂量注射尿激酶。速度为40000~80000U/h 注入。对较新鲜栓塞则用较大剂量尿激酶，以 240000U/h 注入，2 小时内推进导管，继续注入尿激酶，使栓子清除，肺血管再通。如 2 小时后栓塞无再通，则表明栓塞较陈旧，可改为持续小剂量注入。

（蔡柏蔷）

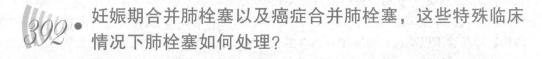

392 · 妊娠期合并肺栓塞以及癌症合并肺栓塞，这些特殊临床情况下肺栓塞如何处理？

（1）妊娠期合并肺栓塞

1）妊娠期合并肺栓塞的诊断：妊娠期怀疑肺栓塞时，如果对孕妇进行肺栓塞的放射学检查，则可能使胎儿造成辐射的风险。但是，考虑到误诊肺栓塞同样可能对孕妇和胎儿产生致命的危险性，而且假如诊断不明确时，进行抗凝治疗也会给孕妇和胎儿带来危险。故临床上应该进行必要的检查，以明确诊断。

孕期内应用 D-二聚体存在争议。由于 D-二聚体水平在孕期是升高的，所以如果以其他怀疑肺栓塞患者的 D-二聚体标准来判断孕妇，即 D-二聚体正常可以排除肺栓塞，那可能相当少见。D-二聚体水平如果异常，则需要进一步检查。首先可进行下肢超声血管检查（CUS），如果发现下肢 DVT，就可进行抗凝治疗，而无需再行胸部影像学检查。如果超声血管检查阴性，则需进一步检查。可以选择肺通气/灌注显像，因为对胎儿的辐射较低，可能优于 CTPA。胸片正常时，可以不进行肺通气显像检查，仅仅选用肺灌注显像。肺显像的诊断价值约为 80%，疑有肺栓塞的孕妇如果肺灌注显像正常可以除外肺栓塞。常规肺动脉造影对胎儿有较高的辐射，孕期内应该避免进行这项检查。

2）妊娠期合并肺栓塞的抗凝治疗：妊娠期合并肺栓塞的治疗主要是肝素抗凝治疗。由于肝素不通过胎盘，也不会在母乳中大量发现，故较为安全。经验证明，LMWH 在孕期应用是安全的，已经得到多项报告认可。应用时需要按照体重调节 LMWH 的剂量。常规应用一般不需要进行监护，如果孕妇体重严重超标或者伴有肾功能不全，则需要监测抗-Ⅹa 因子浓度。普通肝素在孕期没有禁忌证，但需要 aPTT 监测，长期使用可造成骨质疏松。磺达肝癸钠由于缺乏资料，不主张在妊娠期应用。

双香豆素类药物可通过胎盘，有潜在的致畸危险。因此对需长期 VKA 治疗的育龄妇女需注意避孕，而对准备妊娠的女性应经常进行妊娠试验监测，由于妊娠 6~12 周时服用华法林 10%~25% 胎儿发生鼻、骨骼和肢体发育不良及中枢神经系统和眼部异常（视神经萎缩、小眼），而 UFH 或者 LMWH 不能通过胎盘对胎儿无影响，因此在妊娠头 3 个月用 UFH 或 LMWH 替代华法林。由于华法林会导致胎儿出血和死亡，以及胎盘早期剥离，在产前 6 周也应禁用 VKA。整个妊娠期间一般多采用 UFH 5~14 天持续静脉注射，然后皮下注射 UFH 直至分娩，使 APTT 维持在治疗范围（因妊娠时Ⅷ因子增加，APTT 可靠性下降，有条件者可测定抗-Ⅹa 因子浓度），分娩之前 24 小时可停用肝素。妊娠期间也可给予调整剂量 LMWH，根据体重调整剂量如达肝素钠（dalteparin，法安明）200U/kg，qd 或 100U/kg，q12h 皮下注射。由于产后发生 VTE 危险性高，因此一旦产科出血停止即应给予 UFH 充分抗凝，在分娩后第 1 天即开始口服华法林，按规定抗凝，产后华法林抗凝至少 6 周。华法林和 UFH 在母乳中分泌极少，因此母乳喂养时可应用。

3）妊娠期合并肺栓塞的溶栓治疗：进行溶栓治疗在妊娠期是相对禁忌证，一般仅用于合并血流动力学不稳定的大面积肺栓塞妊娠者。溶栓药物不能通过胎盘，使用方法与非妊娠者相同。经溶栓和抗凝治疗后能否继续妊娠应根据以下进方面综合评估：a. 溶栓和抗凝治疗的效果；b. 肺动脉压力高低；c. 患者的心功能状态；d. 能否耐受抗凝治疗。对于经溶栓后肺动脉压仍高、心功能较差，不能长期耐受抗凝治疗的孕妇应终止妊娠。注意分娩时不能使用溶栓治疗，除非患者濒临死亡、肺栓塞极为严重且外科取栓手术无法马上进行的情况下可谨慎溶栓。然而溶栓治疗后孕妇总的出血发生率在 8% 左右，通常是阴道出血。与单用肝素治疗大面积肺栓塞的病死率相比，这种出血风险可以接受。孕妇下腔静脉滤器置入的适应证与其他肺栓塞患者相同。

妊娠期合并肺栓塞的溶栓治疗发表的 28 项研究资料表明，应用 rt-PA 剂量 100mg，2 小时，其对于孕妇并发症的风险，与非孕妇肺栓塞患者相似。围生期一般不应用溶栓治疗，除非危及生命的患者。

　　总之，妊娠期合并肺栓塞的诊治推荐措施如下：a. 妊娠期孕妇怀疑肺栓塞时应该使用正规的、有价值方法进行诊断评估；b. 为避免不必要的辐射，D-二聚体可以选用，如果阴性，其临床意义等同于非妊娠期的患者；c. 下肢静脉超声血管检查（CUS）能够避免辐射，如果诊断近端 DVT，则可以明确肺栓塞；d. 在胸片正常的孕妇中，肺灌注显像可以选用，以排除可能的肺栓塞；e. 如果胸片异常或者肺灌注显像不具备条件，CT 血管造影可以考虑；f. 在孕期肺栓塞患者如果无休克或低血压，推荐选用经过体重调节的 LMWH 剂量进行治疗。

　　（2）癌症合并肺栓塞

　　1）癌症患者肺栓塞的诊断：恶性肿瘤为评估肺栓塞可能性的指标之一。阴性的 D-二聚体检测在肿瘤患者中具有同非肿瘤患者同等的诊断价值。但另一方面，在许多肿瘤患者中 D-二聚体水平常有非特异的增加，D-二聚体水平的临界值可达到 700mg/L。CTPA 的广泛应用导致肺栓塞病例的增加，尤其是癌症患者中合并无症状的肺栓塞病例的增加。

　　2）癌症患者肺栓塞的处理：恶性肿瘤并发 VTE 者的病死率要高于无 VTE 恶性肿瘤患者，故须积极治疗 VTE。癌症患者肺栓塞的抗凝治疗，LMWH 要优于静脉 UFH 和华法林，故在急性期首选 LMWH，除非癌症患者属于高度危险性的肺栓塞患者。并且在其后的 3~6个月内，LMWH 仍然作为一线治疗药物。必要时可无限期应用 LMWH 治疗，直到癌症治愈。磺达肝癸钠和其他新型的口服抗凝药物治疗癌症患者合并肺栓塞的证据有限。

　　癌症患者肺栓塞的处理时首选 LMWH，有循证医学证据。两项随机研究比较了 LMWH（克赛和法安明）与华法林（标准强度）治疗各 336 例癌症 VTE 患者的疗效和安全性（疗程分别为 3 个月和 6 个月），结果显示 LMWH 治疗组 VTE 复发率仅为华法林治疗组的一半（10.5%对 21%和 8.0%对 15.7%），严重出血率 3%~6%，此外 LMWH 还有调节肿瘤生长、增生、浸润、转移和瘤血管生成等抗癌作用。因此对实体肿瘤不管有无转移，经化疗和 LWMH（如法安明）联合治疗较单纯化疗效果更好，可延长患者生存期。

　　长期抗凝治疗的转归包括继续应用 LMWH，转为 VKA 治疗，或者停用抗凝药物。这需要在成功进行癌症治疗后，评估 VTE 复发的可逆性、出血的风险和患者治疗的情况，按照每一病例的具体临床表现作出判断。定期重复评估长期抗凝治疗的风险—疗效比，是一项重要策略。癌症患者在 VKA 或 LMWH 治疗期间如果 VTE 复发，可以将 LMWH 改为允许剂量的最高值，或者选择放置下腔静脉滤器。但是，如果缺少抗凝治疗，则在癌症患者中发生静脉滤器血栓的风险性相当高。近来在癌症合并 DVT 或者 PE 患者中进行前瞻性、随机试验，除了应用磺达肝癸钠进行抗凝治疗外，放置下腔静脉滤器没有发现临床优越性。

　　（3）围手术期：为避免 UFH、LMWH 发生最大抗凝作用时间出现在手术后 6~8 小时，抗凝治疗可在大手术后 12~24 小时进行，因便于控制抗凝强度，调节剂量和一旦发生出血，可用鱼精蛋白中和，可首选 UFH，（肝素不使用首剂负荷量，4 小时后检查 APTT）。如果手术部位有出血则应推迟抗凝治疗。术后肝素剂量宜比常规剂量略小，抗凝强度较小。治疗中应密切观察患者血压、血小板、血红蛋白以及有无出血情况，尤其是手术部位。危险期后如需要溶栓治疗，必要时可采用介入治疗方法，其适应证：①术后 2 周内；②导管溶栓取栓；③置入腔静脉滤器。

（4）抗凝治疗期间手术或其他侵入性治疗：抗凝治疗期间手术有可能引起出血，但也要防止因手术减少或停止抗凝治疗可能引起的血栓栓塞危险，因此需临时调整华法林用量，在围手术期实施 LWMH/UFH 的过渡抗凝疗法，对高危患者在术前 5 天停用华法林，LWMH 术前第 2、3 天，200U/kg，皮下注射，qd，术前 1 天 100U/kg，术前 10 小时停用，使 INR ≥1.8。术后 12~24 小时可继续 LWMH，而华法林可在术后晚上重新服用。但对于一般性皮下组织手术（如皮下静脉或动脉穿刺，皮肤治疗）和介入性治疗（如无创伤性内镜检查、小型外科手术）出血低中危患者不需采用过渡抗凝疗法，可低剂量华法林继续抗凝治疗（手术时 INR 在 1.3~1.5），术前 4~5 天开始减量，术后恢复华法林治疗。对需要紧急手术，术前需快速逆转 INR 者（如妇女生产）可尽快用维生素 K_1（≤5mg 口服）中和抗凝剂，只有当 INR<1.5 时才考虑手术；如要立即重建正常止血效果，可补充新鲜血浆，输入浓缩凝血酶原复合物 500~1500U，或重组因子 Ⅶa，可每隔 12 小时重复维生素 K_1。为防止高危患者手术后血栓栓塞的发生，可术后谨慎用小剂量 LMWH 或 UFH，但需要密切监测有无术后出血情况。

（蔡柏蔷）

393・当前肺栓塞治疗有哪些策略？

（1）肺栓塞患者合并休克或低血压：高度危险性的肺栓塞患者（也就是临床上称为的大面积肺栓塞），患者住院后具有死亡的高风险，尤其死亡可以发生在住院后最初数小时。因为 LMWH 和磺达肝癸钠（fondaparinax）还没有在休克和低血压的情况下进行过临床应用，这些患者应该立即首先选用静脉注射普通肝素（UFH）来进行治疗。溶栓治疗能够显著降低肺栓塞患者的病死率和肺栓塞的复发。故对于高度危险的肺栓塞患者，除非患者有溶栓治疗的绝对禁忌证，则应该使用溶栓治疗（表 16-11）。研究也提示，溶栓治疗是安全的，可以代替肺栓塞患者的外科手术治疗，并治疗漂浮在右心室内的血栓。

如果这些肺栓塞患者具有明确的溶栓禁忌证，或者溶栓治疗后不能改善血流动力学，则可以选择外科手术切除栓子。如果临床上难以立即进行外科手术，可以应用导管栓子切除术，或考虑使用栓子粉碎手术，这些介入治疗的安全性和有效性并没有获得证实。

（2）肺栓塞患者未合并休克或低血压：中度或低度危险性的肺栓塞患者，血压正常，一般预后较好。大部分急性、无高度危险性的肺栓塞患者没有严重的肾功能损害。可以选用 LMWH 或磺达肝癸钠，按体重选择适当的剂量给予皮下注射。

这部分肺栓塞患者需要进一步应用 PESI 或者 sPESI 进行风险评估，获得有价值的临床评分。低度风险的患者 PESI 为 Ⅰ级或 Ⅱ级，sPESI 为 0。这类患者可以早期出院治疗。所有患者应该评估右心室功能和肌钙蛋白。肺栓塞患者如果超声心动图或 CT 检查提示右心室功能不全，并且心脏肌钙蛋白阳性，则属于中度高风险患者。可给予全剂量的溶栓再灌注治疗，能够预防潜在的威胁生命的血流动力学功能失常以及病情恶化。但是，这些治疗的益处必须权衡治疗带来的风险，即出血性并发症。通常，系统性的溶栓治疗并不推荐用于中度风险的肺栓塞患者，但是在出现血流动力学异常时仍然需要考虑。也可以外科手术或导管治疗。

PESI 为 Ⅲ 级或 Ⅲ级以上的患者或 sPESI 为 1 的患者，如果血压正常、超声心动图或心脏肌钙蛋白均正常，则属于中度—低度风险组患者。抗凝治疗是指证，目前无证据支持溶栓治疗。

表 16-11　肺栓塞的紧急治疗推荐意见

高度危险性的肺栓塞患者（肺栓塞患者合并休克或低血压）

　高度危险性的肺栓塞患者应该立即使用普通肝素进行治疗；而不要延误治疗

　纠正体循环低血压，以防止右心衰竭和因肺栓塞发生死亡

　肺栓塞患者发生低血压，推荐使用升压药物

　肺栓塞患者如果心排出量降低而血压正常，可以应用多巴酚丁胺和多巴胺

　不推荐积极补充液体

　低氧血症患者应该给予氧疗

　高度危险性的肺栓塞患者合并有心源性休克和（或）持久的动脉低血压，应该应用溶栓治疗

　如果高度危险性的肺栓塞患者，溶栓治疗有绝对禁忌证或溶栓失败，外科栓子切除是一种推荐的替代治疗方法

　在高危患者中，当溶栓治疗存在绝对禁忌证和溶栓失败时，可以考虑应用导管栓子切除术或近端肺动脉内血块粉碎术，以代替手术治疗

无高度危险性的肺栓塞患者（肺栓塞患者未合并休克或低血压）

　临床上高度或中度考虑肺栓塞的可能性时，此时患者还在进行检查和诊断之中，应该立即开始进行抗凝治疗，而不要延误治疗

　对于大多数的无高度危险性的肺栓塞患者，最初治疗时推荐应用 LMWH 或磺达肝癸钠

　对于具有高度出血危险的患者，合并有严重的肾功能不全，在初期治疗时推荐应用普通肝素，aPTT 的目标控制在正常范围的 1.5~2.5 倍

　最初治疗时应用普通肝素、LMWH 或磺达肝癸钠，治疗疗程至少 5 天；只有在达到 INR 目标水平并至少连续 2 天后，才考虑应用维生素 K 拮抗剂替代。维生素 K 拮抗剂治疗目标：INR 为 2.5（范围 2.0~3.0）

　新型口服抗凝药物：利伐沙班（rivaroxaban）、阿哌沙班（apixaban）、达比加群（dabigatran）、艾多沙班（edoxaban）可以作为维生素 K 拮抗剂的替代治疗，但不推荐用于严重肾功能损伤的患者

　在无高度危险性的肺栓塞患者中，不常规推荐应用溶栓治疗，但是在中度危险性的肺栓塞患者中可以考虑选择性地应用溶栓治疗

　低度危险性的肺栓塞患者，不应该应用溶栓治疗

（蔡柏蔷）

394 · 肺血栓栓塞治疗中有哪些常用监测指标？

（1）APTT（活化部分凝血活酶时间）：是内源性凝血功能的综合检查，正常参考值 30~45 秒，与正常对照延长 10 秒以上为异常，常用于肝素抗凝治疗时的监测，一般保持其为对照值的 1.5~2.5 倍。

（2）ACT（活化凝血时间，激活全血凝固时间）：是一种主要用于检查内源性凝血系统某些因子的方法，其临床意义同一般全血凝血时间（CT），但较敏感，正常参考值 70~130 秒（白陶土部分凝血活酶法）。常用于肝素抗凝治疗时的监测，一般保持其为对照值的 1.5~2.5 倍。

（3）PT（凝血酶原时间）：是外源性凝血功能的综合性检查，正常参考值为 11~13 秒（一期法）。

（4）PA（凝血酶原活性）：可通过查其（PT）标准曲线得出，也可按下列公式计算：

$$PA\% = \{[C-(C\times0.6)]/[T-(C\times0.6)]\}\times100$$

C 为 PT 对照值，T 为 PT 检测值，正常参考值为 80%~120%

INR（国际标准化比值）：

凝血酶原时间比值（PTR）= 所测患者 PT（秒）/所测正常对照 PT（秒）

正常参考值为 1±0.1，INR=PTR^{ISI}，ISI 为国际敏感指数，INR 正常参考值因 ISI 而异。

PT、PA、INR 一般用于口服抗凝剂（华法林等）的监测，临床上将这些指标分别控制为对照值的 1.5~2.5 倍、30%~40% 及 2~4 较安全。

（5）D-dimer（D-二聚体）：是交联纤维蛋白的降解产物，是体内继发性纤溶的标志，在肺栓塞、深静脉血栓形成、心肌梗死、弥散性血管内凝血等疾病时升高，也可作为溶栓治疗效果的观察指标，正常参考值为 0~0.5mg/L（半乳胶定量法），0~400μg/L（ELISA 法）。D-二聚体的特异性随诊年龄的增加而降低。在老年患者中应用年龄校正的临界值，可以改善 D-二聚体测定的价值。50 岁以上的患者中，年龄校正的 D-二聚体临界值应为：年龄×10μg/L。

（蔡柏蔷）

参 考 文 献

［1］蔡柏蔷，朱元珏. 100 例肺栓塞症临床分析. 中华内科杂志，1984，23（4）：233-236.

［2］陆慰萱，李方，朱元珏，等. 肺血栓栓塞 52 例临床分析. 中华内科杂志，1998，37（4）：227-230.

［3］蔡柏蔷. 提高对深静脉血栓形成的认识. 中华内科杂志，2000，39（8）：509-510.

［4］徐凌，毕红霞，蔡柏蔷，等. 深静脉形成 103 例临床分析. 中华内科杂志，2000，39（8）：513-516.

［5］蔡柏蔷. 北京协和医院肺栓塞基础病因的变迁. 中华结核和呼吸杂志，2001，24（12）：715-717.

［6］ATS Statement. The diagnostic approach to acute venous thromboembolism: clinical practice guideline. Am J Respir Crit Care Med, 1999, 160：1043-1066.

［7］　Hyers TM. Venous thromboembolism. Am J Respir Crit Care Med, 1999, 159：1-14.

［8］　Girard P, Musset D, Parent F, et al. High prevalence of detectable deep venous thrombsis in patients with acute pulmonary embolism. Chest, 1999, 116：903-908.

［9］　Arcasoy SM, Kreit JW. Thrombolytic therapy of pulmonary embolism. Chest, 1999, 115：1695-1707.

［10］　Palevsky HI, Kelley MA, Fishman AP. Pulmonary thromboembolic disease. //Fishman AP. Fishman's pulmonary diseases and disorders. 3rd ed. New York：McGraw-Hill, 1998, 1297-1329.

［11］　Aguilar D, Goldhaber SZ. Clinical uses of low-molecular-weight heparins. Chest, 1999, 115：1418-1423.

［12］　Task Force on Pulmonary Embolism, European Society of Cardiology. Guidelines on diagnosis and management of acute pulmonary embolism. Euro Heart J, 2000, 21：1301-1336.

［13］　中华医学会呼吸病分会. 肺血栓栓塞症的诊断与治疗指南（草案）. 中华结核和呼吸杂志, 2001, 24（5）：259-264.

［14］　BTS Guidelines：British Thoracic Society guidelines for the management of suspected acute pulmonary embolism. Thorax, 2003, 58：470-484.

［15］　Schoepf UJ, Costello P, CT angiography for diagnosis of pulmonary embolism：state of the art. Radiology, 2004, 230（2）：329-337.

［16］　Hirsh J, Guyatt G, Albers GW, et al. Antithrombotic and thrombolytic therapy：American college of chest physicians evidence-based clinical practice guidelines. 8th ed. Chest, 2008, 133：110S-112S.

［17］　Torbicki A, Chairperson, Perrier A, et al. Guidelines on the diagnosis and management of acute pulmonary embolism：the task force for the diagnosis and management of acute pulmonary embolism of the European Society of Cardiology（ESC）. European Heart Journal, 2008, 29：2276-2315.

［18］　Sanchez O, Planquette B, Meyer B. Update on acute pulmonary embolism. Eur Respir Rev, 2009, 18（113）：137-147.

［19］　Segal JB, Streiff MB, Hofmann LV, et al. Management of venous thromboembolism：a systematic review for a practice guideline. Ann Intern Med, 2007, 146：211-222.

［20］　Todd JL, Tapson VF. Thrombolytic therapy for acute pulmonary embolism. Chest, 2009, 135：1321-1329.

［21］　中华医学会放射学分会心胸学组. 急性肺血栓栓塞放射学检查技术方案与诊断共识. 中华放射学杂志. 2012, 46（12）：1066-1070.

［22］　2014 ESC Guidelines on the diagnosis and management of acute pulmonary embolism：The Task Force for the Diagnosis and Management of Acute Pulmonary Embolism of the European Society of Cardiology（ESC）Endorsed by the European Respiratory Society（ERS）. European Heart Journal, 2014, 35：3033-3080.

［23］　Jaff MR, McMurtry MS, Archer SL, et al. Management of massive and submassive pulmonary embolism, iliofemoral deep vein thrombosis, and chronic thromboembolic pulmonary hypertension：a scientific statement from the American Heart Association. Circulation, 2011, 123：1788-1830.

十七、慢性血栓栓塞性
肺动脉高压

395 • 什么是慢性血栓栓塞性肺动脉高压（CTEPH）？

慢性血栓栓塞性肺动脉高压（chronic thromboembolic pulmonary hypertension，CTEPH）是肺血栓栓塞症中的一种特殊类型。CTEPH 的定义如下：由于肺动脉近端血栓阻塞和远端肺循环重建引起肺动脉压升高和进行性右室功能衰竭，出现呼吸困难、疲劳、运动耐力降低的一种临床综合征。其可能机制包括肺内动脉血栓栓塞，或原位血栓播散至分支肺血管且初期栓子溶解不成功，导致血管病变。

急性肺栓塞治疗通常改善肺血流动形成 CTEPH 的原因是由于血栓不能完全溶解，或者是在深静脉血栓形成（DVT）反复脱落的基础上继发反复多次的血栓栓子栓塞肺动脉，血栓机化，肺动脉内膜慢性炎症并增厚，肺动脉及其主要分支因血栓栓塞导致血流受阻，从而发展为慢性肺栓塞，导致慢性肺动脉高压和肺的通气/血流灌注失衡，再进一步发展会出现呼吸功能不全、低氧血症、肺心病和右心衰竭。CTEPH 的临床表现缺乏特异性，也无特异的实验室检查方法，故很容易发生误诊和漏诊。因此应结合病史、临床表现和实验室检查结果进行综合分析和诊断。通常其基础病因与 DVT 相关，在 DVT 基础上发生反复多次栓塞。CTEPH 导致肺血管阻塞一般在 40%～50%时，会导致慢性持续性肺动脉高压。

CTEPH 的发病率目前尚不清楚，一直被认为是少见病，但近年来，随着人们对急性 PTE 重视程度的提高，在大量急性 PTE 被诊断的同时，也诊断了相当数量的 CTEPH。国内初步资料分析，CTEPH 的发生率为急性 PTE 的 5%～10%。

既往临床研究集中在肺血栓栓塞症（PTE）的发病机制、病因、诊断和治疗等方面，但对 PTE 发生后存活病例的演变和预后并没有深入探讨，许多 PTE 患者治疗效果未有明确的最后结论。此外，对于明确诊断肺血栓栓塞的病例，根据临床情况和影像学检查如不能确认为急性 PTE，其中部分病例可能为 CTEPH。此时应该注意追溯该病例既往有无慢性、进行性发展的肺动脉高压。

实际上 CTEPH 还包括慢性肺血栓栓塞症（chronic pulmonary thromboembolism）。慢性肺血栓栓塞症是指急性大面积 PTE 经治疗后血栓溶解，有少数患者因大块血栓不能溶解或不能完全溶解，在 PTE 发生后 1 个月左右，血栓机化，肺动脉内膜慢性炎症并增厚，发展为慢性 PTE，最终导致慢性肺动脉高压和肺的通气/血流灌注失衡，并出现一系列的临床表现。对于症状较轻的非大面积 PTE 而言，如果伴有 DVT 反复脱落并继发反复多次栓塞，也会发展为慢性 PTE。慢性 PTE 在肺动脉血栓机化的同时，还伴随不同程度的血管重塑现象，导致肺血管的结构发生变化，临床上部分慢性 PTE 可伴有肺动脉高压。

（蔡柏蔷）

396 • 慢性血栓栓塞性肺动脉高压（CTEPH）是如何发生的？

急性 PTE 发生后，如果肺血栓栓塞的仍然反复发作，或者伴发肺动脉原位血栓形成；血栓机化以及继发的肺血管重塑，这成为 CTEPH 发生的三个重要阶段。这三个阶段顺次或同时出现，在发生、发展过程中相互重叠、相互作用，在 CTEPH 的肺动脉高压形成中起着至关重要的作用。

在急性 PTE 存活病例中，多数情况下由于局部的纤维蛋白溶解功能，血栓被溶解吸收，血管床的阻塞可以完全恢复；但部分 PTE 病例，由于纤维蛋白溶解功能缺陷或是未得到及时有效的治疗，肺血管中血栓未能溶解吸收或是溶解不完全，栓子出现部分再通、机化、栓子向近端延伸，在肺动脉系统中逐渐堆积，最终会导致肺动脉高压。

有些 PTE 患者肺血栓栓塞发生时可能无症状，而且即使有症状的 PTE 也可能会被漏诊或误诊。急性 PTE 发展为有症状的 CTEPH 的过程中可能会伴有血栓栓塞的反复发作，某些患者可能无症状。而一旦因呼吸困难就诊，多数 CTEPH 患者已是后期，由于阻塞部位肺血管上游血流的减慢和非阻塞部位动脉炎，可导致局部的血栓形成，使肺血管床阻塞程度的加重，并进一步导致肺血管床的重塑。随着病情进展，出现血栓机化以及与之伴发的肺血管重塑，导致肺动脉阻力增加，右心室肥大，随着血栓的进一步延伸，病情会进一步恶化，出现低氧血症、肺心病和右心衰竭甚至卵圆孔开放，最终导致死亡。

（蔡柏蔷）

397 • 慢性血栓栓塞性肺动脉高压（CTEPH）的危险因素和病理生理是什么？

CTEPH 高危人群包括有脾切除术史、持久静脉导管置入、房室分流和慢性炎症状态（炎症性肠病和骨髓炎）者。此外，CTEPH 还与镰刀形细胞疾病、遗传性口形细胞增多症、克-特综合征、甲状腺素替代治疗及恶性肿瘤史有关。种族、性别和环境因素也可能在 CTEPH 的发病过程中起作用。既往有肺栓塞史者，合并狼疮抗体、抗磷脂抗体、血浆Ⅷ因子水平升高，或遗传性抗凝血酶Ⅲ、C 蛋白、S 蛋白缺陷时易患 CTEPH。其他指标异常包括肝素诱导的血小板抗体形成、纤溶抵抗增强和血栓调节蛋白水平降低。

机体易栓倾向和血浆纤溶缺陷是导致 CTEPH 的重要危险因素，未溶解的栓子产生主肺动脉的堵塞是肺动脉高压发生的主要原因之一。研究发现，10%~20% 的患者存在狼疮抗凝物，近 5%~10% 的患者存在蛋白 C、蛋白 S、抗凝血酶Ⅲ的遗传性缺陷；肺动脉血管内皮的纤溶机制异常导致的血栓不完全溶解在 CTEPH 形成中起重要作用。在 CTEPH 中，已发现第Ⅷ因子，抗磷脂抗体以及与再发血栓有关的凝血因子水平提高，其他危险因素还包括血型和脂蛋白（a）异常等。

此外，诊断急性 PTE 时肺动脉收缩压>50mmHg，1 年后发展为 CTEPH 的危险性增加 3 倍，年龄>70 岁也是肺动脉高压的危险因素之一。某些临床情况，如脾切除、脑室-心房分流/静脉通路、急性肺血栓、慢性炎症等也是 CTEPH 发生的独立危险因素，脾切除术后红细胞及血小板的异常激活可能与此有关。

组织病理学研究证实 CTEPH 多数有血栓栓塞的病理变化。在 CTEPH 尸检病例中将近 60%~90%的患者发现有新鲜或陈旧的肺血栓栓塞。①阻塞部位的原位血栓形成在 CTEPH 的发生中具有极其重要的作用。PTE 发生，阻塞部位的前端由于血流减慢和血管壁的粗糙经常会出现肺动脉原位血栓形成。②机化的栓子作为一种血管刺激形式，透过内膜向纤维组织的渗透，导致动脉内膜消失，中膜纤维化增厚，增厚的血管壁进一步导致血管腔阻塞。这些病理变化通常始于中心肺动脉，并向远端叶、段动脉进一步延伸，最后导致血管腔完全阻塞。③与其他类型的慢性肺动脉高压一样，在终末肺动脉的远端和非阻塞部位的血管由于动脉壁的炎症经常会发生纤维增生，血管重塑，导致血管阻力的明显升高。④物理性损伤、病毒感染和血管损伤刺激通常情况下可以导致粥样硬化发生。CTEPH 患者的肺动脉可发现粥样斑。

CTEPH 的病理生理学包括机械性阻塞、神经体液因素、血管重塑和原位血栓形成等多方面。参与肺动脉高压发生的病理生理学包括：肺动脉的部分阻塞和血管活性物质释放。

（1）血栓阻塞和慢性肺动脉高压形成：CTEPH 发病过程中，因肺动脉慢性栓塞，肺血流减少，肺动脉管腔闭塞或狭窄可致肺通气/血流比例失衡；血栓持续阻塞数周到数月可能会导致慢性肺动脉高压；肺血栓栓塞的反复发作，原位血栓形成，非阻塞部位远端小血管的重塑会导致肺动脉高压进一步加重。

（2）肺血管床重塑：血栓的部分阻塞和其他原因导致的肺动脉血管内皮的刺激，可以触发肺动脉发生一系列的变化，包括粥样硬化、肺血管床重塑等。肺血管床重塑通常会累及阻塞动脉远端血管，导致压力变化。血栓阻塞与肺血管床重塑协同作用可使肺动脉压力进一步升高。

（3）血管活性物质释放：肺内血栓可释放缩血管活性物质，血小板和粥样硬化斑的相互作用可以导致血管活性物质的释放；多种影响因素如低氧血症，内源性血管收缩剂和炎性细胞因子的释放可以维持这一过程，使全肺血管阻力进一步升高，右心后负荷加重可致右心衰竭。

远端小血管病变是 CTEPH 加重的主要因素，远端小血管病变的机制包括：亚肺段弹性动脉阻塞、未阻塞血管远端小动脉和肌性小动脉的典型病变、完全或部分阻塞血管的远端小动脉及肌性小动脉病变。

（蔡柏蔷）

398 • 慢性血栓栓塞性肺动脉高压（CTEPH）有哪些临床表现？

患者多有下肢静脉血栓或血栓性静脉炎病史，部分患者合并其他动脉病变和粥样硬化危险因素。病变早期症状轻微或非特异，后期则出现肺动脉高压和右心功能不全的相应表现。在急性 PTE 发生后到出现 CTEPH 相关症状前，可能会有一段相当长时期，在追溯病史时应该引起重视。

（1）症状：①渐进性活动后呼吸困难和活动耐力下降是 CTEPH 最常见的症状；②劳力后胸痛是 CTEPH 的后期表现；③晕厥常发生于严重的肺动脉高压，其原因是右室代偿功能不能满足机体对心排出量的需要；④咯血是由于肺血管阻塞严重而导致支气管侧支循环所致；⑤疲劳和气短的出现经常提示病变处于晚期阶段。

如果合并其他心肺疾病，机体调节功能丧失或心因性呼吸困难时上述症状均可以加重。

（2）体征：主要是肺动脉高压、三尖瓣反流征象和右心功能不全的体征。

1）肺动脉压力升高的体征：肺动脉瓣听诊区闻及第二心音亢进，在病变早期可能是唯一发现，通常容易被漏诊。由于三尖瓣反流的存在可听到收缩期杂音。

2）右心室功能衰竭的体征：包括颈静脉怒张、肝肿大、双下肢水肿、发绀和杵状指等，则提示病变已进入晚期。

3）肺血管杂音：部分患者背部肺听诊区可闻及肺血管杂音，可能与血管的部分阻塞或血栓再通导致的涡流有关，尽管少见，但具有特异性。

（蔡柏蔷）

399 · 临床上如何诊断 CTEPH？CTEPH 如何分型？

CTEPH 临床表现缺乏特异性，许多患者到疾病晚期才出现症状，即劳力性呼吸困难越来越明显，咯血，随着右心功能不全逐渐加重，患者全身临床状况恶化。CTEPH 患者如果缺乏临床症状，且无明确的血栓栓塞性疾病病史，则诊断较为困难。临床医师应该结合病史、临床表现、实验室和影像学检查结果进行综合分析。通常临床上遇到不明原因的呼吸困难患者，应该考虑到 CTEPH 可能性，需从以下几个方面进行检查分析：确定是否由血栓栓塞引起；确定肺动脉高压的存在和程度；寻找 DVT 及其他可能的致病原因；确定血栓栓塞能否手术切除及其他可能的治疗措施。

（1）病史及临床表现：对于存在肺动脉内血栓栓塞的病例，如果不能确认其属于急性 PTE，还是 CTEPH 或 CTEPH 的急性加重。此时需注意追溯病史，明确有无慢性、进行性病情加重过程的肺动脉高压相关表现，如进行性呼吸困难、双下肢水肿、反复晕厥、胸痛和发绀、低氧血症等。可以通过胸部 X 线片、心电图、肺功能、血气分析及心脏超声检查初步确定慢性肺动脉高压是否存在，并进一步排除其他常见的心脏疾病如冠心病、先天性心脏病及风湿性心脏病等。

（2）初步实验室检查

1）血气分析：提示低氧血症、低碳酸血症和呼吸性碱中毒。

2）心电图：表现为右心室肥厚、电轴右偏、ST-T 改变和肺性 P 波等特征。

3）胸部 X 线片可见局部肺血流减少，肺动脉高压引起的肺动脉扩张及右心房、右心室增大。

4）肢体静脉多普勒超声检查和静脉血管造影可以发现栓子的来源，磁共振、CTPA、放射性核素在进行肺血管检查的同时均可进行下腔静脉系的检查，发现盆腔和下肢的血栓，对基础疾病的诊断具有重要的意义。

5）心脏超声检查（UCG）：可以确定肺血管结构的异常，依赖于心脏超声检查结果对病变进行分期，将显示不同程度的右心房和右心室扩大、右心室收缩功能异常、三尖瓣反流、心室间隔左侧位移、左室腔缩小、左心室收缩和舒张功能的异常等。如果见到肺动脉增宽和肺动脉内血栓征象则基本明确诊断。超声检查若示右心室壁增厚，符合慢性肺源性心脏病诊断标准，对于提示存在慢性病程有重要意义。

（3）影像学检查：与急性 PTE 相似，放射性核素肺通气灌注（V/Q）显像、CT 肺动脉造影（CTPA）、磁共振肺动脉造影（MRPA）、右心导管和肺动脉造影术（PAA）等检查手段可明确 CTEPH 诊断。

1）V/Q 显像：对判断是否有血栓栓塞性病变具有非常重要的作用，灵敏度很高。可表现为不同程度的一个或多个节段性的灌注缺损，发现通气与灌注不匹配的现象。V/Q 显像在诊断 CTEPH 中敏感性为 96%~97%，特异性为 90%~95%。

2）CTPA：a. 直接征象：①腔内充盈缺损，包括部分充盈缺损、附壁充盈缺损、完全堵塞及轨道征。其中前三者为慢性血栓栓塞的征象，而轨道征则提示急性 PTE，对临床治疗有重要意义，动态显示还可显示血栓在血管腔内活动。②肺动脉纤细，腔内灌注减低、不均匀（纵隔窗）。b. 间接征象：部分病例可见"马赛克"征及肺梗死灶。其他还包括肺动脉扩张，肺纹理稀疏，右心室增大及右心功能下降等。总之，CTPA 可以比较直接地发现肺动脉内的血栓，尤其是新一代 CT 对肺血管显示更佳，可以观察到肺血管壁的情况，并诊断肺部或纵隔的其他病变。

3）右心导管检查和肺动脉造影术（PAA）检查：患者出现不能解释的呼吸困难而 V/Q 显像提示节段性或更广泛的缺损；灌注缺损不明显（不超过肺总灌注面积的 40%）而心脏超声检查显示右房和右室功能不全等，应该考虑右心导管和 PAA 检查。PAA 检查明确仍然是诊断 CTEPH 的"金标准"。

通过 PAA 检查，确定慢性血栓栓塞的存在，并明确栓塞程度和近端累及情况，以便于进行准确的手术治疗，并排除其他病变。前后位和侧位双相血管造影可以提供详细的解剖学改变，当存在血管的重叠和扩张时，侧位显像与前后位显像比较可以详细了解叶和段的解剖结构。慢性血栓栓塞性疾病的血管造影表现和急性 PTE 不同，急性 PTE 特征为明显的血管腔内充盈缺损；而在慢性栓塞性疾病中，血管造影可以显示部分血栓栓子溶解后机化和再通时的复杂影像。由于血栓机化和再通，可有以下表现：杯口状充盈缺损；肺动脉网状或条索状狭窄；血管内膜不规则；肺动脉主干突然狭窄；主、叶、段肺动脉起始部完全阻塞。绝大多数患者有两种或两种以上表现，双侧多见，表现为单侧或以单侧为主者仅占 5.4%。

通过右心导管检查可明确肺循环血流动力学情况，包括测定肺血管压力、心排出量，计算肺血管阻力、房室做功等指标。通过右心导管测压可明确诊断肺动脉高压，血流动力学标准为：静息状态肺动脉平均压>25mmHg，活动状态下肺动脉平均压>30mmHg。

综上所述，目前 CTEPH 诊断推荐如下：a. V/Q 显像作为 CTEPH 筛选的首选检查方法；b. 肺动脉造影仍然是确诊 CTEPH 的金标准以及评估手术的金标准；c. 对于有经验的医师而言，高质量的 CTPA 可以取代肺动脉造影。

（4）DVT 的诊断：通过下肢血管超声，下肢 X 线、CT、MR 或核素静脉造影等检查确定有无下肢 DVT，若患者有上肢或其他部位症状体征及易栓因素，应用上述方法进行检查，排除其他部位的 DVT。通过分子生物学及血液凝血纤溶等检查确定有无获得性或遗传性易栓因素。

总之，目前肺动脉造影仍然是 CTEPH 影像学诊断的"金标准"，因为 PAA 能够区别弹性动脉近端和远端的病理变化。多层螺旋 CTPA 与传统的 PAA 联合应用，可能会成为新的影像学诊断标准。

（5）CTEPH 分型：基于病理学改变，CTEPH 的分型如下。这种分类法可能有助于预测肺动脉内膜切除术的预后。

第 1 型（约 25%）：在主或叶肺动脉内的新鲜血栓。

第 2 型（约 40%）：内膜增厚，伴有或不伴肺动脉机化血栓纤维化。

第 3 型（约 30%）：肺动脉血栓纤维化，内膜网状结构形成，伴或不伴有动脉内膜增厚。该型手术对外科医生最有挑战性。因为此类患者病变血管的大部分近端栓塞物质已被重吸收，所以在对节段和亚节段分支血管行动脉内膜切除术时，应该针对患者的个体化情况将切除位置予以适当提升。

第 4 型（<5%）：无明显血栓性病变，仅为远端小动脉血管病变，通常不宜手术。在血流淤滞时，也可发生次生血栓。

（蔡柏蔷）

400. 慢性血栓栓塞性肺动脉高压（CTEPH）需要与哪些疾病进行鉴别诊断？

CTEPH 的发病率较低，且缺乏特异的临床表现，故误诊率极高。因此，当患者出现上述临床表现时，应高度警惕 CTEPH 的存在。DVT 病史的存在，对诊断 CTEPH 有重要的提示作用。肺动脉高压的存在是诊断 CTEPH 重要诊断标准之一，明确诊断需要进行 CTPA、肺 V/Q 显像和（或）肺动脉造影检查确定有 PTE 存在，同时右心导管和（或）超声心动图检查证实肺动脉压升高。CTEPH 诊断时应首先排除其他因素导致的肺动脉高压，与以下疾病进行鉴别诊断。

（1）特发性肺动脉高压（IPAH）：由于 CTEPH 与 IPAH 的临床表现及多数实验室检查基本相同，均表现为肺动脉高压，右心室扩大及低氧血症伴低碳酸血症，因此，两者的临床诊断极易混淆。如有 DVT 形成及外伤或手术病史，提示 CTEPH 的可能性大，在 V/Q 显像中，特发性肺动脉高压或小血管病变型的肺动脉高压患者中以亚段水平的缺损为特征，灌注显像常常是正常的。CTPA、和 PAA 可进一步的鉴别诊断。

（2）慢性缺氧性肺动脉高压：慢性阻塞性肺疾病（COPD）是引起慢性缺氧性肺动脉高压的最常见原因。部分 CTEPH 患者以气短、咳嗽、咯血为主要症状，而被误诊为 COPD。

临床表现、体征、胸部 X 线片、血气分析和治疗反应有助于鉴别诊断。但是 COPD 合并 PTE 临床上鉴别则较为困难。如果临床上出现以下情况，应考虑 COPD 合并 PTE：COPD 急剧恶化，呼吸频率≥30 次/分，常规支气管扩张剂治疗无效；PaO_2 降低时，$PaCO_2$ 不升高或降低；COPD 急剧恶化伴 $PaCO_2$ 明显升高；与既往的胸部 X 线片比较，出现一侧膈肌抬高、盘状肺不张、肺血管粗细变化。肺灌注显像对 COPD 合并 PTE 缺乏特异性，当呈现肺叶或大片沿血管走向的灌注缺损时，PTE 的可能性最大；肺动脉造影和 CTPA 可提供最可靠和特异的诊断依据。

（3）先天性心脏病导致的肺动脉高压：先天性心脏病出现上述表现者多为重型，青少年即可出现明显症状，而 CTEPH 多出现在中老年患者。

（4）结缔组织疾病所致的肺动脉高压：许多结缔组织疾病可引起肺动脉高压，临床上除结缔组织病本身的临床表现外，结缔组织病合并肺动脉高压患者的肺弥散功能常明显受损，自身免疫相关实验室检查可协助鉴别诊断。

（5）肺血管炎和纤维纵隔炎：肺血管炎是指以肺血管壁的炎症性改变为主要病理改变的一组疾病，可出现肺动脉高压。多伴有发热、乏力、关节痛和皮损等全身症状，有时伴咯血。继发性血管炎如贝赫切特综合征有原发病的改变，血抗中性粒细胞胞质抗体阳性（ANCA，包括 C-ANCA 及 P-ANCA）。确诊依赖于病理检查。

（6）肺血管占位性病变：在某些情况下，肺动脉平滑肌肉瘤在影像学上也可以表现为充盈缺损或通气灌注显像出现灌注不良，在影像学上往往难以区分，当影像学检查提示存在主肺动脉和单侧肺血管阻塞，或以单侧肺血管阻塞为主时，应注意排除其他异常病变的可能性，如肺动脉肉瘤、肿瘤病变、纵隔纤维化等。

（7）风湿性心脏病：风湿性心脏病二尖瓣关闭不全绝大多数合并有二尖瓣狭窄，往往有双期杂音，心脏超声示左心房左心室增大为主及风湿性心脏病二尖瓣病变表现。

（8）冠状动脉粥样硬化性心脏病（冠心病）：CTEPH 患者可表现为劳力性气短、胸闷及心悸，部分患者有胸痛，乏力等症状，易误诊为冠心病。冠心病多以心电图左心缺血性 ST-T 改变为特征，而 CTEPH 以肺动脉高压、心电图电轴右偏、右心房右心室扩大、右心衰竭为主及发绀较明显，可帮助鉴别。

（9）心肌病及心肌炎：部分 CTEPH 患者因有胸闷、心悸、气促、乏力、心脏扩大、心力衰竭等表现，易被误诊为扩张型心肌病及心肌炎。扩张型心肌病或心肌炎并发心力衰竭时均以全心病变为主，尤以左心扩大为著，很少有明显肺动脉高压及右心衰竭表现而左心无明显改变者。

（蔡柏蔷）

401 • 临床上如何治疗慢性血栓栓塞性肺动脉高压（CTEPH）？

CTEPH 引起的肺动脉高压内科治疗往往是姑息性的。严重的 CTEPH 病例，如果阻塞部位处于肺动脉近端，可考虑行肺动脉血栓内膜剥脱术。手术后多数患者血流动力学可明显改善，肺功能状态与生存期明显延长。

（1）一般治疗

1）适当活动，减少创伤性检查：CTEPH患者在运动时因肺血管收缩更明显，肺血液流速增加而肺血管阻力明显增加，右心搏量不能适应周围器官氧耗需要的增加和体循环血管阻力的下降，运动时可发生心源性猝死；此外应避免一些非必需的创伤检查。

2）避免加重病情：a. 避孕：妊娠和分娩可导致病情突然恶化。雌激素类避孕药的应用进一步增加高凝，加重肺动脉高压，因此应禁用。b. 避免低氧环境：低氧可加重患者原有的肺血管收缩，加重肺动脉高压，因此应避免高原生活。c. 控制肺部感染：肺动脉高压患者容易发生肺炎而且病情进展较快对肺炎应积极预防，一旦发生应迅速诊断和积极治疗。d. 慎用某些容易加重病情的药物：减肥药物，如阿米雷司、芬氟拉明、α-肾上腺类药物以及非类固醇抗感染药物如吲哚美辛（消炎痛）能增强低氧性肺血管收缩，应慎用。影响双香豆素衍生物代谢的药物或可增加胃肠出血危险的药物在抗凝过程中应慎用。

（2）内科治疗：内科治疗主要适应证：①严重的远端血栓栓塞性病变而不宜接受手术治疗；②血流动力学状态极差的患者，手术风险高，可将药物作为手术前的"过渡"治疗；③术后持续或遗留有肺动脉高压的患者；④由于严重合并症会增加术后病死率，手术治疗存在禁忌等。

1）内科治疗药物：抗凝剂、利尿剂、洋地黄制剂、钙通道阻滞剂等可以在CTEPH患者中应用。抗凝治疗可防止新血栓的形成和PTE再发，并可能促进部分血栓溶解、再通。常用的药物为华法林，口服华法林可防止肺动脉血栓再形成和抑制肺动脉高压进一步发展。剂量为：3.0~5.0mg/d，根据INR调整剂量，保持INR为2~3。目前推荐终身抗凝治疗。存在液体负荷过多时，利尿剂治疗有效，而长程氧疗可缓解低氧血症。钙通道阻滞剂已被应用于CTEPH，但是，如同IPAH一样，由于肺血管反应不佳，使其作用有限。也可服用抗血小板集聚药双嘧达莫、小剂量阿司匹林等。对于远端小动脉水平有栓子阻塞应用血管扩张剂可取得理想效果。对于尚未出现右室功能衰竭的患者，可考虑应用钙拮抗剂，常用的药物有硝苯地平等，用量较常规用量大。有明显右心衰竭时可应用强心药、利尿剂或血管紧张素转换酶抑制剂（ACE-I）。

2）新型靶向治疗药物：包括前列环素类似物、内皮素受体拮抗剂以及磷酸二酯酶-5抑制剂等。

前列环素类似物：前列环素是由血管内皮细胞产生的内源性物质，可导致血管舒张、抑制血小板活性，并可能具有抗增生作用。现已证实前列环素类似物可降低PVR和改善心功能。

依前列醇（epoprostenol）：持续静脉注射，常用剂量22~45ng/（kg·min）。CTEPH患者经静脉持续依前列醇治疗，患者的临床状况、运动耐量和心功能分级显著改善。

贝前列素钠（beraprost sodium）：长期口服可改善心功能，降低肺循环阻力，提高活动能力，降低外周血脑钠肽及尿酸水平，延长生存期。用法：口服，≥40μg，每天4次。

伊洛前列素（iloprost）：雾化吸入12周后可改善CTEPH患者的心功能，提高生活质量，延长6分钟步行距离。

内皮素受体拮抗剂：内皮素是一种活性最强、作用持续时间最持久的缩血管物质，参与了 PAH 的发病过程。CTEPH 患者血浆内皮素浓度升高，同时，其肺血管平滑肌细胞的 B 型内皮素受体也增加。

波生坦（bosentan）：口服后可降低 mPAP，减轻右心衰竭，提高运动耐力和生活质量。在同等有效的情况下，波生坦较依前列醇更便于给药。用法：口服，初始剂量 62.5mg，目标剂量 125mg，每天 2 次。

磷酸二酯酶-5（PDE-5）抑制剂：PDE-5 在肺内可充分表达，是一种稳定第二信使环磷酸鸟苷（cGMP）的酶，cGMP 是一种对吸入一氧化氮和前列腺素类物质后肺血管舒张反应起调节作用的关键介质。西地那非（sildenafil）是 PDE-5 的抑制剂，口服西地那非可明显舒张肺血管。用法：25~100mg，每天 3 次。如与吸入伊洛前列素联合应用，则扩张肺动脉作用明显增强。

鸟苷酸环化酶激动剂：利奥西呱（riociguat）是一种新型靶向药物，能激活鸟苷酸环化酶，促进环磷酸鸟苷合成，从而抑制 PAH 的进展。2013 年被 FDA 批准用于 PAH 及慢性血栓栓塞性肺动脉高压（CTEPH）患者。Ⅲ 期临床试验中，CTEPH 试验组比对照组 6MWD 增加了 46m，PAH 试验组则增加了 36m，同时所有 PAH 患者的临床症状、血流动力学指标、心功能分级均得到显著改善。

（3）外科手术治疗：外科手术治疗主要肺动脉内膜剥脱术（pulmonary endarterectomy，PEA）和肺移植。目前认为 PEA 可以治愈 CTEPH，术后右心室和肺部血流动力学可以立即改善并稳定长达 2 年以上，显著改善 CTEPH 患者的预后。但 PEA 适应证较严格，如存在以下情况则视为禁忌：① 远端肺动脉血栓栓塞；② 严重的潜在疾病（如严重的慢性阻塞性肺疾病或严重左心室功能紊乱）和危险因素（如微血管疾病）。肺移植适用于终末期患者，PEA 手术禁忌、且药物治疗下仍恶化患者，移植术后需终身免疫抑制治疗。

1）肺动脉内膜剥脱术：手术适应证如下：a. 影像学明确诊断，病变局限于主肺动脉及其主要分支。术前 CTPA、右心导管及肺动脉造影检查，能明确血栓所在的位置和范围；可通过手术而获得血流动力学改善。b. 静息或运动状态下出现血流动力学和通气功能异常，肺血管阻力（PVR）300~2000d/(s·cm^5)；c. 手术适应证选择中的几个特殊情况：①静息状态下肺动脉压仅轻度升高但运动后明显增高者；②在高原地区，静息状态下血流动力学正常或接近正常，而运动时明显变化；③单侧肺动脉阻塞或以单侧阻塞为主，而血流动力学正常。

禁忌证：存在严重的潜在的肺部病变（如阻塞性或限制性肺病）及危及生命的其他严重疾患。高龄、严重的右室衰竭以及侧副支病变可能会影响对危险性的评价，但不是绝对禁忌，这种情况下应谨慎评估。

2）经皮腔肺动脉成形术（percutaneous transluminal pu1monary angioplasty，PTPA）又称经皮球囊肺动脉成形术（percutaneous balloon pulmonary angioplasty，PBPA），是利用导管造影定位远端闭塞肺小血管，再用导丝通过闭塞段，使用球囊扩张肺血管让闭塞血管重新开放的技术。

3）肺移植：对于那些不能选择血栓内膜剥脱术的患者可考虑肺移植。

（蔡柏蔷）

402 • 什么是脂肪栓塞综合征？

脂肪栓塞综合征是脂肪微滴栓塞肺微血管和其他器官微血管床而造成的一种临床综合病症，主要临床表现是呼吸衰竭、脑功能不全和皮肤瘀斑。脂肪栓塞综合征常为骨盆和长骨创伤性骨折后的一种早期并发症，尤其好发于股骨骨折。长骨骨折后发生脂肪栓塞综合征的可能性为 2%~25%，这与诊断标准有关。

（1）诊断：创伤性骨折后 72 小时内，如出现以下几种临床表现中的任何一种，均应考虑该综合征的可能性。①不可解释的呼吸困难、心动过速、低氧血症以及胸像出现的双肺弥漫性浸润阴影；②不能解释的昏迷或其他脑功能不全的征象；③上半身皮肤瘀斑，包括腋部，结膜和口腔黏膜。如果以上三种情况都存在，脂肪栓塞综合征的诊断则可肯定，如伴有视网膜绒毛性渗出以及不可解释的发热，则进一步支持该诊断。如果在创伤后 72 小时之后出现肺功能不全的症状和体征，更可能的原因为肺水肿，此与大量输液，吸入性肺炎、败血症或静脉血栓有关。目前尚无诊断脂肪栓塞综合征的实验室检查指标。然而，支气管肺泡灌洗以及灌洗液中细胞的中性脂肪染色也许有帮助。在典型的脂肪栓塞综合征患者的灌洗液中，在细胞内可发现大量的脂肪微粒。然而，在正常人或其他原因所致的呼吸窘迫患者的肺泡灌洗液中，细胞内罕见有脂肪微粒。利用 Swan-Ganz 导管，在测定肺毛血管楔压的部位抽取血液，在显微镜下检查脂肪微粒，这是另一种用于诊断脂肪栓塞综合征的方法。

（2）发病机制：从阻塞肺微血管的脂肪微粒中释放出脂肪酸，可造成血管内皮损害，并使微血管的渗透性增加，以及液体漏到肺间质中。但是造成肺损伤尚有其他原因。涉及血栓、炎症介质和炎性细胞的各种产物。脑部的脂肪栓塞，是旁路通过肺微血管床或通过右向左的心内分流来实现的。近来经食管超声心动图研究表明：在手术治疗长骨骨折时，脂肪微粒可通过卵圆孔形成反向栓塞。低氧血症可解释部分病例的脑功能不全，另外脑部症状可能与脂肪栓塞后造成的出血或坏死有关。

（3）治疗：主要是支持疗法，以及维持适当的动脉血氧饱和度。吸氧后可使氧分压保持在大致正常的范围内，即 75~90mmHg。如必要可行气管插管和呼吸机治疗，使用 PEEP 后可降低吸氧浓度。其次应限制液体摄入，如果体循环的血流灌注能维持，可应用利尿剂使肺内体液的累积降到最低量。皮质激素的应用尚有争论，但是短期内使用激素能阻断该综合征的进展（如甲基泼尼松龙 1.5mg/kg，q8h，静脉滴注）也可试用低分子右旋糖酐 500~1000ml 静脉滴注，以改善微循环。脂肪栓塞综合征的病死率<10%。

（蔡柏蔷）

参 考 文 献

[1] Rubin IJ, Hoeper MM, Klepetko W, et al. Current and future management of chronic thromboembolic pulmonary hypertension: from diagnosis to treatment responses. Proc Am Thorac Soc, 2006, 3 (7): 601-607.

[2] Kim NH. Assessment of operability in chronic thromboembolic pulmonary hypertension. Proc Am Thorac Soc,

2006, 3 (7)：584-588.

[3] Coulden R. State-of-the-art imaging techniques in chronic thromboembolic pulmonary hypertension. Proc Am Thorac Soc, 2006, 3 (7)：577-583.

[4] Reddy GP, Gotway MB, Araoz PA. Imaging of chronic thromboembolic pulmonary hypertension. Semin Roentgenol, 2005, 40 (1)：41-47.

[5] Dartevelle P, Fadel E, Mussot S, et al. Chronic thromboembolic pulmonary hypertension. Eur Respir J, 2004, 23 (4)：637-648.

[6] 2014 ESC Guidelines on the diagnosis and management of acute pulmonary embolism：The Task Force for the Diagnosis and Management of Acute Pulmonary Embolism of the European Society of Cardiology (ESC) Endorsed by the European Respiratory Society (ERS). European Heart Journal 2014, 35：3033-3080.

[7] Jaff MR, McMurtry MS, Archer SL, et al. Management of massive and submassive pulmonary embolism, iliofemoral deep vein thrombosis, and chronic thromboembolic pulmonary hypertension：a scientific statement from the American Heart Association. Circulation, 2011, 123：1788-1830.

十八、上气道阻塞

403 • 上气道阻塞的病因有哪些？

上呼吸道阻塞的部位和病因不同，临床表现和处理方法也不一样，故应首先了解可以发生上气道阻塞的各种病因（表18-1）。在众多病因中，比较常见和值得重视的有：①气道壁的病变，如炎症、肿瘤、脓肿、外伤等；②气道腔内病变，如异物、气道黏液栓或痰栓等；③气道外部压迫，如甲状腺肿、食管异物对气道的压迫、上腔静脉阻塞引起的血管性压迫等；④功能性障碍，如气管软化、舌后坠、声带功能紊乱引起的功能性喘鸣、阻塞性睡眠呼吸暂停综合征等；⑤医源性疾病，如人工气道（气管插管或气管切开后）的并发症，口腔、咽喉手术后并发症，药物引起的血管性水肿等。

气道阻塞的部位不同，引起阻塞的常见病因也有所区别。

表 18-1　成人或儿童上呼吸道阻塞的原因

1. 化脓性腮腺炎
2. 鼻阻塞：新生儿先天性后鼻孔闭锁、儿童期增殖体肥大、鼻腔异物或肿瘤、鼻息肉、肥大性鼻炎、鼻窦炎
3. 扁桃体增生或扁桃体周围脓肿
4. Ludwig 咽峡炎
5. 舌：巨舌、舌下血肿、舌蜂窝织炎、昏迷或全麻所致舌后坠
6. 咽：咽后或咽旁脓肿、鼻咽部巨大息肉或肿瘤
7. 喉：喉畸形、喉隔、喉癌、错构瘤、喉外伤后狭窄、喉水肿（包括过敏反应所致血管神经性水肿、气管插管拔管后、烧伤、化学灼伤、撞击或切割伤或手术损伤所致水肿）、急性喉炎、喉结核、喉结症、白喉；急性会厌炎、会厌脓肿、过多勺状会厌襞；声带麻痹（单侧麻痹见于鳞癌、喉返神经损伤、迷走神经损伤；双侧麻痹见于喉肌张力障碍、精神抑制药物、橄榄体脑桥小脑的萎缩、低钾或低钙血症、复发性多软骨炎、颅内肿瘤）、喉运动障碍、喉内异物嵌顿

续　表

8. 气管：气管软化、气管肿瘤［鳞癌、腺样囊肿、霍奇金病、卡波（Kaposi）肉瘤］、气管受压［甲状腺肿、甲状腺癌、食管异物、食管失弛缓症、血管性压迫（动脉穿刺、胸主动脉破裂、上腔静脉阻塞、主动脉夹层动脉瘤、肺血管悬吊、无名动脉瘤）、中心静脉导管的液体外渗、支气管囊肿、霍奇金病纵隔受累］、气管狭窄（声门下喉气管支气管炎、Wegener 肉芽肿、气管造口术后、气管插管后）、气管外伤、气管异物、来自气管导管的黏液栓或痰栓、急性气管炎

（俞森洋）

404 • 如何诊断上气道阻塞？

对上气道阻塞的诊断，包括确定阻塞的部位和原因。在意识丧失的患者，气道阻塞的最初体征是不能用人工呼吸袋-活瓣面罩来通气，或提颌动作不能打开气道。在神志清楚者，呼吸困难、喘鸣、声音改变、打鼾、吞咽困难、吞咽痛和颈或面部肿胀都是提示有不完全气道阻塞或即将发生完全性气道阻塞的体征。发绀是晚期体征，严重气道阻塞患者，在发生心血管萎陷之前，为了生存，会尽全力维持适当的呼吸，从而消耗最后的能量储备。

初始时评价的目标是确定气道受损害的严重程度，如果气道受损害是严重的或一时不能明确的，那么需要立即对气道进行处理，使之稳固并保持通畅。如果通气是恰当的，那么可慎重仔细地对气道作进一步的检查和评价。肺功能检查，动脉血气分析，对气道通畅程度的临床评价并无太多帮助。当动脉血气明显恶化时，患者的情况通常已较危重。常用的检查和评价方法有：气道的放射影像学检查（包括气道的侧位和前位软组织 X 线片，气道 X 线断层摄影），CT、磁共振成像（MRI），食管吞钡 X 线摄片。无创性检查包括肺功能试验，尤其是流量-容量环描记，进行纤维支气管镜（简称纤支镜）或硬管镜检查在某些病例也许是必要的。

（1）临床表现：应迅速识别急性上呼吸道阻塞的症状和体征。急性完全上气道阻塞的体征常常是很明显的，患者通常有不能呼吸、说话和咳嗽，严重气流受阻的表现。急性食物窒息患者常非常痛苦，用手紧抓自己喉部。烦躁不安、惊恐、强烈地呼吸用力、发绀、意识丧失时呼吸减弱，如不迅速缓解阻塞，2~5 分钟内可导致死亡。不完全气道阻塞的症状和体征即取决于阻塞的性质和程度。部分气道阻塞的体征有憋气、堵塞、流涎、咳嗽、吸气性喘鸣伴胸壁和肋间肌的强力收缩。强烈的吸气用力可引起皮肤淤斑和皮下气肿。开始代偿时呼吸是快速的，呼吸动度增加，当进展至完全阻塞时，呼吸运动减弱，意识丧失是严重低氧血症和高碳酸血症的晚期表现。心率缓慢和低血压是心跳停搏的预兆。医源性气道阻塞常有气管插管或气管切开史。呼吸困难可分为吸气性，呼气性和混合性呼吸困难。吸气性呼吸困难表现为吸气时间延长，吸气费力和三凹征（幼儿明显），常提示为上气道阻塞。支气管痉挛或气管旁压迫则多呈呼气性呼吸困难。气管内异物或肿瘤随异物或肿瘤的部位以及在气管内形成活瓣的方向，可引起吸气、呼气或双相呼吸困难。喘鸣音被认为是上气道阻塞的特异性体征，与哮喘的鉴别点是，喘鸣音的吸气时间延长和响声主要分布于

颈部。

在临床上医生首先应该对病变进行定位，因为只有确定阻塞的部位，才能开始紧急的处理。环甲膜切开和气管切开并不能缓解所有患者的急性上气道阻塞，例如，气管下部的异物并不能经气管切开而使气道阻塞症状缓解。仔细听诊患者产生的声音有助于呼吸道病变部位的确定。喘鸣（stridor）音常来源于胸廓入口水平以上上呼吸道任何部位的阻塞，而喘息（wheezing）时病变一般低于此水平。喘鸣在吸气或呼气时发生也有助于阻塞部位的确定，喘鸣只在吸气时听见（吸气性喘鸣）常提示胸外气道阻塞，通常是声门或声门以上气道阻塞；呼气性喘鸣或喘息通常来自声门以下区域。真声带的病变导致声嘶（不是声音减低）。双相喘鸣常为声门下或气管阻塞。喘鸣音的存在表明气道阻塞是严重的（阻塞处管径<5mm），喘鸣音强度若随颈的屈伸而改变，提示为胸廓出口处病变。

喘鸣的特征也可以提示其来源的线索，高调喘鸣提示声门病变。睡眠时喘鸣音更响亮可能是继发于喉软化，这是由于声门以上肌肉的松弛。仅在睡眠时发生喘鸣，最可能是来源于鼻的病变。俯卧位时喘鸣音变得柔软表明是喉软化或是前咽部或喉的移动性病变。

犬吠样咳嗽，夜间尤重，发生于儿童提示为喉气管支气管炎（克鲁布）；而流涎、吞咽困难、发热、无咳嗽则可能为急性会厌炎。说话声音的特征也是诊断的有用线索，声嘶常见于单侧声带麻痹、喉气管炎（克鲁布）；双侧声带麻痹则大多声音正常伴喘鸣，因为声带可均等震动；声音的压抑（无声嘶）常提示声门之上病变，如会厌炎；所谓"热土豆"声音（宛如口含食物，含糊不清）可表明口腔脓肿或Ludwig咽峡炎。

（2）特殊检查

1）流量计检查：此检查虽经常采用但对诊断气道阻塞并不敏感，只有气管阻塞处直径≤8mm时，流量-容积（F-V）环才能显示异常和呼气峰流速降低。不同病变部位和类型可出现其相应的特征性的F-V环（图18-1）。

F-V环的锯齿征，原认为可表明阻塞性睡眠呼吸暂停，现认识到锥体束外系疾病、帕金森病，喉运动障碍和上气道灼伤均可呈F-V环锯齿征。F-V环呈双峰可表明气道阻塞位于胸腔入口。有研究表明：$FEV_1/PEFR$（呼气峰流速）$\geqslant 10ml/(L \cdot min)$对上气道病变的诊断有佐助，但$FEV_1/PEFR$正常并不能排除上气道病变。

2）X线平片：胸部正侧位X线平片可作为筛选性检查，可观察有无气管移位、受压，异物或血管异常（如主动脉瘤等）。吸气头伸位颈部片对鉴别喉气管炎（克鲁布）和会厌炎有帮助，"尖顶征"是典型克鲁布的X线征象，阳性率40%~50%，同时，后前位颈片可见声门下区狭窄；会厌炎患者的颈部侧位片可显示肿胀的会厌和下咽部扩张。颈片诊断克鲁布或会厌炎的总阳性率为38%，儿童为54%，成人低至3%；而颈部侧位片诊断会厌炎的假阳性率为24%~30%。由于颈部侧位片的诊断准确性不佳，且可能延误抢救时间，故有人不主张做此检查。

3）上气道体层摄影和CT检查：常规体层摄影如今已逐渐被CT取代，但有以下指征时仍应做常规体层摄影：①插管后气管狭窄并需除外纵隔异常；②病变长度的术前评估，这比CT显示好，因为CT的冠状和矢状位影像重建受限；③支气管吻合术的术后评价。上气道CT检查能清楚显示气道、纵隔内肿瘤、气道受压病变和血管病变，缺点是不能长轴位

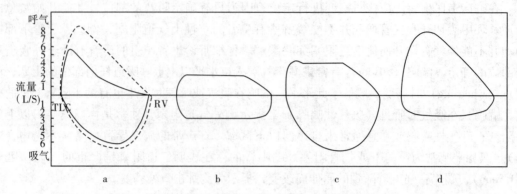

图 18-1　不同病变引起流量-容积（F-V）环的不同改变

注：a：下气道阻塞（如慢性阻塞性肺疾病或哮喘），虚线表示正常的 F-V 环；b：固定的，非可变性阻塞（如气管内的纤维环）；c：可变性阻塞，胸内病变（如下段气管的肿瘤）引起；d：可变性阻塞，胸外病变（如声带肿瘤或麻痹）引起

显示气管。高速螺旋 CT 的扫描时间短，允许动态评价气道情况，但该装置尚未普及，难以广泛应用。

4）上气道磁共振检查：可清楚显示先天性喘鸣、声门下喉炎和气管狭窄的特异形态病理改变。好处为：可以多平面显示、没有 X 线损伤和不必注射造影剂。上气道阻塞的患儿可以优先采用。缺点为检查费用较高。

5）内镜检查：喉镜、支气管镜检查可直接观察咽、喉、气管和支气管的病变部位、性质，气道狭窄系腔内堵塞或外压所致？并可对病变行钳取活检或刷片做细胞学检查。怀疑喉部阻塞者，首选间接喉镜检查。直接喉镜和支气管镜均有硬管镜和纤支镜两类，纤支镜管径小，可随意弯曲，只需局麻，检查和诊断气道狭窄时采用较多。硬管镜管腔大，不易堵塞，在保障气道通畅和摘取异物方面，有其独特作用。内镜检查需注意：a. 急性会厌炎、克鲁布患者内镜检查时需给予恰当麻醉和动作轻柔，并备好紧急气管插管；b. 严重气道狭窄者应用纤支镜检查可能加重缺氧和呼吸困难，检查时应给予氧疗等预防措施；c. 内镜不能通过狭窄部位时不能强行通过，狭窄远端情况可结合 X 线摄片来诊断。欲行内镜检查的患者，一般应该是清醒的，能配合的。检查术前应做好局部或全身麻醉。在创伤患者，内镜检查也可能加重软组织出血和水肿。

（俞森洋）

405·上气道阻塞的治疗原则有哪些？

治疗总原则为建立通畅的气道、纠正缺氧、改善通气、解除气道阻塞，并治疗各种并发症。不完全或完全性上气道阻塞时的处理程序参见图 18-2 和图 18-3。

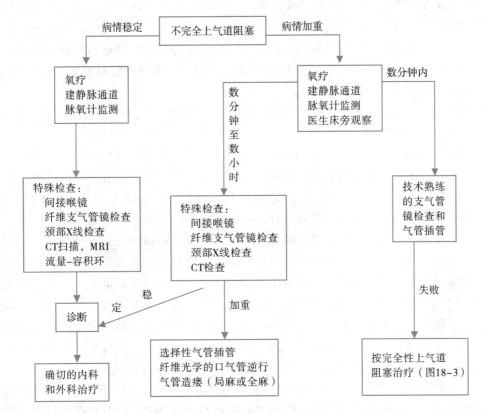

图 18-2　部分气道阻塞的处理程序

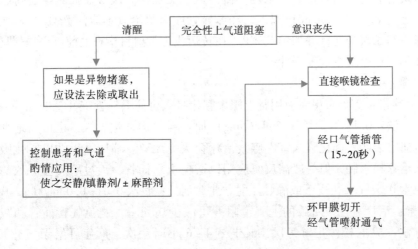

图 18-3　完全上气道阻塞时的处理程序

对不完全性上气道阻塞的患者，如病情稳定，可给予吸氧，静脉补液和在氧饱和度

（SaO_2）监测的情况下，进行一些特殊的检查，如进行喉镜、纤支镜、颈部 X 线影像学检查及肺功能检查，以明确病因进行积极治疗。如病情不稳定，可在初始治疗的同时密切观察，不完全上气道阻塞有可能在较短时间内使病情趋于稳定，然后进行检查，明确病因和积极治疗，如在观察中病情加重，则应分别不同情况，采取保持气道通畅的措施和方法，在病情稳定后再采用相应的检查方法。

对完全性气道阻塞患者，应首先采取措施保持气道通畅，待病情稳定后再进行检查。

（1）常用救治措施

1）保证气道通畅：意识障碍或无力咳痰者应加强气道吸引，及时清除上气道的痰、黏液或食物、胃反流物，刺激或鼓励其咳嗽。昏迷、舌后坠、喉上气道阻塞者可插入口咽通气导管，口咽导管短，不能有效清除分泌物故只能短时应用。如病情恶化，呼吸困难加重，可在局麻或全麻下行气管插管或气管切开，对药物治疗无效、全身情况差者应尽早建立人工气道，以免发生窒息或心力衰竭。紧急状况可作环甲膜穿刺或切开或经皮经气管喷射高频通气。其方法是：用一较粗的静脉内导管经环甲膜穿刺后送入气管，将高频喷射通气机与插入的导管连接进行高频通气。此法比气管切开或环甲膜切开要迅速。呼出气体需经声门漏出，通气时需注意胸部的运动情况，如果呼气管阻塞，可发生致命性气压伤，后果严重。在完全性上气道阻塞的患者不能应用此法。一切保持气道通畅和建立人工气道所需要的设置如吸引装置、口咽管、不同规格的气管插管及插管装置、气管切开套管、喉镜、纤维支气管镜、经气管高频喷射通气机及药品必须配备，随时方便应用。

2）严密监护提供恰当氧疗：严密观察患者的呼吸情况和生命体征，给予心电示波和氧饱和度连续监测。因上呼吸道阻塞导致低氧血症和组织缺氧者，应及时提供氧疗。严重低氧血症，不伴有高碳酸血症者可给予 60%～80% 的高浓度氧，提高 PaO_2 达 60mmHg 以上，待气道阻塞缓解后再酌情降低吸氧浓度。慢性低氧血症伴高碳酸血症者给予持续低流量控制性氧疗，提高 PaO_2 达 50mmHg 以上。经鼻导管或面罩给氧不能使 PaO_2 达起码的安全水平时，应考虑给予机械通气并加用 PEEP。在转运或去放射科检查之前，必须保证气道的通畅，并应评估转运过程中的安全性。

（2）药物治疗

1）肾上腺素：克鲁布患者应用肾上腺素雾化吸入可使喉气管支气管的黏膜收缩，黏膜水肿减轻。方法：0.1% 肾上腺素 5ml（5mg）加入雾化器雾化吸入，也可与地塞米松联合应用。但有研究表明：雾化吸入肾上腺素治疗会厌炎无效。临床上也常以雾化吸入肾上腺素的方法来治疗喉水肿，但一般需反复应用以避免重新插管。因过敏反应导致的喉水肿可首选肾上腺素 0.5～1mg，皮下或静脉注射。儿童剂量：每次 0.01～0.02mg/kg，皮下注射。

2）激素：治疗克鲁布所致的上气道阻塞可减少病死率，避免气管插管和减少住院时间，应用方法：泼尼松，儿童每次 1mg/kg，4～6 小时一次，重症可给予氢化可的松 3～4mg/kg，稀释后静脉注射，4～6 小时滴完。也可雾化吸入激素。应用激素治疗会厌炎尚有争论，有人认为弊多利少。临床上也常应用激素来预防拔管后喉水肿，但确切疗效尚未肯定。

（3）吸入氦-氧混合气体：此法已用于治疗上气道阻塞，包括儿童患者气管插管拔管后的喘鸣、气管狭窄、气管受压、哮喘持续状态和血管性水肿。80% 的氦和 20% 的氧混合，其气体密度仅为空气的 1/3，而黏度仅轻度增加，因低密度混合气体的吸入可减少涡流的产生，所以可显著降低气道阻力，减少呼吸功、氧耗量、CO_2 产量，防止呼吸肌疲劳的发生。同时氦-氧混合气体还可促进 CO_2 的弥散，改善肺内气体分布。此法只是暂时性措施，方法本身不能解决气道阻塞的问题，因此在吸入氦-氧混合气体同时，应积极寻找气道阻塞的病因，并针对病因采取根治性措施。

（4）原发病的治疗：针对病因采取不同的治疗方法，如细菌感染则应用抗生素，过敏反应所致则应用抗过敏药物，气道痉挛可应用舒张气道和平喘药物。对于气道的占位性病变，近年来已倡导经气管镜或喉镜行激光、光敏、冷冻、透热（高频电刀）疗法，气道腔内的恶性肿瘤可行腔内放疗，气道受压可放置内支架（stents）。有适应证者也可选择外科手术治疗。

（俞森洋）

406 • 如何诊断和治疗会厌炎引起的上气道阻塞？

会厌炎是声门以上喉的细菌性感染，年幼儿童最常患病，会厌炎在儿童的发生率为 6/10 万，但成人也可发生，年发生率约 1/10 万。以下临床表现提示会厌炎的诊断：4~8 岁患者，既往健康，发病突然，在患上呼吸道感染以后发生喉咙痛、克鲁布的鼻卡他前驱症状，迅速出现吸气性呼吸困难，张口呼吸，前倾坐位。无咳嗽但流涎增多，吞咽困难并伴喘鸣，声音压抑但没有嘶哑。当怀疑会咽炎时不宜贸然进行口咽部检查，以免恶化气道阻塞，应在备好气管插管和应用适量麻醉剂后，由耳鼻喉科医生来检查口咽部，儿童急性会厌炎的常见致病原为嗜血流感杆菌。

成人会厌炎的表现多种多样，不像儿童那么典型，成人常仅表现为喉痛、吞咽痛或吞咽困难，因此，成人会厌炎的诊断常因表现不明显而误诊。喉镜检查或颈部 X 线侧位片可见肿胀的会厌，成人发生会厌炎的原因尚不确定，感染的致病原除嗜血流感杆菌外，尚有肺炎球菌、A 和 F 组链球菌、金黄色葡萄球菌和化脓性葡萄球菌等。血培养只有 24% 为嗜血流感杆菌阳性，其余的病例均不伴有菌血症。此外，扁桃体炎也可与会厌炎联合发生。但即使是成人，患急性会厌炎仍可引起严重气道阻塞的危险。因此对所有患咽喉痛、发热，即使是已发现扁桃体炎的患者，医生也应仔细检查会厌。

会厌炎患者可突然发生喉痉挛和完全气道阻塞，因此一旦怀疑此诊断，应由技术熟练的医生行紧急气管插管或在床旁行气管切开。如果有提示气道受损害的症状，必须采取保障气道稳定的措施，可以在床旁或在手术室内进行。如果患者的病情还不需采取紧急治疗措施，那么可摄侧位气道的 X 线片，医护人员应始终在场。怀疑会厌炎的成年患者可谨慎地通过鼻咽进行可曲式纤维内镜检查。成年患者经口检查虽然不像儿童那样容易引起喉痉挛，但最好也不做此检查。不像儿童，有些成年患者如果能持续密切观察，并有紧急建立人工气道的措施随时可以应用，那么也不是必须气管插管。有研究提示，患者在症状开始后 8 小时内很可能发展为呼吸窘迫，而如果症状开始已 8 小时以上，那么病情可能已不会再继续进展，因此，也不一定需要建立人工气道。

会厌炎患者的会厌常出现肿胀、充血，侧位 X 线片可显示肿大的会厌。然而也有文献报道：有一些确诊会厌炎病例，在其侧位 X 线片上也可显示会厌形态是正常的。

会厌炎常需与喉气管炎相鉴别，喉气管炎的病程相对良性而病死率低，急性会厌炎即可迅速发生严重气道阻塞而危及生命。诊断会厌炎后，无论是否决定气管插管，均应住入 ICU。尚未气管插管的成年患者，应床旁备好气管插管装置或气管切开包。给予吸入充分湿化的氧和静脉补液，抽血做血培养以确定致病菌，应用对嗜血流感杆菌有效的抗生素。一般说来，已气管插管的患者并不需要机械通气，可连接 T 形管用低压支持。会厌炎常在恰当的治疗后迅速消退，患者通常在 2 天内退热和拔管。

（俞森洋）

407 • 如何诊断和治疗血管性水肿？

血管性水肿，又称 Quincke 水肿，其特点为：无痛和境界清楚的非可凹性水肿一过性发作，常累及面部、眼睑、唇、舌和黏膜，发生喉水肿时可致严重气道阻塞而危及生命。危及生命的喉水肿约占血管性水肿的 20%，若未采取及时有效的治疗，病死率高达 50%。血管性水肿是由毛细血管内血浆渗漏到黏膜下组织引起的，可导致受累区域的迅速肿胀。导致血浆漏出的机制也许是补体系统的激活，或组胺从肥大细胞的释放。血管性水肿的原因很多，包括过敏反应，自体免疫现象和酶的缺陷。

肥大细胞引起的血管性水肿被经典地描述为 IgE 介导的过敏反应，IgE 介导的速发型过敏反应常迅速发生上气道水肿，并与荨麻疹有关。但其他机制也可触发肥大细胞释放组胺。例如，药物（如可待因）和食物（如草莓）都可以通过非 IgE 介导的反应而成为组胺的释放剂。由组胺释放形式引起的血管性水肿通常对抗过敏反应的经典治疗（如给予肾上腺素，抗组胺药，皮质激素等）有良好反应。

自体免疫血管水肿证明 C_1 酯酶抑制物（C_1-INH）的水平正常，但 C_1-INH 的活性减低。目前的理论提示：自身抗体将 C_1-INH 酶分裂成几种无活性的形式，这些理论是根据，在产生功能性 105 kD C_1-INH 分子的患者中，发现有分离的周围血单核细胞，而从同一患者血浆中分离的 C_1-INH 相对分子质量为 96×10^3，并无活性。

遗传性血管水肿继发于蛋白，如 C_1-INH（C_1 酯酶抑制物）的缺陷。当血管性水肿继发于这种缺陷时，所发生的血管水肿的致命性倾向高于其他类型的血管性水肿，上气道水肿可持续进展数小时但无荨麻疹，文献报道的病死率高达 30%。获得性 C_1 酯酶抑制物缺陷通常与一些血液系统恶性病伴发。在急性发生病例，水肿对皮质激素和抗组胺药治疗无反应，但很需要给予 C_1-INH 浓缩剂，如果没有此浓缩剂，可给予新鲜冰冻血浆。预防性治疗包括 ε-氨基己酸和雄激素，如达那唑（danazol）的应用。

有报道，在接受血管紧张素转换酶（ACE）抑制剂治疗的患者中，有 0.1%~0.2% 的患者发生血管性水肿。水肿是轻度的，通常在治疗的第一周发生，停药后消失。然而血管性水肿也可以突然出现，即使药物已应用数年且既往顺应性好。有的患者在继续用药过程中也可消失。已有许多病例报道，因巨舌肿胀引起的致命性水肿需要紧急行经鼻气管插管或气管切开。其发生的病理机制尚不清楚。但可能是由于诸如缓激肽，P 物质和前列腺素等此类物质的降解受 ACE 抑制剂的妨碍而积聚的缘故。治疗方法：患者即使只有轻度症状，也应停用任何 ACE 抑制剂，一旦明确 ACE 抑制剂是血管水肿的原因，今后的应用也应十分慎重。要保证气道的通畅，直至肿胀消退。充分发展的水肿一般对肾上腺素，抗组胺药或皮质激素治疗无效，对消旋肾上腺素的反应还没有被完全强调。

因 C_1 酯酶抑制物缺陷而致非 IgE 介导的血管性水肿可由许多药物引起，如阿司匹林、非激素类抗感染药、吗啡、可待因和含碘造影对比剂等；也可以是原因不明的，或与体内存在循环免疫复合物的胶原血管疾病有关。

（俞森洋）

408 • 如何治疗气道异物引起的上气道阻塞？

异物吸入气管支气管常见于儿童，成人也可发生，尤其是老年人。在上气道或上消化道内镜诊治技术发明之前，气道异物的发生常意味着长期疾病或死亡。在过去的 20 多年里，因气道异物死亡的病例已明显减少。虽然，在小于 4 岁的儿童中，气道异物仍是第 1 位最常见的死亡原因，但常见的死亡发生于成年组。在所有意外窒息的患者中，大约有 50% 发生于 75 岁以上的老人。急性食物窒息（所谓"咖啡馆冠心病综合征"）是指患者进食时食物突然堵塞上气道而窒息。所谓"咖啡馆冠心病"是那样的常见，以至于有必要在公共就餐场所，普及所谓"Heimlich 动作"的急救技术（详见第 417 问），除高龄老人之外，醉酒或药物中毒，不恰当的义齿也是导致食物窒息的重要原因。异物误吸的危险因素有：因药物或饮酒引起的神志障碍，帕金森综合征等神经系统疾病，正常气道防御和咳嗽反射机制降低等。

大多数异物嵌顿在右主支气管，发生率依次减少的是：异物位于左主支气管、气管和喉。食管内大的异物也可压迫气管。气道异物的主要症状有咳嗽和喘鸣。如果患者伴有发热和疼痛，应怀疑有纵隔炎。虽然很多异物在 X 线片上不能直接看见，但摄颈部或胸部的侧位 X 线片常有助于确定诊断。有些患者，尤其是儿童，不一定有明确的异物吸入史。

如果高度怀疑气道异物，应进行硬质内镜的检查和取出异物。硬质气管镜去除异物的成功率高达 98%。如果患者的病情危重，呼吸已接近停止，尤其是异物、食物或大咯血误吸导致窒息者，应立即采取抢救措施。取头低脚高位，或抱起患者使其头朝下，助手托起下颌，将口撬开，取下义齿，清理口腔和咽喉内堵塞的食物或积血，然后经鼻插入粗导管，接吸引器强力吸引。或立即紧急地采用 Heimlich 动作来救治。可曲性纤维支气管镜检查用于气道异物的诊断是很好的，但用其取异物则有其局限性，因其管腔小，如果在操作时异物已阻塞声门，那么纤支镜操作对声门并没有保护作用。纤支镜的好处是不需要全身麻醉，可在床旁操作。纤维支气管镜在成年人气道异物的取出成功率为 60% 或更高些。

（俞森洋）

409 • 如何诊断和治疗双侧喉返神经麻痹导致的气道阻塞？

中枢性病变，迷走神经、喉上或喉返神经损伤可引起喉麻痹。双侧喉返神经麻痹常导致气道阻塞。喉上神经损伤引起的症状常很少，不易引起注意，例如唱歌高音区的丧失，或由于喉上区域感觉的丧失而偶发误吸。有高达 35% 的单侧喉返神经损伤不被发现，虽然在发音时，受累的声带不能移动，但对侧的真声带或同侧的喉上神经可以代偿。迷走神经损伤导致声带弛缓伴发音改变。然而迷走神经或单侧喉返神经损伤都不会引起气道阻塞，因为对侧声带的活动性仍是完好的。一侧喉返神经损伤可导致声带正中线的偏离，双侧喉返神经损伤可引起双侧声带不能活动，使得两侧声带之间的气道出现裂隙。

有许多原因可引起双侧声带麻痹（表 18-2），其中最常见原因是甲状腺手术以后。中枢神经系统疾病引起喉返神经麻痹是不常见的，只有巨大的病变才可引起，因为喉返神经是交叉支配的。

表 18-2　引起双侧声带麻痹的原因

原因	所占比例（%）
外科手术创伤（医源性）	25.7
甲状腺手术	18.0
非甲状腺手术	7.7
恶性肿瘤	17.0
气管插管	15.4
中枢神经系统疾病或肿瘤	12.8
隐源性	12.8
非外科手术创伤	11.1
类风湿性关节炎或其他炎症	3.4
以前的放射治疗	1.7

所有双侧声带麻痹的患者都需要外科手术治疗以防止气道的完全阻塞。治疗方法有：气管切开，使气道的阻塞旁路。切除一侧声带的外侧部分。通过外科的神经缝合术希望修复已严重受损的喉返神经几乎都是不成功的，不能恢复声带的外展肌功能。但已有报道应用神经-肌肉蒂技术取得成功。在此手术操作中，肩胛舌骨肌和它的支配通过舌下袢被移植到喉的外展肌上。

（俞森洋）

参 考 文 献

[1] Neff SP, Merry AF, Anderson B. Airway management in Ludwig's angina. Anaesth Intensive Care, 1999, 27：659.

［2］Khosh MM, Lebovics RS. Upper airway obstruction. //Parrillo JE, Dellinger RP. Critical Care Medicine. (2nd ed). Health Science Asia, Elsevier Science, 2001：808-825.

［3］中华医学会麻醉学分会. 气道异物取出术麻醉专家共识（2014）. 北京：人民卫生出版社，2014.

［4］田勇泉. 实用耳鼻咽喉头颈外科学. 北京：人民卫生出版社，2013.

［5］Papadopoulou-Alataki E. Upper airway considerations in hereditary angioedema. Curr Opin Allergy Clin Immunol, 2010, 10：20-25.

十九、咯 血

410 · 何谓咯血，大咯血的标准是什么？

喉及喉部以下的呼吸道和肺出血，经口咳出者称为咯血。咯血可以是各种严重疾病的重要表现，即使咯血量很少，也应予以高度重视。咯血的临床过程难以预料，有时，初始仅少量痰中带血，却可以是大量的致命性咯血的先兆。大咯血引起失血性休克而致死的比较少见，更常见的是大量的血淹溺肺泡，阻塞气道，因窒息和顽固性低氧血症而导致患者死亡。

对于大咯血的定义，尚无普遍公认的标准，对每日咯血量的规定从 100~1000ml。因为咯血的主要危险是窒息，而 24 小时咯血量 200ml 以上即有窒息的危险，因此近年来有人主张 24 小时咯血 200ml 以上即应视为大咯血。但为大家较多接受的标准是：24 小时咯血量 600ml 以上或一次咯血 500ml 以上称之为大咯血。

尽管文献中对大咯血规定的标准存在差异，但对大咯血致死危险性的相关因素则看法一致。研究表明，大咯血致死的危险与咯血量、出血速度、肺内潴留的血量以及患者基础肺功能储备相关，而与咯血的病因无关。年老体弱或久病无力者咳嗽乏力、基础肺功能差，即使只几口血痰，也可窒息致死。

咯血促使患者就医，大咯血在咯血患者中所占比例不到 5%，但大咯血患者中急性致命性出血的发生率达 7%~32%。迅速致死的大出血可以突然发生以致来不及采取有效抢救。而且事先 X 线胸片或临床征象都不能预示大咯血即将发生。患者报告的咯血量不应影响医生对其进行全面检查，因为咯血量的多少并不必然和基础疾病的严重性完全一致。这些患者所发生的出血倾向和难以预料的病程要求医生对患者进行迅速的评价和及时给予适当治疗。

（俞森洋）

411 · 咯血的原因有哪些？

据统计有 100 种疾病可以引起咯血，其中包括很多系统性疾病。较常见的和文献报道较多的原因列于表 19-1。在较早期的文献中，90% 以上的大咯血是由于支气管扩张、结核病和肺脓肿引起的。由于防结核技术的普遍开展，新生儿百日咳疫苗的接种，抗菌药物的普及和及时应用，结核病和支气管扩张所致咯血的发生率已显著下降。尽管发生了这些变化，但结核病、支气管扩张至今仍是大咯血的重要原因。随着肺癌发病率上升，肺癌所致咯血发生率也较以往显著增加，已成为咯血的最常见原因之一。近年国内报告咯血的原因主要见于肺结核（52.9%）、支气管扩张症（22.7%）、肺癌（6.6%）和肺炎（3.1%）等4种疾病。国外 Imgrund 等（1985）复习 11 篇文献报道的共 456 例（1961~1983 年）大咯血病因：结核病占 201 例（44%），炎症性肺疾病 197 例（43%），癌症 32 例（7%），其他26 例（5%）。

表 19-1　咯血的原因

1. 支气管肺疾病：支气管炎、支气管扩张、肺栓塞、囊性纤维化、泡性肺气肿、尘肺、支气管肺囊肿
2. 感染：肺结核、支气管内膜结核、肺脓肿、足分支菌病（mycetoma）、肺炎（葡萄球菌、肺炎球菌、克雷伯菌、肺炎军团菌等）、寄生虫［肺吸虫病、阿米巴病、蛔虫病、华支睾吸虫病、肺包虫（棘球蚴）病、钩虫病、类圆线虫病、旋毛虫病］、真菌（曲菌属、球孢子菌属、毛霉菌属、马杜拉分枝菌属、组织胞质菌、芽生菌属）、病毒（流感、水痘、流行性出血热）、肺出血型钩端螺旋体病
3. 肿瘤：肺癌（鳞癌、小细胞癌等）、支气管腺瘤、肺转移癌
4. 创伤：主动脉瘤、胸部钝伤或穿透伤、支气管破裂、脂肪栓塞、气管-无名动脉瘘
5. 心脏疾病：二尖瓣狭窄、三尖瓣心内膜炎、左-右分流先天性心脏病、左心衰竭（肺水肿）
6. 血液病：凝血疾病、血小板减少症、血小板功能异常、弥散性血管内凝血（DIC）、再生障碍性贫血、白血病
7. 系统性疾病：肺出血-肾炎综合征（Goodpasture 综合征）、隐源性肺含铁血黄素沉着症、系统性红斑狼疮（SLE）、血管炎（Wegener 肉芽肿、Henoch-Schonlein 紫癜、Churg-Strauss 综合征）
8. 血管疾病：肺动脉高压、动静脉畸形、主动脉瘤、血管假体
9. 药物或毒素：阿司匹林、抗凝药、青霉胺、溶剂、4-羧基邻苯二甲酐
10. 医源性：支气管镜检查、肺活检、Swan-Ganz 导管检查、经气管吸引、淋巴血管造影
11. 假性咯血：黏质沙雷菌肺炎
12. 其他：淀粉样变、支气管微结石、支气管-胸膜瘘、子宫内膜异位、气道异物、尿毒症、隐源性咯血

（俞森洋）

412 • 有哪些原因可引起假性咯血？

咯血患者的正确治疗，取决于正确的诊断。为达正确诊断，需详询病史，全面体检，结合必要的实验室检查和一些特殊检查，首先要排除各种假性咯血。

因为上气道和胃肠道的出血可以流入气管支气管树，诱发咳嗽和咯血，首先需要回答的问题是，咳出的血是否真正来自肺？如果对出血的来源有疑问，应详细检查（必要时请耳鼻喉科医生用鼻镜和间接喉镜检查）上气道，如鼻腔、咽后壁、喉上部区域。疑口腔或

舌根出血，应详查牙齿、口腔颊膜和舌根。

只要简单地检查咳出的血，即可区别是咯血或呕血。真正的咯血，血为鲜红色，常混有泡沫痰。pH 呈碱性，镜检可发现充满含铁血黄素的巨噬细胞。呕血多为暗红色或棕红色，多混有食物或胃容物，或为血块；pH 呈酸性，除非出血迅速大量，胃酸被中和；呕血多伴有黑便。病史和体检有助于两者的鉴别，如有溃疡病、肝硬化食管静脉曲张病史，多为消化道出血；而有明显呼吸道症状，有结核病、支气管扩张病史者多为咯血。个别病例也许需要进行上胃肠和支气管的内镜检查以确定出血的来源。各种假性咯血的特点见表 19-2。

表 19-2　各种假性咯血的特点

原　因	病　史	物理检查	实验室检查
上呼吸道出血	无或很少咳嗽；鼻出血，刷牙时牙龈出血	龈炎、舌、鼻或鼻咽、口咽或下咽部的毛细血管扩张、溃疡、裂口或静脉曲张	无
上胃肠道出血	因与胃酸混合，血呈暗红色，常无气泡或泡沫样血痰；常伴恶心，呕吐或既往胃肠病史	上腹触痛；慢性肝病体征	呕出的血 pH 呈酸性，鼻胃管吸引有血，必要时可进行钡餐造影，食管镜或胃镜检查
黏质沙雷菌	原先住院史，应用广谱抗生素，机械通气史	阴性	在红色痰液中找不到红细胞，痰培养可发现该致病菌
诈病	精神性疾病，不能证实其夜间大咯血的诉说	阴性，除非看见自创的病灶；不能按要求咯出血来	常需排除真正的咯血

（俞森洋）

 • 咯血患者应进行哪些常规检查？

咯血患者的检查包括常规检查（表 19-3）和特殊检查两大部分，常规检查是每一位咯血患者都应该进行的。

表 19-3　咯血患者的常规检查

1. 病史
（1）现病史：患者年龄，咯血开始和持续时间，出血源：上、下呼吸道或胃肠道咯血量、痰性质，有无胸痛或创伤

  （2）既往史：吸烟史，结核接触史，心肺疾病，免疫疾病或血液病史

  （3）系统性回顾：鼻、口咽、喉症状，胃肠症状，血尿

 2. 物理检查

  （1）一般检查：神志水平，体位改变，呼吸，血压，脉搏

  （2）头颈部：鼻中隔溃疡，毛细血管扩张，口、咽、喉病变，淋巴结肿大

  （3）胸部：创伤或肋骨骨折，局限性喘鸣，干湿啰音，心脏杂音

  （4）肢体：杵状指，出血点，瘀斑

 3. 实验室检查：血常规，血小板计数，血电解质，肌酐，尿素氮，血气分析，尿液分析，痰涂片和培养（细菌，抗酸杆菌和真菌），痰细胞学，OT 或 PDD 皮肤试验，出凝血功能有关的试验

 4. 心电图

 5. 胸部 X 线检查

 6. 纤维支气管镜检查*

注：＊：虽然有些情况（如肺栓塞、主动脉–肺瘘等）不应进行纤支镜检查，但通常情况下应将纤维支气管镜检查作为常规考虑

  文献报道68%～98%的咯血患者（平均约88%）经各种检查后均可确定病因。但有时还需对咯血进行更确切的定位，以便一旦需要可进行外科手术或有创性放射介入治疗。

  Pursel 等报道 105 例大咯血患者，能自己估测肺出血部位（左或右肺）者只有 10 例，且其中 30% 是估测错误的。查体和胸部 X 线检查也大多不能明确，55%～60% 的患者无助于定位诊断。此结果反映了由于咳嗽，血在肺内可能是广泛分布的。体格检查时闻及的喘鸣音或湿啰音，以及出血吸入后导致肺炎引起的放射影像学改变，可以在距出血源较远的部位发生。

  （1）常规检查

  1）病史：应该按照咯血的可能原因，详细系统地采集病史。虽然咯血量并不一定能反映基础疾病的严重性，但对咯血发生的频率，持续时间，时间规律性和咯血量的了解有助于诊断。例如，反复发作咯血，历时数月或数年，常提示支气管腺瘤或支气管扩张，而每天少量咯血持续数周则更可能是支气管肺癌，肺癌引起的咯血常为时不长，这些患者年龄多在 40 岁以上，大多有长期吸烟史。与月经相关的反复咯血常提示子宫内膜异位症，而与性交或其他形式运动有关的咯血应提示为肺的被动充血。虽然咯血可以发生于任何年龄，但青年人显然较少发生，当少于 30 岁的青年人发生咯血时，常见原因是急性气管支气管炎、先天性心脏或肺疾病、罕见的肿瘤、囊性纤维化、血质不调或感染性肺炎。无论什么年龄，如果肺炎已进行适当的治疗，咯血仍持续 24 小时以上，则应考虑支气管内病变。

  旅行史，是否到过疫区或疫源接触史，有助于某些传染病（如流行性出血热、钩端螺旋体病）的诊断。在咯血之前有慢性咳痰者提示慢性支气管炎、支气管扩张和囊性纤维化的诊断。存在端坐呼吸和夜间阵发性呼吸困难者应考虑二尖瓣狭窄或急性左心衰竭引起的肺被动充血的诊断。接受抗凝治疗者应考虑抗凝药物剂量过大引起的肺内出血或剂量过小引起的复发性肺栓塞。当咯血患者同时存在深静脉血栓时，应考虑发生肺栓塞的可能性。

2）物理检查：皮肤或黏膜发现毛细血管扩张，提示遗传性出血性毛细血管扩张症；发现瘀斑或紫癜提示血液学异常。胸部视诊可显示最近或陈旧的胸部创伤，单侧的喘鸣或湿啰音预示局限性疾病，如支气管腺瘤或支气管癌。虽然肺栓塞不能通过体检来诊断，但心动过速、静脉炎、胸膜摩擦音可提示此病。仔细的心血管系统体检可发现二尖瓣狭窄、肺动脉狭窄或肺高压的相应体征。

3）实验室检查和胸部 X 线检查：血白细胞总数或分类的增高常提示有感染，血红蛋白的减低可能由慢性失血所致。血小板减少或血液凝血功能检查可发现血液系统疾病，尿液分析可提示与弥漫性肺实质疾病有关的系统性疾病的存在。心电图检查有助于发现心血管系统疾病。虽然约有 30% 的咯血患者，其胸部 X 线检查是正常的，但每一例咯血患者均应摄后前位和侧位胸片，这对确定或排除肺胸疾病均有重要价值。胸部 X 线片对确定肺肿瘤或肺感染有重要意义。此外，对其他咯血原因和来源，也可显示颇有特征的 X 线征象，包括不透 X 线的气道异物，钙化的纵隔淋巴结，支气管微结石，主动脉或肺动脉瘤，单个或多个肺空洞（这提示为肺结核、肺真菌病、寄生虫病、急性或慢性肺脓肿、原发或转移性肿瘤、败血症性肺栓塞、Wegener 肉芽肿），空洞内真菌球或血块，支气管扩张引起的局限性蜂窝样改变，原有空洞或囊肿内出现新的液-气平面常提示局部出血源。孤立性肺结节与血管相连提示动-静脉瘘，心脏或大血管的形态改变，肺充血或淤血，Kerley B 线的存在对证明心血管疾病是有用的，肺栓塞引起咯血的患者，可出现肺实质阴影并伴胸膜反应或胸水。

（2）支气管镜检查：为了确定咯血的病因和出血部位，应考虑将支气管镜检查作为常规。大咯血患者反复出血的危险性要求临床医生迅速对出血情况做出评价。在活动性出血期间进行支气管镜检查可显著增加定位诊断的可能，因为肺内出血可沿气管支气管树较广泛的分布，只有看见活动性出血灶而不是血块才可能确定出血部位。

很多外科医生倡导应用硬质支气管镜，而很多肺内科医生喜欢应用可曲式纤维支气管镜。尚未见有文献报道比较这两种支气管镜对咯血诊断的价值。一般认为硬质支气管镜的好处是：管腔大，通气好，便于吸出气道内大的血块和碎屑，便于进行气道内操作和吸引，保持气道的通畅。缺点是：可视范围小，进行高质量操作比较困难和需要全身麻醉。可曲式纤维支气管镜检查可以在床旁进行。一般主张大咯血患者应先给予气管插管，以便在出血速度增加时有一个可靠安全的气道。此外，如果纤支镜的吸引管或尖端被血块堵塞时也便于纤支镜撤出和重插。应用纤支镜可直接观察上叶和远端的支气管开口，如果开始时不能鉴定活动性出血的部位，可利用纤支镜进行肺段支气管灌洗，寻找新鲜出血的迹象。纤支镜检查对大多数医生来说也比较熟悉和容易操作。有的学者主张先用纤支镜来进行检查，如果出血速度超过纤支镜的吸引能力，用纤支镜不能清楚地观察支气管树，不能对出血定位时，就换用硬质支气管镜来进行检查。

有些学者对早期支气管镜检查能否显著改变咯血患者的整个治疗提出疑问。Gong 等研究了 129 例咯血患者，如果早期进行支气管镜检查，可增加出血部位的确定率，然而患者的诊断和治疗并没有因此而有太多的改变。因为这组患者中，新诊断的最常见疾病是支气管肺癌，这不奇怪，对这些患者尽早或后来进行支气管镜检查并不能改变诊断或后果。但是，如果患者是大咯血，则不少学者主张早期进行支气管镜检查，理由是：①早期进行比晚期进行支气管镜检查有较高的咯血病因确诊率。②在有活动出血时进行支气管镜检查，确定出血部位的可能性较大。有文献报道，活动性出血时纤支镜检查的出血定位率是93%，硬质镜检查的定位率是86%而出血停止后再行硬质镜检查的出血定位率是52%。③出血部位的准确定位有利于进行各种介入性治疗，如外科手术、局部治疗、气道堵塞治疗、动脉造影和栓塞治疗，如果咯血持续或恶化，这些治疗是需要紧急考虑选用的。

（俞森洋）

414 • 咯血患者应进行哪些特殊检查?

当临床资料提示咯血是由某类疾病或某系统问题引起时，可选择作该系统的检查。咯血患者的特殊检查见表19-4。以下重点叙述一些常用特殊检查。

（1）支气管动脉和肺动脉造影：大多数大咯血患者的出血来自支气管动脉系统。非支气管动脉系统的伴随血管，尤其是锁骨下、腋下、肋间和膈动脉也分布血管供应引起咯血的肺实质病变，因此这些系统的动脉偶尔也是出血的主要来源。与此相对照，来自肺动脉床的出血源少于大咯血患者的10%，引起肺动脉出血的最常见疾病有：急性或慢性肺脓肿、结核病伴 Rasmussen 动脉瘤形成、肺动静脉畸形或肺动脉撕裂。

动脉造影常在支气管镜检查和胸部 X 线对出血的定位后进行。当支气管镜检查不能对出血定位时，支气管和非支气管伴随动脉、肺脉床的系统性动脉造影检查可用以寻找易出血血管的征象，动脉造影所见提示易出血血管的征象包括肺实质的血管过多、血管增生扭曲、毛细血管瘀滞、支气管肺分流、动脉瘤形成和血管血栓形成，造影时若有活动性出血，偶可见造影剂从血管向支气管的急性外渗。在鉴定易出血血管后通常可进行栓塞治疗。栓塞治疗的适应证将在后面讨论。

表 19-4　咯血患者的特殊检查

1. 气管支气管疾病
   （1）咳出的痰送检结核菌、寄生虫、真菌，并进行常规细胞学检查
   （2）支气管镜检查
   （3）支气管造影
2. 心脏血管疾病
   （1）超声心动图
   （2）动脉血气（在吸入21%和100%氧时）
   （3）通气和灌注肺扫描
   （4）肺血管造影
   （5）主动脉造影，CT 扫描（必要时注射造影剂做增强扫描）
   （6）心导管检查
3. 血液病
   （1）凝血功能检查
   （2）骨髓检查

续　表

4. 局限性肺实质疾病
　（1）咳出的痰送检寄生虫、结核杆菌、真菌，并进行常规细胞学检查
　（2）局部体层摄影，CT扫描
　（3）血清曲菌沉淀素
　（4）肺活检并特殊染色检查
5. 弥漫性肺实质疾病
　（1）痰细胞学检查
　（2）血尿素氮，肌酐，抗核抗体，类风湿因子，补体，冷球蛋白，找 LE 细胞
　（3）血清查循环抗肾小球基底膜抗体
　（4）为筛选过敏性肺炎，可查血清中沉淀素
　（5）怀疑肺炎军团病菌或呼吸道病毒感染可做相应血清学检查
　（6）肺或肾活检，特殊染色，包括免疫荧光检查

（2）支气管造影：在发明纤维支气管镜之前，常应用支气管造影来诊断和评价咯血患者支气管扩张的范围。偶然的支气管造影也可发现支气管内阻塞的区域，从而提供支气管癌的可能证据。但因为支气管造影有引起低氧血症和支气管痉挛的危险，故对新近发现或有活动咯血、肺功能储备差者，该项检查的选择宜慎重。此外，癌症引起的气道黏膜不规则改变也不能与黏液栓、血块或支气管痉挛相鉴别。这些异常的存在也可掩盖支气管扩张的范围。

虽然支气管造影在大咯血患者的急性处理方面，现在已没有什么作用，但它仍是支气管扩张的敏感诊断方法。有文献报道，74 例大咯血患者胸部 X 线片正常，支气管镜检查也未能确定诊断，经支气管造影发现 11 例（15%）为支气管扩张。

（3）CT 扫描：胸部 CT 扫描是大咯血患者的另一个二线诊断性措施，胸部 CT 检查是无创性的，对于肺功能储备较差的患者也能安全进行。有时可用它来发现小的动静脉畸形，但与肺动脉造影比较，敏感性较差，尤其是肺实质内有大量出血的患者。在评价稳定的支气管扩张患者方面，胸部 CT 已大部分取代支气管造影。Joharjy 等评价了 intermediate cut CT 对支气管扩张的诊断价值：与支气管造影结果相比较，CT 对囊状和曲张支气管扩张病变的诊断敏感性是 100%，对柱状扩张的敏感性是 94%；对各类支气管扩张的诊断特异性均为 100%。

然而并不支持常规应用胸部 CT 来评价大量或近乎大量咯血的患者，因为误吸入的血液可模糊肺基础病变或在肺野构成团块影，从而使活动出血期间的胸部 CT 扫描诊断错误。Haponik 等比较了 32 例咯血患者胸片和 CT 扫描所提供的信息，结果表明，CT 扫描更多的是证明胸片所发现的异常，比胸片所提供的信息更详细些，然而只有 1 例患者改变了后果。没有任何患者可因 CT 扫描而避免支气管镜检查的需要。胸片和支气管镜检查为 94% 的患者提供了诊断和治疗决策所需要的全部资料。

（4）核医学检查：已有文献报道，应用^{99m}Tc-硫胶标记红细胞进行的放射性核素检查

虽有少数咯血患者确定了出血部位，但以支气管镜检查作为出血定位的验证，表明对大多数患者说来，该项检查的结果可靠性有问题。对肺下叶出现放射性的解释是困难的，因为肝和脾也摄取放射性核素。欲将肺内的出血与背景的放射性区别开来，需要多个体位的投照。假阳性扫描结果在许多疾病中发生。而扫描时如果没有足够的活动性出血量，又可出现假阴性结果。鉴于以上原因，只有支气管镜检查没有帮助或不能进行的患者，才考虑选择^{99m}Tc 硫胶核素显影检查。

但若怀疑肺血栓-栓塞疾病，选择行通气/灌注扫描则有重要诊断价值。

（5）其他诊断检查方法：为确定大咯血的某些特殊病因，可选择特殊的诊断检查技术（表 19-4、表 19-5）。

表 19-5　一些特殊疾病的诊断方法和治疗原则

病名	诊断检查方法	治疗原则
二尖瓣狭窄	超声心动图	瓣膜切开，瓣膜置换术
二尖瓣的心内膜炎	超声心动图	抗生素，外科手术
肺栓塞	通气/灌注扫描，肺动脉造影	溶栓，抗凝，腔静脉滤筛
肺动脉撕裂	肺动脉造影	外科修补或肺动脉结扎
肺高压	超声心动图，右心导管检查，通气/灌注扫描	氧疗，血管扩张剂，肺动脉动脉内膜切除术，肺移植
出血素质	血小板计数，血小板功能检查，凝血功能检查，出血时间	血小板，新鲜冷库血浆或冷球蛋白输注
主动脉瘤	主动脉造影，胸部 CT	外科修复
癌	痰或支气管肺泡灌洗液细胞学检查，活检（支气管镜或经胸）	外科手术切除，化疗，放疗，支持治疗
脂肪栓塞	物理检查，尿液分析，支气管肺泡灌洗	支持性治疗

（俞森洋）

415 • 咯血患者有哪些药物治疗？

咯血患者的药物治疗包括以下几方面。

（1）一般止血药：止血芳酸（对羧基苄胺）：0.1~0.2g 加入 10%葡萄糖液 20~40ml 中缓慢静脉注射，每日 2~3 次，最大剂量为 2g/d；本药有很强的抗纤维蛋白溶解作用，毒性较低。6 氨基己酸：4~6g 加入 10%葡萄糖液 250ml 中静脉注射；15~30 分钟内滴完，每日 2~3 次。本药能阻止纤维蛋白溶酶的形成，从而抑制纤维蛋白的溶解，达到止血作用。止血敏 0.5~1g，加葡萄糖液 250ml 稀释后静脉注射，每日 2~3 次，可增加毛细血管抵抗力和增加血小板功能。卡巴克洛（安络血） 10~20mg 肌内注射，每日 2~3 次，减低毛细血管的通透性，增强毛细血管对损伤的抵抗力。其他尚有维生素 K 类、云南白药等。一般止血药物的作用多为改善出凝血机制，增强毛细血管及血小板功能。故主要适用于因凝血功能障碍所引起的咯血。至于其他病因引起的咯血，虽然临床上至今仍常规应用，但治疗效果并不确切。临床上一般选用 1~3 种作用机制不同的止血药物配合应用，应避免过量或过多的应用，以防患者呈高凝状态和血栓形成。

（2）垂体后叶素：大咯血时可用 5~10U 溶于 20~40ml 0.9%氯化钠注射液或葡萄糖液后缓慢静脉注射，而后 10~20U 加 5%葡萄糖 500ml 静脉滴注维持治疗，必要时 6~8 小时重复一次，或 2~6 小时后重复静脉注射。用药时患者可有面色苍白、出汗、心悸、胸闷、腹痛、便意及过敏反应等不良反应。对冠心病、高血压、动脉硬化、肺心病、妊娠患者要慎用或不用。垂体后叶素的作用是使肺小动脉收缩，降低肺静脉压，有助于破裂血管区凝血止血。对咯血的疗效显著，故有"内科止血钳"之称，如无禁忌证应首选使用。

（3）普鲁卡因：具有扩张血管、降低肺循环压力作用。常用 300~500mg 加 5%葡萄糖 500ml 静脉滴注，每日 2 次，见效后减量。或 50mg 加 25%葡萄糖液 20~40ml 静脉缓慢注射，4~6 小时 1 次。对垂体后叶素禁忌者尤为适用。少数人对此药过敏，首次应用时应作皮试。

（4）血管扩张药：该类药物扩张血管，降低肺动脉压，减少肺血流量。由于全身血管阻力下降、回心血量减少，促使肺血管床血流向肢体。常用药物有酚妥拉明，系 α 受体阻滞剂，用量 10~20mg 加 5%葡萄糖 250~500ml，缓慢静脉滴注，连用 5~7 天，滴注过程中需监测血压，血容量不足时易引起血压下降，故应在补足血容量的基础上应用。此药也可使心率增快，但一般不影响治疗。有报道治疗 60 例大咯血，有效率达 85%。应用阿托品、654-2 对咯血也有效，另有报道将硝酸异山梨酯与 654-2 联用治疗难治性肺结核咯血效果较好。

（5）鱼精蛋白注射液：鱼精蛋白为肝素拮抗剂，可使肝素迅速失效，尤适用于应用肝素抗凝治疗，肝素过量而咯血者。此药有加速凝血止血作用，对有凝血机制障碍或肝功能不良的中、小量咯血也有较好效果。剂量每次 50~100mg 加 5%葡萄糖 40ml 缓慢静脉注射，每日 1~2 次，连续使用不得超过 72 小时。

（6）肾上腺皮质激素：具有非特异性抗感染、抗过敏和降低毛细血管通透性作用，可抑制肥大细胞脱颗粒反应，降低体内肝素水平，缩短凝血时间。经一般治疗和应用垂体后叶素无效者可加用此药。文献报道对浸润型肺结核、肺炎所致咯血效果较好，但应用激素同时应加强抗结核、抗感染治疗，以避免结核和炎症的播散。一般可口服泼尼松，每日 30mg，见效后逐渐减量，疗程不超过 2 周。或用氢化可的松，每日 100~300mg，用 3~5 天。用前要注意患者有无皮质激素使用的禁忌证。

（7）立止血（reptilase，巴曲酶）：作用与凝血酶类相似，可促进出血部位的血小板聚集，血液凝固形成血块，纤维蛋白原裂解为纤维蛋白，并可直接作用于激活组织和血液的凝血酶达止血作用。用法：成人 1~2U，儿童 0.3~1.0U，静脉或肌内注射，每日 1~2 次。静脉注射后 5~10 分钟则可产生作用，作用持续 24 小时。肌内注射后 20~30 分钟见效，作用持续 48~72 小时。无明显严重不良反应，但少数人可出现荨麻疹、焦虑、出汗、低血压及心率减慢。遇低血压和心率减慢时应停药观察。

（8）缩宫素（催产素）：大剂量缩宫素可直接扩张静脉和外周小动脉，减少回心血量，从而减少循环血量和降低肺动脉压，达止血目的。用法：缩宫素 5~10U 加入 10% 葡萄糖液 20ml 内缓慢静脉注射，然后 10~15U 加入 500ml 液体内静脉注射，每日总量 40~50U。缩宫素系脑垂体后叶素成分之一，但不含加压素，故对高血压，动脉硬化伴咯血者比用垂体后叶素安全。孕妇禁用。白爱莲等报道用缩宫素治疗咯血的有效率为 92.7%。

（9）其他药物：有文献报道，西咪替丁每次口服 0.2g，每 8 小时一次用于肺结核咯血有较好效果，其机制为阻断 H_2 受体，拮抗组胺的扩血管作用，有利于血管收缩止血。也有人应用 0.5% 甲硝唑 100ml，静脉滴注，每日 2 次，3~5 天后改为口服，对支气管扩张及肺部感染合并咯血者有效，作者认为，甲硝唑有促凝血及抗肝素作用。此外，甲硝唑对厌氧菌感染有肯定疗效。

（俞森洋）

416 • 咯血患者经支气管镜可进行哪些治疗？

顽固性咯血或大咯血患者，宜早期进行支气管镜检查和治疗。已如上述，出血量大时可选用硬质支气管镜，清除大气道积血以后再用纤支镜经硬质镜插入，寻找出血部位，予以止血。若出血量不是很大，也可选用大口径气管插管，经气管插管吸出积血后再经气管插管插入纤支镜观察和止血。操作期间应监护患者的血氧饱和度，经导管给氧或高频喷射通气提供氧疗。经气管镜进行的止血治疗有以下方法。

（1）冷盐水支气管灌洗：4℃ 冷盐水分次少量注入出血肺段支气管，停留 0.5~1 分钟后吸引，反复多次灌洗，直至出血停止。Conlan 等介绍的经硬质镜冷盐水灌洗治疗大咯血的具体方法是：在全麻及心电监护下先充分吸氧，插入硬质镜立即吸净血块，插至健侧主支气管充分通气，使病情稳定。然后插至出血侧主支气管，吸净积血后注入 4℃ 0.9% 氯化钠注射液 50ml，30~60 秒后吸出，期间硬质镜回插至健侧主支气管维持通气。用这种交替插管法进行反复灌洗，平均灌洗液量 500ml（300~750ml）出血即基本停止。当出血减少时即可寻找出血源，此后将硬管镜插至出血的肺叶支气管灌洗，灌洗期间将其退至气管双肺通气。Conlan 等应用此法治疗使 23 例患者全部止血，但其中 2 例在本法治疗后数天再次出血，第二次应用支气管镜和冷盐水灌洗后止血。国内赵凤瑞等用此法治疗 12 例大咯血，其中 24 小时咯血量 1000ml 以上者 6 例，900ml 1 例，600ml 5 例，出血均被止住，无 1 例紧急开胸，无明显不良反应，仅 1 例在灌洗过程中发生一过性窦性心动过缓，但此法对支气管血管瘘所致大咯血无效，可用气囊填塞。其机制是冷盐水使局部血管收缩，血流减少，促进凝血。有的学者主张在冷盐水中加肾上腺素（如 500ml 冷盐水+肾上腺素 3~4mg）以促进局部止血效果。

（2）局部用药：局部应用肾上腺素（1:20000）对于经支气管镜活检后的咯血有良好的治疗作用。由此推断经支气管镜局部应用血管收缩剂或止血药物的有效性是合理的，虽然至今还没有大组病例和严格对照的临床报道来证明。可经支气管镜对出血灶局部应用的药物有：①1:20000 肾上腺素 5ml 或 0.1%肾上腺素 0.5~1ml；②0.9%氯化钠注射液加麻黄碱 30mg；③鱼肝油酸钠（血管硬化剂）；④凝血酶或纤维蛋白原-凝血酶。Tsukamoto 等报道 19 例大咯血需要紧急介入治疗的病人，10 例局部单独应用凝血酶（1000U/ml 浓度的溶液 5~10ml），6 例（60%）止血；9 例局部应用纤维蛋白原-凝血酶（先用 2%纤维蛋白原 5~10ml，后再用 1000U/ml 浓度的凝血酶 5~10ml），9 例（100%）均止血。凝血酶治疗组 2 周内有 1 例患者重新咯血，但随后的外科手术发现为纵隔畸胎瘤破裂；纤维蛋白原-凝血酶治疗组有 3 例病人 2 周内重新出血，其中 2 例继续抗结核治疗后出血消失，另 1 例外科手术证实为支气管异物（鸡骨头）所致肺化脓症。海南省人民医院对 61 例大咯血患者经纤支镜直接向出血部位支气管注入凝血酶，然后抽吸清除气道残留血迹，止血显效率 72.2%。

（3）气管支气管内激光治疗：常用 Nd-YAG 激光经支气管镜来治疗肿瘤表面坏死引起的大咯血，激光的热效应常使表面组织层汽化，较深层组织蛋白凝固，降低激光功率时，则无表面组织气化，而仅有明显组织蛋白凝固作用。实验研究表明，Nd-YAG 激光可封闭直径 1.5mm 以内的血管，但大血管的出血则不能用激光治疗来控制，高度血管性肿瘤行激光治疗也易有出血倾向。

（4）气管支气管内冷冻治疗：经气管镜冷冻治疗主要应用于支气管腔内生长的肿瘤，目前大多用一氧化二氮冷冻探头。按常规将硬质镜或纤支镜插入气管或支气管，观察到病变组织和出血灶以后，吸净病变表面的分泌物和积血。经支气管镜放入相应的冷冻探头，探头顶端可置于肿瘤表面或插入肿瘤内部进行冷冻，每次冷冻时间根据肿瘤生长深度，探头周围形成冰球大小和凭经验决定，一般 1~2 分钟。冷冻导致组织细胞的坏死和血管收缩，血液凝结。Maiwand（1986 年）报道 75 例晚期肺癌，原有腔内阻塞者 54 例均获改善，腔外阻塞者 21 例，有 6 例改善，11 例咯血全部好转，其中 7 例完全停止。Walsh 等（1990 年）报道 33 例肿瘤冷冻治疗后，咯血好转率是 67%。

（俞森洋）

417· 大咯血有哪些并发症？应如何防治？

大咯血的重要并发症及防治措施如下。

（1）肺不张：引起肺不张的原因：①大量咯血，血液溢流或误吸，血块堵塞支气管；②患者大量应用镇静剂，镇咳剂后，抑制了咳嗽反射，或年老体衰，无力咳嗽，导致血液或支气管分泌物在气道内潴留。根据阻塞部位不同可引起全肺、肺叶或肺段不张，从而发生程度不同的呼吸困难和缺氧临床表现，查体可发现相应区域的呼吸音减低或消失，胸片可显示肺不张征象。肺不张的处理原则：通畅气道，加强吸引或引流排痰，停用强镇咳镇静药物，鼓励患者咳嗽。气道分泌物黏稠，不易咳出者，可酌情应用雾化吸入来湿化气道，酌情应用抗生素、祛痰药物。必要时可插入纤支镜吸出血块，或用支气管灌洗方法清除气道内积血和分泌物。

（2）吸入性肺炎：咯血后体温轻度升高（≤38℃），常为血液吸收后引起的吸收热。

但如患者寒战、高热、剧烈咳嗽、咯脓痰，查血白细胞总数和中性粒细胞增加，胸片显示片状浸润阴影，常表明并发吸入性肺炎。应选用广谱强效抗生素治疗，抗菌谱应包括革兰阴性杆菌，厌氧菌，如哌拉西林，第二、三代头孢菌素，并加用甲硝唑。如肺结核所致咯血，肺部炎症不能除外结核病灶播散所致，应加用抗结核药物。

（3）失血性休克：咯血导致失血性休克并不常见，只有在大量咯血，患者原血容量偏低等情况下偶可发生。确诊失血性休克后应立即给予输液（先输入 0.9% 氯化钠注射液 500ml 或中分子右旋糖酐 500ml）、输全血或血浆，直到补足血容量。若补充血容量后血压仍偏低，可酌情应用血管活性药物，如 10% 葡萄糖液或 0.9% 氯化钠注射液 500ml 中加多巴胺 40～100mg 和（或）阿拉明 20～40mg，液体滴速和药物浓度可根据血压水平来调整。维持动脉收缩压不低于 80mmHg。

（4）窒息：这是大咯血的最严重并发症，可导致患者迅速死亡。患者窒息先兆为胸闷、憋气、冷汗、喉头咕噜作响，大口咯血或血从口中涌出，随即烦躁、发绀，呼吸窘迫和昏迷。遇此情况，应立即采取抢救措施；取头低足高位，或抱起患者使其头朝下，助手托起下颌，将口撬开，取下义齿，清理口腔和咽喉积血，然后经鼻插入粗导管，接吸引器强力吸引。

也可用以下动作（所谓"Heimlich 动作"）清除患者气道的积血：①术者右手握拳，按于仰卧患者的上腹剑突下向下向上快速冲击性按压多次；或②术者从患者后面拦腰抱住患者，右手握拳，拇指侧正对患者上腹剑突下，左手紧握右拳之上，双臂快速冲击用力（图 19-1）。

若大咯血持续，患者窒息的危险性很大或濒临窒息者，应选择 8 号或 8 号以上导管行紧急气管插管，选用大口径气管导管便于保持气道通畅，也便插入气管镜进行检查和治疗。

（俞森洋）

418 • 如何应用动脉栓塞法治疗大咯血？

支气管动脉栓塞是在选择性支气管动脉插管和造影的基础上发展起来的一项治疗措施，1974 年首次由 Remy 报道，目前主要用于支气管大咯血。栓塞前必须先进行选择性支气管动脉造影，以明确出血部位。术前做好准备工作，患者术前必须做血常规、出血、凝血、肝肾功能检查，常规做碘过敏试验，备好急救药品及抢救设施。操作方法为：经皮股动脉穿刺插管，在透视下将导管的头端送至左主支气管水平的胸主动脉，做 Z 形移动，寻找支气管动脉的开口，当导管头端出现嵌顿现象时试验性手推 0.5～1ml 造影剂造影的直接出血征象是造影剂从血管内渗入肺间质，甚至进入支气管腔显像，但上述征象仅在急性大咯血时出现，多数情况下只表现出间接征象即支气管动脉增粗，分支增多扩张，局部呈团状、网状或丛状，并可见动脉瘤样扩张及动脉早期显影（肺癌并大咯血时）。应该强调在咯血定位诊断上要结合胸部 X 线平片、支气管造影和（或）纤支镜检查、胸部 CT 片。出血定位后即可经导管注入栓塞剂（如明胶海绵栓塞剂、聚四氟乙烯栓塞剂等），并可合并注射异丁基氰丙烯酸盐。栓塞治疗大咯血有效率达 85% 以上，少数有复发。复发者仍可重复栓塞疗法。

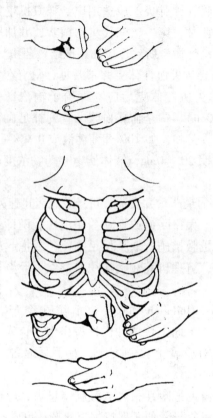

图 19-1 大咯血时的抢救手法

注：术者从患者和后面拦腰抱住患者，拇指侧正对患者上腹剑突下，左手紧握右拳之上，双臂快速冲击用力（所谓"Heimlich 动作"）

（孙　红　蔡幼铨）

419 · 动脉栓塞治疗大咯血有哪些并发症？如何防治？

支气管动脉栓塞较常见的并发症有发热、胸痛或上腹痛及吞咽困难等，这些症状一般在数天内自行消失。支气管动脉栓塞较少见而严重的并发症有三点，现分述如下。

（1）脊髓损害：是支气管动脉栓塞最严重的并发症，单纯行支气管动脉造影时也可发生。临床表现为术后 2~3 小时出现程度不等的横断性脊髓炎的症状，如完全或部分性截瘫、感觉障碍、尿潴留等，数天或数月后基本上可完全恢复。脊髓损害的机制主要是由于造影剂毒性和局部缺血所致。

预防：①使用尖端逐渐变细的导管，以防止完全堵塞血管；②使用低浓度低渗透性低毒性造影剂，用量尽可能减少；③如发现导管入右第五肋间动脉应立即退出，Kardjiev 等根据 5 例脊髓损害都发生在造影剂直接或间接注入右第五肋间动脉后这一事实认为，右第五肋间动脉多伴有脊髓根动脉的分支；④栓前造影摄片，从造影片上仔细辨认脊髓动脉，如脊髓动脉显示应持慎重态度。

（2）支气管黏膜坏死：轻微坏死可逐渐修复，Remy 等报道 1 例用明胶海绵行支气管动脉栓塞后支气管镜检查证实右主支气管黏膜有一局部坏死灶，但几周后自行修复。有广泛严重的坏死则可导致支气管塌陷，患者窒息死亡。支气管坏死的原因是由于小的支气管肺动脉之间的吻合支被栓塞所致。实验证明人体肺有 $72\sim325\mu m$ 和 $24\sim48\mu m$ 的支气管肺血管吻合支，而动物支气管动脉栓塞的实验结果，用直径不到 $200\mu m$ 的微粒物质或液体成分行支气管动脉栓塞均产生支气管坏死和动物死亡。这些实验表明如果小的支气管肺动脉吻合支被栓塞，就会发生支气管缺血，从而导致支气管黏膜坏死。

预防：凡是能穿过直径不到 $325\mu m$ 的血管的颗粒物质或液体成分，应用时应慎重，用前最好先行其他较大颗粒物质的栓塞。

（3）其他器官的误栓：如果栓塞剂反流到主动脉则可引起主动脉相应水平以下任何血管分支的栓塞。

预防：主要是防止栓塞剂反流，要做到这点就得确保导管尖端固定。如果试注造影剂有向主动脉反流或导管尖端弹出，应禁止栓塞或改用液体栓塞剂。栓塞剂的注射应在透视监视下缓慢进行。

（孙　红　蔡幼铨）

参 考 文 献

[1] Dudha M, Lehrman S, Aronow WS, et al. Hemoptysis：diagnosis and treatment. Compr Ther, 2009, 35 (3-4)：139-149.

[2] Chun JY, Morgan R, Belli AM. Radiological management of hemoptysis：a comprehensive review of diagnostic imaging and bronchial arterial embolization. Cardiovasc Intervent Radiol, 2010, 33（2）：240-250.

[3] Sakr L, Dutau H. Massive hemoptysis：an update on the role of bronchoscopy in diagnosis and management. Respiration, 2010, 80（1）：38-58.

[4] Woo S, Yoon CJ, Chung JW, et al. Bronchial artery embolization to control hemoptysis：comparison of N-Butyl-2-Cyanoacrylate and polyvinyl alcohol particles. Radiology, 2013, 269（2）：594-602.

[5] 米崧，张黎明，毛文苹，等. CT肺动脉及支气管动脉联合造影对咯血患者的诊断价值. 中华结核和呼吸杂志，2012，35（1）：42-44.

[6] Fruchter O, Schneer S, Rusanov V, et al. Bronchial artery embolization for massive hemoptysis：long-term follow-up. Asian Cardiovasc Thorac Ann, 2015, 23（1）：55-60.

[7] 俞森洋. 呼吸危重病学. 北京：中国协和医科大学出版社，2008.

二十、咳　　嗽

咳嗽是临床上最常见的症状之一，有利于清除呼吸道分泌物和有害因子，但频繁剧烈的咳嗽对患者的工作、生活和社会活动造成严重的影响。临床上咳嗽病因繁多且涉及面广，特别是胸部影像学检查无明显异常的慢性咳嗽患者，此类患者最易被临床医生所疏忽，很多患者长期被误诊为"慢性支气管炎"或"支气管炎"，大量使用抗菌药物治疗无效，或者因诊断不清而反复进行各种检查，不仅增加了患者痛苦，也加重了患者的经济负担。近20 年国内外对咳嗽原因及其治疗进行了多方面研究，基本明确了慢性咳嗽的常见病因，先后制定了多个咳嗽相关的诊治指南，例如 2004 年欧洲呼吸病协会、2005 年日本呼吸病协会的"咳嗽指南"，中华医学会呼吸病学分会哮喘学组于 2005 年制定的《咳嗽的诊断与治疗指南（草案）》，2006 年，英国呼吸病协会和美国胸科医师协会都颁布了新的咳嗽指南。以期对不同类型的咳嗽进行科学的诊断和有效的治疗。

420. 诊治咳嗽的意义是什么？咳嗽的生理和病理发生机制是什么？

咳嗽是临床上最常见的症状之一，是呼吸病患者求医的重要原因。咳嗽也是人体的一种保护性反射运动，轻微而不频繁的咳嗽有助于清除气管内的痰液或异物，利于呼吸系感染的控制。但是，强烈而频繁的咳嗽则是某些疾病的症状，不仅使患者感到痛苦，而且久咳还可引起肌肉骨骼、肺、心血管和中枢神经系统的各种并发症，如骨骼肌肉疼痛、头痛、疲劳、咽喉疼痛、声音嘶哑、咯血、肺气肿、气胸、恶心呕吐、食欲不振、尿失禁、过多出汗、失眠、生活方式改变、晕厥等。因此，需采用镇咳药物治疗。

（1）咳嗽反射的生理：咳嗽是主气道强有力地清除过多分泌物或异物的生理过程。咳嗽通常是由于咽喉、气管、支气管、肺及胸膜等器官受刺激后，冲动经不同的传入神经（主要是迷走神经）传入咳嗽中枢，然后经传出神经到声门和呼吸肌等处，产生咳嗽动作。咳嗽反射涉及 5 个环节（图 20-1）。

1）受体：鼻、咽喉、气管和支气管具有丰富的咳嗽受体，在呼吸周期中有 3 种类型受体，即压力受体、驱动受体和冷受体参与活动。肺内有 3 类受体：①慢适应牵张受体（slowly adapting stretch receptors，SASR），将肺牵张受体的冲动传到咳嗽中枢；②快适应牵张受体（rapidly adapting stretch receptors，RASR），功能依其所在部位而定，气管和近端支气管的受体可引起咳嗽，肺内更深部的受体可使呼吸加深加快，也可引起咳嗽；③C 纤维末梢（C fibre endings，CFE），分布于全肺，在化学性刺激引起的咳嗽中，CFE 起传递感觉信息的作用。

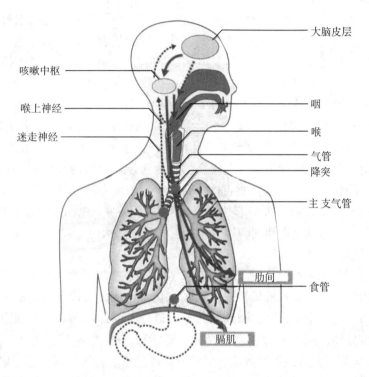

图 20-1　咳嗽的神经传导途径的解剖

注：在气道分叉，喉和远端食管上的咳嗽受体（红色显示）通过迷走和喉上神经将咳嗽冲动传入咳嗽中枢和大脑皮质，传出途径协调肌肉的反应，引起咳嗽

2）传入神经：刺激经由三叉、舌咽、喉上神经，主要由迷走神经将上述各受体的兴奋沿神经传入纤维经延髓内的孤束核传至咳嗽中枢。

3）咳嗽中枢：咳嗽中枢的真正解剖部位并未确定，一般认为位于延髓的背侧部，与呼吸中枢相邻。

4）传出神经：包括支配气管支气管平滑肌的迷走神经传出纤维（出自迷走神经背核），支配声带肌的喉下神经（出自疑核）和支配横膈的膈神经等。

5）呼吸肌：为咳嗽反射的效应器官。咳嗽是人体的一种防御性反射机制，咳嗽动作是一个复杂的高度协调的动作，有 3 个时相：①吸气相，首先是深吸气；②然后紧闭声门，对抗闭合声门的用力呼气，通过一次用力的呼气动作，提高了胸内压（可高达 100mmHg）和肺内压；③声门的突然开放，于是在肺泡压与上气道压之间产生一个很大压力差，造成极快的气流速度（可达 12L/s 以上），引起肺泡气以极高的速度冲出。随快速的呼气，产生一特征性的咳嗽声。生理学家将咳嗽与密切相关的防御性呼气反射严格地加以区别，后者并不引起咳嗽声。此外，极快的气流速度反馈到软骨气道段，使软骨环并拢，管壁内陷，进一步管腔缩小（仅为原横截面积的 16%），向外冲出时具有很高的速度（据计算可达250m/s，为音速的 85%），从而将气管中的异物或黏液冲出。咳嗽中对气管、支气管引起的舒缩相继动作，使粘着管壁的分泌物易于脱落并咳出，小气道内分泌物在舒缩中被挤压到达软骨气管段，因此在清除气道分泌物方面，咳嗽反射是极其有效的。咳嗽声可让医生将咳嗽与其他症状，如清嗓子，喘息等区别开来，咳嗽常连串发生，咳嗽可清除喉，气管和大支气管内的分泌物，如黏液、有毒物质、异物和致病微生物。几乎每个人都在感冒后有过咳嗽。典型的感冒咳嗽持续 1~3 周。咳嗽的保护作用可通过全麻后咳嗽受抑制而发生并发症，包括气道分泌物的潴留、感染。咳嗽也是疾病的有力征象，可导致患者就诊求医。当咳嗽过多和时间过长时会对患者产生不良影响，甚至发生并发症，如强烈的呼气用力，肺泡内压极大增高会使肺泡壁破裂。非常高的胸内压能压迫胸内腔静脉，使回心静脉血明显减少和体循环静脉压突然增高，使心排出量减少。与此同时，胸内和腹内压力的突然增加，通过椎间孔传到脑脊液，可引起暂时性大脑局部缺血。故剧烈阵发性咳嗽易致头晕、晕厥、面部和颈部小静脉出血和气胸（大多为有胸膜下肺大疱者）。以及发生呕吐、肋骨骨折、尿失禁、肌痛、疲劳和忧郁等。

（2）异常咳嗽反射的病理生理学：图 20-2 系增加咳嗽时反射的调节和生理学。咳嗽反射可以被气道内的一些炎症和机械性改变或吸入化学性或机械性刺激物所激发，这些刺激物常来自上气道，尤其是喉，隆突和其他邻近气道分叉的部位，对这些刺激敏感的神经受体根据它们的传导性，被定义为快适应受体（RARs）、慢适应受体（SARs）和 C-纤维受体。RARs 可被吸烟、酸性或碱性溶液、低渗或高渗盐水、机械性刺激肺充血、肺不张支气管收缩、肺顺应性减低等所激发，以上情况都可引起咳嗽。C-纤维受体对化学性物质，如缓激肽（炎症时释放的介质）、辣椒素和酸性物质高度敏感，故也称之为化学感受器。对豚鼠（可以咳嗽，即产生咳嗽声）的研究显示，咳嗽受体存在的部位，RARs 和 C-纤维是不同的。这些受体虽然对辣椒素和缓激肽不敏感，但对机械性或酸性刺激，如吸入微小颗粒或胃酸反流，有敏感反应。豚鼠的这些咳嗽受体位于黏膜的上皮和上皮下层。RARs 和 C-纤维的相互作用形成气道内的咳嗽感受器的复合体。

咳嗽受体具有机械性门控离子通道，如钠通道。酸性刺激可以与电压-门控钠通道相互作用，这是属于对酸敏感离子通道家族的。阳离子通道——传送受体电位香草样-1（the transient receptor potential vanilloid-1，TRPV-1）通道，在 RARs 和 C-纤维中见到的，是辣椒素受体，可由热、酸、缓激肽、花生四烯酸衍生物、三磷酸腺苷酶所激活。在人体，TRPV-1 通道已被定位于气道上皮的神经，在慢性咳嗽患者，它的表达是增加的。TRPV-1抑制剂抑制致敏豚鼠模型内抗原激发引起的咳嗽反应，提出了它们作为镇咳剂的可能性。缓激肽和前列腺素 E_2 和 $F_{2\alpha}$ 增加对辣椒素的反应，是依靠对特异的电压-门控钠通道的作用。

气道内的黏液纤毛系统将黏液从周围气道运送到中央气道后，黏液对感觉纤维的机械刺激经传入神经到达咳嗽中枢，咳嗽神经兴奋后经传出神经到达效应器从而产生咳嗽动作。

当气道吸入异物，或发生感染而分泌物增加时，即可能是上述机制的作用而致咳嗽。咳嗽也是哮喘的重要症状之一，尤其是咳嗽型哮喘，可以没有明显的喘息，而以反复的顽固咳嗽为主要临床表现。哮喘时的咳嗽机制，可能与支气管痉挛、哮喘时释放一些可诱发咳嗽的介质（如前列腺素、缓激肽、5-羟色胺等）以及哮喘患者的气道高反应性和咳嗽反射的异常有关。已有研究证明，哮喘或病毒感染的患者咳嗽反射的敏感性增加。近年来随着血管紧张素转换酶抑制剂（ACEI）应用的增多，用药后出现持续干咳者也明显增加，这也是咳嗽反射敏感性增高的结果。

咳嗽反射减弱或受抑制的病理情况有：①深昏迷；②应用大量的中枢抑制剂、镇静剂、镇痛剂或麻醉剂；③咳嗽引起疼痛，患者主动抑制咳嗽等。

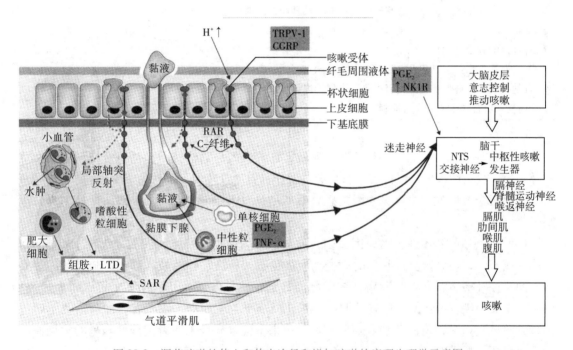

图 20-2　调节咳嗽的传入和传出途径和增加咳嗽的病理生理学示意图

注：位于喉和肺内的受体（又称受体）例如快适应受体（RARs），C-纤维和慢适应纤维（SAR）接受刺激，将咳嗽冲动输入，通过在核孤束内间歇神经交接，输入到脑干调节中枢咳嗽发生器。然后中枢发生器建立和整合并将冲动输出到效应肌，引起咳嗽，同时也输出到气道平滑肌和黏液腺。大脑皮层可自主控制咳嗽运动的输出，或影响推动咳嗽的感觉。在上气道或脑干，增加咳嗽发射的起作用因素已在图中说明

（俞森洋）

421 • 咳嗽如何分类？有哪些原因？

咳嗽是呼吸病患者求医的重要原因，临床上咳嗽病因繁多（表 20-1），可以是呼吸系统的疾病引起，也可以是其他系统的疾病所致。咳嗽的诊断，要详细采集病史，尤应注意：

①急性或慢性；②特点和性质；③时间和频度；④痰量和类型；⑤伴随的特征；⑥用药史和职业接触史。约80%患者单凭病史就可以对慢性顽固性咳嗽作出特异性诊断，至少也可为下一步体检和拟采用的特殊检查指明方向。咳嗽按其病程可分为3类：急性咳嗽、亚急性咳嗽和慢性咳嗽。急性咳嗽时间<3周，亚急性咳嗽3~8周，慢性咳嗽≥8周。

表 20-1　咳嗽的病因

1. 急性感染：气管支气管炎，支气管肺炎，病毒性肺炎，慢性支气管炎急性发作，百日咳
2. 慢性感染：支气管扩张，结核病，囊性纤维化
3. 气道疾病：哮喘，支气管扩张，慢性鼻后滴漏
4. 肺实质性疾病：慢性间质性肺纤维化，肺气肿，结节病
5. 肿瘤：支气管肺癌，肺泡细胞癌，良性支气管肿瘤，纵隔肿瘤
6. 异物
7. 外耳道的刺激
8. 心脏血管疾病：左心衰竭，肺梗死，主动脉夹层动脉瘤
9. 其他疾病：胃食管反流，反复误吸，支气管内缝线
10. 药物：血管紧张素转换酶抑制剂

　　（1）急性咳嗽：普通感冒是急性咳嗽最常见的病因，其他病因包括急性支气管炎、急性鼻窦炎、过敏性鼻炎、慢性支气管炎急性发作、支气管哮喘（简称哮喘）等。

　　（2）亚急性咳嗽：最常见原因是感冒后咳嗽（又称感染后咳嗽）、细菌性鼻窦炎、哮喘等。

　　（3）慢性咳嗽：慢性咳嗽原因较多，通常可分为两类：一类为经胸部影像学检查（X线胸片或CT），均可发现其明显的病变相应征象。如肺炎、肺结核、肺癌、肺肉芽肿性疾病、间质性肺疾病以及心血管病（主动脉瘤，充血性心力衰竭引起的慢性间质肺水肿等）等。另一类为经胸部影像学检查无明显异常，以咳嗽为主或唯一症状者，即所谓"不明原因慢性咳嗽"（简称慢性咳嗽），经常规治疗效果不佳且病因未明者。慢性咳嗽的常见原因为：咳嗽变异型哮喘（CVA）、鼻后滴流综合征（PNDs）、嗜酸性粒细胞性支气管炎（EB）和胃-食管反流性咳嗽（GERC），这些原因占了呼吸内科门诊慢性咳嗽比例的70%~95%。其他病因较少见，但涉及面广，如慢性支气管炎、支气管扩张、支气管内膜结核、变应性咳嗽（AC）、心理性咳嗽等。

（俞森洋）

422 • 咳嗽的并发症有哪些？

　　咳嗽是临床上最常见的症状之一，是呼吸病患者求医的重要原因。咳嗽既是人体的一种保护性反射，有助于清除气管内的痰液和异物，利于呼吸系感染的控制，又是多种疾病的体征，强烈而频繁的咳嗽不仅使患者痛苦不堪，还可引起各种并发症（表20-2）。如何使

咳嗽患者尽早获得正确诊断并予以及时治疗，避免误诊和并发症发生，是临床医生经常面对并应认真解决的问题。

表 20-2　咳嗽的并发症

1. 气压伤	胃动脉破裂	骨骼肌肉痛
气胸	心动过缓和心脏阻滞	4. 其他
纵隔气肿	3. 肌肉骨骼	尿失禁
心包气肿	肋骨或椎骨骨折	精神上的痛苦
鼓膜破裂	腹直肌断裂	头痛
2. 心血管	股疝或腹股沟斜疝	失眠
晕厥	外科伤口裂开	过多出汗
（鼻和肛门的）黏膜下静	系带断裂	Mallory-Weiss 综合征
脉破裂	声嘶、咽喉痛	恶心、呕吐

（俞森洋）

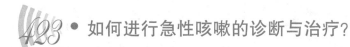

423 • 如何进行急性咳嗽的诊断与治疗？

急性咳嗽的病因按发病部位分为呼吸系统疾病和非呼吸系统疾病，在呼吸系统疾病中再进一步分为感染性和非感染性。其次，根据引起咳嗽的疾病对生命的危害性又分为威胁生命的咳嗽和非威胁生命的咳嗽。①威胁生命的咳嗽：主要有肺炎、哮喘急性重度或危重度发作、慢性阻塞性肺疾病重度急性加重、急性肺栓塞、急性充血性心力衰竭及其他严重疾病等。②非威胁生命的咳嗽：主要有上或下呼吸道感染、原有呼吸系统疾病的病情加重、环境和职业因素所致的咳嗽等。

急性咳嗽的诊断流程：见图 20-3。在诊断分析中，判断急性咳嗽病因是否为危及生命的疾病非常关键，这有助于减少误诊，及时处理患者的病情。

急性咳嗽的病因常与上呼吸道感染相关，最常见的为普通感冒，患者多有卡他（catarrh）症状。普通感冒的咳嗽常与鼻后滴流有关。当健康成人具备以下 4 条标准时，可以诊断为普通感冒：①鼻部相关症状（如流涕、打喷嚏、鼻塞和鼻后滴流），伴或不伴发热。②流泪。③咽喉部有刺激感或不适。④胸部体格检查正常。

急性咳嗽的非病毒感染的原因，包括支气管肺感染，哮喘的急性加重，接触污染的环境等。若伴寒战、高热、脓痰、咯血、胸痛和呼吸困难，则多为支气管肺感染。

治疗的关键是寻找引起咳嗽的病因并进行相应的治疗，但要注意的是当引起咳嗽的原因是威胁生命的疾病时，应首先稳定患者的病情，处理原发疾病所引起的严重并发症，如呼吸衰竭、休克等。然后，再对因和对症治疗。

普通感冒的治疗：以对症治疗为主，一般无需用抗菌药物。①减充血剂：伪麻黄碱等。

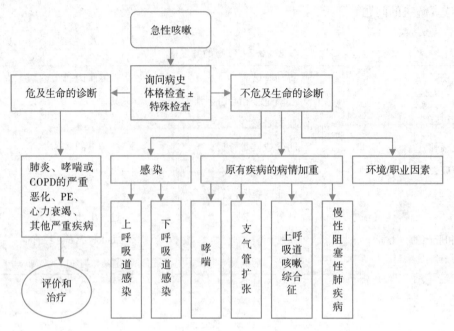

图 20-3　年龄≥15 岁、病程<3 周的急性咳嗽患者处理流程

②退热药物：解热镇痛药类。③抗过敏药：第一代抗组胺药。④镇咳药物：中枢性镇咳药、中成药等。临床上通常采用上述药物的复方制剂，首选第一代抗组胺药+伪麻黄碱治疗，可有效缓解打喷嚏、鼻塞等症状。咳嗽明显者选用中枢性镇咳药，如右美沙芬或可待因等。2/3 的患者在 2 周内自愈或治疗后痊愈。

支气管肺感染的治疗：应选用适当的抗生素、祛痰剂，而要慎用强效镇咳药物。

（俞森洋）

424 · 如何进行亚急性咳嗽的诊断与治疗？

亚急性咳嗽通常可分为感染后咳嗽和非感染后咳嗽，在感染后咳嗽中常见的原因有感冒后咳嗽、肺炎、百日咳、支气管炎、细菌性鼻窦炎等；其他的原因有原有疾病的复发或加重，如上呼吸道咳嗽综合征、支气管哮喘、胃食管反流病、慢性支气管炎急性发作和非哮喘性嗜酸性粒细胞性支气管炎等。非感染后咳嗽的病因则与慢性咳嗽基本类似，如上气道咳嗽综合征、支气管哮喘、非哮喘性嗜酸性粒细胞性支气管炎、胃食管反流病、药物等。

亚急性咳嗽的诊断流程：见图 20-4，对亚急性咳嗽在诊断分析时首先要对是否为感染所致做出结论，在感染性原因中再分出患者既往是否有容易引起咳嗽的疾病，然后再逐步进行分析。

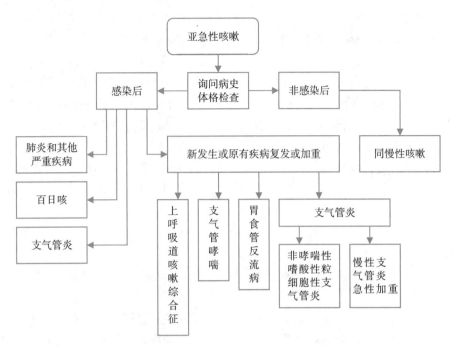

图 20-4　年龄≥15 岁、病程 3~8 周的亚急性咳嗽患者处理流程

治疗原则：治疗关键是寻找引起咳嗽的主要病因并进行相应的治疗，但要注意的是当引起咳嗽的原因是威胁生命的疾病，并且患者的生命体征等明显恶化时则应首先稳定患者的病情，处理原发疾病所引起的严重并发症如呼吸衰竭、休克等。下面简要介绍涉及急性与亚急性咳嗽治疗中的几类主要药物。

（1）镇咳药和祛痰药：咳嗽是机体的一种防御性反射，通过咳嗽反射清除呼吸道的分泌物，因此轻度的咳嗽不需要使用镇咳药物，当咳嗽影响到正常的休息和工作时需要使用镇咳药物缓解症状。但对于痰多或痰液黏稠的患者要慎用强镇咳药物，而需要使用祛痰药物或促进黏液纤毛清除功能的药物减少痰液滞留，帮助分泌物从呼吸道排出。

（2）抗组胺药：如果急性或亚急性咳嗽是由于普通感冒、过敏性刺激引起的，可选择第一代抗组胺药如马来酸氯苯那敏（扑尔敏），而新一代无中枢镇静作用的抗组胺药并不能有效地缓解普通感冒患者的咳嗽症状。另外，非甾体类的抗炎药也有助于改善由普通感冒引起的咳嗽。应该强调的是在遇到急性咳嗽时要明确有无急性刺激或是否暴露于过敏性物质中，如果可能的话，要去除环境因素。

（3）平喘药物：对哮喘或慢性阻塞性肺疾病急性发作需要予以支气管扩张剂（如长、短效的 β_2 受体激动剂，抗胆碱能药物，茶碱类药物等）来缓解呼吸道痉挛和高反应性，使用途径可根据病情轻重来选择，轻者可使用定量吸入装置（如 MDI、PDI 等），中、重度者可选择雾化吸入或静脉滴注。

（4）糖皮质激素（简称激素）：激素在急性和亚急性咳嗽中有较广泛的应用指征，如不同原因引起的过敏性咳嗽、支气管哮喘急性发作、慢性阻塞性肺疾病急性加重并喘息等。激素的使用方法和 β 受体激动剂一样也可以根据病情轻重选用定量吸入、雾化吸入或静脉滴注的方式。

（5）抗生素：在处理非威胁生命的咳嗽时首先需要确定患者是否是由感染因素引起的，在考虑感染的病原体时要根据患者的性别、年龄、基础疾病和发病的环境（如社区感染还是院内感染）等因素予以推测可能的致病原。感冒后咳嗽多为自限性，能自行缓解。对于百日咳杆菌、肺炎支原体和肺炎衣原体引起的感染后咳嗽，大环内酯类抗生素治疗有效。根据我国大规模的流行病学调查发现，支原体的感染率日趋上升，甚至超过了肺炎球菌的感染率。另外不能忽略的是结核分枝杆菌或非结核分枝杆菌的感染，目前结核病的患病率也是居高不下，应及时做相关的检查和治疗。

（俞森洋）

425 • "不明原因"慢性咳嗽的病因有哪些？

慢性咳嗽是指咳嗽症状持续 8 周以上。最常引起咳嗽的呼吸道感染罕有持续超过 8 周的。一些引起咳嗽的易识别的呼吸基础病，如 COPD、肺癌、肺结核、气道异物、慢性间质纤维化、结节病等，经过 8 周的诊治，尤其是胸部 X 线或 CT 检查，也应已病因明确。所谓"原因不明"是指且经胸部 X 线检查，未见明确病变，或 X 线改变不能解释咳嗽病因者。引起不明原因慢性咳嗽的病因很多，可单独或合并存在，常被认为属感染疾病（支气管炎），而长期使用抗菌药物治疗，实际上多数慢性咳嗽与感染无关，无需使用抗菌药物。明确病因是治疗成功的关键，咳嗽原因不明或不能除外感染时，慎用糖皮质激素。有研究显示：引起不明原因慢性咳嗽的疾病，54%~98%的患者由以下 4 种疾病引起：上气道咳嗽综合征（UACS）、咳嗽变异性哮喘（cough variant asthma，CVA）、胃食管反流（gastro-esopha-geal reflux，GER）、嗜酸性粒细胞支气管炎（eosinophilic bronchitis，EB）其中单一病因占慢性咳嗽的 73%，2 种病因约占 23%，3 种病因约占 3%，发生率及所占比例报道不一，取决于所在地区、患者年龄及当地对疾病的定义。

为什么 2~3 种病因共存的发生率如此高？共存时咳嗽的发生机制是什么？为什么治疗这类咳嗽成功率不高？有以下可能：①它们共同引起咳嗽反射的高敏性；②一种为病因，在咳嗽反射高敏的基础上，另外 1~2 种为咳嗽激发剂或加重因素；③解剖上的联系，和咳嗽一样，它们都是上气道-上消化道的病，解剖上都有迷走传入神经分布。

近年来由于高血压患者增加，使用转换酶抑制剂（ACEI）增多，导致 ACEI 诱发的咳嗽也增多。其他较少见的原因还有神经精神性、职业和环境因素、气道内异物、外耳道异物或炎症、血管紧张素转换酶抑制剂（如卡托普利）、支气管内膜结核、反复误吸、膈肌疾病、支气管扩张、胸膜或心包炎症、隐匿性肺部感染、其他食管或胃病变、气管和支气管内外肿块、间质性肺病、隐匿性充血性心力衰竭、甲状腺疾病、声带失能综合征、外耳道疾病、气管塌陷综合征等。慢性咳嗽的常见和不常见原因见表 20-3。近年发现的不常见慢性咳嗽的原因见表 20-4。

　　近年来欧美和我国都公布了咳嗽的诊断与治疗指南，这些指南基本上都是针对以上几种疾病，以专家的意见为基础制定的。缺乏多中心随机双盲对照试验的证据支持。

表 20-3　慢性咳嗽的原因

常见原因	不常见原因	少见原因
咳嗽变异性哮喘（CVA）	变应性咳嗽（AC）	支气管结核
胃食管反流性咳嗽（GERC）	感染后咳嗽（包括百日咳、支原体、流感）	支气管肺癌
鼻后滴流综合征（PNDS）	左心功能不全	支气管扩张
嗜酸性粒细胞性支气管炎（EB）	吸烟	气道异物
血管紧张素转换酶抑制剂（ACEI）诱发的咳嗽	COPD 环境职业因素	慢性间质性肺炎 吸入性肺炎 外耳道的刺激

表 20-4　近年新发现的不常见的慢性咳嗽的病因

阻塞性睡眠呼吸暂停/鼾症
扁桃体增大
自身免疫性疾病（甲状腺功能减退）
遗传性感觉多神经病
担子菌真菌感染
耵聍（Arnold 反射）
气管支气管囊性纤维性骨软骨炎
室性期前收缩

 426 · 不明原因慢性持续性咳嗽如何诊断？

　　（1）询问病史和体格检查：评价咳嗽的首要步骤是详细采集病史，尤应注意：①急性或慢性；②特点和性质；③时间和频度；④痰量和类型；⑤伴随的特征；⑥用药史和职业接触史。大多数患者（约80%）单凭病史就可以对慢性顽固性咳嗽作出特异性诊断，至少也可为下一步体检和拟采用的特殊检查指明方向。能缩小慢性咳嗽的诊断范围，得出初步诊断进行治疗或根据现病史提供的线索。注意咳嗽性质、音色、节律和咳嗽时间、诱发或加重因素、体位影响，伴随症状等。了解咳痰的数量、颜色、气味及性状对诊断具有重要的价值。吸烟者虽常有咳嗽、但很少就医，需特别注意的是当咳嗽的性质或形式发生任何改变时需警惕肺癌的可能。痰量较多、咳脓性痰者应首先考虑呼吸道感染性疾病。短促咳嗽，咳而不爽常提示鼻后滴漏。咳嗽的频度和强度较难描述和准确定量，也无特异性，但常与咳嗽并发症相关。季节性与传染病、过敏性鼻炎或哮喘有关。与大量进食的关系，尤其伴胃灼热、口内臭味时提示胃食管反流和各种食管疾病。夜间剧烈咳嗽提示心力衰竭和哮喘。鼻后滴漏常在仰卧位时加重。阿司匹林可致哮喘，卡托普利等转化酶抑制剂所致咳嗽则是其不良反应。职业性气道疾病所致持续咳嗽近年也有增加趋势。

查体闻及呼气期哮鸣音时提示哮喘的诊断，如闻及吸气性哮鸣音，要警惕中心性肺癌或支气管内膜结核。详询病史后，应予患者全面体检，重点检查心、肺、耳鼻咽喉、吞咽和上胃肠功能。耵聍栓塞、异物或毛发对鼓膜刺激成为顽固咳嗽的原因已有报道。

（2）相关辅助检查：在病史和体检基础上选择做以下检查：①血白细胞及嗜酸性粒细胞计数，外周血嗜酸性粒细胞增多提示寄生虫感染、变应性疾病。②痰诱导检查、痰液镜检或细胞学检查（包括嗜酸性粒细胞计数）：最早用于支气管肺癌的诊断，通过诱导痰细胞学检查可使癌细胞检查阳性率显著增高，甚至是一些早期肺癌的唯一诊断方法。细胞学检查嗜酸性粒细胞增多是诊断 EB 的主要指标。常采用超声雾化吸入高渗盐水的方法进行痰液的诱导。③影像学检查：鼻窦 X 线检查。X 线胸片能确定肺部病变的部位、范围与形态，甚至可确定其性质，得出初步诊断，指导经验性治疗和相关性检查。建议将 X 线胸片作为慢性咳嗽的常规检查，如发现器质性病变，根据病变特征选择相关检查。X 线胸片若无明显病变，则按慢性咳嗽诊断程序进行检查（见慢性咳嗽诊断程序）。胸部 CT 检查有助于发现纵隔前、后肺部病变、肺内小结节、纵隔肿大淋巴结及边缘肺野内较小的肿物。高分辨率 CT 有助于诊断早期间质性肺疾病和非典型支气管扩张。④肺功能检查：通气功能和支气管舒张试验可帮助诊断和鉴别气道阻塞性疾病，如哮喘、慢性支气管炎和大气道肿瘤等。常规肺功能正常，可通过激发试验诊断 CVA。⑤纤维支气管镜（简称纤支镜）检查：可有效诊断气管腔内的病变，如支气管肺癌、异物、内膜结核等。⑥食管 24 小时 pH 值监测：能确定有无胃食管反流（GER），是目前诊断 GERC 最为有效的方法。通过动态监测食管 pH 值的变化，获得 24 小时食管 pH<4 的次数、最长反流时间、食管 pH<4 占监测时间的百分比等 6 项参数，最后以 Demeester 积分表示反流程度。检查时实时记录反流相关症状，以获得反流与咳嗽症状的相关概率（SAP），明确反流时相与咳嗽的关系。胃镜、吞钡 X 线透视。⑦咳嗽敏感性检查：通过雾化方式使受试者吸入一定量的刺激物气雾溶胶颗粒，刺激相应的咳嗽受体而诱发咳嗽，并以咳嗽次数作为咳嗽敏感性的指标。常用辣椒素吸入进行咳嗽激发试验。咳嗽敏感性增高常见于 AC、EB、GERC。⑧其他检查：变应原皮试（SPT）和血清特异性 IgE 测定有助于诊断变应性疾病和确定变应原类型。

慢性咳嗽的临床诊断程序见图 20-5。不明原因慢性咳嗽的常见疾病的临床特征见表 20-5。

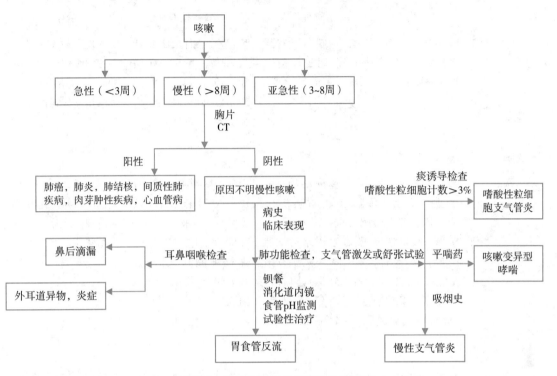

图 20-5　不明原因慢性咳嗽的诊断程序

表 20-5　慢性咳嗽常见疾病的临床特点和诊治要点

	病史	物理检查	特殊检查	治疗
吸烟相关咳嗽	典型的咳嗽时有痰>3个月/年，持续>1年，吸烟史	粗糙的湿啰音	n/a	戒烟，脱离其他可能的刺激
ACEI 咳嗽	经常发作咳嗽，但不都是与 ACEI 的开始应用相关	n/a	n/a	停用 ACEI 药物，以其他药物代替
哮喘（咳嗽型）	哮喘史，季节性，特应性，呼吸困难，喘息，黏痰，夜间咳醒	干鸣音 呼气延长 过度通气	嗜酸性粒细胞增加（血或痰） 可逆性气流阻塞 CO 弥散量正常或增加 支气管激发试验阳性 胸片 X 线片正常	吸入 β 受体激动剂，吸入皮质激素，茶碱类（口服或静脉注射），有选择病例用泼尼松 30mg/d，用14 天

续　表

	病史	物理检查	特殊检查	治疗
嗜酸性粒细胞性气道疾病	夜间咳嗽，哮喘在运动后咳嗽，发作时可听到哮鸣音	哮喘时可有气流阻塞的体征	痰嗜酸性粒细胞计数>3%，呼出 NO 增加，吸入沙丁胺醇 200μg 后 FEV_1 增加>15%，PEF 日变异率>20% 2 周以上，或 PC_{20}<8mg/ml	吸入皮质激素，有选择病例用泼尼松 30mg/d，用 14 天，哮喘用支气管扩张剂
鼻后滴漏，鼻炎	鼻后滴漏感、说话鼻音重、鼻溢、鼻阻塞、鼻窦痛、喘鸣、鼻痒、频繁清嗓子、声嘶、鼻卡他、鼻炎、头痛、鼻窦、颌或牙痛、嗅觉减退、仰卧位或清晨加重	鼻分泌物、鼻或咽黏膜炎症、鼻窦区压痛，眶周水肿，咽黏膜炎症，咽黏膜鹅卵石样改变，鼻息肉，扁桃体或腺样体增生，会厌水肿	摄鼻窦 X 线像（Water 位）或 CT 检查显示黏膜增厚、积液，鼻检查和涂片（息肉、嗜酸性粒细胞），超声检查，间接喉镜，纤维内镜	局部用激素，有选择病例吸入异丙托溴铵 40μg 2 次/天，口服抗组胺药
胃食管反流	烧心，口臭味，打嗝，吞咽困难，夜间咳醒，腹胀、反酸、咳嗽可以是唯一表现	n/a	吞钡 X 线透视检查，纤维内镜，食管压力测定，24 小时食管 pH 监测	减肥，高枕卧位，睡前 2 小时禁食，有选择病例用抑酸剂
感染后	上呼吸道病毒感染后发生	n/a	n/a	观察
慢性支气管炎	吸烟，多年病史，呼吸困难，痰量较多	前倾位应用辅助呼吸肌桶状胸，干鸣音	肺功能：气流阻塞可逆性小，CO 弥散量正常或降低，胸片显"脏肺"	

注：ACEI：血管紧张素转换酶抑制剂；PC_{20}：引起 PEV_1 降低 20% 所需要的浓度；FEV_1：第 1 秒用力呼气量；PEF：呼气峰流速；NO：一氧化氮；n/a：没有适用的

（俞森洋）

427. 何谓鼻后滴漏（PNDs）（或称慢性上气道咳嗽综合征）？如何诊治？

鼻后滴漏（PNDs）是指由于鼻部疾病引起分泌物倒流鼻后和咽喉部，甚至反流入声门或气管，导致以咳嗽为主要表现的综合征。占持续咳嗽病因的40%～87%，考虑到尚未明确由上呼吸道炎症引起慢性咳嗽的机制到底是鼻后滴流、致病因素的直接刺激还是上呼吸道咳嗽受体的炎症所致，所以美国2006年版咳嗽指南以慢性上呼吸道咳嗽综合征（upper airway cough syndrome，UACS）来代替PNDs。

临床特征：①系鼻炎、鼻窦炎、鼻息肉、咽喉炎、扁桃体肥大增生等多种鼻咽喉疾病引起的综合征，故有这些原发病的症状，如除了咳嗽、咳痰外，通常还有咽痒不适或鼻痒、鼻塞、流涕、打喷嚏等。有时患者会主诉声音嘶哑，讲话也会诱发咳嗽，通常发病前有上呼吸道疾病（如感冒）史；②常有分泌物滴漏入咽喉感或咽部异物感，口咽黏液附着，常需频繁清喉伴频繁咳嗽；③仰卧位或清晨加重；④检查口咽部有黏液或脓性分泌物，或黏膜呈鹅卵石样变；⑤针对其基础疾病的治疗，症状消失或明显减轻，如氯苯那敏麻黄碱合剂或激素类滴鼻后咳嗽减轻或消失。

诊断：引起UACS的基础疾病包括季节性变应性鼻炎、常年性变应性鼻炎、常年性非变应性鼻炎、血管舒缩性鼻炎、感染性鼻炎、真菌性鼻炎、普通感冒和鼻窦炎等。伴有大量痰液者多为慢性鼻窦炎所致。血管舒缩性鼻炎的特征是随气温改变，鼻腔有时会产生大量稀薄水样分泌物。慢性鼻窦炎影像学检查征象为鼻窦黏膜增厚超过6mm，气液平面或窦腔模糊。如咳嗽具有季节性或病史提示与接触特异性的变应原（例如花粉、尘螨）有关时，SPT有助于诊断。怀疑变应性真菌性鼻窦炎时，可行曲霉菌和其他真菌的皮肤试验及特异性IgE检测。近年研究慢性扁桃体增大，OSA与咳嗽相关，也可列入UACS。

诊断标准：①发作性或持续性咳嗽，以白天咳嗽为主，入睡后较少咳嗽。仰卧位或清晨加重；除了咳嗽、咳痰外，通常还有咽痒不适或鼻痒、鼻塞、流涕、打喷嚏等。有时患者会主诉声音嘶哑，讲话也会诱发咳嗽；②鼻后滴流和（或）咽后壁黏液附着感或咽部异物感，口咽黏液附着，常需频繁清喉伴频繁咳嗽；③有鼻炎、鼻窦炎、鼻息肉、慢性咽喉炎、扁桃体肥大增生等病史。通常发病前有上呼吸道疾病（如感冒）史；④检查发现咽后壁有黏液或脓性分泌物附着，或黏膜呈鹅卵石样变；⑤相关检查：鼻窦影像学检查可见黏膜增厚和鼻窦内液平；⑥经针对性治疗后咳嗽缓解或明显减轻，如氯苯那敏麻黄碱合剂或激素类滴鼻后咳嗽减轻或消失。UACS/PNDs涉及多种基础疾病，其诊断主要是根据病史和相关检查综合判断，所以在建立诊断以前应排除引起慢性咳嗽的其他常见原因。近年来有的学者直接采用鼻炎、鼻窦炎作为慢性咳嗽的病因诊断，而不用UACS/PNDs的术语。UACS评估受限于缺乏诊断性试验。试验性治疗常是一线采用的。鼻内镜可证实上气道炎症的存在，但不能证明它是咳嗽的原因，咳嗽患者有明显上气道症状而没有其他线索时可考虑使用。鼻窦CT检查对建立UACS的诊断的阳性预计价值差，不常规推荐，靠上气道病理学的性质来决定。

治疗：UACS的治疗依据导致UACS的基础疾病而定。鼻皮质激素和第一代有镇静作用的抗组胺药是广泛应用的。

下列病因引起的UACS首选第一代抗组胺剂和减充血剂：①非变应性鼻炎。②血管舒缩性鼻炎。③过敏性鼻炎。④普通感冒。第一代抗组胺剂代表药物为马来酸氯苯那敏，常用减充血剂为盐酸伪麻黄碱。大多数患者在初始治疗后数天至2周内产生疗效。各种抗组胺药对变应性鼻炎的治疗均有效果，首选无镇静作用的第二代抗组胺剂，常用药物为氯雷他定或阿斯米唑等。必要时加用孟鲁司特。鼻腔吸入糖皮质激素是变应性鼻炎首选药物，通常为丙酸倍氯米松（每鼻孔50μg/次）或等效剂量的其他吸入糖皮质激素，每天1~2次。色甘酸钠吸入对变应性鼻炎亦具有良好的预防作用，应用剂量20mg/次，每天3~4次。近年常局部用色甘酸钠、nedocromil或异丙托溴铵，以上方法对非过敏性或血管运动性鼻炎也有效，改善环境、避免接触过敏原或环境因素是控制变应性鼻炎的有效措施。变应原免疫治疗可能有效，但起效时间较长。抗菌药物治疗是治疗急性细菌性鼻窦炎的主要药物，效果欠佳或分泌物多时可采用鼻腔吸入糖皮质激素及减充血剂减轻炎症。对慢性化脓性鼻窦炎的治疗，建议采用下列初治方案：应用对革兰阳性菌、革兰阴性菌和厌氧菌有效的抗菌药物3周，可局部或全身应用；有证据显示，长期低剂量大环内酯类抗生素治疗慢性鼻窦炎有效。口服第一代抗组胺剂和减充血剂3周；鼻用减充血剂1周；鼻吸入糖皮质激素3个月。内科治疗效果不佳时可行负压引流、穿刺引流或外科手术。良好的治疗反应也可证实诊断，反之，如疗效欠佳，也应考虑到同时存在持续咳嗽的其他原因，如哮喘、胃食管反流等。

（俞森洋）

428 • 何谓胃-食管反流性咳嗽（GERC）？如何诊治？

定义：因胃酸和其他胃内容物反流进入食管，导致以咳嗽为突出的临床表现。GERC是慢性咳嗽的常见原因，约占持续性咳嗽原因的21%，其中以咳嗽为唯一症状者占43%，其机制不清，可能与咽、喉、气管的咳嗽受体受反流物刺激，或引起支气管收缩有关。也可能由食管黏膜炎症激发迷走神经介导的咳嗽反射所致。

诊断标准：①多数患者无反流症状，咳嗽是其唯一的表现。咳嗽大多发生在日间和直立位，干咳或咳少量白色黏痰。部分患者有典型反流症状，为咳嗽常伴胸骨后烧灼痛、反胃、反酸、嗳气、胸闷等。有微量误吸的GER患者，早期更易出现咳嗽及咽喉部症状。②钡餐X线检查、胃镜或食管镜检查可见反流性食管炎改变，但其敏感性和特异性均不理想，有报道其假阳性和假阴性率可高达40%~50%；24小时食管pH值监测Demeester积分≥12.70，和（或）SAP≥75%。食管压力计和pH监测常联合应用来客观确定咳嗽的发生。现在用声基咳嗽监测仪监测到的咳嗽频率比食管压力计监测到的高，认为后者发现咳嗽不敏感，尤其是低强度咳嗽。食管探针对咳嗽有抑制作用。非酸性（或弱酸性）反流也是引起咳嗽的重要原因，要用食管阻抗监测仪来发现，但这尚处初期研究阶段，没有广泛应用，而且费用昂贵，故至今GER的常规检查尚不能推荐。③排除CVA、EB、PNDs等疾病。④应用制酸剂和促胃肠动力药（多潘立酮）等抗反流治疗后咳嗽明显减轻或消失。少数合并或以非酸反流（如胆汁反流）为主的患者，其食管pH值监测可能正常，可通过食管阻抗监测或胆汁反流监测协助诊断。

指南推荐首先临床诊断和试验性治疗；内镜和钡餐透视不能发现GER和咳嗽两者的即时关系，慢性咳嗽患者的食管炎是不常见的，故内镜阳性率低；食管pH常用，但对治疗效果的预计价值不高。具有以下指征者可考虑进行诊断性治疗。①患者有明显的进食相关的咳嗽，如餐后咳嗽，进食咳嗽等。②患者伴有 GER 症状，如反酸、嗳气、胸骨后烧灼感等。③排除 CVA、EB、PNDs 等疾病，或按这些疾病治疗效果不佳。治疗用质子泵抑制剂（如奥美拉唑 20mg，每天 2 次），疗程不少于 8 周。抗反流治疗后咳嗽消失或显著缓解，可以临床诊断 GERC。但 Patterson 等报道，食管 pH 监测阳性的慢性咳嗽患者中只有 28% 对质子泵抑制剂有长期疗效。

治疗原则：①过胖者应减轻体重，调整生活方式，少食多餐，避免过饱，抗反流饮食（高蛋白低脂肪，避免吃零食和睡前进食，尤其是睡前 2~3 小时）。避免进食酸性、油腻食物及饮料，避免饮用咖啡及吸烟。睡眠时抬高床头，高枕卧位。②应用制酸剂：常选用质子泵抑制剂（如奥美拉唑或其他类似药物）或 H_2 受体拮抗剂（如雷尼替丁或其他类似药物）、硫糖铝，抗胆碱能药物。③促胃肠动力药：如多潘立酮或西沙比利等。④如有胃十二指肠基础疾病（慢性胃炎、胃溃疡、十二指肠炎或溃疡）伴有幽门螺旋杆菌感染患者均应进行相应的治疗。⑤内科治疗时间要求 3 个月以上，一般需 2~4 周方显疗效。少数内科治疗失败的严重反流患者，可考虑抗反流手术治疗。

指南推荐：对尽管正规治疗，仍持续 GER-咳嗽患者有选择进行外科手术，如 Nissen 胃底折术，实际上术后的效果是高度变异的，虽有一些病例数不多的报道有良好成功率，但实际上缺乏对照研究、咳嗽好转的客观评价和远期追随。Nissen 胃底反折术并非没有危险，严重吞咽困难，肠胃气胀，不能打嗝，增加大肠症状均是常见并发症。因此至今尚不能普遍推荐为 GER—咳嗽患者行手术治疗。

（俞森洋）

429 • 何谓嗜酸性粒细胞性气道疾病？如何诊治？

嗜酸性粒细胞性气道疾病包括有 4 种与咳嗽相关的疾病及相关的情况：哮喘、咳嗽变异性哮喘（cough-variant asthma，CVA），变应性咳嗽（atopic cough）和嗜酸性粒细胞支气管炎（eosinophilic bronchitis）。它们之间的联系和区别见表 20-6。CVA 常为干咳，常夜间发作或加重，没有哮喘的其他症状。特点为：支气管高反应性，在痰、支气管肺泡灌洗液或气道黏膜下有嗜酸性粒细胞性炎症。基底膜下层厚度增加，但不如典型哮喘增厚明显。Fujimura 等将变异性咳嗽描述为独立的一种慢性咳嗽，其特点，患者常有变异性疾病的背景，痰内而不是在支气管肺泡灌洗液中有嗜酸性粒细胞，咳嗽高反应性，正常的肺功能和气道反应性。是否这些情况都是哮喘的变异，都具有气道的嗜酸性粒细胞炎症的特征，尚不清楚。

嗜酸性粒细胞性支气管炎的临床特征是：剧烈的咳嗽而没有哮喘的其他症状或支气管高反应性，而痰内有数量增多的嗜酸性粒细胞。这些患者均显示有对辣椒素的敏感性增加，应用吸入糖皮质激素治疗可减低其敏感性。在英国，这些患者约占慢性咳嗽呼吸治疗诊所患者的 10%~15%。嗜酸性粒细胞性支气管炎，气道黏膜下的病理学特征与哮喘类似（表 20-7），除了在气道平滑肌细胞内没有肥大细胞以外。然而，肥大细胞是在平滑肌细胞外部被激活的，因为痰前列腺素 D_2 和组胺浓度在嗜酸性粒细胞性支气管炎是增加的。

表 20-6 嗜酸性粒细胞性气道疾病所致咳嗽的鉴别

	哮 喘	咳嗽变异性哮喘	变应性咳嗽	嗜酸性粒细胞性支气管炎
症状	咳嗽，气短，喘息	只有咳嗽	只有咳嗽	咳嗽和咳痰
变应性	常见	常见	常见	同一般人群一样
可变性气流阻塞	+	±	−	−
气道高反应性	+	+	−	−
辣椒素咳嗽高反应性	±	±	−	+
支气管扩张剂反应	+	+	−	−
对皮质激素的反应	+	+	+	+
对 H_1 阻断剂的反应	±	±	+	NK
进展到哮喘	n/a	30%	罕见	10%
痰嗜酸性粒细胞（>3%）	常见	常见	常见	总有（根据定义）
黏膜下嗜酸性粒细胞	↑	↑	↑	↑
BAL 中嗜酸性粒细胞	↑	↑	↓	↑
气道平滑肌中的肥大细胞	↑	↓	NK	↓
基底膜增厚	↑	↑	NK	↑

注：n/a：不适用；NK：未知；±：有时发生；−：不发生；+：经常发生；↑：增加；↓：不增加

（1）咳嗽变异型哮喘（cough-variant asthma, CVA）：CVA 是一种特殊类型的哮喘，占哮喘的 5%~6%，咳嗽是其唯一或主要临床表现，无明显喘息、气促等症状或体征。特点为：有支气管高反应性，在痰、支气管肺泡灌洗液或气道黏膜下有嗜酸性粒细胞性炎症。基底膜下层厚度增加，但不如典型哮喘增厚明显。

诊断要点：①常有过敏素质（个人过敏史或患过敏性疾病，如荨麻疹、湿疹等，过敏原皮试阳性，血嗜酸性粒细胞计数≥0.4×10^9/L）；②剧烈咳嗽，主要表现为刺激性、以阵发性痉挛性干咳为主，有时咳少量白黏痰，偶伴喘息，胸闷；③感冒、吸入冷空气、异味、灰尘、油烟、有害气体、运动等容易诱发或加剧咳嗽；④常表现为季节性发作；⑤常在夜间咳嗽为其重要特征或晨起发作，影响睡眠；⑥常规抗感冒、抗生素治疗、化痰止咳药（包括可待因）无明显疗效；⑦支气管激发试验或舒张试验阳性；最大呼气流量（PEF）昼夜变异率>20%；⑧支气管舒张剂或糖皮质激素口服或气雾吸入可有效缓解咳嗽，此可作为诊断的依据。

CVA 的诊断试验：峰流速仪和支气管舒张试验广泛应用但诊断敏感性和特异性差。支气管激发试验阴性预计价值高，但阳性预计价值差。诱导痰嗜酸性粒细胞计数和呼出气 NO 测定来评价气道炎症具有高度敏感性、特异性，还能预估对激素的治疗反应。并可能指导对激素剂量的选择和调整。CVA 常采用吸入激素作为诊断性试验，其缺陷是，当疗效不佳时，就不清楚是 CVA 治疗不适当，还是咳嗽是其他原因。有明显数量的 CVA 患者对吸入激素的初始试验没有反应，可能是由于剂量不足，治疗时间不够，吸入技术或依从性差，小气道炎症中性粒细胞气道炎症的存在需要全身治疗，或吸入剂诱发咳嗽。

气道炎症的测定可鉴定对皮质激素治疗可能有效的患者。嗜酸性粒细胞气道炎症的存在可协助医生查明治疗失败的原因，短期口服皮质激素的诊断性试验可能是可替代的选择。

治疗原则：CVA 治疗原则与哮喘相同。对常用平喘药物如 β 受体激动剂（雾化吸入或口服）、茶碱类（口服或静脉注射）、激素（吸入或全身应用）等有良好效果。大多数患者吸入小剂量糖皮质激素加 β 激动剂即可，很少需要口服糖皮质激素治疗。近年来主张较长期应用气雾吸入激素。此外，也应注意咳嗽型哮喘诱因的去除。治疗时间不少于 6~8 周。必要时加用孟鲁司特。近年有研究表明咳嗽是独立于支气管收缩的，应用支气管舒张剂有效的证据是不足的。有报道在急性咳嗽和儿童的不能解释的慢性咳嗽（UCC）应用支气管扩张剂是无效的。需要进行大样本的 CRT 以评价支气管扩张剂对 CVA 的慢性咳嗽的治疗作用，这可能用长效支气管扩张剂来进行试验更合适。

（2）嗜酸性粒细胞性支气管炎（eosinophilic bronchitis，EB）：EB 是一种以气道嗜酸性粒细胞浸润为特征的非哮喘性支气管炎，主要表现为慢性咳嗽，痰诱导检查发现嗜酸性粒细胞计数增加（≥3%），但与哮喘不同，无喘息、没有可逆性气道阻塞及气道高反应性等哮喘的特征。这是由于它没有气道平滑肌肥大细胞炎症，吸入皮质激素是一线有效治疗。在英国，这些患者约占慢性咳嗽呼吸治疗诊所患者的 10%~15%。EB 可以和其他气道疾病，如 COPD，职业性肺疾病，支气管扩张同时存在。在咳嗽专家诊所以外，很少有医生诊断 EB 这可能是由于缺乏诊断 EB 的检查手段。

临床表现：主要症状为慢性刺激性咳嗽，常是唯一的临床症状，一般为干咳，偶尔咳少许黏痰，可在白天或夜间咳嗽。部分患者对油烟、灰尘、异味或冷空气比较敏感，常为咳嗽的诱发因素。患者无气喘、呼吸困难等症状，肺通气功能及呼气峰流速变异率（PEFR）正常，无气道高反应性的证据。

诊断：EB 临床表现缺乏特征性，部分表现类似 CVA，体格检查无异常发现，诊断主要依靠诱导痰细胞学检查。具体标准如下：①多为剧烈的刺激性干咳，或伴少量黏痰，没有哮喘的其他症状。②X 线胸片正常。③肺通气功能正常，气道高反应性检测阴性，PEF 日间变异率正常，但有对辣椒素的敏感性增加。④痰内嗜酸性粒细胞数增多，痰细胞学检查嗜酸性粒细胞比例≥3%。或呼出气 NO 测定，证明有嗜酸性粒细胞气道炎症存在，如不能测定气道炎症，但患者的咳嗽对皮质激素有效，而支气管激发试验阴性，也可考虑诊断 EB。当气道炎症和反应性试验都不能做时，在激素治疗有效的患者，要鉴别哮喘和 EB 就不容易了。⑤排除其他嗜酸性粒细胞增多性疾病。⑥口服或吸入糖皮质激素有效。

治疗：EB 对糖皮质激素治疗反应良好，治疗后咳嗽消失或明显减轻。支气管扩张剂治疗无效。通常采用吸入糖皮质激素治疗，二丙酸倍氯米松（250~500μg/次）或等效剂量的其他糖皮质激素，每天 2 次，持续应用 4 周以上。推荐使用干粉吸入剂。初始治疗可联合应用泼尼松口服，每天 10~20mg，持续 3~7 天。更重要的是要强调，因为持久的症状，进展至哮喘和发展为固定性气流阻塞的危险，EB 的长期治疗是必要的。

（3）变应性咳嗽（atopic cough，AC）：临床上某些慢性咳嗽患者，常有变应性疾病的背景和/或痰嗜酸性粒细胞，已主张用简化的诊断标准。抗组胺药物及糖皮质激素治疗有效，但没有气道高反应性，和支气管扩张试验是阴性的，不能诊断为哮喘、变应性鼻炎或 EB，将此类咳嗽定义为 AC。AC 病例几乎都是日本报道的，对此尚不清楚原因，但认为可能与环境因素相关。工作的性质和环境因素，是否接触有害的刺激性气体或粉尘，以及温度，湿度等的影响，也可引起某些患者的咳嗽。其与变应性咽喉炎、EB、感冒后咳嗽的关系及异同有待进一步明确。

诊断标准：目前尚无公认的标准，以下标准供参考。①慢性咳嗽。多为刺激性阵发性干咳，白天或夜间咳嗽，油烟、灰尘、冷空气、讲话等容易诱发咳嗽，常伴有咽喉发痒。②肺通气功能正常，气道高反应性检测阴性。③具有下列指征之一：过敏物质接触史；变应原皮试阳性；血清总 IgE 或特异性 IgE 增高；咳嗽敏感性增高。痰内而不是在支气管肺泡灌洗液中有嗜酸性粒细胞。④排除 CVA、EB、PNDs 等其他原因引起的慢性咳嗽。⑤抗组胺药物和（或）糖皮质激素治疗有效。AC 和 EB 的诊断标准有相当多的重叠，差别之一是支气管肺泡嗜酸性粒细胞炎症在 AC 较不常见，罕有进展至哮喘的。

治疗原则：对抗组胺药物治疗有一定效果，必要时加用吸入或短期（3~7 天）口服糖皮质激素。

（俞森洋）

430 • 慢性咳嗽不常见的病因有哪些？

慢性咳嗽除以上最常见病因外，尚有以下原因。

（1）血管紧张素转换酶抑制剂（ACEI）所致的咳嗽：常用的转换酶抑制剂有卡托普利、依那普利、喹那普利和培哚普利（雅施达）等。此类药物是目前在临床上常用的降压药，此外，它还可改善心力衰竭患者的心功能。文献报道，在使用转换酶抑制剂的患者中，有 10%~30%发生顽固的慢性持续咳嗽，女性多见。咳嗽是服用 ACEI 类降压药物的常见不良反应，占慢性咳嗽病因的 1%~3%。咳嗽多为刺激性干咳，无痰，常规应用止咳化痰药物无效，往往须停药后才能使咳嗽缓解可以确诊。通常停药 4 周后咳嗽消失或明显减轻。诱发咳嗽的原因可能是由于此类药物使缓激肽，P 物质和（或）前列腺素在肺内聚积所致。用血管紧张素受体拮抗剂可以替代 ACEI。

（2）支气管扩张症：由于慢性炎症引起气道壁破坏，导致非可逆性支气管扩张和管腔变形，主要病变部位为亚段支气管。临床表现为咳嗽、咳脓痰甚至咯血。典型病史者诊断并不困难，无典型病史的轻度支气管扩张症则容易误诊。X 线胸片改变（如卷发样）对诊断有提示作用，怀疑支气管扩张症时，最佳诊断方法为胸部高分辨率 CT。

（3）支气管结核：支气管结核在慢性咳嗽病因中所占的比例尚不清楚，但在国内并不罕见，多数合并肺内结核，也有不少患者仅表现为单纯性支气管结核，其主要症状为慢性咳嗽，而且在有些患者是唯一的临床表现，可伴有低热、盗汗、消瘦等结核中毒症状，查体有时可闻吸气性干啰音。X 线胸片无明显异常改变，临床上容易误诊及漏诊。对怀疑支气管结核的患者应首先进行普通痰涂片找抗酸杆菌。部分患者结核分枝杆菌培养可阳性。X 线胸片的直接征象不多，可发现气管、主支气管的管壁增厚、管腔狭窄或阻塞等病变。CT 特别是高分辨率 CT 显示支气管病变征象较 X 线胸片更为敏感，尤其能显示叶以下支气管的病变，可以间接提示诊断。纤支镜检查是确诊支气管结核的主要手段，镜下常规刷检和组织活检阳性率高。

（4）职业和环境因素：工作的性质和环境因素，是否接触有害的刺激性气体或粉尘，以及温度、湿度等的影响，也可引起某些患者的咳嗽。

（5）气道内异物：常为急性呛咳，患者出现耐受性后可暂时缓解，继发感染时咳痰增多，并可为脓性。症状与气道内异物的性质，大小，量及嵌入气道的位置有关。高密度不透光异物可经胸部 X 线检查发现。较大的异物可引起肺不张，继发肺感染或局限性肺气肿。详询病史，必要时行纤支镜检查，可确定诊断并同时给予治疗。

（6）外耳道异物或炎症：外耳道异物或炎症的刺激可通过神经反射引起咳嗽，患者常有外耳道炎症症状，如耳聋、耳聪、耳痛、耳道流脓等。行外耳道检查或取出耵聍，清洁外耳道，取出异物可以缓解。

（7）心理性咳嗽：心理性咳嗽是由于患者严重心理问题或有意清喉引起，又有作者称为习惯性咳嗽、心因性咳嗽。小儿相对常见，在儿童 1 个月以上咳嗽病因中占 3% ~ 10%。典型表现为日间咳嗽，专注于某一事物及夜间休息时咳嗽消失，常伴随焦虑症状。心理性咳嗽的诊断系排他性诊断，只有其他可能的诊断排除后才能考虑心理性咳嗽。儿童心理性咳嗽的主要治疗方法是暗示疗法，可以短期应用镇咳药物辅助治疗。对年龄大的患者可辅以心理咨询或精神干预治疗，适当应用抗焦虑药物。

（8）其他病因：支气管肺肿瘤、肺间质纤维化、支气管微结石症等疾病，都可引起咳嗽，应进行胸部 CT 及相关检查协助诊断。

（俞森洋）

431 • 近年发现的新慢性咳嗽的原因有哪些？

（1）阻塞性睡眠呼吸暂停（OSA 相关咳嗽）：最近有报道，咳嗽可以是 OSA 的唯一表现。多数患者是女性，超体重，鼾症，以及有胃食管反流（GER）症状。OSA-咳嗽的发生率高，在美国犹他州，有一个对咳嗽的调查，44% 的患者有 OSA 的证据。单从咳嗽的特征常很少怀疑是 OSA 的表现，对这些患者咳嗽的治疗通常是针对慢性咳嗽的常见原因，如哮喘、GER、鼻炎等，也通常无效。

OSA 用多导睡眠呼吸监测仪来诊断。有报道，有些 OSA 患者经用 CPAP 呼吸机治疗后，咳嗽明显减轻或消失。OSA-咳嗽的发生机制不详，至少有 2 种可能：一种可能是呼吸暂停发作时跨膈压的增加，被认为引起食管下括约肌的功能不全，导致 GER；另一种可能机制是与鼾症和呼吸暂停相关的上皮损伤以及气道炎症导致咳嗽。理想治疗方法尚不清楚，需要更多的随机对照试验。

（2）慢性扁桃体增大：最近报道：少许其他难以解释的慢性咳嗽患者有明显扁桃体增大，行扁桃体切除术导致咳嗽的减轻或消失，咳嗽反射过敏缓解。扁桃体的组织学检查是慢性炎症。其咳嗽机制认为是与扁桃体增大相关的上气道炎症导致。儿童中咳嗽和扁桃体增大的相关性研究早已有文献报道。需要有更大的样本量来研究和评价扁桃体切除对咳嗽的治疗效果。

（3）担子菌：在日本有文献报道：环境中的担子菌属真菌（如 *Bjerkandera adusta*），在大约 25% 的慢性咳嗽患者的诱导痰中培养出来，主要发生于原因不明的慢性咳嗽患者。在应用抗真菌药物——伊曲康唑治疗后咳嗽症状明显改善，提示担子菌在气道内不仅仅是定植，而是可引起咳嗽。咳嗽和真菌感染两者的相关性已被称为真菌相关慢性咳嗽（fungal associated chronic cough，FACC），当然还需要更多的研究来调查环境中的真菌在咳嗽发生和发展中的重要性，尤其是在日本以外。

（4）成人中的百日咳，卷土重来的感染：百日咳是由百日咳杆菌引起的呼吸道感染，以前都发生于小儿，近年来出现于成人和青年，作为慢性咳嗽的原因常被忽视。文献报道，1940 年美国年患病人数超过 20 万，近 7000 人死亡；由于疫苗接种，发病率和病死率分别减少 92% 和 99%。但近年来发病率又有上升，2009 年美国报道 16858 例，死亡 12 例；而且 50% 以上病例是青少年（11~19 岁）和成人。其传播线路清楚表明，大多数是从成人或青少年传染给婴儿，尤其是没有接种疫苗的婴儿，增加病死率。

成人患百日咳，可以没有明显的卡他期，或症状很轻；发作期以持续咳嗽为特点，持续时间很长（达 48 天），可以没有婴儿那种吸气性哮吼；阵发痉挛性咳嗽后经常伴出汗、脸肿和呕吐，在成人咳嗽后呕吐应强烈提示百日咳，2~3 个月后进入恢复期。

治疗用大环内酯类（阿奇霉素、克拉霉素、红霉素）、复方磺胺等有效，但在卡他期应用效果好。

（俞森洋）

432 • 何谓"特发性慢性咳嗽"？

当前国内外的慢性咳嗽诊断与治疗指南都集中关注 3 种最常见疾病：上气道咳嗽综合征（UACS）、嗜酸性粒细胞性气道炎症（包括咳嗽变异性哮喘、嗜酸性粒细胞支气管炎）和胃食管反流（GER）。自这些指南发表以来，尽管采用了诊治指南中规定的各种检查和治疗方法，仍然有一些患者不能确定病因和取得疗效，在欧洲的许多咳嗽诊所，原因不明的咳嗽所占比例还相当高。约占慢性咳嗽患者的 7%~46%。以往，我们常将这些原因不明的咳嗽称为"特发性慢性咳嗽（idiopathic chronic cough，ICC）"，或称不能解释的慢性咳嗽（unexplained chronic cough，UCC）。这表明在慢性咳嗽的诊治领域仍面临巨大挑战。对 ICC 或 UCC 的名称，咳嗽诊治专家和慢性咳嗽患者都不满意。而近些年来对 ICC 的研究表明，这些患者有基本相似的临床特征，慢性咳嗽病程>8 周，对哮喘、GER 和鼻炎的相关检查和治疗试验均阴性，所进行的临床检查，包括胸部放射影像学和肺量计检查都正常。患者主要是女性，在一些病例报道中女性高达 80% 以上。咳嗽开始时间多在绝经期前后。

很多患者诉说在慢性刺激性咳嗽开始之前有急性上呼吸道感染。有些患者报告在咳嗽发作前喉咙有刺激或发痒，难忍的咳嗽冲动。引起咳嗽的常见因素包括冷空气、强烈的气味、食物或进食、讲话和运动。持续咳嗽明显影响患者的生活质量，妨碍社会活动，也常对家庭和伴侣产生不良影响。咽喉痛、胸痛、尿失禁引起患者精神紧张，常有不同程度的焦虑和抑郁。这些显著的临床特征提示它是一个独特的"疾病"，2011 年欧洲呼吸学会（ERS）在荷兰举行了"慢性咳嗽的诊断和分类"的专题研讨会，将其正式定名为咳嗽高敏综合征（cough hypersensitivity syndrome，CHS）。并建议将 CHS 正式列入 WHO 的国际疾病分类目录之中。

（俞森洋）

433 • 何谓"咳嗽高敏综合征"？

咳嗽高敏综合征（cough hypersensitivity syndrome，CHS）是慢性咳嗽诊断中的一个新名词。其关键性特征是咳嗽反射高敏感性。其定义为：与咳嗽反射高敏性相关的不能用其他原因解释的慢性咳嗽称之为咳嗽高敏综合征（CHS）；这就包括了大多数特发性慢性咳嗽（ICC）患者，其临床特征也与 ICC 类似（表 20-7）。CHS 可能有多种不同的表现类型，或可分为许多亚组。将咳嗽作为一种"病"或"综合征"，而不是其他疾病的一种症状来识别，有利于将 CHS 再进一步分类，也有利于医生与患者的沟通和交流，也便于我们集中关注"咳嗽反射高敏性"这一关键病理特征，而不拘泥于病因，进行更深入的研究来调查咳嗽患者的气道神经异常和寻找镇咳药物治疗的新靶点。已有研究报道，用阿替米林和加巴喷丁（gabapetin）等下调神经活性的药物来治疗慢性咳嗽显示满意效果，可减轻咳嗽的严重性。

表 20-7   咳嗽高敏综合征的特点

慢性咳嗽，时间>2 个月
无痰或只有很少的痰
多种咳嗽反射激发剂（如冷空气、说话、吃东西、气味如香水）之一种可激发咳嗽
喉周围感觉区域发痒，可引起咳嗽
咳嗽对健康相关生活质量（QOL）有不利影响
咳嗽反射激发试验阳性

我们已经有用来协助诊断和评价 CHS 患者的方法，包括在非卧床情况下监测患者的咳嗽频率，进行咳嗽相关生活质量测评（如 Leicester 咳嗽问卷调查等），咳嗽症状评分和视觉模拟评分体系（visual analog scales，VAS）以及辣椒素或枸橼酸咳嗽激发试验等。

CHS 的诊断标准还没有标准化，大多数咳嗽反射高敏性的患者能找到明确的病因，针对病因的治疗能取得较好的治疗效果。只有少数患者持续咳嗽，用现代医学的各种检查方法，找不到解剖学上的疾病证据，只有这少数患者才能采用 CHS 作为主要的原发性诊断。

（俞森洋）

434 • 咳嗽反射和咳嗽反射高敏性的发生机制是什么？

咳嗽是由完整的咳嗽反射弧参与完成的，涉及环节：①受体（分布于咽喉、气管、支气管、肺及胸膜等器官内）感受刺激；②冲动经不同的传入神经（主要是迷走神经）传入咳嗽中枢（一般认为位于延髓的背侧部）和大脑皮层；③然后经传出神经到声门和呼吸肌等处，产生咳嗽动作。咳嗽反射的任一环节出现异常，均可引起咳嗽反射敏感性的增高。

咳嗽受体具有机械性门控离子通道，近年研究最多的阳离子通道——瞬时受体电位香草样-1（the transient receptor potential vanilloid-1，TRPV-1）通道，是在气道 C-神经纤维上表达的，在辣椒素诱发的反射性咳嗽中起重要作用。也可由热、酸、缓激肽、花生四烯酸衍生物、三磷酸腺苷（ATP）酶所激活。在人体，TRPV-1 通道已被定位于气道上皮的神经，在慢性咳嗽患者，它的表达是增加的。已有人应用 TRPV-1 抑制剂抑制致敏豚鼠模型内抗原激发引起的咳嗽反应，提示了它们作为镇咳剂的可能性。

咳嗽反射敏感性（coughreflex sensitivity）是指机体对外来刺激（如化学、机械、温度变化等）激发咳嗽反射的易感性。临床上可以用各种致咳剂，如辣椒素、枸橼酸、酒石酸和烟雾等进行咳嗽激发试验来评估患者的咳嗽反射敏感性。如写入我国咳嗽诊治指南的辣椒素咳嗽激发试验。具体方法为：将辣椒素配成倍增浓度，通过定量吸入装置，从最低浓度开始雾化吸入辣椒素气溶胶。在每次吸入后 30 秒内对其咳嗽次数进行记录，当咳嗽次数 ≥2 次和 ≥5 次时分别记录辣椒素浓度，以 C2、C5 表示，以 C5 来表示咳嗽的敏感性。

咳嗽反射高敏性（cough　reflex hypersensitivity）是指机体对一些微小的外来刺激，发生异乎寻常的剧烈咳嗽。人们可能都有这样的经历，在患感冒或上呼吸道感染时，遇一些微小的损害或刺激，如气温的改变、闻到异味或吸入烟尘等，均可引起阵发性咳嗽，而这些刺激在平时是不会引起咳嗽的。咳嗽反射高敏性的客观证据，是一些咳嗽激发试验阳性。表现为辣椒素 C2、C5 阈值显著降低，辣椒素浓度-咳嗽反应曲线左移。随着感冒或上呼吸道感染缓解，咳嗽反射也恢复正常。少数患者则遗留咳嗽反射高敏性，导致 CHS。与支气管激发试验（吸入乙酰甲胆碱）评价气道高反应性不同的是，辣椒素咳嗽激发试验的辣椒素 C2、C5 阈值，在患者与正常人之间有较多的重叠，不像支气管激发试验那样，正常与异常阈值较分明。

咳嗽反射高敏性是大多数慢性咳嗽患者的主要特征。咳嗽反射高敏性可分为可逆性和持久性。研究表明：感冒或上呼吸道感染引起的咳嗽，嗜酸性粒细胞性气道疾病，如变异性哮喘、嗜酸性粒细胞性支气管炎、ACEI 所致咳嗽，咳嗽反射高敏性是可逆的，然而在大多数 CHS 患者，咳嗽反射高敏性是持续的。

已经有数个研究证明，对吸入辣椒素、枸橼酸或酒石酸的激发试验，女性较男性有更高的咳嗽敏感性。女性的咳嗽反射高敏性似乎发生在青春期后，这提示女性的咳嗽反射高敏性是保护妊娠期避免误吸的人类进化机制。经功能性磁共振（MRI）影像研究的初步结果提示，女性的咳嗽中枢也比男性增大。咳嗽反射敏感性的性别差异从就医于咳嗽诊所的患者中也可反映，对咳嗽专家诊疗机构的 5000 多例患者的统计，女性患者是男性的 2 倍。就诊的高峰年龄是 50~60 岁，对辣椒素咳嗽激发试验的敏感性，女性也高于男性。

除了吸入化学物质的激发试验以外，还有研究用吸入氨水引起的声门闭合反射（glotic-stop reflex），机械性刺激颈部气管作为咳嗽敏感性的评估方法，但都还没有推荐应用于临床。

咳嗽反射高敏性的病理发生机制并不完全清楚，咳嗽中枢的易化也许可以解释为什么 CHS 的女性患病率高。嗜酸性粒细胞、淋巴细胞浸润所致的气道炎症、TRP 通道的激活，以及神经分布的改变被认为参与了咳嗽反射高敏性的发生发展过程。已建立了迷走神经的咳嗽高敏性机制，包括前列腺素（PG），尤其是 PGE_2 诱导的机制。Johns 已证明神经节、神经元调节咳嗽反射的子系统，可能对某些咳嗽反射高敏性起作用。

（俞森洋）

435 • 咳嗽高敏综合征（CHS）有哪些不同的表型？

（1）与自体免疫病相关的 CHS：有一组 CHS 患者可能是由自体免疫气道炎症引起的。有一例 CHS 患者在对其咳嗽进行调查时偶然诊断为腹腔自体免疫病。除了支气管肺泡灌洗有明显淋巴细胞增多以外，呼吸系统的所有检查都正常。在治愈腹腔自体免疫病后，咳嗽和气道淋巴细胞增多消失了。由此病例设想，咳嗽可以与呼吸系统以外的其他器官的自体免疫病相关。机制可能是淋巴细胞从自体免疫炎症的原发部位（此例在大肠）迁移到肺。

随后的病例对照研究证实，与对照者比较，CHS 者自体免疫病的患病率增加 8 倍，相关最明显的是甲状腺功能减退。自从报道 CHS 患者支气管肺泡淋巴细胞增多以来，已有许多病例报道。不是所有 CHS 患者都有自体免疫病，只是患有自体免疫病者有 CHS 的可能。

咳嗽可能是自体免疫病的首发表现，或由于"自体免疫性支气管炎"。在大多数病因明确的慢性咳嗽患者没有明显的气道淋巴细胞增多，提示气道淋巴细胞增多并不是咳嗽的机械性作用引起。在受过治疗的甲状腺功能减退患者，与对照组比较，咳嗽症状也增加 2~3 倍，这也支持咳嗽与自体免疫病两者的关系。而且对甲状腺功能减退患者行气道功能检查的研究已发现气道炎症和咳嗽反射敏感性增高的证据。

另有文献报道，原因不明固定气流阻塞患者有很高的自体免疫病患病率。这些患者也主要是女性，但年龄比 CHS 患者明显要大。一个颇有意思的假设是气流阻塞也许是 CHS 的长期后果，需要对 CHS 患者进行长期追随研究来证实这一假设。

在 CHS 发生机制中，气道 T 淋巴细胞除了数量增加外，表型的改变也很重要。有文献报道，健康女性在绝经期后，CD4/CD8 比值增加，这对于女性呼吸系统疾病，如咳嗽的发生可能有重要意义。还不清楚性激素替代治疗对咳嗽的影响。

用皮质激素来治疗与自体免疫病相关的 CHS 通常是无效的，因为这些患者的大多数以前都试吸入或口服过皮质激素。患腹腔自体免疫病患者中 CHS 的例子提示直接针对减低原发病部位自体免疫淋巴细胞炎症的治疗可以有效治疗咳嗽，值得进一步研究。

（2）与维生素 B_{12} 缺乏相关的 CHS：慢性咳嗽是以感觉神经病为特征的，维生素 B_{12} 缺乏可引起中枢和周围神经系统损害，对感觉神经病和迷走神经系统功能障碍起作用。Bucca 等报道，维生素 B_{12} 缺乏者与正常者比较，有较高的慢性咳嗽发生率，维生素 B_{12} 缺乏者口咽上皮薄，有髓鞘的神经纤维数少，对神经生长因子有较高的免疫反应评分。在补充 B_{12} 以后，咳嗽症状减轻或消失，咳嗽阈值明显改善。凡遇原因不明的慢性咳嗽患者，尤其是找不到触发因素的，应考虑维生素 B_{12} 缺乏的可能。

（3）"9·11 世贸中心咳嗽综合征"：2001 年美国发生 "9·11" 恐怖事件，纽约世贸中心大楼倒塌，许多患者暴露于有毒烟雾中，导致持久咳嗽至今。称为 "9·11 世贸中心咳嗽综合征"。原来认为是有毒烟雾导致长期的气道黏膜损伤。但时隔这么多年，气道黏膜损伤不可能还没有修复。现在有学者认为这是一种特殊类型的 CHS。

环境中范围广泛的刺激剂也可以因作用于咳嗽受体，感受到热、酸、牵拉或有害的刺激而激发咳嗽。导致咳嗽反射高敏性。例如，人们较长时间生活在雾霾天气里，或在污染、有毒的环境中工作，咳嗽的发生率明显增加。有必要调查这些咳嗽患者气道内的咳嗽受体表达是否增高，是否存在咳嗽反射高敏性。

（4）CHS 和其他过敏综合征：Millqvist 等报道了气道感觉高反应性综合征（airway sensory hyperreactivity syndrome，ASHRS），根据作者对 ASHRS 的定义和描述，患者主要对一些气味不能忍受，并对吸入辣椒素高度敏感。该综合征也可松散地归属于多化学物敏感综合征（multiple chemical sensitivity syndrome）和病态-大楼综合征（sick-building syndrome），前者对多种化学物过敏而发生气道症状，后者在室内环境因接触低水平的化学或物理物质而发病。

在就诊于咳嗽专家诊所的 135 例患者中，85 例（63%）诊断为 ASHRS，所用的问卷调查：在存在一种或多种咳嗽激发因素，如气温改变、接触气雾剂、异味、讲话、笑和唱歌时，咳嗽是否会被激发或加重？患者都给予肯定的答复。因此可见 CHS 和 ASHRS 有大量的重叠。似乎 CHS 是 ASHRS 中的一种类型，因为 ASHRS 包括咳嗽以外的其他气道症状。除了下气道的高反应性。

然而，CHS 也可能包括其他高反应性的情况，如喉易激综合征（irritable larynx syndrome），与鼻炎鼻窦炎相关的上气道反应综合征（upper airway reactive syndrome），甚至探讨 CSH 与其他中枢敏感性增加的情况，包括慢性疲劳综合征（chronic fatigue syndrome）、肌纤维痛、肠易激综合征（irritable bowel syndrome）、膀胱易激综合征（irritable bladder syndrome）等的关系也是颇有意思的。尚未见有文献报道这些疾病患者的咳嗽发生率，有一篇文章中提到，肌纤维痛患者的咳嗽症状是增加的。但值得关注的是，这些情况的治疗药物与慢性咳嗽的用药是相似的，如阿片类、三环类、抗抑郁剂和加巴喷丁（gabapetin）。在许多过敏综合征（包括 CHS）中，都在考虑应用 TRPV-1 的拮抗剂作为治疗可能有效的新方法。及时了解和交流这些过敏综合征的研究进展是有益的。

虽然 CHS 的诊断标准有待规范化，治疗的新途径也需要探索，但提出 CHS 这一"疾病"新术语还是很有意义的。不是想把所有慢性咳嗽或咳嗽反射高敏性患者都归入 CHS 的范畴，也不是要改变当前临床上广泛采用的各种咳嗽诊断治疗指南，但是，重视 CHS 的研究对推动慢性咳嗽领域的深入发展是颇有好处的。

（俞森洋）

436 • 慢性持续性咳嗽如何治疗？

（1）特异性治疗：确定咳嗽病因后针对病因进行治疗是最好的治疗。病毒性呼吸道感染多为自限性，明显的细菌性感染需应用抗生素，外耳或气管内异物应取出。肺肿瘤应外科切除或放疗、化疗，越特异的治疗越可去除咳嗽。近年的研究表明，几乎所有的慢性持续咳嗽都可作出病因学诊断，特异性治疗的成功率达93%~98%。不同咳嗽病因的特异性治疗已在不同疾病的诊治中讲述。

（2）非特异性（镇咳）治疗：咳嗽为一种防御性反射活动，有利于清除呼吸道分泌物，轻度咳嗽不需进行镇咳治疗。咳嗽可由多种原因所致，治疗的关键在于病因治疗，镇咳药物的应用只是暂时的对症措施，只能起到短暂缓解症状的作用。只有严重的咳嗽，当咳嗽动作为完全无效功，或频繁咳嗽给患者带来痛苦，影响休息和睡眠，或导致并发症发生与潜在危险时，才可适当用镇咳药（用药指征见表20-8），痰多患者禁用强力镇咳治疗。

表 20-8 镇咳药物的应用指征

存在咳嗽的并发症，或潜在高度危险

严重咯血

阵发性剧烈干咳，影响休息和睡眠

"精神性"咳嗽，阻断咳嗽周期以减轻气道水肿和炎症

等待特异治疗发挥作用期间

减少某些特殊操作（气管镜，气管插管）或外科手术的危险

脑水肿

频繁咳嗽对抗呼吸机

镇咳药依其作用于咳嗽反射途径的不同部位可分为中枢性镇咳药和外周性镇咳药两大类。中枢性镇咳药对延髓中枢具有抑制作用，根据其是否具有成瘾性和麻醉作用又可分为麻醉性（如吗啡、可待因）和非麻醉性（如右美沙芬）镇咳药。前者为吗啡类生物碱及其衍生物，具有十分明显的镇咳作用，由于具有成瘾性，仅在其他治疗无效时短暂使用。后者多为人工合成的镇咳药，如喷托维林、右美沙芬等，临床应用十分广泛。

外周性镇咳药有苯佐那酯、普诺地嗪等。有的兼有中枢和外周作用（如苯丙哌林，即科福乐）。理想的镇咳药应能在镇咳的同时不损害清除痰液的反射机制，而麻醉性镇咳药可抑制纤毛运动影响痰液排除，且有成瘾性，不可久用。镇咳药物治疗的目标，应是有效控制而不是消除咳嗽，完全消除咳嗽反射是危险的，因其可诱发或加重气道感染，甚至窒息死亡。因此，在选药时应了解每种药物镇咳作用的强弱，高龄老人和婴幼儿要慎用强效镇咳剂。用药后要密切观察病情和疗效。镇咳药常与祛痰剂、平喘药、抗过敏药或镇痛剂合

用。但也要避免过多使用祛痰药物，同时应用多种祛痰剂因强烈刺激气道腺体分泌黏液，反可使咳嗽加剧。

1）中枢性镇咳药

麻醉性镇咳药：①可待因（codeine）：直接抑制延髓中枢，镇咳作用强而迅速，同时亦有镇痛和镇静作用。可用于各种原因所致的剧烈干咳和刺激性咳嗽，尤其是伴有胸痛的干咳。口服或皮下注射，每次 15～30mg，每天量可为 30～90mg。②福尔可定（pholcodine）：作用与可待因相似，但成瘾性较之为弱。口服每次 5～10mg。

非麻醉性镇咳药：①右美沙芬（dextromethorphan）：目前临床上应用最广的镇咳药，作用与可待因相似，但无镇痛和催眠作用，治疗剂量对呼吸中枢无抑制作用，亦无成瘾性。多种非处方性复方镇咳药物均含有本品。口服每次 15～30mg，每天 3～4 次。②喷托维林（pentoxyverine）：国内使用较久的镇咳药，作用强度为可待因的 1/3，同时具有抗惊厥和解痉作用。青光眼及心功能不全者应慎用。口服每次 25mg，每天 3 次。③右啡烷（dextrophan）：右美沙芬的代谢产物，患者的耐受性更好，今后可能取代右美沙芬而用于临床治疗。

2）外周性镇咳药：此类药物包括局部麻醉药和黏膜防护剂，例如：①苯丙哌林（benproperine）：非麻醉性镇咳药，作用为可待因的 2～4 倍。可抑制外周传入神经，亦可抑制咳嗽中枢。口服每次 20～40mg，每天 3 次。②莫吉司坦（moguisteine）：非麻醉性镇咳药，作用较强。口服每次 100mg，每天 3 次。③那可丁（narcodine）：为阿片所含的异喹啉类生物碱，作用与可待因相当。口服每次 15～30mg，每天 3～4 次。

注意点：①把握镇咳的强度：遇老人和儿童慎用镇咳药，年轻人可适当增强用；白天轻用，晚上可加镇静安眠剂；②如何与祛痰药联用：有痰，痰黄、黏稠、不易咳出时，与祛痰药联用，常用药物：沐舒坦，强力稀化黏素，痰易净，复方棕色合剂等；③如何与平喘药联用：遇高气道反应性，咳嗽型哮喘时应用；④如何与抗过敏药合用（明显的过敏因素）：加激素、介质阻断剂、抗组胺药；⑤复方制剂：有阿斯美（复方甲氧那明胶囊），惠菲宁溶液，复方甘草片等，应了解其药物组成成分，适当应用。

（俞森洋）

参 考 文 献

[1] Birring SS. Controversies in the evaluation and management of chronic cough. Am J Respir Crit Care Med, 2011, 183：708-715.

[2] Birring SS. New concepts in the management of chronic cough. Pulmonary Pharmacology & Therapeutics, 2011, 24：334-338.

[3] Chung KF. Chronic'cough hypersensitivity syndrome': a more precise label for chronic cough. Pulm Pharmacol Ther, 2011, 24：267-271.

[4] Morice AH. The cough hypersensitivity syndrome：a novel paradigm for understanding cough, Lung, 2010, 188：S87-S90.

[5] Morice AH, McGarvey LP, Dicpinigaitis PV. Cough hypersensitivity syndrome is an important clinical

concept：a pro/con debate. Lung，2012，190：3-9.

[6] Morice AH，Faruqi S，Wright CE，et al. Cough hypersensitivity syndrome：a distinct clinical entity. Lung，2011，189：73-79.

[7] Morice AH. Chronic cough hyper sensitivity syndrome. Cough，2013，9：14.

[8] Belvisi MG，Dubuis E，Birrell MA. Transient receptor potential A1 channels：insights into cough and airway inflammatory disease. Chest，2011，140：1040-1047.

[9] Bucca CB，Culla B，Guida G，et al. Unexplained chronic cough and vitamin B-12 deficiency. Am J Clin Nutr，2011，93：542-548.

[10] Millqvist E. The airway sensory hyperreactivity syndrome. Pulm Pharmacol Ther，2011，24：263-266.

[11] Chung KF，Pavord ID. Chronic cough 1：prevalence，pathogenesis，and causes of chronic cough. The Lancet，2008，371 (9621)：1364-1374.

[12] Pavord ID，Chung KF. Chronic cough 2：management of chronic cough. The Lancet，2008，371 (9621)：1365-1384.

[13] 中华医学会呼吸病学分会哮喘学组. 咳嗽的诊断和治疗指南 (2015). 中华结核和呼吸杂志，2016，39 (5)：323-339.

[14] Peter G，Gang W，Lorcan MG，et al. Treatment of unexplained chronic cough：CHEST Guideline and Expert Panel Report. Chest，2015，22：S1-S56.

[15] Canning BJ，Chang AB，Bolser DC，et al. Anatomy and neurophysiology of cough：CHEST Guideline and Expert Panel report. Chest，2014，146 (6)：1633-1648.

[16] Lai K，Chen R，Lin J，et al. A prospective，multicenter survey on causes of chronic cough in China. Chest，2013，143：613-620.

[17] Wang K，Birring SS，Taylor K，et al. Montelukast for postinfectious cough in adults：a double-blind randomised placebo-controlled trial. Lancet Respir Med，2014，2 (1)：35-43.

[18] Ryan NM，Birring SS，Gibson PG. Gabapentin for refractory chronic cough：a randomised，double-blind，placebo-controlled trial. Lancet，2012 ，380 (9853)：1583-1589.

二十一、胸膜疾病

437 • 有关胸腔积液形成的理论，过去与现在有何不同？

正常情况下，胸膜腔是一个闭合的潜在的腔，由脏层和壁层两层胸膜紧紧包绕。两层胸膜间有 10~20μm 的间隙，腔内约含 5~20ml 的液体，液体内含蛋白 17.7g/L。胸液的 pH、糖、电解质和血浆保持平衡。胸液量虽少，但它是在不断地循环和更新的，传统的观点认为：液体从壁层胸膜的毛细血管中渗出，80%~90% 的液体被脏层胸膜的肺静脉毛细血管回吸收，其余 10%~20% 液体被胸膜的淋巴吸收，根据 Clauss 等的测定，胸液的循环率是每小时 30%~75%，一般认为每天有 5~10L 的液体循环通过胸膜腔。

近年来人们对胸膜腔解剖和生理的研究，提出了与传统观点不同的有关胸液形成的理论。新理论认为：壁层胸膜是胸腔的"交换末梢（business end）"，正常情况下，对胸液的形成起十分重要的作用。壁层胸膜上的间皮细胞之间有 2~12μm 的小孔（stomata），根据这些小孔可以识别壁层胸膜。这些小孔对于胸液、蛋白和胸液内细胞的存在是必需的。胸液及其成分通过小孔直接和淋巴管交流和引流入纵隔淋巴结。与以前的观点不同，现认为一个成人每天只产生 100~200ml 的胸液，而以前认为每天有几升的胸液通过胸腔。事实上胸液的形成和回吸收都是缓慢进行的，胸液从壁层胸膜滤过进入胸腔，然后经壁层胸膜的小孔重吸收。正常胸液的蛋白含量比肺和周围淋巴的蛋白含量低。在正常情况下，脏层胸膜对胸液的形成或重吸收几乎都不起作用。

正常情况下，胸腔的淋巴引流能携带大量胸水。因为胸液进入和返出胸腔的速度相等，故无胸液的积聚，当胸液的形成和重吸收这个动态平衡被扰乱时，即发生胸液的异常积聚，称为胸腔积液（胸水）。凡影响胸液形成速度的因素，如胸内压、血浆和淋巴的渗透压均对胸腔积液的发生起作用。

临床上大致有 5 种情况可引起胸腔积液：①毛细血管渗透性增加，如肺炎等炎性疾病；②增加静水压，如充血性心力衰竭；③增加胸腔内负压，如肺不张；④降低血管内胶体渗透压，如肾病综合征时的低蛋白血症；⑤胸液的渗透压增加，如胸膜的肿瘤或炎症。

（俞森洋）

438 · 胸腔积液的病因是什么？

临床上通常把胸腔积液划分为两大类：漏出液和渗出液。Brason 收集了世界各国报道的胸腔积液的原因，并按漏出液和渗出液进行了分类（表 21-1）。

表 21-1　胸腔积液的原因

漏　出　液	
充血性心力衰竭、限制性心包炎	透析（腹膜透析或血液透析）
肝硬化	甲状腺功能减退
肾病综合征	肺栓塞（较罕见）
肾小球性肾炎	

渗　出　液	
胸膜的恶性肿瘤	淋巴瘤（霍奇金和非霍奇金）
原发瘤（恶性间皮瘤）	Sezary 综合征
转移瘤（肺癌、乳癌、卵巢癌等）	蕈样真菌病
感染	肺栓塞
结核	药物
细菌性感染（肺炎周围积液）	长压定、醋丁洛尔、溴隐亭、二甲麦角
病毒：EB 病毒感染、登革热、出血热、巨细胞病毒、	新碱、普萘洛尔、硫喷妥钠、呋喃妥因、
呼吸道合胞病毒、流感病毒、单纯疱疹、腺病毒	metothrexate、甲基苄肼、维生素 A、左
膈下脓肿和其他膈下感染	旋多巴、氨苄西林、胺碘酮
真菌、曲菌病、酵母菌病、球孢子菌病、肺孢子菌	肝疾病
组织胞浆菌病、孢子丝菌病	病毒性肝炎、肝内脓肿
奴卡菌	胰腺疾病
放线菌病	急性胰腺炎，胰腺假囊肿
支原体	慢性胰腺炎
寄生虫	各种各样的原因
溶组织内阿米巴、肺吸虫、肺毛滴虫、常现双板虫	腹部外科
结缔组织疾病	Albright 综合征
系统性红斑狼疮（SLE）	石棉接触
类风湿性关节炎	电损伤
韦格纳肉芽肿	子宫内膜异位
多发性肌炎	食管破裂
硬皮病	叶外型肺隔离症
主动脉炎	Gorham 病
结节性多动脉炎	遗传性球型红细胞症
家族性阵发性多浆膜炎	组织细胞增多病 X
干燥综合征（Sjögren 综合征）	炎性大肠疾病
心肌梗死后综合征（Dressler 综合征）	叶内肺内隔离症
急性风湿热	产后状态
淋巴细胞异常	原发性淋巴瘤
多发性骨髓瘤	肺动脉发育不全
浆细胞白血病	肺结节硬化
Waldenstrom 巨球蛋白血症	放射线接触
	结节病

　　我国目前还没有全国性的有关胸腔积液病因的流行病学调查资料。文献报道的胸腔积液的病因分布差异较大，如结核性胸腔积液 19.6%~77.5%，恶性胸腔积液 5.24%~31.3%，这与作者调查的对象和范围不同有关。结核性胸腔积液是我国最常见的胸腔积液。我国每年新患结核病 113 万例以上，结核性胸膜炎占肺结核的 4.7%~17.6%。如以 10% 计算，每年有 10 多万新的病例。Hausheer 等收集了 7 篇有关胸腔积液的文献报道，并分析了临床上引起胸腔积液的原因（表 21-2）。而在美国，胸腔积液的发病率以充血性心衰为最高，其次为细菌性肺炎、恶性病、肺栓塞、病毒性疾病（表 21-3）。结核性胸腔积液每年仅 1000 例，居第 11 位。

表 21-2　胸腔积液的病因

资料来源序号	1	2	3	4	5	6	7	合计	%
患者例数	271	436	274	133	73	182	300	1669	
恶性胸水	95	229	169	64	34	50	117	758	45
充血性心衰	46	44	42	18	6	43	5	204	12
感染								372	22
结核	56	24	16	1	6	17	53	173	10
细菌	45	7	26	5	3	26	38	150	9
病毒	7	5	0	0	1	7	1	21	1
真菌	2	2	1	1	0	1	0	7	<1
脓胸	0	10	1	0	8	0	0	19	1
寄生虫	0	0	2	0	0	0	0	2	<1
原因不明	0	75	0	25	7	3	62	172	10
肺栓塞或肺梗死	11	13	0	3	2	8	2	39	3
肝硬化	0	9	8	1	0	5	3	26	2
结缔组织疾病	5	4	1	5	3	2	2	22	1
其他*	4	14	8	10	3	20	17	76	5

　　*：包括占胸水病因<1%的：肾病、外伤、气胸、术后、膈下脓肿、低蛋白血症、肺纤维化、胰腺炎或胰腺假囊肿、Dressler 综合征、肝炎、尿毒症、梅格综合征、铍中毒等

表 21-3　美国各种胸腔积液的大致年发生率

病因	发病率（报道的病例数）
充血性心衰	500 000
肺炎（细菌性）	300 000
恶性疾病	200 000
肺癌	60 000

病因	发病率（报道的病例数）
乳腺癌	50 000
淋巴瘤	40 000
其他	50 000
肺栓塞	150 000
病毒性疾病	100 000
肝硬化伴腹水	50 000
胃肠道疾病	25 000
腹后血管疾病	6 000
毛皮接触	2 000
间皮瘤	1500
结核	1000

综上所述，胸腔积液的病因，漏出液中以心、肝、肾疾病最常见。渗出液中以肿瘤性（恶性）、结核性、细菌性较常见。近年来，结缔组织疾病引起的胸水似有增多趋势。

（俞森洋）

439 • 如何鉴别漏出液和渗出液？

经胸腔诊断性穿刺可获得胸腔积液标本，将标本及时送实验室作常规和生化检查，可确定胸液为漏出性或渗出性，并可判定为浆液性、血性、脓性或乳糜性。胸腔积液性质的确定为进一步查找病因指示了方向。漏出液和渗出液的鉴别要点见表 21-4。

表 21-4　胸腔积液漏出液和渗出液的鉴别

	漏出液	渗出液
病因	非炎症性（心力衰竭、肝硬化、其他原因的局部静脉回流受阻，低蛋白血症等）	炎症性（感染、结核、结缔组织疾病、恶性肿瘤等）
外观	清晰或微混，常呈淡黄色，为浆液性	常混浊，可为浆液性、脓性、血性、乳糜性
凝固性	不易凝固	常自行凝固
比重	常低于 1.017	常高于 1.018

续 表

	漏出液	渗出液
浆膜黏蛋白定性试验 （Rivalta 试验）	阴性	阳性
蛋白质定量	常低于 25~30g/L，主要为白蛋白	常高于 25~30g/L，含清蛋白、球蛋白、纤维蛋白等
胸水/血清蛋白含量	<0.5	>0.5
乳酸脱氢酶	低	>200 国际单位
胸水/血清乳酸脱氢酶	<0.6	>0.6
红细胞	$<10\times10^9/L$	$>10\times10^9/L$
白细胞	$<500\times10^6/L$	$>500\times10^6/L$
白细胞分类	淋巴和单核细胞常>50%	急性炎症，多核>50%
pH	>7.30	<7.30（炎症）
葡萄糖	同血清量（成人 2.5~4.5mmol/L）	炎症时减低，类风湿性关节炎尤低，<1.4mmol/L
细菌	无致病菌	可找到致病菌

1972 年 Light 提出的标准：①胸液蛋白质与血清蛋白质之比大于 0.5；②胸液乳酸脱氢酶（LDH）与血清 LDH 之比大于 0.6；③胸液的 LDH 为血清 LDH 正常值上限的 2/3。符合以上任何一条标准为渗出液。均不符合者为漏出液。与过去综合胸液外观、常规、比重、生化等许多指标来区分两者的标准比较，Light 的标准简明扼要，界线分明，已被公认为鉴别渗出液与漏出液的金标准，其敏感性 98%~99.5%，阴性预计值 96%。已有多个研究证明，对 ICU 患者，尽管存在营养不良、血液稀释、感染、肝或肾衰竭等多种影响因素，但 Light 的标准同样适用。其他指标，包括清蛋白（血清和胸液清蛋白梯度≤0.12g/L）、胆固醇（>1.34mmol/L）、淀粉酶、胸液 pH、三酰甘油和胆红素等，对诊断渗出液有辅助作用。CT 显示有胸膜肥厚，B 超发现胸液回声增强，胸液中有带状反应物，或胸膜包裹分隔、增厚均提示为渗出液。

为明确胸腔积液性质和病因，较常采用的实验室检查项目还有：①胸水癌胚抗原（CEA）：若测定结果 CEA>10~15μg/L，有助于癌性胸水的诊断。②胸水结核抗体：若阳性，有助于结核性胸水的诊断。③胸水结核 PCR 检查：若阳性，有助于结核性胸水的诊断。④胸水找瘤细胞：若阳性，可确诊为癌性胸水。⑤胸水铁蛋白（Ft）：若 Ft>500~1000mg/L，有助于癌性胸水诊断。⑥胸水腺苷脱氨酶（ADA）：若>40U/L，有助于结核性胸水诊断。⑦胸水透明质酸酶：若明显增高，可证实为恶性胸膜间皮瘤。⑧胸水中找 LE 细胞，或 C3、C4 补体水平：若 LE 细胞阳性，C3、C4 补体水平下降，有助于系统性红斑狼疮、类风湿关节炎的诊断。

（俞森洋）

 • ICU 患者易发生胸腔积液的原因有哪些?

ICU 患者易发生胸液的原因有：因为休克而大量静脉补液，患肺炎而发生肺炎旁积液，或诱发呼吸衰竭而行机械通气，以及心力衰竭、肺不张、低蛋白血症和肝病等均常发生于 ICU 患者。此外，血管外导管移动，膈下病变也可引起胸液。在外科 ICU，心脏和腹腔手术常引起大量、持久的胸液，多发创伤则常合并血胸。胸腔积液在内科 ICU 中的常见病因有胸膜或邻近组织的感染、低蛋白血症、肿瘤、变态反应性疾病、寄生虫感染，各器官功能不全：如心脏、肝、肾、血液系统的疾病。尽管许多疾病都可以引起胸腔积液，但在 ICU 引起胸腔积液的常见病因见表 21-5。

表 21-5　重症监护室中胸腔积液的病因

原因	注释
肺不张	少量、单侧或双侧漏出液
充血性心力衰竭	双侧漏出液，右侧多于左侧
肺炎	肺泡浸润，单侧渗出液
低蛋白血症	少量双侧，蛋白低于 15g/L
胰腺炎	少量左侧胸水
ARDS	胸水发生率 36%
肺梗死	少量（小于 1/3 胸腔）同侧胸水
肝性胸水	在 ESLD 患者出现右侧胸腔积液
食管硬化剂治疗	50%出现少量胸水
心肌损伤综合征	损伤后 3 周出现左侧血性胸水
中心静脉置管术后	如果输入葡萄糖，胸液/血液葡萄糖比值>0.5
冠状动脉搭桥术后	左侧少量胸水可持续数周
食管穿透	胸液中淀粉酶高，pH 低
血胸	胸液/血液红细胞比值>0.5
乳糜胸	外科手术后占 25%
腹部手术	通常是由于肺不张所致

注：K-ARDS：急性呼吸窘迫综合征；ESLD：终末期肝病患者

（俞森洋）

441. 何谓"肺炎旁胸腔积液（parapneumonic effusion）"？如何诊治？

肺炎旁胸腔积液通常是 ICU 中患者患有肺炎，或患严重社区获得性肺炎而收住 ICU 的患者出现的胸腔积液。尽管抗生素的广泛应用极大改变许多感染性疾病的预后，但由于人口老龄化，免疫抑制剂的应用，艾滋病患者的增多，创伤性诊疗技术的广泛应用等，使得细菌性肺炎的发病率和病死率增高。据估计美国每年约有 120 万例肺炎发生，我国每年约有 250 万例肺炎发生。大约 40% 的细菌性肺炎可并发不同程度的胸腔积液，故临床上肺炎旁胸腔积液较常见。肺炎旁胸腔积液与感染的病原体相关，革兰阳性细菌感染伴胸腔积液以金黄色葡萄球菌（36%）和肺炎球菌（35%）多见。革兰阴性细菌感染伴胸腔积液以大肠埃希菌（30%）最多，假单胞菌（25%）次之，克雷伯菌属（21%）第三。此外，厌氧菌感染引起的胸腔积液也不少见，类杆菌属和消化链球菌肺炎各有 20% 伴胸腔积液，梭状杆菌属肺炎 14% 有胸腔积液。临床表现与普通肺炎相似，如：发热、胸痛、白细胞增多、脓痰、胸片有新出现的片状阴影。然而在老年人或卧床患者临床表现不典型。胸部 X 线常表现少量至中等量同侧胸腔积液，积液量少时胸部 X 线平片不易显示，此时胸腔超声波检查或胸部 CT 检查，可以明确诊断。

胸腔积液的诊断确定后应行胸腔穿刺抽液以明确积液的性质。对感染性胸腔积液应首先明确积液的不同阶段，因不同的阶段处理不同。胸穿抽液为非脓性、以中性粒细胞为主的渗出液，葡萄糖浓度 >3.3mmol/L，LDH<700U/L，pH 7.3 或更高，这种积液可不作处理，只要全身给予相应的抗生素，加强支持和对症治疗，胸腔积液在 7~14 天吸收。但对中等以上的积液仍需抽液以加快积液的消除。如果胸腔积液 pH 值 <7.2，葡萄糖浓度 <2.22mmol/L（40mg），LDH>1020U/L 或胸腔积液涂片见大量细菌，提示脓胸，预后差。

治疗：当初诊肺炎旁胸腔积液，应选择相应的抗生素。脓腔须及时引流处理。对可疑病例，每隔 12~24 小时进行连续胸腔穿刺对决定是否放置引流管是有益的。如经连续胸腔穿刺胸液 LDH 趋于减少，胸液 pH 值和葡萄糖含量趋于增加，患者病情改善，胸腔插管引流并无必要。相反，LDH 增加，胸液 pH 值和葡萄糖含量减少，应毫不迟疑地行胸腔插管引流。置管位置应在最低位，放置引流管直至胸腔引流 24 小时少于 50ml，引流液变成黄色清亮为止。如果临床表现和放射学征象在 24 小时内无改善，可能胸腔引流不满意，或抗生素治疗无效。应重复培养结果，检查插管位置，若由于胸液分隔所致引流不充分，可予胸腔内注射溶栓药物（链激酶或尿激酶），若引流不充分，可考虑应用胸腔镜去除粘连或行胸膜剥脱术。

胸膜疾病中主要问题之一是肺炎旁积液和脓胸的处理。在已分隔的胸腔积液的处理中，溶纤的地位仍有待确定。现英国正在进行前瞻性多中心的研究，该研究已包括 350 例肺炎旁积液患者，随机分为链激酶或 0.9% 氯化钠注射液胸腔内注射组。待该研究有了结果，就可回答此问题。

在美国，溶纤治疗方法已有明显改变，已不再应用链激酶，而是用尿激酶，而最近又改为用组织型纤溶酶原激活剂（tissue-type plasminogen activator, t-Pa）。在一研究中，t-Pa似乎不如链激酶有效，但该研究所用 t-Pa 的剂量较少（只有 4mg）。最近有报道，在 16 个月龄婴儿中，2mg t-Pa 有很好的疗效。

（俞森洋）

442 ● 恶性胸腔积液的发病机制是什么？

形成恶性胸腔积液的主要机制是淋巴引流受损。壁层胸膜上的小孔可被肿瘤闭塞而直接阻塞淋巴管道。纵隔淋巴结可因肿瘤肿大而导致淋巴梗阻，此外，肿瘤也可破坏小孔和引流纵隔淋巴结之间的淋巴管道。有些肿瘤即可阻塞所有这些区域的淋巴而产生恶性胸腔积液（MPE）。

大多数 MPE 患者的脏层或壁层胸膜均被癌症侵犯，胸液癌细胞的种植在胸腔内产生炎性反应，也增加了胸腔积液的形成。大多数肺癌患者的 MPE 是因肺动脉受侵和肿瘤细胞对脏层胸膜的栓塞所致，然后肿瘤细胞侵犯胸腔。有些周围型肺癌，主要是腺癌，可直接种植到胸腔。

乳癌所致的 MPE 可因癌症通过胸壁的直接扩散，也可通过体循环的种植而发生，恶性细胞进入体循环的主要部位是肝，已转移到肝的乳癌细胞可经下腔静脉、右心和肺动脉到达胸腔，这可解释有些患者发生的双侧胸腔积液。

有些恶性病患者发生胸腔积液，并不是恶性肿瘤直接扩散到胸腔，Sahn 将这种现象称之为拟似恶性胸腔积液（paramalignant pleural）。对于非小细胞癌患者来说，认真鉴别恶性胸腔积液和拟似恶性胸腔积液具有重要临床意义。因为拟似恶性胸腔积液的肺癌患者是有可能进行根治性肺切除手术的，也有可能选择积极的多方式联合治疗方案。拟似恶性胸腔积液可由多种机制引起，既可是渗出液，也可是漏出液。肿瘤的支气管阻塞可引起肺不张和胸腔积液形成。肺栓塞可导致少量胸腔积液。肿瘤患者的纵隔淋巴结受累可致拟似恶性胸腔积液。上腔静脉阻塞也可导致胸腔积液，甚至放射治疗也可与少量胸腔积液相关。所有这些情况，胸腔积液显然与肿瘤有关，但并不是肿瘤直接扩散到胸腔的结果。

（俞森洋）

443 ● 如何诊断恶性胸腔积液（MPE）？

恶性肿瘤患者出现胸腔积液，MPE 的诊断易于明确，但当患者不知原发恶性疾病存在而发生胸腔积液（渗出液）时，诊断有时会发生困难。简单的胸腔穿刺抽液送检是重要步骤。胸液应送检常规、生化、细胞学和细菌学检查（必要时包括结核菌的有关检查如涂片找菌或培养）外，有条件时还可检测癌胚抗原（CEA）（>10μg/L 为异常增高）、铁蛋白（500~1000μg/L）、黏蛋白（>1g/L）、神经特异性烯醇化酶（NSE）等肿瘤标志物或腺苷脱氨酶、抗结核抗体、聚合酶链反应（PCR）检测结核菌。

MPE 几乎均为渗出液，除非为拟似 MPE 所至。细胞计数和细菌学检查对感染性胸液或 MPE 基础上的感染的诊断有帮助。胸液的细胞学检查是诊断 MPE 的金标准，文献报道 MPE 的细胞学阳性率为 50%~80%。肺胸 CT 检查对寻找肺、胸膜病变有较大价值，抽液后摄 X 线胸片可发现肺或胸膜病灶。

当上述胸液检查无法确诊时，宜行胸膜活检，尤其适用于以小淋巴细胞为主的原因不明的胸腔积液，血性胸液者，多次活检可提高阳性率，文献报道的阳性率为 60%~70%。如今，有些学者更愿意采用胸腔镜或电视胸腔镜，这可以更清楚地观察胸膜病变并录像，可在直视下活检，提高活检的阳性率，而且可经胸腔镜注射药物，达到治疗的目的。

（俞森洋）

444 · 如何治疗恶性胸水？

恶性胸腔积液的特点是胸液生长快，液量多，大量胸液影响肺的膨胀，挤压心脏和纵隔，引起患者呼吸困难、咳嗽、胸痛、心悸。严重者引起呼吸衰竭、循环衰竭，导致死亡。也可因肺的膨胀不全、支气管引流不畅而诱发肺炎。因此，针对胸腔积液采取治疗措施对缓解患者症状、减轻痛苦、改善心肺功能和提高生活质量具有重要意义。但不是所有的恶性胸腔积液都需要治疗，需要治疗的标准根据胸腔积液量、增长快慢和患者的症状等情况决定，生长缓慢和没有症状的恶性胸腔积液（MPE）可不治疗而密切观察。另一方面还要考虑患者的情况能否耐受积极的治疗。

（1）全身治疗：恶性胸腔积液的治疗包括全身治疗和局部治疗。全身治疗又可分为化学治疗和支持疗法。是否进行全身化疗要看诱发胸腔积液的原发恶性肿瘤类型和患者的条件，如果原发肿瘤对化疗很敏感，如胚胎细胞癌、霍奇金淋巴瘤、小细胞肺癌、激素反应良好的乳癌等，即使出现胸腔积液也有经全身化疗迅速缓解甚至治愈的可能，只要患者一般情况、血象、肝肾功能等条件尚好，就应予积极化疗。随着原发肿瘤迅速好转，胸腔积液也可以迅速缓解或消失。但导致胸腔积液的大多数肿瘤对全身化疗并不敏感，全身用药对胸腔积液影响很少，甚至胸液继续生长。这类胸腔积液主要应加强局部治疗。

全身的支持疗法包括：加强营养和高蛋白饮食，防治呼吸道感染，适当的应用利尿剂。但希望以利尿剂来减少或消除 MPE 往往效果不佳。缺氧时给予氧疗，疼痛时给予镇痛药物等对症处理是必要的。

（2）胸腔穿刺：经胸腔穿刺抽出胸腔积液可进行各种检查以明确 MPE 的诊断，诊断性胸腔穿刺是必要的。每次抽出 800~1200ml 的胸液也可暂时缓解胸液的压迫症状，但每次抽液不能过多，以免发生复张后肺水肿，而且在抽液后 MPE 往往在短时间内又重新积聚，Anderson 等报道：单纯胸穿抽液，胸液复发的时间平均 4.2 天，绝大多数在 1~3 天内复发，一个月内 97% 的患者胸液复发。反复的胸穿抽液不仅增加患者痛苦，也可使患者丢失大量蛋白，招致感染、气胸、胸水分房等。Lynch 等认为：单纯的治疗性胸穿只适用于：①原发肿瘤对化疗高度敏感并即将进行全身化疗的患者（如小细胞肺癌、淋巴瘤和胚胎细胞肿瘤）；②恶性肿瘤已属很晚期，严重呼吸困难而生命维持难以超过 1 个月。而其他大多数 MPE 患者在胸腔穿刺放液以后应注射药物。

（3）外科手术

1）胸膜剥离切除术（pleurectomy）：以外科手术的方法将壁层和脏层胸膜切除是控制 MPE 积聚的有效方法，成功率几乎 100%。但手术的创伤大，并发症多，大多数 MPE 患者一般情况差，难以承受这一手术，因此作为控制胸腔积液的措施是很少采用的。只有肺萎陷并被胸膜紧紧包裹，胸液引流后也不能复张的所谓陷闭肺综合征（trapped lung syndrome），其他方法治疗无效而患者的原发肿瘤尚可允许存活长久时才适于胸膜剥离切除术。

2）胸腹腔分流术（pleuroperitoneal shunt）：1982 年 Weese 和 Schouten 首先应用，此后已有许多报告以胸腹腔分流术来治疗各种原因的胸腔积液，取得了令人满意的效果。1988 年 Little 等报告为 29 例胸腔积液行胸腹腔分流 36 次，其中 MPE22 例，良性胸腔积液 7 例，所有患者均有胸液压迫的呼吸困难症状，28 例曾进行过胸穿，8 例曾插管引流并注射硬化剂无效，7 例有陷闭肺综合征。结果所有患者没有因胸腹分流术死亡，大多数患者术后 48 小时内可以出院。5 例效果较差，均因患者已处濒死状态，拒绝或不能按压泵囊所致。其余 24 例，4 例有效（胸液暂时减少），另 20 例有显著疗效（83.3%）：症状缓解，胸液完全消退直至患者死于原发疾病。乳糜胸液也完全吸收。14 例 MPE 的平均生存期为 4 个月，未发现有腹腔肿瘤细胞种植的患者。

胸腹腔分流装置（图 21-1A）以硅橡胶制作，由一个活瓣泵囊（a valved pump chamber），两端连接多孔的胸和腹腔引流管组成。泵囊内两个单向活瓣的启开压为 0.098kPa（1cmH_2O），泵囊容量约 1.5ml，每次泵空囊内液体耗时少于 2 秒，每分钟泵液频率可达 30 次以上。因胸腔至腹腔的压力梯度常为负值，故要求患者或其亲属用手压泵囊每天 4 次，每次 10 分钟，即每天约有 1500ml 积液从胸腔分流至腹腔。

安置胸腹腔引流管一般在手术室，也有在门诊进行的，一般用全身麻醉，也可用局部麻醉，如有两侧胸腔积液需作双侧胸腹腔分流。操作方法如下：在患侧的乳房下皱褶处做一皮肤切口，将泵囊安置于切口前下方的皮下口袋内，用缝线与组织固定，因为泵囊不直接位于皮肤切口下方，用手压泵囊时不会损伤切口和引起疼痛。导管胸端在皮肤切口侧上方以 Seldinger 型插管引导器插入胸腔；导管腹端经皮下隧道跨过肋缘，经腹部 3cm 的切口和腹膜切口在直视下插入腹腔（图 21-1B）。

此法的优点是手术创伤小，患者术后 2~3 天就可出院，胸液分流到腹腔由腹膜吸收，避免了反复抽液易致的蛋白和免疫物质丢失或继发感染的危险。显效率在 80% 以上，为不少学者所推荐。主要问题是：恶性胸液分流到腹腔，理论上说恶性肿瘤细胞种植到腹膜是完全可能的，但实际上所报道的病例均未发生，可能是因为这些恶性肿瘤患者在出现胸腔积液以后，即使胸液满意控制，生长期也较短（大多数未超过半年）的缘故。此外，胸腹腔分流也还需进行更多病例的临床研究。

（4）胸腔造口和导管引流：因为胸腔穿刺后恶性胸液可很快重新积聚，为避免反复胸穿给患者带来的痛苦和气胸的危险，行胸腔造口并插入导管进行引流也是临床上常用的方法。近年应用较多的方法是利用中心静脉导管穿刺法放入胸腔引流导管（以中心静脉导管代替）进行持续引流。需注意引流导管应连接水封瓶装置，以避免空气进入胸腔。引流时放液速度应缓慢，并尽可能让胸液流净。通常认为当 24 小时引流出的胸液已 <150ml 时即已达完全引流的目的。有时适当调整胸腔引流导管的位置可有利于积液的完全引流。但根据 Izbiki 等的报道，单用胸腔造口和导管闭式引流治疗 39 例 MPE，引流 72 小时的缓解率为17.39（43%）；Anderson 等报道 7 例患者胸导管闭式引流，在 1 个月内 100% 复发。另有一些文献报道导管闭式引流，30 天的成功率为 11%~40%，所有报道均说明：单用胸导管闭式引流，罕有使恶性胸腔积液长期得到控制的。胸导管闭式引流也不可能保留长时间，否则会导致胸腔感染，大量蛋白和免疫物质丢失也难以避免。因此，胸腔闭式引流以后往胸腔内注入药物是十分必要的。胸腔积液的彻底引流有利于胸膜与注入胸腔的药物有最大的接触面积，有利于脏层和壁层胸膜的靠近，在药物的影响下发生炎症或免疫反应，从而闭合胸腔，此外，也可提高胸腔内化疗药物的浓度，更有效地杀灭恶性肿瘤细胞，控制胸膜上转移灶。Anderson 等发现胸腔闭式引流后注入氮芥比胸腔穿刺抽液后注入同样剂量的氮芥治疗效果更好。Fracchia 等也报道：胸腔导管引流后注入氮芥治疗乳癌所致胸腔积液，缓解率为 66%，而胸腔穿刺后注射氮芥的缓解率仅 27%。

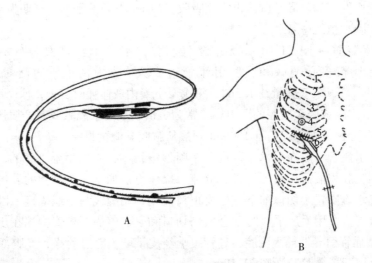

图 21-1　胸腹腔分流导管及其安置

注：A：胸腹腔分流装置，B：显示胸腹腔分流导管安置后的位置，泵囊置于患者胸肋前易于挤压的部位

（5）胸腔内给药：单纯的胸腔穿刺抽液或胸腔造口、导管引流虽能取得即时缓解症状的好效果，但绝大多数 MPE 患者均在短期内胸液重新积聚，并迅速发生压迫症状，反复的抽胸水或导管排液对肿瘤患者是一个巨大的消耗。因此，为了较长期的缓解或治愈 MPE，在排出胸液后胸腔内给药是必要的。胸腔内所给药物大致可分 4 类：硬化剂、抗癌药、免

疫或生物制剂和放射性核素。

（6）放射治疗：放射线外部照射的方法对实体瘤所致的 MPE 是限制应用的，但放射治疗对恶性淋巴瘤所致的 MPE 有好处，纵隔淋巴结的肿大压迫对胸腔内给药治疗通常无效，故纵隔淋巴结压迫导致的胸水应以纵隔放疗来治疗。Breneau 等报道 10 例淋巴瘤所致胸水经放射治疗后均无胸水重新积聚并持续一月以上，放疗的总剂量范围 1400~2300rads（1rad = 0.01Gy）。Anderson 等对 15 例 MPE 行放射治疗，其中 8 例曾进行过胸腔穿刺：8 例淋巴瘤患者中有 7 例胸水消失 1 个月以上，有效率 88%。而另 7 例非淋巴瘤患者只有 3 例胸水消失，有效率 43%。根据一些分散的资料和报道，初步的结果显示：放射治疗对淋巴瘤所致的胸水是有效的，但对非淋巴瘤所致的胸水，其有效率不足 50%。实际上，淋巴瘤胸水以放射来治疗的临床报道也不多，这可能是由于淋巴瘤对化疗很敏感，化疗后随着淋巴瘤的消退胸水也很快控制。

有文献报道以快速中子疗法来治疗间皮瘤，结果保持间皮瘤无症状 78 个月。快速中子是由回旋加速器产生的，快速中子与 X 射线的作用有显著不同，它对低氧，耐放射线的细胞尤其有效。

（俞森洋）

445 • 恶性胸水的胸腔内给药有哪些方法？

（1）胸腔穿刺给药：在胸腔穿刺抽出胸水 800~1200ml 以后，将药物加 0.9%氯化钠注射液 20~30ml，稀释后注入。推进药物以后可回抽胸水，再推进，回抽，推进，反复 2~3次，以便将导管内残留药液全部注入胸腔。如回抽无胸水，可用 10~20ml 0.9%氯化钠注射液冲洗导管内残留药液。注入药物后嘱患者卧床，2~4 小时内（至少每半小时）变换体位，以便让药品在胸腔内均匀涂布。

（2）胸导管闭式引流以后给药：如果胸水引流较彻底，注药后的效果也较好，但如果注入的药物刺激性较大，可引起剧烈的胸痛。为缓解胸痛，在注射硬化剂（如博来霉素、四环素等）之前，可先给患者应用镇痛剂，如肌内注射哌替啶 50~100mg 或吗啡 5~10mg，45 分钟至 1 小时后将 10%普鲁卡因 10ml 或利多卡因 100mg 稀释后通过胸导管注入，然后夹住导管 15 分钟，让患者频繁变动体位，要求患者深呼吸和咳嗽，以便麻醉胸膜，然后再注入硬化剂或其他药物，仍让患者不断变动体位。6 小时后放开胸导管继续吸引，过夜后第 2天拔出胸腔引流管而告结束。如第一次胸腔注药后疗效不明显，隔一段时间后可用同样方法注入另外的药物。

（3）通过胸腔镜或纤维支气管镜用药：过去，需要在局部或全身麻醉下插入硬管胸腔镜将滑石粉（干粉）喷洒于胸膜表面。随着电视辅助胸腔镜外科（video-assisted thoracoscopic surgery，VATS）技术的迅速革新，使得这种给药方法已比较容易进行。经胸腔镜给药有以下明显好处：可以通过胸腔镜观察胸膜表面，如有小的胸腔粘连可用器械分离，以便使每一部位的胸膜表面都可均匀地覆盖滑石粉末。有时也可发现被纤维化的脏层胸膜紧紧包裹的所谓"陷闭肺（trapped lung）"，即可避免通常无效的硬化剂治疗尝试。此外，胸腔镜技术也可显著提高尚无病理学证据的渗出性胸腔积液的诊断准确性。国内凌春华等以纤维支气管镜替代胸腔镜治疗癌性胸水 4 例，取得满意疗效。

（俞森洋）

446 • 治疗恶性胸水可经胸腔内给予的药物有哪些？

胸腔内应用细胞毒性药物治疗恶性胸水的报道最早是在 1948 年，1955 年又有人报道了腔内应用氮芥的结果，近 30 年来已有很多有关胸腔内给药的疗效报道，经胸腔所给的药物也已达几十种，常用的有 10 多种。根据胸腔内给药的目的和药物药理作用，可分成五类（表 21-6）。文献报道各种治疗 MPE 胸腔内用药的剂量、用法、适应证、有效率、不良反应及注意事项等总结为表 21-7，供参考。

表 21-6　可经胸腔给予的药物

一、硬化剂
　　四环素（tetracycline）　多西环素（doxycycline）
　　米诺环素（minocycline）　红霉素（erythromycin）
　　阿的平（quinacrine）　滑石粉（talc）
二、抗癌药
　　1. 硬化刺激性药物
　　　　盐酸氮芥（nitrogen mustard）
　　　　阿霉素（adriamycin）
　　2. 中度硬化刺激性药物
　　　　博来霉素（bleomycin，BLM）
　　　　顺铂（cisplastin，PDD）
　　　　卡铂（carboplatin，CBP）
　　3. 非硬化刺激性药物
　　　　噻替哌（thiotepa，TSPA）
　　　　5-氟尿嘧啶（5-fluorouracil，5-FU）
　　　　丝裂霉素（mitomycinc，MMC）
　　　　硝卡芥（nitrocaphane，AT-1258）
　　　　环磷酰胺（cyctophosphamide，CTX）
　　　　长春新碱（vincristine，veR）
　　　　氨甲蝶呤（methotrexate，MTX）
　　　　紫杉醇（paclitaxel，Taxol，TAX）
　　　　甲基泼尼松龙（methylprednisolone）

三、免疫调节剂，生物缓解调节剂
　　短小棒状杆菌疫苗（corynebacterium parvum，CP）
　　OK-432
　　沙培林
　　干扰素（interferon）
　　白细胞介素-2
　　卡介苗细胞壁骨架（BCG-CWS）
　　奴卡菌细胞壁骨架（Nocaadia-CWS）
　　高聚金葡素（BM-828）
　　LAK 细胞
　　CD_3AK 细胞
　　干扰素
四、中药制剂
　　人参多糖
　　榄香烯
五、其他
　　链激酶（streptokinase）
　　尿激酶（urokinase）
　　凝血酶（thrombin）
　　Batimastat（BB-94）

表 21-7 治疗 MPE 的胸腔内用药

药物	剂量及用法	适应证	有效率范围	平均	不良反应	备注
一、硬化剂						
四环素 (tetracyclin)	0.5~1g/次（每次 15mg/kg）加 NS 30~50ml	肿瘤不分类，也可用于良性胸水	25%~100%	69%（45/69）	局部疼痛，发热，恶心,呕吐	胸水引流后注入，一般用单剂，酌情用镇痛剂
滑石粉 (talc poudrage)	5~10g，干粉经胸腔镜吹撒干胸膜上，或加 NS 50~250ml 制成混悬液	肿瘤不分类，也可用于良性胸水,气胸	72%~100%	96%（208/216）	疼痛，发热,短暂性低血压 ARDS 罕见	疼痛剧烈，需全麻或应用镇痛剂,注药后应观察
阿的平 (quinacrine)	首剂 50~100mg，以后每天 200~400mg，连续 3~5天，加 NS 20~40ml	肿瘤不分类，偶然用于良性胸水	64%~100%	86%（84/98）	疼痛（39%~50%）,发热（50%~100%）,恶心呕吐（39%），CNS 不良反应（10%），低血压（10%）	需多次用药,一次剂量大易致低血压,偶有幻觉、猝死
氢氧化钠 (sodium hydroxide)	0.5 溶液 20ml	肿瘤不分类		100%	疼痛	应用病例尚少,需进一步研究
二、抗肿瘤药						
氮芥 (nitrogen mustard)	10~30mg/次（每次常用 0.4mg/kg 或 20mg）5~10d/次共 2~5 次，加 NS 20~30ml 新鲜配制	乳腺癌，肺癌,卵巢癌，淋巴瘤	27%~95%	44%（100/228）	发热，恶心，呕吐,胸膜炎，轻度胸痛骨髓抑制	抽净胸水，新鲜配制
博来霉素 (bleomycin)	15~240mg/次（每次 1.5mg/kg 或 60mg/m²），加 NS 50~100ml	肺癌，乳腺癌卵巢癌	63%~85%	84%（97/116）	发热（70%）,恶心呕吐,低血压（20%）	老年人剂量不宜超过 40mg/m²

续 表

药物	剂量及用法	适应证	有效率范围	平均	不良反应	备注
阿霉素（adriamycin）	30~50mg/次，2~4周后重复，加NS 30ml	肺癌	66.7%~82.6%	74.5%（41/55）	胸痛（19%），发热（19%），恶心呕吐（9%）	
顺铂（cisplatinum）	40~60mg/次，每周1次，共2~4次	肺癌，同皮瘤，组织细胞肉瘤	85.7%~92%	89%（41/46）	恶心呕吐（80%），发热（24%）	
卡铂（carboplatin）	50~100mg/次	肺癌				
硝卡芥（nitrocaphane）（AT-1258）	20~60mg/次，5~10天/次，共5~7次，或每周1~2次	肿瘤不分类			发热，脱发，皮疹，恶心呕吐，白细胞及血小板减少	为我国首创的药物，对肺癌胸水效果好
噻替哌（thio-TEPA）	10~50mg/次，5~10天/次，共5~7次，10~50mg/次，每周1~2次	肿瘤不分类	30%~57%		发热，皮疹，恶心呕吐，粒细胞减少	
5-氟尿嘧啶 5-fluorouracil（5-FU）	500~1000mg/次，5~10天/次，共5~7次，2~3g/次，单次用药	消化道肿瘤，乳腺癌，卵巢癌	38%~66%		胃肠道反应，白细胞，血小板减少	认为对腺癌有效
丝裂霉素 Mitomycin C（MMC）	6~10mg/次，5~10天/次，共5~7次	消化道肿瘤，肺癌，乳腺癌，恶性淋巴瘤，宫颈癌等			局部轻度刺激性，血小板减少	认为对腺癌较有效
抗瘤新芥（ocaphane）	20~30mg/次，每周1~2次	头颈部癌，肺癌，乳腺癌，肝癌，淋巴瘤			胃肠反应，骨髓抑制	

续 表

药物	剂量及用法	适应证	有效率范围	平均	不良反应	备注
甘露醇氮芥 (mannomustinum)	每次 1mg/kg, 每周 3 次, 总量 500~1000mg 为 1 疗程	淋巴瘤, 乳腺癌, 肺癌, 多发性骨髓瘤			与氮芥相似	
长春新碱 (vincristine) (VCR)	1~3mg/次, 加 NS 20~30ml	淋巴瘤, 乳腺癌, 肺癌		87%	周围神经炎 胃肠症状 骨髓抑制	
光辉霉素 (mithramycin)	2~6mg/次	恶性淋巴瘤 乳腺癌			胃肠症状, 肝肾损害 骨髓抑制	
环磷酰胺 cyctophosphamide (CTX)	800mg/次	淋巴瘤, 乳腺癌, 肺癌, 白血病			同氮芥类, 但较轻	
醋酸甲基泼尼松龙 (methylprednisolone)	80mg/次, 至少 2 周即 160mg	肺瘤不分类		60% (6/10)	无	患者接受平均 3 个疗程的治疗
培洛霉素 peplomycin (PLM)	20mg/次	肺鳞癌, 恶性淋巴瘤			恶心, 呕吐, 脱发	治疗鳞癌效果较好
紫杉醇 paclitaxel (TAX)	0.6mg/ml (270 ~ 320ml NS/次)	卵巢癌, 乳腺癌和肺癌		92.9% (13/14)	同侧胸或肩痛恶心颜面潮红发热, 肝肾功能损害	对小细胞肺癌 (NSCLC) 的单药有效率为 21%~24%。注射 TAX 前行予处理
长春花碱 (vincaleukoblastine) (VLB)	10~30mg/次	淋巴瘤, 乳腺癌 急性白血病			胃肠道症状	

续　表

药物	剂量及用法	适应证	有效率范围	平均	不良反应	备注
喜树碱 camptothecine（CPT）	20～30mg/次，溶于 NS 20ml 内，每周 1 次	消化道肿瘤，肺癌膀胱癌			血尿，消化道症状	
三、免疫和生物调节剂						
短小棒状杆菌疫苗 corynebacterium parum（CP）	7～14mg/次，加 NS 10～20ml 每周 1 次	肿瘤不分类	70%～100%	95%（119/125）	发热（75%～90%），胸痛，恶心呕吐，乏力，胸水暂时增加	
OK-432	5～10临床单位，加 NS40～100ml	肿瘤不分类	76%～96.5%		偶有发热	可与阿霉素，丝裂霉素等合并应用
干扰素-β	500 万单位/次，对再发的病例用连续 5 或 10 百万单位重复注射（5～35 百万单位）	肿瘤不分类		41%（8/29）	弥漫的痉挛	
沙培林	5～10 临床单位，加 NS 10～20ml	肿瘤不分类		88.5%	发热，胸痛	
淋巴因子激活杀伤细胞和白细胞介素-2（LAK 细胞 rIL-2）		肺癌		94.8%	短暂发热（84%）	

续　表

药物	剂量及用法	适应证	有效率范围	平均	不良反应	备注
四、中药制剂						
人参多糖	36~60mg/次，每周一次，连用1~2周	肿瘤不分类		75%	一过性体温升高	可增强 T 淋巴细胞活性及 NK 细胞活性，治疗效果明显与药物剂量有关，也与胸水量的多少有关
榄香烯	200mg/m² 缓慢注入，每周 1~2 次，连用 2 周	肿瘤不分类	83.3%~83.67%		发热、胸痛，及消化道反应	
五、放射性核素						
放射性磷（³²P）	8~15μci	肺癌，乳腺癌，其他		60%	发热、恶心	半衰期较长，有放射性期间应隔离
胶体金（¹⁹⁸Au）	100~150μci	肺癌，乳腺癌		29%	发热（50%），恶心（25%），暂时性胸水增加	价格昂贵，实用价值不大
放射性磷酸铬（³²CrPO₄）	50~100μci					
六、其他						
凝血酶	2000~3000U（用 NS 10~20ml 溶解），如 24 小时后引流液仍 300ml 以上，可重复注药一次			89.5%	胸痛、发热	
链激酶 streptokinase（SK）	250000 U 注入胸腔，2 次/天，治疗继续至引流液停止或链激酶剂量达 1500000U				无出血或过敏等并发症	

注：本表根据多个资料综合而成，仅供参考。NS: 0.9 氯化钠注射液。

（俞森洋）

447 • 如何评价胸腔内给药的疗效？

世界卫生组织已公布了不能确定病变部位的肿瘤的疗效评定标准，标准规定，完全缓解是指所有已知病变完全消失至少 4 周；部分缓解是指估计肿瘤大小缩小 50% 或以上至少 4 周。此标准难以应用于 MPE 的疗效判断，尤其是部分缓解的标准。因此在今后恶性胸水的治疗研究中，制定一个统一的疗效判断标准是很有必要的。在没有统一公认的标准之前，我们根据各文献较多采用的疗效标准综合如下。

（1）有效：治疗后胸液消失，症状缓解，经胸部 X 线或（和）超声检查证实并维持疗效 30 天以上。

（2）部分有效：治疗后胸液减少，症状好转，经胸部 X 线或超声检查证实，30 天内不需再抽液。

（3）无效：胸液无减少或减少后复增，30 天内需再抽液。治疗后 30 天内因原发病发展死亡或失访者不列入疗效统计。

（俞森洋）

448 • 气胸可分为哪几类？气胸的临床表现有哪些？

气胸是胸腔内气体的积聚，为肺组织及脏层胸膜破裂，空气逸入所致。

气胸可以是自发的，也可是继发于外伤、外科手术或治疗操作的，虽然它们的病理生理改变也许类似，但临床表现不同。气胸（包括气压伤）的分类见表 21-8。

表 21-8　气胸和气压伤的分类

自发性气胸
　原发性（特发性）：无基础病理学改变
　继发性：有基础肺疾病
　月经性气胸
　药物成瘾（吸毒）
　艾滋病（AIDS）患者
　家族性自发性气胸
创伤性气胸：钝伤，穿透伤
医源性气胸
　机械通气相关的气胸和气压伤
　意外：诊断性操作时发生：经支气管肺活检，吸引，锁骨下静脉置管，胸腔穿刺，电生理试验，为了肺胸病理学改变的气体对照观察
　治疗性操作时发生：心肺复苏，气管切开，肺功能试验，针刺，鼻胃管位置不当，继发于放射治疗或化学治疗，腹腔镜胆囊切除术，高压氧

续　表

特殊情况

　　Ex Vacuo 气胸

　　运动相关气胸

　　与机械通气相关的气压伤

　　手术后的气胸

　　飞机乘客，驾驶员，潜水员中的气压伤和其他原因的气压伤

　　同侧肺切除术后的自发性气胸

　　妊娠时的气胸

　　临床上根据肺-胸膜裂口的情况及胸腔内压力的变化，通常又将气胸分为三类：①单纯（闭合）性气胸：胸膜裂口较小且已自行闭合，胸腔压力为负压或低度正压，胸腔内气体抽气后不再增加或可逐渐自行吸收，预后良好。②开放（交通）性气胸：胸膜裂口较大，胸腔与外界大气相通，胸腔内压在"0"上下波动，抽气后很快恢复原来胸内压，易继发感染形成脓气胸。③张力（高压）性气胸：胸膜裂口呈活瓣样，吸气时张开，呼气时闭合，气体只能进入不能排出，胸腔内压逐渐升高。张力性气胸迫使肺脏萎陷，纵隔移向健侧，压迫对侧肺脏和大血管，减少回心血量和心排出量，导致呼吸循环障碍，危及生命。

　　三类气胸在发展过程中可以互相转变。

　　气胸的临床表现如下。

　　（1）症状：症状的轻重与气胸发生的急缓，胸腔积气量的多少及气胸类型，基础肺功能状况相关。原发性气胸常发生于瘦高体型者，其开始时的症状大多与体力活动无关，许多患者在气胸后也没有立即到医院就医，有一文献报道，18%的患者在症状发生后1周以上才到医院就医。胸痛和呼吸困难是与发生气胸相关的最重要症状，在39例患者中，每例患者均有这两种之中的一种症状，39例患者中25例（64%）同时有这两种症状。急性发作，胸腔突然大量进气，胸痛常突然发生，较剧烈，开始为胸膜炎性疼痛（因咳嗽及深吸气而胸痛程度加剧），后变为持续性钝痛，胸痛都在患侧，位于发生气胸的部位。可放射至肩背，腋侧或前臂。患者可有明显呼吸困难。呼吸困难与胸痛同时发生，呼吸困难的程度与气胸量的大小，基础肺状况相关。如患者平时肺功能良好，肺萎陷少于20%，呼吸困难症状可不明显。如原有肺功能不全，虽少量气胸也可出现严重呼吸困难。张力性气胸常有进行性呼吸困难，甚至呼吸衰竭、休克、昏迷等。此外，气胸患者常有咳嗽，多为干咳，为胸膜受刺激所致。超过3个月的慢性气胸，由于肺长期萎陷，通气/血流比例调整和代偿，患者已逐渐适应，胸痛和呼吸困难症状可不明显。其他症状还有咯血，端坐呼吸，全身不适等。

　　（2）体征：少量气胸（<25%）缺乏体征，不易被发现，或仅有呼吸音减低，尤其是肺气肿患者。大量气胸可出现心动过速和呼吸急促，患侧胸廓饱满，肋间隙增宽，呼吸动度减弱，过度充气，叩诊过度反响或呈鼓音，语颤音和呼吸音减低或消失。有时可闻及胸膜磨擦音。大量气胸时，气管和心尖搏动可移向对侧，右侧气胸时肝下移，肝浊音区下移

或消失，左侧气胸时心浊音界缩小或消失。合并血胸时上部叩诊呈鼓音，下部为浊音或实音。张力性气胸时的临床表现更加明显。因为单向活瓣的机制，气体只能进入胸腔而不能漏出，胸腔内压力持续增加。随着张力的持续增加，膈肌低平，纵隔移向对侧，最终导致呼吸循环衰竭。左侧气胸和纵隔气肿时，可闻及收缩期咔哒音，嘎吱声（crunching）和哮吼声。如在纵隔区听到一种与心脏收缩同步的噼啪音，称为 Hamman 征，常表示左侧气胸并发纵隔气肿。并发皮下气肿时可触及"踏雪感"。

有时可出现不常见的表现和物理体征，如 Horner 征，这是由于张力性气胸时纵隔移位，交感神经节被牵拉。Widder 报道了 2 例感觉迟钝，恶病质的患者，酷似上睑下垂的单侧眶周气肿。患者处直立位，在其锁骨中区用手指叩诊呈过度反响是气胸的早期体征。

在某些情况下，气胸的临床特点不典型，需靠医生的高度警惕和怀疑来做出诊断。在经支气管活检时，患者主诉胸膜痛，随后发生进行性呼吸困难。在放置锁骨下静脉导管以后，出现进行性呼吸困难或生命体征的改变，此时医生都应考虑到发生气胸的高度可能性。在机械通气患者，当新出现呼吸窘迫、低血压、烦躁、单侧呼吸音减低、氧合状况恶化、气道压增高、静态和动态顺应性减低等情况时，应怀疑气胸的发生。在运动相关气胸，临床表现可以不典型和气胸难以识别，因为运动员的生理适应性可以掩盖严重的损伤，他们也可有意对症状轻描淡写。

（俞森洋）

449. 自发性气胸的病因有哪些？各种自发性气胸的发生机制如何？

（1）原发性自发气胸（特发性气胸）：虽称为"特发性气胸"，实际上都存在潜在性肺疾病，只是这些肺疾病平时没有症状，常规检查也难以发现。研究者已发现自发性气胸（SP）患者在胸部 X 线片上或剖胸术时，肺尖部位有胸膜下疱或大疱。Gobbel 等报道 31 例自发性气胸，在剖胸探查时，31 例均发现有胸膜下肺大疱。Lesur 等对 20 例年轻人自发性气胸（平均 27 岁）进行 CT 检查，16 例（80%）可证明有肺尖部胸膜下肺气肿征象，胸膜下肺大疱在 CT 胸片上的表现就是这种改变。对胸膜下疱的发生机制和导致其破裂的影响因素至今尚有争论。肺大疱的形成根据病理学的改变是以胸膜下非特异性炎症性瘢痕为基础的，也即与小气道的炎症有关。Light 认为：这种小气道炎症和自发性气胸的发生与吸烟有关。绝大部分特发性气胸患者都是吸烟者，吸烟增加首次自发性气胸的危险性在女性为 9 倍，男性为 22 倍。吸烟量和自发性气胸的发生率也密切相关。特发性气胸患者在气胸治愈后仍有肺血流灌注减少，通气受损和肺尖部氮洗出时间延长。后一现象提示有一定程度的气体陷闭。

原发性 SP 典型的可见于既往健康的年轻男性，常为瘦高体型者。Melton 等发现，在两性成年人，尤其是男性中，随身高的增加，原发性 SP 的发生率呈上升趋势。身高在 ≥76 英寸（1 英寸=2.54cm）的人群中，原发性 SP 的年发生率>200/10 万。一些学者认为：在瘦高型男性有较高的 SP 发生率的原因是多种因素联合作用的结果。在非常长和狭窄的胸腔内，肺尖部的肺泡血流灌注不足，这些肺泡由于重力的牵拉，是比较容易被撕裂的。结缔组织固有的薄弱也可能在其病理发生机制中起作用，如有不少报道：家族性的 SP 和双胞胎同时发生 SP，则提示组织薄弱的影响。Morrison 等报道过一个家庭中父亲和 3 个子女都发生自发性气胸，这提示常染色体显性遗传对导致气胸的影响，此类气胸可能是一种独特的疾病。

对特发性气胸的追随和研究发现，气胸易于复发，且在每次发作后随着复发次数的增多，发作频率会增加，Gaensler 统计，第 2 次发作的复发概率是 50%，第 3 次发作的复发概率是 62%，第 4 次发作的复发概率是 80%。

有些研究报道，结构异常是发生 SP 的基础。Ohata 和 Suzuki 发现，Reid I 型大疱明显缺乏间皮细胞，这支持在一定的压力水平下，气体经肺大疱的壁漏入胸腔的可能性。Bense 等发现，26 例 SP 患者除 1 例以外都有结构异常，如不相称的支气管解剖副支气管或迷走支气管等。而对照组 41 例患者中只有 4 例有结构异常。他们认为这些异常可能最终是发生 SP 的必须先具备的条件。

引起肺大疱破裂的原因常不清楚，已有研究显示，开始出现 SP 症状的时间与肌肉用力无关。在某些患者，如航空工作人员，潜水员在迅速着陆或露出水面时由于大气压的降低，肺大疱扩张可能是诱发 SP 的原因。此观察结果已被其他一些学者的研究所证实，研究显示：当大气压发生较大波动后就容易复发气胸。当大气压发生较大波动后就容易复发气胸。随着大气压的降低，SP 的发生率增加。然而，Smit 等连续对 115 例特发性 SP 患者的研究显示，大气压的改变似乎不影响 SP 的发生概率，但这些患者常成群发生，更常发生在雷雨后 1~2 天时。

Light 等的说法并没有得到公认，在特发性气胸的病因中，某些人认为是先天性因素，与遗传有关；还有人提出"新膜（neomembrane）"理论、侧支通气障碍机制、大气污染学说等。

（2）继发性自发气胸：在成年人，SP 常由各种疾病所引起，如哮喘，葡萄球菌败血症，肺梗死，结节病，特发性肺出血，肺泡蛋白沉着症，家族性纤维囊性肺发育不良，结节性硬化，隐源性致纤维化性肺泡炎，嗜酸性粒细胞性肉芽肿，球孢子菌病，棘球蚴病，慢性阻塞性肺病（COPD），Shaver 病（铝土矿尘肺），淋巴管肌瘤病，von Recklinghausen 病，通过横膈进入左胸腔的胃胸或结肠胸瘘，胸部的放射治疗，Wegener 肉芽肿，囊性纤维化，急性细菌性肺炎，或作为肺恶性肿瘤或恶性转移瘤化学治疗时的并发症，还有一些不常见的孤立的原因。

其产生的机制是在各种肺部疾病的基础上，形成肺大疱或直接损伤胸膜所致。在原发性肺疾病中，过去常见的是结核，如今继发于结核者显著减少，最常见的继发性 SP 的原因是慢性阻塞性肺疾病（COPD）及并发的肺气肿。COPD 患者发生 SP 是一严重的并发症，具有很高的并发症发生率和病死率。COPD 患者发生气胸时的临床表现经常是不典型的，可以没有胸痛，而突出表现是焦虑，呼吸急促，与肺萎陷的程度不成比例，因为有基础的肺气肿，叩诊过度反响的典型体征对诊断气胸帮助不大。这些患者的漏气量常很大，而裂口组织的愈合又很缓慢，常累时数周才能拔除胸腔引流管。基础肺功能差者，发生气胸后还可诱发呼吸衰竭，给患者带来危害并增加气胸的治疗难度。

继发性气胸以老年人多见，因多有基础肺疾病，气胸的症状和体征可与原有肺疾病的表现混淆而被忽略。因患者的基础肺功能较差，发生气胸后也易诱发呼吸衰竭。文献报道继发性气胸的复发率为 50%，这与原发性气胸的复发率相近似。其他还有多种原因，详见表 21-9。

表 21-9　继发性自发气胸的原因

气道疾病	金黄色葡萄球菌肺炎
大疱性肺疾病	革兰阴性菌肺炎
慢性阻塞性肺疾病（COPD）	坏死性肺炎
支气管哮喘	肺脓肿
先天性肺囊肿	放线菌病
囊性纤维化	奴卡菌病
间质性肺疾病	结核病
特发性肺间质纤维化	非结核分枝杆菌感染
继发性肺间质纤维化	肺孢子菌肺炎
组织细胞增多症	肿瘤
嗜酸性粒细胞肉芽肿	支气管肺癌
结节病	肺转移癌
结节性硬化	其他
胶原血管疾病	肺栓塞
职业性肺疾病	Marfan 综合征
放射引起的肺疾病	Ehler-Danlos 综合征
感染性疾病	淋巴管肌瘤病（lymphangiomyomatosis）
厌氧菌肺炎	

（3）药物滥用（吸毒）者的气胸：慢性药物滥用（吸毒）者的周围静脉常因硬化或感染而闭合，这些患者可能试用腹股沟或颈部的大静脉来注射药物（毒品）。经锁骨下或锁骨上静脉注入药物可导致单侧或双侧的气胸。Douglas 等发现男性和女性的气胸发生率相同，少年男女（因为他们不愿意应用颈静脉来注药或因为他们的周围静脉还没有闭合）或 40 岁以上者（也许他们改变行为比较保守或没有存活到 50 岁以上）较少发生此问题。值得注意的是，虽然大多数药物成瘾者应用的注射针是小号的（21 或 22 号），但常常大量发生。完全或张力性气胸，且经常是双侧气胸。通常需预防性应用抗生素。

（4）艾滋病（AIDS）患者的气胸：Wollschlager 等于 1984 年首次报道 AIDS 病患者中发生的自发性气胸，此后已有许多其他学者对此进行了报道。

在普通人群，SP 的发生率仅 0.06%，与感染性肺炎相关的 SP 也罕有发生。但 AIDS 患者 SP 的发生率即明显增高，已成为非创伤性气胸的重要原因。有文献报道 AIDS 和肺孢子菌肺炎（*Pneumocyctis carinii* pneumonia，PCP）患者的 SP 发生率为 2%～9%，AIDS 患者发生 SP 的危险性是普通人群的 450 倍。AIDS 患者常需进行支气管镜检查和机械通气，这更增加了这些患者发生气胸的机会。AIDS 患者发生的气胸经常是双侧的，反复发生，对保守治疗无效。AIDS 患者的 SP 最常与肺孢子菌感染，有时也与其他感染，如结核分枝杆菌，鸟型细胞内分枝杆菌，肺巨细胞病毒，肺炎球菌，肺弓形虫病等相关。对 144 例 AIDS 伴 PCP 患者的研究显示，总病死率为 21.5%，气胸是预计 90 天死亡的七种因素之一。

发生气胸的确切机制尚不清楚。已有报道，AIDS 伴有 PCP 的患者，在每一肺叶的表面不规则地分布有薄壁大疱的大融合区。现认为，囊性改变可能是由于气道的炎症和由此导致的部分气道阻塞，或可能是由继发于慢性感染或炎症的肺实质结构改变引起的单向活瓣机制所导致。

有些学者指出，在那些为预防 PCP 而接受雾化吸入戊烷脒的患者中，自发性气胸的发生率特别高。他们认为，这是因为雾化的戊烷脒在肺的周围分布不良，导致肺的周边发生坏死性肺炎，产生支气管胸膜瘘和因此导致自发性气胸。此外，在不恰当的治疗区，继续发展的急性感染导致远端气道的囊性扩张。Martinez 等认为，在气溶胶的异硫酸酯成分中的亚硫酸盐可引起刺激性咳嗽，导致囊性病变的破裂。但有研究发现，在应用戊烷脒治疗之前，肺的一氧化碳弥散力就已降低，这是与增加双侧气胸的危险和增加这些患者的病死率相关的。

（5）特殊情况时的气胸

1）Ex Vacuo 气胸：已有文献报道了在完全支气管阻塞部分消除以后，作为大叶肺不张的并发症，发生气胸，或在恶性胸腔积液胸腔穿刺以后发生气胸，这是一个不常被认识的疾病。在 Ex Vacuo 气胸，急性大叶肺不张导致萎陷肺叶周围胸腔负压的突然增加，虽然壁层和脏层胸膜表面仍保持完整，但源于周围组织的气体和血被吸引至胸腔，产生气胸。识别此类气胸是很重要的，因为处理它意味着缓解支气管阻塞而不是插胸腔导管。

2）运动相关气胸：近年认为，运动相关的漏气和气胸比以往文献报道的要常见，Kizer 等报道 20 例患者在从事室外运动后，出现持续的自发性或创伤性漏气。因此临床医生，尤其是急诊科医生和从事运动医学的医生对此病保持高度的警惕性。

3）与机械通气无关的气压伤：虽然通常将"气压伤"定义为：在机械通气患者中出现肺泡外气体，但有许多其他情况，因增加肺泡内压，气体漏出到肺泡外。急剧海拔升高引起的肺气压伤（pulmonary barotrauma，PBT）是众所周知的压缩空气急剧降低的并发症。Tetzlaff 发现，原来存在的肺小囊肿或呼气末流量受限可增加 PBT 的危险性。已有学者建议，即使是很轻的 PBT，也应该考虑作为进一步潜水的禁忌证，因为潜水员在遇到类似情况时即使潜水不深，也很容易复发的。具有临床意义的一些报道，还发生在需要用力吹气的场合，如用力吹气球，用力吹某些乐器，作为吹气损伤的结果发生气压伤。还有文献报道，在海底逃生训练，汽车空气袋张开和健康志愿者在反复测定最大呼气压以后发生的 PBT。

4）妊娠合并气胸：自发性气胸随每次妊娠反复发作，可在妊娠早期（妊娠 3～4 个月）

或后期（妊娠 8 个月以上）发生，其发生机制尚不清楚，妊娠早期气胸可能与患者的肾上腺皮质激素水平有关，妊娠后期气胸可能与胸腔压升高有关。

5）新生儿自发性气胸：在新生儿，气胸往往与透明膜疾病、肾畸形、Potter's 综合征、胎粪吸入等有关。在儿童，自发性气胸可继发于囊性纤维化。

6）月经性气胸：系与月经周期有关的反复发作的气胸，30~40 多岁的妇女发病率最高，右侧气胸占 90%，通常在月经开始后 48~72 小时发生。妇女在无排卵期，妊娠期和口服避孕药期间绝不会发生。

发生月经性气胸的原因有 4 种可能性：a. 肺大疱的破裂；b. 由于行经期高水平的前列腺素 F_2 导致肺泡破裂；c. 月经期间子宫内黏液栓的丧失导致空气通过子宫、输卵管和横膈的贯通，进入胸腔；d. 胸膜或肺的子宫内膜异位症。没有一种原因可全部解释月经性气胸，唯有月经和气胸的时间关系是无可争辩的。

（俞森洋）

450 • 如何治疗自发性气胸？

自发性气胸治疗的目的是缓解症状，避免并发症并预防气胸的复发。

（1）卧床休息和观察：如果气胸量<20%，患者无症状，那么可让患者卧床休息，注意镇痛、镇咳，并密切观察病情变化，尤其是发生气胸后 24~48 小时内，警惕气胸扩大。如为闭合性气胸，胸膜腔每日可自行吸收约 1.5% 的气体，故 15% 的气胸可在 10 天左右吸收。

给予补氧可加速气胸的吸收，Light 认为至少可加快吸收率 4 倍，因为补氧可降低毛细血管内氮的分压，据此增加氮气吸收的梯度。因此，住院而未行抽气或导管排气的气胸患者应给予吸入高浓度的氧。如果经休息和观察，气胸迟迟没有吸收，或气胸量反而增加和症状加重，即需胸腔穿刺抽气或安置胸导管排气。

（2）胸腔穿刺抽气：如果气胸量大于 20%，或虽然气胸量不到 20% 但患者症状明显，或经休息和观察气胸延迟吸收，均应予以胸腔穿刺抽气。穿刺抽气可加速肺的复张，缓解症状，帮助医生（借助气胸箱或各种测压装置）判断气胸是闭合性还是开放性，如果是张力性气胸，还可迅速降压以避免严重并发症的发生。

单纯抽气一般用 16 号或 18 号的胸穿针，国外常用套管针，在患侧锁骨中线第 2 肋间局部消毒和麻醉后穿刺进入，一般加用带三通的橡皮管，然后连接 50ml 注射器或气胸箱抽气。抽气一般到不能再抽出气体为止，然后测压和观察 5~10 分钟。如果胸膜破口已闭合，观察期间就不会有气体漏进，胸腔压力也不会再增加，开放性气胸即抽气后压力不变或胸腔内压降低后又很快恢复到零位水平，并随呼吸上下波动。如果 1 次抽气肺不能完全复张，可重复再抽气或行胸腔引流。

（3）胸腔气体引流：插入胸腔引流管的方法有 2 种，一种是应用套管针插入小口径的聚乙烯导管，导管柔软，并配以高效多能和便携式的引流装置，患者可带瓶下床活动，避免了长期卧床的痛苦和并发症。在停止排气，胸部 X 线透视或摄片证实肺已完全复张后再观察 6~12 小时，如保持稳定，即可拔管。另一种方法是在局部消毒和麻醉下，用手术刀切开皮肤，通过粗套管针或用血管钳进行钝性分离，并穿破胸膜将红橡皮导管或硅胶管送入胸膜腔，导管连接水封瓶行闭式引流。水封瓶引流管需插入液面下 1~2cm 深度。插管成功后即可见引流玻管内有气泡持续逸出，呼吸困难症状迅速缓解，压缩肺可在数小时或数天内复张。如经 1 周闭式引流肺仍无明显复张，可采用 0.8~1.2kPa（8~12cmH$_2$O）负压持续吸引，但需注意应用负压不能太大，以避免长期萎陷的肺过快复张导致复张后肺水肿。在肺已复张，水封瓶引流管不再冒泡后再钳夹引流管 24 小时，让患者适当活动，未见胸腔内再进气体即拔除导管。前一种方法操作简便，患者痛苦小，缺点是需较好的引流装置；否则因导管较细，在胸膜裂口较大时闭式引流量可相对不足，或因气胸后发生渗液，导管被渗液阻塞。后一种方法操作创伤较大，患者也较痛苦，但导管不易被堵塞，引流也较彻底。

吸引装置：单向引流常用水封瓶（图 21-2~图 21-5）来进行。传统的单个水封瓶现已不常用。水封瓶的引流管必须插入水中（一般 2cm），随着水封瓶内引流液的积聚，液面上升，气体的漏出变得困难，阻力压的增加妨碍了肺的扩张，故应定时调整导管插入的深度或除去瓶中液体。此外，应保持足够的胸部切口和引流瓶内液面间的垂直距离，以防止在强烈吸气用力时液体倒吸回胸腔。因为最大吸气用力时，胸腔内压可达到 -100cmH$_2$O，因此，未用吸引时，两者垂直距离保持 1m 是恰当的，在患者转运时尤其要注意。为避免过高的阻力压，引流管插入水中的深度不应超过 2cm。

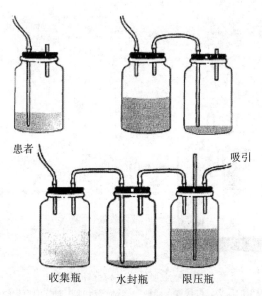

图 21-2　1、2、3-瓶引流系统

注：用单个水封瓶收集胸液时，随着液面升高，必须及时调整导管插入深度，否则增加引流的阻力压，而且气泡通过富含蛋白的胸液时产生泡沫。2 个瓶系统将收集液体和水封瓶功能分开，避免了这些问题。加上第 3 个"限压"瓶是为了能作吸引，并在应用任何真空负压装置吸引时保持压力的安全恒定（引自 Marini JJ, Wheeler AP. Critical care medicine. 2nd ed. the essentials. Williams&Wilkins, A Waverly company of USA, 2nd, 1989: 142.)

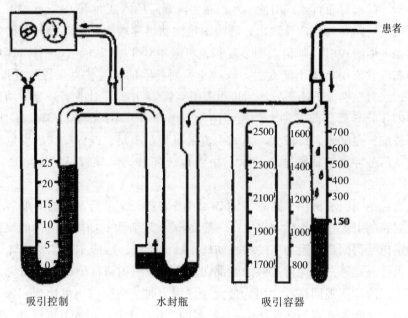

图 21-3 胸腔引流装置

便携式塑料引流器，一端接患者的胸导管，另一端接吸引源，相当于一瓶引流系统。如果不接吸引源，让其放于大气中，则为简单的双瓶引流系统

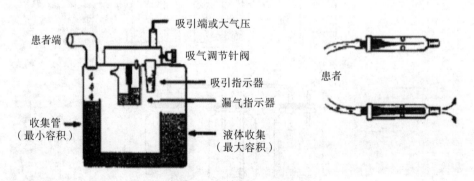

图 21-4 胸腔引流装置的改进

左图：用针阀来调节吸引的压力。取代"限压瓶"，从而避免吸引时气泡产生的噪声和避免"限压"瓶中水蒸发丢失，需要不断加水的问题

右图：颤振（heimlich）单向阀只有在胸导管内产生足够的正压时才开放，这种装置主要用于少量胸腔内漏气而没有大量胸液要引流时。用此装置便于非卧床患者的活动

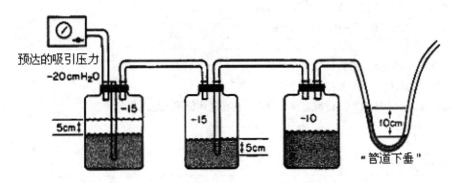

图 21-5　应用"吸引"失败的原因

注：A：在 3 瓶引流系统中，欲达到的吸引压为－20cmH$_2$O，限压瓶中的水因蒸发而减少，使欲达到的吸引压降低；B：水封导管插入水中过深，大于通常的 1~2cm；C：连接管的低垂部分有液体

导管功能的监测：水封瓶导管内液体的移动反映了局部胸内压的潮气性波动。吸气时液体上升，呼气时液体下降。在间歇正压通气的被动吸气时正相反。在触发通气机送气时潮气波动的方向随呼吸用力的强度而改变。水封瓶管内液体波动（所谓"潮汐涨落"）的程度，在没有用吸引的情况下，可以提供有用的临床信息（吸引时，潮气波动一般是较小的）。导管内液体波动的突然增加提示导管周围已没有引流的气体，大叶肺不张，上气道阻塞，分泌物廓清功能受损或呼吸过快。波动减少可能反映以上问题的解决，也可能是部分流出道阻塞（例如导管低垂存留液体），或通过支气管胸膜瘘的漏气减少，没有液体波动则可能是导管被纤维蛋白、血凝块，或外部的压迫所阻塞。因为有感染的危险，因此胸导管只要完成它的功能就应尽早撤除。因为从正常的胸腔内每天也可引流出 25~50ml 的液体，故每天有 25~50ml 的引流液，可说明导管是畅通的。

胸腔引流治疗特发性气胸是十分有效的，有 1 组报道以此法治疗 81 例患者，住院时间为 3~6 天，平均 4 天，只有 3 例（4%）患者在胸腔引流后数天仍持续漏气。但胸腔引流治疗继发性自发气胸的成功率较低，有一组囊性纤维化所致气胸患者，35% 需要插入多根引流管，而一组 COPD 所致气胸患者，有 25% 需插入一根以上引流管。

长期不能复张的慢性气胸，或因支气管胸膜瘘的持续存在，或由于胸膜粘连使胸膜破口持续开放，可考虑行胸腔镜治疗或剖胸手术。

（4）胸腔镜治疗：详见有关内容。

（5）外科手术治疗：自发性气胸患者绝大多数可经内科方法治愈，9%~20% 的患者需开胸手术，外科手术指征见表 21-10。

表 21-10 自发性气胸患者的外科手术指征

(1) 大量的气体漏入，插入胸腔引流管后仍不能缓解

(2) 内科治疗（包括插管引流）7～10 天仍持续漏气

(3) 反复多次发作气胸

(4) 发生气胸并发症：如血胸、脓胸、慢性气胸等

(5) 引起继发性自发气胸的疾病具有特别的外科手术指征

(6) 首次发作后职业上的原因，如飞行员，深水潜水员，在遥远偏僻地区工作的患者等

(7) 原有另一侧气胸的病史

(8) 双侧同时发生气胸

(9) 胸片上可见巨大肺囊肿

手术的目的，首先是控制肺漏气，其次是处理肺病变，再次是使脏层胸膜与壁层胸膜粘连以预防气胸复发。对于前两点，一致的观点是：术者应把必须切除的肺减少到最低限度，如肺实质为弥漫性大疱，已累及整叶，可把大疱进行折叠术将肺叶保留；如大疱与支气管相通，可控制相通的支气管，将大疱做袋形缝合或将大疱折叠，一般很少需要做肺段或肺叶切除术。对胸膜固定术则意见不一，青年人寿命还长，以后有可能再患胸内其他疾病还需开胸，故只切除上半部或顶部的胸膜和下胸腔的壁层胸膜，留下完整的肺门，并让横膈胸膜游离。

为提高疗效，进一步降低复发率，在手术基础上加做胸膜摩擦术（pleural abrasion），即用纱布擦拭壁层胸膜，以期达到与脏层胸膜粘连的目的。也可向胸膜撒布滑石粉或涂抹纤维蛋白糊，或应用其他粘合剂。据统计外科手术防止气胸复发的效果很好，Hart 等报道的 37 例次术后均无复发；另又统计 752 例壁层胸膜切除术的术后复发率为 0.4%；301 例胸膜摩擦术的术后复发率为 2.3%；并发症的发生率为 3.7%，手术病死率 0.4%。

(6) 基础疾病的治疗：在确定自发气胸的病因以后，应尽可能对基础疾病进行治疗。如明确是肺结核并发气胸的患者应给予抗结核药物。因原发或继发肺肿瘤导致气胸的患者，可先给予胸腔导管引流待进一步评价肺肿瘤的病理学以后再考虑采用手术切除或其他治疗措施。月经性自发气胸开始按一般的自发性气胸治疗，以后即应给予抑制排卵的药物，或胸腔内注药行胸膜粘连治疗。个别患者可能还需进行输卵管结扎或子宫切除。

（俞森洋）

451 • 创伤性气胸和医源性气胸有什么特点？如何诊治？

(1) 创伤性气胸：胸部的穿透性损伤常引起创伤性气胸，而闭合性胸部创伤，由于胸部受压，支气管断裂，食管破裂或肋骨骨折损伤胸膜等也可导致气胸。创伤性气胸可进一步分为开放性，闭合性，张力性和血气胸。张力性气胸需要立即穿刺或引流减压，开放性气胸应该用潮湿无菌的纱布垫放置于开放伤口之上，并放置胸导管。

为评价腹部钝伤，现已增加了 CT 扫描的应用，从而也引出了一个新的名词，称为"隐

性气胸（occult pneumothorax）"。Hill 等报道了对创伤患者的系统观察，其中有 67 例患者（71 次气胸）是经 CT 发现而在入院时的胸片上没有发现的。对这些气胸的处理还有不同意见。Wolfman 等报道了对 44 例隐性气胸的治疗，认为：少量气体的隐性气胸可以密切观察；中等量的气胸，如果患者不用机械通气，也可以观察，但前侧位气胸中的大多数患者需胸腔导管引流。

（2）医源性气胸：导致医源性气胸的原因有经胸腔细针吸引（占 24% ~ 36%），锁骨下静脉穿刺（22% ~ 23%）和胸腔穿刺（20% ~ 31%）。机械通气也是医源性气胸的致病原因，约占所有医源性气胸的 7%。大多数患者需要治疗 4 ~ 7 天，少数患者因为此并发症而延长了住院时间。

1）胸腔穿刺后的气胸：文献报道，胸腔穿刺后的气胸发生率为 5.7% ~ 19.2%，已有各种机制来解释胸腔穿刺后发生的气胸：进入胸腔的针穿刺到肺（少量液体时容易发生），或少量气体沿穿刺途径进入胸腔（连接穿刺针的橡皮管漏气或钳夹不严）。如果胸腔穿刺时用超声来定位和引导，胸腔穿刺抽液时胸液量不要过分抽干，可减少气胸的发生。年龄、性别、基础肺疾病、患者的全身情况、穿刺的目的（诊断性或治疗性）对穿刺后气胸的发生率无明显影响。Colt 等报道，205 例成人患者共进行 255 次胸腔穿刺，发现是否住院、病情危重、积液的量和类型、积液的部位、操作者、穿刺针的类型、抽液量、干穿刺放液的发生、穿刺的类型都与气胸的发生率无关。显示明显相关的指标是反复胸腔穿刺。Aleman 等分析了 370 例患者 506 次胸腔穿刺后得出结论：胸腔穿刺后，如果患者没有症状，那么，发生气胸的可能性是非常小的，没有必要进行常规胸部 X 线检查。

2）机械通气患者的气压伤和气胸：气压伤是机械通气的重要并发症之一。有一报道：在 430 例机械通气 12 小时以上患者中有 15 例发生气胸。在机械通气过程中，由于潮气量过大或气道压过高，导致肺组织局部或普遍的过度扩张，肺泡壁破裂，气体进入肺泡外组织。气体进入肺间质后，可引起气体陷闭，气道和肺血管阻力增加，通气和灌注的分布异常。气体还可沿支气管血管鞘进入肺门、其他间质腔、皮下组织、胸腔和心包腔。

机械通气时，若气道峰压和平台压显著增加，应警惕发生气压伤的可能性。Petersen 等报道，一组机械通气时气道峰压高于 70cmH$_2$O 的患者，气压伤的发生率高达 43%。致命性气压伤的早期放射学特征和先兆是肺间质气肿。肺间质气肿的 X 线影像学表现为：肺实质的小囊肿，较大肺血管周围环形袖套征（血管周围的晕圈），小圆点系小的周围血管被放射线透光区包围，线性充气性纹理呈放射状朝向肺门，大囊肿系气体的积聚和胸膜下气体。已进入间质的气体可沿支气管血管鞘向肺门和纵隔分割，并沿阻力最小的途径聚集，产生皮下气肿，心包积气，气腹和腹膜后积气。如果纵隔压力突然升高或经这些途径的减压不充分，纵隔的壁层胸膜可以破裂，导致气胸。气体进入肺循环可引起系统性气栓塞。甚至发生少见的气压伤并发症—— 阴囊积气。纵隔气肿可以产生以下一些放射影像学征象，如心包积气、连续的横膈征、连续的左半膈征、头臂静脉汇合处的 V 征、胸腺的大三角帆船（spinnaker-sail）征、动脉周围的圆圈征和附加胸膜征（extra-pleural sign）。研究表明，易诱发气压伤的因素有：高气道压、大潮气量、慢性气道阻塞、右支气管插管、吸入性肺炎和严重阻塞性肺气肿、肺大疱等。严重的气压伤（尤其是气胸）应该及时发现和处理，有一文献报道，由于延迟治疗，病死率达 31%。遇急性呼吸窘迫综合征（ARDS）患者需要机械通气时，现提倡应用小潮气量的肺保护通气策略，以减低气压伤的发生率。

3）纤维支气管镜检查和肺细针活检后的气胸：Milam 等复习文献有关纤维支气管镜检查（FOB）并经支气管活检的 9000 余例次，发现气胸发生率为 1.9%。在系统分析了大量的 FOB 和经支气管肺活检的病例以后，Milam，Frazier 等一些学者的结论是：在 FOB 操作后立即进行胸部 X 线检查是很少提供临床有用信息的，单纯 FOB 而没有经支气管活检的患者，没有必要在 FOB 后立即进行胸部 X 线检查。当进行活检时，遇以下一组患者或临床情况应考虑进行支气管镜操作后的胸部 X 线检查：昏迷或存在意识障碍的患者、接受正压通气的患者、因疾病或外科手术导致呼吸功能严重受损的患者、大疱性肺病变的患者、主诉胸痛的患者和门诊患者。支气管肺泡灌洗（没有活检）后的气胸也是非常少见的。在经支气管细针吸引后气胸的并发症发生率也不高，有文献报道 152 例患者中仅发生 1 例。但经皮针刺活检后的气胸发生率则要高得多，为 17%~43%。虽然有些学者发现，病变在较中心部位，COPD 和肺过度充气增加气胸的危险性，但其他学者没有发现气胸的发生与患者的肺气量值或存在阻塞性气道疾病之间有相关性。然而，Kazerooni 等发现肺气肿患者在经胸针刺吸引后气胸的发生率高，且气胸发展迅速，需要放置胸腔导管。在经皮细针吸引后发生迟发性气胸，虽不常见，但已有文献报道，医生应对此并发症予以关注。

4）鼻胃摄食导管引起的气胸：1978 年 James 首先报道了留置窄孔鼻胃管所并发的气胸，此后有不少学者陆续报道了此并发症。留置窄孔鼻胃管是有可能并发气胸的，因为导管的管径很细（2.7mm），自动润滑性和引导丝都使其可以在难以察觉状态下进入气管支气管树、穿刺肺组织和留在胸腔内。增加鼻胃管移位危险的相关因素有：放置气管插管或气管切开导管（这可能是由于妨碍了会厌的关闭和吞咽，使鼻胃管容易进入气管）、意识状态改变、气道的失神经支配、食管狭窄、心脏扩大、神经肌肉无力。常用于帮助判断鼻胃管放置正确的临床体征，甚至胸部 X 线片都可能误导。证实鼻胃管放置在胃内的通常做法，是注入少量空气，同时在上腹部听诊可闻及一特征性的咕噜声（气过水声），但已有文献报道，在胸内的鼻胃管也可产生"假性气过水声"。从鼻胃管内吸出大量液体被认为是鼻胃管已放置在胃内的证据，然而也已有文献报道，从胸腔内吸出大量未消化的饲入营养液，被认为是胃容物。由于床旁胸片的影像质量不佳，有时可将进入胸腔内的胃管误认为已在膈下。

（俞森洋）

参 考 文 献

［1］Antony VB, Loddenkemper R, Astoul P, et al. Management of malignant pleural effusions. Eur Respir J, 2001, 18（2）：402-419.

［2］谢灿茂. 重视胸膜疾病的诊断和研究. 中华结核和呼吸杂志, 2001, 24（1）：6-7.

［3］俞森洋. 胸膜和胸膜腔的解剖和生理功能的研究. 中华结核和呼吸杂志, 2001, 24（1）：13-14.

［4］李晓明. 胸腔镜对恶性胸腔积液诊治优势的探讨. 医药论坛杂志, 2008, 29：15-16.

［5］张春生. 恶性胸腔积液的诊断治疗. 中国医药导报, 2007, 4：137.

[6] 王力伟. 恶性胸腔积液的综合治疗新进展. 中国肿瘤临床, 2006, 33 (4): 236-239.

[7] 贾晓林, 蒋秋明, 董松, 等. 重组人 L22 治疗恶性肿瘤胸腔积液 42 例临床观察. 肿瘤学杂志, 2006, 11 (6): 469.

[8] Rodriguez-Panadero F, Montes-Worboys A. Mechanisms of pleurodesis. Respiration, 2012, 83 (2): 91-98.

[9] Light RW. Counterpoint: should thoracoscopic talc pleurodesis be the first choice management for malignant pleural effusion? No. Chest, 2012, 142 (1): 17-19.

[10] Roberts ME, Neville E, Berrisford RG, et al. Management of a malignant pleural effusion: British Thoracic Society Pleural Disease Guideline 2010. Thorax, 2010, 65 (Suppl 2): ii32-40.

[11] Fysh ETH, Waterer GW, Kendall PA, et al. Indwelling pleural catheters reduce inpatient days over pleurodesis for malignant pleural effusion. Chest, 2012, 142: 394-400.

[12] Davies HE, Mishra Ek, Kahan BC, et al. Effect of an indwelling pleural cathetervs chest tube and talc pleurodesis for relieving dyspnea in patients with malignant pleural effusion the TIME2 randomized controlled trail. JAMA, 2012, 307: 2383-2389.

[13] Aelony Y. Best current therapy for patients with malignant pleural effusion. Respiration, 2013, 85: 13-14.

[14] Du N, Li X, Li F, et al. Intrapleural combination therapy with bevacizumab and cisplatin for non-small cell lung cancer mediated malignant pleural effusion. Oncol Rep, 2013, 29: 2332-2340.

[15] 中国恶性胸腔积液诊断与治疗专家共识组. 恶性胸腔积液诊断与治疗专家共识. 中华内科杂志, 2014, 53 (3): 252-256.

[16] Tschopp JM, Bintcliffe O, Astoul P, et al. ERS task force statement: diagnosis and treatment of primary spontaneous pneumothorax. Eur Respir J, 2015, 46 (2): 321-335.

[17] MacDuff A1, Arnold A, Harvey J. Management of spontaneous pneumothorax: British Thoracic Society Pleural Disease Guideline 2010. Thorax, 2010, 65 (Suppl 2): ii18-31.

二十二、间质性肺疾病

452 • 间质性肺疾病的共同特点是什么？

间质性肺疾病（interstitial lung disease，ILD）是指肺间质损伤而产生的一类疾病，病变涉及肺泡壁和肺泡周围组织。病变主要发生在肺间质，累及肺泡上皮细胞、肺毛细血管内皮细胞和肺动静脉。一般而言，肺间质包括肺实质的大部分，由位于肺泡之间的组织所组成。故现在也称作为弥漫性肺实质疾病（diffuse parenchymal lung disease，DPLD）。这一组弥漫性间质性肺疾病有许多共同特点，包括类似的临床症状、可以相比的胸部 X 线片、几乎一致的肺功能和肺部病理生理改变及典型的组织学特征。具体就是：①运动性呼吸困难；②胸部 X 线片呈双侧弥漫性间质性浸润；③限制性肺功能异常，包括弥散功能下降，休息或运动时 PaO_2 异常；④组织病理特征为肺间质的炎性和纤维化改变。

间质性肺疾病临床诊断困难，治疗也困难。尤其目前有些医院开胸肺活检和经胸腔镜肺活检开展太少，阻碍了间质性肺疾病的正确临床诊断。当然，临床上有极少数间质性肺疾病患者虽然经过几乎所有的临床、影像学和病理学检查，但是仍然不能明确诊断。这与以下原因有关：临床资料不全面或不恰当；影像学资料不恰当；不恰当或无诊断价值的肺活检（如活检标本过小或标本取材不佳）；临床资料、影像学资料和病理学发现之间存在着显著差异；先前盲目药物治疗导致影像学和组织学发现的改变，给以后的诊断带来困难；不同肺叶的组织学发现有着明显的差别，不能解释临床和影像学的资料等。故设法提高间质性肺疾病的诊断水平仍为当务之急。此外，现在间质性肺疾病的治疗并没有统一的治疗方案，临床上缺乏有效的新型治疗药物。糖皮质激素和免疫抑制剂的临床使用，常常伴有显著的药物不良反应，而且相当一部分患者缺乏明显的疗效。对现行治疗方法效果不佳者，国外已应用肺移植术。目前国内外正在进一步探讨间质性肺疾病新的药物治疗方法。

（蔡柏蔷）

453 · 临床上间质性肺疾病是如何分类的？

间质性肺疾病的分类：ILD 包括已知病因的疾病（如结缔组织疾病、环境和药物相关的疾病）以及病因未明的疾病。病因未明的疾病包括特发性间质性肺炎（idiopathic interstitinl pneumonia，IIP）、肉芽肿性疾病（如结节病）和其他类型的间质性肺疾病，如淋巴管平滑肌瘤病、肺郎格汉斯细胞组织细胞增多症（PLCH）和嗜酸性肺炎。在 IIP 内，最需要鉴别诊断的是特发性纤维化（IPF）和其他类型的间质性肺炎，其中有：iNSIP、RB-ILD、DIP、AIP、COP 和 LIP（图 22-1）。

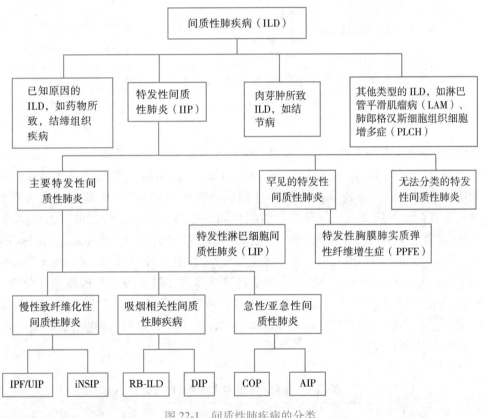

图 22-1 间质性肺疾病的分类

2002 年，美国胸科学会（ATS）和欧洲呼吸学会（ERS）联合发表特发性间质性肺炎（IIP）的分类，将病因不明的间质性肺炎分为 7 类，并且定义了每类疾病独立的临床表现、影像和组织病理学特征。2013 年 9 月，ATS 和 ERS 在《美国呼吸与危重症医学杂志》上更新了 IIP 的分类。ATS/ERS 有关 IIP 的新分类（表 22-1、图 22-1），将 IIP 分为三大类型：①主要特发性间质性肺炎；②罕见的特发性间质性肺炎；③无法分类的特发性间质性肺炎。

表 22-1　2013 年美国胸科学会/欧洲呼吸学会特发性间质性肺炎的多学科分类

主要特发性间质性肺炎

　　特发性肺纤维化（IPF）

　　特发性非特异性间质性肺炎（iNSIP）

　　呼吸性细支气管炎-间质性肺疾病（RB-ILD）

　　脱屑性间质性肺炎（DIP）

　　隐源性机化性肺炎（COP）

　　急性间质性肺炎（AIP）

罕见的特发性间质性肺炎

　　特发性淋巴细胞间质性肺炎（LIP）

　　特发性胸膜肺实质弹性纤维增生症（PPFE）

无法分类的特发性间质性肺炎

　　IIP 新分类中原有的主要疾病名称得以保留，但是也有几项重要变更：①分类中删除隐源性纤维性肺泡炎（cryptogenic fibrosing alveolitis），保留特发性肺纤维化（IPF）作为唯一的临床诊断术语；②特发性非特异性间质性肺炎（iNSIP）现成为临床诊断名词；③主要特发性间质性肺炎区别于罕见的特发性间质性肺炎和无法分类的特发性间质性肺炎；④确认罕见的组织病理类型：急性纤维性和机化性肺炎（acute fibrinous and organizing pneumonia，AFOP），间质性肺炎伴支气管中心性分布（interstitial pneumonias with a bronchiolocentric distribution）；⑤主要特发性间质性肺炎按照临床特点又分成三组：慢性致纤维化性间质性肺炎（IPF 和 iNSIP）；吸烟相关性间质性肺疾病（RB-ILD 和 DIP）；以及急性/亚急性间质性肺炎（COP 和 AIP）（表 22-2）；⑥提出临床疾病表现分类；⑦回顾分子和基因特征。

表 22-2　主要特发性间质性肺炎的分类

分　　类	临床-影像学-病理诊断	伴随放射和（或）病理-组织学特征
慢性致纤维化性间质性肺炎	特发性肺纤维化（IPF） 特发性非特异性间质性肺炎（iNSIP）	普通间质性肺炎 非特异性间质性肺炎
吸烟相关性间质性肺疾病	呼吸性细支气管炎-间质性肺疾病（RB-ILD） 脱屑性间质性肺炎（DIP）	呼吸性细支气管炎 脱屑性间质性肺炎

续　表

分　类	临床-影像学-病理诊断	伴随放射和(或)病理-组织学特征
急性/亚急性间质性肺炎	隐源性机化性肺炎（COP） 急性间质性肺炎（AIP）	机化性肺炎 弥漫性肺泡损伤

（蔡柏蔷）

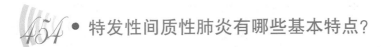

454 · 特发性间质性肺炎有哪些基本特点？

特发性间质性肺炎在间质性肺疾病占据重要地位，这是一组病因不明的弥漫性肺疾病，主要类型和特点如表 22-3 所示。

表 22-3　特发性间质性肺炎的基本特点

IIP 类型		特　点
特发性肺纤维化（IPF）/普通性间质性肺炎（UIP）	临床特点	特发性，数年发病
	HRCT	间质纤维化、"蜂窝肺"改变、轻微磨玻璃样改变，病变沿胸膜下和下肺分布
	组织学	间质纤维化区域（增生的成纤维细胞灶组成）穿插正常肺组织，炎症轻微
	预后	较差
特发性非特异性间质性肺炎（iNSIP）	临床特点	特发性或与某些结缔组织疾病相关，数月到数年发病
	HRCT	弥漫磨玻璃样、小网格状影、轻微蜂窝状改变
	组织学	不同程度炎症和纤维化，较 UIP 病变更均匀
	预后	多样性，可能预后良好
隐源性机化性肺炎（COP）	临床特点	特发性或疾病相关性，数月发病
	HRCT	实变，以基底部、胸膜下和支气管周围分布为主
	组织学	肉芽肿组织填塞肺泡腔，伴或不伴延及细支气管
	预后	一般良好
急性间质性肺炎（AIP）	临床特点	特发性，与 ARDS 相似，通常数天内发病
	HRCT	弥漫磨玻璃样改变和斑片状实变影

续 表

IIP 类型		特 点
	组织学	弥漫性肺泡损害，间质水肿，肺泡内透明膜形成，随后出现成纤维细胞增生和间质纤维化
	预后	较差
呼吸性细支气管炎伴间质性肺病（RB-ILD）	临床特点	特发性，发生于吸烟人群，数年发病，一般症状较轻微
	HRCT	小叶中央型结节，磨玻璃样改变，气道壁增厚
	组织学	细支气管腔内可见巨噬细胞内色素沉着
	预后	一般良好
脱屑性间质性肺炎（DIP）	临床特点	特发性，发生于吸烟人群，数周至数月发病
	HRCT	磨玻璃样改变
	组织学	肺泡腔巨噬细胞内色素沉着（可能属于 RB-ILD 病变更广泛类型），短期内病变均一
	预后	一般良好
特发性淋巴细胞性间质性肺炎（LIP）	临床特点	特发性或疾病相关性，数年发病
	HRCT	磨玻璃样改变，常出现网格状影
	组织学	肺间质弥漫性淋巴细胞浸润
	预后	多样性
特发性胸膜肺实质弹性纤维增生症（PPFE）	临床特点	反复感染，气胸较为常见
	HRCT	胸膜下实变伴牵拉性支气管扩张，肺结构破坏和双上肺容积缩小。肺脏弹性纤维增生，可见肺泡内纤维化
	组织学	胸膜和胸膜下的肺实质纤维化
	预后	60%患者病情进展，40%患者死于呼吸衰竭

（1）主要特发性间质性肺炎

1）慢性致纤维化性间质性肺炎

a. 特发性肺纤维化（IPF）：IPF 的自然病程具异质性，有些患者病情稳定，生存期较长，部分患者快速进展，还有一些患者经历急性加重，病情逐渐恶化。

IPF 诊断标准包括：除外其他已知原因所致的间质性肺疾病；胸部 HRCT 为 UIP 型时，无须外科肺活检；进行外科肺活检后，根据 HRCT 和外科肺活检的特定组合做出诊断。胸部 HRCT 诊断 IPF/普通型间质性肺炎（UIP）的临床重要价值。胸部影像诊断分为 3 个层次（肯定 UIP、可能 UIP 和不符合 UIP），肺组织病理诊断分为 4 个层次（肯定 UIP、很可能

UIP、可能 UIP、不是 UIP）。

IPF 急性加重较为常见。IPF 急性加重的诊断标准为：具有 IPF 病史，或目前临床、影像和（或）组织学符合 ATS/ERS 关于 IPF 的诊断标准；近 30 天内呼吸困难加重或肺功能恶化，不能用其他原因解释；胸部 HRCT 显示双肺网格或蜂窝影，符合 UIP 的表现，在此基础上出现新的磨玻璃影和（或）实变影；气管内分泌物或支气管肺泡灌洗液检查无肺部感染的证据；排除其他原因，如左心衰竭、肺血栓栓塞症和其他原因引起的急性肺损伤。

IPF 急性加重的组织病理学通常表现为 UIP 和弥漫性肺泡损伤同时存在，可以出现机化性肺炎和显著的成纤维细胞灶。急性加重能够改变慢性纤维化性 IIP 患者的疾病进程，缩短患者的生存时间，增加患者的病死率。

b. 特发性非特异性间质性肺炎（iNSIP）：iNSIP 最为常见的 HRCT 表现为双侧磨玻璃影，约 75% 的病例有不规则的小叶间隔增厚伴牵拉性支气管扩张，病变非胸膜下分布有助于鉴别 NSIP 和 UIP。肺实变影说明合并机化性肺炎，提示可能是结缔组织病相关的间质性肺炎。随访过程中，蜂窝肺的程度可能会增加。iNSIP 的肺组织病理绝大多数为纤维化型，不伴机化性肺炎和蜂窝肺纤维化。iNSIP 的病程有异质性，部分患者经治疗后稳定或改善，有些患者逐渐进展为终末期纤维化，甚至死亡。

2）吸烟相关性间质性肺疾病：呼吸性细支气管炎（RB）在吸烟者中普遍存在，其病理学特征是大量胞质内含有金色和棕色颗粒的吸烟者巨噬细胞聚集在呼吸性细支气管腔内。部分吸烟者的临床症状较重，胸部 HRCT 提示肺间质改变，称为呼吸性细支气管炎-间质性肺疾病（RB-ILD）或脱屑性间质性肺炎（DIP）。

在胸部影像和组织病理学上，RB 的病变累及呼吸性细支气管，肺实质通常不受累；RB-ILD 的病灶主要分布于细支气管及其周围的肺实质；DIP 病变呈弥漫性分布，肺泡间隔增宽，伴轻到中度肺纤维化，肺泡腔内可见大量的巨噬细胞聚集。

RB、RB-ILD 和 DIP 可能代表着吸烟所致的同一种组织病理疾病谱，反映了疾病的不同严重程度。由于 RB-ILD 和 DIP 的病变分布和程度不同，并且 RB-ILD 几乎都见于吸烟者，而 DIP 也见于非吸烟者，如肺泡表面蛋白基因突变所致，因此将二者定义为不同的 IIP 类型。

既往 RB-ILD 的诊断需要外科肺活检组织病理证实，随着对这类疾病影像和病理特征的认识，当吸烟者胸部 HRCT 表现为磨玻璃影和小叶中央性结节，支气管肺泡灌洗液可见吸烟者巨噬细胞，而且不伴有淋巴细胞增多时，可以诊断 RB-ILD。吸烟是导致肺纤维化合并肺气肿（CPFE）的主要危险因素，胸部 HRCT 显示双上肺气肿，双下肺纤维化。相应的组织病理学改变是 RB 和气腔扩大伴纤维化。这种病理改变见于 IIP 中的吸烟者，但不限于 IIP，其他间质性肺疾病类型（如结缔组织病相关性间质性肺炎）也可见 CPFE 改变。

3）急性/亚急性间质性肺炎

a. 隐源性间质性肺炎（COP）：临床上机化性肺炎（OP）大多是继发性的，例如类风湿关节炎伴机化性肺炎。典型的 COP 表现为亚急性临床过程，病程相对较短（少于 3 个月），伴有不同程度的咳嗽和呼吸困难。HRCT 表现为胸膜下、支气管周围斑片和游走性实变阴影，或索条影，通常伴有磨玻璃样阴影。肺小叶周围阴影和反晕轮征（环礁征）有助于提示诊断。10%~30% 的患者可发现有单侧或双侧的胸腔积液。OP 类型的特征主要是机化性肺炎伴有或不伴有支气管腔内息肉。某些病例如果与细胞型 NSIP 重叠，可以表现为显著的间质炎症。大部分患者经过口服糖皮质激素治疗，能够完全恢复，但是复发常见。某些患者可以出现残留的间质改变或进行性间质性纤维化。具有纤维化和机化性肺炎混合类型的某些患者，可以发现其基础疾病：多发性肌炎或抗合成酶综合征。

b. 急性间质性肺炎（AIP）：AIP 为一种特殊的 IIP，其特征是迅速进展的低氧血症、病死率达 50% 或更高、缺乏有效的治疗方法。存活者通常有较好的过程（与 ARDS 存活者相似），但某些患者可以复发，或者成为慢性进行性间质性肺疾病。AIP 是一种特殊的疾病，应该与已知病因的 ARDS 相鉴别。

AIP 早期阶段为渗出期，HRCT 表现为双侧斑片样磨玻璃阴影，通常在肺部的下垂部位出现肺实变。以后为 AIP 的机化期，出现支气管血管的扭曲变形和牵拉性支气管扩张。肺活检显示弥漫性肺泡损伤（DAD）的急性和/或机化类型，与 ARDS 的组织类型难以区分。在机化期，大部分患者的肺活检无明显的透明膜形成或缺如。AIP 可以演变成为纤维化型 NSIP 的相同类型，或者表现为严重的纤维化类似与蜂窝肺。

（2）罕见的特发性间质性肺炎

1）特发性淋巴细胞间质性肺炎：大部分 LIP 病例伴随有其他临床情况，特发性病例相当罕见。特发性 LIP 已经归类于罕见的间质性肺炎。LIP 的临床、影像学和组织学标准没有改变，与 2002 年相同。实际上以前许多诊断为 LIP 的病例，现在则考虑是细胞型 NSIP。

2）特发性胸膜肺实质弹性纤维增生症（PPFE）：PPFE 是 IIP 的一类新的罕见类型，以胸膜和胸膜下的肺实质纤维化为主要表现，病变分布以双上肺为著。胸部 HRCT 示致密的胸膜下实变伴牵拉性支气管扩张，肺结构破坏和双上肺容积缩小。肺弹性纤维增生，可见肺泡内纤维化。PPFE 在成人发病，平均年龄 57 岁，没有性别差异。约半数患者有反复感染，气胸较为常见，少数患者有间质性肺疾病家族史，非特异性自身抗体阳性。60% 的患者病情进展，40% 的患者死于呼吸衰竭。

其他罕见的间质性肺炎组织病理类型包括急性纤维性和机化性肺炎和细支气管中心型间质性肺炎。由于报道的病例数有限，尚不能肯定这两种组织病理类型是否为独立的 IIP 疾病（既可能是目前 IIP 的亚型，也可能与过敏性肺炎或结缔组织病有关）。

（3）无法分类的 IIP：按目前的 IIP 分类，某些患者难以归类，统称为无法分类的 IIP。2002 年 ATS/ERS 提出的 "无法分类的 IIP" 是指即使经多学科讨论仍不能分类的 IIP。

估计无法分类的 IIP 约占 IIP 的 10%~30%，可能有下列情况：① 临床资料不完整，即患者的临床表现通常缺乏特异性，胸部 HRCT 不具有特征性表现，未进行外科肺活检，或取材缺乏代表性，肺活检结果为非特异性改变，因此无法进行分类诊断；② 组织病理类型重叠存在，例如 NSIP 和 UIP 合并存在，吸烟者同时存在 RB、DIP、肺气肿和朗格汉斯细胞组织细胞增多症的病理改变；③ 继发因素导致不同组织病理类型合并存在，例如类风湿关节炎患者同时存在间质性肺炎和滤泡性细支气管炎，或药物性肺损伤表现为 NSIP 合并机化性肺炎（OP），这些经多学科诊断往往可以发现病因，认定为非 IIP；④某些可能尚未被认识的 IIP 类型。

（蔡柏蔷）

455 • 特发性间质性肺炎的疾病表现临床分类包括哪些内容？

2013 年美国胸科学会（ATS）和欧洲呼吸学会（ERS）有关特发性间质性肺炎（IIP）的新分类首次针对不同类型的 IIP，特别是特发性非特异性间质性肺炎（iNSIP）和无法分类的 IIP，提出了疾病表现临床分类（表 22-4），目前可以分成 5 类临床表现。

这个分类作为 IIP 分类的补充，但是不应该影响外科肺活检的判断和时机，以免由于疾病进展增加外科肺活检的并发症，或导致不恰当的治疗。但需要注意的是，这个分类的可操作性及其与临床的相关性有待于进一步验证。

表 22-4   2013 年美国胸科学会/欧洲呼吸学会特发性间质性肺炎根据疾病表现临床分类

临床表现	治疗目标	监测策略
可逆性和自限性（如：多数呼吸性细支气管炎-间质性肺疾病）	祛除可能的病因	短期（3~6 个月）观察确定疾病恢复
可逆性疾病伴进展风险［如细胞型非特异性间质性肺炎（NSIP）和某些纤维化型 NSIP、DIP、COP］	初始治疗获得治疗反应，接着给予合理的长期治疗	短期观察确定治疗反应，长期观察评估获益
稳定伴有残留的病变（如某些纤维化型 NSIP）	维持当前状态	长期观察评价疾病病程
进展、不可逆性疾病，但趋于稳定（如某些纤维化型 NSIP）	稳定	长期观察评价疾病病程
即使治疗，病变仍进展，且不可逆（如特发性肺纤维化、某些纤维化型 NSIP）	延缓进展	长期观察评估疾病病程，需要肺移植或采取有效的姑息疗法

（蔡柏蔷）

456 • 间质性肺疾病的常见病因有哪些？

目前已发现大约有 180 多种已知疾病可累及肺间质，目前将 ILD 分为两类：一类为已知原因，另一类为未知病因（表 22-5、表 22-6）。

表 22-5　病因已知的间质性肺疾病

环境/职业相关的 ILD

　　无机粉尘（硅沉着病、石棉沉着病、煤尘工人肺及铍肺）

　　有机粉尘过敏性肺泡炎（外源性过敏性肺泡炎/农民肺、养鸽者肺和蔗尘肺）

　　气体/烟雾（氮氧化物、二氧化硫、金属氧化物、烃化合物和二异氰甲苯等）

药物/治疗相关的 ILD

　　抗生素及化学药物（呋喃妥因、水杨酸偶氮磺胺吡啶）

　　非甾体类抗感染制剂

　　心血管药物（胺碘酮、肼苯达嗪）

　　抗肿瘤药物（博莱霉素、丝裂霉素、白消胺及氨甲蝶呤等）

　　违禁药物（海洛因、阿片及美沙酮）

　　抗痉挛药（苯妥英钠、卡马西平）

　　口服降糖药

　　长时间的高浓度吸氧

　　放疗

　　百草枯

　　其他（青霉胺、秋水仙碱和三环类抗抑郁药）

肺感染相关的 ILD

　　血型播散性肺结核

　　病毒性肺炎

　　肺孢子菌病

慢性心脏疾病相关的 ILD

　　左心室衰竭

　　左至右分流

ARDS 恢复期

癌性淋巴管炎

慢性肾功能不全相关的 ILD

移植物排宿主反应相关的 ILD

表 22-6　病因未明的间质性肺疾病

特发性间质性肺炎（IIP）	淋巴增生性疾病肺受累
包括特发性肺纤维化（IPF）/普通型间质性肺炎（UIP）、急性间质性肺炎（AIP）、脱屑型间质性肺炎（DIP）、呼吸性细支气管炎伴间质性肺病（RBILD）和特发性非特异性间质性肺炎（iNSIP）、淋巴细胞性间质性肺炎（LIP）、隐源性机化性肺炎（COP）	淋巴细胞性间质性肺炎
	血管中心性淋巴瘤（淋巴瘤样肉芽肿）
	遗传性疾病
	家族性肺纤维化
	结节状硬化病
	神经纤维瘤病
结节病	Hermansky-Pudlak 综合征
淋巴管平滑肌瘤病（LAM）	Nieman-Pick 病
结缔组织疾病相关的 ILD	Gaucher 病
类风湿关节炎（RA）	肝病相关的 ILD
进行性系统性硬化症（PSS）	慢性活动性肝炎
系统性红斑狼疮（SLE）	原发性胆汁性肝硬化
多肌炎和皮肌炎（PM/DM）	肠道病相关的 ILD
干燥综合征	Whipple 病
混合性结缔组织病（MCTD）	溃疡性结肠炎
强直性脊椎炎（AS）	克罗恩病（Crohn）病
肺泡充填性疾病	Weber-Christian 病
Goodpasture 综合征	其他 ILD
弥漫性肺泡出血综合征	免疫母细胞性淋巴结病
肺泡蛋白沉积症（PAP）	淀粉样变性
慢性嗜酸性粒细胞性肺炎（CEP）	支气管中心性肉芽肿
肺血管炎相关的 ILD	肺朗格汉斯细胞组织细胞增多症（PLCH）
肉芽肿病多血管炎（GPA，韦格纳肉芽肿）	
嗜酸性肉芽肿病多血管炎（EGPA，Churg-Strauss 综合征）	
显微镜下多血管炎（MPA）	
坏死性结节样肉芽肿病（NSG）	

（蔡柏蔷）

 457 • 间质性肺疾病的病史和临床表现有哪些特征？

　　大多数 ILD 患者的病程进展较为缓慢，病程时间可为数月至数年。典型的 ILD 患者，起病隐匿，开始为劳累后呼吸困难，伴有疲劳、咳嗽。临床上在询问 ILD 患者病史时应特别注意患者的起病情况、症状持续时间、病情进展速度及伴随症状（如咯血、发热等）。

　　（1）病史和家族史

　　1）年龄和性别：IPF/UIP 几乎都发生在成年人，尤其是在 50 岁以上。虽然结节病可见于老年人，但中青年更为常见。

2）既往史：ILD 的诊断时，需重视职业史和环境接触史、吸烟史、药物治疗过程及家族史等。询问病史时尤其应注意患者的职业及是否有吸入致病因素。在明确有接触致病因素后，还应了解暴露的环境、强度及时间等问题。应仔细询问患者的工作环境、是否接触特殊的粉尘、气体和化合物，接触的时间和程度等，调查生活环境，有无动物接触史等。

3）家族史：家族史中可能发现支持家族性肺纤维化或其他与遗传相关的 ILD，如家族性肺纤维化、结节性硬化症以及神经纤维瘤的遗传形式为常染色体隐性遗传。

4）吸烟史：吸烟史可为诊断疾病提供线索。RBILD 几乎均发生在吸烟者，可见于任何年龄，无性别差异。90% 的 PLCH 患者为吸烟者，吸烟是导致肺纤维化合并肺气肿（CPFE）的主要危险因素（详见问答 475）。

（2）ILD 的主要症状

1）进行性呼吸困难：为 ILD 最特征性的症状，最初只发生于运动时，随着病情的进展，呼吸困难也可发生于静息时。呼吸困难的特征是呼吸浅而快，伴有发绀，一般无端坐呼吸。

2）干咳、咯血：早期不严重，晚期有刺激性干咳，可因劳动或用力呼吸而诱发。继发感染时可有脓痰。少数患者有血痰。弥漫性肺泡出血综合征患者临床上有咯血表现。有时弥漫性肺泡出血综合征可无咯血，但临床上有呼吸困难和缺铁性贫血的表现。

3）胸痛：不常见，但类风湿关节炎、系统性红斑狼疮（SLE）、混合结缔组织病和某些药物诱发的疾病，可发生胸膜胸痛。结节病患者常有胸骨后疼痛。

4）以下症状提示结缔组织疾病：骨骼肌疼痛、衰弱、疲乏、发热、关节疼痛或肿胀、光过敏现象、雷诺现象、胸膜炎、眼干、口干等，这些临床症状应该引起重视。偶尔结缔组织疾病的肺部表现可以先出现于系统症状之前约数月或数年，尤其是类风湿关节炎、SLE 和多发性肌炎/皮肌炎（PM/DM）。

（3）体格检查：①肺部听诊有表浅、细小、高调的湿啰音，称为爆裂性啰音或 Velcro 啰音（似 Velcro 尼龙带拉开音）。这种啰音与慢性气管炎或支气管扩张等粗湿性啰音完全不一样，爆裂性啰音来自末梢气道，分布广泛，以中下肺和双肺底居多。②杵状指：在 IPF/UIP 时发生尤为频繁，40%~80% 患者可有杵状指，出现早程度重。但在结节病等疾病中罕见有杵状指。③发绀：23%~53% 的 ILD 患者可有发绀，表明疾病已进入晚期。④肺动脉高压征象：晚期可有明显的肺动脉高压，肺动脉听诊区，第二心音亢进。右心衰体征：颈静脉怒张，肝大和周围水肿等。⑤周身症状：消瘦、乏力、食欲不振、关节疼痛、继发感染时可有发热。

（蔡柏蔷）

458 • 间质性肺疾病的肺外表现和并发症有哪些？

（1）ILD 的肺外表现：ILD 的许多肺外症状和体征可提供诊断线索（表 22-7）。

（2）ILD 的并发症：ILD 患者随着病情的进展，临床表现可恶化，并出现多种 ILD 相关的并发症（表 22-8）。

表 22-7　间质性肺疾病的肺外表现

查体发现	相关病情
体循环系统高血压	结缔组织疾病；神经纤维瘤；某些弥漫性肺泡出血综合征
皮肤改变	
红斑结节	结缔组织疾病；贝赫切特综合征
斑丘疹	药物诱发；淀粉样变；脂质沉积症；结缔组织疾病；戈谢病（Gaucher disease）
日光性皮疹	皮肌炎
毛细血管扩张	系统性硬化病
雷诺现象	特发性肺纤维化；结缔组织疾病
皮肤血管炎	系统性血管炎；结缔组织疾病
皮下结节	类风湿关节炎
钙质沉着	皮肌炎；系统性硬化病
眼部改变	
葡萄膜炎	结节病；贝赫切特综合征；强直性脊椎炎
巩膜炎	系统性血管炎；SLE；系统性硬化病；结节病
干性角膜结膜炎	淋巴细胞间质性肺炎
腮腺肿大	结节病；淋巴细胞间质性肺炎
周围淋巴结肿大	结节病；淋巴管癌；淋巴细胞间质性肺炎；淋巴瘤
肝脾肿大	结节病；嗜酸性粒细胞性肉芽肿；结缔组织疾病；淀粉样变；淋巴细胞间质性肺炎
心包炎	放射性肺炎；结缔组织疾病
肌炎	结缔组织疾病

表 22-8　ILD 的合并症

1. 心血管系统并发症

　因慢性缺氧、进行性肺动脉高压合并右心室肥厚和肺心病

　左心室衰竭也常见，常常与缺血性心脏疾病有关

2. 肺部感染

　许多 ILD 患者的肺部感染发生率增加

　肺部感染的发生与皮质激素或细胞毒药物的应用相关

3. 肺栓塞

　ILD 病程中临床表现的恶化有时与肺栓塞有关

续 表

突然出现的呼吸困难、不能解释的动脉血气恶化，如不能用肺部感染解释，应考虑肺栓塞，必要时应做肺通气-灌注扫描或肺动脉造影

4. 恶性疾病

特发性肺纤维化和系统性硬化病患者患恶性疾病的可能性增加（尤其患肺腺癌的可能性增加）

5. 气胸

6. 治疗的合并症

长期大剂量的皮质激素的治疗：肌病、消化性溃疡、体液/电解质异常、白内障、骨质疏松和易伴发感染

细胞毒药物：增加感染的易感性、骨髓抑制、肝炎和出血性膀胱炎

（蔡柏蔷）

459 • 间质性肺疾病有哪些实验室检查方法？其临床意义是什么？

（1）肺功能检查：肺功能检查特征为限制型通气障碍、通气血流比例失调、气体交换（弥散）功能障碍。疾病早期，肺功能测验可无异常。伴气道阻塞表现的间质性肺疾病主要有结节病、肺朗格汉斯细胞性组织细胞增多症以及淋巴管平滑肌瘤病。

1）限制性通气障碍：表现为肺活量减少，肺总量明显降低，功能残气量和残气量也减少。限制性通气功能障碍主要是由于肺间质的纤维化导致肺组织的弹性变小，肺僵硬不易膨胀，故肺活量减少；另外肺泡间隔增厚和肺泡腔被炎症组织填充也导致肺容量的降低。

2）弥散功能降低：一氧化碳（CO）弥散量可降至正常值的 $1/5 \sim 1/2$，气体交换障碍是由于肺泡毛细血管的破坏导致气体交换面积减少，肺内 V/Q 比例失调，以及肺泡-毛细血管膜和肺泡间隔增厚使弥散距离增加，及毛细血管床的减少所致。

3）动脉血氧分压降低：PaO_2 平均为 $66 \sim 96mmHg$。肺泡动脉氧分压差几乎都增大。肺内分流增加，可达 $15\% \sim 30\%$。生理死腔亦增大。

（2）胸部 X 线片

1）磨玻璃样改变：早期胸部 X 线片只有模糊或淡淡的网状形，肺容积的降低也是早期 ILD 的胸片表现。

2）细网状阴影：ILD 的细网状阴影是渗出、浸润、水肿、周围肺组织间隔纤维化的结果。

3）弥漫性结节影：小结节影可以 1mm 到 5mm 大小不等。这些结节融合后可表现为斑片状实变形。结节影是一些肉芽肿疾病中（如结节病等）是最常见的发现。

4）蜂窝肺：随着炎症和纤维化的进展，胸部 X 线会出现实质性的改变，肺野上出现小的、圆形的囊样的空腔，大小 $4 \sim 10mm$，壁厚 $0.5 \sim 1mm$。

5）纵隔和肺门淋巴结肿大：淋巴结肿大的部位可为诊断提供依据。气管旁和对称性双肺门淋巴结肿大往往为结节病的重要表现，但也可见于淋巴瘤和转移瘤。

6）其他：a. 自发性气胸：可见于任何 ILD，但多于嗜酸性肉芽肿；b. 胸腔积液：不多见。充血性心力衰竭，恶性肿瘤淋巴管转移；c. 肺门蛋壳样钙化：硅沉着病；d. 胸膜钙化：见于石棉沉着病；

（3）胸部高分辨 CT（HRCT）：HRCT 的敏感性和特异性均明显高于普通胸部 X 线片。对于结节病、外源性过敏性肺泡炎、肺朗格汉斯细胞性组织细胞增多症和淋巴管平滑肌瘤病，HRCT 有特异的诊断价值。

1）胸膜下弧线状影：表现为胸膜下 0.5cm 以内的于胸壁内面弧度一致的曲线形影，也称为新月影，长 5~10cm，边缘较清楚。病理基础为支气管周围纤维性改变及周围肺泡萎缩，主要见于 IPF/UIP。

2）不规则线状影：表现为与胸膜面垂直的细线形影，长 1~2cm，宽 1mm，以两下叶多见。为胸膜下的小叶间隔增厚所致。双肺中内带的分支状线形阴影，为肺内小叶间隔增厚所致。其原因为纤维化、水肿以及细胞和物质浸润所致。

3）不规则线状网影：小叶内线、网状影，尤其多见于肺周边和基底部，是肺纤维化（如 IPF/UIP）的特征性改变。常伴有收缩性细支气管和支气管扩张。不规则线状影可见于各种原因所致的肺纤维化，也包括慢性外源性过敏性肺泡炎和结节病。

4）肺实变影：病变早期有小叶状影，边缘不规则，中间可见含气支气管影。病理基础为支气管周围肺泡萎缩及纤维增生，多见于双下肺外，后基底段。急性弥漫性肺疾病时，肺实变提示感染、出血或炎症。肺实变以周围分布为主则表明以慢性嗜酸性粒细胞性肺炎、COP 和结节病可能性较大。

5）小结节影：在蜂窝、网、线索影的基础上出现的小结节影，边缘较清楚，其病理基础为条索状纤维病变的轴位象。其病变常源于血行播散性病变：如粟粒性肺结核、转移癌、播散性组织胞质菌病、巨细胞病毒感染或疱疹病毒感染；沿淋巴管分布指沿支气管血管束、终末细支气管周围、小叶间隔、胸膜下分布的小结节影，可见于结节病、硅沉着病和癌性淋巴管炎；小叶中心性分布是指多个小结节影出现在次级肺小叶中心，小结节离胸膜 3mm 以上，可见于血管和血管周围病变，如肺水肿、出血和血管炎等。

6）囊性变：肺内出现弥漫分布的囊性变多见于肺淋巴管平滑肌瘤病（LAM）和 PLCH。LAM 的肺囊性变壁薄、多发、较大，周围有相对正常的肺实质。

7）蜂窝状影：两肺下叶膈面和背面多见，为边缘清楚的空腔。其病理基础为较小的空腔为肺泡管及呼吸性细支气管的扩张，有的为肺泡性气肿所致。

8）磨玻璃样改变：磨玻璃样改变是指均匀薄雾状的透光减低区，在此区域内的血管和支气管纹理并不被掩盖。磨玻璃样改变体现的是肺泡间隔的增厚或气腔的部分充盈，其原因可以是炎症细胞的浸润，亦可能为间质纤维化所致。急性弥漫性肺病变时，磨玻璃样改变提示过敏性肺炎、肺水肿、肺出血、药物所致的肺部病变或 AIP，以及免疫抑制时出现的肺孢子菌感染、病毒感染或 COP。慢性浸润性肺疾病时，磨玻璃样改变为肺泡充填性病变所致，如肺泡蛋白沉着症和细支气管肺泡癌。

9）支气管扩张：多数为柱状支气管扩张，可与支气管扭曲并存。

（4）肺组织活检：肺组织活检的方式可分为经支气管肺活检（transbronchial lung biopsy，TBLB）和外科开胸肺活检（open lung biopsy，OLB）两大类。电视胸腔镜肺活检（video assisted thoracoscopic lung biopsy）的开展，使外科肺活检更便于进行。

（蔡柏蔷）

460 • 肺组织活检在诊断 ILD 中的地位是什么？如何选用？

（1）经支气管镜肺活检（TBLB）：为一项创伤性的肺部疾病诊断措施，常规首选右下肺的前、外、后基底段作为活检部位。TBLB 的优点为操作较简便，安全性大，可作为常规检查。每次可摘取肺组织多块，但每小块组织直径仅为 1~2mm。TBLB 的缺点是显而易见的，因组织缺少，不能全面观察肺泡炎的范围和程度，漏诊率较高。临床上为提高阳性率可取 5~6 块肺组织。

TBLB 的并发症：气胸约 5%；避免做中叶及舌叶的肺活检，只做一侧的肺活检。以避免双侧气胸。出血的发生率 1%~9%。禁忌证有：①肺大疱、肺动脉高压、呼吸衰竭。②应用呼吸机进行正压通气的患者。③临床上不能很好合作的患者。

目前认为 TBLB 只有在下列情况，具有较高的诊断价值：①肉芽肿（结节病、过敏性肺炎）；②感染；③恶性疾病。经支气管镜肺活检不能代替开胸肺活检。

（2）开胸肺活检（开胸肺活检：OLB；经胸腔镜肺活检：T-G-LB）：局限性开胸肺活检，因取得组织较大（2cm×2cm）病理阳性率较高，达 95% 以上。肺间质纤维化病种繁多，有相当多的疾病必须有组织学检查才能确诊，开胸活检为一项重要诊断方法，也为诊断的最后一步。目前经胸腔镜肺活检（T-G-LB），正迅速代替开胸肺活检。现在在美国已成为各医院诊断肺间质病的常规检查方法。

OLB/T-G-LB 的临床指征如下：①相对年轻的 ILD 患者；②临床上有发热、体重下降、盗汗、咯血的病史；③明显的肺间质病的家族史；④有周围肺血管炎的相关症状和体征；⑤非典型的特发性肺间质纤维化的胸部 X 线片：上叶病变、结节、斑片影伴随亚段的间质性病变、肺门或纵隔淋巴结大、胸膜渗出/瘢痕、Kerley B 线等；⑥不可解释的肺外表现，肺动脉高压，心脏扩大；⑦迅速进展，恶化疾病，如疑有肿瘤存在时；⑧确定或排除某些职业病。

以上指征中，尤其是怀疑患者有其他疾病时，而不是 IPF，或者需要诊断 IPF 时，需获得组织学证据并排除其他病变，则应尽量推荐开胸活检，90% 的病例可在开胸活检中确诊。IIP 中：普通性间质性肺炎（UIP），脱屑性间质性肺炎和闭塞性细支气管炎伴机化性肺炎（BOOP）等疾病，只有开胸活检才能确诊。目前我国各医院开胸活检做得太少，阻碍了对 ILD（尤其是 IIP）的诊断水平的提高。

（蔡柏蔷）

461 • 目前对间质性肺疾病的治疗有何认识？

目前间质性肺疾病的治疗尚无统一的治疗方案，ILD 的病因不同，其治疗方法也不同，而且患相同疾病的患者，其治疗方案也随疾病的临床表现、疾病的病程阶段而有所改变，应个体化治疗。因为大部分 ILD 的病因和发病机制尚不明确，目前所采用的治疗方法为非特异的，其治疗实质在于减轻炎性反应，阻止或减轻肺纤维化的进展。对于现在采用的治疗方法，ILD 的临床反应不尽相同且难以预测。某些 ILD 通常预后较好，对治疗的反应颇佳（表 22-9）。由于治疗可能改变原有的 HRCT 和组织学特征，通常应在明确诊断后再给予相应的治疗。

表 22-9　目前常用治疗 ILD 方法的疗效

治疗效果良好	治疗效果差
结节病	IPF/UIP
急性过敏性肺泡炎（外源性过敏性肺泡炎）	慢性继发和进展性肺纤维化
药物诱发（急性）	慢性结节病
环境/职业/吸入因素（少量接触/轻度疾病）	慢性过敏性肺泡炎
特发性肺血管炎	慢性环境/职业/吸入因素
COP	伴有结缔组织疾病（类风湿关节炎，进行性系统性硬化，SLE，多发性肌炎/皮肌炎）
呼吸性细支气管炎伴 ILD（RB-ILD）	
慢性嗜酸性肺炎	慢性放射性肺炎
淋巴细胞间质性肺炎	肺纤维化伴有/合并肺动脉高压
原发性肺泡蛋白沉着症	慢性肺泡出血综合征
急性放射性肺炎	肺静脉阻塞综合征
iNSIP	闭塞性细支气管炎伴有或不伴有 ILD（类风湿关节炎，进行性系统性硬化，肺移植，吸入毒性气体/烟雾）
	不明原因的 AIP
	肺朗格汉斯细胞组织细胞增多症
	结节性硬化
	家族性特发性肺纤维化

（蔡柏蔷）

462 • 什么是特发性肺纤维化（IPF）？

特发性肺纤维化（idiopathic pulmonary fibrosis，IPF）定义：IPF 是病因未明的慢性进展性纤维化型间质性肺炎的一种特殊类型，易发于老年人，病变局限于肺部，组织病理学和（或）影像学表现具有 UIP 的特征。诊断 IPF 需要排除其他各种间质性肺炎，包括其他类型的特发性间质性肺炎（IIP）及与环境暴露、药物或系统性疾病相关的间质性肺疾病。

IPF 是特发性间质性肺炎（IIP）中的一种间质性肺疾病，IPF 是间质性肺疾病中的较为常见的一种疾病。普通型间质性肺炎（usual interstitial pneumonia，UIP）为特发性肺纤维化（IPF）中的一种特殊类型，但也偶见于其他原因所致肺纤维化，例如：胶原血管疾病、石棉沉着症、环境、职业和药物接触史等。组织学研究表明，UIP 可以考虑为 IPF 中的一种类型，但目前认为 IPF 仅仅特指特发性 UIP，UIP 是与 IPF 相一致的组织病理类型。UIP 是最常见的特发性间质性肺炎（IIPs），占全部 IIPs 病例的 47%~71%。正确诊断 UIP 需要外科开胸肺活检（或经电视辅助胸腔镜肺活检），但是在某些患者中诊断 UIP 可以应用 HRCT 获得明确诊断。UIP 的发病机制至今还没有阐明，但是肺泡上皮细胞损伤以及成纤维细胞的表达的改变或混乱可能是致病的关键。UIP 有待于深入研究以揭示其致病病因和发病机制。

IPF/UIP 在临床上表现为进行性呼吸困难伴刺激性干咳，胸部 X 线平片显示双中下肺野的网状阴影，肺功能为限制性通气障碍，虽经详细病史询问和调查不能发现其致病原因。致病原因不明，病情持续进展，最终因呼吸衰竭而死亡。流行病学资料表明，IPF/UIP 的发病率为（3~8）/100 000，平均发病年龄为 50~70 岁，男女比例 1∶2，在老年人中 IPF 的发病率增加。在现有或既往有吸烟史的人群中 IPF/UIP 的发病率更高些。

IPF/UIP 的起病方式：分急性和慢性，男性多于女性，中年发病者居多，平均发病年龄为 50 岁。IPF/UIP 的起病分为急性起病和慢性起病两种形式：①急性：急性起病较少见，多以急性呼吸道感染为首发症状，高热咳嗽，咳痰，呼吸困难逐渐加重，呼吸频率增加，心率快，迅速出现杵状指、趾，双肺有细捻发音。极易诊为急性肺部感染。此时如经积极抗感染治疗无效，加上杵状指，呼吸困难，低氧血症明显，应想到 IPF。②慢性：绝大多数为此型，平均病程 5~6 年，最长 15 年。起病隐匿，不发热，最突出表现为进行性呼吸困难。呼吸频率增加，心率加快，可在疾病早期出现，甚至可出现于 X 线阴影之前。IPF/UIP 的预后较差，为一种独立的、高度致死性疾病，其预后与肺癌相同，在诊断 IPF/UIP 之后，平均存活时间为 3 年。目前应用的治疗方法并无明确疗效。皮质激素或免疫抑制药物虽然常用，但是缺乏肯定的疗效。

（蔡柏蔷）

463 • IPF 的潜在危险因素有哪些？

（1）吸烟：吸烟与 IPF 紧密相关，尤其是吸烟量>20 包/年时；这种关联现象在家族性 IPF 和散发性 IPF 中均存在。

（2）环境暴露：研究结果显示，某些环境暴露因素与 IPF 患病风险增高相关，如金属粉尘（黄铜、铅及钢铁）和木质粉尘（松木）。从事农耕、鸟类饲养、理发、石材切割/抛光等职业以及暴露于牲畜和蔬菜粉尘/动物粉尘等也与 IPF 的发病相关。

（3）病原微生物：一些研究结果显示，慢性病毒感染可能是 IPF 的病因之一，尤其是 EB 病毒和丙型肝炎病毒。包括病毒在内的多种病原体与 IPF 的相关性受多种混杂因素的影响，如 IPF 患者在接受免疫抑制治疗后容易合并这些病原体的感染，EB 病毒在普通人群中的患病率也很高。所以，目前虽然有很多相关研究，但微生物在 IPF 发病中的作用尚不肯定。

（4）胃食管反流：胃食管反流（GER）可增加误吸的发生，是导致 IPF 发病的危险因素之一。IPF 患者常合并 GER，但大多数患者 GER 的临床症状并不明显。GER 在普通人群及其他原因所致的晚期肺疾病中也很常见。目前尚不明确 IPF 患者的肺顺应性降低导致的胸内压力改变是否会反过来导致 GER 的发生，因此 GER 与 IPF 之间的关系还有待进一步研究明确。此外，最近还有其他危险因素的报道，如糖尿病。

（5）遗传因素

1）家族性肺纤维化：家族性肺纤维化占所有 IPF 患者的比例<5%。家族性 IPF 在诊断标准、临床表现和肺病理等多方面与散发性 IPF 相同。不过家族性 IPF 发病时间较早，基因转录模式与散发性 IPF 不同。常染色体显性的可变性外显率是家族性肺纤维化的最主要遗传模式。近年来的研究结果显示，人端粒酶反转录酶（hTERT）基因或人端粒酶 RNA（hTR）基因的突变与家族性 IPF 和部分散发性 IPF 有关。

2）遗传因素在散发性 IPF 中的作用：研究结果显示，包括编码多种细胞因子、酶及促纤维化因子的基因、编码表面活性蛋白 A 和 B 以及免疫调节基因等多种基因的多态性与散发性 IPF 患者发病率增加有关，其中部分基因还被认为与疾病进展有关，但进一步研究并未明确肯定。

（蔡柏蔷）

464. 特发性肺纤维化（IPF）/普通型间质性肺炎（UIP）有哪些临床表现？

典型的 IPF/UIP 患者，开始为劳累后呼吸困难，伴有疲劳，咳嗽，需认识到 IPF/UIP 的各种临床表现：

（1）进行性呼吸困难：这是最具有特征性的症状，最初只发生于运动时，之后也可发生于静息时，呼吸浅而快，可达 60 次/分。有发绀，一般无端坐呼吸。

（2）干咳：早期不严重，晚期有刺激性干咳，可因劳动或用力呼吸而诱发。继发感染时可有脓痰。少数患者有血痰。

（3）查体：①双肺对称性缩小，胸廓扁平，肺部听诊有表浅、细小、高调的湿啰音，称为爆裂性啰音或 Velcro 啰音。这种啰音与慢性气管炎或支气管扩张等粗湿性啰音完全不一样，Crackle 来自末梢气道，分布广泛，以中下肺和双肺底居多。②杵状指：在 IPF 时尤为频发，40%~80%患者可有杵状指，出现早、程度重。③发绀：23%~53%的患者可有发绀，反应疾病已进入晚期。④肺动脉高压征象：晚期患者可有明显的肺动脉高压，肺动脉听诊区，第二心音亢进，右心衰体征：颈静脉怒张、肝大、周围水肿。⑤其他周身症状：消瘦、乏力、食欲不振、关节疼痛、咳嗽、易发生反复出现的自发性气胸，继发感染时可有发热。一些常见症状，对诊断该病具有重要意义，有时也可导致误诊或漏诊，如患者只有如下症状时，临床上应警惕存在特发性肺纤维化的可能性：①只觉疲劳而无呼吸困难；②只有干咳而无其他呼吸道症状；③只有周身表现（如，发热、体重下降）；④只有异常的 X 线表现，而无任何症状；⑤只有肺功能的异常。

IPF/UIP 起病隐匿，但是进展迅速，常常在数月或数年内病情明显恶化。部分患者的病情在发病初 10 年内可能比较平稳，但是 IPF/UIP 患者的病情不会出现自发缓解。大部分患者在出现症状后 3~8 年内死于呼吸衰竭。其他死亡原因包括：心力衰竭、肺栓塞（原因为活动减少或肺心病）、肺部感染和脑血管意外等。6%~10% 的 IPF 患者可发生肺癌。

（蔡柏蔷）

465 • IPF/UIP 的组织病理学发现是什么？

（1）UIP 组织学的主要特点

组织病理学特征：UIP 的组织病理学特征和主要诊断标准是在低倍镜下病变的不均一性。即瘢痕形成和蜂窝样改变的纤维化区域与病变轻微或正常的肺实质区域交替出现。病变主要位于胸膜下和间隔旁的肺实质，一般情况下炎性反应轻，表现为淋巴细胞和浆细胞在肺间质中的斑片状浸润伴 II 型肺泡上皮细胞和细支气管上皮细胞增生。纤维化区域主要由致密胶原组成伴上皮下散在的成纤维细胞灶。蜂窝样改变区域由囊状纤维化气腔构成，这些气腔内衬细支气管上皮细胞。充满黏液和炎症细胞。纤维化和蜂窝样改变区域的间质内常有平滑肌上皮细胞化生。其他特征包括：平滑肌肥厚，组织化生和 II 型肺泡细胞增生肥大；黏液腺增生；继发性肺动脉高压改变；牵拉性支气管扩张和细支气管扩张；肺泡腔空间缩小；肺泡结构破坏和扭曲（表 22-10）。

表 22-10　UIP 的组织病理学的特征

主要特征
　非均匀、不协调的表现
　主要发生在肺周围（胸膜下）和基底部
　双侧肺受累
　成纤维细胞灶（增生的成纤维细胞和肌纤维细胞聚集）
　蜂窝样囊肿
次要特征
　肺泡壁增厚、扭曲
　细胞外基质广泛胶原沉着
　间质（肺泡间隔）和肺泡内散在的炎性细胞
　毛细支气管扩张和支气管扩张
　平滑肌肥厚
　II 型肺泡细胞反应性化生和增生
　黏液分泌抑制
　继发性肺动脉高压
　缺乏肉芽肿、血管炎、微生物或矿物质致病的依据

　　病理学上需要与 UIP 鉴别的疾病相对较少，尤其是病理改变符合 UIP 型表现时。主要的鉴别诊断在于与其他可引起 UIP 样病变的疾病的鉴别，如结缔组织疾病、慢性外源性过敏性肺泡炎和肺尘埃沉着病（尤其是石棉沉着病）。"不可分类的纤维化"指肺活检标本镜下表现为纤维化，但不符合上述 UIP 型的诊断标准；若其镜下表现缺乏典型的某些疾病（如外源性过敏性肺泡炎、结节病等）的组织病理学特征，但有典型的 IPF 的临床表现和影像学表现时，经仔细地多学科讨论后仍有可能诊断为 IPF。

　　（2）UIP 的组织病理学特征与其他特发性间质性肺炎（IIP）的区别：IPF 分类中 UIP、iNSIP、DIP 和 AIP 组织病理特征总结如下（表 22-11）。

表 22-11　UIP、iNSIP、DIP 和 AIP 病理特征

病理特征	UIP	iNSIP	DIP	AIP
病理表现	多变	一致	一致	一致
间质炎症	很少	显著	很少	很少
胶原纤维化	有，斑片状	多变，弥漫性	多变，弥漫性	无
间质纤维化（成纤维细胞）	无	偶有，弥漫性	无	有，弥漫性
COP 的病理表现	偶有，局灶性	偶有，局灶性	无	偶有，局灶性
成纤维细胞灶	普遍，显著	偶有，局灶性	无	无
显微镜下蜂窝肺改变	有	罕见	无	无
肺泡内巨噬细胞聚集	偶有，局灶状	偶有，斑片状	有，弥漫性	无
透明膜形成	无	无	无	有，局灶性

（蔡柏蔷）

466 ● IPF/UIP 的常用实验室检查有哪些？

　　（1）肺功能：最典型的肺功能变化为限制性通气功能障碍和弥散功能降低。①限制性通气功能障碍：IPF/UIP 患者肺部失去弹性，但气道通畅，肺功能检查表现为肺活量（VC）、肺总量（TLC）减少、功能残气量（FRV）和残气量随病情发展而降低。而呼出气流不受影响，结果第 1 秒用力呼气容积/用力肺活量（FEV_1/FVC）之比值正常或增加。②弥散功能（DLco）：IPF 患者的肺泡结构及毛细血管破坏和丧失，使弥散面积减少，弥散距离增加，弥散量可降至正常值的 1/5～1/2。③通气/血流比例：疾病早期在静息状态时血气分析可正常或仅有轻度低氧血症和呼吸性碱中毒，静息时低氧血症的主要原因为通气/血流比例的失衡，而不是由于弥散或动静脉分流引起。

（2）影像学表现检查

1）胸部 X 线片：表现为弥漫性、双侧间质或网状结节浸润阴影，主要分布在双肺基底部和周围肺野（胸膜下）。随着疾病的进展，肺容积收缩。5%~10%的患者可发生气胸（由于蜂窝肺气囊破裂）。一系列的胸部 X 线片可能能评估患者的病情和判断患者的预后。

2）胸部高分辨 CT（HRCT）

HRCT 的特征性改变：IPF/UIP 的 HRCT 的主要有三种类型：①磨玻璃样改变；②网状类型；③蜂窝样囊肿。磨玻璃样改变可能反映了肺泡炎症（即；肺泡炎），肺泡内肉芽组织，或小叶间和肺泡间隔的纤维化。当牵拉性支气管扩张或网状线条伴随存在时产生纤维化。网状类型反映了肺泡管、间隔或肺泡腔的纤维化。蜂窝样囊肿，牵拉性支气管扩张或细支气管扩张表明肺泡壁不可逆地破坏和纤维化。

HRCT 是 IPF 诊断流程中的重要组成部分（表 22-12）。HRCT 上 UIP 的特征为胸膜下和肺基底部的网格状阴影和蜂窝影，常伴有牵张性支气管扩张，尤其是蜂窝影对 IPF 的诊断有很重要的意义。HRCT 上的蜂窝影指成簇的囊泡样气腔，蜂窝壁边界清楚。囊泡直径在 3~10mm，偶尔可大至 25mm。磨玻璃影常见，但病变范围少于网格状影。如果 UIP 型合并胸膜病变，如胸膜斑块、胸膜钙化或大量的胸腔积液，则提示 UIP 型病变可能由其他疾病所致。HRCT 上出现大量微结节、气体陷闭、非蜂窝样囊泡、大量磨玻璃样改变、肺实变或者病变以沿支气管血管束分布为主，应该考虑其他诊断。部分患者可伴纵隔淋巴结轻度增大（短径通常<1.5cm）。

表 22-12　IPF/UIP 型的 HRCT 标准

UIP 型（所有 4 个特征）	可能 UIP 型（所有 3 个特征）	不符合 UIP 型（7 个特征中任意1个）
· 病变主要位于胸膜下和肺基底部	· 病变主要位于胸膜下和肺基底部	· 病变主要分布于上、中肺
· 异常的网格影	· 异常的网格影	· 病变主要沿支气管血管束分布
· 蜂窝样改变，伴或不伴有牵拉性支气管扩张	· 没有不符合 UIP 型的任何 1 条（见不符合 UIP 型栏）	· 广泛磨玻璃样影（范围超过网格影）
· 没有不符合 UIP 型的任何 1 条（见不符合 UIP 型栏，第 3 例）		· 大量微结节（双侧，上肺分布为主）
		· 散在囊泡影（多发、双侧、远离蜂窝肺区域）
		· 弥漫性马赛克征/气体陷闭（双侧、三叶或多肺叶受累）
		· 支气管肺段/肺叶实变

注：UIP：普通型间质性肺炎；HRCT：高分辨率 CT

HRCT 诊断 UIP 的阳性预测值为 90%~100%。若 HRCT 无蜂窝影，但其他影像特征符合 UIP 标准，定义为可能 UIP，需进行外科肺活检确诊。HRCT 不符合 UIP 型的患者，外科肺活检的病理表现仍有可能是 UIP 型表现。

3）肺活体组织检查：首选的肺活检方法仍为经支气管镜肺活检，但经支气管镜肺活检用于诊断 IPF/UIP 的意义并不太大，因支气管镜肺活检的肺组织标本很小（2~5mm），不能提示出重要的诊断价值。但用一些特殊的组织病理方法或染色可确诊其他疾病，如恶性肿瘤、感染、肺结节病、过敏性肺炎、嗜酸性粒细胞肺炎、肺朗格汉斯细胞增多症等。如果经支气管镜肺活检阴性时，可考虑开胸肺活检或经胸腔镜肺活检。

（蔡柏蔷）

467 • IPF/UIP 的临床诊断标准是什么？如何进行鉴别诊断？

IPF 是病因未明的慢性进展性纤维化型间质性肺炎的一种特殊类型，易发于老年人，病变局限于肺部，组织病理学和（或）影像学表现具有 UIP 的特征。诊断 IPF 需要排除其他各种间质性肺炎，包括其他类型的特发性间质性肺炎（IIP）及与环境暴露、药物或系统性疾病相关的间质性肺疾病。

（1）诊断标准

诊断 IPF 需要符合：①排除其他已知病因的 ILD（例如家庭和职业环境暴露、结缔组织疾病和药物）；②未行外科肺活检的患者，HRCT 呈现 UIP 型表现（表 22-12）；③接受外科肺活检的患者，HRCT 和肺活检组织病理类型符合特定的组合（表 22-13）。

表 22-13 UIP 型的组织病理学标准

UIP 型 （满足所有 4 条标准）	很可能 UIP 型	可能 UIP 型 （满足所有 3 条标准）	不符合 UIP 型 （符合下列 6 条标准的任意 1 条）
· 存在显著的纤维化/结构扭曲变形，伴或不伴有主要分布于胸膜下/间隔旁的蜂窝样改变	· 存在显著的纤维化/结构扭曲变形，伴或不伴有蜂窝样改变	· 肺实质片状或弥漫性纤维化，伴或不伴有肺间质炎症	· 透明膜 · 机化性肺炎 · 肉芽肿
· 肺实质内片状分布的纤维化	· 肺实质内片状分布的纤维化和存在成纤维细胞灶两条标准中缺少任意 1 条	· 不存在其他符合 UIP 型的特征（见第 1 例）	· 远离蜂窝区有明显的间质炎症细胞浸润
· 存在成纤维细胞灶	· 没有任何不符合 UIP 型的特征（见第 4 例）	· 没有任何不符合 UIP 型的特征（见第 4 例）	· 病变沿气道为中心分布

续　表

UIP 型（满足所有 4 条标准）	很可能 UIP 型	可能 UIP 型（满足所有 3 条标准）	不符合 UIP 型（符合下列 6 条标准的任意 1 条）
· 没有任何不符合 UIP 型的特征（见第 4 例）	· 或仅存在蜂窝样改变		· 其他提示另一种诊断的特征

注：UIP：普通型间质性肺炎；这种情况通常代表晚期纤维化性肺病，活检的肺标本均表现为蜂窝样变，但 UIP 型表现可能存在于其他未活检的部位，这样的区域通常对应于高分辨率 CT 上的蜂窝样病变区，可以在活检前行 HRCT 检查避开这些区域，以获取具有 UIP 特征的标本；可能与 IPF 急性加重有关；孤立的或偶见的肉芽肿和（或）轻微的机化性肺炎与 UIP 极少共存于同一个肺活检标本

　　IPF 诊断的准确性随着临床、影像和病理间相互联系的增加而增加，特别是在影像学表现和组织病理学表现不一致的时候，多学科讨论就显得更为重要。单纯 HRCT 或病理表现符合 UIP 型表现时诊断 IPF 并非 100% 特异。鉴于在同一患者不同肺段获取的肺活检标本可以有不一致的组织病理学表现，而 UIP 型与纤维化性非特异性间质性肺炎（NSIP）型共存（非一致性 UIP）的病例和所有标本均表现为 UIP 型（一致性 UIP）的病例具有相似的临床表现，因此对疑诊的 IPF 患者进行肺活检时，建议在多个肺叶取样。电视辅助胸腔镜手术（VATS）和开胸手术获得的肺活检标本在诊断 IPF 上具有相同的效果。虽然 VATS 较开胸手术并发症更少、住院时间更短，但选择何种活检方式仍应根据患者的个体情况和术者的经验来决定。如果患者生理状况很差或有严重并存疾病，进行外科肺活检的风险可能会超过确诊 IPF 的益处，此时是否进行外科肺活检必须根据患者的实际状况而定。

　　（2）排除其他已知病因：排除导致 ILD 的已知病因有很多固有的主观标准，但某些方面的内容必须涉及，包括详细地询问病史和仔细地体格检查，特别要关注基础疾病、用药情况、环境暴露和家族史等方面的内容，诊断过程中应该按照诊断流程进行。部分慢性外源性过敏性肺泡炎的表现与 IPF 很相似，所以需要特别注意通过全面评价来明确该患者是否有慢性外源性过敏性肺泡炎的可能。有些患者即使经过很全面的筛查，仍无法确定过敏原。BALF 中淋巴细胞增多（≥40%）提示该病的存在，建议进一步调查患者的环境暴露因素，必要时安排外科肺活检。符合结缔组织疾病诊断标准的患者不能诊断 IPF。目前没有临床或血清学特征性表现的年轻患者，尤其是年轻女性，可能在以后的观察中逐渐表现出结缔组织疾病的临床特征。所以，对于较年轻（<50 岁）的患者，需高度警惕存在结缔组织病的可能。

　　1）BAL 的细胞学分析：BAL 的细胞学分析可能有助于诊断某些特定类型的 ILD。对疑诊 IPF 的患者，BALF 最主要的作用是排除慢性外源性过敏性肺泡炎；BALF 中淋巴细胞增多（≥40%）时应该考虑慢性外源性过敏性肺泡炎的可能。

　　2）支气管镜肺活检（TBLB）：TBLB 有助于某些疾病的诊断（例如结节病等肉芽肿性

疾病），但 HRCT 表现为 UIP 型时，可大致排除这些疾病。但是对于怀疑 UIP 而需要进行组织病理学分析的病例，TBLB 的特异度和阳性预测值尚不明确。TBLB 的标本有时可以见到 UIP 的组织学特征，但对 UIP 诊断的敏感度和特异度尚不明确。绝大多数 IPF 患者的诊断评价中不需要使用经支气管镜肺活检，但适用于少数患者。

3）结缔组织疾病相关的血清学检查：血清学筛查对疑诊 IPF 患者的评估价值，目前尚无明确的结论。结缔组织疾病的肺部表现可以出现 UIP 型表现，ILD 可以作为某些结缔组织疾病的唯一临床表现先于其他临床症状出现。临床上绝大多数疑诊的 IPF 患者应该进行结缔组织疾病相关的血清学检测。

4）多学科讨论：诊断 IPF 时应借鉴经验丰富的临床医生、影像科医生和病理科医生的意见。多个学科（呼吸内科、影像科和病理科）之间关于 IPF 诊断的适当交流也能促进不同诊断者达成一致意见。IPF 的诊断评估中应该进行多学科的讨论。

5）外科手术肺活检：在诊断 IPF 中起重要作用，开胸肺活检或电视胸腔镜肺活检可提供最佳的肺组织标本，能识别较易治疗的 ILD 类型。

（3）鉴别诊断：IPF/UIP 的临床特征和预后与其他 ILD 有着显著的差异，而且治疗上也有差别，故临床上需将 UIP 与 iNSIP 和 DIP 等鉴别（表 22-14）。

表 22-14　UIP 与 iNSIP、DIP、AIP 的临床特征鉴别

临床特征	UIP	iNSIP	DIP	AIP
平均年龄（岁）	57	49	42	49
儿童中发生率	无	偶尔有	罕见	罕见
疾病发展	隐匿	亚急性，隐匿	隐匿	急性
病死率	68%	11%	27%	62%
（平均生存时间）	（5~6 年）	（17 个月）	（12 年）	（1~2 个月）
对皮质激素反应	差	好	好	差
完全康复的可能性	无	有	有	有

（蔡柏蔷）

468 · IPF 的自然病程有哪些特征？如何对 IPF 进行临床分期？

IPF 的自然病程表现为主观症状和客观肺功能指标的进行性下降，最终因呼吸衰竭或并存疾病恶化而死亡。IPF 患者从确诊到死亡的中位生存时间为 2~3 年。IPF 患者可能有多种自然病程。对于每个特定的患者，在诊断 IPF 时难以估测其自然病程。绝大多数患者的病情在数年间缓慢进展，某些患者病情可长期稳定，而某些患者则迅速恶化，还有部分患者可表现为多次急性加重过程。目前尚不明确自然病程的差异是由于存在不同的 IPF 表型，

还是由于受地理、种族、文化、民族或其他因素等的影响。此外，其他并发症（如肺气肿、肺动脉高压等）也可能影响疾病病程。

每个 IPF 患者在确诊时的病变范围和肺功能损害程度各不相同，这主要与患者对症状的主观感觉及对症状的理解程度不同有关。近来研究已明确与 IPF 预后有关的预测指标，根据静息状态下的肺功能结果和（或）影像学的病变程度，把 IPF 分为"轻度"、"中度"、"重度"以及"早期"和"晚期"，某些临床特征可能与病死率有一定相关性。但由于 IPF 患者的自然病程差异很大，尚不能明确某一个或具有更多特征的患者，是否代表其已经处于"晚期"或"终末期"。

（1）人口学资料：年龄越大的老年男性患者预后越差；吸烟与 IPF 患者死亡风险的关系不明确，部分研究认为吸烟增加 IPF 病死率，而部分则认为吸烟降低 IPF 死亡率。地理、民族、文化和种族因素对预后的影响尚未明确。

（2）呼吸困难：IPF 患者的基线呼吸困难程度与生活质量及生存率相关。临床上评价呼吸困难的指标有多种，包括医学研究委员会评分（mMRC）、基线呼吸困难指数、包含呼吸症状问卷的生活质量评分、Borg 量表、加州圣地亚哥呼吸困难问卷和临床-影像-生理呼吸困难评分等。

（3）肺功能：基线肺功能值与 IPF 生存率之间的关系复杂，因为某些合并症（如肺气肿、肺血管疾病和肥胖等）以及测量技术的差异会影响肺功能结果。基线 FVC 对生存率的预测价值不明确，DLco 低于阈值（约为预测值的 40%）的 IPF 患者死亡风险高。有限的研究结果提示基线肺总容积（TLC）和肺泡-动脉氧气分压差 $[P(A-a)O_2]$ 也可能是生存率的预测指标。此外，基线心肺运动试验（最大氧气摄取量）也可能是 IPF 患者生存的预测指标。现已明确，肺功能指标的变化是 IPF 病死率的重要预测指标。近 6~12 个月内 FVC 下降与生存率降低相关，FVC 下降 5%~10% 可能是 IPF 患者死亡的预测指标。

（4）HRCT 特征：纤维化和蜂窝样变与 FVC 和 DLco 之间存在明确相关性。一些研究结果证实，HRCT 中的纤维化和蜂窝样变的程度是 IPF 患者生存率的预测指标。

（5）复合评分系统：研究者利用肺功能和影像图像的参数建立了复合评分系统，以便更准确地预测 IPF 的预后相关信息。复合生理指数（CPI）采用 FEV_1、FVC 和 DLco 的测量值来预测 HRCT 上的病变程度。CPI 的预测效果优于 FEV_1、FVC、DLco、TLC、PaO_2 等单项肺功能指标，也优于临床-影像-生理功能评分系统（CRP）或新 CRP 评分系统。

（6）6 分钟步行试验（6-MWT）：6-MWT 期间的低氧血症（即血氧饱和度<88%）是 IPF 患者病死率增高的一个标志；步行距离较短和试验结束后心率恢复慢与死亡风险的增高相关。

（7）组织病理学：同一个 IPF 患者的多个活检标本可能存在不同的组织病理学类型：接受多叶肺活检的患者中，有 12%~26% 同时存在 UIP 和 NSIP 型表现。不一致 UIP 型（同时具有 UIP 和 NSIP 型表现）患者与一致性 UIP 型（所有肺活检标本均为 UIP 型表现）患者的预后是相似的，成纤维细胞灶数目的增多与死亡风险增高相关。

（8）肺动脉高压：合并存在的肺动脉高压［定义为静息状态的平均肺动脉压>25mmHg（1mmHg=0.133kPa）］与 IPF 患者死亡风险增加相关。超声心动图测得的肺动脉收缩压与右心导管的测量值相关性较差。另外，肺血管阻力的增加与生存率降低也存在相关性。但目前尚不明确合并肺动脉高压的 IPF 患者是否属于另一种临床表型（IPF-PH）。

（9）肺气肿：合并肺气肿的 IPF 患者预后较差。IPF 患者合并肺气肿时应同时接受针对这两种疾病的治疗。合并肺气肿的 IPF 患者可能更需要长期氧疗，并可能更易出现明显的肺动脉高压。但尚不明确合并肺气肿的 IPF 患者是另一种具有不同预后的临床表型（肺纤维化合并肺气肿），还是肺气肿只是单纯的并存疾病。

（10）血清学指标：IPF 患者血清的 Ⅱ 型肺泡细胞表面抗原（KL-6）、表面活性蛋白 A 和 D、巨噬细胞炎性蛋白 19（CCL19）和脑钠肽的水平与 IPF 的预后相关。IPF 患者血清与 BALF 中基质金属蛋白酶（MMP）-7 水平可能与 IPF 的疾病严重程度相关；BALF 中 SPA 水平可能与 IPF 患者的生存率相关。此外，有初步的研究结果提示外周血中循环纤维细胞（间充质祖细胞）的存在可能与 IPF 患者的生存率低相关。

（蔡柏蔷）

469 • 临床上如何处理 IPF/UIP？

因为 IPF 预后不佳，如能早期开始治疗效果也许可能较好，当疾病进展到纤维化及蜂窝形成阶段则治疗效果很差。目前认为患者极度肥胖、严重心脏病、不能控制的糖尿病、骨质疏松、严重蜂窝肺和极度肺功能不全者可不给予治疗，因治疗收获甚少而且不良反应较大。但是 IPF/UIP 的治疗尚无一致的意见，药物治疗方法缺乏且效果差。

（1）药物治疗：根据现有药物研究资料，临床上一致认为目前没有治疗 IPF 的有效药物。但一些临床药物试验的结果提示某些药物可能对 IPF 有益。现在颁布的 IPF 诊断及治疗的指南对过去大部分曾经用于 IPF 治疗药物都持否定意见，即缺乏足够的循证医学证据以支持常规使用这些药物治疗。某些治疗的临床收益与风险还尚不明确，还需要更高质量的研究结果来证实。某些药物可能适用于一些特定的 IPF 患者，对于充分知情并强烈要求药物治疗的患者，可以推荐选用这些药物。

1）IPF 治疗时不应该应用的药物或治疗方案：以前曾经认为对于有糖皮质激素使用适应证的 IPF 患者，可以应用小/中剂量的泼尼松或泼尼松龙治疗（0.5mg/kg 治疗 4 周，然后减量），合并使用硫唑嘌呤或环磷酰胺。临床上可以进行联合治疗（糖皮质激素加硫唑嘌呤或环磷酰胺）。然而，2011 年美国胸科医师学会发布的 IPF 诊断及治疗的指南否定了这一联合治疗方案，并根据循证医学研究的最新资料。提出以下药物不应该用于 IPF 的临床治疗，包括：糖皮质激素单药治疗、秋水仙碱、环孢素 A、干扰素-γ1b、波生坦、益赛普以及糖皮质激素和免疫抑制剂（如硫唑嘌呤、环磷酰胺）的联合治疗方案。

2）IPF 治疗时，应用糖皮质激素、硫唑嘌呤及乙酰半胱氨酸联合治疗：目前认为多数 IPF 患者不应该接受糖皮质激素、硫唑嘌呤及乙酰半胱氨酸联合治疗，但对于少数 IPF 患者可能是合理的治疗措施，可以考虑应用。

3）乙酰半胱氨酸：先前认为 N-乙酰半胱氨酸可促进谷胱甘肽的合成，可作为一种表面抗氧化剂用于 IPF/UIP 治疗。新近临床药物研究证实，乙酰半胱氨酸对于轻度和中度肺功能损害的 IPF 患者，并不能维持 FVC。目前认识到多数 IPF 患者不应该接受乙酰半胱氨酸单药治疗，但对于少数患者此治疗可能是合理的选择，可以考虑应用。

4）抗凝治疗：多数 IPF 患者不应该接受抗凝治疗，但对少数患者抗凝治疗可能是合理的选择，可以考虑应用。

5）比菲尼酮（pirfenidone）：可减轻肺纤维化，抑制 TGF-β 诱发的胶原合成，减少胶原 I 和 III 以及 TNF-α 的合成，减少细胞外基质，阻断 IPF/UIP 患者肺纤维母细胞的前纤维化细胞因子促有丝分裂作用。新近临床药物研究证实，比菲尼酮可以延缓 IPF 疾病进展，可使肺功能和运动耐力下降速率减慢。但是，对于呼吸困难指数的改善以及病死率并没有获得治疗效应。故吡非尼酮治疗，对少数患者可能是合理的选择。

6）nintedanib（一种酪氨酸激酶抑制剂）：为研究中的新药，nintedanib 可以抑制肺功能下降和急性加重的发生率。

（2）非药物治疗：适用于 IPF 患者的一些非药物治疗措施如下。①长期氧疗：有静息低氧血症的 IPF 患者应该接受长期氧疗；②肺移植治疗：某些合适的 IPF 患者应该接受肺移植治疗；③机械通气：多数 IPF 引起的呼吸衰竭不应该接受机械通气，但对于少数患者机械通气可能是合理的选择；④肺康复治疗：多数 IPF 患者应该接受肺康复治疗，但对于少数患者肺康复治疗可能是不合理的选择。

（3）针对合并症的治疗：IPF 患者的常见并发症和伴发疾病越来越受到人们的关注，主要包括 IPF 急性加重、肺动脉高压、胃食管反流、肥胖、肺气肿和阻塞性睡眠呼吸暂停。目前尚不明确治疗这些伴发的疾病是否会影响 IPF 患者的预后。①IPF 急性加重时糖皮质激素：多数 IPF 急性加重时应该接受糖皮质激素治疗，但对少数患者来说，糖皮质激素治疗可能是不合理的选择。②IPF 合并肺动脉高压的治疗：多数 IPF 患者不应该接受针对肺动脉高压的治疗，但对少数患者来说可能是合理的选择；③IPF 合并无症状胃食管反流的治疗：多数 IPF 患者应该接受针对无症状胃食管反流的治疗，但对少数患者来说可能是不合理的选择。

（4）姑息治疗：姑息治疗旨在减轻患者症状和减少痛苦，而不是治疗疾病。姑息治疗的目标是减轻患者生理与精神上的痛苦，为患者及其家属提供心理与精神上的支持。这些治疗措施均需个体化，是疾病辅助治疗的一部分。IPF 患者咳嗽和呼吸困难等症状的恶化很常见且疗效差。糖皮质激素和沙利度胺可能缓解 IPF 患者的慢性咳嗽；慢性阿片类药物可用于治疗严重呼吸困难和咳嗽，但需要严密监测药物不良反应。

（蔡柏蔷）

470 • 如何对 IPF 的临床病程进行监控？

（1）监测 IPF 病情的进展：疾病进展表现为呼吸困难和咳嗽等呼吸系统症状加重、肺功能指标恶化、HRCT 表现为纤维化增加或急性呼吸衰竭。在无其他可解释的原因下，出现以下任一表现即为 IPF 的疾病进展：进行性呼吸困难（客观评估）；FVC 绝对值较基线呈进行性持续降低；DLco 绝对值（血红蛋白校正后）较基线呈进行性持续降低；HRCT 上纤维化程度进行性进展；急性加重；因呼吸衰竭死亡。进行性呼吸困难虽然是一个主观变量，可通过呼吸困难评分量表对其进行评估。肺功能是疾病进展最标准的客观监测和定量评估方法，FVC 绝对值下降 10%（伴或不伴 DLco 改变）或 DLco 绝对值下降 15%（伴或不伴 FVC 改变）是死亡的替代指标，也是疾病进展的指标。FVC 绝对值下降 5% ~ 10% 也代表 IPF 患者疾病进展。建议每 3 ~ 6 个月对疾病的严重程度进行评价，不过短期内持续的临床症状、肺功能和影像学的恶化也提示疾病进展。应该在常规疾病监测中测量 FVC 和 DLco。

（2）监测症状的恶化：监测 IPF 患者的呼吸系统症状（例如呼吸困难）的恶化对于疾病管理具有重要意义。一旦患者出现呼吸系统症状的恶化，需要对疾病进展、静息和活动时的血氧饱和度进行评估，同时需要监测是否存在下肢深静脉血栓、肺栓塞等并发症。

（3）监测氧合状况的恶化：无论症状轻重，所有患者在基线状态及每 3 ~ 6 个月的随访过程中，均应测量患者静息和活动状态下的血氧饱和度，以确保患者氧合充足，并判断患者是否需要家庭氧疗。通常 6MWT 中血氧饱和度<88% 或与其程度相当情况的患者应接受氧疗。

（4）监测并发症和并存疾病：IPF 患者可能合并肺动脉高压、肺栓塞、肺癌和冠心病等疾病，这些并存疾病的进展可能影响患者的生存率。鉴于某些结缔组织疾病以肺部典型的 IPF 临床表现起病，若患者出现结缔组织疾病的相关表现时，需要进行血清学检查来明确是否存在某一结缔组织疾病。

当 IPF 患者出现急性呼吸系统症状恶化时，需要考虑 IPF 急性加重的可能，但同时需要安排相关检查来排除其他导致呼吸系统症状急性加重的病因，如肺栓塞、气胸、呼吸系统感染或误吸。最后，还需要个体化监测接受药物治疗的 IPF 患者的药物相关性不良反应。

（蔡柏蔷）

471 • 什么是非特异性间质性肺炎？临床上如何诊断和治疗？

非特异性间质性肺炎（non-specific interstitial pneumonia，NSIP）为一种间质性肺炎（IIP）的组织学类型，而不是一种特异的临床疾病。经肺活检确诊的 NSIP 患者与 UIP 相比，预后和对糖皮质激素反应均较好。NSIP 可表现为特发性非特异性间质性肺炎（iNSIP），也可能继发于其他系统疾病相关，其中大多数为结缔组织疾病。

（1）临床表现：NSIP 这组疾病有相似的临床症状，如干咳气短、双肺爆裂音、限制性通气功能障碍、低氧血症、肺部浸润影等。发病年龄以中老年为主，多数患者在 40 岁以上。NSIP 患者男女比例相近。起病方式相对呈亚急性，平均病程只有 60 天。22% ~ 33% 的 NSIP 患者有发热，杵状指很少见。部分患者可能伴有与病因相关的因素，如结缔组织疾病、有机灰尘吸入以及过去急性肺损伤史。在合并结缔组织疾病的病例，肺部表现可在其他系统性症状出现之前数月甚至数年，尤其是多发性肌炎/皮肌炎和类风湿关节炎更易如此。另外，在结缔组织疾病相关的间质性肺炎中，NSIP 所占的比例明显高于特发性间质性肺炎中 iNSIP 的比例。在系统性硬化合并的间质性肺炎中，NSIP 占 77.5%。

（2）影像学表现：胸部平片以片状肺实质阴影及间质改变为主。胸部 HRCT 表现为成片状的磨玻璃样改变，尤以胸膜下区域明显。绝大部分病例有此改变，近 1/3 的病例为唯一的 HRCT 异常表现。这与病理学上的肺间质炎症和肺泡壁增厚的特点是相符合的。有时还可见到小片实变及不规则线状影、支气管血管纹理增厚及牵引性支气管扩张（traction bronchiectasis）。而蜂窝样变则少见。磨玻璃样变所对应的病理学改变是肺泡间隔增厚，在不伴有牵引性支气管扩张时，磨玻璃样变是反映炎症病变的可靠指标。牵引性支气管扩张的存在提示有纤维化的成分，根据 HRCT 的表现即可大致判断组织学上炎症-纤维化的比例。小片状实变影是原有气腔被细胞性或非细胞性物质占据所致。肺泡腔内泡沫细胞的积聚，或肺泡腔、肺泡管被肉芽组织充盈，及显微镜下蜂窝样变的肺组织被黏液栓填均可产生片状实变影。

（3）肺功能检查：肺功能以限制性通气功能障碍为特点，所有病例都有一氧化碳弥散率（DLco）的下降。2/3 的患者有活动后低氧血症。

（4）组织病理学表现：NSIP 的组织病理特点为：肺泡壁明显增厚，其间含有不同程度的炎症与纤维化表现。病灶可呈片状分布，但最重要的特征是不同部位病变在时相上的一致性，在同一标本上见不到像 UIP 那样的新老病灶共存的现象。似乎各病灶最初的损伤发生的时间很相近，而后在炎症-纤维化进程中亦基本同步，共处于这一过程的某一阶段。总之，NSIP 对肺泡结构的破坏较轻，即使是纤维化明显的患者蜂窝样改变也不显著，且很少见到成纤维细胞灶。在不同病例之间，炎症与纤维化的程度和比例可能有很大差异，并可据此将患者分为两组。只有细胞性炎症而几乎没有纤维划归为细胞型组，肺泡间隔显示轻到中度慢性炎症，浸润的细胞主要为淋巴细胞，也有少量浆细胞。炎症部位伴有 II 型肺泡上皮增生。另一组为纤维化型，肺间质内有不同程度的疏松或致密的纤维化，但各部位有时相上的均一性，成纤维细胞灶很少见。两组类型代表了 NSIP 疾病表现谱的两端。细胞型组的治疗反应和预后都明显好于纤维化型组。

（5）诊断和鉴别诊断：NSIP 的临床表现和 HRCT 特征均不特异，诊断需行外科肺活检。由于 NSIP 可由吸入环境中的粉尘引起，或伴有结缔组织病等因素，一旦病理学提示 NSIP，就应当仔细排查有无环境因素或伴发结缔组织病。

纤维化型 NSIP 最主要与 UIP 鉴别。NSIP 各处病变表现时相上的均一性，而 UIP 病变存在在时间和空间上的异质性，致密的胶原结构（陈旧）和活跃的成纤维细胞灶（新鲜）共存；正常肺组织与蜂窝样结构交错。绝大多数情况下 NSIP 能与 UIP 相区别，但偶尔鉴别也会相当困难。细胞型 NSIP 需要与 LIP 鉴别。LIP 是一个肺部淋巴组织弥漫性增生的疾病，大多伴发于 EB 病毒感染、免疫缺陷病或结缔组织病。LIP 略有沿支气管旁分布的趋势，有密集的淋巴细胞浸润，肺泡间隔增厚更加严重，肺泡结构破坏较 NSIP 更明显，但罕有纤维化。

细胞型 NSIP 尚需与过敏性肺泡炎鉴别，后者的间质性炎症以细支气管中心性分布，并伴有细支气管腔内的机化，散发疏松的肉芽组织，可见多核巨细胞。

（6）治疗与转归：NSIP 的治疗方案尚未达成共识，主要治疗方案有单一糖皮质激素治疗，糖皮质激素加免疫抑制剂（硫唑嘌呤或环磷酰胺）联合治疗。通常 NSIP 对糖皮质激素的反应良好，绝大部分患者症状能改善甚至完全缓解，NSIP 的治疗效果明显优于 IPF。

NSIP 的病死率为 6.5%~11% 以下，而且死亡的病例几乎都伴有纤维化。

（蔡柏蔷）

472 • 什么是急性间质性肺炎？临床上如何诊断和治疗？

急性间质性肺炎（acute interstitial pneumonia，AIP）是快速进展型的间质性肺炎，组织学以弥漫肺泡损害为特点。可认为是 ARDS 的一种特发类型。曾被称之为 Hamman-Rich 综合征。AIP 起病突然、进展迅速、迅速出现呼吸功能衰竭、多需要机械通气维持、平均存活时间很短，大部分在 1~2 个月内死亡。

（1）病因：AIP 所致的急性肺损伤是一种大范围的、病理表现单一的肺实质性病变，与已知的 ARDS 相似；但与其他 IIP 类型中所见的急性损伤—反复数年的多灶性损伤迥然不同。这种差异造成了两者在组织病理和临床表现上不一。但 AIP 的确切发病机制目前尚不清。

AIP 的发病可能与病毒急性感染相关：①由病毒感染的人体细胞所表达的病毒蛋白可以促进慢性炎症和修复过程，如 EB 病毒的隐性膜蛋白可以提高 B-淋巴细胞 Ⅱ 类抗原的表达；②病毒的感染可以激活肺泡上细胞的 Ⅰ 型胶原因；③病毒基因是一种转活化因子，可以与 DNA 结合或接触，以调节 RNA 蛋白转录和修改细胞的生物特性。研究发现，部分 AIP 患者肺周边淋巴细胞、淋巴滤泡及浆细胞中有自身抗体，肺泡壁上有免疫复合物沉积。而诸如血沉、部分患者丙种球蛋白高、抗核抗体滴度上升、类风湿因子、冷免疫球蛋白、狼疮细胞阳性、补体水平降低都表明该病可能与炎症免疫过程有关。

（2）临床表现：AIP 的发病无性别差异，文献中的发病年龄范围是 7~83 岁，平均 49 岁。大多数患者既往体健、发病突然；绝大部分患者在起病初期有类似上呼吸道病毒感染的症状—可持续 1 天至几周，虽经广泛研究仍无病毒感染的证据。半数以上的患者突然发热，干咳，继发感染时可有脓痰；有胸闷、乏力、伴进行性加重的呼吸困难，可有发绀、喘鸣、胸部紧迫或束带感；很快出现杵状指（趾）。双肺底可闻及散在的细捻发音。部分患者可发生自发性气胸。抗生素治疗无效，多于两周至半年内死于急性呼吸衰竭和右心功能衰竭。

（3）影像学表现：AIP 的影像学表现无特异性。在早期，部分患者的胸部 X 线片可正常；多数则为双肺中下野散在或广泛的点片状、斑片状阴影。随着病情的进行性加重，双肺出现不对称的弥漫性网状、条索状及斑点状浸润性阴影，并逐渐扩展至中上肺野，尤以外带明显；但肺尖部病变少见，肺门淋巴结不大；偶见气胸、胸腔积液及胸膜增厚。胸部 CT 多为双肺纹理增厚、结构紊乱、小片状阴影并可见支气管扩张征；也有双侧边缘模糊的磨玻璃样改变，或为双侧广泛分布的线状、网状、小结节状甚或实变阴影，偶见细小蜂窝样影像。

HRCT 影像学所见与病理学分期有一定关系：①急性渗出期，会有部分残存的正常肺组织影像接近阴影区（指磨玻璃样变和/或实变区）或存在于阴影区之中；不论是何种阴影表现，均不伴有支气管扩张影像的出现。②亚急性增生期，磨玻璃样变和实变区内支气管扩张影像的出现概率近乎相同。③慢性纤维化期：近乎全部肺阴影区均伴有支气管扩张影像的出现，并有小蜂窝样改变。所以 HRCT 对 AIP 的诊断不具有特异性，但是对疑为 AIP 的患者及时进行 HRCT 检查可以指导开胸肺活检，并尽早取得相应的正确诊断和采取适时的治疗措施。

（4）组织病理学：AIP 肺部的病理表现分为：①急性渗出期：透明膜、肺泡内的水肿、渗出或出血；②亚急性增生期：Ⅱ型肺泡上皮细胞增生、成纤维细胞在间质及肺泡腔中增生；③慢性纤维化期：大量成纤维细胞和胶原结缔组织增生和肺内蜂窝样改变。

病理显示，肺大体标本呈暗红色，重量增加，外观饱满，质实变硬，触压不萎陷。肺切面为暗红色斑点与灰白色相间，并有交错分布的灰白纤维组织条索和小灶性瘢痕组织。镜下所见：早（渗出）期病变（肺损伤后约一周内）时，肺泡间隔因血管扩张、基质水肿和炎性细胞浸润而弥漫增厚；其中以淋巴细胞浸润为主，亦有浆细胞、单核（或巨噬细胞）、中性粒细胞、嗜酸性粒细胞及少许成纤维细胞；肺泡上皮增生和化生形成柱状，加宽了肺泡间隔；肺泡腔内则正常或有少许蛋白性物质及细胞渗出。随着病情的进展，血管内皮及肺泡上皮细胞受损、坏死和脱落；肺泡腔内形成均匀粉染的嗜酸性物质-透明膜。约 2 周时，病程进入晚（增生或机化）期；肺泡间隔出现广泛增生的成纤维细胞和成肌纤维细胞，而胶原沉积却较少，这使得肺泡间隔明显增宽。毛细血管被纤维组织替代而数量减少；肺小动脉内膜增生、管壁增厚；有时在中小肺动脉内可见机化的栓子。肺泡因纤维化和闭锁而减少，残存的肺泡形状不规则、大小不一，或呈裂隙状或异常扩张。

（5）诊断：AIP 尚无特异性的临床诊断指标，也缺乏明确的病因和系统性的损伤、无原先业已存在的可引起弥漫性肺泡损伤的疾病。临床上要认识 AIP 存在的可能性，应与 ARDS 作鉴别诊断。若要明确诊断 AIP，必须依赖临床表现和肺组织活检——尤其是开胸肺活检。

出现以下临床表现应该考虑 AIP 的可能性：①突然恶化的呼吸困难达数周。②胸部 X 线片出现新近的弥漫性肺部浸润影，③持续恶化的低氧血症（$PaO_2/FiO_2 < 225$），④患者起病时可表现为流感样症状或咳嗽伴发热，但临床上无感染的依据。

AIP 主要与 ARDS 相鉴别，ARDS 的组织学特征为肺间质水肿和 DAD，而 AIP 的病理表现就是 DAD 的增生或机化期的表现，所以两者在临床表现和组织上均难以鉴别。但 ARDS 多有原发病及明确的病因，如感染、外伤等，故 ARDS 的诊断不应依赖肺活检，通过结合临床对典型病例往往不难诊断。

（6）治疗：AIP 无特异性的治疗方法。但 AIP 是一种具有潜在逆转可能的急性肺损伤性疾病，如在病变早期及时治疗可完全康复而不遗留肺部阴影或仅有少许条索状阴影。AIP 对肾上腺皮质激素反应尚好，而且应该早期、大量和长期地运用。用法：泼尼松 40 ~ 80mg/d，持续 3 个月，病情稳定后方逐渐减量，维持时间当视病情发展而定，但疗程不宜短于 1 年。如果减量过程中病情复发加重，应当重新加大剂量以控制病情。如果病情凶险，可使用冲击疗法：静脉注射甲基泼尼松龙 500 ~ 1000mg/d，持续 3 ~ 5 天；病情稳定后再改为口服。急速恶化的呼吸功能衰竭患者应该应用机械通气治疗。

（蔡柏蔷）

473 • 什么是淋巴细胞性间质性肺炎（LIP）？

淋巴细胞性间质性肺炎（lymphocytic interstitial pneumonia，LIP）是一个临床病理学术语，最初于 1969 年由 Liebow 和 Carrington 用来描述肺弥漫性淋巴细胞性间质浸润，以与常见的间质性肺炎相区别，因此 LIP 是当时间质性肺炎中的一种。然而，由于 LIP 常需与肺部的非霍奇金淋巴瘤相鉴别，而且历史上 LIP 被认为是一种癌前期病变，常进展为淋巴瘤，因此后来又把 LIP 从间质性肺炎的分类中划出，归为淋巴增生性疾病。以后免疫组化以及分子学分析显示那些"进展"为淋巴瘤的病例可能开始即为淋巴瘤。虽然病变可能转变为恶性肿瘤，但这种情况极其少见。目前 LIP 被认为是一种反应性肺淋巴增生，属弥漫性肺实质病变。美国胸科协会/欧洲呼吸病协会（ATS/ERS）组建的间质性肺病国际分类委员会（ICCID）已将 LIP 再次划归为间质性肺炎。

LIP 的病理特征为弥漫性肺间质致密淋巴细胞浸润，常可见淋巴滤泡，有时支气管周围亦受累，但通常病变轻微。腺泡内无病变特别严重的区域（如腺泡周围或腺泡中央），偶有非坏死性肉芽肿形成。淋巴细胞呈多克隆性，主要是 T 细胞，内有散在的 B 细胞、浆细胞和组织细胞，同时有 II 型肺泡细胞的增生及肺泡巨噬细胞的轻度增生。其他表现有肺泡腔中蛋白样液体及单核细胞、泡沫巨噬细胞或巨细胞的聚集。

LIP 的确切病因目前尚不清楚，很可能是多种因素共同作用的结果。然而有证据提示，病毒感染在某些病例的发病中起一定作用。在成人及儿童 LIP 患者中均检测到 EB 病毒 DNA，因此 EB 病毒可能是造成某些病例发病的原因之一。HIV 感染也与 LIP 相关，HIV 感染的儿童中 16%~50% 出现 LIP，常发生于 2~3 岁。与儿童不同，HIV 阳性的成人中非特异性间质性肺炎（NSIP）要比 LIP 更常见。LIP 与人疱疹病毒 8（HHV-8）、乙型肝炎病毒、肺孢子菌间的相关性也有报道。然而，这些病原体是如何诱导淋巴样组织增生的尚不清楚。自身免疫性疾病与 LIP 亦强烈相关，约占 LIP 的 39%，这些自身免疫性疾病包括干燥综合征、系统性红斑狼疮、类风湿关节炎、多发性肌炎或皮肌炎、自身免疫性甲状腺炎、重症肌无力、溶血性贫血、恶性贫血、自身红细胞致敏综合征、慢性活动性肝炎、口炎性腹泻及原发性胆汁性肝硬化，其中最多见的是干燥综合征，约 25% 的 LIP 与干燥综合征相关，而 1% 的干燥综合征患者在病程中会出现 LIP。LIP 还与先天免疫缺陷有关，进一步提示淋巴细胞调节紊乱参与 LIP 的发病。此外，还有 Castleman 病、肺泡蛋白沉积症、肺泡微石症及肺炎军团病菌、支原体、衣原体感染合并 LIP 的报道。LIP 还可以是同种异体骨髓移植的一种晚期并发症，常发生于移植后 200~400 天。

（徐　凌）

474 • 临床上如何诊断和治疗 LIP？

成人 LIP 患者常为女性，发病时的平均年龄为 50 岁左右。起病缓慢，表现为进行性咳嗽、呼吸困难，可有发热、消瘦、胸痛，偶有咯血、关节痛；双肺底听诊可闻及爆裂音。

杵状指及外周、纵隔淋巴结肿大或肝脾大在儿童患者中多见。可有轻度贫血及免疫球蛋白产生异常，表现为多克隆高丙种球蛋白血症，此外 75% 以上的患者有 IgG 或 IgM 的单克隆增加。肺功能常表现为限制性通气功能障碍伴弥散功能受损。特发性 LIP 极少进展为纤维化，因而杵状指（趾）、爆裂音及其他生理特征常缺如或轻微。胸片上 LIP 表现为特征性的以双下肺为主的网状、粗网状结节状或细网状结节状影，还可有斑片状的浸润影及局灶实变影。LIP 的 HRCT 表现为：边界不清的小叶中央性结节和胸膜下小结节（1~4mm）、磨玻璃样影，支气管血管束增厚、小叶间隔增厚，此外 68% 的患者有 1~30mm 的薄壁囊状气腔，还可有淋巴结增大，其他少见表现有：1~2cm 的大结节、肺气肿、气腔实变、支气管扩张、胸膜增厚等。支气管肺泡灌洗（BAL）对 LIP 有一定的诊断价值，BALF 中淋巴细胞、CD3+T 细胞、多克隆 CD20+B 细胞增加提示 LIP。LIP 的确诊有赖于外科肺活检，其病理特征见上。

LIP 的治疗为糖皮质激素或联合免疫抑制剂。糖皮质激素的剂量为：泼尼松 0.75~1mg/(kg·d)，最大 100mg/d，服用 8~12 周或直至病情稳定，然后逐渐减量至 0.25mg/(kg·d)，继续服用 6~12 周。与 HIV 相关的 LIP 可给予联合抗逆转录病毒治疗。

（徐 凌）

475 • 肺纤维化合并肺气肿（CPFE）综合征有哪些临床特点？

肺气肿和特发性肺纤维化（IPF）是临床上两类截然不同的疾病。然而近来发现部分吸烟者影像学上同时存在上肺野为主的肺气肿和下肺野为主的纤维化表现。2005 年欧洲呼吸杂志第一次报道了 61 例病例，称为肺纤维化合并肺气肿（combined pulmonary fibrosis and emphysema，CPFE）综合征，并认为 CPFE 是一种独立疾病，并成为临床研究热点。

（1）CPFE 的病因和发病机制

1）病因：目前认为吸烟是 CPFE 的主要病因。吸烟与慢阻肺/肺气肿和 IPF 的发病有明确相关性。98% 的 CPFE 患者有吸烟史，提示吸烟在其发病中具有重要作用。其他因素有：①职业环境因素：肺气肿合并纤维化可见于接触矿物粉尘（如石棉沉着病、硅沉着病）的患者和过敏性肺炎（农民肺）患者，以及轮胎工业的工人。②自身免疫因素：例如，类风湿关节炎、系统性硬化病和显微镜下多血管炎，其他包括混合型结缔组织病、干燥综合征和皮肌炎。另外，CPFE 患者血浆抗核抗体增高比 IPF 更常见，部分患者伴有血 p-ANCA 阳性。③遗传因素。

2）发病机制：发病机制不明。基质金属蛋白酶、TNF-α、IL-1β 以及 TGF-β 等信号途径参与 CPFE 的发病机制。肺提前衰老和细胞老化与 IPF 和慢阻肺/肺气肿的发生有关，可能参与 CPFE 的发病机制。

（2）CPFE 的临床特点：90% 的 CPFE 患者为男性。发病年龄多在 60~70 岁。98% 的 CPFE 患者有吸烟史，多为重度吸烟者。主要症状为活动后呼吸困难，伴或不伴咳嗽及咳痰。43% 有杵状指，87% 有下肺为主的爆裂音，CPFE 症状体征与 IPF 类似。

（3）CPFE 的影像学特点：CPFE 的 HRCT 表现为同时存在上肺野为主的肺气肿和下肺

野为主的纤维化病变。CPFE 的肺气肿特点为，41% ~ 97% 为小叶中心性肺气肿，54.2% ~ 93% 为旁间隔肺气肿，部分有肺大疱。旁间隔肺气肿在 CPFE 患者中很常见。CPFE 的肺间质病变特点为肺外周和下肺为主的网格影，蜂窝肺，牵张性支气管扩张等。约半数患者 HRCT 符合典型的 IPF，约 1/3 的患者 HRCT 提示可能为 IPF 或纤维化型非特异性间质性肺炎（NSIP），有少部分患者间质病变难以分类。部分患者有磨玻璃影，病理证实为脱屑性间质性肺炎（DIP）。

（4）CPFE 肺功能特点：CPFE 病理生理特点不同于单纯的慢阻肺/肺气肿或者 IPF。CPFE 患者肺容积相对正常或轻度异常，仅有 20% 的患者肺总量（TLC）降低，TLC 平均值为 64% ~ 98%；无或者仅有轻度气道阻塞，仅有约 50% 患者 $FEV_1/FVC<70\%$，FEV_1/FVC 平均值为 65% ~ 91%；弥散障碍常见而显著，97% ~ 98% 的患者一氧化碳弥散量（DLco）降低，DLco 平均值为 24% ~ 65%。同 IPF 相比，CPFE 患者 HRCT 纤维化评分更轻，而 FVC 更高。因此，CPFE 的肺功能特点为弥散能力显著下降，与气道阻塞程度和肺容量不成比例。这是由于肺气肿所致的过度充气与纤维化所致的肺容积下降互相抵消，肺纤维化有助于维持气道开放，同时两者对弥散能力的影响相互叠加所致。值得注意的是，CPFE 可以表现为单纯弥散障碍，因此单纯弥散障碍的鉴别诊断应包括 CPFE。

（5）CPFE 病理表现：CPFE 病理研究资料有限。上肺野的病理改变主要为小叶中心型肺气肿。CPFE 肺间质病变的病理表现包括寻常型间质性肺炎（UIP）和 NSIP，DIP，以及不能分类的间质性肺炎。

（6）CPFE 合并症：肺动脉高压是 CPFE 最重要的合并症。同 IPF 和慢阻肺相比，CPFE 肺动脉高压发生率更高、程度更重，并且有肺动脉高压的 CPFE 患者预后更差。47% 患者在诊断时即有肺动脉高压，心脏超声测量的肺动脉收缩压为 48±19mmHg。右心导管测定 CPFE 患者的平均肺动脉压力为（40±9）mmHg。另外，CPFE 容易合并肺癌。CPFE 合并肺癌风险显著高于单纯肺气肿，但与 IPF 相似。肺癌患者中 CPFE 比单纯肺纤维化更常见。

（7）CPFE 的诊断：诊断采用 Cottin 的诊断标准，主要根据 HRCT 表现，包括两方面：①肺气肿：定义为边界清楚的低密度影，无壁或者薄壁（<1mm），或者肺大疱（直径 >1cm），病变以上肺野为主；②肺纤维化：表现为肺外周和下肺野为主的网格影，蜂窝肺，肺组织结构破坏、牵张性支气管扩张；可以有局部、少许磨玻璃影和/或实变影。尽管多数患者 HRCT 符合 IPF，但是 IPF 不是诊断 CPFE 的必要条件。另外，吸烟的 IPF 患者中肺气肿比较常见，但是目前并没有统一标准定义肺气肿范围多大方可诊断 CPFE，有文献认为 IPF 患者 HRCT 上肺气肿范围大于 5% 或者 10% 则诊断 CPFE。

（8）CPFE 的治疗：CPFE 缺乏有效治疗手段。首先应该戒烟。糖皮质激素和免疫抑制剂效果不佳。对于 HRCT 符合 IPF 或者终末期肺纤维化的患者，不宜使用免疫抑制治疗。对于某些患者，影像学有磨玻璃改变，有证据提示其他非 UIP 病理类型，或者合并自身免疫病，可以试用免疫抑制治疗，但是治疗需谨慎并且个体化。支气管扩张剂效果不佳，可酌情试用。低氧和肺动脉高压的患者可以给予氧疗。终末期患者可以考虑肺移植。CPFE 合并肺动脉高压的治疗仍有待研究，有报道内皮素受体拮抗剂安倍生坦可以改善症状和血流动力学。

（9）自然病史和预后：CPFE 患者的 FVC、VC 及 DLCO 每年下降速度比慢阻肺更快。

CPFE 比肺气肿死亡风险更高，CPFE 患者预后比 IPF 差，CPFE 患者 5 年生存率 35%～80%，中位生存 2.1～8.5 年。合并肺动脉高压的患者预后更差，1 年生存率 60%。

（10）CPFE 的临床研究方向

1）诊断方面存在的问题：现有 CPFE 诊断标准缺少量化指标及明确界限。吸烟相关肺疾病是一个疾病谱，包括位于两端的慢阻肺/肺气肿和 IPF/吸烟相关 ILD，以及位于中间的 CPFE。临床上需要将真正的 CPFE 与以肺纤维化或者肺气肿为主的患者识别开来，因为这三者的病理生理特点、治疗和预后不同。将来诊断标准是否应有量化指标，是否纳入多个临床指标（如男性、吸烟史、肺功能特点及肺动脉高压等）仍有待研究。符合现有诊断标准的 CPFE 患者仍存在异质性。临床上观察到吸烟患者，影像学上肺气肿或者纤维化变可能大致相仿或者轻重有所不同，因此 CPFE 可能存在不同亚型。

2）研究 CPFE 的现实意义：中国是烟草消费大国，因此有大量潜在的 CPFE 患者尚未被诊断。CPFE 治疗不同于慢阻肺/肺气肿和 IPF，CPFE 更容易合并肺动脉高压并且预后更差。另外用于评价慢阻肺或者 IPF 严重程度和疗效的指标（FEV_1、FVC、FEV_1/FVC、TLC 等）不适用于 CPFE。因此，在慢阻肺或者 IPF 的临床试验中应排除 CPFE 患者。临床工作中应该积极识别 CPFE 患者，如果慢阻肺或者 IPF 患者有显著的呼吸困难、低氧或者弥散障碍，与肺功能阻塞程度或者肺容积不成比例，或者肺动脉高压显著，应该警惕 CPFE。

总之，CPFE 综合征影像上表现为上肺为主的肺气肿和下肺为主的纤维化，而肺功能特点为肺容积相对正常而弥散能力显著下降，肺动脉高压发生率显著升高并与预后不良相关，目前缺少有效治疗手段。因此 CPFE 与慢阻肺或 IPF 有着显著不同，应该作为一种独立的疾病深入研究。

（蔡柏蔷）

参 考 文 献

[1] King TE Jr. Schwarz MI. Approach to diagnosis and management of the idiopathic interstitial pneumonias. //Mason RJ, Broaddus VC, Murray JF, et al. Textbook of respiratory medicine. 4th ed. Philadelphia Elseier, 2005：1571-1602.

[2] Kim DS, Collard HR, King TE Jr. Classification and natural history of the idiopathic interstitial pneumonias. Proc Am Thorac Soc, 2006, 3：285-292.

[3] Misumi S, Lynch DA. Idiopathic pulmonary fibrosis/usual interstitial pneumonia：imaging diagnosis, spectrum of abnormalities, and temporal. Progression Proc Am Thorac Soc, 2006, 3：307-314.

[4] 蔡柏蔷，李龙芸. 协和呼吸病学. 第 2 版.北京：中国协和医科大学出版社，2011：1409-1510.

[5] American Thoracic Society, European Respiratory Society. American Thoracic Society/European Respiratory Society international multidisciplinary consensus classification of the idiopathic interstitial pneumonias. Am J Respir Crit Care Med, 2002, 165：277-304.

[6] Nicholson AG. Lymphocytic interstitial pneumonia and other lymphoproliferative disorders in the lung. Semin Respir Crit Care Med, 2001, 22：409-422.

[7] Swigris JJ, Berry GJ, Raffin TA, et al. Lymphoid interstitial pneumonia：a narrative review. Chest, 2002, 122：2150-2164.

［8］徐凌，许文兵，蔡柏蔷，等. 淋巴细胞性间质性肺炎三例并文献复习. 中华内科杂志，2006，45（4）：293-297.

［9］Noth I, Martinez FJ. Recent advances in idiopathic pulmonary fibrosis. Chest，2007，132（2）：637-650.

［10］Travis WD, Costabel U, Hansell DM, et al. An official American Thoracic Society/European Respiratory Society statement：update of the international multidisciplinary classification of the idiopathic interstitial pneumonias. Am J Respir Crit Care Med，2013，188（6）：733-748.

［11］Cottin V, Nunes H, Brillet PY et al. Combined pulmonary fibrosis and emphysema：a distinct underrecognised entity. Eur Respir J，2005，26：586-593.

［12］Raghu G, Collard HR, Egan JJ, et al. An official ATS/ERS/JRS/ALAT statement：idiopathic pulmonary fibrosis：evidence-based guidelines for diagnosis and management. Am J Respir Crit Care Med，2011，183：788-824.

［13］Idiopathic Pulmonary Fibrosis Clinical Research Network. Randomized trial of acetylcysteine in idiopathic pulmonary fibrosis. N Engl J Med，2014，29：370（22）：2093-2101.

［14］King TE Jr, Bradford WZ, Castro-Bernardini S, et al. A phase 3 trial of pirfenidone in patients with idiopathic pulmonary fibrosis. N Engl J Med，2014，29：370（22）：2083-2092.

［15］彭敏，蔡柏蔷，高金明，等. 肺纤维化合并肺气肿综合征八例并文献复习. 中华结核和呼吸杂志，2010，33（7）：515-518.

［16］Wuyts WA, Cavazza A, Rossi G, et al. Differential diagnosis of usual interstitial pneumonia：when is it truly idiopathic? Eur Respir Rev，2014，23：308-319.

［17］CottinV. Current approaches to the diagnosis and treatment of idiopathic pulmonary fibrosis in Europe：the AIR survey. Eur Respir Rev，2014，23：225-230.

［18］Godbert B, Wissler MP, Vignaud JW. Desquamative interstitial pneumonia：an analytic review with an emphasis on aetiology. Eur Respir Rev，2013，22（128）：117-123.

［19］Cottin V, Pavec JL, Prevot G, et al. Pulmonary hypertension in patients with combined pulmonary fibrosis and emphysema syndrome. Eur Respir J，2010，35：105-111.

二十三、隐源性机化性肺炎

476. 闭塞性细支气管炎伴机化性肺炎（BOOP）是一种什么样的疾病？

闭塞性细支气管炎伴机化性肺炎（bronchiolitis obliterans with organizing pneumonia, BOOP）是在 1985 年提出的一个新的疾病名称。但实际上 BOOP 是一种旧的病理诊断，早在 1901 年 德国病理学家 Lange 曾描述过 BOOP 的病理改变。BOOP 可以是特发的，也可由各种免疫过程、中毒和炎症等所引起。特发性 BOOP，又称为隐源性机化性肺炎（cryptogenic organizing pneumonia, COP），为一种临床诊断，具有以下特征：①疾病初期患者有流感样症状，且有短暂的进行性呼吸困难；②胸部 X 线片和 CT 显示斑片状阴影；③组织病理学检查可发现肺泡管内有明显的机化。BOOP 为一种侵犯肺实质的限制性通气功能障碍的疾病，故本病可归入浸润性或间质性肺部疾病。

Epler 等在 1985 年对 2500 例开胸肺活检中诊断为隐源性致纤维化肺泡炎、特发性肺纤维化、普通型间质性肺炎的病例，进行了回顾性研究，发现了 57 例 BOOP。这些病例的病理组织学是以闭塞性细支气管炎并伴有程度不同的机化性肺炎为特点的间质性肺部疾病。临床应用肾上腺皮质激素反应良好。这显然与普通的间质性肺炎和肺纤维化不同，因而认识到 BOOP 是一种新的疾病，BOOP 为弥漫性间质性肺部疾病中的一个特殊病种，常常混在其他间质性肺部疾病中。BOOP 在间质性肺部疾病中占有重要地位。

随着 BOOP 临床研究的进展，其定义和分类也在变化。现在 BOOP 的定义如下：BOOP 为一种小气道腔内肉芽组织阻塞造成的疾病，有时可完全阻塞小气道，肉芽组织可延伸到肺泡管和肺泡。BOOP 的特点包括：结缔组织增生形成腔内息肉；纤维渗出；肺泡内巨噬细胞累积；肺泡壁炎症；但肺组织结构仍完整。BOOP 可分为两大类：

（1）阻塞型细支气管炎：主要发生于细支气管的损伤，很少累及肺泡和肺泡管，伴随细支气管阻塞程度不一，可从轻度的细支气管炎症至瘢痕形成，和细支气管中心纤维化，黏膜下肉芽肿形成，因而导致细支气管的狭窄。

（2）增生型细支气管炎：其特征为气管内的有机渗出；即增生型的肉芽肿充满了远端和呼吸性的细支气管，这种改变可延伸至肺泡管，有时可达远端肺泡，形成机化性肺炎。形成以上损害的基础有：①机化性弥漫性肺泡损伤；②远端气道的机化性感染造成阻塞；

③机化性吸入性肺炎；④接触有毒气体；⑤结缔组织疾病；⑥过敏性肺炎；⑦药物反应；⑧骨髓、心肺移植。通常阻塞型细支气管炎对激素的治疗反应较差，而增生型常对激素有良好的治疗反应。

　　BOOP 名称中虽然含有闭塞性细支气管炎（BO），但并不完全是小气道疾病。BOOP 与单纯型闭塞性支气管炎（BO），即不伴有机化的 BO，在临床上和病理学上是完全不同的疾病。BO 是一种真正的小气道疾病，常有因狭窄、瘢痕收缩所致的气道阻塞，但管腔内无息肉，BO 比 BOOP 更为少见。由于 BOOP 的名称易与 BO 相混淆，因而为了区别 BOOP 与 BO，不少学者提议将特发性 BOOP 称为隐源性机化性肺炎（COP）。

（蔡柏蔷）

477 • BOOP 在临床上是如何分类的？

　　BOOP 不是单一的临床病理统一体，而是一种肺对各种刺激产生炎性反应的方式。根据病史、伴随疾病、临床表现和病理特征，现将 BOOP 分类如下。

　　（1）隐源性机化性肺炎（COP）：实际上绝大部分 BOOP 可归类于 COP，临床上无明显病因。在 COP 中，绝大多数病例找不到起病的原因或相关的疾病。有报道在 112 例 BOOP 病例报告中，COP 占 87%（97 例）其余 15 例的发病病因分别为结缔组织疾病、溃疡性结肠炎和药物诱致的肺部疾病等。

　　（2）感染后 BOOP：感染后可产生 BOOP，但病例数较少，大多数损伤发生于病毒性肺炎或支原体肺炎之后。对泼尼松治疗反应良好。

　　（3）药物有关的 BOOP：几种抗感染药物和免疫抑制剂与 BOOP 有关，例如金制剂、氨甲蝶呤，其他药物还有：头孢菌素，胺碘酮和博莱霉素等。临床表现与特发性 BOOP 相似，常有咳嗽、呼吸困难、流感样症状、血沉增快、胸部 X 线片示双肺斑片状阴影。糖皮质激素治疗反应良好。

　　（4）局灶性结节状 BOOP：胸部影像学上表现为孤立的结节影，类似"肺炎型"，偶有空气造影征或空洞，常好发于双上肺野。可能为特发性 BOOP 的一种特殊类型，最终可发展为双肺典型的斑片浸润影。临床上这种局灶性结节状 BOOP 常需手术探查，但糖皮质激素治疗也有明显疗效。

　　（5）结缔组织疾病（或类风湿性）BOOP：BOOP 可常见于红斑狼疮，多发性肌炎/皮肌炎和类风湿关节炎，其临床表现和胸部 X 线片同特发性 BOOP。该类疾病虽然也能用激素治疗，但是疗效不如特效性 BOOP，尤其在活动性复发性结缔组织疾病中。例如：皮肌炎，效果较差。

　　（6）骨髓移植后 BOOP：骨髓移植后可发生特征性的 BOOP，可能与感染有关，包括：巨细胞病毒，支原体或其他病毒感染。但有人认为这种 BOOP 是慢性排异反应的一种表现。接受移植的患者，常有咳嗽、呼吸衰竭的表现，胸部 X 线片为双肺斑片状影。开胸活检为典型的 BOOP。

　　（7）肺移植后 BOOP：肺移植后约 10% 的患者可并发 BOOP。

（8）其他：放射治疗后可并发 BOOP，这已有病理证实激素治疗有效。少数恶性肿瘤患者（如淋巴病、白血病等）也可并发 BOOP。BOOP 也偶见于慢性甲状腺炎、酒精性肝硬化等。

（蔡柏蔷）

478 • 隐源性机化性肺炎（COP）在临床上有哪些表现？

隐源性机化性肺炎（cryptogenic organizing pneumonia，COP）也就是特发性 BOOP，是一种原因不明的、具有特异的临床病理综合征，其临床表现为一种"肺炎样"的疾病，小气道和肺泡管内伴有广泛的肉芽组织增生。COP 诊断主要依靠病理学检查，相应的临床-放射-病理学定义是指没有明确的致病原（如感染）或其他临床伴随疾病（如结缔组织疾病）的情况下出现的机化性肺炎。

（1）临床表现：COP 好发于 50~60 岁人群（年龄范围 20~80 岁），偶有青少年发病的报道，男女比例相当。COP 的临床表现差异相当大，大多数患者发病呈亚急型，有流感样症状。通常亚急性起病，以干咳、活动后呼吸困难为主要表现，可有发热（约 50%）、食欲减低、体重下降；咯血、胸痛、关节痛、盗汗不常见。大多数患者在一种病毒样疾病后数周出现症状，通常 6~10 周后才被诊断为 COP。体格检查时在受累肺区常能听到爆裂音，但 1/3 的患者体格检查正常。北京协和医院 18 例 COP 患者临床表现均有咳嗽，12 例有发热，11 例有胸闷气短，5 例体重下降，2 例乏力，1 例咯血。主要体征为肺部爆裂音（11 例）、湿性啰音（7 例）和发绀（1 例）。一小部分 COP 患者可急性发病，临床上与急性间质性肺炎（acute interstitial pneumonia，AIP）很难区别，患者可在症状出现后数天或数周内死亡。

查体：约 1/4 的患者查体无阳性发现。肺部听诊大部分 COP 患者有 Velcro 啰音，在肺实变区或内可闻及粗啰音，偶尔可听到支气管呼吸音。发绀少见，杵状指也难以见到。此外 COP 没有胸外的临床表现。

根据 COP 的临床、影像学表现及治疗效果的不同，将 COP 分为三种临床类型：①第 1 组为多发性肺炎型。临床表现有发热、咳嗽、体重减轻、轻度呼吸困难、红细胞沉降率增快；胸部 X 线及 CT 表现为多发性可游走的肺泡浸润影；该组 4 例患者，肾上腺皮质激素治疗后皆获缓解。②第 2 组为孤立性肺炎型。临床表现与第一组类似，但 X 线表现为孤立的肺部阴影，此组共 5 例皆因怀疑肺癌而手术后方确诊为 COP，手术后没经治疗未再复发。③第 3 组为弥漫性间质性肺炎型。本组患者缺少类似流感的发热、全身不适等症状，呼吸困难较明显，且呈进行性加重；X 线以弥漫性间质浸润为主，可伴有或不伴有肺泡浸润；7 例患者肾上腺皮质激素治疗只有 3 例有效。以上分类方法可能对判断预后有所帮助。

（2）胸部 X 线及 CT 表现：COP 的胸部 X 线表现千差万别。但是大部分 COP 病例可有三种 X 线征象：①多发性双肺斑片状浸润影；②双侧弥漫性不对称浸润阴影；③孤立的局灶性肺炎型。

多发性双肺斑片状浸润影：是最为常见的、最有特征性的胸部 X 线表现。典型表现为双侧分布的浸润阴影，阴影能自行游走，常常见一片阴影消散了或甚至完全消散，而另有一些阴影即出现在其他区域。阴影的密度从磨玻璃样的改变到实变，肺实变代表机化性肺炎。阴影的大小不等，从 3~5cm 到整个肺叶。阴影的边缘不清，阴影内常有"空气-支气管造影"征。

COP 的多发性肺泡影：这种阴影相当有特征性，而与普通性间质性肺炎（UIP）相混，临床上需与肺泡癌、肺泡出血综合征等鉴别，尤其应与嗜酸性肺炎相鉴别。

双侧弥漫性不对称的肺部浸润影：这种阴影常为网状、结节灶或网状结节型。有时肺间质影上可有肺泡影，然而无蜂窝肺的表现。CT 可显示这种小阴影为圆形或不规则形。

孤立的局灶性肺类型：这种孤立的肺部阴影常发生于上肺野，阴影内常显示"空气-支气管造影"，偶可发现空洞。阴影边缘清楚，常呈叶段状分布，可呈圆形或结节形。大结节可有不规则、细刺状边缘，与胸膜接触面相对较宽。阴影通常无进展，可稳定数月到数年。其他不常见的影像学表现有：磨玻璃影周围的新月影、多发或空洞型结节或肿块、与胸膜面平行的不规则胸膜下带状影、反晕征（中央为磨玻璃影，周围为实变影）。此外，可有支气管壁的增厚和扩张，胸腔积液通常不常见。

（3）实验室检查

1）肺功能：常为限制型改变，偶见正常。FEV_1/FVC 在大部分非吸烟患者中仍正常，而在吸烟患者中有轻度下降。全部病例的弥散功能下降，通常有低氧血症、肺泡-动脉氧分压差增加。

2）常规化验：血沉可显著增快，第一小时末可超过 100mm，血沉增快特别多见于影像表现为"肺泡影"型的 COP。C-蛋白反应可增加，白细胞有轻度到中度增加，中性粒细胞也增加。自身抗体常为阴性或轻度阳性，故与典型的自身免疫性疾病不一。

3）支气管肺泡灌洗：经纤维支气管镜支气管灌洗液的回收率较低。细胞分类显示巨噬细胞减少，淋巴细胞、中性粒细胞和嗜酸性粒细胞增加。COP 多发型肺泡影类型中，淋巴细胞、中性粒细胞、嗜酸性粒细胞的"混合"性的增加，这些是相当有特征性的。巨噬细胞内常有"空泡"状改变（泡沫型巨噬细胞）。

（蔡柏蔷）

479 • 临床上如何诊断 COP？

（1）临床诊断：临床上可对某些病例，根据其症状、体征、实验室检查、支气管肺泡灌洗液和影像学检查作出初步临床诊断，以下特点可提示 COP：①起病缓慢，且有迁延性的呼吸道症状（干咳、发热、气急）、Velcro 啰音、体重下降和周身不适。②实验室检查：血常规示白细胞计数升高、血沉增快和 C-反应蛋白阳性。③胸部 CT 和胸部 X 线片示：双肺多发性斑片状浸润影，双肺弥漫性网状间质阴影或呈大叶分布的肺泡性浸润影。特征性的改变为游走性阴影。④支气管肺泡灌洗液，显示淋巴细胞、嗜酸性粒细胞和中性粒细胞均增加。⑤临床上不支持肺结核、支原体和真菌等肺部感染，抗生素治疗也无效。⑥肾上腺皮质激素治疗效果明显。

为进一步明确诊断，临床上可作以下检查：①纤维支气管镜检查：同时可行支气管肺泡灌洗（BAL），如在灌洗液分析中发现淋巴细胞和肥大细胞明显增多，CO_4/CD_8 的比例下降，也提示诊断。如经支气管镜肺活检标本中有细支气管以下气道内肉芽组织形成和机化性肺炎等改变，则诊断基本明确；②开胸肺活检（OLB）：可以获得较多的肺组织标本，故 OLB 虽然有一定的创伤性，但病理诊断较容易；③电视胸腔镜下肺活检：这是近来广泛开展的新技术，创伤性较小，所取得的标本也较满意。

（2）病理诊断：临床上诊断 COP，常常需经开胸肺活检或胸腔镜下肺活检，经病理组织学证实有 COP 的特征性所见才能确诊本病。经纤维支气管镜肺活检（TBLB），因获得的肺组织标本过少，常不能得的特征性病理所见。COP 肺活检标本的肉眼检查无特异性，受累组织坚实、呈灰色，有时因富含新鲜结缔组织而呈黏液样外观。

COP 的镜下特征性病理所见如下：在低倍镜下，病变呈斑片状分布，小气道内有结缔组织栓。小气道受累范围随病例的不同而变化，约半数病例病变广泛累及终末和呼吸性细支气管，2/3 的患者可累及肺泡管。终末细支气管壁内常常有单核细胞浸润，肺泡壁易与增生的肉芽组织相区别。有些病例的肺泡内可见急性炎症细胞和纤维素性渗出，远端气室内可形成结缔组织肉芽，并伴有中度的间质受累。但更为常见的是已形成的水肿性肉芽组织充塞终末和呼吸性细支气管，并延伸入肺泡管，肺泡管内反应通常最为强烈。肉芽组织栓内常有巢状慢性炎症细胞浸润，有时富含浆细胞，但急性渗出很少。少数病例可见多核巨细胞。

机化性肺炎在临床和影像学上，为形成典型 COP 起了决定性的作用。机化化肺炎的病理特点为：肺泡内形成肉芽组织，由松散的胶原成纤维和成肌纤维所组成。肉芽组织成分随疾病分期而变化，从纤维渗出到胶原纤维。疾病早期阶段，肺泡腔内可见中性粒细胞、嗜酸性粒细胞、淋巴细胞和浆细胞。肺间质内存在着炎症，但通常较轻微。无蜂窝肺的表现。

细支气管的损伤形成了管腔内的肉芽肿组织栓塞，构成了 COP 的"增生"类型。这种栓塞通常在肺泡内比在支气管管腔内更为明显，如在细支气管管内发现肉芽肿栓塞，那么肺泡或肺泡管一定有这种肉芽肿栓塞存在。总之，肺泡和细支气管管腔内的结缔组织肉芽肿为 COP 的特征性改变。

（3）鉴别诊断：由于 COP 在临床上无特异性，故鉴别诊断相当重要。COP 主要应与其他各种弥漫性疾病相鉴别。

1）特发性肺间质纤维化（IPF/UIP）：IPF，即普通型间质性肺炎（UIP）与 COP 十分相似，鉴别两者十分重要。从临床表现来说，COP 较 UIP 病情重，有周身不适、体重减轻、发热等，COP 患者杵状指少见，COP 胸部 X 线片多为肺泡性异常，部分病例有游走性斑片状阴影，肺容积无变化，无蜂窝肺的表现。而 UIP 患者有较多较密的细湿啰音，杵状指多见，血沉较低，支气管肺泡灌洗液中淋巴细胞不高，胸部 X 线片及 CT 常表现间质性改变，常有肺容积降低和蜂窝肺的改变。对糖皮质激素治疗反应良两者有完全不同的表现：COP 对糖皮质激素治疗有效，症状改善，胸部 X 线片异常影像可消散。而 UIP 对糖皮质激素治疗反应欠佳，慢性期无明显疗效。

2）慢性嗜酸性粒细胞肺炎（CEP）：COP 与 CEP 在临床上相似，两者对糖皮质激素治疗反应良好，胸部 X 线片表现也相似，而且都有嗜酸性粒细胞的增加。但是 COP 嗜酸性粒细胞的增加很少超过 10%。另外，CEP 病理学上的特点为肺泡腔内和基质内有较多的嗜酸性粒细胞浸润。

3）外源性过敏性肺泡炎：临床表现和胸部 X 线片均与 COP 相近，且肺部阴影也呈游走性，两者对激素均有良好的治疗反应。但是从职业史、环境、吸入诱发实验和抗体-补体血清学检查等方面入手，可鉴别这两种疾病。

4）闭塞性支气管炎（BO）：BO 是一种小气道疾病，临床表现为快速进行性呼吸困难，肺部可闻及高调的吸气中期干鸣音；胸部 X 线片提示肺过度充气，但无浸润阴影；肺功能显示阻塞性通气功能障碍，而一氧化碳弥散功能正常。肺活检显示直径为 1~6 mm 的小支气管和细支气管的瘢痕狭窄和闭塞，管腔内无肉芽组织息肉，而且肺泡管和肺泡正常。BO 对激素治疗反应差，预后不良。而特发性 COP 为一种肺泡疾病，组织活检可见肉芽组织长入小气道，包括肺泡和肺泡管。胸部 X 线片有浸润阴影。肺功能为限制性通气功能障碍，对激素反应良好。故特发性 COP 与 BO 从临床到病理，是两种完全不同的疾病。

（蔡柏蔷）

480 • 临床上如何治疗 COP？

糖皮质激素是目前治疗 COP 的有效药物，但是目前理想的剂量和治疗期限尚未统一。现常用方案如下。

（1）初期治疗：开始用泼尼松 0.75~1mg/（kg·d），时间 1~3 个月；一般来说，大多数病例在用药后 7~10 日内症状及影像学有所改善。

（2）糖皮质激素减量期：第二阶段治疗期间将泼尼松由初期剂量，逐渐减量至 20~40mg，时间为 3 个月。

（3）糖皮质激素维持治疗期：维持剂量为泼尼松 5~10mg/d，后期可改为泼尼松 5mg，隔日一次。

泼尼松全疗程为一年。泼尼松停药过早则有复发的可能。泼尼松治疗过程中应警惕激素的各种并发症，尤其是肺部真菌感染。总之 COP 的预后比 IPF 为佳，部分病例也可自然缓解。COP 的发现至今只不过 10 余年时间；对 COP 仍需作进一步的研究。

国外也有红霉素试验治疗 COP 的报道，6 例 COP 患者，年龄 18~83 岁，影像学表现为斑片状浸润阴影或间质浸润性病变，支气管肺泡灌洗液显示淋巴细胞增多。经口服红霉素每日 600mg 治疗后，2~4 周后出现临床和影像学的改善，所有患者在 2~3 个月后完全恢复。但是红霉素对 COP 的治疗效应仍有待于进一步临床研究证实。环磷酰胺、硫唑嘌呤、环孢素 A 偶尔也用于 COP 的治疗，但疗效难以评估。严重病例接受糖皮质激素治疗数天内症状无改善，或延长糖皮质激素治疗病情仍无改善以及糖皮质激素减量后复发的患者可以考虑使用环磷酰胺。

COP 的预后良好，2/3 患者经治疗后临床和病理生理异常可完全恢复。由于病情进行性进展而引起死亡者少见。Epler 等报道的 50 例特发性 COP，因病情进行性进展而死亡者仅 2 例。日本报道的 30 例特发性 COP，除 1 例死亡外，其余均预后良好，而且未用激素治疗者预后也佳。

（蔡柏蔷）

参 考 文 献

［1］Cordier JF. Cryptogenic organizing pneumonia. Clin Chest Med，2004，25：727-738.

［2］American Thoracic Society/European Respiratory Society. Classification of the idiopathic interstitial pneumonias：international multidiscip linary consensus. Am J Respir Crit Care Med，2002，165：277-304.

［3］Chang J，Han J，Kim DW，et al. Bronchiolitis obliterans organizing pneumonia：clinicopathologic review of a series of 45 Korean patients including rapidly progressive form. J Korean Med Sci，2002，17：179-186.

［4］King TE Jr. Schwarz MI. Approach to diagnosis and management of the idiopathic interstitial pneumonias. //Mason RJ，Broaddus VC，Murray JF，et al. Textbook of respiratory medicine. 4th ed. Philadelphia Elseier，2005：1571-1602.

［5］Ryu JH，Myers JL，Swensen SJ. Bronchiolar disorders. Am J Respir Crit Care Med，2003，168：1277-1292.

［6］Cordier JF. Cryptogenic organising pneumonia. Eur Respir J，2006，28：422-446.

［7］施举红，许文兵，刘鸿瑞，等. 隐源性机化性肺炎 18 例的临床病理特征. 中华结核和呼吸杂志，2006，29（3）：167-170.

［8］徐凌，沈策. 机化性肺炎的研究进展. 国际呼吸杂志，2007，27（24）：1903.

［9］Drakopanagiotakis F，Paschalaki K，Abu-Hijleh M，et al. Cryptogenic and secondary organizing pneumonia. Chest，2011，139（4）：893-900.

［10］徐凌. 隐源性机化性肺炎. //蔡柏蔷，李龙芸. 协和呼吸病学. 第 2 版. 北京：中国协和医科大学出版社，2011：1500-1505.

二十四、闭塞性细支气管炎综合征

481 · 什么是闭塞性细支气管炎综合征（BOS）？

闭塞性细支气管炎（bronchiolitis obliterans syndrome，BOS）是临床上少见的导致进行性呼吸困难及气流受阻的肺细支气管闭塞性疾病，1901年由Lange首先提出。1980年发现小部分接受心肺移植的患者可以发生一种慢性的同种移植物功能损伤，从组织学上发现，其特征是累及呼吸性细支气管的黏膜下纤维化，导致气道几乎全部或全部阻塞。BOS是一个病理学概念，病理特征为细支气管及其周围炎症和纤维化导致管腔的闭塞。但是由于涉及气道的纤维化分布不均一，经支气管镜活检易发生病理学的漏诊，故不能用经支气管活检的方法获得标本。

闭塞性细支气管炎综合征（BOS）临床上定义为气流阻塞进行性发展，且不能用急性排异反应、感染或者其他相伴的合并症解释。虽然临床上应用多种经验性治疗，包括强有力的免疫抑制治疗，但是这种肺功能的恶化是不可逆的，而且是进行性发展。大约50%以上的患者在移植存活5年后将发生BOS。移植后2年内发生BOS的患者，BOS的发生对病死率的影响更为显著。由于BOS的药物治疗无明显疗效，63%以上的患者5年内死于呼吸衰竭。

（1）病理学表现及病理机制

1）病理学表现：BOS的病理学表现为细支气管黏膜下或外周炎性细胞浸润和纤维化致管腔狭窄，而管腔内无肉芽组织形成。轻时仅在细支气管黏膜、黏膜下和管壁外周有轻度炎性细胞浸润，细支气管上皮细胞可坏死。随着病变进展，管壁胶原组织产生，逐渐发生纤维化和瘢痕收缩，造成管腔的缩窄与扭曲，严重时管腔可完全闭塞。

2）病理机制：移植在临床上与BOS关系最为密切，骨髓移植及肺移植后的急性排异反应和淋巴细胞性支气管炎、细支气管炎是最显著的危险因素。其他潜在的危险因素包括巨细胞病毒性肺炎、非巨细胞病毒性肺部感染及HLA配型不匹配。这些发现均支持如下假说：BOS为同种（异体）免疫介导的上皮细胞和内皮细胞损伤，非免疫性炎症如病毒感染、缺血性损伤也可以诱发BOS。另有报道T淋巴细胞和与其相关的细胞因子（白细胞介素-2和γ干扰素）在移植相关的BOS中起重要作用。

（2）BOS的发生病因和危险因素

1）BOS的发生病因：表24-1概括了与闭塞性细支气管炎相关的病因。

表 24-1　与闭塞性细支气管炎相关的病因和基础疾病

隐源性闭塞性肺炎

感染后性包括最常见的病毒（腺病毒、呼吸道合胞病毒、流感病毒、副流感病毒等）和支原体

结缔组织病（类风湿性关节炎和嗜酸性筋膜炎）

吸入性损伤（二氧化氮、二氧化硫、氨、氯、光气、灼热气体、飞灰等）

毒物服入

异体移植物受者（心肺联合移植或肺移植、骨髓移植）

药物（青霉胺、洛莫司汀、可卡因、金等）

其他并发症：炎症性肠病、神经内分泌细胞增生、多发性类癌样微瘤、副肿瘤天疱疮

2）肺移植后发生 BOS 的危险因素：表 24-2 概括了肺移植后发生 BOS 的危险因素。

表 24-2　肺移植后发生 BOS 的危险因素

可能因素	潜在因素
急性排异反应	下呼吸道烟曲菌寄殖
CMV 肺炎	吸入
HLA 不匹配	CMV 感染（无肺炎）
淋巴细胞支气管炎/细支气管炎	器官捐献者抗原-特异反应
药物治疗顺应性差	E-B 病毒反应
原发性移植物功能障碍	原有肺部疾病
	胃食管反流
	器官捐献者年龄较大
	肺炎（病原学阳性、病原学阴性、真菌感染）
	移植物缺血时间较长
	除 CMW 以外的反复感染

（3）临床表现：BOS 的临床症状和体征往往呈现非特异性。大多数患者表现为逐渐进展的呼吸困难，常伴有咳嗽、喘息，肺部的啰音及哮鸣音是常见的体征。

移植患者出现以下三种情况提示移植后 BOS：FEV_1 快速下降，12 个月内导致呼吸衰竭和死亡；慢性、逐渐进展性 FEV_1 下降；在较长时间的稳定期之后出现 FEV_1 快速下降。非移植患者 BOS 的发生可有三个阶段，特别是在有毒气体损伤之后：第一阶段为一个急性的发热过程伴咳嗽和不同程度的呼吸困难，可发生 ARDS 及死亡，该阶段通常为 2 周；第二阶段可为一段时间的缓解；1~2 个月后可进展至第三阶段，进展性的呼吸困难和咳嗽为显著的症状，这个阶段可以进展很快，最早在 1~2 个月内死亡。

（4）影像学表现：BOS 的胸部 X 线片表现常呈非特异性，诊断 BOS 不够敏感，40%的

BOS 患者的胸部 X 片可能正常。高分辨率 CT（HRCT）在各种原因引起的 BOS 诊断中非常有意义。HRCT 中的典型表现为节段性或小叶性透过度降低及马赛克征。马赛克征及呼气相空气潴留征为 BOS 患者 HRCT 的间接表现，而直接表现为支气管管壁的增厚。马赛克征产生原因为支气管阻塞区域血流灌注下降，再分配至其他正常的肺组织。呼气相空气潴留征被认为诊断 BOS 的敏感性及准确率最高，Leung 等发现，HRCT 所示的空气潴留征诊断 BOS 的敏感性为 91%，特异性为 80%，准确率为 86%。另外支气管扩张也较常见，出现于病程稍晚阶段。

（5）诊断：移植相关 BOS 的早期诊断有利于肺功能稳定。肺活检是确诊 BOS 的唯一方法，但肺活检是非常困难的，特别是在移植后的早期。1993 年国际心脏与肺移植协会（ISHLT）推荐一个临床上根据肺功能的变化定义替代肺活检，所以 BOS 可以是临床症状的描述，根据肺功能定义而不需要活检病理。在移植术后间隔 3~6 周两次最高 FEV_1 的平均值，若患者的 FEV_1 下降超过该平均值的 20% 则可以定义为 BOS。FEV_1 下降至少应持续 1 个月，而且非其他病因所致，如支气管吻合口狭窄、急性感染或急性排异反应。2014 年 ISHLT 修订了 BOS 的分级标准，推荐增加新的分级"潜在的 BOS"或者称为 BOS 0-p，应用用力肺活量 25%~75% 水平的平均呼气流量（$FEF_{25\%~75\%}$）作为此分级的定义（表 24-3）。其他文献也提出 $FEF_{25\%~75\%}$ 在检测早期气道阻塞方面较 FEV_1 更敏感。一项针对单肺移植者的研究证明了 BOS 分级中 0-p 级的 $FEF_{25\%~75\%}$ 标准，具有 80% 的敏感性及 82.6% 的特异性，对于 BOS 的发生有很好的预示作用。但是在肺移植者的研究中显示 0-p 级的 FEV_1 标准对于疾病的发展有更好的预示作用。

表 24-3　BOS 分级标准（肺功能基础值,%）

1993 年分级		2002 年分级	
BOS 0	FEV_1 ≥80%	BOS 0	FEV_1 >90% 及 $FEF_{25\%~75\%}$ >75%
		BOS 0-p	FEV_1 81%~90% 和（或）$FEF_{25\%~75\%}$ ≤75%
BOS 1	FEV_1 66%~80%	BOS 1	FEV_1 66%~80%
BOS 2	FEV_1 51%~65%	BOS 2	FEV_1 51%~65%
BOS 3	FEV_1 ≤50%	BOS 3	FEV_1 ≤50%

器官移植及有毒气体暴露后 BOS 的诊断因为有明显的接触史不易遗漏，但是其他原因所致的 BOS 容易被忽视。所以当出现咳嗽、呼吸困难、肺功能提示持续的阻塞性通气障碍，并且在治疗的同时病情仍然进展时应考虑非移植相关性 BOS 的诊断。胸部 X 线片及 HRCT 表现的小气道阻塞征象，如呼气相的空气潴留征、马赛克征均可以作为 BOS 诊断的依据。经支气管活检可以提供诊断 BOS 的证据，当非移植相关性 BOS 及支气管镜活检不能提供病理诊断时，肺组织活检包括开胸肺活检或者胸腔镜肺活检（VATS）是必要的。

2009 年美国国立卫生院（NIH）提出了 BOS 的诊断和分期的共识。①FEV_1 ≤75%，

$FEV_1/FVC<70\%$；包括移植后 FEV_1 下降 $>10\%$。②存在活动性的慢性移植物抗宿主病（GVHD）。③胸部 HRCT 提示气体陷闭的证据和/或小气道壁增厚/支气管扩张，或者肺功能表现出气体陷闭（$RV>120\%$）。④排除活动性感染以及其他气道疾病（例如：哮喘、慢性阻塞性肺疾病），或者病理学明确的其他缩窄性支气管炎。肺功能分级可用于 BOS 的严重程度分级。

（蔡柏蔷）

482 • 临床上如何治疗闭塞性细支气管炎综合征?

虽然近几十年对于移植后病理的认识有了较大的进步，但是对于移植相关 BOS 的治疗没有明显的进展。BOS 的治疗主要为增强免疫抑制治疗，包括糖皮质激素、各种抗淋巴细胞抗体治疗、环孢素 A、他克莫司、甲氨蝶呤、环磷酰胺、西罗莫司、全身淋巴结照射。这些治疗对一些患者可以延缓肺功能的恶化，但是没有证据证明可以明显有效的改变移植相关 BOS 的病程。急性排异反应的频率及严重程度与 BOS 的发生明显相关，所以及时的、积极的应用免疫抑制治疗预防急性排异反应可以减少 BOS 的发生。

有研究证明诊断 BOS1 的患者应用大环内酯类药物阿奇霉素有效，患者在应用免疫抑制剂治疗的同时应用阿奇霉素，平均持续 13.7 周，5/6 的患者肺功能显著改善。

对于非移植相关 BOS 的治疗，大多使用糖皮质激素，但是效果不同。大环内酯类抗生素被报道应用于 RA 相关的 BOS，糖皮质激素常推荐用于吸入性损伤相关的 BOS，此治疗的证据较多。现在推荐应用"FAM"方案以减少激素的使用量。"FAM"方案：即，氟替卡松（F）吸入 440μg，每日 2 次；阿奇霉素（A）250 mg 隔日 1 次；孟鲁司特（montelukast，M）10mg 每日 1 次；大剂量泼尼松治疗 2 周，2 周后泼尼松迅速减量。"FAM"方案治疗的患者可以减少 75% 的糖皮质激素的用量。

无论 BOS 是移植相关还是其他原因所致，当给予充分治疗后病情仍进展，应考虑再次肺移植。再次移植的患者，BOS 发生的危险性较第一次移植并无明显不同。但是供体的不足和不断增加的潜在受体，使再移植受到争议和伦理学上的挑战。

综上所述，BOS 是导致进行性呼吸困难及气流受阻的小气道疾病，BOS 可以继发于骨髓移植、肺移植及心肺移植，但也可为某种肺部感染、药物不良反应、有毒物质吸入及自身免疫疾病的并发症，非移植相关的 BOS 较少见。BOS 为移植后肺衰竭及导致死亡的主要原因，早期发现对于稳定肺功能有重要意义，对于进展期 BOS 的免疫抑制治疗，疗效不确切。故针对移植后的排异反应、病毒感染等危险因素进行积极治疗，对于治疗早期 BOS，以及延缓其进展有着重要的意义。

（蔡柏蔷）

参 考 文 献

[1] Meyer KC, Raghu G, Verleden GM, et al. An international ISHLT/ATS/ERS clinical practice guideline: diagnosis and management of bronchiolitis obliterans syndrome. Eur Respir J, 2014, 44: 1479-1503.

［2］ Todd JL, Scott M, Palmer SM. Bronchiolitis obliterans syndrome. Chest, 2011, 140 (2)：502-508.

［3］ Hayes D. A review of bronchiolitis obliterans syndrome and therapeutic strategies. Journal of Cardiothoracic Surgery, 2011, 6：92-101.

［4］ Laohaburanakit P, Chan A, Allen RP. Bronchiolitis obliterans. Clin Rev Allergy Immunol, 2003, 25：259-274.

［5］ Cordeiro CR. Airway involvement in interstitial lung disease. Curr Opin Pulm Med, 2006, 12 (5)：337-341.

［6］ Ryu JH, Myers JL, Swensen SJ. Bronchiolar disorders. Am J Respir Crit Care Med, 2003, 168 (11)：1277-1292.

［7］ Visscher DW, Myers JL. Bronchiolitis：the pathologist's perspective. Proc Am Thorac Soc, 2006, 3 (1)：41-47.

二十五、弥漫性泛细支气管炎

483 • 弥漫性泛细支气管炎（DPB）是一种什么样的疾病？

弥漫性泛细支气管炎（diffuse panbronchiolitis，DPB）是以肺部呼吸性细支气管为主要病变区域的特发性、弥漫性、炎性和阻塞性气道疾病，临床表现为慢性咳嗽、多痰和劳力性呼吸困难，并伴有气流受限。DPB 与支气管哮喘、支气管扩张和慢性阻塞性肺疾病相比，临床症状有相似之处，但 DPB 具有特殊的病理学和影像学表现。1969 年日本学者首先报道了 DPB，现认为 DPB 是一种独立的小气道疾病，并已被欧美学者所承认，1989 年欧美医学教科书也已将 DPB 作为一种独立的疾病加以论述，使 DPB 成为一种公认的新疾病。现在 DPB 已在日本日益受到重视，明确该病是一个特异的临床疾病———一种鼻窦—支气管综合征，其特征为慢性鼻窦炎和支气管炎症。肺部特征为一种慢性支气管炎。其主要临床表现为慢性咳嗽、咳痰、活动后呼吸困难、并可导致呼吸功能障碍。常有反复发作的肺部感染，并可诱发呼吸衰竭，多数预后不良。如果应用红霉素对本病进行长期治疗，DPB 的预后有所改善。

日本于 1988 年进行了流行病学调查确诊 229 例 DPB。认为：①本病遍及日本各地，无明显的地区分布差异；②发病年龄 10 ~ 80 岁，各年龄组均可发生，以 40 ~ 50 岁为发病高峰，推算发病率为 11.1/10 万；③性别：男女之比为 1.4∶1，男性稍高，如考虑到就诊率则性别之间无明显差别；④常合并慢性鼻窦炎或既往史（84.8%），并且 20% 的患者有慢性鼻窦炎的家族史；⑤发病与吸入刺激性气体及吸烟无密切关系；⑥发病的最初诊断常为其他呼吸道疾病，如慢性支气管炎、支气管扩张、支气管哮喘和肺气肿等占 90.0%，而诊断为 DPB 的仅占 10.0%。

北京协和医院对 1996 年 12 月 ~ 2008 年 7 月在本院诊断的 18 例 DPB 病例进行临床分析。DPB 患者中位发病年龄和诊断年龄分别是 26±13 岁和 36±14 岁。男性 15 例（83.3%），女性 3 例（16.7%）。18 例患者均以慢性咳嗽、咳痰以及进行性的活动后胸闷气促为主诉，1 例有咯血。14 例肺部可闻及湿啰音。15 例有慢性鼻窦炎。肺功能受损以阻塞性通气功能障碍为主，伴有不同程度低氧血症。但本组病例的冷凝集试验阳性率低，外周血淋巴细胞 $CD4^+/CD8^+$ 比值正常；IgA、IgG 未见明显升高，不同于经典的日本 DPB 病例的临床特点。所有病例的胸部影像均可见小叶中心性结节影，大部分伴有支气管扩张；影像学分型和临床严重程度无明确相关性。

（蔡柏蔷）

484 • DPB 的病因及病理生理是什么?

DPB 的确切病因尚不明了，本病与遗传、体质因素等有密切关系，表现为：①鼻窦炎是一种遗传因素较强的疾病，DPB 患者 80%以上合并或既往有慢性鼻窦炎的病史；②DPB 的人种特异性很强，目前病例报道主要来自日本，韩国及中国，而来自欧美的病例则很少；③本病的发病有家族的倾向，有报道六个家族中发生 DPB 的病例；④患者的 HLABW54 抗原的阳性率较高（68%），B54 为蒙古人种的特异性抗原，具有 HLABW54 抗原的只有日本人（14.1%），中国人（10.4%），朝鲜人和少数犹太人。

病理生理：从终末细支气管到呼吸性支气管其长度只有数毫米，但两者从组织学构造及功能上有着明显的不同，部分的呼吸性细支气管带有肺泡结构，已进入到肺的呼吸区域。而终末细支气管乃为内腔最狭窄的气道传导区域。当终末细支气管移行至呼吸性细支气管，其内腔忽然开阔，加之在此处呼吸气流折返至弯曲的肺泡道而形成涡流，造成气流的暂时停留，从而细菌和微粒子等易于沉积在该处的黏膜上，引起刺激或炎症。此外，呼吸性细支气管还缺少纤维上皮细胞和黏液腺，其防御功能也很差，加上管壁菲薄，一旦在该区域发生炎症，易于波及细支气管的全层和周围。

另外，当细菌或微粒进入肺泡囊的折返处，不仅伤害肺泡本身，而且局部炎症又能波及邻近的呼吸性细支气管。肺泡囊的折返支常是炭末巨噬细胞或含铁血黄素细胞聚集之处，说明该处为异物沉积和易于引起炎症的薄弱区域。呼吸性细支气管也为血管分布的特别区域，该处体循环的支气管动脉细支的相互吻合，又有肺动脉细支的吻合，一旦由于某种原因使该处血流阻断，血流的均衡被破坏，极易引起肺水肿或渗出，乃至呼吸性支气管发生炎症。

从病理生理的角度来解释 DPB 的特点，是与 COPD 不同的。DPB 由于广泛的细支气管的狭窄或阻塞而引起的阻塞性通气功能障碍，此外，细小支气管壁的纤维化又可出现限制性的通气障碍。肺泡或肺泡膜的功能障碍则不明显，所以这与肺气肿的肺功能改变有所不同。如前所说血流的阻断，因而导致肺动脉压的增高以及肺血管床的减少，同时会出现通气不均或血流分布不均，而出现血流气体的改变——低氧血症和高碳酸血症，最后发生呼吸衰竭。所以 DPB 与 COPD 一样也能并发肺心病，而且发生较快。

（蔡柏蔷）

485 • DPB 的临床表现有什么特征?

通常隐袭缓慢发病，常见的三大症状为咳嗽、咳痰及活动时气短。在 DBP 患者的家族调查中，发现有的病例几乎无自觉症状，胸部仅听到捻发音，活动后呼吸困难较为明显，经耳鼻喉科确诊为慢性鼻窦炎时，可早期发现这样的病例。现在认识到几乎所有的患者都有慢性鼻窦炎的病史，通常发生于 20~40 岁，常需要作鼻窦手术。慢性咳嗽和咳大量痰为常见的并发症，可见于疾病的发病之初或患鼻窦炎之后的几年内，通常发生于 20~50 岁（平均年龄为 39.5 岁），2/3 的患者不吸烟，男性较女性有较高的发病倾向。

（1）咳痰：患者早期咳无色或白色痰由于流感嗜血杆菌或肺炎球菌的感染，痰量逐渐增多，变为脓痰。本病也易并发铜绿假单胞菌感染，此时脓痰更为增多。常为进行性的，最终可发生呼吸衰竭。

（2）肺部听诊：据日本厚生省调查，81%患者可听到湿啰音，58%可有干啰音，49%的病例有两种啰音。DPB 的啰音多为水泡音，以两下肺为主，较慢性支气管炎时的啰音，其密度为高（数目为多）。根据此种啰音的密度，能够推断疾病的程度和判断疗效。啰音的密度越高，则 PaO_2 越低。排痰及用红霉素治疗后，啰音密度可减少，部分病例可消失。有的病例也可有干啰音或高调的喘鸣音。早期出现低氧血症为其特点，患者可有发绀及轻度杵状指。

（3）慢性副鼻炎的症状：患者常有鼻塞，流脓性鼻涕，嗅觉减退的症状，必要时可摄鼻窦像或鼻镜检查。

此外，有报道 DPB 常与以下疾病并发，包括：类风湿性关节炎、成人 T 淋巴细胞白血病、肺癌、溃疡性结肠炎、非霍杰金淋巴瘤和大疱性类天疱疮等疾病。这类疾病的存在及其治疗更使 DPB 的诊断和治疗变得困难。

（蔡柏蔷）

486 • DPB 的影像学检查有什么发现？

（1）胸部 X 线片：胸片具有特征性的改变，有助于诊断。典型的胸片为弥漫性播散性的小结节影，边缘不清，主要分布于双肺肺底部。有些病例中，因气体陷闭可造成肺部充分过度。轻度的支气管扩张常常可发生于中叶和舌叶，表现于双轨征。随着病情进展，有些病例可有囊性病变或弥漫性支气管扩张。

胸片特征为，含气量增加所致的肺透亮度增强和两肺野弥漫性小结节状和粟粒样阴影。结节直径 2~5mm，边缘不清，形状不规整。这种小结节的存在有别于支气管哮喘，慢性支气管炎和肺气肿。谷本等（1982）按其胸片表现共分 5 型：Ⅰ型：仅有含气量增加所致的肺透亮度增加而无小结节；Ⅱ型：除有含气量增加外，尚可见小结节阴影，但仅限于 1 个肺叶；Ⅲ型：小结节阴影分布于全肺野；Ⅳ型：除有Ⅲ型改变外，两肺下野尚可见支气管充气和双轨状阴影；Ⅴ型：除有Ⅳ型改变外尚可见大小不等的环形阴影。

（2）CT：CT 检查提高了对本病的辨别力。CT 显示小结节或粟粒样阴影的特点，位置更加清晰，表现为：①弥漫性小结节影和线状阴影，小叶中心性小颗粒状，肺小动脉逐渐分支变细，在其前端或其邻近可见小结节，宛如"小雪团挂在树枝上"的影像，而且与胸壁有少许间隔是其特点。CT 上的圆形影常散在分布于胸膜至支气管和血管分支的末端以及叶中部区域。②小支气管和细支气管扩张，细支气管扩张表现为双轨状或小环形。多数病例以两肺下叶最明显，多呈弥漫性，在其近端的细支气管常有扩张和肥厚。经治疗，小结节状阴影可消退，此时难与支气管扩张鉴别。③支气管壁增厚。④另一特点是常易合并中叶和舌叶肺不张。高分辨 CT 对诊断更有帮助。

为了明确细支气管的病变，日本常采用选择性肺泡支气管造影，其中以水溶性肺泡造影剂为优。岩田将 DPB 的细支气管造影改变分为三型：Ⅰ型：前端变细，闭塞，分支减少，分支角变宽，但管壁规整而无扩张；Ⅱ型：有圆形杯口状截断，管壁不整，并有扩张；Ⅲ型：细支气管未显影，其近端可见扩张和截断。

（3）鼻窦影像学：多采用鼻窦瓦氏位 X 线，可发现以下征象：①黏膜增厚；②窦腔密度增高；③液气平面。但是因鼻窦瓦氏位 X 线有较高的假阳性率和假阴性率，目前选择鼻窦 CT，慢性鼻窦炎的 CT 表现为鼻窦或鼻道窦口复合体黏膜改变，黏膜增厚在儿童>6mm，成人>8mm。

（蔡柏蔷）

487 · DPB 在实验室检查方面有什么发现？

（1）常规检查：白细胞增多常见，但贫血通常少见。C-反应蛋白和血沉也增加。血清学方面，可有 IgG 和 IgA 的增加。类风湿关节炎试验常是阳性，但类风湿关节炎血凝反应常为阴性。

（2）冷凝集试验：日本 DPB 患者血清学检查发现 90% 的病例有冷凝集试验（cold hemoagglutinin test，CHA）效价增高，效价通常升高 4~16 倍（×512），可持续增高而没有支原体感染的证据，病情恶化时高达 1024~2048 倍。但国内的研究与此有差异，北京协和医院报道的 18 例 DPB 病例，均进行了冷凝集试验检查，仅有 1 例效价为 1:64，4 例效价在 1:8，其余均为阴性。提示这一指标可能不适于日本以外的其他人种。

（3）淋巴细胞亚群：周围血中淋巴细胞 CD4/CD8 之比是增加的。红霉素治疗后，两种淋巴细胞都能降到正常水平。

（4）免疫球蛋白：IgG、IgA 常有增高，未发现有血清免疫球蛋白（IgG、IgA、IgM、IgD 和 IgE）的持续下降或缺陷，但是 IgG 和 IgA 的水平可有轻度增加。在 26 个 DPB 患者中，8 个患者发现有血清 IgG4 亚群的缺陷。这一发现的正常机制和意义不详。

（5）肺功能测定：肺功能试验基本上表现为阻塞性损害，FEV_1 降低，这是本病的特征。某些病例中，尤其是进展性的病例，阻塞性肺功能损害的基础上可伴有限制性通气障碍。但肺顺应性和弥散功能多在正常范围，动脉血气分析显示早期常有低氧血症，晚期伴有高碳酸血症。低氧血症与呼吸性细支气管壁的肥厚，管腔狭窄，残气量增加；及血流和气体分布不均，通气/血流比例失调等有关。残气量（RV）和残气量与肺总量（RV/TLC）之比通常是增加的。随着疾病的进展，肺泡通气不足加重，可出现高碳酸血症，时间长后可导致肺动脉高压和肺心病，最终患者将演变为慢性呼吸衰竭。

（6）支气管镜检查：DPB 患者的支气管镜检查常常无特殊表现，可见黏膜充血，大量脓性或黏性分泌物。在 HRCT 引导下可获得受损部位的高质量支气管肺泡灌洗液，对灌洗液进行细胞学分析和病原学检查，有助于评价病情及选择恰当治疗方案。对病变部位也可以进行经支气管镜肺活检（TBLB）。

（7）痰和痰中细菌的检测：患者发病初期痰量少，反复呼吸道感染后，痰量每日可增至 100~200ml。由于大部分 DPB 患者在就诊时就有肺部感染的症状，细菌检测率流感杆菌 44%，肺炎球菌 12%，铜绿假单胞菌 22%。然而早期检出的细菌多为非致病菌，但以后很快出现以流感杆菌为主，部分为肺炎球菌感染，常反复发作。合并继发性支气管扩张后，发生铜绿假单胞菌感染，进入难治性铜绿假单胞菌感染时期，病情加重，终于导致呼吸衰竭。急性加重期检出的细菌有铜绿假单胞菌 30%、流感杆菌 17%、肺炎球菌 10%、金黄色葡萄球菌 3%、厌氧菌 2%。铜绿假单胞菌检出率高的原因，可能与临床上应用糖皮质激素治疗有关，但主要原因是由于 DPB 病变加重时气道严重受损和晚期继发支气管扩张所致。此外，DPB 时感染时铜绿假单胞菌较易被检出，急性加重的真正致病菌（如流感杆菌和肺炎球菌）在培养基上常被铜绿假单胞菌所掩盖，这在选用抗生素时应加以注意。

（8）实验室诊断方法评析：由于诊断 DPB 前临床上需要排除其他多种疾病，表 25-1 列出了诊断 DPB 时所采取的实验室方法及其临床意义。通常在 HRCT 的引导下，应用支气管镜检查可获得受损部位的高质量支气管肺泡灌洗液。对灌洗液进行细胞学分析，并进行支原体、细菌和真菌培养。对病变部位也可以进行支气管镜肺活检，必要时亦可考虑开胸肺活检或经胸腔镜肺活检。但是，某些 DPB 患者肺功能极差，就诊时已处于疾病晚期，此时实际上已丧失进行肺活检的时机。这种情况下可应用连续几个月的小剂量红霉素疗法，以观察临床治疗效果。

表 25-1　诊断 DPB 的实验室方法评析

方　　法	指　　征	诊断或排除 DPB 的预期意义
胸部影像学检查	证实特征性缺陷	参见诊断 DPB 的临床特点
肺功能检查	证实阻塞性通气功能障碍	参见诊断 DPB 的临床特点
纤毛检查	排除原发性不动纤毛综合征	纤毛摆动和超微结构正常
血清 IgG、IgA、IgM 和类风湿因子	特征性表现	IgA 水平单项升高且类风湿因子阳性
动脉血气分析	常规测定	晚期患者出现呼吸衰竭
血液 CD_4/CD_8 淋巴细胞比例	特征性表现	高
C-反应蛋白	监测疾病的活动性	高
抗人 T 细胞白血病	据报道有特征性	阴性
抗支原体抗体	特征性表现	抗肺炎支原体抗体 IgG 阴性；冷血凝试验阳性
痰微生物学检查	排除肺结核	早期有流感杆菌、晚期有铜绿假单胞菌

续　表

方　法	指　征	诊断或排除 DPB 的预期意义
血清曲霉菌沉淀素	排除过敏性曲菌病	阴性
HLA 分型	63.2% 的日本患者 HLA-B54 阳性	在其他种族人群中阴性
抗中性粒细胞胞质抗体	与肉芽肿病多血管炎及其他血管炎进行鉴别诊断	华裔患者阳性
经支气管活检	除外其他情况和感染	可获得有诊断价值的组织
支气管肺泡灌洗	排除感染和恶性肿瘤	可能发现呼吸道致病原或恶性肿瘤细胞
开胸肺活检	在其他上述各项检查没能确诊时采用	并非在所有条件下都必须进行

（蔡柏蔷）

488 • DPB 的组织病理学方面有什么特征？

DPB 是一种特发性疾病，通常 DPB 的病变在肺部弥漫存在，所谓"泛"，就是指病变累及呼吸性细支气管的"全"层。开胸活组织检查可获得满意的组织标本，而经支气管肺活检检查，能取得包括呼吸性细支气管组织在内的可判断的标本率很低，为 36.6%。

DPB 肺部大体解剖通常显示肺过度充气，在肺小叶中心区域常常可见到典型的直径为 2~3mm 的淡黄色结节。典型的组织病理学特征为呼吸性支气管管壁的增厚，伴有淋巴细胞的浸润。这些炎性改变扩展到周围气管组织也常见。在疾病进展时，呼吸性支气管狭窄和收缩以及这些细胞的浸润，淋巴滤泡的增生，管壁中泡沫细胞和附近区域中泡沫细胞的积累。远端末梢支气管发生继发性的扩张。病变为呼吸性细支气管的慢性炎症和慢性呼吸性细支气管周围炎；肉眼所见：淡黄色和白色的结节较均匀一致，弥漫地分布在两肺中。镜下所见：①呼吸性细支气管壁的淋巴组织肥大，增生及圆形细胞浸润，致使管壁肥厚，内腔狭窄或可见息肉状肉芽组织充满于管腔内，致使管腔闭塞，有时在管壁可见纤维化和肉芽组织。②由于肉芽组织及瘢痕灶的形成，使呼吸性细支气管及狭窄、闭塞。闭塞的呼吸性细支气管及其末梢的肺泡隔和肺泡壁中，有成堆的吞噬脂肪的泡沫细胞（黄色瘤）。③闭塞部位以远的支气管管腔以及肺泡有过度充气或支气管扩张。

DPB 的组织病理学特征可概括如下（表 25-2）。

表 25-2　DPB 的组织病理学特征

支气管、呼吸性细支气管的病变特点

　慢性气管壁炎症

　晚期支气管扩张

呼吸性支气管、肺泡管

　气管壁和腔的炎症伴管壁中泡沫细胞积聚

肺泡

　肺间质和肺泡腔内泡沫细胞积聚

其他阳性发现

　支气管上皮细胞层局灶性剥脱

　细支气管壁层的弹性蛋白离解

　支气管周围纤维性改变

　周围纤维性肺气肿改变

以下病变不会出现

　新生物的特征

　肉芽肿形成

　坏死性血管炎的特征

　明显的组织嗜酸性粒细胞浸润

　　DPB 易于 BOOP 混淆，但两者又不同，现将两者病理比较如下（表 25-3）。

表 25-3　DPB 与 BOOP 的比较

	DPB	BOOP（闭塞性支气管炎伴机化性肺炎）
主要病变部位	呼吸性细支气管	无特定部位（小支气管-非呼吸性细支气管）
病灶	常为多发	偶有多发
肉芽组织	有时有息肉状增生	增生明显
内腔狭窄	完全闭塞者少见	明显，常出现缩窄或完全闭塞
病变近端支气管	常有支气管扩张	非呼吸性细支气管-小支气管常有狭窄，很少发生扩张
所谓黄色瘤	在呼吸性细支气管，肺泡管，肺间质和其周围的肺泡壁常可见到	很少，在肺泡间隔有泡沫细胞浸润；如有存在，多表现为结节性黄色瘤

（蔡柏蔷）

489 • 临床上如何诊断和鉴别诊断 DPB？

诊断 DPB 的最低条件为：慢性鼻窦炎、慢性咳嗽、多痰和活动性呼吸困难；影像学上表现为弥漫结节影，其边缘不清，肺功能为阻塞性障碍；冷凝集试验呈持续性的增加。通常在其疾病过程中，大部分患者有这些临床特点（表 25-4）。

表 25-4　诊断 DPB 的临床特点

慢性鼻窦炎
临床症状：慢性咳嗽、多痰和活动性呼吸困难
胸部听诊：湿啰音、干啰音
胸部 X 线片：弥漫性播散性结节影
肺过度充气
双轨征
肺功能测定：阻塞性通气功能障碍：$FEV_1<70\%$ 预计值或 $FEV_1/FVC<70\%$
VC<80%预计值
RV 和 RV/TLC 增加（RV>150%，RV/TLC>45%）
低氧血症（$PaO_2<80mmHg$）
其他特点（特征性但非诊断性）
冷凝集试验呈持续性的增加
HLA-B54 存在（如果阳性，有助于诊断）
血清 IgA 和 IgG 增加
血清 CD_4/CD_8 淋巴细胞比例增加
类风湿因子阳性

弥漫性泛细支气管炎的诊断标准如下。

（1）临床症状：持续性咳嗽，咳痰及活动时气短。

（2）胸部听诊：断续性湿性啰音（多数为水泡音，有时伴有连续性干啰音或高调喘鸣音）。

（3）胸部 X 线：两肺弥漫散在的颗粒状阴影（常伴有肺过度充气，病情进展可见两下肺支气管扩张，有时伴有局灶性肺炎）。胸部 CT：小叶中心性颗粒状阴影。

（4）肺功能及血气分析：1 秒钟用力呼气容积占用力肺活量比值降低（$FEV_1/FVC<70\%$）及低氧血症（$PaO_2<80mmHg$），病情进展可伴有肺活量下降，残气量（率）增加，通常无肺散功能减低。

（5）血液检查：冷凝集效价增高（64 倍以上）。

（6）合并慢性鼻窦炎或有既往鼻窦炎病史（尽可能由 X 线照片确诊）。

满足上述主要临床表现（1）～（6）项者即可作出临床诊断。

诊断 DPB 时，临床上应注意与原发性不动纤毛综合征、慢性支气管炎、BOOP、支气管扩张、支气管哮喘、囊性肺纤维化、肺间质纤维化和慢性阻塞性肺疾病等进行鉴别诊断。表 25-5 列举了 DPB 与慢性支气管炎、阻塞性肺气肿、支气管哮喘和 BOOP 的鉴别要点，可供参考。支气管哮喘和 DPB 都有干啰音和阻塞性通气功能障碍的临床表现，但是支气管哮喘患者通常无大量痰液；DPB 和 COPD 均为阻塞性通气功能障碍，但 COPD 患者的胸部 X 线片缺乏结节状阴影；DPB 与肺间质纤维化可在临床上作鉴别，DPB 患者通常痰量较多，且在胸部 X 线片显示结节样阴影和肺部过度充气，并有阻塞性通气功能障碍。DPB 和弥漫性支气管扩张在临床上十分相似，鉴别相当困难。两种疾病临床上均有咳嗽、多痰、呼吸困难、血沉增快、C-反应蛋白升高和冷凝集试验效价增加，唯一的鉴别点是 DPB 患者的胸部 X 线片上有结节状阴影。然而，需指出晚期 DPB 病例可发展成弥漫性支气管扩张。

病理组织学检查有助于对本病的确诊。临床诊断的病例并不一定均具备 DPB 的病理组织改变。为了得到病理诊断，必要时可以进行开胸或经支气管镜肺活检（TBLB）DPB 的病理诊断标准如下：①淋巴组织增生（淋巴滤泡的肥大、增生），淋巴细胞和浆细胞浸润；②脂肪吞噬细胞（泡沫细胞）的聚集；③胶原纤维化（纤维化）。上述①、②、③项的改变中至少有 2 项者，可诊断 DPB。

表 25-5　DPB 与慢性支气管炎、阻塞性肺气肿、支气管哮喘和 BOOP 的鉴别诊断

	弥漫性泛细支气管炎	慢性支气管炎	阻塞性肺气肿	支气管哮喘	BOOP
性别	男女无差别	男多于女	男多于女	男女无差别	男女无差别
年龄	各年龄组，40～50 岁多见	中年或老年	中年或老年	青少年多见	20～80 岁
既往史	约 80% 合并慢性鼻窦炎	部分可合并慢性鼻窦炎	无	常有过敏史	无
家族史	偶见	无	偶见	常有	无
临床症状	连续性咳嗽，咳痰及活动后气短	咳嗽，咳痰，有时有气短	活动后气短，可有咳嗽及咳痰	发作时有喘鸣，可有咳嗽及咳痰	气急多见，干咳和低热
体征	间断性啰音，有时可有干啰音或捻发音	有时可有干啰音及湿啰音	呼吸音减弱，有时有干、湿啰音	发作时有哮鸣音	发绀，Velcor 啰音
胸部 X 线	两肺弥漫性散在结节影，常有肺过度充气	肺纹理增高	两肺透过度增高，肺部过度充气肺纹理纤细、稀疏	发作时肺透过度增加、肺部过度充气，缓解时正常	无肺气肿征，肺部斑片影和气柱征

续　表

	弥漫性泛细支气管炎	慢性支气管炎	阻塞性肺气肿	支气管哮喘	BOOP
胸部 CT	小叶中心性小结节影，可见细支气管扩张，管壁增厚	肺纹理增高，可见支气管壁增厚	肺野透过度增高，可见圆形低密度区，肺纹理纤细	正常或肺野透过度增高	结节影和气柱征
肺功能及血气痰	FEV$_1$<70% 预计值	轻度降低	FEV$_1$<55%	发作时降低	>70%
	肺活量：<80%	轻度降低	不定	发作时降低	<80%
	残气容积：>150%	轻度增加	高度增加	发作时增加	DLco<70%
	闭合气量：增加	增加	增加	增加	限制性通气障碍
	血气：PO$_2$<80mmHg	无变化	严重时：PO$_2$ 下降，PCO$_2$ 上升	发作时 PO$_2$ 下降	PO$_2$<80mmHg
	脓痰，量多（>100 ml/d）	黏液或脓痰	黏液或脓痰，量少	黏液性，嗜酸性粒细胞增加	无痰
血液检查	90%冷凝集试验>1:64，部分 HLABW54 阳性，CRP 增加，WBC 增加，ESR 增加，IgA 增加	WBC 增加，可有 CRP 增加，ESR 增加	RBC 增加，可有 ESR 增加	嗜酸性粒细胞增加，血清总 IgE 增加	血沉增快，ANA 阳性，CRP 增加
病变部位	呼吸性细支气管，17~18 级支气管	支气管，细支气管，1~16 级支气管	肺泡管，肺泡囊，肺泡呼吸区，1~16 级支气管	支气管，细支气管，1~16 级支气管	非呼吸性细支气管，13~15 级支气管

注：PO$_2$：氧分压；WBC：白细胞数；RBC：红细胞数；ANA：抗核抗体：CRP：C 反应蛋白；ERS：血沉；DLco：一氧化碳弥散量

（蔡柏蔷）

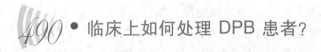 490 · 临床上如何处理 DPB 患者？

弥漫性泛细支气管炎是一种慢性和进展性疾病，预后较差。疾病的进展依赖于炎症部位的范围和严重程度，以及慢性气道感染的并发症。疾病过程的早期阶段，痰中经常含有正常的菌丛，感染或寄殖的细菌中常常有流感杆菌，长期应用针对这一细菌的抗生素治疗，则可能发生铜绿假单胞菌感染，这显然可以加速本病的破坏性，导致肺部发生弥漫性支气管扩张和囊性改变。晚期阶段，患者常发生慢性呼吸衰竭和肺心病。未经治疗的患者从第一次就诊开始，其 5 年生存率相当低，约 42%，10 年生存率为 25.4%。

目前认为，除非有严重的支气管痉挛及重症呼吸衰竭时，一般不主张用激素治疗 DPB，尤其对有感染的 DPB 患者有害而无利。1984 年以来，按照 Kudoh 的长期、低剂量红霉素疗法，DPB 患者的预后得到了显著的改善。大部分患者可用每日 600mg 红霉素治疗。研究证实：在长期红霉素治疗后（平均 20 个月），患者的一般情况，包括主观感觉（咳嗽，咳痰和呼吸困难）和客观情况（胸部 X 线片表现和低氧血症）都有显著的改善。近来应用双盲和安慰剂对照法，在 DPB 患者中证实了红霉素对该病有效。这一结论将使患者的预后发生改善。红霉素在本病中的作用机制不明。600mg 的红霉素剂量所得到得到最大血清浓度和痰浓度，远低于正常所需的抑制致病菌的最低浓度。流感杆菌和铜绿假单胞菌是从 DPB 患者痰中经常能培养出来的微生物。很显然红霉素疗法并不是通过抗菌疗效来起作用的。红霉素也许在这些患者中起了抗感染或免疫抑制作用。

（1）低剂量红霉素治疗 DPB 的机制：目前根据临床和实验室研究对低剂量红霉素治疗 DPB 的机制提出如下理论：①Miyatake 等证明：在支气管哮喘患者中，低剂量红霉素疗法改善了患者的支气管高反应性。②经红霉素疗法 DPB 患者的周围血中，伴有 HLADR 表达的 T 细胞活化百分比明显下降。③Nelson 等证明：红霉素降低了中性粒细胞的直接迁移。DPB 患者中支气管肺泡灌洗液中性粒细胞显著增加，在这些患者中所发生的肺损伤，中性粒细胞起了重要作用。④红霉素治疗 DPB 的另一可能作用为抑制过度的分泌作用。红霉素可以在体外试验中证实能抑制人呼吸道中的呼吸糖结合物的分泌。⑤红霉素抑制了因铜绿假单胞菌感染后、中性粒细胞所产生的白介素-8（IL-8）。DPB 患者铜绿假单胞菌感染时，可使 IL-8 生成增加，导致气道内中性粒细胞积累。红霉素通过抑制 IL-8 的生成而产生治疗效应。⑥体外研究表明，红霉素可加速培养的中性粒细胞凋亡（apoptosis）。凋亡的中性粒细胞仍保持其细胞膜的完整，被巨噬细胞吞噬之后，不至于释放出组织毒性物质，因而红霉素起到了减轻组织损伤的作用。⑦DPB 患者的支气管灌洗液中的防御素（defensin）是增加的。防御素有很强的免疫效应，可使气管、支气管的上皮细胞的黏液渗出增加。DPB 时的肺损伤与中性粒细胞产生防御素积累有关。红霉素可降低防御素的上皮而产生治疗作用。⑧红霉素虽然缺乏或没有对铜绿假单胞菌的杀伤作用，但是铜绿假单胞菌与红霉素接触后，就容易被中性多形粒细胞所杀灭。⑨DPB 患者周围血液中的活性 $CD8^+$、$CD4^+$ 和 $CD3^+$ 的比例是增加的红霉素治疗后使这些细胞的比例有所降低。故红霉素能调节淋巴细胞的功能和影响 DPB 的病程。

现在对 DPB 的治疗提出如下原则：不管痰中的细菌种类如何，首选红霉素（EM），初期病例每日口服 600mg 或 400mg，治疗 6 个月以上，对于病情发展的病例可使用 2 年以上，停药后复发病例，再使用仍然有效。其他大环内酯类抗生素，如克拉霉素（CAM），罗红霉素（RXM）与红霉素疗效相同。对于感染症状明显而红霉素治疗 1 个月无效者，可以应用 CAM 或 RXM。

（2）推荐治疗方案：根据循证依据和专家共识，2000 年 1 月日本厚生省弥漫性肺疾病调查研究组制定了弥漫性泛细支气管炎（DPB）的大环内酯类药疗法临床应用指南。主要内容为如下。

1）小剂量大环内酯类药疗法是 DPB 的基本疗法，一经诊断应尽快应用，因为越在病程早期临床效果更好。

2）药物的选择和每日剂量

首选药物：红霉素（EM）每日 400mg 或 600mg，分 2~3 次，口服。当其无效或存在不良反应停药，或有药物之间作用时可选择。

二线药物：克拉霉素（CAM）每日 200mg 或 400mg，1 次或分 2 次，口服。罗红霉素（RXM）每日 150mg 或 300mg，1 次或分 2 次，口服。

注意：16 元大环内酯类药物无效。

3）疗效评估和疗程：多数在 2~3 个月内可见到临床疗效，治疗应持续至少 6 个月可对临床疗效评价；当临床表现、影像学表现和肺功能改善或对日常活动无显著受限时，总疗程为 2 年；停药后若症状复发，应重新开始治疗；当对有广泛性支气管扩张、伴有呼吸衰竭病情进展的患者有效时，疗程不限于 2 年可继续给药。

（3）急性发作期的治疗：当患者有明显的感染症状时：如发热、咳脓痰、痰量增多、血沉增快，C-反应蛋白阳性，血白细胞及中性粒细胞增加时，考虑到有铜绿假单胞菌感染的可能性时，针对病原菌及根据药物敏感试验选用抗菌药物，如第三代头孢菌素、氨基糖苷类抗生素、新喹诺酮类和羧苄青霉素等。使用其他抗生素时，不停用红霉素。

（4）辅助疗法：包括口服祛痰剂及使用支气管扩张剂，如 β 受体激动剂等。有低氧血症时使用氧疗，长期氧疗可提高患者的生活质量。

（5）慢性鼻窦炎的治疗：可选用大环内酯类药物、减充血剂、鼻内激素等药物。必要时外科手术，目前功能性内镜手术（functional endoscopy sinus surgery，FESS）在保留黏膜和恢复正常黏液纤毛传输功能的前提下准确去除病变，已成为手术治疗慢性鼻窦炎的首选方法。

DPB 一直被认为是一种预后不良的疾病，其 5 年生存率为 42%，出现铜绿假单胞菌感染后其 5 年生存率仅为 8%。随着红霉素疗法的应用，5 年生存率已从 70 年代的 57.6% 提高到 93.4，年病死率也从 10% 下降到 2% 左右。今后 DPB 的病因以及红霉素在本病中的治疗作用，有必要做进一步的研究。

（蔡柏蔷）

参考文献

［1］ Homma H，Yamanaka A，Tanimto S. et al. Diffuse panbronchioltis，a disease of the transitional zone of the lung. Chest，1983，83：63-69.

［2］ 贺正一，李燕燕. 弥漫性泛细支气管炎. 中华结核和呼吸杂志，1996，19（2）：115-117.

［3］ Fisher MS. Rush WL，de-Christenson R，et al. Diffuse panbronchiolitis. Arch Pathol Lab Med，1998，122：156-160.

［4］ Koyama H. Geddes DM. Erythromycin and diffuse panbronchiolitis. Thorax，1997，52：915-918.

［5］ Tsang KWT，Ooi CGC，Ip MSM，et al. Clinical profiles of Chinese patients with diffuse panbronchiolitis. Thorax，1998，53（4）：274-280.

［6］ Kudoh S，Azuma A，Yamamoto M，et al. Improvement of survival in patients with diffuse panbronchiolitis treated with low-dose erythromucin. Am J Respir Crit Care Med, 1998, 157：1829-1832.

［7］Tsang KWT. Diffuse panbronchiolitis：diagnosis and treatment. Clin Pulm Med, 2000, 7（5）：245-252.

［8］Homma S, Kawabata M, Kishi K, et al. Diffuse panbronchiolitis in rheumatoid arthritis. Eur Respir J, 1998, 12：444-452.

［9］Ryu JH, Myers JL, Swensen SJ. Bronchiolar disorders. Am J Respir Crit Care Med, 2003, 168：1277-1292.

［10］Poletti V, Casoni G, Chilosi M, et al. Diffuse panbronchiolitis. Eur Respir J, 2006, 28：862-871.

［11］王岚，蔡柏蔷. 弥漫性泛细支气管炎 18 例临床分析. 国际呼吸杂志，2009，29（17）：1036-1040.

［12］Azuma A, Kudoh S. Diffuse panbronchilitis in East Asia. Respirology, 2006, 11：249-261.

［13］蔡柏蔷. 弥漫性泛细支气管炎. //蔡柏蔷，李龙芸. 协和呼吸病学. 第 2 版. 北京：中国协和医科大学出版社，2011.

二十六、肺朗格汉斯细胞组织细胞增多症

491. 肺朗格汉斯细胞组织细胞增多症是一种什么样的疾病？

肺朗格汉斯细胞组织细胞增多症（pulmonary langerhans cell histiocytosis，PLCH）又称为肺组织细胞增多症 X（pulmonary histiocytosis X）。是一种少见的肺间质疾病、主要发生在成年吸烟者中。PLCH 属于朗格汉斯细胞组织细胞增多症（langerhans cell histiocytosis，LCH）疾病中的一个分型，LCH 的特征为朗格汉斯细胞无限制的增生和浸润，是一组较罕见的单核-吞噬细胞异常增生性疾病。1985 年改用朗格汉斯细胞组织细胞增多症来取代组织细胞增多症 X，以强调朗格汉斯细胞（langerhan cell，LC）在疾病发生、发展中所起的重要作用。在各种类型的 LCH 中，成人和儿童的临床表现差异相当大，轻症疾病患者不需要治疗，而重症播散型患者可有广泛的脏器受累和较高的病死率。LCH 所累及的脏器包括：皮肤、骨骼、垂体、淋巴结和肺。儿童 LCH 的发病率约高于成人 3 倍，但 LCH 的肺部受累在成人中更为常见，而且成人 LCH 患者常常表现为肺为唯一的累及器官。目前 LCH 的成人分类如下（表 26-1）。

表 26-1　朗格汉斯细胞组织细胞增多症（LCH）的分类

单一器官受累
肺
骨骼
皮肤
垂体
淋巴结
其他部位：甲状腺、肝、脾、脑
多系统疾病
多器官疾病伴有肺部受累（5%～15% 的病例伴有肺部受累）
多器官疾病而无肺部受累
多器官病变

PLCH 在白种人群中相对较多，而在黑种人或黄种人群中相对较少。PLCH 主要发生在 20~40 岁之间的年轻人群中，无明显的性别差异。弥漫性肺间质疾病患者的系列外科肺活检标本中，PLCH 的诊断率约为 5%。但实际上许多 PLCH 患者由于种种原因并未进行外科肺活检。另外，有时根据 HRCT 的放射学表现诊断为其他疾病，而从未怀疑过 PLCH。研究表明，1382 例弥漫性肺间质疾病患者中，发现 PLCH 91 例（6.6%），其中某些病例根据典型的临床表现和放射学特征而诊断 PLCH，并未进行肺活检检查证实。PLCH 的主要流行病因素是吸烟。与无肺部受累的 LCH 患者相比较，LCH 患者无明显的吸烟史，而 PLCH 患者大多数为吸烟者。偶尔有个别 PLCH 患者无明确的吸烟史。吸烟与单纯累及肺部的 PLCH 密切相关，而与多系统受累的 LCH 则无明确的关系。非吸烟者 PLCH 合并多器官受累时，与单纯累及肺部的 PLCH 的患者相比较，虽然病变在放射学和组织病理学上相似，但是可能代表了两种不同的疾病过程。

通常 PLCH 的肺部病变可分为三期：①细胞期：嗜酸性粒细胞、朗格汉斯细胞、淋巴细胞、浆细胞及少量的中性粒细胞浸润，早期病变集中在细小的膜性细支气管和近端呼吸性细支气管，随后逐渐向邻近的肺泡间质扩展形成典型的星形灶或环形结节灶；②增生期：病灶内已有肺间质纤维化，伴有慢性炎细胞浸润，同时肺泡的上皮细胞增生，肺泡腔内可见大量巨噬细胞浸润，此时朗格汉斯细胞的数量是减少的；③愈合或纤维化期：有较多的瘢痕，细支气管可以阻塞并继发扩张而形成囊腔，可有闭塞性细支气管炎伴机化性肺炎的表现，间质弥漫性纤维化甚至形成蜂窝肺，伴有大小不等的肺囊肿形成。不同时期的病变可以在同一个脏器里表现出来，灶性分布的病变组织之间可见正常的肺组织。从大体上看，在 PLCH 病变的早期，肺内可见直径 1~10mm 的多发小结节。随病程的进展，这些孤立的病灶相互融合，形成形态不规则的纤维灶及大小不等的囊腔。这些病灶多见于上叶和肺野中心区域。

病灶内浸润的组织细胞中含有病理性的朗格汉斯细胞是确诊 LCH 的依据。这些朗格汉斯细胞的特点为在光镜下可见到有皱褶的不规则囊状核，在电镜下可见胞质内 Birbeck 颗粒，免疫组化染色示膜表面 CD1a、CD68 抗原、S-100 蛋白、Ia 样抗原和膜结合的 ATP 酶等阳性。它们虽然属于树突状细胞但并不具备抗原提呈能力，可在局部增生。

（蔡柏蔷）

492 • PLCH 有哪些临床表现和实验室发现？

（1）PLCH 的临床表现：原发的 PLCH 可见于各年龄段患者，尤其多见于 20~40 岁年龄组，无明显性别差异。早期可能无症状，随后出现非特异的全身不适如乏力、发热和消瘦。大多数 PLCH 患者有呼吸系统症状：如咳嗽和用力后呼吸困难，偶有咯血、胸痛。大约 25% 的患者在发病初无明显症状或仅仅表现为吸烟后咳嗽。10%~15% 的患者有自发性气胸的症状。查体常无异常发现，偶尔可闻及肺部细湿啰音或爆裂音，杵状指少见。疾病的晚期阶段，呼吸音降低，呼气延长。晚期患者可出现继发的肺动脉高压和肺源性心脏病的表现。PLCH 的临床特点见表 26-2。

表 26-2　PLCH 的临床特点和发病情况

特　点	临床发现	发生率（%）
发病高峰年龄	30~40 岁	
性别	成人中男女大致相同	
吸烟史	成人	90~95
临床症状	咳嗽	50~68
	呼吸困难	30~68
	发热，体重下降，多汗	20~30
	胸痛	10
	无症状	25
肺功能检查	正常	10~42
	限制性通气功能障碍	23~52
	阻塞性通气功能障碍	22~59
	混合性通气功能障碍	4~25
继发性合并症	气胸	10~20
	肺外表现	15
	肺动脉高压	
	呼吸衰竭	
	继发性恶性肿瘤	

　　北京协和医院收治的 7 例 PLCH 患者均表现为咳嗽、活动后气短，其中咳嗽 5 例，活动后气短 6 例。气胸 5 例，其中 2 例患者既往曾有气胸史（均为 2 次）。病程 1 个月~6 年不等，中位数为 1 年，病程大于 2 年者 1 例，为一位 37 岁的不吸烟患者。查体除气胸未愈者有气胸体征外，余无明显异常，7 例患者双肺均未闻及爆裂音，均无杵状指。

　　（2）PLCH 的实验室检查

　　1）常规实验室检查：外周血白细胞及分类计数通常正常。血沉呈中等程度增快。血清中可能存在多种低效价的自身抗体和免疫复合物。血清紧张素转换酶正常。

　　2）肺功能检查：PLCH 疾病初期的胸部影像学虽已经有异常表现，但肺功能检查仍为正常。约 75% 的患者在疾病诊断初已表现有肺功能异常，包括阻塞性、限制性和混合性通气功能障碍。通常虽然患者的肺活量（VC）减低但残气量（RV）正常或增加，因此肺总量（TLC）大致正常而 RV/TLC 增加。这种肺功能改变与肺囊性化有关，也是 PLCH 与其他弥漫性肺间质病变的肺功能改变不同的特征之一。在弥漫性肺间质病变中出现阻塞性通气功能障碍是十分罕见的，这是 PLCH 的有效诊断方法之一。

　　60%~85%PLCH 患者的最常见生理异常为一氧化碳弥散功能降低。这与肺血管和肺实质受累相关。支气管阻塞可引起肺功能阻塞性改变，在疾病早期其原因是支气管周围炎，而在晚期其原因为合并存在的肺气肿。严重的限制性通气功能障碍与广泛的肺纤维化相关。这些患者中活动能力下降相当普遍，某些患者的运动功能降低与肺血管功能障碍有关。

血气分析：早期正常，晚期可出现低氧血症和/或高碳酸血症。

3）支气管镜检查、肺活检和支气管肺泡灌洗液：支气管镜直视下可见气管-支气管树大致正常或表现为非特异性炎症。PLCH 的明确诊断需要典型的组织病理学证据，典型的肺组织损伤中含有朗格汉斯细胞，这通常需要经支气管镜肺活检或外科肺活检。由于 PLCH 病变呈结节状分布，且经支气管镜肺活检所获得的标本较小，故经支气管镜肺活检诊断的成功率较低，为 10%~40%，其诊断应用价值有限。此外，如已有多发肺囊腔形成，则不宜行经支气管肺活检。

除经支气管镜肺活检外，支气管肺泡灌洗液（BAL）对 PLCH 有一定的诊断价值，但其意义也较小。支气管肺泡灌洗液的细胞学检查显示细胞总数增多（可达 $10^6/ml$），其中巨噬细胞和嗜酸性粒细胞比例增加，淋巴细胞比例正常或下降，CD_4/CD_8 下降。PLCH 患者的 BAL 中 CD1a 细胞（朗格汉斯细胞）的增加超过 5%，具有诊断意义。临床上对大多数怀疑 PLCH 的患者首先进行支气管镜检查和经支气管肺泡灌洗，因为有时经过这些检查，可诊断 PLCH 或其他肺间质疾病（例如：结节病或过敏性肺炎等），从而避免进行外科手术肺活检。外科肺活检可以获得相对较大的组织标本，所以外科手术肺活检（开胸或经胸腔镜肺活检）仍然是诊断的"金标准"，具有最大的诊断价值。

（3）PLCH 的影像学表现：胸部 X 线片的异常发现与病变进程有关。约有 10% 的 PLCH 患者的胸部 X 线片可完全正常，但大部分患者的胸部 X 线片有异常发现，通常微小结节或网状结节性浸润阴影表现为双侧对称分布，肺内病变通常是弥漫性分布，以上、中肺野受累为主，在肋膈角区域分布相对较少。在间质改变的背景中常有囊性病变。在胸部影像学上肺容积可为正常或增加，到病程晚期，肺呈囊样变或假性肺气肿表现。这是 PLCH 的特征性改变，有助于与其他通常伴有肺容积降低的间质性肺疾病相鉴别（肺淋巴管平滑肌瘤病除外）。PLCH 少见的影像学表现有：肺泡浸润阴影、肺门和纵隔淋巴结肿大、肺动脉段突出、胸膜渗出和单个肺部结节阴影而无肺部间质浸润阴影。PLCH 患者的纵隔淋巴结和胸膜很少受累，部分患者可有反复发作的气胸和溶骨性肋骨损伤。

胸部 HRCT 的主要发现有结节状和囊性病变，病变以肺上部区域为主，而肺叶的基底部位相对较少。影像学上 PLCH 的囊性肺部病变与肺淋巴管平滑肌瘤病十分相似，但 PLCH 影像学异常在肺基底部分相对较少，这一特点有助于和肺淋巴管平滑肌瘤病相区别。PLCH 的囊性病变形态常常较为奇异，大小不一（一般小于 20mm），典型囊性病变为薄壁（1mm 或更薄）。晚期 PLCH 囊性病变可发生融合，此时与肺气肿鉴别将相当困难。一系列的 HRCT 研究可以发现，PLCH 的病变以下例程序进行变异：结节状阴影、结节内出现空洞性病变、囊性病变和最终囊性病变融合。早期阶段，结节状阴影和囊性病变常常共同存在，而在晚期阶段囊性病变和结构性改变占据主要地位。

病变在 HRCT 上的分布和类型有助于诊断。囊性改变伴随结节状病变（部分可有空洞存在），常常反映了 PLCH 的典型病理形态特征。如果 HRCT 表现为这些典型特征，结合临床表现，可以疑诊为 PLCH。结节状阴影和囊性病变共同存在，这一典型 HRCT 表现只能在疾病的早期阶段见到。在许多情况下常常遇到非特异的临床表现，磨玻璃样改变、淋巴结肿大和实变影等也有报道。磨玻璃样改变和结节影在影像学难以与过敏性肺炎相鉴别，而纵隔淋巴结肿大易与结节病相混淆。如果诊断需要，HRCT 有助于选择适当的部位进行外科肺活检。

（蔡柏蔷）

493. 临床上如何进行诊断和治疗肺朗格汉斯细胞组织细胞增多症？

如同其他肺间质疾病患者一样，临床上如怀疑 PLCH 则首先要完成病史采集和体格检查。尽管病史和体格检查并无特异性，但是如果患者缺乏当前的吸烟史和既往的吸烟经历，那么诊断 PLCH 的可能性就不大。同样，虽然影像学和肺功能测定为非特异性改变，但是如有以下线索仍可提示 PLCH。例如：成人吸烟者表现为双侧间质性肺浸润，并且浸润阴影在肋膈角部位分布稀少；自发性气胸或反复发作的气胸都应该进一步做 PLCH 的检查。所有患者均应作 HRCT，如发现有结节状阴影和囊状阴影同时存在，且在肺基底部位分布较少，此时结合临床表现，那么 PLCH 的诊断几乎可以肯定。通常需要进行肺活检以确定 PLCH 的诊断，但并不是必需的，尤其是症状较轻的患者，影像学表现典型，往往不需要作肺活检，也不需要进行特异的治疗（仅仅需要戒烟）。当 HRCT 无诊断价值时，需作进一步的评估，支气管镜检查或外科肺活检是指征。如果患者证实有肺外 LCH（例如：皮肤或骨骼）而且 HRCT 有 PLCH 的肺部表现，PLCH 的诊断可以成立。

（1）诊断与鉴别诊断

1）询问病史：应注意患者的发病年龄，吸烟的病史对诊断有一定的帮助。

2）PLCH 特征性临床和放射影像学表现。特别应注意患者除干咳、气短外，是否合并多饮、多尿、溶骨性骨质破坏、皮疹、肝、脾、淋巴结增大等多系统损伤。肺功能检查显示肺总量正常或轻度升高和（或）存在显著的阻塞性通气功能障碍，这些改变在其他弥漫性肺间质疾病中很少见。胸片/胸部 CT 上肺内病变的分布特点，及其从结节影到弥漫性间质纤维化伴多发囊泡形成的影像特征均有助于该病的诊断。

3）病理学检查发现病变部位的朗格汉斯细胞浸润及细胞内 Birbeck 颗粒和细胞表面的 CD1a 抗原阳性是确诊的依据。当肺内病变以结节或网结节改变为主时，为确诊可行开胸肺活检。

4）当肺部病变以结节或结节伴空洞形成为主要表现时，需要与分枝杆菌感染，结节病，肉芽肿病多血管炎（韦格纳肉芽肿），转移肿瘤，肺泡癌等鉴别；育龄期女性患者的肺部病变如以多发囊泡形成为主要表现时，需要与淋巴管平滑肌瘤病（LAM）鉴别。

（2）治疗

1）戒烟：所有 PLCH 患者都应该戒烟，戒烟可以稳定病情，减轻症状并缓解疾病进展。

2）糖皮质激素：对于症状严重和持久，且肺功能进行性下降的患者，应使用糖皮质激素治疗。选择糖皮质激素作为 PLCH 的基本药物治疗，是一种经验治疗和专家意见，而未进行预期研究。糖皮质激素治疗对 PLCH 患者可以稳定病情和减轻症状，PLCH 患者合并肺动脉高压时，糖皮质激素治疗也可改善症状。

目前在 PLCH 患者中应用糖皮质激素治疗，尚无指南可作为指导。对于肺功能正常的 PLCH 患者，不推荐使用药物治疗。而对于疾病进行性进展的患者（通过系列肺功能测定和影像学检查来判定），可以试用泼尼松治疗，剂量 0.5mg/kg，逐渐减量，疗程 6~12 个月。除应告诉患者糖皮质激素治疗的潜在不良反应，还应告诉糖皮质激素治疗的疗效目前还无明确的证据。

3）细胞毒药物：各种化疗药物，例如：长春碱、甲氨蝶呤、6-巯基嘌呤、环磷酰胺和依托泊苷等已经试用于 PLCH（或多系统 LCH）患者的治疗，这些患者通常对糖皮质激素治疗无反应或者合并有进行性多系统受累。由于这些药物疗效的报道有限，而且存在潜在的不良反应，故这些药物仅仅保留给疾病进行性进展的患者应用。目前正在评价糖皮质激素和长春碱联合治疗的疗效。

4）胸膜固定术和肺移植：PLCH 患者由于囊性病变的破裂，可以造成气胸。气胸是 PLCH 常见的并发症，在疾病过程中气胸的发生率为 10%~20%。处理 PLCH 合并自发性气胸时，外科胸膜固定术是最佳选择。患者如果频发气胸，通常推荐胸膜固定术治疗。并发严重的呼吸衰竭患者，可进行肺移植。PLCH 患者如果合并肺动脉高压，也是肺移植的指证。故晚期重症 PLCH 患者，呼吸功能明显受损，预期生命有限的患者，可以进行肺移植。肺移植前必须停止吸烟，因为发现肺移植后，如果患者再吸烟，PLCH 可以复发。肺移植可以单肺移植或双肺移植，肺移植后 PLCH 的复发率高达 20.5%。复发的危险因素包括移植前存在肺外疾病和移植后继续吸烟。

5）肺动脉高压的处理：肺动脉高压是 PLCH 常见的并发症，且难以发现。PLCH 肺动脉高压的严重程度高于其他慢性肺部疾病，例如特发性肺纤维化。其预后也较差。

与其他慢性肺部疾病所致的肺动脉高压不同，PLCH 合并肺动脉高压常伴随一种原发性的肺血管病变，观察到的组织病理学包括内膜纤维化以及静脉和动脉系统的重构。某些患者尽管肺实质病变稳定，但涉及的血管病变仍然进行性进展。临床上应该对所有 PLCH 患者进行肺动脉高压的筛查。患者应该做超声心动图以发现有无肺动脉高压存在，尤其是肺功能异常程度与呼吸困难不成比例的患者。当超声心动图检查提示有显著的肺动脉高压存在时（右心室收缩压>40mmHg，或者右心室功能下降），应该进行右心导管检查，以明确肺动脉高压的严重程度并且评估对血管扩张药物的反应。

临床上可以应用血管扩张药物，包括磷酸二酯酶抑制剂或内皮素拮抗剂进行治疗，也许能够降低肺动脉高压和改善运动能力。依前列醇（epoprostenol）为一种前列环素，可以造成严重的肺水肿，如果患者累及静脉并且可能合并存在肺静脉闭塞病（肺静脉闭塞病可与 PLCH 合并存在），应用这类药物时应该十分慎重，因为应用静脉注射血管扩张药物后则可能造成严重后果。除了应用血管扩张药物进行适当的治疗外，抗凝治疗和氧疗能够纠正低氧血症。糖皮质激素治疗 PLCH 合并存在的肺动脉高压是否有效，尚未得到进一步的证实。

无论患者是否进行治疗，所有患者都应该在 3～6 个月中进行肺功能检查。无症状和症状轻微的患者预后相对较好，尤其在停止吸烟后，病情平稳或可以自行改善。但是，有一部分 PLCH 患者肺部疾病呈进行性进展，出现严重的呼吸功能衰退，最终可死于呼吸衰竭。另外有一些患者可发生严重的肺动脉高压和肺心病。研究表明，许多因素可以影响疾病的预后，如：发病年龄、多系统受累、胸部影像学上囊性病变和蜂窝肺的表现、弥散容量显著的降低、FEV_1/FVC 比值的下降、RV/TLC 比值的增加；以及糖皮质激素治疗的时间等。PLCH 患者发生肺部并发症的危险性较大，且 PLCH 患者似乎发生恶性肿瘤的危险性增加。淋巴瘤、骨髓增生性疾病和各种上皮癌症在 PLCH 患者中的发生率较高。其他类型的 LCH 患者的癌症发生率也较高。

（蔡柏蔷）

参 考 文 献

［1］ Vassallo R, Ryu JH. Pulmonary Langerhans' cell histiocytosis. Clinics in Chest Medicine, 2004, 25：561-571.

［2］ Vassallo R, Ryu JH, Schroeder DR, et al. Clincal outcomes of pulmonary Langerhans'-cell histiocytosis in adults. N Engl J Med, 2002, 346：484-490.

［3］ Vassallo R, Jensen EA, Colby TV, et al. The overlap between respiratory bronchiolitis and desquamative interstitial pneumonia in pulmonary Langerhans' cell histiocytosis：high-resolution CT, histologic, and functional correlations. Chest, 2003, 24 (4)：1199-1205.

［4］ Desai SR, Ryan SM, Colby TV. Smoking-related interstitial lung diseases：Histopathological and imaging perspectives. Clinical Radiology, 2003, 58：259-268.

［5］ Taz A. Adult pulmonary Langerhans' cell histiocytosis. Eur Respir J, 2006, 27：1272-1285.

［6］ 谢世光，蔡柏蔷，黄蓉. 肺郎格罕细胞增多症 7 例临床分析. 中国实用内科杂志, 2006, 26 (23)：1873-1874.

［7］ 李霁，刘鸿瑞，郭丽娜. 肺郎格汉斯细胞组织细胞增生症的病理诊断及鉴别诊断. 中华病理学杂志, 2004, 33：109-112.

［8］ Juvet SC, Hwang D, Downey GP. Rare lung diseases Ⅲ：Pulmonary Langerhans' cell histiocytosis. Can Respir J, 2010, 17 (3)：e55-e62.

［9］ Suri HS, Yi ES, Nowakowski GS, et al. Pulmonary langerhans cell histiocytosis. Orphanet Journal of Rare Diseases, 2012, 7：16.

［10］ 蔡柏蔷. 肺郎格汉斯细胞组织细胞增多症. //蔡柏蔷，李龙芸. 协和呼吸病学. 第 2 版. 北京：中国协和医科大学出版社, 2011：1619-1627.

二十七、淋巴管平滑肌瘤病

494. 淋巴管平滑肌瘤病是一种什么样的疾病?

淋巴管平滑肌瘤病（lymphangioleiomyomatosis，LAM），通常又称为肺淋巴管平滑肌瘤病，是一种罕见的原因不明的、呈持续发展的弥漫性肺间质疾病，几乎所有的 LAM 病例均发生在育龄期妇女。患者肺部常出现特征性的薄壁囊性改变，其主要病理基础为肺实质、淋巴管和血管平滑肌的不典型异常增生。病理特点为肺间质的平滑肌过度增生及肺囊肿的形成，因其临床症状、X 线表现、肺部生理较为接近肺气肿的表现，并存在气流受阻，故易误诊为支气管哮喘或慢性阻塞性肺疾病。患者有进行性呼吸困难及肺弥漫性阴影和隐约可见的囊肿时，亦易误诊为特发性肺纤维化（IPF）。LAM 病程中可出现反复发生的气胸和乳糜胸，可合并肾血管肌脂瘤（angiomyolipoma）等肺外表现，随着疾病的进展，肺功能进行性恶化，晚期可出现呼吸衰竭，目前缺乏有效的治疗方法。

（1）流行病学和分类：LAM 可分类两类：散发的 LAM（S-LAM）和合并结节性硬化症（tuberous sclerosis complex，TSC）的 LAM（TSC-LAM）。两者在临床上有很多相似之处，但后者有 TSC 的多系统表现，如神经精神系统和皮肤病变。对 TSC 女性患者筛查，26%~39% 可发现肺部 LAM 病变，临床诊断的病例远远低于这些数据。另一方面，有些 TSC-LAM 临床表现不典型，如果不仔细检查，会被误诊为 S-LAM。S-LAM 在成年女性的发病率约为 1/400000。多发生于月经期妇女，70% 患者在 20~40 岁之间，平均发病年龄 30 岁左右，仅 5% 于 50 岁之后出现症状。极少数病例出现于月经结束之后，这些患者多长期接受雌激素治疗。虽然全球 TSC 患者数超过 100 万例，由于 TSC-LAM 的呼吸症状通常轻微，有大量的 TSC-LAM 病例未被诊断。在已报道的 LAM 患者中，S-LAM 占大多数。LAM 虽然罕见，但由于其常有特征性的临床表现，只要临床医师提高诊断认识，将会有更多的 LAM 病例被发现。

（2）病因及发病机制：LAM 以不典型平滑肌细胞的过度增生为特征，由于 LAM 发生于育龄期女性，推测与雌激素有一定的关系。已发现妊娠或应用雌激素治疗后可使病情恶化，故考虑 LAM 的发病与雌激素有重要联系，既往曾以抗雌激素治疗、切除双侧卵巢、放射治疗和黄体酮等治疗，但收效甚微。因此考虑其发病机制除与雌激素相关外，可能还受其他因素影响。

肺间质平滑肌增生引起的肺囊肿外及类似肺气肿变化，曾被认为是由平滑肌压迫传导气道引起。另外气道内平滑肌增生形成球样瓣膜引起终末气腔的扩张，也曾推测是由于弹性蛋白酶/α1 抗胰蛋白酶系统的不平衡，导致弹力纤维的变性引起肺囊肿与肺气肿样变化的重要发病机制。目前认为 LAM 发病是以上诸因素联合作用的结果。近年来新发现 LAM 的异常平滑肌细胞中 TSC-2 基因异常，可能在平滑肌过度增生中发挥作用。

（3）病理：LAM 在病理上主要表现为肺的多囊状改变。肺表面有广泛分布的囊肿，为扩张的淋巴管在脏层和壁层胸膜上形成类似肺大疱的病变。显微镜下可见扩张的淋巴管和异常增生的平滑肌细胞（LAM 细胞）。LAM 细胞呈多形不规则排列，从小圆形到椭圆形、梭形及大的上皮样细胞。病灶内或病灶周围无炎症细胞浸润。LAM 细胞还见于小气道及肺血管。LAM 细胞彼此形态相似，但较短呈多形性，沿淋巴管、支气管血管束、小静脉、肺泡、肺间质内外增生，引起这些管腔阻塞及扩张，形成弥漫性终末气腔扩张的囊肿，直径 1mm 至数厘米。组织内可见一定程度的含铁血黄素，淋巴管极度扩张、扭曲，肺门、纵隔、腹后壁淋巴结多肿大。胸导管壁增厚、腔扩张，阻塞后出现乳糜胸。肺外脏器如肾、腹后壁、腹腔内和盆腔内常同时发生血管平滑肌瘤。

免疫组织化学染色显示平滑肌标志阳性及特征性的 HMB-45 抗体阳性，这对于标本较小时尤其有诊断价值。例如，经支气管镜肺活检获得的标本通常较小，HMB-45 染色有助于 LAM 的确诊。LAM 细胞的细胞核雌激素受体和孕激素受体常为阳性。

LAM 可分为两期：①早期：终末细支气管外、肺泡壁和胸膜上有不典型的平滑肌细胞，肺泡呈扩张性囊肿；②晚期：病灶内出现胶原形成结节，肺泡明显扩张。

（蔡柏蔷）

495 · LAM 有哪些临床表现和实验室检查发现？

（1）临床表现：LAM 起病隐匿，从出现症状到获得诊断的时间平均约 3 年。呼吸系统最常见的症状为进行性加重的呼吸困难。咳嗽较轻，干咳或有少量白色泡沫痰。咯血常见，多为小量到中量，个别量大者可引起窒息。其他症状包括胸痛等。但呼吸系统症状不具有特征性，由于肺功能受到影响，在临床出现其他症状前可能已经有活动耐力差等表现，随疾病发展呼吸困难症状出现并进行性加重。晚期出现慢性呼吸衰竭、全身衰竭。

LAM 常见肺部并发症为自发性气胸和乳糜胸，这与小气道平滑肌异常增生阻塞远端气道及淋巴管破裂有关。自发性气胸常为 LAM 的首发症状，并且可反复发生。整个病程中，约有 2/3 的患者可出现气胸。自发性气胸可为单侧或双侧，反复发生，亦可为双侧张力性气胸。胸膜粘连术可解决部分问题，但当受到重压、用力或其他囊肿破裂时仍可复发。胸腔粘连后的并发症有纵隔气肿、腹后壁气肿、咽后壁气肿、皮下气肿、心包气肿等，张力性纵隔气肿或心包气肿是 LAM 患者致死的重要并发症。

乳糜胸也可为 LAM 的首发症状，约 25% 的患者出现单侧或双侧乳糜胸，约 10% 的患者发生乳糜腹水，偶可因扩张的腹后壁淋巴管与肾收集系统相通，发生乳糜尿；也可有乳糜心包积液或咳出乳糜样痰液。乳糜胸水或脂液可迅速增加，需不断的大量抽液，结果造成营养消耗，血清清蛋白降低，免疫功能下降。

LAM 患者出现肺外受累时可出现腹胀和腹痛等症状。腹部和盆腔 CT 检查发现约一半的病例有淋巴结肿大，16%的患者有腹膜后淋巴管肌瘤。部分患者可出现乳糜腹水。超过一半的患者有血管肌脂瘤，主要发生于肾，有时出现于肝和胰腺等部位。约 50%的患者同时发生肾血管平滑肌瘤，出现症状前体积可较大，但很少影响肾功能。

（2）实验室检查

1）影像学检查

a. 胸部 X 线片：早期可正常，或仅表现为磨玻璃样阴影，随病情发展逐渐出现弥漫性小结节，自粟粒状到中等大小的结节或网状，呈均匀性分布，偶于肺下部明显。这些阴影可能是由于多发性囊腔压迫过度增生的平滑肌造成。早期肺体积保持正常，随病情发展肺野中可见模糊不清的少量囊样变，胸部 X 线片可显示直径>1cm 的囊肿，肺囊肿形成导致肺体积明显增大。淋巴管阻塞形成较多的 Kerley B 线。同时肺受累前后皆可出现单侧或双侧乳糜性胸液，亦常有自发性气胸发生。

b. 胸部 CT：由于胸部 X 线片对肺囊肿的显示不清，胸部 CT 可提供进一步的信息，尤其 HRCT 是诊断 LAM 的重要手段。HRCT 的典型改变为双肺弥漫性薄壁囊性改变，为均匀分布于肺的薄壁囊肿，直径在 0.5~5cm，壁厚<2mm。早期囊肿较小，随病情发展增大。由于其发生率为 100%，故是诊断 LAM 的重要 X 线表现。早期也可发现磨玻璃样阴影。这些改变在普通 CT 扫描中通常不易发现，仅能检查出 5%的患者有结节状阴影，如出现片状阴影则最大可能为出血影。HRCT 可发现肺门、纵隔、腹后壁、腹腔、肾、盆腔的病变。临床上对有气胸以及肺气肿样影像学改变的年轻女性患者，不管是否能诊断 LAM，均需应进行胸部 HRCT 检查。其他影像学表现有：气胸、乳糜胸、心包积液、胸导管扩张和淋巴结肿大等。

2）肺功能检查：LAM 患者初期肺功能检查可正常，以后渐出现阻塞或混合性通气功能障碍。LAM 是肺间质疾病中具有网结节阴影，同时伴有肺容量增加、阻塞性通气功能障碍或混合性通气功能障碍的少数疾病。LAM 患者可有肺过度充气、肺总量增加、胸腔气体量增加。气流受阻时，肺功能检查示残气量与残气/肺总量比值增加，甚至在肺总量及胸腔气体量正常情况下残气量即增加。肺活量、第 1 秒用力肺活量（FEV_1）、FEV_1/FVC 下降，20%~25%的病例第一秒用力呼气容积（FEV_1）可逆试验阳性。肺弹性回缩力下降及肺抵抗力上升造成气流受限。气体交换明显降低，肺弥散功能显著下降，肺泡-动脉氧分压差（A-a）DO_2 加大。动脉血气分析常提示呼吸性碱中毒和低氧血症等。

③病理学检查　LAM 的确诊有赖于病理学检查。获取病理标本的途径有经支气管镜肺活检及手术肺活检（小开胸或胸腔镜下肺活检）。

（蔡柏蔷）

496 · 临床上如何诊断 LAM？

LAM 虽然罕见，诊断并不困难。LAM 在临床上有如下特点：①几乎所有的病例均为育龄期女性；②自发性气胸；③乳糜胸（气胸和乳糜胸可反复发生）；④部分患者有少量咯血；⑤慢性进展的呼吸困难；⑥低氧血症，阻塞性和混合性通气功能障碍；⑦HRCT 示双肺弥漫性囊性改变；⑧可出现肺外表现（肾及腹膜后改变）；⑨手术肺活检可确定诊断，与黑色素瘤相关的 HMB45 抗体阳性为 LAM 的标志性抗体。但 LAM 的诊断缺乏生化指标。

（1）诊断：年轻女性患者发生渐进性呼吸困难不能缓解，类似肺气肿的临床症状及有胸部 X 线阴影，并出现反复气胸或乳糜胸液时即应考虑为 LAM。CT 或 HRCT 常可代替肺活检确诊。诊断困难时应做支气管镜肺活检、开胸肺活检或胸腔镜活检，肺活体组织可显示极具特点的平滑肌束，尤其免疫组化染色显示平滑肌束有特异性。应用黑色素瘤杂交的单克隆抗体（HMB-45）作免疫组化染色，平滑肌细胞即可染色，增加诊断的敏感性和特异性。胸液中有较多的团状细胞束，内部为未成熟的平滑肌细胞，外表为内皮细胞，如找到可确诊。2010 年欧洲呼吸学会（ERS）颁布的 LAM 诊断和治疗指南，提出了 LAM 的诊断标准（表 27-1）。

表 27-1　LAM 的诊断标准（ERS，2010）

确诊 LAM

1. 具有特征性或符合性的肺 HRCT 表现，肺活检符合 LAM 病理标准

2. 具有特征性的肺 HRCT 表现，同时具有以下任何一项：肾血管肌脂瘤、胸腔或腹腔乳糜积液、淋巴管平滑肌瘤或淋巴结受累，或结节性硬化症

拟诊 LAM

1. 具有特征性的肺 HRCT 表现和符合 LAM 的临床病史

2. 具有符合性的肺 HRCT 表现，同时具有以下任何一项：肾血管肌脂瘤，或胸腔或腹腔乳糜积液

疑诊 LAM

仅具有特征性或符合性的肺 HRCT 表现，而缺乏其他证据

（2）鉴别诊断：本病的主要表现为气胸、乳糜胸和双肺弥漫性囊性改变。鉴别诊断时应重点与临床上可以引起进行性呼吸困难、易发生自发性气胸和肺部出现弥漫性多发性囊肿的疾病相鉴别：①特发性肺纤维化；②肺朗格汉斯细胞组织细胞增多症；③慢性过敏性肺炎；④结节硬化症；⑤Ⅳ型肺结节病；⑥肺气肿；⑦囊性支气管扩张及肺囊性纤维化等。但当气胸、和（或）乳糜胸与双肺弥漫性囊性病变同时存在时，需要高度怀疑 LAM 的可能。

1）肺朗格汉斯细胞组织细胞增多症（PLCH）：需要与 LAM 进行鉴别诊断的主要疾病之一。PLCH 的特点：①男性吸烟者较多，而几乎所有的 LAM 患者为女性。②15% 的 PLCH 可以合并骨骼囊性损害和尿崩症等多系统表现。③PLCH 肺部病变的分布和形态和 LAM 有不同。PLCH 主要分布于中上肺野，囊大小不规则，合并结节影。LAM 则全肺分布，囊性病变通常比较均匀，不伴有结节影。需要注意的是 LAM 患者的影像学改变也是多样的，所有弥漫性肺部囊性改变的女性患者均需对 LAM 做鉴别诊断。

2）临床上表现为呼吸困难的其他疾病：从症状上看，常被误诊的疾病是哮喘和肺气

肿。LAM 患者常发生于年轻女性，以呼吸困难为主要症状，常规的胸片可以显示肺气肿征象，难以显示囊状改变。肺功能可以显示阻塞性通气功能障碍，部分还有气道舒张试验阳性。这些情况，很容易诊断为哮喘。其他还有多种呼吸疾病，如特发性肺纤维化、慢性阻塞性肺疾病等，均是比较常见的需要鉴别诊断的疾病。

3）肺部囊性病变的鉴别诊断：典型的 LAM 影像改变具有诊断意义。有不少肺部疾病以囊状改变为特征，需要鉴别。除了前面提到的 PLCH，还有临床常见的疾病，如特发性肺纤维化（蜂窝肺）、风湿病合并肺病变（干燥综合征、硬皮病等）、外源性过敏性肺泡炎、石棉沉着病，等。气道疾病也常出现囊状改变，如：肺气肿和支气管扩张症。还有些少见疾病可以出现类似 LAM 的肺部表现，如：Birt-Hogg-Dube 综合征、滤泡性细支气管炎、轻链沉积病、转移瘤（子宫内膜细胞肉瘤、滑膜细胞肉瘤、平滑肌肉瘤）和囊性肺纤维化等。

4）其他疾病：与气胸、胸腔积液等并发症为表现时，需考虑到相应的鉴别诊断。

5）肾肿瘤：LAM 或 TSC 患者常出现的肾血管肌脂瘤为良性肿瘤。但由于 LAM 和 TSC 很少见，而肾出现占位性病变时恶性肿瘤的比例更高，需要医生，特别是泌尿外科医生对这一点特别留意。女性肾肿瘤患者，需要把 LAM 和 TSC 列为鉴别诊断。以避免不必要的全肾切除。

（蔡柏蔷）

497 • 临床上如何治疗 LAM？

LAM 的治疗目前尚无成熟的意见。

（1）一般建议：和其他慢性肺部疾病一样，LAM 患者应该尽可能保持正常的工作生活，饮食保持均衡营养，保持正常体重，避免吸烟。注射流感疫苗和肺炎疫苗有助于减少肺部感染的发生。

（2）呼吸困难的治疗：LAM 患者在疾病的进展过程中呼吸困难症状也会逐渐加重。有一部分患者对支气管扩张剂有治疗反应，应推荐使用。如 FEV_1 可逆试验阳性，可给予 β_2 受体激动剂。如果出现明显的低氧血症，应给予氧疗。

（3）抗雌激素治疗：一般认为 LAM 与雌激素有一定关系，而行卵巢切除术、卵巢放射治疗、黄体酮治疗，部分患者可使病情稳定，发展速度放慢，但有时无效。最常用的治疗方法为外源性孕激素（安宫黄体酮）治疗，或使用减少雌激素释放的激素，但这些方法的疗效尚缺乏足够的证据。30 例 LAM 患者治疗结果表明，疾病早期即肺组织未广泛破坏前 7 例患者卵巢切除术后 5 例病情稳定或好转；卵巢切除术加黄体酮联合治疗 2 例患者皆有好转和稳定；8 例以黄体酮治疗仅 4 例稳定或好转。

其他治疗方法包括双侧卵巢切除术以及雌激素竞争性抑制剂三苯氧胺等，但疗效不明确，目前不是一线治疗方法。在选择治疗方案时需要考虑到患者的实际情况。卵巢切除术联合黄体酮是相对比较有效的治疗方法。黄体酮的常用剂量为每月 400mg 或每 2 个月 400mg，肌注；或口服每日 10mg，少数有效患者减量或停药后病情可恶化。治疗应争取早期开始，若肺已严重破坏，任何治疗则难以奏效。有学者曾试用他莫昔芬（tamoxifen）每天20mg，但因毒性高、疗效差，已很少使用。应用促黄体生成素释放激素（1uteinizing hormone-releasing hormone，LHRH）同类药物做化学性卵巢切除可以代替卵巢切除术，但这方面的资料很少。

（4）并发症的处理：LAM最常见的并发症包括气胸、乳糜胸和肾血管肌脂瘤。对于反复发生的气胸，应考虑胸膜粘连术。乳糜胸如果有手术治疗的指征，需在术前评估患者的淋巴循环系统、明确渗漏部位，再采取相应的治疗，以避免盲目的胸导管结扎术。血管肌脂瘤直径如果>4cm，应考虑栓塞或手术治疗。

（5）肺移植：病情严重的LAM病例可以考虑肺移植，肺移植是治愈LAM的有效方法，应在内科治疗无效、肺功能严重损坏时进行，约50%的患者肺移植后存活3年。欧洲学者报道的1年和3年移植后生存率分别为79%和73%；法国学者报道的5年和10年生存率分别为64.7%和52.4%。个别患者的移植后肺可出现新的LAM病变，已报告2例单纯肺移植患者术后复发，说明LAM是全身性疾病，除肺外可累及腹后壁、腹腔、肾、盆腔等，体液因子可能在发病与发展中起重要作用。

（6）西罗莫司（雷帕霉素）：由于西罗莫司能够特异性地抑制mTOR活性，推测对于LAM有潜在治疗价值。

另外可用肺炎球菌及流感疫苗等预防呼吸道感染。LAM患者的妊娠风险与肺功能相关。肺功能正常者，妊娠的风险不大；但多数LAM患者的肺功能有明显受损，这些患者应避免妊娠。

LAM是一种进行性发展、预后不良的疾病，平均患病年龄为（32.0±8.9）岁。LAM的自然病程平均为8~10年，LAM患者的预后与病理改变类型和程度以及肺功能等因素相关。22%~62%的LAM患者8.5年后死于呼吸衰竭。

（蔡柏蔷）

参 考 文 献

[1] Johnson SR, Tattersfield AE. Lymphangioleiomyomatosis. Semin Respir Crit Care Med, 2002, 23：85-92.

[2] 高鹏，黄蓉，蔡柏蔷. 淋巴管平滑肌瘤病临床分析. 中国医学科学院学报，2004，26：3（3）：306-309.

[3] Johnson SR. Lymphangioleiomyomatosis. Eur Respir J, 2006, 27：1056-1065.

[4] Johnson SR, Cordier JF, Cottin LV, et al. European Respiratory Society guidelines for the diagnosis and management of lymphangioleiomyomatosis. Eur Respir J, 2010, 35：14-26.

[5] McCormack FX. Lymphangioleiomyomatosis. A clinical update. Chest, 2008, 133：507-516.

[6] Harari S, Torre O, Moss J. Lymphangioleiomyomatosis：what do we know and what are we looking for? Eur Respir Rev, 2011, 20：34-44.

[7] 徐凯峰. 淋巴管平滑肌瘤病. //蔡柏蔷，李龙芸. 协和呼吸病学. 第2版. 北京：中国协和医科大学出版社，2011.

二十八、过敏性肺炎与嗜酸性肺部疾病

498 • 什么是过敏性肺炎？临床和实验室检查有哪些发现？

过敏性肺炎（hypersensitivity pneumonitis，HP），既往曾称为外源性过敏性肺泡炎，是吸入机体曾经致敏的有机抗原后引起的一组肺部疾病，是一种肺间质和周围气道的弥漫性炎症性疾病。病因与反复吸入有机粉尘有关，这种有机粉尘通常是动物和植物微粒所组成。由于本病的发病率较低，易误诊为其他疾病，如病毒性肺炎或特发性肺间质疾病。在农村，农民肺是最常见的过敏性肺炎，其发病率为 1%~8%，而养鸽者肺在饲养鸽子的人群中，其发病率为 6%~15%。

（1）临床表现：过敏性肺炎根据发病的时间病程将其分为"急性"和"慢性"。急性过敏性肺炎常发生于短时间内吸入高浓度抗原，通常是可逆的。慢性过敏性肺炎则于长期吸入低剂量抗原后发生，可逆性小。这两种形式可以相互重叠，呈"亚急性"表现。

1）急性期：典型的症状包括咳嗽、发热、胸闷、乏力和皮肤瘙痒，及全身症状（发热、寒战、关节痛、肌痛、头痛）。这些症状通常发生在接触抗原后 4~8 小时。大部分患者并不在意临床症状和其职业方面的关系，有时常将这些症状误认为流感。听诊可闻及爆裂音和哮鸣音。如无明确诊断和适当处理，可出现持久的干咳，痰量不多，很少咯血。发作通常可持续 12~48 小时或更长，脱离抗原环境后，1~3 天内症状可自行缓解。但是如再次吸入过敏源，症状可复发。

2）亚急性期：亚急型期的临床症状是逐渐出现的，可长达数天至数周。主要症状有咳嗽和呼吸困难，常伴有发绀。亚急性期也可有严重发作。异常体征有双肺弥漫性湿啰音。有些患者可有厌食、乏力和体重下降。此期内需警惕合并其他疾病的可能性，如结核、肿瘤和结缔组织疾病。通常患者入院后，由于离开工作环境和过敏源后，症状会改善。

3）慢性期：急性期和亚急性期可进入慢性肺泡炎期，后期出现的慢性不可逆转的肺纤维化。数月到数年内进行性活动后气短、干咳，有时伴随全身症状（体重下降）。可有急性发作过程。此时临床变化不多，患者只有进行性的呼吸困难伴有或不伴有咳嗽。常有发绀，听诊可闻及爆裂音和哮鸣音，杵状指少见，可出现肺源性心脏病体征。这种临床表现，常见于养鸽者肺。有时肺心病可为某些患者（如来自农场的农民）寻医的首发症状。

（2）流行病学：尚无确切发病率。鹦鹉和鸽子饲养者，过敏性肺炎发生率至少 8%；农民患过敏性肺炎者可高达5%。过敏性肺炎在非吸烟者中更为常见，其发生机制不清，可能是因为吸烟能够抑制肺泡巨噬细胞功能。

据报道多种不同抗原均可引起过敏性肺炎，从相对常见的过敏性肺炎（英国饲鸟者肺、农民肺和日本夏季家庭性过敏性肺炎）到少见的过敏性肺炎（吸入软体动物贝壳蛋白引起的贝壳肺、吸鼻烟者肺、吸入蚕蛹幼虫蛋白引起的养蚕人肺和萨克斯口件表面酵母引起的萨克斯肺）。

（3）病理生理学：过敏性肺炎的发病机制尚不完全明确，可能是 T 细胞介导的免疫反应和肉芽肿形成（Ⅳ型超敏反应）和（或）抗原抗体免疫复合物形成（Ⅲ型超敏反应）参与的结果。它既不是遗传性过敏性疾病，也不是以嗜酸性粒细胞浸润或 IgE 增多（Ⅰ型超敏反应）为特点。这可能与引起哮喘的较大颗粒的刺激相反，过敏性肺炎可能是由于小颗粒攻击性致敏原趋向于沉积在远端气腔而致病。肺组织病理提示肺间质炎症浸润，常伴有细支气管炎和机化性肺炎。常出现非干酪性肉芽肿，典型呈边界不清的单个肉芽肿（和结节病相比较，结节病的肉芽肿界限清楚，好发于胸膜下和支气管周围）。慢性过敏性肺炎以纤维化为特点，无肉芽肿及气道受累，特别是出现在抗原暴露停止后。

（4）实验室检查

1）影像学检查：过敏性肺炎的影像学表现差异相当大，胸相可完全正常到广泛的蜂窝肺和肺纤维化，而且胸像的表面与临床症状并不完全符合。

a. 急性过敏性肺炎：急性期胸像可正常，如蘑菇工人肺中仅 8% 胸相为异常，这些异常 X 线表现为：双肺磨玻璃样的改变伴肺血管影减少，可出现 1~4mm 的小结节影、浸润阴影和细线条状影，可呈弥漫性的分布。有时呈磨玻璃样改变，肺尖部病变较少，发作间歇期，胸像可表现为正常。养鸽者肺的胸相可有玻璃状阴影，偶可呈肺实变的表现。胸部 HRCT 可呈斑片状磨玻璃样改变，结节边界不清。细支气管受累区域因气体滞留导致相应部位透亮度增加（HRCT 呼气相受累部位更明显）。脱离抗原暴露环境后胸片和 HRCT 均可迅速恢复正常。

b. 亚急性期：细线条影和小结节影融合成网状结节影，一般双肺门影不大，无胸膜渗出，气胸等表现。

c. 慢性期：如果患者不离开产生过敏性肺泡炎的工作环境，急性期和亚急性期将转变为慢性弥漫性肺间质纤维化，其胸像表现为网状结节样浸润，尤其好发于肺上、中带。随着疾病进展，上叶收缩，出现环状影和肺不张。肺上带肺容量的减少，肺下野可出现代偿性的过度充气。胸部 HRCT 呈现为弥漫的界限清楚的小叶中央型结节、磨玻璃样改变、气体滞留所致透亮度增高。可有与 UIP 相似的表现。

2）肺功能：为限制性通气障碍、肺容量减低和弥散功能下降；有时可见轻度阻塞性通气障碍。过敏性肺炎时，肺功能的改变既无特异性也无诊断意义。因为其他疾病，如结节病，各种肺部间质性疾病等都可有类似的肺功能异常。过敏性肺炎的急性和亚急性期，肺容量下降，气体交换受损，但 FEV_1/FVC 通常仍然正常，最大呼气中期流速降低。血气异常包括低氧血症、高碳酸血症和呼吸性碱中毒。

3）血液检查：急性过敏性肺炎可出现白细胞增高，但嗜酸性粒细胞并不增多。常伴炎症标志物增高。血清抗体（IgG）沉淀素可为 ELISA 检测结果，也可为沉淀素条带结果，与个体对不同抗原表型反应的数目有关。90%患者可出现有机抗原沉淀素，但无症状农民 10%阳性，饲鸽者 50%可出现阳性。停止抗原暴露后沉淀素水平常伴随下降。

肺泡灌洗液检查：过敏性肺炎的肺泡灌洗液中，淋巴细胞比例的增加最为常见，通常超过 60%，但不具有诊断意义。在急性期，也就是在接触抗原后 24 小时内，中性粒细胞首先增加，随后为淋巴细胞增加，中性粒细胞随着减少。大部分淋巴细胞为 T 细胞，在抗原触发后可释放出淋巴因子。肺泡灌洗液中的免疫球蛋白水平也增加，主要为 IgG、IgM、IgA。

经支气管镜肺活检或外科肺活检可用于诊断不明确的病例。但经支气管镜肺活检也许不能提供足够的标本进行组织学分析。

（蔡柏蔷）

499 • 临床上如何诊断和处理过敏性肺炎？

（1）诊断：过敏性肺炎的诊断应包括三个方面，即：抗原接触史、肺部病变和免疫学检查。综合抗原暴露病史、典型临床和 HRCT 特征可以做出临床诊断。最具诊断意义的临床特点是暴露抗原 4~8 小时后急性发作的症状，症状可多次复发，出现体重下降以及双肺爆裂音。往往可检测到血清沉淀素，阴性者少见，但也有相关报道。不典型症状时，需要进一步的辅助检查来支持诊断，如支气管肺泡灌洗液淋巴细胞增多或肺活检特征性组织学改变等。

1）抗原接触史：许多患者有明确的职业史，如与干草、蘑菇、木材和麦芽等有机粉尘接触史，或者有特殊的爱好，如饲养鸽子等。这些对于肺部有弥漫性病变的患者来说很重要，往往可为诊断本病提供线索。如患者脱离特异环境和避免接触特异抗原后，症状即减轻，则可为诊断本病再次提供证据。

2）肺部病变：过敏性肺炎的主要肺部病变为双肺弥漫性肺泡炎以及进行性的肺纤维化，但胸部 X 线片和肺功能检查对诊断过敏性肺炎并无明确的帮助。胸部 X 线片变化多端，可以正常到广泛的纤维结节和网状浸润形。早期肺功能可正常，或有轻度的限制性通气功能障碍，晚期肺功能异常显著并且呈不可逆转。10%~20%的患者可有气道阻塞。肺活检对诊断本病相当有价值，但是诊断本病时并不一定需要作肺活检。因为患者通常有典型的临床病史和明确的抗原接触史。所以诊断本病时，最重要的步骤是认识患者的职业史和工作、生活环境中可能存在着的抗原。

3）免疫学检查：多数过敏性肺炎患者能检查出对致病有机粉尘或动物蛋白抗原的沉淀抗体。如鸽子饲养者发生本病后，抗鸽子血清和鸽子粪便粗提取物的沉淀素阳性。另外，此类患者中可有 IgG 特异性血清沉淀抗体，但是接触同一抗原的无症状的人群中，40%也可呈阳性反应，因而该试验很灵敏，但缺乏特异性。

4）吸入激发试验：常用有天然激发试验和实验室激发试验，天然激发试验是指让患者离开致病环境 72 小时以上，然后再回到同一环境中，观察临床表现和各种实验室指标。实验室激发试验，即在测定基础肺功能后，让患者吸入可疑抗原提取物，其后观察症状和肺功能等 24 小时以上。最常见的阳性表现在激发后 4~6 小时发生，表现为发冷、发热、咳嗽、呼吸困难和双肺啰音。肺功能显示限制性通气障碍。有时有急性支气管痉挛的表现。使用和解释实验室激发试验应慎重。但吸入抗原激发试验检查令患者较痛苦，建议不要做常规检查。

（2）诊断路径和诊断标准

1）诊断路径：对疑患有过敏性肺炎的患者应按以下诊断路径进行（表 28-1）：a. 详细地询问病史；b. 体格检查；c. 除平片有典型的异常外，均行 HRCT 检查；d. 肺功能检查，包括肺容量、使用支气管扩张剂前后的肺活量检查及 DL$_{co}$；e. 支气管镜检查，同时行支气管肺泡灌洗检查及经支气管肺活检，包括针对致病微生物的特殊染色及培养。对肺功能正常或仅有轻微异常的患者，运动生理检查常有助于进一步确定损伤的程度。血清沉淀素阳性有助于确诊养鸟者肺及其他可疑抗原引起的过敏性肺炎。但沉淀素阴性不能排除本病。

表 28-1　过敏性肺炎的诊断路径

详细询问病史，除询问一般病史外，尤其注意询问职业、环境接触史
体格检查
肺功能检查，包括肺活量、肺容量及 DL$_{co}$
胸片
如果胸片阴性或不典型，应考虑行 HRCT 检查
如果劳力性呼吸困难明显，则应对运动通气及血气交换指标进行评估
考虑进行血清沉淀素检查，阴性结果不能除外本病，阳性结果则有助于证实相关的抗接触
如果诊断仍有疑问，进行支气管镜检查的同时行支气管肺泡灌洗检查；若前述检查仍不能确诊，可考虑行外科肺活检

2）诊断标准：诊断标准分为主要与次要标准。如果符合所有的主要标准及最少两个次要标准，并排除其他相似疾病，则可确诊本病。主要的诊断标准包括：a. 通过询问病史、环境检测或测定抗原特异性 IgG 抗体确证有令人不适的抗原接触史；b. 接触抗原后几小时出现与过敏性肺炎相符的症状；c. 胸片异常，符合过敏性肺炎。需要注意的是，如果活检符合，胸片可以阴性。次要诊断标准包括：肺底部捻发音；弥散功能降低；静息或运动时氧分压、氧饱和度降低；符合过敏性肺炎的组织学异常；工作接触或实验室吸入激发试验阳性。

（3）鉴别诊断：诊断过敏性肺炎时应该与以下疾病相鉴别：非典型肺炎、特发性间质性肺炎（特别是 IPF/UIP 和 COP）、结节病、肺血管炎、职业性哮喘和药源性肺病（包括杀虫剂所致肺病）等。

此外，在诊断和鉴别诊断肺部弥漫性浸润疾病（伴有或不伴有肺部纤维化）时，应将过敏性肺炎包括在内，但是到晚期阶段，该病很难与结节病和特发性肺纤维化相鉴别。在急性期临床上，过敏性肺炎则难于与病毒性肺炎、支原体肺炎或肺炎军团病菌肺炎相区别。

但是本病常在与抗原接触后 4~8 小时后发生症状，包括发热、胸部发紧、咳嗽和呼吸困难，常常有明确的职业史，吸入激发试验常为阳性。

（4）治疗：中心环节为避免抗原接触，但很难做到。做到完全脱离抗原不现实（如农民），但采取减少暴露的措施（如正压面罩保护呼吸道、避免高浓度抗原暴露、改进通气设施、使用空气滤过装置和贮藏前干燥秸秆等）。

急性过敏性肺炎在脱离抗原环境后即可缓解症状，通常无需治疗。慢性过敏性肺炎在停止抗原暴露后，也可改善临床症状和生理状态，但仍不能确定。对已经发生的肺纤维化通常是不可逆的。

治疗时，尽管缺乏随机对照试验证据，但治疗仍以糖皮质激素为主。其长期作用疗效不明，但可以促进急性过敏性肺炎肺功能损伤恢复。经典治疗为泼尼松龙 40~60mg/d，疗程为 1 个月，之后数月内缓慢减量。吸入激素治疗可能有一定益处，但尚未进行深入研究。

过敏性肺炎的预后差别极大。短时间内暴露于非常高强度抗原后，可进展为呼吸衰竭甚至死亡，但很少见。急性过敏性肺炎脱离抗原暴露后预后良好，且反复发作者不一定进展为慢性过敏性肺炎和纤维化。同样，无急性过敏性肺炎病史者，也可发生慢性过敏性肺炎。尽管存在差别，而且很多患者慢性暴露并没有导致疾病进展，但如果慢性过敏性肺炎持续抗原暴露，则可引起肺源性心脏病，甚至死亡。与短时间大剂量暴露（如饲鸽者）相比，持续低剂量抗原暴露（如鹦鹉饲养者）更容易发展为慢性过敏性肺炎或纤维化，前者多呈反复发作性急性过敏性肺炎表现。

（蔡柏蔷）

500 • 嗜酸性肺部疾病是什么样的病症，临床上如何分型？

嗜酸性粒细胞产生于骨髓，具有独特的细胞学特点及功能。血液和某些组织中的嗜酸性粒细胞增多可见于多种不同类型的免疫反应、寄生虫感染及其他似乎与上述二者无关的疾病。健康人肺组织中含有一定数量的嗜酸性粒细胞，血液、气道分泌物及肺组织中嗜酸性粒细胞增多是支气管哮喘、肺肉芽肿病、血管炎、间质性肺病、肺部寄生虫感染及原发与继发性系统性嗜酸性粒细胞增多综合征的特征。肺中的肥大细胞、T-淋巴细胞、巨噬细胞及气道上皮细胞能够分泌一些可溶性因子，可有效地吸引并激活嗜酸性粒细胞。目前认为嗜酸性粒细胞支气管哮喘及其他多种肺部炎性及纤维化性疾病的发病过程中起重要作用。

嗜酸性粒细胞对肺组织及肺功能的影响不一，可为短暂而可逆的反应，也可能是永久而不可逆的损害。其主要组分蛋白质及过氧化酶轻者可能仅激活肥大细胞引起短暂的支气管收缩，重则可能破坏呼吸道上皮细胞。但嗜酸性粒细胞产生的多种细胞因子能够强有力地改变呼吸道血管组织、气道平滑肌、上皮及腺体的功能。

早在 1936 年 Löffler 就报道了 4 例表现为轻度而短暂发热、全身不适、干咳、喘息、胸部 X 线表现为肺浸润、周围血嗜酸性粒细胞增多的病例，即：Löffler 综合征。1952 年有人将 Löffler 综合征、热带嗜酸性粒细胞增多症及与之相关的疾病统称为嗜酸性粒细胞增多症并肺浸润（pulmonary infiltrates with eosinophilia）即 PIE 综合征。以后又将周围血嗜酸性粒细胞增多、胸部 X 线出现肺浸润的一组疾病统称为肺嗜酸性粒细胞增多症（pulmonary eosi-nophilia）。按照其临床、病理表现的严重程度，由轻到重对其分类为：①单纯性肺嗜酸性粒细胞增多症（simple pulmonary eosinophilia），也可称为 Löffler 综合征；②延迟性肺嗜酸性粒细胞增多症（prolonged pulmonary eosinophilia）；③肺嗜酸性粒细胞增多症伴哮喘（pulmo-nary eosinophilia with asthma）；④热带嗜酸性粒细胞增多症（tropical eosinophilia）；⑤结节性多发性动脉炎（poluarteritis nodosa）。

1969 年 Liebow 及 Carrington 提议用嗜酸性肺炎（eosinophilic lung diseases）取代肺嗜酸性粒细胞增多症及 PIE 综合征，不仅取代与嗜酸性粒细胞增多症所致的肺浸润，也包括伴有或不伴有周围血嗜酸性粒细胞增多的嗜酸性粒细胞肺浸润，而且把可能由新发现的病原微生物，如烟曲菌所致的过敏反应也包括在内，并强调原发性慢性嗜酸性肺炎是比较常见的。之后其他学者又提出了许多不同的分类法，建议将各种外周血或肺组织嗜酸性粒细胞增多所致的肺病统称为嗜酸性肺部疾病（表 28-2）。

表 28-2　嗜酸性肺部疾病的分类

单纯性肺嗜酸性粒细胞增多症，即 Löffler 综合征
慢性嗜酸性肺炎
急性嗜酸性肺炎
嗜酸性肉芽肿病多血管炎（EGPA），即变应性肉芽肿病及血管炎（Churg-Strauss 综合征）
嗜酸性粒细胞增多综合征
支气管哮喘
变态反应性支气管肺曲菌病（ABPA）
支气管中心性肉芽肿病
寄生虫感染性疾病
药物及化学制剂反应

（蔡柏蔷）

501 • 什么是单纯性肺嗜酸性粒细胞增多症？

单纯性肺嗜酸性粒细胞增多症为 Löffler 首先报道，临床上又称为 Löffler 综合征。其病因可能是寄生虫和药物所致的变态反应。可以引起单纯性肺嗜酸性粒细胞增多症的寄生虫有钩虫属、蛔虫属、马来丝虫、吸虫、痢疾阿米巴、美洲钩虫、后睾吸虫属、肺吸虫、血吸虫属、肠类圆线虫、弓蛔虫属、旋毛虫、班氏线虫、犬恶丝虫、棘球条虫属等。已有报道十二指肠钩虫、蛔虫、吸虫、痢疾阿米巴、美洲钩虫、类圆线虫等可以引起单纯性肺嗜酸性粒细胞增多症，即 Löffler 综合征。约 1/4 的世界人口存在蛔虫感染，是血中嗜酸性粒细胞增多与肺浸润最常见的原因。人类吞下的蛔虫卵在肠道孵化成幼虫，幼虫穿过肠系膜淋巴管、小静脉，迁徙至肺发育为成虫，再穿过肺泡壁沿着气道向上爬行，然后重新被吞

下再进入肠道。一般认为 Löffler 综合征所具有的典型症状均为幼虫穿行肺所致。

（1）临床表现：多数患者有咳嗽、咳少量黏液痰、头痛、食欲不振、全身不适感，类似感冒症状。一般不发热或仅有低热，部分患者有喘息、呼吸困难、胸痛、皮疹等。但有些患者可无症状，仅在影像学检查时偶被发现。胸部体征通常不明显。

（2）实验室检查：上述症状常伴有肺浸润，尤以肺门周围最为常见。胸部 X 线片显示密度较低的、边缘模糊的小片阴影或大片阴影，呈非节段性分布，肺下野较多见，有时可表现为假性空洞。肺部阴影通常在 1~2 周内消失，又可在其他肺野出现，但一般不超过一个月。周围血白细胞计数正常或稍高，血中嗜酸性粒细胞轻度升高，嗜酸性粒细胞比例 10%~20%，也可高达 70%。痰中可发现较多的嗜酸性粒细胞。肺功能检查表现为限制性通气障碍。Löffler 综合征发生于蛔虫在肺发育成熟之前，在症状与胸部 X 线检查恢复正常（通常为 2 周）之前大便查蛔虫卵常为阴性，故尽管痰及支气管肺泡灌洗液中可能查到蛔虫卵，但通常仅根据临床表现诊断蛔虫感染。

（3）治疗：本病所出现的全身及肺部症状一般不需处理，只需口服甲苯达唑，100mg/次，一天 2 次，连服 3 天治疗肠道的蛔虫感染即可。有显著临床症状和反复发作的患者，可以应用糖皮质激素以控制症状，使肺部阴影消散。

此外，药物和化学制剂也可以引起嗜酸性肺部疾病，如：氨苄青霉素、倍氯米松、博来霉素、卡马西平、卡托普利、氯丙嗪、氯贝丁酯、可卡因、色甘酸、氨苯砜、地昔帕明、二氟苯水杨酸、粒细胞-巨噬细胞集落刺激因子、布洛芬、白介素-2、甲氨蝶呤、米诺环素、萘普生、呋喃妥因、青霉素、青霉酸衍胺、戊烷脒、苯妥英钠、乙胺嘧啶、菜籽油、周效磺胺、柳氮磺胺吡啶、他莫昔芬、四环素、妥拉唑啉、L-色氨酸等。这些药物或化学制剂可以引起肺浸润、呼吸困难、干咳、发热（典型的是低热）、周围血嗜酸性粒细胞增多等表现。临床表现与 Löffler 综合征相似，部分急性反应者类似于急性嗜酸性肺炎，但有些则属于慢性间质性肺病范畴（详见本书第 456 问）。

（蔡柏蔷）

502 · 什么是急性嗜酸性肺炎？

急性嗜酸性肺炎（acute eosinophilic pneumonia）是 1989 年首先由 Allen 及 Badesch 等学者报道的。目前急性嗜酸性肺炎的确切病因未明，据推测可能是由吸入不明抗原所引起的过敏反应。本病可发生于任何年龄，男女均可发病。临床症状可持续数小时到数天。发热可很高，伴有肌痛，低氧血症有时很严重，需要机械通气支持。实验室检查可发现白细胞增多，但只有 1/3 的患者血中嗜酸性粒细胞增多。

影像学检查：最初胸部 X 线片显示很少的浸润影，逐渐进展成弥漫性阴影。CT 可发现弥漫性肺实质浸润影、胸腔积液。与慢性嗜酸性肺炎不同的是，这些浸润影通常不仅限于肺的周边。无淋巴结肿大。肺功能检查示限制性通气功能障碍，弥散功能受损，无阻塞性通气功能障碍。支气管肺泡灌洗液中含有大量的嗜酸性粒细胞，IL-5 及黏附分子水平升高，治疗后上述异常均可恢复正常。肺活检可见肺间质及肺泡含有大量单核细胞，尤其是嗜酸性粒细胞，可见透明膜等弥漫性肺泡损伤的特点，组织学表现类似于 ARDS。

急性嗜酸性肺炎的诊断标准如下：①急性发热性疾病；②重度低氧血症；③影像学表现为双肺弥漫性浸润；④支气管肺泡灌洗液中嗜酸性粒细胞占细胞成分的 25% 以上；⑤排除寄生虫、霉菌等病原体所致的肺部感染；⑥排除药物反应；⑦应用糖皮质激素后很快痊愈；⑧停用糖皮质激素后不复发。

治疗急性嗜酸性肺炎常需使用大剂量糖皮质激素，如甲基泼尼松龙 60~125mg，每 6 小时一次，持续应用 24~48 小时。因确诊急性嗜酸性肺炎需要排除感染性疾病，治疗需要大剂量皮质激素，故疑诊本病时，通常应在开始治疗前行支气管肺泡灌洗或肺活检以明确诊断。呼吸衰竭得到纠正后可在 2~4 周内逐渐减少皮质激素用量并最终停用。单纯的急性嗜酸性肺炎在治疗后不应复发，如果复发应考虑是否合并其他疾病如慢性嗜酸性肺炎。本病诊断一旦确立，就应立即给予治疗，但偶见自行痊愈的报道。

（蔡柏蔷）

503 • 什么是慢性嗜酸性肺炎？

慢性嗜酸性肺炎（chronic eosinophilic pneumonia）是指原因不明的血中嗜酸性粒细胞增多伴有肺嗜酸性粒细胞浸润。慢性嗜酸性肺炎尽管可以发生于任何年龄，男女均可发病，但以中年妇女最为常见。干咳或咳黏液痰、气短、体重下降、发热及盗汗是其发病之初的主要症状。偶有咯血，也可出现淋巴结肿大、肝大。如果不给予适当治疗，上述症状可持续数周或数月。约 50% 的患者合并哮喘，且多为新近发生者。尽管血中嗜酸性粒细胞增多是其典型表现，但也有不增多的。血中性粒细胞计数常升高，偶有贫血。血沉加快，最初一小时常在 100mm 左右。多数患者血清 IgE 水平升高，但也有正常的。痰中可见嗜酸性粒细胞增多。发作期可检出循环免疫复合物。多数患者血清嗜酸性粒细胞阳离子蛋白水平升高，但血清嗜酸性粒细胞阳离子蛋白水平升高也可见于其他嗜酸性肺部疾病。典型的 X 线表现是肺的周边密度增高，类似肺水肿的负片。密度增高影可以是孤立的，也可以是广泛的，通常与肺的叶、段分布不一致。高密度影可以自行消失，接着在同一部位或在其他部位出现。胸部 CT 可以发现肺周边实变影，有时也可发现肺门淋巴结肿大。通常根据其临床表现、影像学特点及血中嗜酸性粒细胞增多可以做出临床诊断。对于无法确诊的患者，可通过开胸或经胸腔镜进行肺活检以明确诊断。

目前诊断标准如下：①亚急性起病；②常有中度的低氧血症；③胸部 X 线片表现为双肺弥漫性浸润，尤以周边明显；④血及肺中嗜酸性粒细胞增多；⑤排除寄生虫、霉菌及其他病原体所致的肺部感染；⑥排除药物反应所致者；⑦应用糖皮质激素后很快痊愈；⑧停用糖皮质激素后容易复发。发作期支气管肺泡灌洗液中嗜酸性粒细胞增多，占细胞成分的 25% 或更高，治疗后恢复正常。支气管肺泡灌洗液中 IL-5 及 IL-10 水平显著升高。组织学检查可见嗜酸性粒细胞、巨噬细胞及多核巨细胞浸润肺间质及肺泡。巨细胞常含有嗜酸性粒细胞碎片及小晶体，这些小晶体可能就是夏科-雷登晶体的前体。有时也可见到阻塞性细支气管炎及血管炎的表现，并可见到大夏科-雷登晶体。

　　糖皮质激素可以很快地消除临床症状，肺部阴影吸收，使影像学恢复正常。泼尼松，30~60mg/d，3天之内可改善影像学表现，3周之内可使影像学线异常恢复正常，之后应逐渐减量。本病预后良好，但应注意本病复发并非少见。

（蔡柏蔷）

参 考 文 献

［1］ Richerson HB, Bernstein IL, Fink JN. Guidelines for the clinical evaluation of hypersensitivity pneumonitis. J Allergy Clin Immunol, 1989, 84：839.

［2］ Sharma OP, Fulimura N. Hypersensitivity pneumonitis：a noninfectious granulomatosis. Seminars in Respiratory, 1995, 10 (2)：96-106.

［3］ Rose CS. Hypersensitivity pneumonitis. //Mason RJ, Broaddus VC, Murray JF, et al. Textbook of respiratory medicine. 4rd ed. Philadelphia Elseier, 2005：1783-1799.

［4］ Goetzl EJ, Luce JM. Eosinophilic lung diseases. //Murray JF, Nadel JA. Textbook of respiratory Medicine. 3rd ed Philadelphia：Saunders, 2000：1757-1773.

［5］ 谢广顺. 嗜酸性肺部疾病. //蔡柏蔷，李龙芸. 协和呼吸病学. 第2版. 北京：中国协和医科大学出版社，2011：1527-1841.

［6］ Selman1 M, Lacasse Y, Pardo A, et al. Hypersensitivity pneumonitis caused by fungi. Proc Am Thorac Soc, 2010, 7：229-236.

二十九、变态反应性支气管肺曲菌病

504 · 什么是变态反应性支气管肺曲菌病（ABPA）？

变态反应性支气管肺曲菌病（allergic bronchopulmonary aspergillosis，ABPA）是人体对曲菌发生超敏反应引起的一种疾病。人体吸入环境中的曲菌孢子后，孢子在支气管树的黏液中长出菌丝，刺激 $CD4^+T$ 细胞向 Th2 分化以及 IgE、IgG 抗体生成，组织和血中嗜酸性粒细胞增多，从而引起支气管痉挛、黏液栓塞、中心型支气管扩张、肺部浸润、肺纤维化等一系列病理生理改变。ABPA 常见于具有过敏体质的哮喘和囊性纤维化患者中，在西方国家，ABPA 在哮喘患者中的发病率为 3.7%～11%，在囊性纤维化患者中的发病率为 2%～15%。

引起 ABPA 的主要病原菌为曲霉菌，尤以烟曲菌最多见，其他有黄曲霉、黑曲霉、构巢曲霉、棒曲霉等。其他真菌，如白色念珠菌、弯孢霉、长蠕孢霉等也可引起 ABPA。

ABPA 的病理改变包括：①支气管黏液嵌塞：支气管腔内含有大量的黏液和嗜酸性粒细胞等炎症细胞以及细胞碎片，可有较多的夏科-雷登（Charcot-Leyden）晶体，一般难以见到真菌菌丝，支气管壁通常不被真菌入侵，但支气管壁炎症存在。黏液阻塞远端支气管可引起远端肺不张。②支气管中心性肉芽肿：以远端气道为中心的坏死性肉芽肿，肉芽肿中富含嗜酸性粒细胞，还有组织细胞、淋巴细胞、浆细胞，可见真菌菌丝。③嗜酸性粒细胞性肺炎：肺实质中含有大量嗜酸性粒细胞和巨噬细胞。④中心型支气管扩张：支气管壁的炎症导致支气管壁破坏，段、亚段支气管的近端部分可发生支气管扩张。病情反复发作，最终可导致肺纤维化。

（徐　凌）

505 · ABPA 有哪些临床表现？

ABPA 患者的年龄分布较广，但多见于儿童和年轻人，大部分患者有特异性体质，常有家族特异性疾病史，本人易患其他特异性疾病，如变应性鼻炎、特异性皮炎、荨麻疹或食物、药物过敏史，普通抗原皮试常为阳性。本病的发作以秋冬季多见，气喘是最常见的临床症状，但偶尔也有 ABPA 不伴哮喘的报道，其他表现有咳嗽、咳痰、发热（多为低热，个别患者表现为高热）、咯血、胸痛、背痛、消瘦、乏力、盗汗等。ABPA 患者的痰液较具特征性，除白黏痰、黄脓痰外，可表现为西红柿样痰、土块样痰、豆渣样痰、豆皮状痰、絮状痰、块样痰以及痰中带蓝、绿色颗粒样物，约 2/3 的患者痰中可见支气管管型（痰栓）。查体大部分患者可闻及哮鸣音，在肺浸润的部位可听到捻发音、支气管呼吸音，黏液嵌顿引起肺不张时可有呼吸音减低。

根据临床和放射学表现，ABPA 可分为以下 5 期。

Ⅰ期（急性期）：具备所有诊断标准，治疗 4 周后，几乎所有病例肺浸润消散，哮喘好转，痰栓减少，痰曲菌转阴，外周血嗜酸性粒细胞减少，总 IgE 下降。

Ⅱ期（缓解期）：肺部未再出现浸润至少达 6 个月以上，血清 IgE 水平降低但未恢复正常。此期内激素可大大减量或停用，而疾病未加重。

Ⅲ期（恶化期）：急性期症状再度出现，血清总 IgE 水平明显升高，伴有新的肺浸润出现。

Ⅳ期（皮质激素依赖哮喘期）：表现为激素依赖型哮喘，特点是激素减量时哮喘加剧，并出现 X 线胸部 X 线片浸润阴影。血清 IgE 水平升高或正常，但烟曲菌特异性 IgE、IgG 一般是升高的。

Ⅴ期（纤维化期）：胸部 X 线显示广泛的纤维化改变，肺功能表现为不可逆的阻塞性和限制性损害，患者可有发绀，出现低氧血症和呼吸衰竭，可死于肺心病。

（徐　凌）

506 • ABPA 的胸部影像学表现和实验室检查有什么特征？

（1）胸部 X 线：ABPA 的胸部影像学表现可分为非特异性改变和特异性改变两大类。

1）非特异性改变：表现为肺浸润和肺不张，疾病晚期可出现肺气肿、纤维化、空腔、肺叶收缩等。肺浸润呈均质性斑片状、片状或点片状渗出影，病变部位不定，可累及单肺或双肺，上、中、下肺野均可受累，密度从磨玻璃样到实变，是胸部 X 线片上常见的和最早出现的异常，具有暂时性、反复性和移行性的特点。肺不张为痰栓引起，可累及肺的一叶，痰栓排除即消散。其他表现有支气管壁增厚、胸膜肥厚/粘连、纵隔淋巴结增大，少见表现有空洞、胸腔积液、嵌塞黏液的钙化等。

2）特异性改变：ABPA 的特异性影像学改变为中心型支气管扩张，其定义为在 CT 扫描肺野的内 2/3 出现支气管扩张，其口径大于邻近支气管动脉的口径。中心型支气管扩张多见于上叶，表现为特征性的平行线阴影或环状阴影。平行线阴影是较正常同级支气管宽的支气管阴影，它们从肺门沿支气管向外周走行，长 2~3cm，宽 5~8mm。环状阴影为扩张支气管的横断面表现，直径 1~2cm。如果分泌物填满了已扩张的支气管，则可表现为带状或牙膏样阴影、指套样阴影、结节状阴影。扩张的支气管内也可出现气液平面。

（2）实验室检查

1）痰的检查：痰，特别是痰栓镜检可发现菌丝，还常见到嗜酸性粒细胞，有时可见到夏科-雷登结晶。痰曲菌培养的阳性率为 50%。痰培养必须重复，多次出现同一种真菌才有意义，因为曲菌无处不在，易于污染。

2）常规实验室检查：外周血嗜酸性粒细胞明显增多，在白细胞分类中，嗜酸性粒细胞 ≥8%，绝对值≥$0.6×10^9$/L，通常在 $1×10^9$/L 以上。急性期，白细胞总数和血沉也可轻度增高，C 反应蛋白通常正常。

3）血清学检查：血清总 IgE 水平明显增高，血清总 IgE>417U/ml 或者>1000ng/ml 为诊断 ABPA 的必要条件之一。血清烟曲菌特异性 IgE 和（或）IgG 水平升高也是诊断 ABPA 的条件之一。此外，急性发作期患者血清中几乎均存在抗曲霉菌属的沉淀抗体。

4）皮肤试验：用混合真菌、混合曲菌和烟曲菌提取液进行皮试，于 15~20 分钟内出现阳性风团为阳性速发性皮肤反应，是诊断 ABPA 的必要条件之一，部分患者可出现双相反应，即除了即刻反应外，于皮试 4~8 小时后局部出现边界不十分清楚的红斑和硬结，24 小时后消失，为晚发反应。当临床怀疑 ABPA，而烟曲菌特异性 IgE、烟曲菌抗原皮内试验阴性时，应进行其他真菌的相关检查。

5）肺功能：ABPA 急性发作期部分患者存在可逆的阻塞性通气功能障碍，可逆试验阳性率为 31%~56%。晚期患者出现肺间质纤维化时，表现为限制性通气功能障碍和一氧化碳弥散量降低。

（徐　凌）

507 • 临床上如何诊断 ABPA？

ABPA 的诊断标准目前尚不统一，最初提出的诊断标准有 8 条：①哮喘病史；②烟曲菌抗原皮内试验呈速发阳性反应；③血清总 IgE 升高（>417U/ml 或者>1000ng/ml）；④血清烟曲菌特异性 IgE 和（或）IgG 水平升高；⑤肺部浸润（目前或过去）；⑥周围血嗜酸性粒细胞增多；⑦中心型支气管扩张；⑧血清沉淀试验阳性。

符合上述 8 条标准，可诊断为 ABPA 伴中心型支气管扩张（ABPA-central bronchiectasis，ABPA-CB），符合除第 7 条以外的其他 7 条，可诊断为血清学阳性的 ABPA（ABPA-seropositive，ABPA-S）。

1997 年，Greenberger PA 又提出更简单的诊断标准，即符合上述①+②+③+⑦条者可诊断为 ABPA-CB，④也有助于诊断。符合①+②+③+④+⑤条者可诊断为 ABPA-S。

此外，以下几点也有助于 ABPA 的诊断：①痰涂片或培养烟曲菌阳性；②咳痰栓或痰中带褐色、黑色、绿色物质；③痰中嗜酸性粒细胞增多；④影像学示支气管壁增厚或手套征（意味着支气管痰栓阻塞）。

2003 年，囊性纤维化基金会又制定了囊性纤维化患者 ABPA 的诊断标准，典型病例符合以下 5 条标准：①急性或亚急性起病，表现为咳嗽、喘鸣、运动耐力下降、运动诱发的哮喘、肺功能下降、痰量增加，并除外其他原因引起者；②未使用激素治疗的患者，血清总 IgE 升高（>1000U/ml 或者>2400ng/ml）。若患者已接受糖皮质激素治疗，在停用激素后须重复测定；③曲菌抗原皮试呈速发阳性反应（患者未全身使用抗组胺药时，点刺试验风团直径>3mm，周围可见红斑，）或血清烟曲菌特异性 IgE 水平升高；④血清烟曲菌沉淀抗体或 IgG 抗体阳性；⑤胸部 X 线片上出现新的异常（浸润或黏液栓）或胸部 CT 出现新的异常（支气管扩张），抗生素以及标准的理疗不能使上述异常消退。

最低诊断标准为：①急性或亚急性起病，表现为咳嗽、喘鸣、运动耐力下降、运动诱发的哮喘、肺功能下降、痰量增加，并除外其他原因引起者；②血清总 IgE 升高（>500U/ml 或者>1200ng/ml）。如果怀疑 ABPA，而总 IgE 水平在 200~500U/ml 之间，建议 1~3 个月后重复检测。如果患者已接受糖皮质激素治疗，则在停用激素后重复测定；③曲菌抗原皮试呈速发阳性反应（患者未全身使用抗组胺药时，点刺试验风团直径>3mm，周围可见红斑）或血清烟曲菌特异性 IgE 水平升高；④符合下述标准之一：a. 血清烟曲菌沉淀抗体或 IgG 抗体阳性；b. 胸部 X 线片上出现新的异常（浸润或黏液栓）或胸部 CT 出现新的异常（支气管扩张），抗生素以及标准的理疗不能使上述异常消退。

（徐　凌）

508 • ABPA 的治疗措施有哪些？

ABPA 急性期最有效的治疗药物为全身糖皮质激素，建议的剂量为泼尼松 0.5mg/（kg·d），连续 2 周，在以后的 6~8 周内逐渐减量。不建议长期使用全身糖皮质激素治疗，因为即使接受高剂量的口服激素也有病情恶化的报道。ABPA 患者在诊断后的第一年应每 6~8 周重复一次总 IgE 的测定，一般在治疗 6 周后总 IgE 水平可至少下降 35%。如果患者出现咳嗽、咳痰、气喘加重或不能解释的呼气流量下降或总 IgE 较基线值（无肺部浸润时）增加 100%以上或肺部出现新的浸润影时均需再次给予糖皮质激素治疗。

伊曲康唑可以抑制曲霉菌的增生，限制支气管的炎症，因此可以作为 ABPA 的辅助治疗。随机双盲研究显示伊曲康唑 400mg/d 能促进痰嗜酸性粒细胞和血 IgE 的降低、减少恶化次数。研究中伊曲康唑的疗程为 16 周，延长疗程是否能使患者进一步获益尚待研究。此外，最近有重组抗 IgE 抗体成功治疗 ABPA 的个案报道。

ABPA 的其他治疗措施包括：避免暴露在含大量烟曲菌的环境中，如腐败的有机物、谷物，发霉的地下室等；监测肺功能；治疗伴随的其他疾病，如变应性鼻炎、鼻窦炎、胃食管反流性疾病等。

（徐　凌）

参 考 文 献

[1] Tillie-Leblond I, Tonnel AB. Allergic bronchopulmonary aspergillosis. Allergy, 2005, 60：1004-1013.

[2] Greenberger PA. Immunologic aspects of lung diseases and cystic fibrosis. JAMA, 1997, 278：1924-1930.

[3] Stevens DA, Moss RB, Kurup VP, et al. Allergic bronchopulmonary aspergillosis in cystic fibrosis-state of the art: Cystic Fibrosis Foundation Consensus Conference. Clin Infect Dis, 2003, 37：S225-S264.

[4] Greenberger PA. Allergic bronchopulmonary aspergillosis. J Allergy Clin Immunol, 2002, 110：685-692.

[5] Wark PA, Gibson PG, Wilson AJ. Azoles for allergic bronchopulmonary aspergillosis associated with asthma. Cochrane Database Syst Rev, 2004, (3)：CD001108.

[6] van der Ent CK，Hoekstra H，Rijkers GT. Successful treatment of allergic bronchopulmonary aspergillosis with recombinant anti-IgE antibody. Thorax，2007，62（3）：276-277.

[7] 徐凌，蔡柏蔷，徐凯峰，等. 变态反应性支气管肺曲菌病 23 例分析. 中华内科杂志，2007，46（3）：208-212.

[8] 文昭明. 变应性支气管肺曲菌病. // 蔡柏蔷，李龙芸. 协和呼吸病学. 第 2 版. 北京：中国协和医科大学出版社，2011.

[9] Shah A，Panjabi C. Allergic aspergillosis of the respiratory tract. Eur Respir Rev，2014，23：8-29.

[10] Moss RB. Treatment options in severe fungal asthma and allergic bronchopulmonary aspergillosis. Eur Respir J，2014，43：1487-1500.

[11] Kousha M，Tadi R，Soubani AO. Pulmonary aspergillosis：a clinical review. Eur Respir Rev，2011，20：156-174.

三十、结缔组织疾病的肺部表现

509 • 类风湿关节炎的常见肺部表现是什么？

类风湿关节炎（rheumatoid arthritis，RA）是以关节疼痛，变形及周围软组织肿胀等关节病为主的全身性、自身免疫性疾病，是最常见的累及肺的结缔组织疾病。RA 的临床表现为多关节炎，主要累及手足小关节，病情迁延反复。类风湿关节炎可见于任何年龄，以 20~40 岁居多，女性较男性多见。RA 的诊断主要依靠特征性临床表现，结合自身抗体阳性及 X 线改变。目前类风湿关节炎分类诊断标准如下（表 30-1）。

表 30-1　类风湿关节炎分类诊断标准

适用人群	分值
1. 至少有 1 个关节明确表现为滑膜炎（肿胀）	
2. 滑膜炎无法用其他疾病解释	
类风湿关节炎分类标准的评分系统（各项评分总和 ≥ 6 分可	
以诊断类风湿关节炎）	
A. 受累关节数	
1 个中大关节	0
2~10 个中大关节	1
1~3 个小关节	2
4~10 个小关节	3
>10 个至少一个小关节	5
B. 血清学抗体	0~3
RF 或抗 CCP　抗体均阴性	0
RF 或抗 CCP　抗体至少一项低效价阳性	2
RF 或抗 CCP　抗体至少一项高效价阳性	3
C. 急性期反应物	0~1

续　表

适用人群	分值
C 反应蛋白或血沉均正常	0
C 反应蛋白或血沉增高	1
D. 症状持续时间	0~1
<6 周	0
>6 周	1

注：以上各项累计最高评分为 6 分或 6 分以上即可诊断 RA；大关节指肩、肘、髋、膝及踝关节；小关节指掌指关节、近端指间关节、第 2~5 跖趾关节、拇指间关节和腕关节；A~D 项，取符合条件的最高分（如果患者有 5 个小关节和 4 个大关节受累，评分为 3 分）；阴性：低于或等于当地实验室正常值上限 3 倍；低效价阳性：高于正常值上限，但低于正常值上限的 3 倍；高效价阳性：高于正常值上限 3 倍；如果 RF 为定性检测，阳性结果为低效价阳性

　　RA 的肺部受累发生率可高达 47%，肺部受累多出现在 RA 诊断后 5 年内。少部分 RA 患者，肺部受累可早于其典型的关节炎表现。RA 肺部受累可出现以下不同的临床表现（表 30-2）。

表 30-2　类风湿关节炎时的胸膜、肺部表现

胸膜疾病：胸膜炎；胸膜渗出；气胸；支气管-胸膜瘘；脓胸

风湿结节：坏死性结节；Caplan 综合征；类风湿结节

间质性肺疾病

　　普通型间质性肺炎（UIP）

　　非特异性间质性肺炎（NSIP）

　　机化性肺炎（OP）

　　淋巴细胞性间质性肺炎（LIP）

　　弥漫性肺泡损伤（DAD）

累及气道

　　气道阻塞

　　上气道疾病：环杓软骨关节炎

　　支气管扩张

　　闭塞性支气管炎伴机化性肺炎（BOOP）

　　闭塞性支气管炎

肺血管疾病：血管炎；原发性或继发性肺动脉高压

药物相关的肺疾病

其他：感染；淀粉样变

　　（1）胸膜炎：胸膜炎在 RA 患者中的发病率达 38%~73%，以中年男性多见，伴有或不伴有胸腔积液。胸部 X 线片表现为胸膜增厚，单侧或双侧胸腔积液，有时可伴有心包积

液。胸腔镜检查可发现壁层胸膜有轻度炎症。胸膜增厚表现为有多数散在囊泡和结节。脏层胸膜可见瘤状和泡状突起。胸膜活检呈非特异性炎症，若发现与皮下类风湿结节相似的肉芽肿病变则可支持 RA 的诊断。

1）临床表现：RA 累及胸膜时可有胸膜炎或胸腔积液。临床上有不同程度的胸闷、气短和发热，有时伴有胸痛。约 1/3 的患者同时有肺实质受累，包括肺间质性疾病或肺部类风湿结节。如合并有肺内病变，患者可咳嗽、咳痰等。约 5% 的患者出现胸腔积液，胸腔积液有时会自行消失，但可复发或成为慢性胸腔积液。RA 合并胸腔积液时，积液的量通常为少量到中等量，大部分病例为单侧胸腔积液，25% 的病例可有双侧胸腔积液。

2）实验室检查：类风湿性胸腔积液外观上为浆液性和不透明的。如积液表现为混浊的或牛奶状，则与积液中含有较多的胆固醇或胆固醇结晶有关。RA 的胸腔积液一般不表现为血性，如出现血性胸腔积液，则需做进一步检查。类风湿性胸腔积液诊断时，需要排除感染性和肿瘤性疾病引起的胸腔积液。类风湿性胸腔积液的典型生化检查发现（表 30-3）。

表 30-3　类风湿性胸膜渗出时的胸腔积液特征

胸腔积液外观	临床解释
黄绿色	典型
清凉	典型
草莓色	典型
牛奶样光泽	提示假性乳糜胸伴有胆固醇水平升高
血性	少见，需要怀疑肿瘤或结核
脓性	应该怀疑脓胸，无菌性脓胸少见
胸腔积液实验室检查	
LDH	升高，通常>700U/L 胸腔积液 LDH/血清 LDH>0.6 胸腔积液 LDH>2/3 的血清 LDH 正常值上限
总蛋白	升高，通常>35g/L
pH	降低，通常<7.2
糖	降低，通常<2.8mmol/L 40% 以上的病例<0.56mmol/L，有时甚至无糖
胆固醇	升高，通常>26mmol/L（1000mg/dl） 慢性期患者胸腔积液胆固醇结晶阳性
RF 效价	升高，可高于血清中浓度
细胞数	升高，通常>10000/μl（多核细胞或淋巴细胞）
补体	C3、C4 降低

注：LDH：乳酸脱氢酶。

类风湿性胸腔积液一般不需特殊处理，胸腔积液量少时可暂不治疗，若胸腔积液量较大，出现压迫症状时，则需胸腔穿刺，抽取胸腔积液及用糖皮质激素或免疫抑制剂等治疗。

（2）间质性肺疾病：间质性肺疾病（ILD）是 RA 最为常见的肺部表现，且在临床上 20% 的 ILD 病例与 RA 有关。多见于老年男性，男女比例（1.5~2）:1。大多数患者有吸烟史，类风湿因子水平高，且有明显的关节外症状。临床表现为脱屑性间质性肺炎（DIP），普通性间质性肺炎（UIP）和闭塞性细支气管炎伴机化性肺炎（BOOP）等病理特点。

1）临床表现：大部分病例起病隐匿，疾病进展缓慢，主要症状为进行性呼吸困难和干咳。晚期可出现特征性体征：杵状指，两下肺可闻及爆裂音。如患者伴有感染、肿瘤或药物反应时，治疗非常困难，晚期多死于呼吸衰竭。RA 患者合并肺间质病时，比 RA 合并其他肺部表现（如 BOOP）的患者预后较差。

2）辅助检查：RA 合并 ILD 与特发性肺纤维化（IPF）及其他结缔组织合并间质性肺疾病，在影像学上难以区别。常见表现为双侧肺底的间质异常，通常是不对称的。早期的胸部 X 线表现多为双肺底弥漫性斑片状肺泡浸润影。随着病情的进展，出现网状结节影。晚期表现为蜂窝肺。若肺内发现类风湿结节的诊断意义较大。HRCT 是发现肺部间质改变的较为敏感的方法。且 HRCT 还可发现 RA 伴随的其他胸部异常，包括支气管扩张、肺部结节、淋巴结病和胸膜疾病等。肺功能改变主要为限制性或限制-阻塞性通气功能障碍。早期特征性改变为弥散功能下降和肺容量的减少。

RA 合并 ILD 的发病机制尚不清楚。此外，临床上许多常用抗风湿药也可引起弥漫性肺部病变，如金制剂、青霉胺、甲氨蝶呤等。这些药物所引起的肺部病变与 RA 本身所致的 ILD 难以鉴别。

（3）类风湿结节：RA 患者中常见，为发生于胸膜下或肺间质的坏死性结节。常发生于类风湿因子效价很高，伴有皮下结节的重度 RA 患者，组织学上与类风湿皮下结节类似。结节可单发或多发，以多发多见，直径 0.1~7cm 不等，圆形或卵圆形，大的结节可形成空洞。空洞的大小与关节炎的加重或缓解平行。肺结节可变大或变小，与皮下结节相平行。肺部类风湿结节的病理学改变与皮下结节的组织学发现相同。

RA 患者合并类风湿结节时，其临床症状不明显，结节较大时或继发感染时，患者可有咳嗽。累及胸膜时有胸痛。肺尖部较大结节压迫神经可引起疼痛，结节坏死时可发生咯血，若坏死结节位于外周，可引起胸膜炎或气胸。胸部 X 线片表现为圆形空洞，密度均匀，边缘清楚。有时可见厚壁而光滑的空洞。结节及其空洞消长常与 RA 的活动性和皮下结节的消长相平行。诊断需靠病理，可行经支气管镜肺活检（TBLB）或经胸壁针刺活检。必要时开胸肺活检。有空洞时需与结核及肿瘤相鉴别。

（4）类风湿尘肺：常称为 Caplan 综合征。RA 患者合并尘肺时常合并 Caplan 综合征，患者肺部除尘肺外还可见多发性圆形结节影。此外，从事翻砂、石棉、陶瓷、纺织、花岗岩、铅等职业的类风湿患者也可见这种类似病变。病理学表现为类似 RA 结节，但在中央坏死区可见煤尘沉积。结节以纤维变性和中心区易有空洞形成为特征。

Caplan 综合征可无特征性的临床表现，胸部 X 线片表现为多发性结节状阴影，也可为单发结节。直径可达 3cm 或者更大，多为于肺周围部。半数可见空洞，偶尔并发支气管胸膜瘘，但极少合并胸膜炎。治疗无特殊，糖皮质激素治疗无效。主要为对症治疗及治疗并发症。

（5）肺血管炎及肺动脉高压：RA 患者并发肺动脉高压较少见，有肺动脉高压者常合并雷诺现象。病理可见动脉发生纤维素样坏死，在瘢痕处的肺叶内间隔中伴小动脉和静脉闭塞。动脉管腔狭小。RA 发生肺动脉高压的产生机制尚不清楚，多数研究认为与循环免疫复合物（CIC）有关。有肺静脉阻塞的患者肺泡基底膜中有免疫球蛋白及 C3 沉积，毛细血管内皮下亦有此颗粒沉着。CIC 促发血管炎，血管痉挛及血管内血栓形成等，导致肺动脉高压。

临床表现与特发性肺动脉高压相似，诊断主要靠多普勒彩色超声心动图，心电图、胸片早期往往是正常的，其诊断意义较小，晚期可发现肺动脉增粗。肺功能检查可发现弥散功能下降和低氧血症。

（6）气道受累：慢性气道阻塞是 RA 患者常见的临床表现，临床上患者可气流阻塞的症状，包括咳嗽、痰量增加和呼吸困难。肺功能检查可发现气流阻塞。FEV_1、FEV_1/FVC 在 RA 患者中可出现明显降低，其原因与 RA 患者的气道反应性增加有关。如果患者症状轻微或缺如，则不需要特殊处理。必要时可吸入支气管扩张剂或糖皮质激素。

1）上呼吸道病变：环杓软骨关节炎相关性气道病变可以累及上气道。环杓软骨关节有一个确实的滑膜面，在 RA 患者中可受到影响。间接或直接喉镜检查以及 CT 可以发现 75% 的 RA 患者有环杓软骨异常。RA 可合并环杓软骨关节炎及喉炎，最常见的症状是咽喉部异物感、咽痛、声嘶、喘鸣和呼吸困难，有时疼痛可放射至耳部。症状严重者可有吸气时呼吸困难，讲话时疼痛。RA 颞颌关节炎可引起小颌畸形，甚至发生阻塞性睡眠呼吸暂停综合征。某些 RA 患者中，环杓软骨是最主要的受累关节，可出现在疾病的早期。

2）支气管扩张：RA 患者中支气管扩张相当常见，但支气管扩张的症状不多见，其发生机制仍然不明确。RA 患者发生气管和支气管感染的可能性增加，也容易发生气道阻塞，最终导致支气管扩张的发生。

3）闭塞性细支气管炎伴机化性肺炎（BOOP）：BOOP 可见于系统性疾病，包括 RA、其他结缔组织疾病和炎症性肠病及病毒和细菌感染性疾病，也可为药物或接触毒性物质后的并发症，或为一种特发性的疾病过程。RA 合并 BOOP 时常表现为非特异性症状，包括阵发性咳嗽、呼吸困难、体重下降和发热等。查体可闻及爆裂音。胸部影像学的典型表现为双肺斑片状阴影，CT 可发现实变区域或呼气末气体陷闭。肺功能检查为限制性通气功能障碍。

（蔡柏蔷）

510 · 系统性红斑狼疮在呼吸系统有哪些临床表现？

系统性红斑狼疮（systemic lupus erythematosus, SLE）是一种多因素（遗传、环境、感染、药物和免疫反应各环节）参与的自身免疫性结缔组织病，常累及多系统、多器官，临床表现复杂，病程迁延反复。多见于年轻女性。SLE 往往累及全身多个器官系统，呼吸衰竭、肾衰竭、感染和中枢神经系统损伤是 SLE 患者死亡的主要原因。SLE 是一种累及多系统、多器官的慢性炎症性疾病，目前 SLE 的分类标准如下（表 30-4），临床上某个患者具有 11 项标准中的 4 项或 4 项以上表现，不论先后出现或同时出现，在除外感染、肿瘤和其他结缔组织病后，可诊断为 SLE。

表 30-4　系统性红斑狼疮分类诊断标准

1. 颊部红斑：固定红斑，扁平或高起，在两颊突出部位
2. 盘状狼疮：片状高起于皮肤的红斑，黏附有角质脱屑和毛囊栓；陈旧病变可发生萎缩性瘢痕
3. 光过敏：对日光有明显反应，引起皮疹，从病史中得知或医生观察到
4. 口腔溃疡：经医生观察到的口腔或鼻咽部溃疡，一般为无痛性
5. 关节炎：非侵蚀性关节炎，累及 2 个或更多的外周关节，有压痛，肿胀或积液
6. 浆膜炎：胸膜炎或心包炎
7. 肾病变：尿蛋白>0.5g/24h 或+++，或管型（红细胞、血红蛋白、颗粒或混合管型）
8. 神经病变：癫痫发作或精神病，除外药物或已知的代谢紊乱
9. 血液学疾病：溶血性贫血，或白细胞减少，或淋巴细胞减少，或血小板减少
10. 免疫学异常：抗 ds-DNA 抗体阳性，或抗 Sm 抗体阳性，或抗磷脂抗体阳性（包括抗心磷脂抗体，或狼疮抗凝物，或至少持续 6 个月的梅毒血清试验假阳性三者中具备一项阳性）
11. 抗核抗体阳性：在任何时候和未用药物诱发"药物性狼疮"的情况下，抗核抗体效价异常

临床上有半数以上的 SLE 患者伴有各种肺、胸膜病变，仅次于肾、关节和皮肤，SLE 肺和胸膜的常见临床表现见表 30-5。

表 30-5　SLE 的肺和胸膜的临床表现

病变部位	SLE 常见肺和胸膜的临床表现
胸膜病变	胸膜炎
	胸膜腔渗出
肺实质病变	急性狼疮性肺炎
	闭塞性细支气管炎伴机化性肺炎（BOOP）
	急性呼吸窘迫综合征
	弥漫性肺泡出血
	慢性间质性肺炎/肺纤维化
	尿毒症性肺水肿
	呼吸肌衰弱
	膈肌功能障碍/肺萎缩综合征（SLS）
	感染性肺炎

续　表

病变部位	SLE 常见肺和胸膜的临床表现
血管受累	肺血管炎
	急性可逆性低氧血症
	肺栓塞/血栓栓塞性疾病
	肺动脉高压
气道疾病	阻塞性肺疾病
	肺不张
	上气道疾病

（1）狼疮性胸膜炎：SLE 较其他结缔组织疾病易累及胸膜。狼疮性胸膜炎表现为干性、单侧或双侧渗出性胸膜炎，通常以双侧胸腔积液多见。胸腔积液多为少量或中等量，但个别 SLE 患者偶有大量胸腔积液。

1）临床表现：SLE 患者出现胸腔积液时或病变累及胸膜后，常有胸痛、发热、咳嗽、胸闷等症状，并有胸腔积液的体征。影像学检查可发现单侧或双侧的胸腔积液，常伴有心包积液。胸腔积液通常是浆液性的，偶呈血性，生化检查为渗出液。胸腔积液中细胞数很少，急性期以多核细胞为主，慢性期以单核细胞为主。大多数 SLE 患者的胸腔积液抗核抗体（ANA）值升高，胸腔积液 ANA 效价大于 1:320，且胸腔积液 ANA/血清 ANA>1，此为确诊 SLE 合并狼疮性胸膜炎最有价值的检查之一。胸腔积液中有时可查见狼疮细胞（LE 细胞），这是狼疮性胸膜炎特异的诊断标志。狼疮性胸腔积液可自行吸收，亦可经常复发，或向对侧迁徙倾向。

2）鉴别诊断：狼疮性胸膜炎通常发生在已确诊为 SLE 的患者，但也可为疾病的首发症状和体征。故对于原因未明的胸腔积液和胸膜病变，鉴别诊断时应考虑到 SLE 的可能性。此外，SLE 患者如发现有胸腔积液，除狼疮性胸膜炎外，还需考虑感染、结核性胸膜炎、肺栓塞、充血性心力衰竭和肾炎等的可能性。

（2）肺实质受累

1）急性狼疮性肺炎：急性狼疮性肺炎并不常见，多见于女性患者。病情演变迅速，病死率高达 50%。患者表现为原有 SLE 症状加重，伴发热、咳嗽、咳痰，进行性呼吸困难和呼吸窘迫，甚至咯血。严重时可发生 ARDS，血气分析表现为低氧血症和低碳酸血症。胸部 X 线片表现是非特异的，常见改变为中下肺野边缘不清的片状浸润影，易游走或迅速消失，或呈弥漫性小结节影。典型的急性狼疮性肺炎常发生于已经确诊的 SLE 患者，但是也可为 SLE 患者的首发临床表现。临床上对于不可解释的肺部浸润阴影，尤其是青年妇女，则应该考虑到急性狼疮性肺炎的可能性。由于 SLE 患者合并肺部感染较为多见，也可有肺部浸润阴影。故在诊断急性狼疮性肺炎时需要仔细排除肺部感染的可能性。

2）弥漫性间质性肺炎和间质纤维化：SLE 合并间质性肺炎占 98%，通常为慢性过程，少数由急性狼疮性肺炎发展而来，其肺部的主要症状为呼吸困难、干咳和胸痛等。急性发作时大多死亡，少数患者可好转。还有少数患者发生闭塞性机化性细支气管炎和肺淀粉样变。这些变化与 RA 时发生的病相似。

SLE 合并肺间质纤维化的发生率较低（<3%），且往往发生于 SLE 病程长者及曾患急性狼疮性肺炎者。轻者无症状，较重者可有干咳、活动性气短等。胸部 X 线片表现为弥漫网状或网结节状阴影，以两下肺明显，同时可见浸润阴影及盘状肺不张。肺功能检查呈典型限制性通气功能障碍。

3）肺泡出血：约 2% 的 SLE 患者可并发肺泡出血，伴有肺动脉高压时更易发生肺泡出血。通常主要发生在年轻的妇女中。SLE 并发肺泡出血的临床表现变化相当大，轻者属于少见、轻度、慢性类型；急性、大量、危及生命的大出血时，临床表现为突发性呼吸困难、发热、咳嗽、大咯血、并迅速出现低氧血症和严重贫血。胸部 X 线片表现为两肺大片浸润影，边界模糊。肺泡灌洗液中有大量含铁血黄素细胞。SLE 患者并发肺泡出血时，常常同时有狼疮性肾炎的临床表现。

如同狼疮性肺炎，大部分 SLE 相关的肺泡出血发生于已经确诊的 SLE 患者。但部分患者是在发生肺泡出血后确诊为 SLE。SLE 合并肺泡出血的诊断，需要综合临床表现和组织病理学检查。临床上任何表现为肺泡出血的患者，均应作 SLE 的血清学检查。其他血清学检查也需进行，以除外引起肺泡出血的其他各种原因，如测定 ANCA（抗中性粒细胞胞质抗体）以排除肉芽肿病多血管炎（GPA），检测抗肾小球基底膜抗体以除外肺出血肾炎综合征。此外，SLE 合并肺泡出血须与充血性心力衰竭、尿毒症性或血小板减少性咯血相鉴别。通常需要作支气管镜检查，以发现出血部位，在急性发作时肺泡灌洗液为血性。当患者无大咯血时，支气管肺泡灌洗液中如充满含铁血黄素的巨噬细胞，也为肺泡出血的证据。肺泡出血是一种致死性疾病，其病死率高达 40%～90%。

4）肺不张：胸膜炎或狼疮性肺炎所致胸痛及膈运动受限，可产生小区域阶段性肺不张、肺基底段盘状肺不张。临床有明显症状如咳嗽等。由于肺容量下降，肺内分流增大，可有呼吸困难、发绀和低氧血症。肺功能主要为限制性通气功能障碍。

（3）血管受累

1）肺血管炎和肺动脉高压：SLE 患者合并肺动脉高压时，临床症状包括进行性呼吸困难、活动耐力下降、伴有右心室劳损的症状，严重时可并发肺心病。疾病早期胸部 X 线片正常，但到疾病晚期可出现典型的肺动脉增宽的表现。超声心动图或心导管检查有肺动脉压力的抬高，肺动脉造影可除外血栓栓塞性疾病。SLE 患者合并严重肺动脉高压时，其预后与特发性肺动脉高压相似，病死率相当高，患者常死于心脏骤停。

2）肺血栓栓塞：SLE 合并肺血栓栓塞并不罕见，但 SLE 合并肺栓塞患者中典型的呼吸困难、咯血、胸痛三联征并不常见，大多数患者仅有渐进性活动后气短，并无咯血、胸痛。常易与 SLE 的其他肺部损害相混淆：如胸膜炎、出血性肺泡炎及呼吸肌无力、慢性间质性肺病、机会性肺炎和肺动脉高压。尤其是肺动脉高压与肺血栓栓塞的表现极为相近，而 SLE 又常常合并肺动脉高压。所以，临床上 SLE 患者须明确是否合并肺血栓栓塞可能；而发现肺动脉高压、肺血栓栓塞病患者需要除外 SLE。

（4）气道受累：高达 30% 的 SLE 患者可以合并上气道病变，其表现为喉黏膜炎、黏膜溃疡、环杓软骨病变、声带麻痹和水肿，坏死性血管炎合并气道阻塞可为致死性的。临床表现为声音嘶哑和呼吸困难。

（蔡柏蔷）

511 · 多发性肌炎和皮肌炎有哪些肺部表现？

多发性肌炎（polymyositis, PM）和皮肌炎（dermatomyositis, DM）是一组主要累及皮肤和肌肉的疾病，表现为横纹肌的弥漫性、炎症性和退行性疾病。皮肤和肌肉病变可同时或先后出现，PM 表现为炎症性肌病，出现肌肉萎缩、疼痛和无力，多先发生于下肢肌肉，继而在短期内影响骨盆和肩部肌肉，最终发展到面、颈和喉肌瘫痪。DM 为面、胸和四肢对称性红肿，毛细血管扩张，且伴有肌肉病变。多发性肌炎和皮肌炎的常用诊断如下（表 30-6）。

表 30-6 多发性肌炎和皮肌炎诊断标准

1. 对称性近端肌无力表现：即肢带肌和颈前伸肌对称性无力，持续数周至数月，伴或不伴食管或呼吸道肌肉受累

2. 肌肉活检异常：骨骼肌肌肉病理检查提示，Ⅰ型和Ⅱ型肌肉纤维变性、坏死，细胞吞噬、再生、嗜碱变性，核膜变大，核仁明显，筋膜周围结构萎缩，纤维大小不一，伴炎性渗出

3. 血清肌酶升高：血清骨骼肌肌酶升高，如肌酸磷酸激酶、醛缩酶、谷草转氨酶、谷丙转氨酶和乳酸脱氢酶

4. 肌电图示肌原性损害：肌电图有三联征改变：即时限短、小型的多相运动电位；纤颤电位，正弦波；插入性激惹和奇怪的高频放电

5. 典型的皮肤损害：包括：①向阳性皮疹：眼睑呈淡紫色，眶周水肿；②Gottron 征：掌指关节及近端指间关节背面的红斑性鳞屑疹；③在双侧膝、肘、踝关节，面部、颈部和上半身出现的红斑性皮疹

注：多发性肌炎：确诊：符合所有 1~4 条标准；拟诊：符合所有 1~4 条中的任何 3 条标准；可疑：符合所有 1~4 条中的任何 2 条标准

皮肌炎：确诊：符合第 5 条及 1~4 条中的任何 3 条标准；拟诊：符合第 5 条及 1~4 条中的任何 2 条标准；可疑：符合第 5 条及 1~4 条中的任何 1 条标准

PM/DM 的肺部病变主要表现为间质性肺炎，肺泡低通气或因食管张力减低引起的吸入性肺炎（表 30-7），吸入性肺炎可合并细菌性肺炎、肺脓肿、甚至急性呼吸窘迫综合征，故成为 PM/DM 患者死亡的重要原因。值得注意的是，约有 1/3 患者的肺部病变可先于皮肤肌肉病变。50%~70% 的 PM/DM 患者合并间质性肺疾病时，其抗 Jo-1 抗体可为阳性，而无间质性肺疾病者抗 Jo-1 抗体仅 20% 阳性。

表 30-7　PM/DM 的肺部表现

吸入性肺炎

呼吸肌功能障碍

　呼吸衰竭

　限制性通气功能障碍

　膈肌功能障碍

原发性肺动脉高压

间质性肺疾病

　普通型间质性肺炎（UIP）

　非特异性间质性肺炎（NSIP）

　弥漫性肺泡损伤（DAD）

　闭塞性支气管炎伴机化性肺炎（BOOP）

　坏死性肺毛细血管炎

（1）肺间质疾病：约 30% 的 PM/DM 患者可合并肺间质疾病。平均发病年龄为 50 岁，其中以 PM/DM 的女性患者易合并肺间质疾病。肌肉和皮肤病变的严重程度与肺间质病变的发生，这二者之间无明显的相关关系。如这些患者患有多关节炎，则易合并肺间质病变。此外，恶性肿瘤患者如果合并 PM/DM，也可以有肺间质疾病的表现。PM/DM 合并肺间质疾病的临床表现类型见表 30-8。

表 30-8　PM/DM 合并肺间质疾病的临床表现类型

1. 急性临床表现（<2 周）伴有或不伴有明显的肌肉和皮肤表现

　A. 闭塞性支气管炎伴机化性肺炎（BOOP）

　B. 弥漫性肺泡损伤

　C. 肺血管炎

2. 已诊断 PM/DM 的病例中，出现的慢性进行性症状

　A. 普通型间质性肺炎（UIP）

　B. 细胞型间质性肺炎

3. 在肌肉或皮肤症状出现之前，已有影像学改变和肺部症状

　普通型间质性肺炎（UIP）

4. 在已经确诊的病例中，出现无症状的影像学浸润阴影

　A. 普通型间质性肺炎（UIP）

　B. 细胞型间质性肺炎

　C. BOOP

续　表

5. 异常的肺功能测定和 HRCT，伴有或不伴有症状，且胸部 X 线片正常

　　A. 普通型间质性肺炎（UIP）

　　B. 细胞型间质性肺炎

　　PM/DM 合并肺间质疾病的临床表现差异很大。间质性肺炎多以亚急性起病，表现为进行性气短，伴有或不伴有咳嗽，常有发绀和动脉血氧分压的下降等，这些症状在肌病出现之前可存在数月或几年。病理改变为弥漫性肺泡损伤，细胞型间质性肺炎。慢性起病者病理类型为闭塞性细支气管炎伴机化性肺炎。

　　PM/DM 合并肺间质疾病的患者也可能急性起病，表现为咳嗽、发热、呼吸困难，患者可以在数日或数周内伴有或不伴有肌肉、皮肤或其他系统的表现。胸部影像学检查显示弥漫性、混合性肺泡间质浸润。这种临床表现与急性间质性肺炎相似。急性起病者多死于呼吸衰竭。早期体征不明显，偶可闻及双肺底爆裂音（velcro）及断续性粗啰音。后期有杵状指。DM 并发间质性肺病时，甲周红斑、雷诺现象、关节痛等症状较明显，有时可伴发皮肤坏死。

　　PM/DM 合并肺间质疾病的胸部 X 线片和 HRCT 早期以磨玻璃影、颗粒状、结节状阴影为主，向肺纤维化过渡时，则以网状、线状阴影为主；晚期主要是轮状或蜂窝状阴影及肺实质缩小；此外，尚有肺门增大、肺门阴影模糊、肺动脉增宽和肺不张等。但胸膜炎和胸腔积液等不常见。通常影像学改变很难与特发性肺纤维化（IPF）的影像学相鉴别。由于呼吸肌的衰弱或膈肌的功能不全，影像学上也可以显示肺容积的下降。

　　PM/DM 合并肺间质疾病的肺功能检查表现为限制性通气功能障碍和弥散功能障碍，后者占 50%~64%。通常肺功能改变可先于胸部 X 线片的改变。肺容积（VC）减少，一氧化碳弥散功能（DLco）降低。血气分析显示低氧血症和呼吸性碱中毒。

　　PM/DM 合并肺间质疾病的诊断需根据多项指标综合分析。①症状及体征：干咳、喘息性咳嗽、杵状指、爆裂音；②胸部 X 线片异常：肺泡炎、间质性肺炎、肺纤维化；③肺功能检查：VC、DLco、PaO_2 下降；④免疫学等指标：抗 Jo-1 抗体阳性，血沉增快，LDH、CPK 升高；⑤PM/DM 的病理学和肺部病理学检查结果。

　　（2）吸入性肺炎：PM/DM 患者中食管受累常见，临床表现为食管不协调的蠕动、食管反流、吞咽疼痛和胃肠道排空延缓。由于保护气道功能的丧失，吞咽功能障碍可导致反复吸入性细菌性肺炎，肺脓肿，有时甚至可发生 ARDS。广泛肌肉和皮肤病变的患者易发生吸入性肺炎，往往提示患者预后不良。

　　（3）肺泡低通气：由于肌肉的炎症，PM/DM 患者的近端肌群受累，尤其是呼吸肌群受累，造成呼吸肌衰弱，形成限制性通气功能障碍。呼吸肌衰弱导致肺容积下降，最大吸气压力和呼气压力降低，这样可发生进行性的肺泡低通气。一般而言，限制性通气功能障碍越严重，则患者的气体交换异常就越明显，最终造成二氧化碳潴留和低氧血症，晚期这些患者常表现为高碳酸血症性呼吸衰竭，需要机械通气治疗。呼吸肌的受累，使呼吸肌运

动和肺部扩张受限。咳嗽反射减弱和最大吸气能力的减低，可导致肺不张，通常肺基底部易发生肺不张。肺不张也可为支气管内痰栓所致。患者无力咳痰，易发生细菌性肺炎。

（4）肺动脉高压：PM/DM 患者可并发继发性肺动脉高压，其原因是：扩张性心肌病所致的左心室功能衰竭、呼吸肌衰弱所致的高碳酸性呼吸衰竭或继发于因肺间质病所致的气体交换异常。但也可以因为小动脉和小肺动脉原发性纤维浸润过程，导致血管管腔闭塞和严重的、不可逆的原发性肺动脉高压。胸部 X 线检查显示肺野清晰，而肺动脉段明显扩张。多普勒超声探查和运动试验也可发现肺动脉高压。肺功能检查有一氧化碳弥散功能下降，血气分析显示低氧血症。患者有明显的呼吸困难，并最终可产生肺心病的临床表现。

（5）PM/DM 并发恶性肿瘤：PM/DM 病例中恶性肿瘤的发生率为 10%～15%，DM 比 PM 更常见。肿瘤的发生率随年龄增长而增加，约 70% 的 DM 先于肿瘤发生。PM-DM 病程较长者，肺癌的发病率也增加。5%～10% 的支气管肺癌或其他癌症可有肿瘤变异类型的 PM/DM。尤其老年患者如有 PM/DM 首先应排除恶性肿瘤的可能性。

（蔡柏蔷）

512 • 系统性硬化病的肺部表现有哪些?

硬皮病（scleroderma）是一种原因不明的以皮肤、血管和内脏器官（包括胃肠道、肺、心、肾等）的纤维化为特征的结缔组织病。根据患者皮肤病变的范围和性质，及是否出现内脏病变，将其分为三类。①系统性硬化病（SSc）；②局限性硬皮病；③硬皮病样疾病。SSc 的发病率随年龄增长而增高，高峰出现在 30～50 岁，女性多见，男女比例为 1:3。

系统性硬化病（SSc）是一种系统性的自身免疫性疾病，由于结缔组织的异常增生，累及皮肤真皮层则造成皮肤肿胀、变厚变硬及萎缩等特异性临床表现，同时还累及肺、消化道、肾和心血管等多个脏器而表现出相应症状。临床常用的诊断标准是 1980 年美国风湿病学会（ACR）的分类标准中，符合主要标准或者≥2 项次要标准即可以诊断 SSc：①主要标准：近端皮肤硬化。手指及掌指关节或者跖趾关节近端对称性皮肤增厚、紧绷和硬化，可累及整个肢体、面颈部和胸腹部皮肤受累。②次要标准：a. 指硬化，即皮肤改变局限于手指；b. 指尖凹陷性瘢痕或者指垫消失，由于缺血造成手指末端病变或指垫组织萎缩；c. 双侧肺基底部纤维化。

SSc 比其他结缔组织疾病更容易累及肺，并且肺部受累是 SSc 主要的死因之一。SSc 最常见的肺部表现是间质性肺炎（约占 80%），其次是肺动脉高压（约占 50%）。系统性硬化病的主要肺部表现如下（表 30-9）。

表 30-9　系统性硬化病的肺部表现

肺间质纤维化

肺动脉高压

肺泡出血

续　表

吸入性肺炎

机化性肺炎

支气管肺癌

钙质沉着症

囊性肺纤维化

药物诱发的肺疾病

胸膜疾病和自发性气胸

肺血管疾病，伴有或不伴有肺纤维化

呼吸肌受累

小气道疾病

结节病

（1）肺间质纤维化：SSc 肺部病变最常见的是间质性肺病（ILD），ILD 在局限型或者弥漫型 SSc 均可发生。SSc 合并 ILD 时，急性起病很少见，多数患者起病隐匿，病程中逐渐出现呼吸系统症状。呼吸系统症状缺乏特异性，呼吸困难最常见，约占 60%，典型的症状为慢性、进行性加重的活动后气短。呼吸困难程度通常较轻，与肺纤维化、肺顺应性降低程度有关。如果呼吸困难症状较重、并且缺乏影像学改变，则更可能提示肺血管性疾病或者肺动脉高压。其次是咳嗽，多为干咳。如果痰量增多则提示合并感染或者支气管扩张。咯血较少见，可能的原因为合并支气管肺癌、支气管扩张，或毛细血管炎所致的肺泡出血。典型体征为双肺底的爆裂音，胸膜磨擦音较少见，杵状指也很少见。其余的尚有肺动脉高压体征，晚期可以有肺心病体征。

典型的胸部 X 线片表现为双肺对称的网状结节影，首先出现在双肺底以及肺外带，随后病变逐渐往上发展累及下 2/3 肺，但一般不会累及肺尖。随着病情进展，网状结节影逐渐加重，甚至表现为蜂窝肺和肺容积缩小。少部分患者可有胸腔积液、胸膜增厚。胸腔积液的原因可能有胸膜受累，也可能是由于肺动脉高压或者心肌纤维化所致的充血性心力衰竭。和 SLE 或 RA 比较，SSc 胸腔积液较少见。胸部 X 线片还可以有肺动脉压增高的征象。

SSc 患者 HRCT 可有肺间质改变，常见表现有磨玻璃样改变、不规则线状影、网状结节影、蜂窝样改变以及牵引性支气管或细支气管扩张。病变首先出现在肺底、胸膜下以及背侧，逐渐向中上肺、肺内侧及前侧发展。上述改变缺乏特异性，与 SLE、RA 及混合型结缔组织病的肺间质改变相似。

肺功能改变为限制性通气功能障碍及弥散功能下降。限制性通气功能障碍表现为肺活量（VC）、肺总量（TLC）、残气量（RV）下降，肺顺应性降低。一氧化碳弥散量（DL_{CO}）下降是 SSc 肺间质病变最敏感的指标之一，对早期诊断有重要意义。血气分析早期无明显改变。随着疾病进展可出现 PaO_2 及 SaO_2 下降，$PaCO_2$ 正常或者下降。

SSc 患者出现呼吸困难、咳嗽等症状时，首先需严格除外肺部感染和肺水肿等并发症。

根据病史、查体、胸部平片、HRCT 和肺功能等检查可明确 SSc 的肺部受累情况。HRCT 有助于发现无症状患者的早期肺间质改变。须注意，肺部损害可出现在全身皮肤损害之前，此时，雷诺现象及血清自身抗体有助于 SSc 诊断。经支气管肺活检（TBLB）受取材部位和标本量的限制，对 SSc 肺间质病变的诊断价值有限。开胸肺活检是诊断间质病变最可靠的标准。

（2）肺动脉高压：SSc 相关肺动脉高压（SSc-PAH）是患者的主要死亡原因之一，肺动脉高压中 SSc-PAH 所占比例为 15%~30%。SSc-PAH 对扩张肺血管药物治疗有效率较低。轻度 SSc-PAH 可无症状，有明显症状者多见于中重度 SSc-PAH。症状不特异，呼吸困难最常见，其次是乏力、胸闷、胸痛、晕厥、心悸等。常见体征有：肺动脉瓣区第二心音亢进，三尖瓣区收缩期杂音，剑突下心脏搏动；合并右心功能不全时有颈静脉怒张、肝增大、下肢水肿及腹水等。

胸片可有肺动脉高压的表现：右下肺动脉横径≥15mm，或右下肺动脉横径/气管横径≥1.07；肺动脉段突出、其高度≥3mm；中心肺动脉扩张和外周分支变细形成鲜明对比；右心室增大等。超声心动图可提示肺动脉高压的表现，包括，右房右室扩大，室间隔变形，肺动脉反流增加以及右室射血加速时间缩短等。脑钠肽 N 末端片段（NT-proBNP）可用于 SSc-PAH 筛查。Pro-BNP>240pg/ml 对于诊断 SSc-PAH 的特异性为 90%。但是 Pro-BNP 正常不能除外 PAH。SSc-PAH 肺功能障碍表现为单纯性 DL_{CO} 下降。

（蔡柏蔷）

513. 混合型结缔组织疾病（MCTD）引起的肺部病变有哪些特点？

混合性结缔组织病（MCTD）有系统性红斑狼疮（SLE）、系统性硬化病（SSc）、多发性肌炎/皮肌炎（PM/DM）和类风湿关节炎（RA）的混合临床表现，但又不符合其中任一疾病分类诊断标准。MCTD 的发病年龄从 4~80 岁，平均为 37 岁，大约 80% 为女性。MCTD 常用诊断的标准如下。

主要标准：①肌炎（严重）；②肺侵犯：a. 弥散功能<70%；b. 肺动脉高压；c. 肺活检示增生性血管炎；③雷诺现象或食管蠕动减弱；④肿胀手或手指硬化；⑤抗 ENA 抗体≥1:10000 和抗 U1RNP 抗体（+）和抗 Sm 抗体（-）。

次要标准：①脱发；②白细胞减少；③贫血；④胸膜炎；⑤心包炎；⑥关节炎；⑦三叉神经病变；⑧颊部红斑；⑨血小板减少；⑩轻度肌炎；⑪手肿胀史。

确诊：至少满足 4 条主要标准和抗 U1RNP（+）（效价至少 1:4000），且抗 Sm 抗体阴性；可能诊断：满足 3 个主要标准伴抗 Sm 抗体阴性；或 2 个主要标准（①，②或③中的 2 条）加 2 条次要标准和抗 U1RNP（+）（效价至少 1:1000）。

MCTD 的肺部改变常见，30%~85% 患者可出现肺部受累表现，较其他结缔组织病合并肺部病变要高。早期可能仅有肺功能障碍。通常 MCTD 的主要肺部表现为弥漫性肺间质纤维化（30%），肺实质损害、肺血管病变（肺动脉高压占 15~30%）。其中 1/3 表现为胸膜炎，常为双侧胸腔积液（表 30-10）。MCTD 的大部分肺部临床表现与 SLE 和 PM/DM 的肺部表现相似。MCTD 肺部病变患者大多无症状，症状出现则表明肺损害已比较明显。临床表现为呼吸困难、胸膜疼痛和啰音，肺动脉高压形成后可出现右心衰竭的表现。约 30% 患者出现胸部 X 线改变，17.9% 表现为肺间质纤维化，呈细网状阴影，主要见于中、下肺野。82% 的 MCTD 患者可有肺功能障碍，主要为限制性通气功能障碍和弥散功能障碍，39.3% 的患者 DLco<70% 以下。

表 30-10　MCTD 的肺部表现

间质性肺炎和纤维化
胸膜腔渗出
肺动脉高压
肺血栓栓塞
慢性缺氧
肺血管炎
吸入性肺炎
肺出血
肺部结节
多发性肺囊肿
气道阻塞性疾病
纵隔淋巴结病
低通气性呼吸衰竭
横膈功能障碍

（1）肺部间质性病变：MCTD 合并肺部间质性病变患者的平均年龄约为 42 岁（19～67 岁），女性多见。患者的临床表现类型有：SLE、原发性干燥综合征（PSS）和 PM/DM 等。主要临床表现有：呼吸困难、胸痛和胸闷、咳嗽。69% 的 MCTD 患者有肺功能异常，甚至无呼吸系统症状的患者也可有肺功能异常的表现。主要有一氧化碳弥散（DLco）显著下降和限制性通气功能障碍，肺总量和肺容量减少。血气分析显示低氧血症改变。胸部影像学检查显示典型的肺间质纤维化。通常，肺间质纤维化首先出现在肺基底部周围区域，随后病变延伸呈不均匀分布。可有肺泡和肺间隔的浸润性改变。晚期则表现为蜂窝肺。支气管肺泡灌洗显示中性粒细胞占优势，与 PSS、RA 和 PM/DM 患者合并肺间质改变时相似。

（2）胸腔积液：胸腔积液是 MCTD 最常见的肺部表现，其发生率约为 50%。胸腔积液的量通常不多并能自行吸收。MCTD 合并胸腔积液的常见临床表现有：呼吸困难、胸痛和咳嗽，查体可发现：双肺底湿啰音、喘鸣音和胸腔积液体征等。

（3）肺动脉高压：MCTD 合并肺动脉高压是患者死亡的一个主要原因，其发生机制目前尚不清楚。MCTD 合并致死性肺动脉高压多见于年轻女性（14～34 岁）。血清血管转化酶的增加可能与 MCTD 合并肺动脉高压的发生有关，MCTD 合并肺动脉高压的其他三项机制有：低氧血症、进行性肺间质纤维化和反复发生肺血栓栓塞。进行性的肺动脉高压常伴有肺部严重的血管损伤和右心室肥厚。某些病例有肺动脉内血栓栓塞形成和肺血管炎的组织学表现。临床表现主要是 SLE 的 MCTD 患者发生肺血栓栓塞的可能性较大。

（4）吸入性肺炎：在 PSS 和 PM/DM 患者中，食管肌张力障碍相当普遍。反流性食管炎和胃内容物的反复吸入是严重的并发症。如果 MCTD 患者在临床上主要表现为 PSS 和 PM/DM，则易发生吸入性肺炎。MCTD 患者的食管肌张力障碍与 PSS 患者相似。MCTD 患者的食管流体压力测量发现食管的张力降低和扩张，与 PSS 患者相同。食管下端括约肌张力的降低与食管反流和吸入性肺炎相关。

（5）肺泡出血：肺泡出血是 SLE 患者的主要并发症之一。MCTD 患者如果临床上主要表现类似 SLE，则可能发生肺泡出血综合征。临床表现有：咯血、双侧肺部浸润阴影、呼吸困难、贫血和急性肾衰竭。组织学检查发现有肾的坏死性血管炎和肾小球上免疫复合物沉积。

（6）呼吸衰竭：近端肌病是 PM/DM 的主要特征之一，并可涉及呼吸肌，从而造成低通气性呼吸衰竭。临床上 79% 的 MCTD 患者可发生炎症性肌病，故呼吸衰竭也是 MCTD 患者潜在的并发症。

（蔡柏蔷）

514. 显微镜下多血管炎（MPA）是一种什么样的疾病？MPA 有哪些肺部表现？

显微镜下多血管炎（MPA）是一种系统性、坏死性血管炎，临床上和组织学上累及小血管（毛细血管、小静脉、小动脉）而与肉芽肿形成无关，也可能涉及小及中等动脉，常具有节段性、坏死性肾小球肾炎，肺毛细血管炎也很多见。

MPA 的诊断尚无统一的诊断标准，MPA 的诊断需要依靠病史、体格检查、实验室检查和活体组织病理学检查的结果进行综合判断。如出现系统性损害并有肺部受累、肾受累及出现可触及的紫癜应考虑 MPA 的诊断，尤其是伴有 MPO-ANCA 阳性者。肾活检及皮肤或其他内脏活检有利于 MPA 的诊断。部分患者需除外感染性心内膜炎。以下情况有助于 MPA 的诊断：①中老年，以男性多见；②具有上述起病的前驱症状；③肾损害表现：蛋白尿、血尿或（及）急进性肾功能不全等；④伴有肺部或肺肾综合征的临床表现；⑤伴有胃肠道、心脏、眼、耳、关节等全身各器官受累表现；⑥ANCA 阳性；⑦肾、肺活检有助于诊断。

（1）临床表现：大约 50% 的 MPA 患者临床上有肺受累，表现为咯血、咳嗽、胸膜病变和呼吸困难，如果合并感染，可有咳痰。MPA 血管炎性过程中的毛细血管壁的直接损伤是肺泡内出血的主要原因。支气管小动脉亦可受累。表现为咯血、发热、双肺湿啰音等。咯血可出现在弥漫性肺损伤之前，是病情严重的表现，预后不良。明显咯血见于 5%～29% 的患者，多伴有贫血、低氧血症、呼吸困难。大量肺泡出血是影响 MPA 病死率的重要因素。如果肺泡内出血与近端气道不相通，即使有大量出血存在，临床上也不发生咯血。因此咯血不是肺泡内出血的必要症状。贫血为血液丧失所致，也可能与肾功能障碍有关。MPA 容易复发，但是肺泡内出血复发的严重性无特异性。肺血管炎也可导致肺间质纤维化。本病是引起肺肾综合征（或肺肾出血综合征）的主要原因之一，常需与 Goodpasture 综合征相鉴别。

（2）影像学：肺泡出血的患者胸部 X 线片表现为迅速出现的弥漫性肺泡填塞，表现为双下肺斑片状浸润阴影。好发于肺门周围和肺基底部，可向肺尖和肺周围部分播散。支气管空气造影征常见。需注意与肺水肿和肺部弥漫性感染相鉴别。但是个别患者即使有大咯血，胸部 X 线片仍可正常。急性发作后 2~3 日，血液可吸收，肺泡腔内的实变影可为网状阴影所替代。如无进一步的咯血，胸像在 1~2 日内可恢复正常。CT 在肺泡出血期间，CT 显示肺实变，表现为弥漫性、斑片状磨玻璃样改变。由于反复发作，最终可发展为慢性病变，发生肺间质浸润，CT 显示网状阴影合并间隔增厚、弥漫性肺间质纤维化和磨玻璃样改变。

（3）肺功能：MPA 患者的肺功能检查表现为限制性通气功能障碍或混合性通气功能障碍。MPA 患者如果肺泡内有明显的新鲜出血，则弥散量（DLco）增加。理论上，由于肺泡内有新鲜的红细胞存在，可使一氧化碳（CO）摄取增加，造成 DLco 的持续增高。DLco 的测定是一项敏感和有用的指标，尤其对反复肺泡出血的患者特别适用。但患者因肺泡出血严重，不能适应这项检查。此外，DLco 只能检测肺泡出血的情况，而不能鉴别出血的原因，更不能反映出血后引起的病理改变。当怀疑有肺泡出血存在时，如需进行 DLco 的测定，应注意：在肺泡出血发生后应立即进行检查，因为在急性肺泡出血 48 小时后，DLco 可恢复正常。而且 MPA 患者在晚期出现弥漫性肺间质纤维化时，可有弥散功能障碍。

（4）实验室检查：血沉、C 反应蛋白、血小板及白细胞多增高，14% 有嗜酸性粒细胞增多。C3、C4 正常。类风湿因子 39%~50% 阳性，抗核抗体 21%~33% 阳性。几乎所有患者均有显微镜下血尿，90% 有蛋白尿（24 小时尿蛋白超过 3g）。多数血肌酐增高。MPA 患者可出现 ANCA 阳性，且多为 p-ANCA 类型。支气管肺泡灌洗（BALF）可发现含铁血黄素细胞，BALF 内发现含铁血黄素细胞是 MPA 患者肺泡内出血的证据。

（5）诊断：MPA 诊断靠病史、体格检查、实验室检查、活体组织检查综合判断。肾活检对鉴别结节性多动脉炎及显微镜下多血管炎有重要意义。MPA 患者一般不推荐做肺活检，因为开胸肺活检或经胸腔镜肺活检可增加重症患者的病死率。此外，肺血管炎相对而言是一种非特异的病理表现，也可见于其他合并有肺泡出血的疾病，如肺肾综合征、肉芽肿病多血管炎（GPA）、系统性红斑狼疮和类风湿关节炎等。

（6）鉴别诊断：MPA 临床表现复杂，需与各种感染性疾病，如感染性心内膜炎、原发性腹膜炎、消化性溃疡、胰腺炎、出血、肾小球肾炎、多发性神经炎等疾病鉴别。明确为坏死性血管炎后，应根据各种血管炎的特征，结合病理组织学特征和相应的辅助检查作出诊断。

（蔡柏蔷）

515 ● 强直性脊柱炎有哪些肺部表现?

强直性脊柱炎 (ankylosing spondylitis, AS) 是一种中轴关节炎症为主,几乎累及全部骶髂关节并可有肌腱端发炎的一种风湿病,而髋、肩以外的四肢关节受累少见。其病因不明,可有明显家族聚集现象,并与 HLA-B27 密切相关,炎症累及滑膜关节和软骨关节以及肌腱、韧带附着于骨的部位 (肌腱端),常发生椎间盘纤维环及其附近韧带钙化和骨性强直,引起纤维性和骨性强直。肌腱韧带与骨的附着点处的炎症为本病特征性病理变化。本病可能合并反应性关节炎 (或赖特综合征)、银屑病关节炎及慢性炎性肠病 (继发性强直性脊柱炎)。强直性脊柱炎常于青少年晚期或成年早期起病,40 岁以后发病者非常少见。男性发病率与女性发病率之比为 10:1,女性的临床表现和 X 线进展较男性慢,且病情较轻。

本病诊断主要依靠临床表现,最重要的诊断线索是症状、家族史、关节和关节外体征及骶髂关节的 X 线表现。AS 诊断标准:①下腰背痛持续至少 3 个月,疼痛随活动改善,但休息不减轻;②腰椎在前后和侧屈方向活动受限;③胸廓扩展范围小于同年龄和性别的正常值;④双侧骶髂关节炎Ⅱ~Ⅳ级,或单侧骶髂关节炎Ⅲ~Ⅳ级。如患者具备④并分别附加①~③条中的任何 1 条可确诊为 AS。骶髂关节 X 线改变分期:0 级:正常骶髂关节;Ⅰ级:可疑或极轻微的骶髂关节炎;Ⅱ级:轻度骶髂关节炎,局限性的侵蚀、硬化,关节边缘模糊,但关节间隙无改变;Ⅲ级:中度或进展性骶髂关节炎,伴有以下一项 (或以上) 变化:近关节区硬化、关节间隙变窄/增宽、骨质破坏或部分强直;Ⅳ级:严重异常,骶髂关节强直、融合,伴或不伴硬化。

强直性脊柱炎发病隐匿,为一种多系统的疾病,关节外表现有眼部、心血管、神经系统和呼吸系统的并发症。强直性脊柱炎的肺部表现,其发生率约为 1.3%。强直性脊柱炎累及肺部初期通常是无症状的,其肺部表现主要有胸廓异常 (胸壁活动受限) 和肺实质受累 (上叶肺纤维性改变)。偶尔强直性脊柱炎患者可有环杓软骨关节疾病,则有声嘶、咽痛,重者有上气道阻塞、急性呼吸衰竭或肺心病,需作气管切开或杓状软骨切除术。

(1) 胸廓受限:由于炎症所造成的肋椎关节的融合和胸部脊柱的强直,患者可发生限制性通气功能障碍。肺功能异常较轻微,肺活量 (VC) 和肺总量 (TLC) 仅轻度下降,功能残气量 (FRC) 和残气量 (RV) 正常或增加,气流常在正常范围内。最大呼气和吸气压力降低。VC 的降低是与因胸廓固定而造成的胸廓顺应性下降有关,而不是肺实质病变所致,患者的弥散功能往往是正常的。

通常肺功能异常程度与反应疾病急性炎症程度的血沉、胸廓活动度和疾病分期相关。患者尚能尽量维持正常的肺功能,其原因:①增加了膈肌的活动度,使通气增加;②胸廓固定在肺容量较大的位置;③胸廓对称性得以维持。

(2) 肺尖纤维化:强直性脊柱炎患者合并肺炎纤维化的发生率从 1.3%到 30%不等,主要见于男性患者。大部分病例的发病时期在关节病变后 6~35 年,平均为 15 年以上。个别患者可先出现肺尖纤维化,而后出现骨骼系统的症状。

　　早期胸部 X 线片表现为，肺炎小结节或线状浸润影和胸膜增厚。早期可表现为单侧肺尖纤维化，也可发展成双侧。一般早期病变多见于右上肺区。随着病情进展，结节可发生融合成为较大的阴影。晚期病例可有空洞和囊腔形成，肺实质的纤维化和胸膜病变。由于这些放射学改变与肺结核相似，故强直性脊柱炎易误诊为肺结核。严重的肺炎纤维化可产生上叶支气管扩张，造成肺门的上提。

　　胸部 CT 有助于发现肺部病变的范围、胸膜增厚、肺实质纤维化、肺容积改变、空洞形成和支气管扩张。尤其能诊断空洞内霉菌球形成。其他发现有：气管扩张、纵隔淋巴结病和支气管壁增厚。

（蔡柏蔷）

516 • 贝赫切特病的肺部表现有哪些？

　　贝赫切特病（Bechet disease，BD）既往称为"白塞病"，是一种以复发性口腔溃疡、生殖器溃疡、眼炎及皮肤损害为特征的累及多系统的全身性疾病。病变主要发生于口-眼-生殖器，可有结节红斑。关节、消化系统、心脏、泌尿系统、神经系统均可受累及，少数有下肢静脉炎及大动脉炎。肺累及率为 5%～10%，少数病例肺部病变为 BD 的唯一表现。该病多见于男性。BD 的病因尚不明确，临床表现复杂多样，且缺乏实验室特异诊断标准，无有效根治方法，但大部分患者预后良好，然而有眼、中枢神经及大血管受累者预后不佳。通常任何年龄均可患本病，发病高峰年龄为 16～40 岁，患病率约为（10～25）/10 万。

　　（1）贝赫切特病的诊断：BD 的诊断主要依靠临床表现，故应注意详尽的病史采集及典型症状的临床表现。贝赫切特病的国际分类标准如下（表 30-11）。

表 30-11　贝赫切特病国际分类标准

1. 反复口腔溃疡：1 年内反复发作 3 次。医生观察到或患者述说有阿弗他溃疡

2. 反复生殖器溃疡：医生观察到或患者诉说生殖器有阿弗他溃疡或疤痕

3. 眼病变：前和（或）后葡萄膜炎、视网膜血管炎、裂隙灯检查时玻璃体内可有细胞

4. 皮肤病变：结节性红斑、假性毛囊炎、脓性丘疹、痤疮样皮疹（非青春期且未服用糖皮质激素者）

5. 针刺试验阳性

　　有反复口腔溃疡伴其余 4 项中 2 项以上者，可诊断为本病。其他与本病密切相关并有利于诊断的症状有：关节痛或关节炎、皮下栓塞性静脉炎、深部静脉栓塞、动脉栓塞和（或）动脉瘤、中枢神经病变、消化道溃疡、附睾炎和家族史

　　（2）贝赫切特病的肺部表现：BD 的肺部损害发生率较低，5%～10%，但大多病情严重。肺血管受累时可有肺动脉瘤形成，瘤体破裂时可形成肺血管—支气管瘘，致肺内出血；肺动脉血栓较少见，肺静脉血栓形成可致肺梗死；肺泡毛细血管周围炎可使内皮增生纤维化影响换气功能。肺受累时患者有咳嗽、咯血、胸痛、呼吸困难等。大量咯血可致死亡。

BD 肺的基本病理损害是肺血管病变和间质病变两种类型，全肺血管均可受累，表现为毛细血管和不同口径的动脉和静脉受累的节段性血管炎，以及血栓形成，血栓栓塞或梗塞等，有时有结节与动脉瘤形成。表 30-12 列出文献报道的贝赫切特病的肺部受累情况。

表 30-12　贝赫切特病的肺部受累情况

肺动脉瘤

肺实质受累及其他改变

　血管相关问题

　　造影可见充盈缺损

　　肺出血和（或）梗死

　　血管炎

　　出血性纤维组织

　　肺动脉闭塞

　　肺栓塞

　　右肺的肺动静脉分流

　　自左主冠状动脉到肺静脉的动静脉瘘

　影像学异常

　　胸片或 CT 上的浸润影（包括结节影或网状结节影）

　　胸片、CT 或血管造影可见楔形、线状或圆形影

　　空洞

　　单侧肺透亮度增高

　　肺部肿块

　　肺门增大

　　膈肌上抬

　　不典型的结核球样改变

　感染及免疫抑制相关的疾病

　　肺炎

　　肺结核

　　肺部真菌感染

　　肺孢子菌病

　其他可能相关的疾病

　　胸腔积液或胸膜粘连

　　肺功能异常或 COPD

　　支气管狭窄

续　表

肺癌
肺纤维化或肺泡炎
嗜酸性粒细胞性肺炎
纤维化性纵隔炎
淀粉样变
闭塞性细支气管炎并机化性肺炎
其他非特异性肺受累

BD 的肺部表现在肺外症状开始出现后 3~6 年开始显示。病变分血管病变和间质病变两种类型，但以前者为主，全肺大小血管均可受累。肺部表现是由肺血管炎及其后遗改变，肺栓塞和气管支气管树小溃疡引起。肺血管炎常合并血栓、肺梗死、肺出血、肺动脉瘤形成。血管的炎性反应主要为淋巴细胞性，但也可见浆细胞、嗜酸性粒细胞、巨噬细胞和多行核白细胞浸润炎症血管。肺动脉瘤的形成是由于炎症渗出破坏动脉壁的弹力组织和肌组织，并由纤维组织所取代。病变的组织往往同时可见新鲜和陈旧的机化性血栓。肺血管树受累是贝赫切特病最严重、预后最差的表现之一。

BD 的肺部主要病变为复发性多发性肺栓塞，肺动脉炎和动脉瘤形成。BD 的主要呼吸系统症状是咯血，咯血也是本病预后最差的征象，30% 的患者可因此而致命，其中 80% 在两年内死亡。咯血的原因主要是动脉瘤的破裂、支气管血管吻合处破裂、血栓栓塞所致的肺梗死、支气管黏膜溃疡等。其他症状为：有呼吸困难，通常是肺实质受累所致，肺实质受累后出现支气管炎、肺气肿和肺纤维化，形成限制性或阻塞性通气障碍。胸膜炎样胸痛与肺梗死或肺部感染有关，可有咳嗽和发热等。

90% 的贝赫切特患者显示胸部 X 线片异常改变，肺实质的影像学改变与肺血管炎、肺出血或肺梗死有关，表现为双侧弥漫性浸润，单侧节段性浸润（以右下叶为主）、肺门血管突出、胸腔积液，或显示为单或双侧大小不一的弥漫性渗出或圆形结节状阴影，有时可被误诊为肺炎、肺肿瘤甚至肺脓肿。肺栓塞时可表现为肺门周围的密度增高的模糊影。高分辨的 CT 或肺血管造影等均有助于肺部病变诊断。胸部 CT 能显示肺动脉瘤病变，高分辨 CT 对诊断肺血管炎更有价值，表现为星状影，这与炎症和动脉瘤形成，而造成的血管口径不规则变化有关。

（3）贝赫切特病肺部表现的诊断方法：诊断由 BD 所致的肺部病变较为困难，但现在随着诊断技术的发展，BD 的肺病变的诊断正确率也有所提高，目前常用方法有：①V/Q 显像：将有助检出肺内病变，部分患者肺灌注通气扫描可见双侧弥漫性灌注缺损。②肺动脉造影可显示：肺动脉高压征；肺动脉受累及，其病变呈弥漫性及双侧性，也有以一侧为主；肺动脉瘤形成，多见于左下叶肺动脉起始部，有些呈多发，双侧性及囊性；单个或多个肺动脉闭塞。③胸部 CT 增强扫描：有助动脉瘤的诊断，动脉瘤的 X 线征象也可显示浸润性阴影。④肺功能检查：显示阻塞性通气功能障碍。BD 患者常有严重的、不可逆的气道阻塞，及 V/Q 比例失调，弥散功能仅轻度下降。对支气管扩张药物的治疗反应很差。

（蔡柏蔷）

517 • 干燥综合征的肺部表现是什么？

干燥综合征（SS）是一种自身免疫性外分泌腺体慢性炎症性疾病，其特征为外分泌腺高度淋巴细胞浸润。主要侵犯唾液腺和泪腺，主要症状包括干燥性角膜、结膜炎、口腔干燥等，为一种系统性疾病，临床上任何系统、任何器官都可能累及，其中以肾受累而发生肾小管疾病多见。SS 同时累及其他器官时可造成多种多样的临床表现。干燥综合征缺乏特异性的临床表现和实验室检查，因而有赖于多方面的判断，2002 年 5 月第八届干燥综合征国际会议上制定了 SS 国家分类（诊断）标准（表 30-13）。

表 30-13　干燥综合征国际分类（诊断）标准（2002 年修订版）

Ⅰ. 口腔症状：3 项中有 1 项或 1 项以上

　1. 每日感到口干持续 3 个月以上

　2. 成年后腮腺反复或持续肿大

　3. 吞咽干性食物时需用水帮助

Ⅱ. 眼部症状：3 项中有 1 项或 1 项以上

　1. 每日感到不能耐受的眼干持续 3 个月以上

　2. 有反复的砂子进眼或砂磨感觉

　3. 每日需用人工泪液 3 次或 3 次以上

Ⅲ. 眼部体制：下述检查任一项或 1 项以上阳性

　1. Schirmer Ⅰ 试验（+）（≤5mm/5min）并采用角膜麻醉方法）

　2. 角膜染色（+）（≥4van Bijsterveld 计分法）

Ⅳ. 组织学检查：下唇腺病理示淋巴细胞灶≥1

Ⅴ. 唾液腺受损：下述检查任一项或 1 项以上阳性

　1. 唾液流率（+）（≥1.5ml/15min）（不刺激法）

　2. 腮腺造影（+）

　3. 唾液腺同位素检查（+）

Ⅵ. 自身抗体：抗 SSA 或抗 SSB（+）（双扩散法）

上述标准的具体分类：①原发性干燥综合征：无任何潜在疾病的情况下，有下述 2 条则可诊断：a. 符合表 30-13 条目中 4 条或 4 条以上，但必须含有条目Ⅳ（组织学检查）和条目Ⅵ（自身抗体）；b. 条目Ⅲ、Ⅳ、Ⅴ、Ⅵ 4 条中任意 3 条阳性。②继发性干燥综合征：患者有潜在的疾病（如任意结缔组织病），符合表 30-13 条目 Ⅰ 和 Ⅱ 中任意 1 条，同时符合条目Ⅲ、Ⅳ、Ⅴ中任意 2 条。③必须除外：颈头面部放疗史，丙肝病毒感染，AIDS，淋巴瘤，结节病，GVH 病，抗乙酰胆碱药的应用（如阿托品、莨菪碱、溴丙胺太林、颠茄等）。

约 10%的 SS 患者有呼吸系统症状。上下呼吸道黏膜的淋巴细胞浸润和外分泌腺体萎缩是 SS 胸膜-肺部损害的病理基础。主要表现为间质性肺疾病和胸膜疾病（表 30-14）。

表 30-14　干燥综合征的胸膜腔-肺部表现

鼻黏膜干燥
气道疾病
气管支气管干燥
阻塞性肺疾病
滤泡性淋巴细胞气管炎和支气管炎
间质性肺疾病
淋巴细胞间质性肺炎
肺间质纤维化
肺泡疾病
淋巴细胞肺泡炎
恶性疾病
肺部淋巴瘤
假性淋巴瘤
胸膜疾病
胸膜腔渗出
胸膜炎
胸膜增厚
其他少见的肺部表现
肺动脉高压
大疱性肺疾病

（1）上呼吸道：干燥综合征的上呼吸道表现，主要为鼻黏膜的干燥和结痂，使嗅觉、味觉受影响，易发生鼻出血和鼻隔增厚。咽鼓管阻塞可伴发中耳炎，造成传导性耳聋。

（2）气道疾病：干燥综合征是由于腺体和腺体外的病理改变造成了气道疾病。腺体功能不全可导致气管支气管干燥和气道腺体外淋巴细胞浸润，组织学上表现为滤泡性支气管炎，临床上有小气道疾病阻塞性疾病的症状和体征。患者也可有气道高反应的表现。

1）气管支气管干燥：气管干燥是原发性干燥综合征的最为常见的呼吸道症状，患者常表现为干咳——一种刺激性的咳嗽。干咳可为干燥综合征患者的唯一临床表现，此时胸部 X 线、肺功能测定均可为正常。气管支气管干燥使气道内黏液变得黏稠，因而患者易发生反复的支气管内感染或肺炎。

2）气道阻塞性疾病：气道激发试验表明，50%原发性或继发性干燥综合征患者表现为气道高反应性，这种气道高反应性与哮喘患者的气道高反应性完全不同，对吸入皮质激素和色甘酸二钠无反应。干燥综合征合并气道阻塞性疾病时可表现为支气管扩张、支气管管壁增厚和气体陷闭等。临床上应注意与哮喘、慢性支气管炎、支气管扩张或吸烟所致的小气道疾病相鉴别。

（3）间质性肺疾病：干燥综合征合并间质性肺疾病（ILD）常见，而且多发生于原发性干燥综合征的患者，其发生率为8%~38%。肺部浸润性病变程度变化相当大，轻者表现为亚临床型的肺泡炎、重者表现为显著的肺间质纤维化或蜂窝肺。与干燥综合征相关的ILD，其组织病理常见表现为淋巴细胞间质性肺炎（LIP）。LIP的胸部X线片表现为：从弥漫性、纤维性的间质性浸润到网状结节影。少见的组织病理改变为异常型间质性肺炎（UIP）和闭塞性支气管炎伴机化性肺炎（BOOP）。干燥综合征合并ILD时的临床表现为运动时呼吸困难或胸痛。25%的干燥综合征患者可有肺总量的下降，用力肺活量（FVC）的异常降低。但是弥散功能损害的证据不多。故肺功能的诊断价值比肺活检和支气管肺泡灌洗敏感性要差。

（4）恶性淋巴瘤：干燥综合征的淋巴浸润过程在组织病理方面的表现：①局限性腮腺和泪腺的良性淋巴细胞增生和浸润；②一种淋巴细胞良性聚集成团块，呈中间阶段表现，称为假性淋巴瘤；③B-细胞增生、淋巴瘤前期；④症状明显的恶性淋巴瘤，通常为B-细胞非霍奇金淋巴瘤。从良性的淋巴细胞增生过程转变为恶性肿瘤，其原因是慢性的、广泛的B-细胞刺激。干燥综合征相关的淋巴瘤主要起源于腮腺，但也可见于淋巴结、骨髓、胸腺、肝、肾、乳腺和其他黏液腺部位，包括胃、肺和皮肤等。

（5）肺淋巴瘤和假性淋巴瘤：与其他部位的淋巴瘤相比，肺淋巴瘤相对较少，只占干燥综合征患者的1%~2%。但是被诊断为与干燥综合征相关的淋巴瘤病例中，20%有肺部的异常。干燥综合征患者合并肺淋巴瘤，在影像学上可表现为：弥漫性肺泡浸润类型、弥漫性肺间质疾病类型、弥漫性网状结节类型、肺实质结节类型、纵隔淋巴结肿大或胸腔积液伴有或不伴有纵隔疾病。假性淋巴瘤是一种肿瘤样的淋巴细胞团块聚集，但不符合恶性肿瘤的诊断标准。干燥综合征相关的假性淋巴瘤已见于腮腺、胃、肾、淋巴结、肝和肺。多克隆T细胞为主要的细胞类型伴有B细胞亚群。肺部影像学改变为团块状阴影伴有肺间质纤维化。

（6）胸膜疾病：原发性干燥综合征合并胸腔积液少见，胸腔积液大多发生于继发性干燥综合征，如继发于类风湿关节炎和系统性红斑狼疮。个别原发性干燥综合征患者有胸膜增厚和胸膜炎。

（7）其他肺部疾病：干燥综合征罕见有肺部囊性或大疱性肺疾病。由于支气管阻塞和末端小叶过度充气而发生囊性改变，这种囊性改变常伴随有支气管周围炎症。这种囊性改变的形成机制与肺部其他囊性病变的形成机制相类似，例如：淋巴管肌病、嗜酸性肉芽合并结节性硬化等。此外，其他少见的合并症还有：肺动脉高压、肺部淀粉样变、结节病、肺不张和支气管扩张。

（蔡柏蔷）

518 • 什么是复发性多软骨炎?

复发性多软骨炎（RP）是一种原因不明的、少见的、累及全身多系统的疾病，临床上呈现为反复发作和缓解及进展性炎性破坏性病变等特点，可累及软骨和其他全身结缔组织。本病常首发生于耳、鼻、咽、喉、气管、支气管和关节等软骨组织，进而可累及多系统。患上本病后全身易多处受到侵犯，除软骨外，呼吸系统、心血管系统、眼、内耳等器官或部位也可以受影响。

RP 的主要病变在软骨，不同部位软骨受累的发生率为：耳郭（88%）、鼻（82%）、喉及气管（70%）、肋软骨（47%）。可见耳郭及鼻软骨最常受累。RP 的软骨组织病理改变相似，主要表现为软骨变性、坏死、溶解及炎性反应。软骨急性炎症的组织学改变是以中性粒细胞为主体，其次为淋巴细胞和浆细胞的浸润。RP 的病因不清，间接荧光等实验证明 RP 患者血清中有胶原 II 型抗体，故 RP 可能是自身免疫性疾病，包括体液免疫和细胞免疫。

（1）临床表现：临床过程多种多样，其临床症状以软骨炎症为主，可突然发病，临床特征是发作与缓解反复交替，发作时可有发热和全身倦怠的全身症状。多数病例在确诊时，已有多系统累及。RP 也可突然发作、病情突然加重，或呈暴发性发作伴呼吸衰竭。软骨分布于全身各种组织和器官，通常软骨炎的表现是多部位的，临床表现因受累及的部位而各不相同，也因合并的结缔组织病或血管炎而不同。

1）耳软骨炎：典型表现为"松软耳"、"菜花耳"。耳软骨炎是最常见的症状之一，起病较突然，常见为对称性，单侧少见。急性发作期外耳红肿热痛，表现为外耳耳郭红、肿、热、痛、有红斑结节。以后耳郭呈塌陷畸形，弹性减退，出现结节（呈鹅卵石状或呈鳞状），可有耳软骨的钙化或骨化。

2）鼻软骨炎的表现：鼻软骨炎可发生于起病后数日致 2 个月，甚至有的患者在发病 1~2 天内鼻梁可突然下陷。急性期呈一般急性炎症的表现，类似蜂窝织炎，伴有流涕、黏膜糜烂、结痂及轻度鼻出血，触之鼻中隔软骨肿胀柔软。反复发作后鼻中隔溶解破坏，进而表现为鼻塌陷呈鞍状。

3）气管软骨炎：RP 与呼吸系统的关系主要见于该病伴发气管软骨伴发炎症时，病理检查可见气管软骨的溶解、气管黏膜肿胀及肉芽增生等，气管内腔可变狭甚至阻塞。如果软骨溶解严重，则吸气时，气管软骨环不能维持气道的一定形状，因而出现窒息死亡并可以合并肺炎。气管支气管软骨的再生比破坏更不规则。过度再生的结果可使软骨出现双层结构。气管环状软骨的不均等再生使气管偏歪，后者又加重了再生不良部的负荷，从而出现发夹样变形。支气管软骨的不均等再生导致内腔的狭窄。

RP 的呼吸系统临床表现有：多数患者主诉慢性咳嗽、咳痰、气短、喘息、声嘶和呼吸困难，病情可以呈进行性加重，往往被诊断为慢性支气管炎，历时 6 个月至数十年。本病也可常常合并肺炎，反复呼吸道感染和喘憋，有时会出现气管前和甲状腺软骨压痛、声嘶哑或失声症。急性发作时可因气管壁塌陷而造成窒息死亡。

4）关节炎：为常见症状，发生率70%。急性发作时，表现为关节红肿热痛和功能障碍。可为一过性单发不对称的大关节病变，也可为持续的多发性对称性小关节病变。最常累及的关节为掌指关节、近端指间关节、和膝关节，其次为踝关节、腕关节、肘关节。也可累及胸骨旁的关节，如肋软骨、胸骨柄及胸锁关节等，骶髂关节炎及耻骨联合在RP中也可累及。关节炎常为突然发作、非破坏性及非畸形性，出现局部的疼痛和压痛，可有肿胀，病变发作数天至数周后自行缓解或抗感染治疗后好转。

5）眼部炎症：包括巩膜炎、虹膜炎及结膜炎等，发生率达55%。主要表现为眼的附件炎症，可单侧性，也可对称性。最常见为结膜炎、角膜炎、虹膜睫状体炎、巩膜炎和葡萄膜炎。上述症状的严重程度与其他处炎症常相平行。视网膜病变也常有发生，如网膜微小动脉瘤、出血和渗出、网膜静脉闭塞、动脉栓塞、视网膜剥离、视神经炎及缺血性视神经炎等。

6）听觉和（或）前庭功能损伤：发生率约为39%，患者常突然发作，有恶心、呕吐、眩晕、耳鸣、耳聋、眼球震颤、平衡失调等，内耳受累时有听力下降。这与病变侵犯外耳道或咽鼓管有关，导致狭窄或闭塞，使听力受到损害；如果病变累及中耳和内耳，可表现为听觉或/及前庭功能损伤；合并的血管炎累及内听动脉分支时，也可出现听觉异常和前庭功能损伤。其发生可以是急性或隐匿性。听力测验为35dB神经性或混合性听力损伤，并常伴有旋转性头晕、共济失调、恶心及呕吐。

7）心血管病变：本病可累及心血管系统，发生率为30%，包括主动脉瘤、心包炎、大血管栓塞、主动脉关闭不全、二尖瓣反流、心包炎、大动脉炎、小血管或大血管炎症和心脏瓣膜损害，并可引起死亡。

8）皮肤：皮肤病变可表现为血管炎、结节性红斑及各种皮疹。病程中有发热。25%~35%累及，其中10%为首发症状。皮损为非特异性的，包括口腔阿弗他溃疡、紫癜、网状红斑结节、皮肤溃疡、角化、溢脓、色素沉着、指（趾）甲生长迟缓、脱发及脂膜炎等。

9）神经系统：少数患者有累及，如表现为②、⑥、⑦、⑧脑神经麻痹，小脑性共济失调、癫痫、器质性脑病和痴呆等，少数报道有颅内动脉瘤形成。

（2）实验室检查：表现为正细胞正色素性贫血、白细胞明显增高、血小板升高、嗜酸性粒细胞增多、血沉增快、低白蛋白血症、高免疫球蛋白血症和低补体血症等，血沉增快最常见。间接荧光免疫法显示抗软骨抗体。

胸部X线平片显示有肺不张及肺炎。气管支气管体层摄影可见气管、支气管普遍性狭窄，尤其两臂后伸挺胸侧位相可显示气管局限塌陷。同时也能显示主动脉弓进行性扩大，升和降主动脉、耳郭、鼻、气管和喉有钙化。周围关节的X线显示关节旁的骨密度降低，偶有关节腔逐渐狭窄，但没有侵袭性破坏。脊柱一般正常，少数报告有严重的脊柱后凸、关节腔狭窄、腰椎和椎间盘有侵袭及融合改变。耻骨和骶髂关节有部分闭塞及不规则的侵袭。

CT可发现气管和支气管树的狭窄程度及范围，可发现气管和支气管壁的增厚钙化、管腔狭窄变形及肿大的纵隔淋巴结。呼气末CT扫描可观察气道的塌陷程度。高分辨CT可显示亚段支气管和肺小叶的炎症。气道的三维重建可提示更多的信息。

心脏超声检查可发现升主动脉瘤或降主动脉瘤、心包炎、心肌收缩受损、二尖瓣或三尖瓣反流、心房血栓等。心电图可出现 I 度或完全房室传导阻滞。

支气管镜检查可直接观察受累的气道，可以显示气管支气管树的炎症、变形、塌陷等，进一步明确诊断和观察疾病的进程。黏膜可见红斑、水肿，肉芽肿样改变或苍老萎缩。软骨环破坏者可见呼气时相应气道塌陷。可以镜下取活检，有助于明确诊断，但出血较多。但在评价气道阻塞程度中的作用不如肺功能，而且可能诱发气道塌陷窒息死亡。

肺功通过测定吸气和呼气流量曲线显示呼气及吸气均有阻塞。分析流速-容积曲线，可得到 50% 肺活量时的最大呼气流速和最大吸气流速，这样可以区别固定性狭窄和可变的狭窄在呼吸困难中所占的比例，及判断狭窄的位置。

（3）诊断标准和鉴别诊断：一般认为凡有下列情况之一者应疑有本病：①一侧或两侧外耳软骨炎，并伴外耳畸形；②鼻软骨炎或有原因不明的鞍鼻畸形；③反复发作性巩膜炎；④不明原因气管及支气管广泛狭窄，软骨环显示不清，或有局限性管壁塌陷。再结合实验室检查，如尿酸性黏多糖含量增加及胶原 II 型抗体存在，将有助于诊断。

RP 应与以下疾病作鉴别诊断：①耳郭炎需要与感染性周围软骨炎、慢性外耳道炎、耳郭钙化以及痛风等鉴别；②鼻周围炎需与感染性慢性鼻炎、坏死性肉芽肿、先天性梅毒及麻风鉴别；③有关节炎表现时需与类风湿关节炎等鉴别；④气管支气管弥漫性狭窄变性时，应该与结节病、肉芽肿性疾病、淀粉样变性等疾病相鉴别。

（蔡柏蔷）

519 · 复发性多软骨炎在临床上和呼吸系统疾病的关系是什么？

本病与呼吸系统的关系主要见于该病伴发气管软骨伴发炎症时，病理检查可见气管软骨的溶解、气管黏膜肿胀及肉芽增生等，气管内腔可变狭甚至阻塞。如果软骨溶解严重，则吸气时，气管软骨环不能维持气道的一定形状，因而出现窒息死亡并可以合并肺炎。气管支气管软骨的再生比破坏更不规则。过度再生的结果可使软骨出现双层结构。气管环状软骨的不均等再生使气管偏歪，后者又加重了再生不良部的负荷，从而出现发夹样变形。支气管软骨的不均等再生导致内腔的狭窄。

胸部影像学改变，特别是气管分叉体层相可以清楚地显示气管支气管狭窄，管壁不规则及继发性肺不张等改变。支气管镜检查可见气管、支气管普遍狭窄、黏膜增厚、水肿、萎缩及软骨环显示不清等。

诊断 RP 引起的气管狭窄尤其需与下列呼吸系统疾病相鉴别

（1）支气管内膜结核：可有发热、咳嗽、咳痰等的症状，X 线及纤维喉镜检查显示正气管狭窄；本病常继发于活动性肺结核，尤其是空洞型肺结核。临床上多次痰查抗酸杆菌，或经纤维支气管镜毛刷找抗酸杆菌来进行诊断。

（2）肺泡蛋白沉积症：本病为一种少见的疾病。蛋白物资沉积于肺泡内引起阻塞性通气障碍。支气管黏膜可发生肿胀，临床上也有发热和憋气等。X 线检查可显示双肺有弥漫性片絮状或结节状阴影，呈蝶形向外放射。

（3）气管、支气管内淀粉样变性：原发性呼吸道淀粉样变性，可发生于气管、支气管和肺实质内。病变广泛时可引起气道阻塞，临床上有哮鸣音和呼吸困难，肺部反复发生感染，同时病变累及声带时可有声音嘶哑。

（4）肉芽肿病多血管炎（GPA）：是肺血管炎疾病中常见的一种类型。基本病变是坏死性肉芽肿和血管炎，病变可累及小动脉、静脉及毛细血管，是一种多系统性疾病，临床可表现为鞍鼻和鼻窦炎、皮肤、肺病变及进行性肾衰竭。血清抗中性粒细胞胞质抗体（ANCA），诊断活动期肉芽肿病多血管炎（GPA）的敏感性是 71% ~ 100%，特异性为86%。ANCA 可分为三种类型：中心颗粒型、核周围型和均匀型。其中 cANCA 认为是 GPA 的特异性抗体，可作为诊断及监测 GPA 活动性的指标。

（蔡柏蔷）

520 • 临床上有哪些药物可引起药源性肺病？

药物对于肺的损伤多种多样，可以是暂时、可逆的，停药后即恢复，也可为永久性损害；有时急性起病，有时慢性起病；肺部的不良反应有轻有重，严重者甚至可以危及生命。这类由药物引起的肺病称为药源性肺病（DILD）。引起药源性肺疾病的药物多种多样，临床表现也各不相同。

（1）细胞毒性药物：细胞毒药物引起的药源性肺疾病非常复杂，主要因为这种疾病病情较重，致死率高；其次它的临床症状如发热和影像学改变与肺部感染性等其他疾病表现相似，临床不易鉴别诊断。自从 1961 年首次报道白消安引起肺纤维化后，细胞毒药物引起的肺部病变逐渐被重视，成为一个主要的药物不良反应，尤其是对博莱霉素、甲氨蝶呤和环磷酰胺来说尤为明显。在诊断细胞毒药物引起的肺疾病时应该根据药物接触史、肺损伤的组织学证据和除外其他病因引起的肺损伤三方面考虑。许多细胞毒药物引起的肺损伤临床表现大致相同，用药后几周或几年后出现体重降低、发热、干咳、呼吸困难，发热为间断性，无寒战；听诊双肺可闻及细小湿性啰音，无杵状指；随后影像学显示弥漫性间质性病变，有时伴有少量胸腔积液。肺功能主要表现为弥散功能降低，而且可在临床症状和影像学改变几天或几周之前出现。依据肺功能的异常发现，可早期诊断药源性肺损伤，并及时停药以将肺部损害降至最低。

1）烷化剂

白消安（busulfan）：白消安是治疗慢性骨髓增生性疾病的重要药物。应用药物 8 个月至 10 年之内均可以发生药源性肺疾病，甚至有报道 6 周后即出现相关症状，平均时间是 3 年半。白消安出现肺部并发症的发生率约 6%（2.5% ~ 43%），临床表现为发热、咳嗽、呼吸困难，甚至可以在停药几个月以后才出现临床症状。胸部 X 先表现为双肺弥漫性间质性病变，以双下肺明显。白消安引起的肺部并发症预后差，病死率可高达 50% ~ 80%。

环磷酰胺（cyclophosphamide）：环磷酰胺引起肺部疾病的临床表现包括发热、咳嗽、呼吸困难以及肺部浸润影和胸膜肥厚。按时间分为两种类型，于用药后 1 ~ 6 个月早期出现临床症状的，多为可逆性损伤，停药后好转；于用药后数月或数年后发生的，多表现为肺间质纤维化和胸膜肥厚，停药或应用激素治疗后无明显改变。目前研究多表明环磷酰胺的肺毒性与药物剂量有关，并且与其他药物之间也无明显协同作用。

其他烷化剂：其他抗肿瘤药物如苯丁酸氮芥、白消安等也有肺间质纤维化的报道，但是发病率较低，临床表现和病理学改变大致相同。

2）抗生素类细胞毒药物

博来霉素（bleomycin）：在应用博来霉素的患者中进行肺功能和影像学检查，发现20%左右的患者出现肺部并发症，病死率约1%。博来霉素毒性作用的危险因素包括：年龄大于70岁；与累积剂量有关。在治疗之前或当中是否联合应用胸部放疗；联合应用环磷酰胺；高浓度吸氧，尤其是在应用博来霉素6个月以内应该避免高浓度吸氧，否则易引起ARDS；如果能够早期发现博来霉素的肺部病变及时停药，病变可以恢复，但是如果已经出现明显的间质纤维化，停药或者应用激素都不能阻止病情发展。临床上以预防为主，可行肺功能和CT检查，早期明确病变，早期停药，给予糖皮质激素治疗，最大限度地减少肺毒性。

丝裂霉素：丝裂霉素引起肺损伤的临床表现、影像学资料和组织学改变同其他烷化剂细胞毒药物引起的肺损伤大致相同。丝裂霉素引起的肺损伤除了肺纤维化、急性间质性肺炎和支气管痉挛，还可引起少见的并发症，即微血管溶血性贫血综合征，且常合并急性肾衰竭、ARDS和肺泡出血，如果出现呼吸衰竭，则病死率高达95%。

3）抗代谢类细胞毒药物

甲氨蝶呤：甲氨蝶呤引起肺损伤发生率约7%，一般用药几天或几周后出现发热、干咳、呼吸困难等临床症状，个别患者可以用药后几个月或几年后出现症状，近一半患者出现嗜酸性粒细胞增多症，停药或应用糖皮质激素后症状消失。影像学资料显示双肺弥漫性间质浸润影，约10%患者有肺门淋巴结肿大和15%患者出现胸腔积液。

阿糖胞苷：阿糖胞苷肺损伤的发病率为5%～44%不等，最常见的为非心源性肺水肿，部分患者在停药1个月内出现临床症状，病死率高达6%～13%。病理学显示肺泡内蛋白样物质沉积，病变中未发现单核细胞浸润和不典型细胞。

硫唑嘌呤：硫唑嘌呤的肺损害发生率较低，多表现为肺间质纤维化。

4）亚硝脲类细胞毒药物：主要有卡莫司汀（BCNU），卡莫司汀的肺毒性发生率为剂量依赖性，1.5%～20%不等，总量达到1500mg/m² 时肺毒性发生率高达50%。肺损伤多在用药后6个月至3年内发生，临床症状同博来霉素和环磷酰胺大致相似，但是发热的症状同其他细胞毒药物相比明显减少。卡莫司汀的肺毒性可能与环磷酰胺、放射治疗等有协同作用。卡莫司汀引起的肺间质纤维化多出现在肺上野。其他亚硝脲类药物如环甲亚硝脲、甲基环甲亚硝脲等药物也可引起相似肺损伤。

5）其他细胞毒药物

长春花碱：长春花碱只有在联合其他细胞毒药物尤其是丝裂霉素时才发生肺毒性，表现为哮喘、肺间质纤维化和非心源性肺水肿等。

甲基苄肼：甲基苄肼的肺损伤发生率非常低，多表现为肺间质纤维化，另有一部分患者表现为嗜酸性粒细胞增多症等高敏反应，停药后多恢复。

（2）抗菌药物

1）呋喃妥因：呋喃妥因的肺部并发症的发生率小于1%，女性发生率高。分为急性反应和慢性反应，其中急性反应较多见，为常见的药物性肺损伤，慢性反应相对发生率低。

急性反应：约占呋喃妥因不良反应的43%，具体机制不明，多于用药后几小时或几天内发生，其中一半以上发生于既往应用呋喃妥因出现过非肺疾病的其他并发症患者。临床多表现为发热、呼吸困难，2/3患者出现咳嗽，1/3伴胸痛，严重时出现低氧血症，大部分患者可以闻及湿性啰音；实验室检查：1/3出现白细胞增多症或嗜酸性粒细胞增多症；胸片显示肺泡病变、间质病变或二者兼而有之，多为单侧病变或双侧不对称病变，基底部多见，1/3患者合并胸腔积液，单侧多见。

慢性反应：慢性反应较急性反应少见，多于用药后6个月至几年内发生，起病隐匿，多为干咳、呼吸困难，而发热和嗜酸性粒细胞增多少见。胸片示双肺弥漫性间质病变；肺功能为限制性通气障碍。

2）柳氮磺吡啶：柳氮磺胺吡啶主要应用于炎症性肠病治疗，一般于用药后1~8个月发病，共有两种反应：肺浸润阴影伴血嗜酸性粒细胞增多和BOOP，临床以咳嗽、呼吸困难起病，约一半患者伴有发热；胸片包括上叶肺泡浸润影、弥漫性间质病变等各种浸润影，虽然一半患者血液中嗜酸性粒细胞增多，但是肺内无游走性阴影。一般于停药后1周至6个月好转，必要时可以给予糖皮质激素治疗。

3）其他抗菌药物：抗菌药物应用广泛，但是肺部并发症发生率非常低。一般表现为嗜酸性粒细胞肺炎。多黏菌素和氨基糖苷类药物如果到达一定血液浓度可以诱发呼吸肌无力，一般多发生于药物直接应用于腹膜腔或胸膜腔、肾衰竭患者或者在全麻时同时给予肌松剂患者，此时给予毒扁豆碱病变可以恢复。

（3）心血管药物

1）血管紧张素转换酶抑制剂（ACEI）：ACEI类药物广泛应用于心血管疾病，主要并发症是干咳，发生率5%~20%，一般出现于用药后几周内，具体机制与体内慢反应物质、激肽和P物质的代谢有关。通常停药后4天内症状减轻。

2）胺碘酮（amiodarone）：胺碘酮的肺部不良反应发生率为4%~6%，男性较多见。患者起病隐匿，至少在用药1个月甚至几年内发病，干咳、呼吸困难，有时伴有低热，约10%患者出现胸痛，无杵状指；初期影像学改变较轻，病变不对称或仅局限于肺上叶，如果继续用药则会引起弥漫性肺泡或间质病变，胸膜受累少见。实验室检查无特殊性，白细胞正常或轻度增高，一般不伴有嗜酸性粒细胞增多，抗核抗体弱阳性或阴性；肺功能显示肺总量和弥散功能下降。若在用药后出现肺功能和影像学同时改变应该考虑胺碘酮的不良反应。患者除了弥漫性肺泡性病变和弥漫性间质病变，还可以表现为过敏性肺炎、BOOP等其他病变。

3）β肾上腺阻滞剂：β肾上腺受体分为两种，$β_1$肾上腺受体主要分布在心脏，$β_2$肾上腺受体主要分布在呼吸道。β肾上腺阻滞剂主要肺部不良反应是支气管痉挛，与药物的β受体选择性和自身拟交感作用有关。支气管痉挛多发生在有基础阻塞性肺疾病患者，但是也有报道正常人和无症状哮喘患者也可发病。目前选择性 β 肾上腺受体阻滞剂大大减少了支气管痉挛的并发症。

（4）抗感染药物：抗感染药物分为类固醇类和非类固醇类，类固醇类常见肺部并发症是免疫抑制后引起的继发感染，其次是纵隔脂肪过多症，后者常合并出现柯欣面容、水牛背。非类固醇类药物主要肺损伤是激发哮喘发作、非心源性肺水肿、药物诱导性 SLE 和嗜酸性粒细胞肺炎等，下面简要介绍一下非类固醇类药物的肺毒性。

1）阿司匹林：阿司匹林最大的肺毒性是激发哮喘发作，约 5% 哮喘患者对阿司匹林敏感，应用时可能会引起致死性支气管痉挛，除此之外鼻炎、鼻息肉患者应用阿司匹林也易引起哮喘发作。除哮喘外，患者常并发皮疹、胃肠道疾病等。阿司匹林的肺毒性与药物剂量无相关性，起病可快可慢，有的可以先有结膜刺激征、流涕、脸潮红，随之哮喘发作。

2）金制剂：金制剂应用于各种疾病，尤其是风湿性关节炎病变。目前认为弥漫性肺间质纤维化不仅可以是风湿病本身引起，而且也可以是金制剂治疗不良反应引起的，二者需要鉴别。金制剂引起的肺间质纤维化大都在用药几周后起病，过程隐匿，表现为呼吸困难，伴或不伴发热，少数患者有嗜酸性粒细胞增多，一般不出现胸腔积液。除肺部病变外一般还出现皮炎、外周神经病变和蛋白尿等其他并发症。金制剂引起的肺间质纤维化大部分停药后病情缓解，部分需要激素治疗，但是风湿疾病引起的肺间质纤维化停药后不能缓解，只有给予激素治疗后部分缓解。

3）青霉胺：青霉胺常见肺部不良反应包括药物诱导性 SLE、闭塞性支气管炎（BO）和肺出血-肾炎综合征（goodpasture syndrome）。产生药物诱导性 SLE 不良反应中青霉胺是常见药物之一，部分患者还可以出现高效价的抗核抗体。应用青霉胺的患者若出现胸腔积液时尤其应该注意并发 SLE 的情况，如果胸腔积液的糖含量正常，基本可以排除风湿性疾病引起的胸腔积液的可能。

（柳　涛　蔡柏蔷）

521 • 药物引起的药源性肺病临床上如何分类？

（1）肺间质病变：主要包括肺间质纤维化、闭塞性细支气管炎伴机化性肺炎、脱屑性间质性肺炎、淋巴细胞性间质性肺炎、过敏性肺泡炎、肺浸润伴嗜酸性粒细胞增多症和弥漫性肺钙化等。肺间质纤维化最常见，尤其多见于细胞毒药物，临床改变类似于特发性肺间质纤维化。除细胞毒药物外，常见的还有呋喃妥因、磺胺类、青霉素、红霉素等抗生素类和胺碘酮、肼苯达嗪等心血管药物以及神经节阻断剂、免疫抑制剂和其他多种药物。过敏性肺炎多为亚急性起病，咳嗽、发热、呼吸困难，同时还有全身乏力、肌肉酸痛和关节疼痛等，约 40% 伴有不同程度的嗜酸性粒细胞增多。多见于卡马西平、金制剂、呋喃妥因、甲基苄肼等。

（2）红斑狼疮样改变：目前引起药物性 SLE 的药物多达 40 余种，但是常引起抗核抗体效价升高的药物只有 5 种，即肼苯达嗪、普鲁卡因酰胺、异烟肼、乙内酰脲类和青霉胺。药物性红斑狼疮和系统性红斑狼疮大致相同，多在用药后几个月甚至几年内起病，表现为多关节疼痛、乏力、发热、皮肤和肺部病变，但是很少累及肾和中枢神经系统，胸片显示胸腔积液、肺不张和双肺弥漫性间质病变。患者虽然抗核抗体可为阳性，但是双链 DNA（ds-DNA）均为阴性，补体可以正常或异常，1/3 患者 Coombs 试验阳性，胸腔积液中的糖含量正常或至少与血糖水平一致。患者停药后多自愈，部分患者可以应用激素缩短病程，部分因故不能停药的患者，可以选择最小剂量联合激素继续应用。其他引起药物性 SLE 的药物上包括胺碘酮、卡马西平、甲基多巴、口服避孕药、洋地黄、金制剂、青霉素、保泰松、链霉素、四环素、灰黄霉素、磺胺类、噻嗪类等。

（3）肺水肿：非心源性肺水肿多为急性起病，与用药后几个小时内出现呼吸困难和低氧血症，胸片示双肺弥漫性浸润性病变，但是心脏大小正常，药物性肺水肿预后一般比较好，停药和对症治疗后病情多能缓解。可以引起肺水肿的药物很多，详见表 30-15。

表 30-15　引起肺水肿的药物

阿司匹林	两性霉素 B	丝裂霉素
优布芬	氢氯噻嗪	柔红霉素
对氨基水杨酸	胰岛素	卡莫司汀
柳氮磺胺吡啶	碘油	白介素-2
海洛因	秋水仙碱	放射线
卡马西平	环孢霉素	输血、输液
肾上腺素	环磷酰胺	肿瘤坏死因子
氯米芬	甲氨蝶呤	免疫球蛋白
呋喃妥因	博来霉素	

（4）气道疾病：气道疾病最常见的并发症是支气管痉挛，药物性支气管痉挛的具体机制尚不明确，可能为过敏反应、药物直接刺激和药理反应等多种因素有关。引起支气管痉挛的药物很多种，一般有基础肺疾病如哮喘、慢阻肺的患者易发，甚至治疗哮喘的药物如倍氯米松、异丙肾上腺素也可加重哮喘病情。引起支气管痉挛的药物见下表（表 30-16）。咳嗽是另一常见气道并发症，多见于血管紧张素转化酶抑制剂、白介素-2、链霉素和激素等，大概于体内花生四烯酸等物质代谢有关。

表 30-16　引起支气管痉挛的药物

阿司匹林	氢化可的松	鱼精蛋白
β 肾上腺阻滞剂	非激素抗感染药物	长春新碱
可卡因	雾化应用的药物（双戊烷、倍氯米松、推进剂）	丝裂霉素
造影剂	呋喃妥因（急性）	
血管紧张素转换酶抑制剂	白介素-2	

（5）胸膜病变：药物性胸膜反应常见，但是胸腔积液一般为中等量以下，大量胸腔积液罕见，部分患者出现胸腔积液同药物性 SLE 有关。除可以引起药物性 SLE 的多种药物外，常见的引起胸腔积液的药物还有溴隐亭、二甲麦角新碱、白介素-2、甲基苄肼、普萘洛尔、甲氨蝶呤、苯妥英钠和呋喃妥因等。

（6）肺血管病变：药物性肺血管病变多为肺动脉高压、肺栓塞疾病和肺血管炎。肺血管炎临床表现为发热、体重下降、关节、肌肉疼痛甚至肺出血、胃肠道出血及肾衰竭等，常见药物为青霉素、四环素、阿奇霉素、呋喃妥因、磺胺类和非甾体类抗感染药、细胞毒药物白消安、苯丁酸氮芥等；引起肺动脉高压的常见药物是口服避孕药、环孢素、丝裂霉素、白介素-2和普萘洛尔等，引起肺栓塞的药物有皮质激素、雌性激素、普鲁卡因酰胺、口服避孕药等。

药物性肺疾病诊断较困难，临床上没有明确的诊断标准。药物性肺损伤最主要的治疗是停药，一般停药后可以自行缓解，必要时可给予糖皮质激素治疗。临床医生在应用药物时一定要熟悉药物的药理作用，严格掌握用药的适用证、剂量和疗程并且充分了解患者病情，尽量避免药物不良反应的发生，当用药过程中出现新的病变时，一定要警惕药物性并发症的发生，及时诊断、及时停药，必要时给予对症治疗将并发症的损害降到最低。

（柳　涛　蔡柏蔷）

参 考 文 献

［1］ Kamen D, Strang C. Pulmonary manifestations of systemic lupus erythematosus. Clin Chest Med, 2010, 31：479-488.

［2］ Aentin-Ozerkis D, Evans J, Rubinowitztv A, et al. Pulmonary manifestations of rheumatoid arthritis. Clin Chest Med, 2010, 31：451-478.

［3］ 彭敏，许文兵，施举红，等. 系统性硬化症的肺部表现. 中国呼吸与危重监护杂志，2011，10（4）：386-390.

［4］ Kalluri M, Oddis CV. Pulmonary manifestations of the idiopathic inflammatory myopathies. Clin Chest Med, 2010, 31：501-512.

［5］ Hant FN, Herpel LB, Silver RM. Pulmonary manifestations of scleroderma and mixed connective tissue disease. Clin Chest Med, 2010, 31：433-449.

［6］ Kanathur N , Lee-Chiong T. Pulmonary manifestations of ankylosing spondylitis. Clin Chest Med, 2010, 31：547-554.

［7］ Rafeq S, Trentham D, Ernst A. Pulmonary manifestation of relapsing polychondritis. Clin Chest Med, 2010, 31 (3)：513-518.

［8］ Kokosi M, Riemer EC, Highland KB. Pulmonary involvement in Sjögren Syndrome. Clin Chest Med, 2010, 31：489-500.

［9］ Uzun O. Pulmonary involvement in Behcet's disease and Takayasu's arteritis. Eur Respir Mon, 2011, 54：32-45.

［10］ 柳涛. 结缔组织疾病治疗中免疫抑制剂的应用、毒性和监护. //蔡柏蔷. 结缔组织疾病肺部表现. 北京：人民卫生出版社，2014.

三十一、特发性肺含铁血黄素沉着症

522 • 什么是肺泡出血综合征?

弥漫性肺泡出血（diffuse alveolar hemorrhage，DAH），是指由多种病因引起的肺泡毛细血管受损，所导致的小的肺血管（毛细血管、小静脉、小动脉）出血，临床表现为咳嗽、呼吸困难和咯血。

（1）临床分类：弥漫性肺泡出血在临床上可以分成两类：①伴有毛细血管炎的DAH：韦格纳肉芽肿、系统性坏死性血管炎、孤立性肺毛细血管炎、显微镜下多血管炎、混合性冷球蛋白血症、贝赫切特、过敏性紫癜、免疫复合物相关性肾小球肾炎、抗磷脂综合征。此类疾病或者由于免疫复合物沉积，或者由于抗体直接作用于基底膜而引起毛细血管损伤。②不伴有毛细血管炎的DAH：特发性肺含铁血黄素沉着症、弥漫性肺泡损害、青霉胺过敏、二尖瓣狭窄、凝血性疾病、肺静脉阻塞性疾病、肺毛细血管多发性血管瘤、肺淋巴瘤平滑肌增生症、结节性硬化。系统性红斑狼疮（SLE）和 Goodpasture 综合征可伴有或不伴有肺毛细血管炎。

（2）症状和体征：咳嗽、呼吸困难和咯血是 DAH 最突出的症状。个别患者可伴有胸痛。咯血不总是在病初出现，经常延迟出现，甚至当广泛肺泡内出血发生时。体格检查可正常，或有贫血貌，听诊可有肺部湿啰音及原发病的体征。

（3）辅助检查：①小细胞低色素性贫血；②如有尿沉渣、尿蛋白定量异常或者肾功能异常则说明存在肾小球肾炎，提示存在 Goodpasture 综合征、SLE 等结缔组织病、系统性血管炎等疾病；③肺功能：DAH 活动性出血期表现为 CO 弥散量增加，故 CO 弥散量增加是观察 DAH 复发的敏感指标，也有利于发现缺乏咯血症状的 DAH 病例。发展为肺间质纤维化时可有限制性通气功能障碍；④影像学：胸部 X 线检查显示弥漫性或局灶性斑片状肺泡浸润影，在不同部位反复出现，CT 示肺实变，由于反复发作，最终可发展成慢性肺间质浸润；⑤支气管肺泡灌洗液（BALF）中有大量红细胞和含铁血黄素巨噬细胞；⑥原发病相关的检查：抗肾小球基底膜抗体（抗 GBM 抗体）提示 Goodpasture 综合征，ANCA 阳性提示韦格纳肉芽肿，ANA 和抗 DNA 抗体阳性提示 SLE 等结缔组织病。

对多数 DAH 病例，症状和体征可复发。其他临床表现取决于 DAH 的病因，包括发热、皮肤血管炎、鼻窦炎、炎性眼疾病、关节炎、肾小球肾炎的症状和体征，及伴随的肺部症状。因二尖瓣狭窄或肺静脉阻塞疾病的弥漫性肺泡出血，随着吸收过程，发生间质浸润。由于二尖瓣狭窄或肺静脉阻塞疾病的弥漫性肺泡出血，随着吸收过程，胸部 X 线片中间质浸润的 Kerley B 线变得更明显。此类 DAH 患者肺外症状常不明显，必要时应行超声心动图检查以明确诊断。部分病例血沉增快，特别是与毛细血管炎有关的 DAH 病例。系统性血管炎有关的 DAH、结缔组织病、Goodpasture 综合征等，可发现尿检异常和蛋白尿，提示肾小球肾炎。在系统性血管炎，肾病变是一种局灶性节段性坏死性肾小球肾炎伴新月体形成，是一种快速进展性肾小球肾炎。

（蔡柏蔷）

523 · 肺出血-肾炎综合征（Goodpasture 综合征）的临床特点有哪些？

肺出血-肾炎综合征（Goodpasture 综合征）较为少见，主要见于青年男性。发病机制未明，其诱因可能为呼吸道感染，特别与流感病毒的感染有关。此外也可能与接触烃化物，吸入各种碳氧化合物有关。上述致病因素造成肺泡基底膜抗原性的改变或暴露了某些抗原基因，刺激机体免疫系统产生抗基底膜抗体。肾小球基底膜和肺泡基底膜具有交叉抗原性，因此，抗基底膜抗体作用于肺泡基底膜的同时，也作用于肾小球基底膜，造成肺、肾组织的同时损害。临床表现为肺出血、肾小球肾炎和抗基底膜抗体效价升高三联征。临床表现为肺出血（咯血）、贫血、肾出血（血尿）。多数患者病情进展迅速，预后凶险，多因大咯血、肾衰竭、呼吸衰竭而死亡。少数可呈慢性过程。

（1）临床表现：主要见于男性青年，可发生于任何年龄，以 20~30 岁者多见。

1）肺部症状：常以咯血为最早的症状，可误诊为各种支气管或肺疾患。轻者痰中带血块，重症者大咯血几小时不止。咯血量可达 1000ml 以上，甚至窒息死亡。肺出血常发生于肾损害之前，可很轻而未被察觉。肺出血的早期症状是咯血、咳嗽、轻度气促、全身不适和肺部啰音增多等。血痰中可见很多的含铁血黄素巨噬细胞。可伴胸痛、发热。10%~30% 的患者，以上呼吸道感染症状为首发临床表现。听诊可闻及湿性啰音。反复咯血者肺内含铁血黄素沉积增加，形成结节与纤维化。70% 患者的肺部病变发生于肾病变之前。从咯血到发生肾病变的时间，短者数周，长者可以几年之久，平均为 3 个月。重症者可并发呼吸衰竭而死亡。

2）肾症状：多数患者肾症状在肺出血后数周或数月后才出现，但也有发生在咯血之前出现肾症状。急进性肾炎是最常见的临床表现，偶可表现为肾病综合征。早期症状较缓慢，和肾小球肾炎相似，表现为显微镜下血尿或肉眼血尿、蛋白尿，通常以血尿为主。重症者病情进展迅速，继之出现进行性肾功能损害，血尿素氮增高。多数患者在一年内出现肾衰竭，出现无尿。少数患者可以大量蛋白尿为主，表现为肾病综合征。

3）其他症状：多数患者有贫血，且很严重。约 20% 的患者发病初有上呼吸道感染症状。少数患者伴有高血压、脾大和眼底出血。

（2）实验室检查

1）血清抗 GBM 抗体测定：通常 GBM 抗体阳性。放射免疫分析法特异性为 89%，敏感性可达90%。应用糖皮质激素、免疫抑制剂、血浆置换治疗后抗GBM抗体转为阴性。

2）血常规：约半数患者白细胞增加，血红蛋白和红细胞减少，呈现小细胞低色素性贫血，出血时间、凝血时间和凝血机制均正常。

3）尿常规、肾功能：尿常规检查有蛋白尿、红细胞和颗粒管型。病情进展迅速者，可见肉眼血尿及红细胞管型。常伴中等量蛋白尿。肾受累可以很轻，仅有尿检异常，但大多数患者很重，出现进行性肾功能损害，大部分病例伴有血尿素氮、肌酐升高。

4）肺肾活组织检查：在光镜和电镜下可见相应的病理组织学改变，免疫荧光检查可见到肺泡壁和肾小球基底膜IgG呈线状排列以及补体C3沉积。

5）肺功能检查和动脉血气分析：肺出血时，由于肺泡内多余的血红蛋白可以结合更多的CO，故弥散量增加。由于反复肺泡出血最终形成肺间质纤维化，导致限制性通气功能障碍，气体分布不均，弥散功能障碍。动脉血氧分压（PaO_2）降低，肺泡动脉血氧分压差增大。由于呼吸困难和过度通气，动脉血二氧化碳分压（$PaCO_2$）可降低。

6）胸部X线片：两侧肺门延及两肺中下野的广泛结节状或斑片状阴影，肺尖部少见。浸润性阴影范围与出血程度、时间有一定关系。咯血量多，病变范围较大，并可融合成片；咯血量少或停止时，阴影可缩小或消失。长期反复咯血可导致含铁血黄素沉着，形成对肺组织的刺激而发生肺间质纤维化，因此肺内可残留条索状或网状结节状阴影。某些不典型病例病变可局限在较小的范围内，或仅有肺部浸润而无咯血。

（蔡柏蔷）

524·临床上如何对肺出血-肾炎综合征进行诊断和鉴别诊断？

临床上凡原因不明的咯血，胸部X线片有本病表现的患者，尤其是男性青年患者，如伴有尿检查异常，特别短期内出现贫血，进行性肾功能减退者，应高度考虑本病。典型的血液学所见为缺铁性贫血、氮质血症、低氧血症、血清抗GBM抗体阳性。肾或肺活检组织学检查可确诊。凡有肺出血、肾小球肾炎、血清抗GBM抗体阳性3项特征的患者，即可确诊。

诊断肺出血-肾炎综合征时，需要与系统性红斑狼疮、多动脉炎、冷免疫球蛋白血症、韦格纳肉芽肿、过敏性紫癜等疾病进行鉴别诊断。这些疾病的患者亦可能有肺出血。此外，深静脉血栓形成引起肺栓塞合并肺梗死、终末期肾病患者的充血性心力衰竭亦可发生咯血。上述疾病与本病鉴别并不困难，因其各有其特征性的肺外临床表现和典型的血清学表现。以反复咯血为主要表现的患者，诊断上要与特发性肺含铁血黄素沉着症相鉴别。

（1）特发性肺含铁血黄素沉着症：临床上也以反复咯血为特点。一般发病年龄轻，多在16岁以下。20%~25%患者伴杵状指（趾）和肝脾肿大，肾功能障碍少见，病情进展缓慢，预后良好。肺活检示肺泡壁基底膜正常。

（2）结节性多动脉炎：本病有1/3患者肺肾同时受累，可出现咯血、尿蛋白、血尿和高血压，与肺出血肾炎综合征相似，不同点是本病病程较长，一般不少于1年，长者可达7年之久，发病年龄晚（平均40岁）。在皮下血管周围可触到结节，伴有压痛。部分患者血中嗜酸性粒细胞可明显增加。胸部X线片变异很大，可为浸润性阴影、粟粒性阴影、巨大结节和空洞。肺部阴影改变与咯血无关。肺部及肾均为小动脉炎为主的病变，有多脏器受累的表现，1/3 患者有皮肤损害，常有发热及关节痛，皮肤活检有助于诊断。

（3）肉芽肿病多血管炎（韦格纳肉芽肿）：此病血痰与尿异常早期即可出现，易与 Goodpasture 综合征相混淆，但肺部浸润病灶常有空洞形成的倾向，可有肺实变、胸膜炎。约 3/4 患者鼻咽部受累，有化脓性鼻窦炎，以及鼻、上颚、眼眶的骨质破坏等改变。ANCA 阳性提示韦格纳肉芽肿。

（4）系统性红斑狼疮：可有肺、肾的损害，本病较常见，多为青年女性，易于诊断。

（5）继发性肺含铁血黄素沉着症：如二尖瓣狭窄等心脏疾病所致的继发性肺含铁血黄素沉着症。

（蔡柏蔷）

525 • 肺出血-肾炎综合征如何进行治疗？

（1）肾上腺皮质激素和免疫抑制剂：两者联合应用能有效地抑制抗基底膜抗体的形成，迅速减轻肺出血的程度和控制威胁生命的大咯血。通常采用甲泼尼龙冲击治疗，每日 1g，连续 2~3 天。可同时应用免疫抑制剂，如环磷酰胺或硫唑嘌呤。亦可一开始即口服泼尼松加用免疫抑制剂如环磷酰胺或硫唑嘌呤，泼尼松 10~15mg，每日 4 次，环磷酰胺 0.1~0.2g/d，硫唑嘌呤 1mg/(kg·d)。病情控制稳定 3 个月后，可停用免疫抑制剂，泼尼松缓慢减至维持量 5~15mg/d 继续治疗。可使严重的肺出血停止，但对肾功能的疗效不肯定。

（2）血浆置换疗法：积极的血浆置换治疗，可去除循环中的抗基底膜抗体，血浆置换的持续时间和频度可根据循环中抗基底膜抗体的水平而定，通常每次置换血浆 2~4L。隔日 1 次，维持 2~4 周，直至咯血停止及抗体效价正常。联合应用免疫抑制剂和中等剂量的皮质激素治疗，泼尼松 1mg/(kg·d) 和环磷酰胺 2~3mg/(kg·d)，可有效地控制肺出血和改善肾功能。对于急进性的患者，如能在尚未发生少尿，血肌酐低于 530.4μmol/L（6mg/dl）；之前进行，则疗效更佳；如已进入终末期肾病期，血肌酐高于 530.4μmol/L 或需要透析治疗维持生命者，则疗效欠佳。对于曾予以冲击治疗而难于控制的肺出血患者，经血浆置换后，无论其肾功能的情况改善如何，肺出血均有不同程度的缓解。

（3）肾替代治疗：进入终末期肾病的患者应予以血液透析或腹膜透析以维持生命。如病情稳定，通常在血透治疗半年血中循环抗基底膜抗体阴转后，可考虑肾移植治疗。因在循环抗体水平很高时进行肾移植术，常使移植肾再发生抗基底膜性肾炎。

（4）大咯血的急救：大咯血可导致约 30% 的患者窒息死亡，故应积极处理。应立即进行甲泼尼龙冲击治疗，可使大咯血在 24~48 小时内缓解。必要时进行气管插管及机械通气辅助呼吸治疗。

（5）其他：确诊为本病的患者，如肾活检证明为非可逆性损害，大剂量激素冲击疗法和血浆置换难于控制的肺出血，可考虑双侧肾切除。抗菌药物对肺部病变无效，但如合并感染应予选用，因感染常会使肺部病变反复加重。纠正贫血，必要时输血。

（蔡柏蔷）

526 · 什么是特发性肺含铁血黄素沉着症？其发病机制是什么？

特发性肺含铁血黄素沉着症（idiopathic pulmonary haemosiderosis，IPH）是一种少见的弥漫性肺泡出血性疾病，病因不明，常见于儿童，以反复咯血、缺铁性贫血、弥漫性肺浸润为特征，痰液、胃冲洗液、肺泡灌洗液、肺活检可显示含铁血黄素巨噬细胞。糖皮质激素或联合免疫抑制剂治疗有效。

IPH 的发病机制不清，目前有以下一些假说。

（1）遗传学说：有家族性 IPH 发病的报道，提示遗传因素可能在 IPH 的发病中起一定作用。

（2）自身免疫学说：电子显微镜观察显示 IPH 患者存在多发肺泡基底膜的损坏：肺泡内皮细胞空泡化、肺泡毛细血管基底膜局部增厚，并有散在断裂。此外，约有 1/4 活过 10岁的患者以后会出现某种自身免疫性疾病，提示存在自身免疫性发病机制，但肺组织的免疫组化研究并未证实这一点。

（3）变态反应学说：一小部分 IPH 儿童血浆中可探测到牛乳抗体（沉淀素和 IgE），由此推测对牛乳成分的全身过敏可能导致 IPH 的发病，但这一现象并未得到其他一些学者的证实。现对明确有牛乳过敏所致者，称为 Heiner 综合征。另有 IPH 与腹部疾病共存的报道，这些患者接受无谷胶饮食后肺部症状完全缓解，IPH 与腹部疾病是否有共同的发病机制尚待研究。

（4）环境学说：Cassimos 和 Kayser 认为 IPH 的发病与接触杀虫剂有关，但这一理论从未得到证实。不少学者报道了真菌（尤其是黑葡萄穗霉）暴露与婴儿肺含铁血黄素沉着症间的关系，假设的机制为：真菌毒素——大苞栝楼醇是有效的蛋白合成抑制剂，能阻止肺泡膜下血管的形成，使腺泡容易出血。在患葡萄穗霉中毒症的动物中存在肺泡出血以及显著的炎性反应，且糖皮质激素治疗有效。然而之后疾病预防控制中心（CDC）的回顾性研究对婴儿 IPH 与黑葡萄穗霉（即纸葡萄穗霉）暴露间的关系提出了质疑。其他真菌，如链格孢属、曲霉菌属、青霉菌属以及木霉属与 IPH 的关系亦尚未确立。

（5）代谢学说：IPH 患者可能存在铁离子代谢缺陷。弥漫性肺泡出血时，肺泡巨噬细胞在短期内积累了大量铁离子，胞质内铁蛋白迅速被铁离子饱和，未与铁蛋白结合的细胞外铁可触发细胞氧化损伤，而且，肺泡巨噬细胞极易耗竭，使肺泡内出现自由铁离子，最终导致肺纤维化。自由铁离子对细胞的毒性推测与其能产生高度活性的羟基有关，羟基可使脂质层过氧化、蛋白和碳水化合物降解，并刺激纤维形成。

（徐　凌）

527 · 特发性肺含铁血黄素沉着症在临床上有什么特征？

80% 的 IPH 发生于儿童，尤多见于 10 岁以下儿童，其余 20% 见于成人。儿童 IPH 无性别差异，成人 IPH 以男性略多见。

（1）临床表现：此病可急性发作，以突发咯血为表现，也可表现为慢性咳嗽、呼吸困难、反复咯血，还可表现为无症状性贫血。成人呼吸道症状较明显，儿童可表现为发育停滞和贫血，咯血较少见。临床上可分为两期：①急性期（IPH 恶化）：肺泡内出血，临床上表现为咳嗽、呼吸困难、咯血，约 70% 的患者有发热，有时出现呼吸衰竭。查体可闻及干湿性啰音。②慢性期：上述症状经过治疗逐渐消退或自行缓解。查体可见皮肤、黏膜苍白、消瘦，发育停滞，肝脾肿大，有时查体正常。肺纤维化时可有双肺爆裂音和杵状指。此外有 IPH 患者出现心肌炎、各种传导阻滞、心力衰竭，甚至猝死的报道。

（2）辅助检查

1）血液检查：血常规有不同程度的小细胞低色素性贫血，网织红细胞计数正常或升高，血小板正常，可有嗜酸性粒细胞增多。血清胆红素、乳酸脱氢酶可升高。凝血功能以及肾功能正常。血清铁降低，转铁蛋白饱和度降低（<30%），血浆铁蛋白水平可以正常，也可升高。ANA、抗 dsDNA 抗体、ANCA、抗肾小球基底膜抗体、抗磷脂抗体、抗牛乳 IgG 和 IgE 抗体、RF 均阴性。

2）骨髓活检：典型表现为红细胞增生活跃，髓内铁储存减低。

3）痰、支气管肺泡灌洗液检查：可见红细胞和含铁血黄素巨噬细胞，后者的敏感性高于前者，也可做胃冲洗液的检查。

4）肺功能：通常表现为不同程度的限制性通气功能障碍。慢性期弥散量可以降低或正常，急性期升高。

5）影像学：急性期胸部 X 线片表现为弥漫性的肺泡浸润影，以下肺为著，HRCT 上可表现为磨玻璃样影或实变影。慢性期肺泡浸润影吸收，在同一区域可出现网状结节影，另有进行性块状纤维化和囊状改变的个案报道。

6）病理：肺组织活检示肺泡壁增厚、Ⅱ型肺泡细胞肥大、增生，病程较长者肺间质可见胶原沉积。电镜下可见肺泡细胞肿胀，局部基底膜断裂，肺泡基底膜无电子致密物沉积。具有诊断意义的表现有三点：①远端气道和肺泡腔中有完整的红细胞或红细胞碎片，意味着近期或活动性出血；②多发含铁血黄素巨噬细胞（普鲁士蓝染色呈蓝色），意味着亚急性/慢性或反复肺泡内出血；③无局部或弥漫性的平滑肌细胞增生、血管畸形、恶性肿瘤、肺梗死、血管炎、肉芽肿性炎或病原体。免疫组化和免疫荧光检查无免疫球蛋白或免疫复合物沉积也有助于 IPH 的诊断。

（徐　凌）

528 • 临床上如何治疗特发性肺含铁血黄素沉着症？

（1）一般治疗：大咯血伴呼吸困难者应卧床休息，吸氧，必要时输血，同时给予止血药物和铁剂，纠正贫血。

（2）肾上腺皮质激素：急性期使用全身糖皮质激素能有效控制病情、降低病死率，建议初始剂量为泼尼松≤1mg/（kg·d），连续 2 个月，直至新的肺泡浸润影基本吸收，若症状无复发，之后可逐渐减量。慢性期激素的疗效尚不明确，大多数患者表现为恶化次数减少，可能还有纤维形成降低。儿童患者激素减量或停用时复发率较高。目前吸入糖皮质激素对IPH 的疗效尚缺乏经验。

（3）免疫抑制剂：如硫唑嘌呤、羟氯喹、环磷酰胺、甲氨蝶呤的疗效不一，在这些免疫抑制剂中，硫唑嘌呤联合激素治疗可能是最好的治疗方案，尤其能预防疾病的恶化。硫唑嘌呤用量为 $2\sim3mg/(kg\cdot d)$，成人每日 $50\sim100mg$，但疗程和停药指征还不明确，有报道疗程 1.5 年效果良好。

（4）肺移植：IPH 患者接受单肺移植仅有两例报道，这两例患者移植肺均再次出现IPH，这对肺移植的疗效提出了质疑。

（徐　凌）

参 考 文 献

［1］Ioachimescu OC，Sieber S，Kotch A. Idiopathic pulmonary haemosiderosis revisited. Eur Respir J，2004，24：162-169.

［2］Kabra SK，Bhargava S，Lodha R，et al. Idiopathic pulmonary hemosiderosis：clinical profile and follow up of 26 children. Indian Pediatr，2007，44：333-338.

［3］Godoy I，Leite RM，Yoo HH，et al. Idiopathic pulmonary hemosiderosis with cystic lesions：a rare presentation. Am J Med Sci，2000，319（6）：411-413.

［4］林江涛. 弥漫性肺泡出血综合征. //蔡柏蔷，李龙芸. 协和呼吸病学. 第 2 版. 北京：中国协和医科大学出版社，2011：1542-1553.

［5］Green RJ，Ruoss SJ，Kraft SA，et al. Pulmonary capillaritis and alveolar hemorrhage. Chest，1996，110：1305-1316.

［6］Lara AR，Schwarz MI. Diffuse alveolar hemorrhage. Chest，2010，137（5）：1164-1171.

三十二、肺泡蛋白沉着症

529 • 什么是肺泡蛋白沉着症？

肺泡蛋白沉积症（pulmonary alveolar proteinosis，PAP）是一种以肺泡内大量沉积磷脂蛋白样物质为特点的肺部弥散性疾病，最早报道于 1958 年，是一种病因未明的、少见的慢性肺部疾病，临床特点为起病初期发热，以后有一个间歇期，继而出现气短，咳嗽和咳痰。胸部影像学检查主要为双侧弥漫性肺部浸润阴影。病理学检查有特征性发现，肺泡内充满有过碘酸雪夫（PAS）反应阳性的蛋白样物质，含有大量脂质。PAP 的基本临床特征和放射学特异改变，有助于与其他呼吸系统疾病相鉴别，尤其是高分辨 CT（HRCT）的某些特征性影像学改变可提示 PAP。

肺泡蛋白沉积症分为三类：①先天性 PAP：非常少见，主要发生在婴儿，为常染色体隐性遗传。②获得性 PAP：无家族史，占 PAP 的 90%，主要影响成人，通常为特发性，也有一部分继发于另一种疾病或与另一种疾病相关。③继发性 PAP：继发性 PAP 的病因可分为 3 个主要类型：a. 肺部感染：与 PAP 有关的感染有：星形放线菌感染，近来已少见；结核分枝杆菌感染，偶见；细胞内鸟型分枝杆菌感染，近来具有较高的发生率，其他还有肺孢子菌肺炎，巨细胞病毒感染等。b. 血液系统恶性肿瘤以及其他能改变患者免疫状态的疾病，如淋巴瘤、白血病和 HIV 感染者也有发生 PAP 的报道。c. 矿物和化学物质的吸入：吸入二氧化硅、铝粉、杀虫剂的患者具有 PAP 的病理特征，因此推测无机粉尘或烟雾的吸入可导致 PAP。

肺泡蛋白沉积症的发病年龄范围较广，从新生儿到 72 岁的老人均可患该病。PAP 虽可见于各年龄组，但最多见于 20~50 岁。该病有些病例是家族式，提示可能有基因因素存在。通常该病多见于男性，男女之比从 2∶1 到 4∶1 不等。PAP 在某些西方国家中的发病率为二百万分之一，国内尚无发病率的准确统计。在美国每年都有几百人被诊断为 PAP，目前仍有数千 PAP 患者存活。但是约有 1/3 的 PAP 患者的症状呈进行性加重，严重者死亡，大部分患者死于呼吸衰竭或继发肺部感染。另 1/3 患者的疾病呈稳定状态，其余 1/3 患者的临床表现可有所改善，这种改善可能为疾病本身的自然缓解所致。

PAP 并不伴随其他疾病，但有报道 PAP 可合并血液系统恶性肿瘤，例如：淋巴瘤和白血病，尤其是骨髓疾病（例如：慢性骨髓性白血病和急性骨髓性白血病）；此外，还有灰尘吸入和免疫抑制患者继发感染。PAP 主要见于年轻或中年男性，男性的发病率比女性高 2 倍，偶可见于婴幼儿，包括同一家庭中的儿童，提示可能存在某种家族倾向或共同吸入某种物质。继发性肺泡蛋白沉积症可见于恶性肿瘤患者，也可见于人类免疫缺陷病毒感染。"硅蛋白沉着症"则指在患者吸入无机粉尘之后所发生的具有典型组织学特征的 PAP。据推测，无机粉尘刺激下，可发生 PAP。但是在肺灌洗液或肺组织活检标本中并没有发现有很高的无机粉尘的浓度。故无机粉尘在 PAP 发病机制中起的作用并不清楚。

总之，根据患者有无伴随疾病或接触某些特异物质，PAP 可分为"原发"（或非特发性）和"继发"两种类型。通常病因不明者称为原发性 PAP，伴发于其他疾病时（如硅沉着病、免疫缺陷或肺孢子菌肺炎等），则称为继发性 PAP。继发性肺泡蛋白沉着症按临床表现可分为三种主要类型：①肺部感染；②血液系统恶性肿瘤和其他影响患者免疫状态的疾病；③接触某些吸入性化学物和物质。

肺泡蛋白沉积症的发病机制有多种假说，包括感染、免疫缺陷状态、肺泡巨噬细胞功能缺陷、表面活性物质生成过多或表面活性物质转化异常，以及对吸入气体等的不寻常损伤反应等。近来对粒细胞－巨噬细胞集落刺激因子（GM-CSF）在血细胞中的增生效应研究，使 PAP 发病机制的基础研究得到显著进展。PAP 的发病是与 GM-CFS 功能性缺乏有关。

（蔡柏蔷）

530 • 肺泡蛋白沉着症有哪些临床表现和影像学特征？

（1）症状：多数患者发病隐袭，约 20% 患者发病急。PAP 的主要临床表现为活动后气短，患者可有轻微的咳嗽，或有白黏痰，继发感染后痰量增多，可呈脓性。胸痛和咯血相当少见，但可有乏力、不适、体重下降和食欲减退。大部分 PAP 病例无发热，如有发热，则提示继发肺部感染，或该病例并不是 PAP。

（2）体征：PAP 患者的体征通常不明显。有严重缺氧的患者通常有杵状指、发绀和视网膜斑点状出血。PAP 患者在静息时呼吸平稳，几乎没有异常的肺部体征，呼吸音往往正常。深吸气时，肋间隙有轻度的回缩，胸廓运动正常。PAP 的临床表现与继发于肺间质纤维化所致的限制性肺疾病有所不同，呼吸音常正常，肺基底部偶可闻及少许细湿啰音或捻发音。有时尽管胸部影像学检查表现为大片的浸润性阴影，但肺部听诊仍可为正常，这与 PAP 的肺周围组织受累有关，也就是大部分肺周围组织的气腔被充满了蛋白质样物质。由于气体不能通过这种蛋白样物质，因而不存在产生啰音的病理基础。如果闻及明显的湿啰音，应考虑合并继发感染的可能性。

（3）影像学表现

1）胸部 X 线片：PAP 的胸部 X 线片通常表现为双侧肺对称的弥漫细小的羽毛状或结节状浸润影，并可见支气管充气征。以肺基底部表现为著。肺门周围可表现为"蝶形"或"蝙蝠翅膀"状阴影，酷似肺水肿的表现，但无左心室失代偿的影像学表现特征，如心脏扩大、Kerley B 线及叶间胸膜增厚和胸腔积液等。PAP 胸部 X 线片的肺门淋巴结一般不大，通常肺门周围的浸润较为显著，而周围肺野的浸润轻微，如同肺水肿时的"蝙蝠"状阴影的表现，而与特发性肺间质纤维化影像学的表现并不一样。肺泡蛋白沉积症的临床和胸部 X 线片的表现，有助于与肺部其他常见疾病相鉴别，例如非心源性肺水肿、肺部感染（细菌、病毒、霉菌或肺孢子菌肺炎）、支气管肺泡癌、肺尘埃沉着病、结节病和肺间质疾病。

2) 胸部 CT：胸部 CT 显示 PAP 肺部受累范围和类型，优于胸部 X 线片。尤其是高分辨 CT 可显示双肺斑片状阴影，内有支气管空气造影征，空气造影征的边缘很清晰、锐利，与周围正常肺组织形成鲜明的对照，形成一种"地图"状，有时形成磨玻璃样改变，这种形态反映了 PAP 时肺泡内充满了磷脂/蛋白样物质。小叶间隙和间隔可有典型的增厚，表现为多角形态，称为"疯狂的堆砌（crazy-paving）"。肺治疗性灌洗后，HRCT 可表现为肺泡充盈的减少、肺泡间隔增厚减轻。肺泡蛋白沉积症的 HRCT 表现为并无特征性的病理学表现，肺孢子菌肺炎和结节病也有类似的改变，如典型的肺间质改变和支气管空气造影征。叶间隔增厚为弥漫性"间质"类型。此种类型如伴有斑片状阴影。其间有正常肺组织或肺纹理，则称为"地图"类型。这种异常改变常出现在肺泡灌洗之后，表现该病与真正的肺间质纤维化有所区别。如果 PAP 患者出现胸腔积液，应考虑合并感染或充血性心力衰竭。

PAP 的诊断主要依靠支气管肺泡灌洗或经支气管肺活检，通常不需开胸肺活检。经肺段支气管肺泡灌洗所获得的灌洗液，通常呈"牛奶"状。光镜下可见大量无定形的碎片，其间有巨大的吞噬细胞，含有丰富的细胞质，PAS 染色为阳性。除巨噬细胞外，别无其他细胞成分。如发现有中性粒细胞或淋巴细胞，则应考虑到感染或自身免疫反应的可能。电镜下可见丰富的层状体和环绕的磷脂。临床上如有的患者胸部 X 线片提示肺门区大片浸润影，但无发热且又缺乏肺部体征，在鉴别诊断时应考虑到 PAP。

（蔡柏蔷）

531 • 临床上如何处理肺泡蛋白沉着症？

（1）经支气管镜支气管肺泡灌洗：PAP 患者经支气管镜支气管肺泡灌洗后，临床症状可明显改善，肺部阴影减少。灌洗液使用无菌加温的 0.9% 氯化钠注射液。每次支气管肺泡灌洗时，分段灌洗一例肺，每一肺段或亚段分次灌入温 0.9% 氯化钠注射液 50~100ml，可重复数次，全肺灌洗液总量可达 2000~4000ml。每次灌洗前局部应用少量利多卡因以减少刺激性咳嗽。吸引可适当变换体位，拍打肺部或鼓励患者咳嗽，以利于灌洗液体排出。同时可给予吸氧。灌洗过程 1~2 小时。灌洗后肺部可有少许细湿啰音，第二天可自行消失。必要时可给予抗生素口服，以预防感染。一般需灌洗到肺野清晰为止。经支气管镜分段灌洗的优点是安全、简便、易掌握运用。其缺点有：需反复多次灌洗；每次灌洗较为费时；支气管镜管径的大小也影响灌洗的质量。

（2）全肺灌洗：全肺灌洗是治疗 PAP 最有效的方法。全肺灌洗的适应证是：①PAP 的诊断明确；②肺内分流>10%；③患者呼吸困难症状明显；④显著的运动后低氧血症。

1）全肺灌洗前的准备：对患者应全面查体，包括胸部 X 线片，心电图、实验室常规检查，肺功能、血气分析等。对患者的心肺功能有全面评价。准备物理振荡器一个（可选用振荡减肥腰带）、0.9% 氯化钠注射液 10 000~20 000ml 放置 37.0℃ 恒温箱预热和各种型号的 Carlens 双腔气管内导管，有条件可以准备超细支气管镜。

2）患者的准备：灌洗当日应禁食。全肺灌洗通常需全身麻醉，全过程应在手术室内进行。需配备有一定经验的呼吸内科医师、麻醉师和护士等。应连续监测心率、心律和血氧饱和度。动脉血气、麻醉深度和肌松剂阻断程度也需监护。

麻醉操作步骤：患者采用全麻，行血流动力学和气道内压力等监测，术前 30 分钟肌内注射哌替啶 1mg/kg、阿托品 0.5mg，诱导麻醉后选用尽可能大的左侧双腔导管给予气管插管，麻醉维持主要以静脉异丙酚 4～8mg/（kg·h）持续泵入为主，必要时辅以安酚醚或氧化亚氮吸入，间断给予麻醉性镇痛药及肌松药。

3）灌洗过程：一般在全麻下经 Carlens 双腔气管内导管进行全肺灌洗。首先由技术熟练的麻醉师导入双腔气管内插管，仔细检查并确保双肺被完全隔离。正确的气管插入是全肺灌洗顺利进行的首要因素，必要时可行超细纤支镜检查。灌洗时，用 Carlens 管分别为双侧肺通气。一般先将内套囊管插入左主气管，外套囊管位于气管内，应保证插管位置的正确。然后给内套囊和外套囊充气膨胀，注气量应适当，要能封闭气道，不至于漏气。行单侧肺机械通气，则不通气一侧肺应当无呼吸音，开口处细线无摆动进一步证明无气流存在。对侧肺行相同检查，确保两肺分隔良好。

一般而言，灌洗首先选择病变严重侧肺进行，若无明显差异则首选左侧。患者侧卧位固定，灌洗肺在下，振荡器在灌洗肺一侧，行单侧肺通气，先用 100% 纯氧通气至少 20 分钟来清除肺泡内的氮气，将治疗肺在吸气末隔离起来。在灌洗侧气管插管口接一个三通接口，以分别连接预热 37.0℃0.9% 氯化钠注射液和负压吸引瓶，开启振荡器，这样排出一侧肺内的气体后，注入 0.9% 氯化钠注射液，而另一侧肺保证能提供适当的气体交换。温 0.9% 氯化钠注射液注入被灌洗的一侧肺，随后吸出。每次灌注 500～1000ml 预热 0.9% 氯化钠注射液，依靠 0.9% 氯化钠注射液瓶的位置调节灌注压力，一般为 30～40cmH$_2$O，每次灌洗后尽量回吸收灌洗液，应该吸出同量的灌洗液，反复灌洗，每次回收量的丢失不应超过 150～200ml，故应仔细记录每次出入量，如每次流失量多于 200ml，应警惕液体流入另一侧肺。若血流动力学和血氧饱和度稳定则持续到灌洗液由豆浆样浑浊液体逐渐变为清亮为止。

全肺灌洗过程应反复进行，通常第一轮流出的典型的灌注液是乳白色的或者是混浊的，到洗出液完全清亮时，一侧肺则需要 10～20L0.9% 氯化钠注射液。在操作结束时，需要引流和吸引出肺内残余的 0.9% 氯化钠注射液并且恢复 100% 氧气通气。如患者一般情况好，术后可以直接拔管。如患者呼吸微弱或有低氧血症的表现，则可以把双腔管换为气管内插管，把患者送到 ICU 病房进监护，进行大约术后一小时的机械通气治疗。通常在灌洗结束后约 1 小时，肺可完全恢复通气。如患者一般情况见好，并且不存在明显的呼吸困难，可唤醒患者，拔除气管内插管。

4）肺恢复通气：一旦结束肺灌洗，立即将肺内的 0.9% 氯化钠注射液和分泌物吸引干净，灌洗侧的肺脏可能会不断产生一些泡沫，应及时吸引。在恢复阶段应鼓励患者深吸气，必要时可以应用 β$_2$-受体激动剂吸入治疗。全肺灌洗后，血清电解质一般不会发生显著变化，偶可有血钾的下降和氯离子的增加，但这些改变可于 24 小时后自行纠正。

5）全肺灌洗时的监护：全肺灌洗时的主要并发症为低氧血症，但吸入较高浓度的氧气即可改善症状。在单肺灌洗的同时，可出现血流动力学的改变，但大多数情况下，没有必要进行介入性监测。国外有些医院曾应用高压氧、部分心肺旁路和静脉-静脉体外循环等作为支持措施，但只是在对有严重低氧血症 PAP 患者和某些儿童患者进行全肺灌洗时才使用。

双腔气管内插管位置是否正确，灌洗液是否溢流到正在通气的肺中是全肺灌洗中的主要危险。在灌洗前和整个操作过程中，熟练的置管、检查是否漏气是最基本的安全措施。在快速灌注大量液体时，有发生气压伤的可能。其他的并发症包括胸膜积液、液气胸、外科肺气肿和低体温等。仔细监测患者的核心温度，这样可使低体温的危险性降到最小。整个操作过程中，应该让患者躺在一个可加热的垫子上，身上盖上一条对流加热的毯子。并用内置的热交换器来控制灌洗液的温度。全肺灌洗的其他可能并发症：a. 肺内分流的增加，影响气体交换；b. 灌注的 0.9% 氯化钠注射液流入对侧肺；c. 低血压；d. 支气管痉挛；e. 肺不张；f. 肺部感染等。

6）全肺灌洗的间隔时间：全肺灌洗通常需分成两次来进行，以完成左右两肺的全肺灌洗过程，文献报道中间的间隔时间一般为 3~7 天。同一次住院期间，两肺灌洗间隔时间主要取决于第一侧肺灌洗后的恢复情况，北京协和医院呼吸内科 49 例次 PAP 病例两侧肺灌洗平均间隔时间为 9.1 ±1.5 天（3~35 天）。

总之，全肺灌洗是安全有效地治疗 PAP 的方法，并发症很少。灌洗治疗后，患者症状迅速改善，很多患者在入院时严重活动受限，治疗后症状明显改观。胸部 X 线片也有显著改善；有少数患者在全肺灌洗后出现短暂发热，1 例术后肺部感染，1 例显著肺水肿，但很快缓解。未出现严重并发症或死亡。在肺功能改善方面；动脉血氧的改善最为明显，平均 PaO_2 从 62mmHg 上升至 75mmHg，动脉肺泡氧分压差从 45mmHg 下降至 31mmHg。

PAP 患者的全肺灌洗的反应良好，有些患者每隔 6~12 个月则需要重复全肺灌洗治疗。现在由于该项技术的应用，PAP 患者的预后已得到明显改善。约半数以上的患者经全肺灌洗治疗后，病情明显改善。Wasserman 曾随访 21 例 PAP 患者，最长已存活 19 年，而且该患者已有 13 年不需再进行肺灌洗治疗。但少数 PAP 患者病情呈进行性进展，尽管反复多次做全肺灌洗治疗，但仍死于呼吸衰竭。

（3）其他治疗：临床上如果 PAP 患者不能应用全肺灌洗治疗或应用后疗效不佳、病情复发，可试用 GM-CSF、利妥昔单抗和血浆置换术等方法治疗免疫性 PAP。

1）粒细胞-巨噬细胞集落刺激因子（GM-CSF）：GM-CSF 是一种造血细胞生长刺激因子，不仅具有刺激骨髓细胞增生和分化的作用，还可以调节肺泡巨噬细胞的吞噬功能及其对表面活性物质的降解能力。而 PAP 患者体内存在特异的 GM-CSF 抗体，GM-CSF 减少，使肺泡巨噬细胞清除表面活性物质功能受损，从而导致表面活性物质堆积。

GM-CSF 治疗主要有两种：a. 皮下注射 GM-CSF：皮下注射 GM-CSF 3μg/（kg·d），逐渐加量为 5~20μg/（kg·d）。通常给予 PAP 患者 250μg/d 起始剂量皮下注射，8~12 周后加量为 7~18μg/（kg·d），有效率为 43%~75%。约 29% 的患者出现"首剂效应"，包括皮肤潮红、畏寒、恶心及呕吐等，约 85% 的 PAP 患者皮下注射 GM-CSF 治疗后产生不良反应，包括注射部位水肿、皮疹、周身不适及中性粒细胞减少等，其中少数因 PAP 病情进展出现呼吸困难。但也有报道，对皮下注射 GM-CSF 的患者进行长达 39 个月的随访，并未发现严重不良反应。b. 吸入 GM-CSF：给予患者吸入高剂量 GM-CSF（125μg，2 次/天）共 6 个周期，继续 6 个周期吸入低剂量 GM-CSF（125μg，1 次/天），总有效率为 69%，但血清中 GM-CSF 抗体效价无明显下降。吸入 GM-CSF 的不良反应，包括发热、上呼吸道感染、肺炎、胃溃疡、腹泻、中耳炎及淋巴结结核等，研究指出以上不良反应多为一过性，其中发生肺炎者经抗生素治疗后可迅速好转。研究发现，吸入 GM-CSF 的疗效优于皮下注射 GM-CSF，可能是吸入 GM-CSF 后，肺内 GM-CSF 浓度较高。

2）利妥昔单克隆抗体（rituximab）：利妥昔单克隆抗体是 B 细胞表面 CD_{20} 抗原的单克隆抗体，通过减少表达 CD_{20} 的 B 细胞数量，影响 T 细胞的活化，进而引起细胞因子产生减少，抑制浆细胞产生 GM-CSF 抗体治疗免疫性 PAP。1 例 PAP 患者静脉注射利妥昔单抗 1000 mg 每月两次，9 个月后患者病情明显改善，伴血清 GM-CSF 抗体效价下降（1:20000~1:15000）。PAP 患者静脉注射利妥昔单抗 $375mg/m^2$ 每周 1 次，4 周后患者病情改善，伴血清及肺泡灌洗液（BALF）中 GM-CSF 抗体效价明显下降。静脉使用利妥昔单抗的不良反应较少，有恶心、乏力、头痛、头晕、鼻塞及胸痛等，暂无严重不良反应报道。

3）血浆置换术：由于免疫性 PAP 患者体内存在 GM-CSF 抗体，血浆置换术可清除患者血清 GM-CSF 抗体以治疗免疫性 PAP。有患者使用血浆置换术，2 个月内完成 10 次血浆置换，血清 GM-CSF 抗体效价从 1:6400 下降到 1:400。但临床症状、肺功能及高分辨率 CT 表现无明显改变，之后加用全肺灌洗治疗症状缓解。

（蔡柏蔷）

参 考 文 献

［1］ Seymour JF, Presneill JJ. Pulmonary alveolar proteinosis-progress in the 44 years. Am J Respir Crit Care Med, 2002, 166：215-235.

［2］ 徐凌，蔡柏蔷. 肺泡蛋白沉积症的新进展. 国外医学呼吸病学分册, 2000, 20（增刊）：43-45.

［3］ 于广祥，叶铁虎，严梅，等. 肺泡蛋白沉积症单侧肺灌洗术的麻醉管理 12 例报告. 中华麻醉学杂志, 2001, 21：431-433.

［4］ 蔡柏蔷. 肺泡蛋白沉积症. //蔡柏蔷，李龙芸. 协和呼吸病学. 第 2 版. 北京：中国协和医科大学出版社, 2011.

［5］ 谢世光，蔡柏蔷，张弘，等. 同期双侧序贯全肺灌洗治疗肺泡蛋白沉积症 10 例分析. 中华内科杂志, 2007, 46（2）：118-122.

［6］ Khan A, Agarwal R. Pulmonary alveolar proteinosis. Respiratory Care, 2011, 56（7）：1016-1028.

［7］ Trapnell BC, Carey BC, Kanji Uchida K, et al. Pulmonary alveolar proteinosis, a primary immunodeficiency of impaired GM-CSF stimulation of macrophages. Curr Opin Immunol, 2009, 21（5）：514-521.

［8］ Borie R, Danel C, Debray MP, et al. Pulmonary alveolar proteinosis. Eur Respir Rev, 2011, 20（120）：98-107.

［9］ 赵玉月，徐作军. 肺泡蛋白沉积症的治疗进展. 中华结核和呼吸杂志, 2014, 37（6）：445-447.

三十三、呼吸道淀粉样变性

532 · 原发性呼吸道淀粉样变性有哪些临床表现？临床上如何分型？

淀粉样变为一组表现各异的疾病，其共同特点是受累组织的细胞外基质中有淀粉样蛋白质沉积。这些淀粉样物质（amyloid）对刚果红有嗜染性，经刚果红染色后，在偏光显微镜下呈黄、绿二色性双折光体。虽然淀粉样物质在形态上呈均一性，但实质上包含着不同类型的蛋白质，目前发现的蛋白质至少有23种。以往将淀粉样变分为原发系统性、继发系统性、家族性以及局限性淀粉样变，现在已不再使用这种分类方法，而是根据蛋白质性质的不同将淀粉样变分类。命名方法为A加一个后缀，A代表淀粉样物质，后缀为特异的蛋白质。

局限于呼吸道的淀粉样变绝大部分为AL淀粉样变，其原纤维前体蛋白为局部生成的单克隆免疫球蛋白的轻链。此外，系统性AL淀粉样变以及AA淀粉样变（原纤维前体蛋白为血清淀粉样A蛋白，原来的继发性淀粉样变即属于AA淀粉样变）等也可累及呼吸系统。根据淀粉样变的部位不同，可将呼吸道淀粉样变分为以下几类。

（1）上呼吸道淀粉样变：喉是上呼吸道淀粉样变最常累及的部位，占呼吸道淀粉样变的12%~40%。有症状的喉淀粉样变通常为局限型，偶为系统性AL淀粉样变的一个表现。喉淀粉样变时临床上常表现为声音嘶哑或喘鸣，可有喉部胀满感、憋闷感和劳累性呼吸困难。咽部，包括鼻咽、口咽部亦可发生淀粉样变，临床上可出现鼻塞、咽部异物感等症状。

（2）气管支气管淀粉样：气管支气管淀粉样变不常见，占所有有症状的气管支气管病变的0.5%。据报道，其5年生存率在30%~50%。主要累及气管和大支气管，有时可延伸到段支气管，经常有黏膜下血管的受累。典型表现为50岁以后发病，呼吸困难、咳嗽，偶尔咯血，气道狭窄可引起远端肺不张或反复肺部感染。查体时多能听到吸呼双相哮鸣音。虽然组织学上气道受累在系统性AL淀粉样变中可能较常见，但有症状的气管支气管淀粉样变通常为局限型。

（3）肺实质淀粉样变：肺实质淀粉样变可表现为单发或多发结节型，也可表现为弥漫肺泡隔型，前者通常为局限AL型，后者常为系统性淀粉样变的一个表现。①单发或多发结节型：50%多结节型有症状，主要为咳嗽、无痰或少痰、咯血和活动后气促。肺部单个结节型的患者有时可无明显的临床症状。②弥漫肺泡隔型：尸检资料表明，弥漫肺实质淀粉样变是系统性 AL 淀粉样变的一个常见组织学表现，但临床上并不常见。局限性肺淀粉样变表现为弥漫肺泡隔型者少有报道。此型患者约 90% 有症状，主要为呼吸困难、气促、咳嗽、咳少量白黏痰和咯血，较常合并肺部感染。体征通常阴性。

（4）纵隔、肺门淋巴结淀粉样变：纵隔以及肺门淋巴结增大很少为局限型肺淀粉样变所致，遇此种情况时应寻找系统性病因。与孤立或多灶性 B 细胞淋巴瘤相关的局限性 AL 沉积可引起淋巴结淀粉样变。淋巴结淀粉样变偶尔可压迫气管或上腔静脉，引起相应症状。

（徐　凌）

533. 原发性呼吸道淀粉样变性影像学表现和实验室检查有什么特征？

（1）上呼吸道淀粉样变：喉淀粉样变可表现为散在结节，也可为弥漫浸润，以后者更常见，声门上区最常受累，有时可延及气管支气管。喉镜检查可见弥漫性黏膜肥厚，或息肉样肿物，也可表现为声带白斑等。咽淀粉样变可表现为弥漫性粟粒样结节或梭形隆起或新生物样改变。

（2）气管支气管淀粉样：气管或支气管壁被淀粉样物质浸润以弥漫浸润（多灶性黏膜下斑块）最常见，其次为单灶结节或肿瘤样肿物。胸部 X 线片或 CT 可显示阻塞性肺炎、肺不张和气管支气管树局灶性或弥漫性狭窄等征象。CT 还可显示支气管壁的环形增厚及钙化，然而 1/4~1/2 病例胸部 X 线所见在正常范围。支气管镜检查可见管腔局灶性或弥漫性狭窄，黏膜充血、粗糙，支气管腔内多发结节状或水泡状肿物，软骨环不清或消失。肺功能检查，尤其是流速-容量图，可显示典型大气道阻塞图形。

（3）肺实质淀粉样变：①单发或多发结节型：影像学上表现为孤立结节影或多发结节影，多位于外周和胸膜下，常累及肺下叶，结节大小不等，小者直径 0.4cm，大者可达15cm，80% 边缘光滑，约 1/4 病例可见骨或软骨化生及钙化，约 5% 病例有空洞形成。肺功能一般不受损。②弥漫肺泡隔型：胸部 X 线片示两肺弥漫性网状、网状结节影，可伴肺门及纵隔淋巴结肿大以及一侧或双侧少量胸腔积液。肺功能检查可有限制性通气功能障碍和弥散功能减低。

（4）纵隔、肺门淋巴结淀粉样变：胸部 CT 上表现为纵隔、肺门淋巴结增大，常有爆米花样钙化，偶尔表现为蛋壳样钙化。

（徐　凌）

534. 临床上如何诊断原发性呼吸道淀粉样变性？治疗措施有哪些？

（1）诊断：淀粉样变的诊断需要得到组织学的证实。可通过经支气管镜肺活检、经皮肺活检、外科手术切除、开胸或经胸腔镜肺活检获取标本。诊断可分为以下 3 步。

1）确诊淀粉样变：组织样本刚果红染色后，在偏光显微镜下呈黄、绿二色性双折光体是诊断的金标准。但须注意在常规实践中可有假阳性结果出现，这通常是由于刚果红染色方法不佳所致。

2）判定原纤维类型：方法有：a. 高锰酸钾法：组织样本经高锰酸钾处理后刚果红染色失去双折光特性见于 AA 和 Aβ₂M 淀粉样变。AL 和 ATTR 淀粉样变对高锰酸钾具有抵抗性。b. 免疫组化法：应用针对 λ 或 κ 轻链、血清淀粉样 A 蛋白（SAA）、甲状腺转载蛋白（TTR）的抗体进行免疫组化染色，但是免疫组化法常不能使 AL 淀粉样物着色，这可能是由于原纤维来自于单克隆轻链的可变区，个体之间存在差异所致。然而免疫组化法如能除外 AA 以及 ATTR 淀粉样变，则 AL 淀粉样变的诊断极为可能。c. 原纤维的直接测序。d. 免疫金电镜检查。

3）明确器官受累的部位及其功能：对于呼吸道淀粉样变来说，这包括胸部平片、CT 扫描、肺功能检查以及纤维支气管镜检查。

放射性核素标记的血清淀粉样 P 成分（serum amyloid P component，SAP）可与体内淀粉样沉积物特异结合，并与淀粉样沉积物的数量成正比，因此 ^{123}I-SAP 闪烁扫描术可用于诊断、定量和监测。此项检查对实质脏器，如肝、肾和脾最敏感，虽然对肺的敏感性差，但可帮助判断是否有其他脏器受累。

（2）治疗

1）上呼吸道淀粉样变：有症状的喉淀粉样变常需内镜下切除治疗，较大的肿块可通过喉正中切开术切除，但分期内镜下切除可能同样有效且并发症较少。二氧化碳激光烧灼对于小的复发性病变可能部分有效，此项技术对机体的损伤较小，有助于保存喉部功能。局部以及全身糖皮质激素对喉淀粉样变无效。由于淀粉样变患者有凝血机制的异常以及淀粉样物质对血管系统的浸润，进行上述操作时有可能引起严重的出血，应注意防范。

2）气管支气管淀粉样：气管支气管淀粉样变的治疗很大程度上取决于患者的症状，治疗方法包括间断支气管镜下切除、外科手术切除、二氧化碳激光烧灼和 Nd：YAG（钕：钇-铝-石榴石）激光治疗。反复支气管镜下治疗更可取，要比外科手术切除安全。此外，有低剂量外照射放疗成功的报道。应用支气管镜在狭窄部位放入支架能起姑息治疗作用。如果患者无明显症状时可不予处理。

3）肺实质淀粉样变：①单发或多发结节型：肺淀粉样结节生长缓慢，不影响肺的气体交换以及患者的生存，因此很少需要处理，如需要可手术切除，但部分患者可于术后数年内复发。②弥漫肺泡隔型：弥漫肺实质受累常是系统性淀粉样变的一个表现，预后差。放疗不能改变疾病的病程。如果是 AL 淀粉样变，可采用化疗的方法来抑制浆细胞的增生。AA 淀粉样变的治疗首先是控制原发炎症，以降低血清 SAA 水平。

4）纵隔、肺门淋巴结淀粉样变：治疗主要是针对原发淋巴增生性疾病，必要时外科切除。

目前，针对淀粉样变已有了一些新的治疗方法，但这些治疗方法尚处于试验阶段，相信在不久的将来，淀粉样变的治疗将有一个质的飞跃。

（徐　凌）

参 考 文 献

［1］ Buxbaum JN. The systemic amyloidoses. Curr Opin Rheumatol, 2004, 16：67-75.

［2］ Berk JL, O'Regan A, Skinner M. Pulmonary and tracheobronchial amyloidosis. Semin Respir Crit Care Med, 2002, 23：155-165.

［3］ Gillmore JD, Hawkins PN. Amyloidosis and the respiratory tract. Thorax, 1999, 54：444-451.

［4］ Xu L, Cai BQ, Zhang X, et al. Respiratory manifestation in amyloidosis. Chinese Medical Journal, 2005, 118 （24）：2027-2033.

［5］ Hachulla E, Grateau G. Diagnostic tools for amyloidosis. Joint Bone Spine, 2002, 69 （6）：538-545.

［6］ Lachmann HJ, Hawkins PN. Amyloidosis and the lung. Chron Respir Dis, 2006, 3：203-214.

［7］ 蔡柏蔷. 呼吸道淀粉样变. //蔡柏蔷，李龙芸. 协和呼吸病学. 第 2 版. 北京：中国协和医科大学出版社，2011.

三十四、结节病

535. 结节病是一种什么样的疾病？结节病的发病概况有什么特征？

结节病（sarcoidosis）是一种原因不明的、多系统的、以非干酪样坏死性上皮细胞肉芽肿为病理特征的、影响肺和身体淋巴系统的全身性肉芽肿疾病。结节病的临床表现多种多样，从无明显的临床症状、到少数病例呈进行性进展、晚期呈现多器官受累和功能衰竭，其临床表现谱相当广泛。在结节病的进程中肺或胸部的淋巴结几乎总会受累。结节病主要发生在青年人和中年人中，通常表现为双肺门淋巴结病、肺部浸润以及眼部和皮肤病变。肝、脾、淋巴结、唾液腺、心脏、神经系统、肌肉、骨骼和其他器官也可受累。当临床放射学发现肺门淋巴结肿大、组织病理学检查显示有非干酪样坏死性上皮细胞肉芽肿，则支持结节病的诊断。结节病的病程及预后与疾病发病形式和疾病的范围相关。结节病急性起病时常伴有结节红斑或无症状的双肺门淋巴结病，此种类型的结节病常常意味着患者的疾病过程有一定的自限性。而隐匿性起病时，尤其是合并有多发性肺外损伤者，常常进展为肺和其他器官的纤维化。部分结节病可自愈或呈慢性进展。

通常，结节病好发于 40 岁以下的成年人，80%结节病患者的发病年龄在 25~45 岁，女性稍多于男性。如美国，结节病在男性的每年发病率为 5.9/10 万，女性每年发病率为 6.3/10 万。某些国家的结节病发病率相当低，如西班牙、葡萄牙、印度和南非。结节病发病率与地区和人种有关，寒冷地区多发，热带较少。不同地区、不同种族、不同性别和不同年龄的人群均可患有结节病。总之，远离赤道的地区、气候寒冷的地区发病率高。黑种人与白种人相比更容易患结节病且病情较重。如在美国，结节病的发病率在白种人为 10.9/10 万，在黑种人为 35.5/10 万。我国是结节病发病率较低的地区，结节病在我国平均发病年龄为 38.5 岁，30~40 岁占 55.6%，男女发病率之比为 7:5。

自 1877 年首次发现结节病以来，结节病至今仍引起临床医师和科学工作者的关注。目前已对结节病的临床过程、免疫机制和病理学特征有了深入了解。但对结节病的诊断与治疗仍然存在一定的困难，尤其对症状与体征表现不典型，或者影像学无典型特征的病例，以及临床上难以获得组织病理学结果的患者，诊断则相当困难。某些结节病由于诊断困难，也给治疗造成不便。此外，由于结节病病情的进展，演变成为慢性结节病或难治性结节病，有的病例则治疗相当困难。

（蔡柏蔷）

536・结节病的病理特点有哪些?

虽然结节病的病因至今不明确，但近年来，由于支气管肺泡灌洗及免疫化学技术的应用，现在对结节病免疫病理过程有了较为深入的了解。结节病是一种以病变部位 CD4$^+$ T 淋巴细胞和单核巨噬细胞激活、增生为主的细胞免疫功能增强性疾病，结节病累及多个器官或组织，病理缺乏特异性，结节病的病理诊断必须和临床相结合。肺部结节病一般分为 3 个阶段：肺泡炎阶段，以 CD4$^+$ T 淋巴细胞为主；非干酪样坏死性上皮细胞肉芽肿形成以及肺间质纤维化阶段。

（1）肺泡炎阶段：活动期结节病患者支气管肺泡灌洗液（BALF）中肺泡巨噬细胞（AM）和淋巴细胞总数较正常人明显增加，T 淋巴细胞的百分比明显提高，可由正常的 4%~10% 上升至 15%~50%，且 90% 为 CD4$^+$ T 淋巴细胞。体外研究表明，这些 T 淋巴细胞在体内已处于激活状态。肺泡中 T 淋巴细胞的增加主要通过两种途径：①细胞重分布，即血循环中的 CD4$^+$ T 淋巴细胞在肺泡内聚集。②局部增生，依赖于自身分泌的白介素-2（IL-2）和 AM 分泌的 IL-1 的作用。AM 主要来源于血液中单核细胞，其不仅具有捕捉抗原、处理抗原及向 T 淋巴细胞呈递抗原信息的能力，而且还可分泌。IL-1，激活 T 淋巴细胞并促其增生。激活的 T 淋巴细胞一方面分泌 IL-2 再激活其他 T 淋巴细胞，另一方面分泌单核细胞趋化因子（MCF）、巨噬细胞移动抑制因子（MIF）等，使单核及巨噬细胞不断在肺泡内聚集。这样，两种细胞相互作用，使得肺泡内 T 淋巴细胞和 AM 数量不断增加，从而形成了结节病的早期病理变化——肺泡炎。

（2）非干酪性坏死肉芽肿形成：随着病变进展，以 T 淋巴细胞、单核及巨噬细胞为主的肺泡炎细胞逐渐减少，而由单核及巨噬细胞转变成的类上皮细胞逐渐增多，在促进肉芽肿形成的多种细胞因子作用下典型的非干酪性坏死肉芽肿逐渐形成。

结节病肉芽肿的病理典型的病变分为中心区（或细胞结集区）和周边区两部分。中心区由紧密团状的细胞形成肉芽肿性结节，其特征性损伤为一种散在的、紧密的、非干酪样坏死性上皮细胞肉芽肿。上皮细胞肉芽肿由高度分化的单核吞噬细胞（上皮细胞及巨细胞）和淋巴细胞所组成。上皮样细胞细胞体积较小，大小形态比较一致，分布均匀，境界清楚。巨噬细胞可能含有细胞质包涵体，如星状体等。肉芽肿的中心部分主要由 CD4$^+$ 淋巴细胞所组成，而 CD8$^+$ 淋巴细胞主要出现在周围带。结节样肉芽肿可发生纤维改变，通常先出现在周围部分，随后向中心部位发展，以完全纤维化和/或透明样变化而告终。结节病结节内无干酪样坏死。肉芽肿偶尔可呈现为灶性、凝固样坏死。这也提示坏死性肉芽肿病（NSG）可能为结节病的一种变异类型。

周边区由圈状的疏松排列的淋巴细胞，单核细胞和成纤维细胞组成。结节多时可彼此融合，但通常仍保留原有结节轮廓。结节病肉芽肿可存在数月或数年，但最终向两个方向发展，或消失而不遗留形态改变，或遗留纤维化。镀银染色可见结节周围有大量网状纤维增生，在结节内最初嗜银纤维较少，以后逐渐增多，围绕每个细胞形成网状，并与结节周围嗜银纤维融合，最终整个结节被纤维化组织所替代。晚期的结节病以广泛的肺纤维化为特征。抗酸染色或结核菌聚合酶链反应阴性。真菌等病原菌检查阴性。现有报道，结节病和结核可同时存在或在不同的时间出现于同一患者。结节病样的结节还可见于很多疾病，如肿瘤、免疫缺陷、铍肺及异物反应等，通过临床检查，对病理组织恰当的染色以及偏光显微镜检查等进行鉴别诊断。

结节病病理标本上所见到的肉芽肿形成时间可各不相同，从肺泡炎到纤维组织增生均可见到，但肉芽肿结节的分布、大小和形态基本一致。典型的病理特征为非干酪性坏死肉芽肿，可归纳为以下几点：①非干酪性坏死肉芽肿，大小、分布较为一致。②结节中心可见巨噬细胞、类上皮细胞（即朗格汉斯细胞）和散在的淋巴细胞，结节周围有较多淋巴细胞浸润。③巨细胞内可见舒曼小体、星状体及以 Hamazaki-Wesenberg 小体等包涵体。④结节网织纤维完整，在结节内可有噬银纤维与结节周围相连。⑤结节内有时可见薄壁小血管，结节周围有时可见纤维素性坏死及炎细胞浸润。⑥抗酸杆菌染色阴性。

（3）间质纤维化肉芽肿病变后期，由于纤维连接蛋白、纤维母细胞生长因子、血小板衍化生长因子、胰岛素样生长因子等的作用，大量成纤维细胞被吸引到病变部位并与细胞外基质黏附，而且成纤维细胞不断增生，病变最终由纤维组织取代。

（蔡柏蔷）

537 · 结节病的临床表现有哪些特征？

结节病是一种多器官疾病，几乎可以波及体内所有器官，结节病有急性、亚急性和慢性型表现。大部分结节病发生在 20~40 岁年龄的患者，但也可能发生于儿童时期和老年人群中。30%~60% 的结节病患者在发现本病时并无明显的症状和体征，或全身症状缺乏特异性，如乏力、厌食、体重下降和发热；而胸部 X 线检查却出现显著的异常表现，如肺门淋巴结增大和气管旁淋巴结肿大以及肺实质改变。

在较为急性的发病中，20%~50% 可表现为 Löfgren 综合征，包括这样一组综合征：结节红斑，双侧肺门淋巴结肿大和多发性关节疼痛。患者常表现为急性发作的结节红斑和双侧肺门淋巴结肿大。常常突然起病，伴发热、多关节炎和葡萄膜炎。结节红斑为有触痛的红色结节，直径数厘米，常见于下肢。多关节炎则较重，并伴有功能障碍，见于踝和膝关节，偶见于腕和肘关节。但预后相当好，常在数周到几个月内症状消失。

结节病可累及全身各系统，临床表现也复杂多样，但 90% 以上的患者有肺部的受累。以肺外病变作为首发症状的结节病较为少见，然而，有些患者结节病的肺外表现则是疾病的主要临床表现及特征。由此可见，结节病的临床表现变化多端，结节病患者可有不同的临床特征。结节病的临床表现与患者的种族、疾病的分期、病变累积器官和部位及肉芽肿病变过程的活性等相关。

（1）非特异的临床表现：1/3 的结节病患者可出现非特异的临床表现，如发热、疲乏、不适和体重下降。发热多为低热，但是个别结节病患者体温可升到 39℃~40℃。体重下降仅出现在起病初 1~12 周，通常下降 2~6kg。偶尔可表现有夜间盗汗。这些结节病的非特异的临床表现多见于非洲籍美国人和印度人，而白种人和黄种人中少见。故结节病在发热待查中是经常漏诊的疾病。

（2）呼吸系统的临床表现：90%以上的结节病患者可累及呼吸系统。呼吸道症状一般比较轻，以干咳多见。1/3~1/2的结节病患者临床上有呼吸困难、干咳和胸痛的表现，有些患者可有运动后呼吸困难。胸骨后胸痛常常表现为胸部紧缩感，但偶尔可表现为相当严重，以至于难以与心源性胸痛相鉴别。上呼吸道受累时可出现上呼吸道阻塞的症状。声带肉芽肿会产生声音嘶哑，鼻黏膜肉芽肿可产生鼻息肉、鼻部阻塞或鼻窦炎。咯血相当罕见。杵状指偶会发生，20%的结节病患者听诊有湿啰音。

1）肺门、纵隔淋巴结肿大：肺门纵隔淋巴结肿大以双侧对称性肿大为特征，肺内改变早期为肺泡炎表现，继而发展为肺间质浸润，以及晚期肺间质纤维化。根据胸部X线片表现，结节病的胸内改变分为五期（表34-1）：0期表明无异常胸部X线片所见；Ⅰ期可有肺门淋巴结肿大，可能合并有气管旁淋巴结肿大而肺部无异常，此时如果进行肺活检常能发现肺组织内肉芽肿性病变；Ⅱ期：肺部弥漫性病变并伴有有肺门淋巴结肿大；Ⅲ期：肺部弥漫性病变但不伴肺门淋巴结肿大；Ⅳ期：肺纤维化伴有蜂窝肺形成、肺囊肿和肺气肿等改变。

表34-1　胸内结节病的分期

0期：无异常X线所见
Ⅰ期：肺门淋巴结肿大，而肺部无异常
Ⅱ期：肺部弥漫性病变，同时有肺门淋巴结肿大
Ⅲ期：肺部弥漫性病变，不伴肺门淋巴结肿大
Ⅳ期：肺纤维化

2）肺实质改变：结节病的肺实质改变常见，早期为肺泡炎表现，胸部X线片上呈腺泡结节或小斑片状阴影，以双侧肺门为中心向外扩散，结节阴影小者可呈磨玻璃样改变。中期则有肺间质浸润，表现为肺纹理增厚、粗乱以及网状结节阴影。晚期除有结节样改变外，还可有肺间质纤维化，病变严重时可见肺大疱或蜂窝肺。

3）支气管病变：结节病也可累及咽部、气管、支气管。结节病活动期，支气管镜检查可发现气管、支气管黏膜有弥漫性小结节，黏膜活检病理可发现类上皮细胞肉芽肿。疾病晚期，由于支气管壁的破坏、肺间质纤维化或肉芽肿阻塞，部分患者可发生气道阻塞和支气管扩张。

4）胸膜病变：约10%的患者可发生胸腔积液。胸腔积液可以发生在疾病的任何阶段。但多在发病后数月内出现。胸腔积液性质为渗出性，分类以淋巴细胞增高为主。

5）不典型胸内结节病的临床表现：临床上也常遇到，因诊断困难，需要引起注意，避免误诊。不典型胸内结节病可有如下表现：支气管狭窄或压迫，有时会造成肺不张，特别是右肺中叶，肺内孤立阴影，空洞病变，单侧或双侧肺实变，双肺粟粒样结节，胸腔积液，液气胸，单侧纵隔和/或肺门淋巴结肿大，双侧肺门淋巴结不对称肿大以及淋巴结钙化等。

（蔡柏蔷）

538 • 肺外结节病有哪些表现？

（1）周围淋巴结：周围淋巴结肿大占结节病的 30%。周围淋巴结受累以颈前、颈后、锁骨上淋巴结多见；腹股沟、腋窝、肘窝次之。肿大淋巴结小的如绿豆大小，大的如核桃大小。通常以右颈部淋巴结肿大为多见，常为孤立的、偶为多发，可活动，较韧，质如橡皮状，无痛。一般伴有双侧肺门淋巴结肿大。结节病侵犯周围表浅淋巴结可在身体任何部位，但以右侧斜角肌最为常见。如果没有相邻器官和血管受累，单以周围淋巴结肿大为临床表现的结节病一般不会引起临床问题。

（2）皮肤：结节病的皮肤受损相当多见，占 11%～25%。其临床特点如下：①皮肤损害常累及躯干、四肢及头皮；②皮疹多为暗红色；③红斑大小不等、形态不一，有些皮损中有正常皮肤；④皮损可有清楚的边缘；⑤可表现为无痛、无痒的皮下结节；⑥皮损发病从数月致数年不等，有的可持续更长的时间；⑦皮损常与肺部、眼部及周围淋巴结病变合并存在。结节病的皮肤受损分为特异性和非特异性两种。结节性红斑为非特异性皮肤表现。特异性皮肤表现有斑片或结节性病变、冻疮样狼疮、斑丘疹、皮肤斑点、鱼鳞癣、色素沉着不足、红皮病、冻疮样红皮病、皮肤溃疡、牛皮癣样皮损、瘢痕性脱发、皮下病变、皮肤萎缩等。结节性红斑最为常见，多为结节病的早期表现，多发于女性，典型的结节红斑表现为无痛、红斑隆起的皮肤损害，多见于前臂与下肢。狼疮样皮损则常见于慢性进展性结节病，并可累及多器官。冻疮样狼疮的部位主要在面颊、鼻、唇和耳。

（3）心脏：心脏结节病是结节病患者突然死亡的重要原因，故早期怀疑和诊断心脏结节病相当重要，积极治疗可改善预后。结节病的心脏表现并无特异性，主要有充血性心力衰竭、休克、心律失常、心包疾病、瓣膜病变、心肌炎和心肌病等。但最常见表现为束支传导阻滞（发生率为 26% 左右）以及完全性房室传导阻滞。心律失常也较常见，室性心律失常的发生率为 22%～40%。室性心律失常和完全性房室传导阻滞是心脏结节病患者突然死亡的常见原因。

心脏结节病患者常无明显的临床表现，多数呈隐匿起病。但临床上仍然有 5%～10% 的结节病患者可检出严重心脏功能紊乱，有些患有心脏结节病的因猝死而未获诊断，尸解显示 19.5%～27% 的结节病有心脏受累。常规检查表明约有一半的心脏结节病表现为心电图异常，其他表现有乳头肌功能失调，浸润性心肌病，心包炎和心力衰竭。超声心动图检查可发现左室功能下降，瓣膜异常，心包积液和心室动脉瘤。心肌结节病与猝死有一定关系，对伴有高钙血症者可导致致命性的心律失常；结节病侵犯心包时可出现心包炎。

（4）眼部表现：眼部结节病约占全身结节病的 21%，其中 1/3 急性起病，以年轻女性多见，主要发生在结节病的早期。患者常伴有眼部疼痛和视力障碍，其余病例起病隐袭，病情呈慢性发展过程；结节病的眼部病变主要表现为虹膜睫状体炎，也可表现为急性结合膜炎和干燥性角膜结膜炎，前者多见于早期病变，结合膜活检有助于确定诊断，后者可导致眼部干燥，如病变同时累及到唾液腺可以表现出干燥综合征的症状；晚期可并发白内障和青光眼。有时可致盲，眼球，眼眶和眼眶周围组织均可受累。典型表现为急性发病时，出现视觉模糊，畏光，泪液分泌过多等症状。结膜受累时出现为小的，苍白的黄色结节。

临床上如发现眼部病变不典型的患者，通过全身细致的查体，有时可显示肺部肿大的淋巴结及肺部病变。眼部结节病仅仅是全身结节病的局部表现，眼结节病对全身结节病的诊断很有帮助。眼部结节病只要早期行全身皮质激素或局部激素治疗，可很快控制病情。

（5）神经精神表现：结节病可侵犯神经系统的任何一部分。脑部损害以肉芽肿浸润性损害为主，最常见的受累部位是脑膜、脑膜下丘脑和垂体。脑实质的损害也比较常见，以脑室周围及室管膜受累为主，而以颅内肿瘤的表现出现较少。脊髓主要表现为亚急性或慢性脊髓病。周围神经和脑神经损害以脊神经受累最为常见，可达 6%～18%，常表现为多发性神经炎、多发性神经根病等。几乎所有的脑神经都会被累及，但以面神经受累最为常见，面神经受累时因出现不对称面瘫易被识别。中枢和（或）周围神经系统的不寻常缺陷应该考虑除外结节病。

（6）肾：肾结节病的发生率为 7%～20%，男性稍多见。患者肠道钙吸收增加，骨吸收增加，尿钙增加，伴或不伴高血钙症。这个过程会最终导致肾钙化和肾衰竭。即使结节病患者血钙浓度正常，也可能导致肾石病和肾功能不全。个别结节病患者则以肾功能不全起病，此时临床上很难考虑到结节病。故肾结节病的诊断关键是对结节病的高度警惕性和正确检查。肾疾病合并其他器官病变时，如此时有结节病其他证据，肾病变应想到结节病所致的可能性，确诊需靠肾组织活检。

（7）肝和脾：消化系统结节病主要见于肝、脾、胰腺和胃肠道。肝结节病常表现为原因不明的发热。少数病例可有血清转氨酶、碱性磷酸酶或胆红素升高，极少数患者因肝内胆管肉芽肿形成，而产生慢性的胆汁淤积。肝结节病超声检查时可发现肝内回声不均、肝内肿块、弥漫性病变和肝肿大，还可出现急性肝炎的表现。易误诊为肝癌、肝囊肿或肝炎等。肝活检提示 40%～70% 的结节病有肉芽肿受累。结节病脾肿大者并不少见，但多无症状，脾功能亢进者少见。巨脾的并发症有脾破裂、门脉高压和严重的全血细胞减少。

（8）腮腺：结节病可累及腮腺、泪腺、颌下腺。腮腺结节病发病隐匿，大多数患者无明显的自觉症状。有时无意中会发现腮腺肿块，常在手术后病理检查确诊为结节病。结节病患者如出现单侧或双侧的腮腺肿大，伴发热、葡萄膜炎及神经麻痹则称为葡萄膜腮腺热，或 Heerfordt 综合征。腮腺结节病通常不需要手术切除治疗，皮质激素治疗即可。

（9）骨骼关节：结节病可累及骨、关节、骨骼肌腱和腱鞘等，发生率为 2.2%～25.7%。结节病性关节炎以侵犯大关节为主，表现为单发性或多发性关节炎。症状与风湿和类风湿关节炎极类似。结节病的最常见骨关节炎表现为急性多关节炎，可发生于结节病早期，表现为关节的红肿，疼痛。膝关节和踝关节最常受累，其次为肘、腕、肩关节。手或足部末端指关节也可受，严重病例偶可侵犯近端肢体骨骼。临床上将急性结节病关节炎、结节红斑与双肺门淋巴结肿大称为 Löfgren 综合征。骨骼和关节结节病的早期，如行 X 线检查，一般无明显改变。晚期表现为慢性骨关节病或关节畸形。关节滑膜组织学检查有时可发现结节病肉芽肿。关节疼痛不经治疗有时也可随体温下降而自动缓解，皮质激素治疗能缓解症状。

（10）内分泌系统：2%～10% 的结节病患者可发生高血钙症，高尿钙症也常见。其发生机制如前所述。长时间的高血钙症和高尿钙症可能导致肾钙沉着症、肾结石和肾衰竭。如果结节病累及垂体和下丘脑，则会发生隐匿性糖尿病。

（蔡柏蔷）

539 • 结节病的临床检查项目有哪些？

结节病的临床基本检查项目见表 34-2，对所有患者都要尽量获取病理诊断，并选择创伤最小的检查。

表 34-2 结节病的基本临床检查项目

初诊
- 完整的病史采集，重点放在职业和环境因素
- 体格检查，重点检查肺、皮肤、眼、肝和心
- 通过活检确定非干酪性肉芽肿，特殊染色和病原菌培养
- 胸部影像学（胸部 X 线片，必要时做高分辨胸部 CT）
- 肺功能检查：肺量测定和气体交换（一氧化碳弥散功能，或动脉血气分析）
- 结核菌素试验
- 尿常规
- 心电图
- 眼科裂隙灯检查
- 生化检查，包括血清钙和肝肾功能
- 其他检查取决于肺外结节病，评价器官受累的程度和严重程度

随诊
- 监测疾病的消退和进展，以及新的器官受累
- 在疾病进展或新器官受累时，需要有关专科会诊

（1）常规实验室检查：结节病的血常规检查多无异常。活动期结节病最常见的变化是周围血液内淋巴细胞计数呈中度减少，嗜酸性粒细胞可暂时增高，偶见血小板减少及紫癜。血沉多加快，原因可能与血清球蛋白含量有关。C-反应蛋白在少数病例可增高。活动期患者有 2%~10% 合并高血钙症及高尿钙症，结节病对维生素 D 极为敏感，紫外线照射皮肤后易导致高血钙症和高尿钙症急性发作，临床多无症状，也可以有食欲不振、恶心、呕吐、多饮、多尿及体重减轻等症状。持续高尿钙可以导致肾结石、肾功能不全。用肾上腺皮质激素治疗的反应较好。总血清球蛋白和特异性免疫球蛋白浓度一般高于正常。一般多见于结节病早期的急性阶段，尤其多见于伴有结节性红斑和双侧肺门淋巴结肿大的患者。当病变侵及骨骼和肝时碱性磷酸酶可能升高。

（2）影像学检查：胸部 X 线片的典型表现为双肺门及纵隔对称性淋巴结肿大，可伴有肺内网状，结节状或片状阴影。根据胸部 X 线片的表现对胸内结节病进行分期。

1) 典型胸内结节病的 X 线表现：胸部影像学检查是发现结节病的主要途径，胸内结节病的胸部 X 线变化主要表现在以下几个方面。

a. 胸内淋巴结肿大：①肺门淋巴结肿大：双侧对称性肺门淋巴结显著肿大，呈土豆状，边界清楚，密度均匀，是肺内结节病的典型表现。由于右肺门淋巴结较多，因此右侧肺门肿大一般较左侧明显。单侧肺门淋巴结肿大较少见。②纵隔淋巴结肿大：在前后位片上，为一侧或双侧纵隔阴影增大（约有半数病例伴有右上支气管旁淋巴结肿大），侧位片及断层片除常见的上气管旁淋巴结肿大外，奇静脉组、隆突下及主、肺动脉窗淋巴结均可受累。但前纵隔淋巴结肿大较为少见。结节病最常侵犯的胸内淋巴结为双侧肺门、右上纵隔和主动脉窗淋巴结。

b. 肺实质改变：肺实质改变在结节病患者极为常见：①间质性改变：最为常见，病变轻微时表现为肺纹理增粗，有时出现粗乱的索条影，有时交织成网，也可表现为由肺门向外引申的串珠样索条状阴影或小片状浸润影，类似广泛的小叶性肺炎。②肺泡型改变：表现为片絮状阴影，呈节段分布，以叶间裂为界，似节段性肺炎。或以肺门区为中心，向外周发展，呈典型的碟形分布。或表现为直径 $1\sim1.5\mu m$ 之圆形阴影，多发多于单发，病变中央密度稍高，边缘浅淡或毛糙不均，类似转移癌、外周性肺癌或结核病。③粟粒样改变：呈双肺散在粟粒状点影，边界清楚，直径为 1mm。④肺内肉芽肿性病变：表现为肺内多发性大结节，这些结节的特点是不超过叶间裂。此种病变极为少见。⑤纤维瘢痕性病变：双肺磨玻璃状阴影、网状阴影、结节状影，并可夹杂境界不清的浸润性阴影，是结节病的晚期表现。可并发肺大疱、囊状支气管扩张、气胸、肺不张，最后发展成肺动脉高压、肺心病。

2) 不典型结节病影像学表现

a. 肺内病变：X 线征象为：①孤立结节影：与原发性支气管肺癌难以鉴别，极易误诊。②肺不张：结节病引起的肺不张比较少见，由于右肺中叶口径小与支气管呈锐角及丰富肺门淋巴结，故右肺中叶最易受影响。③单侧肺实变，双侧肺实变。结节病以单侧肺实变表现较少见，单侧肺实变如同典型的肺实质结节病一样，亦可自发消退，有些可保持不变或发展为双侧弥漫性实质病变。④双肺粟粒样结节：表现为较为均匀的结节影，其大小不等，从 $2\sim5mm$ 以上者同时存在，伴有细网格影，可能为肺纤维化的前期表现。

b. 单纯纵隔淋巴结病变：胸部 X 线表现为：①纵隔肿物，多发生于右上纵隔，为融合的肿大淋巴结；②纵隔淋巴结肿大：结节病一般累及多组淋巴结，但肿大的淋巴结质地均匀，无明显坏死征象，是与淋巴瘤或肿瘤转移所致的淋巴结不同。累及后纵隔淋巴结病例亦很少报道，胸内结节病很少发现淋巴结钙化。

c. 胸膜病变：结节病的胸膜病变（如气胸、乳糜胸、胸腔积液）发生率为 2%~4%。结节病引起胸腔积液多为单侧，右侧多于左侧，双侧少见。少量多见，大量胸腔积液很少见。胸膜增厚多发于胸腔积液之后，累及下部胸膜，常伴有广泛的肺内病变（肺间质纤维化）。

d. 肺门病变：结节病肺门淋巴结肿大多为双侧对称性，单侧或不对称性少见，可能为是结节病的初期表现，数月至 1 年后终将发展成双侧对称性淋巴结肿大。

（3）支气管镜检查：支气管镜检查在结节病的诊断中经常使用，可以检查有无气道内结节，作支气管肺泡灌洗液（BALF）细胞学检查以及行经支气管镜肺活检。

（4）肺功能检查：肺功能检查可了解肺受损的程度。早期肺功能异常通常为肺容量减少（限制性肺疾病）和弥散受损。呼气流速可以下降，提示气道阻塞。进一步检查可发现肺顺应性下降和气道阻力增加。在疾病晚期，动脉血气分析会有异常改变，如低氧血症和（或）高二氧化碳血症。

（5）Kveim-Siltzbach（K-S）皮肤试验：K-S 皮肤试验曾经用于结节病的诊断，需要 4~6 周的时间，结果和结果的判断缺乏标准化，这项检查已经很少使用。

（6）结核菌素试验：结节病的结核菌素试验通常为阴性或弱阳性，反映出结节病患者皮肤无反应性的特征。结核菌素试验在西方国家被用以鉴别结节病和结核。在我国，结核病为常见病，将此项结果用于结节病诊断时需要慎重。国内文献结节病结核菌素试验的阳性率为 12%~28%。

（7）血清血管紧张素 I 转换酶（sACE）：sACE 是由上皮样肉芽肿分泌，反映了体内总的"肉芽肿负荷"。理论上认为，活动期结节病 sACE 活性增高，与结节病的肉芽肿性病变有关，为"肉芽肿负荷"的标志物。sACE 的平均值为 37.5±7.6U/ml，平均值加减 2 倍标准差（$\bar{x}+2s$）为异常值。最初报道，sACE 可用于诊断结节病和判断结节病的活动性。sACE 活性随病情的变化而改变，病情缓解时，sACE 活性逐渐下降至恢复正常，并随病情波动。

值得注意的是，sACE 活性增高可发生在其他种类的肉芽肿性疾病，如铍肺、硅沉着病、石棉沉着病、细胞内分枝杆菌病等肺疾病，以及甲状腺功能亢进、糖尿病性微血管病、麻风、淋巴瘤、戈谢病等肺外疾病；还有粟粒型肺结核、过敏性肺炎、组织胞浆菌病、组织细胞增生 X、人类免疫缺陷病毒感染和肝炎等。SACE 活性值降低的疾病有慢性阻塞性肺疾病、急性呼吸窘迫综合征、肺癌、肺结核、肺栓塞以及自发性气胸等。此外卡托普利、蛇毒或 EDTA 也可使 sACE 活性降低。

（8）病理学诊断方法：取得病理学证据很重要。首先寻找皮肤结节和浅表淋巴结进行活检。支气管内膜结节和肺活检可通过支气管镜检查进行。有创的检查包括纵隔镜和胸腔镜，以及开胸肺活检。其他可供活组织检查的组织还有肿大腮腺、鼻黏膜病变、皮下结节、眼结合膜和肝组织等。临床上常用活检方式有以下几种。

1）浅表淋巴结活检：浅表淋巴结肿大的部位有颈前斜角肌、腋下、鼠蹊和滑车部。以上部位淋）巴结活检的阳性率为 65%~81%。

2）支气管镜黏膜活检：肺结节病并支气管病变者较多见，支气管镜下可见支气管黏膜水肿或网状血管增生，黏膜下可见小结节、白色、黄色斑，黏膜活检可见非干酪性上皮样细胞肉芽肿，可作为诊断胸内结节病的依据。

3）经支气管镜肺活检（TBLB）：这是目前确诊结节病较为简便和安全的活检方法。TBLB 不仅对 II 期及 III 期患者有效，即使对 X 线胸部 X 线片阴性而仅有肺门淋巴结病变的 I 期患者也能获阳性结果。

4）经皮肺穿刺活检：易引起气胸和咯血，目前被支气管镜黏膜活检、经支气管镜肺活检（TBLB）所代替。

5）开胸肺活检、经胸腔镜活检及纵隔淋巴结活检：阳性率可达 100%，但前者创伤性较大，后者技术要求高，并有一定并发症。

（蔡柏蔷）

540 · 临床上如何诊断结节病?

结节病的诊断过程中应该考虑四个方面的问题：①提供组织学证据以明确诊断；②确定累及器官的范围和严重程度；③评估结节病的活动性，是稳定期或进展期；④决定治疗对患者是否有益。

由于结节病的病因不明，结节病的发现和拟诊首先依靠临床表现和放射学的表现，其他如结核菌素试验无反应性，BALF 淋巴细胞，sACE 增高，放射性核素扫描等，可以辅助结节病的诊断，但其本身不能作为确诊的依据。BALF 的淋巴细胞比例和 sACE 水平等可反映结节病活动性，但却不能作为判断治疗反应和预后的依据。

结节病的诊断目前主要依赖病理。故诊断时需要有组织学上有肉芽肿病变的依据。临床上需要鉴别的主要疾病为感染性疾病，所以在诊断时应该进行微生物学检查，尤其当患者合并发热或者病理检查发现有坏死性损伤时。如果发现有结节病的非特异性的特征，例如坏死和肉芽肿内存在空腔，这在鉴别诊断时作特异的染色找抗酸杆菌和真菌是必要的。

肺结节病的诊断：淋巴结（尤其是胸内淋巴结）、肺、肝、脾和皮肤为结节样肉芽肿常表现的部位，无论发生在那一个器官，结节样肉芽肿的性质相似。在肺部，约 75% 的肉芽肿位于或邻近细支气管的结缔组织鞘内及胸膜下或周围小叶间（淋巴管分布区）。肺活检及尸检表明半数以上的结节病患者累及血管。结节病肉芽肿可自行消失或发展为纤维样改变。晚期结节病常伴发肺实质纤维化和蜂窝肺，目前对结节病发生纤维化的机制尚不明确。

肺结节病的形态学诊断主要依据三个方面：存在紧密包绕、形成良好的肉芽肿；肉芽肿外围边缘有一层淋巴细胞和成纤维细胞；肉芽肿在淋巴间质周围分布；并除外其他病因。

肺外结节病的诊断：根据活检部位（如淋巴结、皮肤、肝、骨髓和脾），对结节样肉芽肿病变进行鉴别诊断。

我国既往对结节病的临床诊断作出了以下规定：

（1）由于结节病属多脏器疾病，其症状随受累脏器而不同。在我国从临床角度来看诊断结节病应注意除外结核病或合并结核病，也应排除淋巴系统肿瘤或其他肉芽肿性疾病。

（2）胸部 X 线片示双侧肺门及纵隔对称性淋巴结肿大，伴有或不伴有肺内网状、片状阴影。

（3）组织活检证实或符合结节病。取材部位可以为浅表肿大淋巴结、纵隔肿大淋巴结、支气管内膜结节、前斜角肌脂肪垫淋巴结活检，肝穿刺或肺活检以及皮肤损害处活检等。

（4）Kveim 试验阳性反应。

（5）sACE 活性升高。

（6）5U 旧结核菌素皮肤试验为阴性或弱阳性反应。

（7）高血钙、尿钙症、碱性磷酸酶升高，血浆免疫球蛋白升高，支气管灌洗液中 T 淋巴细胞及其亚群的检查结果可作为诊断结节病活动性的参考。有条件的单位可作 ^{67}Ga 放射性核素注射后 γ 照相，以了解病变侵犯的程度和范围。

第（2）、（3）、（4）条为主要依据。第（1）、（5）、（6）条为重要的参考指标，注意综合诊断，动态观察。

（蔡柏蔷）

541 · 结节病鉴别诊断应注意什么？

临床需要和结节病相鉴别的疾病有以下几种。

（1）肺癌：尤其是中心型肺癌，常伴有肺门淋巴结转移，导致同侧肺门淋巴结肿大。X 线胸部 X 线片表现出单侧肺门影增大，呈肿块影，有时在同侧肺野可发现肺癌原发灶。胸部 CT、支气管镜检查、刷片和活检、痰细胞学检查等均有助于诊断。

（2）肺门淋巴结结核：常发生于青少年，临床上有发热、盗汗、消瘦、疲乏无力等结核中毒症状。胸部 X 表现为单侧性或双侧性不对称肺门淋巴结肿大、由肺门向外扩展的密度增高影，呈圆形或卵圆形，向肺野内突出，其边缘模糊，以右侧肺门为多见，常可见钙化灶，结核菌素反应阳性率高。

（3）淋巴瘤：如淋巴肉瘤和霍奇金病等。淋巴瘤患者常有全身乏力、消瘦、发热和瘙痒等表现，可有咳嗽、胸痛、上腔静脉阻塞的症状，有些患者可并发白血病，约 30% 的患者有中枢神经系统的侵犯。淋巴瘤占纵隔肿瘤的 10%~20%，常发生在前、中纵隔，胸骨后淋巴结常被累及。X 线检查显示以气管旁淋巴结肿大为主，当淋巴结融合时上纵隔向双侧显著增宽，肺门肿块轮廓清楚呈波浪状，密度均匀，常不对称，并常伴有纵隔阴影增重，肺实质偶有病变，常侵犯胸膜，可发生胸腔积液。

（4）转移性肿瘤：由其他原发部位的原发肿瘤或肺内肿瘤经淋巴道转移所制，肺门和纵隔淋巴结同时受侵及。原发肿瘤以胃、乳腺和肺为常见。有时肺内的未分化小细胞，原发灶很小而肺门淋巴结肿大明显，但多为单侧性，而且病变发展快，患者全身情况差。

（5）肺霉菌病：以组织胞浆菌病较为常见，其胸部 X 线片所见和肺结节病极为相似，痰找霉菌及培养有助于诊断。

（6）心脏疾病：例如右向左分流的先天性心脏病，房间隔缺损，室间隔缺损，动脉导管未闭等。胸部 X 线片表现为双侧肺门对称性增大，边缘清楚、密度均匀、透视下心脏搏动明显，心力衰竭时，增大的肺门影边缘模糊，搏动微弱。

（7）组织细胞增生症 X：CT 示多发囊腔，壁较厚，边缘锐利，有些形状奇异，虽然病变广泛，但未见网状结构和纤维化。

（8）肉芽肿病多血管炎（GPA），即韦格纳肉芽肿：两者均为肉芽肿性疾病，均为系统性疾病。但两者的临床经过和病理有着明显的不同，结节病起病温和，并且发展缓慢且病死率低；相反，GPA 病死率很高，糖皮质激素治疗可有反应，但 GPA 常需要加用细胞毒药物。GPA 的发病机制为抗中性粒细胞胞质抗体（ANCA）的产生，而结节病主要是 T 淋巴细胞介导免疫异常所致。

（9）间质性肺疾病：结节病需与结缔组织疾病所致的肺部损害相鉴别，还应和肺间质纤维化、嗜酸性粒细胞增多症和过敏性肺泡炎等鉴别。

（蔡柏蔷）

542 • 临床上如何治疗结节病？结节病的预后如何？

结节病在开始治疗前首先要考虑能否先观察一段时间而不予治疗。临床观察表明有不少结节病患者不经治疗可获自行缓解，而且治疗本身也会给患者带来许多不良反应。现在认为，临床上如果发现以下情况时可考虑给予治疗，包括严重的眼、神经或心脏结节病、恶性高血钙症、有症状的 Ⅱ 期结节病、进展的 Ⅱ 期结节病（表现为进行性肺功能下降）以及 Ⅲ 期结节病。治疗目的在于控制结节病活动，保护重要脏器功能。

（1）肾上腺皮质激素治疗

1）糖皮质激素仍然是结节病的一个主要的治疗药物，糖皮质激素的应用指征：a. 绝对应用指征：眼结节病；肺部弥漫性结节病；中枢神经系统结节病；心肌结节病；结节病合并脾功能亢进症；顽固性高血钙症。b. 相对适应证：进行性或有症状的肺门结节病；特别是 6 个月内未自动缓解者；破溃的皮肤和淋巴结病变；有自觉明显的全身症状；关节、鼻、咽和支气管黏膜病变；持久面神经麻痹。

2）口服糖皮质激素治疗的应用方案：糖皮质激素（泼尼松）的初始剂量为 30～40mg/d，很少需要更大的剂量，在最初的 3 个月内，宜使用 15mg/d 以上的剂量，3 个月后以 10mg/d 的剂量维持 9 个月，然后在 6 个月内逐渐把泼尼松撤完，总疗程 1.5 年。对糖皮质激素有反应者通常在 2～4 周即可观察到病情有改善，如果 4～6 周后临床和胸部 X 线片无进步，主要的病理基础可能为纤维化，应考虑是否停用糖皮质激素。使用糖皮质激素需要注意预防和观察治疗的不良反应。

糖皮质激素治疗的过程中，当糖皮质激素剂量（泼尼松）<15mg/d 时，结节病可能会复发，此时重新加用原先剂量（20～30mg/d），仍可能达到治疗效果。糖皮质激素的大致应用时间为：Ⅰ 期结节病患者 9～12 个月；Ⅱ 期 12～18 个月；Ⅲ 期 19～24 个月。停用糖皮质激素治疗后 1～2 个月内应密切观察病情变化，防止结节病复发。

（2）非肾上腺皮质激素药物治疗：现已有不少其他药物也用于结节病的治疗，大部分为非对照研究和观察（表 34-3）。由于结节病总体预后良好，在使用这些药物时，要考虑到这些药物潜在的不良反应和可能带来的益处。在一些结节病的亚型，选择非肾上腺皮质激素可能更为合适。如对结节红斑和关节痛，可给予非皮质激素类抗感染药如萘普生或吲哚美辛。皮肤和黏膜结节病可选用氯喹。结节病神经系统受累时，环磷酰胺和氨甲蝶呤的效果远比皮质激素好。此外，对大剂量糖皮质激素和免疫抑制无效的患者，可偿试联合治疗。

1）氨甲蝶呤（methotrexate，MTX）：MTX 能直接抑制肺泡巨噬细胞（AM）、淋巴细胞的活性，减少 AM 产生 TNF 等炎性介质，有利于控制结节病的活动，对肺泡炎和皮肤损害有效。MTX 目前使用每周小剂量疗法，第一周起始剂量为 5～7.5mg，第二周为 7.5～10mg，维持剂量为每周 10mg，连用 6 个月。随后再根据病情每 6~9 周减量 2.5~5mg。MTX 的主要不良反应为肝毒性。使用期间，每 6~8 周应检查一次血常规和肝功能。

2）硫唑嘌呤（azathioprine）：硫唑嘌呤主要抑制 T 淋巴细胞增生和活化，对慢性结节病的疗效与皮质激素相当，但不良反应明显减少。硫唑嘌呤和糖皮质激素联合使用，可以减少各自的剂量，达到满意的疗效。一般剂量 100mg/d，服药时间可达 4~73 个月。孕妇和哺乳期妇女禁用。

3）环磷酰胺（cyclophosphamide）：可抑制细胞免疫和体液免疫。常用剂量：50~150mg/d，分两次口服，连用 2~4 周。静脉注射：500~2000mg，2~4 周一次。用药过程中注意血常规的改变以及肝、肾功能的变化。孕妇和哺乳期妇女禁用。

4）磷酸氯喹（choroquine diphosphate）和羟基氯喹（hydroxychloroquine）：对肺结节病（特别是肺纤维化期）、神经系统结节病的治疗效果也满意。常用剂量：氯喹首剂 500~750mg/d，连用 2 个月；继而 500mg/d，连用 2 个月；再 250mg/d，连用 2 个月。

5）雷公藤多苷（tripterygium glycosides）：本药有类似糖皮质激素样的作用，兼有免疫抑制和抗感染双重作用。起效较慢但作用时间较长，有利于结节病的控制。常用剂量：20 mg，3 次/天。但疗效有待于进一步观察。

表 34-3　非肾上腺皮质激素药物在结节病治疗中的应用

药物	剂量	有效性（%）	毒性	用途
氨甲蝶呤	10mg/w	60~80	血液，胃肠，肺，肝	慢性，严重，难治
硫唑嘌呤	50~200mg/d	50~80	血液，胃肠，致癌性	慢性，严重，难治
环磷酰胺	50~150mg/d，口服 500~2000mg，iv，2~4 周一次	80	血液，胃肠，致癌性，膀胱	难治
羟氯喹	200~400mg/d	30~50	胃肠，视网膜	慢性，单器官，急性
己酮可可碱	400mg，每天三次	50~70	胃肠	急性，单器官
环孢素 A	5~10mg/（kg·d）	0~80	胃肠，高血压，肾衰竭	难治

（3）结节病相关并发症的治疗：结节病患者并发肺间质纤维化后，常合并支气管扩张，患者有时需要抗生素治疗。结节病患者发生支气管扩张后，并发肺曲菌球时，患者可发生致命的咯血。此时，需要进行抗真菌治疗，如应用伊曲康唑。个别病例需作外科手术或支气管动脉栓塞术。

骨质疏松症是一个较为复杂的问题，实际上糖皮质激素治疗并不增加骨质疏松症的危险性。相反，在停用糖皮质激素治疗后骨质疏松症可能会逆转。地夫可特（deflazacort）是泼尼松甲基噁唑啉的衍生物，该药对骨代谢影响很小，可显著地减少骨质疏松症的发生率。骨质疏松症的预防治疗有：补充维生素 D 和钙剂等。但对结节病患者而言，应用维生素 D

和钙剂等应该特别小心,因为结节病本身内源性维生素 D 增加,就可以导致高尿钙和高血钙症。当然,结节病治疗后能逆转高尿钙和高血钙症,但如果需补充钙剂仍然需要作进一步监测。降钙素和双磷酸酯治疗也逆转皮质激素所致的骨质疏松症。

(4)预后:结节病的预后与发病时的临床表现和胸部 X 线片的分期有一定关系。Ⅰ期结节病 60%~80% 可缓解,Ⅱ期结节病 50%~60% 可缓解,Ⅲ期结节病只有不到 30% 可缓解。有 Löofgren 综合征的预后最佳,自愈率超过 80%。尽管结节病的总体预后良好,大约 50% 的患者有至少是轻度的永久的器官功能损害。在进行性纤维囊性变的患者中常出现肺功能不全和肺心病,预后很差。提示预后不良的因素有:黑种人、40 岁以后发病、症状持续超过 6 个月、缺乏结节红斑、脾大、超过 3 个器官受累以及 Ⅲ 期结节病。即使对皮质激素治疗有反应,也有不少在停止治疗后会复发,长期认真随访相当必要。在一组大系列的观察中,皮质激素治疗后缓解的患者有 74% 复发,50% 发生在停止治疗后 2~6 个月内,而自行缓解的患者只有 8% 的复发率。

结节病的病死率 1%~4%,肺、心脏和中枢神经系统受累是主要原因。在日本,77% 的结节病患者死亡原因为心脏受累,而大多数为进展性的肺功能不全。神经系统受累的预后较差,病死率约 10%。

基础 sACE 水平不能区分病情会好转或恶化。BALF 的淋巴细胞计数和 $CD4^+/CD8^+$ 能反映肺泡炎强度,但不能预测病程和治疗反应。sACE 和 ^{67}Ga 扫描均不能增加系列胸部 X 线片和肺功能改变的预测价值。胸部 HRCT 有助于指导治疗。磨玻璃样阴影,结节状和不规则线状阴影提示病变具有可逆性,而蜂窝样改变、囊状改变和肺结构破坏提示病变不可逆。运动能力和气体交换测定比肺功能和弥散功能测定更敏感,但其在随访病情进展和病情变化方面的价值有待进一步研究。

目前,预测预后的最佳方法是系列的临床检查。只有通过系列随访才能了解患者是否有进展性肺纤维化和心脏受累,这两项是最常见的病死原因。临床上宜选用最敏感、创伤最小和花费最少的检查来做系列随访。例如,如患者有明显的限制性呼吸困难,用肺量仪测定肺功能就可了解病情进展和治疗反应。系列的裂隙灯检查有助于监测葡萄膜炎。生化检查可监测肝功能,钙浓度和内分泌的改变。

(蔡柏蔷)

参 考 文 献

[1] 蔡柏蔷,高志,罗慰慈. 以肺外表现为首发症状的结节病临床分析. 中华内科杂志, 1998, 37: 745-748.

[2] 蔡柏蔷,徐凯锋. 系统性结节病. //蔡柏蔷,李龙芸. 协和呼吸病学. 第 2 版. 北京:中国协和医科大学出版社, 2011.

[3] American Thoracic Society. Statement on sarcoidosis. Am J Respir Crit Care Med, 1999, 160: 736-755.

[4] Fanburg BL, Villa OV. Sarcoidosis. //Murray JF, Nadel JA. Textbook of respiratory medicine, 3rd ed. Philadelphia: W. B. Saunders Company, 2000: 1717-1732.

[5] Baughman RP, Lower EE. Therapy for extrapulmonary sarcoidosis. Seminars in Respiratory and Critical Care

Medicine, 2002, 23 (6)：589-596.

[6] Lynch JP, Kazerooni EA, Gay SE. Pulmonary sarcoidosis. Clinics in Chest Medicine, 1997, 18 (4)：755-780.

[7] Lynch JP, Sharma OP, Baughman RP. Extrapulmonary sarcoidosis. Seminars in Respiratory Infections, 1998, 13 (3)：229-254.

[8] Baughman RP. Pulmonary sarcoidosis. Clinics in Chest Medicine, 2004, 25：521-530.

[9] Cox CE, Davis-Allen A. Sarcoidosis. Med Clin N Am, 2005, 89：817-828.

[10] Moller DR. Rare manifestations of sarcoidosis. Eur Respir Mon, 2005, 32：233-250.

[11] Morgenthau AS, Iannuzzi MC. Recent advances in sarcoidosis. Chest, 2011, 139 (1)：174-182.

三十五、肺血管炎

543 ● 系统性血管炎是如何分类的？

血管炎（vasculitis）是一组以血管炎症与破坏为主要病理改变的异质性疾病，其特征是血管壁的细胞浸润、炎症和坏死，组织病理有特异性的血管炎表现，临床表现因受累血管的类型、大小、部位及病理特点不同而异。血管炎可以是一种原发的疾病，也可以为某一种疾病的临床表现之一，如系统性红斑狼疮、类风湿关节炎、干燥综合征、肿瘤、药物反应和感染等。系统性血管炎其疾病本身为系统性的，可引起多系统性的脏器功能障碍，也可局限于某一器官。肺富含血管，在血管炎疾病中常常受累，这一组发生于肺血管壁的炎症（炎性细胞浸润和血管壁坏死）被称之为肺血管炎（pulmonary vasculitis）。肺血管炎为一组血管壁和周围炎性病变的疾病，由此导致血管壁破坏，引起相应器官的功能异常或衰竭，就称为坏死性血管炎。由于疾病可以先后累及多种组织与器官，因此其临床表现呈多样性。

几乎所有的系统性血管炎（systemic vasculitis）都可累及肺，只是概率不同而已。肺血管炎最常见于原发性血管炎、特发性血管炎、小血管炎、抗中性粒细胞胞质抗体（ANCA）相关性系统性血管炎（ANCA 相关性系统性血管炎，AAV）。ANCA 相关性系统性血管炎包括肉芽肿病多血管炎（GPA，原称：韦格纳肉芽肿病）、嗜酸性肉芽肿病多血管炎（EGPA，原称：变应性肉芽肿血管炎），以及显微镜下多血管炎（MPA）。EGPA、GPA 和 MPA 为三种主要的肺血管炎疾病。

肺部病变是 ANCA 相关系统性血管炎常见而重要的特征。肉芽肿病多血管炎（GPA）、显微镜下多血管炎（MPA）和嗜酸性肉芽肿病多血管炎（EGPA）常累及肺。然而，原发性、特发性中等血管血管炎（如典型的结节性多动脉炎）和大血管血管炎（如 Takayasu 动脉炎），原发性免疫复合物介导血管炎（如 Goodpasture syndrome）和继发性血管炎（如系统性红斑狼疮）均可累及肺。

血管炎的发病率较低，目前大部分血管炎的发病率尚不明确。肺血管炎可发生于任何年龄，一般 IgA 血管炎（过敏性紫癜）易发生于年轻儿童，肉芽肿血管炎常发生于 50～60 岁成人。结缔组织相关性血管炎性疾病及坏死性结节病样肉芽肿常见于女性。肉芽肿病多血管炎、淋巴瘤样肉芽肿病、嗜酸性肉芽肿病多血管炎多见于男性。

（1）血管炎分类方法：血管炎分类方法包括 Zeek 分类、病理分类和病因分类等，但是因为血管炎的临床和形态学特征互相交叉存在，而且病因不明确，所以分类一直没有得到统一。血管炎的分类多以受累血管的大小、类型、分布、血管外表现、临床特点以及原发或继发等特点为依据。

1952 年，Zeek 在综述结节性动脉周围炎后首次对系统性血管炎进行了分类，并首次提出了坏死性血管炎（necrotizing angiitis）用以区分 5 类系统性血管炎，即超敏性血管炎、变应性肉芽肿性血管炎、风湿性动脉炎、结节性动脉周围炎和颞动脉炎，此分类中未包括肉芽肿病多血管炎（GPA）以及大动脉炎（takayasu arteritis）。超敏性血管炎属于皮肤血管炎，病理表现主要为皮肤白细胞破碎性血管炎（cutaneous leukocytoclastic angiitis），也称小血管皮肤血管炎（small-vessel cutaneous vasculitis）。

1990 年，美国风湿病学会（ACR）发表的血管炎的分类标准，主要就结节性多动脉炎、嗜酸性肉芽肿病多血管炎（EGPA）、肉芽肿病多血管炎（GPA）、超敏性血管炎、IgA 血管炎（过敏性紫癜；H-S 紫癜）、颞动脉炎以及大动脉炎 7 种明确的血管炎病变进行了分析定义，但并非新的分类方案。

1994 年 Chapel Hill 血管炎名词共识会议主要根据受累血管的大小对系统性血管炎进行了命名和定义。表 35-1 列举了该会议的主要疾病，并给出了主要的病理学特点。此次会议首次提及并建议使用显微镜下多血管炎（MPA）这一名词，因为 MPA 主要累及微动脉、静脉和毛细血管，可无动脉受累。表 35-1 内大血管是指主动脉及走向身体主要部位（如肢体、头颈）的最大分支。中等动脉指主要脏器动脉（如肾、肝、冠状、肠系膜动脉）。小血管指微小动脉、毛细血管、微小静脉及实体内与微小动脉连接的远端动脉分支。有些小及大血管的血管炎病可能累及中等动脉，但大及中等血管的血管炎不累及小动脉。

（2）1994 年 Chapel Hill 血管炎名词共识：血管炎是血管壁的炎症，在疾病的过程中，至少在某些时期血管壁的炎症符合血管炎的分类特征。某些类型血管炎也有与血管炎无关的组织损伤。不同类型的血管炎之间有着不同的特征，这些可被用于分类，其中包括病因学、发病机制、受影响的血管类型、炎症的类型、受累器官的影响范围、临床表现、遗传素质和特定的人口学特征（年龄、性别、种族和地理学分布）。基于病因进行分类是一种很好的分类方法，但对大部分血管炎疾病并不合适，因为大部分疾病的病因学并不清楚。因而，Chapel Hill 会议的血管炎命名分类基于疾病特征的组合，将不同类型的血管炎纳入特定的范畴。

血管炎从广义上可以分为两大类型：感染性血管炎和非感染性血管炎，感染性血管炎是由于病原体对血管壁的直接损伤和增殖所致；而非感染性血管炎并非是病原体对血管壁的直接损伤所致。感染性血管炎举例：立克次体血管炎、梅毒性主动脉炎和曲霉菌血管炎。目前特指的血管炎并不是由病原体引起的血管壁损伤；但是感染间接所致的某些血管炎也包括在内。其中之一是冷球蛋白性血管炎，为丙型肝炎病毒引起的自身免疫反应所致。

非感染性血管炎分类中综合了相关病因学、发病机制、病理学、人口学和临床表现等内容。第一层分类是基于所累及的血管的类型，例如：大血管血管炎、中等血管血管炎或小血管血管炎。这些术语所指的血管不仅在血管口径上不同，而且在结构和功能上也有差异。这些血管分类上的差异与血管炎特异变化的敏感性和功能相关。每一种血管类型可以进一步区分，例如：不同器官内的毛细血管（脑、肾和肺）以及主动脉的不同分段（主动脉弓、胸主动脉和腹主动脉）有着不同的生化和功能性质，使其对不同的发病因素产生易感性。大血管血管炎比中等血管和小血管更易影响大动脉，中等血管血管炎主要发生在中等口径的动脉，而小血管血管炎主要涉及小动脉和其他小血管。但是，原则上所有三大类血管炎能够累及任何口径的动脉。需要认识到中等血管血管炎、甚至大血管血管炎也能够影响小动脉。

表 35-1　系统性血管炎分类

分　类	肺部受累	受累血管的大小和特点	ANCA	
小血管血管炎				
肉芽肿病多血管炎（GPA，原称为韦格纳肉芽肿病：WG）	常见	肉芽肿性炎症累及呼吸道，坏死性血管炎侵害中小血管（即毛细血管、静脉、细小动脉和动脉）。坏死性肾小球肾炎很常见	C-ANCA（+）P-ANCA（+）	75%15%
嗜酸性肉芽肿病多血管炎（EGPA，原称变应性肉芽肿血管炎 CSS）	常见	富于嗜酸性粒细胞的肉芽肿性炎症累及呼吸道，坏死性血管炎侵害中小血管。该综合征伴发哮喘和嗜酸性粒细胞增多	P-ANCA（+）	70%
显微镜下多血管炎（MPA）	常见	为坏死性血管炎，免疫沉着很少或没有。血管炎侵害小血管，如毛细血管、静脉、细小动脉。坏死性动脉炎可能累及中小动脉。坏死性肾小球肾炎常见	C-ANCA（+）P-ANCA（+）	15%60%
中等血管血管炎　结节性多动脉炎	少见	中到小动脉受累，无微小动脉、毛细血管和静脉受累	阴性	
大血管血管炎　巨细胞动脉炎	少见	主动脉和分支/颞动脉，发病>50 岁主动脉和分支，发病>50 岁	阴性阴性	
大动脉炎	常见			
Goodpasture 综合征	常见	肺泡出血和肾小球肾炎	P-ANCA（+）10%~20%	

（蔡柏蔷）

544 • 2012 年 Chapel Hill 国际血管炎名词共识有哪些修订？

由于近年来对血管炎认识的进展，2012 年 Chapel Hill 国际血管炎名词共识修订会议

（CHCC 2012）对 1994 年 Chapel Hill 会议的血管炎命名、名词和定义提出适当的修正，并增加了新的血管炎分类（表 35-2）。

表 35-2　2012 年 Chapel Hill 国际血管炎名词共识修订会议（CHCC 2012）关于血管炎的定义

CHCC 2012 名词	CHCC 2012 定义
大血管血管炎 （large vessel vasculitis，LVV）	与其他血管炎相比较更容易影响大动脉，即主动脉及其主要分支。任何口径的动脉都可能受累
takayasu 动脉炎（TAK）	动脉炎，通常伴有肉芽肿形成，主要是主动脉和/或主要分支受累。一般而言，患者年龄小于 50 岁
巨细胞动脉炎 （giant cell arteritis，GCA）	动脉炎，通常伴有肉芽肿形成，主要是主动脉和/或主要分支受累，好发于颈动脉和脊椎动脉。常常累积颞动脉。一般而言，患者年龄大于 50 岁，并常常伴有风湿性肌病
中等血管血管炎 （medium vessel vasculitis，MVV）	血管炎，主要影响位于重要脏器的动脉及其分支。任何口径的动脉均可能受累。炎症性微动脉瘤和狭窄常见
结节性多动脉炎（polyarteritis nodosa，PAN）	中等或小动脉坏死性动脉炎，不伴有肾小球肾炎或小动脉、毛细血管或小静脉血管炎，也无抗中心粒细胞胞质抗体（ANCA）阳性。
Kawasaki 疾病（Kawasaki disease，KD）	动脉炎伴有黏膜皮肤淋巴结综合征，主要影响中等和小动脉。冠状动脉常常受累。主动脉和大动脉也可能涉及。通常发生在婴儿和年幼儿童
小血管血管炎 （small vessel vasculitis，SVV）	血管炎主要影响小血管，小血管定义为实质脏器内动脉、小动脉、毛细血管和小静脉。中等动脉和静脉也可能受累
ANCA 相关性血管炎（ANCA-associated vasculitis，AAV）	坏死性血管炎，伴有少量或不伴有免疫沉积，主要影响小血管（例如：毛细血管、小静脉和小动脉），常伴有髓过氧化物酶（MPO）、ANCA 或蛋白酶（PR3）ANCA。不是所有患者都有 ANCA。需加用一个前缀词，以说明 ANCA 的活性，例如：MPO-ANCA、PR3-ANCA、ANCA-阴性
显微镜下多血管炎（Microscopic polyangiitis，MPA）	坏死性血管炎，伴有少量或不伴有免疫沉积，主要影响小血管（例如：毛细血管、小静脉和小动脉）。坏死性动脉炎表现为累及小动脉和中等动脉。坏死性肾小球肾炎相当常见。缺少炎性肉芽肿
肉芽肿病多血管炎（granulomatosis with polyangiitis，GPA）；原称：韦格纳肉芽肿（Wegener）	坏死性肉芽肿炎症通常累及上呼吸道和下呼吸道，坏死性血管炎主要影响小血管到中等血管（例如：毛细血管、小静脉、小动脉、动脉和静脉）。坏死性肾小球肾炎常见

CHCC 2012 名词	CHCC 2012 定义
嗜酸性肉芽肿病多血管炎（eosinophilic granulomatosis with polyangiitis，EGPA）；原称：变应性肉芽肿血管（Churg-Strauss，CSS）	嗜酸性粒细胞增多和坏死性肉芽肿炎症通常累及呼吸道，坏死性血管炎主要影响小血管到中等血管，且常常伴有哮喘和嗜酸性粒细胞血症。当存在肾小球肾炎时，ANCA 较为常见
免疫复合物血管炎（immune complex vasculitis）	血管炎伴有显著的血管壁免疫球蛋白沉积和（或）补体成分沉积，主要影响小血管（例如：毛细血管、小静脉和小动脉）
抗-肾小球基底膜疾病（anti-glomerular basement membrane（anti-GBM）disease）	血管炎影响肾小球毛细血管、肺脏毛细血管，或者两者均受影响，伴有抗-肾小球基底膜抗体的肾小球基底膜沉积。受累肺脏引起肺部出血，肾脏受累造成肾小球肾炎伴有坏死和新月体
冷球蛋白性血管炎（cryoglobulinemic vasculitis，CV）	血管炎伴有小血管冷球蛋白沉积（主要影响毛细血管、小静脉或小动脉）以及血清冷球蛋白。皮肤、肾小球和周围神经常常受累
IgA 血管炎（IgA vasculitis，IgAV）；过敏性紫癜（亨诺-许兰紫癜，Henoch-Schonlein 紫癜）	血管炎，伴有 IgA1-优势免疫沉积，影响小血管（主要为毛细血管、小静脉或小动脉）。通常累及皮肤和胃肠道，并常常引起关节炎。所致的肾小球肾炎难以与 IgA 肾病相鉴别
低补体荨麻疹性血管炎（hypocomplementemic urticarial vasculitis，HUV）（anti-C1q vasculitis）	血管炎伴有荨麻疹和低补体血症，影响小血管（例如：毛细血管，小静脉或小动脉），并伴有抗-C1q 抗体）。肾小球肾炎、关节炎、阻塞性肺部疾病和眼部炎症常见
变异性血管血管炎（variable vessel vasculitis，VVV）	血管炎所累及的血管，无明显特异的血管口径优势，可以影响任何口径的血管（小血管、中等血管和大血管）以及任何类型的血管（动脉、静脉和毛细血管）
贝赫切特病（白塞病；Behcet disease，BD）	发生在贝赫切特病患者中的血管炎，能够累及动脉或静脉。贝赫切特病的临床特征是反复发生的口和（或）生殖器口疮性溃疡，伴有皮肤、眼睛和/或中枢神经系统炎症性损害。可发生小血管血管炎、血栓性血管炎、血栓形成、动脉炎和动脉瘤
科根综合征（Cogan syndrome，CS）	血管炎发生在科根综合征的患者。科根综合征的特征是眼睛的损害，包括基质性角膜炎、葡萄膜炎和表层巩膜炎，以及内耳疾病（感觉神经的听力丧失和前庭功能障碍）。血管炎的表现可以包括动脉炎（影响小、中等或大动脉）、主动脉炎、主动脉瘤和主动脉瓣及二尖瓣瓣膜炎
单个器官血管炎（single-organ vasculitis，SOV）	SOV 是指在单个器官内任何口径的动脉和静脉发生的血管炎，临床上没有系统性血管炎的表现和特征。名词表达上包括受累器官和血管类型的名称（例如：皮肤小血管血管炎、睾丸动脉炎、中枢神经系统血管炎）。在器官内血管炎分布可能是单个病灶或多个病灶（弥漫性）。某些患者最初诊断为 SOV，以后又发现其他疾病的临床表现，这就需要重新诊断为系统性血管炎的一个疾病（例如：皮肤动脉炎，以后成为系统性结节性多动脉炎）

续　表

CHCC 2012 名词	CHCC 2012 定义
血管炎伴系统性疾病（vasculitis associated with systemic disease）	血管炎伴有或者继发于（致病病因）是某种系统性疾病。诊断名称应该有系统性疾病的名称作为前缀词（例如：类风湿性血管炎，狼疮性血管炎等）
血管炎伴可能病因（vasculitis associated with probable etiology）	血管炎伴有可能的特异病因。诊断名称应该有相关疾病作为前缀词（肼苯哒嗪-相关性显微镜下多血管炎，乙型肝炎-冷球蛋白性血管炎等）

（蔡柏蔷）

545 • 肺血管炎是如何分类的?

肺血管按照其血管口径大小和结构，可以分为 4 种类型：①弹性动脉：外部直径≥1mm，含有数量众多的弹性层；②肌性动脉：直径<1mm，但>100μm 包含有薄层平滑肌，包绕在血管内层和外层之间；③小动脉：口径<100μm，在弹性层上由一层上皮细胞组成；④毛细血管：直径<10μm 由一层上皮细胞和基底膜所组成。

1988 年 Strauss 报道肺血管炎病因分类如下：第一组及第二组疾病病因不明，第一组疾病诊断依赖组织学检查，对坏死性结节病样肉芽肿、支气管中心性肉芽肿病诊断仍有争议。第二组疾病通过临床、实验室和免疫学特点可以诊断，但有时可以不累及肺，且血管炎的形态学特点是非特异性的。第三组疾病是已知病因的血管炎综合征，一般由感染引起，具有特殊组织学特点，通过早期合适的治疗可以治愈。第四组疾病是重叠性疾病，制定治疗方案非常困难。

（1）病因不明，具有明显临床、形态学的综合征，肺部受累：①肉芽肿病多血管炎（GPA，原称为韦格纳肉芽肿病）；②嗜酸性肉芽肿病多血管炎（EGPA，原称 Churg-Strauss 综合征，CSS）；③淋巴瘤样肉芽肿病（lymphomatoid granulomatosis，LYG）；④坏死性结节病样肉芽肿（necrotizing sarcoid granulomatosis，NSG）；⑤支气管中心性肉芽肿病（bronchocentric granulomatosis，BG）；⑥Takayasu 主动脉弓动脉炎综合征；⑦结节病；⑧Goodpastures 综合征；⑨特发性肺动脉高压。

（2）病因不明，具有明显临床综合征的非特异性动脉炎，肺部受累：①IgA 血管炎，旧称：过敏性紫癜 [亨诺-许兰紫癜（Henoch-Schonlein 紫癜，H-S 紫癜）]；②类风湿关节炎；③系统性红斑狼疮；④进行性系统性硬化；⑤干燥综合征；⑥贝赫切特病（Behcet syndrome，白塞病）；⑦混合性冷球蛋白血症；⑧巨细胞动脉炎；⑨外源性过敏性肺泡炎；⑩其他。

（3）感染所致血管炎：组织学上具特异性的感染所致的血管炎，主要有结核杆菌、非结核分枝杆菌感染，真菌感染（如曲霉菌、毛霉菌、组织胞浆菌等），梅毒螺旋体感染，寄生虫感染（如蛔虫病、丝虫病）；组织学上呈非特异性的感染：如链球菌、葡萄球菌、淋球菌、脑膜炎双球菌所致的败血症和心内膜炎等。①细菌性：结核性、梅毒、非结核分枝杆菌病；②真菌性：曲霉菌、毛霉菌、组织胞菌等；③寄生虫：蛔虫病、丝虫病。

（4）重叠综合征：上述 3 类相互间有两类或 3 类重叠。

此外，肺血管炎的分类有 Saldana 根据病理的分类（表 35-3）。

表 35-3　肺血管炎的病理分型

分　型	疾　病
坏死性肉芽肿样血管炎	肉芽肿病多血管炎（GPA，旧称韦格纳肉芽肿病）、嗜酸性肉芽肿病多血管炎（EGPA，旧称：Churg-Strauss 综合征，CSS）、结节性坏死性肉芽肿病
血管中心性淋巴细胞增生性疾病	良性淋巴细胞血管炎和肉芽肿病、淋巴瘤样肉芽肿病、血管中心性大细胞淋巴瘤
其他类型血管炎	结节性多动脉炎、IgA 血管炎［过敏性紫癜（H-S 紫癜）］，肺感染，吸毒，贝赫切特病（白塞病）等

这里需指出，系统性血管炎和相应的肺血管炎分类不是绝对的，其分类本身也不是目的，主要是便于临床交流、治疗和研究的方便，采用一定的原则对血管炎进行分类。血管炎分类标准的演变，显示了对疾病认识的发展。

（蔡柏蔷）

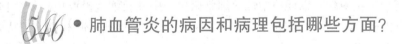

546 ● 肺血管炎的病因和病理包括哪些方面？

（1）病因：血管炎的发病机制主要为感染原对血管的直接损害和免疫异常介导的炎性反应所致。因为抗感染治疗以及免疫抑制治疗能够控制血管炎的病情，因此推断免疫机制在血管炎的发病中起重要作用。可能的免疫机制是多方面的，具体包括病理性免疫复合物在血管壁的形成和沉积、抗中性粒细胞胞质抗体、抗内皮细胞抗体、细胞免疫反应、肉芽肿形成、由病原微生物、肿瘤以及毒物导致的血管内皮细胞功能受损。越来越多的证据显示免疫细胞之间、淋巴细胞与内皮细胞之间以及细胞因子和黏附分子之间的相互作用，在血管炎的发病机制中都起一定作用。

临床上单纯的肺血管炎临床少见，多与其他脏器的损害并存。肺血管炎可以是系统性血管炎的一部分或者由其他相关疾病引起，其发病机制和系统性血管炎相同或类似。因而肺血管炎的临床表现复杂多样，系涉及多个学科、多个专业的疾病，临床上易造成漏诊、误诊及误治，常成为呼吸系统疾病诊治中的难点或误区。肺血管炎最常见于原发的系统性小血管炎，尤其是 ANCA 相关性系统性血管炎，包括肉芽肿病多血管炎（GPA）、显微镜下多血管炎（MPA）和嗜酸性肉芽肿病多血管炎（EGPA）。尽管如此，但原发、特发的中到大血管受累的血管炎（结节性多动脉炎、大动脉炎）、原发的免疫复合介导的血管炎（肺出血肾炎综合征），以及继发的血管炎（继发于系统性红斑狼疮的血管炎）也可以出现肺部受累。

血管炎病因均与免疫功能异常有关：①白细胞性血管炎、结节性多动脉炎多发生在乙肝病毒感染者，故考虑血管炎与免疫复合物沉积在血管壁有关；②结缔组织疾病患者常出现血管炎，推测血管炎与免疫球蛋白功能相关；③血管炎患者血清学检查大都存在免疫功能异常的表现，如类风湿因子阳性、冷球蛋白血症、高球蛋白血症、低补体血症和免疫循环复合物阳性等；④血管炎与短暂的感染、药物和接触其他抗原有关；⑤上下呼吸道局限性肉芽肿疾病可能与外源性抗原直接进入呼吸道有关；⑥免疫抑制剂和细胞毒药物治疗血管炎有效。

血管炎也与Ⅲ型变态反应有关，在血管内或血管周围发现免疫复合物，含有链球菌 M 蛋白、乙肝表面抗原、结核分枝杆菌等抗原物质；同时在结节性多动脉炎、白细胞血管炎和胶原结缔组织疾病的血管内可发现 IgM、IgG、IgA 和补体下降；一般抗原首先沉积在血管基底膜上，弥散进入血管内或进入血流，当抗原多于抗体时，产生免疫复合物沉积在血管壁上。

免疫复合物的致病机制为：①免疫复合物激活补体后，释放血管活性胺类物质（如 C3a、C5a）和趋化因子（如 C3a、C5a 和 C567），吸引中性粒细胞，使后者聚集于免疫复合物周围，进而沉积于内皮细胞之间，或穿过内皮细胞间隙而沉积于基底膜。②吞噬细胞可由于反向吞噬或吞噬反流而将其溶酶体释放出细胞外，从而引起血管壁、基底膜病变。免疫复合物沉积之前，血管周围炎性细胞释放血管活性物质引起血管扩张、通透性增加，以利于免疫复合物沉积；免疫复合物沉积后补体激活，C3a 进一步引起血管扩张、通透性增加，同时 C5a 和裂解产物精氨酸可以促使中性粒细胞聚集，中性粒细胞摄取免疫复合物，同时释放毒性酶和氧自由基。③由于内皮基底膜暴露，可使血小板凝集，形成血栓，从而导致局部组织缺血、淤血和出血。

但是在肉芽肿性血管炎免疫复合物沉积少见，并且补体常是增高的。这主要是因为肉芽肿性血管炎与细胞免疫有关。当致敏的淋巴细胞再次接触抗原，可以直接产生细胞毒作用，或者聚集并激活单核细胞转变为有活性的巨噬细胞释放线粒体酶，同时部分细胞转化为组织细胞和多核巨细胞参与肉芽肿形成。

（2）病理：血管炎的病理特点是炎症累及血管壁的全层，炎症起源于血管壁，同时波及周围组织，但是支气管中心性肉芽肿病是个例外。病变可以累及所有的动脉和静脉，一些情况下还可以并发毛细血管改变。肺血管炎炎症病变一般伴随坏死性纤维病变，导致闭塞性肺血管病变，甚至引起继发性肺血管栓塞性疾病。

肺血管炎的炎症细胞包括中性粒细胞、正常或异常淋巴细胞、嗜酸性粒细胞、单核细胞、组织细胞、浆细胞和多核巨细胞等，如果病变以中性粒细胞聚集为主则为白细胞性血管炎，但是病变 24 小时以后病变处可以出现大量淋巴细胞；病变处以淋巴细胞浸润为主则多为肉芽肿疾病，但是晚期病变处大量单核细胞、组织细胞和多核巨细胞浸润，数目往往大于淋巴细胞。

系统性血管炎可累及体内任何血管，故血管炎的预后与受累血管种类、大小、部位、范围密切相关。肺血管炎通常累及血管壁的全层，除支气管中心性肉芽肿病外，病变均以血管为中心，炎症起源于血管壁，同时累及周围组织，病理特征为：①肺动脉、肺静脉有多种成分及特征性细胞浸润，引起进行性的血管破坏、栓塞及闭塞；②肺实质也有类似细胞浸润，并伴有广泛地组织坏死和空洞形成；③邻近肺组织可以产生非特异性的病变反应，如闭塞性细支气管炎、内源性脂质性肺炎及肺间质纤维化。

1）抗中性粒细胞胞质抗体（ANCA）的病理作用：ANCA 是一种以中性粒细胞和单核细胞胞质成分为靶抗原的自身抗体，ANCA 通常分为胞质型（C-ANCA），其靶抗原为蛋白酶-3（PR-3）；以及核周型（P-ANCA），其靶抗原为髓过氧化物酶（MPO）。目前认为 C-ANCA 与肉芽肿病多血管炎的发病关系密切，C-ANCA 是肉芽肿病多血管炎（韦格纳肉芽肿病）的特异性抗体。ANCA 在血管炎中的发病机制可能如下：其一，由中性粒细胞颗粒或单核细胞溶酶体释放的 PR-3 和 MPO 作为 ANCA 的靶抗原和血管壁发生非特异的离子结合，形成原位免疫复合物导致血管壁损伤。其二，ANCA 通过激活中性粒细胞直接导致血管内皮细胞损伤，出现血管病变。在肿瘤坏死因子存在的情况下，中性粒细胞和 ANCA 相互作用后能在其表面表达 PR-3 和 MPO。ANCA 和中性粒细胞相互作用后导致相应的中性粒细胞发生呼吸爆炸和变性，黏附于血管壁造成内皮细胞损伤而发生血管炎。

2）抗内皮细胞抗体的病理作用：抗内皮细胞抗体（AECA）可见于肉芽肿病多血管炎、显微镜下多血管炎、大动脉炎、川崎病，及伴有血管炎的系统性红斑狼疮和类风湿关节炎，AECA 的检出率在 59%~87% 之间，其中以川崎病的检出率最高。推测 AECA 在血管炎的发病机制中起一定作用。

（蔡柏蔷）

547 • 肺血管炎有哪些临床表现？

肺血管炎为一组疾病，由于侵犯的血管和器官不同，可产生不同的临床表现，形成不同的临床类型。通常包括系统性症状和肺受累的症状。典型的白细胞血管炎疾病初期多表现为发热、乏力、关节痛和皮肤病变；结缔组织疾病和结节性多动脉炎也常出现皮肤和关节病变；肉芽肿性肺血管炎主要表现为呼吸困难和咳嗽；出现上呼吸道症状如鼻窦炎等症状支持肉芽肿病多血管炎（GPA）、淋巴瘤样肉芽肿病（LYG）诊断；哮喘和发作性呼吸困难支持嗜酸性肉芽肿病多血管炎（EGPA）诊断。体征往往与肺血管炎症状相平行，如白细胞血管炎可出现皮肤紫斑、大疱和溃疡；鼻和上呼吸道溃疡支持 GPA 诊断；结节性多动脉炎常伴发周围神经病变。但是肺血管炎患者除 EGPA 外均缺乏特异性临床症状和体征，需结合系统症状和辅助检查明确诊断。

系统性血管炎可以累及体内任何血管，临床表现各异，具有很大的异质性，和受累血管种类、大小、部位、范围密切相关。出现肺血管炎时，可以出现相关疾病（表 35-4）的全身表现，以及特异（如咯血）和非特异（咳嗽）的呼吸系统表现。

表 35-4　肺血管炎和相关疾病

系统性血管炎直接累及肺

　　肉芽肿病多血管炎（GPA，旧称为韦格纳肉芽肿病）*

　　嗜酸性肉芽肿病多血管炎（EGPA，旧称 Churg-Strauss 综合征）*

　　显微镜下多血管炎（MPA）*

　　肺出血肾炎综合征*

　　贝赫切特病（白塞病）*

　　IgA 血管炎，旧称：过敏性紫癜［亨诺-许兰紫癜，Henoch-Schonlein 紫癜（H-S 紫癜）］

　　冷球蛋白性血管炎

　　大动脉炎

　　颞动脉炎

系统性疾病伴血管炎，可累及肺血管

　　结缔组织疾病*（如 SLE、APS、RA 和硬皮病）

　　副癌综合征

　　支气管中心肉芽肿

　　溃疡性结肠炎

　　药物诱发的血管炎

注：*：并发肺血管炎的概率高；SLE：统性红斑狼疮；APS：抗磷脂抗体综合征；RA：类风湿关节炎

　　肺血管炎可发生于任何年龄。一般而言，IgA 血管炎（过敏性紫癜，H-S 紫癜）易发生于儿童；肉芽肿血管炎常发生于 50~60 岁成人；结缔组织疾病相关血管炎疾病及坏死性结节样肉芽肿病常见于女性；GPA、LGY、EGPA 多见于男性。多数患者有全身非特异性症状，长期发热是突出的表现，可伴乏力、关节痛及皮肤损害等。肺血管炎患者常有多器官系统受损的表现，呼吸道症状无特异性，咯血有提示意义；咳嗽、呼吸困难常发生于肉芽肿性血管炎；鼻窦炎、鼻出血等支持 GPA 及 LGY 的诊断；EGPA 具有哮鸣及发作性呼吸困难。皮肤损害表现为充血、出血性皮疹、皮下结节、皮肤溃疡、紫癜、黏膜溃烂、网状青斑；胃肠道损害表现有厌食、恶心、呕吐、腹痛、便血等；心脏损害表现为心肌缺血、心力衰竭、心律失常、心包积液等；肾损害表现为血尿或急进性肾衰竭；神经系损害表现为末梢神经炎、神经根炎、神经根性疼痛、脑神经损伤、脑梗死、脑出血；其他还可有鼻窦炎、虹膜睫状体炎、巩膜炎、中耳炎、视神经炎、关节炎、关节肌肉疼痛等。表 35-5 列举了和肺血管炎密切相关的 ANCA 相关血管炎的主要临床特点。

表 35-5　ANCA 相关系统性血管炎的临床表现

	肉芽肿病多血管炎原称（GPA，为韦格纳肉芽肿病）	显微镜下多血管炎（MPA）	嗜酸性肉芽肿病多血管炎（EGPA，原称 Churg-Strauss 综合征，CSS）
肺	很常见，见于 70%～95% 患者，包括咳嗽、胸痛、呼吸困难和咯血；支气管疾病和支气管内膜病变也较常见（10%~50%）	比较常见，10%～30% 患者，其中多数表现为肺泡出血	哮喘是主要的表现，部分患者还出现嗜酸性粒细胞浸润性肺炎
肾	50%~90% 可有 RPGN	PRGN 疾病的主要表现	10%~50% 患者可有 RPGN
上呼吸道	很常见，70%～95% 患者受累。呼吸道溃疡和结构破坏性改变对诊断有提示意义	表现不一	20%～70% 可见鼻窦炎，罕见 GPA 患者的结果破坏性病变
系统表现	常见，包括易疲劳、乏力、发热和体重下降	很常见，经常在 RPGN 之前出现	常见
骨骼肌肉	约 50% 患者出现关节痛、关节炎和肌痛	>50% 患者出现关节痛和肌痛	约 50% 患者出现关节痛和肌痛
眼	常见，25%～50% 患者，包括对视力有威胁的葡萄膜炎和眼部溃疡，以及其他相关病变	少见，<30%	不常见
心	5%～15%	10%～20%	常见，30%～50%，是 EGPA 的主要死亡原因之一，包括传导阻滞、心脏收缩和舒张功能障碍，冠状动脉可以受累
胃肠	不常见	常见，35%~45% 患者	常见，30%～60% 患者，是 EGPA 的另一个主要死亡原因，包括出血、腹痛、梗阻和穿孔
皮肤	常见，包括可触及的紫癜、也可见溃疡、结节	常见	常见
神经系统	可表现为中枢神经系统受累和外周神经系统上受累	多发性单神经根炎可见于 10%~50% 患者	>50% 患者出现多发性单神经根炎
胸片	很常见，>85% 患者可见胸相异常，包括肺泡、间质或者混合性浸润影，也可见结节和空洞	10%～30% 有肺部浸润	肺部浸润常见，约 40%～70% 患者，也可见和哮喘相一致的病变

续　表

	肉芽肿病多血管炎原称（GPA，为韦格纳肉芽肿病）	显微镜下多血管炎（MPA）	嗜酸性肉芽肿病多血管炎（EGPA，原称 Churg-Strauss 综合征，CSS）
ANCA	全身活动性患者：>90% ANCA 阳性，其中 > 85% 患者 C-ANCA 阳性	50% ~ 75% 患者 ANCA 阳性，其中多数为 P-ANCA	45% ~ 70% 患者 ANCA 阳性，其中多数为 P-ANCA

注：RPGN：rapidly progressive glomerulonephritis，急进性肾小球肾炎

（蔡柏蔷）

548 • 临床上如何诊断肺血管炎？

肺血管炎是一种进行性疾病，如果不及时治疗可以引起不可逆脏器衰竭或死亡，所以早期明确诊断非常重要。肺血管炎的临床症状和体征缺乏特异性，实验室诊断也无特异性，影像学检查结果多种多样，肺血管炎患者胸片病变可呈固定性、游走性，可为斑点样、结节样和肿块样或形成空洞，单侧或双侧病变，部分疾病累及胸膜。

（1）临床评估和实验室检查：临床上对于怀疑肺血管炎的患者进行评估时，需要除外类似血管炎的表现，发现继发性血管炎综合征的原因，决定疾病的范围和严重程度和鉴别存在的合并症。

1）病史和查体：临床上评估怀疑有肺血管炎的患者或者已经诊断为肺血管炎的患者时，首先要仔细询问病史并认真查体。初诊时应该进行仔细地系统回顾和体格检查，以发现某些血管炎潜在的临床表现并决定进一步的实验室检查和影像学检查。感染、恶性肿瘤、药物反应和血栓栓塞性疾病可能表现为继发性血管炎（尤其是某些侵犯皮肤的白细胞疾病），在应用免疫抑制剂治疗这些患者之前，需要鉴别或常规排除这些疾病。其他常见的需要进行鉴别诊断的疾病包括：结缔组织疾病、结节病、间质性肺疾病和链球菌感染性疾病。

2）实验室检查：实验室检查的目的是协助诊断血管炎，解释患者的疾病临床表现，即患者患有潜在的血管炎或者可以明确诊断血管炎，以及监测已经诊断为血管炎的患者疾病活动性和伴随的器官损伤。临床上需要完成血常规、肝肾功能、心电图和炎性指标测定，例如：血沉和 C-蛋白反应等检查。结缔组织疾病的血清学指标（抗核抗体、类风湿因子、Scl-70、抗 SS-A/Ro、抗 SS-B/Lo、抗磷脂抗体、抗肾小球基底膜抗体和冷球蛋白等）对完成诊断有重要的意义。ANCAs 在小血管、ANCA-相关性系统性血管炎（GPA、MPA 和 EGPA）的发病机制中起至关重要的作用。

a. 常规检查：系统性血管炎时见白细胞增高，其中 EGPA 患者嗜酸性粒细胞可增高。如果出现弥漫性肺泡出血，则可见血红蛋白和红细胞比容降低。活动期血管炎有非特异性反应如血沉、C-反应蛋白等升高。累及肾时则可出现蛋白尿、镜下血尿、管型尿，血清肌

酐、血尿素氮增高，以及内生肌酐清除率异常等。

b. 血清学检查：包括自身抗体（ANA）、ENA、ACL、抗肾小球基底膜抗体和 ANCA 等，其中 ANCA 必须进行免疫荧光的核型检测和相关抗原（PR3、MPO 等）的检测。检测有两种荧光图形：细胞质 ANCA（C-ANCA）和核周 ANCA（P-ANCA），C-ANCA 和 P-ANCA 主要靶抗原分别是蛋白水解酶-3（PR3）和髓过氧化物酶（MPO），ANCA 阳性的血管炎具有相似的临床和组织学特点，如都具有呼吸系统、肾、神经系统损害等，称为 ANCA 相关性血管炎。结缔组织病患者可以出现疾病特异的抗体谱，而小血管炎患者可以出现 ANCA 的阳性。肺出血肾炎综合征患者抗 GBM 抗体阳性。部分患者类风湿因子阳性，补体 C3 则随不同疾病变化很大，可正常、降低甚至升高。

c. 影像学检查：肺血管炎的影像学呈多样性，经常不具备特异性，表现为弥漫性肺间质改变、弥漫性肺泡炎、间质水肿、片状浸润影、结节状影、空洞形成、胸腔积液等，病变具有迁徙性；后期可呈肺气肿或肺间质纤维化征象。但肺血管炎的影像学有时可以提示肺血管炎，结合实验室检查能够诊断某些特异的肺血管炎（图 35-1）。

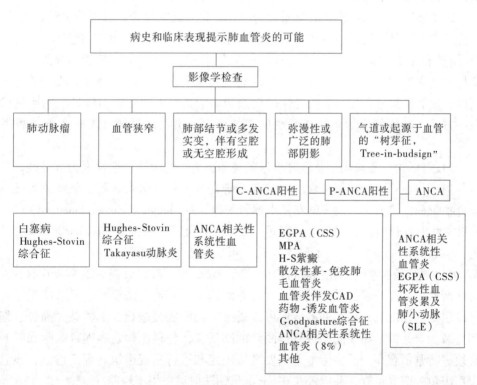

图 35-1　肺血管炎诊断的影像学路径

注：H-S 紫癜：IgA 血管炎

（2）创伤性检查和病理学检查：创伤性检查和病理学检查包括常规的外科手术切除的

病变组织，和支气管肺泡灌洗（BAL）、支气管镜和胸腔镜（VATS）等检查。支气管肺泡灌洗液检查有助于诊断。组织学检查是确诊依据，常用活组织检查部位是皮肤、肌肉、肺、肾和淋巴结。

临床上通常有可能通过特征性的临床表现、影像学和实验室检查等，作出肺血管炎的诊断。但如果有组织病理学证据，则能够明确诊断肺血管炎。活检部位的选择取决于：①累及器官的类型；②活检部位的评估；③活检部位伴随的病死率；④取得具有诊断价值组织的可逆性。

1）支气管镜检查：支气管镜在诊断肺血管炎中的作用包括以下几个方面。①诊断弥漫性肺泡出血；②对复杂性下呼吸道感染获取标本；③评估大气道内的气管内病变，例如：GPA；④在免疫抑制剂治疗中，患者出现新的肺部症状和体征，以及患者有免疫功能异常和异常的肺部病变。因而，支气管镜检查和支气管肺泡灌洗常常用于肺血管炎患者合并肺部感染的患者。肺部感染往往是肺血管炎患者死亡的常见原因，因而需要进一步明确病因学诊断或者排除感染的可逆性。但是对于某些严重的肺血管炎患者则不应当过分强调支气管镜检查的必要性。在 GPA 患者中，气道内病变相对常见。气道内检查、气管内活检和虚拟支气管镜检查可能有助于疾病的诊断和治疗。但是，经支气管镜活检在诊断肺血管炎中，其临床价值较少，经支气管镜活检所获得的肺组织标本，其诊断价值低于 20%。

2）皮肤和鼻窦活组织检查：相对较容易获得组织学标本，但是其诊断价值与肾或外科肺活检相比较则较低。只有 16% 的标本发现有血管炎、坏死和肉芽肿炎症改变的特征性组合。同样，皮肤活检常常显示非特异性的白细胞血管炎，但缺乏更为特异性的明确诊断价值。另一方面，这些部位如果能够发现更多的信息，仍然能对怀疑患有血管炎患者明确诊断。

3）经皮肾活检：常应用于急性肾小球肾炎的患者，组织病理学发现为节段性、坏死性肾小球肾炎，与血管炎诊断相符合。免疫荧光研究可进一步明确诊断。免疫荧光显示缺少免疫复合物沉积，定义为 "寡－免疫肾小球肾炎（pauci-immune glomerulonephritis）"。这与 ANCA 相关性小血管血管炎相吻合。但是，IgG 线状沉积，则提示 Goodpasture 综合征；不规则的、丛状 IgG 沉积可见于 SLE；IgA 沉积可发现于 IgA 血管炎。

4）外科肺活检：是一项相当有价值的诊断方法，对于肺血管炎的诊断极其有帮助。当然外科肺活检需要冒一定的医疗风险，且合并症比上述其他方法要多，但总的说来还是安全和可以耐受的。况且，现在许多活检可以通过电视胸腔镜进行，能够减少痛苦、缩短复原时间并减少合并症。如果需要进行诊断性的肺活检，外科医师、病理科医师和呼吸内科医师必须进行紧密合作。活检标本不仅要常规固定和进行常规组织病理学诊断，而且要立即固定用于免疫荧光检查，并放置在 0.9% 氯化钠注射液中用于培养。

（3）诊断：目前各类血管炎诊断 "金标准" 仍旧是受侵组织和器官活检病理结果。活检标本中见到典型的炎症、坏死及肉芽肿等血管炎病理改变，即可以确诊。临床如果发现进行性典型临床表现结合 ANCA 和组织学改变可以尽早作出诊断。肺血管炎是一种综合征表现，诊断和鉴别诊断时应该首先除外感染性疾病引起的血管炎样病变，如结核、真菌、细菌及寄生虫等感染，感染性疾病中 70% 是由结核杆菌和真菌引起的。不同疾病，预后明显不同，所以早期明确诊断非常重要。

1）考虑肺血管炎的可能性：肺血管炎需根据临床表现、实验室检查、病理活检资料以及影像学资料包括胸片、血管造影、CT、MRI 等综合判断，以确定肺血管炎的类型及病变范围。如出现无法解释的下列情况时，应考虑血管炎的可能：多系统损害；进行性肾小球肾炎或血肌酐和尿素氮进行性升高；肺部多变阴影或固定的阴影/空洞；多发性单神经根炎或多神经根炎；不明原因发热；缺血性或淤血性症状；紫癜性皮疹或网状青斑；结节坏死性皮疹；无脉或血压升高；不明原因的耳鼻喉或眼部病变。如果实验室检查显示 ANCA、AECA 阳性，则临床意义更明显。此外，在作出肺血管炎诊断时应除外感染、肿瘤以及其他结缔组织病，如系统性红斑狼疮、类风湿关节炎、干燥综合征等。

2）肺血管炎的诊断方法和步骤

a. 首先应明确肺血管炎是一种综合征，许多疾病出现肺血管炎的临床表现。

b. 考虑病因时应注意感染性疾病，如结核、真菌、细菌及寄生虫等感染；肺炎军团病菌、革兰阴性杆菌、病毒、立克次体感染，常累及小血管和毛细血管的内皮。虽然肺血管炎的病因较多，但常见的仍为小血管炎（表 35-6、表 35-7），如 GPA、MPA 和系统性结缔组织病，淋巴瘤样肉芽肿也有报道。过敏性紫癜、冷球蛋白性血管炎、巨细胞动脉炎均很少累及肺血管，但近年有引起肺大出血的报道。贝赫切特综合征引起肺血管炎的病例约 5 %，主要为肺动脉瘤。大动脉炎也可表现为肺动脉狭窄和闭塞，出现肺动脉高压。

c. 重视抗中性粒细胞胞质抗体（ANCA）对诊断的重要性：抗中性粒细胞胞质抗体的发现提高了肺血管炎的诊断水平。C-ANCA/PR3-ANCA 阳性对肉芽肿病多血管炎（GPA）有诊断意义，P-ANCA/MPO-ANCA 阳性对显微镜下多血管炎（MPA）诊断有意义。尤其需要注意，一项阴性的 ANCA 检测结果并没有诊断价值，因为 ANCA 在 ANCA 相关性血管炎中并非总是一定存在。在某些血管炎亚组的病例中，ANCA 可能为阴性。血管炎的诊断依赖于临床、实验室、影像学和病理检查的综合判断，而不是取决于某一个单项的血清学检查结果。

d. 努力获取病理学证据：病理活检仍是明确诊断的基础。活检组织常来自取材容易部位，比如皮肤和上呼吸道的破损。但临床上经支气管镜肺活组织检查（肺活检）的阳性率不到 10%，因此必要时及时行开胸肺活检或经电视胸腔镜（VATS）肺活检，以明确诊断。经皮肾活检常用于评估急性肾小球肾炎。临床出现肺受累时，外科肺活检常能发现肯定的病理改变。

表 35-6　临床表现和主要小血管炎

临床特点	可能的小血管炎类型
肺、肾受累	肉芽肿病多血管炎（GPA，原称为韦格纳肉芽肿病） 显微镜下多血管炎（MPA）
肺、皮肤受累	冷球蛋白性血管炎 IgA 血管炎，旧称：过敏性紫癜［亨诺 - 许兰紫癜（Henoch-Schonlein 紫癜，H-S 紫癜）］

续 表

临床特点	可能的小血管炎类型
哮喘、嗜酸性粒细胞增多	嗜酸性肉芽肿病多血管炎（EGPA，原称 Churg-Strauss 综合征）
上呼吸道受累（如鼻窦炎）	肉芽肿病多血管炎（GPA）

（4）肺血管炎的诊断：根据上述临床表现和相关实验室检查，结合表 35-7 可以对肺血管炎作出诊断。

表 35-7　肺血管炎的诊断概要

分　类	症　状
临床症状	（1）肺、肾症状 血尿（显微镜下血尿、肉眼血尿）伴急进性肾小球肾炎（含急进性肾功能不全） 肺出血伴间质性肺炎 （2）肺、肾外症状 鼻症状（鼻出血、脓性鼻分泌物、鞍鼻） 眼症状（眼痛、结膜炎、视力下降、眼球突出） 耳症状（耳痛、耳分泌物、听力下降） 咽部症状（声嘶、呼吸困难） 皮肤症状（紫癜、皮下出血） 消化道症状（出血） 神经症状（多发性单神经根炎）等
组织病理学	（1）毛细血管坏死性血管炎 （2）巨细胞浸润伴肉芽肿性病变
实验室检查	ANCA 检测阳性（2 次以上），包括 C-ANCA、P-ANCA 以及相应的 PR3-ANCA 和 MPO-ANCA
诊断	（1）确诊：GPA、MPA 和 EGPA 等原发病基础上，满足以下条件即可确诊 A. 临床症状（1）、（2），组织病理学（1）、（2），实验室检查阳性 B. 临床症状（1）、（2）具备 2 条以上，实验室检查阳性 （2）可疑：临床症状具备 1 项以上，实验室检查阳性

（蔡柏蔷）

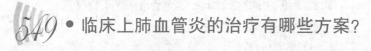

549 • 临床上肺血管炎的治疗有哪些方案？

肺血管炎的总体治疗大致如下：①针对病因治疗：去除患者发病诱因，如抗细菌感染、抗真菌和抗结核治疗等。②糖皮质激素：肺血管炎常用治疗药物，对多数中、重度患者来说，疗效确切。③细胞毒性药物：对于糖皮质激素治疗失败或重度患者如出现肺、肾功能受损时常需要加用此药，尤其与糖皮质激素联合应用，可使疗效明显增加。④对症治疗。⑤其他：尚有一些新的方法正在临床试用过程中，如静脉注射大剂量免疫球蛋白、应用干扰素等。

治疗方案：血管炎的治疗分为诱导期和缓解期维持治疗。诱导期首选糖皮质激素加环磷酰胺联合治疗。泼尼松初试剂量为 $1mg/(kg \cdot d)$，共服 $4 \sim 8$ 周，以后逐渐减量至 $5 \sim 10mg/d$，维持 2 年或更长。环磷酰胺可口服，$2mg/(kg \cdot d)$，共 12 周，或环磷酰胺冲击治疗，每月 1 次，每次 $0.5 \sim 1.0g/m^2$，共 6 个月，重者每半个月冲击 1 次。以后每 3 个月 1 次，至病情稳定 $1 \sim 2$ 年可停药。缓解期可停用环磷酰胺，改用硫唑嘌呤或甲氨蝶呤，或麦考酚酯维持。

肺血管炎根据病情的活动度决定治疗方案，疾病的严重程度和预后和多个因素相关，其中最为重要的是根据器官受累的数目判定的疾病活动度、肾受累以及弥漫性肺泡出血（DAH）的表现。目前肺血管炎常用的治疗药物主要是糖皮质激素和细胞毒药物，所有这些制剂均有潜在的不良反应和发生不良事件的可能性。治疗前需要仔细判断疾病的活动性，因为过度治疗可能导致不良事件的发生和药物不良反应；而治疗不足则可以使疾病进展，因而造成威胁生命的严重后果。现在已经颁布了实用疾病分类指南，以帮助临床医师区分疾病的严重程度，能够按照疾病的活动度、伴随的器官损伤和死亡风险，精确指导临床用药。

临床上目前最为常用的是欧洲血管炎组（EUVAS）疾病活动度分级，将疾病活动度分为 $1 \sim 5$ 级。根据这些指标制定实用的分级方案（表 35-8），患者按此方案归类：①局限性疾病；②早期全身性疾病；③活动性全身性疾病；④严重期疾病；⑤难治性疾病，以及⑥缓解期疾病。临床上通常应用较为积极免疫抑制剂治疗药物用于对活动性疾病和疾病严重程度较大的患者进行诱导缓解，而缓解期的维持治疗较为温和的药物，其不良反应相对较少。

目前虽然有很多新的诊断方法和治疗用于血管炎疾病，但其病死率仍很高。早期诊断早期、积极治疗以降低疾病相关的病死率和不可逆的器官功能衰竭，仍是血管炎诊治的重点。治疗过程中注意检测疾病的活动性和药物的不良反应，及时调整用药，减低药物相关的不良反应，共同提高患者的长期预后。

表 35-8　欧洲血管炎组疾病活动度分级和诱导期一线治疗

疾病严重程度	全身症状	肾功能（血 Cr）	器官功能损害	诱导期治疗选择
局限性疾病	无	<1.4mg/dl	无	糖皮质激素或 MTX 或硫唑嘌呤 +/-局部治疗
早期全身性疾病	有	<1.4mg/dl	无	糖皮质激素+CTX 或 MTX（糖皮质激素+吗替麦考酚酯治疗正在研究中）

续　表

疾病严重程度	全身症状	肾功能（血 Cr）	器官功能损害	诱导期治疗选择
活动期全身性疾病	有	<5.7mg/dl	有	糖皮质激素+CTX
严重期疾病	有	>5.7mg/dl	有	糖皮质激素+CTX+血浆置换
难治性疾病	有	任何	有	选择研究新药，如利妥昔单抗等
缓解期疾病	无	<1.4mg/dl	无	硫唑嘌呤+/-低剂量糖皮质激素 麦考酚酯+/-低剂量糖皮质激素 来氟米特+/-低剂量糖皮质激素

注：MTX：甲氨蝶呤；CTX：环磷酰胺；血 Cr：1mg/dl=88.4μmol/L

（1）局限性疾病：局限性疾病是指孤立存在的上呼吸道疾病，并且完全没有终端器官受累或出现全身症状。患者可用局部治疗的方法进行处理，糖皮质激素和/或单一、温和的细胞毒制剂。例如：甲氨蝶呤或硫唑嘌呤。甲氧苄啶/磺胺甲噁唑可以作为辅助治疗，或者甚至能够成为局限于上气道疾病的单一治疗方法。但仍然存在争议。如果患者病情进展，或成为难治性局限性疾病，则需要将治疗方案升级，详见后述。

（2）早期全身性疾病：早期全身性疾病定义为全身性症状和活动性血管炎持续进展，但尚未累及任何器官的功能。虽然以环磷酰胺为基础的治疗方案一直、并且继续应用于早期全身性疾病的治疗，但是现在正在研究毒性较低的药物用于这类患者的诱导缓解。在早期疾病中可以考虑应用甲氨蝶呤替代环磷酰胺，然而，吗替麦考酚酯、硫唑嘌呤作为温和的、潜在的药物，在这组患者中也可以替代环磷酰胺或甲氨蝶呤。

（3）活动期全身性疾病：活动期全身性疾病定义为存在全身性症状以及因血管炎活动造成器官功能受损。自 20 世纪 80 年代以来，环磷酰胺+口服糖皮质激素已经成为一线治疗方案，至今也是如此。尽管传统上，患者每日口服环磷酰胺。但近来研究提示间隙静脉应用环磷酰胺治疗，能够达到相似的疗效，且不良反应较少。环磷酰胺静脉冲击（15mg/kg，每 2~3 周），或每日环磷酰胺口服 [2mg/（kg·d）]，加泼尼松，两组患者随机对照研究。结果表明，患者缓解时间无统计学差异（在第 9 月，88.1%比 87.7%）。而冲击治疗组与口服治疗组相比，白细胞减少患者的比例较低，且总的环磷酰胺累计剂量较低。

（4）严重期疾病：严重期疾病定义为迅速出现器官衰竭的危险性，或者死亡。大多数情况下这一疾病状态常以下临床表现出现：即：迅速出现的急进性肾小球肾炎和肾衰竭（肌酐>5.7mg/dl），或者表现为肺泡出血伴随呼吸衰竭，心肌病合并心力衰竭、威胁生命的心律失常，中枢神经系统以及胃肠道疾病合并肠道缺血或威胁生命的出血等。此种情况下，则需要进行紧急以最有效的方法进行治疗。目前，推荐联合糖皮质激素、血浆置换和环磷酰胺进行治疗。在病情危重的情况下开始应用环磷酰胺治疗的时机通常为：呼吸衰竭需要机械通气治疗、合并感染的患者、肠道缺血/穿孔、其他严重的合并症仍然有争议。

（5）难治性疾病：难治性疾病定义为患者对常规治疗方案无反应，需要考虑应用研究药物治疗难治性疾病。利妥昔单抗是一种针对 B 细胞前体表达的 CD20 抗原的单克隆抗体，已经用于 B 细胞淋巴瘤和类风湿关节炎的治疗，可以治疗难治性肺血管炎。利妥昔单抗对于难治性疾病或者对环磷酰胺耐药的病例，都能够实现诱导缓解。其他可以用于难治性疾病的药物。包括：抗胸腺细胞球蛋白、alemutzumab、脱氧精胍菌素（deoxyspergualin）、静脉注射免疫球蛋白（IVIG）和肿瘤坏死因子（TNF）拮抗剂——英夫利昔单抗。静脉注射免疫球蛋白（IVIG）能够降低这些患者疾病的活动性，这些患者往往在标准治疗后病情无改善。但是，IVIG 的疗效通常是短暂的，故这种干预措施最常用于某些急性情况，例如患者存在严重的感染，不适合应用常规的治疗方案。对于威胁生命、难治性的肺泡出血的患者，应用重组活性因子Ⅶ进行试验性治疗已经有报道。体外膜氧合（ECMO）已经用于难治性肺泡出血所致的顽固性低氧血症。这样可以赢得治疗时间，使其他治疗获得控制疾病的机遇。当然，ECMO 在难治性疾病中的应用价值仍然存在争议，并进一步需要研究。

（6）缓解期疾病：与用于诱导缓解的治疗方案相比较，原则上临床应用较低细胞毒性/免疫抑制剂药物用于缓解期疾病的维持治疗。如果疾病获得临床缓解，患者可以常规进入缓解期维持治疗。缓解期治疗的特异药物，硫唑嘌呤仍然是最常用的一线治疗药物。其他制剂，例如：吗替麦考酚酯、甲氨蝶呤和来氟米特也可以用于缓解期维持治疗。虽然糖皮质激素在诱导缓解的治疗中，可以作为辅助治疗方法，但是糖皮质激素在缓解期的维持治疗中的作用，尚不清楚。目前维持期治疗的最佳治疗时间尚处于争论阶段。

（蔡柏蔷）

550 • 临床上如何对肺血管炎进行长期监护？

一般而言，肺血管炎是一种慢性、长期的疾病过程，2/3 的 GPA 患者和 1/3 MPA 患者在 5 年的临床过程中，将会发生一次或一次以上的基础疾病复发。目前推荐仔细和长期的监护疾病的活动性，及早发现潜在的复发可能性。通常需要详细询问病史、认真的体格检查以及系统回顾，以发现肺血管炎的临床表现。每次常规随访都应该完成血常规、肝肾功能、心电图、超声心动图、影像学和 ANCA 测定，以了解相应器官的功能状况、有无损伤。临床上疾病严重程度的评估重要性在于鉴别疾病活动性和血管炎损伤，疾病活动则需要治疗升级。然而如果治疗目标是慢性不可逆的损伤，治疗升级不能达到这一目的。EUVAS 分级能够指导治疗，但通常不需要，因为症状或体征就能提示复发。除了疾病复发之外，新出现的症状或体征也可能提示感染、药物毒性、血栓栓塞性疾病或者某一独立于基础血管炎外的其他疾病过程。

（1）感染：血管炎患者中，感染表明是患者死亡和发病的重要原因。13%~26%的血管炎患者的死亡原因是感染并发症。只有在 ANCA-相关性血管炎患者中，疾病自身的死亡原因高于感染所致的死亡原因。血管炎患者，尤其是应用高剂量糖皮质激素和/或细胞毒制剂维持治疗的患者，具有感染非典型病原体（真菌、非结核分枝杆菌、肺孢子菌和诺卡尔菌属，以及常见细菌和病毒）高度风险。

临床上应该高度警惕感染并发症和选择的可能治疗方案。肺血管炎造成呼吸道纤毛功能受损，因而增加了感染的可能性。反复感染造成恶性循环，增加了血管炎的活动性，导致进一步地功能损害。除此之外，免疫抑制剂的应用使机体的免疫功能降低，而且潜在地加重感染的风险。最终，控制呼吸道血管炎需要仔细关注细菌、真菌和病毒寄殖和感染，可逆需要长期的抗感染治疗。

（2）血栓栓塞性疾病：血栓栓塞性疾病的发病率在 ANCA-相关性血管炎中，曾经被低估。后来研究发现，在 ANCA-相关性血管炎在 GPA 中的发病率约为 7%，与既往患静脉血栓栓塞性疾病（VTE）患者再次发生 VTE 概率相同。目前还不清楚 VTE 在其他肺血管炎中的发生率，临床医师应该认识到，ANCA-相关性血管炎患者具备 VTE 的高度危险性。

（3）药物的不良反应：药物的不良反应也同样是血管炎患者的一个主要死亡原因，因而临床医师在患者治疗的全过程中，需要仔细观察潜在的药物不良反应。这一临床筛查应该是血管炎常规评估的一个组成部分，包括实验室和临床评估。临床医师应该熟悉每一种治疗血管炎药物潜在的不良反应和可能的并发症。

总之，血管炎代表了一组以血管壁炎症和破坏的疾病，这一疾病过程通常累及呼吸系统。血管炎的诊断和治疗仍然是一个挑战，但近来血管炎治疗的进展显著地改善了血管炎患者的预后，尤其是不良反应较低的治疗药物的临床应用，给血管炎患者带来福音。

（蔡柏蔷）

参 考 文 献

［1］ Jennette JC, Falk RJ, Bacon PA, et al. 2012 revised international Chapel Hill consensus conference nomenclature of vasculitides. Arthritis & Rheumatism, 2013, 65（1）：1-11.

［2］ Thickett DR, Richter AG, Nathani N, et al. Pulmonary manifestations of anti-neutrophil cytoplasmic antibody（ANCA）-positive vasculitis. Rheumatology（Oxford）, 2006, 45：261-268.

［3］ Go´mez-Puerta JA, Herna´ndez-Rodríguez J, Lo´pez-Soto A, et al. Antineutrophil cytoplasmic antibody-associated vasculitides and respiratory disease. Chest, 2009, 136：1101-1111.

［4］ Specks U. Pulmonary vasculitis. //Fishman AP. Fishman's pulmonary diseases and disorders. 4th ed. New York Mc Graw Hill Medical, 2008：1449-1465.

［5］ Bosch X, Guilabert A, Espinosa G, et al. Treatment of antineutrophil cytoplasmic antibody-associated vasculitis: a systematic review. JAMA, 2007, 298（6）：655-669.

［6］ Frankel S, Jayne D. Pulmonary vasculitide. Clin Chest Med, 2010, 31：519-536.

［7］ Chung MP, Yi CA, Lee HY, et al. Imaging of pulmonary vasculitis. Radiology, 2010, 255：322-342.

［8］ Kallenberg CGM. Pathophysiology of ANCA-associated small vessel vasculitis. Curr Rheumatol Rep, 2010, 12：399-405.

［9］ Specks U. Pulmonary vasculitis: update on the management of ANCA-associated vasculitis. Eur Respir Mon, 2009, 46：251-264.

［10］ Thomeer M, Harper L, Heeringa P, et al. Classification and new developments in the pathogenesis of vasculitis. Eur Respir Mon, 2006, 34：50-68.

［11］ Frankel SK, Schwarz MI. The pulmonary vasculitides. Am J Respir Crit Care Med, 2012, 186（3）：216-224.

［12］ Castaner E, Alguersuari A, Gallardo X, et al. When to suspect pulmonary vasculitis: radiologic and clinical clues. Radio Graphics, 2010, 30: 33-53.

［13］ Brown KK, Cool CD. Pulmonary vasculitis. //Mason RJ, Broaddus VC, Martin TR. et al. Murray and Nadel's textbook of respiratory medicine, 5th ed. Philadelphia: W. B. Saunders Company, 2010: 1244-1260.

［14］ 蔡柏蔷. 肺血管炎. //蔡柏蔷. 结缔组织疾病肺部表现. 北京：人民卫生出版社，2014.

三十六、肉芽肿性肺部疾病

551. 肉芽肿病多血管炎(GPA)是一种什么样的疾病？韦格纳肉芽肿病（WG）为什么要改名为肉芽肿病多血管炎(GPA)？

肉芽肿病多血管炎（granulomatosis with polyangiitis，GPA），既往在医学上称为韦格纳肉芽肿（Wegener granulomatosis，WG）。据文献报道，1936 年和 1939 年德国 Friederich Wegener医生分别报道了 3 例以累及上、下呼吸道的坏死性肉芽肿的症候群为突出表现的患者。此后，该综合征逐渐被医学界所认识，并以 Friederich Wegener 医生的姓氏而命名为"Wegener granulomatosis，（韦格纳肉芽肿病，WG）"。然而，20 世纪 90 年代调查发现 Wegener 是德国纳粹党成员，美国胸科医师学会（ACCP）建议对韦格纳肉芽肿病重新命名。2009 年美国胸科医师杂志（Chest）提出将坏死性肉芽肿血管炎（necrotizing granulomatous vasculitis，NGV）新名词取代"韦格纳肉芽肿病，WG"旧名词。此外，2010 年美国出版的呼吸内科专著"Murray and Nadel's Textbook of Respiratory Medicine"再次采用"坏死性肉芽肿血管炎（NGV）"，取代"韦格纳肉芽肿病（WG）"。2011 年出版的"协和呼吸病学"也应用"坏死性肉芽肿血管炎（NGV）"，而不再使用"韦格纳肉芽肿病（WG）"。但是，必须指出国际上对于"韦格纳肉芽肿病"名词的变更，并没有取得一致意见，2011 年美国风湿病学会（American College of Rheumatology）建议采用"肉芽肿病多血管炎（granulomatosis With Polyangiitis，GPA）"取代"韦格纳肉芽肿病，WG"。近来对血管炎认识的进展，2012 年 Chapel Hill 国际血管炎名词共识修订会议（2012 Revised International Chapel Hill Consensus Conference Nomenclature of Vasculitides，CHCC 2012）对血管炎命名、名词和定义提出适当的修正，并增加了新的血管炎分类。CHCC 2012 正式将"韦格纳肉芽肿病（WG）"改名为"肉芽肿病多血管炎（GPA）"。本书为了与国际上医学进展相接轨，与 CHCC 2012 保持一致，故也采用"肉芽肿病多血管炎（GPA）"。

肉芽肿病多血管炎（GPA）是一种病因不明的中、小血管坏死性肉芽肿性炎性疾病。主要累及上、下呼吸道和肾，也可累及其他脏器。病变累及小动脉、静脉及毛细血管，偶尔累及大动脉。主要表现为上下呼吸道坏死性肉芽肿、肾小球肾炎和累及其他器官的血管炎。临床上如果只有呼吸道受累而无其他系统受损，则称为局限型肉芽肿病多血管炎；如包括肾在内的多系统受累，则称为系统型肉芽肿病多血管炎。发病初期大部分患者为局限型病变，此后可发展为系统型病变；也有部分病例开始即表现为系统型；另有少数患者只表现为局限型而不会进展为系统型。肉芽肿病多血管炎的发病率尚不清楚，男性略多于女性。本病发病高峰在40~50岁之间。

肉芽肿病多血管炎典型的病理表现包括坏死、肉芽肿和血管炎。坏死性肉芽肿的中心为坏死性病灶，形状不规则，坏死灶中可有白细胞聚集，其中有坏死细胞核碎片，周围有淋巴细胞、浆细胞、组织细胞、多核巨细胞浸润。若坏死灶中有大量中性粒细胞聚集则形成微脓肿。坏死性血管炎可累及小动脉、小静脉及毛细血管。管壁有纤维素样坏死，全层有炎性细胞浸润。早期浸润细胞以中性粒细胞为主，晚期以淋巴细胞为主。管腔内有血栓形成，由于管壁肌层、弹力层破坏可致管腔狭窄、阻塞或小动脉瘤形成。

（1）上呼吸道：大多数病理表现为非特异性的急、慢性炎性反应。23%~30%的标本同时有血管炎和坏死或血管炎和肉芽肿，如同时检出三种病理表现，则肉芽肿病多血管炎的诊断可成立。如少于三种病理表现则应结合临床或其他部位活检才能确诊。

（2）肺：主要表现为小血管（小动脉、毛细血管、小静脉）的坏死性血管炎和肉芽肿形成。约90%的开胸肺活检标本可有血管炎、肉芽肿和坏死的各种组合；而经支气管镜活检标本有血管炎或肉芽肿样改变的病例只有5%~7%。组织学上病变中心有广泛液化性坏死，病灶周围、血管周围或沿血管壁有栅栏样组织细胞和多核巨细胞，偶见孤立的类肉瘤样肉芽肿。坏死病灶周围有大量嗜酸性粒细胞，淋巴细胞和浆细胞较少，特别是病灶周围。病灶中心大的肌性动脉和静脉的坏死性血管炎也是一个主要的特点。

（3）肾：典型的肉芽肿病多血管炎肾病变为局灶性和节段性肾小球肾炎，可见不同程度的纤维样坏死和增生性改变。肾小球细胞增多，以系膜细胞和多形核细胞为主。肾小管血管袢常有栓塞。晚期病例可见肾小球硬化和新月体形成。

（蔡柏蔷）

552 • 肉芽肿病多血管炎的临床表现是什么？

发病初期大部分患者常以呼吸道症状就诊。约半数患者发热、热型多不规则。35%的患者有明显的体重减轻。疾病初期80%的患者无肾受累，50%的患者无肺部受累，但在整个病程中80%的患者将出现肾和肺受累。

（1）上呼吸道：发病初上呼吸道为最常见的受累部位。口腔受累时可出现口腔溃疡、增生性牙龈炎、下颌腺和/或腮腺肿大；外耳受累表现为耳垂软骨炎、耳垂萎缩、外耳道炎，内耳受累表现为感觉神经性耳聋、眩晕，中耳可有浆液性中耳炎且常伴感染；鼻部受累常为突出的症状，主要表现为黏膜肿胀、鼻腔堵塞、结痂性溃疡、鼻中隔穿孔、鼻出血、浆液血性分泌物及鞍鼻畸形，有弥散性黏膜破坏，有恶臭性结痂，其下组织松脆易碎；鼻窦炎常见，按受累频率排列，依次为颌窦、筛窦、额窦和蝶窦。X线片可显示窦道黏膜增厚和骨壁破坏。许多鼻窦炎和鼻受累患者常有继发性感染，多数为金黄色葡萄球菌。肉芽肿病多血管炎的复发可能与细菌寄殖于上呼吸道有一定关系，带菌者的复发率是非带菌者的 5~6 倍。喉气管受累的临床表现不一，可无症状，也可出现轻度声音嘶哑，喘鸣甚至致命的上呼吸道阻塞。最为特征性病变为声门下狭窄。喉镜下可见急性充血、黏膜易碎或瘢痕形成。

（2）肺：肺受累是肉芽肿病多血管炎的基本特征之一。最常见的症状为咳嗽、咯血和胸膜炎。1/3 患者肺部有放射学上改变，但可无临床症状。常见影像学改变为肺浸润和结节。肺浸润可以是一过性的、迁移性的，甚至未经治疗即可消失。持续弥散性间质浸润少见，此时需考虑其他诊断。肺结节常为多发的、双侧的，可有空洞形成。大小从几毫米到几厘米不等，边界或清晰或模糊。胸膜渗出、弥漫性肺出血及纵隔和（或）肺门淋巴结肿大少见。弥漫性肺泡出血可以很广泛，预后差，病死率达 50%。弥漫性肺泡出血可成为主要的临床表现或在缺乏其他特征性改变的情况下出现，因此要注意与 Goodpasture 综合征相鉴别。肺功能测定对肉芽肿病多血管炎诊断帮助不大，在某些有明显呼吸道狭窄的患者，如声门下狭窄等，肺功能测定可能提示有限制性或阻塞性通气障碍。

（3）肾：主要表现为蛋白尿、血尿、尿红细胞管型及肾功能不全。有些患者的肾损害是隐匿性的，仅在肾组织活检时发现局灶性肾小球肾炎。病程中一旦出现蛋白尿则很快（常在几天到几周之内）进展为暴发性的肾小球肾炎，导致不可逆的肾衰竭。如不治疗，平均存活时间不到半年，即使积极的治疗，仍有 42% 的患者会发展为肾功能不全。

（4）眼：眼的任何部位均可受累，角膜炎、结膜炎、巩膜炎、浅层巩膜炎、葡萄膜炎、眶后假性肿瘤或突眼、鼻泪管阻塞、视网膜血管阻塞和视神经炎等。眼部的许多表现都是非特异性的，但突眼对肉芽肿病多血管炎有一定诊断价值，特别是与呼吸道症状及肾小球肾炎同时出现时强烈提示肉芽肿病多血管炎。

（5）皮肤：13%~25% 患者病初有皮肤症状，紫癜最为常见，好发于下肢，但也可见于躯干、上肢及面部。皮肤损害的其他表现还有溃疡、皮下结节和斑丘疹等。脓皮病样损害和雷诺现象偶见。皮肤损害很少成为肉芽肿病多血管炎的主要表现，但其活动程度与其他脏器的损害程度相平行。因此，活动性的皮肤损害是系统型疾病活动的标志。如在治疗过程中出现新的皮肤损害可能提示疾病的复发，但应除外感染及药疹等其他因素。

（6）关节：关节肌肉受累较为常见，初期的发病率为 33%，最终可达 66%。大部分患者只有关节痛，28% 的患者可发展为关节炎，表现为单关节炎、游走性寡关节炎、对称或不对称性多关节炎。一般为非侵蚀性的、非畸形性的。少数患者以持续或反复的关节肿痛为主要临床表现，应注意与其他关节炎相鉴别。尤其是半数以上患者类风湿因子阳性，易误诊为类风湿关节炎。

（7）神经系统：病初神经系统受累少见，但病程中 22%~50% 的患者会出现神经系统症状。周围神经病变最常见，多发性单神经炎是常见的临床表现，远端对称性多神经病次之。肌电图和神经传导研究对确定神经受累范围和分布很有用。6%~9% 的患者出现颅神经病变，脑神经 Ⅱ、Ⅵ 和 Ⅶ 最常受累。脑血管意外可见于 4% 以上的患者，包括小脑或脑干梗死、硬膜下血肿、蛛网膜下隙出血。单灶或多灶性团块、片状脑膜炎、弥散性脑膜和脑室周围白质病变可引起弥散性或局灶性中枢神经症状。根据受累程度和范围不同，临床表现为头痛、精神错乱、痴呆、癫痫、尿崩或全垂体功能不全。

　　肉芽肿病多血管炎的神经系统受累主要有三种：①颅外邻近组织如窦道及中耳等病变向颅内的扩散；②神经系统直接的肉芽肿形成；③血管炎影响脑及周围神经。脑 CT 或 MRI 可发现梗死、出血、占位病变、弥散性脑膜增强或脑室周围白质病变；为排除感染和蛛网膜下隙出血，可行腰穿刺检查。

　　（8）心脏：肉芽肿病多血管炎的心脏受累多为心包炎，患者可有无症状性心包渗出或主诉胸痛，偶见心包填塞。病理检查可显示有局灶性或弥散性血管炎和肉芽肿累及心包。其他心脏受累表现有冠状动脉炎导致的心脏缺血、心肌炎、心内膜炎、瓣膜炎、心律失常及传导阻滞等。

　　（9）消化道：胃肠道受累常无症状，因而其发病率不易估测。大肠或小肠溃疡引起的腹痛、腹泻、出血为常见症状，严重者可有肠穿孔。另外也可有胆囊炎，不明原因的腹水、肛周溃疡、胰腺炎或肝酶升高等表现。临床上脾受累症状少见，但尸检显示 78% ~ 100% 的患者有脾的坏死、血管炎及肉芽肿损伤。

　　（10）泌尿生殖系统：除肾以外，实际上泌尿生殖系统的任一部位均可受累，输尿管阻塞可由外部团块压迫所致，出血性膀胱炎可由环磷酰胺引起，也可由坏死性血管炎所致。其他受累表现有肉芽肿或坏死性前列腺炎、坏死性尿道炎、睾丸炎、附睾炎、阴茎坏死，女性宫颈、阴道等有坏死性血管炎及肉芽肿形成。

（蔡柏蔷）

553 • 如何诊断和鉴别诊断肉芽肿病多血管炎？

　　（1）诊断：肉芽肿病多血管炎的诊断主要是根据临床表现和病理特征。如果患者有系统表现、上呼吸道症状及 ANCA 阳性应高度怀疑肉芽肿病多血管炎，鼻黏膜溃疡、突眼、肺浸润或空洞形成、蛋白尿及尿沉渣检查异常则进一步支持肉芽肿病多血管炎的诊断，贫血、血沉增快、白细胞增多更说明患者有系统性疾病，但受累部位的病理活检仍然是确诊肉芽肿病多血管炎的最重要的方法。目前肉芽肿病多血管炎的分类标准如下（表36-1）。符合 4 项标准中 2 项或 2 项以上时，可诊为肉芽肿病多血管炎。该分类标准的敏感性为 88.2%，特异性为 92%。

表 36-1　肉芽肿病多血管炎的分类标准

标　准	定　义
1. 鼻或口腔炎症	疼痛或无痛性口腔溃疡，或脓性或血性鼻分泌物
2. 胸部 X 线片异常	显示有结节，固定的浸润灶，或空洞
3. 尿沉渣异常	镜下血尿（每高倍视野大于 5 个红细胞）或红细胞管型
4. 活检有肉芽肿炎症	病理显示动脉壁内或血管周围或血管外区域有肉芽肿炎症

根据患者的症状体征及实验室检查综合判断，可将疾病的活动性分为部分缓解和完全缓解。部分缓解是指疾病的进展得到控制。肾功能虽然异常，但处于稳定状态，不再恶化。肺浸润得到控制并开始消退，其他受累脏器也无疾病活动的表现。血沉可以仍然异常，但有开始下降的趋势。完全缓解是指临床上无任何疾病活动的表现。肺部的浸润消失或可见有瘢痕但无炎症活动的表现。肾功能处于稳定状态或有所改善。蛋白尿可持续存在，但无肾小球活动性损害的依据如血尿及红细胞管型尿等。无系统性炎症表现。血沉恢复正常或有轻微的升高，但这种升高必须是非疾病本身活动所致。

（2）鉴别诊断：肉芽肿病多血管炎应与下列的疾病相鉴别：①嗜酸性肉芽肿病多血管炎（EGPA）：即 Churg-Strauss 综合征。受累的脏器与肉芽肿病多血管炎相似，亦为坏死性、肉芽肿性血管炎。但其特征还有嗜酸性粒细胞增多及常伴有哮喘。上呼吸道受累一般无破坏性改变如狭窄、肺空洞型结节等罕见。ANCA 的阳性率为 10%~60%，且为 pANCA，其靶抗原一般为髓过氧化酶。②显微镜下多血管炎（MPA）：是一种主要累及毛细血管、小动脉和小静脉的坏死性血管炎，也可累及中、小血管。坏死性肾小球肾炎及肺毛细血管炎常见，这些特点与肉芽肿病多血管炎相似，但无肉芽肿形成。主要为 pANCA 阳性，特异性为80%，敏感性约50%。因所累及血管较小，血管造影对其诊断意义不大。③结节性多动脉炎：为中、小动脉受累的坏死性血管炎，但不累及微血管。无上呼吸道受累，很少累及肺。肾受累常见，但主要是叶间动脉和弓形动脉壁坏死性炎症，动脉壁纤维化可形成动脉瘤。选择性肾及肠系膜血管造影可发现中小血管瘤。无肉芽肿形成。ANCA 阳性率低，乙肝病毒标志物检出率为 6%~54%。高血压常见。④Goodpasture 综合征：主要表现为肺出血和肾小球肾炎。但其特征是有抗基底膜抗体存在。免疫组化方法可见此抗体线性沉积于肺和肾组织中。肺肾以外其他脏器受累少见。

（蔡柏蔷）

554 • 临床上怎样治疗肉芽肿病多血管炎？

（1）糖皮质激素：糖皮质激素常与细胞毒免疫抑制剂联合使用。大多数患者采用大剂量激素疗法，泼尼松 1.0~1.5mg/（kg·d），6~8 周或病情控制后 2 周开始缓慢减量到维持量隔日口服，部分患者可以尝试停药，但必须密切随访。对病情严重者如中枢神经系统血管炎、肺泡出血、进行性肾衰竭等可采用冲击疗法，甲泼尼龙 1.0g/d 连续 3 天。一般应用4~6 周后病情缓解后减量，并以小剂量维持。

（2）免疫抑制剂

1）环磷酰胺（CTX）：诱导缓解期，CTX 常用剂量为口服 2mg/（kg·d），最大量200mg/d。3~6 个月诱导缓解期后，CTX 应减量或间断静脉冲击或换用其他毒性较低的免疫抑制剂，如氨甲蝶呤和硫唑嘌呤。但 CTX 有剂量严重的剂量相关性毒性，包括膀胱炎、机会性感染、恶性肿瘤、不育和三系减少等。目前欧洲抗风湿病联盟推荐静脉冲击治疗，诱导缓解期 3~4 周一次，维持缓解期 3 个月一次，而美国指南推荐口服 CTX 诱导和维持缓解。目前国际上一般建议糖皮质激素加 CTX 联合治疗 GPA 的疗程不少于 18 个月。

2）硫唑嘌呤（AZA）：为嘌呤类似药，有抗感染和免疫抑制双重作用。一般用量为 1~4mg/（kg·d），总量不超过 200mg/d。欧洲血管炎研究组研究发现，在诱导缓解后 GPA 及 MPA 患者随机应用 AZA 或 CTX 口服治疗，18 个月后两组的复发率相似，提示 AZA 在 GPA 病情缓解后可替代 CTX 作为缓解期的治疗。其不良反应较 CTX 轻，主要为骨髓抑制和肝损害等。

3）甲氨蝶呤（MTX）：也可用于 GPA 的诱导缓解，其常用剂量是 0.25 mg/（kg·w）（15~20 mg/w），最大剂量可以达到 25 mg/w，口服、肌注或静脉注射。MTX 联合糖皮质激素治疗主要适合于局限性 GPA 或轻度肾功能异常者，该方案可诱导多数患者缓解，但复发率较高。也可合并 CTX 使用。

4）环孢素 A（CsA）：常用剂量为 3~5mg/（kg·d），优点是无骨髓抑制作用，但免疫抑制作用也较弱。主要的不良反应为肾毒性、恶心、皮疹、多毛及血压升高。

5）吗替麦考酚酯（MMF）：初始用量为 1.5g/d，分 3 次口服，3 个月后减为 1.0g/d 维持 6~9 个月。其肝、肾毒性以及骨髓抑制等不良反应较其他免疫抑制剂小。

6）来氟米特（leflunomide，LEF）：来氟米特作为 GPA 缓解期用药有一定疗效，但剂量较大时的不良反应较多。用量为 20~40mg/d，不良反应为肝损害、腹泻、高血压等。

7）静脉免疫球蛋白：一般与激素和其他免疫抑制剂同时使用，用于严重病例，剂量为 300~400mg/（kg·d），连用 5~7 天。其在体内的半衰期为 21~25 天。

（3）其他治疗

1）复方磺胺甲噁唑（复方新诺明）：对于病变局限于上呼吸道以及已用泼尼松和 CTX 控制病情者，可应用复方新诺明治疗（2~6 片/天），可预防复发，延长生存时间。其机制可能与其抗感染作用有关，因特殊致病微生物如金黄色葡萄球菌可能与 GPA 的复发有关。

2）生物制剂

a. TNF-α 拮抗剂：TNF-α 在 GPA 形成肉芽肿和诱导血管炎过程中发挥重要作用。英夫利昔单抗（infliximab）是针对 TNF 的人鼠嵌合的单克隆抗体，治疗剂量是 3~10mg/kg，每 2~4 周静脉输入 1 次，现在也试用于 GPA 的治疗。依那西普（elanereept）是重组可溶性 TNF 受体融合蛋白。其作用机制是竞争性和血中 TNF-α 结合，而阻断 TNF-α 和细胞表面上 TNF 结合，从而降低 TNF 活性，使用剂量是 25mg 皮下注射，每周两次。

TNF-α 能够抗肿瘤和增强机体抗感染能力，而 TNF-α 拮抗剂可降低体内 TNF 水平，从而缓解 GPA 症状。但是，如果体内 TNF 水平过低，则可发生恶性肿瘤和严重感染（如结核）。

b. B 细胞抑制剂：利妥昔单抗（rituximab）近年来已经开始应用于自身免疫性疾病包括 GPA 和类风湿关节炎等的治疗。目前利妥昔单抗主要用于难治性 ANCA 相关性血管炎患者，大多数试验均发现利妥昔单抗安全有效。分析发现以肾受累和血管炎为主要表现的患者效果较好，而以肉芽肿炎症为主要表现的患者效果不佳。

3）血浆置换：与激素及其他免疫抑制剂联合使用治疗活动期或危重的 GPA 患者，如严重的肺泡出血、急进性肾小球肾炎等。

4）血液透析：作为辅助治疗，对急性期患者如出现肾衰竭需要进行透析。

5）手术：对于出现声门下狭窄、支气管狭窄的患者可以考虑介入治疗或外科手术治疗。

（蔡柏蔷）

555. 嗜酸性肉芽肿病多血管炎（EGPA）是一种什么样的疾病？EGPA 有哪些临床表现？

嗜酸性肉芽肿病多血管炎（EGPA），既往称为变应性肉芽肿血管炎（allergic angitis graulomatosis，AGA 或 Churg-Strauss syndrome，CSS）是一种主要累及中、小动脉和静脉，以哮喘、血和组织中嗜酸性粒细胞增多、嗜酸性粒细胞性坏死性血管炎伴有坏死性肉芽肿为特征的系统性血管炎。2012 年国际 Chapel Hill 修订血管炎名词共识会议将"Churg-Strauss syndrome，CSS"命名为"eosinophilic granulomatosis with polyangiitis（EGPA）"，即："嗜酸性肉芽肿病多血管炎"。目前医学文献已使用"嗜酸性肉芽肿病多血管炎（EGPA）"取代旧名词"变应性肉芽肿血管炎（Churg-Strauss syndrome，CSS）"。1951 年 EGPA 由 Churg 和 Strauss 首先报道，典型表现为：重度哮喘、肺与肺外脏器中、小动静脉炎以及坏死性肉芽肿和外周血嗜酸性粒细胞数增高三联征。以后发现一部分 EGPA 患者 ANCA 阳性，现在将 EGPA 归于抗中性粒细胞胞质抗体（ANCA）相关性系统性血管炎，其临床表现和病理学特征与其他 ANCA 相关性系统性血管炎有重叠之处。

EGPA 疾病初期有支气管哮喘和过敏性鼻炎病史，哮喘的病情变化与血管的严重程度相关；96% 累及肺，表现为咳嗽、咯血和发热乏力以及体重下降等一般临床表现；另外还可累及皮肤、周围神经、胃肠道、心、肾、关节、骨骼肌和中枢神经系统，可表现为紫癜、多发性周围神经炎、腹泻、高血压、和关节痛等多器官病变，虽然肾受累较少，但是可以累及前列腺和下尿道。心脏症状及消化道症状的出现多见于死亡病例，这些症状对患者预后影响很大。

（1）呼吸系统：①过敏性或变应性鼻炎：常为 EGPA 的首发表现，约 70% 的患者可以出现。主要表现为鼻塞、流脓涕或血性分泌物，常伴鼻息肉和鼻窦炎。②哮喘：多为早期出现。开始症状较轻，发作时间短，间隔时间常，易被忽视。以后病情常进行性加剧，发作频繁，哮喘药物治疗效果差。哮喘的严重程度与全身系统损害的严重程度无明显关系。随着血管炎的出现，部分哮喘反而可突然减轻，但也有些患者逐渐加重，发展为难治性哮喘。③肺内病变：嗜酸性粒细胞性肺炎是 EGPA 肺内病变的主要表现，多数患者呈现肺内浸润性病变，影像学无特异性，结节或斑片状阴影，边缘不整齐，弥漫分布，无特定的好发部位，很少形成空洞。部分严重的患者可出现肺泡出血，表现为咯血、呼吸困难、低氧血症以及贫血，胸部影像学表现为双肺弥漫团块状阴影。约 27% 的患者可出现胸腔积液。

（2）心血管系统：心脏是 EGPA 的主要靶器官之一，嗜酸性粒细胞浸润心肌及冠状动脉，引起急性缩窄性心包炎、心力衰竭、心肌梗死及二尖瓣脱垂等。早期检查可及心包摩擦音或房性奔马律，心电图异常。心外膜肉芽肿结节可导致心室功能障碍。近一半的 EGPA 患者死于心脏受累（心力衰竭、心肌梗死和心脏骤停）。

（3）神经系统：神经系统损害是系统性血管炎的早期表现之一。外周神经病变多见，常见多发性单神经炎、对称性多神经病变或不对称性多神经病，腓神经最常受累，其次为尺神经、胭神经和正中神经。可以累及脑神经，常见的是缺血性视神经炎，偶有第Ⅱ、Ⅲ、Ⅶ和Ⅷ对脑神经受累。中枢神经系统受累相对较少见，多为高血压及颅内血管炎所致脑出血或脑梗死，前者是 EGPA 常见的死亡原因之一。

（4）皮肤：约 70% 的患者出现皮疹，常见的是红色斑丘疹性皮疹、出血性皮疹、皮肤或皮下结节，偶可见下肢网状青斑和面部眶周紫红色斑片样皮疹。

（5）消化系统：胃肠道受累表现为嗜酸性粒细胞性胃肠炎，以腹痛、腹泻及消化道出血常见，少数严重时可出现消化道穿孔及胃肠梗阻。如嗜酸性粒细胞侵犯腹膜可引起腹膜炎，腹水，检查腹水中含大量嗜酸性粒细胞是其特征性病变之一。累积肝和大网膜时常形成腹部包块，部分患者还可出现胰腺炎及阑尾炎。

（6）泌尿系统：患者可出现各种肾病变，以局灶性节段性肾小球肾炎多见，表现为镜下血尿、蛋白尿，大多病情较轻。部分患者可出现肾性高血压，发生急性肾衰竭者不足 10%。

（7）关节和肌肉：关节炎主要见于血管炎期，全身各关节均可受累，表现为游走性关节痛，关节肿胀。检查可见关节滑膜肿胀和/或渗出。未见关节软骨和骨的破坏性改变。肌痛在血管炎期常见，腓肠肌痉挛性疼痛是 EGPA 血管炎早期的特征性表现之一。

（8）眼部：EGPA 出现眼部受累少见，偶有嗜酸性粒细胞浸润引起结膜、巩膜及葡萄膜炎症，可表现为角膜溃疡以及巩膜结节。极少数患者可出现视网膜动脉炎，形成血栓而失明。也有可逆性突眼的个案报道。

（9）其他：可出现静脉（下肢深静脉、门静脉）血栓。

（蔡柏蔷）

556 • 临床上如何诊断嗜酸性肉芽肿病多血管炎（EGPA）？

（1）美国风湿病学会的分类标准：就临床而言，有哮喘、变应性鼻炎的既往史，有嗜酸性粒细胞增多的系统性疾病患者，应考虑本病的诊断。表 36-2 为 1990 年美国风湿病学会对 EGPA 的分类标准。

表 36-2　1990 年美国风湿病学会 EGPA 分类标准

1. 哮喘	哮喘史或呼气时肺部有弥漫高调啰音
2. 嗜酸性粒细胞增多	白细胞计数中嗜酸性粒细胞>10%
3. 单发或多发神经病变	由于系统性血管炎所致单神经病、多发单神经病或多神经病（手套、袜套样分布）
4. 非固定性肺浸润	由于系统性血管炎所致胸片上迁移性或一过性肺浸润（不包括固定浸润影）
5. 鼻窦炎	急性或慢性鼻窦疼痛或压痛史，或影像检查示鼻窦区模糊
6. 血管外嗜酸性粒细胞浸润	包括动脉、小动脉、小静脉在内的活检示血管外有嗜酸性粒细胞积聚

　　既往认为符合表36-2中4条或4条以上者可诊断为EGPA，其敏感性和特异性分别为85%和99.7%。活检取材诊断血管炎可取自腓肠神经、肌肉、肺、肠、肝及肾。C-ANCA效价明显升高有助于诊断。简化诊断分类标准如下：①外周血嗜酸性粒细胞增多，超过白细胞分类的10%；②哮喘；③既往有过敏性疾病的病史但不包括哮喘及药物过敏史。凡具备第1条并加上后2条中的任何一条者，可考虑诊断为EGPA。总之，诊断EGPA主要依据疾病的临床特征。哮喘、鼻炎或鼻窦炎伴有周围血嗜酸性粒细胞血症，提示血管炎则支持诊断。但应该获得组织学活检标本以明确病理学诊断。

　　（2）日本难治性血管炎调查研究班的诊断标准：2002年日本难治性血管炎调查研究班制定了EGPA的临床诊断标准，具体如下（表36-3）。

表36-3　日本EGPA的临床诊断标准

1. 主要临床表现
（1）支气管哮喘或过敏性鼻炎
（2）嗜酸性粒细胞增多
（3）血管炎所致的症状：发热（38℃以上持续2周）、体重减轻（6个月内减轻6kg以上）、多发性神经炎、消化道出血、紫癜、多发性关节痛（炎）、肌痛、肌力下降
2. 临床经过特点
先以主要临床表现中的（1）、（2）出现，继之以（3）发病
3. 主要病理组织学改变
（1）伴有周围组织明显嗜酸性粒细胞浸润的细小血管的肉芽肿性或类纤维蛋白坏死性血管炎
（2）血管外肉芽肿
4. 诊断
（1）确诊（definite）
①凡同时符合主要临床表现3项各项中的某一条（或更多）及主要病理组织学改变中的1项（确诊allergic granulomatous angiitis，AGA）
②符合主要临床表现所有3项及临床经过特点（确诊EGPA）
（2）疑诊（probable）
①符合主要临床表现中的1项和主要病理组织学改变中1项（疑诊AGA）
②符合主要临床表现所有3项；但无临床经过特点（疑诊EGPA）
5. 有参考价值的辅助检查
（1）白细胞增加（10×10⁹/L）
（2）血小板增加（400×10⁹/L）
（3）血清IgE升高（600U/ml以上）
（4）髓过氧化物酶-抗中性粒细胞胞质抗体阳性
（5）类风湿因子阳性
（6）肺部浸润阴影

（蔡柏蔷）

557． 临床上如何对于怀疑嗜酸性肉芽肿病多血管炎（EGPA）的患者进行鉴别诊断？

临床上对于怀疑 EGPA 的患者首先需要排除已知的嗜酸性粒细胞增多症，并明确存在血管炎病变。如果临床上可能，推荐获得组织学结果，以协助诊断。EGPA 的鉴别诊断见表 36-4。

表 36-4　EGPA 与其他疾病鉴别诊断的主要特征

	EGPA	GPA	MPA	HES	ABPA	CEP
哮喘	+	-	-	-	+	+
嗜酸性粒细胞>1.5×10⁹/L	+	-	-	+	+	+
鼻窦炎	+	+	-	-	+	+
肺部受累	+	+	+	-	+	+
皮肤受累	+	+	+	+	-	-
心脏受累	+	罕见	罕见	+	-	-
胃肠道受累	+	+	+	+	-	-
周围神经病变	+	+	+	+	-	-
中枢神经受累	+	+	+	+	-	-
肾受累	+（25%）	+	+	罕见	-	-
ANCA 活动度	+（40%） （通常 MPO）	+（90%） （通常 PR3）	+（80%） （通常 MPO）	-	-	-
血管炎	+	+	+	-	-	-
嗜酸性粒细胞浸润	+	-	-	+	+	+
肉芽肿	+	+	-	-	+	罕见

注：EGPA：嗜酸性肉芽肿病多血管炎（eosinophilic granulomatosis with polyangiitis，即 Churg-Strauss 综合征，CSS）；GPA：肉芽肿病多血管炎（韦格纳肉芽肿病）；MPA：显微镜下多血管炎；HES：高嗜酸性粒细胞综合征；ABPA：变应性支气管肺曲菌病；CEP：慢性嗜酸性粒细胞肺炎；MPO：髓过氧化物酶；PR3：蛋白酶 3；+：是；-：否

总之，诊断 EGPA 临床上尤其需要与以下疾病相鉴别。

（1）结节性多动脉炎：一般无哮喘和变应性鼻炎，外周血嗜酸性粒细胞增多不明显，嗜酸性粒细胞浸润组织少见。为中小动脉受累的坏死性血管炎，不累及微血管，极少肉芽肿形成，很少累及肺。肾受累多见，可导致肾衰竭，而 EGPA 出现肾小球肾炎一般病情较轻，累及周围神经和心脏较结节性多动脉炎多见。

（2）肉芽肿病多血管炎（GPA）和显微镜下多血管炎（MPA）：这两种疾病都易侵犯

呼吸系统和肾，但无哮喘和变应性鼻炎的病史。GPA 病理上易形成破坏性损害，如鼻黏膜、口腔溃疡及肺内空洞。一般无血中嗜酸性粒细胞增多及组织嗜酸性粒细胞浸润。主要为 cANCA 即抗蛋白酶 3（PR3）抗体阳性，特异性 95%~98%，活动期敏感性 70%~100%。MPA 肺泡出血多见，50%~75% 患者 ANCA 阳性，多为 P-ANCA/MPO 阳性。

（3）高嗜酸性粒细胞综合征（HES）：以血中嗜酸性粒增多以及嗜酸性粒细胞组织浸润为主要表现，此点与 EGPA 类似。但 HES 常有弥漫性中枢神经系统损害、肝脾及全身淋巴结肿大、血栓栓塞以及血小板减少症，其外周血嗜酸性粒细胞计数较 EGPA 高，可达 100×10^9/L，严重者可表现为嗜酸性粒细胞白血病，血 IgE 可正常，ANCA 阴性，病理上很少形成血管炎和肉芽肿。

（4）慢性嗜酸性粒细胞肺炎（CEP）：主要表现为外周血嗜酸性粒细胞增多，伴有肺内嗜酸性粒细胞持续性浸润灶，与 EGPA 一过性的肺部浸润灶不同，且不出现哮喘，血 ANCA 阴性。但如本病反复发作，病理上表现为广泛的嗜酸性粒细胞浸润以及小血管炎，甚至血管外肉芽肿形成时，需考虑 EGPA 的诊断。

（蔡柏蔷）

558 • 临床上怎样治疗嗜酸性肉芽肿病多血管炎（EGPA）？

（1）常规治疗

1）应用糖皮质激素治疗之前，EGPA 常进展较快，采用糖皮质激素治疗后，疗效明显提高，预后较好。目前糖皮质激素仍是 EGPA 的首选治疗药物，单用临床缓解率 91.5%，但其中 25.6% 患者经 3 个月至 22 年复发。对病情相对局限的患者，一般用泼尼松龙 1~2mg/(kg·d)，待临床症状缓解，胸部 X 线、外周血嗜酸性粒细胞计数、血沉等指标好转 1~3 个月后逐渐减量至 10mg/d，维持治疗 1 年以上。对病情进展快、伴有重要脏器受累者，给予大剂量激素冲击治疗，一般为甲泼尼龙 1.0g/d 静脉注射（或 15mg/kg 静脉注射 3 天），连续应用 3 天后改为泼尼龙口服。

免疫抑制剂：免疫抑制剂可提高缓解率，协助糖皮质激素减量或停药，并降低复发率。病情严重或复发者，常应用细胞毒药物，如环磷酰胺，初始剂量 2~3mg/(kg·d)，起效后每 2~3 个月减量 25mg，维持治疗 1 年。必要时可以糖皮质激素、细胞毒药物联合应用。

2）以下三种情况需加用免疫抑制剂治疗：①对激素治疗反应差或产生依赖者；②有致命性合并症的患者，如进展性肾衰竭或心脏受累者；③出现与疾病进展相关的合并症，如血管炎伴周围神经病变者。免疫抑制剂的应用与 WG 相同，以环磷酰胺最常用，其次为硫唑嘌呤、环孢素 A 以及霉酚酸酯等。疗程不应少于 1 年。

3）其他：血浆置换、生物制剂等效果有待进一步确证。在标准糖皮质激素和环磷酰胺治疗的基础上，血浆交换适用于某些罕见的病例，这些患者合并迅速进展性肾小球肾炎和/或肺泡出血。新鲜的冰冻血浆推荐用于高度出血风险的患者。难治和复发的病例，静脉应用免疫球蛋白、α-干扰素、抗-TNFα 制剂和利妥昔单抗治疗取得一定成功。

奥马珠单抗（omalizumab）是一种重组人源单克隆抗-免疫球蛋白 E 抗体（IgE），

GINA（global initiative for asthma）推荐在难以控制的中重度的持续过敏性哮喘患者的治疗中，奥马珠单抗为辅助治疗药物，这些哮喘患者虽然应用高剂量的糖皮质激素和长效 β_2 激动剂吸入治疗，病情仍然不能控制。明确诊断 EGPA 的患者在治疗中，应用奥马珠单抗取得了一定的治疗效果，并减少了糖皮质激素的不良反应。在不完全型的 EGPA 患者治疗中，奥马珠单抗的应用可减少糖皮质激素的应用。但是，由于奥马珠单抗可能触发 EGPA 的发病因素，故目前并不推荐应用奥马珠单抗治疗 EGPA。但美泊利单抗（mepolizumab）已经证实在 EGPA 治疗中有一定疗效。

糖皮质激素依赖性哮喘的治疗通常应用高剂量的糖皮质激素吸入，例如：每日倍氯米松>1000μg，或相等剂量。长效 β_2 激动剂，例如：福莫特罗或沙美特罗和白三烯调整剂、茶碱缓释制剂可用于治疗重症持续性哮喘。但是在 EGPA 治疗中不应该应用白三烯调整剂，因为白三烯调整剂疑与 EGPA 的发病可能相关。

（2）日本厚生省 EGPA 治疗方案：日本厚生省提出的 EGPA 治疗方案如下，临床上可供参考。

1）基本方针：①继续进行变态反应性疾病（支气管哮喘等）的治疗。②住院治疗至血管炎的临床表现缓解。③诱导缓解后注意复发，定期复查。

2）药物疗法

a. 糖皮质激素

适应证和剂量：有皮肤、关节症状、多发性神经炎及嗜酸性粒细胞增多，IgE 升高，但不伴内脏病变者，开始口服泼尼松龙 20~40mg/d。上述症状加上重症支气管哮喘或伴有胸部 X 线肺浸润病变时，开始口服泼尼松龙 40~60mg。上述第一甚至第二的症状加上中枢神经症状、消化系统病变、心力衰竭等严重的脏器病变时，开始口服泼尼松龙 60~80mg/d。

疗程：以初始剂量连续服用泼尼松龙 2~4 周后，根据临床症状、查体、各种功能检查、X 线检查所见、炎性反应、嗜酸性粒细胞数等项指标，逐渐减量，每 2~3 周减量 10%。对泼尼松龙初始剂量无反应时，试将药量增加 50%。由于血管炎造成的脏器缺血、梗死、肺等的弥漫性肉芽肿性病变时，有时用冲击疗法。即甲泼尼龙每日 1g，连用 3 天。维持量为泼尼松龙每日 10mg 以下。完全缓解且再复发的可能性很小时，可停用。

注意糖皮质激素不良反应。

b. 免疫抑制剂

适应证：对糖皮质激素无反应时；糖皮质激素减量困难时；使用糖皮质激素出现严重的不良反应。难以继续服用时。

剂量和疗程：药物：环磷酰胺或硫唑嘌呤。用药量：1~2mg/（kg·d），口服。给药方法：原则上与糖皮质激素并用。以小剂量开始，确认没有不良反应后逐渐加量，临床病征痊愈，糖皮质激素减至维持量时停药。

注意免疫抑制剂的不良反应。

c. 抗凝疗法、血小板凝集抑制剂、血管扩张剂：对于血栓造成的脏器缺血和梗死、皮肤溃疡、难治性末梢神经损伤等，适宜合用肝素、尿激酶、华法林、小剂量阿司匹林、双嘧达莫、前列腺素 E_1 等抗凝剂、血小板凝集抑制剂和血管扩张剂。

d. 非类固醇性抗感染药：适用于发热、关节症状和肌肉症状。

3）血浆交换疗法

适应证：用包括糖皮质激素在内的免疫抑制疗法无效时；出现高免疫复合物、高黏滞综合征，并认为与病情有关时。

使用注意事项：与包含糖皮质激素在内的免疫抑制剂合用；反复进行。

（3）法国血管炎研究组 EGPA 治疗方案：法国血管炎研究组（French Vasculitis Study Group）提出五项进展因素，即：5 因素分值（five-factor score，FFS），用于临床处理坏死性血管炎，其中包括 EGPA。FFS：①血清肌酐水平升高 ［140μmol/L（>1.58mg/dl）］；②蛋白尿（每日>1g）；③胃肠道受累；④心肌病；⑤中枢神经系统受累。

EGPA 患者如果没有不良的预后因素（FFS=0），93% 的患者单用泼尼松龙治疗即可取得临床缓解。然而，35% 的患者在第一年治疗期间复发，并需要进一步的免疫抑制剂治疗，应用硫唑嘌呤或环磷酰胺冲击治疗。大部分患者需要口服泼尼松龙以控制哮喘，常常伴有较高的糖皮质激素不良反应发生率。

EGPA 患者如果有不良的预后因素（FFS≥1），12 次环磷酰胺冲击治疗加上糖皮质激素，比 6 次冲击治疗能够较好地控制重症 EGPA。但是，两种治疗方法对于临床缓解率、治疗失败率和临床主要复发情况均无显著的统计学差异。

基于这些发现，EGPA 患者如果没有不良的预后因素（FFS=0），推荐单用糖皮质激素治疗（表 36-5）。如果治疗失败或复发，则需要进一步的免疫抑制剂治疗（硫唑嘌呤或环磷酰胺冲击治疗）。如果 EGPA 患者有不良的预后因素（FFS≥1），在短期内应该应用 12 次环磷酰胺冲击治疗（表 36-6）。短期的环磷酰胺（口服或冲击）治疗疗程（3~6 个月），随后应用硫唑嘌呤维持治疗，与长期应用环磷酰胺的疗效相似。这已经在其他 ANCA 相关性系统性血管炎治疗中得到证实。

表 36-5　EGPA 患者无不良的预后因素（FFS=0）时的治疗

一线治疗方案	口服泼尼松龙 1mg/(kg·d)，连续 3 周，每 10 天减量 5mg 至 0.5mg/kg
	以后每 10 天减量 2.5mg，至最低有效剂量（如果可能是激素依赖性哮喘）
	或者静脉滴注甲泼尼龙（15mg/kg），以后口服泼尼松龙（如上所述）
如果第一年内复发或者治疗失败	口服硫唑嘌呤 2mg/(kg·d)，至少 6 个月
	或者 6 次环磷酰胺冲击疗法（600mg/m²），第一个月每 2 周一次，以后每 4 周一次

表 36-6　EGPA 患者有不良的预后因素（FFS≥1）时的治疗

	第 1~3 天，3 次连续甲泼尼龙（15mg/kg）冲击疗法
加	口服泼尼松龙（如上所述），口服泼尼松龙 1mg/(kg·d)，连续 3 周，每 10 天减量 5mg 至 0.5mg/kg
	以后每 10 天减量 2.5mg，至最低有效剂量（如果可能是激素依赖性哮喘）

加	6次环磷酰胺冲击疗法（600mg/m²）ᵃ，第一个月每2周一次，以后每4周一次
或者	短期环磷酰胺治疗［口服2mg/（kg·d），连续3个月ᵇ；或者6次环磷酰胺冲击疗法（600mg/m²），第一个月每2周一次，以后每4周一次］。以后硫唑嘌呤2mg/（kg·d），1年以上ᶜ

注：欧洲抗风湿病联盟（EULAR）推荐按照年龄和肾功能免疫抑制剂药物的剂量

　　a：年龄<60岁且肾功能正常，每次冲击剂量15mg/kg；此后根据以下每次以每一个参数减低2.5mg/kg冲击：年龄60～70岁，年龄>70岁；肌酐150～300μmol/L和复查肌酐300～500μmol/L，需再依次减低

　　b：每日最大剂量200mg，年龄>60岁，剂量减低25%；年龄>70岁，减低50%

　　c：每日最大剂量200mg，在缓解期维持治疗期间，同样的减量方案也适用于硫唑嘌呤

　　环磷酰胺冲击治疗通常优于口服环磷酰胺，因为蓄积的剂量较低。然而复发的频率高于冲击疗法，已经表明如果冲击疗法失败，口服环磷酰胺是有效的。EULAR推荐按照年龄、肾功能等调整环磷酰胺的剂量，而且应该密切监测环磷酰胺的不良反应。临床上应用美司钠（2-mercaptoethanesulfonate，MESNA）可以减轻药物的膀胱不良反应，需注意预防肺孢子菌感染的可能性以及预防骨质疏松和保护胃黏膜。

（蔡柏蔷）

559 • 什么是淋巴瘤样肉芽肿病？

　　淋巴瘤样肉芽肿病（lymphomatoid granulomatosis，LYG）的临床及组织学表现类似肉芽肿病多血管炎和不典型淋巴瘤，经常累及皮肤和肺实质，是一种系统性血管浸润性和血管中心性坏死性肉芽肿病。目前病因还不清楚，可能与干燥综合征、慢性病毒性肝炎、类风湿关节炎、AIDS及肾移植等免疫功能受损性疾病相关。LYG可发生于任何年龄，以30～40岁的男性多见，临床表现复杂，疾病的初期常有咳嗽，呼吸困难，偶有咳痰、发热、乏力，随病变进展出现呼吸衰竭。1/4的患者有中枢神经系统的损害，表现为非对称性局部功能障碍，可有失语、头痛、感觉异常、偏瘫共济失调、精神错乱、昏迷和癫痫发作等。中枢神经系统表现从轻度到非常严重。在所有大的系列研究中都可见到由此引起的死亡。半数患者有皮肤受累，为片状红色斑疹或丘疹，通常为小片，但可以融合。皮损最常发生在四肢，也可泛发全身，可为溃疡或皮下结节。皮损可与肺病变同时起病，也可先于肺病变几个月或几年。

　　肺受累是LGY必有的一个特征，最常见的表现是肺实质肿块，通常在肺边缘或下叶。在大部分系列研究中都有由于广泛肺实质破坏导致呼吸功能不全的报道，偶尔也有大量咯血或严重空洞性病变的报道。通常是支气管浸润，也有气道内破坏性病变引起的肺叶阻塞不张。

　　淋巴瘤样肉芽肿引起其他器官受累的情况不常见。在临床表现上肾受累罕见，这与韦格内肉芽肿不同，但有时会在肾活检时见到局灶硬化或增生性病变。北京协和医院近来经

病理诊断 9 例 LYG，其临床表现无明显的特异性，其中以发热、咳嗽为主，有咳痰，其次为胸闷、畏寒、乏力、咯血、甚至有的患者无任何不适主诉。体征主要有肺部干性啰音及湿性啰音、淋巴结肿大，此外还有肝脾肿大、皮下结节及皮肤红斑、溃疡。胸部 X 线片主要表现为双肺多发的浸润性、结节样病灶、少量胸腔积液以及双肺大片状致密影。

（1）诊断

1）病史：临床表现缺乏特异性，但又复杂多样，疾病的初期常有咳嗽，呼吸困难，偶有咳痰、发热、乏力，随病变进展出现呼吸衰竭。肺受累是 LGY 必有的一个特征，大约占80%。皮肤受累较多见，与肺内病变无明显的时间固定关系。LGY 引起其他器官受累的情况不常见。很少累积鼻咽部及上呼吸道。

2）体格检查：无特异性，主要肺部干性啰音及湿性啰音、有淋巴结肿大，还有肝脾肿大、皮下结节及皮肤红斑、溃疡。少量胸腔积液。

3）实验室检查：部分患者有白细胞计数的增加及贫血。血沉可正常或增快。类风湿因子可阳性，免疫球蛋白 IgM 或 IgG 轻度升高。本病缺乏特异性的实验室指标。

4）X 线检查：LGY 的影像学表现主要有多发双肺结节影累及下肺或周边肺野，这在转移瘤，其他的肉芽肿性病变或良性病变如嗜酸性肉芽肿中也可见到。另外还有空洞、肺不张、肺叶阻塞、巨块样病变及气胸。肺病变的特点有如月之盈缺，一些部分的病变可能在消退而另一些病变在进展。肺门和纵隔淋巴结肿大较罕见。

由于本病的临床表现错综复杂，缺乏特异性的症状和体征，尚未发现十分肯定的实验室检查指标，所以临床上很容易误诊为特异性或非特异性肺部感染（如肺结核）和转移性肿瘤或原发瘤。故在病程中若找不到感染或其他肿瘤的相关依据，且疗效不佳时，应想到本病。目前 LYG 的确诊要依靠病理的诊断。

5）病理：LGY 的诊断需要组织学证据。是一种以血管中心性的血管破坏及淋巴增生性肉芽肿病，表现为破坏性、炎症性、肉芽肿性血管炎。镜下所见有：①肺实质内弥漫性多种类型的单个核细胞浸润，以正常的淋巴细胞为主，常见浆细胞和浆细胞样细胞；②细胞浸润常累及肌型动脉及静脉，后者更为多见；③结节中心常见大片凝固性坏死，通常不伴有出血；④在淋巴细胞浸润的背景上可有少数肉芽肿形成。

病变皮肤活检有助于肺部病变的诊断。病理表现可见血管浸润和以血管为中心的坏死性肉芽肿，浸润细胞呈现多形性，包括淋巴细胞、组织细胞、浆细胞、淋巴母细胞等，可以见到 EB 病毒阳性的 B 淋巴细胞。受累血管广泛，以中等大小的动、静脉为主，血管内膜增厚、管壁狭窄、闭塞或血栓形成，造成血管结构破坏。目前依据病理将 LYG 分为三期，第一期：浸润细胞多型性，无不典型细胞，变异大淋巴细胞少见或缺如，坏死少见，原位杂交显示 EB 病毒阳性细胞每高倍镜<5%，甚至缺如；第二期：多型性细胞中偶可见大淋巴细胞或淋巴母细胞，坏死较常见，EB 病毒阳性细胞每高倍镜 5~20 个；第三期：存在大量大淋巴细胞，显著多态性和类霍奇金细胞多见，坏死明显，EB 阳性细胞大量，病变有融合趋势。有些人认为 LYG 第三期是 B 细胞淋巴瘤的一个亚型。

（2）鉴别诊断：淋巴瘤样肉芽肿没有特征性的实验室检查结果。病理和临床上应与以下几种疾病进行鉴别诊断。

1）肉芽肿病多血管炎（GPA）：其特点为液化性和（或）凝固性坏死，大量嗜酸性粒细胞，少量良性表现的淋巴细胞和浆细胞以及多核巨细胞。一般不形成境界清楚的肉芽肿。免疫组化已经证实这些浸润细胞主要是由 B 细胞群组成，其中多含 EB 病毒 RNA，并有活性 T 细胞围绕。

2）免疫母细胞淋巴结病：有相反副蛋白血症、血细胞减少及自身抗体出现，而 LYG 均不常见。

3）过敏性肉芽肿病：肺部病变有明显的嗜酸性粒细胞浸润及灶性坏死，有些坏死灶周围有肉芽肿反应，并见嗜酸性血管炎。

4）肺淋巴瘤：一般无明显的血管炎病变，肿瘤细胞较单一，通常均可分类为常见淋巴瘤的一种类型。在有些 LYG 患者中发现有单克隆 B 细胞和单克隆 T 细胞的增生，这提示本病有发展为淋巴瘤的可能。LYG 引起其他器官受累的情况不常见，这一点与淋巴瘤不同，但也可在肾活检上看到局灶性硬化或增生性病变，但没有肾小球硬化；肝受累也不常见，如果有肝受累可能提示预后较差；淋巴结和脾受累罕见，也不影响预后。

5）特异性或非特异性肺部感染：如 GLY 表现为小片状阴影并且多发的话，非常容易误诊为感染性病变，尤其容易误诊为结核，有的病例病理上误诊为结核。

6）肺内转移性肿瘤：有时 LGY 也可能误诊为肺内转移瘤，因为有一些侵袭性较强的肿瘤也可以形成肺内多发浸润性、结节性病变。

7）过敏性肺泡炎：LGY 有时有多发和"游走"的倾向，有时可能与肺过敏性病变相混淆。

LYG 的治疗很困难，但大部分患者呈良性经过，可以很多年或更长的时间不需要治疗。对有症状的患者可以激素和（或）抗肿瘤药物治疗，虽然本病经常对这些治疗措施有反应，但也经常复发，发展为难治性疾病或高分化淋巴瘤。在无中枢神经系统受累的轻型患者中治疗也可以产生延迟疗效。放疗对局部病变效果很好，但皮质激素、细胞毒性药物及放疗的最佳使用方案还没有确定。也有报道 LYG 的预后很差，有半数或更多的患者 5 年内死于本病。可见本病的临床过程差别很大，也见到有生存期很长和自发缓解的病例，有 15%～25% 的患者发展为进展型淋巴瘤。

（蔡柏蔷）

参 考 文 献

[1] 柴晶晶，蔡柏蔷. 坏死性肉芽肿性血管炎临床诊治新进展—附 96 例临床分析. 国际呼吸杂志，2010，30（14）：835-840.

[2] Falk RJ, Gross WL, Guillevin L, et al. Granulomatosis with polyangiitis（Wegener's）: an alternative name for Wegener's granulomatosis. Arthritis & Rheumatism, 2011, 63（4）：863-864.

[3] Brown KK, Cool CD. Pulmonary vasculitis. //Mason RJ. Murray and Nadel's textbook of respiratory medicine. 5th ed. Philadelphia: Saunders, Elsevier, 2010：1244-1260.

[4] Nelson D, Specks U. Granulomatosis with polyangiitis（Wegener's）. Eur Respir Mon, 2011, 54：1-14.

[5] Jennette JC, Falk RJ, Bacon PA, et al. 2012 revised international Chapel Hill consensus conference nomen-

clature of vasculitides. Arthritis & Rheumatism，2013，65（1）：1-11.

［6］ Vaglio A，Buzio C，Zwerina J. Eosinophilic granulomatosis with polyangiitis（Churg-Strauss）：state of the art. Allergy，2013，68：261-273.

［7］ Pagnoux C. Churg Strauss syndrome：evolving concepts. Discov Med，2010，9（46）：243-252.

［8］ 李国安，蔡柏蔷. 变应性肉芽肿性血管炎 25 例临床分析. 中华结核和呼吸杂志，2012，35（1）：45-49.

［9］ Comarmond C，Pagnoux C，Khellaf M，et al. Eosinophilic granulomatosis with polyangiitis（Churg-Strauss）-clinical characteristics and long term followup of the 383 patients enrolled in the French vasculitis study group cohort. Arthritis & Rheumatism，2013，65（1）：270-281.

［10］ 蔡柏蔷. 嗜酸性肉芽肿病多血管炎（变应性肉芽肿性血管炎）. //蔡柏蔷. 结缔组织疾病肺部表现. 北京：人民卫生出版社，2014.

三十七、免疫球蛋白 G₄ 相关疾病

560. 免疫球蛋白 G₄ 相关疾病(IgG₄ 相关疾病)是一种什么样的疾病？临床上有哪些特点？

免疫球蛋白 G₄ 相关疾病［IgG₄ 相关疾病（IgG₄ related disease，IgG₄ RD）］是一种新近认识的、病因尚不明确的疾病，累及多个脏器或组织，是一种慢性、进行性发展的自身免疫性疾病。IgG₄ RD 具有以下特点：肿瘤样损害，致密的淋巴浆细胞浸润并富含 IgG₄(+) 浆细胞，席纹样纤维化，以及通常伴有血清 IgG₄ 水平的升高。IgG₄ RD 几乎可见于任何一个脏器系统：胆道、唾液腺、眼周组织、肾、肺、淋巴结、脑膜、主动脉、乳腺、前列腺、甲状腺、心包和皮肤，不管哪个脏器受累，其组织病理学特点均高度相似。

随着对 IgG₄ RD 的认识，一些长期被视为单脏器受累的疾病也被归类至 IgG₄ 相关疾病谱，比如 Mikulicz 综合征、Kuttner 肿瘤、Riedel 甲状腺炎和腹膜后纤维化。临床上 IgG₄ RD 最常见的表现形式有：① I 型自身免疫性胰腺炎（IgG₄ 相关胰腺炎）；②唾液腺疾病（如 Mikulicz 综合征、硬化性涎腺炎或 Kuttner 肿瘤）。事实上，很多有关 IgG₄ RD 的经验总结均来自这两类疾病的研究。

（1）病理特点：活检标本的组织病理学分析是诊断 IgG₄ RD 的基石。IgG₄ RD 在组织形态特征上最具特征性的是呈席纹样分布的致密淋巴浆细胞浸润、闭塞性静脉炎和轻中度嗜酸性粒细胞浸润。炎性损害通常在组织内形成肿瘤样团块，从而破坏受累脏器。除一些特殊情况，中性粒细胞与肉芽肿在 IgG₄RD 组织中一般极为少见。

除了形态学，尚需免疫组化来帮助 IgG₄RD 的诊断。炎性浸润由 T 淋巴细胞和 B 淋巴细胞混合构成，T 细胞呈散在分布，而 B 细胞通常聚集在生发中心。受累组织中可见到免疫球蛋白的各个亚型，但 IgG₄ 占主要部分。由于许多炎性浸润也可见到少量 IgG₄(+) 细胞，因此还需在数量上对 IgG₄ 有所定义。一方面，在绝对数量上，文献确定的 IgG₄(+) 浆细胞数量的阈值在 10~50/HP 之间波动；另一方面，在相对数量上，IgG₄(+) 浆细胞与IgG(+) 浆细胞的比值如果大于 50%，更有助于诊断 IgG₄ RD。尤其在疾病的晚期阶段，当组织中只有少量浆细胞存在、而纤维化成为主要成分时，IgG₄ 与 IgG 的比值将对诊断起关键作用。

（2）临床特点：IgG₄ 相关疾病通常亚急性起病，大部分患者不合并全身症状，一般不伴随发热和 C 反应蛋白的升高，往往在行常规影像学检查或作病理分析时无意中诊断。某些患者局限于单一脏器，另一些除了主要脏器受累外还合并其他脏器受累。只有极少数患者可自发改善或缓解，其他则需药物治疗。

IgG$_4$ RD 通常有两种临床表现：①肿瘤样损害：可导致脏器呈肿瘤样肿大，如自身免疫性胰腺炎中胰腺肿大，Mikulicz 综合征中涎腺肿大等；②过敏性疾病：许多 IgG$_4$RD 患者具有过敏性特征，如特应性、湿疹、哮喘和血嗜酸粒细胞增多。在 IgG$_4$RD 患者中，高达 40% 合并存在过敏性疾病，如支气管哮喘或慢性鼻窦炎。虽然 IgG$_4$RD 呈亚急性发展，但如果不予治疗，仍可导致组织损害甚至脏器衰竭。

（3）血清学特点：正常人群中 IgG$_4$ 只占总 IgG 的不到 5%，是比重最低的亚型。大部分 IgG$_4$ 相关疾病的患者血清 IgG$_4$ 水平均升高，但仍有大约 30% 病理证实为 IgG$_4$ RD 的患者血清 IgG$_4$ 水平正常。对血清 IgG$_4$ 水平升高的那部分患者行系列监测发现，虽然绝大多数患者经糖皮质激素治疗后血清 IgG$_4$ 水平较治疗前降低，但大部分仍在正常值以上。血清 IgG$_4$ 水平持续升高的患者中约有 30% 病情复发，而血清 IgG$_4$ 水平恢复正常的患者也有 10% 左右的复发率；也有研究报道病情复发与否与 IgG$_4$ 恢复水平无明确关系。

此外，血清 IgG$_4$ 水平升高并非 IgG$_4$ RD 特有，也可见于其他疾病，包括变应性疾病，细菌、真菌和寄生虫感染，Rosai-Dorfman 疾病，ANCA 相关血管炎，多发性肌炎/皮肌炎，胰腺癌，肝胆癌和肺癌。临床一般以 135mg/dl 作为血清 IgG$_4$ 水平是否升高的阈值，但对其意义的解释需要谨慎。

（4）治疗与预后：并非所有 IgG$_4$RD 均需要接受治疗，比如 IgG$_4$ 相关淋巴结病可持续存在数十年而无明显进展，这些患者随诊观察即可；但如果重要脏器受累，则应积极治疗。作为首选药物，糖皮质激素的用法、用量、持续时间仍有争议。日本的共识指南中建议在自身免疫性胰腺炎中初始给予泼尼松龙 0.6mg/（kg·d），持续 2~4 周，然后在 3~6 个月内减量至每天 5mg，然后每天 2.5~5mg 维持至多 3 年。也有文献建议在 3 个月内就将糖皮质激素减停。免疫抑制剂如硫唑嘌呤、吗替麦考酚酯和甲氨蝶呤等通常在糖皮质激素减量时合并使用，或在病情缓解后维持治疗时使用。

利妥昔单抗（rituximab）作为一种 CD20 单克隆抗体，广泛用于非霍奇金淋巴瘤的治疗，现尝试用于复发性或难治性 IgG$_4$ RD。研究发现，IgG$_4$ RD 在使用利妥昔单抗治疗后，血清 IgG$_4$ 水平迅速降低，在数周内临床症状即有明显改善。

IgG$_4$ RD 患者与正常人群相比，更易患恶性肿瘤，包括肺癌、结肠癌和淋巴瘤等，原因不详。因此对于 IgG$_4$ RD 患者，不管是在诊断时还是随诊过程中，始终需警惕合并恶性肿瘤的可能。

（孙雪峰　蔡柏蔷）

561. 免疫球蛋白 G$_4$ 相关肺疾病（IgG$_4$ 相关肺疾病）有哪些临床特征？如何诊断和治疗？

IgG$_4$ 相关肺疾病（IgG$_4$ related lung disease，IgG$_4$ RLD）是 IgG$_4$ 相关疾病累及肺或胸膜

时的表现。可单发于肺或同时累及肺外组织。随着对 IgG$_4$ 认识的加深，发现 14%患者合并肺部或胸膜病变；54%的患者合并存在肺部损害，胸腔内淋巴结病是最为常见的表现。通常，中老年患者较多，平均年龄 69 岁，男性患者居多。IgG$_4$ 相关疾病胸腔内受累的形式如表 37-1 所示。

表 37-1　IgG$_4$ 相关疾病胸腔内受累的形式

肺实质
结节或团块
间质性肺疾病
气道
气管支气管狭窄
胸膜
胸膜结节
胸腔积液
纵隔
淋巴结病
纤维化性纵隔炎

（1）临床表现类型：IgG$_4$ RLD 的临床表现取决于病变涉及的部位，症状无特异性。患者中大约一半伴有呼吸道症状，包括咳嗽、胸痛、血痰和活动后气短，而另一半只有影像异常而无呼吸道症状。与其他脏器的 IgG$_4$ RD 相似，发热、体重减轻、出汗等全身症状较为少见。IgG$_4$ RLD 的临床肺部表现相当不特异，难以借此与其他肺部疾病相区分。总之，IgG$_4$ RLD 的肺部表现可以归纳为以下 4 种类型：肺间质改变、纵隔病变、气道疾病和胸膜病变，IgG$_4$ 相关肺疾病的主要特征见表 37-2。

表 37-2　IgG$_4$ 相关肺疾病的主要特征

临床特征	实验室检查	影像学	IgG$_4$ 相关疾病的诊断标准
症状	大部分患者血清 IgG$_4$ 增加	累及	高度提示
咳嗽	血清和（或）支气管肺泡	气道	至少需要 2 项组织病理学特征（除
胸痛	灌洗液 KL-6（Krebs von	肺间质	非泪腺炎）：
呼吸困难	den Lungen-6）可能增加	纵隔	浓密的淋巴浆细胞浸润
咯血	ANA，RF，CRP，ESR 水	胸膜	纤维化（席纹状）
无症状	平不可靠		闭塞性静脉炎
			IgG$_4^+$ 增加：IgG$_4^+$ 细胞比例大于 40%

续　表

临床特征	实验室检查	影像学	IgG$_4$ 相关疾病的诊断标准
		CT 表现类型	可能的组织病理学特征
		实变结节影	单一组织学特征
		圆形磨玻璃阴影	需要其他证据以明确诊断例如：累
		肺泡间质类型合并蜂	及其他器官
		窝肺、支气管扩张和	血清 IgG$_4$ 水平大于 135mg/dl
		弥漫性磨玻璃影	
		支气管血管类型合并	
		支气管血管壁增厚和	
		叶间间隔增厚	
		PET	组织病理学证据不充分
		病变形态多变	不符合以上两项标准

1）肺间质改变：2004 年首例报道的 IgG$_4$ RLD 合并间质性肺炎，诊断急性间质性肺炎。CT 示中下肺叶磨玻璃样改变，双下肺有明显的蜂窝样病变。以后又发现 IgG$_4$ RLD 可以合并非特异性间质性肺炎。机化性肺炎也是 IgG$_4$ RLD 的一种表现。

2）纵隔病变：硬化性纵隔炎、纵隔淋巴结肿大或肺门淋巴结肿大可为 IgG$_4$ RLD 的一种表现。肺门淋巴结肿大见于胸部 IgG$_4$ RD 或者非胸部 IgG$_4$ RD。

3）气道疾病：IgG$_4$ RD 和哮喘的临床特征之间可能存在某种联系。一例 IgG$_4$ RLD 男性患者合并典型的临床哮喘症状，肺功能示气流受限，有阳性的支气管激发试验。支气管镜检查显示炎性改变，免疫染色示 IgG$_4$-阳性血浆细胞数量增加。

4）胸膜病变：IgG$_4$ RD 可以合并胸膜病变，但是较为罕见。临床表现为单一的胸膜渗出，较为多见的是疾病肺部表现的其中一项表现。

（2）组织病理：IgG$_4$ RLD 的肺组织病理具有以下特点：弥漫性淋巴浆细胞浸润，不规则纤维化，同时累及动静脉的内膜炎症不伴坏死，IgG$_4$（+）浆细胞绝对数量和相对数量的明显增多。在细胞成分上，浆细胞为主要成分，其次为淋巴细胞和组织细胞；在某些患者嗜酸性粒细胞可以很明显，但肉芽肿极为少见。可见，IgG$_4$ RLD 的病理特点基本与其他部位的相似，但也略有不同：与自身免疫性胰腺炎的组织病理相比，肺组织内席纹样改变不太明显，而胶原纤维化与成纤维细胞增生活跃更为突出；此外，胰腺组织中仅见到静脉炎，而肺组织中往往动脉与静脉同时受累。

在肺实质受累的患者中，组织病理上有时可符合机化性肺炎（OP）或非特异性间质性肺炎（NSIP）的病理特点。当胸膜受累时，病理上表现为硬化性炎症导致的胸膜显著增厚。在壁层胸膜，硬化性炎症可延伸至胸膜下纤维与脂肪组织；而当脏层胸膜损害时可累及胸膜下肺组织。

（3）影像学特点：IgG$_4$ RLD 的胸腔内受累包括肺实质、气道、胸膜以及纵隔，可以只累及一个部位，或同时累及多个部位。肺实质受累的影像可表现为如下四种形态：①实性结节团块型；②圆形磨玻璃型；③肺泡间质型；④支气管血管束型。前两者为肺泡腔病变，密度增高，大小不等，可单发或多发，无明确的肺叶倾向。实性结节团块型要与恶性肿瘤相鉴别，而磨玻璃样的样式要与肺泡细胞癌相鉴别。这两种形态临床上往往因为与肿瘤难以区分而行楔形切除或肺叶切除，最终病理证实。后两者为间质病变，可以表现为网格、蜂窝、不规则索条、小叶间隔与支气管血管束的增粗。事实上，单从影像上是无法与某些特发性间质性肺炎相区分的，如特发性肺纤维化（IPF）、非特异性间质性肺炎（NSIP）、隐源性机化性肺炎（COP）和结节病。

气道受累的情况很少见。气管镜下见气管支气管狭窄，黏膜充血水肿；而 CT 上还见到纵隔淋巴结肿大和支气管血管束增粗。另一种情况是气道受压牵拉之后出现的狭窄，如纵隔纤维化对气道的压迫，以及肺间质病变引起的牵拉性支气管扩张。

部分患者以胸膜为主要受累部位，表现为脏层胸膜或壁层胸膜上结节样损害，合并胸腔积液的情况较为少见。病理特点如前所述。

IgG₄ RD 患者中，40%~90% 可合并存在纵隔或肺门淋巴结肿大，往往通过 CT 或 PET 得以证实。纤维化性纵隔炎有一部分最终被证实为 IgG₄ 相关疾病。

（4）诊断标准：目前 IgG RD 尚无国际公认的诊断标准，但是先前的共识提示其诊断需要符合以下两条标准：①血清 IgG₄ 水平升高，大于 135mg/dl；②IgG₄⁺/IgG 血浆细胞比值大于 40%。研究发现，血清 IgG₄ 水平大于 135mg/dl 具有 97% 的敏感性，诊断 IgG₄ RD 具有 79.6% 的特异性。

日本 IgG₄ 小组在 2011 年发布了普适性的 IgG₄ 相关疾病的临床诊断标准，见表 37-3。由于 IgG₄ RLD 目前尚无属于自己的脏器特异性诊断标准，因此可参考此诊断标准进行临床诊断。此诊断标准的核心是结合临床表现、血清 IgG₄ 水平以及病理特点，将诊断区分为确诊（临床、血清与病理皆备）、可能（缺少血清）与可疑（缺少病理）。重要的是，一定要与恶性肿瘤与类似疾病相鉴别。

表 37-3　IgG₄ 相关疾病的普适性临床诊断标准（2011 年）

1. 临床检查显示单脏器或多脏器的局灶/弥漫性肿大或团块

2. 血液检查显示血清 IgG₄ 水平升高（≥135mg/dl）

3. 病理检查显示

（1）显著的淋巴细胞与浆细胞浸润和纤维化

（2）IgG₄ 浆细胞浸润：IgG₄⁺/IgG⁺>40%，并且 IgG₄⁺ 浆细胞>10 个/HP

确定诊断：1+2+3

可能诊断：1+3

可疑诊断：1+2

（5）治疗和预后：IgG_4 RLD 通常对糖皮质激素治疗反应良好，这一点与其他部位的 IgG_4 RD 相似。目前尚无糖皮质激素治疗方案方面的相关研究，但一般给予初始剂量 30mg/d 到 1mg/（kg·d），若治疗有效，2 周内即可见明显的症状缓解。糖皮质激素可在后续数月内逐渐减量，密切监测期间症状缓解情况及有无反复。当糖皮质激素减量到 ≤10mg/d 后，可考虑维持数月以降低复发率。对于病变局限行手术完全切除的患者，可能不再需要糖皮质激素治疗，但也有患者在手术切除后再次复发。

与其他部位的 IgG_4 RD 相似，免疫抑制剂在 IgG_4 RLD 中的治疗仍缺少经验。文献中环孢素 A 和硼替佐米各有一例在 IgG_4 RLD 中的应用，临床上也曾经尝试过合用吗替麦考酚酯用以糖皮质激素疗效欠佳的 IgG_4 RLD。鉴于认识 IgG_4 RLD 的历史较短，因此对此疾病的预后尚缺乏经验。而与其他部位 IgG_4 RD 相似，恶性肿瘤的发病率在 IgG_4 RLD 中同样增加，需加以重视。

（孙雪峰　蔡柏蔷）

参 考 文 献

[1] Kamisawa T, Funata N, Hayashi Y, et al. A new clinicopathological entity of IgG_4-related autoimmune disease. J Gastroenterol, 2003, 38：982-984.

[2] Stone JH, Khosroshahi A, Hilgenberg A, et al. IgG_4-related systemic disease and lymphoplasmacytic aortitis. Arthritis Rheum, 2009, 60：3139-3145.

[3] Saeki T, Saito A, Hiura T, et al. Lymphoplasmacytic infiltration of multiple organs with immunoreactivity for IgG_4：IgG_4-related systemic disease. Intern Med, 2006, 45：163-167.

[4] Umehara H, Okazaki K, Masaki Y, et al. A novel clinical entity, IgG_4-related disease（IgG_4 RD）：general concept and details. Mod Rheumatol, 2012, 22：1-14.

[5] Ghazale A, Chari ST, Zhang L, et al. Immunoglobulin G_4-associated cholangitis：clinical profile and response to therapy. Gastroenterology, 2008, 134：706-715.

[6] Ebbo M, Grados A, Bernit E, et al. Pathologies associated with serum IgG_4 elevation. Int J Rheumatol, 2012, 2012：602-809.

[7] Yamamoto M, Takahashi H, Tabeya T, et al. Risk of malignancies in IgG_4-related disease. Mod Rheumatol, 2012, 22：414-418.

[8] Liu Y, Sun YC, Feng RE, et al. IgG_4-related lung disease：a case report and review of the literature. 中华结核和呼吸杂志, 2012, 35：752-757.

[9] Zen Y, Nakanuma Y. IgG_4-related disease：a cross-sectional study of 114 cases. Am J Surg Pathol, 2010, 34：1812-1819.

[10] Zen Y, Inoue D, Kitao A, et al. IgG_4-related lung and pleural disease：a clinicopathologic study of 21 cases. Am J Surg Pathol 2009, 33：1886-1893.

[11] Inoue D, Zen Y, Abo H, et al. Immunoglobulin G4-related lung disease：CT findings with pathologic correlations. Radiology, 2009, 251：260-270.

[12] Umehara H, Okazaki K, Masaki Y, et al. Comprehensive diagnostic criteria for IgG_4-related disease（IgG_4-RD）, 2011. Mod Rheumatol, 2012, 22：21-30.

[13] Ryu JH, Sekiguchi H, Yi ES. Pulmonary manifestations of immunoglobulin G4-related sclerosing disease.

Eur Respir J, 2012, 39：180-186.

[14] Kobayashi H, Shimokawaji T, Kanoh S, et al. IgG₄-positive pulmonary disease. J Thorac Imaging, 2007, 22：360-362.

[15] Campbell SN, Rubio E, Loschner AL. Clinical review of pulmonary manifestations of IgG₄-related disease. Ann Am Thorac Soc, 2014, 11 (9)：1466-1475.

三十八、全身疾病的肺部表现

562 • 什么是尿毒症肺？其临床表现是什么？

慢性肾衰竭肺部最常见的并发症为尿毒症肺。尿毒症肺（uremic lung）又称尿毒症肺水肿。尿毒症肺这一名词出自胸部 X 线诊断，在慢性肾衰竭患者中，胸部 X 线表现可出现"蝴蝶状"或"蝙蝠翼状"的改变——即双侧对称性密度增高的阴影，自肺门向双侧扩展，而肺尖和周围肺野清晰。尿毒症肺的发病率在尿毒症患者中可高达 60% 以上。

（1）发病机制：尿毒症肺是一种独特的肺水肿，其发病机制涉及多种因素。一般认为尿毒症肺的发生与血 BUN 和 Cr 的水平升高相关，尿毒症患者的血液中存在着一种小分子胍类物质，由于这种尿毒症毒素（uremic toxin）能导致肺泡毛细血管通透性增加，使含蛋白的液体外溢至肺泡和肺间质，因而可发生原发性肺水肿。液体过多，水钠潴留也是引起尿毒症肺的部分原因。尿毒症时，血清白蛋白通常较低，这可改变跨膜胶体压；另外尿毒症时液体潴留也多见，可使跨膜静水压发生潜在改变。而当跨膜胶体压或静水压改变后，以致使大量液体从肺毛细血管和小静脉流向肺间质时，可产生继发性肺水肿。通常原发性和继发性肺水肿常混合在一起。

晚期慢性肾衰竭中，心力衰竭相当普遍。众所周知，各种各样的因素，如贫血，体液过多，动静脉瘘术后，高血压和缺血性心脏病均可明显地影响左心室功能。特异的尿毒症心肌病，也能影响左心室功能。而且左心室功能衰竭的严重程度与肾功能不全的程度相平行。故尿毒症肺的发生和发展过程中，心脏因素起了重要作用。

（2）病理改变：尿毒症肺的大体改变为弥漫型的橡胶样变化或称为硬性水肿伴有肺重量的增加。显微镜下为典型的肺水肿，主要表现为肺泡毛细血管扩张，淤血，肺泡壁增厚。可发现肺泡内含有丰富蛋白的纤维素性水肿液，包括肺泡间隔肿胀和水肿，肺泡内液体常呈胶冻样，易凝固，病变主要局限在肺部中内带，严重时有出血性和纤维素性肺水肿，肺泡壁细胞脱落。可有单核细胞和巨噬细胞浸润，某些情况下有透明膜形成。有两类慢性病变存在：①肺泡间隔内的包绕的透明膜结构，外面有一层扁平的上皮细胞；②肺泡管，肺泡和毛细支气管的机化，可以清除的显示出细胞构成。反复发生的尿毒症肺水肿可造成肺间质纤维化和肺泡内含铁血黄素沉着。约 1/5 的病例伴有纤维蛋白性胸膜炎。尸检还发现至少 2/3 的慢性肾衰竭患者患有其他肺部疾患（如肺炎、肺充血、肺梗死）。

（3）临床表现：尿毒症肺水肿的临床症状与心源型肺水肿的临床症状并不一致。早期尿毒症肺症状轻微，只有尿毒症引起的全身症状。有些患者肺水肿已很明显，但咳嗽和咳痰的症状可很轻，除了因代谢性酸中毒所至的酸中毒大呼吸之外，呼吸困难程度远比心源性肺水肿患者为轻，所以本症易被忽略。

随着病情的进展，患者可逐渐出现轻到中度的咳嗽，咳少量黏痰及呼吸困难。中小量咯血也为尿毒症肺的重要症状，有些患者可为首发症状。但咯血相当少，有时患者仅痰中带血而已。如发展至肺间质纤维化，则可有明显的呼吸困难，发绀也加重。近半数患者可并发胸腔积液，积液多为纤维素性渗出液，偶为血性。多数患者肺部可闻及湿性啰音，少数患者有干性啰音。

（蔡柏蔷）

563 • 尿毒症肺的胸部 X 线表现有什么特点？

尿毒症肺在胸部 X 线片上的表现随病情的轻重与病程的长短而有所差异。按照病程的发展的不同阶段可分为四期。

（1）肺淤血期或肺静脉高压期：主要表现为肺纹理增多，双肺门增大，模糊，上腔静脉影增宽（>2.5mm），中下肺野呈磨玻璃样改变。

（2）肺间质水肿期：因支气管周围和血管周围有水肿，可出现 Kerley B 线和 Kerley A 线，肺门周围的支气管和血管断面的外径增粗，边缘模糊，称为"袖口征"，并有胸膜下水肿。

（3）肺泡性肺水肿期：胸片可出现大片或小批状，密度较低，均匀，边缘模糊的阴影，以肺中内带明显，而肺尖、肺外带、肺底及肋膈角处明显减少，右肺较左肺明显。最典型的表现为蝶型或蝙蝠翼状改变，但很少见。胸部 X 线的常见表现为弥漫性不规则阴影。

（4）肺间质纤维化期：胸部 X 线表现为肺野内多数条索状及网状结节阴影。其他可有单侧或双侧胸腔积液，心包积液，胸膜增厚和心脏扩大等征象。一般而言，轻症以肺淤血多见，重症多出现肺间质和肺泡水肿。病程长者有肺间质纤维化。

（蔡柏蔷）

564 • 如何诊断与和鉴别诊断尿毒症肺？

临床上对慢性肾衰竭患者，当血尿素氮>21.4mmol/L（60mg/dl）、肌酐>707μmol/L（8mg/dl）时，并出现呼吸系统症状时，如咳嗽，呼吸困难，肺部干性或湿性啰音，发绀，胸腔积液体征等临床表现。如果排除了其他因素，如肺部继发感染和其他肺部疾病，结合胸部 X 线片的异常表现，应考虑尿毒症肺的可能性。

尿毒症肺应与以下几种疾病相鉴别。

（1）肺部继发感染：尿毒症时易继发各种病原体所至的感染，包括细菌、霉菌、病毒、肺孢子菌等。应作痰涂片和培养，以及血清学等方面的检查，加以鉴别。

（2）咯血患者应与肺出血-肾炎综合征相鉴别，但 Goodpasure 综合征病程较短，发展快，胸部 X 线表现为一过性或游走性阴影，血液中存在抗肾小球基氏膜抗体。

（3）心源性肺水肿：尿毒症患者常伴发心力衰竭，可发生心源性肺水肿，但从胸部 X 片上难以鉴别，如果是心源性肺水肿，用强心利尿剂治疗效果好。

尿毒症肺临床处理，主要是治疗原发病，改善肾功能。本症预后较差。

（蔡柏蔷）

565 · 尿毒症时发生肺钙化临床上有什么特征？

约 50% 的慢性肾衰竭患者可发生肺钙化，这些患者往往也有其他软组织钙化的表现。慢性肾衰竭时肺钙化并不与肾衰竭的严重程度或发病时期相平行。但是，长期血液透析的尿毒症患者易发生肺钙化，目前因透析治疗的进展使患者的生存时间得以延长，因也大大增加了肺钙化这一肺部并发症，可以说肺钙化程度与血液透析治疗的期限通常相关。另外血液透析的患者比腹膜透析易发生肺钙化。

（1）发病机制：慢性肾衰竭患者中发生肺钙化的原因与机制目前尚不明了。有几种假设可解释肺钙化。其一，尿毒症时继发性甲状旁腺功能亢进也许起了重要作用。慢性肾衰竭时随着肾单位的减少而出现高磷血症，使血浆游离钙的浓度降低。低血钙症刺激甲状旁腺分泌过多的甲状旁腺素，慢性肾衰竭时甲状旁腺素在体内降解障碍，致使半衰期延长，血浓度升高。甲状旁腺素的增加，又致使血钙升高。其二，钙，磷代谢紊乱：慢性肾衰竭的早期即可发生钙化，可在钙平衡紊乱或甲状旁腺功能亢进出现明显表现之前就产生肺钙化。给慢性肾衰竭患者补充钙制剂，维生素 D 和甲状旁腺激素，或注射右旋糖酐铁可促发肺钙化，用类固醇治疗或营养缺乏也可以诱致肺钙化。

一般而言，肺上野为肺钙化的发生部位，原因在于肺尖部位与肺基底部位相比，肺尖部位有较高的通气/灌注（V/Q）比例，因而 $PaCO_2$ 较低，呈过度通气状态，肺组织内形成较高的 pH。通常，肺尖部位 pH 约为 7.51，而肺基底部位 pH 为 7.39，因而在相对碱性的环境下易形成磷酸钙盐的沉积，因肺尖部位的 pH 能降低 10% 的磷酸钙盐溶解度。然而因该指出肺钙化程度与血清钙、磷、碳酸盐、镁和磷酸钙产物，以及与副甲状旁腺激素和维生素 D 水平并无相关关系。

（2）病理改变：肺钙化的病理学改变主要为两肺弥漫性实变。用 X 线衍射法测定肺钙化部位，其成分主要为磷酸钙镁，并伴有若干焦磷酸钙沉淀。肺钙化主要影响肺泡隔，并常伴有肺纤维化。肺钙化可呈弥漫性，不规则结节，大多为双上肺叶受累，部分病例可出现肺血管和支气管钙化。肺钙化与其他软组织钙化有一定的关系，但是有时发现肺部为唯一的钙盐沉积部位。

（3）临床表现：肺钙化的临床表现可分为慢性呼吸困难，有时有急性或亚急性呼吸衰竭。肺功能测定表明有限制性的通气功能障碍，一氧化碳弥散量和动脉血氧分压显著降低，并与肺钙化程度呈明显相关关系，可伴有发热和低氧血症，有时其临床表现酷似肺部感染或肺水肿。

（4）诊断和鉴别诊断：肺钙化的临床诊断有一定困难，因为大多数慢性肾衰竭的患者合并肺钙化时，其胸部 X 线片不是发现肺钙化的敏感方法，不能显示肺部转移性肺钙化。有时肺钙化在胸部平片上可呈现多发性融合的结节影，结节的直径 3～10mm，边缘不清。直径达 4cm 的稀疏结节也已有报道。有时肺钙化可在胸部 X 线片上表现为肺实质斑片状阴影。通常，肺钙化的结节影主要分布于肺上野，也可呈弥散型分布；而斑片状阴影主要分布于肺下野。胸部 X 线断层有时能帮助诊断肺钙化，但是敏感性也较差。现在认为，胸部 CT 对诊断慢性肾衰竭时的肺钙化有较大的价值，尤其高分辨 CT 更为敏感。CT 可发现肺钙化时的多发性结节影，肺部结节在 CT 上呈绒毛状，边缘不清，往往伴有明显的钙化。肺部结节多出现于肺上野；有时也呈磨玻璃样改变，表现为弥漫性分布，此时在 CT 上主要见于肺下野。高分辨 CT（HRCT）较常规 CT 更易发现肺部结节影，且能显示结节钙化影，因为较薄的 CT 层有利于发现肺实体结节中的钙化。CT 除了能发现肺部结节外，还能显示胸壁血管的钙化。

此外，^{99m}锝二磷酸盐扫描也有助于肺钙化的诊断，50%的慢性肾衰竭患者，其胸部 X 线片正常，但是^{99m}锝扫描可阳性。

总之，如果临床上疑及慢性肾衰竭患者合并肺钙化时，可作常规胸相及胸部 X 线断层，并同时申请肺功能检查，包括通气功能和弥散功能，检查动脉血血气分析，随后为胸部 CT（常规或高分辨 CT）和^{99m}锝扫描。最终诊断仍需作经支气管镜肺活检或开胸肺活检。肺钙化的临床表现偶可呈暴发性，病程进展很快，则可能没有时间去作进一步的检查以明确诊断。

诊断慢性肾衰竭合并肺钙化时，应除外其他疾病所致的肺部钙化，例如：肉瘤、粟粒性肺结核、肺结石病、职业性肺部疾病、肺囊虫感染等。但这些疾病在胸部 X 线上表现为相对稳定的病变，这是鉴别诊断的一个线索。

目前对肾衰竭时出现的肺钙化尚无特异的治疗方法。停止给患者补充钙剂，切除甲状旁腺，摄入低磷饮食，口服氢氧化铝及应用低钙透析液，增加透析次数或持续时间也许能逆转肺钙化。除此之外，尽可能的维持血清钙、镁、磷酸盐水平在正常范围，也许能预防发生肺钙化。

（蔡柏蔷）

566 • 尿毒症胸膜炎有哪些临床特点？

晚期慢性肾衰竭患者常常并发漏出性胸膜积液，这通常因体液过多，低蛋白血症或充血性心力衰竭而造成。尿毒症时发生胸膜漏出的原因为：胸膜毛细血管内静水压的增高以及胸膜毛细血管内胶体渗透压的降低。此种漏出液一般为浅黄色透明液体，白细胞总数较低，常少于 100/dl，胸液中的蛋白含量少于 3.0g/dl，比重低于 1.016。但是，尿毒症本身也能造成渗出性胸膜炎症——尿毒症胸膜炎，患者可有胸膜疼痛，胸膜摩擦音以及渗出性胸腔积液。尿毒症性胸膜炎是一种特殊的并发症，在慢性肾衰竭晚期其发生率 15%～20%不等。如同尿毒症肺炎一样，尿毒症胸膜炎的病因为多因素的，营养不良、激素失衡和尿毒症中小分子产物的积累，最终皆可导致膜转运障碍。

尿毒症胸膜炎的发现依赖于临床表现，当胸腔积液量很少时，胸膜疼痛是最常见的症状，这是由于壁层胸膜上的感觉纤维受刺激所致。深呼吸或咳嗽胸膜疼痛可加剧。这种疼痛可为单侧性，为锐痛。呼吸困难也是尿毒症胸膜炎是的常见症状，呼吸可浅而速，通常为胸腔积液压迫邻近的肺组织所至。尿毒症胸膜炎的胸腔积液量有时也很多，可占据整个一侧胸腔的 1/2～3/4。

但是如胸腔积液量很少时，则缺乏这些胸腔积液体征。此时常常能发现胸膜摩擦音或心包摩擦音，患者有胸痛的主诉，胸膜摩擦音可历时 1～15 天不等。部分病例有呼吸困难和低热。尿毒症胸膜炎的临床症状与血清 BUN 和 Cr 或与肾衰竭其他症状无相关关系。但与血液透析，透析的时期和间歇有关。

尿毒症胸膜炎的实验室诊断，取决于胸腔穿刺和胸膜活检发现。胸腔渗出液中含有较多的蛋白，乳酸，蛋白含量从 3.0～6.7g/dl 不等；胸水可呈血清血液性或完全血性。血液进入胸腔可能与血液透析时用肝素抗凝有关，但尿毒症患者的出血素质也可能为促发因素。临床上当慢性肾衰竭患者合并胸腔积液时，诊断尿毒症胸膜炎，首先应排除其他原因引起的胸膜炎，尤其是感染所致的胸腔积液，如结核性胸膜炎。

胸膜活检的病理改变通常无特异性，大部分病例显示机化性渗出或肉芽肿组织。尿毒症胸膜炎所形成的胸膜渗出，通常能在出现症状后几周内自行吸收。透析能使症状消失，但不能加速渗出液的吸收。但少数病例有复发。极少数情况下，胸膜可并发纤维素性胸膜粘连，导致胸膜扩张严重受限，出现限制性通气障碍的肺功能表现，此时需做外科矫形术，手术时纤维素块易于剥脱，且无过多出血，术后可明显改善肺功能。

（蔡柏蔷）

567 · 为什么慢性肾衰竭患者易合并睡眠呼吸暂停综合征？

睡眠呼吸暂停综合征（sleep apnea sydrome，SAS）是指因多种病因引起的睡眠情况下出现的呼吸暂时停止，每次暂停时间在 10 秒以上，每晚 7 小时睡眠中反复发生 30 次以上，导致慢性肺泡通气不足的一种综合征。

近年来，人们刚认识到相当部分的晚期慢性肾衰竭的患者有 SAS。有报道，29 个慢性肾衰竭患者中，有 12 人有 SAS 的症状，其中 6 人经多导仪检查确诊为 SAS。慢性肾衰竭和睡眠呼吸暂停有着相当密切的关系，但其原因尚不清楚，现有以下解释慢性肾衰竭患者易发生 SAS 的原因。

（1）代谢性酸中毒：慢性肾衰竭时常伴有代谢性酸中毒，此为肾分泌氢离子障碍所致。当有慢性代谢性酸中毒存在时，血液中的氢离子的增加刺激周围化学感受器，增加通气量，排出大量 CO_2，使者动脉血液中 PCO_2 降低，因而使进入脑脊液的 CO_2 减少，氢离子下降，起到了抑制呼吸中枢的作用，抵销了血液中氢离子的呼吸刺激作用。由于 CO_2 对中枢的通气反应占主导地位，故此时出现了低通气的效应。尤其是 pH 在正常范围的情况下，患者有一种睡眠呼吸暂停的倾向。

（2）尿毒症毒素：慢性肾衰竭伴有睡眠暂停时，尿毒症毒素的效应在中枢神经系统中起了一定的作用，从而使患者在睡眠时上气道肌肉的张力广泛下降，因而产生气道狭窄。

（3）睾丸酮水平：已有证据睾丸酮在 SAS 的发病过程中起了一定的作用，应用睾丸酮之后，可诱发阻塞性睡眠呼吸综合征。慢性肾衰竭时，患者常有肾性贫血，往往用睾丸酮来刺激红细胞生成，有人认为睾丸酮的应用导致了 SAS。但是近来的临床研究没有证实睾丸酮与肾衰竭时伴发 SAS 的关系。

（4）呼吸驱动系统不稳定：血液透析可改变控制通气的化学感受器的调节功能，在睡眠时通气系统的稳定性发生改变，因而增加了上呼吸道发生闭塞的倾向。在慢性肾衰竭的患者中，因呼吸驱动系统的功能不稳定，膈肌活动和上呼吸道肌肉扩张两者不相协调，虽能产生有效的吸气力量，但不能充分或同步扩张上呼吸道的肌肉，因而可引起 SAS。这也能解释血液透析后，发生阻塞性睡眠呼吸暂停的百分比有增加的趋势。

SAS 作为慢性肾衰竭尿毒症期的一种合并症，目前这一综合征在尿毒症患者中较难治疗。常规血液透析并不能改善慢性肾衰竭合并 SAS 的症状。有人认为，这是由于常规透析不能清除改变通气控制的尿毒症毒素有关。对慢性肾衰竭患者，如怀疑有 SAS 时，应避免使用抑制呼吸的药物。

（蔡柏蔷）

568 • 什么是肝肺综合征？其临床表现是什么？

临床上将肝功能不全，肺血管扩张和低氧血症三联征称为肝肺综合征（hepatopulmonary syndrome，HPS），该综合征可继发于肝炎肝硬化、酒精性肝硬化、原发性胆汁性肝硬化及其他原因肝硬化，慢性活动性肝炎，胆汁郁积，非硬化性门脉高压，α-抗胰蛋白酶缺乏症，Willson 病和酪氨酸血症等疾病。肝肺综合征的临床特点是以慢性进展性肝病、严重低氧血症及广泛肺内血管扩张为特征的综合征，多见于上述各种肝硬化患者，也见于慢性活动性肝炎，但不包括存在于许多种肝病的肺胸膜疾患。HPS 最明显的病理改变是肺血管异常扩张，不仅有前毛细血管，还有气体交换区附近的肺毛细血管都发生扩张，导致肺内分流增加。慢性肝病患者出现严重低氧血症强烈提示 HPS。15%～45% 的肝硬化患者合并低氧血症，20% 的晚期肝病患者存在 HPS。

（1）临床表现：HPS 除肝病的一般表现如纳差，乏力，肝脾肿大，门静脉高压，腹水，皮下蜘蛛痣和肝功能异常外，还有与肝病有关的低氧血症，动脉血氧分压（PaO_2）可低至 50～70mmHg，动脉血氧饱和度（SaO_2）85%～90%（这种低氧血症常与皮下蜘蛛痣同时存在，而与肝功能，门静脉高压无关），表现有发绀，杵状指和活动性呼吸困难，但肺容量和呼气功能无异常。临床上，当患者有门脉高压，皮下蜘蛛痣和杵状指三联征象时，强烈提示 HPS 存在，在北京协和医院诊断的 7 例 HPS 中，5 例（70%）有此三联征象。大多数患者表现为典型的进展期肝衰竭的临床特征，包括门脉高压，少数病例先出现严重的肺部病变；丰富的皮肤蜘蛛状血管瘤已经被当作 HPS 的体、肺循环及气体交换异常严重性标志。肝衰竭越严重，HPS 临床表现就越严重。

HPS 还有下述临床表现：①直立性低氧血症：有一定特征性，发生率为 20%～80%，表现为由卧位改变成直立或坐位时，本来无低氧血症者迅速（可在 3 分钟内）出现低氧血症，原有低氧血症者则低氧加重，平均下降 12mmHg。约 5% 的患者可产生直立性呼吸困难或发绀。其原因是异常肺血管主要位于两肺下叶，在直立或坐位时，因重力作用影响，流经该部位血流量增多，从而加剧右至左的分流。北京协和医院 3 例 HPS 患者仰卧时 PaO_2 均低于 60mmHg 而由卧位改变为坐位后，PaO_2 分别下降了 1.1、1.9 和 2.2kPa，但 $PaCO_2$ 却变化甚微。②动静脉分流量占心排出量百分数（Q_s/Q_T）增高；体循环静脉血未经肺泡氧气交换直接进入肺循环，且这种交通发生在肺内程为肺内分流，Q_s/Q_T 在正常人小于 5% HPS 的 Q_s/Q_T（吸入 100% 氧气）普遍的增高，北京协和医院 4 例 HPS Q_s/Q_T 均增高，平均达 16.3%。③肺弥散功能（DLco）障碍：发生率约 20%，其机制主要是肺毛细血管扩张（可容纳 10 个或以上红细胞）使弥散氧不能有效到达血管中心血流与还原血红蛋白结合，此外血容量增加，弥散面积却相对减少。北京协和医院 4 例 HPS，DLco 实测值占预计值的百分数分别为 55.5、45、41 和 60.2（80～120 为正常）。④过度通气：由于呼吸性碱中毒，末梢氧合血红蛋白释放氧至组织发生障碍，脑和外周组织的缺氧可引起头晕头痛和手足麻木。确定肺血管扩张是诊断 HPS 的关键，虽有报告 HPS 患者的立位摄胸部 X 线片，可在两肺基底部显示间质样浸润，但卧位摄胸部 X 线片是消失，但大部分 HPS 患者胸部 X 线片无此异常改变。

（2）确诊 HPS 的实验室检查

1) ^{99m}锝-人血清白蛋白聚合颗粒（^{99m}Tc-MAA）首次通过肺灌注显像：正常情况下虽有少量碎片和游离 ^{99m}TcO4$^-$ 通过肺毛细血管进入体循环，但因放射性及少，全身显像仅见两肺显影。如果体循环中脑、脾、胃、肾也显影，心血管动态显像已排除心脏内分流，说明肺内有右至左的分流，有肺内毛细血管扩张。应用这种方法亦可以确定肺内分流量。北京协和医院应用此方法测定了 4 例 HPS，γ-照相机扫描患者两肺，脑和肾均显影，计算放射性肺内分流量分别为 43%、42%、52% 和 32%（对照者<7%）。

2) 右心声学造影：应用对比超声心动描记术，是诊断 HPS 的最简单方法，敏感性高，甚至可检出 ^{99m}Tc-MAA 阴性的 HPS 患者。其方法是用振荡的 0.9% 氯化钠注射液或引哚氰绿所产生的小泡（直径>20μm）静脉注射，当它们从右心到达肺部时，因肺泡毛细血管直径在 8～15μm，正常情况下并不能穿过肺泡的毛细血管，因此，不能在左心房内发现小泡的存在。如果小泡离开右房/室经过 3～6 个心动周期后，可以在左房/室内发现小泡的回声，则证实存在肺内血管扩张。

3) 肺血管造影：是一种侵入性诊断方法，对排除肺血栓性疾病，确定 HPS 肺血管异常类型及指导治疗有帮助。肺血管造影肺内血管扩张存在两种病变：Ⅰ 型：有弥漫的前毛细血管扩张；Ⅱ 型：有断续的局部动、静脉畸形或交通支形成。本检查方法有时可产生假阴性结果，不能显示尸检或上述两种检查能显示的因肺周围动脉畸形产生的 HPS。

（3）诊断指标：HPS 诊断指标如下：①慢性肝病的临床表现，典型的是没有相关心脏或肺胸膜疾患；②胸部 X 线片正常或接近正常；③气体交换异常，更特异的是肺泡-动脉氧分压差增高（超过 15mmHg）伴或不伴低氧血症（PaO_2 低于 80mmHg）；④右心声学造影结果阳性或放射性核素肺灌注扫描异常或二者均存在。⑤其他还有 DLco 下降、呼吸困难、高动力循环状态伴正常或低的肺动脉压。

体循环低血压、正常或低的肺动脉压和肺血管阻力、心排出量的显著升高及肺血管反应性的降低是 HPS 的四大血流动力学特征。当一个进展期肝病患者出现低氧血症、肺动脉压正常或下降，并出现杵状指时，强烈提示 HPS 的诊断。进展期肝病患者常有高通气和低碳酸血症，所以肺泡-动脉氧分压差的测量成为检测 HPS 患者气体交换障碍最敏感的指标，用这一方法发现，进展期肝病患者气体交换障碍高达 69%。

（4）鉴别诊断：HPS 主要与下列疾病鉴别。

1）肺动静脉瘘：是先天性肺内血管性病变，有气短、发绀、杵状指，还常发生红细胞增多症，胸壁局部能听到连续收缩期血管杂音以及毛细血管扩张，多数患者胸部 X 线片及 HRCT 可显示单发或多个球形病灶，肺动脉造影可明确诊断。

2）门脉高压相关性肺动脉高压：为肝病肺血管并发症的另一种类型，也可发生低氧血症、呼吸困难和肺弥散功能异常；有肺动脉高压和无肺内分流量增高是与 HPS 的主要鉴别点（表 38-1）。

表 38-1　HPS 与门脉高压相关性肺动脉高压的鉴别

	HPS	门脉高压相关性肺动脉高压
症状	进行性呼吸困难	进行性呼吸困难、胸痛或晕厥
体征	发绀、杵状指、血管痣	右室增大征象、P_2 亢进
血气分析	中、重度低氧血症	正常或轻度低氧血症
胸部 X 线片	无明显异常	右心增大、肺门影增大
心电图	无明显异常	RBBB、电轴右偏、右室肥厚
右心声学造影	阳性、Qs/Qt 增大	阴性、Qs/Qt 正常
核素首次通过肺显像	阳性、Qs/Qt 增大	阴性、Qs/Qt 正常
肺动脉造影	无异常或海绵样影、弥散小动静脉交通	主肺动脉增粗、远端肺动脉变细

3）肺间质纤维化：临床上也有呼吸困难、杵状指和肺弥散功能障碍等临床表现，影像学改变也与 HPS 相似，两者极易混淆，由于 HPS 活检有可能发生大出血危险，因此临床上对两种疾病的仔细鉴别就十分重要。鉴别要点见表 38-2。

表 38-2　HPS 与肺间质纤维化的鉴别

	HPS	肺间质纤维化
肝病史	有	无
肝功能异常	异常	正常
体格检查	血管痣、肝掌、皮肤毛细血管扩张	两肺底爆裂音，无血管痣、肝掌

续 表

	HPS	肺间质纤维化
肺容量和肺通气功能	正常	肺容量减少、限制性通气功能障碍
肺内分流（Qs/Qt）	增加	正常
胸部 HRCT	正常或肺纹理增粗伴小结节影	细网状阴影，肺容量减少
右心声学造影检查	肺内分流	无肺内分流
核素肺灌注显像	肺内分流	无肺内分流
肺动脉造影	正常或呈蜘蛛样或蚯蚓状改变	正常

4）其他患者以发绀和杵状指为主要表现时，应排除先天性发绀型心脏病、原发性高铁血红蛋白血症或化学物质所致的硫化血红蛋白血症，前者可作心脏超声或心导管检查确诊，后者可作血红蛋白分光镜及血红蛋白电泳，如能发现异常的血红蛋白就可以确诊。

（陆慰萱）

569 · 肝肺综合征的发病机制是什么？临床上如何处理？

HPS 的明确机制目前还不清楚。肺内血管扩张的发生主要与肝对血管活性物质的灭活障碍有关，导致肺内舒张、收缩血管物质平衡失调。引起肺血管扩张的物质包括血管活性肠肽（VIP）、胰高血糖素、一氧化氮、心钠素、P 物质、血小板活化因子和降钙素等，在肝功能不全时不能被代谢，或经门-体分流和淋巴通道进入肺循环，但也可能是内皮素、酪氨酸、血清素、前列腺素 $F_{2\alpha}$ 和血管紧张素 I 等缩血管物质的缺乏或被抑制，从而使肺循环调节异常，使得原来关闭的无功能的肺毛细血管前交通支开放，导致缺氧性肺血管收缩发生障碍，体循环静脉血不经肺泡气体交换直接进入肺静脉而发生肺内分流。持续诱导 NO（一氧化氮）合成酶可造成 HPS 的高动力循环状态，推测能精细调节血管张力的 NO 在 HPS 中是重要的核心信号分子。进展期不稳定肝硬化和 HPS 患者 NO 呼出增加，肝病恢复期或用亚甲蓝后、肝移植术后 NO 呼出显著下降。近来发现在肝硬化患者，NO 呼出浓度与 Chid-Pugh 评分、碱性磷酸酶、胆红素、天门冬氨酸及丙氨酸转氨酶、清蛋白密切相关，表明肺 NO 合成的激活可能是由正常情况下被肝失活的刺激因子所触发的。

HPS 轻到中度低氧血症的主要机制是通气/血流比例（V/Q）失衡，有些部位通气不变而灌注增加，V/Q 值下降；而 HPS 严重低氧血症最主要的变化是肺内分流增加，可同时存在肺泡毛细血管对氧的弥散减弱。肝功能不全越严重，体、肺血管扩张越明显，肺血管反应性越低，V/Q 失衡越严重，肺内分流增加越多。

肝病的肺血管异常主要包括肺内血管扩张、门-肺分流和胸膜分流三个方面。胸膜分流系由胸膜前毛细血管扩张（所谓肺蜘蛛痣）形成，在约 2/3 的 HPS 患者中存在，但对低氧血症的发生影响很小；门-肺分流是门静脉通过食管旁静脉、纵隔静脉、奇静脉、支气管静脉和肺静脉相通形成的分流，当发生门静脉高压，并与肺静脉压力梯度大于 22mmHg 时就可能产生。门-肺分流有助于肺内分流形成，但它本身不是引起严重低氧血症的重要原因，因为门静脉含氧量较高（氧饱和度 SaO_2 70%～75%）、血流量较小（占心排出量 20%～25%）。而肺内血管扩张包括肺前毛细血管扩张（正常的 6～10 倍，最大直径达 500 μm）和肺小动静脉交通支形成，使通气血流比例失衡、肺内分流量增大，是肝肺综合征形成低氧血症的根本原因。也有学者认为：肝硬化的严重低氧血症正是产生肺内右向左分流的基础，机体可通过这种病理生理反应使心排出量增高 20%～50%，以改变已受损的肝细胞代谢功能。

HPS 的治疗包括下列方面。

（1）药物治疗：下列药物在个别病例应用中，对提高 HPS 的 PaO_2 有一定效果可试用。

1）阿米三嗪（almitrine bismesylate）：可以改善通气血流的比例，当血中肺达宁的浓度>5.6μg/L，且维持 3 周以上时，患者的主观症状及 PaO_2 均有不同程度改善，该药的用法为 50～100 mg 口服，每日三次，持续 3～5 周。

2）吲哚美辛：是一种前列腺素抑制剂，用法为 25mg 口服，每日三次，持续六天，其机制是恢复 HPS 患者对缩血管活性物质如血管紧张素的敏感性，使肺血管改善肺内气体交换。前列腺素 2α 亦有类似作用，可联合应用。

3）皮质激素与免疫抑制剂：泼尼松 1mg/kg 与环磷酰胺每月 600mg/mm^2 联合应用，2 个月后，患者 PaO_2 有改善。

（2）肝移植和肺动脉栓塞术：术前应进行肺血管造影，明确肺血管扩张的类型，选择手术方案。属 I 型的弥漫性肺前毛细血管扩张（吸入 100%氧对 PaO_2 产生明显影响，至少在疾病早期），适宜肝移植，术后肺内分流减少或消失。属 II 型的局部动静脉畸形或交通支（吸入 100%氧对 PaO_2 影响极小），可选择"圈状弹簧"栓塞术（肝移植不能逆转肺内分流），术后 PaO_2 可提高 1～2kPa。

HPS 预后不好，病死率高。

（陆慰萱）

570 ● 急性胰腺炎的肺部并发症有哪些？

急性胰腺炎是常见病，在美国急性胰腺炎的发生率约 43/10 万人，每年约 2200 人死于急性胰腺炎。急性胰腺炎患者中肺部并发症相当常见，也是该病最为严重的并发症。实际上，肺功能障碍的严重程度也就反应在动脉血低氧血症上，PaO_2<60mmHg，这也是判断急性胰腺炎严重程度四个指标的其中之一；其余三个为：①血细胞比积的下降>10%；②血清钙离子的浓度<2mmol/L（8mg/dl）；③体液丧失>6000ml。

根据胸像和动脉血氧分压来分类，急性胰腺炎的肺部表现可分为三种类型：①低氧血症伴胸像正常；②低氧血症伴胸腔积液、肺基底部肺不张和横膈抬高；③严重的低氧血症伴双肺弥漫性肺泡浸润影与急性呼吸窘迫综合征相似。

患者常常可迅速地从第一种类型转为第二、三类，尤其应判断患者的肺功能状况，以便早期诊断 ARDS。

（1）低氧血症伴胸像正常：急性胰腺炎的早期，常常有呼吸急促伴有 $PaCO_2$ 的下降。疾病进展时，肺功能可进一步恶化，可有严重呼吸困难、发绀、PaO_2 降低。25% 的急性胰腺炎患者，吸空气时 $PaO_2<60mmHg$。急性胰腺炎患者，胸像正常但可有严重的动脉血低氧血症，患者既往无心肺基础疾病，但是患胰腺炎后出现低氧血症，疾病转好后 PaO_2 可恢复正常。低氧血症的主要原因为通气-灌注失衡、肺内分流和肺泡低通气，而弥散障碍等则不起主要作用。急性胰腺炎时氧解离曲线可左移。

（2）低氧血症伴胸腔积液：急性胰腺炎时，胸像可表现为少量胸腔积液，肺不张和一侧横膈的升高。胰腺炎时发生胸腔积液的机制是：①胰腺周围的炎性淋巴液渗漏致横膈的胸腔一侧，这些淋巴管与腹腔内胰腺的淋巴引流来相通；②胰腺附近由于炎症，来自横膈毛细血管血管外的液体，其渗透压增加；③胰腺周围的渗出液通过窦道（横膈内的）直接进入胸腔。窦道的形成是胰腺假囊肿的常见特征。急性胰腺炎时伴发的胸腔积液常常无症状，随着胰腺炎的好转，胸腔积液可自然吸收。

除了短暂的胸腔积液外，急性胰腺炎还可产生慢性胸腔积液，可发生于一侧胸腔或双侧胸腔。慢性胸腔积液的量可能很多，胸液中淀粉酶含量相当高，胸腔积液中的蛋白（>30g/L）和乳酸脱氢酶（LDH）均升高。慢性胸腔积液常伴有显著的临床症状。慢性胸腔积液产生表明有胰腺假囊肿的存在。

（3）急性呼吸窘迫综合征：急性胰腺炎可并发肺实质损伤和 ARDS，是最严重和致命的肺部并发症，其发生率约 18%。这与急性胰腺炎时肺血管的渗透性增加有关。急性胰腺炎时肺损伤和肺功能障碍的机制如下：①胰腺多种酶对肺的直接毒性作用；以致对肺微小血管床直接发生影响；②由于磷酸酯酶的破坏或肺泡表面活性物质合成酶的损伤，使肺泡表面活性物质减少；③中性粒细胞产生的毒性氧化物质使肺微血管床发生损伤。

总之，急性胰腺炎合并 ARDS 的原因很复杂。

（蔡柏蔷）

571 · 何谓抗利尿激素异常分泌综合征？

1957 年 Schwartz 等发现 2 例肺癌有严重的低钠血症、低渗透压血症、尿持续排钠，但肾及肾上腺皮质功能正常，认为低钠血症是因血液中的抗利尿激素（ADH）异常增加所致，取名为"抗利尿激素异常分泌综合征（SIADH）"。目前临床资料表明，小细胞未分化肺癌（SCLC）合并 SIADH 的比例较多，约占 15%。其他恶性肿瘤，如胸膜间皮瘤、恶性胸腺瘤、霍奇金病、非霍奇金病淋巴瘤、慢性淋巴细胞白血病和恶性组织细胞病也可合并SIADH。某些胃肠道肿瘤，如食管癌等偶可并发 SIADH。

（1）SIADH 的临床表现：SIADH 的临床表现可归纳为以下几项：①持续性低钠血症，血清钠<120mmol/L；②血浆渗透压下降；③尿呈反常的高渗透压；④尿钠浓度增高；⑤内生肌酐清除率测定，肾小球滤过率正常或增加；⑥临床上既无失水也无水肿；⑦垂体、肾上腺皮质和甲状腺功能均正常；⑧如限制水分摄入（每日 800ml 以内），可逐渐纠正低钠血

症；⑨水负荷试验示水排泄障碍。通常临床症状与血钠降低程度有关。患者通常有乏力、头痛、恶心、呕吐、食欲减退和反应迟钝等低钠血症的表现。当血钠低于 115mmol/L，患者可有精神状态的改变、意识模糊、昏迷和谵妄等。患者可出现各种病理反射。

（2）SIADH 的诊断：SIADH 的诊断应符合以下五项标准。

1）低钠血症：为 SIADH 的主要特征，原因与水潴留及钠排泄增多有关。ADH 增多后作用于肾远曲小管及集合管，加强水分再吸收。尿钠排泄增多则与 SIADH 时利钠因子（natriuretic factor 即第三因子）的增加有关，因而抑制钠的再吸收。现认为利钠因子可能就是心钠素（atrial natriuretic factor，ANF）。

2）低渗透压血症，伴有高渗尿：生理情况下，血浆渗透压稍有降低，即可抑制垂体后叶释放 ADH，以使尿形成最大稀释，尿渗透压可达 50mmol/kg。而肾功正常的 SIADH 患者，血浆渗透压虽降低，但因异常分泌的 ADH 作用，尿渗透压可相对高于血浆渗透压，即使在水负荷试验时仍有反常性的高渗尿存在。

3）尿钠排出持续增加：其浓度大于 20mmol/L，且不受水负荷影响。正常人如因缺钠引起的低钠血症，机体有很好的贮钠能力，尿钠可低至 10 mmol/L 以下。而 SIADH 虽有血钠降低，但尿钠排出增加，尿钠浓度在 20 mmol/L 以上。

4）血中肾素活性不增高：肾素分泌受体液容量和电解质等影响，当有效血容量降低及缺钠时，肾素分泌即可增加。而 SIADH 虽有低钠血症，但因细胞外液容量增加，肾小球滤过率增加，单位时间内流经致密斑的钠负荷增加，因而抑制肾素分泌，另外可能与 ADH 直接抑制肾素分泌有关。所以测定肾素在临床上鉴别低钠血症有帮助。失钠、肝硬化、肾病及心力衰竭引起的低钠血症可有血浆肾素活性的升高，而 SIADH 肾素活性是抑制的。

5）肾功能及肾上腺皮质功能正常：肾衰竭时尿钠排出可增加而造成低钠血症；肾上腺皮质功能不全也可出现低钠血症，所以诊断 SIADH 应除外这些因素。

（3）治疗与预后：SIADH 的治疗包括纠正低钠血症和根治原发病。

1）限制水分摄入：常可奏效。每日水分应限制在 500~800ml，使水分处于负平衡，减少尿钠丧失。

2）输入高渗盐水：一般不用，因输入的钠仍在尿中排出。仅在水中毒严重、血钠 <110mmol/L时可考虑。

3）去甲金霉素（地美环素）：可治疗肺癌引起的低钠血症。

4）盐类固醇激素：疗效说法不一，醋酸去氧皮质酮（DOCA）20mg/d，或 9-氟可的松 3~8mg/d 可选用。

5）治疗原发病：如肿瘤切除后，或放疗、化疗有效后，低钠血症可纠正。

（蔡柏蔷）

参 考 文 献

［1］Morris PE, Bernard GR. Pulmonary complication of uremia. //Massry SG, Glassock RJ. Textbook of nephrology. 3rd ed. Baltimore：Williams & Wilkins. 1995：1364-1367.

［2］崔小英，张旭，冯辉，等. 尿毒症肺部病变 29 例尸检分析. 中华肾脏杂志，1993，9（5）：287.

［3］ Ettinger NA, Senior PM. Pancreatic, liver, gastrointestinal, and renal diseases. //Murray JF. Pulmonary complications of systemic disease. New York: Marcel Dekker, Inc, 1992：216-226.

［4］ Prakash UBS. Renal diseases. //Baum GL, Wolinsky E. Textbook of pulmonary diseases. 5th ed. Boston: Little Brown and Company, 1994：1591-1614.

［5］ Kimmel PL, Miller G, Mendelson WB, et al. Sleep apnea syndrome in chronic renal disease. Amer J Med, 1989, 86：308.

［6］ Mendelson WB, Wadhwa NK, Greenberg HE, et al. Effects of hemodialysis on sleep apnea syndrome in end-stage renal disease. Clin Nephrol, 1990, 33：247.

［7］ Hartman TE, Muller NL, Primack Sl, et al. Metastatic pulmonary calcification in patients with hypercalcemia: findings on chest radiographs and CT scans. AJR, 1994, 162：799.

［8］ Castro M, Krowka MJ. Hepatopulmonary syndrome. Clinics in Chest Medine, 1996, 17 (1)：35.

［9］ Sorensen JB, Andersen MK, Hansen HH. Syndrome of inappropriate secretion of antidiuretic hormone (SIADH) in malignant disease. J Intern Med, 1995, 238 (2)：97-110.

［10］ 蔡柏薔，罗慰慈 朱元珏，等. 小细胞未分化肺癌合并抗利尿激素异常分泌综合征（SIADH）一例报道及文献复习. 中华结核和呼吸杂志, 1986；9 (4)：193.

［11］ Porres-Aguilar M, Altamirano JT, Torre-Delgadillo A, et al. Portopulmonary hypertension and hepatopulmonary syndrome: a clinician-oriented overview. Eur Respir Rev, 2012, 21：223-233.

三十九、其　　他

572 • 什么是囊性肺纤维化？

肺囊性纤维化（cystic fibrosis，CF）是一种具有家族性的先天性疾病，是与遗传有关的全身性外分泌腺体功能异常的疾病。1936 年 由 Fanconi 首先发现，本病几乎全身外分泌器官功能均呈紊乱，黏液性分泌物的黏稠度增加，非黏液性分泌如汗腺，唾液氯化钠含量增高，故又称全身性分泌腺病。病理生理和临床表现与黏液性分泌物的黏稠度增高，引起管道阻塞有关。主要症状为呼吸道反复感染引起肺囊状纤维化，心肺功能不全；胰酶缺乏，消化吸收不良和发育严重障碍。

（1）发病机制：本病病因一般认为是常染色体的隐性遗传，多见于白种人，发病率为 1/15000~1/600，亚洲黄种人中，发病率估计为 1/9 万。据重庆医科大学儿科医院报告，8 年中发现 7 例 CF。多见于婴幼儿和青年，病死率相当高（7 例已死亡 4 例）。

CF 的外分泌腺功能紊乱的发生机制仍不清楚。尸检发现新生儿患者就有杯状细胞增生和黏液腺肥大，说明分泌过多和黏稠阻塞并不是原发病因，原发病因是分泌细胞的生物化学缺陷。文献上有几种假说：①血管活性肠肽（vasoactive intestinal peptide，VIP）缺乏，VIP 影响所有主要外分泌功能，包括刺激水分的分泌、促进支气管氯离子的和胰腺碳酸氢根离子的分泌，以及大分子的运转，同时增加血流。VIP 的缺乏可解释 CF 的临床表现。②外分泌腺自主神经功能失调，改变细胞膜通透性，或细胞内有不适当的溶酶体酶活动，使黏蛋白和钠泵产生缺陷，改变盐类结晶构形，致使分泌物黏稠度增加，汗液和唾液中盐含量增多。③本病黏液中钙含量增高，钙可使黏液通透性增加，黏液中水分在腺管内重吸收增多，故黏稠度增高。④分泌细胞的钠水运转受抑制，可能与细胞外间隙，固有结缔组织中或细胞质膜外黏液层的黏多糖异常有关。黏多糖合成增加，改变了细胞膜的通透性。⑤汗腺、唾液中有钠转移抑制因子，阻滞钠在腺管中重吸收。正常黏液可抑制水和离子流动，保护细胞膜的渗透压，静水压和离子梯度。本病患者分泌的黏液有缺陷，以致细胞膜通透性增加，不能保持分泌物的低张梯度，水分丧失变黏稠。

（2）病理与病理生理：患者出生时肺部往往正常，出生以后由于肺部反复发生感染，导致化脓性支气管炎。呼吸道分泌物多而黏稠，加上纤毛清除功能损害，引起细支气管阻塞，有利于细菌滋生，继发广泛支气管扩张，使肺炎反复发生。脓痰增多，并更加黏稠，进一步发生肺不张，肺脓肿，支气管扩张，间质纤维组织增生和肺气肿；晚期出现肺动脉高压和肺心病。鼻窦黏液腺也受波及，常见慢性鼻窦炎和鼻息肉。

胰腺也因分泌物黏稠，阻塞，发生早期腺泡，腺管扩张，上皮扁平，形成囊肿。随着病情发展，胰腺发生弥漫性纤维化，外分泌组织萎缩，腺体由脂肪取代，间质纤维组织增生。初期胰岛无变化，其后受纤维增生影响和破坏，损害胰岛素的释放，少数可发生糖尿病，由于胰酶缺乏，分泌过分黏稠，胎儿粪中有大量蛋白质，使胎粪变硬。肝病变与胰腺病变相似，可见胆管增生和扩张，少数患者发展为门脉性肝硬化。

小肠腺和十二指肠腺分泌旺盛，腺体被黏稠分泌物充塞，膨胀。肝侵犯程度有显著个体差异。轻者仅胆小管嗜酸性粒细胞聚结，胆管增生和周围纤维化。重者有胆管扩张，纤维增生，呈灶性甚至弥漫性多小叶胆汁性肝硬化，最后扭曲，结癥，变性，引致门脉高压，脾功能亢进，肝功能异常。由于胆汁缺乏，影响脂肪消化吸收，表现为脂肪泻，并影响脂溶性维生素 A、E、K 的吸收。

汗腺结构和黏稠度正常。汗液中 Na^+、K^+、Cl^- 增高是本病最恒定特点。汗 Ca^{2+} 轻度升高。汗 Na^+ 升高原因主要是腺管中 Na^+ 再吸收被阻滞，颌下腺和舌下腺有腺泡腺管扩张，分泌物积聚，Na^+ 浓度显著增高，颌下腺 Ca^{2+} 浓度是正常人的两倍。

（蔡柏蔷）

573 • 囊性肺纤维化有什么临床特点？如何进行治疗？

（1）临床表现：本病有明显的人种特点，白种人发病率较高，黄种人和黑种人中 CF 极少见，我国仅有少数个例报告。囊性肺纤维化患者几乎都有肺部感染。多数以幼儿上呼吸道感染开始，但也有到 20~30 岁才发病。最初症状为刺激性干咳和喘鸣，痰黏稠不易咳出，以后呈阵发性咳嗽，痰多，常常伴有呼吸困难。并反复发生化脓性支气管炎，肺炎，有时伴有肺段肺叶不张或肺脓肿。如有反复咯血，脓痰，则合并支气管扩张。晚期有发绀与杵状指，常合并肺心病，呼吸衰竭。呼吸道感染的常见致病菌为铜绿假单胞菌、金黄色葡萄球菌、流感杆菌等。

约 10%患者在新生儿期发生胎粪性肠梗阻。年长儿童可发生粪嵌塞，肠套叠和直肠脱出。约 80%患者有胰功能不全或吸收不良症状，如食欲好、食量多，而生长迟滞发育较差。粪便多而恶臭，腹部胀大突出，或有脂肪痢，维生素 A 缺乏，干眼病，晚期偶有糖尿病。偶有黄疸，肝硬化，脾功能亢进。在炎热条件下，因出汗失水，失钠，易引起末梢循环衰竭。

（2）胸部 X 线表现：胸部 X 线片表现依病程和肺受侵犯程度而有差异。新生儿时胸部 X 线检查多无异常。早期酷似持续性小叶性肺炎，肺小叶不张，有小片状阴影散布两肺，呈"暴雪"样外观，治疗后可吸收。反复发生肺炎者，出现支气管周围线条状影，肺纹增多伴肺气肿，肺门影增大浓度。病变进展有大叶性肺不张，小囊状阴影或有脓肿形成。晚期常有支气管扩张，自发性气胸和肺心病表现。

（3）肺功能检查：早期肺功能改变主要表现为小气道的功能改变，肺动态顺应性和流速容量的改变最为敏感。以后逐渐出现阻塞性通气障碍，残气量增加而肺总量不增加。FEV_1 和 FVC 的减少程度是判断疾病发展的指标。CF 患者有时也可合并限制性通气障碍。晚期患者可有 PaO_2 降低和 $PaCO_2$ 升高。

（4）实验室检查

1）汗液检查：对 CF 的诊断准确率可达 98%，CF 患者的汗液钠浓度为 111.1mmol/L，而正常人仅为 28.1mmol/L。CF 患者汗钠范围可在 60~140mmol/L 之间，大于 70mmol/L 可作为诊断 CF 的指标。

2）胰腺功能检查：十二指肠引流液黏稠度增高，而胰蛋白酶和其他胰酶含量均降低，为胰腺外分泌功能不全的表现。部分患者的葡萄糖耐量试验异常。

3）唾液检查：腮腺分泌的唾液中氯化钠含量增高，但颌下腺唾液和泪液中的氯化钠含量正常或轻度增加。

（5）诊断：30 岁以下的患者，如有反复发作的肺部感染，且合并胰性吸收不良，尤其是有 CF 家族史者应考虑本病的可能。下述四项中如有两项阳性，可考虑本病诊断：①慢性阻塞性或化脓性气道疾病。②胰腺功能不全。③汗液中钠、氯离子明显增高。④有囊状纤维化家族史。任何儿童或青年有慢性反复发作的上、下呼吸道感染史，或胃肠道疑似症状者，均应疑及本病，应作汗液钠、氯离子的测定。本试验对儿童有 98% 的可靠性。中、老年患者，汗液氯化钠测定影响因素较多，如测定结果偏高时，可口服氟氢可的松或醛固酮数日在测定，汗钠若不下降，则诊断可以肯定。此外，十二指肠引流液做黏稠度和胰蛋白酶测定、血清胰同工淀粉测定，亦有诊断价值。口服维生素 A 后，血中维生素 A 仍很低。患者血清胆固醇亦很低。

CF 患者的同胞均应作汗液氯化钠测定，以期及时发现隐性患者，早期给予预防治疗。开展婚姻咨询，避免异合子与异合子结婚，可预防或减少下一代发病。无症状者注意饮食和胰酶治疗。气候炎热时应补充食盐。预防和治疗呼吸道感染，鼻窦炎和鼻息肉。

（6）治疗：CF 的基本治疗包括三方面：阻塞性肺部病变的治疗、肺部继发感染的控制以及胰腺外分泌功能不全和营养不良的治疗。呼吸道的治疗原则是控制感染，清除黏稠性痰液和解除支气管痉挛。黏稠性积痰可用黏液溶解剂如痰易净，脱氧核糖核酸酶超声雾化吸入或气管滴入。拍击性体位引流，呼吸体操，睡眠中持续性雾帐疗法均有一定疗效。如有支气管痉挛哮鸣，可应用支气管扩张剂口服或吸入治疗。饮食应给高蛋白、高热量、低脂肪和各种维生素，特别是维生素 A。夏季补充食盐。胰腺功能不全者，口服胰腺素，皮下注射溴新斯的明，以增加脂肪消化吸收。以下新型治疗方法已在临床应用。

1）阿法链道酶：阿法链道酶是一种重组人类 DNA 酶，通过切割和裂解细胞外的 DNA，以及由蛋白中分离 DNA，使内源性蛋白水解酶分解蛋白质，从而减少脓性痰的黏弹性和表面张力，减少气道黏液的弹性和黏性，使其易于生理清除。目前已应用于 CF 的治疗。该药通过雾化吸入，每日 2.5mg/2.5ml，常见不良反应有声音嘶哑、皮疹、胸痛、咽喉疼痛、咳嗽、结膜炎及发热等，少见的可有胃肠道不适、低氧和体重减轻。

2）囊性纤维化跨膜电导调节器（CFTR）校正剂和增效剂：CFTR 增效剂可增加位于细胞膜表面 CFTR 的活性，依伐卡托（ivacaftor，kalydeco）于 2012 年获得美国食品药品管理局（FDA）批准用于治疗囊性纤维化。是第一个针对导致 CF 根本原因的缺陷的 CFTR 蛋白的药物，通过增强 G551D-CFTR 蛋白通道开放（或开启）的能力而增加氯的转运。因此适用于 G551D 突变的成人或 6 岁以上的儿童，但是对于 CFTR 中 F508del 突变纯合子的患者无效。应用依伐卡托 2 周可改善患者肺功能、呼吸道症状、体重以及汗液中氯的浓度。

3）抗生素的使用新方法：在铜绿假单胞菌定植患者，长期每周 3 次口服低剂量阿奇霉素，已证实可以改善肺功能和营养状况，并减少急性肺病加重。阿奇霉素还起到一定的抗感染作用。美国 FDA 已经批准阿奇霉素吸入溶液的临床应用（75mg，每日 3 次，连续 28 天，休息 28 天）。铜绿假单胞菌感染的患者长期间断应用高剂量妥布霉素专用于吸入剂型，对于大于 6 个月以上的患者安全有效，同时可以改善肺功能及营养状况，并减少症状性肺病加重次数，可用于早期治疗。此外，阿米卡星、左氧氟沙星、环丙沙星以及妥布霉素和磷霉素联合的吸入剂型也将上市。其他可以吸入的抗生素包括氨曲南、庆大霉素、多黏菌素等。

4）抗感染药物：CF 患者的炎症是由中性粒细胞介导的，抗感染药物主要是通过在慢性炎症和机体炎症防御系统的保护性反应之间建立平衡，以控制肺损伤导致的持续炎性反应。糖皮质激素疗效不确切，同时不良反应较多，已不用于 CF 的治疗。布洛芬可长期用于抗感染，但需监测其消化道及肾不良反应。目前应用于 CF 的其他多种抗感染药物正在研究中，包括吸入性谷胱甘肽、磷酸二酯酶 5 抑制剂（PDE-5）、口服乙酰半胱氨酸、辛伐他汀、甲氨蝶呤、羟氯喹、α_1-抗胰蛋白酶等。

5）基因治疗：基因替代治疗是 CF 治疗中的另一研究热点，目的在于向肺组织中植入正常的 CFTR 基因，使得 CF 患者气道上皮中 CFTR 表达和功能恢复。

CH 患者多在 10 岁前死于肺炎或心肺功能衰竭。近年由于诊断技术和治疗方法改进，以及抗生素的进展，预后已经有些改观，国外报道不少 CF 病例存活到成年。

（蔡柏蔷）

574 • 什么是不动纤毛综合征？

1933 年，Kartagener 报道了 4 例畸形的病例，患者合并有鼻窦炎、支气管扩张和右位心的临床特点，其后称为 Kartagener 综合征（KS）。随后发现 KS 患者的呼吸道上皮细胞纤毛动力蛋白臂缺陷，且与黏膜清除力下降和纤毛及精子运动能力缺失有关，又将该综合征命名为"不动纤毛综合征"。20 世纪 80 年代中期认识到某些患者具有纤毛运动力，但缺乏有效的黏膜清除功能。起初发现该综合征在具有血缘关系的人群中发病率上升，故对这种纤毛运动障碍综合征的家族模式进行了观察，最终通过对 36 个家族的 46 个患者进行了遗传研究，故后来建议将该综合征命名为原发性纤毛运动障碍（primary ciliary dyskinesia，PCD）。PCD 意味所有的先天性纤毛功能障碍，然而术语 KS 仍可用于表示同时具有脏器转位的 PCD 患者。

PCD 是由纤毛结构缺陷引起多发性异常的遗传病，包括 Kartagener 综合征及其他单基因病，发病率为 1∶30000～1∶60000，为常染色体隐性遗传。纤毛结构的异常，从而使纤毛运动异常，黏膜上纤毛清除功能障碍，以致造成反复感染。

（1）临床表现：Kartagener 综合征主要表现为支气管扩张、鼻窦炎及内脏转位三大特征，但约半数 PCD 患者没有内脏转位。PCD 是原发于儿科的疾病，但往往要到成人才会被发现。患者发病的平均年龄为 16 岁，但在大多数病例，从小就有鼻塞、脓痰或呼吸困难现象。在这个特殊的病例中右位心的存在可以导致对 KS 的诊断。由于纤毛的结构缺陷与清除功能障碍，患者可反复发生上呼吸道感染，如慢性支气管炎或肺炎，导致肺不张以及支气管扩张。临床表现为咳嗽、咳脓痰、咯血、呼吸困难等症状。黏膜纤毛清除力的慢性损害导致严重的慢性鼻窦炎和有听力损伤的中耳炎，鼻息肉、额窦异常或鼻窦发育不全等。中耳和耳咽管纤毛异常，可致慢性复发性中耳炎、鼓膜穿孔、耳流脓。精子尾失去摆动能力可致不育症。胚胎纤毛细胞的纤毛结构异常可致内脏完全性或部分转位。临床表现有明显的异质性。患者常常有外科手术史，包括窦手术（乳突切除术、鼻甲切除术、筛窦切除术等）、增殖体扁桃体切除术、鼻息肉切除术和肺叶切除术。PCD 的病程是慢性的，预后较其他原因所致的支气管扩张好，如囊性纤维化。严重的肺炎等急性感染不常见。

在 PCD，呼吸道纤毛轴丝的结构及功能异常常伴随精子尾部同样的异常。尽管患 PCD 的成年人亦具有正常的精液量和精子数目，但仅有 0~30% 的精子有运动力，大多是不孕的。患 PCD 的女性可生育，但由于输卵管纤毛功能改变而生育力下降。

（2）实验室检查

1）影像学：50% 的 PCD 患者存在内脏转位，合并内脏转位者可见右位心及右侧膈下胃泡影。大多数患者的胸部影像异常，97% 有肺过度膨胀，90% 有支气管壁增厚，63% 有节段性容量丧失或实变，43% 有节段性支气管扩张。HRCT 显示大多数患者有囊状和柱状支气管扩张，多见中叶肺实质异常（66%）。尽管 PCD 患者影像学异常很普遍，但也有少数（30%）检查正常。

2）肺功能检测：显示中度至重度的阻塞性通气功能障碍，常常与气流受限有关。亦存在阻塞性和限制性混合性异常。大多数病例无吸烟史。

3）鼻一氧化氮（nasal nitric oxide，nNO）测定：NO 对维持鼻腔正常功能起十分重要的调节作用，除了调节鼻黏膜的血流、分泌和纤毛运动外，还具有抗菌和抗病毒作用，在呼吸系统维持机体稳定的防御机制中发挥重要作用。PCD 患者 nNO 显著降低甚至基本缺失。因此 nNO 可作为 5 岁以上患者的筛查试验，nNO 正常或显著升高可基本排除 PCD。然而，仅凭 nNO 降低并不能诊断 PCD，其他窦-肺疾病如：囊性纤维化、慢性鼻窦炎以及成年人弥漫性细支气管炎患者 nNO 也会降低。PCD 患者 nNO 降低的机制可能与 PCD 患者 NO 合成酶低下有关。

4）纤毛超微结构检查：电镜下观察纤毛超微结构仍是确诊 PCD 的首选方法。PCD 患者纤毛超微结构的异常表现多样，已发现的纤毛超微结构的异常表现有 20 余种，包括动力蛋白臂缺失、辐轴缺失或异位、复合纤毛、纤毛数量稀少、纤毛短小、无纤毛结构、纤毛外膜脱失等。其中以外动力蛋白臂缺失或缩短最为常见，约占 70%~80%。

（3）诊断：对慢性和难治性鼻窦和肺感染、中耳炎、合并支气管扩张、听力损害、男性不育症等，需要考虑 PCD 的诊断。根据典型临床表现及黏膜活检可确诊。然而，其他鼻窦-肺综合征，如囊性纤维化，常见的多种免疫缺陷和肉芽肿病多血管炎（韦格纳肉芽肿）比 PCD 更常见并且容易诊断。除非患者伴有脏器转位，否则在对 PCD 进行广泛检查前应先对这些原因进行检查。对 PCD 的完整评价包括一个全面的临床评估，其中包括排除其他窦肺疾病、纤毛运动分析、黏膜纤毛转运功能检查（糖精试验及肺对吸入 ^{99m}Tc 人清蛋白清除试验），确诊需通过对取自鼻或支气管黏膜的纤毛上皮进行电镜检查。大多数作者推荐首先进行纤毛运动分析和黏膜纤毛转运功能检查，如果这些检查呈阳性结果则进行电镜观察纤毛的超微结构。

（4）治疗：PCD 的治疗与其他原因造成的支气管扩张类似。可用抗生素抗感染及祛痰药和肺物理治疗促进痰液排出。同时应治疗鼻窦炎，也可应用流感病毒、肺炎球菌和嗜血流感疫苗等提高免疫功能。但很少有严格设计的研究观察抗生素和肺物理治疗对 PCD 的客观作用和预后影响。Pedersen 和 Stafanger 给 22 例患者预防性应用抗生素和肺物理治疗过程中随访了高峰呼气峰流速和用力肺活量。在中位期为 3.5 年的随访期中高峰呼气峰流速从占正常预计值的 64% 上升至 82%，用力肺活量从 79% 上升至 92%。给予这种预防治疗的患者少有支气管炎加重，然而 1 秒钟用力呼气量并未改变。

一旦发生支气管扩张，即应常规进行痰细菌培养，指导抗生素治疗有助于较早地缓解症状。嗜血流感杆菌是最常分离到的病原体（58% 的培养阳性），其次为肺炎球菌（21%）、金黄色葡萄球菌（19%）、铜绿假单胞杆菌（14%）、大肠埃希菌（10%）和其他链球菌属（1%）。抗生素可周期给予、持续用药或仅在加重期使用；但是持续用药很易产生耐药性或二重感染。

病变局限，有手术适应证者可考虑手术治疗，但需要考虑个体差异。慢性鼻窦炎可考虑外科手术治疗，但在抗生素时代对于难治性支气管扩张则很少需要进行肺叶切除。对晚期病例可考虑肺移植，但目前技术还不是很成熟，5 年以上存活率有限。

与囊性纤维化患者不同，PCD 患者往往不持续存在呼吸道感染，很少定植铜绿假单胞菌。只有少部分患者发展成致残性肺疾病，大半患者能过正常生活。寿命根据支气管扩张的严重程度而定，甚至有正常寿命。对于重症患者，可像治疗囊性纤维化一样，通过抗生素靶向治疗和积极的医疗护理来防止或延缓支气管扩张的进展，从而进一步延长寿命。

（蔡柏蔷）

575 • 肺泡微结石症是一种什么样的疾病？

肺泡微结石症（pulmonary alveolar microlithiasis，PAM）是原因未明的罕见疾病，本病的特征是肺泡内广泛的钙盐沉着、伴有或不伴有肺实质纤维化。肺泡微结石症发病年龄为 30~50 岁，平均 35 岁。无明显的性别差异。

（1）临床表现：PAM 的临床特点是早期无明显的自觉症状和体征，诊断 PAM 常常偶然的。多数患者是在健康检查时发现，而且不少患者在发现胸部 X 线异常改变后 10~20 多年才逐渐出现自觉症状。主要症状是劳力性呼吸困难、咳嗽、发绀、杵状指等。严重者可引起肺心病、呼吸衰竭和心力衰竭。咳嗽多为干咳，极少有痰，偶尔可以咳出微石。

患者症状的出现通常与明显的生理功能损害有关。症状出现较晚可能因为疾病的早中期微石尚未完全充满肺泡、且肺泡壁正常，因而牵张受体（stretch receptors）没有受到刺激，气体交换仍能维持正常。病变进展引起肺泡壁纤维化时，症状可能相当明显。合并肺泡间隔的纤维化以后，即可出现肺啰音，杵状指及肺心病的体征。

（2）影像学：肺泡微结石症的胸部 X 线片改变，与其肺部大体病理表现、组织学所见同样具有特征性。典型表现是两肺弥漫性密集散布着极为微细的具有钙化硬度的阴影，呈"暴砂"或"暴雪"样改变。PAM 的结节状阴影直径一般小于 0.5mm，高密度的结节状阴影以下 2/3 肺野最为密集，往往遮盖膈肌和心影，称之为"心脏消失现象"。有时可见沿肺、心脏、膈肌、主动脉外缘的钙化线，形成薄壳阴影。这种线状影在叶间裂也可看到。有的病例可见胸膜增厚，有时肺尖部可见肺气肿或气肿性肺大疱。

PAM 的胸部 X 线片改变大致可分为三期：①初期：此期 PAM 患者的胸像，肺内的微石阴影很淡，未形成所谓薄壳阴影。②确定期：可见 PAM 的特征性改变，病程经过极缓慢，肺功能稍降低，但患者尚能维持正常生活。③进展期：纤维化发展期，X 线所见呈块状阴影，肺大疱明显，肺功能降低，ECG 示右心肥厚。临床上患者呼吸困难症状明显，表现为慢性呼吸衰竭和肺心病。

胸部 CT 检查也可更清楚地显示双肺弥漫性的微小结节钙化影及胸膜钙化。这种双肺弥漫性的微小结节钙化影以中、下肺野分布为著，尤其在胸膜下肺实质内以及沿支气管、血管周围区域内更为明显。高分辨 CT 表现为叶间隔增厚伴有细石在间隔上的沉积。

（3）实验室检查：肺泡微结石症患者的早中期肺功能基本正常，但一些无症状患者，也可见不同程度的肺功能损害，包括轻度的限制性通气障碍，FEV_1 可正常或略减低，FEV_1/FVC 正常（>80%）则提示为典型的限制性通气障碍。肺活量和肺总量减少。$D(A-a)O_2$ 异常，肺弥散量减少。轻度肺容量减少的患者，可见运动后 $D(A-a)O_2$ 增大，肺动脉压增加。吸入气体在肺部各区域分布不均，通气/血流比例下降。病程进行性发展时，限制性通气障碍变得更为严重，而且可见静息状态下的低氧血症和肺顺应性减弱，最终导致肺心病和呼吸衰竭。

PAM 患者的血沉、血清钙、磷及碱性磷酸酶均未见明显异常。少数支气管肺泡灌洗的报道显示灌洗液沉渣中可发现微石，嗜酸性粒细胞比例增高。经支气管肺活检示肺泡腔内无明显细胞浸润，也无明显肺泡隔炎，但部分肺泡隔可见嗜酸性粒细胞和圆形细胞浸润。

（4）诊断和鉴别诊断：PAM 的胸部 X 线片很具有特征性，因此可作为诊断的主要依据。有时痰中可找到微石，但不特异。如果患者无明确职业及粉尘接触史，胸部 X 线显示弥漫性微结石阴影，而且经长期观察，阴影变化不明显，症状体征不明显，化验正常，则临床诊断基本成立。若患者有类似家族史，则更有利于本病的诊断。应进一步做肺活检和支气管肺泡灌洗。

典型的 PAM 诊断不难，但不典型者，尤其是非钙化的 PAM 应与下列疾病鉴别。

1）粟粒型肺结核：多为软性粟粒阴影、分布不均、大小不一，上肺野病灶多而且常融合，肺底少；钙化灶较局限；多伴胸膜反应；有时可见陈旧结核病灶或空洞形成；抗结核治疗后病灶短期内吸收消散。

2）霉菌感染：组织胞浆菌等感染可导致全肺广泛钙化，其钙化灶边缘锐利，呈圆形，或椭圆形，但病灶大小不等，直径 1~7 mm；数量少，一般仅 25~100 个，而 PAM 的钙化灶弥漫不可胜数，全肺呈毛玻璃样改变；肺门纵隔淋巴结多有钙化，而肺泡微结石症不出现肺门纵隔淋巴结钙化。

3）硅沉着病：硅沉着病或石棉沉着病等患者，肺野也可见类似阴影，但阴影以上肺和肺门周围为多；肺阴影无钙化；肺门影增宽；有一定职业史。在某些金属粉末（如氧化锡、氧化铁等）环境中工作的人员，吸入（或支气管造影）硫酸钡者肺野也可出现无数边缘锐利、密度较高的小结节阴影，但其阴影不钙化。

4）肺含铁血黄素沉积症：特发性肺含铁血黄素沉积症见于幼儿，有出血及溶血倾向。肺部的多发性结节状阴影不钙化，此与 PAM 不同。继发于二尖瓣狭窄的肺含铁血黄素沉积症患者，肺部可见不融合的细小结节状阴影，但不钙化，且患者的心脏病症状体征明显，肺门影增宽，肺野充血，与 PAM 不难鉴别。

5）肺转移性钙化：是钙代谢的系统性疾病在肺部的表现，如原发性甲状旁腺功能亢进，肾衰竭合并继发性甲状旁腺功能亢进，多发性骨髓瘤引起的骨质破坏时，与肾衰竭和透析有关的弥漫性肺转移性钙化的特点是钙广泛地沉积在肺泡、肺泡间隔、细支气管和血管，但无疏松的钙球。钙的沉积似乎由于钙磷产物超过 70 mg% 的阈值及肺局部的碱性环境所致，不过这种沉积机制目前还有争论。与肺泡微结石症相反，转移性钙化的 X 线表现不如生理功能损害那么明显。

6）其他：除了肺转移性钙化以外，需要与 PAM 鉴别的其他肺钙化症还包括营养不良性钙化、肺骨化等。营养不良性钙化发生于陈旧的干酪坏死灶，其他坏死区或瘢痕，这包括愈合的真菌性或水痘性肺炎。在组织学上，营养不良性钙化的特征是不定型的钙沉积，周围常有炎症细胞和组织胸壁环绕。肺骨化可能弥漫地发生于长期二尖瓣狭窄的患者，其结节比肺泡微结石症的结节大。

（5）治疗和预后：肺泡微结石症目前尚无特殊的治疗方法，现行的治疗基本上是对症治疗。曾试用过皮质激素、螯合剂（chelating agents）、羟乙二磷酸钠（sodium etidronate）和全肺灌洗等治疗措施，均未收到明显的疗效。治疗性的肺泡灌洗已成功地治疗了某些疾病，如肺泡蛋白沉着症，但是肺泡灌洗对 PAM 患者并没有取得良好的效果。由于肺泡微石的直径比支气管大，故肺泡灌洗只能把少量的钙球灌洗出来。

PAM 患者预后较好，有些患者经追随 30 年，肺功能未见明显恶化。一般缓慢进展的患者，从无症状和生理功能正常发展到肺心病、呼吸衰竭、死亡，也需 30 年左右。症状和肺功能障碍与肺纤维化有关，有时可出现气胸或肺栓塞。PAM 患者平时要注意避免劳累过度和剧烈运动，应预防上呼吸道感染，一旦发生，应积极治疗。晚期 PAM 患者，呼吸功能明显损害，常常需要氧疗或机械通气。此时，双侧肺移植是治疗晚期 PAM 的唯一方法。

（蔡柏蔷）

576 • α₁-抗胰蛋白酶（ATT）缺乏症有何临床特点？

α₁-抗胰蛋白酶（ATT）是一种由 394 种氨基酸组成的糖蛋白，主要由肝细胞产生。其编码基因在 14 号染色体上，生理作用是抑制具有降解结缔组织作用的中性粒细胞弹性蛋白酶活性。因为肺组织中持续存在有低水平的中性粒细胞，如果弹性蛋白酶占优势，必将促进弹性纤维降解，进而破坏肺组织。ATT 被肝细胞释放入血，再通过扩散方式进入肺组织，为间质组织提供 90% 以上的抗弹性蛋白酶活性。如果 ATT 的浓度下降或作用减弱，都将使弹性蛋白酶-抗弹性蛋白酶的平衡发生倾斜，结果易使肺泡壁受损而产生肺气肿。

1963 年在遗传性肺气肿的患者中发现了 α₁-抗胰蛋白酶（ATT）缺乏症以来，AAT 严重缺乏的发生率大约为 1/3500，占肺气肿患者的 2%~5%。虽然该病在白种人中相对多见，但在非洲裔美国人、西班牙人和亚洲人中也有发生。ATT 缺乏症的患者（32~41 岁）大多会出现典型的阻塞性肺疾病的症状。主要表现为呼吸困难、咳嗽、喘息，平均持续时间为 5 年左右。另外，出现上述症状的 AAT 缺乏症患者大多有吸烟史，当然不吸烟的患者也可能发生肺气肿。

出现肺气肿后，AAT 缺乏症患者的时间肺活量和弥散功能通常会出现异常。这两项指标对于评价肺功能是必需的，但与 AAT 缺乏症之间的相关性不大。出现严重肺气肿的 AAT 缺乏症患者有时也会表现正常的时间肺活量或弥散功能。

AAT 缺乏症患者发生的肺气肿往往为全小叶型，尽管一些患者在尸检或肺移植时证明存在小叶中央型肺气肿。AAT 缺乏症的影像学表现主要是基底部出现透亮区，但临床上只有一小部分患者出现上述典型的影像学特征。

由于 AAT 缺乏症患者出现喘息和呼吸困难的症状时年龄通常较轻，常常会误诊为哮喘。临床上患者有喘息、咳痰、咳嗽，这些非特异性的症状无法与 COPD 相鉴别。AAT 缺乏症患者的临床表现为全小叶型肺气肿进而引起充气过度和呼吸困难。临床诊断应通过等电子聚焦技术或基因分型技术对常染色体进行等显性检测，其正确性可达 100%。

α₁-抗胰蛋白酶缺乏症的治疗方法与 COPD 的常规治疗方法基本相似。包括戒烟，使用支气管扩张剂控制症状、应用抗生素防治肺部感染以及呼吸康复治疗，另外可以接种肺炎球菌和流感疫苗。糖皮质激素可以治疗急性加重，但是最好经吸入给药，而不是全身给药。常用的支气管舒张剂包括 β₂ 受体激动剂、抗胆碱药及甲基黄嘌呤类，可根据症状、肺功能分级选择单用或合用方案。联合不同作用机制与持续时间的药物可增强支气管扩张作用、减少不良反应。如合用短效 β₂ 受体激动剂与抗胆碱能药物-异丙托溴铵或噻托溴铵可产生更好和更长时间的支气管扩张作用，进一步改善肺功能。治疗中应该密切注意疗效和不良反应，应根据治疗反应及时调整治疗方案，并尽可能应用雾化疗法给药。对于有咳嗽、咳痰患者，在治疗原则上应采取祛痰为主，镇咳为辅的策略，减少痰液黏稠度和分泌物，进而减少病原菌驻留和减少气道阻力，改善气流受限和咳嗽。

通过补充外源性的 α_1-抗胰蛋白酶可以提高 α_1-抗胰蛋白酶缺乏症患者体内 α_1-抗胰蛋白酶水平，使其高于保护阈值 $11\mu mol/L$，从而阻止弹性蛋白酶对肺组织的进一步破坏。目前应用的静脉输注纯化人血浆 $\alpha1$-PI 是唯一能将 PiZZ 个体血清及上皮细胞间液中 α_1-抗胰蛋白酶浓度提高到保护性阈值以上的方法，也是主要的治疗手段。

（蔡柏蔷）

577 • 肺性肥大性骨关节病是一种什么样的综合征？

肺性肥大性骨关节病（hypertropic pulmonary osteoartropathy）为慢性肺部疾病患及胸膜病变所致，可见于支气管扩张、肺结核、肺脓肿、脓胸及肺部肿瘤。但是亦可继发于其他脏器的慢性疾病，例如某些发绀型先天性心脏病、肝硬化、霍奇金病和胸腺瘤等。患者常隐匿发病，逐渐出现骨、关节病变：①杵状指；②关节肿瘤；③长管状骨远端出现骨膜增生和新骨形成。

（1）发病机制：肺性骨关节病病变与肺疾患的关系有三种学说。

1）异位内分泌生成学说：肺癌的发病过程中，癌细胞在增生过程中可合成和释放雌激素，促性腺激素和生长激素，以致使长管状骨发生增生性变化，并形成杵状指。

2）肺动-静脉分流学说：由于慢性肺胸疾患引起的肺动-静脉分流，使某些内分泌物质过多地直接进入体循环，而发生骨质增生。

3）神经反射学说：肺内病变通过迷走神经反射，使手指动-静脉吻合血管扩张，血流增加，使局部的内分泌物质增加，从而形成杵状指。慢性肺部疾患，可伴有低氧血症，继发性红细胞增多，另外细菌毒素也可使末梢血管扩张，引起毛细血管内淤血和流变学改变，均对杵状指形成起一定作用。

（2）临床表现：除原发疾病的症状外，本病起病缓慢。主要表现为指趾变粗呈杵状，周围软组织增厚。轻症只仅仅表现为指甲根部隆起，重症呈典型的鼓锥状。四肢关节可肿胀，并有自发痛和压痛，但不发红，以前臂和小腿较为明显，呈持续性或游走性。有的患者可出现皮肤粗糙、皱纹加深，尤以颜面皮肤为著。

有时，骨骼病变的出现可先于肺部原发性疾病，如周围型肺癌。故老年患者出现肺性肥大性骨关节病时，应积极寻找原发疾病，特别要警惕肺癌的可能，尤其是潜在的早期肺癌。肺癌分型与本征的关系如下：鳞癌占 41%、腺癌占 22%、大细胞癌为 16% 和小细胞癌为 8%。

（3）X 线表现：病变最常见于掌骨、跖骨、尺骨、桡骨、胫骨、腓骨等部位，其次见于股骨、肱骨、指骨、锁骨等部位，很少见于腕骨、脊椎、肩胛骨及颅骨，病变为两侧对称性的骨膜增生。一般由骨干远端开始向近端蔓延，逐渐减弱。严重者可累及全部骨干，甚至可达骨骺端，增生的骨膜呈花边状或呈葱皮状分层，厚度 $1\sim10mm$。此外，X 线上可显示长管状骨质疏松，骨皮质变薄，末端指（趾）骨增大。

（4）诊断：诊断本征应具备：杵状指，长管状骨骨膜增生和关节肿痛三联症，并且应合并慢性肺部疾患或肺癌，此时即可诊断。如肺部 X 线正常，则应定期摄胸片，做纤支镜检查等，争取早日发现潜在的肺癌。

　　本征主要进行病因治疗，当原发肺部疾病治愈后，本征的临床症状可迅速消失，骨骼病变亦可逐渐吸收消失，杵状指好转较慢。

（蔡柏蔷）

参 考 文 献

［1］Cowan MJ, Gladwin MT, Shelhamer JH. Disorders of ciliary motility. Am J Med Sci, 2001, 321（1）：3-10.

［2］白春学. 不动纤毛综合征. //蔡柏蔷，李龙芸. 协和呼吸病学，第2版. 北京：中国协和医科大学出版社. 2011.

［3］蔡柏蔷. 肺泡微结石症. //蔡柏蔷，李龙芸. 协和呼吸病学. 第2版. 北京：中国协和医科大学出版社. 2011.

［4］Knowles MR, Daniels LA, Davis SD, et al. Primary ciliary dyskinesia. Am J Respir Crit Care Med, 2013, 188：913-922.

［5］American Thoracic Society, European Respiratory Society. American Thoracic Society/European Respiratory Society statement：standards for the diagnosis and management of individuals with alpha-1 antitrypsin deficiency. Am J Respir Crit Care Med, 2003, 168（7）：818-900.

［6］Glynos C, Papathanasiou N, Nikoloutsou I, et al. Pulmonary alveolar microlithiasis. Am J Respir Crit Care Med, 2011, 184：740.

［7］鲁沈源，白春学. 肺泡微石症的诊治进展. 中华结核和呼吸杂志, 2010, 33（8）：616-618.

［8］Barbato A, Frischer T, Keuhni CE, et al. Primary ciliary dyskinesia：a consensus statement of diagnostic and treatment approaches in children. Eur Respir J, 2009, 34：1264-1276.

［9］朱敏立. 先天性肺疾病. //白春学，蔡柏蔷，宋元林. 现代呼吸病学. 上海：复旦大学出版社, 2014.

四十、通气调节功能障碍疾病

578 • 睡眠疾病在国际上怎样分类？

自从睡眠疾病被认识以来，临床医师就对睡眠疾病的分类产生了兴趣。第一次疾病分类（the diagnostic classification of sleep and arousal disorders），颁布于 1977 年，这个分类是目前分类的基础。1990 年，美国睡眠疾病协会（the American Sleep Disorders Association，AS-DA）在经过 5 年的工作之后，制定了 the International Classification of Sleep Disorders（ICSD）。有 3 个当时主要的国际睡眠组织共同参加、欧洲睡眠研究会、日本睡眠研究会和拉丁美洲睡眠研究会，并出版了《the International Classification of Sleep Disorders：Diagnostic and Coding Manual》。该分类主要是根据诊断、流行病学和研究目的，对临床医师进行睡眠研究和国际交流起了重要的作用。2003 年，美国睡眠医学会（前身是 ASDA），对 ICSD 进行了完全的修订和更新，在 2005 年发表了第 2 版的《the International Classification of Sleep Disorders》（ICSD-2）。ICSD-2 列举了 85 种睡眠疾病，对每一种疾病都进行了详细的描述，包括诊断标准。它共有八个分类。失眠、睡眠呼吸疾病、不是由于呼吸疾病引起的嗜睡、昼夜节律睡眠障碍、异态睡眠、睡眠相关运动失调、独立症状、其他睡眠疾病。

（肖　毅）

579 • 睡眠呼吸疾病有哪些？其特点如何？

这组疾病的共同特点就是在睡眠中的病态呼吸。中枢性呼吸暂停疾病（central apnea disorders）包括由于中枢神经系统功能失调，呼吸努力以间歇或周期的方式减少或消失的中枢性呼吸暂停；其他的中枢性呼吸暂停形式和潜在的病理和环境因素有关，如陈-施呼吸，高海拔周期呼吸。

原发性中枢性呼吸暂停是一种原因不明的疾病，其特点是睡眠期间反复的呼吸停止的发作，而没有呼吸努力存在。主诉有白天嗜睡、失眠、睡眠期间呼吸困难，患者没有高碳酸血症（$PCO_2 > 45mmHg$），诊断是根据多导睡眠监测每小时有 5 次或更多的呼吸暂停发作。其他的中枢性呼吸暂停包括陈-施呼吸、其特点反复的呼吸暂停或低通气和呼吸过度交替出现，潮气量以逐渐增加和减少的方式变大或变小。这种形式主要出现在 NREM，而在 REM

不会出现。这种形式的呼吸暂停典型的出现于心力衰竭、脑血管病和肾衰竭。其他的中枢性睡眠呼吸暂停包括高海拔周期性呼吸，其特点是由于急性高原病引起的睡眠疾病。在呼吸暂停期间没有呼吸努力存在。典型的周期长度在 12~34 秒之间。诊断是根据睡眠期间每小时 5 次或更多的中枢性呼吸暂停，多数人在海拔 7600m 会出现这种通气形式，有些人在较低的高度出现。

继发的中枢性呼吸暂停是由于药物引起（药物滥用），最常见的是长期阿片类药物的使用者。药物激活了腹侧脊髓的多个受体使得呼吸抑制。诊断是中枢性呼吸暂停指数超过每小时 5 次，婴儿的原发性睡眠呼吸暂停是呼吸控制疾病，通常见于早产儿（早产的呼吸暂停），但它也可出现在易感染的婴儿。这也许是一种发育形式，也许是继发于其他疾病；诊断是根据呼吸暂停 20 秒或更长时间。

阻塞性睡眠呼吸暂停低疾病包括上气道阻塞引起的呼吸努力增加和不足通气，上气道阻力综合征也是阻塞性睡眠呼吸暂停综合征的一种表现，并不作为一种独立的诊断。成人阻塞性睡眠呼吸暂停的特点是反复的呼吸停止（apnea）或上气道部分阻塞（hypopneas），这些事件往往伴有血氧饱和度的下降。打鼾和睡眠破坏是典型而常见的。也可出现白天嗜睡和失眠。诊断是根据每小时 5 次或更多的呼吸事件（apneas, hypopneas, or respiratory effort-related arousals），在呼吸事件期间呼吸努力增加。儿童阻塞性睡眠呼吸暂停的特点类似于在成人中所见到的，但不出现皮质微觉醒，可能是因为有一个较高的觉醒阈，诊断是根据每小时睡眠中，至少在两个呼吸周期中，出现至少一次呼吸事件。

其他的包括由于已知的生理条件引起的睡眠呼吸疾病和由于肺实质疾病和血管疾病引起的睡眠相关低氧，这些疾病有显著的氧减和肺实质疾病，如可在 COPD、囊性肺纤维化、和间质性肺疾病中见到。

低通气/低氧疾病（hypoventilation/hypoxemic）和增加的 $PaCO_2$ 有关。睡眠相关的低通气/低氧综合征，可在下呼吸道疾病中见到，如肺气肿、支气管扩张或囊性肺纤维化、神经肌肉疾病或脊柱侧凸和先天性中枢性肺泡低通气综合征。后者是一种发生在婴儿的呼吸中枢衰竭，不能自发呼吸，呼吸表浅而无规律。

（肖　毅）

580 • 阻塞性睡眠呼吸暂停综合征是如何定义的？

阻塞性睡眠呼吸暂停的严重程度是以睡眠呼吸暂停指数（AHI）来判断的。呼吸暂停，定义为气流停止至少 10 秒，根据胸腹式呼吸的存在与否可分为阻塞性或中枢性。芝加哥共识会议提出了低通气的定义，它包括三个特点之一：气流明显减少大于 50%；气流中度减少小于 50% 并伴有氧减大于 3%；或气流中度减少小于 50%，伴有脑电图出现微觉醒。传统上，口鼻热敏传感器用以评估气流，但是，鼻压力的监测更能检测更小的压力变化。以前，AHI 增加并伴有嗜睡的患者，才被诊断为阻塞性睡眠呼吸暂停综合征。但因为阻塞性睡眠呼吸暂停综合征已经显示为增加心血管疾患的危险因素。许多研究者把无嗜睡但有高 AHI 的患者也归类为这类疾患。因此，关于这类疾病的流行病学情况取决于所使用的定义。

（肖　毅）

581 • 阻塞性睡眠呼吸暂停综合征的发病机制是什么？

阻塞性睡眠呼吸暂停的发病机制包括解剖和神经两个因素。即使在清醒时，上气道也可能存在解剖上的狭窄，增大的软组织结构（舌体增大、软腭或侧咽壁的大小）或骨性结构异常（下颌后缩、小下颌）。这样的狭窄在睡眠期间，易于使上气道塌陷。

上气道是一个相当复杂的结构，执行不同的生理功能，包括发音、呼吸和吞咽。但人们并没有很好的了解上气道执行这些功能的各种肌肉（超过 24 个）的生物力学关系。上气道能够被再分成三个区域：①鼻咽腔（位于鼻甲和硬腭之间的区域）；②口咽腔，它可以再分成腭后（也叫腭咽）和舌后区；③下咽部或喉咽部（从舌根部到喉腔）。

使用 CT 或 MR 技术的影像学研究，人们发现了阻塞性睡眠呼吸暂停的发病机制。一般说来，清醒时，睡眠呼吸暂停患者的上气道口径小于正常人，睡眠呼吸暂停患者上气道的形状不同于正常人。在正常人的气道，主要的轴向是水平向两侧；而在呼吸暂停患者，气道两侧直径相对减少，而前后径相对不变。因此，呼吸暂停患者的气道在轴向上更倾向于前后径。我们相信，呼吸暂停的气道结构逆向影响上气道肌肉的活动，使得在睡眠期间气道易于闭合。

气道的这种侧向狭窄提示，气道的侧面软组织结构在调节气道口径方面可能非常重要。上气道侧面的两个主要结构是侧咽壁和侧咽壁脂肪垫。肥胖和颈围的增加对睡眠呼吸暂停是一个危险因素。体重减低可能引起上气道变的不易塌陷并且改善病态睡眠呼吸。基于这种原因，假设侧壁的咽部脂肪垫可能通过挤压气道导致气道狭窄。但最近的研究证实，在呼吸暂停患者上气道侧壁的狭窄可通过侧咽壁厚度的增加解释，而不是通过侧咽部脂肪垫的压缩所致。影像学研究提示，呼吸暂停患者在最小气道区（软腭后区域）的轴面影像，其气道的面积和宽度都较正常人小，而且，侧咽壁较厚。呼吸暂停患者侧咽壁增厚的基础不清。其他的影像学研究证实，在呼吸暂停患者包绕上气道总的脂肪体积多于正常人，提示颈部脂肪的堆积在阻塞性睡眠呼吸暂停的发病机制中起作用。但是，肥胖通过挤压侧咽壁气道壁对呼吸暂停的产生并不出现。尽管睡眠呼吸暂停患者侧咽壁较大，几项影像学研究已经显示舌体的大小和软腭的面积及长度在这些患者中也较大。上气道这些软组织结构形态增加的发病机制仍不清楚，但可能的病因机制包括由于睡眠期间上气道产生的较大负压所产生的水肿、肥胖和遗传因素。不仅这些软组织结构的大小重要，而且在阻塞性睡眠呼吸暂停的发病机制中，也应重视舌体、软腭和侧咽壁之间的生物力学内在联系。

尽管大多数哺乳动物有刚性的骨骼支持咽腔，但人类上气道的开放主要是通过肌肉活动和软组织结构来维持。人们认为，人类讲话的进化需要大量喉部的活动，形成了没有刚性支持的舌骨和易受攻击的气道。使咽腔塌陷的因素包括气道内负压（吸气相）和气道外正压（脂肪堆积、小下颌）。相反，咽腔扩张肌的活动和肺容量的增加保持气道开放。因此，扩张力量和塌陷力量（解剖，气道内负压）有一个复杂的内在关系。

上气道不应只考虑静态结构。上气道的大小在呼吸周期中是不同的。在清醒期，呼吸期间上气道的大小的改变，在四个不同的时期不同。在第1阶段，在吸气的初始，上气道的面积增加，反映了在吸气开始时上气道扩张肌的活动。在第2阶段，在整个吸气的其他阶段，上气道的面积保持相对恒定。所以，负的腔内压（使气道塌陷的力量）和气道扩张肌（使气道扩张的力量）之间出现平衡。第3阶段，呼气开始。此时气道扩张肌活动减少，气道增宽。可能是因为在呼吸开始时，腔内呈正压。第4阶段，呼气末气道面积迅速减少。腔内正压（在呼气的开始，或第3阶段）或气道扩张肌的活动（在吸气期间，或第1和第2阶段）均不能保持气道开放。因此，在呼气末，气道尤其易于塌陷。据报道，睡眠呼吸暂停患者的气道闭合出现在呼气相。

清醒时，气道扩张肌的活动保护气道，防止塌陷。睡眠呼吸暂停患者在清醒期，通过这些肌肉活动增加来补偿气道的解剖缺陷。而这种补偿在睡眠期间丧失。在非快动眼睡眠，吸气相气道扩张肌的张力性和周期性活动减少。这种减少很可能仅次于相关运动神经元活动的减少，导致睡眠期间中枢脑干通路的刺激减少。而这种刺激的输入是通过来自于脊细胞分泌的血清素做中介的。睡眠期间，这些细胞分泌减少，它在减少上气道扩张肌活动上是至关重要的。气道解剖缺陷补偿的丧失，周围反射的改变也起了一定的作用。在清醒期间，气道内负压通过反射性机械受体反馈环，激活了上气道扩张肌。在非快眼动睡眠，这个反射显著减少，并且的确丧失，归因于睡眠呼吸暂停患者气道扩张肌活动的减少。在快眼动睡眠，气道扩张肌活动的这些改变甚至更明确，尤其是和周期性快眼动睡眠事件相关的气道扩张肌的活动能够完全被抑制。因此，睡眠呼吸暂停患者，这些问题在快眼动睡眠期更突出。

总之，睡眠期间气道扩张肌活动的减少，导致正常人和睡眠呼吸暂停患者气道减小。气道的减小是由于前后以及侧面面积的减少，后者的减少更大。睡眠和包绕在气道侧壁厚度的增加有关。提示侧咽壁在呼吸暂停期间气道闭合的发生起了一定的作用。睡眠期间，呼吸时气道形状的动力学改变不同于清醒时。尤其是，在吸气相维持气道形状相对不变的神经力学机制可能在睡眠期间丧失，导致呼吸周期的吸气相气道变窄。因此，睡眠期间气道的狭窄可能出现在呼吸周期的吸气相和呼气相的后半部分。

（肖　毅）

582 • 阻塞性睡眠呼吸暂停综合征的流行病学及危险因素有哪些？

睡眠呼吸暂停是一个相当常见的疾病。这已经在美国、欧洲和澳大利亚得到证实。最大的、最使人信服的是在美国威斯康星州进行的威斯康星睡眠序列研究。发现9%的中年男性和4%的中年女性，RDI超过15次/小时。如果夜间和白天症状包括在睡眠呼吸暂停的定义之内，那么，4%的中年男性和2%的中年女性符合睡眠呼吸暂停综合征。因此，阻塞性睡眠呼吸暂停是常见的临床疾病。

流行病学研究显示，男性居多。男性是女性的2倍。但早期的临床报告提示，男性阻塞性睡眠呼吸暂停的发病率为女性的 8~9 倍。流行病学研究和临床报告之间显著的性别差异可能是两个因素：①一旦这种疾患被认为男性疾病，医生们可能很少考虑妇女罹患。因此，很少让女性去睡眠疾病中心检查；②男性和女性症状似乎不同，女性可能很少主诉嗜睡，而更多主诉为非特异性疲劳。

阻塞性睡眠呼吸暂停主要危险因素，主要有性别（男性／女性，2∶1），肥胖（大于120% 的理想体重）、颈部大小（颈围）男性 17 英寸（1 英寸 = 2.54cm），女性 15 英寸、扁桃腺肥大、鼻中隔偏曲、下颌后缩，小下颌、特殊遗传疾病（如 Treacher Collins 综合征、Down 综合征、Apert 综合征）、遗传体质（仍然不能解释）、内分泌疾病（如甲状腺功能减退、肢端肥大症）、酒精、镇静剂、催眠剂等。

成年人其主要危险因素是肥胖。在威斯康星外的序列研究中，睡眠呼吸暂停的流行和体质指数的增加相关，呈三倍增加。颈部的脂肪起了很大的作用。在人群研究中，颈围（collar size）是阻塞性睡眠呼吸暂停存在的最好指标。大约 30% 的打鼾男性，其颈围大于17 英寸，有阻塞性睡眠呼吸暂停。因为颈部的关系，颈围的测量将是物理检查的一部分。妇女的颈围调查的很少。但超过 15 英寸时，睡眠呼吸暂停的危险性增加。

肥胖并不是阻塞性睡眠呼吸暂停的唯一危险因素，上气道解剖异常也起了作用。包括软组织异常，如扁桃腺和腺样体肥大。在儿童，它是睡眠呼吸暂停的主要危险因素。尽管正式的流行病学研究在这个年龄段没有进行过。鼻部异常，如鼻中隔偏曲，也增加了睡眠呼吸暂停的危险。结构性骨异常，如小下颌，下颌后缩，也是已知的危险因素。遗传因素也包括在阻塞性睡眠呼吸暂停的危险因素中。特殊的遗传疾病也和睡眠呼吸暂停有关系。包括遗传性颌面疾病，如 Treacher Collins 综合征、Down 综合征、Apert 综合征、软骨发育不全（achondrophasia）等。在这些疾病中，上气道存在解剖异常。在这些疾病中，阻塞性睡眠呼吸暂停综合征是常见的并且非常严重。

即使没有特殊的遗传缺陷，遗传因素也起了重要的作用。举例说，睡眠呼吸暂停患者的亲属发生睡眠呼吸暂停的危险大约 2 倍于正常人。危险性的增加不能简单地用肥胖解释。的确，有睡眠呼吸暂停的非肥胖患者的亲属其危险性也增加。但在这些亲属中，存在潜在的结构差异：亲属往往有长、大的软腭和更后缩的下颌和下腭骨。在其他的疾病中，似乎有很多特异性基因，个体的或结合的，可能增加睡眠呼吸暂停的因素。

内分泌疾病也伴随有睡眠呼吸暂停。甲状腺功能减退中，阻塞性及中枢性睡眠呼吸暂停明显增加。甲状腺功能减退的巨舌使得睡眠呼吸暂停的发病率增加。以前进行过甲状腺手术的患者，其睡眠呼吸暂停的发病率增加，假定是因为损害了控制上气道的肌肉器官。在肢端肥大症患者，睡眠呼吸暂停也是常见的并且很严重，可能是因为巨舌伴随有其他上气道结构的改变。

乙醇，减少上气道肌肉张力；镇静剂或催眠药，减少微觉醒机制，会加重阻塞性睡眠呼吸暂停。

在对阻塞性睡眠呼吸暂停的患者进行检查时，需要考虑这些危险因素中的每一个。重要的是去搞清楚，一个具体的患者为什么产生睡眠呼吸暂停。尽管对每一个患者不需要通过纤维镜技术常规检查上气道和用甲状腺功能检查去筛查甲状腺功能减退，但物理检查应进行。尤其是当睡眠呼吸暂停的原因不清楚时。

（肖　毅）

583 • 阻塞性睡眠呼吸暂停低通气综合征的临床表现有哪些?

阻塞性睡眠呼吸暂停的诊断并不困难。症状典型，而且主要的危险因素相对明显。有睡眠呼吸暂停的患者有白天和夜间的症状，包括大声、习惯性打鼾、目击的呼吸暂停、夜间唤醒、睡眠期间的窒息发作、夜尿、不能恢复精力的睡眠、晨起头痛、过度白天嗜睡、交通或和工作相关的事故、易怒、记忆力差、性格改变和性欲减退等。

通常有睡眠呼吸暂停的患者，入睡并无困难，尽管有人主诉有失眠；常常有频繁的夜间唤醒和睡眠片断，偶尔有醒来喷鼻息或窒息，但更经常的是由于排尿而醒来；夜间多尿，部分是由于阻塞性睡眠呼吸暂停而引起。夜尿很可能和出现在阻塞性睡眠呼吸暂停事件期间的胸膜腔负压增大有关。这些事件牵拉右心房壁并因此增加心钠素的产生。的确，有睡眠呼吸暂停的患者可能由于夜尿而找泌尿科医生。

配偶可提供更多的关于出现在睡眠期间的事件的信息。为评估有睡眠呼吸暂停的所有患者，对配偶询问患者的病史是重要的一个部分。配偶诉患者有打鼾，鼾声常常已经持续很多年。阻塞性睡眠呼吸暂停的鼾声很大（在相邻的房间也能听到），并且是习惯性的（每夜出现）。声音如此之大以至于配偶常常去另一间房间睡觉。也有目击到的睡眠呼吸暂停和大的喷鼻息或窒息，出现在呼吸暂停的末端。在中止呼吸暂停事件的微觉醒期间，配偶可能偶尔目击到患者手臂使劲地胡乱挥动，或其他大的运动。

由于反复出现的呼吸暂停事件，睡眠呼吸暂停患者有严重的睡眠片断，导致慢波睡眠（3 期和 4 期或 delta 睡眠）和 REM 睡眠同年龄匹配组相比较很少。因此，有睡眠呼吸暂停的患者在早晨醒来时并不觉得精力恢复。晨起头痛相对不常见。晨起头痛提示有高碳酸血症，并且是肥胖-低通气综合征的一个临床特点。

睡眠呼吸暂停患者常常报告在早晨出发时困难。睡眠呼吸暂停患者有白天嗜睡。轻度睡眠呼吸暂停的患者一般感觉在白天疲倦和昏昏欲睡，而不睡觉，但在晚上只要坐下来看报纸或看电视时，很快入睡。严重睡眠呼吸暂停的患者，在很多情况下都能不合时宜地很快入睡（如面对面谈话、打电话或吃饭时）。因此，他们的睡眠是不能控制的。有睡眠呼吸暂停的患者驾车尤其是个问题，重要的是仔细询问患者是否在驾车或遇红绿灯时入睡。睡眠呼吸暂停患者经常报告在驾车时感觉昏昏欲睡并且必须靠边小睡一会儿。经常在驾车时入睡并且离开马路或出事故。有睡眠呼吸暂停患者的共同特点是在等红绿灯时入睡。一般说来，这些人的嗜睡和睡眠呼吸暂停的严重程度直接相关。

睡眠呼吸暂停患者也有其他的损害。在注意力集中、记忆力和其他方面都有问题。这些困难常常妨碍他们执行工作的能力。也有报道，因为害怕困倦和入睡，这些患者存在社交受限。睡眠呼吸暂停患者可能易怒，他们的配偶可能诉患者有性格改变。性功能障碍也常见（例如，即使他勃起功能正常，但性欲减少），睡眠呼吸暂停患者也存在夜间心悸或心律失常。

阻塞性睡眠呼吸暂停的主要临床特点也反映了其危险因素：肥胖（尤其是上身）；颈围增加（男性大于 17 英寸，女性大于 16 英寸，在环甲膜水平）。狭窄的口咽部（扁桃腺增生、软腭、腭垂、体肥大，以及侧壁扁桃腺周围狭窄）；下颌后缩；小下颌。在严重病例，可出现高血压、心律失常、肺动脉高压、水肿和红细胞增生。有些严重的睡眠呼吸暂停患者可发展为肺动脉高压和右心衰竭。这些患者大多数有肥胖-低通气综合征。而轻度的睡眠呼吸暂停患者不会出现持续的肺动脉高压。

（肖　毅）

584 • 怎样诊断阻塞性睡眠呼吸暂停低通气综合征？

阻塞性睡眠呼吸暂停的诊断需要通过多导睡眠图来作出。当患者在睡眠时，记录各种信号，包括脑电、眼动、肌电、呼吸气流、呼吸努力、动脉氧饱和度、鼾声、心电图、下肢肌电。根据此记录，评测呼吸暂停、低通气、和鼾声相关的微觉醒等。呼吸紊乱指数是指每小时呼吸暂停加上低通气的数目。

一个典型的诊断性多导睡眠研究需要整夜的睡眠记录。发现有睡眠呼吸暂停的患者需要第二夜睡眠研究。在第二夜，决定消除睡眠呼吸暂停事件的 CPAP 的水平。人们已经作出努力，试图把诊断和治疗在一夜完成，即所谓的分夜研究。分夜多导睡眠研究的科学根据，是在一夜的前半部分 RDI 水平高度提示整夜 RDI 的水平；除此之外，分夜研究比两夜研究更节省费用。分夜研究在大约 78% 的患者是有效的。但在某些病例，在选择最佳 CPAP 压力时有困难，需要另一夜来完成研究。

（肖　毅）

585 • 成人阻塞性睡眠呼吸暂停低通气综合征的诊断标准是什么？

美国睡眠医学学会于 1999 年对成人阻塞性睡眠呼吸暂停低通气综合征推荐了下列诊断标准。

（1）诊断标准：①必须满足标准 A 或 B，加标准 C。（A）没有其他原因解释的过度嗜睡。（B）具有下面两项或以上，且不能被其他原因解释：B_1 在睡眠中窒息或憋气；B_2 睡眠中反复唤醒；B_3 不能恢复精力的睡眠；B_4 日间疲劳；B_5 注意力受损。（C）整夜监测证实在睡眠期间每小时有 5 次或更多的阻塞性呼吸事件。这些事件可能包括阻塞性呼吸暂停、低通气或和呼吸努力相关的微觉醒（respiratory effort related arousals，RERA）。②阻塞性呼吸暂停-低通气事件：阻塞性呼吸暂停低通气事件的特点是呼吸短暂的减少或完全停止。同基线相比，睡眠期间有效测量的呼吸幅度，明显减少大于 50%。或在睡眠期间有效测量的呼吸幅度，明显减少不能满足上述标准，但氧减饱和度大于 3% 或有微觉醒，事件持续 10 秒或更长。③呼吸努力相关的微觉醒事件：其特点是呼吸努力增加导致睡眠中微觉醒，但不能满足呼吸暂停或低通气事件，定义为呼吸努力相关微觉醒事件。该事件满足以下两个标准：a. 逐渐变负的食管压形式，被突然的压力改变终止（如一个较小的负压水平和一次觉醒）。阻塞性呼吸暂停低通气事件持续 10 秒或更长。

（2）严重程度标准：OSAHS 的严重程度包括两个方面，白天嗜睡的严重程度和夜间监测的严重程度

1）嗜睡

轻度：在需要一点注意力的活动中，出现不想要的嗜睡或不自主睡眠事件。如看电视、读书或乘车旅行。症状仅产生轻微的社会或职业功能损害。

中度：在需要一些注意力的活动中，出现不想要的嗜睡或不自主睡眠事件。如音乐会、会议或演出。症状产生中度的社会或职业功能损害。

重度：在需要注意力集中的活动中，出现不想要的嗜睡或不自主睡眠事件。如吃饭、说话、行走或驾车。症状产生显著的社会或职业功能损害。

2）睡眠相关阻塞性呼吸事件

轻度：5~15 次/小时。

中度：15~30 次/小时。

重度：>30 次/小时。

（肖　毅）

586 • 阻塞性睡眠呼吸暂停低通气综合征应同哪些疾病进行鉴别诊断？

阻塞性睡眠呼吸暂停低通气综合征应同下列疾病鉴别。

单纯鼾症：它几乎没有呼吸气流阻塞发作，没有睡眠破裂或日间功能受损。

慢性低通气综合征：OSAHS 可能在某些患者中存在有清醒时的 $PaCO_2$ 升高，但是有别于慢性低通气综合征，在持续正压通气解除了上气道阻塞后 $PaCO_2$ 可以恢复到正常水平。

中枢性呼吸暂停和陈-施呼吸：OSAHS 有持续的呼吸努力存在，而中枢性呼吸暂停和陈-施呼吸没有。

如果 OSAHS 患者伴有嗜睡，注意同引起嗜睡的其他疾病，如发作性睡病、不足睡眠、周期性腿动、非呼吸性觉醒紊乱或使用酒精或药物等进行鉴别。

（肖　毅）

587 • 阻塞性睡眠呼吸暂停低通气综合征正压通气治疗的机制？

目前为大家广泛接受的观点是正压提供上气道一个机械支架。有研究比较了正常人在呼吸期间使用 CPAP 和不使用 CPAP 食管压波动和吸气气流之间的关系，发现在一定的食管压下，尽管颏舌肌活动减少，使用 CPAP 时吸气气流同基线比较增加。

有些研究者认为，在正压通气使用时，肺容量的增加介导了 CPAP 治疗的上气道稳定作用。有数据表明，有 OSAHS 的患者比没有 OSAHS 的患者有更大的咽腔横断面的肺容量依赖性。也就是说，当肺容量减少时，在清醒时通过声波反射测定的咽腔横断面比正常人

有更大程度的减少。人们提出两种理论去解释这种调节。一个理论就是和肺容积增加相关的正压通气产生一种反射，这种反射增加了上气道舒张肌的张力。另一个理论提出，和增加的肺容积相关的力量通过气管传递到上气道，产生的张力或"气管牵拉"变硬并且稳定了上气道。

　　但是，CPAP 治疗的基本机制依然和机械支架作用有关。

（肖　毅）

588 • 正压通气治疗的效果如何？

　　患者接受和坚持使用 CPAP 治疗仍然是一个主要的问题。需要做大量的工作来决定哪些 OSAHS 患者将使用正压通气治疗并且从这种治疗中提高生活质量。一般推荐，所有有症状的 OSAHS 患者（定义 AHI > 5）都应当接受这种治疗。美国睡眠医学会（American Academy of Sleep Medicine，AASM）关于 OSAHS 诊断和治疗指南中推荐，CPAP 治疗用于呼吸暂停指数（AI）≥20 的患者和有症状的呼吸暂停低通气指数（AHI）或呼吸微觉醒指数（RAI）≥10 的患者。

　　（1）嗜睡：有症状的轻度 OSAHS 患者（AHI 5~15）和重度 OSAHS 患者，使用 CPAP 治疗后，主观体验和客观测定的嗜睡都减少（ESS 评分和醒觉维持试验）。有症状的患者，即使轻度的 OSAHS 患者生活质量也有改善。

　　（2）神经认知功能：OSAHS 可影响某些认知功能，如记忆和学习、操作如驾车。在使用 CPAP 治疗后，认知功能改善、并且交通事故减少。即使每晚使用 3~4 小时也能达到同样的作用。

　　（3）心血管作用：尽管 OSAHS 和心血管疾病明显相关。已经证明，阻塞性睡眠呼吸暂停低通气综合征是高血压病的独立危险因素，但正压通气治疗对高血压的治疗作用仍有争议。有临床资料表明，在有 OSAHS 和高血压的患者中使用 CPAP，其夜间血压降低，但白天血压没有变化。但也有 OSAHS 的高血压患者使用 CPAP 可减少白天和夜间血压。充血性心力衰竭可能和睡眠呼吸疾患有关，包括 OSAH、中枢性睡眠呼吸暂停和陈-施氏呼吸。在呼吸暂停和低通气期间，胸内压波动的增大加重了左心室衰竭，而使用经鼻 CPAP 可改善左心室衰竭。

（肖　毅）

589 • 阻塞性睡眠呼吸暂停综合征使用 CPAP 的依从性如何？

　　CPAP 的接受涉及患者是否愿意接受 CPAP 治疗。据估计，接受率在 72%~91% 之间。而是否能坚持使用 CPAP，变化较大。如果依从性定义为，在至少 70% 的晚上使用至少 4 小时，那么仅有 46% 的依从性。患者依从性的高低和很多因素有关，包括鼾声、AHI 的严重程度和嗜睡的程度等。临床医师需要认识到，即使在支气管哮喘的治疗中，MDI（metered dose inhalers）使用的依从性仅为 37%~52%。因此，尽管 CPAP 的依从性不是最好，也类似或好于其他疾病的某些治疗。

如果需要提高 CPAP 的依从性，对患者的教育和培训是非常重要的。往往需要在睡眠中心给予三个晚上的试验治疗并且进行随访。

（肖　毅）

590 · 正压通气治疗的不良反应有哪些？

不良反应的发生直接影响到患者对治疗的依从性。不良反应分为几类，分别和鼻腔症状、面罩以及压力有关。

最常见的鼻腔症状包括鼻充血和流涕，其很常见并且和炎症介质的释放有关，是由于吸入气湿化的减少所致。加强湿化可改善该症状，最好是加热湿化装置。使用口鼻面罩可增加吸入气的相对湿度，但这种类型的面罩耐受性差。湿化可减少鼻出血的可能性。可局部使用吸入糖皮质激素来治疗和正压通气相关的鼻腔症状。

很多鼻罩和鼻塞在这几年广泛使用，以改善患者的舒适程度。正压通气治疗的另外一个不良反应往往和不合适的面罩有关，包括皮肤破损、漏气等。如果漏气直接对着眼睛，可能会引起结膜炎。漏气也可干扰睡眠。和面罩相关的问题可通过选择合适的面罩解决。

和压力相关的问题包括胸部和耳部不适，也有眼内压增加的报道；气压性创伤（鼓膜及咽鼓管）尽管不常见，但和正压通气治疗有关。临床医师应当意识到在某些患者存在正压通气治疗的潜在危险，如肺大疱患者。

（肖　毅）

591 · 正压通气治疗包括哪些类型？

正压通气能够在整个呼吸周期输送一固定压力，即持续气道正压（CPAP）；亦可在吸气相和呼气相给予两个不同的固定压力，即双水平正压；或随着气流和鼾声的改变给予一个变化的正压，即自动持续正压。

（1）双水平正压通气（bilevel positive airway pressure）：双水平正压通气允许独立调节吸气压和呼气压（IPAP 和 EPAP）。EPAP 的设定用于稳定呼气末的上气道；IPAP 的设定是防止吸气期间上气道发生闭合和部分阻塞。因为通常在呼气时比吸气时需要较小的压力保持上气道开放，因此 EPAP 通常低于 IPAP。这不同于常规的 CPAP，CPAP 呼气时所输送的压力必须和吸气时所输送的压力一样高。在双水平正压通气治疗的自主模式下，患者可依自己的呼吸方式呼吸。

双水平正压通气有两个作用，提供辅助通气和改善患者舒适度。某些使用 CPAP 失败的病例可考虑使用双水平正压通气。COPD 合并 OSAHS 的患者更应当使用双水平正压通气。COPD 患者使用 CPAP 可能加重二氧化碳潴留。

尽管无对照的临床试验提示双水平正压通气可能会改善患者的舒适度，可用于某些不耐受 CPAP 的患者，但没有结果支持所有的 OSAHS 患者都应当使用双水平正压通气。目前推荐双水平正压通气仅用于伴有通气衰竭的患者。

（2）自动 CPAP（auto-titrating CPAP，APAP）：标准的治疗需要在睡眠实验室进行压力滴定，同时进行多导睡眠图监测。由受过训练的睡眠技师进行睡眠分期和呼吸指标的记录。滴定的目标是确定一个最佳压力以消除呼吸暂停、低通气、鼾声和呼吸努力相关的微觉醒。并且这个压力足以使气道在各个睡眠阶段和体位开放。一般说来，在 REM 期和仰卧位需要的压力最高。在实验室，需要技师调整压力以满足由于体位和睡眠阶段改变所而产生的压力变化，另外技师可解决面罩是否合适、漏气或在气道开放时出现的低氧等问题。但选择一个在 REM 期可使气道开放的最佳压力，则在睡眠其他阶段该压力较高。在一个晚上使用一个固定的压力，可能增加面罩漏气、口腔漏气、压力不耐受，并且减少患者对 CPAP 的接受程度和依从性。另外，最佳压力可随着年龄、镇静剂或饮酒，体重的增加和减少以及鼻充血等而改变。

由于标准的 CPAP 的滴定和治疗存在以上问题，自动 CPAP（auto-titrating CPAP，APAP）因此产生。如果 APAP 能够有效地滴定患者，则可减少患者在实验室进行滴定。另外，APAP 能够在整个睡眠阶段或每一个晚上提供最小的有效治疗压力。由于较高的压力仅仅在患者需要时才给予。因此，提高了患者的舒适度、接受程度和依从性。

（肖　毅）

592 • 什么是高通气综合征？

高通气综合征（hyperventilation syndrome）是由于通气过度超过生理代谢所需而引起的一种综合征。其特征是临床症状可以由过度通气激发试验复制出来。传统的观念认为，焦虑和应激反应等因素诱发了超生理代谢需要的过度通气，而临床症状都可以用过度通气和呼吸性碱中毒来解释。高通气综合征的临床症状累及多器官系统（呼吸、循环、神经、精神和心理方面），表现为呼吸困难、气短、憋气、胸部不适或胸痛、呼吸深或快、心慌或心悸、头昏、视物模糊、手指针刺麻木感、手指上肢强直、口唇周围麻木发紧、晕厥、精神紧张或焦虑、恐惧、害怕死亡等。这些所谓的心身症状不伴有相应的器质性病因。症状的发生与呼吸控制系统异常、自主呼吸调节丧失了稳定性（很可能是脑干以上的高位神经结构，如下丘脑）有关。当患者的呼吸受到刺激时，呼吸调节功能发生一过性紊乱，出现过度通气。症状的出现都可以用过度通气和接踵而来的呼吸性碱中毒来解释。正是由于症状学与过度通气之间的这种联系，过度通气激发试验广泛用于临床诊断。过度通气激发试验包括三分钟自主过度通气，3 分钟后，询问受试者有什么感觉和症状，如果用力呼吸过程中激发出的症状与患者主诉相同，则激发试验阳性，否则，阴性。临床上，可以根据症状学特征和过度通气激发试验阳性作出高通气综合征的诊断。

高通气综合征的概念包含以下 3 个含意：第一，有躯体症状；第二，有可以导致过度通气的呼吸调节异常；第三，躯体症状与呼吸调节异常之间存在因果联系，也就是说，躯体症状是由呼吸调节异常引起的。过度通气状态（hyperventilation）与高通气综合征是不同义的。很多器质性疾病，例如低氧血症、肺炎、肺间质纤维化、肺栓塞、充血性心力衰竭、代谢性酸中毒、发热等，都可伴随过度通气状态，血气 $PaCO_2$ 的降低，后者不属于高通气综合征的范畴。通过治疗原发疾病，过度通气状态可以随之缓解。以往我们把器质性疾病伴随的过度通气状态也归类于高通气综合征，无论从病因学、发病机制，还是从临床表现和治疗的角度考虑，都不够确切。因此，在高通气综合征的诊断过程中，应注意与上述器质性疾病引起的过度通气状态加以鉴别。

（韩江娜　朱元珏）

593 • 高通气综合征的发病机制是什么？

高通气综合征的发病机制研究近来有很大进展，呼吸中枢调节异常在高通气综合征发病过程中的作用越来越受到重视。

呼吸的主要功能之一是维持血浆二氧化碳分压（$PaCO_2$）在一狭窄而稳定的生理范围内。这一功能是通过以下几个过程完成的：肺泡内气体的节律性更新，通过肺泡膜与血液的气体交换，气体在血液中的运输，与组织的气体交换。呼吸又是由脑干的呼吸中枢来调节的，脑干呼吸中枢的活动一方面通过化学感受器受到代谢变化的负反馈调节，另一方面又受到脑干以上高位神经结构（大脑皮质、下丘脑）的影响。在日常生活中，代谢和高位神经结构的影响协调一致，使机体适应内外环境的变化，保持血浆二氧化碳分压在恒定的生理范围内。例如，在说话、唱歌、思维、运动过程中，代谢控制与高位神经结构的影响互相配合，避免通气过度或通气不足。

患有高通气综合征的患者，呼吸的控制机制发生了紊乱，正常的 $PaCO_2$ 负反馈调节被逆转为正反馈调节。过度通气使 $PaCO_2$ 降低，降低的 $PaCO_2$ 导致进一步过度通气和进一步 $PaCO_2$ 降低。因此，高通气综合征急性发作过程中大家熟悉的面罩（或袋囊）重呼吸疗法，通过增加呼吸死腔，使 $PaCO_2$ 增加，通气减低，症状迅速得到缓解。Folgering 和 Colla 在实验室中，通过测定 CO_2 反应曲线证实了高通气综合征患者 $PaCO_2$ 的正反馈调节现象，他们发现当呼气末 CO_2 浓度（$FETCO_2$）升高 5mmHg 时，通气下降。进一步升高 $FETCO_2$，导致通气增加。Folgering 和 Colla 认为这种 CO_2 反应曲线起始段的异常是高通气综合征的特征。

当患者戴上鼻夹通过吹口平静呼吸时，$FETCO_2$（可以准确反应血浆 CO_2）进行性下降，而第一口气的 $FETCO_2$ 是正常的。

过度通气激发试验后，病人的通气和 $PaCO_2$ 的恢复明显延迟。在正常人中，主动过度通气后 $PaCO_2$ 降低，可见到呼吸暂停。这种呼吸暂停现象在患者中消失。

自主过度通气后的通气恢复和呼吸暂停现象，是由脑干以上的高位神经结构（很可能是位于下丘脑的网状激活系统）控制的，自主过度通气过程中，这部分神经结构被激活，过度通气停止后，被激活的神经结构继续产生持久而缓慢递减的呼吸刺激作用（after discharge phenomenon），抑制了 $PaCO_2$ 的代谢性负反馈调节作用，预期的呼吸暂停时间缩短或呼吸暂停现象不明显。正常情况下，下丘脑的网状激活系统在代谢波动较大时发挥作用，维持呼吸的稳定性。在高通气综合征的患者，呼吸调节丧失了稳定性，网状激活系统的功能过强。因此，过度通气激发试验后，通气恢复延迟、呼吸暂停消失。同样的机制可以解释经过吹口平静呼吸而诱发的过度通气。其他异常例如我们近期观察到的屏气时间缩短，尤其是过度通气激发试验后的屏气时间缩短很可能由同样的机制引起的。

过度通气呼出大量的 CO_2，$PaCO_2$ 迅速降低，血浆碳酸氢盐（HCO_3^-）相对增加，机体通过两种途径来代偿，以维持 pH 的恒定：即细胞外液的缓冲系统（碳酸氢盐、血红蛋白和血浆蛋白）和肾代偿。由于细胞外液的缓冲调节很有限，而肾的代偿需要数日时间，因此低碳酸血症和呼吸性碱中毒几乎是立即发生的。低碳酸血症最直接、最严重的危害是收缩脑血管，导致脑血流下降、脑缺氧。碱血症使血红蛋白氧解离曲线左移，血红蛋白氧的亲和力大大增加，氧合血红蛋白在组织中难于解离释放而造成组织缺氧。脑缺氧出现神经系统症状，如头昏、视物模糊、黑蒙，甚至晕厥。碱血症继发血清游离钙降低，可出现手足和上下肢的麻木、强直、痉挛和抽搐。严重的碱血症可引起心肌缺氧、心电图 ST-T 改变和心律失常。

（韩江娜　朱元珏）

594 • 高通气综合征的临床表现是什么？

临床多为慢性发病过程，伴急性过度通气发作。急性发作时间较短，多为 10 分钟左右，少数可长达 20~30 分钟，多自然缓解。临床症状累及多器官系统，常见的表现有以下几点。

呼吸系统：呼吸困难、气短或憋气是高通气综合征患者的常见症状。典型的呼吸困难主诉是在休息时，伴有频繁的叹息。体检可发现患者呈现出一种特殊的呼吸形式：呼吸频率加快，节律不均匀，频繁的叹息样呼吸。患者习惯于胸式呼吸，胸部上三分之一和颈部辅助呼吸肌参加呼吸运动，腹式呼吸基本消失。由于肋间肌负荷过重，收缩过度或疲劳，可出现胸部不适，甚至胸痛，性质为钝痛，为持续性胸痛。

心血管系统：常见的症状有心前区疼痛、心悸和心律失常。常见的心律失常有室性早搏、阵发性室上性心动过速、房性期前收缩、短阵房扑。各种心脏结构和功能方面的检查均正常。

神经系统：多数患者有头晕的症状，患者常常描述为"眼前发黑"，尤其是从蹲位或坐位突然站起时明显，患者并不感到周围环境在转动，以此与眩晕加以鉴别。其他神经系统症状还有视物模糊、黑蒙、眼前发黑、手足和上下肢的麻木、四肢强直，甚至晕厥。

精神和心理方面：不少患者在发病前有精神创伤史。焦虑心情是高通气综合征的一大特征，紧张不安、担心或烦恼，疑有"大病"或恐癌心态。根据美国精神病学学会的精神疾病分类标准（《精神病诊断和统计手册》第 4 版，DSM-Ⅳ），高通气综合征的患者又都可以同时被诊断为焦虑障碍，如惊恐障碍、精神创伤后应激障碍、广泛焦虑障碍、空旷恐怖、社交恐怖和未特别指明的焦虑障碍。

其他表现：个别病人可有发热，慢性低热，体温 37.5℃ 左右，不超过 38℃。发热的原因可能是下丘脑体温调节中枢受累所致。不少患者可有消化系统症状，其他症状如乏力、失眠、头痛、肢端湿冷、注意力下降等。

（韩江娜　朱元珏）

595 • 如何诊断高通气综合征?

迄今为止,高通气综合征的诊断仍限于临床诊断,主要根据可疑的症状、过度通气激发试验部分或完全复制出主要症状、在排除其他器质性疾病的前提下,做出临床诊断。

Nijmegen 症状学问卷列举了高通气综合征的十六项常见症状,包括胸痛、精神紧张、视物模糊、头昏、精神错乱或对周围的情况完全不加注意、呼吸深而快、气短、胸部发紧或不适、腹胀、手指麻木或针刺感、呼吸困难、手指或上肢强直、口唇周围发紧、手脚冰冷、心悸、焦虑不安。根据症状出现的频繁程度计分:0=从来没有,1=偶尔,2=有时,3=经常,4=频繁。十六项症状总积分达到或超过 23 作为症状学诊断标准。少数患者为频繁的急性发作过程,对这类患者的计分方法为:1=0~3 次/月,2=1~2 次/周,3=3~6 次/周,4=每天 1 次或更频繁。

过度通气激发试验是一个诊断工具。该试验的基本原理是通过自主过度通气,诱发出患者呼吸调节功能的不稳定性,造成一过性紊乱,使之过度通气,以此来复制出症状。过度通气激发试验常常是在临床肺功能室进行,病人坐在舒适的椅子上,嘱患者用力呼吸,频率为每分钟 60 次。3 分钟后,嘱患者可以正常呼吸,立即询问患者在深快呼吸过程中的感觉和症状,如果患者的主要症状,尤其是呼吸系统、循环系统和焦虑症状,在过度通气激发试验中部分或完全复制出来,则激发试验阳性,否则阴性。过度通气激发试验的缺点是,自主过度通气本身降低了 $PaCO_2$,可以出现头昏、视物模糊、手指针刺麻木感、手指上肢强直等症状,此时此刻这些症状的出现,可能仅仅是机体对过度通气和低碳酸血症的生理反应,诊断价值受到限制。然而,患者在日常生活中所体验到的同样症状,则是疾病状态或高通气综合征急性发作的表现。

高通气综合征的诊断标准如下:

第一,有典型的症状,Nijmegen 症状学问卷总积分达到或超过 23。

第二,过度通气激发试验阳性。

第三,发病前有精神创伤史或过度劳累、精神紧张或应激(stress)等心因性诱因。

符合以上三个条件,诊断为典型高通气综合征;符合第三条,仅部分地满足前两条,诊断为可疑高通气综合征;三个条件均不符合,可排除高通气综合征。

(韩江娜　朱元珏)

596 • 高通气综合征的实验室检查有哪些?

在临床实践过程中,临床诊断标准仍存在一些问题,例如某些慢性疲劳综合征、慢性疼痛的患者或躯体形式障碍的精神病患者,其临床表现与高通气综合征相似,至少部分地符合诊断标准。此外,部分病史典型的高通气综合征患者,Nijmegen 症状学问卷总积分达不到 23 或更高的标准。因此,客观诊断指标,尤其是反映呼吸控制异常发病机制的客观标准有助于诊断和鉴别诊断。可能的指标有:血气 $PaCO_2$ 降低、Hardonk 和 Beumer 系数、

CO_2 正反馈调节现象和呼吸形式异常。

血气 $PaCO_2$ 的降低是诊断的直接呼吸生理依据，它表明患者此时此刻正处在症状的急性发作期、过度通气、急性呼吸性碱中毒。遗憾的是，绝大多数患者为慢性过程，急性发作时间短（10 分钟左右）。常规血气分析检查很难捕捉到急性呼吸性碱中毒。Lum 报道，约三分之一以上的患者血气分析正常或处于正常低限。因此，血气分析正常不能除外诊断。经皮 $PaCO_2$ 动态监测是一种值得提倡的方法，它不仅反映患者发作时的血气改变，通过记录生活日记，还能够提供血气异常时的症状表现，诊断的可靠性强。但是，多数常规实验室还不能装备，临床应用受到限制。

过度通气激发试验曾被用来诱发出高通气综合征的典型呼吸形式，作为诊断标准。为此，Hardonk 和 Beumer 记录了患者静息状态下呼气末 CO_2 浓度（$FETCO_2$），自主过度通气后，又记录恢复期的 $FETCO_2$，恢复三分钟时的 $FETCO_2$ 与静息状态下的 $FETCO_2$ 之比 $\geqslant 1.5$（Hardonk 和 Beumer 系数）作为诊断标准。Hardonk 和 Beumer 的工作未能得到其他学者的重复验证。产生分歧的原因可能与研究的患者年龄分布不同有关。临床应用过程中，我们观察到 Hardonk 和 Beumer 系数既没有特异性，又缺乏敏感性。

Folgering 和 Colla 研究了 CO_2 正反馈现象的诊断价值，观察了 50 例高通气综合征患者，发现有 18 例患者表现出明显的 CO_2 正反馈现象。

呼吸形式的异常，特别是经吹口平静呼吸所诱发的过度通气，诊断的特异性很高（95%），年轻组（20~28 岁）的敏感性为 50%，中老年组（29~60 岁）敏感性较低，仅为 30%。

Friedman 研究了屏气试验的诊断价值。将屏气试验与过度通气激发试验结合起来。过度通气激发试验之前，嘱患者深吸气到 TLC 位，立即用手指捏住鼻子屏气，直至屏不住发生呼气为止，记录屏气时间（秒）。过度通气激发试验之后，立即重复屏气试验，并记录屏气时间。激发试验后屏气时间与激发试验前屏气时间之比，作为过度通气指数。从他报道的资料来看，屏气试验简单易行，特异性和敏感性都较高。1984 年，Mantysaari 重复了屏气试验，收集了 30 例男性患者和 30 例正常对照（年龄跨度 17~28 岁，平均年龄 20 岁），特异性为 73%，敏感性 60%。临床应用之前，有必要系统研究，尤其是在 29 岁以上年龄组和女性患者中。

（韩江娜　朱元珏）

597 · 临床上如何处理高通气综合征？

腹式呼吸训练治疗的概念（或呼吸治疗、呼吸再教育）早在 1938 年由 Soley 和 Shock 提出，是目前普遍接受的有效治疗措施。治疗分三个步骤：①向患者解释症状与过度通气之间的联系，症状是由过度通气所引起的，以此来说服患者高通气综合征的诊断和该疾病的性质，解除患者精神负担，消除恐惧心理。②患者需要学习正确的呼吸方法，即腹式呼吸、缓慢呼吸，通过减慢呼吸频率减少或消除过度通气的倾向性。③患者需要接受二十次呼吸训练，在 2~3 个月内完成。该治疗措施在缓解患者症状、减少惊恐发作频率和强度方面无疑是有很好疗效的。腹式呼吸训练治疗缓解症状的机制在于降低呼吸频率。而仅给予一般性的神经官能症的治疗药物例如谷维素、溴剂、镇静剂常常不能缓解病情。高通气综合征急性发作期的治疗是大家熟悉的面罩（或袋囊）重呼吸疗法，通过增加呼吸死腔，使 $PaCO_2$ 增加，通气减低，症状迅速得到缓解。

（韩江娜　朱元珏）

参 考 文 献

[1] Han JN. Breathing patterns in anxiety disorders: is there a hyperventilation syndrome? Leuven (Belgium): Leuven University Press, 1995.

[2] Smoller JW, Pollack MH, Otto MW, et al. Panic anxiety, dyspnea, and respiratory disease. Am J Respir Crit Care Med, 1996, 154: 6-17.

四十一、肺　癌

598 • 目前肺癌的发病情况如何？

如今支气管肺癌（以下简称肺癌）不仅是肿瘤相关病死率中排名第一的疾病，也是全球最常见的肿瘤。每年大约有超过 180 万例新增肺癌病例（所有肿瘤中占 13%）和 160 万例肺癌相关死亡病例（所有肿瘤中占 19.4%）。发达国家的肺癌发病率不断下降，但在其他地区，肺癌的发病率仍不断上升。在女性，发病率和恶性肿瘤发病构成比居第四位，病死率和恶性肿瘤死亡构成比居第二位。在国内，从发病情况看，2002 年我国男性肺癌发病近 30 万人，女性肺癌发病为 12 万多人，男女年龄标化病死率分别为 42.4/10 万、19.0/10 万。从死亡情况来看，2002 年因肺癌死亡人数男性为 23 万余人，女性近 11 万人，男女年龄标化病死率分别为 36.7/10 万、16.3/10 万，男女肺癌年龄标化发病率和病死率均居各类癌症之首。而恶性肿瘤又居 2003 年部分市县前 10 位疾病病死率及死亡原因构成首位。此外，肺癌尚缺乏有效的早诊早治手段，总的 5 年生存率低于 10%，是主要致死性疾病之一。因此，无论从发病、死亡还是预后看，肺癌已经成为严重威胁人民健康和生命的疾病。

在 20 世纪初，肺癌在全世界都是罕见的肿瘤。但到了 20 世纪 30 年代，特别是 20 世纪中叶以后先是发达国家，以后在发展中国家肺癌的发病率和病死率迅速增高。目前肺癌在多数发达国家中，在男性常见恶性肿瘤中占首位，在女性常见恶性肿瘤中占第 2、3 位。部分西方工业国家在 20 世纪末期发病和死亡呈下降趋势，英国男性肺癌病死率 1950 年为 38.28/10 万，1974 年增长到 75.24/10 万，经过控烟、改善大气环境等措施以后逐年下降。美国男性肺癌发病率从 20 世纪 40 年代到 80 年代提高 22.5 倍，几乎每年增高 3%，1984 年达 102.1/10 万，以后逐年显著下降，2001 年为 77.7/10 万，女性肺癌发病率在保持了多年的增长后也于 1998 年首次出现下降，1998 年为 52.8/10 万，2001 年降至 49.1/10 万。男性病死率 1990 年达最高，为 58.2/10 万，1991 年后以每年以 1.9% 的速度逐年下降，其发病率和病死率均呈下降趋势，并且病死率的下降滞后于发病率的下降。

我国肺癌发病率同样一直呈上升趋势。据 2004 首届中国肺癌南北高峰论坛和全国肿瘤防治研究办公室资料，从 2000 年至 2005 年，我国肺癌的新发患者数将增加 12 万，其中男性将从 26 万增至 33 万，增加 26.9%；女性从 12 万增至 17 万，增加 38.4%。但不同地区，肺癌的流行趋势略有不同，北京城区居民男女肺癌标化发病率 1982~1997 年 15 年间分别上升 33.9%和 25.1%，呈明显上升趋势。河南肺癌死亡资料显示，病死率从 20 世纪 70 年代中期 4.86/10 万上升至 90 年代末的 14.12/10 万，男性上升了 156.38%，女性上升了 180.95%，上升势头迅猛，且预计肺癌病死率还会继续上升，浙江省也有同样趋势。上海市肺癌流行趋势则与发达国家类似，1972~1974 年肺癌男性发病率为 47.9/10 万，女性为 18.0/10 万，1996~1999 年男性为 50.8/10 万，女性为 18.8/10 万，均无明显改变。

英国著名肿瘤学家 R. Peto 预言如果我国不及时控制吸烟和治理空气污染，到 2025 年我国每年新发肺癌患者将超过 100 万。

（张　力）

599 • 肺癌有哪些地区分布和人群分布特点？

在世界范围内，无论男女，肺癌的高发区主要位于较发达国家和地区，而较不发达国家或地区相对较低。2002 年较发达地区男性肺癌年龄标化发病率和病死率分别为 54.9/10 万和 47.6/10 万，不发达地区分别为 25.9/10 万和 22.9/10 万；发达地区女性肺癌年龄标化发病率和病死率分别为 17.1/10 万和 13.6/10 万，而不发达地区则分别为 9.4/10 万和 8.3/10 万。北美、欧洲、东亚、澳大利亚、新西兰等发病率较高。我国肺癌病死率在国际上处于较低水平，2002 年美国男女肺癌标化病死率分别为 48.7/10 万、26.8/10 万，而同年我国男女则分别为 36.7/10 万，16.3/10 万。

肺癌的发病率和病死率随年龄增长而上升。WHO 资料显示美国 2002 年 65 岁以下男性病死率为 21.4/10 万，女性为 14.8/10 万，65 岁以上男性为 426.9/10 万，女性为 234.9/10 万。我国肺癌的发病年龄自 40 岁以后迅速上升，70 岁达高峰，75 岁以后略有下降，且 20 岁以下城市肺癌发生比农村高。女性和男性年龄发病率的变化趋势基本一致。

肺癌发病年龄变化，同时期的肺癌发病率死亡曲线进行比较，发现肺癌发病率和病死率出现前移倾向。如北京 20 世纪 70 年代与 80 年代肺癌死亡年龄曲线比较：70 年代肺癌死亡年龄曲线中，在 40 岁年龄组开始迅速升高，而 80 年代在 30 岁年龄组病死率就出现迅速上升，前移 5~10 年。我国其他城市如天津、沈阳等也有此现象。可能是因为接触致癌因素的年龄在前移。

（张　力）

600 • 肺癌相关的危险因素有哪些？

（1）吸烟：肺癌患者中 3/4 有重度吸烟。吸烟者比不吸烟者肺癌发病率高 10~13 倍，且与开始吸烟年龄有关，19 岁以下青少年开始吸烟，死亡于肺癌的可能性更大。20 世纪 50 年代，英国学者 Doll 首次提出吸烟可导致肺癌的重要推论。在发达国家中，吸烟与 85%的肺癌死亡有关。在英国平均每 4 个吸烟者中就有 1 人死于肺癌；且肺癌和心脏病占中年死亡人数的 1/3。流行病学资料显示，吸烟者的肺癌发病率和病死率较不吸烟者高 5~10 倍。一般而言，开始吸烟的年龄，吸烟的时间长短以及吸烟量的多少与肺癌发生的危险性成正相关。开始吸烟的年龄越小，患肺癌的危险性越大；吸烟的时间越长，吸烟的量越大，肺癌的发生率和病死率就越高。最具说服力的数据是来自英国著名科学家 Doll 研究小组长达 50 年的研究结果：在男性吸烟者中，持续吸烟至 75 岁时，死于肺癌的累计风险为 16%；如在 50 岁时戒烟，则 75 岁时死于肺癌的累计风险降为 6%；如在 30 岁时戒烟，累计风险仅 2%；从不吸烟者，75 岁时死于肺癌的累计风险小于 1%。吸烟不但有害于吸烟者自己的健康，而且致使许多人成为被动吸烟的受害者，其吸入的有害物质不亚于吸烟者本人。肺癌家族集聚性研究将吸烟导致肺癌的患者的非吸烟亲属与不吸烟者的非吸烟亲属比较，按性别、年龄和种族配对比较后发现，肺癌患者的非吸烟亲属的肺癌发病率和病死率均显著升高。

（2）大气污染：城市上空的大气分析表明，空气中的致癌物质明显高于农村，因城市中工业燃料燃烧及大量机动车排出的废气中具有 3，4-苯并芘、甲基胆蒽类环烃化合物、SO_2、NO_2 和飘尘等，这些物质均具有致癌的作用。吸入严重污染的城市空气，等于每人吸入了不少于 20 支纸烟。

（3）室内微小环境的污染：女性肺癌的发病与室内空气污染有关，如厨房小环境内煤焦油、煤烟、烹调的油烟（如菜油和豆油高温加热后产生的油烟凝聚物）等污染；香烟雾；室内氡气、氡子体等均可成为女性肺癌的危险因素。

（4）职业危害：众所周知生产环境中能引起癌症的因素很多，而肺又是职业致癌物进入人体的主要途径和直接作用的器官之一，因此职业性肺癌占职业性肿瘤的大部分，职业性因素也是肺癌的一个重要危险因素之一。在我国法定的 8 种职业肿瘤中包括肺癌，分别有石棉所致肺癌、氯甲醚所致肺癌、焦炉逸散物所致肺癌、铬酸盐制造业所致肺癌、砷所致肺癌。目前认为还有下列物质的接触职业与肺癌的发生有关：镍化合物、电离辐射、芥子气以及煤烟、焦油和石油的多环芳烃类。被怀疑与肺癌发生有关的因素有：铍、镉、铅、氯乙烯、丙烯腈、氯甲苯、硫代甲烷、玻璃纤维、矽尘、滑石粉、甲醛等，以及铸造、橡胶生产、电焊、建筑、油漆、某些农药生产和应用、石油提炼、采矿等职业。大约 50% 的癌症与生活习惯有关，除第一位的吸烟外还有肥胖、缺乏活动、日晒、紫外线的暴露、缺乏或完全没有进行与肿瘤相关的感染的治疗和预防。

（张　力）

601 • 肺癌的发病机制？

肿瘤的基本特征是细胞的生长失控和分化异常，是基因与环境因素长期相互作用的结果。肺癌也不例外。诱发肺癌发生的外在因素主要有吸烟、环境污染、职业因素等。然而值得注意的是，虽然环境因素往往是导致肺癌发生的始动因素，但是机体的自身因素，遗传、年龄、免疫和营养状况等，在肺癌的发生发展过程中，同样具有不可忽视的重要作用。致癌物在体内经过 I 和 II 代谢酶的活化和（或）降解而清除体外，但如果未能被代谢酶及时溶解将会产生体内基因的突变，如果不经 DNA 修复系统修复，将会出现凋亡的信号下降，增生信号异常增强，促使肺癌的发生。

肺癌的发生是一个多基因、多阶段的过程。多个基因的参与基本包括，染色体的不稳定、癌基因的激活和抑癌基因的失活。细胞和分子遗传学研究发现大部分肿瘤都存在染色体的不稳定。通过分析技术发现了染色体拷贝数的改变和染色体的杂合型缺失现象，在肿瘤细胞内大量存在。人体内本身存在着大量的癌基因，它的激活与肿瘤发生有密切关系。

MicroRNA 的研究已经开始，随着研究的深入 MicroRNA 生物学功能的重要意义必将进一步全面揭示。其中，ras 基因家族中的三个基因 K-ras、U-ras 和 N-ras，都在细胞激活跨膜受体将细胞增生分化信号传递到下游蛋白激活酶。导致 Ras 蛋白与 GTP 的持续结合，激活了位于 RAF-1/MAPK 信号通路中的下游其他基因 LylinD、c-myc、c-jun 等，最终导致细胞增生。还有 myc 基因家族，包括 c-myc、L-myc、N-myc，编码 DNA 结合蛋白，参与转录调控，是一个主要的癌基因家族。L-myc 基因的遗传学改变更为明显，主要是通过基因扩增或者转录失调导致的 c-myc 蛋白的过表达。在小细胞肺癌中占 18%～31%，而非小细胞为8%～20%，提示小细胞肺癌预后不良。

Bcl-2 基因编码的蛋白质主要位于线粒体内膜，促进损伤 DNA 的修复逃避凋亡、细胞增生过度。可能是肺癌发生的早期事件。CyclinD 基因中的 CyclinD 的过度表达最为多见，但是在鳞状化增生、低度不典型增生到严重的不典型增生上皮中的表达量从 7% 增加到 47%。

肺癌发生通常是以多阶段的方式进行的，时间往往较长（一般 10～30 年），经过多个阶段的演化，最终才在体内形成。一般认为与结肠癌模型极为相似，肺癌发生的多阶段是：由单细胞–轻度非典型增生–中度非典型增生–重度非典型增生（原位癌）–早期癌（黏膜内癌）–浸润癌–转移癌。

（张　力）

602 • 与肺癌相关的主要抑癌基因有哪些？

准确地说，染色体的变化和癌基因的存在不能解释肺癌发生的另外一个侧面—抑癌基因的作用。p53 基因编码一个 53000 转录因子，参与细胞周期的调控、DNA 损伤的修复、细胞分化和凋亡等，是细胞生长周期中的负调控因子。当细胞受到损伤时，p53 可将细胞周期阻止在 G_1/S 期或 G_2/M 期，以利于 DNA 损伤的修复或诱导细胞凋亡。若 p53 基因功能丧失，受损细胞可通过 G_1 期进入 S 期，将 DNA 损伤传给子代细胞，最终导致基因组遗传物质的不稳定性和细胞恶性转化。p53 基因的突变和缺失已被证实是许多肿瘤发生的原因之一。此外，p53 基因异常改变还是肺腺癌预后不良的标志物。

p16 既是细胞周期的有效调控者，又是抑制肿瘤细胞生长的关键因子。p16 基因的失活，可以使抑癌基因 RB 因磷酸化而失活，从而使细胞由 G_1 期进入增生期。p16 基因的失活方式主要有杂合型缺失和启动子区的异常。还有 xpc 和 GADD45 MicroRNA 和 let-7 MicroRNA 也是抑癌基因，在肿瘤形成中起作用，但还有许多未知的因素。

（张　力）

603 • 肺癌筛查适合的方法有哪些?

肺癌总的5年生存率目前仍低于10%。究其原因主要是缺乏经济有效的筛查和早诊早治方案。目前肺癌筛查的方法很多，如胸部透视、胸片、胸部CT、痰液基细胞学、痰常规细胞学检查、支气管镜检查、荧光支气管镜检查和正电子体层扫描（PET），但是各有其优缺点，可能需要联合使用合理安排。

通常胸部透视是最简单、经济的检查方法，可以通过旋转体位，观察呼吸活动度，判断肺部病变。但是，胸部透视清晰度、分辨率极低，很难发现细小病变，且无永久记录，不利于随访对比。因此，国内外均已不再将胸部透视用于肺癌筛查。

由于肺是含气的器官，可在胸片上产生良好的自然对比，其优点是能观察胸部各种结构的全貌，心脏、肺、胸膜、纵隔、横膈和肺门，经济方便，因此胸片成为诊断肺部疾病的重要方法。缺点是组织结构互相重叠成像，肺门区、纵隔旁、心后、近膈区等部位的病变难以显示，因此最好拍正、侧位片。正、侧位胸片是筛查、诊断肺癌最基本的检查方法，用于高危人群筛查，有效地提高了肺癌的检出率。然而胸片密度分辨率低，密度低的小病灶及隐蔽区病灶容易遗漏。国内研究表明，胸片不能发现的隐蔽区肺癌占8.1%～19.0%。国外资料也显示痰细胞学和胸片筛查肺癌，对提高早期肺癌筛出率、降低肺癌病死率收效甚微，主要原因是胸部平片对小病变的不敏感性，单独用于肺癌筛查多有争议。它一般结合痰细胞学检查，用于大宗肺癌高危人群的初步筛查。

胸部CT在肺癌筛查中有着重要作用，CT横断面成像完全消除了前后组织及周围结构重叠的干扰，密度分辨率高，能检出胸部平片不易发现的隐蔽部位的病灶，如肺尖、心后区、后肋膈角及脊柱旁沟的病灶，能有效显示密度低的小病灶如胸膜下小结节。随着CT扫描技术的发展，特别是螺旋CT以及多排CT的扫描速度加快，可一次性屏气（20秒）全肺扫描，避免了呼吸动度遗漏病变。20世纪90年代，在发达国家其应用已越来越被许多学者认可，即采用低剂量螺旋CT扫描可筛查肺癌。应用薄层扫描技术及三维重建，可更好地显示气管、主支气管、叶支气管甚至段支气管，对早期诊断中央型肺癌具有一定价值。薄层高分辨率CT检查对肿瘤的边缘、内部结构可提供更多的信息，这无疑增加了病灶定性诊断的准确性和可靠性。总之，螺旋CT对肺内孤立结节、小病变的筛出率及定性诊断能力明显优于胸部X线平片。近年来，许多国家进行了将胸部CT用于肺癌筛查的研究和实践工作。自20世纪90年代临床应用螺旋CT以来，由于能进行高速、连续的数据采集，在发现肺内小结节方面，螺旋CT优于以往的传统CT检查方法。由于肺野内天然的高对比性，一些研究发现，低剂量CT与常规量CT对肺内小结节有同等的检出能力。日本和美国的多个研究机构已证实，应用低剂量螺旋CT筛查比胸部X线片能发现更多的肺癌，特别是发现更多的早期肺癌，甚至可能达到胸片的10倍。日本甚至用流动CT车在人群中进行肺癌筛查。低剂量螺旋CT扫描条件多采用120kV或140kV，20～50mA，5mm或10mm准直，螺距为1～2，一次屏气完成扫描。低剂量CT扫描对机器损耗小，成本较普通剂量CT低，受X线照射剂量低，因而在肺癌筛查中具有优越性。当然，在以往的研究中，各家机构所用的CT

机型号、放射剂量也不尽相同。

但对于低剂量螺旋 CT 筛查肺癌是否能降低肺癌的病死率，目前尚缺乏长期随访结果的前瞻性的研究。对 CT 和胸片而言，即使用于肺癌筛查，优势也主要是对周围小结节的检出。

（张　力）

604 ● 目前肺癌筛查及早期诊断方案有哪些？

普通胸片和单纯痰脱落细胞学检查均不能成功地保障经济发达时人群免患肺癌的危害和降低肺癌病死率，也不能完全解决贫穷落后地区人群的需求。近年来新发展的低剂量螺旋 CT、痰脱落细胞易感基因检测方法的应用效果较突出，其技术和方法均已十分成熟，灵敏度和特异度均较高，且重复性好。将其纳入肺癌的筛查方案中既能提高阳性检出率，又具有提高社会经济效益的可能性。以下为 3 种适合于不同资源条件和人群风险度的筛查方案。

胸部低剂量高分辨螺旋薄层 CT 扫描和痰脱落细胞学检查相结合。与常规的胸部 CT 和痰细胞学检查相比，漏诊率明显降低。对于胸部低剂量螺旋 CT 阴性，而痰细胞学检查可疑者，应行支气管镜检查，如支气管镜检查阴性，应在半年内复查。该方案适合于我国沿海地区及经济较发达的大城市。是肺癌筛查的第一种方案，为最佳筛查方案。

普通胸部 CT 扫描加痰细胞学检查。与常规胸片加痰细胞学检查比较，可明显降低漏诊率。对胸部 CT 检查阴性，痰细胞学检查阳性者，应行支气管镜检查，如支气管镜检查阴性，则行胸部低剂量高分辨薄层 CT 扫描检查，如仍阴性，则需在半年内随访复查。该方案适合于我国中等城市和中小城市高收入人群的筛查。为第二种筛查方案。

胸片加痰细胞学检查。虽然灵敏度和特异性均相对较低，但费用低廉，比较适合于卫生资源较缺乏的西部和农村地区。这也是肺癌筛查的最基本方案（表 41-1）。

表 41-1　中国专家肺结节诊治共识肺部小结节随访时间

没有肺癌高危险因素而有可能手术的患者	≤4mm	4~6mm	6~8mm	>8mm
随访频率	每年随访	6、12 个月	6、12、18、24 个月	3、6、12、18、24 个月	3、6、12、18、24 个月，有条件 PET/CT
随访结果	没有变化每年随访	没有变化每年随访	没有变化每年随访	没有变化每年随访
有一个或多个肺癌危险因素而有可能手术的患者	≤4mm	4~6mm	6~8mm	>8mm

续 表

没有肺癌高危险因素而有可能手术的患者	≤4mm	4~6mm	6~8mm	>8mm
随访频率	6、12 个月	6、12、18、24 个月	3、6、12、18、24 个月	3、6、12、18、24 个月有条件 PET/CT
随访结果		没有变化每年随访	没有变化每年随访	没有变化每年随访	没有变化每年随访

（张　力）

605 • 肺癌可预防吗？怎样预防？

肺癌也与其他恶性肿瘤一样，倡导三级预防性策略。第一级预防是预防疾病发生是消灭疾病的根本措施；第二级预防是发病期所进行的防止或减缓疾病发展的主要措施；第三级预防是指对现患病患者防止复发，减少其并发症，提高生存率，以及减少肿瘤引起的疼痛等措施。由于目前对肺癌这类进展迅速且预后不良的肿瘤，尚无有效的二级预防措施，因此，一级预防是首选的预防措施。

（1）一级预防：目前比较公认的吸烟是肺癌发生的主要相关因素，所以一级预防应以控制吸烟为"中心内容"，目前的综合性措施包括：①加强宣传，进一步提高全民的自我保健意识和能力。作为有效的烟草控制规划的重要组成部分，健康教育是最经济、最富有实效的。当然，改变不良的生活方式和行为难度较大，需要全社会的一致行为来实现。由于从改变认识、行为矫正、危险因素控制到肺癌发病率的降低，需要一个相当长的过程，故健康教育成效需要长期的观察、随访和评价。②制止青少年吸烟仍是今后控烟工作的重点。③加强控烟立法，重点做好在公共场所禁止吸烟的监督工作。④政府部门大量资助与积极开展对控烟与健康问题的研究，为国家的禁烟事业提供可靠的科学依据。⑤提高国家烟草税收，降低烟草销售量。事实已证明很多国家在用烟草税收来支付执行全面控烟规划的费用，取得了成功的经验。⑥努力创造一个无烟环境，减少对被动吸烟者的损害。

在工业化程度越来越高的今天，空气污染和工作环境中的致癌物与肺癌发生的关系越来越明确，并且越来越紧密，所以认真贯彻执行国家环境保护法、严格执行国家颁发的排放标准和卫生标准、监测和监督空气与水污染，对人民群众进行环保教育，并且借助于法制和社会参与，建立起良好的生理-心理-社会医学模式达到对肺癌的一级预防，同时加强对化学预防进行更深入的研究。

（2）二级预防：主要是通过胸部 X 线检查、痰细胞学检查和 CT 等手段来早期发现肺癌患者。随着肺癌生物学研究进展，基因诊断即将为肺癌的早期诊断提供更可靠的依据。

鉴于尚缺乏大规模 X 线和痰检可导致人群肺癌病死率明显降低的确切证据，就目前肺癌发病率和肺癌检查的花费来说，不宜在全人群中开展普查。但对高危人群有必要进行定期检查，如职业性体检。

（3）三级预防：总的来说，肺癌的临床治疗效果不理想，诊断后 5 年生存率平均仅为 10% 左右。肺癌的第三级预防措施的目的在于通过有效的综合治疗，促进恢复，减少复发和并发症，防止残疾和肿瘤转移，减轻疼痛，并提供社会、心理和精神上的支持，以提高生存质量，延长生存期。

（张　力）

606 • 肺肿瘤的组织病理学分类是什么？

肺肿瘤的正确治疗取决于正确的诊断。目前组织病理学诊断仍然是肺肿瘤诊断的金标准。肺脱落细胞学和穿刺细胞学也是肺肿瘤诊断的重要依据，免疫组织化学等分子生物学检测是肺肿瘤鉴别诊断的重要方法，是实行肿瘤个体化治疗的关键。近年来为广大临床工作者普遍接受的是 2004 年 WHO 肺肿瘤的病理和遗传学分类，通过肺肿瘤的组织病理、细胞病理和分子病理提供诊断相关信息。

根据 WHO 肺肿瘤的组织病理学分类（2004），肺内肿瘤可以按如下的分类进行。

（1）恶性上皮性肿瘤：①鳞状细胞癌：变异型包括乳头型，透明细胞型，小细胞型和基底细胞样型。②小细胞癌：变异型包括复合型小细胞癌。③腺癌：变异型包括腺癌混合型，腺泡状腺癌，乳头状腺癌，细支气管肺泡癌（非黏液型，黏液型，黏液和非黏混合型或未确定的），实性腺癌，胎儿型腺癌，黏液（胶样）腺癌，黏液性囊腺癌，印戒细胞腺癌，透明细胞癌。④大细胞癌：变异型包括大细胞神经内分泌癌（复合型大细胞神经内分泌癌），基底细胞样癌，淋巴上皮样癌，透明细胞癌，有横纹肌样表型的大细胞癌。⑤腺鳞癌。⑥肉瘤样癌：变异型有多形性癌，梭形细胞癌，巨细胞癌，癌肉瘤，肺母细胞瘤。⑦类癌肿瘤：包括典型类癌和非典型类癌。⑧涎腺类肿瘤：包括黏液表皮样癌，腺样囊性癌和上皮肌上皮癌。

（2）浸润前上皮性病变：①鳞状细胞非典型增生和原位癌；②非典型腺瘤样增生；③弥漫性特发性内分泌细胞增生。

（3）良性上皮性肿瘤一般包括：①乳头状瘤包括鳞状细胞乳头状瘤（外性和内翻性），腺样乳头状瘤，混合型乳头状瘤。②肺泡腺瘤。③乳头状腺瘤。④涎腺型腺瘤包括涎腺腺瘤和多形腺瘤。⑤黏液性囊腺瘤。

（4）淋巴/组织细胞肿瘤：①黏膜相关淋巴组织（MALT）型边缘带 B 细胞淋巴瘤。②弥漫性大 B 细胞淋巴瘤。③淋巴瘤样肉芽肿。④Langerhans 组织细胞增生症。

（5）间叶来源的肿瘤：①上皮样血管内皮细胞瘤/血管内瘤。②胸膜型肺母细胞瘤。③软骨瘤。④先天性支气管旁成肌纤维细胞性肿瘤。⑤弥漫性肺淋巴管瘤病。⑥炎性成肌纤维细胞肿瘤。⑦淋巴管平滑肌瘤病。⑧肺静脉肉瘤。⑨肺动脉肉瘤。⑩滑膜肉瘤。

（6）杂类肿瘤：①错构瘤。②硬化性血管瘤。③透明细胞肿瘤。④生殖细胞肿瘤。

⑤肺内胸腺瘤。⑥恶性黑色素瘤。

（7）转移性肿瘤。

（张 力）

607. 2011 年国际肺癌研究学会（IASLC）、ATS 和 ERS 联合发表了关于肺腺癌国际多学科分类的具体内容是什么？

（1）2011 年国际肺癌研究学会（IASLC）、ATS 和 ERS 首次提出：分别适用于手术切除标本、小活检及细胞学的分类方法；取消细支气管肺泡癌（bronchioloalveolar carcinoma，BAC）名称；新增原位腺癌（adenocarcinoma in situ，AIS）和微小浸润性腺癌（minimally invasive adenocarcinoma，MIA）；对浸润性腺癌提倡全面而详细的组织学诊断模式。

肺腺癌不同的组织亚型在临床、影像学、病理学和遗传学方面差异很大。

（2）手术切除标本的肺腺癌分为 4 种基本类型

1）浸润前病变（preinvasive lesions，PL）包括非典型腺瘤样增生（atypical adenomatous hyperplasia，AAH）和原位腺癌（adenocarcinoma in situ，AIS）。

2）微小浸润性腺癌（MIA）。

3）浸润性腺癌。

4）浸润性腺癌的变异型。

非典型腺瘤样增生（AAH）为病变局限、病灶≤0.5cm，增生的细胞为肺泡Ⅱ型细胞和（或）Clara 细胞，衬覆于肺泡壁或呼吸性细支气管管壁上，细胞轻至中等异型。影像学通常表现为≤0.5cm 的磨玻璃样结节（GGN），在高分辨率 CT 上的密度稍高，有时病变表现为部分实性结节，偶为实性结节。预后好，可长期稳定不变，临床上一般不需要处理，通常每年行胸部 CT 随访 1 次。

原位腺癌（AIS）相当于原来≤3cm 的 BAC，其被定义为≤3cm 的局限性小腺癌，肿瘤细胞完全沿肺泡壁生长，无间质、血管或胸膜浸润，肺泡间隔可增宽伴硬化，肺泡腔内无瘤细胞聚集，瘤细胞未形成乳头或微乳头状生长方式，原位腺癌（AIS）可分为非黏液性、黏液性和黏液/非黏液混合性 3 种，大部分 AIS 为非黏液性，黏液性 AIS 罕见。黏液性 AIS 常表现为实性结节或实变。AIS 完全切除后预后极好，5 年无瘤生存率达 100%。

微小浸润性腺癌（MIA）特点是孤立性、以伏壁样生长方式为主、浸润灶≤0.5cm 的小腺癌（病灶≤3cm）、病变内可以是 1 个或多个≤0.5cm 的浸润灶（多个浸润灶时以最大直径浸润灶为准，不是将多个大小不等浸润灶的直径相加），大多数 MIA 为非黏液型，黏液型罕见。MIA 浸润成分判断的标准是，肿瘤细胞除沿肺泡壁生长外还有腺癌的其他组织学亚型，即腺泡、乳头、微乳头和（或）实性成分，肿瘤细胞浸润到成肌纤维细胞性间质中，如果肿瘤内出现淋巴管、血管、胸膜侵犯或出现肿瘤性坏死时，不能诊断为 MIA，应直接诊断为浸润性腺癌。微小浸润性腺癌（MIA）影像学表现不一，非黏液性成分位于病变中央≤0.5cm，黏液性很少见，表现为实性或部分实性最大直径≤3cm，通常表现为磨玻璃样成分为主的部分实性结节，实性影像学上结节≤3cm，与病理诊断 AIS 或 MIA 的最大直径一致，完全切除后预后好，5 年无瘤生存率接近 100%，新分类中确定 AIS 和 MIA 的大小为≤3cm，但实际上大多数 AIS 和 MIA<2cm，更大的结节多数是浸润性腺癌。浸润性腺癌分为：伏壁状、腺泡状、乳头状、实性生长方式为主的亚型、推荐新增"微乳头状"亚型，将原 WHO 分类中透明细胞腺癌、印戒细胞腺癌归入实性为主亚型，不再推荐使用"混合性亚型浸润性腺癌"。手术切除的肺腺癌 70%~90% 为浸润性腺癌，约 80% 为多种组织学亚型组成。推荐按腺癌中最主要的组织学亚型分类，如主要以沿肺泡壁生长方式，肿瘤浸润灶最大直径>0.5cm，则诊断为伏壁状为主（1epidic predominant）的浸润性腺癌，如其他亚型成分>5%（而不是以前的>10%），应报道各亚型所占的百分比。

伏壁状为主浸润性腺癌（lepidic predominant adenocarcinoma，LPA）：由肺泡 Ⅱ 型细胞和（或）Clara 细胞组成，肿瘤细胞沿肺泡壁表面生长，形态学类似于 AIS 和 MIA，但浸润灶至少有 1 个最大直径>0.5cm 时才能诊断为 LPA，LPA 只能用于以伏壁状，无黏液性，与其他浸润性腺癌相比，其预后较好，Ⅰ 期 LPA 的 5 年无复发生存率达 95%。

微乳头为主的浸润性腺癌，2004 年 WHO 分类中没有将该型列为独立的亚型，具有较强的侵袭能力，易发生早期转移，与实性为主的腺癌一样，预后很差，微乳头为主的腺癌肿瘤细胞小，呈立方形，缺乏纤维血管轴心的乳头状方式生长，这些微乳头可附着于肺泡壁上或脱落到肺泡腔内，常有血管和间质侵犯。

实性为主型浸润性腺癌新成员，2004 年 WHO 分类将透明细胞腺癌和印戒细胞腺癌列为浸润性腺癌的特殊变型，实际上具有透明细胞和印戒细胞特点的腺癌见于多种组织学亚型的浸润性腺癌。新分类认为这些细胞学改变不足以构成一种特殊的组织学亚型，而归入浸润性腺癌的实性为主亚型，如果在其他组织亚型的腺癌中出现透明细胞或印戒细胞，应报道其成分和百分比。

浸润性腺癌的其他变型包括，浸润性黏液型腺癌（原来的黏液型 BAC）、胶样型腺癌，取消"黏液性囊腺癌"，将其归入胶样腺癌、胎儿型腺癌和肠型腺癌。新增加肠型腺癌（enteric adenocarcinoma），肺的原发性肠型腺癌由具有结直肠腺癌某些形态学和免疫表型特点的成分所组成，肠分化成分占肿瘤的 50% 以上，肠型腺癌可有其他肺腺癌组织学亚型成分如沿肺泡壁生长，免疫表型至少可表达一种结直肠癌的标志物［如肠特异性转录因子 2、细胞角蛋白 20 或分泌性黏蛋白 2，半数肠型腺癌可表达细胞角蛋白 7 和甲状腺转录因子-1（1TrF-1）］，可与转移性结直肠癌相鉴别。胎儿型腺癌，由富于糖原、无纤毛细胞的小管（类似胎儿肺小管）组成的腺体所构成的特殊类型腺癌，细胞内常有核下空泡，腺腔内可见鳞状样桑椹体，分为低度恶性和高度恶性两类，大多数为低度恶性，预后较好，低度恶性者：Wnt 信号转导通路中的成分如 B-连环蛋白表达上调。

（3）新分类对小活检和细胞学诊断肺癌做了规定，肺癌 75% 诊断时已属晚期或发生转移，肺癌通过小活检和细胞学标本确诊占 70%，小活检和细胞学标本的局限性：肺癌组织学具有明显的异质性，不可能反映整个肿瘤的组织学结构（亚型），难以判断肿瘤浸润是否存在，不能诊断"AIS"和"MIA"及大细胞癌。小活检和细胞学标本，依据形态学可做出腺癌或鳞状细胞癌的诊断，10%~30% 的 NSCLC 分化差，难以进一步分型，通常诊断为 NSCLC—NOS，对分化差的 NSCLC，可依据纯形态学提示临床倾向腺癌或鳞状细胞癌，需注明没有做特殊染色或免疫组织化学染色，借助于免疫组织化学 TTF-1 和 p63 等可能将 NSCLC 区分为倾向腺癌和鳞状细胞癌，新分类推荐细胞学检查最好与小活检组织学检测一起进行，以提高诊断的准确性。

（张　力）

608 • 肺癌的病理特点是什么？

（1）肺小细胞肺癌的病理特点：肉眼特点有：肿瘤软、切面灰白、位于肺门旁的肿瘤质脆易碎、有广泛的坏死并常累及淋巴结。在肺实质内的肿瘤多围绕支气管，沿黏膜下层扩展，常累及淋巴管。约 5% 的小细胞癌呈周围型球形病灶。

显微镜下特点有瘤细胞胞质稀少，细胞境界不清，染色质细颗粒状，核仁不明显或没有核仁，核分裂多见，核之间的镶嵌状排列明显，坏死广泛。复合型小细胞癌是指小细胞癌伴有其他非小细胞癌的成分，常见有腺癌、鳞癌或大细胞癌，但很少见梭形细胞或巨细胞癌。

免疫组化特点有 2/3 以上的小细胞癌通过光镜能够诊断，免疫组化表达 CD56、嗜铬粒（ChrA）和突触素（Syn），有不到 10% 的小细胞所有神经内分泌标记都阴性。角蛋白灶状阳性。TTF-1 阳性率高达 90%。

（2）肺鳞癌的病理特点：肉眼所见肿瘤常为白色或灰色，硬度依据其纤维化的程度而不同。位于中心者常见局灶炭末沉积，位于外周的有星状皱缩。肿瘤可以很大，可形成空洞。中心型肿瘤可以在气管腔内形成息肉样肿块和（或）侵透支气管壁达周围组织，也可以阻塞支气管腔引起肺不张、支气管扩张和阻塞性肺炎。少部分患者可见于周围的小呼吸道。

组织学可见鳞癌有细胞角化、角化株和（或）细胞间桥。这些特点在不同分化程度的肿瘤中表现也有所不同，分化好的肿瘤比较明显，在分化差的肿瘤仅局灶可见。具体还可分为乳头型鳞癌、透明细胞型鳞癌、小细胞型鳞癌、基底细胞样型鳞癌和充盈肺泡腔的周边型鳞癌。

免疫组化特点有主要表达高分子量角蛋白（CK34 βE12）、CK5/6 和 CEA。许多也表达低分子量角蛋白，很少表达 TTF-1 或 CK7。

（3）肺腺癌的病理特点：肺腺癌的肉眼所见可见其分成 6 种情况，第一类，也是最常见的类型是周围型。切面灰白。中心纤维化伴有胸膜皱缩。皱缩胸膜的中心区常见有炭末沉着的纤维化。肿瘤边缘可呈分叶状或境界不清楚的星芒状。如果有丰富的黏液产生可见胶样半透明改变。第二类是中央型或支气管腔内肿瘤，可长成斑块或息肉样，表面有完整的被覆黏膜。随着支气管腔阻塞程度的增加，远端肺呈现阻塞性肺炎。第三类呈弥漫性肺炎改变，肺叶实变，是黏液型细支气管肺泡癌的典型表现。第四类是弥漫的双侧肺病变，表现为大小不等的结节广泛累及所有肺叶。另有一些病例由于广泛的淋巴血管栓表现出间质性肺炎样的特点。第五类肿瘤广泛浸润并沿脏层胸膜扩散，引起树皮样增厚，类似于恶性间皮瘤（假间皮瘤样癌）。最后一类腺癌发生在局灶或弥漫纤维化的背景中。大多数肺腺癌为上述类型之一，且有相应的 X 线表现。也可见上述型的混合型。

组织学特点显示，80%腺癌都是混合型，除组织类型的混合外，还有分化程度的混合。任何一类亚型都能在肺泡腔内见到失去细胞黏附性的单个瘤细胞。单一组织类型的腺癌有腺泡癌、乳头状腺癌、细支气管肺泡癌和产生黏液的实性腺癌。腺泡癌和乳头癌可分为高分化、中分化和低分化三级。细支气管肺泡型只有高分化和中分化两级。

腺癌还有其他的少见的亚型，胎儿型腺癌或肺母细胞瘤、黏液（胶样）腺癌、黏液性囊腺癌、印戒细胞腺癌和透明细胞腺癌。

免疫组化特点在不同亚型和不同分化程度的腺癌有所不同。上皮性标志物（AE1/AE3，CAM5.2，EMA）具有代表性。CK7 比 CK20 更常表达。TTF-1 常在分化好的肿瘤中表达。在 TTF-1 阳性的病例，如果甲状腺球蛋白阴性可以除外甲状腺癌转移。表面活性剂脱辅基蛋白（SP）不如 TTF-1 敏感。转移性腺癌 TTF-1 阴性，CK20 常为阳性。

（4）腺鳞癌病理特点：腺鳞癌是由腺癌和鳞癌组成，每种至少占 10%。具有腺癌和鳞癌的组织形态特点。腺泡、乳头或细支气管肺泡结构时腺癌成分容易确定。鳞癌有角化或细胞间桥及局灶黏液。常位于肺的周围，有中心瘢痕。

（5）肉瘤样癌病理特点：是一组分化很差的非小细胞肺癌，组织形态是肉瘤或肉瘤样，梭形细胞和（成）巨细胞，可以位于肺的中心或骤变，有上叶多发的倾向，其中多形性癌多位于肺周边，体积较大并浸润胸壁，支气管腔内种类有蒂，且常浸润到周围肺实质。具体的分型包括多形性癌、梭形细胞癌、巨细胞癌、癌肉瘤和肺母细胞瘤。

（6）黏液表皮癌病理特点：黏液表皮癌为上皮性恶性肿瘤，组织学特点与涎腺的同名肿瘤一样，包括鳞状细胞，分泌黏液的细胞核中间型细胞，主要位于中心气道，肿瘤可沿支气管的软骨蔓延，远端多有阻塞性肺炎出现。分为高低两种级别。

（7）腺样囊性癌病理特点：与涎腺的肿瘤一样，具有独特的组织学形态，细胞排列成筛状、小管或腺样结构，并伴有不同量的黏液和丰富的透明基底膜样细胞外基质。瘤细胞表现导管上皮和肌上皮细胞的分化。绝大多数（90%）病例发生于气管腔、支气管活叶之气管内，位于增厚的支气管黏膜下，呈灰白或黄褐色息肉样病变，表面黏膜可能没有改变，也可以形成弥漫浸润的肿块，在黏膜下呈纵向和（或）环状扩张，常破坏软骨进入周围的肺实质，肺门和纵隔软组织。

（8）上皮-肌上皮癌病理特点：上皮-肌上皮癌是由梭形透明或浆样的肌上皮细胞及不同数量的导管上皮细胞组成。几乎全都位于支气管腔内。

（张　力）

609 • 肺的内分泌癌病理特点是什么？

具有神经内分泌功能的肺癌称为"神经内分泌肿瘤"，其中包括小细胞癌、大细胞神经内分泌癌、典型类癌和非典型类癌。具有特定的形态，超微结构、免疫组化和分子特点。10%～20%的鳞癌、腺癌和大细胞癌有神经内分泌分化。区分这几种肿瘤的标准是核分裂的数量和是否存在死亡，标准如下（表41-2）。

表 41-2　诊断神经内分泌肿瘤的标准

肿瘤名称	诊断标准
典型类癌	肿瘤具有类癌的形态，直径 ≥0.5cm，核分裂象 <2 个/10 个高倍视野（$2mm^2$），没有坏死
非典型类癌	肿瘤有类癌的形态，核分裂象 2~10 个/10 个高倍视野（$2mm^2$），存在坏死（常为灶状）

大细胞神经内分泌癌

1. 有神经内分泌肿瘤形态（器官样巢、栅栏状排列、菊形团、梁状）
2. 核分裂象 ≥11 个/10 个高倍视野，中位数 70 个/10 个高倍视野
3. 坏死（常大面积）
4. 细胞为非小细胞肺癌特点
5. 免疫组化有一项获多项神经内分泌标志物阳性和（或）电镜下神经内分泌颗粒

小细胞癌　　　　细胞小（小于 3 个小淋巴细胞的直径）

1. 细胞质很少
2. 核染色质颗粒细，没有或仅有小核仁
3. 常有大面积坏死
4. 核分裂多，≥11 个/10 个高倍视野，中位数 80 个/10 个高倍视野

（张　力）

610 • 肺部少见肿瘤的病理特点有哪些？

临床上肺内时有发生淋巴/组织细胞肿瘤，因为比较少见，经常成为疑难病例。目前对此类疾病的常见的病理分型有，①黏膜相关淋巴组织的边缘带 B 细胞淋巴瘤（MALToma）。②肺原发性弥漫大 B 细胞淋巴瘤。③淋巴瘤样肉芽肿。④肺 Langerhans 组织细胞增生症。

（1）黏膜相关淋巴组织的边缘带 B 细胞淋巴瘤（MALToma）：是由类似于单核细胞的小 B 淋巴细胞以及散在的免疫母细胞的中心母细胞组成，部分病例中癌细胞有浆样分化，典型病变是癌细胞浸润支气管黏膜上皮形成淋巴上皮病变。典型病变在周边部，可以是孤立结节或弥漫双侧病变，受累区域呈实性结节肿块。

免疫组化表达 CD20 或 CD79α，背景中有数量不等的反应性 T 细胞约 30% 的病例有胞质免疫球蛋白，大多数表达重链。

治疗上主要根据疾病分期而定；孤立结外的患者与同期同组织类型的淋巴结病变预后相同，没有明显症状的可以不予治疗，因为早期干预并不能延长生存期。有症状的局限性（Ⅰ、Ⅱ期）低分化可以采用局部放疗或放疗、化疗相结合的方法治疗。放疗可以产生永久性肺损伤，故它的使用应局限于小块肺组织。如果肺部受累是弥漫性的，化疗是一种治疗的选择。传统剂量的化疗能够获得较长的缓解期，但不能治愈，大剂量化疗是否更加明显

有效还有争议。晚期（Ⅲ、Ⅳ期）患者适于化疗：治疗通常是在患者由于疾病出现明显症状时开始，治疗反应很一般而且一定会复发。

（2）肺原发性弥漫大 B 细胞淋巴瘤：肺原发性弥漫大 B 细胞淋巴瘤是由肿瘤性大 B 淋巴细胞组成，核大小或与正常吞噬细胞的核相仿，或比正常淋巴细胞的两倍大些。一般在肺周边部、实性，浸润并破坏肺实质，免疫组化表达 CD20 及 CD79α。背景中有不同程度的 T 细胞反应，冰冻组织痰查到免疫球蛋白表达。

（3）淋巴瘤样肉芽肿：淋巴瘤样肉芽肿是由 EBV 阳性的异型 B 细胞核和大量反应性 T 细胞组成的、以血管为中心并破坏血管的淋巴组织增生性病变，这类病变的组织分级和临床侵袭行为表现出一种梯度性变化和 EBV 阳性的大 B 细胞所占比例有关。本病可以发展为 EBV 阳性的弥漫性大 B 细胞淋巴瘤。肿块或结节能累及各种器官，最常累及肺、中枢神经系统和肾、皮肤也可受累。组织学的特点包括，病变早期淋巴细胞围绕着肺动脉和静脉壁浸润，并破坏血管壁，常见坏死灶，含有小圆淋巴细胞，有些有轻度异型，还有不等量的大的异型细胞，类似于免疫母细胞。虽然叫"肉芽肿"这个名字，但却没有上皮细胞和巨细胞。确诊时病理标本的大小很重要，经支气管活检的标本不到30%能确诊，大多数病例的诊断需要做手术进行肺活检。组织学分级主要依据异型的 EBV 阳性的大细胞数量：Ⅰ级病变仅有几个或没有 EBV 感染细胞（小于 5 个/高倍镜视野），没有坏死和细胞多行性；Ⅱ级病变有散在的 EBV 感染细胞（5~20 个/高倍镜视野）和局灶坏死，有细胞多形性，该级别是典型和最常见的类型；Ⅲ级病变有成片 EBV 感染、形态单一的坏死细胞，被认为是弥漫大 B 细胞淋巴瘤的亚型。免疫组化特点具有 T 和 B 细胞增生性病变的特点。

淋巴瘤样肉芽肿的治疗很困难。有很大比例的一部分患者有一个良性过程，可以很多年或更长的时间不需要治疗。对有症状的患者可以激素或抗肿瘤药物治疗，主要是小剂量的细胞毒性药物如 CTX。虽然本病经常对这些治疗措施有反应，但还是经常复发，经常发展为难治性疾病或高分化淋巴瘤。在没有中枢神经系统受累的轻型患者中治疗也可以产生延迟疗效。放疗对局部病变效果很好，但激素、细胞毒性药物及放疗的最佳使用方案还没有确定。淋巴瘤样肉芽肿的预后很差，有半数或更多的患者 5 年内死于本病。但本病的临床过程差别很大，也见到有生存期很长及自发缓解的病例，有 15%~25% 的患者发展为进展期淋巴瘤。

（4）肺 Langerhans 组织细胞增生症：由增生的 Langerhans 细胞组成的间质性肺病变。大多数受累患者时成人，受累肺只是局部区域。许多 Langerhans 增生症是克隆性或肿瘤性的，但成人肺内的这类病变至今认为是 Langerhans 细胞的反应性增生。病变主要累及肺上叶和中叶。病变周围有瘢痕形成，肉眼识别主要取决于病变的范围和数量，小的结节一般 2~5mm 大小，可以触摸到。进展期病变有广泛纤维化伴或不伴肺气肿改变。组织学特点及免疫组化特点如下：与抽烟人肺的改变相同，包括肺气肿和呼吸性支气管炎，起初的病变 Langerhans 细胞沿小呼吸道，初级细支气管和肺泡腔增生，当病变增大时，形成圆形或呈结节，在治愈的肺 Langerhans 组织细胞增生的病例可以依靠星状中心瘢痕环来确定。Langerhans 细胞有淡嗜酸胞质，核纤细，具有明显核膜皱缩。通过 S-100 蛋白和 CD1α 染色能够确定 Langerhans 细胞，如果有典型形态，就不必要用免疫组化染色。

肺内间叶组织来源的肿瘤还有胸膜/肺母细胞瘤、炎症性肌纤维母细胞瘤、肺滑膜肉瘤、淋巴管平滑肌瘤病等。

（5）胸膜/肺母细胞瘤：发生于婴幼儿的肺和（或）胸膜的胚胎性或个体异常发育的肿瘤，呈中性和（或）实性肉瘤样肿瘤，在肺内或少部分在壁层胸膜发生，在其他部位也有相应的儿童肿瘤类型。包括：Wilms 瘤，神经母细胞瘤、肝母细胞瘤和视网膜母细胞瘤。肉眼下此肿瘤可以为囊性、实性和胶黏液状，可以长成巨大肿块。

免疫组化特点有：表达波形蛋白，囊腔被覆盖的上皮表达 CK。有横纹肌分化的区域和原始小细胞表达 SMA 和结蛋白。软骨结节表达了 S-100 蛋白。

（6）炎症性成肌纤维细胞瘤：是炎性假瘤中的一个亚群，由不等量的胶原纤维，炎细胞及平和的肌纤维母细胞分化的梭形细胞混合组成。组织学特点为主要由梭形成肌纤维细胞和成纤维细胞排列成束状或漩涡状。免疫组化与发生于肺外的炎性假瘤相似，梭形细胞表达波形蛋白和 SMA，不表达肌红蛋白，CD117 和 S-100 蛋白。1/3 患者有灶状 CK 表达，可能因为有肺泡内陷。有 40% 的患者表达 ALK1 和 p80。细胞异型性不明显。胸片显示孤立的肿块，30% 边界不清。

（7）肺滑膜肉瘤：间叶囊源的梭形细胞肿瘤，可表现区域性的上皮分化。这类肿瘤常被认为是肺外转移的，但是肺外若没有原发肿瘤时即被看为肺原发。肿瘤常发生在周边部，界清、无包膜、实性。组织学特点与软组织滑膜肉瘤形态特点一样。

（8）硬化性血管瘤病：组织形态有明显的多样性，包括实性、乳头、硬化和出血等，乳头表面被覆增生的 Ⅱ 型肺泡细胞多无明显异常，可见沙粒样硬化，大多数肿瘤单发，且多发于外周。免疫组化显示：圆细胞表达 TTF-1 和 EMA，但不表达广谱 CK；表面细胞表达 TTF-1、EMA、SP-A 和广谱 CK。

（9）透明细胞瘤：良性肿瘤可能发生于血管周围的上皮样细胞，它们包括的细胞因含大量糖原而有丰富的透明或嗜酸性胞质，因此 PAS 强阳性，HMB45 阳性，可见糖原、颗粒形成的是大多数为单个界限清楚的肿块，位于肺的周边部位。

（张　力）

611 ● 肺癌的临床症状有哪些？

（1）原发肿瘤引起的症状：肺癌本身引起的症状总体来说不特异，常见的有：①咳嗽为最常见的症状。早期常表现刺激性咳嗽，极易误认为呼吸道感染。当中央气道内肿物引起气道狭窄，咳嗽为持续性，呈高音调的金属音；当气管内肿瘤增大，影响到气道引流，可继发肺部感染，痰量增多，呈黏液脓性。肺泡癌患者常有的特点为咳大量黏液泡沫痰，有些患者每日可达上千毫升。②由于癌组织血管丰富，易发生组织坏死，因此约 21% 以上患者有咯血，多为少量痰中带血，偶尔或间断出现，不易引起患者重视。引起大咯血的机会较少。③由于肿瘤阻塞较大气道时患者可出现阻塞症状如喘鸣、胸闷、气促、胸痛和发热等。

（2）肿瘤胸内蔓延：当肿瘤向肺周围蔓延后可以出现胸痛、呼吸困难、胸闷、声嘶哑、上腔静脉综合征、膈肌麻痹、食管受压、胸腔积液、心包积液症状等。肺尖部肺癌，亦称Pancost 肿瘤，可以侵入纵隔和压迫位于胸廓上口的器官或组织，如第 1 肋骨、锁骨下动脉和静脉、臂丛神经、颈交感神经等，产生剧烈的胸肩痛、上肢静脉怒张、水肿、臂痛和上肢运动障碍，同侧上眼睑下垂、瞳孔缩小、眼球内陷、面部无汗等交感神经综合征。

（3）远处转移：锁骨上、颈部等淋巴结肿大较常见。出现中枢神经系统症状，如头痛、呕吐、眩晕、复视、共济失调、偏瘫及癫痫发作等，往往是颅内和脑膜转移表现。肩背痛、下肢无力、膀胱或肠道功能失调，应高度怀疑脊髓束受压迫。28%～33%肝转移时患者有肝肿大和疼痛。骨转移时表现为骨痛、骨折等。

（4）非转移的症状：某些肺癌患者可出现一些少见症状或体征，这些表现不是肿瘤的直接作用或转移引起的，可出现于肺癌发现之前或之后，也可同时发生。这类症状和体征表现于胸部以外的脏器，故称为肺癌的肺外表现（paraneoplastic syndromes）。

（张　力）

612 • 何谓肺癌的肺外表现？肺癌肺外表现主要包括哪些？

这些表现不是肿瘤的直接作用或转移引起的，可出现于肺癌发现之前或之后，也可同时发生。这类症状和体征表现于胸部以外的脏器，故称为肺癌的肺外表现。肺癌的肺外表现多为肺癌细胞产生的某些特殊激素、抗原、酶或代谢产物所引起。

肺癌肺外表现可出现于较早阶段，手术切除病灶后机体可恢复正常。厌食和恶病质常见于进展肺癌患者中。肺癌肺外表现在不同的系统的表现可以归类如下（表 41-3）。

表 41-3　肺癌的肺外表现

内分泌异常
抗利尿激素分泌失常（SIADH）
异位 ACTH 分泌（Cushing 综合征）
异位副甲状腺素及高钙血症
黑色素细胞刺激素、绒毛膜促性激素
生长激素、胰岛素原样物质
神经肌病
肌无力综合征（Eaton-Lambert 综合征）
多发性肌炎、癌性神经肌病
神经病变
混合性感觉神经病变、感觉运动性神经病变
脑病
脊髓病、栓塞性脑梗死、阿尔茨海默病、精神病

续　表

皮肤病变
　　色素沉着、瘙痒、掌趾皮肤过度角化症、多毛症、黑棘皮病、微黑环形红斑

血管
　　游走性血栓性静脉炎、无菌性心内膜炎、心内膜炎、动脉栓塞血液
　　贫血、溶血性贫血、红细胞发育不全、血小板减少性紫癜、弥散性血管内凝血、纤维蛋白原低下血症、嗜酸性粒细胞增多症

结缔组织病
　　杵状指、肺性肥大性骨关节病、厚皮骨膜病

免疫性疾病
　　皮肌炎、系统性硬化、膜性肾小球肾炎、维生素 D 缺乏病、腹膜后纤维化、慢性甲状腺炎

蛋白病
　　低蛋白血症、高 γ 球蛋白症

淀粉样病

全身性症状
　　厌食、恶病质、发热、味觉功能丧失

（张　力）

618. 抗利尿激素异常分泌综合征（SIADH）的主要临床危害和表现是什么？

最常见于小细胞肺癌和类癌，其与 SIADH 的相关性达 75%。主要为稀释性低钠血症，临床主要表现为中枢神经系统紊乱、厌食、恶心和呕吐，严重或快速进展者出现脑水肿，表现人格变化、意识模糊、昏迷、癫痫发作和呼吸停止。症状可出现于肺癌症状前 2~3 个月，或肺癌症状出现后 12~16 个月，或同时出现。由于异位 ADH 异常增多，肾远曲小管及集合管促使水再吸收，抑制钠吸收。诊断依据为①持续性低钠血症，血清钠小于 120mmol/L；②血浆渗透压下降；③尿呈反常的高渗压；④尿钠浓度增高；⑤内生肌酐清除率和肾小球滤过率正常；⑥临床失水及水肿；⑦垂体肾上腺和甲状腺功能正常；⑧限水摄入可纠正低钠血症；⑨水负荷试验示水排泄障碍。经治疗 88%SIADH 症状缓解，当肺癌复发时，SIADH 也可能复发。

小细胞肺癌和支气管类癌产生异位 ACTH 或促皮质素释放激素（CRH）。出现库欣综合征表现。也有患者因肺癌恶化迅速，生存期短，而表现为体重减轻、水肿、近端肌无力和高血压，有时可产生低钾性碱中毒和葡萄糖耐量试验阳性，和临床糖尿病。当 ACTH 水平>275μmol/24h，应考虑异位 ACTH。约有一半的异位 ACTH 或 CRH 需用大剂量地塞米松抑制。异位 ACTH 引起的库欣综合征应用 metyrapone（氨基苯乙哌啶酮）及 keto-conatole 可

阻断胆固醇侧链，抑制皮质醇的产生，使患者在 1~2 周内发生急性肾上腺皮质功能减退，因此开始用 800mg/d，以后减量，维持正常皮质醇水平，以免复发。如是小细胞肺癌应进行有效的化疗及 keto-conatole 治疗。

（张　力）

614 • 肺癌的肺外表现引起的肌肉与骨骼改变有哪些？

杵状指（趾）常常是肺癌早期的唯一症状。其常见于鳞癌、腺癌及小细胞肺癌，男女均可发生。多数出现于肺癌确诊前，少数在确诊后发生。经化疗或手术后 94.4% 好转，常并有肥大性肺性骨关节病。

肥大性肺性骨关节病（HPO）是对称性关节痛、以踝关节、膝、腕及肘关节受累最常见。HPO 也可显示骨膜增生，不仅累及长骨，也累及掌骨，跖骨和指（趾）骨。长骨 X 线检查显示胫腓骨有新骨骨膜形成，核素显像骨膜表面摄取量高。且推测可能与体液抗原有关。也有报告推测由于肺癌患者瘤体分泌生长激素（PTH）、长效甲状腺刺激物（LATS）、血管扩张物质等有关。

（张　力）

615 • 神经副癌综合征的可能机制是什么？

目前推测其发生与自身免疫机制有关，已有文献报告小细胞肺癌并神经副癌综合征者有自身抗体产生，如抗神经细胞核抗体（ANNA-Ⅰ）及抗 Hu 抗体（anti-Hu-antibody），它们均为抗核抗体。可出现于神经组织及 SCLC 细胞株中。抗 Hu 抗体为蛋白，与抗普肯耶细胞质抗体或抗 YO 抗体是不同的。约 15% SCLC 患者可能有 ANNA-Ⅰ 和抗 Hu 抗体。ANNA-Ⅰ 可在肺癌患者中存在数月至数年，SCLC 患者如 ANNA-Ⅰ 阳性伴副癌综合征时，其预后较好。抗 Hu 抗体阳性的患者，95% 病变可得到缓解。目前已发现更多有关抗体如 YO 抗体、Tr 抗体、Ri 抗体、抗 Amphiphysin 抗体、抗 VGCC 抗体、抗 CV2 抗体、Ta 抗体和 CAR 抗体。神经副癌综合征包括感觉性、感觉运动性、自主性脑脊髓炎、斜视、眼阵挛及视网膜病变。脑脊髓炎症状又包括痴呆（边缘性脑炎）、小脑变性、脑干炎症和脊髓炎，感觉性神经病与脑脊髓炎常一起伴发，多见于 SCLC，神经症状往往可先于恶性肿瘤诊断前数月至几年出现，据报告 60%~80% 神经副癌综合征出现于 SCLC 症状之前。

（张　力）

616 • 肌无力综合征（Lambert-Eaton 综合征）的临床表现和特点有哪些？

临床表现四肢近端肌无力为自主功能障碍其特征，以致患者不能上楼、洗澡、蹲下起立困难，发生构音障碍、吞咽困难、复视及上眼睑下垂。持续活动后肌力可暂时改善。体格检查发现反射减弱。多数见于 SCLC。在 SCLC 确诊前 2~4 年即可有 LEMS。肌电图显示高频连续电刺激引起的动作电位幅度增高。LEMS 主要是胆碱能神经末梢乙酰胆碱（ACH）量释放的减少，经化疗后 LEMS 有缓解，但一旦肺癌复发 LEMS 也加重。免疫抑制剂对 LEMS 的治疗提供了一定的希望。乙酰胆碱酯酶抑制剂如：3,4 二氨基吡啶能增强乙酰胆碱的释放，溴化吡啶斯的明可强化 3,4 二氨基吡啶的作用。已有血浆置换缓解症状报道。对抗胆碱酯酶药物反应欠佳，对箭毒类药物敏感。

（张　力）

617 • 何谓中心型肺癌和周边型肺癌？各有哪些临床表现？

（1）中心型肺癌：肿瘤常发生于主支气管、叶和段支气管，X 线胸片的直接征象常见为，气管壁不规则增厚狭窄及中断，管内有肿物。当肿物增大，侵犯肺实质时，见肿物边缘有切迹、分叶及毛刺。肿物与肺不张、阻塞性肺炎并存时，可呈现横 S 形的 X 线征象；间接征象常见为：由于肿物在气道内生长，可引起气道狭窄，X 线形成局限性肺气肿、肺不张、阻塞性肺炎和继发性肺脓肿的征象。CT 表现为支气管内小结节、管腔狭窄、阻塞、管壁增厚，同时可伴有肺门淋巴结增大及阻塞性肺炎或肺不张，较 X 线胸片更清晰准确。

（2）周边型肺癌：肿瘤发生于段和段以下支气管。早期周边型肺癌直径小于 2cm。肿瘤呈结节状、球形、淡片或网状阴影，肿块周边也具有毛刺、切迹及分叶。结节内可见 1~2mm 透亮小泡。常有胸膜被牵曳，也称胸膜皱缩征。经动态观察肿物可逐渐增大，引流的肺门淋巴结肿大、肺段阻塞性肺炎、胸腔积液、肋骨受侵。CT 表现为肺外周或胸膜下结节或肿块性病变，其内部密度不均匀，可伴有小空泡、小空洞或小点状钙化，其外形为分叶状或星状，边缘不规则有小棘状突起。

（张　力）

618 • 目前肺癌常用的诊断方法有哪些？

目前肺癌误诊和延误诊断的情况较为普遍，北京协和医院李龙芸教授分析肺癌延误诊断大于 3~6 个月为 24.6%，超过 6 个月为 17.8%，超过 12 个月为 13.6%。患者自己延误为 48.4%，市级、地方及区级医院延误诊断均达 34%。门诊临床医生若能熟悉肺癌的各种临床表现，及时进行全面体检、X 线、CT、痰细胞学及支气管镜检查，70%~95% 的肺癌患者可得到确诊；配合一些特殊的实验室检查，明确病理类型、原发肿瘤位置、侵犯范围、转移情况等，将有利于肺癌的分期、治疗方案选择及预后的估计。

临床医生若能熟悉本病各种临床表现，及时进行全面体检、影像学、痰细胞学及支气管镜检查，70%~95% 的肺癌患者可得到确诊。配合一些特殊的实验室检查，明确病理类型、原发肿瘤位置、侵犯范围、转移情况等。将有利于肺癌的分期、治疗方案选择及预后的估计。肺癌的早期诊断是提高治愈率的前提，但目前仍缺乏早期有效的特殊实验诊断方法。

（1）病史和体格检查：凡40岁以上，长期吸烟，患有慢性呼吸道疾病、具有肿瘤家族史及致癌职业接触史者的高危人群，有下述临床表现应考虑除外肺癌，如不明原因的刺激性咳嗽、隐约胸痛、血丝痰；原有慢性肺疾病，近期症状有加重，持续2~3周不愈；肺结核患者经正规抗结核治疗无效，病灶有增大；有非特异性全身性皮肤、神经、内分泌表现者；体检有单侧局限性哮鸣音或湿啰音。

（2）胸部X线检查：X线检查是诊断肺癌最基本的方法。配合支气管体层相、左（右）后斜位体层相及病灶体层相可更明确病灶部位。

（3）胸部CT扫描及磁共振（MRI）：胸部CT具有更高的分辨率，可发现更小和特殊部位的病灶，了解病灶对周围脏器、组织侵犯程度。显示纵隔、肺门淋巴的肿大，有利肺癌的临床分期，但其精确度仅50%。当不能分辨胸内淋巴结或血管阴影时，MRI检查具有一定的分辨意义。但它对肺内病灶分辨率不如CT扫描高。

螺旋式CT连续性扫描速度快，对比介质容积小，可更好地进行图像三维重建，显示直径小于5mm的小结节。中央气管内病变及第6~7级支气管及小血管，明确病灶与周围气道、血管关系。并可根据肿瘤CT值判断肿瘤细胞治疗后灭活的情况。

低剂量螺旋CT（LDCT）可在20~30秒内通过一两次屏气扫描整个胸部，消除了呼吸相不一致的层面不连续，避免了漏诊和重复扫描，减少心脏及大血管搏动产生的伪影，能精确显示肺内小结节的细微结构和边缘特征。LDCT（采用30~50mA管电流）放射剂量小，仅仅是传统CT的1/6，胸部X线片1/10。目前美国ELCAP正在进行临床实验评价螺旋CT对筛查周围型肺癌的作用，初步认为LDCT对肺的检出敏感性高于X线胸片及传统CT。有利于发现早期肺癌。上述高分辨显像设备和电视监测装置下，肺内或纵隔内病灶显像更清楚，定位正确，有利于细针进行肺、肺门和纵隔淋巴结穿刺，取得合适标本，进行病理检查。

（4）痰脱落细胞学检查：痰脱落细胞学检查阳性率可达80%，中心型肺癌阳性率2/3，周边型肺癌为1/3。为提高痰检阳性率，必须得到由气管深处咳出的痰，标本必须新鲜，送检应达6次以上。若配合免疫组织化学阳性率可进一步提高。

（5）支气管镜检查：支气管镜检查是诊断中心型肺癌的主要方法，经活检及刮片阳性率达80%~90%。经支气管镜也可行肺活检（TBLB）、肺泡灌洗等，故对周边型肺癌也有一定的诊断价值。1983年Wang等开展了经支气管针吸活检（TBNA），可通过支气管镜对隆突、纵隔及肺门区淋巴结或肿物进行穿刺活检，有利于肺癌诊断及分期目前新技术有肺成像荧光内镜（laser-induced fluoreaceence endoscope，LIFE）、超声支气管镜和电磁实时支气管镜等。

（6）病理学检查：除经支气管镜直视下采取活检外，也可经皮肺活检（PTNB）、经支镜肺活检（TBLB）、经纵隔镜及电视胸腔镜（VATS）活检、锁骨上肿大淋巴结和胸膜活检、超声引导下行肺病灶或转移灶针吸、活检等，均可取得病变部位组织，进行病理检查，对诊断有决定性意义。必要时，开胸探察也有必要。

（7）核素闪烁显像：骨γ闪烁显像（ECT）可以了解有无骨转移，其敏感性、特异性和准确性分别为91%、88%、89%。若用核素标记促生长素抑制素类似物显像将更有利于SCLC的分期诊断。放射性核素标记的抗CEA抗体静脉注射后的显像，也可提高胸腔内淋巴结转移的检出率。

正电子发射断层显像（PET）可显示被放射性核素标记的具有特殊功能的分子注入人体后，在体内的生理和生化分布，以及随时间的变化，可显示人体内部组织与器官的功能，因此 PET 是生化显像，生化的异常检测能更早期、更准确地反应肿瘤的代谢，且出现于形态学改变之前，有利于肿瘤早期诊断、了解疾病的转移及复发、分期及准确的疗效评定。

（8）肿瘤标志物的检测：迄今尚无一种可靠的血清癌标志物用于诊断或普查肺癌。目前已用于临床测定的如组织多肽抗原（TPA）、癌胚抗原（CEA）、鳞癌抗原（Scc-Ag）、CYFRA21-1 等 NSCLC 的诊断有一定意义。神经特异性烯醇化酶（NSE）、蛙皮素（BN）、肌酸磷酸同工酶 BB（CPK-BB）、胃泌肽（GRPC）等测定对 SCLC 诊断有利。如采用多个指标联合检测，有可能提高检出率，并且癌标志物的检测也可作为肿瘤复发的指标之一。

（张　力）

619 • 痰细胞学检查有哪些方法？

（1）痰常规细胞学检查：自 1930 年以来，常规痰脱落细胞学检查已被广泛用于肺癌的诊断。痰脱落细胞学检查具有简便易行、安全无痛、易被接受、不需昂贵的设备、可进行组织学分型等优点，另外通过定期重复多次的痰细胞学检查可系统观察呼吸道上皮细胞从轻度非典型增生到中、重度非典型增生，直至发展成为浸润癌这一连续的演变过程，能查到用其他方法不易发现的隐性肺癌，是肺癌早期诊断的重要手段之一。在一些国家也将痰脱落细胞学检查作为对高危人群进行肺癌筛查的极为重要的手段之一。痰细胞学检查似乎对中心型早期肺癌的检出意义更大。

（2）痰液基细胞学：传统痰脱落细胞学检查阳性率不高的一个重要因素是制片误差所致。1996 年美国 FDA 批准了改善的制片技术－薄层液基细胞学技术。这是制片技术的重大革新，即通过技术处理去掉图片上的杂质，直接制成观察清晰的薄层涂片，使阅片者更容易观察，其诊断准确性比传统法高。目前有 ThinPrep 检测系统和 AutoCyte Prep 检测系统，二者基本原理类似。将标本放入装有特殊固定液的容器中，然后经过离心、分层等技术使细胞团块松散并与黏性碎片分开，细胞单个分布在样本中。这一步是该系统的关键。此外，痰液基细胞还可用于肺癌易感基因免疫组化染色和（或）抽提 DNA 行肺癌易感基因多态性、甲基化和微卫星病灶检测。痰细胞学自动阅片系统针对常规痰脱落细胞学技术假阴性、假阳性高的问题，细胞学自动阅片系统已经开发并走向市场。

（张　力）

620 • 目前胸部 CT 扫描包括哪些类型？各自的特点有哪些？

目前胸部 CT 扫描包括常规平扫、高分辨 CT、增强 CT、低剂量 CT、螺旋 CT 三维重建、CT 仿真内镜及胸部 CT 扫描的骨窗。①临床上最常用的是胸部 CT 常规平扫，常规选用 7~10mm 层距进行扫描。②高分辨 CT：（HRCT）选用薄的层厚 1.5mm 或 2mm 的层厚进行扫描，可以优化显示肺内微细结构。③增强 CT：静脉快速注入碘对比剂后再做连续扫描，以提高病灶的检出率，也可以清晰显示纵隔内病灶，很好地区别肺动脉扩张和实质性结节或肿块；确定纵隔淋巴结转移。肿瘤在增强后 CT 值迅速增高，增强后的 60~100 秒达到高峰，后逐渐下降，增强与平扫的 CT 差值在 30Hu。④低剂量螺旋 CT（LDCT）可在 20~30 秒内通过一两次屏气扫描整个胸部，消除了呼吸相不一致的层面不连续，避免了漏诊和重复扫描，减少心脏及大血管搏动产生的伪影，能精确显示肺内小结节的细微结构和边缘特征。LDCT（采用 30~50mA 管电流）放射剂量小，仅仅是传统 CT 的 1/6。⑤螺旋式 CT 图像三维重建：螺旋式 CT 连续性扫描速度快，对比介质容积小，可更好地进行图像三维重建，显示直径小于 5mm 的小结节，中央气管内病变及第 6~7 级支气管及小血管，明确病灶与周围气道、血管关系。当采用矢状、冠状和其他非轴位的图像重建，将更有助于检出肿瘤对邻近脏器的侵犯。但螺旋 CT 能否提高纵隔淋巴结转移的诊断，目前还不清。根据肿瘤 CT 值可判断治疗后肿瘤细胞灭活的情况将有助疗效的评定。⑥CT 仿真内镜：与纤维内镜相比，CT 仿真内镜具有安全、无创的特点，能从不同角度和从狭窄或阻塞远端观察病灶，观察到纤维内镜无法达到的隐蔽部位，可提高病变的检出率及有助于肿瘤分期。⑦胸部 CT 扫描的骨窗可以对是否有胸部骨骼的进犯有确诊价值。

　　胸部 CT 扫描对较小的病灶和部分腔内型病灶不能显示。如锁骨上淋巴结肿大等可行淋巴结活检。咯血或病理确诊为鳞癌，但多次胸 CT 无异常，应行支气管镜检查。

（张　力）

621 · 磁共振成像（MRI）在肺癌诊断中的作用有哪些？

　　磁共振成像（MRI）检查对肺内病灶分辨率不如 CT 扫描高。MRI 能发现肺尖部肿瘤、肺不张、肺门肿块及纵隔心包大血管淋巴结受累情况。MRI 有助于区分中央型肺癌及其相伴的肺炎、肺不张等肺实质改变，阻塞后肺炎在 T2 加权像上由于含水量高而呈现高信号，67% 中央型肺癌信号比肺不张低、18% 中央型肿瘤信号比肺不张高，肿瘤趋向于逐渐强化，而肺不张显示快速强化，在 3 分钟后达到峰值。在显示肺尖的解剖关系时，矢状和冠状 MR 图像通常比轴位图像更清楚。MRI 可显示肺上沟瘤，当肿瘤侵犯肺尖外结构时，MRI 的准确性为高，而 CT 检出肿瘤对胸壁的侵犯能力有限，准确性相对差。

（张　力）

622 · 内镜检查是诊断肺癌的主要方法，目前常用检查项目有哪些？

　　目前常用有支气管镜检查、胸腔镜检查和纵隔镜检查。

　　（1）支气管镜检查：是诊断中心型肺癌的主要方法，可以对病灶进行直接活检和刮片阳性率很高。支气管镜下可行肺活检（TBLB）、肺泡灌洗和刷检等，对周边型肺癌也有一定的诊断率。支气管镜检查的主要适应证是胸片上发现异常（包括肺内肿块、结节、反复发作性浸润性病变或不消退的浸润影），痰脱落细胞学检查阴性，或者痰细胞学检查阳性，而胸部影像学检查阴性的可疑肺癌患者。支气管镜检查主要用于早期中心型肺癌的筛查和早诊，并可获得细胞学、组织学检查标本。对于周围型肺癌，可通过支气管肺泡灌洗，或跨支气管壁针吸活检而获得细胞学或组织学标本。对于中心型肺癌，支气管镜检查的阳性率可达 95%，周围型肺癌阳性率可达 50% 左右。

经支气管针吸活检（TBNA），可通过支气管镜对纵隔及肺门区域淋巴结或肿物进行穿刺活检，有利于肺癌诊断及分期。TBNA 配合 EBUS（endoscopic bronchinal ultrasound）诊断肺癌淋巴结转移的阳性率会更高，尤其左侧纵隔病变时，采用 EBUS+纵隔淋巴结活检优于纵隔镜检查。

荧光支气管镜（LIFE）：在 20 世纪初就有人发现，有些组织细胞在一定波长光的照射下可发出荧光，癌组织发出的荧光颜色与正常组织是不同的，并可以由此区别二者。20 世纪 80 年代荧光纤维气管镜的诞生是高分辨率照相机、计算机、支气管镜等多项技术结合的产物。目前荧光支气管镜（LIFE）检查可以发现，原位癌和不典型增生的支气管黏膜对氦-镉激光（波长 442mm）所激发的荧光强度显著低于正常黏膜，这种差别可被多通道光学探头测出，利用 LIFE 可以分辨出支气管黏膜内的原位癌和癌前期病变，以便进行病变部位活检，使原位癌的检出率较传统支镜提高了 50%，有利于发现多个原位癌灶及肺癌浸润范围，更好地选择手术切除范围。Onco-LIFE 将荧光光源及传统内镜白光光源合二为一，能正确发现早期肺癌及癌前病变的自体荧光特性。

以加拿大 BC 肿瘤研究所为主的有关医疗中心 LIFE 系统临床应用资料显示，LIFE 系统对非典型增生细胞和原位癌的诊断比普通的支气管镜要提高 1.5~6.3 倍，而对浸润性肺癌诊断的准确度也比普通的支气管镜要高。与普通支气管镜相比，LIFE 能对普通的支气管镜不能观察到的可疑部位进行定位，取标本，及时做局部处理，从而提高肺癌早期诊断和早期治疗的水平。

（2）胸腔镜：如果胸腔穿刺和胸膜活检不能明确胸膜疾病的病因时，在行开胸活检前，用胸腔镜直视下行脏层或壁层胸膜活检可能会有帮助。胸腔镜也可用来将滑石粉，其他硬化剂或化疗药直接或分散地注入胸膜腔内。恶性胸液患者，大约 1/2 经细胞学和胸膜活检无法诊断明确者通过胸腔镜得到明确诊断。胸腔镜检查具有操作简单、创伤性小、可在局麻条件下进行等优点。

（3）纵隔镜：可用于肺癌的分期，特别是对胸片或 CT 扫描发现有肿大的淋巴结患者。一些医生认为所有肺癌患者均应行有创性分期检查，而另一些认为仅用于影像学上发现有异常淋巴结的患者。纵隔镜检查可用于诊断纵隔肿块或对有淋巴瘤或肉芽肿病变患者行淋巴结取样。禁忌证包括不能耐受全身麻醉；上腔静脉综合征；以往曾行纵隔放射治疗，纵隔镜；正中胸骨切开或气管切开术；主动脉弓动脉瘤，纵隔镜检查应在手术室中全麻条件下进行。纵隔镜通过胸骨上凹切口进入，可接近一些隆突和肺门淋巴结，支气管旁和气管旁淋巴结，以及后上纵隔。并发症发生率<1%，包括出血，喉返神经损伤造成的声带麻痹；胸导管损伤引起的乳糜胸。

（张　力）

623 · 骨 γ 闪烁显像（ECT）在肿瘤骨转移的诊断中的作用怎样？

通过病灶及周围反应性骨组织对^{99m}Tc-MDP 的摄取，确定骨的转移病灶，特别是多发骨转移。其敏感性、特异性和准确性分别为 91%、88%、89%。虽 ^{99m}Tc-MDP 骨显像对肿瘤骨转移的检测有很高的敏感性，但骨显像特异性较差，尤其是对于单发病灶判断有一定困难，^{18}F-FDGPET 能有效地鉴别肿瘤的良、恶性，弥补 ^{99m}Tc-MDP 骨显像特异性的低下，最终以形态学上骨结构的破坏准确。^{99m}TcMDP 骨显像是骨转移瘤探测的首选方法。

（张　力）

624 · 正电子发射断层显像（PET）在肺癌诊断中的作用怎样？

恶性肿瘤细胞的葡萄糖转运蛋白、己糖激酶水平和磷酸化的增加，糖酵解增加，F-氟代脱氧葡萄糖（FDG）摄取也增加。由于肺癌细胞的代谢及增生快于正常细胞，因此对葡萄糖的摄取相对增多，FDG 在肿瘤细胞内迅速积聚，因此 FDG-PET 可作为肺癌的定性诊断，当 FDG 的标准摄入比值 SUV>2.5 即为恶性病变。FDG-PET 显像主要的临床价值是鉴别诊断肺部结节或肿块的良、恶性，而 PET 则可以在形态结构发生以前，通过观察组织葡萄糖代谢的改变而达到早期诊断的目的。

PET（positron emission tomography）是生化显像，符合生理的改变，可做定量分析，因此能更早期、更准确地反应肿瘤的代谢，且出现于形态学改变之前，利于肿瘤早期诊断、了解疾病的转移及复发、分期及准确的疗效评定，而代谢较低的肿瘤类癌、肺泡细胞癌或直径<5mm 病灶易造成假阴性。近年发展的 PET-CT 对广泛期 SCLC 及肺癌转移性病灶的检出是目前最准确的检查工具。

Bury 等 1997 年还用全身 PET 检查对 109 例 NSCLC 患者进行临床分期研究发现，^{18}F-FDG PET 发现远处转移的灵敏度为 100%，特异性为 34%，准确性为 96%，纠正了 34% 的患者的临床分期，并改变 20% 患者的治疗方案。尽管如此，PET 检查仍只为一种代谢显像，其图像的空间和密度分辨率不如 CT。在肺癌诊断中，造成 PET 假阳性的原因主要为活动型肺结核和结节病等，假阴性的原因主要为病变较小（≤10mm）或为细支气管肺泡癌等。所以 PET 必须与 CT 等检查结合综合判断结果，现在已有将 PET 和 CT 结合在一起同时为患者进行检查的机器。

（张　力）

625 · 肺癌相关的肿瘤标志物有哪些？

肿瘤标志物一般指肿瘤细胞合成和释放的生物性物质，或机体对肿瘤组织反应而产生的物质。可存在于体循环中、体腔液中、细胞膜上、细胞质或细胞核中。这些物质，有的不存在于正常人体内只见于胚胎中，有的在肿瘤患者体内含量超过正常人体内含量。通过测定其存在或含量，对于肿瘤的辅助诊断、分析病程、指导治疗、监测复发或转移及判断预后等有重要作用。

一般而言，肿瘤标志物来源于肿瘤细胞的代谢产物、分化紊乱的细胞基因产物、肿瘤细胞坏死崩解释放进入血液循环的物质、肿瘤宿主细胞的细胞反应性产物等。肿瘤标志物对肿瘤的诊断、转移复发、疗效预后判断等有一定意义。肿瘤标志物一定程度上能反映肿瘤的发生及发展。目前与肺癌相关的肿瘤标志物有癌胚抗原（CEA）、组织多肽抗原（TPA）、鳞状细胞癌相关抗原（SCCAg）、细胞角蛋白 21-1 片段（CYFRA21-1）和神经元特异性烯醇化酶（NSE），糖类抗原 125（CA125）、糖类抗原 153（CA153）、糖类抗原 19-9（CA19-9）、糖类抗原 242（CA242）、糖类抗原 50（CA50）、糖类抗原 153（CA153）及 CA724 等。

应该注意，迄今尚无一种可靠的血清癌标志物用于诊断或普查肺癌。目前已用于临床测定的如 CEA、TPA、SSC-Ag、CYFRA21-1、CA125、CA153、CA19-9 等对 NSCLC 的诊断有一定意义。NSE、蛙皮素（BN）、肌酸磷酸同工酶 BB（CPK-BB）、胃泌肽（GRPC）等测定对 SCLC 诊断有利。如采用多个指标联合检测，有可能提高肺癌检出率。

（郭子健）

626. 目前临床上如何划分肿瘤标志物的种类？怎样评价肿瘤标志物？

目前临床上应用的肿瘤标志已有 100 多种。按照肿瘤标志的生化性质及组织来源，可分成以下几类。

（1）肿瘤胚胎抗原标志物：在人胚胎发育过程中，许多蛋白类物质在胚胎期表达，随胎儿的出生而逐渐停止合成和分泌。但在肿瘤状态时，使得机体一些关闭的基因激活，而重新开启并重新产生和分泌这些胚胎期的蛋白。这类胚胎期表达、正常成人不表达，伴随肿瘤发生又重新表达的抗原为胚胎抗原，如 AFP、CEA 等。

（2）肿瘤相关糖类抗原标志物：指肿瘤细胞表面的或肿瘤细胞所分泌的含糖类抗原物质，能够被单克隆抗体识别，故称为糖类抗原（carbohydrateantigen，CA）。糖类抗原标志物产生又可分为三类，分别为高分子黏蛋白类和血型类抗原细胞膜成分异常糖基化形成的抗原，被相应的抗体所识别：①糖基决定簇类：如 CA19-9、CA50、CA724、CA242 等。②黏蛋白类：如 CA153、CA549 等。③糖蛋白类：如 CA125、SCC 等。

（3）激素、酶及蛋白类标志物：正常组织中有表达，但在肿瘤组织中过量表达的抗原，或肿瘤细胞裂解时释放的抗原。当具有分泌激素功能的细胞癌变时，使所分泌的激素量发生异常。常称这类激素为正位激素异常。而正常情况下不能生成激素的那些细胞，转化为肿瘤细胞后所产生的激素称为异位激素异常。①激素类：HCG、HCC、ACTH、GH、proGRP 等。②酶类：PSA、NSE、PAP、PACP 等。③蛋白类：CYFRA211、TPS、细胞角蛋白、免疫球蛋白等。

（4）癌基因及其产物类：如 p53、c-met、k-ras 等；肿瘤标志物的检测可应用于许多方面。目前单纯利用肿瘤标志物对患者进行肿瘤疾病诊断多数做不到，但使用得当在对癌症患者的监测管理等还是十分有用的。结合其他的诊断、治疗手段，肿瘤标志物可用于如下方面：①一般人群中疾病的筛查；②有症状患者的辅助诊断；③临床分期中的辅助手段；④肿瘤体积的指示；⑤有助于选择适宜的治疗；⑥对治疗响应的监测；⑦预后的指示；疾病复发的早期测定。

在临床应用肿瘤标志物时，应注意以下问题：实验室通常根据正常参考值判断结果，多数情况下与临床相一致。当与临床所见相差甚远时，应以临床观察为主，继续进行监测。因为多数肿瘤标志物的正常人血浓度分布和肿瘤患者的分布有重叠，可进行多次检测，以比较被检者在观察期中不同时间，或经临床治疗前后有关肿瘤标志水平的变化。由于肿瘤标志物特异性、敏感性均有限，所以必须与临床患者状况、体征检查、影像学、内镜及超声波等各种诊断手段结果综合分析、判断。通常肿瘤标志物不能作为诊断疾病的唯一依据。

肿瘤标志物很多，应选择针对某一肿瘤的最佳标志物，或从一种肿瘤的多种标志中，选择出几种敏感性及特异性均较满意的标志物进行组合，以此来互相补充，提高诊断的阳性率。所谓最佳组合要求敏感性高、特异性无明显下降，组合项目最少。这样可以提高血清肿瘤标志物检测的有效性，也是当前血清肿瘤标志临床应用的趋势。

（郭子健）

627 • 癌胚抗原的临床意义是什么？

肿瘤患者其 CEA 浓度为中等水平，$5.5 \sim 30.0 \mu g/L$，当病情稍恢复时 CEA 可达到正常水平。恶性肿瘤患者的 CEA 是一个广谱性肿瘤标志物，可在多种肿瘤中表达，可用于肿瘤发展的监测、疗效判断和预后估计。CEA 与肿瘤分期有关，随着肿瘤恶性程度增加，CEA 的表达量增加，阳性率也增加。①辅助恶性肿瘤的诊断。CEA 检测虽然对恶性肿瘤不是一项特异性的肿瘤标志，但结合临床和其他检测项目，仍具有一定的意义。不少恶性肿瘤，特别是胃肠恶性肿瘤、肺癌、乳腺癌等患者血清 CEA 含量可明显升高，如 90% 的乳腺癌患者可见增高，肺癌患者有 70% 左右升高。②有助于对病情和预后的判断。肿瘤患者血清 CEA 含量增高程度与肿瘤转移具有一定的相关性。CEA 的连续随访测定对肿瘤病情判断意义更大。一般在病情好转时，血清 CEA 含量下降，病情发展时则可升高。若 CEA 水平持续不断升高，或其数值超过正常 $5 \sim 6$ 倍者，提示预后不良。③用于治疗监测和预报复发。肿瘤患者血清 CEA 含量增高者，经手术切除、抗癌药物治疗或放疗后病情有好转时，血清 CEA 含量可逐步下降，一般在术后 $7 \sim 30$ 天可恢复至正常水平。当治疗效果不佳时，血清 CEA 含量不但不下降，反而有继续升高趋势。若有肿瘤复发，血清 CEA 值降低后又可再次上升。因此 CEA 测定最好在术前、术后定期进行，作为整个随访内容之一。但在化疗过程中，因肿瘤组织大量坏死，可释放出大量的 CEA 致血清含量暂时性升高，不可认为是疗效不佳，应予注意。④对肿瘤分期和病变程度的判断。血浆 CEA 阳性与肿瘤的分期有关：小细胞肺癌患者病情局限者血浆 CEA 阳性率为 47%，而病变广泛者阳性率达 80%；鳞癌病变局限者阳性率为 50%，有胸外转移者阳性率达 90%。

因此，CEA 含量对肺癌来说作为诊断意义不大。但定期检查，可有助于分析疗效、判断预后、预测复发及转移。CEA 在中晚期肺癌中的阳性率为 76%，肺癌中以腺癌为最高，CEA 对 NSCLC 敏感性较好。CEA 的局限性只在肿瘤的中晚期才有较显著的升高，不只局限于某一类肿瘤，CEA 具有较高的假阳性和假阴性，并不适合用于肿瘤的普查。某些良性疾病也伴 CEA 升高，如吸烟者、溃疡性结肠炎、胰腺炎、结肠息肉。

正常参考值：0~5μg/L。

（郭子健）

628 • 组织多肽抗原的临床意义是什么？

TPA 分子结构和细胞骨架蛋白相类似。增生活跃的细胞，包括正常细胞和癌细胞，均能分泌这种蛋白，因此 TPA 不仅可作为一种肿瘤标志物，也可视为一种细胞增生的指标。TPA 是鳞状上皮细胞的标志物，在基底细胞中无表达；可反映肿瘤患者体内肿瘤细胞的增生及凋亡状况，其中肺癌的阳性率可达 60%。其特点是体现了肿瘤共有的增生特性。

正常人 TPA 阳性检出率仅 1% 左右。非恶性肿瘤患者血清 TPA 的阳性率 14%~35%，以下呼吸道、肝及尿道感染者多见，但往往升高是暂时性的；饮酒者随饮酒量的增加 TPA 阳性率也增加。而恶性肿瘤则是持续性增高，因此，如连续多次检测，常有利于恶性肿瘤与非恶性病变的鉴别。恶性肿瘤 TPA 升高，其阳性率对膀胱癌、肺癌、前列腺癌、乳腺癌、卵巢癌和消化道恶性肿瘤，阳性率为 50%~96%。

TPA 作为一种肿瘤标志，还有以下临床意义：肿瘤患者术前 TPA 增高非常显著者，常提示预后不良；经治疗病情好转后，TPA 量再次升高，提示有肿瘤复发；与 CEA、Cyfra21-1 同时检测可明显提高对肺癌诊断的正确性。由于 TPA 的水平与肿瘤细胞的增生分化相关，如果 TPA 水平降至正常，说明肿瘤治疗有效。急性肝炎、胰腺炎、肺炎和胃肠道疾病也可见到血清中 TPA 升高。

TPA 试验不宜用于肿瘤筛查，因为许多良性疾病，如肝病患者血中 CYK18 也有升高，所以测定结果要结合临床症状和其他检测综合分析。

正常参考值：血清<1.0μg/L。

（郭子健）

629 • 鳞状细胞癌相关抗原的临床意义是什么？

在子宫颈癌、非小细胞肺癌、皮肤癌、头颈部癌、消化道癌、卵巢癌和泌尿道肿瘤中都可见 SCCAg 升高。银屑病、肾功能不全或肺、肝、乳腺的良性疾病患者中，也可出现非特异性升高。早期肿瘤 SCCAg 很少升高，不适用于肿瘤的普查。SCCAg 在小细胞肺癌中并不升高，而在肺鳞癌中常出现异常升高，SCCAg 的检测有助于鉴别小细胞肺癌和非小细胞肺癌，敏感性比 Cyfra21-1 低。

SCCAg 有助于肺癌类型鉴别，能有效监测手术疗效及术后转移或复发，而且与其他肿瘤标志物同时检测，对于鉴别良、恶性疾病有很高的准确率，在肺癌诊断中有重要价值。

据报道 CEA 敏感性高于 SCCAg，但 SCCAg 对鳞癌特异性高于 CEA，SCCAg 仅在 8.5% 的小细胞肺癌和 18% 的其他类型的非小细胞肺癌中可检测到，而 CEA 在 49% 的小细胞肺癌和 55% 的非小细胞肺癌可检测到；吸烟的习惯并不影响血清 SCCAg 水平。SCCAg 含量的增多主要取决于肿瘤细胞的内在特性，其次为肿瘤组织的大小。因而 SCCAg 是更稳定的鳞癌诊断指标，并且在癌变早期有异常升高的趋势。在不典型增生、原位癌阶段中 CEA、NSE 和 CA15-3 三种标志物含量均无改变。在早期浸润癌阶段中 SCCAg 水平显著增高，此时 CEA、CA15-3 无明显改变。表明血清 SCCAg 水平在肺鳞癌癌变时改变比 CEA、CA15-3 出现早，对肺鳞癌早期诊断有一定意义。

临床意义：①子宫颈癌、肺癌、头颈部癌，血清中 SCCAg 升高，其浓度随病期的加重而增高。②肝炎、肝硬化、肺炎、肾衰竭、结核等疾病，SCCAg 也有一定程度的升高。

正常参考值：血清<5μg/L。

（郭子健）

630 • 细胞角蛋白 21-1 片段（Cyfra21-1）的临床意义是什么？

Cyfra21-1 是血清中可溶性细胞角蛋白 19（CK19）的碎片，目前认为是很有意义的肿瘤标志物。CK19 主要分布于单、复层上皮细胞内。当上皮细胞突变时，激活的蛋白酶加速细胞角蛋白的降解，大量 Cyfra21-1 释放入血。免疫组化研究表明，覆盖正常支气管树的单层上皮、肺泡表面及呼吸道上皮来源的肿瘤均有 CK19 表达，但不同组织学类型的癌细胞其 CK19 的表达强度不同，小细胞肺癌最弱、鳞癌最强、腺癌次之，对非小细胞肺癌的诊断有较高的灵敏性和特异性；且不同分期的肺癌阳性率不同，因此各家报道其对肺癌诊断阳性率各不相同，但其对鳞癌和肺癌的阳性率都在 50% 以上；另外其对胰腺癌、胆囊癌也有较高的阳性率。血清中 Cyfra21-1 的含量与肺鳞癌患者的病程呈正相关，根据肺癌的 TNM 分期，Ⅰ~Ⅳ期患者的敏感性分别为 60.0%、88.8%、80% 和 100%。文献报道 46 例初治的Ⅲ期非小细胞肺癌患者血清 Cyfra21-1 总阳性率 58.70%，鳞癌 71.43%、腺癌 38.89%。治疗结束时血清 Cyfra21-1 含量较放疗前显著下降。非小细胞肺癌患者治疗结束时的血清 Cyfra21-1 水平是一个有意义的阴性预后指标，尤其是治疗后血清 Cyfra21-1 含量下降程度的大小对临床判断预后有非常重要的价值。

Cyfra21-1 与 CA19-9 联合对肺癌诊断的敏感性为 76%、特异性为 96%。由于敏感性较低，一般不作为筛选阳性及阳性诊断的工具。但其与瘤块生长趋势有关，所以可与临床评价结合，较准确的测定肿瘤的扩展，作为制定策略的参考，检查疗效及监视复发，对监测鳞状细胞癌治疗中和治疗后的病情变化具有较大价值。

正常参考值：血清<3.5μg/L。

（郭子健）

631 • 神经元特异性烯醇化酶的临床意义是什么？

NSE 是神经母细胞瘤和小细胞肺癌的标志物。小细胞肺癌（SCLC）是一种恶性程度高的神经内分泌系统肿瘤，约占肺癌的 20%。它可表现神经内分泌细胞的特性，有过量的 NSE 表达，比其他肺癌和正常对照高 5~10 倍以上。SCLC 患者血清 NSE 检出的阳性率可高达 65%~100%，目前已公认为 NSE 可作为 SCLC 高特异性、高灵敏性的肿瘤标志物。有报道表明 NSE 水平也与 SCLC 转移程度相关，但与转移的部位无关；NSE 水平与其对治疗的反应性之间也有一个良好的相关性。NSE 在小细胞肺癌中常可见有异常过量的表达，NSE 用于小细胞肺癌患者的疗效观察、复发预测和预后评估，NSE 对小细胞肺癌的敏感度为 80%，特异性为 80%~90%。

神经母细胞瘤也是常见的儿童肿瘤，占 1~14 岁儿童肿瘤的 8%~10%。NSE 作为神经母细胞瘤的标志物，对该病的早期诊断具有较高的临床应用价值。神经母细胞瘤患者的尿中 NSE 水平也有一定升高，治疗后血清 NSE 水平降至正常。血清 NSE 水平的测定对于监测疗效和预报复发均具有重要参考价值，比测定尿液中儿茶酚胺的代谢物更有意义。

临床意义：①可用于鉴别、诊断、监测小细胞肺癌放化疗后的治疗效果。其敏感性为 70% 左右。②治疗有效时 NSE 浓度逐渐降低至正常水平，复发时 NSE 升高，用 NSE 升高来监测复发要比临床确定复发早 4~12 周。③可用于监测神经母细胞瘤的病情变化，评价疗效和预报复发。④神经内分泌细胞肿瘤，如嗜铬细胞瘤、胰岛细胞瘤、甲状腺髓样癌、黑色素瘤、视网膜母细胞瘤等的血清 NSE 也可增高。

NSE 也存在于正常红细胞中，标本溶血会影响测定结果。

正常参考值：0~13μg/L。

（郭子健）

632 • 胃泌素释放肽前体（ProGRP）的临床意义？

小细胞肺癌的癌细胞会分泌具有高度特异性的神经肽，ProGRP 诊断小细胞肺癌具有高灵敏度（最高可达到 86%）和高特异性（肾功能正常情况下，ProGRP 在 150pg/ml 左右对于小细胞肺癌的诊断特异性近 100%）。与 CEA、Cyfra21-1、NSE 及嗜铬粒蛋白 A 等其他肺癌相关肿瘤标志物相比，ProGRP 在释放量、肿瘤特异性及器官特异性都占有优势。由于在发生良性病变及其他癌症（包括非小细胞肺癌在内）时，没有 ProGRP 产生或产生量很少，因此 ProGRP 检测对于鉴别诊断有很大帮助。由于 ProGRP 的释放不依赖于肿瘤分期，所以该标志物可用于高危人群（如吸烟者）的筛查。此外，ProGRP 对于复发癌症的检出灵敏度高达 74%，高于 NSE（32%）及 CEA（56%）的监测表现，成为小细胞肺癌病变进展最明确的指标。由此可见，ProGRP 是一种常见的小细胞肺癌生物学标志物，有重要诊断应用价值。

（张　力）

633 ● 糖类抗原的临床意义是什么？

肿瘤细胞内糖基化过程发生变异，从而导致细胞分泌性或细胞膜上的糖蛋白或糖脂中的糖基序列发生改变，形成了一种和正常糖蛋白不同的特殊抗原，可利用单克隆抗体技术检测这些抗原，结果产生了糖蛋白类抗原。作为新一代的肿瘤标志物，远较酶和激素类标志物敏感、特异，主要包括 CA-125、CA15-3、CA19-9 等。

（1）癌抗原 CA-125：CA-125 是上皮性卵巢癌抗原被单克隆抗体 CA-125 识别的一种糖蛋白。一直是卵巢癌和子宫内膜癌的良好标志物。当卵巢癌复发或转移时，在临床确诊前几个月便可呈现 CA-125 增高。动态观察血清 CA-125 浓度有助于卵巢癌的预后评价和治疗控制，经治疗后若不能恢复至正常范围，应考虑有残存肿瘤的可能。在肺癌、肝癌、消化道肿瘤 CA-125 均有很高比例的表述，而且无性别的区别。

临床意义：①卵巢癌患者血清 CA-125 水平明显升高，阳性率高达 97.1%，良性卵巢瘤阳性率为 23.1%。②手术和化疗有效者 CA-125 水平很快下降。若有复发时，CA-125 升高可先于临床症状之前。③其他非卵巢恶性肿瘤也有一定的阳性率，如乳腺癌 40%、胰腺癌 50%、胃癌 47%、肺癌 44%、结肠直肠癌 32%、其他妇科肿瘤 7%~49%%。④非恶性肿瘤，如子宫内膜异位症、盆腔炎、卵巢囊肿、胰腺炎、肝炎、肝硬化等虽有不同程度升高，但阳性率较低。⑤在胸腹水中发现有 CA-125 升高，羊水中也能检出较高浓度的 CA-125。

正常参考值：0~35U/L。

（2）糖链癌抗原 CA15-3：CA15-3 是由两种单克隆抗体（115-DB 和 DF-3）识别的细胞膜糖蛋白，故被命名为 CA15-3。相对分子质量为 400×10^3，分子结构尚不清楚。CA15-3 存在于多种腺癌内，如乳腺癌、肺腺癌及卵巢癌等，是检测乳腺癌比较重要的抗原。由于血清 CA15-3 由腺体分泌，因而在肺癌不同组织学分型中肺腺癌组血清 CA15-3 阳性率及含量均高于鳞癌和小细胞肺癌组，目前对肺腺癌的检测缺乏较高的敏感度的标志物，血清 CA15-3 有望与其他肺癌肿瘤标志物联合检测，提高肺癌的早期诊断。

在与 CEA 的一项对比研究中，以 <5μg/L 作为血清 CEA 的正常值，以 <20U/ml 作为血清 CA15-3 的正常值，肺癌患者总阳性率分别为 45.1%、62.3%；鳞癌为 20%、50%；腺癌为 65.8%、75%；小细胞肺癌为 25%、50%。血清 CA15-3 在肺癌各分型组的阳性率均高于血清 CEA。

在肺癌的不同分期中，Ⅰ、Ⅱ 期肺癌的血清 CA15-3 阳性率达到 50%，说明血清 CA15-3 可以作为肺癌的早期诊断。肺腺癌临床上以周围型病变为多见，诊断中往往需要有创伤性检查才能明确，此时血清 CA15-3 的检测可以起重要参考作用。在肺癌的不同分期中，血清 CA15-3 检出阳性率和含量均随着期别的增高而增高，可以提示血清 CA15-3 含量的高低可作为预测肺癌患者预后的指标。

在支气管肺癌患者血清 CA15-3 是一个具有较高临床价值的肿瘤标志物，尤其对肺腺癌，其诊断敏感度高于血清 CEA。对那些缺少病理学资料临床高度怀疑肿瘤的患者，血清 CA15-3 有一定的辅助诊断意义。

临床意义：①乳腺癌患者常有 CA15-3 升高，60%~80% 进展期乳腺癌患者 CA15-3 血清水平高于 30U/ml，可用于判断乳腺癌进展与转移，并检测治疗与复发。但在乳腺癌的初期敏感性较低。②其他恶性肿瘤，如肺癌、结肠癌、胰腺癌、卵巢癌、子宫颈癌、原发性肝癌等，也有不同程度的阳性率，应予以鉴别。③肝、胃肠道、肺、乳腺、卵巢等非恶性肿瘤性疾病，阳性率一般低于 10%。④当 CA15-3 大于 100kU/L 时，可能有转移性病变，其含量的变化与治疗结果密切相关。

正常参考值：0~28U/L。

（3）糖链抗原 242（CA242）：CA242 是以人结直肠癌细胞系免疫小鼠获得的单克隆抗体证实的肿瘤相关抗原。CA242 是一个与癌相关的糖链黏蛋白，具有唾液酸化的糖类结构。在正常胰腺、结肠黏膜中存在，但表达低，在胰腺癌、结直肠癌和肺腺癌中表达升高。有报道表明 CA242 对肺癌尤其是肺腺癌有很好的诊断价值。以血清 CA242>15kU/L 为临界值，肺癌诊断的特异性约 93%，肺腺癌敏感性可达 65%。对肺癌合并胸腔积液的患者进行血清及胸腔积液 CA242 浓度的测定，发现肺癌组血清及胸腔积液的 CA242 平均浓度明显高于对照组，尤以肺腺癌组的敏感性最高，分别为 65.7%、66.7%。血清及胸腔积液的 CA242 检测对肺癌合并胸腔积液有诊断意义。对胰腺癌诊断的阳性率可达 74%~79%。对胰腺癌的诊断，敏感性可达 66%~100%，对大肠癌的敏感性也达 60%~72%。但食管癌的 CA242 敏感性仅为 9.09%，表明该项标志物检测不适用于鳞状细胞癌的检测。

正常参考值：0~12U/L。

（4）糖链抗原 19-9（CA19-9）：CA19-9 是结肠癌细胞免疫小鼠所得单克隆抗体 116NS19-9 的抗原。是一种相对分子质量为 $5000×10^3$ 的低聚糖类肿瘤相关抗原，其结构为 Lea 血型抗原物质与唾液酸的结合物。CA19-9 为消化道癌相关抗原，是胰腺癌和结、直肠癌的标志物。但 CA19-9 不是器官特异的，在多种腺癌中升高。

临床意义：①胰腺癌、胆囊癌、胆管壶腹癌时，血清 CA19-9 水平明显升高。胰腺癌患者 85%~95% 为阳性。②肿瘤切除后 CA19-9 浓度会下降；如再上升，则可表示复发。③胃癌阳性率约为 50%，结肠癌阳性率约为 60%，肝癌阳性率约为 64.6%。④急性胰腺炎、胆囊炎、胆汁淤积性胆管炎、肝硬化、肝炎等疾病 CA19-9 也有不同程度升高。

正常参考值：0~37U/L。

（5）糖链抗原 50（CA50）：临床意义：①胰腺癌、结肠癌、直肠癌、胃癌等血清 CA50 升高，特别是胰腺癌患者升高最为明显。②肝癌、肺癌、子宫癌、卵巢癌、肾癌、乳腺癌等也可见 CA50 升高。③溃疡性结肠炎、肝硬化、黑色素瘤、淋巴瘤、自身免疫性疾病等也有 CA50 升高现象。

正常参考值：血清<24U/ml。

（郭子健）

634 • 当前肺癌的诊断标准是什么？

（1）病理学诊断：无明显可确认肺外原发癌灶时，必须符合下列各项之一者，方能确立病理学诊断：①肺手术标本经病理、组织学证实者。②行开胸探查、细针穿刺或经纤支镜所得肺或支气管活检组织标本，经组织学诊断为原发性支气管肺癌者。③锁骨上、颈和腋下淋巴结、胸壁或皮下结节等转移灶活检，组织学符合原发性支气管肺癌，且肺或支气管壁内疑有肺癌存在，临床上又能排除其他器官原发癌者。④尸检发现肺有癌灶，组织学诊断符合原发性支气管肺癌者。

（2）细胞学诊断：痰液、纤支镜毛刷、抽吸、冲洗及刮匙等获得的细胞学标本，显微镜下所见符合肺癌细胞学标准，诊断即可确立。但需注意除外呼吸道及食管癌肿。

（3）临床诊断：符合下列各项之一者，可以确立临床诊断。

1）X线胸片或 CT 见肺部有孤立性结节或肿块阴影，有周围型肺癌特征表现，如分叶、细毛刺状、胸膜牵拉和小空泡征，并在短期内（2~3 个月）逐渐增大，尤其经过短期的药物治疗，可排除非特异性炎性病变，临床上无结核病特征。

2）段性肺炎在短期内（2~3 个月）发展为肺叶不张，或肺叶不张短期内发展为全肺不张者，或在其相应部位的肺根部出现肿块，特别是呈生长性肿块。

3）上述肺部病灶伴远处转移、邻近器官受侵或压迫症状表现者，如邻近骨破坏、肺门和（或）纵隔淋巴结明显增大，短期内发展的腔静脉压迫症。同侧喉返神经麻痹（排除手术创伤后）、臂丛神经、膈神经侵犯等。

（张　力）

635 • 临床上肺癌需要与哪些疾病进行鉴别诊断？

（1）中心型肺癌的鉴别诊断：多数鳞癌及小细胞癌为中心型肺癌。发生于大支气管内的病变也可见支气管内膜结核、支气管腺瘤、转移瘤、支气管内肉芽肿病、淋巴瘤、淀粉样变性、韦氏肉芽肿以及复发性多软骨炎等。

1）支气管内膜结核：支气管内膜结核由于支气管黏膜充血、水肿、溃疡、肉芽组织增生和瘢痕形成，可引起支气管狭窄和阻塞，导致远端炎症和肺不张，常规胸片与肺癌鉴别一般较困难。通常支气管内膜结核不同于肺癌，如病变范围较广，可有多个支气管受累，侵犯的范围较广；支气管常见狭窄和扩张相间；支气管壁增厚主要由于黏膜病变造成，故可见内径狭窄和阻塞，气管外径不增大，局部无肿块；由于结核伴有支气管播散，病变不局限于肺叶或肺段，并可伴发结节性病变和空洞形成；上述特点有可能区别于肺癌。痰涂片、支气管镜检查往往是诊断结核的主要方法。

2）肺门淋巴结结核：胸片表现易与中央型肺癌相混淆。肺门淋巴结结核多见儿童、青少年，多数患者有发热等中度症状，结核菌素试验阳性，抗结核治疗有效。也有个别患者抗结核治疗 3 个月，体温未能得到控制，仍不能否定结核诊断，应积极想法取得组织学病理、细菌学诊断。一般肺癌多见于中年以上成人，有长期吸烟史，病情进展快，呼吸道症状明显，往往痰脱落细胞学检查和支气管镜检查有助于鉴别诊断。

3）气管、支气管良性肿瘤：本组疾病早期常无症状，可存在假性哮喘性哮鸣音或伴有咳嗽、呼吸困难及咯血等。随着支气管内的良性瘤增大，可使支气管部分或完全阻塞，阻塞后可引起反复发作性肺炎、肺不张、阻塞性肺炎等，与中心型肺癌不易鉴别。为进一步证实可行气管体层像及胸部 CT。支气管镜检查可显示肿瘤及病变部位，其特点之一是瘤周黏膜显示正常，肿瘤表面光滑，活检有助于诊断。

4）纵隔肿瘤及囊肿：应与肿块型肺癌鉴别。首先应从肿物所在的部位推测肿瘤的起源和性质，一般上纵隔肿物常见于胸腺肿瘤、主动脉瘤、胸骨后甲状腺。前纵隔为皮样囊肿。中纵隔为心包囊肿、支气管囊肿、恶性淋巴瘤。后纵隔为神经源性肿瘤、脂肪瘤、膈疝及食管病变。

5）纵隔型淋巴瘤：颇似中央型肺癌，但淋巴瘤病灶常为对称性、双侧肺门、纵隔淋巴结肿大，有明显发热等全身症状，而支气管刺激性咳嗽等症状不明显。

（2）周围型肺癌的鉴别诊断：周围型肺癌的影像学检查具有重要作用，影像学检查往往可以提示结节良、恶性的可能性。但由于有些征象在良恶病变中可交叉重叠出现，给诊断的正确性造成困难。其中有意义的有以下几点：①结节或肿块的形态：肺癌结节多数有分叶，良性肿物仅 11.5%呈分叶，且分叶较浅。②边缘特征：肺癌结节多数边缘清楚而不规则，周边毛糙或呈毛刷状。一些生长缓慢、分化较好、低度恶性肿瘤可有此表现，但仅 11.5%良性瘤及肉芽肿炎性病变有上述表现。③结节内部结构：<2cm 肺癌结节密度偏低不均匀。良性结节密度均匀一致。结节内出现弧形、环形、爆米花样、同心圆或普遍均匀的钙化，多数是良性。④支气管及血管受累及的情况：结节邻近的支气管有截断、阻塞等狭窄、管壁局部增厚，及血管受侵犯以恶性可能大。如若呈现结节相邻、支气管扩张与狭窄相间出现，管壁局部无增厚为良性。⑤淋巴结受累以恶性为主。⑥胸膜凹陷征提示为肺癌。⑦CT 值在结节定性诊断中价值不一。早期认为高 CT 值（>164Hz）支持良性病变，近期研究认为利用某一绝对 CT 值作为良恶性结节鉴别标准不可靠，因其受到很多因素的影响。

周边型肺癌应注意与肺脓肿、肺结核球、球型干酪肺炎、炎性假瘤、机化性肺炎、肺肉瘤、肺错构瘤、支气管囊肿、肺动静脉瘤、肺内纤维瘤、畸胎瘤等鉴别。

（3）癌性空洞的鉴别诊断：当癌症空洞继发感染时，有时难与肺脓肿鉴别，肺癌空洞常见于肺鳞癌，癌性空洞一般具有慢性咳嗽，反复咳血痰，发生感染时咳嗽加剧，脓痰增多。空洞往往有特征性表现，如空洞壁较厚，大于 3mm，如大于 15mm 恶性可能性更大；大于 3cm 肿瘤更多见。空洞外壁不规则，或呈分叶状；内缘不光整呈结节状；空洞小时多呈偏心性。空洞大时也可为中心性。注意也有少数癌性空洞呈薄壁空洞，但其内壁有小结节。

原发性肺脓肿起病急，中毒症状严重常有寒战、高热、咳嗽、咳大量脓臭痰，胸 X 线片呈密度均匀的大片炎性阴影，伴有薄壁空洞，壁<3mm，空洞多呈中心性，液平多见，脓肿一般位于上叶后段、下叶背段。在急性期也可呈厚壁空洞，内壁可不规则，与癌性空洞

易发生混淆，但结合上述的其他特点还是可鉴别。

（4）胸腔积液的鉴别诊断

1）结核性渗出性胸膜炎：以青壮年发病居多，多数患者伴有结核中毒症状，如发热、盗汗、乏力等。积液为中等量，肺野内常有结核病灶，胸液呈透明，草黄色，少数为血性（1.5%~2%），老年人血性胸水发生率可达23.8%。胸液腺苷脱氨酶（ADA）、溶菌酶升高有利结核诊断，必要时胸膜活检，阳性率可达30.4%~80%。

肺癌合并胸膜转移颇为常见，易被误认为结核性渗出性胸膜炎。一般癌性胸腔积液患者多数无发热的中毒症状，胸水多数呈血性，生长迅速。胸液中抗酸菌涂片阴性，癌肿阻塞性肺炎引起胸液可呈草黄色，癌肿阻塞性淋巴管引起的胸液为漏出液。肺癌胸膜转移时，胸水癌细胞的阳性率60%，胸膜活检阳性率39%~75%，必要时行支气管镜、胸腔镜或开胸活检。抽胸水后行肺CT非常重要，可发现胸水掩盖的新生物。

2）恶性胸膜间皮瘤：本病诊断有时也较困难，与肺癌胸膜转移不易鉴别。恶性胸膜间皮瘤患者有以下特点：患者有石棉接触史，剧烈胸痛（88.9%），咳嗽、进行性气短，发热及伴恶病质；胸片显示患侧大片状浓密阴影，纵隔向健侧移位不明显，肋间隙明显变狭窄；胸CT扫描能清晰显示恶性间皮瘤病变部位、形态，易于周围型肺癌区别；胸水常为大量血性积液，非常黏稠，易沉，比重较高（1.020~1.028），胸液中可找到间皮瘤细胞。必要时可做胸膜活检或胸腔镜。由于在病理方面上皮型间皮瘤与腺癌不易鉴别，因此应进行组织化学、免疫组化及电镜检查。

（张　力）

636 • 肺癌的 TNM 分期类型有哪些？

主要的 TNM 分期有以下几种：①临床诊断分期（CTNM）：指非手术或非组织学证实者。②外科评价分期（STNM）：指外科开胸探查和（或）活检。③手术后病理分期（PT-NM）：指有完整的切除标本及病理检查结果。④再治分期（RTNM）：治疗失败后再分期。⑤尸检分期（ATNM）：分期依据来自尸检。

肺癌的 TNM 分期标准（表41-4、表41-5）：1996 年 AJCC 和国际抗癌协会 UICC 的分期委员会分别在各自的年会上通过了修订后的肺癌国际分期，1997 年正式公布。NCCN 于 2005 年对肺癌分期及治疗指南又进行了修改，需进一步注意。尤其对Ⅳ期 NSCLC 肺癌分期，又可分两部分，即非孤立性病灶及孤立性病灶。对孤立性肺部病灶按原分期治疗，而对肺外孤立性转移病灶可行切除术，这将有利于患者的生存。对于双侧肺癌的孤立病灶，原分期属 M_1，目前认为可分别按左、右病灶分期进行治疗。

表 41-4　2002 年 AJCC/UICC 肺癌（第 4 版）TNM 分期

原发肿瘤（T）	
Tx	原发肿瘤不能评价；或痰、支气管冲洗液找到癌细胞，但影像学或支气管镜没有可视肿瘤

续　表

T_0	没有原发肿瘤的依据
Tis	原位癌
T_1	癌肿最大直径≤3cm，周围为肺或脏层胸膜所包绕，支气管镜肿瘤没有累及叶支气管近端（即没有累及主支气管）
T_2	肿瘤大小或范围符合以下任何一点
	肿瘤最大直径>3cm
	累及主支气管，但距隆突≥2cm
	累及脏层胸膜
	原发肿瘤扩展到肺门区伴肺不张或阻塞性肺炎，但不累及全肺
T_3	任何大小的肿瘤直接侵犯了下述部位之一者：胸壁（包括上沟瘤）、膈肌、纵隔胸膜、壁层心包；肿瘤位于距隆突 2cm 以内的支气管，但尚未累及隆突；全肺的肺不张或阻塞性炎症
T_4	任何大小的肿瘤已直接侵犯了下述部位之一者：纵隔、心脏、大血管、气管、食管、椎体、隆突；恶性胸水或恶性心包积液，原发肿瘤同一肺叶内出现单个或多个的卫星结节

区域性淋巴结（N）

Nx	区域淋巴结不能评价
N_0	没有区域淋巴结转移
N_1	转移至同侧支气管周围淋巴结和（或）同侧肺门淋巴结
	原发肿瘤直接侵及肺内淋巴结
N_2	转移至同侧纵隔和（或）隆突下淋巴结
N_3	转移至对侧纵隔、对侧肺门淋巴结，同侧或对侧斜角肌或锁骨上淋巴结

远处转移（M）

Mx	远处转移不能评价
M_0	没有远处转移
M_1	有远处转移

注：①任何大小的非常见的表浅肿瘤，只要局限于支气管，即使累及主支气管，也定义为 T_1。②大部分肺癌患者的胸腔积液是由肿瘤引起的，但如果胸腔积液多次细胞学检查未能找到癌细胞，胸腔积液又是非血性和非渗出性的，临床判断该胸腔积液与肿瘤无关，这种类型的胸腔积液不影响分期，心包积液分类相同，同侧胸腔另一肺叶发生肿瘤也属 M_1。③肿瘤跨叶间裂生长、胸膜外被膜表面无肿瘤者，归 T_2。④侵犯膈神经为 T_3。⑤原发肿瘤直接侵犯导致声带麻痹（侵犯喉返神经）、上腔静脉阻塞、气管食管压迫者，定义位 T_4。⑥ T_4 "大血管"包括：主动脉、上腔静脉、肺动脉干、心包内左右肺动脉部分，心包内左右上下肺静脉部分。⑦直接侵犯壁层心包 T_3、脏层心包为 T_4。⑧与原发肿瘤直接侵犯胸膜病灶不连接的壁层和脏层胸膜肿瘤病灶为 T_4；而位于胸壁、膈肌等脏层胸膜之外组织的孤立性结节，而仅在病例（与原发肿瘤不连接者）则定义为 M_1。⑨ T_2 侵犯脏层胸膜包括同时侵犯间皮层和固有浆膜层。⑩直接侵犯肋骨为 T_3。⑪ "卫星结节"定义为原发肿瘤统一叶内另外小结节，指 CT 等影像检查或剖胸术后大体标本肉眼可见的结节，而仅在病理检查时发现者则不称为卫星结节。⑫同叶内组织类型相同的多个肿瘤结节为 T_4。⑬同叶内或不同叶内组织类型不同的多个肿瘤结节，归为多原发肿瘤，各自按 T_{1-4} 分类。⑭ "Pancoast" 肿瘤指肺上沟瘤侵犯臂丛神经下肢 [C_8 和（或）T_1]、交感神经干（包括星状神经节）引起症状群或综合征者。有些位置靠前的上沟瘤可在伴明显局部侵犯、包绕锁骨下血管时，仍较少见神经系统的症状。上沟瘤肿瘤侵犯椎体、椎管、包绕锁骨下血管、明确侵犯臂丛上支（C_8 或更上者）时定义为 T_4，不符合 T_4 者，为 T_3。⑮同时多原发肿瘤的诊断标准（根据 Martini 和 Melamed）：各肿瘤的组织类型不同；或肿瘤组织类型相通、位于不同叶内，但无胸外转移、无纵隔淋巴结转移，无共同引流处淋巴转移（例如上叶和下叶结节者，无叶间淋巴转移）

表 41-5 肺癌分期中 N 的定义

淋巴结分站	解剖标志
N₂ 淋巴结——所有的淋巴结均在纵隔胸膜内	
1~4 站淋巴结为上纵隔淋巴结	
1. 最高纵隔淋巴结	位于头臂（左无名）静脉上缘水平线以上的淋巴结，该水平线指的是静脉升向左侧穿过气管前方中线处
2. 上气管旁淋巴结	位于主动脉弓上缘切线的水平线和第一组淋巴结下缘线之间的淋巴结
3. 血管前和气管后淋巴结	也可称此为 3A 和 3B 组，位于中线的淋巴结列为同侧淋巴结
4. 下气管旁淋巴结	位于气管中线一侧，主动脉弓上缘切线的水平线和上叶支气管上缘处穿过主支气管的延长线之间又包含在纵隔胸膜内的淋巴结，在右侧包括了奇静脉淋巴结，左侧的一边以动脉韧带为界
	从研究出发，有的研究者进一步以奇静脉上缘为界，把下气管旁淋巴结分为 4（上）和 4（下）两个亚组
5、6 站称为主动脉淋巴结	
5. 主动脉淋巴结（主动脉动脉窗）	位于动脉韧带和左肺动脉第一分支且包含在纵隔胸膜内的淋巴结
6. 主动脉旁淋巴结（升主动脉或膈神经）	位于升主动脉和主动脉弓或无名动脉前方、一侧且又在主动脉弓上缘切线水平线以下的淋巴结
7、8、9 站称为下纵隔淋巴结	
7. 隆突下淋巴结	位于隆突下但不包括位于肺内动脉或支气管周围的淋巴结
8. 食管旁淋巴结（低于隆突）	
9. 肺韧带淋巴结	位于肺韧带以内，包括下肺静脉后壁和低位的淋巴结
N₁ 淋巴结——所有的 N₁ 淋巴结均在纵隔胸膜反折远侧，位于脏层胸膜内	
10. 肺门淋巴结	位于纵隔胸膜反折远侧最接近肺叶的淋巴结，右侧包括伴随着与中间段支气管的淋巴结，影像学上，肺门阴影可由肺门和叶间淋巴结共同影构成
11. 叶间淋巴结	位于两叶之间的淋巴结
12. 叶淋巴结	附着于叶支气管远侧的淋巴结
13. 段淋巴结	附着于段支气管的淋巴结
14. 亚段淋巴结	亚段支气管周围的淋巴结

小细胞肺癌的临床分期：2002 年版 AJCC 肺癌分期引用的 27626 例 SCLC 中，Ⅰ、Ⅱ期仅占 12.38%，Ⅲ期和Ⅳ分别占 30% 和 58.1%，绝大部分病例在诊断时已属Ⅲ、Ⅳ期，故 TNM 分期系统在 SCLC 中的预测价值不如 NSCLC 重要。目前 TNM 分期在 SCLC 中主要应用于极少数需要外科切除的早期病例。美国退伍军人医院的肺癌研究组（VALG）制定了一个比较简便的二期方法：局限期（limited disease，LD）和广泛期（extensive disease，ED）。局限期定义为肿瘤局限于一侧胸腔和区域淋巴结包括同侧肺门、纵隔、同侧斜角肌锁骨上和对侧肺门淋巴结，这些区域容易被包括于一个可耐受的放射野里。广泛期定义为超过局限期的病变。根据这个定义，同侧胸腔积液、左喉返神经累及、上腔静脉压迫综合征也属于局限期。显然 VALG 分期的目的是指导临床在制定治疗策略时选择放疗，30 多年来放射治疗技术得到了巨大的发展，放疗已经越来越广泛地应用于 SCLC 治疗中，但 VALG 分期却一直延续下来。另外由于 VALG 的定义不够精确，目前临床对局限期的理解仍存在一部分分歧，主要的争议包括同侧胸腔积液、对策纵隔淋巴结转移、锁骨上淋巴结转移的归属。有的研究者认为对侧纵隔淋巴结应归为 ED，但有的研究者对 LD 的定义更为广泛，包括了对侧纵隔和对策锁骨上淋巴结。有的研究者将Ⅰ~Ⅲ期（除外恶性胸腔积液、心包积液者）定义为局限期。对侧胸腔积液归为 ED，但同侧胸腔积液的分期仍存在争议，有的研究者把同侧胸腔积液、同侧锁骨上淋巴结转移归为 ED，SWOG 的回顾性分析显示只有同侧胸腔积液而无全身转移的患者的生存期与局限期 SCLC 相似。1989 年 LASLC 的分期共识中，LD 包括肺门、同侧对侧纵隔、同侧对侧锁骨上淋巴结区，同时也包括同侧胸腔积液（细胞学阳性或阴性）者，即 TNM 分期中的Ⅰ A~Ⅲ B 期。其分期的主要依据是Ⅳ对侧锁骨淋巴结转移和同侧胸腔积液者的预后与有远处转移者不同，与其他局限期的预后相似。Micke 等对 VALG 和 IASLC 系统的 LD 期定义标准进行研究，VALG 分期系统中，LD 和 ED 期的中位生存期分别为 358 天和 253 天，IASLC 分期则显示 LD 和 ED 的中位生存期分别为 375 天和 208 天。VALG 定义为 ED、IASLC 定义为 LD 者的中位生存期为 291 天，与 VALG 分期为 LD 的差异无显著意义。VALG 定义为 ED、IASLC 定义为 LD 者生存期则于 IASLC 定义为 ED 者。COX 回归多因素分析显示 IASLC 分期为独立的预后影响因子。

NCCN 肿瘤临床指南中局限期包括了对侧纵隔淋巴结、同侧锁骨上淋巴结，而对侧肺门淋巴结、对侧锁骨上淋巴结、恶性心包积液和恶性胸腔积液则归于广泛期。目前国内临床应用的局限期定义为：病变局限于一侧胸腔、纵隔、前斜角及锁骨上淋巴结，但不能有明显的上腔静脉压迫、声带麻痹和胸腔积液。

总之，国际 TNM 分期系统是肿瘤诊断和治疗的"国际通用语言"，1997 年版本肺癌 TNM 分期系统已经被临床接受并得以广泛应用，2002 年版只给予解释，没有修改。但其中存在一些缺陷和一些争议。2007 年 UICC 和 AJCC 的第 7 版修订对这些争议做出了回答。

（张　力）

637 · 肺癌的临床分期是什么？

根据 TNM 分期确立正确的临床分期，临床分期是指导临床治疗的主要依据。具体分期如下（表 41-6）。

表 41-6　2002 年 AJCC/UICC 肺癌（第 4 版）TNM 分期

分期		TNM
隐性肺癌		TxN_0M_0
原位癌 0 期		$TisN_0M_0$
I	I A	$T_1N_0M_0$
	I B	$T_2N_0M_0$
II	II A	$T_1N_1M_0$
	II B	$T_2N_1M_0$
		$T_3N_0M_0$
III	III A	
		$T_3N_1M_0$
		$T_1N_2M_0$
		$T_2N_2M_0$
		$T_3N_2M_0$
	III B	$T_4N_0M_0$
		$T_4N_1M_0$
		$T_4N_2M_0$
		$T_1N_3M_0$
		$T_2N_3M_0$
		$T_3N_3M_0$
		$T_4N_3M_0$
IV		任何 T 任何 N、M_1

注：分期不包括隐性肺癌即 TxN_0M_0

（张　力）

638 • 肺转移瘤的临床特点是什么？

肺转移瘤是指人体任何部位的恶性肿瘤经血循环、淋巴系统和直接浸润转移到肺部的肿瘤，它是恶性肿瘤的晚期表现。肺是恶性肿瘤常见的转移部位，30%～40%的恶性肿瘤发生肺转移，转移发生的频率和数目与患者的病变进展、特定肿瘤的自然病程有关。原发于胸内外的恶性肿瘤可通过四条途径转移至肺部：血行转移、淋巴转移、直接侵犯和气管内转移。

（1）血行转移：肿瘤有诱导新生血管形成的能力，这一复杂过程的后果是肿瘤以单细胞或细胞团聚集并侵入血管间隙。一旦进入静脉，癌细胞可在肺毛细血管中以微癌栓形式被动停止活动，或者主动黏附并侵入肺毛细血管内皮细胞。进入肺循环中的肿瘤细胞的结局，取决于肿瘤起源的血管生成因素和抗血管生成因素之间的平衡，肿瘤相关因素和肺内皮相关因素共同决定了肿瘤是否产生肺转移的趋势。有较高频率通过血源性转移到肺的肿瘤有：软组织和骨起源的肉瘤，以及某些肿瘤如肾癌、妊娠期滋养层肿瘤、甲状腺癌、乳腺癌和肺癌。

（2）淋巴道转移：恶性细胞可通过 2 个常见的淋巴道途径发生转移。广泛的淋巴结转移是癌细胞进入较大淋巴道然后到胸导管、上腔静脉和肺血管床。胚细胞肿瘤，尤其是睾丸肿瘤通过这条路径有特异性较高的肺转移率。另外，进入肺淋巴管的恶性细胞还可逆行至纵隔和肺门淋巴结，产生癌性淋巴管炎的临床综合征，这种状况常见于淋巴瘤、肺癌和乳腺癌。

（3）直接侵犯：起源于胸壁（主要是软组织肉瘤）、纵隔（主要是食管癌或原发性纵隔肿瘤如胸腺瘤、淋巴瘤和胚细胞瘤）、腹腔内脏肿瘤（尤其是贲门癌和肝癌）、后腹膜肉瘤等可直接侵犯肺部。

（4）气管内转移：长期以来人们认为：起源于上气道-消化道（头、颈、喉、食管上部和气道）的肿瘤能够从气道一处直接种植到另一处，但对这种说法现存在争论。

（张　力）

639 • 转移瘤有哪些临床表现？

（1）症状：肺转移癌可产生多种症状。转移至气道黏膜可出现咳嗽、咯血；阻塞气道发生喘鸣、阻塞性肺炎、叶或段肺不张及呼吸困难。气道转移最常见于乳腺癌、黑色素瘤和其他通过血源性播散的肿瘤，单纯气道转移而无肺实质的转移十分罕见。通过血道或淋巴道转移到肺实质的肿瘤往往无症状，只有当病变严重时才出现呼吸困难、胸部紧束感、咳嗽，侵及胸膜时有胸痛和胸腔积液。原发于纵隔的肺转移癌经常出现纵隔肿瘤的症状，如胸部受压或紧束感，喉返神经受侵引起声嘶，上腔静脉受压产生颈面部和上肢充血水肿，气道和食管被压出现吞咽困难、喘憋，心包填塞产生胸痛及胸闷等。

（2）体征：对怀疑有肿瘤肺转移者进行详尽的物理检查十分重要，它可以判断肿瘤的原发部位，获取组织标本，对潜在性转移灶如淋巴结和其他部位的转移作出诊断。胸腔积液、心包积液、部分或整个气道阻塞的表现对临床大有帮助；上腔静脉梗阻综合征往往是在物理检查基础上的临床诊断；直接或间接喉镜检查能显示或证实声带麻痹，声音嘶哑的患者说明有原发肿瘤肺转移。对肿瘤肺转移者的检查还应包括直肠指检、骨盆和乳房的详细检查。

（3）胸部 X 线评价：临床表现各异的肺转移瘤在胸片上可出现多种异常，如粟粒微小结节、多发结节团块、胸腔积液、肺实质肿块、肿块内空洞、阻塞性肺炎、叶、段肺不张、肺门和纵隔肿块等。淋巴管转移出现特征性从肺门和纵隔肿大淋巴结向外周放射的线条状肺间质纹理，淋巴瘤样转移最常出现小结节改变、淋巴管转移改变，或者二者都出现。肺实质转移表现为边缘光滑境界清楚的结节或肿块、含空洞肿块、偶见有钙化肿块。气胸是肺转移罕见征象，应与肺内良性肿块和嗜酸性肉芽肿鉴别。

（4）胸部 CT：肺转移癌在 CT 图像上能有多种表现，大部分无特异性，最常见的是大小不等的球形病灶。尸检发现，82%～92%的肺转移瘤位于肺的周边。肺转移瘤往往被认为是边缘光滑、与周围组织分界清楚的结节，但实际上肺转移瘤也能侵入周围间质和肺泡腔导致肺实质破坏；尸检结果证明，仅有 40%的肺转移瘤在高分辨 CT 下有边界清楚影像；原发瘤的组织学类型与 CT 表现存在某种相关。如肝癌肺转移表现为分界清楚、周围光滑的结节影；而鳞癌和腺癌及化疗后肺转移瘤表现为边界不清的不规则结节。肺出血能产生毛玻璃样或模糊的边缘，影响肺转移结节的形状，但这种改变并非特异性的，在免疫抑制患者出现肺部感染时也有这种现象。转移性血管肉瘤和绒癌由于微血管的破裂，出现绒毛状边缘和周围磨玻璃样的改变。结节内钙化一般出现在肉芽肿和错构瘤等良性病变中；然而，偏心性高密度和多中心钙化最常见于转移性骨肉瘤和软骨肉瘤；腺癌肺转移罕见钙化。肺转移结节中 4%出现空洞，其中 70%与鳞癌有关；转移性肉瘤也能引起空洞；气胸是相对常见的并发症。转移性腺癌易引起癌性淋巴管浸润，使呼吸功能障碍产生呼吸困难。癌性淋巴管浸润在胸片上表现为非特异性索条状或结节状病变，同时伴有肺门或纵隔淋巴结肿大和胸腔积液，CT 对判断癌性淋巴管浸润的准确性高于胸片，特征性的改变是肺叶间隔和胸膜下间质增厚。胸膜转移大多与血源性转移有关，但胸壁的直接浸润也能引起，CT 最常见的表现是不规则的胸膜增厚和胸膜结节，伴或不伴胸腔积液。

（张　力）

640 • 肺错构瘤是一种什么样的肿瘤？

肺错构瘤是肺正常组织的不正常组合所构成的瘤样畸形，其构成成分可以是量的异常、排列异常、分化程度的异常，或三者均存在。错构瘤是最常见的良性肿瘤，多数学者认为错构瘤并非真性肿瘤，为后先天性畸形。在胚胎时期气管和肺的始基定向发育阶段，由于某些因素导致部分始基细胞脱离了正常发育过程，脱落、倒转、生长错乱进而被正常组织包绕形成肿瘤样畸形。20 世纪 80 年代有些学者通过电镜及组织化学检查，认为错构瘤起源于支气管壁的结缔组织，由其中未分化的多潜能组织细胞分化发展而形成的真性肿瘤。肺错构瘤病理可分两种类型：一类以软骨为主上被覆纤毛柱状上皮的裂隙。另一类以结缔组织为主上被覆立方上皮的间隙和囊腔。肿瘤可发生钙化，发生率报道不一，在 3%～84%之间。钙化多位于中心，分布均匀，钙化结构类似爆米花样或核桃肉样。

本病男性多于女性，男女之比为（2～3）：1，以成年人为主，平均年龄约为 40 岁。肺错构瘤生长缓慢，病程长。一般无症状，多在体检时胸片发现病灶。位于叶或主支气管的肿瘤，临床表现多为反复肺部感染。少数患者因病灶位于支气管内而刺激局部黏膜或阻塞支气管引起感染，可有咳嗽、咳痰、咯血、胸痛、发热等症状。患者可因肺部化脓症而就诊。气管内肿瘤可有喘鸣，当瘤体占气管腔内径 2/3 面积以上时，临床上可有严重呼吸困难和发绀，这类肿瘤根部多有一细蒂与气管壁相连，呼吸困难症状可因体位变化而加重。

本病病变位于肺周边胸膜下，圆形或椭圆形，有分叶，密度均匀，边界清楚、光滑，周围无肺组织。少数肿瘤组成成分脂肪组织较多者，肿块内可见低密度区；部分肿块有分叶，边缘可见多发小结节，有的可见片状钙化，典型者呈"爆米花"状。CT 显示肿块有浅分叶，边界清，无毛刺。约 50% 病例可显示脂肪，且无钙化。

肺错构瘤诊断主要依据影像学检查，肿块直径 0.5~12cm，多在 4cm 以下。边缘光滑，病变中心有钙化。薄层平扫或高分辨 CT 扫描诊断率可达 50%。其生长缓慢，位于支气管、气管内的错构瘤经纤支镜检查可直接看到，肿瘤质地硬钳夹组织较困难，但应尽力取得病理学证据，以利鉴别诊断。有报道对周边型的错构瘤经皮肺活检可得到病理诊断。

肺错构瘤很少恶变，文献上仅见少数恶性错构瘤的个案报道，但由于肺错构瘤有时与肺癌在鉴别诊断上存在困难，因此原则上发现肿块后应及时进行手术治疗，特别是对年龄超过 40 岁者，手术更应持积极态度。由于肿瘤与周围正常肺组织有明确界限，很易摘除，可行单纯肿瘤摘除术。如术中发现诊断有疑点，可行楔形切除作病理冰冻切片，有病理诊断后再扩大手术切除范围。经手术切除预后良好，无复发和转移的报道。对气管、支气管腔内的肿瘤，可切开气管、支气管摘除肿瘤，如远端肺组织因反复感染已发生不可逆性改变者应作肺叶或全肺切除。

（张　力）

641 • 什么是炎性假瘤?

肺炎性假瘤是一种由某些非特异性炎症所致的肺内肿瘤样病变，并非真正肿瘤。世界卫生组织（WHO），肿瘤国际组织分类方法将这类肿瘤归在肺良性肿瘤中，称为类肿瘤样病变。炎性假瘤的发病率在肺良性肿瘤中仅次于肺错构瘤。1980 年丁嘉安等报道 62 例肺良性肿瘤，错构瘤占 27.4%，炎性假瘤为 25.8%，两者无明显差别。

本病的病因为各种非特异性肺部炎症的慢性化而形成机化性肺炎，进而局限化形成瘤样肿块。特别是大量抗生素的应用，削弱了人体对病原菌的炎性反应，降低了机体纤维蛋白溶解酶的作用，使结缔组织增生，从而形成瘤样肿块。另外某些肺部病毒感染亦可形成炎性假瘤。究竟哪些原因使肺炎转化为炎性假瘤，至今仍不甚清楚。有的学者认为假瘤形成可能与机体的免疫功能有关，亦有人认为可能是一种过敏反应。

本病常为单个孤立性病灶，呈球形或椭圆形，直径 3cm 左右。肿块中等硬度，有包膜，与周围正常组织分界清楚。切面呈灰白或灰黄色，细胞成分为多种细胞组成的肉芽样结构。其病理组织学表现复杂，含多种炎性细胞和间质细胞，包括浆细胞、淋巴细胞、黄色瘤细胞、肥大细胞、组织细胞、成纤维细胞及结缔组织等，并有许多血管成分，不同病例或同一病例的不同部位，组织结构和细胞成分有很大差异。一般可分为四种类型：①以肺泡上皮增生为主的乳头状增生型；②组织细胞和成纤维细胞增生为主型；③以血管和上皮乳头状增生为主的血管瘤样型；④以浆细胞增生为主的淋巴瘤样型。据主要的细胞类型对炎性假瘤曾有多种名称如浆细胞瘤、组织细胞瘤、肥大细胞肉芽肿、硬化性血管瘤等。

本病可发生于任何年龄，男女性别无明显差异。50%以上患者无症状，仅在 X 线检时发现病变。部分病例有呼吸道感染病史，患者可有呼吸道感染症状，如咳嗽、咳痰、痰中带血等，病程可数日至数年。X 线检查常表现为密度较低而均匀、边缘清楚、轮廓完整的球形阴影。可发生在任何肺叶，多位于肺外周，常累及胸膜。

由于本病临床症状和影像等缺乏特征，如病史上有明显肺部感染史，有时可能在术前做出初步诊断。对病变较大的外周病灶，可经胸壁针吸活检辅助诊断，炎性假瘤可缓慢生长增大，多数与肺癌及其他肺部肿瘤鉴别有困难，最后确诊有待术后病理检查证实。

由于肺炎性假瘤在临床上很难与肺癌相鉴别，药物治疗无效，故发现后宜及时开胸探查。手术原则是尽可能保留正常肺组织的前提下切除病灶，位于肺表浅且病灶较小者可做楔形切除，切除后应作冰冻病理切片检查以肯定诊断。如位置较深则应作肺叶切除术。手术切除后预后良好，很少有复发现象。

（张　力）

642 • 什么是胸膜间皮瘤？胸膜间皮瘤有哪些临床表现？

胸膜间皮瘤（pleural mesothelioma）是原发于胸膜间皮组织或胸膜下间质组织的一种少见的肿瘤，按细胞类型、病变范围和恶性程度，分为局限性纤维性间皮瘤（即良性间皮瘤）和弥漫性恶性间皮瘤。按 X 线表现弥漫性恶性胸膜间皮瘤又可分为三型：胸腔积液型，不规则胸膜增厚型和孤立肿块型。

（1）局限性胸膜间皮瘤：局限性胸膜间皮瘤很少见，可见于男女两性中任何年龄组，一般多见于 40～50 岁。早期可无明显的症状，常常在胸部 X 线检查时才发现，当肿瘤增大时或出现胸腔积液时可有胸部疼痛、气短、咳嗽、乏力、消瘦发热等症状。但个别患者可有关节疼痛。杵状指及低血糖的表现。

局限性胸膜间皮瘤通常起源于脏层胸膜或叶间胸膜，多为单发，呈圆形或卵圆形，坚实灰黄色的结节，表面光滑，有轻度的分叶，有包膜。结节大小不等，小的直径约数厘米，大的可占据整个胸腔。结节通常生长缓慢。

胸部 X 线片可显示肿瘤呈球形或半球形阴影，密度均匀，边缘清楚，有时可见轻度的分叶。如果局限性胸膜间皮瘤发生于叶间胸膜，则易误诊为包裹性胸腔积液、肺结核瘤、肺癌或纵隔肿瘤等。大多数患者需要在开胸切除后做病理检查后才能确诊。手术治疗为首选方法。

（2）弥漫性恶性间皮瘤：弥漫性恶性间皮瘤虽为一种相对罕见的肿瘤，但其发生率在增加。20 世纪 70 年代，美国每年约有 500 例间皮瘤发生，目前每年约有 2000 例。近来认为恶性胸膜间皮瘤与接触石棉有关，但国内文献报道，胸膜间皮瘤与石棉接触史有关的病例少见。

1）病理特征：早期阶段，恶性间皮瘤大体上表现为多发性灰色或白色的颗粒感，结节状或在正常或不透明的脏层或壁层胸膜上形成薄片状。随着肿瘤的进一步进展，胸膜逐渐变厚，并出现结节，肿瘤向各方向生长并行成一个包围肺的连续层，并使半个胸腔收缩。晚期阶段，膈肌、肝、心包，对侧胸膜和其他纵隔结构也能累及。50%的患者尸检时可发现血行播散性转移，但在临床上常不能发现。

镜下恶性间皮瘤可特征性地表现为单一肿瘤内的显著的结构异常，或者不同肿瘤的肿物有一相似的大体改变。组织学上，恶性间皮瘤，分类为上皮型，间叶型或混合型。在上皮型中，新生物细胞表现为各种类型的上皮细胞样排列，例如乳头状、管状、管状乳头状、索条状和纸片状。间叶型类似于纺锤-细胞肉瘤，在这种类型中细胞如同纺锤形成平行排列，有卵圆形或拉长的细胞核，并有发育很好核仁。混合型组织具有上皮型和间叶型两者的特征。

这三种组织类型的发生率据不同的病例有所不同。据 819 例文献复习，50%为上皮型，34%为混合型，16%为间叶型。但如仔细的复习该病理材料，则 100%为混合型。

2）临床表现：患弥漫性恶性间皮瘤患者的平均年龄为 60 岁，大部分为 40~70 岁，最常见的表现为胸痛和呼吸困难。胸痛常为单侧，常常放射到上腹部或肩部，这与膈肌受累有关。59%的患者在出现症状的同时，可有大量胸腔积液。这些有胸腔积液的患者比无胸腔积液的患者，呼吸困难更为明显。但是无胸腔积液的患者倾向于有严重的胸痛，体重下降和发热，并伴有肿瘤存在的证据。总之约 25%的患者有发热和多汗。偶然患者可有间断的低血糖或增生型肺性骨关节病。

临床表现部分与间皮瘤的病理有关（即上皮型或间叶型）上皮型和混合间叶型常伴有大量的胸腔积液，间叶型间皮瘤通常只有少量或无胸腔积液。上皮型肿瘤的患者易发生锁骨上或腋下淋巴结转移，并易扩展到心包膜，对侧胸膜和腹膜。远处转移在间叶型中常见。

胸像常表现为胸膜腔积液，并常占据 50%以上的单侧胸腔。约 1/3 的患者在对侧胸腔可有胸膜斑存在。随着疾病的进展，肿瘤可包裹同侧肺，因而纵隔也可向肿瘤侧移位，累及的单侧胸腔可发生收缩。疾病晚期，胸像可示纵隔增宽，因心包膜受侵心影可增大，肋骨有软组织破坏。

CT 对恶性间皮瘤的诊断相当有帮助，因为 CT 在这些病例中表现很有特点，在胸部平片上因有胸腔积液存在，可掩盖胸膜病变。CT 扫描能显示：胸膜增厚并伴有不规则，常呈结节状的内缘，因而有助于发现间皮瘤与其他类型的胸膜增厚，肺间隙常常增厚，由于纤维化、肿瘤和液体存在等原因。此外，还可表现为结节状，由于肿瘤浸润。CT 也能显示肺内结节，这在胸部 X 线平片上常不能显示。

3）胸腔积液的实验室检查：间皮瘤的胸腔积液为一种渗出液。约一半患者，这种渗出液为血清液状。如果肿瘤相当大，那么胸腔积液的葡萄糖水平和 pH 会减少。葡萄糖水平或 pH 水平与存活时间有着显著的相关关系。水平越低，存活时间越短。胸腔积液中通常有细胞存在，包括正常的间皮细胞分化和未分化的恶性间皮细胞，各种数量的淋巴细胞和中性粒细胞。胸腔积液的细胞学检查能提示恶性间皮瘤的诊断，但较少见，如果发现，则能诊断。

（张　力）

643 • 临床上如何诊断弥漫性恶性间皮瘤？

临床上弥漫性恶性胸膜间皮瘤的诊断常常很困难，易误诊为包裹性胸腔积液、肺良性肿瘤、肺癌、结核性胸膜炎等。尤其胸腔积液型恶性胸膜间皮瘤。临床上如有发热、胸痛等，更易误诊为结核性胸膜炎。所以如果有的病例在诊断结核性胸膜炎之后，如出现下列情况：①抗结核治疗后患者一般情况未见改善反而恶化，乏力，消瘦明显，胸部出现疼痛。②胸腔穿刺多次，经抽胸腔积液，胸腔内注射药物后，胸痛不但不缓解，反而进行性加重。通常结核性胸膜炎治疗后胸痛应逐渐减轻。③胸腔穿刺处出现包块，有明显触痛，就需要重新分析症状与体征，做出正确诊断。

弥漫性胸膜间皮瘤发病初可无症状或症状很轻微，随着病情进展可出现各种常见症状，如胸痛，呼吸困难，咳嗽，乏力及体重下降，其中胸痛是最显著的症状。有些患者可有低热（通常小于 38.3℃左右），个别患者可出现低血糖的表现及吞咽困难，声嘶等。

本病最常见的胸部 X 线表现为单侧胸腔积液，但是随病情进展，胸腔积液可减少或消失。有时抽胸腔积液后胸腔内注气，摄侧卧位胸像，可显示增厚的胸膜或结节，胸膜增厚偶可达 2~3cm。

所以对任何患渗出性胸膜腔积液的患者，都应该考虑到恶性胸膜间皮瘤的可能性，尤其患者有石棉接触史时。胸部 CT 能提示这一诊断。虽然细胞涂片和针刺活检均有助于诊断恶性胸腔积液，但是有时不能区别转移性腺癌或间皮瘤。

如果患者有皮肤的结节或包块，这些结节或包块应做活检以得到确切的诊断。如果上述检查仍然得不到明确的结果，而临床上仍然怀疑有胸膜间皮瘤的可能性，则诊断恶性间皮瘤需作胸膜腔镜或开胸。以上两种方法中的任何一种，都应在不同的部位作多次活检，以得到不同的标本，因为单一肿瘤在内镜下的特征可为多变的，尽管大体上肿块看上去是一致的。

（1）胸腔镜检查：大约 90%的患者可用胸腔镜诊断胸膜间皮瘤。胸腔镜对间皮瘤的诊断率为 90%~98%，如结合其他方法可接近 100%。尤为重要的是，如果要鉴别转移性恶性肿瘤和间皮瘤，是作胸腔镜检查的重要指征。

间皮瘤的胸腔镜表现相当多变，从特征的改变到非特异性的损伤，都可存在。主要有以下五种表现：①结节或肿块，范围 5~10cm 占 49%；②融合成葡萄样的结节病变，为最特异的表现占 13%；③局限性胸膜增厚，边界清楚，局部抬高的血管稀疏区，占 11%；④恶性的胸膜斑胸膜炎，伴有结节或肿块，34%；⑤非特异炎症表现，包括细小肉芽肿，充血多血管或局部增厚，占 7%。

（2）其他检查：现在三项技术已被采用，用于确诊间皮瘤。这三项技术是组织化学染色（PAS）、单克隆抗体的免疫氧化酶和电子显微镜。

PAS 染色是一项最可靠的组织化学方法，有利于腺癌与胸膜间皮瘤的鉴别诊断。

免疫组织研究使用单克隆抗体也有利于从胸膜间皮瘤中区分腺癌。腺癌（而不是间皮瘤），用单克隆抗体可有阳性染色，单克隆抗体直接与癌胚抗原作用。相反，间皮瘤，（而不是腺癌）只是对间皮瘤抗原产生单克隆抗体阳性。

电镜也有利于鉴别间皮瘤和转移性腺癌。间皮瘤的超微结构，尤其是分化较好的上皮型，具有独特的表现，最有助于诊断。

由于胸膜间皮瘤的病理组织类型可与其他肿瘤类似，如果临床上无明显石棉接触史或不除外其他原发肿瘤时，病理学只能作出"可能是间皮瘤"的诊断。尤其在有淋巴结转移时，其细胞形态可类似腺癌。但间皮瘤细胞空泡内含透明质酸，可被阿尔新蓝（alcian blue）染色，而不被黏蛋白卡红（mucicarmine）所染，据此可鉴别。

为提高对弥漫性恶性胸膜间皮瘤的诊断水平，以下临床表现或 X 线征象应想到此病的可能性：①胸腔积液伴有显著的胸痛或骨关节疼痛，发热，低血糖症，贫血等。②胸腔积液抽出后又迅速增长，或逐渐出现明显的胸膜增厚，穿刺部位出现皮下结节。③胸部 X 线表现为胸膜孤立性肿块；多发性胸膜分叶状肿块；胸腔积液减少后出现显著的胸膜增厚，尤其肺尖出现胸膜增厚；肋骨受侵蚀破坏。

对于这些患者应积极做胸膜活检及胸腔积液的细胞学检查。CT 可正确判断胸膜间皮瘤的范围，对间皮瘤的形态，胸膜增厚及胸膜结节的大小显示很清楚。疑有骨转移时可做骨 γ 显像。

（张　力）

644 • 临床上胸膜间皮瘤需要与哪些疾病作鉴别诊断？

（1）胸腔积液和肺部阴影的鉴别诊断：间皮瘤在鉴别诊断方面首先遇到的问题是胸腔积液和肺部阴影。需要确定的是：是否存在胸膜病变？肺部阴影来自肺内还是胸膜？胸腔积液的性质？良性还是恶性胸腔积液？胸腔积液和胸膜结节或肿块的最终诊断是什么？有些问题不难回答，如确定病变是在肺内还是胸膜，实性包块还是包裹性积液。对于大部分胸腔积液和胸膜包块，临床上并没有太大困难作出诊断。然而，胸膜疾病，特别是胸腔积液的诊断对于呼吸科医师却依然是一个挑战。引起胸腔积液的原因非常之多。通常，通过诊断性胸腔积液了解胸液为漏出液还是渗出液。如果胸腔积液为漏出液，应将重点治疗相应的全身疾病。如果为渗出液，应对胸液作进一步的分析，如 pH、细胞分类、细胞病理学、葡萄糖、淀粉酶及病原学检查（结核菌和细菌等）。下一步诊断措施应考虑胸膜活检。如果诊断还不清楚，应注意有无肺血栓栓塞的可能。肺血栓栓塞是胸腔积液鉴别诊断中常容易忽视的一个疾病。

（2）结核性胸膜炎：结核性胸膜炎是胸腔积液的常见原因之一。有不少间皮瘤患者被考虑为结核病而给予抗结核治疗。但临床上出现以下情况时，需要对诊断重新评价。①抗结核治疗后患者一般情况未见好转反而恶化，乏力、消瘦明显，胸部出现疼痛。②胸腔穿刺多次，胸腔内注射药物后，胸痛不但不缓解、反而进行性加重，通常进行性加重。③胸腔穿刺处出现包块，有明显触痛。PPD 皮肤试验和胸液腺苷酶（ADA）检查，如果 PPD 阳性，ADA>45U/L，可考虑结核感染的可能性并考虑给予试验性抗结核治疗，否则可以随访观察。对于诊断确实困难者，应考虑胸腔镜检查。

（3）间皮增生的鉴别：间皮细胞的反应性增生有时与间皮瘤在形态上难以区分。间皮细胞增生可导致形态上的异常，如单一或复杂的乳头状突起，胸膜表面间皮细胞聚集，有时还有有丝分裂相、不典型细胞增生、成簇间皮细胞陷夹于纤维组织。事实上，可能与体内其他部位上皮的癌前病变相似，间皮的不典型增生或许代表了一种癌前病变。良性增生性间皮细胞与恶性间皮细胞可通过一些特殊染色帮助鉴别。如：bcl-2、p53、P-170 糖蛋白和 PDGF-R 的β链。例如：在 5 项研究报道中，p53 在间皮瘤的阳性率在 25%～85% 不等，但在 113 例良性间皮增生中均为阴性。又如，大约有一半的间皮瘤 PDGF-R 阳性，在 35 例反应性间皮细胞中却均为阴性。其他方法，如染色体分析、DNA 含量分析、核仁组织导体区域（AgNOR）定量测定、增生细胞核抗原（PCNA）定量测定和核质比分析等也有助于鉴别分析。对于良性间皮增生的病例，需要随访其变化。

（4）与腺癌的鉴别诊断：间皮瘤与其他转移性恶性肿瘤常难区分。上皮型间皮瘤需要和胸膜转移性肺腺癌相区分。①显微镜下检查：间皮瘤可见到上皮样瘤细胞和梭形瘤细胞同时存在，如果发现这两种成分相互移行过渡现象，则有助于间皮瘤的诊断。腺癌无此特征。②组织化学：间皮瘤细胞能产生高酸性黏液物质如透明质酸、用奥辛蓝及 HaLe 胶体铁染色阳性；而 65%～70% 肺腺癌细胞内含有中性或弱酸性黏液物质，PAS 及黏液卡红染色阳性。③免疫组织化学染色：有许多标志物被研究，单用一个指标并不可靠，需要多项指标同时检查。上皮膜抗原（EMA）在间皮瘤和腺癌均为阳性，但在增生间皮为阴性。肉瘤型间皮瘤和肉瘤型癌的鉴别很困难。血管肉瘤可有血管标志物阳性，平滑肌肉瘤有一些肌肉标志物阳性（肌动蛋白）。通常肉瘤样癌的糖蛋白奥辛蓝染色阴性。④电镜：间皮瘤细胞表面有无数细长微绒毛，而腺癌细胞微绒毛少且短粗直。

（5）胸膜局限性纤维性瘤：在过去被称为局限性或良性间皮瘤，临床上很少见。与石棉接触没有关系，手术切除后预后良好。肿瘤被浆膜很好地覆盖和局限。在显微镜下，可见低分化梭形细胞瘤。免疫细胞化学染色对波形蛋白和肌动蛋白阳性，但对细胞角蛋白和上皮膜抗原阴性。

（张　力）

645 • 恶性胸膜间皮瘤的治疗方法有哪些？

恶性胸膜间皮瘤的治疗方法有手术、化疗、放疗等综合治疗方法。由于姑息治疗和既往给予的抗肿瘤治疗对间皮瘤的收效甚微，缓解症状已经成为大多数治疗的基本目标。姑息治疗主要集中解决两个主要问题：呼吸困难和胸痛。前述各种措施均可不同程度缓解间皮瘤患者的症状。放疗可有效地减轻疼痛和缓解呼吸困难的症状。外科胸膜固定术能减轻反复的或持续性的胸腔积液。化疗已经被证实能改善患者的整体生活质量。合理地联合运用上述治疗措施，充分的镇痛治疗，重视改善呼吸功能，已经构成了对 MPM 进行有效姑息治疗的基础。有研究表明单独的外科治疗并不能改善 MPM 患者的生存率。多项研究已经尝试了手术与放化疗联合的治疗方式。在病情进展的病例中，化疗是主要的治疗手段，手术和局部化疗可减轻疼痛和控制与局部胸腔积液有关的症状。化疗并不能显著地延长患者的生存时间。

MPM 的外科治疗主要有 3 种手段：胸腔镜下进行胸膜剥脱术，胸膜切除或胸膜剥脱（P/D），胸膜外全肺切除术（EPP）。EPP 是创伤最大的治疗措施，要切除脏层胸膜和壁层胸膜、肺、心包以及同侧膈膜。对患者进行 EPP 术的选择非常严格。过去实施该项手术的病死率较高。P/D 术是摘除从肺尖到横膈之间的脏层、壁层、心包的胸膜。通常仅用于疾病早期的患者中，且大部分患者术后易出现局部复发。与 EPP 相比，由于保留了肺，术后放疗剂量有所限制。胸腔镜不论是在获取活检组织进行诊断，还是在进行胸膜固定术对反复发生的引起症状的胸腔积液进行姑息性的治疗中均有较大意义。术中常用的硬化剂有：博来霉素、四环素、滑石粉等。上述药物在疗效上并无显著性差异。滑石粉是其中花费最少的，通常经过胸腔镜喷入或经由胸导管以泥浆的形式滴入。尽管希望 EPP 或 P/D 能治愈 MPM，EPP 和 P/D 显著延长生存期。所以寄希望于综合治疗。

放疗在该病的姑息治疗中仍占有一席之地，但对改善生存期没有实质性的效果。放射治疗要尽可能将所有已知病灶包括进去，就需要扩大放疗范围，包括整个胸膜表面，但风险也相对较高。除了保护肺实质外，对胸部其他结构进行放疗时也需要减低剂量，这更增添了治疗计划的复杂性。回顾性综述表明广泛化疗并不能明显改善生存期。最小有效放疗剂量为 40Gy，可以达到有效的姑息治疗的目的。胸膜外全肺切除术后的患者给予较高剂量的放疗相对安全，且局部复发率低，复发主要表现为远处转移。Boutin 等的一项研究表明局部小范围针对性放疗可有效减少肿瘤经穿刺道转移。

关于胸膜间皮瘤的化疗进展也很大，大部分单药治疗 MPM 的方案已经进行了相应的临床观察。一般而言，单药治疗的有效率小于 20%，单项队列研究表明单药化疗并不能延长 MPM 的生存时间。

阿霉素（多柔比星）曾经是单药治疗 MPM 的标准方案。但蒽环类、蒽环类似物及其合成物，包括表柔比星和阿霉素、阿霉素脂质体等，单药使用时有效率低达 20% 以下。

铂类药物在单药治疗及联合化疗方面均得到了广泛的研究。$100mg/m^2$ 21 天疗法和 $80mg/m^2$ 周疗的有效率分别为 14% 和 36%。卡铂与顺铂类似，但卡铂的耐受性更好且用法简单，予常规剂量治疗时，有效率与顺铂相近（7%~16%）。

紫杉烷类，如紫杉醇和多西他赛，治疗的有效率也很低，因此在单药治疗 MPM 中并没有明显的效果。长春瑞滨是从长春碱中提取的对 MPM 有效的成分。一项单独的 II 期临床试验证实长春瑞滨按标准剂量进行周疗部分缓解率可达到 24%，整体生活质量改善率达 41%。一项 II 期临床研究对 27 例 MPM 患者给予健择单药进行治疗后发现其作用有限，缓解率仅为 7%。抗叶酸制剂单药治疗 MPM 已经证实有效，可能与高达 72% 的 MPM 患者中存在 α-叶酸受体基因片段的过度表达有关。一项 II 期临床试验证实大剂量的 MTX 治疗 MPM 缓解率达到 37%，但该结论需要随机、对照的临床试验证实。培美曲塞（premetrexed）是一种新的多靶点抗叶酸制剂，其单药治疗 MPM 一项 II 期试验已经完成，培美曲塞联合顺铂与顺铂单用治疗 MPM 效比较的 III 期临床试验结果为有效率分别为 41% 和 17%，中位生存时间分别为 12.1 个月和 9.3 个月，中位有效时间分别为 5.7 个月和 3.9 个月，并且有统计学意义。培美曲塞的用法非常方便，每 21 天一次，每次静脉滴注 10 分钟即可，预先补充足够的叶酸和维生素 B_{12} 可以预防严重不良反应的发生。综上所述，可考虑将培美曲唑+顺铂作为失去手术机会的 MPM 患者的一个主要的标准方案。

MPM 的联合化疗方案已经得到了广泛的研究。这些方案大多数是以蒽环类和（或）铂类药物为基础。但这些药物的有效期多位数均在 20% 以下，中位生存期为 6 到 12 个月。其他联合化疗方案疗效报道差异性很大。例如，有报道健择联合顺铂化疗的有效率高达 48%，但在另一组临床试验与之设计相似，仅健择的剂量稍大，得出的有效率仅为 16%。奥沙利铂（oxaliplatin）是一种铂类似物，1999 年以来已经可以在整个欧洲使用，最近又被美国食品和药物管理局（FDA）批准，不过都是用于晚期结肠癌的治疗，但最近该药已经被用于一些 MPM 治疗方案的研究，包括与健择联用。上述联用方案前景诱人，Schuette 等报道有效率为 40%。不良反应也在可以接受的范围，而且对铂制剂无效的患者应用该方案也有较好的疗效。相对应的一项对照试验中，26 例患者接受了长春瑞滨和奥沙利铂的联合化疗，有效率仅为 23%，这与前面提到的长春瑞滨单药治疗的有效率相似。

Halme 等研究了 26 例局限性 MPM 患者，给予大剂量 MTX、四氢叶酸及 α 干扰素的联合治疗，对该方案耐受较好，有效率 29%，中位生存期 17 个月，1 年及 2 年生存率分别为 62% 及 31%。

总的说来，尽管目前提出的联合化疗方案有很多，但治疗 MPM 的疗效仍不够好。如何将新的靶向治疗与已经被提出的最有前景的化疗方案联合起来治疗 MPM，仍需要进行深入的研究，其中包括新药的研究。

新的治疗措施：一些将化疗、生物治疗、靶向治疗联合起来治疗 MPM 的新方案正在研究当中。培美曲塞是一种多靶点的抗叶酸药物，能阻断多种在叶酸代谢中起重要作用的酶的活性。培美曲塞作用的关键的作用位是为 TS、DHFR、GARFT。TS、DHFR 同时也分别是另外两种有的抗肿瘤药物 5 氟尿嘧啶和甲氨蝶呤的作用位点，但 GARFT 不能被当前其他任何化疗药物所阻断。

基于特异性标志物的靶点的各种新的措施正在用于治疗 MPM 的研究当中。SV-40 已被可能与 MPM 的发病有关。SV-40 T 抗原的疫苗已经有了初步有效的证据。血管内皮生长因子（VEGF）是在 MPM 的发病中起重要作用的一种自分泌生长因子。目前正在研究三种 VEGF 的潜在的阻断剂治疗 MPM 的疗效：bevacizumab（avastin rhuMAbVEGF）、SU5416、沙利度胺。Bevacizumab 是一种重组的抗 VEGF 抗体，目前正在 2 期临床试验中与化疗药物（健择、顺铂）联合治疗。ZD1839（gefinitib）是 EGFR 的拮抗剂。STI-571 是血小板源性生长因子受体拮抗剂，21 疗法在 EGFR 阳性的恶性间皮瘤及 MPM 患者的治疗中是失败的。自从发现 MPM 患者中存在 COX-2 的过度表达，并且可能是影响预后的一个因素，COX-2 受体拮抗剂也有潜在的治疗前景。有随机试验表明正在研究中的光学治疗不管是在改善生存期方面还是在控制局部症状方面均没有明显的获益。

（张　力）

646. 肺癌的疗效评价的标准是什么？实体瘤疗效评价标准（RECIST）的具体内容是什么？

肺癌的疗效评价的标准同样使用实体瘤的 RECIST 疗效评价标准。具体内容如下。

（1）基线时肿瘤病灶的可测量性：可测量病灶——可以精确测量至少一条直径的病灶，用普通 CT 测量该直径须≥20mm，或者用螺旋 CT 扫描该直径须≥10mm（记录最长径）。不可测量病灶——所有其他病灶，包括小病灶（用传统方法测量最大直径<20mm，或者用螺旋 CT 扫描最大直径<10mm）和真正不可测量的病灶。被认为是真正不可测量的病灶包括以下病灶：骨转移病灶、软脑膜病变、腹水、胸膜或心包积液、炎性乳腺疾病、皮肤淋巴管炎/肺炎、没有被影像学检查证实和随访的腹部包块以及囊性病灶。

基线时目标病灶和非目标病灶的记录：所有肿瘤测量都要用尺或者测径器以厘米记录。所有关于肿瘤病灶大小的基线评定都应尽量在开始治疗时进行，且必须在治疗开始前的 28 天内进行。目标病灶——在所有可测量的病灶中，总共最多可选出 10 个病灶，每个器官最多可选出 5 个病灶，作为所有病变累及器官的代表，确定为目标病灶，在基线时记录并测量。目标病灶的选择应根据其大小（那些有最大直径的病灶）和其是否能适合精确重复测量（应用影像学技术或者临床方法）来选择。如果可测量病灶局限于一个单一病灶，那么此新生物的性质须通过细胞学或者组织学证实。

将计算所有目标病灶的最大直径之和，并将其作为基线最大直径之和。基线最大直径之和将被作为评定客观肿瘤疗效的参照标准。非目标病灶——所有其他病灶（或病变部位）包括小病灶（CT 扫描最大直径<20mm，螺旋 CT 扫描最大直径<10mm）和其他不可测量病灶将被视为非目标病灶，并在基线记录。不需要对这些病灶进行测量，但是在整个随访过程中对每个病灶的存在或消失应予以记录。所有非目标病灶均要在基线水平进行评价。但是，如果不可测量病灶没有明确的疾病进展（PD）证据，将被视为不完全缓解/疾病稳定（IR/SD），而不是"未知"。

（2）测量方法：将应用相同的测量方法和相同的技术来评定基线和随访过程中标识和记录的病灶。计算机断层扫描（CT）或磁共振（MRI）扫描的连续层面厚度应为 10mm 或者更小。螺旋 CT 要应用 5mm 的层厚进行连续扫描。这些适应于胸部、腹部和盆腔。对可以清楚测量并被充气肺组织包绕的可测量病灶可以使用胸部 X 线检查，但是 CT 扫描和 MRI 是首选测量方法。

浅表的临床病灶只有在可触及时（例如皮肤结节或者可触及的淋巴结）才可作为可测量病灶。至于皮肤病灶，推荐应用彩色照片作为文档记录，照片中应包含病灶和用来测量病灶大小的标尺。

（3）随后肿瘤评价的时间：在研究流程中有详细说明。所有的病变侵犯区域在每次其后的评定中都要再评价。必须采用和基线评价时相同的技术进行评价。如果开始是用胸部 X 线评价的，随后的评价也可以用胸片。但是 CT 扫描和 MRI 是首选方法。

如果治疗对患者的疾病有效，研究者必须确认疗效。推荐在首次记录到治疗疗效后

≥28 天且≤42 天时进行疗效确认，采用和基线评价时相同的影像学检查方法。基线最大直径之和将被作为评价疗效的参照标准。

在每次重新确定病灶是否完全消退、或持续存在、或者是否有新的病灶出现时，可测量病灶和不可测量病灶都要评价。

（4）疗效评价标准：将用以下标准对患者进行评价。

完全缓解（CR）：所有肿瘤病灶消失。

部分缓解（PR）：（a）和基线最大直径之和相比目标病灶最大直径之和（LD）至少减少 30%，或者（b）目标病灶完全消失同时伴有一个或者多个非目标病灶持续存在（但无恶化）。在每种情况中都没有新病灶出现。

疾病稳定（SD）：病灶即没有充分缩小达到 PR，也没有明显增大达到 PD，以最大直径之和（LD）的最小值为参考。

疾病进展（PD）：与治疗开始以后记录到的最大直径之和的最小值相比，目标病灶的最大直径之和至少增加 20%，或出现一个或多个新病灶。

未知：未证实进展，一个或多个目标病灶或非目标病灶未进行评价。如果目标病灶同时符合 PD 和 PR 的标准，疗效应评价为 PD。

（5）目标病灶和非目标病灶、有或无新病灶出现的所有可能组合（表 41-7）。

表 41-7　肿瘤疗效的客观总疗效状况

目标病灶	非目标病灶	新病灶	总缓解
CR	CR	无	CR
CR	IR/SD	无	PR
PR	非 PD	无	PR
SD	非 PD	无	SD
PD	任何	有或无	PD
任何	PD	有或无	PD
任何	任何	有	PD

注：CR：完全缓解；PD：疾病进展；PR：部分缓解；SD：疾病稳定

（张　力）

 647 • 肺癌治疗的基本原则是什么？

肺癌多学科综合治疗模式是 21 世纪肺癌治疗的方向，根据不同的病理类型和临床分期，遵循循证医学证据，选择不同治疗模式，目前治疗的主要手段有手术、放射治疗、化学治疗、分子靶向治疗、中医中药和局部介入治疗等。目前晚期肺癌的预后较差，中位生

存期 8～10 个月，1 年生存率 30%～35%，2 年生存率 10%～15%。小细胞肺癌局限期 5 年存活率 20%，广泛期不到 5 年存活率不到 10%。晚期肺癌的个性化治疗已经引起广泛关注，即将成为未来的发展方向，必须根据肺癌的组织学类型、分期、个体生活状态、肿瘤分子生物学特性等制定最佳治疗方案，提高治愈率，改善患者生活质量，延长生存，使患者真正受益。

（张　力）

648 · 肿瘤化疗已有不同的新方法，现在都有哪些新方法？

新辅助化疗：也称为诱导化疗，即手术前进行的化疗，目的是使手术前肿瘤降期使手术成为可能，还有一个作用是可以预测化疗方案的敏感性，指导术后辅助化疗治疗。有报道术前接受新辅助化疗对 I B、II、III A 期的 NSCLC 患者有显著的生存益处。也有作者认为新辅助化疗未见益处。

辅助化疗：指在手术后，临床上无肿瘤负荷情况下进行的化疗，辅助化疗的以含铂加三代化疗药为主，以 3～4 个周期为宜。建议 I B、II 期患者可考虑手术后行辅助化疗。手术后辅助化疗的益处，应由术后 5～10 年内存活率是否增高、患者的生活质量提高、与化疗有关的死亡事件及不良反应来权衡。手术后辅助治疗可于术后 40 天内进行，化疗以铂为基础的两药联合，一般 4 周期即足够。而 I A 期、支气管肺泡癌、右肺全切除、PS≥2、有手术合并症致术后恢复缓慢和不适于用含铂方案的患者术后的化疗要慎重。

巩固化疗：在肿瘤化放治疗取得了客观疗效后，进行的化疗。但巩固化疗不适用很晚期和体质差的患者。

姑息化疗：对于中晚期肿瘤，无根治性手术或放疗时机时进行的化疗。

NSCLC 治疗中显示肿物缩小一般发生于化疗第 1～2 周期，提示延长化疗周期数并不能增加肿瘤缓解率。目前认为以 4 周期的化疗较合适，一般不超 6 个周期，这样既保证了生存率的提高，又能维持了患者的生活质量。

（张　力）

649 · I、II 期 NSCLC 应该怎样治疗？

I 期 NSCLC 基本治疗应以手术为主，对于老年和不能及不愿接受手术的患者可首选放射治疗，Ia 期患者不应行术后辅助化疗，但病理上存在以下因素者应该适当放宽，如肿块大于 2cm，肿块侵及血管，脉管内有瘤栓。Ib 期患者体质状况好的可以辅助化疗。其后随访每 3 个月一次，至术后 1 年，6 个月随访一次至术后第二年，以后每年随访一次。

II 期 NSCLC 基本治疗应以手术为主，II A、II B 期（T_1N_1 或 T_2N_1）患者术后行辅助化疗（NVB+DDP），显著延长了总生存，5 年存活率为 69%，使其增加了 15%。

（张　力）

650 • ⅢA~ⅢB 期应该怎样治疗?

ⅢA 期 NSCLC 基本治疗应以手术为主,酌情可行术前的新辅助化疗,手术后应进行手术后辅助化疗。如不能手术的ⅢA~ⅢB 期患者可否行序贯或同步放化疗。不能切除的局部晚期 NSCLC,如部分ⅢA（N_2）患者伴巨大肿瘤和多站淋巴结转移和一部分ⅢB 传统治疗为放疗,据报道局部晚期不可切除的ⅢA、ⅢBNSCLC 患者在同步放化疗结合立体定向治疗等后,再行巩固化疗,可显著延长无病生存期。虽然同步放化疗疗效优于放疗+化疗序贯法,但同步放化疗有更严重的急性或延迟性局部放射性毒性,如放射性肺炎及食管炎。因此目前仍在进行研究中。

（张　力）

651 • ⅢB、Ⅳ期应该怎样治疗?

对ⅢB、Ⅳ期的晚期患者,只要体能状况好 PS 0-1 或 PS 2 及健康状况好的老年患者应行姑息性化疗。晚期 NSCLC 的治疗以化疗、放疗和最佳的支持治疗（BSC）为主,从而可延长生存期、改善症状及提高生活质量。姑息性化学治疗,自以 DDP 治疗的介入,使 NSCLC 的生存期有明显延长,中位生存期 8~10 个月,一年生存率大于 40%,2 年生存率 10%~15%,姑息性化疗必须以 1~2 年内的存活率、临床获益［包括 QOL 评估、化疗中体重丢失率（体重丢失<10%）、疼痛控制、Karnofsky 或 PS 提高］、药物不良反应及无毒性生存期来权衡。通过循证医学已确认化疗是晚期肺癌的首选的治疗手段。

（张　力）

652 • 姑息性化学治疗的选药原则是什么?

NSCLC 化疗以铂类药物为基础的联合化疗方案优于单药方案。联合化疗中以两药联合更好。

目前常用一线治疗方案顺铂+长春瑞滨、顺铂+依托泊苷、卡铂+紫杉醇、顺铂+长春碱、健择+卡铂或顺铂。2004 年东部肿瘤协作组（ECOG）推荐贝伐单抗+紫杉醇+卡铂,作为晚期 NSCLC（非鳞癌）新的标准治疗,但患者 PS 0~2,无咯血史,无中枢神经系统转移及无正在进行的抗凝治疗。2008 年 4 月欧盟国家将力比泰+顺铂方案批准用于非鳞癌的非小细胞肺癌。2008 年 6 月于 ASCO 发布顺铂+长春瑞滨+爱必妥方案优于单独化疗组,以 EGFR 突变组明显。2008 年 ESMO 公布了在亚洲不吸烟腺癌人群中吉非替尼单药优于紫杉醇+卡铂方案以 EGFR 突变人群为突出。中国版 NCCN 将恩度联合化疗列为标准一线化疗。有效率保持在 20%~40%,中位生存期 8.5 个月,1 年存活率 35%。

CBP 及 DDP 的疗效相似。应注意铂的用量不宜太高,DDP 以 75~80mg/m^2为宜。生存期与顺铂的给药强度密切相关,其范围25~30mg/（m^2·w）,75~80mg/m^2每 3 周,100mg/m^2

每 4 周为宜，顺铂对血常规影响稍低，但消化道、神经及肾毒性大。CBP 的神经系统、耳、肾、消化道等的毒性较小，不需要水化，使用方便，故患者依从性好，更易被临床医生接受。CBP 剂量一般应采用按曲线下面积（AUC）6~5 计算为宜，近期有效率 48.2%、白细胞下降发生率 37.0%。

非铂类药物的治疗　许多作者报告了 TAX+GEM、GEM+NVB、GEM+DOC 与铂类+新药的随机试验显示有效率、中位生存期及 1 年存活率均没有显著差异，但非铂方案毒性较低，可作为替代方案。

（张　力）

653 • 何谓晚期 NSCLC 的二线治疗？二线的标准治疗有哪些？

当一线治疗失败后，进行的化疗一般为二线治疗。最近 NCCN 非小细胞肺癌治疗指南已将疗效评定改为 1 个周期后即评估，当出现疾病进展，应采用二线化疗。二线治疗应首先确定患者对肺癌一线治疗的反应性，如 6 个月内复发则为对一线治疗不敏感或产生耐药性，不应该重复一线治疗。应该更换新方案，进行二线化疗。二线化疗常用药物有多烯紫杉醇、培美曲塞、吉非替尼及厄洛替尼。

DOC 75mg/m^2 3 周方案是晚期 NSCLC 二线化疗的标准，有效率 5.5%~5.7%，中位生存期 7.5~5.7 个月，疾病无进展时间为 12.3~8.3 周，1 年生存率 37%，3/4 度血液学毒性仍较常见。DOC 36mg/m^2 每周一次×3 次的二线治疗与 75mg/m^2 每 3 周一次相比，缓解率和总生存率相似，每周方案 3/4 度血液不良反应更低，耐受性更好，也是有效的 NSCLC 的二线方案。

培美曲塞是一个新的多靶点叶酸拮抗剂，可抑制胸苷酸合成酶、二氢叶酸还原酶和甘氨酸核糖核苷甲酰基转移酰胺，从而阻断肿瘤 DNA 复制、细胞分裂所需的酶，抑制了肿瘤的生长。常用方案培美曲塞 500mg/m^2，静脉输注。有效率为 9.1%，中位生存期达 8.3 个月，1 年生存率均为 29.7%，3/4 度血液毒性为 5%，较 DOC 毒性（40%）明显低下，肝功能随访，有迅速的转氨酶升高（约 19%），但几天后就能降到正常范围。临床耐受性好，故有可能替代 DOC，成为晚期 NSCLC 的二线治疗药物。

厄洛替尼作为二线 NSCLC 方案东方人二线治疗后 1 年生存率达 41%，中位生存 9.5 个月，不吸烟者中位生存达 8.9 个月，支持治疗组 6.1 个月，（$P=0.012$）显示明显差异。上述两组靶向治疗不良反应 3~4 度<1，患者生活质量提高。吉非替尼中国注册临床试验取得了优于多烯紫杉醇的结果。

多线化疗：一些研究回顾性分析了多线化疗的疗效，在 MDAnderson 癌症中心的 600 多例中，一线化疗与二线化疗疗效肯定，具有较好的客观缓解率和疾病控制率；而三线与四线化疗时，几乎见不到肿瘤客观缓解，而且疾病控制率也只有 30% 左右，与最佳治疗相似，这提示到目前为止，多线化疗地位尚未建立起来。目前二线化疗失败后的治疗依据是分子靶向药物。

（张　力）

654 • 何谓分子靶向治疗？

分子靶向药物是近年晚期 NSCLC 研究的热点之一，每年均有许多靶向药物进入晚期 NSCLC 治疗的临床试验。常用靶向药物有表皮生长因子受体拮抗剂（EGFR TKI），目前认为其抗肿瘤作用是通过 EGFR 活化的信号转导通路实现，主要由：①Ras-Raf-MAPK 通路；②由 3-磷酸肌醇激酶和其下游的 Akt 蛋白激酶组成的通路；③非经典 STAT 等信号通路。还有抗血管生成药物和多靶点药物等。

（张　力）

655 • 第一代 EGFR-TKI 在 NSCLC 治疗中的地位和作用是怎样？

吉非替尼、厄洛替尼和埃克替尼均为酪氨酸激酶（TKI），TKI 是 EGFR 介导的的信号转导过程中的关键位点之一，抑制 TKI 将阻止其下游信号传递。目前已开发和正在试用的 TKI 抑制剂是一种靶向作用与细胞内酪氨酸信号通路的小分子物质，TKI 抑制剂能竞争性地与 ATP 结合位点结合从而阻断配体激活 EGFR。其小分子结构使其能轻松进入肿瘤，并且能通过口服用药。其中最常用的是喹唑啉。

吉非替尼是第一个进入临床用于晚期 NSCLC 二线或三线治疗的分子靶向药物，吉非替尼疗效存在明显的优势人群，即在东方人、肺腺癌、女性和不吸烟者中好；吉非替尼与多西他赛二线治疗晚期非小细胞肺癌的疗效相似，但安全性与生活质量方面以吉非替尼组更佳。

厄洛替尼是另一个 EGFR TKI，它在 NSCLC 二线或三线治疗中的地位已经确立。东亚人的疗效优于西方人。口服后约 60% 吸收，与食物同服生物利用度达 100%，半衰期为 18±6 小时，因此每日服药不会导致药物积蓄。Erlotinib 主要通过 CYP3A4 代谢清除。当与 CYP3A4 强抑制剂如克拉霉素、伊曲康唑、伏立康唑、酮康唑合用时，AUC Cmax 均明显增高，清除率会下降，应考虑适当减量。与 CYP3A4 诱导剂利福平使用时，Erlotinib 的 AUC 降低 67%，清除率增加 200%，此时可能应减少诱导剂量。其他诱导剂还包括利福布汀、利福喷丁、苯妥英钠、卡马西平、苯巴比妥。吉非替尼和厄洛替尼的毒性反应主要为皮疹和腹泻，多数为轻度，耐受性好。且发现皮疹与疗效有相关性，有皮疹患者生存收益可能明显优于无皮疹患者。

（张　力）

656 • 埃克替尼在 NSCLC 治疗中的地位和作用是怎样？

埃克替尼为国产新药，与其他两种小分子酪氨酸激酶抑制剂比较有以下特点（表41-8）。

吉非替尼是 2002 年首次于日本上市，2003 年在美国及澳大利亚获准用于 NSCLC 的三线治疗。化学名称为：N（3-氯-4氟苯基）-7-甲氧基-6（3-吗啉丙氧基）喹唑啉，商品名称为易瑞沙（Iressa）。厄洛替尼是 2004 年获准用于一线化疗失败的局部晚期或转移性非小细胞肺癌的治疗，化学名称为 N（3-乙炔苯基）-6,7-双（2-甲氧乙氧基）-4 喹唑啉胺，商品名称为特罗凯（Tarceva）。埃克替尼于 2011 年在国内上市，化学名称为 4-[（3-乙炔基苯基）氨基]-6,7-苯并-12-冠-4-喹唑啉盐酸盐，商品名称为凯美纳。

表 41-8 吉非替尼、厄洛替尼和埃克替尼的比较

药品名	商品名	公司	上市时间	适应证	批准机构
吉非替尼	易瑞沙	阿斯利康	2003 年	晚期 NSCLC	FDA
厄洛替尼	特罗凯	罗氏	2004 年	晚期 NSCLC	FDA
埃克替尼	凯美纳	贝达	2011 年	晚期 NSCLC	CFDA

（1）分子水平不同：吉非替尼：吉非替尼通过与 ATP 竞争酪氨酸激酶结合位点，从而抑制 EGFR 酪氨酸激酶活性，阻断 EGFR 信号转导，封闭下游的 Ras-Raf-MAPK 系统，具有抗血管生成作用；吉非替尼还可通过下调 CDK2 活性，使肿瘤细胞周期停滞于 G_1 期，从而减慢肿瘤细胞生长、诱导细胞凋亡。实验表明，吉非替尼抑制自我磷酸化半数有效浓度（IC_{50}）为 $0.029 \sim 0.079 \mu mol/L$，而对其他酪氨酸激酶及几种丝氨酸激酶活性影响很小。

厄洛替尼：厄洛替尼可与细胞质内位于酪氨酸激酶结构区的三磷腺苷结合带特异性结合，有效抑制酪氨酸激酶活性及下游信号传导，从而抑制肿瘤细胞增生、侵袭、转移，降低肿瘤细胞黏附能力，促进肿瘤细胞凋亡。厄洛替尼还可诱导细胞周期抑制蛋白 P27 的表达，使癌细胞阻滞于 G_1 期，体外实验观察到用药后可诱导癌细胞凋亡的发生。其血浆浓度较高，抑制自身磷酸化的 IC_{50} 为 2nmol/L。

埃克替尼：埃克替尼主要通过抑制 EGFR 及其下游信号磷脂酰肌醇-3-羟基激酶/蛋白激酶 B（PI3K/AKT）和丝裂原活化蛋白激酶/细胞外信号调节激酶（MAPK/ERK）传导，从而抑制肿瘤细胞增生侵袭转移及凋亡。埃克替尼结构类似厄洛替尼，但埃克替尼的侧链为一闭环结构，使得埃克替尼的疏水性、脂溶性均明显增加，从而易于透过细胞膜或血脑脊液屏障，容易到达肿瘤组织，起到抗肿瘤作用。埃克替尼抑制 EGFR 酪氨酸激酶活性的半数有效浓度（IC_{50}）为 5nmol/L。在所测试的 88 种激酶中，埃克替尼只对 EGFR 野生型和几个突变型 [EGFR、EGFR（L858R）、EGFR（L861Q）、EGFR（T790M）、EGFR（T790M，L858R）] 有抑制作用，但对其他激酶都没有抑制作用，提示埃克替尼是一个高选择性的 EGFR 激酶抑制剂。综上所述，三种 TKI 类药物的分子结构具有相同的母环——喹唑啉环，其中埃克替尼的核心结构部分与厄洛替尼更为接近，但埃克替尼侧链为闭环结构，而厄洛替尼为开环。闭环结构的埃克替尼具有更好的脂溶性，更容易穿透细胞膜或血脑脊液屏障，加之其相对分子质量最小，因此更能到达肿瘤组织。进一步探究，药物到达肿瘤组织后，其与靶点的结合能力及抑制能力有 IC_{50} 值来判定，其中厄洛替尼的 IC_{50} 值最小，表明其诱导凋亡能力最强，埃克替尼与厄洛替尼相近，明显高于吉非替尼。通过三药

分子结构的比较，可以看出厄洛替尼的抗肿瘤活性最高，埃克替尼与之相近，二者均明显高于吉非替尼（表41-9）。

表41-9   不同水平抗肿瘤活性与厄洛替尼、吉非替尼的比较

不同水平	埃克替尼	厄洛替尼	吉非替尼
分子水平（IC_{50}）	5nmol/L	2.5nmol/L	27nmol/L
细胞水平（IC_{50}）	50nmol/L	20nmol/L	80~90nmol/L
细胞生长（IC_{50}）	1μmol/L	1μmol/L	8.8μmol/L
动物水平（60mg/kg）	52%	56%	38%

（2）药代动力学不同

1）药物有效治疗窗：吉非替尼的临床最佳剂量为250mg/d，治疗窗为225~700mg/d。厄洛替尼：厄洛替尼推荐口服剂量为150mg/d，治疗窗为100~150mg/d。埃克替尼：埃克替尼推荐剂量为625mg/d（125mg，3次/日），治疗窗为：300~1875mg/d（625mg，3次/日）。

2）药代动力学参数（表41-10）：吉非替尼：吉非替尼在肿瘤患者中适合每日单次口服给药。吉非替尼半衰期为48小时，平均生物利用度为60%。进食对其影响不大。厄洛替尼：肿瘤患者口服厄洛替尼后约60%吸收，Tmax4小时服药后，与食物同时服用生物利用度明显提高，血药峰浓度提高57%，暴露率提高91%。故目前推荐空腹服药，即服药前1小时和服药后2小时内空腹。埃克替尼：单次给药药代动力学研究结果显示：100~600mg间埃克替尼的吸收利用和代谢呈良好的线性关系，半衰期6~8小时，在600mg时Cmax接近饱和。从而得出结论：埃克替尼的单次给药剂量可以选择在100~600mg。在健康受试者中高热量食物可显著增加其吸收，Cmax增加59%，AUC增加79%。故目前推荐空腹或进食非高热量食物的餐后口服。

表41-10   埃克替尼、吉非替尼及厄洛替尼药代参数比较

	埃克替尼 tid			吉非替尼 qd	厄洛替尼 qd
	100mg	125mg	150mg	300mg	150mg
Tmax（h）	2.4	2.3	4.0	4.0	2.4
$t_{1/2}$（h）	6~8	6~8	6~8	41~48	20~36
Cmax（ng/ml）	1820	2050	1930	380	1737
Cmin（ng/ml）	777	995	708	300	1168
$AUC_{0~24}$	23600	31600	25200	5700	26500
健康受试者 $t_{1/2}$	6~8 小时			8~9 小时	约 8 小时
肺癌患者 $t_{1/2}$	6~8 小时			44 小时	18.9 小时

通过三药的治疗窗范围及药代动力学参数比较发现，吉非替尼服用者无需空腹、戒烟，临床用药更加方便；其中厄洛替尼与埃克替尼均受食物影响，但厄洛替尼治疗窗窄，推荐服用剂量接近最大耐受剂量，因而出现剂量限制毒性反应的概率增加；而埃克替尼治疗窗较宽，进食后血药浓度仍在安全剂量范围内，临床上用药安全性明显高于厄洛替尼。

3）药物代谢途径：①吉非替尼：在人体内，吉非替尼主要通过肝细胞色素 P-450 系的 CYP3A4 代谢，所以诱导 CYP3A4 活性的物质可增加吉非替尼的代谢并降低其血浆浓度，除 CYP3A4 外，还有其他酶参与吉非替尼的代谢。在一项临床试验中，已证明吉非替尼与一种 CYP2D6 酶底物联用，使此种酶的暴露量升高 35%。说明吉非替尼与其他由 CYP2D6 代谢的药物同服，可能会升高后者的血药浓度。吉非替尼代谢中有三个生物转化位点，即 N-丙基吗啉基团的代谢、喹唑啉上甲氧取代基的脱甲基作用及卤化苯基集团类的氧化脱氟作用。②厄洛替尼：人体内厄洛替尼的代谢主要是由位于肝和小肠的 CYP3A4 和 CYP3A5 介导催化，少量由 CYP1A2 和 CYP2C8、肝外肺细胞色素的 CYP1A1 以及在肿瘤组织中表达的 CYP1B1 催化。因为 CYP3A4 是厄洛替尼在人体内代谢的主要催化酶，所以 CYP3A4 诱导剂/抑制剂应谨慎与厄洛替尼联合应用。试验证明吸烟可以诱导 CYP1A2 酶，使药物清除率增加 24%，从而降低药物的血药浓度，因此建议服药患者戒烟。③埃克替尼：人体内埃克替尼的主要代谢器官为肝，主要代谢酶与易瑞沙和特罗凯有所不同，通过细胞色素 P-450 单加氧酶系统的 CYP2C19 和 CYP3A4 代谢。研究证实，CYP2C19 为多态性基因，基因为杂合子（CYP2C19＊1＊2/CYP2C19＊1＊3）的患者，药物的清除率较纯合子患者（CYP2C19＊1＊1）下降 1.55 倍，暴露率增加 1.44～1.56 倍。埃克替尼存在 29 种代谢产物，75% 的代谢产物从粪便排出，5% 从尿液排出，其主要代谢位点与厄洛替尼相似，即 4-羟基喹啉环的侧链开环与开环后氧化反应、苯乙炔环 15 位羟基化和 14 位乙炔氧化。

三药均主要通过肝细胞色素酶 P-450 系的 CYP3A4 酶代谢，因此对于肝功能明显异常者，需行剂量调整，而对于肾功能异常者，三药无需减量；与 CYP3A4 酶诱导剂（利福平、苯妥因、卡马西平、巴比妥类等）/抑制剂（伊曲康唑、酮康唑、克霉唑）合用时，需进行剂量调整。其中厄洛替尼少量经 CYP1A1 酶代谢，而吸烟为 CYP1A1 酶的诱导剂，因此厄洛替尼服药者需戒烟。埃克替尼部分经 CYP2C19 代谢，若服药者为 CYP2C19 的杂合子者，则清除率降低，血药浓度增加，临床上进行检测，从而指导剂量调整，避免严重不良反应。

4）临床数据：IDEAL Ⅰ和 IDEAL Ⅱ、BR.21 及埃克替尼的Ⅰ～Ⅱ期临床数据比较，两项随机双盲Ⅱ期临床研究（IDEAL Ⅰ和 IDEAL Ⅱ）中，结果显示吉非替尼对化疗后耐药的 NSCLC 具有确切疗效，有效率达 8.8%～19%，症状缓解率达 35%～43%。加拿大癌症研究院进行厄洛替尼和最佳支持治疗的随机、安慰剂对照，治疗既往化疗失败的晚期 NSCLC 的Ⅲ期临床试验发现，对于未选择人群（EGFR 突变不明），厄洛替尼有效率为 8.9%，而安慰剂有效率<1%，厄洛替尼服药者较安慰剂组中位生存期提高 2 个月，1 年生存率提高 45%。亚组分析显示，厄洛替尼对于 EGFR 突变阴性患者也存在生存获益。埃克替尼对晚期 NSCLC 患者的一项开放、多中心、Ⅰ/Ⅱ期临床研究的整体疗效分析结果显示，对于 NSCLC 患者，埃克替尼的客观缓解率（ORR）和疾病控制率（DCR）分别为 27% 和 76%，

总体的中位 PFS 为 4.97 个月。亚组分析显示：特定人群（女性、腺癌、非吸烟者）的 ORR 达到 34.9%，DCR 达到 79.1%。

INTEREST 研究是第一项在 NSCLC 二线治疗中开展的 EGFR-TKI 与标准化疗头对头的全球Ⅲ期临床研究，结果发现吉非替尼组和多西紫杉醇组总生存为 7.6 个月和 8.0 个月，1 年生存率 32% 和 34%，达到了预先设定的 HR<1.154 的要求。第一次证明了在未经选择的晚期 NSCLC 二线治疗患者中，EGFR-TKI 和标准化疗多西他赛疗效相当，而吉非替尼具有安全性和生活质量较好的优势。Ⅳ期临床试验（TRUST），即全球 EAP（expanded access programme）进一步验证了 BR.21 Ⅲ 期临床试验的结果。该研究主要是给接受至少一次标准化疗的晚期 NSCLC 患者提供厄洛替尼治疗，并观察药物安全性以及疗效（有效率、疾病进展时间和生存期）。对二线接受厄洛替尼治疗的 3224 例患者的亚组分析结果显示：完全缓解（CR）、部分缓解（PR）、疾病稳定（SD）的患者数（率）分别为 25（<1%），368（14%）和 1444（54%），整体疾病控制率（DCR）为 68%，中位无进展生存期及总生存期为 13.6 周和 8.6 个月，1 年生存率为 39%。在Ⅲ期临床试验（ICOGEN）以吉非替尼为阳性对照的头对头研究中，对于非选择人群，埃克替尼组无进展生存期（PFS）较吉非替尼延长 35 天，两药的总体生存率无显著差别。对于 EGFR 突变患者，两药的总体生存率、无进展生存期无显著差别。

分层分析后比较不同的 EGFR 突变状况对三种药物的反应情况，在 IPASS 研究入组的 1217 例患者中，一共有 437 例样本（35.9%）检测了 EGFR 突变，261 例患者（59.7%）检测出 1 种类型的突变，11 例患者（2.5%）检测出了 2 种以上类型的突变。其中，140 例患者（53.5%）具有 19 外显子缺失突变，111 例（42.5%）具有 L858R 突变，11 例（4.2%）具有 20 外显子 T790M 突变，10 例（3.8%）具有其他类型突变。吉非替尼治疗组一共检测到 66 例 19 外显子缺失和 64 例 L858R 点突变患者，用紫杉醇和卡铂治疗的患者数目分别为 74 例和 47 例。通过对 EGFR 突变患者进行亚组分析，结果表明 EGFR19 外显子缺失患者在疗效上比 EGFR21 外显子点突变稍占优势，其无进展生存期的风险比为 0.38，而 L858R 点突变的风险比为 0.55，由于例数占总人数比例小，未进行假设检验。EGFR19 外显子缺失患者对吉非替尼的客观反应率为 84.8%，化疗的客观反应率为 43.2%；L858R 点突变患者对吉非替尼的客观反应率为 60.9%，化疗的客观反应率为 53.2%。EGFR19 外显子缺失患者在症状改善上也优于 EGFR21 外显子点突变患者。OPTIMAL 研究中对生物标志物的分析发现，EGFR 突变的两种主要类型 19 外显子缺失和 21 外显子突变，从厄洛替尼治疗中的获益均明显优于化疗。其中，19 外显子缺失的患者经厄洛替尼治疗后中位 PFS 较 21 外显子突变患者略长（15.3 个月 vs 12.5 个月），但此差异没有统计学意义。

埃克替尼的相关研究仍在进行中，尚无查阅到相关数据。

5）一线治疗的数据比较：IPASS 研究使吉非替尼成为一线治疗的新选择。研究入组 1217 例初治非吸烟或少吸烟患者，随机分组分别接受吉非替尼（250mg/d）或标准两药方案（卡铂/紫杉醇）化疗。结果显示，一线治疗中吉非替尼优于化疗（1 年 PFS 率 24.9% vs 6.7%）。在 EGFR 突变阳性患者中，吉非替尼治疗者的有效率高（71.2% vs 47.3%）；对于 EGFR 突变阴性患者中，吉非替尼治疗率较低（1.1% vs 23.5%）。IPASS 研究显示，

EGFR 突变阳性患者接受吉非替尼治疗效果由于化疗，其中亚裔女性非吸烟、EGFR 突变阳性患者是最大获益人群。一项头对头比较厄洛替尼和含铂两药化疗对 EGFR 突变阳性的 NSCLC 患者疗效的Ⅲ期前瞻性研究（OPTIMAL），结果显示，与化疗相比，厄洛替尼组 PFS 明显延长（13.1m vs 4.5m，HR=0.16，$P<0.0001$）。一项针对吉非替尼、厄洛替尼、埃克替尼在治疗 EGFR 突变阳性的晚期 NSCLC 的荟萃分析中指出，三药最有效方法的累积概率（ORR，1 年 PFS，1 年 OS、2 年 OS）分别为：厄洛替尼（51%，38%，14%，19%），吉非替尼（1%，6%，5%，16%），埃克替尼（19%，29%，NA，NA）。

6）对脑转移的疗效比较：脑转移（BM）是非小细胞肺癌（NSCLC）患者死亡的主要原因。一项接受吉非替尼 250mg/d 单药治疗的脑转移的 NSCLC 患者的前瞻性试验，共入选 41 例患者，结果显示整体疾病控制率（DCR）为 27%，中位无进展生存期（PFS）为 3 个月。然而，厄洛替尼治疗的耐受性良好，结合全脑放疗，具有良好的客观缓解率。一项入选 40 例患者的研究，平均随访 28.5 个月，中位生存期为 11.8 个月。对于 17 例已知 EGFR 状态的患者中，EGFR 野生型及突变型患者的中位生存期分别为 9.3 个月和 19.1 个月。一项埃克替尼联合全脑放疗（WBRT）的Ⅰ期临床研究结果显示：在 EGFR 突变的脑转移非小细胞肺癌患者中，能很好地耐受全脑放射治疗联合埃克替尼同步治疗和维持治疗（剂量介于 125mg 至 375mg）。全脑放射治疗不会增加埃克替尼的渗透率，但在埃克替尼 375mg 剂量组中脑脊液浓度和渗透率最高。

7）药物相关不良反应，TKI 类药物不良反应与传统细胞毒制剂不良反应不同，严重骨髓抑制、神经病变、脱发或胃肠道反应发生率较低。其最常见的不良反应为皮疹、腹泻。在群体药物动力学分析方面，药物暴露程度与皮疹发生时间及严重程度相关。作者观察到药物暴露和皮疹的严重程度之间存在统计学显著相关性。这说明由于皮疹发生率、严重程度与药物暴露率明显相关，故厄洛替尼皮疹发生率及程度最高。由于埃克替尼的半衰期短、代谢快、易于排出体外、不易蓄积等特点，故埃克替尼不良事件的发生率、严重程度均明显低于前两者。研究表明，服药者约在开始用药 7~14 小时出现皮疹。皮疹多为滤泡性、脓疱性，经常出现在颜面部、头皮、前胸、后背。各种抗生素、糖皮质激素以及免疫调节剂均有一定疗效，但更推荐皮肤保湿。对于三药治疗的患者推荐长期使用局部皮肤保湿霜。然而，对于严重皮疹，调整药物剂量或停药可能也是必要的。三药的临床研究表明，腹泻是剂量相关性不良反应。应用厄洛替尼的患者中腹泻发生率为 50%，其中 6% 为严重腹泻；吉非替尼腹泻发生率为 27%~35%；埃克替尼发生率为 22.2%，严重腹泻发生率为 0。对于严重腹泻患者，药物治疗需 14 天以上，直到症状完全消失，同时可加用洛哌丁胺控制腹泻。肺间质病变是危及生命的罕见并发症，吉非替尼、厄洛替尼、埃克替尼的总发病率均不足 1%。这种严重的不良反应，通常发生在开始用药后 1 个月。通常认为既往接受化疗、放疗、存在肺实质病变、转移性肺病或伴随肺部感染的患者，其发生率增加。对于病因不明的呼吸道症状应该停药，同时积极完善检查，明确病因。一旦诊断肺间质病变，应永久停用 TKIs 药物。

8）禁忌证：已知对药物主要成分或辅料成分过敏患者禁用。而三者的赋形剂成分各有不同。目前尚无大规模临床研究证实，对于一种 TKI 类药物出现严重过敏反应后，是否可更换为其他 TKI 类药物。2011 年曾报道 1 名 83 岁老年、不吸烟、晚期肺腺癌（$cT_1N_0M_1$，EGFR 突变未知）男性患者，口服吉非替尼后疾病稳定，但 6 周后出现药物相关性Ⅲ度肝功能损害，药物剂量无效。后更换为厄洛替尼治疗，服药 28 个月，未出现肝功能异常。由于三药侧链不同且辅料成分差异，临床上对于 TKI 类药物治疗有效，但出现明显过敏反应患者，可考虑换用其他两种药物。

　　总之，目前对于三药的优劣尚无定论。综合考虑，对于 EGFR 基因突变阳性患者，TKI 类药物作为一线治疗。其中吉非替尼服用方便、安全性、耐受性均可，故推荐。埃克替尼每日三次服药，需空腹服药，但在 ICOGEN 研究中，其安全性优于吉非替尼，同推荐。而厄洛替尼需空腹、戒烟，治疗范围窄，不良反应发生率及程度较高，不推荐。对于未选择患者，TKI 类药物可为Ⅱ/Ⅲ线治疗方案，其中厄洛替尼可存在明显的生存获益，故推荐。而埃克替尼对于亚裔、女性、不吸烟的腺癌或肺腺癌患者均由一定疗效，耐受性、安全性最优，次推荐。而吉非替尼在亚裔、女性、不吸烟、腺癌患者中存在一定疗效，符合优势人群患者可选用。

（张　力）

657 · 爱必妥（erbitux）在 NSCLC 治疗中的地位和作用是怎样？

　　爱必妥（erbitux，C225）为 EGFR 的单克隆抗体可阻止肿瘤细胞生长。其与细胞表面的 EGFR 结合后，阻止表皮生长因子（EGF）、转移生长因子-α（TGF-α）与 EGFR 结合，抑制肿瘤细胞增生。Ⅲ B/Ⅳ期者的一线治疗临床试验 erbitux+DDP+NVB、erbitux+GEM+CBP 和 erbitux+TAX+CBP 的 PR 28.6%~59%，DC 60%~88.6%，中位生存期 15~7 个月。复发或耐药的 NSCLC 可应用 Erbitux+DOC；结果：CR 1.9%，PR 20.4%，SD 33.3%，PD 55.6%。不良反应主要为痤疮、感染及疲劳，少数患者发生过敏反应。患者对此药的耐受性较好，因此含铂类的一线方案+erbitux 是具有一定优势。erbitux+DOC 有可能作为二线治疗方案。

（张　力）

658 · 贝伐单抗（bevacizumab，avastin）属于哪一类分子靶向药？

　　贝伐单抗属于血管生成因子抑制剂，新的毛细血管网的形成对于肿瘤生长和转移起到非常重要的作用。血管生成是多步骤的过程，被多个血管生成因子刺激，其中最主要的是血管内皮生成因子（VEGF），VEGF 联接血管内皮细胞上的两种独特的受体，即 Flt-1 受体和 KDR 磷酸酶插入区受体。贝伐单抗属重组的人类单克隆 IgG1 抗体，通过与 Flt-1J 及 KDR 结合，VEGF-A 的信号传导受到抑制，从而抑制人类血管内皮生长因子的活性，是目前主要的抑制血管生成因子。FDA 已批准贝伐单抗+5FU 可作为转移性结肠癌的第一线治疗方案和化疗+贝伐单抗治疗晚期 NSCLC 的也作了评价，已进行了 Ⅰ/Ⅱ Bevacizumab 联合 erlotinib

治疗复发的 NSCLC，显示有显著抗肿瘤作用，甚至包括无 EGFR 突变的某些肿瘤患者也能受益。不良反应不大，为 I/II 度皮疹及腹泻，其他不良反应有浅静脉血栓形成，剥脱性皮炎、高血压、胃肠道出血、蛋白尿，耐受性好。

（张　力）

659. 重组人血管内皮抑素（endostar、YH-16、恩度）属于哪一类分子靶向药？

恩度可抑制肿瘤血管生成和肿瘤转移，促使肿瘤细胞凋亡，不易产生耐药。已在国内完成 NVB+DDP+YH-16（$7.5mg/m^2$ 静脉注射 3~4 小时，1~14 天）；对照组 NVB+DDP。结果临床有效率分别为 35.4% 和 19.5%、总临床受益率分别为 73.29% 和 64.2%，TTP（肿瘤进展时间）分别为 6.6 个月和 3.7 个月。已经在中国版的 NCCN 指南中批准与化疗联合一线治疗晚期非小细胞肺癌。

（张　力）

660. 第一代 EGFR-TKI 耐药问题？

随着肺癌靶向治疗药物的发展，越来越多的证据表明，携带 EGFR 突变的患者可从 EGFR-TKI 治疗中获得更好的疗效，PFS 显著延长。但尽管如此，几乎所有的患者迟早会发生 EGFR-TKI 耐药，大部分患者 PFS 不会超过 12~14 个月。因此探索 EGFR-TKI 耐药的机制及寻找有效地克服耐药的方法成为当今关注的热点。以下即为目前研究的克服 EGFR-TKI 耐药的策略。

（1）与其他靶向药物联合应用，MET 是一种跨膜酪氨酸激酶受体，c-MET 基因扩增可以绕过被抑制的 EGFR 磷酸化激酶通路，通过旁路激活作用启动下游的信号转导，从而逃避 EGFR-TKI 的杀伤作用，单纯由 c-MET 基因扩增引起的耐药大概占 EGFR-TKI 耐药的 10%。因此联合应用 EGFR-TKI 与 MET 抑制剂可能延缓耐药。OAM4558g 研究发现，在 MET 高表达患者中，二线或三线联合应用厄洛替尼与 MET 单克隆抗体能延长 PFS，但在 MET 低表达的患者中，联合应用组的 PFS 和 OS 低于单用厄洛替尼组。ARQ197 是一种选择性的 c-MET TKI，二线或三线应用于晚期 NSCLC 的 II 期临床研究显示，厄洛替尼+ARQ197 组 PFS 长于厄洛替尼+安慰剂组。以上数据提示，联合 EGFR-TKI 和 c-MET 抑制剂可能延缓耐药，但有待进一步研究结果证实。

（2）克服继发性耐药，EGFR 基因 20 号外显子的 T790M 突变约占继发性的耐药突变的 50%，T790M 突变阻碍了 EGFR 与 EGFR-TKI 的结合或者增加了 EGFR 与其配体 ATP 的亲和力，最终无法阻断 EGFR 磷酸化所介导的信号转导而导致耐药，因此不可逆性抑制 EGFR 可能克服继发耐药的产生。BIBW2992 是 EGFR 和 ErbB2 的不可逆 TKI，BIBW2992 应用于 EGFR-TKI 治疗获益后进展的 NSCLC 的 III 期临床试验 LUX-LUNG1 初步结果显示，BIBW 较安慰剂显著延长患者的 PFS（3.3 个月 对 1.1 个月，HR=0.38，$P<0.0001$），疾病控制率

（DCR）明显提高（58% 对 19%），但 OS 在两组间无明显差异（10.08 个月 对 11.96 个月，HR = 1.077，P = 0.7428）。PF-00299804 是泛 ErbB TKI 抑制剂，在其 I 期临床研究中，1 例 T790M 突变阳性患者出现疾病缓解，PF-00299804 治疗 K-ras 野生型、化疗和厄洛替尼治疗失败的 NSCLC 患者的临床研究正在开展中，结果令人期待。

（3）克服 EGFR 野生型患者的原发耐药，EGFR 野生型患者可能伴有其他信号通路的异常，抑制这些异常的信号传导可能取得较好的疗效。有 3% ~ 7% NSCLC 患者可发现 EML4-ALK 基因重排，这些患者多为腺癌患者，常不伴 EGFR 突变。crizotinib 能同时抑制 ALK 和 c-MET 通路，在一项研究中，82 例 ALK 阳性患者 crizotinib 作为二线或三线治疗后，几乎所有的患者对治疗有反应，表现为肿瘤缩小或病情稳定，90% 的患者出现肿瘤缩小，反应持续达 15 个月，6 个月无进展率达 72%，提示 crizotinib 是 EGFR 阴性 ALK 阳性患者的一个新的治疗选择。K-ras 突变提示 EGFR-TKI 耐药，早期研究证明，K-ras 激活两条通路，PI3K 和 MEK/MAPK 信号通路，联合抑制这 2 条通路能抑制细胞周期和促进凋亡，目前相关的抑制剂如 GDC-0980、GDC-0941 和 GDC-0973 的 I 期临床试验正在进行中。

（4）探索新的治疗靶点，B-raf 基因突变见于黑色素瘤、甲状腺癌等多种恶性肿瘤，B-raf 抑制剂 vemurafenib 在黑色素瘤中呈现了显著疗效，已被 FDA 批准用于晚期黑色素瘤的治疗，其在其他肿瘤包括肺癌中的研究尚在进行中。针对其他可能的旁路激活途径的如关于 IGF-1R 抑制剂等的研究也正在进行中。

（5）总之，目前针对 EGFR-TKI 耐药的治疗策略包括联合 MET 抑制剂、不可逆性的 TKI 和下游抑制剂，抑制其他的信号通路，探索新的靶点等，相信随着对 EGFR-TKI 耐药机制的理解不断加深，克服耐药的手段也会越来越多，将更好地改善晚期 NSCLC 患者的生存状况。

（张　力）

661 • 第三代 EGFR-TKI 的研发情况？

（1）CO-1686：为口服共价 TKI，靶向结合于敏感型 EGFR 基因突变以及 T790M 突变，该药物设计避免结合野生型 EGFR 传导通路。目前已获得美国 FDA 授予突破性疗法认定（breakthrough therapy designation）。临床前实验中，CO-1686 在 L858R/T790M 转基因动物模型可以达到 CR。在三代 EGFR-TKI 中 CO-1686 的独特之处在于它不作用于野生型 EGFR。Sequist 团队开展的 I／II 期研究为首次人体试验，旨在确定 CO-1686 在 EGFR 突变型晚期 NSCLC 的剂量。I 期试验为剂量递增部分，21 天一个周期直至最大毒性剂量。II 期试验部分（TIGER X）为扩展队列研究。其中一组一线 TKI 进展后立即给予二线 CO-1686，另一组既往至少接受两种 TKI 或化疗。三个剂量组 500mg bid、625mg bid、750mg bid。该实验同样要求既往接受 EGFR-TKI 的患者再次活检后中心实验室检测 EGFR 基因突变。CO-1686 每日两次给药。终点指标包括安全性、药物代谢动力学及疗效。到目前为止，共有 110 例患者接受治疗，57 例接受游离型 CO-1686（900mg bid），63 例接受氢溴酸结合型 CO-1686（500 ~ 1000mg bid），其中有 10 例患者从游离型转为氢溴酸结合型。进行 I 期有效性试验的患者共 72 例，中位年龄 59 岁，女性 54 例（75%），亚裔 10 例（14%），既往中位抗肿瘤治疗方案数 3，既往中位 TKI 治疗方案 3。有糖尿病/高血糖症史 7 例（10%），有心脏病史 6 例（8%）。氢溴酸 CO-1686 的 PK 为剂量成正比，且剂量暴露水平是游离型的 3 倍。超过 10% 的患者出现药物相关不良反应。所有剂量水平的剂量限制毒性率<33%。不良反应包括恶心（34%）、腹泻（23%）、糖耐量异常/高血糖症（52%）、呕吐（17%）、肌肉酸痛（11%）、QTc 间期延长（15%）。口服降糖药或药物减量可有效控制高血糖症。3 例患者（4%）出现 1 度皮疹。I 期和早 II 期扩展队列组中，40 例 T790M+患者在有效剂量范围内的总有效率 58%，中位 PFS 尚未达到，目前预计超过 12 个月。CO-1686 对脑转移有效。推荐 II 期试验剂量 750mg 2 次/d。结论是，CO-1686 为针对敏感突变及 T790M+EGFR 突变型 NSCLC 口服选择性共价结合抑制剂。耐受性良好。最常见的毒性反应为血糖升高，口服降糖药物可以控制。氢溴酸结合型 CO-1686 较游离型有较高暴露且耐受相似。2014 年按不同剂量水平将要开始 II/III 期临床试验（TIGER）。

（2）HM61713：是新型口服选择性突变型 EGFR 抑制剂，包括敏感型和 T790M 突变型，对野生型 EGFR 无作用。韩国 Kim 团队在内的 7 个中心进行的开放性 I 期临床试验，旨在评价 HM61713 在 EGFR 突变型 EGFR-TKI 继发耐药晚期 NSCLC 的安全性、PK、初步疗效。在剂量递增队列研究中采用 3+3 剂量递增方案。在 300mg 1 次/天剂量水平进行扩展队列研究。根据既往 EGFR-TKI 治疗失败间隔时间将患者分为 A 组和 B 组（A 组：<4 周；B 组≥4 周）。所有患者均再次活检检测 EGFR T790M 突变情况。到目前为止，共 118 例患者入组，包括剂量递增和扩展队列，分别为 35 和 83 例。口服 HM61713 已经达到 800mg/d，最大耐受剂量尚未达到，后续的剂量递增试验仍在继续。10% 以上患者出现的药物相关不良反应包括脱皮、恶心、腹泻、皮疹、纳差、瘙痒、头痛等。多数不良反应为 1~2 度，容易控制或停药后缓解。2 例患者出现 3 度或更严重头痛和纳差。仅 2 例患者因不良反应停药。2 例患者在剂量递增队列中出现剂量限制性毒性反应：药物诱导的特异性反应，100mg bid 用药 11 天后出现 3 度全身皮疹和气促，该症状为一过性且予以类固醇药物及对照支持治疗后症状缓解。83 例扩展队列组中总体有效率 21.7%，疾病控制率为 67.5%，疾病控制率 A 组（42 例）合 B 组（41 例）分别为 61.9% 和 73.2%。48 例 T790M 突变患者疾病控制率 75.0%，有效率 29.2%，34 例 T790M 阴性患者疾病控制率 55.9%，有效率 11.8%。T790M+和 T790M-的 PFS 分别为 18.9 个月和 10.0 个月。因此得出结论，HM61713 有较好的安全性以及抗肿瘤活性，EGFR-TKI 进展的 EGFR 突变型 NSCLC，尤其是有 T790M 突变的患者疗效显著。

（3）AZD9291：为突变选择性不可逆 EGFR 抑制剂，在肿瘤实验模型中显示期对 EGFR-TKI 敏感型及 T790M 耐药突变有效，对野生型 EGFR 有弱选择性。AZD9291 终末半衰期 55 小时（30~145 小时）。亚裔或非亚裔患者药物代谢动力学（PK）相一致。I 期临床试验研究包括 5 个剂量组：20mg、40mg、80mg、160mg 及 240mg。主要终点指标为 EGFR-TKI 耐药患者中的安全性和耐受性。次要终点指标为确定最大耐受量、药物代谢动力学及初步疗效。该试验选择 EGFR 突变 NSCLC 患者，EGFR-TKI 获得性耐药。包括剂量递增及扩展队列研究。AZD9291 口服，剂量 20mg 至 249mg，每日一次。症状稳定的脑转移可以入组。

中心实验室检测 T790M 突变。截至 2014 年 4 月 2 日为止，共 232 例患者入组（男性 87 例、女性 145 例，中位年龄 60 岁，亚裔/高加索裔 65%/32%，近期内接受 EGFR-TKI 治疗 57%），31 例跨 5 个剂量递增水平，168 例包括 8 个剂量扩展队列。所有剂量组包括脑转移者均有效。132 例中心确认 T790M 的患者，89 例 EGFR T790M+的患者确认和未确认疗效的总有效率（ORR）为 64%（95% CI：53%~74%），43 例 EGFR T790M-的患者为 23%（95% CI：12%~39%）。T790M+患者总体疾病控制率（CR+PR+SD）为 96%（85/89）。60 例确认疗效的患者，有效率 97%（58/60）。疗效最长维持大于 9 个月。无剂量限制性毒性反应。最常见不良事件（≥15%），多为 1 度腹泻（30%）、皮疹（24%）及恶心（17%）。3 度不良事件占 16%。6 例患者减量。5 例患者有类似间质性肺炎改变。因此认为，AZD9291 在 EGFR 突变型 EGFR-TKI 继发耐药的 NSCLC 患者疗效显著且耐受性良好。EGFR T790M+的患者与 EGFR T790M-比较 ORR 更高。

通过对比以上 3 个药物，可以看到这 3 个临床试验的目标人群 T790M 突变情况以及既往 TKI 使用情况类似。HM1713 和 AZD9291 多见 EGFR 相关皮疹，间质性肺部可见，虽然症状轻微。CO-1696 导致皮疹与安慰剂相同，但可导致高血糖症以及 QTc 问题。高血糖症的不良反应机制不明。这三个药物均对既往接受 TKI 治疗的 EGFR 突变阳性患者有效。T790M+患者有效率较高，而 T790M-有效率较低，尤其是那些使用 TKI 很快进展者。CO-1686 和 AZD9291 疗效相似，目前数据不成熟，哪种药物疗效更好尚无定论。但两者应是 EGFR 突变 T790M+进展者的有效二线治疗方案。T790M 阴性的治疗方案尚不明确。这 3 个 EGFR-TKI 预计在 EGFR 突变阳性 NSCLC 一线治疗中会有一席之地，但需要未来临床试验加以验证。

（张　力）

662 · 非小细胞肺癌（NSCLC）间变性淋巴瘤激酶（ALK）阳性抑制剂克唑替尼的临床应用情况？

NSCLC 患者中，ALK 阳性率为 3%~5%，这意味着全球估计每年有 40000 例患者为 ALK 阳性 NSCLC。对于 ALK 阳性的 NSCLC 患者，克唑替尼显示出了显著的治疗活性，并可延长患者的生存期。克唑替尼是 ALK/c-MET 小分子抑制剂。FDA 批准克唑替尼上市基于两项共纳入 255 名局部晚期或转移的 ALK 阳性 NSCLC 患者的临床安全性和有效性数据。这两项多中心单臂临床试验包括一项 I 期临床试验（PROFILE 1001）的 Part 2 人群扩展（expansion cohort）部分和一项 II 期临床试验（PROFILE 1005）。在 PROFILE 1001（n=119）研究中，根据研究者评估，克唑替尼组的客观反应率（ORR）为 61%，包括 2 例完全缓解和 69 例部分缓解；中位治疗时间为 32 周，治疗 8 周时已达到 55% 的客观反应率；中位缓解持续时间为 48.1 周。在 PROFILE 1005 研究中，来自 12 个国家的 136 例既往化疗失败的 ALK 阳性晚期 NSCLC 患者（93% 的患者至少接受过 2 个以上化疗方案的治疗）接受克唑替尼治疗后，根据研究者评估，其 ORR 为 50%，包括 1 例完全缓解和 67 例部分缓解；中位治疗时间为 22 周，治疗 8 周时达到 79% 的客观反应率；中位缓解持续时间为 41.9 周。两项研究观察到的最常见的不良反应（≥25%）为视力障碍、恶心、腹泻、呕吐、水肿和便秘。两项研究中至少有 4% 的患者报道 3 级和 4 级不良反应，包括谷丙转氨酶升高和中性粒细胞减少症。另外一项对已有生存数据进行的回顾性研究显示，82 例 ALK 阳性并接受克唑替尼治疗的患者，1 年生存率为 77%，2 年生存率为 64%。患者的生存期与其性别、人种、吸烟史或年龄无明显相关性。与克唑替尼同时获得批准的还有配套的首个使用荧光原位杂交（FISH）的基因诊断方法——Vysis ALK Break Apart FISH Probe Kit，这是目前用于全球临床试验中检测 NSCLC 中 EML4-ALK 融合基因的方法。该检测将帮助确定可从克唑替尼治疗中受益的患者。FDA 药物评价和研究中心主任、肿瘤产品办公室主任 Richard Pazdur 表示，克唑替尼和配套诊断方法的批准使得临床可以选择更有可能对该药物应答的患者。靶向治疗，例如克唑替尼是治疗这种疾病的重要选择。EML4-ALK 融合基因可见于多种肿瘤，例如间变性大细胞淋巴瘤、炎性成肌纤维细胞瘤、成神经细胞瘤和 NSCLC 等，是由第 2 号染色体短臂插入引起。根据 EML4 基因断裂点的不同，EML4-ALK 融合基因至少有 10 种。EML4-ALK 融合基因通过下游底物分子的激活、传递，各转导途径的相互交叉、重合，形成了一个错综复杂的信号转导网络，影响细胞增生、分化和凋亡。EML4-ALK 融合基因通过融合伴侣的胞外螺旋结构域，使两个 EML4-ALK 分子的激酶区相互结合，形成稳定的二聚体，通过自身磷酸化活化下游 MAPK、PI3K/AKT、JAK/STAT3 等通路，从而引起细胞向恶性转化。

（张　力）

663 • 克唑替尼耐药的处理及 LDK378 的研发情况？

克唑替尼用于 ALK 阳性患者仍有 40%~50% 的患者无法达到缓解，并且有很高比例的患者（包括缓解者）在克唑替尼治疗一年内发生肿瘤进展。迄今为止，当使用克唑替尼疾病进展后，这些患者仍无有效的 ALK 靶向治疗选择。由于 ALK 异常激活一直是这些肿瘤中的关键致癌驱动因素，因此急需可有效治疗经克唑替尼治疗疾病进展的 ALK 阳性 NSCLC 的新型 ALK 靶向治疗。LDK378 是一种独特的新型 ALK 抑制剂，在临床前研究中，比克唑替尼更强效（大约 20 倍）且更具特异性（即不会抑制其他激酶，例如 MET），可有效对抗赋予克唑替尼耐药性的突变型 ALK。因此，这些数据为正在进行的克唑替尼治疗失败的 ALK 阳性 NSCLC 患者的全球的临床研究。

（张　力）

664 • 小细胞肺癌治疗的治疗原则是怎样的？

小细胞肺癌（SCLC）是肺癌的一种组织学亚型，约占肺癌患者的 13%。与非小细胞肺癌相比具有早期转移倾向及对一线细胞毒性化疗药物敏感的特点。SCLC 分期目前广泛采用两分期法：传统分期是依据退伍军人署肺癌研究组体系：将病灶局限在一侧胸腔伴有肺门和纵隔淋巴结转移，可以被一个可耐受的放疗野所包括的 SCLC 定义为局限期（limited stage SCLC，LS-SCLC）；将超过上述范围的 SCLC 定义为广泛期（extensive stage SCLC，ES-SCLC）。而 AJCC（第 7 版）的最新的分期定义认为，LS：包括 TNM 分期的 I ~ Ⅲ 期（任意 T，任意 N、M_0）能耐受确定剂量放疗。除外多发肺结节的 $T_{3~4}$ 或肿瘤过大不能耐受放疗的患者。而 ES 定义为：TNM 分期的 Ⅳ 期（任意 T，任意 N、M_1a/b），和多发肺结节或肿瘤过大不能耐受放疗的 $T_{3~4}$ 患者。LS-SCLC 和 ES-SCLC 患者中位生存期分别为 15 ~ 20 个月和 8 ~ 13 个月。LS-SCLC 患者两年生存率为 20% ~ 40%，而 ES-SCLC 不到 5%。对小细胞肺癌的治疗的原则是首选化疗或化疗加放疗。目前总体上是综合治疗。对于局限期（LD）和广泛期（ED）的患者应该区别对待。关于 LS-SCLC 的治疗：对于身体条件较好的 LS-SCLC 患者，顺铂+依托泊苷方案化疗联合尽早开始的胸部放疗为标准治疗。对其中化疗反应好且无禁忌证的患者序贯以预防性脑放疗。LS-SCLC 的客观缓解率（ORR）为 80%，中位生存时间（OS）为 17 个月，12% ~ 25% 的患者可获得 5 年无疾病生存时间。

（张　力）

665 • 局限期（LD）小细胞肺癌化疗？

联合化疗，包括化疗和放疗，是 LS-SCLC 的基础治疗。1970 年首先提出 CAV（环磷酰胺+阿霉素+长春新碱）方案，该研究选取 153 例 LS-SCLC 患者作为研究对象，给予 6 周期 CAV 方案化疗+胸部放疗（CAV 化疗 6 周期后）+预防性脑放疗（CAV 化疗 3 周期后）针对化疗有效患者。该研究中 84% 的患者对治疗有反应，52% 患者获得完全缓解（CR），中位生存时间为 49 周，预计 2 年生存率为 19%。CAV 化疗方案也因此被证实疗效确切且耐受性好，被视为 LS-SCLC 的标准治疗方案。1980 年起，EP（顺铂+依托泊苷）方案的使用逐渐增多。EP 方案的使用获得了 63% 的客观缓解率，对初治患者尤其有效，可获得 40% 以上的有效率，中位生存时间提高至 14 个月。一项随机 3 期试验对比 EP 方案和 CEV（环磷酰胺+表柔比星+长春新碱）疗效及不良反应对比的研究中，针对 LS-SCLC 患者分别予以 EP 方案（静脉顺铂 $75mg/m^2$+依托泊苷 $100mg/m^2$ 1 天，口服依托泊苷 $200mg/m^2$，2 ~ 4 天，每周期为期 3 周，总疗程 5 周期）和 CEV 方案（静脉表柔比星 $50mg/m^2$ + 环磷酰胺 $1000mg/m^2$+长春新碱 2mg 1 天，每周期 3 周，总疗程 5 周期），并接受同步胸部放疗，其中完全缓解者接受预防性照射。结果显示 EP 组较 CEV 组获得更长的总生存期，且血液学毒性较低。因此，EP 方案逐渐取代 CAV 方案成为 SCLC 一线治疗首先方案。

（张　力）

666 • 局限期（LD）放疗？

胸部放疗，多项随机临床试验及 2 项 Meta 分析评估过胸部放疗对 SCLC 的作用效果，所得结论不同。一项 Meta 分析针对 13 项随机临床试验中的 2140 例 LS-SCLC 患者的个体数据，对比单用化疗与化疗联合胸部放疗的差异，其中 5 项研究为同步放化疗，8 项为序贯放疗。结论显示，联合放疗组与单用化疗组相比，死亡相关危险为 0.86，病死率下降了 14%。

另一项 Meat 分析得到相似结论。该实验针对已发表的 11 项随机临床实验数据，结论提示，联合放化疗组较化疗组 2 年生存率略有提高（5.4%），局部肿瘤控制率提高幅度较大（25.3%），此两项数据均具有统计学意义。然而联合放化疗取得较好治疗效果的同时，治疗相关病死率也较化疗组增加了 1.2%（为药物毒性相关死亡）。上述两项 Meta 分析均为固定放疗剂量及启动时间。关于胸部放疗时机的选择，一项包含 7 项试验的 Meta 分析对比了 LS-SCLC 患者早期放疗（化疗开始后 30 日内）和晚期放疗的生存率，结果显示，两组患者的 2 年及 5 年生存率无差异。但除外其中唯一一例非含铂方案同步放化疗试验后，数据显示早期胸部放疗的 5 年生存率优于晚期放疗。在原发灶控制上二者无显著差异，而放射性肺炎、放射性食管炎的发生率在早期胸部放疗患者中的发生率高于晚期放疗。由此得出结论，尽管早期胸部放疗（化疗开始 30 日内）会导致放射性肺炎、放射性食管炎的发生率增高，但仍作为 LS-SCLC 患者治疗的推荐方案。事实上，近期的一项随机Ⅲ期临床试验证实，对于 LS-SCLC 患者，在化疗 3 周期后接受胸部放疗的完全缓解率不劣于在化疗开始的第一周期接受同步放疗（36% vs 38%），且粒细胞减少伴发热的发生率大大降低。综上所述，目前关于胸部放疗的观点是，对于 LS-SCLC 患者，为保证获得最佳疗效，与含铂方案化疗联用的早期胸部放疗十分重要，如果可能，其启动时机将选择第一化疗周期，最好不要超过第三周期。

（张　力）

667 • 局限期（LD）脑放疗的益处是什么？

由于化疗与胸部放疗的联合应用，降低了原位复发的发生率，使脑转移成为复发的主要类型。早在 1970 年，颅内病灶被认为是药物难以到达的，因此脑放疗可预防脑转移。由这一猜想催生了许多临床试验，结果证实预防性脑放疗的使用降低了脑转移的发生，且未见明显精神神经并发症，但无确切 OS 的获益。一项基于 987 例 LS-SCLC 患者的 Meta 分析证实，预防性脑放疗不仅降低脑转移风险，而且提高了总生存期及无疾病生存期。放疗剂量的加大可降低脑转移风险，但放疗剂量并不影响生存率。综上可知，早期开始脑放疗有减低脑转移风险的趋势。

（张　力）

668 • ES-SCLC 一线治疗方案有哪些？

（1）化疗：化疗仍是 ES-SCLC 的标准治疗，尤以 4~6 周期的顺铂/卡铂联合依托泊苷方案应用最广，其客观缓解率波动在 50%~90% 之间，然而中位 OS 只有 7~9 个月，5 年生存率仅有 2%。因此许多研究致力于开发新的化疗方案，包括更改使用时间，3~4 种药联用，加大剂量，维持治疗和联用靶向药物等。

自 20 世纪 80 年代以来，依托泊苷联合顺铂的化疗方案（EP 方案）逐渐取代 CAV（CTX-环磷酰胺，ADM-阿霉素，VCR-长春新碱）方案。在 ES-SCLC 患者使用 EP 方案与

CAV 方案有效率比较的研究中，结果显示两方案在有效率与中位生存期上无明显差异。对比 EP 方案与 CEV 方案，结果表明，在 ES-SCLC 患者中两组的 OS 基本相当（分别为 8.4 个月和 6.5 个月）。一项针对 437 例 ES-SCLC 患者的随机Ⅲ期临床研究对比了 4 周期 EP 方案，4 周期 CAV 方案与 6 周期 EP/CAV 方案（各使用 3 周期），其客观缓解率分别为 61%，51%，59%（$P=0.175$）；CR 率分别为 10%，7% 和 7%，中位进展时间（TTP）在三组中分别为 4.3、4、5.2 个月，中位 OS 分别为 8.6、8.3、8.1 个月。综上所述，三方案在疗效方面（ORR、CRR、TTP、中位 OS）无统计学差异。

不良反应方面，三方案的主要不良反应为骨髓抑制，3/4 度贫血发生率再三方案组中分别为（35%、18%、36%），血小板减低率分别为（13%、5%、23%），可以看出，血液系统毒性在含 EP 方案组中发生率较高。化疗药物的主要非血液系统不良反应（主要是消化系统不良反应，如恶心呕吐）在三组中未见明显差异。而肾损伤发生于 3% 的 EP 组患者。因此可得出结论，三方案在 ES-SCLC 的诱导缓解阶段效果相当。EP 方案仍为 ES-SCLC 的首选标准治疗。综合分析显示，EP 方案对 ES-SCLC 客观缓解率（obiective response rate，ORR）为 70%~85%，中位总生存时间 8~13 个月，2 年生存率 5%。但一线化疗有效维持时间短，多数患者在化疗停止 6 个月内疾病发生进展，同时二线化疗均表现为较低的有效率。

由于顺铂的不良反应，将顺铂替换为卡铂成为研究的焦点。在独立的 4 例随机试验的 Meta 分析中，二者的有效率、中位生存时间、PFS 均基本相当，骨髓抑制在卡铂组的发生率高于顺铂组，而非血液毒性的不良反应，如：恶心、呕吐、神经毒性、中毒性肾损害等不良反应在顺铂组的发生率明显高于卡铂组。这一研究证明了卡铂与顺铂在 SCLC 的治疗效果上基本等价，而具有不同的不良反应，可以在使用时根据患者的基础疾病及耐受程度进行选择。

（2）增加化疗效用的方案：增加化疗联用药物种类。近 10 年来，一些研究机构试图在 EP 标准化疗方案上增加 1 或 2 种药物以达到更好的疗效。

1）EP+VIP：171 例 ES-SCLC 患者分别予以 EP 方案和 EP+异环磷酰胺（VIP）。两组的客观缓解率分别为 67% 和 73%，CRR 分别为 20% 和 21%，两组有效率的差异无统计学意义。中位 TTP 分别为 6 和 6.8 个月，中位 OS 分别为 7.3 和 9.1 个月，1、2、3 年生存率在两组中分别为（EP：27%，5%，0；EP+VIP：36%，13%，5%），EP+VIP 优于 EP 组。然而在可完全评估的 163 例非分层患者中所获得的生存数据并无统计学意义（$P=0.06$）。而不良反应方面，3/4 级骨髓抑制在 EP+VIP 组发生率更高：贫血在 EP 组和 EP+VIP 组发生率分别为 13% 和 42%，白细胞减少的发生率分别为 39% 和 57%，血小板减少的发生率为 18% 和 28%。

2）EP+表柔比星+环磷酰胺：226 例 ES-SCLC 患者中对比 EP 与 EP+表柔比星+环磷酰胺（PCDE），客观缓解率分别为 61% 和 76%，其中 CRR 分别为 13% 和 21%。TTP 分别为 6.3 和 7.2 个月；中位 OS 分别为 9.3 和 10.5 个月。1 年生存率分别为 29% 和 40%。不良反应方面，所有级别的不良反应均以 PCDE 组为重：贫血的发生率分别为 18% 和 51%，白细胞减低为 85% 和 99%，血小板减少为 18% 和 78%。心脏毒性时间的发生率分别为 2% 和 8%

（其中 PCDE 组出现一例致死性心肌梗死）。发热的发生率分别为 18% 和 79%，感染的发生率为 8% 和 22%，其中需要使用静脉抗生素的有 26% 和 67%。需要红细胞输注的分别为 13% 和 45%，需要血小板输注支持治疗的分别为 5% 和 38%。生存质量上二者无显著差异，因此在法国的一些肿瘤研究机构将 PCDE 方案作为优选。

（3）铂类制剂与其他药物联用：另外一些机构试图更改标准二联方案中的某种成分达到更好的疗效。

（4）顺铂+伊立替康（IP）：伊立替康替代依托泊苷与顺铂联用作为 SCLC 的一线治疗首次由日本专家提出。在该项随机Ⅲ期临床研究中，针对 ES-SCLC 患者一线使用 IP 方案（伊立替康 $60mg/m^2$ 1 天，8，15+顺铂 $60mg/m^2$ 1 天）与标准 EP 方案进行对比，结果显示 IP 方案的中位生存期、2 年存活率及中位 PFS 均优于 EP 方案。二者的不良反应也有很大区别：IP 方案的 3/4 度腹泻较重，而 EP 方案的骨髓抑制较为明显。然而该实验结论并未被欧美人群试验所验证。考虑可能是由于潜在的药物基因组学差异（如 UGT1A1 酶的基因多态性）导致日本人群与欧美人群试验中得到不同的结论。

（5）顺铂+拓扑替康（TP）：一项针对初治的 ES-SCLC 患者的随机Ⅲ期试验对比 EP、TP 和拓扑替康+依托泊苷（其中拓扑替康+依托泊苷组提前结束）。该研究证实，两组的 ORR 分别为 45.5% 和 55.5%，中位 TTP 分别为 24.3 和 27.4 周，中位 OS 分别为 40.9 个月和 44.9 个月，预计 1 年生存率为 36.1% 和 39.7%。药物所致的病死率在两组中分别为 2.7% 和 5.2%。综上，TP 方案在 OS 上不劣于 EP 方案，在 TTP 和总有效率上优于 EP 方案，但不良反应更强，目前尚不适于成为标准一线治疗方案。

（6）顺铂+氨柔比星（AP）：氨柔比星是一种第 3 代蒽环类抗生素类似物，已经在日本被证实对治疗 SCLC 有效。在一项国内进行的 AP（表柔比星联合顺铂）方案与 EP 方案对比的Ⅲ期临床研究中得到结论如下，AP 方案在 SCLC 的治疗中客观缓解率及中位生存期都优于 EP 方案，尽管 AP 方案中顺铂的使用量较低，但 AP 方案的不良反应（主要是 3/4 度的白细胞或中性粒细胞减少）发生率高于 EP 方案。而在日本的一项包含 299 例未治疗的 ES-SCLC 患者的Ⅲ期临床试验中，对比了 EP 方案与 AP 方案，未能证实 AP 在总缓解率上优于 EP 方案（中位 OS：EP：10.28 个月，AP：11.79 个月；ORR：EP 57.3%，AP：69.8%；PFS：EP：6.37 个月，AP：7.13 个月。）但 AP 方案的不良反应可预知且可控制，因此 AP 方案被认为有希望成为治疗 ED-SCLC 一线治疗方案。

（7）增加药物剂量：一些研究试图通过加大药物剂量以增加获益。美国一项包含 90 例患者的随机试验中，EP 组给予顺铂 $80mg/m^2$ 1 天+依托泊苷 $80mg/m^2$ 1~3 天；每 3 周使用一次，共使用 8 周期，高剂量组在前两个周期予以顺铂 $27mg/m^2$+依托泊苷 $80mg/m^2$ 1~5 天，每 3 周使用一次，之后的 6 周期药物使用同标准剂量。结果显示，高剂量组在疗效上并不优于标准组。完全缓解率在高剂量组和标准剂量组分别为 23% 和 22%，中位 OS 分别为 10.7 个月和 11.4 个月。不良反应方面，高剂量组的骨髓抑制和体重减轻较标准剂量组更严重，增加化疗强度将增加化疗不良反应及药物治疗相关病死率。近期，另一项随机研究对比了增量组异环磷酰胺+卡铂+依托泊苷（HD-ICE）与标准剂量组（ICE）的疗效与不良反应，尽管化疗药物的总剂量，峰值剂量和剂量强度增加了 3 倍，疗效仍无明显变化，且增加了不良反应和费用。综上所述，无论何种方式的加大化疗药物剂量不仅均无法带来更多的治疗获益，而且加大了不良反应的发生率及强度。

（8）改变治疗持续时间：此外，改变化疗持续时间也是提高获益的研究方向之一。主要方式是在 4~6 周期标准化疗后继续予原方案化疗或其他方案序贯治疗。然而该研究仅增大了化疗的不良反应，并未获得生存获益的提高。另一种方式是将干扰素-α 用于维持治疗，尽管干扰素-α 对化疗药物有潜在增效作用，但该研究并未获得生存时间的增加。综上所述，目前尚无资料证实延长治疗时间（原方案，其他方案，干扰素-α）可加大 SCLC 治疗获益。

（9）联用靶向治疗：近年来，靶向药物（如抗血管生成药物）与化疗联合或作为维持治疗成为新的研究热点。但目前作为一线治疗方案尚无生存获益。新的阻断 CTLA-4 的免疫调节药物或将成为 SCLC 治疗有前途的研究方向，目前已有大量相关试验在进行进一步的研究。

（10）放疗

1）胸部放疗：胸外病灶完全缓解的 ES-SCLC 患者可考虑接受胸部放疗。一项小规模的Ⅲ期随机临床研究对比了 EP+胸部放疗与单纯 EP 化疗的疗效。研究表明，联合胸部放疗组的生存时间、5 年生存率均高于单纯化疗组（放化疗组 17 个月，放疗组 11 个月；5 年生存率：放化疗组为 9.1%，放疗组为 3.7%）。该结论证明，胸部放疗可被应用于诱导化疗后获得 CR/CR 或 PR/CR 的预后较好的 ES-SCLC 患者中。然而由于这一结论仅由单中心证实，且试验规模较小（每组试验人数仅 50 人），因此胸部放疗尚未作为标准治疗写入治疗原则。目前该课题正在由荷兰肺癌研究小组（CREST）研究，该试验入组 483 例 ES-SCLC 患者，探究化疗有效后的胸部放疗能否提高 1 年生存率。

2）脑放疗：初期化疗有效的 ES-SCLC 患者推荐接受预防性脑放疗。一项包含 186 例化疗有效的 ES-SCLC 患者的随机临床研究证实，预防性脑放疗减少了有症状的脑转移发生率，并延长了无疾病生存时间（14.7 周 vs 12.0 周）和总生存时间（6.7 个月 vs 5.4 个月）。

（张　力）

669 • SCLC 复发后的二线治疗方案有哪些？

SCLC 对初始化疗的高敏感性难以维持较长时间，大部分患者死于一线治疗一年内的疾病复发或进展。复发预后不良，不进行治疗的 SCLC 患者，其中位生存为 2~3 个月。患者在使用铂类制剂作为一线治疗后进展的被认为对铂类药物耐药。在初期疾病被铂类制剂为基础的一线治疗控制后 90 天内进展的属于对铂类抵抗的耐药复发，而 90 天内未进展的则属于铂类敏感，称敏感复发。若一线药物治疗有效持续时间大于 6 个月则提示在进展后的二线治疗时可使用原一线含铂方案。

SCLC 对一线治疗反应的效果及持续有效时间很大程度上预示着对二线治疗的反应效果，Owonikoko 回顾了与此相关的 21 例研究，结果显示，敏感复发的患者具有较好的 ORR 和较长的中位 OS。

（1）拓扑替康：在一项包含 211 例复发的 SCLC 患者的 III 期临床试验中，对比静脉拓扑替康（1.5mg/m^2，1~5 天）与静脉 CAV（环磷酰胺 1000mg/m^2+阿霉素 45mg/m^2+长春新碱 2mg 1 天），二者具有相似的有效率及中位 OS（25 周 vs24.7 周），而拓扑替康的症状控制率更高，且毒性更低。而在另一项研究中，口服拓扑替康与最佳支持治疗对比，拓扑替康组的生存率明显提高，且具有较高的生存质量，症状控制更佳。另外，口服拓扑替康与静脉拓扑替康相比较，二者疗效相同，而口服拓扑替康在经济效益比上更具优势。

（2）氨柔比星：氨柔比星是一种第三代蒽环类抗生素，与 DNA 拓扑异构酶 II 抑制剂的作用相同，在移植的肿瘤模型中可见其代谢活性，并且在肿瘤组织中的药物浓度高于非肿瘤组织。该药物与有类似结构的多柔比星相比毒性更低（包括心肌毒性）。日本开展了非亚洲的广泛期耐药和敏感复发的 SCLC 的研究，证实氨柔比星单药抗肿瘤有效性耐药和敏感复发的 OR 分别为 21.3% 和 44%。无论一线治疗时对铂类是否敏感，复发的 SCLC 使用氨柔比星治疗与拓扑替康相比，具有更高的有效率，而二者的 OS 无显著的统计学差异，而 PFS 则倾向于氨柔比星 12 个月。而在实验中，氨柔比星组的血液学毒性（4 度中性粒细胞减少伴或不伴发热）及非血液学毒性（乏力、厌食、恶心、呕吐）的发生率均高于拓扑替康组。

尽管 SCLC 复发后的二线治疗的研究中出现了许多失败，仍有大量有前途的药物，如皮卡铂、贝洛替康、苯达莫斯汀等正处于临床研究阶段。

（张　力）

670 • 关于 SCLC 的未来方案是什么？

SCLC 一线化疗方案，随着新的细胞毒性药物的临床应用，近 10 余年来有了令人欣喜的结果，IP 方案在亚裔人群的一线治疗 SCLC 中体现出了较 EP 方案的非劣效性，已被广泛接受为可选择的一线治疗方案，或可完全取代 EP 方案一线化疗地位，为广泛期 SCLC 患者带来更长的生存时间；AP 方案较 EP 方案生存期更具优势，但有研究认为其血液学不良反应重于 EP 方案，应慎重选择。氨柔比星联合化疗，虽有与 EP、IP 方案相似的有效率，但因其存在严重血液学毒性，且无明显生存获益，未被临床接受为一线治疗。最近的几年，关于 SCLC 的一线治疗的研究截至目前尚无真正进展。一大批分子靶向药物和免疫抑制剂正处临床研究阶段，我们期待广泛期 SCLC 的更新的治疗进展。

（张　力）

671 • 新近在临床上应用的化疗药物有哪些？

（1）长春瑞滨：又称 vinorelbine，为淡黄透明液体，可溶于水、甲醛、二甲基亚砜，不溶于乙烷，化学名为 3、4-二脱氢-4 脱氧-C-去甲长春碱（重酒石酸盐）。1974 年由法国学者 Potiere 半合成，属长春花生物碱类，是抗有丝分裂的细胞周期特异性药物，通过阻滞微管蛋白聚合和诱导微管解聚，使细胞周期停止在有丝分裂中期。主要用于非小细胞肺癌（NSCLC），对小细胞肺癌（SCLC）也有一定疗效，可单药或联合用药。

用法：最大耐受剂量为 30mg/m^2，低于 20mg/m^2 时疗效下降或 ~~~~ 常用剂量为 25 mg/m^2，第 1、8 天，每 21 天重复一次。用药时用 0.9% 氯化钠注射液 ~~~~ 稀释，在保证血管通畅的情况下全速静脉输入。

不良反应：①骨髓抑制：粒细胞减少是限制剂量性毒性；②消化系统毒 ~~~~ 痹性肠梗阻较罕见；恶心呕吐轻微；③其他毒性：长期应用可出现下肢乏力，~~~麻性一般表现为深腱反射消失；偶可引起呼吸困难和支气管痉挛，多于用药后数分 ~~毒时内出现；脱发、下颌痛、静脉炎。

注意事项：①避免药物外渗，一旦出现可能引起局部坏死，推荐采用外周深静脉 ~~②避免眼球污染，一旦出现可能引起角膜溃疡。③在进行包括肝放疗时忌用。

（2）紫杉醇：又称 paclitaxel，为白色或类白色粉末，具有高度亲脂性，是一种新的抗微管药物，能特异性结合小管的 B 位，导致微管聚集合成团块和束状并使其稳定，抑制微管网的正常重组。紫杉醇对 G$_2$ 和 M 期细胞敏感。体外试验表明其有显著的放疗增敏作用。主要用于 NSCLC，对 SCLC 也有一定疗效，可单药或联合用药。

用法：一般为 135～200mg/m^2，目前较常采用的剂量为 175mg/m^2，第 1 天，每 21 天重复一次。也可采用周疗，剂量为 60～90mg/m^2，每周一次，连用 6 周，休疗 2 周为一个周期。

不良反应：①过敏反应：发生率为 39%，其中严重过敏反应发生率为 2%，多数为 I 型变态反应，表现为支气管痉挛、低血压和荨麻疹。几乎所有反应均发生在用药最初 10 分钟。②骨髓抑制：为主要剂量限制性毒性，一般在用药后 8～10 天发生。③神经毒性：周围神经病变发生率为 52%，表现为轻度麻木和感觉异常，严重神经症状发生率约为 4%，尚可发生以闪光暗点为特征的视神经障碍。④心血管毒性：可有低血压和无症状短时间心动过缓。⑤关节及肌肉痛，常见于用药后第 2～3 天，数日恢复。⑥胃肠道反应：恶心、呕吐、腹泻和黏膜炎。⑦其他：肝毒性、脱发等。

注意事项：为了防止发生严重的过敏反应，接受紫杉醇的所有患者应事先进行预防用药，可采用地塞米松 20mg 口服，通常在用紫杉醇之前 12 及 6 小时给予，苯海拉明（或其同类药）50mg 在紫杉醇之前 30～60 分钟静脉注射，以及在注射紫杉醇之前 30～60 分钟给予静脉注射西咪替丁（300mg）或雷尼替丁（50mg）。

（3）多西紫杉醇：又名 docetaxel，其前体从紫杉针叶中提取，经半合成而获得。为白色粉末状，不溶于水，可溶于甲醇、氯甲烷等有机溶剂。作用机制与紫杉醇相同，稳定微管作用比紫杉醇大 2 倍，并能诱导微管束的装配而不改变原丝数量，使细胞周期特异性药物，能将细胞阻断于 M 期。对增生细胞作用大于非增生细胞，一般不抑制 DNA、RNA 和蛋白质的合成。主要用于 NSCLC，可单药或联合用药。

用法：常用剂量为 75mg/m^2，第 1 天，每 21 天重复一次。也可采用周疗，剂量为 35～40mg/m^2，每周一次，连用 6 周，休疗 2 周。

不良反应：①过敏反应：轻度过敏反应表现为瘙痒、潮红、皮疹，严重过敏反应发生率约为 4%，表现为低血压、支气管痉挛、弥漫性荨麻疹和血管神经性水肿。②骨髓抑制：主要剂量限制性毒性为中性粒细胞减少，且呈剂量依赖性，可有轻度血小板减少，贫血较……：包括皮肤毒性、脱发、厌食、恶心呕吐、腹泻、黏膜炎、感觉运动及……常见。③其……痛、肌痛、便秘、液体潴留、乏力、肝酶异常、心脏节律异常、低血压、视神经蒸热等。

药物事项：接受多西紫杉醇的所有患者应事先进行预防用药，可采用地塞米松 8mg 口……天两次，通常在用药前一天、当天及之后一天服用。

（4）吉西他滨：又名 gemcitabine，化学名双氟胞苷（2,2-二氟脱氧胞嘧啶核苷），白……结晶状粉末，为一新的胞嘧啶核苷衍生物，为嘧啶类抗肿瘤药物，作用于细胞周期 G_1/S 期。主要代谢产物在细胞内参入 DNA，抑制核苷酸还原酶，导致细胞内脱氧核苷三磷酸酯减少，并能抑制脱氧胞嘧啶脱氨酶，减少细胞内代谢物的降解，具有自我增效的作用。主要用于 NSCLC，对 SCLC 也有一定疗效，可单药或联合用药。用法：一般用量为 800～1250mg/m²，静脉注射 30～60 分钟，第 1、8 天，每 21 天重复一次。

不良反应：①骨髓抑制：对中性粒细胞和血小板的抑制均较常见。②其他：消化道症状如便秘、腹泻、口腔炎等，可引起发热、皮疹和流感样症状，少数患者可出现蛋白尿、血尿、肝肾功能异常和呼吸困难。

（5）伊立替康：又名 irinotecan，为半合成水溶性喜树碱衍生物，外观为淡黄色或黄色结晶粉末，易溶于水，微溶于芳香族溶剂。伊立替康是细胞周期 S 期特异性药物，是 DNA 拓扑异构酶 I 抑制剂，其与拓扑异构酶 I -DNA 断裂单链复合物结合为稳定的复合物，抑制拓扑异构酶 I 对 DNA 断裂单链的修复连续作用。用于 NSCLC 和 SCLC 的治疗，可单药或联合用药。用法：多采用 100mg/m² 静脉滴注，每周 1 次，连续 3 周，每 28 天重复一次。

不良反应：①乙酰胆碱综合征：多于用药当天出现，表现为多汗、多泪、唾液分泌增多、视物模糊、痉挛性腹痛、腹泻等。②延迟性腹泻：为剂量限制性毒性，于用药后 24 小时出现，发生率可达 90%，中位发生时间为用药后第 5 天，平均持续 4 天。一旦出现大剂量洛哌丁胺治疗有效，首剂 4mg，以后每 2 小时口服 2mg 至末次稀水便后 12 小时停药。③中性粒细胞减少，为剂量限制性毒性。④胃肠道反应：恶心呕吐常见。⑤其他：脱发、口腔黏膜炎、皮肤毒性、肝肾功能损害等。

（6）拓扑替康：又名 topotecan，为半合成 DNA 拓扑异构酶 I 抑制剂，其与拓扑异构酶 I 形成复合物导致 DNA 不能正常复制。外观为黄色至淡黄色冻干粉末，易溶于水，主要用于 SCLC 的治疗。用法：单药 1.2～1.5mg/m²，每日一次，连续 5 日，21 天重复一次。

不良反应：剂量限制性反应为骨髓抑制，其他如食欲不振、恶心、呕吐、乏力、脱发、口腔炎、腹泻、腹痛、便秘、头痛、发热等，较罕见的不良反应为呼吸困难、血尿和心电图异常。

（7）培美曲塞：又名 pemetrexed，对多个叶酸依赖酶有很强作用，包括腺苷酸合成酶、二氢叶酸还原酶、甘氨酰胺核苷酸转甲酰酶和氨基咪唑羧酰胺核苷甲酰转移酶，于多个途径抑制嘧啶核嘌呤合成，从而起到抗肿瘤作用。用法：500mg/m²，0.9% 氯化钠注射液 100ml 稀释后，10 分钟静脉滴入，每 21 天重复一次。

不良反应：早期临床研究显示有严重的骨髓抑制和胃肠道毒性、腹泻、黏膜炎等，药物相关性病死率高达 4%，补充叶酸和维生素 B_{12} 后大大减轻了毒性反应，且不影响疗效。

补充地塞米松后明显减轻皮疹等不良反应。其他不良反应包括恶心、呕吐、乏力、发热等。

注意事项：接受培美曲塞的所有患者应事先进行预防用药，可采用地塞米松 4mg 口服，一天两次，通常在用药前一天、当天及之后一天服用，同时于开始用药前 1 周补充叶酸 350~1000μg 至停药后 21 天，服药前 1 周开始补充维生素 B_{12} 肌内注射 1mg，以后每 9 周重复一次。

（张　力）

672 ● 何谓免疫治疗？其类型和机制怎样？

最新的肿瘤免疫治疗是通过调动机体的免疫系统，增强肿瘤微环境抗肿瘤免疫力，从而控制和杀伤肿瘤细胞。初步的临床研究表明免疫疗法在晚期肿瘤中效果显著。耶鲁大学等机构研究表明，接受百时美施贵宝免疫检验点单抗 nivolumab 治疗后，出现了令人印象深刻的长期生存数据，有 62% 的患者在 1 年后仍存活，43% 的患者在 2 年后仍存活。斯隆-凯特琳癌症中心在对 16 名晚期成人急性 B 淋巴细胞白血病（B-ALL）患者进行的嵌合抗原受体修饰的 T 细胞疗法结果显示，所有患者的整体完全缓解率为 88%，远远高于补救性化疗的完全反应率。

肿瘤免疫疗法作用机制是免疫系统不仅负责防御微生物侵犯，而且能从肌体内清除改变了的宿主成分，机体存在着抗肿瘤免疫机制。当免疫监视功能由于免疫系统自身或肿瘤细胞原因被削弱时，便为肿瘤的发生提供了有利条件。免疫系统识别与杀伤肿瘤细胞程序包括肿瘤细胞产生特异性抗原；树突细胞吞噬凋亡肿瘤，将肿瘤抗原呈递给 T 细胞；未受抑制并且激活的 T 细胞通过肿瘤特异性抗原识别并杀死肿瘤。其中免疫调节 T 细胞（treg cell）通过抑制 T 细胞或解除抑制来调节 T 细胞活性，避免 T 细胞对体内正常细胞产生杀伤作用。肿瘤免疫疗法又通过加强免疫系统在以上各个步骤中对肿瘤细胞的识别与杀伤能力。

肿瘤免疫疗法分类可根据不同机制疗法应用的时间先后排序，主要包括非特异性免疫刺激、免疫检验点单抗、过继细胞回输、单克隆 T 细胞受体疗法、CD47 单抗、肿瘤疫苗等。

（张　力）

673 ● 肺癌的癌症疫苗治疗的情况如何？

癌症疫苗治疗作为肿瘤免疫治疗的守护神被寄予厚望，然而残酷的现实还是让所有癌症疫苗研究的企业备受打击，曾经的雄心勃勃如今也只能低调前行。目前，上市癌症疫苗的仅有前列腺癌疫苗 Sipuleucel-T。其原理是采集患者抗原呈递细胞（antigen-presentingcell，APC），用 PAP-GM-CSF（前列腺癌抗原 PAP 与 GM-CSF 融合蛋白）激活，APC 摄取 PAP-GM-CSF 后加工成小肽片段并提呈到细胞表面，注入患者体内可激活 T 细胞免疫应答。但该疫苗的临床实验数据一般，采取的阴性对照组并不能说明 PAP 是否真的发挥了作用。其他的癌症疫苗基本在临床实验Ⅲ期上失败。对于失败的 NSCLC 疫苗做一简单总结。

（1）MAGE-A3：MAGE-A3 全称黑素瘤相关抗原-3，是一种肿瘤特异性抗原，非小细胞肺癌、黑素瘤等都有表达。2014 年，该疫苗由葛兰素公司宣布临床Ⅲ期试验未达到主要临床终点，决定停止相关的临床实验。但该疫苗仍在进行黑色素瘤的临床试验，预计 2015 年出结果（预计不容乐观）。

（2）L-BLP25：该疫苗是肿瘤疫苗中最寄予厚望的品种，临床Ⅱ期华丽的数据：实验组与对照组的 3 年生存率分别为 49%、27%，总生存期分别为 30.6 个月、13.3 个月，一度让投资者及研究者认为该疫苗批准也只是时间问题。但Ⅲ期试验入组了 1513 例放化疗后疾病无进展的 Ⅲ期非小细胞肺癌患者，按 2∶1 分成 L-BLP25 组、安慰剂组，总生存期分别为 25.6 个月、22.3 个月（HR=0.88，P=0.123），结果却无统计学差异。因此默克停止该项试验。但回顾性研究发现，对于同时放化疗的患者，L-BLP25 组、安慰剂组总生存期分别为 30.8 个月、20.6 个月；对于先后放化疗的患者，L-BLP25 组、安慰剂组总生存期分别为 19.4 个月、24.6 个月，Oncothyreon 决定继续研究。Oncothyreon 目前正在通过与自己的另外一化药 ONT-380 联用验证该疫苗的效果。同时 Oncothyreon 开发了另一个癌症疫苗 ONT-10，该疫苗是一种针对 MUC1 通路设计的脂质体疫苗。目前处于临床Ⅰ期，主要适应证为血液肿瘤（非实体瘤），以后可能开拓的适应证包括非小细胞肺癌、乳腺癌、肾癌、结肠癌、胰腺癌以及前列腺癌等。该项目正积极地寻找合作者或者购买者。

（3）TG4010：该疫苗ⅡB 期临床试验招募了 148 例Ⅲ B/Ⅳ 患者按照 1∶1 的原则随机分成疫苗+化疗组和单独使用化疗两组，首要试验终点 6 个月的 PFS 分别为 43%、35%。客观缓解率以及 OS 为 41.9% VS 28.4%，23.3 个月 VS 12.5 个月。

（4）belagenpumatucel-L：是由四个肺癌细胞株培育出的同种异系细胞疫苗。这是一个标记可见的试验，样本量为 75 名非小细胞肺癌患者。2 名患者为Ⅱ期，12 名为ⅢA 期，15 名为 ⅢB 期，46 名为非小细胞肺癌 Ⅳ 期。研究者将患者随机的分成 3 个剂量组进行注射：1.25、2.5 或 5 乘以 107 倍单位的细胞。所有的患者的中位生存期为 14.5 个月，5 年存活率为 20%。ⅢB 到 Ⅳ 期的患者中有 40 个患者分到第二、三组，他们的中位生存期为 15.9 个月，1 年存活率为 61%，2 年存活率为 41%，5 年存活率为 18%。ⅢB 到 Ⅳ 期患者，进行化疗之后中位生存期为 44.4 个月；5 年生存率达 50%。相比之下，接受一线治疗的患者的中位生存期只有 14.1 个月；5 年生存率也只有 9.1%。可以说这个结果看上去相当喜人。但是该试验样本数量实在有限，不能说明具体问题。2013 年欧洲肿瘤大会上研究人员报告称，试验组与对照组 mOS 分别为 20.3 个月和 17.8 个月，无统计学差异。回顾性研究显示，该疫苗能改善其中两种亚型非小细胞肺癌的效果。

（5）EGF 疫苗：古巴 EGF 疫苗是由重组人 EGF 和重组流脑菌外膜 P64K 蛋白经戊二醛化学偶联而成，其注射体内后，产生抗 EGF 抗体，抑制 EGF 与 EGFR 结合，从而关闭细胞生长通路。有关该疫苗治疗 NSCLC 的Ⅲ期研究中期分析显示（351 例患者），疫苗组和对照组中位 OS 期为 11.8 个月和 8.57 个月，结果不容乐观。

（6）talactoferrin：临床Ⅲ期试验比较了 talactoferrin 治疗和安慰剂治疗后患者的总生存期。试验结果表明患者中位生存期 talactoferrin 和安慰剂组分别为 7.5 个月和 7.7 个月，结果未显示相关差异。试验是 talactoferrin 治疗与安慰剂治疗对Ⅲ B/Ⅳ期非小细胞肺癌患者的一次随机双盲的安慰剂对照Ⅲ期临床试验，这些患者在参与试验前已经接受过两种或者多种方案治疗。参与该次试验的 742 名患者，分别来自美国、欧洲及亚太地区的 160 个临床试验基地。试验表明 talactoferrin 不利事件的自然发生率同安慰剂和先前的临床试验相似。

可以说，癌症疫苗大多死在了临床Ⅲ期试验上，为什么体外效果明显，体内却屡屡碰壁，其中的原因究竟是什么？值得每一个研究癌症疫苗的人应深入探讨。肿瘤微环境中，细胞维度的对话究竟如何难以评判，对癌症疫苗的识别性缘何没有想象中的那么明显也很难得到准确的解释。癌症疫苗的长效性必须建立在对肿瘤免疫微环境的清楚认识。但目前，还很难解决这个问题。因此对于癌症疫苗研发企业来说，仍然任重道远。癌症疫苗分类众多，特异性、非特异性疫苗各有千秋，主动免疫、被动免疫优势不同，谁能成为癌症疫苗中的第一个胜者，值得期待。

（张　力）

674 • 关于细胞治疗肿瘤的有关问题？

一个多世纪以来，细胞治疗的发展历程。从 1890 年开始到 20 世纪 50 年代，科学家们逐步确立了细胞培养，细胞系建立以及细胞冻存的方法，为以后细胞治疗的迅猛发展奠定了良好的基础。1956 年 Thomas 成功完成了世界上首例骨髓细胞移植，这是世界上首次取得疗效的细胞治疗，他也因此获得了 1990 年的诺贝尔生理学或医学奖。20 世纪 80 年代 Steinman 开始研究树突状细胞（DC）的功能，Dendreon 公司于 1992 年创立，其研发的前列腺癌 DC 治疗性疫苗于 2010 年获得 FDA 批准上市，Steinman 获得 2011 年诺贝尔生理学或医学奖。同样是 20 世纪 80 年代 Caplan 开始了间充质干细胞（mesenchymal stem cell，MSCS）的研究，1992 年 Osiris 公司创立，2012 年加拿大批准了 Prochymal 用于治疗移植后抗宿主病（GvHD）。1981 年 Evans 第一个培养了啮齿动物的胚胎干细胞，并于 2007 年获得了诺贝尔生理学或医学奖。1987 年，Lindvall，Hitchcock 以及其他科学家们开始用胚胎神经细胞移植治疗帕金森病。1988 年，Auerbach，Broxmeyer 和 Gluckman 一起完成了世界上首例脐血干细胞移植。1989 年，Lacy 通过胰岛移植治疗糖尿病。同样在 1989 年 Eshhar 发明了抗体和 T 细胞的杂交受体（immunoglobulin-T cell chimeric receptor），2012 年 CarlJune 的 CD19 CAR-T 在治疗急性淋巴性白血病（ALL）上取得的疗效震惊了全世界。

（张　力）

675 • 什么是过继 T 细胞疗法？

还有一种帮助免疫系统对抗肿瘤的方法，即过继 T 细胞疗法（adoptive T-cell transfer）。这种方法需要从患者血液中分离 T 细胞，在体外进行扩增，然后再将它们作为加强版抗癌斗士注入人体。过继 T 细胞疗法需要用到肿瘤浸润淋巴细胞（TIL），这是一类离开血液循环移动到实体瘤处的白细胞，可以从切除的肿瘤中分离得到。虽然有些癌症患者体内的疾病进程过快，不允许进行可能长达一个月的体外培养，但对于那些等得起的癌症患者来说，这种治疗的确能够提供一定的帮助。2010 年发表的 Ⅱ 期临床试验显示，在接受过继 T 细胞治疗之后，20 名 Ⅳ 期黑色素瘤患者中有一半出现了病情的显著改善，其中有两名患者的病情得到了完全缓解。

　　然而这一策略也受到了一定的限制，有些癌症患者并没有可供切除的实体瘤，有些患者切除的肿瘤中并不含有可供体外培养或具有抗肿瘤活性的 TIL。为了克服这些问题，研究人员开发了嵌合抗原受体（CAR），对患者血液循环中的 T 细胞进行修饰，赋予它们靶标肿瘤细胞的能力。CAR 包括一个抗原识别区域，能够识别肿瘤细胞表面的特异性蛋白；还包括一个细胞内区域，能够激活 T 细胞并促进其增生。

　　人们已经设计了多种 CAR，以便治疗包括慢性淋巴细胞白血病 CLL 在内的多种癌症。举例来说，可以从 CLL 患者血液中分离 T 细胞，并对其进行基因工程改造，使这些 T 细胞表达靶标 CD19 的 CAR。CD19 是一个在正常 B 细胞和恶性 B 细胞上表达的蛋白。随后，可以对经改造的 T 细胞进行体外扩增，再将其输入到白血病患者体内，帮助机体对抗癌症。

　　虽然目前过继 T 细胞疗法还没有通过 FDA 批准，不过人们已经展开了不少 Ⅰ 期和 Ⅱ 期临床试验，检测这种治疗方式的安全性，以及它对不同类型癌症的治疗效果，包括白血病、淋巴瘤、胰腺癌、乳腺癌、前列腺癌和黑色素瘤，也包括肺癌。

（张　力）

676 • 阻断免疫抑制的免疫检验点阻断治疗？

　　免疫检验点阻断是一个令人兴奋的抗癌新策略。免疫检验点是防止免疫系统过度激活的一致性通路。在被激活的免疫细胞表面存在着一些蛋白，能够在免疫反应过度时关闭这些细胞。例如，正常情况下的细胞毒性 T 淋巴细胞抗原 4（CTLA-4）位于 T 细胞内部，当它们在细胞表面表达时，就会给免疫系统发出"刹车"信号。

　　在 20 世纪 90 年代中期，Allison 推测暂时中断 CTLA-4 的抑制效果，可以促使免疫系统对肿瘤展开强力攻击。随后他在小鼠结肠癌模型中发现，抗 CTLA-4 的抗体对结肠肿瘤有治疗作用。在恶性黑色素瘤患者中进行的初步临床试验，进一步向人们展示了这种治疗的安全性。2010 年，一项大型的 Ⅲ 期临床试验显示，通过人源化单克隆抗体 ipilimumab（或 Bristol-Myers Squibb 公司的 Yervoy）阻断 CTLA-4，可以改善晚期黑色素瘤患者的总体生存情况。

　　虽然这种药物的反应率（response rate）较低，只有约 10% 的患者在治疗后肿瘤变小，但 ipilimumab 是首个改善了这些患者生存情况的药物。在诊断之后，传统化疗只能帮助上述患者存活 6~9 个月，而大多数响应了 ipilimumab 治疗的患者能存活两年以上。2011 年，FDA 批准将这种药物用于治疗晚期黑色素瘤，后续的临床试验表明，一些患者在接受 ipilimumab 治疗之后甚至活了十年。现在研究者正在开展 Ⅱ 期和 Ⅲ 期试验，尝试用 ipilimumab 治疗其他类型的癌症，例如非小细胞肺癌、前列腺癌、肾癌和卵巢癌。

　　ipilimumab 治疗中最常见的不良反应与免疫系统密切相关，包括炎症过度引起的结肠炎、皮炎、肝炎等。鉴于这种药物的反应率比较低，人们还在对其进行进一步的改善。

　　实际上，我们也可以考虑阻断其他的免疫检验点，例如 T 细胞上的程序性细胞死亡受体 1（PD-1），及其位于 APC 上的配体 PD-L1。PD-1 在激活和耗竭的 T 细胞上都有表达，当 PD-1 与 PD-L1 结合时，会减弱 T 细胞的应答。有趣的是，PD-L1 不仅在 APC 上表达，还出现在肿瘤细胞上，人们认为它与肿瘤细胞躲避免疫应答的机制有关。有研究显示，Bristol-Myers Squibb 公司的 nivolumab（一种抗 PD-1 抗体），有望用于治疗恶性黑色素瘤、非小细胞肺癌和肾癌。目前研究人员正在对其进行Ⅲ期临床试验，看这种新药是否能够延长患者的生命。与此同时，人们也正在对 PD-L1 抑制剂进行类似的研究。

　　初步研究显示，将抗 CTLA-4 和抗 PD-1 的药物结合起来，可以同时阻断两种免疫检验点。nivolumab 和 ipilimumab 联合治疗在超过半数的转移性黑色素瘤患者中，取得了令人鼓舞的治疗效果，令肿瘤的体质量减少了 80% 以上。而且超过 80% 的患者在治疗一年后依然存活。转移性黑色素瘤患者可选择的治疗方式非常少，而这些结果显示，免疫检验点阻断将为癌症治疗领域带来可喜的改变。

（张　力）

参 考 文 献

［1］卫生部统计信息中心. 2003 年中国卫生事业发展情况统计公报. //中国医药商业协会. 工业网员单位信息工作年会文集. 2004.

［2］王启俊. 肺癌流行现状及未来趋势. 中国肿瘤，1996，5（3）：3-5.

［3］Vogelzang NJ，Rusthoven JJ，Symanowski J，et al. Phase Ⅲ study of pemetrexed in combination with cisplatin versus cisplatin alone in patients with malignant pleural mesothelioma. J Clin Oncol，2003，21：2636-2644.

［4］Depierre A，Quoix E，Mercier M，et al. Maintenance chemotherapy in advanced non-small cell lung cancer（NSCLC）：a randomized study of vinorelbine（v）versus observation（ob）in patients（pts）responding to induction therapy（French cooperative oncology group）. Proc Am Soc Clin Onc，2001，20：309a.

［5］The International Adjuvant Lung Caner Trial Collaborative Group. Cisplatin-based adjuvant chemotherapy in patients with completely resected non-small-cell lung cancer. N Engl J Med，2004，350：351-360.

［6］Albain KS，Swann RS，Rusch VR，et al. Phase Ⅲ study of concurrent chemotherapy and radiotherapy（CT/RT）vs CT/RT followed by surgical resection for stage Ⅲ A（pN2）non-small cell lung cancer：outcomes update of North American Intergroup 0139（RTOG9309）. J Clin Oncol，2005，23（s16）：624s.

［7］Spira A，Ettinger DS. Multidisciplinary management of lung cancer. N Engl J Med，2004，350（4）：379-392.

［8］Socinski MA. Optimal number of cytotoxic agents and chemotherapy cycles for advanced NSCLC. Lung Cancer，2003，41（S3）：S93.

［9］Fossella FV，Berry DA，Adachi S，et al. Survival in previously treated advanced NSCLC：pemetrexed versus best supportive care（BSC）. Proc ASCO，2006，Abs 17015.

［10］Fukuoka M. Epidermal growth factor receptor tyrosine kinase inhibitors：single agent therapy. Lung Cancer，2003，41（S3）：S38.

［11］Goss G. Gefitinib（"Iressa"）：the patients' experience. Lung Cancer，2003，41（S3）：112.

［12］Gumerlock PH，Holland Ws，Chen H，et al. Mutational analysis of k-RAS and EGFR implicates K-RAS as a resistance marker in the South West Oncology Group（SWOG）trial S0126 of bronchio alveolar carcinoma（BAC）patients treated with gefitinib. J Clin Oncol, 2005, 23（s16）：623s.

[13] Hidalgo M, Tarceva TM. A potent HER1/EGFR-tyrosine kinase inhibitor. Lung Cancer, 2003, 41（S3）S115.

[14] Lynch T. Clinical benefit in NSCLC；The evidence for gefitinib（"Iressa"）. Lung Cancer, 2003, 41（S3）：S116.

[15] Salmon JS, Sandler A, Bill HO, et al. MALDI-TOF mass spectrometry proteomic profiling to discriminate response to the combination of bevacizumab and erlotinib in non-small cell lung cancer. J Clin Oncol, 2005, 23（s16）：626s.

[16] Mu XL, Li LY, Zhang XT, et al. Evaluation of safety and efficacy of gefitinib（"Iressa", ZD1839）as monotherapy in a series of Chinese patients with advanced non-small-cell lung cancer：experience form a compassionate-use programme. BMC Cancer, 2004, 4：51-59.

四十二、结核病

677 • 分枝杆菌家族包括哪些成员？

自 1882 年德国科学家科赫（Koch）发现结核分枝杆菌以来，陆续发现了多种分枝杆菌。分枝杆菌属于裂殖菌纲，放线菌目，分枝杆菌科，分枝杆菌属。文献统计分枝杆菌达 100 余种，被《伯杰系统细菌学手册》（Bergey's Manual of systematic bacteriology）所确认的有 54 种。除结核分枝杆菌复合群（mycobacterium tuberculosis complex，包括结核分枝杆菌、牛分枝杆菌、非洲分枝杆菌和田鼠分枝杆菌）和麻风分枝杆菌外，其他的分枝杆菌统称为非结核分枝杆菌（non-tuberculosis mycobacteria，NTM），其中含致病菌和非致病菌。

（李国利）

678 • 结核分枝杆菌如何致病？致病性如何？

结核分枝杆菌是结核病的病原体。与其他致病的细菌、真菌等不同，结核分枝杆菌不产生内、外毒素，也无侵袭性酶类。一般认为其致病作用与菌体成分如脂质、菌体蛋白、多糖等多种物质有关。主要是结核分枝杆菌在机体内增生并与机体免疫系统产生应答反应，也即细菌与机体相互作用的结果。在各种分枝杆菌中，结核分枝杆菌的致病性（即毒性）最强。

结核分枝杆菌可通过多种途径如呼吸道、消化道、皮肤黏膜伤口等侵入人体，但最常见的是呼吸道，并首先侵犯肺组织形成原发灶。肺部原发灶中的结核杆菌可通过血液或淋巴系统到达肺外各个脏器和组织器官如肠、肾、骨、关节、淋巴结、脑组织、泌尿生殖系统等。

结核分枝杆菌对动物，如豚鼠、小鼠及猴等哺乳动物有致病性，高度耐 INH 菌株对豚鼠的致病力弱。

牛分枝杆菌对家兔能引起进行性病变，结核分枝杆菌则较弱。根据对家兔致病性特点，可鉴别结核分枝杆菌与牛分枝杆菌。

（李国利）

679· 分枝杆菌染色特性？

分枝杆菌本身无色，观察分枝杆菌必须染色后进行。分枝杆菌应为革兰染色阳性菌，但极不易着色。经碱性苯胺染料染色或金胺-O 荧光素染色着色后，能抵抗酸和乙醇脱色，此种特性被称为抗酸性。姜-尼（ziehl-Neelsen）染色法和荧光染色法为常用的抗酸染色方法。经姜-尼染色法染色后，分枝杆菌，包括结核分枝杆菌呈红色，而标本中其他细菌、细胞、杂质等均呈蓝色；经荧光素染色后，分枝杆菌，包括结核分枝杆菌呈金黄色或橙黄色荧光，故分枝杆菌又称为抗酸杆菌。抗酸染色法的功绩在于，标本经染色后能在显微镜下分出抗酸菌和非抗酸菌，即分枝杆菌和非分枝杆菌。

（李国利）

680· 结核分枝杆菌形态特征？

结核分枝杆菌菌体具有多形态特征。除正常典型形态外，受不良生长条件的影响，如物理因素、化学因素，特别是药物因素而呈现异常变化。其形态可归纳为杆菌型（基本形态）、滤过型、颗粒型、球菌型（L 型）四种类型。

（1）杆菌型（基本形态）：在显微镜下观察，结核分枝杆菌正常典型的形态是直或稍弯曲、两端钝圆的杆菌。菌体长 $1\sim4\mu m$，宽 $0.3\sim0.6\mu m$，无芽胞、无荚膜、无鞭毛，生长发育期间有分枝生长倾向。牛分枝杆菌和非洲分枝杆菌比结核分枝杆菌短。经抗酸染色菌体呈红色杆状，单个散在或呈人、V、T、Y 形排列，菌体多时细菌扭集呈绳索状，束状或丛状，菌体堆积一团时类似"菊花冠"状杆菌团。除典型形态外，往往还有长度、弯曲度各异的多种杆菌形态，甚至串珠状、丝状体、棒状等形态。

（2）滤过型：早在 1901 年 Foutes 在检查细菌滤器滤过的结核分枝杆菌培养滤液时，在电子显微镜下观察到球状微粒小体。1991 年 Khomeko 在豚鼠损坏性肺结核模型中，证实了滤过型的存在。化疗 3 个月和 6 个月后，空洞仍存在，在电子显微镜下观察发现空洞壁中存在着形态是典型杆菌 1/20 的超小球状微粒体。此球状微粒体可通过细菌滤膜称为滤过型。含滤过型菌体标本在液体培基中培养 10~14 天可出现球状体，被姜-尼抗酸染色检出，注射豚鼠可在脏器中分离到典型杆菌型并观察到单核细胞浸润肉芽肿形成。滤过型很可能是结核分枝杆菌在宿主体内产生滞留现象原因之一，具有潜在危险性。

（3）颗粒型：1907 年莫赫（Much）在结核性冷脓肿、浆液渗出液、干酪性淋巴结等脓液中观察到革兰染色阳性颗粒，称为莫赫颗粒。莫赫颗粒为非抗酸性非细胞型体，感染豚鼠后可从脏器病变中分离出结核分枝杆菌，对豚鼠有致病力。莫赫颗粒的重要意义在于给临床医师与临床实验室细菌学工作者提出结核病的病原体除典型结核分枝杆菌，尚有非抗酸性非细胞性革兰阳性颗粒型体。这些颗粒型体仍有生机与活力，在适宜的营养条件下，可重新获得增生，发育生长出典型结核分枝杆菌。

（4）球菌型（L 型）：结核分枝杆菌在体内外受物理、化学、免疫等因素的影响，维持菌体固有形态的细胞壁缺损或丧失，产生细胞壁缺陷型。细胞壁缺陷型细菌是 1935 年 Kilienberger 在英国 Lister 医学研究院研究念珠状链杆菌时首先发现的，故以 Lister 医学研究院的第一个字母，将细胞壁缺陷型细菌命名为 L 型菌。L 型菌一般呈球状体，但同时也存在长丝体，膨胀巨大的巨球体等形态。由于细胞壁缺失时随之失去了胞壁中抗酸性物质分枝菌酸，L 型与野生型结核分枝杆菌相比其生物学特性发生了许多改变：①形态与染色：菌体形态多形性，大小不一，可呈球形体，长丝体，巨球体等形态。抗酸染色后可见菌体着色能力不同程度减退或消失；②培养特性：在常规分枝杆菌培基上不能生长，只能在渗透压适宜的特殊培基，如琼脂综合培基或胰胨大豆蛋白胨琼脂培基（TAS-L）上生长，菌落微小，呈油煎蛋样，菌体可穿入琼脂层基内生长；③致病性：因细胞壁缺损或缺失而失去了某些与致病性相关的物质，故 L 型菌毒力降低；④抵抗力：对外界环境抵抗力减弱，对高渗和低渗均不耐受，仅在适宜的相对高渗环境才能生存；⑤药物敏感性：对药物敏感性发生明显变化，对作用部位为细胞壁的药敏不敏感，而抑制蛋白质合成的药物，因无细胞壁阻挡，易进入细胞内，故对 L 型菌有较强杀菌力；⑥免疫原性：随着细胞壁缺损或缺失，细菌的免疫原性发生了改变或减弱，表现为趋化作用和Ⅳ型变态反应减弱；逃逸机体特异性免疫攻击，特别是 MHA 限制性免疫杀伤作用。L 型菌能在宿主体内持续长期存在，多存在于局灶性结核病变、结核性淋巴结炎，迁延性结核病变以及巨噬细胞内，其具有潜在危险性。当机体免疫功能低下时，细菌复活机遇来临，返祖为亲代结核分枝杆菌，能够大量生长繁殖，使结核病恶化与进展。

（李国利）

681 • 结核分枝杆菌生长特性？

结核分枝杆菌生长缓慢，在人工培基内约需 15~20 小时、在静脉感染未经免疫小鼠肺中约需 15 小时、在巨噬细胞内 15~20 小时、在家兔角膜中为 20~22 小时繁殖一代。早先的理论认为结核分枝杆菌生长缓慢与其疏水性外层有关，因其使得营养物质难以渗入菌细胞内。但有研究使用表面活性剂破坏疏水层后，并未明显增加生长速度，看来此因素并非导致结核分枝杆菌生长缓慢的主要原因。近年来有学者经研究提出结核分枝杆菌生长缓慢与其菌体依赖 DNA 的 RNA 多聚酶缺陷有关。在培基中结核分枝杆菌 mRNA 链的增长速度仅为大肠埃希菌的十分之一，对结核分枝杆菌全细胞渗出物化学分析表明，其 RNA 与 DNA 比值也只是大肠埃希菌的十分之一。上述结果提示，结核分枝杆菌依赖 DNA 的 RNA 多聚酶缺陷限制了特异性 mRNA 从 DNA 上的转录，转录过程低效率，蛋白质合成也呈低效率，是结核分枝杆菌生长缓慢的主要原因。生长缓慢是结核分枝杆菌的遗传属性，因此多年来快速培养结核分枝杆菌的努力均未获得满意结果。现今人们的努力多集中于寻求微量生长的早期、灵敏检测方法和无培养依赖性的基因诊断技术的研究。

结核分枝杆菌为专性需氧菌，培养时如供给 5%~10% CO_2 可刺激其生长。生长温度 35~40℃，最适温度 35~37℃。生长时尚需一定湿度，固体培基培养时，需有适量的凝固水以保证培基湿度。在 pH 5.5~7.2 培基上能生长，最适 pH 是 6.8~7.2。

结核分枝杆菌营养要求较高且特殊。初次从患者或感染动物体内分离培养时，需用含鸡蛋、血清、马铃薯、氨基酸、甘油等营养丰富的复杂有机物及少量无机盐类，如磷、钾、硫、镁、铁等的培基才易生长。经多次传代或长期保存的菌种在营养较简单的综合培基中也能良好生长。在培基上一般需 2~4 周或更长时间始见菌落生长，甚至有极少数生长极为缓慢者 8 周以上才开始有菌落生长。在改良罗氏、小川鸡蛋培基上菌落多呈粗糙型（R型），菌落粗糙、凸起、厚、呈结节状或颗粒状，边缘薄且不规则，乳白或淡黄色，无可溶性色素。在不含表面活性剂的液体培基中结核分枝杆菌呈膜样生长，随着菌龄增长，菌膜逐渐加厚，皱折，有毒株在液体培基呈索状生长。在 Dubos 吐温白蛋白培基内则可呈均匀分散生长。在半流体培基中形成菌膜，中层有颗粒状生长。

（李国利）

682 • 病灶中结核分枝杆菌繁殖代谢分群及其意义？

依据繁殖代谢速度及状态，病灶中结核分枝杆菌分为以下几种。

（1）快速繁殖菌群（A 群）：生长繁殖旺盛，主要存在于巨噬细胞外，致病力强、传染性大，多在疾病早期的活动性病灶内、空洞壁内或空洞内，易被抗结核药杀灭。尤以异烟肼（INH）效果好，起主要杀菌作用，链霉素（SM）和利福平（RFP）亦有效。

（2）间歇繁殖菌群（B 群）：多存在于干酪病灶中，通常呈代谢低下或静止状态，但可发生突然短暂的生长繁殖，仅 RFP 能杀灭该菌群。

（3）缓慢繁殖菌群（C 群）：多存在于巨噬细胞内或结核空洞酸性与缺氧环境中，繁殖代谢缓慢。吡嗪酰胺（PZA）对此群菌有独特的杀菌作用，INH 和 RFP 只有一定的杀菌作用，SM 在酸性环境下不发挥作用。

（4）休眠菌群（D 群）：完全处于休眠状态，无繁殖代谢，药物对此菌群无作用。

药物对繁殖代谢旺盛的菌群杀菌作用强；对繁殖代谢缓慢的菌群杀菌作用较弱，对不繁殖、不代谢的菌群无杀菌作用；B、C 菌群处于代谢低下、暂时休眠状态，不易被药物消灭，而存活数月、数年，又称为"持续存活菌"或"持留菌"，化疗药物必须应用较长时间才能消灭。若化疗方案不当，疗程不够，停药后有可能又生长繁殖，是结核病内源性复发的病源。细菌繁殖代谢分群是结核病化疗方案制定的重要依据。

（李国利）

683 • 结核分枝杆菌的抵抗力？

结核分枝杆菌因细胞壁含大量的类脂质，尤其是蜡样物质，具有疏水性，对物理和化学因素的作用均较一般致病菌抵抗力强。

（1）物理因素影响：结核分枝杆菌生存力较强，在室温和阴暗处干燥痰内可存活 6~8 个月，黏附在飞扬的空气尘埃中可保持传染性 8~10 天。结核分枝杆菌一般比较耐低温，在 -6~8℃能存活 4~5 年。温度下降至结核分枝杆菌最低生存温度时，细菌代谢活力逐渐降低，不再繁殖，但仍能较长时间维持生命，故常用低温保存菌株和收集标本。干热对结核分枝杆菌杀伤力弱，痰内结核分杆菌在 100℃ 下需 4~5 小时被杀灭。湿热对结核分枝杆菌杀伤力强，在 60℃ 30 分钟、70℃ 10 分钟、80℃ 5 分钟和 90℃ 1 分钟可将其杀死，所以煮沸与高压蒸气消毒是最有效的方法之一。

结核分枝杆菌对光线和射线敏感，在直射太阳光下 2~7 小时死亡。患者用过的物品在强阳光下直晒半日基本可达到消毒目的。10~1mg/ml 菌悬液，液层厚度 3mm，用 10W（1W=1V·A）紫外线灯在距离 0.5m 处持续照射 3 分钟，在距离 1m 处持续照射 10 分钟，经培养无细菌生长。但紫外线穿透力弱，难以透入固体物质内部和液体深层，因此紫外线常用于空气和物体表面部位消毒。应根据工作场所污染程度和范围确定照射距离和照射时间，才能达到杀菌和消毒目的。

（2）化学因素的影响：化学消毒剂的种类很多，其杀菌的机制因化学药物种类不同而异。乙醇使菌细胞蛋白质变性凝固产生杀菌作用。结核分枝杆菌直接接触 70%~75% 乙醇 5~30 分钟可被杀死，可用于皮肤消毒。但由于乙醇能凝固蛋白，使痰表面形成膜把菌体包裹起来，短时间内不能杀死细菌，故不用于痰的消毒。苯酚主要是通过破坏菌细胞膜使细胞质内容物漏出，使菌体蛋白质变性凝固，抑制菌体脱氢酶和氧化酶等酶系统杀死结核分枝杆菌。2% 苯酚 5 分钟，5% 苯酚 1 分钟能杀死结核分枝杆菌培养物。5% 苯酚与痰液等量混合，24 小时才能杀死结核分枝杆菌。煤酚皂溶液作用机制与苯酚相似，0.5% 煤酚皂 60 分钟，1% 煤酚皂 45 分钟，2% 煤酚皂 10 分钟，5% 煤酚皂 5 分钟能杀死结核分枝杆菌培养物。5%~10% 煤酚皂等量混入痰标本，12 小时可杀灭结核分枝杆菌。甲醛使菌细胞蛋白质变性凝固，丧失代谢功能致细菌死亡。1% 甲醛处理结核分枝杆菌 5 分钟，可使细菌死亡。5% 甲醛和痰液等量混合，处理 12 小时以上才能达到杀菌作用。"84" 消毒液是以氯为主要成分的消毒剂，氯是一种氧化剂，能使菌体的酶失活，还能与蛋白质的氨基结合，使菌体蛋白氯化，代谢功能障碍，细菌死亡。0.5% "84" 消毒液 15 分钟可杀死结核分枝杆菌培养物，但对在蛋白质混合液中的结核分枝杆菌几乎无消毒效果。

结核分枝杆菌对酸、碱抵抗力强，在 4% NaOH、3% HCl 和 6% H_2SO_4 中 30 分钟仍能存活。临床应用酸或碱加入患者标本，消化蛋白质及杀灭杂菌，以此分离出结核分枝杆菌。结核分枝杆菌对染料，如 1:13000 孔雀绿和 1:75000 甲紫有抵抗力，通常在培基内加入一定量的孔雀绿或甲紫抑制其他杂菌生长。对普通细菌有较强杀菌作用的新洁而灭，对结核分枝杆菌几乎无消毒作用。

（李国利）

 • 痰涂片检查的痰标本如何分类？如何留取合格的痰标本？

根据痰标本采集时间，可将其分为 3 类。
（1）即时痰：就诊时，患者深呼吸后咳出的痰液。
（2）晨痰：晨起立即用清水漱口后，患者咳出的第 2、3 口痰液。
（3）24 小时痰：送痰前一日至送痰当日晨用较大容器收集的全部痰液。

肺结核患者痰中能否找到结核菌除痰中菌量大小外，留取的痰标本是否符合要求也是一个重要因素，正确留取痰标本的方法是：

（1）患者留取痰标本前要用清水漱口，去除口腔中的食物残渣。

（2）做深呼吸数次后收腹用力咳出来自支气管深部的脓样干酪样或黏液样痰液，痰量不少于 3ml。

（3）无痰或少痰者应使用浓盐水刺激排痰，避免留取唾液或鼻咽部分泌物，因为唾液或鼻咽部分泌物会减少结核菌的检出机会，造成结核病的漏检，使医生难以判断并影响正确的治疗。

（4）留取痰标本要使用专用痰标本瓶（盒），并及时送检。

（5）留取 24 小时痰标本时，应注意盖住容器，避免交叉污染。

（李国利）

685 • 痰涂片的检查对象？

检查对象根据检查目的分为确定诊断和疗效评价。

（1）为确定诊断，凡因有结核症状求诊和转诊的可疑肺结核患者，均应进行痰涂片检查。一般包括持续咳嗽、咳痰超过 3 周；咯血或伴有血痰；发热或胸痛超过 2 周；胸部 X 线检查异常。涂片检查应采集 3 个合格标本，就诊当时在门诊留取一份"即时痰"标本送检，同时嘱患者留取"夜间痰"和"晨痰"，于次日送检。

（2）为疗效评价，凡已确诊、登记、治疗的肺结核患者，在化疗期间应定期查痰。①初治涂阳患者在疗程强化期末、继续期满 3 个月和继续期结束时，复治涂阳患者在强化期末、巩固期满 3 个月和巩固期结束时，各查一次晨痰。②初、复治涂阳患者在强化期结束时，痰 AFB 仍为阳性者，应在 1 个月时增加一次晨痰检查；若复治涂阳患者治疗满 3 个月时痰 AFB 仍阳性，应在治疗满 5 个月时加一次晨痰检查。③确诊、登记的涂阴肺结核患者，即使患者因故未接受治疗，也应在登记后满 2 和 6 个月时进行痰检。

（李国利）

686 • 痰涂片报告结果意味着什么？

痰涂片显微镜镜检时发现的细菌数量是判断疾病传染性及其严重程度非常重要的参考依据，痰涂片镜检结果报告，不仅是对疾病的定性，也是对疾病严重程度的半定量。

痰涂片萋-尼抗酸染色镜检（10×目镜，100×油镜）报告标准如下：

（1）抗酸杆菌阴性（-）：连续观察 300 个视野，未发现抗酸杆菌。

（2）报告抗酸杆菌数：1~8 条抗酸杆菌/300 视野。

（3）抗酸杆菌阳性（+）：3~9 条抗酸杆菌/100 视野。

（4）抗酸杆菌阳性（++）：1~9 条抗酸杆菌/10 视野。

（5）抗酸杆菌阳性（+++）：1~9 条抗酸杆菌/每视野。

（6）抗酸杆菌阳性（++++）：>10 条抗酸杆菌/每视野。

痰涂片荧光染色镜检（10×目镜，20×物镜）报告标准如下：

（1）荧光染色抗酸杆菌阴性（-）：0 条/50 视野。

（2）报告荧光染色抗酸杆菌数：1~9 条/50 视野。

（3）荧光染色抗酸杆菌阳性（+）：10~99 条/50 视野。

（4）荧光染色抗酸杆菌阳性（++）：1~9 条/视野。

（5）荧光染色抗酸杆菌阳性（+++）：10~99 条/视野。

（6）荧光染色抗酸杆菌阳性（++++）：≥100 条/视野。

（李国利）

687 • 痰涂片检查方法的敏感性和特异性？

依据痰涂片方法的设计，在涂片检查方法中，假定抗酸杆菌在标本内及涂片上都均匀分布着，涂片的标本量大约 0.05~0.1ml，涂片面积大约 500mm^2（20mm×25mm），显微镜一个油镜头（接物镜 100×）视野面积为 0.02mm^2，那么检查整个涂片需要看 25000 个视野，至少每毫升痰液含 $5×10^3$~$1×10^4$ 个细菌，100 个视野才能看到>3 条抗酸杆菌，获得阳性（1+）结果。标本中抗酸杆菌数量与涂片检查的关系见表 42-1。

表 42-1 标本中抗酸杆菌数量与涂片检查的相关性

每毫升标本中的菌数	每张涂片中的菌数	检出每个细菌的油镜视野数
5000	250~500	50~100
10000	500~1000	25~50
50000	2500~5000	5~10
500000	25000~50000	0.5~1

目前采用的涂片染色方法原理是利用分枝杆菌经碱性苯胺染料或荧光染料染色后能较其他细菌耐受酸性介质脱色的特性，在检查标本中是否存在分枝杆菌，标本中分枝杆菌数量多寡时具有特异性，但通过镜检难以准确将结核分枝杆菌与非结核分枝杆菌相鉴别。

（李国利）

688 • 常用痰涂片检查方法有哪些？痰涂片检出率的影响因素有哪些？

考虑涂片制备和染色双重因素，痰涂片检查方法如下。

（1）直接涂片萋-尼抗酸染色法和直接涂片荧光染色法：选取适量痰标本直接涂片后，

经萋-尼抗酸染色或荧光染色后，显微镜观察并报道结果。

（2）集菌涂片萋-尼抗酸染色法和集菌涂片荧光染色法：取痰标本液化处理后，经离心取沉淀物涂片或通过漂浮集菌制备涂片后，经萋-尼抗酸染色或荧光染色后，显微镜观察并报道结果。

据统计在不同分枝杆菌实验室，肺结核患者中痰涂片阳性检出率在 25%~40%，除受方法学敏感性较低的限制外，其检出率还受下列因素的影响。

1）涂片制备方法不同对检出率的影响：国内外学者比较不同涂片制备方法对抗酸杆菌的检出率，表明集菌涂片阳性检出率>直接涂片，沉淀集菌涂片阳性检出率>漂浮集菌涂片。对含抗酸杆菌数量较少的标本，如胸腔积液、腹腔积液、脑脊液等，通常采用离心后取沉淀物涂片的方法，以提高阳性检出率。

2）染色镜检方法不同对检出率的影响：从使用不同染色镜检方法来看，与萋-尼抗酸染色镜检比较，荧光染色镜检使用低倍镜（物镜 20×）观察，具有观察视野少（50 个视野覆盖面积相当于油镜 300 个视野），检查速度快，阳性率高的优点。

但使用荧光显微镜造价高于普通光学显微镜，标本内有时可能有自然带荧光物质，易与抗酸杆菌混淆，缺乏相关经验的人易造成假阳性。荧光染色镜检适用于具备相应设备，镜检工作量大（平均每天超过 50 张涂片/人），且工作人员相应镜检经验丰富的实验室。

3）同一患者多份标本检测的检出率：同一患者多次留取痰标本进行抗酸杆菌涂片检查，能在一定程度上提高阳性检出率。世界卫生组织（WHO）国际防痨及肺部疾病联合会（IUATLD）建议：3 份痰标本抗酸杆菌涂片检查结果可作为确定诊断的依据。我国和大多数国家采纳了相应建议作为结核病的诊断标准。

4）不同时间留取痰标本的检出率：根据痰标本采集时间，可将其分为即时痰、晨痰、夜间痰 3 类。1998 年 Nelson 等报道，对 229 位患者不同时间采集的干酪样和黏液样痰标本进行抗酸杆菌涂片检查，晨痰的阳性检出率最高，即时痰的阳性检出率最低，但其结果临床诊断符合率及可靠性无显著性差异。

5）不同性状痰标本的检出率：比较不同性状痰标本的阳性检出率，阳性检出率干酪样痰>黏液样痰和血痰>唾液。送检标本质量对检查结果具有不可忽视的影响。唾液是口腔而非患者部位形成的分泌物，应视为不合格标本。

（李国利）

689 • 痰涂片检查的意义？

（1）发现传染性肺结核患者：控制结核病流行以发现和控制传染源为主。痰涂片检查是发现传染性肺结核病人最简单、有效的方法。痰涂片阳性的肺结核患者是结核病的主要传染源。

（2）评价传染性肺结核病的化疗效果：痰涂片检查结果是对传染性肺结核患者治疗效果的评价依据之一。

（3）为结核病疫情的流行病学统计服务：由于传染性结核病痰涂片检查在流行病学中有特殊的意义，因此，在反映某一国家或地区结核病疫情严重程度的指标中，涂阳患病率、涂阳发病率被更多关注。

（李国利）

690 ● 菌阴肺结核的细菌学含义及实验室诊断对策？

传统菌阴肺结核是指痰涂片和分离培养检查分枝杆菌均为阴性的肺结核患者。在肺结核患者中痰涂片阳性检出率 25%～40%，分离培养阳性检出率 30%～50%，因此，有 50%～70%的患者痰中检查不出结核菌，即所谓菌阴肺结核。由于菌阴肺结核的诊断缺乏"金标准"，诊断困难，极易发生漏诊、误诊、漏治、误治、过治。

实际上，结核患者，甚至无临床表现的结核感染者体内都存在结核分枝杆菌，因为没有病原体的侵入何来感染和发病呢？因此，就细菌学而言，不存在所谓的"菌阴"肺结核。只是采用常规方法未能从痰标本检出分枝杆菌而已。但是随着检测技术的改进和提高，部分常规检查为菌阴的患者可成为菌阳病例。由此可见，菌阴肺结核不是一个固定的概念，它受检出方法的限制。

菌阴肺结核的实验室诊断对策除通过强化查痰的重要性，留取合格的痰标本，反复多次检查，提高检验人员的检验技能，抓好痰 AFB 检验的质量控制来提高常规方法的阳性检出率外，不断出现的新检验技术，也为菌阴肺结核的诊断、辅助诊断开辟了新的途径：①高灵敏的细菌学检测技术：BACTEC™ MGIT™ 960 全自动分枝杆菌检测系统，BacT/ALERT 3D 分枝杆菌检测系统，噬菌体扩增系统（phage amplification system）-FAST Plaque TB Technology；②分子生物学检测技术：聚合酶链反应（polymerase chain reaction，PCR）技术-主要包括 PCR-ELISA 法、实时（real-time）荧光 PCR 法等，RNA 扩增技术-Gen-probe amplified mycobacterium tuberculosis direct test（Gen-probe AMD test）。

（李国利）

691 ● 分枝杆菌鉴定的步骤及方法？

传统的分枝杆菌鉴定按下列步骤及方法进行。

（1）结核分枝杆菌复合群与非结核分枝杆菌的鉴定：结核分枝杆菌复合群与非结核分枝杆菌对对硝基苯甲酸培基（para nitrobenzoic acid，PNB）培基和噻吩-2-羧酸酰肼（2-thiophen carboxylic acid hydrazine，TCH）培基的耐受性不同。根据分枝杆菌在 PNB 和 TCH 培基上生长情况的不同，鉴别结核分枝杆菌与非结核分枝杆菌。PNB 培养阳性并 TCH 培养阴性可判定为结核分枝杆菌；PNB 和 TCH 培养均阴性可判定为牛分枝杆菌；PNB 和 TCH 培养均阳性可判定为非结核分枝杆菌。

（2）非结核分枝杆菌菌群鉴定：经 PNB 和 TCH 培养初步鉴定为非结核分枝杆菌者，应根据其生长速度及菌落色素产生与光反应关系试验进行分群：Runyon Ⅰ群-光产色菌，

Runyon Ⅱ群-暗产色菌，Runyon Ⅲ群-不产色菌，Runyon Ⅳ群-快速生长菌。

（3）分枝杆菌菌种鉴定：在上述鉴定试验基础上，进行生化试验及鉴别培基生长试验，可以进一步鉴定至种。

分枝杆菌不分解糖类，其生化鉴定主要利用各菌种间代谢过程中酶活性的差别进行，试验主要包括耐热触酶试验、硝酸还原试验、尿素酶试验、吐温-80 水解试验和芳香硫酸酯酶试验等。鉴别培基生长试验包括苦味酸培基、麦康凯琼脂培基和 5%NaCl 培基，主要用于 Runyon Ⅳ群快速生长菌某些菌株的鉴定；谷氨酸钠葡萄糖琼脂培基主要用于 Runyon Ⅰ、Ⅱ、Ⅲ群慢速生长菌某些菌株的鉴定，可在 NTM 菌群鉴定的基础上选用。对上述多指标进行综合分析将非结核分枝杆菌鉴定到种。

传统的分枝杆菌鉴定方法复杂、费时，在得到培养物后仍需 3~4 周方可得到结果，试验影响因素多，常出现菌株无法获得明确鉴定或鉴定错误。目前我国多数分枝杆菌实验室不开展此项工作，有些实验室也仅进行结核分枝杆菌复合群与非结核分枝杆菌鉴别试验，仅极少数实验室将非结核分枝杆菌鉴定至种。近年来国内外出现了一些新的分枝杆菌鉴定方法，逐渐引入分枝杆菌实验室，在临床检测中得以应用，明显缩短了鉴定时间，提高了准确率。主要方法包括：①核酸分子杂交技术：美国 gen-probe 公司生产的用于分枝杆菌菌种鉴定的商品化试剂盒（accuprobe mycobacterium），采用液相分子杂交方法-杂交保护试验（hybridization protect assay，HPA）和比利时 Innogenetics 公司生产的 LipA 分枝杆菌鉴定试剂盒，采用 PCR-反向核酸分子杂交-线探针试验（line probe assay，LipA）；②PCR-限制性片段长度多态性（restriction fragment length polymorphism，RFLP）分析；③基因芯片技术；④DNA 测序技术；⑤实时（real-time）荧光 PCR 技术；⑥色谱技术（chromotography technique）：气相色谱（gas chromotography，GC）、高效液相色谱（high performance liquid chromotography，HPLC）和变性高效液相色谱（denaturing high performance liquid chromotography，DHPLC）。

（李国利）

692 • 分枝杆菌菌种鉴定的意义？

分枝杆菌菌种鉴定在临床诊断、鉴别诊断、治疗以及流行病学有重要意义。

（1）非结核分枝杆菌病的诊断：凡细菌学检查出现下列情况之一者可确立非结核分枝杆菌病诊断。①新发病例 1 个月内 2 次分离到同一非结核分枝杆菌菌种，或每月 1 次培养有 2 次分离到同一菌种；②慢性肺部病变患者 6 个月内每月 1 次培养，3 次以上分离到同一菌种者；③无菌穿刺物、活检物、手术标本等发现 NTM 者；④胞内分枝杆菌感染的诊断，要求至少 1 次痰培养菌落数>100。

（2）鉴别诊断：非结核分枝杆菌肺病与肺结核临床症状及肺部 X 线表现极为相似，难以鉴别，必须依靠菌种鉴定结果，才能明确诊断。有下列情形之一者需进行分枝杆菌菌种鉴定。①培养生长特性与结核分枝杆菌明显不同者；②初治患者首次分离菌株对主要抗结核药物耐受者；③已诊断为结核病但抗结核治疗无效，持续菌阳性者；④新发空洞病例正规治疗 3~6 个月或新发无空洞浸润病例正规治疗 6 个月以上无效者；⑤长期使用免疫抑制剂的肺病或艾滋病患者；⑥痰中发现抗酸杆菌而临床表现与肺结核不符者。

（3）化疗方案选择：非结核分枝杆菌与结核分枝杆菌对药物敏感性不同，多数非结核分枝杆菌对抗结核药物天然耐药，不同非结核分枝杆菌菌种对药物敏感性亦不同，非结核分枝杆菌病与结核病治疗方案应有所不同，分枝杆菌菌种鉴定有助于临床对化疗药物的选择。

（4）流行病学研究：许多非结核分枝杆菌可感染人类致病，其对于结核病疫情的影响如何尚无结论。因此，对分离菌株进行分枝杆菌菌种鉴定和流行病学检测，对非结核分枝杆菌病的流行病学研究具有重大意义。这是当前结核病控制的课题之一。

（李国利）

693 ● 结核杆菌分离培养的目的？

结核分枝杆菌培养是结核病细菌学检查的核心和基础，通过培养可得到活菌。分枝杆菌培养的目的：①为结核病的诊断提供最可靠的证据；②活菌可用于菌种鉴定，为结核与非结核分枝杆菌病鉴别诊断提供依据；③活菌可用于药物敏感性测定，指导临床药物治疗；④活菌可用于细菌毒力测定；⑤用于流行病学调查，明确传染源，确定预防措施；⑥某些通过检测细菌生长早期代谢产物到达快速检测细菌目的的新方法仍属于结核菌培养范畴，如 Bactec460、Bactec960；⑦某些新技术也要通过培养来验证。

（张灵霞）

694 ● 结核分枝杆菌在人体内的宿主细胞是什么？

结核分枝杆菌是一种细胞内寄生的病原菌，在人体内主要感染巨噬细胞，也可以感染其他免疫细胞如树突状细胞。在巨噬细胞内，结核分枝杆菌主要存在于早期的吞噬小体内，它可以抑制吞噬小体与溶酶体融合，得以在巨噬细胞内生存和繁殖。IFN-γ 可以激活巨噬细胞，促进吞噬溶酶体的形成而杀死细胞内的结核分枝杆菌。

（程小星）

695 ● 细胞免疫在抗结核免疫中起了什么作用？

抗结核保护性免疫主要依赖细胞免疫。小鼠基因敲除等研究证明，CD4 T 细胞、CD8 T 细胞、$\gamma\delta$T 细胞和 CD1 限制性 T 细胞均参与了抗结核免疫，其中以 CD4 T 细胞的作用最为重要，其次是 CD8 T 细胞。T 细胞免疫通过与巨噬细胞的相互作用发挥保护性免疫的功能，例如，通过产生细胞因子 IFN-γ、TNF-α 和 LTα。

细胞免疫在抗结核保护性免疫中的作用主要体现在以下方面：①激活巨噬细胞，从而杀死在细胞内寄生的结核分枝杆菌；②促进结核性肉芽肿形成，控制结核分枝杆菌在体内的扩散。

（程小星）

696 • 体液免疫在抗结核免疫中起了什么作用？

长期以来，人们一直认为抗体在抗结核保护性免疫中没有作用。近年的研究证实，结核分枝杆菌糖脂、脂聚糖和多糖特异性抗体与结核保护性免疫相关。动物实验显示，抗结核分枝杆菌 LAM 单克隆抗体可以显著延长实验感染小鼠的存活时间，降低小鼠体内结核分枝杆菌的数量。

（程小星）

697 • 艾滋病患者为什么结核病发病率高？

艾滋病的病原菌 HIV 在人体内主要感染 $CD4^+T$ 细胞。HIV 感染 $CD4^+T$ 淋巴细胞导致其数量减少和免疫功能损害，是艾滋病发病的主要机制。由于 $CD4^+T$ 细胞在抗结核免疫中起了关键作用，艾滋病患者患结核的比例可高达 50%，是艾滋病患者死亡的重要原因之一。

（程小星）

698 • 结核潜伏感染病灶再激活的免疫机制是什么？

结核潜伏感染病灶再激活与结核性肉芽肿的免疫环境密切相关。$CD4^+T$ 细胞、2 型一氧化氮合成酶、TNF-α 等在潜伏感染的控制中起了重要的作用，免疫力降低是再激活的主要原因。例如，应用抗-TNF 抗体治疗慢性炎症性疾病的患者，结核病发病的机会明显增高。

（程小星）

699 • 结核病疫苗预防效果如何？

卡介苗是目前临床使用的唯一结核病疫苗。世界卫生组织推荐在 1 岁以下的婴儿接种卡介苗，每年大约有 1 亿婴儿接种，覆盖率在 80% 左右。国际上，卡介苗的预防效果始终存在较大争议：如印度、中国等卡介苗普种国家恰恰是当今结核病疫情最高的国家；而欧美等国家并未普种卡介苗，其疫情却控制很快、很好。这说明卡介苗对于结核病的预防作用十分有限，或根本没有起到预防作用。目前普遍认为卡介苗在预防儿童播散性结核上具有一定效果，但对成人肺结核的预防效果很差。卡介苗预防效果不理想，可能和制备疫苗的菌株发生变异相关，也可能与环境分枝杆菌的感染有关，但更大的可能性是卡介苗缺乏针对结核杆菌的免疫原性。

近年来，人们在新型结核病疫苗的研究和开发方面进行了大量的工作，包括新型减毒结核分枝杆菌疫苗、重组卡介苗疫苗、牛痘苗介导的疫苗、DNA 疫苗、亚单位疫苗、融合蛋白疫苗等，有些已进入临床试验阶段。然而，迄今为止尚未发现预防效果达到或超过卡介苗的结核病疫苗。

（程小星）

700 • 什么是定量 PCR？其基本原理是什么？它有哪些优点？

1996 年美国应用生物系统公司推出实时荧光定量 PCR 技术和首台荧光定量 PCR 仪。其原理是在 PCR 扩增时加入一对引物和一个特异的荧光探针，该探针为一寡核苷酸，两端分别标记一个报告荧光基团和一个淬灭荧光基团，探针完整时，报告基团发射的荧光信号被淬灭基团吸收；PCR 扩增时，Taq 酶的 5′-3′ 外切酶活性将探针酶切降解，使报告荧光基团和淬灭荧光基团分离，从而荧光监测系统可接收到荧光信号。每扩增一条 DNA 链，就有一个荧光分子形成，实现了荧光信号的累积与 PCR 产物形成完全同步，最后通过标准曲线对未知模板进行定量分析。

定量 PCR 的最大优点是其特异性强于常规 PCR，无污染问题，自动化程度高，不易发生假阳性；其灵敏度应当与普通 PCR 相似，仍高于痰涂片、BACTEC960 和改良罗氏培养法。

（吴雪琼）

701 • 基因芯片技术在结核病诊断方面有什么应用？

基因芯片技术是将大量核酸分子以预先设计的方式固定在载体上，检测带标记的待测样品 DNA，是一种大通量分析遗传差异的新方法。

利用分枝杆菌 16S rRNA 或 rpoB 基因等序列某些位置上的分枝杆菌属或种特异的核苷酸变化，通过基因芯片技术进行杂交测序，可鉴定分枝杆菌菌种；应用基因芯片技术还可检测结核分枝杆菌耐药基因，分析其耐药基因型。

（吴雪琼）

702 • 结核分枝杆菌分子药敏试验方法有哪些？

根据结核分枝杆菌耐药分子机制国内外已建立了多种分子药敏试验方法，如聚合酶链反应（简称 PCR）-单链构象多态性分析（简称 SSCP）、PCR-限制性片段长度多态性（简称 RFLP）、DNA 序列测定、PCR-反向斑点杂交方法、基因芯片、RNA：RNA 错配试验、多元等位基因 PCR、突变受阻性扩增系统、实时定量 PCR、分子灯塔法、PCR-双脱氧指纹图谱、异源双链分析、变性梯度凝胶电泳、恒变性剂凝胶电泳、变性高压液相层析等。

（吴雪琼）

703 • 非结核分枝杆菌分类？

非结核分枝杆菌的分类目前仍广泛采用 Runyon 分类法。依据生长速度、菌落有无色素及与光反应的关系，Runyon 分类法将 NTM 分为四群。

Runyon Ⅰ群——光产色菌（photochromogents）：生长缓慢（>7 天）。在鸡卵培基上，不见光时菌落为淡黄色，光照后变为黄色或橙色。本群主要有堪萨斯分枝杆菌、海分枝杆菌和猿猴分枝杆菌。

Runyon Ⅱ群——暗产色菌（scotochromogents）：生长缓慢（>7 天）。接种后避光培养，菌落呈黄、桔黄或红色，若曝光培养，颜色逐渐加深，故又称为兼性产色菌。本群主要有瘰疬分枝杆菌、苏加分枝杆菌和戈登分枝杆菌。

Runyon Ⅲ群——不产色菌（nonphotchromogens）：生长缓慢（>7 天）。无论光线是否改变，菌落均呈灰白色或淡黄色。本群主要有鸟分枝杆菌、胞内分枝杆菌、蟾蜍分枝杆菌、溃疡分枝杆菌、马尔摩分枝杆菌、土地分枝杆菌、不产色分枝杆菌和胃分枝杆菌。

Runyon Ⅳ群——快速生长菌（rapid growers）：生长≤7 天，一般 3~5 天即有菌落出现。本群主要有偶然分枝杆菌、龟分枝杆菌、脓肿分枝杆菌、耻垢分枝杆菌、草分枝杆菌和母牛分枝杆菌等。

（李国利　王　巍）

704 • 非结核分枝杆菌致病性如何？致病特点是什么？

非结核分枝杆菌原名非典型分枝杆菌。非结核分枝杆菌（NTM）病由中华医学会结核病学分会于 1993 年的黄山会议上正式命名。非结核分枝杆菌包括致病及非致病菌。致病性 NTM 是指能引起人类非结核分枝杆菌病的病原体。

非结核分枝杆菌在自然界（如水、土壤、灰尘等）广泛分布。至今尚无证据证实非结核分枝杆菌可以在人与人之间进行传播。目前普遍被接受的观点是，人可以从环境中感染非结核分枝杆菌而发病，水和土壤是重要的传染源。因此，非结核分枝杆菌是一种环境致病菌。致病性非结核分枝杆菌主要侵犯肺部，亦可侵犯肺外脏器及组织，不同菌种的侵犯部位趋向性也不尽相同。

（1）引起肺部病变的菌种：主要菌种是鸟分枝杆菌、胞内分枝杆菌、堪萨斯分枝杆菌、脓肿分枝杆菌、蟾蜍分枝杆菌。次要菌种是猿猴分枝杆菌、苏加分枝杆菌、玛尔摩分枝杆菌、偶然分枝杆菌、龟分枝杆菌。

（2）引起淋巴结炎的菌种：主要菌种是鸟分枝杆菌、胞内分枝杆菌、瘰疬分枝杆菌。次要菌种是偶然分枝杆菌、龟分枝杆菌、脓肿分枝杆菌、堪萨斯分枝杆菌。

（3）引起皮肤病变的菌种：主要菌种是海分枝杆菌、偶然分枝杆菌、龟分枝杆菌、脓肿分枝杆菌、溃疡分枝杆菌。次要菌种是鸟分枝杆菌、胞内分枝杆菌、堪萨斯分枝杆菌、土地分枝杆菌、耻垢分枝杆菌、嗜血分枝杆菌。

（4）引起播散性病变的菌种：主要菌种是鸟分枝杆菌、胞内分枝杆菌、堪萨斯分枝杆菌、龟分枝杆菌、脓肿分枝杆菌、嗜血分枝杆菌。次要菌种是偶然分枝杆菌、蟾蜍分枝杆菌。

非结核分枝杆菌所致疾病的全身中毒症状和局部损害与结核病相似，主要侵犯肺部，在无菌种鉴定结果的情况下，与肺结核难以鉴别。

非结核分枝杆菌病一般是在机体防御功能低下时，作为继发性和伴随性疾病发生。非结核分枝杆菌肺病多发生于原有的肺部疾病，如支气管扩张症、肺尘埃沉着症、空洞型肺结核等。非结核分枝杆菌所致皮肤和骨骼病变多发生于创伤后或使用类固醇激素的患者等。恶性肿瘤患者或血液透析、脏器移植后给予免疫抑制剂等可使本病的发生率增加。AIDS 患者和 HIV 感染者易感染非结核分枝杆菌已引起研究者和临床医师的高度重视。AIDS 患者中，最多见的非结核分枝杆菌感染是鸟分枝杆菌、胞内分枝杆菌，还有堪萨斯分枝杆菌、瘰疬分枝杆菌、蟾蜍分枝杆菌、苏加分枝杆菌、龟分枝杆菌、脓肿分枝杆菌及偶然分枝杆菌等。常表现为播散性分枝杆菌病。

非结核分枝杆菌对抗结核药物多呈天然耐受。因而，疾病往往迁延多年成为难治之症。

（李国利）

705 • 非结核分枝杆菌相关定义及其流行趋势?

非结核分枝杆菌感染：感染了非结核分枝杆菌，但未发病。

非结核分枝杆菌病：感染了非结核分枝杆菌，并引起相关组织、器官的病变。

近年来，国内、外非结核分枝杆菌的感染及发病有上升的趋势。HIV 感染及艾滋病加速了非结核分枝杆菌病的流行，美国的研究表明 HIV 阳性者是非结核分枝杆菌疾病的高危人群，其感染菌种主要是鸟分枝杆菌、胞内分枝杆菌，还可见堪萨斯分枝杆菌、龟分枝杆菌、脓肿分枝杆菌、嗜血分枝杆菌、偶然分枝杆菌、蟾蜍分枝杆菌等。

我国已进行的四次全国结核病流行病学抽样调查（以下简称流调）结果表明：在分枝杆菌分离菌株中，非结核分枝杆菌检出率 1979 年第一次流调为 4.3%；1984/1985 年第二次流调为 4.2%；1990 年第三次流调为 4.9%；2000 年第四次流调则增至 11.1%，非结核分枝杆菌菌株比例明显增加。所分离的菌种主要包括胞内分枝杆菌、鸟分枝杆菌、堪萨斯分枝杆菌、瘰疬分枝杆菌、偶然分枝杆菌、脓肿分枝杆菌、蟾蜍分枝杆菌、溃疡分枝杆菌、戈登分枝杆菌、次要分枝杆菌、亚洲分枝杆菌、爱知分枝杆菌、不产色分枝杆菌、土地分枝杆菌、浅黄分枝杆菌、耻垢分枝杆菌等。

1990 年第三次流调对 27 个省、市、自治区进行了非结核分枝杆菌感染率的调查，结果表明：其中感染率最高的是浙江省，为 44.9%，海南省次之，为 43.8%，西藏自治区最低，为 1.9%，南方高于北方，沿海高于内地，气候温和地区高于寒冷地区。感染率随年龄增长而上升，60 岁开始下降。性别和民族与感染率无明显关系。

我国已报道的非结核分枝杆菌病以肺病为主，尤其是鸟分枝杆菌和胞内分枝杆菌肺病，快速生长的偶然分枝杆菌和龟分枝杆菌肺病也不少见，全身性非结核分枝杆菌播撒性疾病也有存在。值得注意的是，近年来国内已发生数起医源性暴发感染，1997 年深圳市某医院由于手术器械消毒不严格引起的术后脓肿分枝杆菌暴发皮肤疾病（168 例/292 例）。1998 年由于使用消毒不严格注射器肌内注射，福建省南平市某医院（59 例/250 例）、河北省辛集市某医院、湖南省常德市某医院发生注射后偶然分枝杆菌暴发皮肤疾病。对非结核分枝杆菌引起的疾病应给予充分的认识和重视。

（李国利）

706 • 何谓非结核分枝杆菌感染和非结核分枝杆菌病？

非结核分枝杆菌（non tuberculosis mycobacterium，NTM）感染是指非结核分枝杆菌进入人体后处于种植状态，但未发生相关病理生理改变；这种状态与结核菌感染、真菌种植状态等基本相同，无需特殊处理。大部分继发性 NTM 感染均为此类状态。

非结核分枝杆菌病：非结核分枝杆菌侵入器官后引发相关组织和脏器的病理、病生理改变，导致该组织和器官功能、结构改变。较常见的有皮肤软组织、肺脏、浅表淋巴结和骨骼系统。

引起肺部病变的主要菌种有鸟-胞内复合分枝杆菌、堪萨斯分枝杆菌、脓肿分枝杆菌、龟分枝杆菌和蟾蜍分枝杆菌。次要菌种有猿猴分枝杆菌、苏尔加分枝杆菌、偶然分枝杆菌和马尔摩分枝杆菌。

引起淋巴结病变的主要菌种有鸟-胞内复合分枝杆菌、瘰疬分枝杆菌，次要菌种有偶然分枝杆菌、龟分枝杆菌、堪萨斯分枝杆菌和脓肿分枝杆菌。

引起皮肤病变的主要菌种有海分枝杆菌、偶然分枝杆菌、溃疡分枝杆菌、龟分枝杆菌和脓肿分枝杆菌。次要菌种有鸟-胞内复合分枝杆菌、堪萨斯分枝杆菌、土地分枝杆菌、耻垢分枝杆菌和嗜血分枝杆菌。

引起播散性病变的主要菌种有鸟-胞内复合分枝杆菌、堪萨斯分枝杆菌、龟分枝杆菌、脓肿分枝杆菌和嗜血分枝杆菌。次要菌种有偶然分枝杆菌和蟾蜍分枝杆菌。

值得注意是，NTM 肺病和 NTM 感染均常常发生在原有慢性肺病者如肺气肿、长期气管切开、机械通气、肺结核空洞或肺大疱等患者。前者需要特殊的治疗，后者因处于种植状态，无症状，对患者的疾病转归无影响，对各种抗结核药物也无反应，故无需处理。肺外和播散性病变常见于免疫功能低下的患者。海分枝杆菌、偶然分枝杆菌、龟分枝杆菌和脓肿分枝杆菌还趋向侵犯医源性创伤部位。

（王仲元　王　巍）

707 • 发生非结核分枝杆菌病的危险因素及高危人群有哪些？

发生非结核分枝杆菌病的危险因素主要是机体免疫功能低下，长期使用免疫抑制剂、长期气管插管、气管切开者。

高危人群有长期卧床全身情况较差的患者，特别是老年患者；患有慢性呼吸道疾患、硅沉着病、空洞性肺结核、肺囊性纤维化、肺间质纤维化、支气管扩张症、肿瘤、糖尿病、溃疡病、严重贫血、慢性肝病和肾病、器官移植患者、HIV/AIDS 者。

（王　巍）

708 • 非结核分枝杆菌病的流行现状如何？

非结核分枝杆菌多来自土壤及水源，分布十分广泛，是一种天然的环境菌，大部分无致病力或致病力很低，对人体无害。近年来，在世界各地时常有聚集发生的报道。日本在1970年报道NTM发病率为（0.9~1.9）/10万，近年来每年新感染人数约2000人。感染菌种最常见的是堪萨斯分枝杆菌和鸟-胞内复合分枝杆菌。澳大利亚NTM患病率为（3.2~8.7）/10万，美国NTM感染率约为2/10万，在免疫受损人群中更为常见。法国近些年诊断的NTM病例已逾百，常见的感染菌为海分枝杆菌、龟分枝杆菌和鸟-胞内复合分枝杆菌。荷兰NTM患病率为（0.5~2.3）/10万，美国为（1.8~2.7）/10万。

我国近年NTM的流行状况也不容乐观。1990年我国非结核分枝杆菌感染率调查显示，总感染率15.35%，南方高于北方，沿海高于内地，感染率随年龄增大而上升。2000年全国第四次结核病流调时NTM检出率高达11%，比全国第三次流调高出5.9个百分点。非结核分枝杆菌既可在社会环境感染，也可发生院内感染。较常见的感染菌种为鸟-胞内复合分枝杆菌、堪萨斯分枝杆菌、脓肿分枝杆菌、偶然分枝杆菌和龟分枝杆菌。

目前还没有非结核分枝杆菌从动物到人或从人到人传染的直接证据。人类NTM感染源被怀疑是自然环境。

（王　巍）

709 • 如何诊断非结核分枝杆菌肺病？

2000年中华医学会结核病学分会制定了非结核分枝杆菌的诊断标准，具体分为以下三个部分。

非结核分枝杆菌感染：①非结核分枝杆菌皮肤试验阳性；②缺乏组织器官受到非结核分枝杆菌侵犯的依据。

非结核分枝杆菌病疑似病例：①痰抗酸杆菌（AFB）阳性，临床表现与肺结核不相符合；②镜检抗酸杆菌菌体形态与典型的结核分枝杆菌不同；③分枝杆菌培养生长状况和菌落形态与结核分枝杆菌不同；④初治肺结核患者痰分离出的分枝杆菌原发耐药；⑤接受正规抗结核治疗无效，反复排菌者；⑥支气管净化处理后痰AFB仍不能阴转者；⑦免疫缺陷者已除外肺结核；⑧皮肤软组织感染或手术切口长期不愈，找不到原因者。具备以上条件之一者，为非结核分枝杆菌病疑似病例。

非结核分枝杆菌肺病：在确保标本无污染的前提下，符合下列条件之一者，结合临床表现和影像学改变可以做出非结核分枝杆菌肺病的诊断。①一次痰AFB涂片阳性，两次痰NTM培养阳性，且为同一病原菌；②三次痰NTM培养阳性，且为同一病原菌；③支气管肺泡灌洗液（BALF）NTM培养一次阳性（++）以上者；④BALF中NTM培养一次阳性，AFB阳性（++）以上者；⑤肺组织活检物培养NTM阳性；⑥肺活检发现与NTM病相似的肉芽肿，痰或BALF非结核分枝杆菌培养阳性。

肺外非结核分枝杆菌病：具有局部或（和）全身症状，发现肺外组织器官病变，已排除其他疾病。在确保无污染的前提下，病变组织培养物 NTM 阳性，即可做出肺外非结核分枝杆菌病的诊断。

诊断非结核分枝杆菌病后仍需进一步做菌种鉴定。

（王　巍　安慧茹）

710. HIV/AIDS 非结核分枝杆菌常见菌种有哪些？有何临床表现？

鸟-胞内分枝杆菌复合群（MAC）：是艾滋病患者的常见 NTM 病原体之一。能引起艾滋病患者肺部感染、淋巴结炎和皮肤感染，严重者可导致全身播散。

堪萨斯分枝杆菌：也是艾滋病患者的 NTM 病常见菌种之一。主要引起艾滋病患者肺部、颈部淋巴结和皮肤感染。

瘰疬分枝杆菌：可以导致艾滋病患者发生肺部感染、淋巴结和皮肤皮下组织感染，也有全身播散感染的报道。

蟾分枝杆菌：也是艾滋病患者并发非结核分枝杆菌病的常见菌种之一。导致艾滋病患者全身播散感染。

嗜血分枝杆菌：常导致艾滋病患者四肢皮肤感染，形成浅表性溃疡。较少引起全身性感染。

海分枝杆菌：常导致艾滋病患者皮肤和全身播散感染。

快速生长分枝杆菌：几乎所有快速生长分枝杆菌的感染都是由偶然分枝杆菌、龟分枝杆菌和脓肿分枝杆菌引起。能导致艾滋病患者发生肺部感染、皮肤软组织感染，甚至发生全身播散。

（王　巍　安慧茹）

711. 非结核分枝杆菌致病有哪些特点？

非结核分枝杆菌致病特点主要有：①NTM 对人类致病性通常比 MTB 低，一般病灶范围较小，进展缓慢；②临床表现不如 MTB 明显，以种植状态出现多见。多数感染既无症状，也看不到相关病灶，仅以痰中 AFB 长期、反复阳性为唯一表现；③常常是在机体免疫功能降低的情况下作为继发和伴随性疾病出现，感染具有较强的机会性；④可发生与结核分枝杆菌的混合感染；⑤对抗结核药物多天然耐受，疾病迁延成为难治之症；种植状态无需治疗。

（王仲元　王　巍）

712. 非结核分枝杆菌肺病 X 线特征是什么？

非结核分枝杆菌肺病 X 线表现与肺结核甚为相似，但有下列 X 线表现应怀疑本病：

①空洞分布比较广泛；②薄壁空洞周围缺少浸润病变；③缺少支气管播散病灶；④多侵犯上叶和肺尖；⑤肺受侵的部位有明显的胸膜增厚，肺基底部的胸膜反应少见；⑥在肺部不规则透明区周围有簇集性阴影或线状影，向周围呈放射状。

（王　巍）

713 • 非结核分枝杆菌病的治疗原则是什么？

归纳起来，非结核分枝杆菌病的治疗原则为：①根据非结核分枝杆菌培养和菌种鉴定明确致病菌种；②根据患者以往用药史及和药敏试验结果遴选敏感药物组成化疗方案；③强化期以敏感药物 2~3 种加上其他药物 3~4 种共治疗 6~12 个月，巩固期至少 4 种药共治疗 12~18 个月，或在痰 AFB 阴转后继续治疗 18~24 个月，至少 12 个月（RUNYON I 群对大多数抗结核药物敏感，总疗程可以缩短至 9~12 个月）；④实施每天给药和采用 DOTS 治疗；⑤严密观察药物的不良反应，避免单一用药。

需要指出的是，在我国这样结核病疫情较为严重的国家，部分患者的 NTB 属于继发感染，对全身其他疾病的预后和周围人群并无影响，且这部分患者对目前常用的抗结核药物可能无效，并且用药可能为患者带来严重的不良反应等。因此，对于这类患者可以不进行化疗，而是密切观察病变发展，提高其自身的免疫力。

（王　巍）

714 • 治疗非结核分枝杆菌病的药物有哪些？

目前尚无特异、高效的抗非结核分枝杆菌病的药物，非结核分枝杆菌表面高疏水性及菌壁通透屏障是广谱耐药的生理基础。以下药物对非结核分枝杆菌病有一定的疗效。

（1）利福霉素类及其衍生物：代表药物有利福布汀、利福喷丁和苯并噁嗪利福霉素-1648（KRM1648）。

（2）氟喹诺酮类药物：主要药物有氧氟沙星（OFLX）、左旋氧氟沙星（LVFX）、环丙沙星（CPFX）、司帕沙星（SPFX）、莫西沙星（MXFX）、洛美沙星（LMLX）和乙胺沙星（CI-934）。

（3）氨基糖苷类药物：主要药物有阿米卡星（AMK）、巴龙霉素和妥布霉素。

（4）新型大环内酯类药物：代表药物有克拉霉素（在同类药物中抗分枝杆菌作用最强）、罗红霉素和阿奇霉素。

（5）吩嗪类药物：近年发现氯法齐明有较强的抗分枝杆菌作用，已经成为治疗 AIDS 患者合并非结核分枝杆菌病的主要药物之一。

（6）其他药物：乙胺丁醇、多西环素、米诺环素磺胺甲噁唑、头孢西丁和亚胺培南在抗非结核分枝杆菌病中均有报道。

（王　巍）

715 • 如何对较常见的非结核分枝杆菌病进行预防和治疗？

（1）鸟胞内分枝杆菌复合群病（MAC）的治疗：对于大多数支气管扩张的患者，推荐每周 3 次服用克拉霉素 1000mg 或阿奇霉素 500mg、利福平 600mg 和乙胺丁醇 25mg/kg。对于出现肺部纤维空洞或严重支气管扩张的患者，推荐每日服用克拉霉素 500～1000mg 或阿奇霉素 250mg、利福平 600mg 或利福布汀 150～300mg 和乙胺丁醇 15mg/kg。在早期配合每周 3 次阿米卡星或链霉素治疗，必须连续治疗至痰 AFB 阴转一年以上。

（2）播散性鸟胞内分枝杆菌复合群病（MAC）的治疗：治疗必须包括克拉霉素 1000mg/d 或阿奇霉素 250mg/d 和乙胺丁醇 15mg/（kg·d），加用或不加用利福布汀 150～350mg/d，当症状消除和细胞介导免疫功能恢复时可结束治疗。

（3）播散性鸟胞内分枝杆菌复合群病（MAC）的预防：对获得性免疫缺陷综合征患者 CD4T 淋巴细胞数量少于 50 个/μl 时，应给予药物预防治疗。阿奇霉素每周 1200mg 或克拉霉素 1000mg/d 已证明是有效的。利福布汀 300mg/d 也有效，但患者常常难以耐受。

（4）堪萨斯分枝杆菌肺病的治疗：异烟肼 300mg/d，利福平 600mg/d 和乙胺丁醇 15mg/（kg·d），连续治疗至痰 AFB 阴转一年。

（5）脓肿分枝杆菌肺病的治疗：尚无非常有效的治疗方法，含有克拉霉素 1000mg/d 的多药联合可以改善症状。病灶切除结合以克拉霉素为基础的多药联合治疗有可能治愈该病。

（6）快速生长分枝杆菌病引起的肺外疾病的治疗：治疗用药应建立在体外药敏试验的基础上，对于脓肿分枝杆菌病的治疗经常应用大环内酯类为基础的用药方案。

（7）非结核分枝杆菌淋巴结炎的治疗：大多数非结核分枝杆菌淋巴结炎是由鸟胞内分枝杆菌复合群引起，首选局部注射链霉素并结合全身用药，治愈率大于 90%。应用大环内酯类为基础的用药方案适用于鸟分枝杆菌复合群引起的淋巴结炎。手术切除不应作为首选方案。

（王 巍 王仲元）

716 • 肺结核的 X 线特征是什么？

典型肺结核的放射线特征是病灶多形性，即钙化、空洞和渗出病灶、斑片和小结节影等同时出现在同一张胸片或同一处病灶中。这与肺炎和肺部肿瘤等疾病时病灶较为均一的表现有明显不同，是放射线诊断肺结核的首要依据。造成这一现象的根本原因是由于结核病的病程十分漫长，结核菌会长期反复增长、播散，肺组织在细胞免疫反应的作用下反复发生渗出、增生、破坏、硬化所致，一些老病灶好转或硬化、钙化，新病灶又不断出现。肺结核的好发部位应是肺门之后的各肺段如尖段、后段、背段、后基底段等。肺结核与其他疾病相比，更容易跨叶、跨段、播散性分布，双肺同时出现病灶也更常见。了解这些特点对于肺结核的诊断将有很大帮助。当然，结核病灶的不典型形态也很常见，尤其早期和结核瘤等。需要经过专科医师的仔细观察，有时需要进行活组织检查来确定。

（王仲元）

717 • 结核病如何分期？如何判断结核病灶是否活动？

结核病按照病变发展的规律分为进展期、好转期、稳定期三期，它们反应结核病的不同转归。每一位医生都应当掌握结核病的不同分期及其临床意义，结合不同分期给予不同的治疗方案。进展期和好转期均属于活动期，也即活动性结核病。以肺结核为例，进展期时病灶增多、播散、空洞形成、痰中抗酸杆菌转阳；好转期时病灶减少、空洞缩小或闭合、痰抗酸杆菌转阴，活动性结核病尤其进展期的结核病均需进行化疗。而稳定期也就是非活动性结核病，一般不需要治疗。判断结核病灶是否活动主要是对患者的临床症状、X线表现、血液化验情况和痰 AFB 情况进行综合分析。如果痰中抗酸杆菌阳性，则可以肯定肺结核具有活动性；如有低热、盗汗、乏力等结核病中毒症状，或有部分呼吸道症状，则在排除其他原因的情况下，可以考虑为结核病的活动性；如化验血沉增快、CRP 升高，在排除其他感染后则应当考虑结核病进展；对于胸片的判断，主要是仔细对照前后相隔半月以上，至少 2 次以上的系列胸片来比较病灶和（或）空洞的变化情况。如有差异则应判断为病灶活动。

（王仲元）

718 • 结核病有哪些特异性临床表现？

结核病的临床表现很多，但具有特异性的、对诊断和鉴别诊断有帮助的表现很少。如低热、盗汗、乏力、纳差、消瘦等结核中毒症状应当算是比较特异，但首先应排除其他疾病。至于各脏器的结核病，更无特异性可言，与各脏器的感染或恶性肿瘤基本相同。需要注意的是，结核病是一种慢性疾病，大多病程很长而不被患者注意。等到引起患者注意，也即出现症状时多数病灶已经开始增多或播散了。因此，结核病的特异表现就是症状轻，而病灶相对较多、较重。这与肺炎等感染性疾病时发热和呼吸道症状等很重，甚至出现循环障碍，但肺部病灶相对轻微形成鲜明的对照。正是由于结核病的慢性经过，故容易导致漏诊和误诊。结核病的热型一般是弛张热，大多数患者的体温在 38℃ 以下，一般不超过 39℃。发热时患者主要症状是热感明显，一般不出现畏寒、寒战等表现，这与肺炎等感染性疾病有很大不同，其原因与结核杆菌无附属器无毒素等特点有关。

（王仲元）

719 • 如何正确诊断结核病？

根据患者的临床表现轻微等特征，结合患者的放射线多形性特征以及部分辅助检查如血沉快、血常规正常等，对于多数肺结核可以进行初步诊断。如有条件也可以进行血清学检查和结核菌素试验，对于阳性或强阳性患者则结核病的可能性较大，但只能作为诊断的参考依据，不能作为确诊的直接证据。对于结核病诊断的金标准是各种标本中找到抗酸杆菌（AFB）或培养出结核菌（*Mycobacterium tuberculosis*，MTB）以及各种活组织材料中发现干酪性坏死物、结核结节等。因此，正确的诊断一定来源于循证医学的依据。

（王仲元）

720. 如何观察结核菌素试验结果？其意义是什么？强阳性反应该如何处理？

皮内注射结核菌素（一般用结核杆菌或卡介苗）5 单位后，于次日（约 24 小时）、第二日（约 48 小时）观察注射局部皮肤的反应情况，并对结果进行判断。其主要皮肤表现有：红晕、硬结和坏死、水疱等。重点测量并记录皮肤硬结的情况，兼顾观察红晕、坏死和水疱。应以硬结的双向直径（最长径和最短径）的平均值为准判断反应的强弱。平均直径<4mm 则判定为阴性，5~9mm 为（+），10~19mm 为（++），20mm 以上为（+++）。无论硬结直径如何，只要局部皮肤出现坏死或水疱则应判定为（++++），一般以 48 小时出现的反应最为明显。可以省略第 72 小时的观察；如果第 24 小时皮肤表面无任何反应，可以认定为阴性结果而结束观察；如果 24 小时出现阳性反应，则需要继续观察到 48 小时，此时观察的是阳性反应强度。

有部分患者注射后会在很短时间内出现淋巴管炎及发热等强烈表现，应视其为过敏，而非真正意义上的正常反应。一般情况下，（+~++）均可被视为一般阳性反应，（+++~++++）均被视为强阳性反应。两次 PPD 皮试之间应相隔 21 天以上，以免发生加强反应，影响结果判读。

PPD 皮试临床意义：①判断机体免疫状态。由于结核菌素试验是一种慢性细胞性变态反应，它的强弱可间接代表机体的细胞免疫功能状态。通过观察其反应，可以初步判断机体细胞免疫反应的强弱。②判断机体是否感染了结核杆菌。正常情况下，机体感染结核杆菌 5~6 周以后便会产生相应的免疫反应，出现结核菌素试验的阳性结果。如果患者细胞免疫功能低下或感染结核杆菌时间过短，均可能对结核菌素无反应。此时的反应属于假阴性反应。老年人和长期大量应用免疫抑制剂、类固醇激素等也可以导致假阴性反应的发生。而部分过敏体质或处于高变态反应状态的患者如风湿性疾病等，可能出现反应增强现象，导致假阳性或假强阳性结果。医生在判断时应加以区分。另外，由于我国采取新生儿普遍接种卡介苗的战略，患者尤其小儿患者可能会呈阳性反应。此时人工感染和自然感染不易区分。因此，一般普通阳性对于诊断活动性结核病无特殊意义。

如果患者发生了强阳性反应，是否需要进行处理？这是医生们常常遇到的现实问题。对于皮肤局部的水疱或坏死，可以涂抹碘附等消毒处理，水疱液较多时可以考虑针刺抽吸后再涂抹碘附。要避免过激处理。对机体的处理主要是摄胸片观察有无肺内病灶，这是结核病最常见的发生部位；其次观察有否发热、盗汗等毒性症状，观察血沉、CRP 等检验值。如上述检查均未发现异常，则可以动态观察，无需立即抗结核预防性治疗。

（王仲元　安慧茹）

721 · 如何评价 γ-干扰素释放试验的临床意义及与 PPD 的关系？

γ-干扰素释放试验（IGRA）是一种新型的判断结核分枝杆菌感染的体外检测技术，近年来在国内外十分流行。其原理就是利用机体感染结核杆菌后产生记忆性 T 淋巴细胞，当结核杆菌再次侵入时这些记忆细胞便会被动员生成大量分泌 γ 干扰素的 T 淋巴细胞的免疫应答现象，让 T 淋巴细胞在体外接受结核杆菌抗原刺激，从而测定其释放 γ 干扰素能力的方法。其中检测淋巴细胞采用的是 ELISPOT 法，而测定 γ 干扰素则采用 ELISA 法。两者的临床意义和检测结果范围应当一致，只是判读方法不同而已。

由于采用的抗原均为结核杆菌特异性蛋白如早期分泌靶向抗原 ESAT-6 和培养滤过蛋白 CFP10，故具有很强的结核分枝杆菌特异性，可以排除非结核分枝杆菌感染和卡介苗反应；又由于直接刺激 T 淋巴细胞并经过细胞培养放大了细胞当量，故其灵敏度也随之大幅上升。

与 PPD 等结核菌素试验相比，IGRA 的特异性和灵敏度均更高。但它们的临床意义均相同，即只能用于诊断结核杆菌感染，包括陈旧性结核病和结核杆菌的潜伏感染，不能用于判断结核病的活动性或结核病疗效等。有 Meta 分析报道，IGRA 阳性个体，其发病风险并不明显增高。可以说，PPD 就是结核杆菌感染的体内测定法，IGRA 就是结核杆菌感染的体外测定法。在可信区间，两者结果大部重复，可以相互补充，但不能相互否定。

（王仲元　安慧茹）

722 · 抗结核药物如何分组？

抗结核药物分成以下 5 组（表 42-2）。

表 42-2　世界卫生组织对抗结核药物的分组

组别	药物（缩写）
第 1 组：一线口服抗结核药物	异烟肼（H）；利福平（R）；乙胺丁醇（E）；吡嗪酰胺（Z）；利福布汀（Rfb）
第 2 组：注射用抗结核药物	卡那霉素（Km）；丁胺卡那霉素（Am）；卷曲霉素（Cm）；链霉素（S）
第 3 组：氟喹诺酮类药物	莫西沙星（Mfx）；左氧氟沙星（Lfx）；氧氟沙星（Ofx）
第 4 组：口服抑菌二线抗结核药物	乙硫异烟胺（Eto）；丙硫异烟胺（Pto）；环丝氨酸（Cs）；特立齐酮（Trd）；对氨基水杨酸（PAS）
第 5 组：疗效不确切的抗结核药物	氯法齐明（Cfz）；利奈唑胺（Lzd）；阿莫西林/克拉维酸（Amx/Clv）；氨硫脲（Thz）；亚胺培南/西司他丁（Ipm/Cln）；大剂量异烟肼；克拉霉素（Clr）

（安慧茹）

723 • 常用抗结核药物的每日给药剂量?

　　根据世界卫生组织的推荐和我们多年用药的经验，抗结核药物每日剂量基本按千克体重计算，体重 50kg 以下 3 片，体重 50~75kg4 片，体重 75kg 以上 5 片。根据病情及身体状况可进行调整。常用抗结核药物剂量见下（表 42-3）。

表 42-3　常用抗结核药物分组和剂量

药物（缩写）国内常用规格	体重分级			
	儿童 [mg/(kg·d)]	成人 33~50/(kg·d)	成人 51~75/(kg·d)	成人>75（kg·d） (Max)
第 1 组：一线口服抗结核药物				
异烟肼（H）100mg	10~20	300mg	400mg	500mg（1200mg）
利福平（R）150mg	10~20	450mg	600mg	750mg（900mg）
利福喷丁（L）150mg	5 岁以下儿童安全性尚未确定	450mg，2/周 或 600mg，1/周	600mg，2/周	750mg，2/周
乙胺丁醇（E）250mg	15~25	750mg	1000mg	1250mg（2000mg）
吡嗪酰胺（Z）250mg	20~30	1000mg	1500mg	2000mg（2500mg）
对氨基水杨酸异烟肼片（D）100mg	20~40	900mg	1200mg	1200mg
第 2 组：注射用抗结核药物				
链霉素（S）1000mg	20~30	750mg	1000mg	1000mg
卡那霉素（K）1000mg	15~30	500~750mg	1000mg	1000mg
丁胺卡那霉素（Am）200mg	15~20	400mg	400~600mg	1000mg
卷曲霉素（Cm）1000mg	15~30	500~750mg	1000mg	1000mg
第 3 组：氟喹诺酮类药物				
氧氟沙星（Olx）200mg	15~20	800mg	800mg	800~1000mg
左氧氟沙星（Lfx）100mg	7.5~10	400mg	600mg	800~1000mg
莫西沙星（Mfx）400mg	7.5~10	400mg	400mg	800mg
第 4 组：口服抑菌二线抗结核药物				

药物（缩写）国内常用规格	体重分级			
	儿童 [mg/(kg·d)]	成人 33~50/(kg·d)	成人 51~75/(kg·d)	成人>75（kg·d） (Max)
丙硫异烟胺（Pto） 100mg	15~20	400mg	600mg	600~1000mg
环丝氨酸（Cs）200mg	10~20	400mg	600mg	600~1000mg
特立齐酮（Trd） 300mg		600mg	600mg	900mg
对氨基水杨酸（PAS）2g	150	8g	12g	12g
氨硫脲（Thz）25mg		150mg	150mg	150mg
第5组：耐药结核病疗效不确定药物（WHO 不建议 MDR-TB 常规使用，没有确定最佳剂量）				
氯法齐明（Cfz）100mg	成人常用剂量为每日 100~300mg。有些医生开始每日用 300mg，4~6 周后减到 100mg 1 次/天			
利奈唑胺（Lzd）600mg	成人每日剂量为 600mg，2 次/天。为减少不良反应，大多在 4 至 6 周后减少到 600mg，1 次/天			
克拉霉素（Clr）500mg	一般成人用量为 1000mg，1 次/天			

（王仲元　安慧茹）

724．肝病患者如何进行抗结核化疗？

肝病患者的情况比较多样、复杂。首先需确定结核病的诊断及其分期。如果疾病处在进展期，则有必要进行抗结核治疗。否则应尽量动态观察病情和病灶，暂不治疗，以免加重患者的肝负担。解决药物性肝损害的最佳方法是不用药。对于肝病轻微或仅有乙肝部分抗原阳性的病毒携带者，根据结核病病情基本可以进行全剂量的抗结核治疗。治疗期间密切监测肝功能；对于转氨酶单纯升高，不超过正常值 5 倍且无消化道症状和黄疸者，可以继续应用抗结核药物，并给予适量保肝药物就可以了。对于有消化道症状尤其有黄疸者，应尽量避免应用异烟肼、利福平、吡嗪酰胺等对肝毒性大的药物，而改为利福喷丁等不良反应小的药物。可以采用中药和一些对肝无明显损害的药物如氨基糖苷类、氟喹诺酮类等抗结核治疗。

（王仲元）

725．什么是结核病的个体化短程治疗？如何对结核病患者进行个体化治疗？

结核病的个体化短程治疗是指在对各种结核病进行化疗时，遵循 6~9 个月的短程原则，针对不同人群、不同病种制定不同的化疗药物组合，其中包括用药种类、疗程和剂量的不同组合。这样做可以更好地发挥抗结核药物的优势，在提高疗效的同时减少不良反应，更加经济有效地治疗结核病。对于菌阳肺结核应当采取 6 个月的四联短程化疗方案，对于结核脑膜炎、脊柱结核等重症肺外结核，应采用四联以上的抗结核化疗方案组合，尽量缩短疗程；对于不排菌的普通肺结核患者、结核性胸膜炎、淋巴结结核等，则可以采用三联方案抗结核治疗。对于小儿和老人，药物剂量均应当减少，小儿可以按千克体重计算药量；老人则可先按成人剂量的 1/2～2/3 给药，然后逐渐增加药量至足量。而对于有肝、肾等重要器官损害的患者，也要适当调整用药品种和剂量。总之，适当的、好的个体化治疗方案对于患者个人和医疗机构以及国家都是十分必要的。

（王仲元）

726 • 哪些临床表现提示气道内结核病？

气道内结核病是指在气管、支气管壁上发生的结核病。它们主要包括溃疡糜烂型、肉芽肿型、干酪样坏死型、充血水肿型、结节型、瘢痕型等多种病理类型。当然，镜下所见经常是混合型的。临床上，肺结核的诊断相对容易，而气道内结核病往往会被医生们漏诊而贻误治疗。这种漏诊的结果轻则延长了疗程，增加了患者的经济负担，重则会对患者造成更大的痛苦和不利的预后，如导致肺不张以及结核菌沿支气管的广泛播散等。支气管结核的早期诊断非常必要，也有一定的难度。如果掌握了其特殊的临床规律，尽早进行有针对性的支气管镜检查，便可以做到早发现、早治疗。除了我们经常提及的发热、乏力、盗汗等结核病中毒症状外，还应当注意以下表现：在诊断了肺结核的前提下，反复发生持续性或阵发性咳嗽，有时咳嗽十分剧烈；在无慢性肺病等既往史的情况下出现喘息；肺部病灶较少，甚至未发现病灶，而痰中抗酸杆菌数量大，两者不相吻合；肺部容积减小或有局限性肺萎缩、肺不张、局限性气肿表现时；有明显的支气管播散灶时；肺部听到干性啰音时等。

（王仲元）

727 • 何谓结核病易感因素？何谓结核病高发人群？其诊断意义如何？

结核病的易感因素是指患者由于自身因素的作用导致其与其他人同时暴露于结核杆菌时更易感染结核菌并先于其他普通人群发展成为结核病。这些因素如有结核病家族史的遗传易感者、自身有某些基础疾病如糖尿病、HIV 感染、应用免疫抑制剂和类固醇激素等人群。而高发人群则是指所处环境中结核菌浓度大于普通处，在此环境中生活或工作的人感染结核菌的可能性高于普通人群的一类人。如医院中尤其手术室、口腔科、呼吸科的医务人员，长期在学校、军营、监狱、影院等人群密集的高危场所逗留者。一旦发现一名结核病患者，其他与之接触或密切接触者便自动成为高发人群，较普通人群接触结核菌机会多。流动人口、精神病患者和流浪者由于卫生和营养条件差，也是高发人群之一。上述两种情况互相交叉，密不可分，对结核病的流行都有重要的意义。前者内因的作用更大，后者外因的作用更突出。在诊断结核病的过程中，要仔细判断。相同条件下，前者发生结核病的概率大于后者；而后者更应注意对结核病的预防。需要指出的是：近年来国内外研究均显示吸烟者肺结核患病率高于非吸烟人群 30%，且抗结核治疗效果不如非吸烟者，疗程延长。

（王仲元）

728 • 如何判定抗结核化疗效果？

对于肺结核来说，主要是看痰中抗酸杆菌是否转阴，一旦转阴就可以证明治疗有效。因为抗结核药物的作用就是要抑制或杀灭结核菌，结核杆菌是其唯一的"靶子"。至于临床症状如发热等，应当在治疗的较早期便可以好转或缓解。这一点对于肺外结核病是非常重要的疗效指征。关于病灶的转归，情况比较复杂。应当说，病灶好转可以表示治疗有效。但部分病灶将会残留在肺内很长时间甚至终生，有些最终可以钙化，有些则会发生纤维化等改变。这些情况下均不需要继续抗结核治疗，以免浪费药物，并给患者带来不必要的不良反应。

（王仲元）

729 • 什么是耐药结核菌和耐药结核病？

药物抗菌谱内原被列为敏感的结核分枝杆菌对该药物产生了耐受性称为耐药结核菌。结核菌耐药包括自然耐药、原发（初始）耐药和继发（获得）耐药。

自然耐药：从未接触过抗结核药物的结核菌株称为野生株。自然耐药是指野生株对从未接触过的某些药物耐药。

原发（初始）耐药：从未用过抗结核药物的初治肺结核患者被发现体内感染菌耐药的情况称原发耐药，部分用药情况不甚清楚或用药时间不足 1 个月而存在的结核菌耐药现象，称之为初始耐药。两者的临床意义相差无几。

继发（获得）耐药：相对于原发耐药而言，结核菌耐药发生于抗结核治疗后。一般为不规律用药 1 个月以上或规律用药 3 个月以上痰 AFB 仍未转阴者，应高度怀疑继发耐药。

耐药结核病是指患者所感染的结核菌，对一种或以上抗结核药物产生了抗药性。尽管其他部位的结核病也可以发生耐药，但最多见的仍是肺结核，其对于流行病学的意义非常大。

（张灵霞　梁建琴）

730 • 耐药性结核病产生的原理和机制是什么？

结核分枝杆菌耐药机制包括药物失活酶作用、细胞壁通透性改变、靶结构基因突变和代谢途径改变等。目前所知结核分枝杆菌耐药性的产生主要是由于不合理用药引起的结核菌内抗结核药物作用靶基因突变所致。

　　结核杆菌产生耐药性的过程主要是自由选择，即所谓优胜劣汰。结核杆菌对不同的抗结核药物具有天然耐受概率，不当抗结核治疗如单药治疗、药量不足或经常间断用药等，会将敏感菌杀死，同时将耐药菌筛选出来，从而表现出对抗结核药物的耐受性。

　　增药综合征或单药综合征：当表现为临床耐药致使疗效下降时，在原治疗方案中加入一种未用过的药物，如原方案药物均已耐受，则加入的药物便成为唯一有效药物，形成单药治疗的局面。此时病情可暂时好转，但随即很快发生耐药；如果再次加入一种药物，则会重复这一现象，最终形成多重耐药。

（梁建琴　张灵霞）

731 • 结核分枝杆菌有哪些耐药基因？

　　目前国内外的研究已阐明了部分结核分枝杆菌耐药的分子机制，结核分枝杆菌耐药主要是由下列耐药基因突变或缺失所致：耐利福平基因是 RNA 聚合酶 β 亚单位的编码基因 rpoB；耐异烟肼基因包括过氧化氢酶−过氧化物酶的编码基因 katG，与枝菌酸生物合成有关的烯酰基（酰基运载蛋白）还原酶编码基因 inhA 和酮酰基 ACP 还原酶编码基因 fabG1 组成的操纵子，烷基过氧化氢酶还原酶编码基因 ahpC；与脂肪酸延伸有关的 β-酮酰基酰基载体蛋白（ACP）合成酶编码基因 kas A；耐链霉素基因包括核糖体蛋白 S12 编码基因 rpsL 和 16S rRNA 编码基因 rrs；耐乙胺丁醇基因是阿拉伯糖基转移酶的编码基因 embABC 操纵子；耐吡嗪酰胺基因是吡嗪酰胺酶编码基因 pncA；喹诺酮类耐药基因包括 DNA 旋转酶 A 亚单位的编码基因 gyrA 和 B 亚单位编码基因 gyrB；耐氨基羟丁基卡那霉素 A（AK）、卡那霉素（KM）基因是 rrs 基因；耐卷曲霉素（CAP）和紫霉素（VIO）基因是 tlyA 基因和 rrs 基因；对大环内脂类药物天然抗药性基因是 ermMT（Rv1988）基因。

（吴雪琼）

732 • 哪些情况需进行结核杆菌药物敏感性试验？

（1）初治结核患者观察初始耐药情况。
（2）复治结核患者。
（3）痰 AFB 阴转后复阳者。
（4）化疗 3 个月以上，痰 AFB 仍持续阳性者。
（5）流行病学调查。
（6）怀疑非结核分枝杆菌感染。

（梁建琴）

733 • 结核杆菌耐药性检测常用方法有哪些？

　　除分子生物学方法外，目前临床常用的药敏试验方法归纳起来有传统培养法和快速培养法。

（1）常规方法：用 LJ 或 Middlebrook7H10 培基采用绝对浓度法或比例法做药敏试验。

绝对浓度法：以"无生长"为终点或为最低抑菌浓度，判断耐药与否，是我国目前普遍采用的结核分枝杆菌药物敏感性试验方法。自 1960 年起，我国多次制定结核分枝杆菌药物敏感性试验标准，并一直沿用绝对浓度法。其使用培基、加入药物浓度、接种菌量、结果解释等几经修改，不断完善。

取分枝杆菌新鲜培养物磨菌配制湿重 1mg/ml 菌悬液，以灭菌 0.9%氯化钠注射液 10 倍稀释至 10^{-2}mg/ml，准确吸取菌悬液 0.1ml 分别接种于含药培基和对照培基斜面上，接种量为湿菌 10^{-3}mg/ml。置 37℃孵育，快生长分枝杆菌 1 周末观察结果，慢生长分枝杆菌 4 周末观察结果。

观察结果时，要求对照培基菌落数>200 且无融合，若菌落数低于 50 时，则应重新试验。判定标准如下。

（-）培基斜面无菌落生长。

（+）菌落数约占培基斜面面积 1/4。

（++）菌落数约占培基斜面面积 1/2。

（+++）菌落数约占培基斜面面积 3/4。

（++++）菌落呈菌胎样生长。

报告菌落数：若含药培基菌落<20，则报告菌落数。

比例法：本法以特定生长比例为终点，根据无药培基和含药培基菌落比例判断耐药与否。这是 WHO 全球结核病耐药检测方案中推荐的药物敏感性试验方法。

取新鲜培养物磨菌配制湿重 1mg/ml 菌悬液，以灭菌 0.9%氯化钠注射液 10 倍稀释至 10^{-3}mg/ml 和 1×10^{-5}mg/ml 准确吸取菌悬液 0.1ml 分别接种于含药培基和无药培基斜面。37℃孵育 4 周末观察结果。

耐药百分比=含药培基菌落数/对照培基菌落数×100%

耐药百分比<1%为敏感，耐药百分比>1%为耐药。

（2）快速液体培养法：BACTEC-960 液体培养法的原理是所培养管底部含有包被于树脂的荧光显示剂。该显示剂为氧抑制剂，当分枝杆菌生长消耗氧后，荧光显示剂被激活而发出荧光。仪器自动连续测试荧光强度并报告结果。如在培养液中预加抗结核药，然后接种细菌，孵育后观察结果，并与无药管比较，即可判读细菌对药物的敏感性。用该法可缩短检测时间至 2 周内。

（张灵霞）

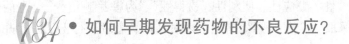 734 • 如何早期发现药物的不良反应？

抗结核药物引起的不良反应主要是肝损害、白细胞下降、胃肠道刺激、部分特定药物如氨基糖苷类抗生素的耳毒、前庭神经功能损害、肾毒性等。其中临床最常见的是肝损害，而引起肝损害的代表性药物有异烟肼、利福平、吡嗪酰胺和对氨基水杨酸等。因此，在临床实践中尽早发现药物的不良反应，并及时更改治疗方案，对于患者的治疗顺应性和减少精神及经济负担有着非常重要的作用。当然，减少或避免不良反应的首要工作是制定一个合理的化疗方案。

用药过程中，医师应当注意：①熟悉各种药物的常见毒性作用，如链霉素的耳毒性、异烟肼等的肝毒性作用等。②注意患者饮食的变化，如无特殊诱因出现恶心、食欲下降等消化道症状，应当怀疑肝功能异常，并应及时进行相关化验检查；而出现皮肤或/和巩膜黄染则应立即停药检查。③服药过程中如果发现皮肤瘙痒、皮疹等现象，要想到药物过敏的可能性。④在治疗过程中，如果病情好转，却突然出现乏力、头晕或者发热等情况，应考虑是否出现了药物的不良反应，并应查血常规等。

总之，在治疗过程中，出现任何问题都应引起警惕，并及时进行相关的化验检查，尽早发现药物的不良反应，及时处理，以免对身体造成更大的损害。

（王仲元　梁建琴）

735 • 中医中药治疗结核病的主要用途是什么？

尽管对中医中药治疗结核病的研究始终不断，但目前的研究结果表明，单纯中医中药对于结核菌无杀灭作用。中医中药在治疗结核病方面的作用是辅助性的，主要体现在以下几个方面：

（1）当出现抗结核药物的严重不良反应或过敏等无法使用抗结核药物时，可试用中药进行治疗。

（2）部分结核病如浅表淋巴结核，在采取抗结核药物治疗的同时，可以使用中药辅助纠正不良反应，协助缩小病灶等。

（3）当患者肝肾功能受损时，可应用中药进行保肝、护肾治疗。

（4）应用中药，对患者进行对症治疗。

（5）根据中医对结核病不同症候群的认识，选择性地调节身体免疫功能，以利于全身免疫力的恢复和重建。

（梁建琴）

736 • 怎样对结核病患者进行正规治疗？

按照我国制定的抗结核化疗"十字方针"即"早期、规律、全程、联合、适量"，结合化疗方案的制定原则即"有效性、顺应性、便利性、易得性"，为患者制定一个合理的化疗方案，并在对患者的管理中采取"全程督导"措施，以对结核病患者进行正规治疗并最终消灭传染源。

（1）早发现、早治疗就是"早期"。一旦发现立即治疗，可减少并发症，尽早消灭传染源，减轻卫生经济和社会负担，将患者的传染性降到最低。"联合、规律、全程"用药，是为了保证治疗方案的效果，减少耐药结核病的产生。这样做的同时，也减轻了患者的经济负担，为最终治愈创造条件。"适量"是为了增强患者的顺应性并达到杀菌灭菌目的，现阶段要注意剂量偏低的问题。

（2）医师在制定化疗方案时应将药物的有效性、患者对药物的耐受性（顺应性）以及长期得到药物的可行性、患者服药的便利性统统考虑到，才有可能制定出一个真正合理的化疗方案，也才能取得患者的配合，完成疗程。当然，患者在治疗过程中保持乐观心态，适当锻炼，劳逸结合对于病灶的恢复和药物的吸收都是有益的。

（3）因为结核病是一种慢性疾病，需要长达6个月以上的化疗。对于此类慢性疾病的管理有时是化疗成败的关键。当化疗方案制定后，对患者进行全程督导管理，定期取药、服药，复查包括 X 线、痰 AFB 在内的各项指标，并指导其合理饮食，加强营养，对于完成疗程、治愈结核病是至关重要的，必须有专人来负责完成。一般在结核病防治机构或专科医院的门诊进行。

（王仲元　梁建琴）

737 • 免疫增强药在结核病治疗中有什么作用？

近年来，随着科学技术的不断发展，一些学者提出观点，认为机体免疫功能紊乱是导致结核病的原因之一。根据这一观点，人们在结核病的治疗过程中使用免疫调节制剂，对一些特定的免疫缺陷患者进行治疗。

因为常规抗结核治疗，并不能直接纠正人体的异常免疫状况。因此，对于某些免疫功能可能严重紊乱的患者，如干酪性肺炎、粟粒性结核病、结核性脑膜炎、老年结核病、艾滋病合并结核病等，在使用抗结核药物的基础上，辅以免疫调节药，以试图改善或纠正患者的免疫功能。

目前，临床上常用的免疫增强药有：阿地白介素（白介素-2）、胸腺素（胸腺肽）、干扰素、母牛分枝杆菌疫苗、草分枝杆菌疫苗、转移因子以及一些中草药。

尽管如此，一些严重免疫功能缺陷者的结核病如典型的无反应性结核病仍无法治疗，应用现有的免疫调节剂或免疫增强剂等均不能取得疗效，致使此类治疗的使用受到质疑。

（梁建琴）

738 • 结核病的传染途径有哪些？

结核病患者最主要的传播途径是通过呼吸道感染，除此也有另外一些感染途径。总的来说，有以下几种途径。

（1）呼吸道：传染源通常就是开放性肺结核患者，个别病例也可以来自家畜或宠物，最近发现猫可能也是结核病传染源。肺结核 90% 以上通过呼吸道传播，以飞沫或气溶胶的形式，经咳嗽、打喷嚏、高声喧哗，使携带结核菌的微滴核喷出体外，感染他人。

（2）消化道：使用带有结核菌的餐具，或者食用含有结核菌的饮料及食物时，结核菌可以直接进入消化道，而致使健康人患病。其中，最常提及的情景是饮用了未经充分消毒的病牛的奶液后产生的消化道结核（肠结核）。但是这种情况已很少发生。

（3）扁桃体也是结核菌侵入的门户之一：结核菌一旦造成扁桃体感染，其后果也是很严重的。除了导致口咽结核外，还可能引起颈部的淋巴结感染。

（4）在极其特殊的情况下，也可通过皮肤感染：如结核菌素试验阴性者皮肤（手）破损时，一旦接触了结核杆菌，结核菌便可沿伤口侵入人体，其结果主要产生皮肤结核。在实际生活中这样的感染是非常罕见的。

（5）母体垂直传播：母体结核杆菌通过胎盘屏障播散至胎儿的途径，往往导致胎儿发生"先天性结核病"。胎儿在子宫内受到结核菌感染，一般会引发流产，胎儿不会成活，也有极少数胎儿产后带有结核病，但已经出现免疫耐受情况，胎儿仍会很快夭折。当母亲患有普通继发性肺结核或胸膜炎等时，由于有胎盘屏障的作用，少量结核杆菌不易通过，胎儿不会轻易发病。而当母亲患血行播散型肺结核时，菌量很大，播散明显，则胎儿感染结核杆菌的机会大大增加。这样的病例目前十分罕见。

（王仲元　梁建琴）

739 • 结核病遗传吗？结核病有易感基因吗？

结核病不会遗传，因为它不属于遗传病，而是一种呼吸道传染病。母亲通过胎盘将结核菌传播给胎儿的病例，不能算作遗传，只算是一种特殊传染。如果父母或祖父母患有活动性肺结核，当与孩子密切接触后常常会传染给孩子或者家庭其他成员。故新生儿如果怀疑患有结核病时，应首先对他的家庭成员进行筛查，探寻传染源，这对诊断会有很大的帮助。

流行病学数据显示：全世界约 1/3 以上的人是结核分枝杆菌感染者，但其中只有 10% 的人在一生中会发病；临床上往往发现接触最密切而无血缘关系的夫妻之间很少相互传染发生结核病；而具有血缘关系的兄弟、姐妹甚至孪生姐妹、父子等先后发病或同时发病的现象却很普遍，有些呈隔代发病。有些家族很多人先后发病，但仔细追踪却不能发现密切接触关系。常见的肺结核、脊柱结核等以男性多见，而颈部淋巴结结核和支气管结核则女性占大多数。这些现象都说明结核病存在遗传易感性。

现代医学对结核病易感基因进行了大量研究，发现 IFNG、NRAMP1、MCP1 等基因与结核的易感性相关；人们还通过遗传学方法鉴定出一些影响易感性的区域。有一点是明确的，结核病易感性不是单一基因的调控，而是受到多基因功能的影响。人体内可能存在一种或多种遗传因素，导致对于结核菌的专项免疫差异，致使某些人在相同条件下较其他人更容易发生某种结核病。其他传染病如乙型肝炎、艾滋病等均存在此类现象。环境因素当然也在结核病的发病中起了重要作用。

（王仲元　程小星　梁建琴）

740 • 结核病如何分类？

我国对于肺结核的分类方法曾有过三次变化。在新中国成立后一段时间内，曾使用前苏联制定的肺结核"十型分类法"。到了 20 世纪 50 年代后期，已发现这种分类方法不很适用。因此 1978 年在全国结核病防治会议上，制定了我国的肺结核五型分类法。1998 年，根据我国的实际情况，有关部门再次修改了结核病的分类方法。将结核病具体分为：①原发型肺结核；②血行播散型肺结核；③继发型肺结核；④结核性胸膜炎；⑤肺外结核。其中原发型肺结核目前已经很少见；血行播散型肺结核也摒弃了原有的急性、亚急性和慢性血行播散型肺结核，但仍放在一类中；继发型肺结核包括了原来的浸润型肺结核、慢性纤维空洞型肺结核等所有常见的肺结核；结核性胸膜炎包括结核性渗出性胸膜炎和脓胸等；肺外结核是原来没有的新的分类，只要将结核病的具体部位注明便可。这说明我国结核病疫情已经发生了很大的变化，已不仅仅是常见的肺结核那样简单了。

（王仲元　梁建琴）

741 • 结核病住院治疗的目的有哪些？

目前，国际上都主张对于肺结核患者应当采取不住院化疗，在结核病防治机构进行面对面的 DOTS 治疗，患者在治疗的同时可以进行正常生活和工作，只要不具有传染性。西方国家普遍采用电话随访和上门发药等措施，限制患者外出，就地隔离。

对于结核病患者，住院治疗有以下几个目的。

（1）有利于控制传染源，减少传染给家人和社会的机会。

（2）在医生的指导和直接监督下规律服药，并及早发现不良反应，及时进行相应处置或调整方案。

（3）有各种并发症的患者应当住院，以便进行治疗。如发现危险情况及时进行抢救。

（4）部分患者需要进行抽胸水、局部治疗和介入治疗等则需要住院。

（梁建琴）

742 • 咯血可以代表肺结核病情的严重程度吗？

咯血是常见的呼吸道疾病表现，更是肺结核的常见并发症。它是由于肺结核空洞壁、引流支气管壁或肺泡壁的血管破裂引起。它既可以发生在肺结核进展、恶化过程中，也可出现在病灶处于吸收好转期，甚至可以发生在结核病的稳定期或完全钙化时。因此，肺结核患者是否出现咯血，以及咯血量的多少，与肺部病变的轻重程度不成正比，也不代表病情程度。根据咯血量的多少，可以将咯血分为痰中带血、血痰，又可以进一步分为小量咯血（100ml/d 以下）、中量咯血（100~300ml/d）和大咯血（300ml/d 以上）；如咯血量超过 800ml/d 则可以定为致死性咯血。肺结核咯血主要原因是继发性支气管扩张和空洞壁血管瘤破裂，它们引起的一般是大咯血，病变往往处于进展期。而据统计分析，大多数患者的咯血是小量以下，其中以痰中带血和血痰最多见。其直接原因是支气管或肺部感染形成了血管炎导致血管破坏出血，这在肺结核好转期，病灶少而较为稳定的患者中很常见。

部分肺结核患者出现咯血，还受季节变化的影响。其中秋、春季最多见，其次是夏季，冬季最少见。咯血量的多少，视受累血管而异。假如支气管动脉受损，尤其支气管扩张患者，因血管压力大、管径粗，故出血量很大，为鲜血，可以迅速发生窒息或休克等导致患者死亡。假如损伤的是肺动、静脉或毛细血管，则出血量明显小于前者，一般情况下对患者的生命不构成威胁。

（梁建琴）

743 • 如何正确治疗肺结核的咯血？

由于肺结核的咯血情况不同，成因不同，咯血量不同，故治疗方法不同。正确的治疗原则是纠正咯血原因，将血液排出体外，协助机体止血。一般情况下，患者的咯血都由于呼吸道感染引起，故应首先进行抗感染治疗，应用有效的抗生素。其次，一定要将血液排出体外，不要咽下或憋在呼吸道内，以免发生结核菌播散或窒息。由于推测咯血多来自病变严重的一侧肺内，故应将患者放至卧位，患侧肺部向上，以利于排出血液。否则，患侧向下将可能导致血液积存于肺内，导致患者溺血而亡。如遇到大咯血，医生一定要沉着镇定，通过立即将患者倒立、拍背等各种措施，迅速将其口腔内和气道内的积血排出是唯一正确的步骤。如有条件，接下来就应进行气管插管和呼吸机辅助呼吸等，即急救的 A（airway）和 B（breath），其次才是应用止血药（drug）。

在病理生理学上，止血的过程分作三步：血管收缩止血、凝血产生红血栓以及红血栓的纤维化产生白血栓。其中第一步对于止血的作用是立竿见影的，机体可以自动进行，大多数不需要药物的帮助。机体通过调节血管活性物收缩血管，可在很短的时间内止血，临床上我们所见的多是这类情况。有许多患者在咯血停止后的数分钟或数小时后再次咯血，且血量增大，这是我们治疗的关键时期和着力点。导致咯血反复发生的主要原因其实是止血的第二步和第三步没有完成，也即血管收缩后尚未形成红白血栓或由于机体的纤溶作用使血栓溶解早于血管破口的愈合，由于病变的连续破坏导致血管再次破裂出血。因此，针对出血的不同阶段应进行不同的药物治疗。

只有痰中带血或血痰者可以不用止血药，仅单纯抗结核和抗感染治疗便可。咯血量较大者可以首先应用垂体后叶素滴斗入或肌注。此药不能持续静脉注射，因它的作用只是收缩血管，长期维持时血管受体被封闭，收缩血管的作用下降；且它有收缩全身血管导致高血压的危险，可能诱发再度出血。长期静脉注射还可能出现青光眼、头晕、呕吐等严重不良反应。随后再应用抗纤溶制剂如氨基己酸或止血芳酸等，对抗纤溶酶的作用。这类药物就不应滴斗入或每日一次静脉注射了。正确的用法是持续静脉注射 24 小时以上，以氨基己酸为例，应当保持每小时 1g 的速度，并在 24 小时后逐渐减量，直至血管完全愈合。其他止血药物各有作用点，可参照使用。

当然，目前已有 DSA 引导应用明胶海绵颗粒或钢圈等对支气管动脉进行栓塞治疗，止血效果最好，立竿见影，且复发较少。但仍有少数复发者，其原因乃是上述抗感染治疗不利，未能控制血管炎症的发展。甚至部分患者在病变血管栓塞后因局部血管压力增大而发生更大规模的咯血。

总之，止血治疗只是为将来肺部病灶及其所属血管破口的治愈创造机会、赢得时机。止血尤其大咯血治疗的最终完成是病灶治愈。

（王仲元）

744 • 糖尿病患者为什么容易患肺结核？

（1）糖尿病患者由于长期代谢紊乱，体内蛋白质合成减少，分解加快，使作为人体"卫士"的免疫球蛋白、补体等生成减少。如果免疫细胞数量减少，免疫功能就会减退，造成抵抗力下降。当结核杆菌入侵后，不仅不能被杀死，反而会在体内迅速生长繁殖，导致患者发生结核病。

（2）糖尿病患者由于缺乏维生素，呼吸道黏膜上皮细胞受损，纤毛运动能力下降，导致其清除异物、细菌和病毒的能力减弱，结核杆菌就很容易停留在呼吸道内，从而增加了患结核病的概率。

（3）糖尿病患者血中游离脂肪酸、三酰甘油和血糖浓度升高，其代谢产物为结核杆菌的繁殖提供了良好的营养环境。

综合以上原因可以看出，糖尿病患者比正常人更容易患肺结核。

（梁建琴）

745 • 超声波对于结核性胸膜炎的诊断和治疗意义？

结核性渗出性胸膜炎的超声波检查简便、安全、敏感、准确、无创，可确定有无积液和积液部位，判断积液量、距体表距离、胸膜是否增厚等，并进一步指导治疗，为保证穿刺成功起到关键性指导作用。超声波表现如下。

（1）大量胸液时呈大面积无回声区，有时可见压缩的肺组织；中、小量积液呈上窄下宽的三角形无回声区。分隔时可见光带隔，或呈网状分隔，或呈蜂窝状。

（2）包裹性积液可在肺的强烈回声与胸壁间显示半圆形或扁平状无回声区，近胸壁处基底较宽，内侧壁较光滑、整齐、清晰。

（3）肺底积液可见肺底与膈肌之间扁平状无回声区，有时难与膈下脓肿相鉴别。

（4）叶间积液如其外侧缘抵达胸壁，可于肋间斜切时显示外窄内宽的无回声区。

（5）脓胸可伴有微弱、散在而漂浮的回声，侧动身体后，漂浮现象更为明显。脓液稠厚者，静息片刻后可呈分层现象。

（6）胸膜增厚可表现为胸壁与肺组织间回声增强区，或在无回声区中条索状、带状增强回声。胸膜钙化可呈圆形、椭圆形、条状及斑片状强回声，并伴有声影。

利用超声波检查可以引导胸腔穿刺抽液、置管和胸膜活检等操作。选择最佳路径是穿刺安全成功的保证，必要时须参照胸部 X 线片和（或）CT 片，并根据胸腔内病变部位和性质选择合适的穿刺体位。最常见的并发症是损伤肺组织引发气胸，故穿刺时应控制好进针深度。进行胸膜活检时，一定要选择壁层胸膜最厚处，并应有一定量的胸水为最佳部位，确保活检区内没有大血管和肺组织。

（林明贵）

746 · 超声波对结核性心包炎的诊疗有哪些作用？

结核性心包炎可分为渗出性及缩窄性两种，超声波可准确地检查出积液量的多少及心包缩窄的程度。其特点如下。

（1）渗出性心包炎：积液常位于左室后壁后方，心包脏、壁层之间舒张期仍然出现的无回声区；M 形和二维超声显示在左室后壁后方心包腔内贯穿整个收缩期和部分舒张期的无回声区。随着积液量的增多，心脏后方的无回声区增宽，心尖、心室外侧壁及右室前壁心包腔内也出现无回声区，且持续存在于整个心动周期。心包液<100ml 时，舒张期无回声区宽度<10mm，仅出现在左室后壁后方；心包液 100~150ml 时，无回声区出现于左室后壁后方，并连续分布于外侧、心尖部和前方，前方舒张期无回声区宽度<10mm；心包液>500ml时，更宽的无回声区连续分布于心室后方、前方、外侧和心尖部，可发现心脏摆动现象。通常心室前方无回声区宽度达 10mm、后方无回声区宽度 10mm 时，提示积液量约 800ml；后方无回声区宽度 17mm，提示积液量约 1000ml；后方无回声区宽度 20mm，提示积液约 1250ml。

（2）缩窄性心包炎

1）心包脏层与壁层回声增厚增强，呈现出两层非活动性环包绕心脏的征象。心包脏层与壁层显示杂乱回声。

2）心室舒张受限，心室趋小，心房趋大，房室交界后角变小，常<150°。快速充盈转为缓慢充盈之际，心室充盈似乎"戛然而止"。

3）周围静脉淤血，下腔静脉和肝静脉扩张，为小心室大静脉征。

4）M 型：可见左室舒张不全，室间隔与左室后壁呈平行运动。心包两层分开，回声增强，两层回声呈平行运动。

5）频谱特征：二尖瓣口舒张期血流频谱 E 峰和 A 峰尖锐、陡直，持续时间短，E 峰明显>A 峰，两者比值可>2。E 峰随呼吸变化，呼气时 E 峰增高，与吸气时相比，增高≥25%。

超声波可对大量积液进行引导穿刺置管术，以便于引流积液、冲洗及注药等操作。超声波可以清晰地显示心包积液量、分布范围及与心脏和周围组织的解剖关系，确定进针部位、方向、角度和深度，避免对心肌、大血管、肺等相关组织的损伤。常用的穿刺点有左锁骨中线第五肋间隙附近、剑突下与左肋弓缘夹角处等。选择原则为取积液最宽、距体表最近处。对于缩窄性心包炎则无介导意义。

（林明贵）

747 • 超声波对结核性腹膜炎的诊疗作用？

结核性腹膜炎继发于体内其他部位的结核病灶，如肠结核的直接蔓延、肺结核的血行播散等。临床上有渗出型、粘连型和干酪型三种类型。其中急性期以渗出型为主，慢性期以粘连型较为多见，但通常是混合存在的。

结核性腹膜炎超声波检查表现如下：①液性无回声区。可分布于肝肾隐窝、脾肾间隙、肝前、左下腹、右下腹及盆腔直肠窝等任何部位。量大时可见肠管漂浮，无回声区内点状强回声，有时无回声区呈蜂窝状。②腹膜增厚。通常在壁腹膜较易发现，有时伴大小不等的中回声或低回声结节向腹腔内突出。③大网膜增厚呈块状，有时与腹壁粘连。④肠管粘连征象。积液分隔状，肠管固定无运动。

以上表现只是腹液或腹膜炎的常见征象，无特异性。确诊需综合判断，特别要依靠病理学、细菌学获得。超声波可引导腹腔穿刺抽液和腹膜活检，尤其对包裹性积液的定位相当重要。腹腔穿刺抽液一般是安全的，没有绝对禁忌证。但遇有严重的胃肠扩张、肠粘连时应尽量避免穿刺，以免造成肠穿孔。抽液量不要太多，一般每次不超过 1000ml，否则可能导致腹压迅速下降，影响血流动力学。对于有出血倾向者应避免腹膜活检。大量腹水者可先行抽吸，待腹水减少后再行腹膜活检。穿刺应尽量避开肝边缘、胆囊床、脾边缘和膈肌顶等部位，以免误伤上述脏器。

（林明贵）

748 • 超声波检查对肝结核有哪些诊疗意义？

肝结核常为全身性结核病的一部分。患者常有低热、盗汗、食欲下降、消瘦等症状，肝结核可分为肝周结核和肝内结核。肝周结核通常肝被膜肥厚，在腹壁与肝表面之间形成单发或多发包裹性脓腔；肝内结核发生在肝实质内，又分为细结节型和巨块型两种，后者相对多见。常见肝内结核超声波影像如下。

（1）肝形态、轮廓无明显改变，或有轻度肿大。

（2）小结节者呈低回声状，分布均匀，境界较清晰，远侧多无增强效应。

（3）大块型者常回声较强，分布不均匀，境界清晰，轮廓不规则，远侧无增强效应。当病灶内有液化坏死时，可出现低回声或无回声影。

（4）当病灶纤维化时，肝呈椭圆形或略不规则形，有稍厚而不均匀的包膜，内部见小暗区及线条状强回声。

自 1895 年 Lucatallo 正式将肝活体组织检查（肝活检）应用于临床诊断后，活检结果即成为肝疾病的最终确诊依据。以往肝活检主要是经皮盲目穿刺，对于弥漫病变取材相对满意，而对于局限性病变，尤其肝结核等则很难准确获得所需要的组织。1972 年 Holm 和 Goldberg 开创了超声波引导经皮肝穿刺活检。因在超声波引导下能清晰地显示肝内结构和病变位置，故活检具有定位准确、操作安全的特征，现已成为肝疾病诊断及鉴别诊断的常规方法。经皮肝穿对脏器损伤小，很少发生并发症。最常见的并发症为出血，尤其采用粗针时，故应术后压迫穿刺点 15 分钟以上止血。

（王仲元　林明贵）

749 • 肾结核的超声波检查有哪些表现？

肾结核是全身结核病的一部分，其原发病灶都在肺内。结核杆菌可经血液直接蔓延到达肾。肾结核的超声波影像表现有人将其归纳为以下 5 型。

（1）肾盂扩张型（扩张回声型）：被膜不规则，肾盂、肾盏分离，为液性无回声区。

（2）干酪空洞型（混合回声型）：被膜不规则，内见不均匀强回声区和边缘厚的液性无回声区。

（3）脓肿型（无回声型）：被膜很不规则，可见单个或多个液性无回声区，内见散在光点。

（4）纤维硬化型（强回声型）：肾轮廓形态完全失去常态，皮髓质分界不清，结构紊乱，为不均匀强回声区。

（5）钙化型（似结石型）：被膜不规则，内见强回声光点、光团或光带，后方伴声影。

以上 5 型是基本类型，但在实际中各型混杂，声像图变化极多。如肾声像图不典型，要警惕肾结核。早期肾结核肾破坏不明显，声像图无明显改变，而以无痛血尿为主要表现。中、重型肾结核，肾被膜不规则，皮髓质分界不清，皮质首先遭到破坏。肾结核钙化与肾结石均为强回声光团，后方伴声影，区别在于前者多位于肾皮质内，后者仅位于肾盂肾盏内。

（林明贵）

750 • 超声波对浅表淋巴结结核的诊断有何意义？

淋巴结结核又称结核性淋巴结炎，以青少年多见，常见于颈部，也可发生于腋下、腘窝、腹腔沟、纵隔、肺门、腹腔等部位，常为多发，融合多见。超声波检查时病变淋巴结多呈长圆形，L/S≤2，包膜完整光滑，内部失去正常皮、髓质结构，呈稍粗大的中等偏低点状回声，分布尚均匀，部分坏死淋巴结内可见无回声区。一般为多发性，邻近淋巴结融合或呈"串珠"样。由于结核浸润进展不同，肿大淋巴结声像可表现为多种改变，有的表现为炎性特征，血流较丰富；有的表现为坏死硬化的点状回声，血流稀疏；有的表现为化脓液化的无回声，无血液分布；有的相互融合，伴钙化时可见增强回声光团，后方伴声影。

超声波引导下穿刺针抽吸活检或活检针切割活检是淋巴结结核诊断的必经之路。其特点是简便、易行、安全、迅速，在门诊即可完成，诊断阳性率可达 90% 以上。但有时淋巴结过小，取样不足或只取到了周边肌肉、脂肪等软组织，而导致诊断失败。可能的并发症有局部血肿、神经损害、感染等，一般可以避免。

（林明贵）

751 · 支气管镜在结核病诊断中的意义?

1979 年 Danek 等报道了应用支气管镜对 41 例痰 AFB 阴性的可疑肺结核患者进行检查的结果,以支气管肺泡灌洗液、刷检物及术后痰涂片检查获得的抗酸杆菌阳性率为 34.1%;而支气管灌洗术后痰培养阳性率更高达 95.1%,从而肯定了支气管镜检查对肺结核的诊断价值。1980 年至今国内外学者研究的结果表明,经支气管镜收集标本及术后痰涂片的 AFB 阳性率可达 47.8%~73.3%,而这些标本的培养阳性率则高达 43.5%~93.8%。说明支气管镜检查对肺结核,尤其是对痰 AFB 阴性的可疑肺结核患者的诊断具有重要意义。

常用方法有:①直接观察气道内病变;②直视下对气道病变或可疑病变部位进行活检和刷检;③对可疑病变区域行支气管肺泡灌洗;④X 线引导经支气管肺活检术;⑤经支气管对纵隔等气道旁组织肿块或淋巴结进行穿刺针吸活检。

(1)适应证

1)有可疑支气管结核症状的患者,如剧烈的阵发性、刺激性干咳,以及原因不明的咯血、气短、排菌者。

2)X 线检查有可疑支气管结核或(和)支气管阻塞的患者,如下叶肺结核、肺不张、张力性空洞以及局限性阻塞性肺气肿等。

3)临床上有可疑支气管瘘者,如结核性淋巴结支气管瘘、胸膜支气管瘘、食管气管瘘等。

4)X 线肺部阴影既不能确定,又不能排除肺结核的患者。在支气管镜下获取各种标本,如吸取气管、支气管分泌物、支气管肺泡灌洗物、拭子、活检物、刷检物等,以进行细菌学、病理学检查。

5)局限性选择性空洞造影。

(2)禁忌证

1)重症高血压、冠心病及严重心律失常患者。

2)心肺功能明显减退,或一般情况过弱者。

3)有明显出血倾向,凝血机制障碍,尿毒症者。

4)近 1 周内有大咯血者。

(3)注意事项

1)由于结核病变组织的表面常常覆盖一些坏死物,如活检取此组织,病理检查往往得不到阳性结果,故应尽可能先将坏死组织清除,然后钳取其深部组织,这样往往能得到阳性结果,从而缩短确诊时间,避免延误诊断及治疗。

2)近年来提倡有条件的医院采用保护性支气管肺泡灌洗术,避免发生因此项操作导致的结核杆菌的播散。

3)支气管镜检查时,应尽可能利用这一手段,力争 1 次多收集些标本,如同步进行刷检、灌洗、活检等,获取的标本应同时作病理学、细胞学、细菌学、免疫学、生化学、酶学等多种检查。充分利用这些检查手段,互为补充,以提高肺结核病的诊断阳性率。

(林明贵)

752 • 支气管镜在结核病治疗中的作用？

支气管镜及其介入技术在肺及气道内结核病的诊疗中已被广泛应用。主要应用方面有：①对大咯血的救治。包括人工气道建立、清除积血、镜下止血等。②对肺结核治疗。包括应用导管经支气管向空洞内注入抗结核药和支气管结核的局部注药。这对于耐药、特别是耐多药的肺结核是一种不错的疗法。可提高局部药物浓度，促进耐药菌的杀灭，提高疗效。③对支气管结核实施介入治疗。包括对气道狭窄实施球囊扩张、金属支架置入，对气道内病灶实施激光、氩气刀、冷冻、微波等各种治疗。④对于怀疑支气管扩张者进行选择性支气管造影，以明确诊断。⑤对于尚未明确诊断的菌阴肺结核患者，可在 X 线引导下实施经支气管肺活检（TBLB）术，或行病变部位的支气管肺泡灌洗，将灌洗液送检细菌学、酶学、生化学、细胞学等，以明确诊断。

（林明贵）

753 • 支气管镜术有什么并发症，如何预防和处理？

支气管镜在肺及气道结核的介入治疗过程中，如球囊扩张、激光、氩气刀、支架置入、经支气管空洞内注药等，可能出现多种并发症。由于统计方法及标准不同，各家医疗机构的报道差别很大。但主要并发症有以下几点。

（1）出血：出血是支气管镜检查和介入治疗过程最常见和最严重的并发症。一般渗血无需特殊处理，停止操作后出血可自行停止。少量出血时，可先吸尽血液，并直接向出血部位喷射止血药如肾上腺素或麻黄碱，必要时局部或肌内注射垂体后叶素、立止血等，经上述处理绝大多数患者出血可止。对较大量咯血者则需积极排血，必要时撤出支气管镜，鼓励患者咯出血液。如有可能，可经支气管镜边吸出血液边以球囊或纱布压迫止血，或填塞明胶海绵至出血点止血。如出现窒息则应立即抢救：迅速气管插管，排出气道血液，辅助人工呼吸或机械通气。只要处理及时，患者一般情况不是很差，抢救成功率是很高的。相对而言，硬质镜对操作的掌控更加容易，对难度大的患者应选择硬质镜。

（2）低氧血症：在支气管镜检查过程中，通常会造成一定程度的低氧血症，其动脉血氧分压会下降 10~20mmHg，心率会升高 20 次/分以上。特别是镜头进入气管的瞬间，患者窒息感最为明显，严重者可能发生心律失常甚至心力衰竭。故对于有低氧血症者应慎用，应在检查时全程检测心电及氧饱和度，一旦病情变化，特别是氧饱和度严重下降时，应暂停操作或退出镜体，待氧饱和度回升后再继续进行。

（3）心脏并发症：患者在行支气管镜检查及介入治疗时，有报道心律失常发生率为24%~81%，其中比较严重的是室性期前收缩、室上性心动过速及房性期前收缩等甚至心脏停搏。这些心脏并发症往往发生于有基础心脏病史者。故术前要充分问诊和告知，尤其对老年患者。做好必要的抢救准备，同步监测心电，术中吸氧，操作轻柔，减少刺激。一旦出现室上性心动过速等，应立即中断检查，严密观察病情，必要时应用抗心律失常药物或进行抢救。

（4）气道痉挛：在支气管镜插入过程中，由于患者无思想准备，加上过度紧张、麻醉不满意等极易造成气道痉挛。故在操作前的咽喉表面麻醉和气道内麻醉非常重要，有条件的单位应给予术前镇静。操作熟练、尽可能减少气道刺激也很关键。如操作过程中发生气道痉挛，应暂停操作，加大吸氧，多数患者可很快自行缓解。必要时退出镜体，向患者讲明配合要点再次插入。如继续操作困难，可改为全身麻醉加喉罩、硬质气管镜等。

（5）结核菌播散：向支气管或空洞内注入液体或药物等可能引发结核菌向其他部位的播散，结果出现新病灶而加重病情。对此，应严格掌握适应证，菌阳者不进行支气管肺泡灌洗，菌阴者本着先正常、后异常的顺序进行检查，以免将结核菌带入正常肺组织。动作应尽量轻柔，避免损伤气道黏膜。注药和进行支气管肺泡灌洗时均应先将软管置入靶位肺段再注入药物和氯化钠溶液等，注意每次剂量不超过 10ml。

（6）支气管穿孔：在对气道病灶进行微波、氩气刀或激光等热消融治疗时，可能立即或延迟发生支气管穿孔，导致气管-食管瘘、气胸、纵隔气肿等并发症。故在进行上述治疗时，首先应严格掌握适应证，了解仪器的输出功率和物理特点，控制好治疗时间。同时应熟悉病灶性质、范围、深度，保持视野清晰，及时清除坏死组织，治疗准确到位，尽可能避免触及正常组织。切忌粗暴操作，急于求成，大剂量连续治疗。对于气道内结核性病灶的治疗，最好采用冷冻消融或冻切，氩气刀为热消融中的首选。

（7）支架置入后肉芽组织增生导致支架腔内再狭窄：在结核性或其他性质的良性支气管狭窄行金属裸支架置入后，病灶处可产生肉芽组织，导致管腔再狭窄，甚至完全堵塞。这种情况往往由于金属与组织的相容性差，直接刺激支气管病灶基底所致。故在支架置入前应充分、有效地全身抗结核治疗，并应充分、有效地治疗支气管内病变。认真检查，综合判断，力争支气管腔内结核病变得到有效控制，再进行支架置入。对于已经出现再狭窄者，可进一步进行冷冻、微波、氩气刀等治疗以图再通，也可以更换硅酮支架避免肉芽组织增生。

（8）球囊扩张所致的出血：球囊扩张-气道成形术是一项比较安全的治疗方法。一般情况下，管壁可能少量出血，对治疗和预后均无影响。如果压力过大，扩张时间过长，可能会造成支气管壁全层撕裂，出血量多，患者感胸背部疼痛。如在气管或中心气道操作，时间过长可能会导致窒息。首先应明确，对于瘢痕性狭窄的主气道方需进行支气管扩张术，而对于叶、段以下支气管应放弃扩张治疗；如有活动病灶则应先对病灶进行消融治疗。其次，应根据狭窄气道的部位选择合适的球囊及压力。一般应选择小于正常解剖直径的球囊，逐渐增加压力，使气道逐渐扩大，待管腔扩大、压力不再下降便停止治疗。这样做可以减少球囊的减压时间，避免因操作时间过长导致窒息。治疗过程中应密切监测患者的各种生理状况，必要时应在全麻下借助硬质气管镜进行操作。

（王仲元　林明贵）

754 ● 经皮肺活检术的适应证、禁忌证和注意事项？

1976 年 Haaga 等首次报道经皮肺穿刺活检术（percutaneous lung biopsy，PTLB），这是

肺部病变的一种重要检查方法。很多肺部病变，特别是结节性病变不能确诊者，最后常常借助此方法确诊。Gupta 等报道诊断准确率达 91%，Tomiyama 等报道诊断准确率高达 96%。以往采用针吸方法取得的大部分为组织液，随着 CT 的出现，活检针已经取代了针吸活检，而操作的准确性和成功的概率大大提高，适应证不断增多，并发症已很少发生。

（1）适应证：凡诊断不明的肺内病灶，在排除了可能引发大出血的血管性疾病后均可以进行，尤其周边肺组织病灶是绝对适应证。

（2）禁忌证：①不能合作者。②穿刺部位有肺囊肿或大疱。③有出血倾向或凝血功能障碍者。④穿刺病灶可疑为血管病变者。⑤近期大咯血者。⑥严重肺动脉高压、呼吸衰竭、心力衰竭者。⑦穿刺可能威胁心脏和大血管者。⑧活动性气道病患者，如哮喘发作期、支气管炎等导致剧烈咳嗽者。⑨所有不能平卧者。

（3）注意事项：PTLB 是一种侵袭性检查方法，在与胸内疾病有关的各科室如呼吸科、结核科、肿瘤科及胸外科等有广泛应用。术者应严格掌握适应证和禁忌证，术前应详细了解病变结构、部位，并应提前进行增强 CT 检查，彻底排除血管性病变。应根据病变部位及大小选择 16~18G/长 9~15cm 的穿刺针，尽量减少穿刺次数。其最常见的并发症为气胸，发生率约 4.5%~30%，多发生在术中或术后 3 小时以内，一般肺组织压缩不超过 10%，患者也无明显的呼吸道症状，无需特殊处理，休息后可自行吸收。术后应鼓励患者术侧向下卧位（如背部穿刺后仰卧，前胸穿刺俯卧）休息 2 小时，以预防气胸发生。其他的并发症有少量咯血，偶有血胸、皮下气肿等。如患者主诉不适，可随时行胸部 X 线检查。

（林明贵）

755 • 老年结核病的发病率近年来趋势如何？

无论国外还是国内，老年结核病近年来均有增加趋势。由于临床表现和胸部 X 线改变往往不典型，故误诊率较高，抗结核治疗的效果也不如年轻人治疗效果好。

结核病是世界上最大公共卫生危机之一，世界卫生组织（WHO）估计，全世界 1/3 的人群或大约 20 亿人被结核分枝杆菌感染。每年有 800 万以上的人患活动性结核病，300 万人死于结核病。自 1986 年以来，全球结核病上升了 28.7%，其中 18 个发达国家与 65 个发展中国家明显上升。有四大主要原因：①艾滋病的急剧流行；②发展中国家人口增长过快；③发达国家移民的增多；④近 20 年全球忽视结核病的控制，治疗管理不善，使多耐药结核病增加。

我国是结核病高发病率的国家，年龄对结核病发生率的影响是很明显的。1984~1985 年、1990 年和 2000 年我国曾先后进行第 2~4 次结核病流行病学调查（流调），结果均显示肺结核发病率随年龄增加而上升，不同年龄活动性肺结核患病率在 20 岁以后均随年龄增长而呈上升趋势，1979、1990 和 2000 年的高峰分别出现在 60、70 和 75 岁组，患病率高峰每隔 10 年向后推移 5 岁。2010 年我国第五次全国结核病患病率调查结果显示老年结核病患者占 1/2 以上，其中年龄>60 岁组肺结核患病率最高。山东省 Mtb 耐药流行状况分析显示，5542 例 MDR-TB 患者中>60 岁的患者为 2132 例，在各年龄组中所占比率最高。日本的调查报告同样显示 65 岁以上的老年结核病患者的比率持续增加，2011 年超过了 60%；值得注意的是，80 岁及以上年龄组患者的比例达到了 30% 以上。因此，老年人应作为结核病防治的重点人群。

2000 年全国结核病流调结果显示，45 岁以上、男性痰涂片阳性（涂阳）患病率呈直线上升，而在女性则上升趋势缓慢，男、女性分别在 75 岁和 80 岁以上呈现最高峰。流调也显示，老年组肺结核中的复治率居高不下，仍维持在 29.5% 的水平，而其他年龄组的复治率均有下降，甚至是明显下降。在复治患者中耐药，尤其是多耐药结核病（MDR-TB）占相当大的比例。此外，2000 年全国第四次结核病流调时非结核分枝杆菌检出率高达 11%，比全国第三次流调高出 5.9 个百分点。非结核分枝杆菌病既有在社会环境中感染，也有院内感染。较常见的感染菌种为鸟-胞内复合分枝杆菌、堪萨斯分枝杆菌、脓肿分枝杆菌、偶然分枝杆菌和龟分枝杆菌。为什么老年人肺结核的病例数和发病率均最高呢？这是因为，人类平均寿命的延长，老年人占人口总数的比例增加。人口老龄化，如 2000 年以后，我国已进入老龄化社会。老年人免疫功能下降和衰退与年龄增长呈负相关，如结核菌素反应的阳性率 60 岁为 80%，70 岁为 70%，80 岁为 50%，90 岁为 30%。免疫功能下降，使内源性复燃和外源性再染而发病增多，致使老年肺结核又呈逐渐增多的趋势。此外，人类结核病流行疫情好转，儿童和青年的流行下降快，而老年流行下降缓慢，老年的患病高峰将继续存在较长时间。老年人由于机体衰弱，常患多种慢性疾病和危重疾病，不仅易使潜伏感染再燃或重新感染，也增加老年结核病的诊断和治疗难度。没有及时诊治的肺结核以及老年肺结核空洞及痰菌阳性率高，成为社会上重要的感染源。

（俞森洋）

756 • 老年结核病的诊断为什么容易被延误？

年龄对结核病临床表现的影响也已有多个研究报道，老年结核病的诊断常被延误，甚至在尸检时才被发现。美国疾病控制中心（CDC）报道 1985～1988 年的 86292 例结核病，65 岁以上老年患者中生前诊断的仅占 26%，死后诊断的占 60%。延误诊断的首要原因是医生对结核病缺乏了解和应有的警惕，没有考虑到此病的可能，因此也不作相应检查。此外，老年肺结核的临床表现常不典型也是导致误诊的重要原因。有文献报道：67.2% 的老年肺结核发病隐匿，约 1/4 的老年肺结核无症状，容易漏诊，有症状者也不典型，对诊断无特异性，加上老年人的认知缺陷，忽略就医或不能准确提供有关病史。老年人常伴存多种慢性疾病，例如心血管疾病、糖尿病、慢性阻塞性肺疾病（COPD）、胃肠道疾病、恶性肿瘤或其他免疫抑制性疾病等，从而掩盖结核的症状或将结核的症状归咎于这些疾病。发热、体重减轻、慢性咳嗽这些结核的典型症状常被认为是慢性支气管炎和老年性改变。一些结核的常见症状，如发热、咳嗽、咯血、体重减轻，在老年结核患者中较不常见，而一些非特异的症状，如疲乏、食欲减退、识别功能恶化可比较突出，与许多感染综合征的表现相似。徐英杰等比较了 613 例老年肺结核和 210 例青年肺结核的临床表现，发现老年以咳嗽、咳痰、气促、咯血、食欲不振较多，青年则以胸痛、血痰、发热、盗汗较多。797 例老年肺结核的研究报道，老年肺结核出现症状多少的顺序为：咳嗽67%，咯血33%，胸痛30%，气急27.7%，发热25.4%。说明老年肺结核出现最多和最早的症状是咳嗽，凡是老年人咳嗽持续2周以上者，应做胸部X线检查。老年结核性胸膜炎多为继发性，80%合并肺结核，血性胸水又占11.4%，必须与肺癌胸膜转移鉴别，当胸水检查结核菌和癌细胞均为阴性时，应作胸膜活检，争取早期诊断。

多个研究表明，粟粒型结核和其他肺外结核老年人比年轻人常见，且误诊率很高。肺外结核常症状隐匿，无特异性，如纳差、衰弱无力、倦怠等，常被认为是其他慢性病或衰老所致。而约1/3的粟粒型结核胸部X线片可显示正常。老年人罹患结核性脑膜炎或腹膜炎时可以没有典型的相应体征。此外，老年人常伴发其他疾病。有文献报道，老年肺结核合并非结核性疾病者高达82.8%，明显多于中年组44.4%和青年组28.6%，其中以合并呼吸系统疾病最为多见，占45.0%，其次为心血管疾病14.4%，糖尿病8.5%。老年肺结核合并呼吸系统疾病、糖尿病时，因缺乏原发疾病的典型表现，且多就诊于综合性医院，普通内科医生缺乏对肺结核的高度警惕而未做肺结核的相应检查，造成老年肺结核长时间的延误诊断，或漏诊误诊。文献报道因合并非结核性疾病而发生老年肺结核的误诊率高达19%～80%。

（俞森洋）

757 • 如何提高老年结核病的诊断水平？

老年结核患者的症状少，临床医生（尤其是非结核病专业医生）应提高对老年结核病的警惕，仔细询问与结核病或其他类似呼吸系疾病的接触史。当老年人出现咳嗽、咳痰、咯血，或发热、盗汗、体重减轻、乏力、消瘦、纳差等呼吸道或非呼吸道症状时均应想到结核病的可能并作相应检查。

肺结核常用的诊断方法有胸部X线片或肺纵隔CT、以结核菌素（OT）或结核菌纯化蛋白衍生物（PPD）进行皮肤试验、痰涂片或培养以及其他实验室检查。

肺部影像学检查胸部X线摄影仍是诊断肺结核的常规检查，老年肺结核的胸部X线改变常被错误解释。胸片常显示为上叶尖段或后段浸润性病变，可有空洞形成，或肺炎瘢痕和局部胸膜反应，常误诊为支气管肺癌或陈旧性结核。约1/3的老年肺结核胸部X线改变不典型，如中下叶的浸润性阴影，肺周边部病变和胸膜反应。Morris等报道93例老年肺结核，48%有基底部和肺野中带浸润影，46%有基底部胸膜反应，而中下肺野的肺浸润阴影常误诊为肺炎。与中青年肺结核不同，老年肺结核的X线表现有几"多"，以慢性纤维空洞型肺结核多，占51.3%；病变多，空洞多，约占50%；肺气肿多，占40%。许多老年患者常有陈旧性肺结核，在以后的胸片复查中，如果不与以前的胸片仔细比对，很难发现病灶的改变或增大，只有将一段时间内的胸片或CT进行系统回顾，动态分析病灶的变化，才能发现问题。老年血行播散型肺结核的肺部粟粒样病变77%呈现"三不均"特殊表现，即粟粒病变分布、大小、密度不均匀，误诊率高达50%，应注意与其他弥漫性肺疾病相鉴别。发现阴影而难与肺炎、肺肿瘤鉴别时，可进一步作断层、CT、磁共振和PET来明确性质。

若怀疑粟粒型结核而初次胸片正常时，应隔 2~4 周重摄胸片。长期大剂量应用皮质激素、免疫抑制剂的患者可发生无反应性结核病，这是一种机体免疫力极度低下情况下发生的暴发性结核性败血症。此型结核的一个重要特点是：病理学上的一个结核结节直径通常小于 1mm，故有 2/3 的病例胸片上无粟粒样病变，极易误诊，应予警惕。

结核菌素试验是调查患者是否有过结核感染的重要方法，常用 5 个国际结素单位的结核菌素（OT）或结核菌纯化蛋白衍生物（PPD）皮内注射。若强阳性有助于诊断，但阴性或弱阳性并不能排除诊断，尤其是老年血行播散型肺结核的诊断，应考虑到老年人细胞免疫力降低或重症感染使变态反应受抑制所致。文献报道老年肺结核的结核菌素试验阴性或弱阳性者高达 71.6%。

痰涂片或培养痰涂片抗酸染色查结核杆菌阳性是确诊肺结核的主要依据，但有时排菌呈间歇性，故应连续多次查痰，一般应送 3 次清晨咳出的新鲜痰标本。肺结核患者的涂阳率是 50%~60%。然而老年肺结核的痰菌阳性率较高，可达 72%，因此，若重视检查痰中结核菌，多数老年肺结核可能获得及时诊断。为作结核菌培养，以往常留取 12~24 小时的痰，此法现已废弃，因为痰液放置过久，正常口咽部细菌的过度生长可降低结核菌培养的阳性率。无痰或不能自行咳痰者，雾化吸入高渗盐水进行痰诱导是一种非常有用的方法，不能咳痰者也可抽取胃液找菌。即使进行痰诱导也不能满意咳痰者，或对结核高度怀疑，但经各种常用方法尚不能确诊者，可进行纤维支气管镜检查，纤支镜检查也有利于结核病与肺肿瘤的鉴别。经纤支镜行支气管灌洗，支气管肺泡灌洗或经支气管活检可提高涂片或培养的诊断价值，纤支镜检查后的痰也应送检。结核菌培养通常需要 6 周，且阳性率低，为了提高检查阳性率和缩短检查时间，近年来开展了不少免疫诊断新技术，这些新技术主要是检查结核菌的特异抗体，常用检查方法有：酶联免疫吸附试验、结明试验、ICT-TB 卡等。共同特点是敏感性 70% 左右，特异性为 91.2%~94.0%。但感染者、卡介苗接种者、有结核病史者、非活动性结核、活动性结核均可出现阳性。它们的阳性值（OD 值）高低不同，不能认为凡是阳性就是活动性结核病，只有比临界 OD 值越高，才有辅助诊断活动性结核病的意义。

分离和鉴定结核菌及其分枝杆菌感染的诊断新技术如利用 BACTEC 技术、聚合酶链反应技术（PCR）、脂肪酸气相层析和特异性循环免疫复合物、结核分枝杆菌抗原、抗 PPD 抗体测定等作为常规检查方法的辅助手段，对提高结核诊断的敏感性和特异性均有较大帮助。但在分析结果时，尚需考虑各项检查的影响因素，并密切结合临床。定量 PCR（结核菌 PCR 分子灯塔检测）通过基因芯片技术进行杂交测序，可鉴定分枝杆菌菌种。应用基因芯片技术还可检测结核分枝杆菌耐药基因突变，分析其耐药基因型。需要进行结核杆菌药物敏感性试验的情况有：①初治结核患者观察起始耐药菌感染；②复发结核病患者。③痰菌阴转后复阳者。④化疗 3 个月以上痰菌仍持续阳性者。⑤细菌流行病学调查。⑥非结核分枝杆菌病等。

最近的 γ 干扰素的释放测定（IGRAs）已被应用作为发现结核的诊断工具。这些试验依靠在体内 M 结核特异性抗原刺激后，周围血单核细胞产生 γ 干扰素，以鉴定患者是否接触过结核病。该试验对活动性结核病的敏感性为 80%，但对活动性结核与隐性感染的特异性较低。然而，正如 CDC 指南最近指出的，IGRAs 还没有在高龄老人中得到彻底评价，至今对于老年活动性结核的诊断也还没有得到恰当评价。

非结核分枝杆菌菌种鉴定老年患者，主要是机体免疫功能低下、长期使用免疫抑制剂、长期气管插管、静脉置管、肿瘤、糖尿病、溃疡病、慢性肝病和肾病、器官移植患者、HIV/AIDS 患者，是发生非结核分枝杆菌病的危险因素。有下列情形之一者需进行非结核分枝杆菌菌种鉴定：①初治患者首次分离菌株对主要抗结核药物抗药者；②已诊断为结核病但抗结核治疗无效，持续菌阳性者；③新发、空洞病例正规治疗 3~6 个月或新发、无空洞的浸润病变病例正规治疗 6 个月以上无效者；④痰中发现抗酸杆菌而临床症状与肺结核不符者。

组织病理学检查如怀疑老年肺结核，经过常规的、非损伤性的检查尚不能确诊，又不能排除肺癌时，应设法做活组织检查。常用活检方法有：表浅淋巴结活检，胸壁穿刺胸膜活检、胸腔镜检查和胸膜活检、经纤支镜支气管活检等，是简单安全、损伤性小的活检方法。而经纤支镜或 CT 引导经皮穿刺肺活检，易引起气胸，老年人采用宜慎重。

其他实验室检查贫血，白细胞数减低，低蛋白血症和血沉增快见于大多数老年结核患者，诱发低氧血症在老年肺结核中较常见。怀疑肺外结核时应尽早采取适当标本作病原学检查，如胸腔积液、胸膜活检、脑脊液的检查以明确结核性胸膜炎、结核性脑膜炎的诊断。为诊断播散性结核，有时需要进行肝、骨髓或淋巴结活检和检查眼底看是否有脉络膜结核结节。怀疑泌尿生殖系统结核，可每天留取早晨第 1 次尿液作涂片抗酸染色和结核菌培养。

（俞森洋）

758 • 如何治疗老年结核病？治疗中应该注意哪些问题？

当前老年结核病患者存在延误诊断、治疗棘手等困难，其预后也不容乐观。印度的一项研究对比分析了老年结核病患者（≥60 岁）和非老年结核病患者（15~59 岁）的治疗结局，结果显示老年结核病患者具有死亡、失访和治疗失败等不良结局的高风险，是抗结核治疗后不良结局的高危人群。老年肺结核患者的漏诊、误诊不仅造成治疗不及时，影响疗效及预后，而且还可能是家庭、老年公寓和敬老院等集居人群的传染源。

（1）制订适宜的个体化治疗方案：老年肺结核患者具有起病隐匿、病程长、临床表现不典型、病情重、恢复慢、基础疾病多及治疗期间易出现脏器功能受损等特点。老年肺结核患者的抗结核治疗也应坚持早期、联合、规律、全程、适量五项原则。常用初治抗结核治疗方案：一般采用 9HRE 或 2HRE/7HR、2HRE/7HE 方案。肝功能异常者在保肝药物配合下，待肝功能恢复正常后可选用含 V 的方案。中国防结核协会结核病临床专业委员会在结核病临床诊治进展年度报告（2013 年）中认为可选择 2HRZE/4HR、6HRE 或 2HRE/4HR、2HRZ/4HR 等；复治方案可选择 2HRZES/6HRE 及个体化治疗方案（H：异烟肼；R：利福平；E：盐酸乙胺丁醇；Z：吡嗪酰胺；V：左氧氟沙星；L：利福喷丁）。6 个月的短化方案（2HREZ/4HR），对于高龄（80 岁以上）、体弱、耐受力差者应慎用。复治方案按照复治结核病的治疗原则进行。如无耐药则仍用选药，制订化疗方案。也可以配合手术、局部灌注抗结核药物、免疫调节制剂等治疗。对于久治不愈又不能耐受手术等治疗的患者可以单服异烟肼或配以免疫治疗。

由于抗结核药物需联合使用且疗程长，随着老年患者脏器储备功能的下降，抗结核药不良反应发生率较高，且易发生药物间的相互作用，给老年结核病的治疗带来困难。在老年结核病的治疗中固定的治疗方案往往很难坚持到疗程结束，有时候需要根据老年患者的病情严重程度、基础疾病及对药物的耐受性等具体情况制定适宜的个体化治疗方案。

（2）有效防治抗结核药物的不良反应：了解抗结核药物的不良反应对制定安全有效的治疗方案十分重要。对于老年患者来说抗结核药物常见的不良反应主要是不同程度的胃肠道反应、肝肾功能损伤、腹泻、超敏反应及关节肌肉疼痛。异烟肼可导致末梢神经炎、白细胞减少、男性乳房发育、库欣综合征（Cushing 综合征），中枢神经系统障碍可表现为欣快感、记忆力减退、失眠等。利福平最为严重不良反应是急性肝肾衰竭及过敏性休克，其还可导致嗜酸性粒细胞增多、血小板减少、粒细胞及血红蛋白减少、类流感样综合征和淋巴结肿大等。吡嗪酰胺不良反应的发生率往往高于异烟肼和利福平，易引起痛风样关节炎，偶可引起溃疡病发作、低色素性贫血及溶血反应。乙胺丁醇最严重的毒性反应是视神经损伤，严重者可导致老年患者失明；酗酒者、糖尿病患者视力损伤发生率高，程度严重。乙胺丁醇少见不良反应还有末梢神经炎、高尿酸血症、精神障碍、粒细胞减少、低血钙、动眼神经障碍、听力减退和癫痫发作等。氨基糖苷类由于其具有肾毒性及不可逆转的听力损伤，因此老年患者应该慎用或禁用。氟喹诺酮类药物引起的精神症状、Q-T 间期延长及心率减慢在老年患者中应引起临床医师的关注。二线抗结核药物疗效差且不良反应发生率高，老年患者更不易耐受。戈启萍等总结了含丙硫异烟胺和（或）对氨基水杨酸的抗结核治疗方案发生药物性肝损伤情况。结果显示丙硫异烟胺+对氨基水杨酸+吡嗪酰胺方案的肝损伤发生率达 20.7%，丙硫异烟胺+吡嗪酰胺方案致肝损伤发生率为 9.8%，单用丙硫异烟胺方案的肝损伤发生率为 7.3%，高于单用对氨基水杨酸方案的 5.8%。因此，除了 MDR 或 XDR 外，在老年患者中应尽量避免丙硫异烟胺、对氨基水杨酸、吡嗪酰胺的联合使用，在必须应用时应密切监测。一般药物在单一应用时不易引起肝损伤，但联合用药时肝损伤概率增加，竞争性抑制使未代谢的药物堆积导致肝损伤。随着用药时间的延长，易引起代谢合成酶增加，以致药物代谢加速，可能造成原有药物不能控制疾病，需要加大药物剂量或增加药物品种而诱发药物性肝损伤。国外报道，在老年门诊患者中使用左氧氟沙星和莫西沙星可增加克拉霉素导致的急性肝损伤的风险。因此，在老年患者中应尽量避免左氧氟沙星或莫西沙星与克拉霉素联合使用。

（3）对于并发疾病的治疗：老年肺结核并发其他疾病的比例是年轻人的 2 倍，因并发疾病死亡的老人是年轻人的 5 倍。因此，必须重视并发疾病的治疗。其中最重要的是心血管疾病，病死率最高。其次为糖尿病。因为糖尿病可以合并全身营养代谢紊乱，并发心、脑血管疾病、肾病、肝病等对结核病的药物治疗非常不利。老年人在结核病治疗期间很容易出现猝死，要严密观察，高度重视。

（4）老年结核病患者的化疗方案选择原则及注意事项

1）异烟肼和利福平是抗结核治疗过程中的全效杀菌剂，对于老年患者也相对安全，在非耐药患者可耐受前提下应尽量选择含异烟肼和利福平的方案。有国内外学者认为，在老年结核病的治疗过程中吡嗪酰胺的不良反应发生率常高于异烟肼和利福平，因此建议弃用吡嗪酰胺。日本对于 80 岁以上的老年结核病患者经常选择不包含吡嗪酰胺的治疗方案；但是日本的一项研究将 80 岁以上的老年肺结核患者与青年肺结核患者进行对比，两组患者均予以包含吡嗪酰胺的抗结核治疗方案，结果发现两组患者肝损伤的发生率差异没有统计学意义。

2）Mtb 对链霉素的耐药率逐渐上升，而且氨基糖苷类可引起耳蜗、前庭功能及肾功能损伤，因此老年患者应尽量不用或慎用氨基糖苷类抗结核药。

3）老年人常有多种慢性基础病并已接受多种相应药物的治疗。因此，治疗时抗结核药物种类不宜过多，更应注意药物间可能发生的相互作用，如利福平为肝酶诱导剂，可加速磺脲类降糖药、苯妥英钠、强心苷、普萘洛尔、糖皮质激素、茶碱、华法林、唑类抗真菌药、硝苯地平等药物的代谢，从而影响基础疾病及合并症的治疗效果。

4）对于肝功能损伤风险大或有严重胃肠道反应的老年患者可考虑应用利福喷丁、利福布汀替代利福平。利福喷丁半衰期长，口服耐受性好、安全性高，已研究论证了利福喷丁在治疗结核病上的优势。利福布汀具有抗菌谱广、抗菌作用强、毒性低、抗耐药菌、长效及不良反应小的优点。据统计有 12%～24% 的耐利福平菌株对利福布汀敏感。利福布汀主要用于复治结核病及 Mtb 与 HIV 双重感染患者的治疗。为了阐明利福布汀是否可治疗老年结核病，日本 Morimoto 等对 42 例平均年龄为 69 岁的老年肺结核患者应用利福布汀治疗，结果显示 72% 的患者有与利福平相关联的不良反应发生，包括胃肠道反应、肝损伤、皮疹、肾功能不全和血小板减少症。作者认为除了曾有过利福平相关性急性肾功能损伤病史的患者外，利福布汀可用于曾使用利福平且出现利福平相关不良反应的患者，可有相对高的治疗成功率。因此，作者认为对于有利福平相关不良反应的老年患者，利福布汀可作为利福平的替代品。

5）对于一线抗结核药不良反应发生率高、病情重、治疗困难的患者，建议可适当放宽氟喹诺酮类和对氨基水杨酸的合理应用。关于左氧氟沙星、莫西沙星的选择主要从安全性和经济方面考虑。An 等全疗程使用含左氧氟沙星和对氨基水杨酸钠的方案治疗老年结脑患者，没有出现明显不良反应。左氧氟沙星和莫西沙星是治疗 MDR-TB 的核心药物，对于老年患者如何选择左氧氟沙星及莫西沙星，应该同时考虑安全性和疗效。一项治疗 MDR-TB 的多中心随机对照的开放性试验对比了左氧氟沙星和莫西沙星的治疗作用及不良反应。试验中受试者年龄最高 75 岁，结果显示 3 个月末痰菌阴转率、总体不良反应发生率两药间差异没有统计学意义；而左氧氟沙星组骨骼肌肉不良反应症状高于莫西沙星组。

6）根据老年人体质量、肝肾功能状况、各种基础病及其并发症（如糖尿病肾病、周围神经病、视网膜病）等情况可酌情调整抗结核药物的剂量并制定个体化治疗方案。有文献报道老年肺结核患者应用抗结核药常规剂量的 2/3 安全性好，并可取得较好的治疗效果。老年人体内水分少，血浆清蛋白偏低，肝肾功能仅为青壮年的 40%～50%，导致血药浓度高，消除时间延长，不良反应发生率因而明显增高。有人报道 60 岁以上者对药物的不良反应发生率是年轻人的 2 倍，80 岁以上者约为 50 岁以下者的 2 倍。因此，老年人应减量用药，抗结核药每日剂量应是正常量的 1/2~2/3。而另一些老年人由于消化吸收功能差，药物进入体内少，血药浓度低，导致痰 AFB 的转阴过程缓慢，治疗周期明显延长。Mamo 等推荐抗结核治疗过程中需要临床药师的合理化建议，还主要强调了药物血药浓度和不良反应的监测、抗结核药治疗的耐受性和药物间的相互作用在老年患者抗结核治疗过程中的重要性，建议有条件的地区进行血药浓度监测以指导用药。对老年结核患者的治疗尤其要注意药物的不良反应。老年患者事先应告知肝损害的症状，并进行适当的预防性用药，每月须进行 1 次肝功能检查，一旦发生肝损害应及时处理或调整化疗方案。乙胺丁醇的主要不良反应是视神经炎、视觉和色觉损害，但并不常见，而且可以恢复。必要时可对服用乙胺丁醇的患者进行视觉和色觉检查。

7）抗结核治疗过程中需加强营养支持治疗。在确保有效的抗结核治疗前提下，治疗早期也可适度给予免疫调节剂，以减少过强的免疫应答反应对化疗的拮抗作用，同时加快细菌的杀灭和清除。目前结核病的辅助性免疫治疗存在药物用法、用量和疗程不够规范和统一，还有待进一步完善和改进。在老年患者中使用免疫调节剂还应关注药物间的相互作用，确保用药安全。临床医生在遵循 WHO 及我国结核病诊治指南基础上，要综合考虑老年结核病患者的病情轻重、基础疾病、药敏试验结果、对药物的耐受性及对药物的不良反应制定安全有效的抗结核治疗方案，以提高老年结核病患者的治愈率，达到控制结核病传染源的目的。

8）研究提示，全程督导模式下的短期化疗是数年来治疗结核的最为有效管理方式之一。周泽文等报道（2013 年）：5687 名老年肺结核患者，痰检阳性者 3635 人，占 63.92%，痰检阴性者 2052 人，占 36.08%；实际管理方式中，全程督导管理患者为 4195 人，其他非全程督导管理患者 1492 人。经治疗后，共治愈肺结核患者 4336 人，治愈率为 76.24%。单因素和多因素回归分析均显示，结核初治、2 个月末及 5 个月末痰检结果阴性及全程督导管理模式是提高肺结核治愈率的关键因素，患有糖尿病和对结核常规治疗药物耐药是降低肺结核治愈率的主要因素。深入贯彻"全程督导"模式，及时积极地参与治疗、有效地定期随访以及合理搭配用药有助于提高老年肺结核患者治愈率。

（俞森洋）

759 • 如何诊断结核病合并糖尿病？

我国是结核病的高发国家之一，患结核病的人数居世界第二位，估计全国有肺结核病患者 600 余万人。糖尿病患者肺结核的患病率比普通人群肺结核的患病率高 3~5 倍，全球糖尿病的患病率逐年增高，全球结核病也呈现回升，因此，糖尿病并发结核病也呈现增多趋势。我国糖尿病并发肺结核也较多，在 19.3%~29.1%，肺结核并发糖尿病较少为 1.35%。糖尿病与结核病相互影响，糖尿病对结核病的不良影响，明显大于结核病对糖尿病的不良影响。

随着糖尿病病情加重，肺结核病情会进一步恶化。这是由于患糖尿病时血糖和组织糖含量增高，有助于结核菌生长和繁殖，糖、蛋白质和脂肪代谢紊乱，造成营养不良，易使结核病变进展、恶化。尤其是老年糖尿病患者，由于免疫功能紊乱，更易感染肺结核，且病变范围较大。在肺结核治疗过程中如果病情发展迅速，抗结核治疗效果不佳，痰菌持续阳性或大片干酪坏死渗出病灶伴空洞者，都应检查血糖。必要时做糖耐量试验，以便及时发现并控制糖尿病，保证抗结核化疗效果。

糖尿病与结核病并发时，与单纯结核病比较，在诊断和治疗上都有许多特点。

糖尿病并发肺结核的诊断应注意以下特点。

（1）起病：糖尿病并发肺结核，或两病同时发生的患者，发病多急骤，临床表现类似肺炎或肺化脓症。肺结核并发糖尿病的患者，起病多缓和，临床表现类似肺结核的恶化或复发。

（2）症状：两病并发时，10%～20%无呼吸道症状；半数患者表现为神经痛、神经炎、皮肤干燥、疖肿、会阴部搔痒的不典型症状；半数患者表现为多食、多饮、多尿、消瘦与体重减少的"三多一少"的典型糖尿病症状；咯血比单纯肺结核多；对于糖尿病患者，尤其是老年糖尿病患者若血糖波动较大控制不佳，体重下降明显，出现呼吸道症状、结核中毒症状时，应警惕是否合并肺结核。因此，糖尿病患者应常规定期做胸部 X 线检查；反之，肺结核患者化疗效果不理想，食欲明显增加，发生疖肿，会阴部瘙痒时，应警惕肺结核并发糖尿病。因此，肺结核患者则需常规查血糖，以便及早发现两病的并存，早期治疗，提高疗效。

（3）X 线表现：糖尿病并发肺结核以浸润型肺结核多见，占 88.9%，病变范围广泛，超过两个肋间者，为单纯肺结核的 2～3 倍；病变性质以渗出与干酪为主，空洞形成多，多为多发性空洞。

（4）痰结核菌检查：痰菌阳性的多，占 72.8%～99.2%，复治病例多与排菌多密切相关。

（俞森洋）

760 • 结核病合并糖尿病时，患者的治疗需注意哪些问题？

糖尿病并发肺结核时，应注意掌握下述几个问题。

（1）糖尿病和肺结核需同时治疗：糖尿病并发肺结核比单纯糖尿病或单纯肺结核的病情复杂而严重，两病并发的合并症比单纯糖尿病或单纯肺结核都多，因此，治疗难度增大。两病互相影响，糖尿病对肺结核的不良影响，明显大于肺结核对糖尿病的不良影响，必须在控制糖尿病的基础上，肺结核的治疗才能奏效。一经确定糖尿病合并肺结核，必须将糖尿病和肺结核的治疗同时进行。首先是认真控制糖尿病，只有使血糖降至正常或理想水平，才能提高机体抗感染能力，也才能提高抗结核药效果，促进病情改善。认识这一观点是十分重要的。

（2）降糖药物治疗：糖尿病合并肺结核的患者，凡是血糖>200mg/dl（11.1mmol/L），肺部有空洞，病变范围相加超过两个肋间，或糖尿病合并肺结核与肺外结核时，或糖尿病合并血行肺结核，或儿童糖尿病合并肺结核，均应首先使用胰岛素治疗，将血糖降至

200mg/dl 以下停用胰岛素，口服降糖药物维持治疗。糖尿病合并结核病，应放宽并积极使用胰岛素治疗，短期内尽快控制糖尿病，才能提供结核病好转的条件与保证。糖尿病合并结核病发生酮中毒时，与过去不同，主张应用小剂量胰岛素抢救治疗。

（3）抗结核药物治疗：糖尿病并发结核病的抗结核化疗原则、抗结核药物与标准化疗方案，与单纯结核病相同，治疗糖尿病合并结核病时用药期至少要比单纯肺结核延长半年以上。其次，早期、足量、联合及全程应用抗结核药物仍是糖尿病合并肺结核的基本治疗原则。宜组成三联或四联用药，强化 2~3 个月后改为异烟肼、利福平两联维持治疗 12 个月以上，以彻底根除结核菌感染，防止因复发而使肺部病变复杂化，增加治疗难度。糖尿病需要终生治疗，合并的结核病也需要终生随访，尤其是糖尿病未完全控制或不稳定，结核病则需要定期复查，才能及时发现结核病的变化，得到及时治疗。

注意避免抗结核药与降血糖药的不良性相互作用。糖尿病合并肝、肾疾病，眼动脉硬化，使肝、肾功能障碍和视力下降，糖尿病合并神经炎，都会影响抗结核药物的应用。抗结核药物中异烟肼（INH）、利福平（RFP）、PZA、EMB 的应用，又影响糖尿病的治疗。长期用异烟肼可影响糖代谢，使糖耐量降低，因此在用药期间应定期检查血糖并采取相应措施。当糖尿病合并肺结核时，若将磺脲类降血糖药如甲苯磺丁脲等与异烟肼、利福平合用，异烟肼、利福平会促使肝分泌较多药酶，加速甲苯磺丁脲等的代谢与排泄，使糖尿病恶化，可导致昏迷，故需改用链霉素、氨硫脲，对氨基水杨酸钠治疗结核病；若选用异烟肼、利福平进行抗结核治疗，则应选用胰岛素为主治疗糖尿病，不宜选用磺脲类降血糖药。

（4）慎用加替沙星等氟喹诺酮类药物：糖尿病合并肺结核的患者要慎用加替沙星。最近有资料报道，使用加替沙星可引起低血糖和高血糖的发生。低血糖反应见于接受磺脲类与非磺脲类口服降糖药的糖尿病患者，最常见的是在使用加替沙星药物的第 1 天发生，通常在 3 天内发生。高血糖反应绝大多数是在首次服用加替沙星后的 4~10 天发生。所以糖尿病患者在服用加替沙星时，要特别注意血糖的监测，如果出现任何低血糖或高血糖的迹象，应该立即停止加替沙星治疗。

（5）慎用甘草酸类药物进行保肝治疗：抗结核药可能会使部分患者出现药物性肝损害，故常需进行保肝治疗，但不宜选用甘草酸类药物。因甘草酸类药物具有糖皮质激素样作用，可使患者的血糖升高，对糖尿病合并肺结核的患者明显不宜使用。

（6）饮食治疗：控制糖尿病不能单靠降糖药或胰岛素，还必须重视饮食调整。糖尿病并发肺结核的患者必须终生控制饮食，一般情况下，总热量应比单纯糖尿病高，饮食控制的程度应比单纯糖尿病放宽，不主张严格计算总热量、糖、蛋白、脂肪比例的分配，要保证患者三餐吃得有饱的感觉，更不能让患者饥饿，血糖高主要靠药物控制，饮食控制只能发挥药物控制后的血糖维持稳定的作用。

（俞森洋）

参 考 文 献

[1] 中国防结核协会结核病临床专业委员会. 结核病临床诊治进展年度报告（2013 年）中国防痨杂志，2014，36：830-854.

［2］俞森洋. 努力提高老年结核病的诊断水平. 中华保健医学杂志，2009：11（5）：331-333.

［3］肖和平. 要重视老年肺结核. 中华结核和呼吸杂志，2000，23：709-710.

［4］肖和平，邓伟吾. 老年肺结核. 老年医学与保健，2000，23：8-10.

［5］许菊秀，刘瑾. 老年肺结核 366 例临床分析. 临床内科杂志，2007，24：781-782.

［6］蔡琼香. 老年肺结核 322 例临床特点分析. 中国热带医学，2008，8：242-243.

［7］徐惠萍，许利凯，王晓聪，等. 不典型肺结核在综合医院的误诊分析. 临床肺科杂志，2007，12：270.